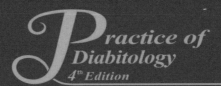

Practice of
Diabitology
4th Edition 第 4 版

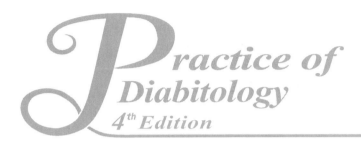

Practice of Diabitology

4th Edition

第4版

实用糖尿病学

主　　编　迟家敏

副 主 编　汪耀　周迎生

编写秘书　蒋蕾

人民卫生出版社

图书在版编目(CIP)数据

实用糖尿病学/迟家敏主编. —4 版. —北京:人民
卫生出版社,2015

ISBN 978-7-117-20683-9

Ⅰ. ①实…　Ⅱ. ①迟…　Ⅲ. ①糖尿病-诊疗
Ⅳ. ①R587.1

中国版本图书馆 CIP 数据核字(2015)第 085838 号

| 人卫智网 | www.ipmph.com | 医学教育、学术、考试、健康,
购书智慧智能综合服务平台 |
| 人卫官网 | www.pmph.com | 人卫官方资讯发布平台 |

ISBN 978-7-117-20683-9

实用糖尿病学

第 4 版

主　　编:迟家敏
出版发行:人民卫生出版社(中继线 010-59780011)
地　　址:北京市朝阳区潘家园南里 19 号
邮　　编:100021
E - mail:pmph @ pmph.com
购书热线:010-59787592　010-59787584　010-65264830
印　　刷:三河市宏达印刷有限公司
经　　销:新华书店
开　　本:889×1194　1/16　印张:52　插页:8
字　　数:1538 千字
版　　次:1992 年 9 月第 1 版　2015 年 7 月第 4 版
　　　　　2024 年 3 月第 4 版第 8 次印刷(总第 21 次印刷)
标准书号:ISBN 978-7-117-20683-9
定　　价:138.00 元

打击盗版举报电话:010-59787491　E-mail:WQ @ pmph.com
质量问题联系电话:010-59787234　E-mail:zhiliang @ pmph.com

作者名单

（按编写章节先后顺序排列）

作者	单位名称	
曾 平	国家卫生和计划生育委员会北京老年医学研究所	
韩怡文	国家卫生和计划生育委员会北京老年医学研究所	
张 毅	国家卫生和计划生育委员会北京老年医学研究所	
孙 亮	国家卫生和计划生育委员会北京老年医学研究所	
张铁梅	国家卫生和计划生育委员会北京老年医学研究所	
王晓霞	北京医院	
李东晓	北京医院	
包柄楠	首都医科大学附属北京安贞医院	北京市心肺血管病研究所
周迎生	首都医科大学附属北京安贞医院	北京市心肺血管病研究所
李义龙	北京医院	
周序开	北京医院	
邱文升	北京医院	
孙秀芹	首都医科大学附属北京安贞医院	北京市心肺血管病研究所
张蕙芬	北京医院	
李 铭	北京医院	
李维依	北京市第一中西医结合医院	
朱 辉	北京医院	
姚稚明	北京医院	
师自安	北京医院	
龙 力	北京医院	
刘 云	北京医院	
傅汉菁	首都医科大学附属北京同仁医院	
郭发金	北京医院	
王文超	北京医院	
陈 敏	北京医院	
兰 勇	北京医院	
李大军	北京医院	
刘银红	北京医院	
迟家敏	北京医院	
郭惠琴	北京医院	

陈　旭　首都医科大学附属北京安定医院
迟　勇　首都医科大学附属北京安定医院
王　璐　北京医院
李蕴瑜　北京医院
孙明晓　北京医院
孙美珍　北京医院
田佳宁　北京医院
李　怡　北京医院
彭永德　上海交通大学附属第一医院
孙海燕　上海交通大学附属第一医院
胡远峰　上海交通大学附属第一医院
贺修文　北京医院
曹金铎　北京医院
宋京海　北京医院
周　雁　北京医院
汪　耀　北京医院
金世鑫　北京医院
金泽宁　北京医院
王　滟　北京医院
南国柱　北京医院
李　慧　北京医院
牟忠卿　北京医院
张凤丽　首都医科大学附属北京安贞医院　北京市心肺血管病研究所
李　晶　北京医院
孙福成　北京医院
赵　迎　北京医院
蒋景文　北京医院
王新德　北京医院
王爱红　中国人民解放军第306医院　全军糖尿病诊治中心
许樟荣　中国人民解放军第306医院　全军糖尿病诊治中心
师自安　北京医院
张尧贞　北京医院
毛永辉　北京医院
李天慧　北京医院
何雪梅　北京医院
赵　班　北京医院
姜　毅　北京医院
孟曦曦　首都医科大学附属北京同仁医院
蒲　纯　北京医院
李淑芬　北京医院
王　薇　北京医院
罗庆峰　北京医院
董长城　总参警卫局保健处

张春玲　北京医院

金祖余　北京医院

潘　琦　北京医院

赵　英　北京医院

朱　逞　首都医科大学附属北京儿童医院

罗立华　北京医院

魏凤华　北京医院

王瑞萍　北京医院

张澍田　首都医科大学附属友谊医院

常志刚　北京医院

奚　桓　北京医院

陈　剑　北京医院

蒋　蕾　北京医院

邱　蕾　北京医院

何清华　北京医院

周广岳　河北省三河市糖尿病医院

桑艳梅　首都医科大学附属北京儿童医院

Practice of Diabitology

4th Edition

第 4 版

前　言

随着经济发展,工业化、城市化、老龄化进程的加快,慢性非传染性疾病(简称慢性病)迅速增长,其中糖尿病更是异军突起。2011 年国际糖尿病联盟公布全球糖尿病已达 3.66 亿,预计 2035 年将达 5.52 亿。我国糖尿病更为突出,2002 年≥18 岁 52 416 人群调查发现,糖尿病患病率 2.6%,约 2300 万;2010 年对 98 658 名成人进行横断面调查,糖尿病患病率 11.6%,糖尿病前期患病率 50.1%。根据样本权重调整后计算,中国可能有 1.139 亿成人糖尿病患者,4.934 亿糖尿病前期者。10 年内糖尿病迅猛飙升,其并发症将构成对健康的主要威胁,而且耗费巨大经济资源,对社会、政府、个人及家庭带来压力,已引起全社会的广泛关注。

近些年来,在糖尿病及其并发症防治和科研方面取得了一定进展,各种更科学、先进的糖尿病诊疗技术、监测手段、新药研发与科学合理防治方案的临床应用,为我们提供了更符合人性化的治疗模式,我们可以满怀信心地遏制糖尿病各种代谢异常及慢性并发症的危险因素,使糖尿病患者享受像正常人一样地生活、学习和工作。

为此,《实用糖尿病学》第 4 版将收入糖尿病临床和研究领域的新理论、新观点,并结合我们的实践经验加以总结、提炼和升华,将为临床解决有关糖尿病防治方面遇到的一些辣手问题提供帮助。该版仍以实用性为主,在第 3 版基础上纳入了有关糖尿病防治领域的新知识。在内容上做了适当调整,从第 3 版的 11 部分 76 章增至该版的 12 部分 81 章;在作者构成上,启用了具有较高学历、临床实践经验丰富的中青年专家参与编写。

糖尿病及其慢性并发症的防控仍是今后面临的巨大挑战,让我们共同寻求更科学、有效、全面的诊疗模式,为防治糖尿病及其并发症不懈努力。

在此,我们感谢在本书前三版出版以来曾对内容提出宝贵意见和建议的读者。由于我们业务水平所限,书中难免还会有缺点、错误,敬请广大读者继续批评指正。

迟家敏　汪耀　周迎生

2015 年 4 月于北京医院

目　录

第9部分　糖尿病伴随情况处理

第10部分　继发于其他疾病的糖尿病

第11部分　糖尿病基层管理

第12部分　糖尿病的预防

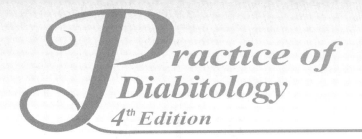

第1部分
糖尿病流行病学

第 1 章

糖尿病流行病学概况

最近几十年中,全球糖尿病患病人数以惊人的速度快速增长,特别是占糖尿病总人群95%以上的2型糖尿病这个"隐形杀手",已经成为影响人类身心健康的主要公共卫生问题和重大疾病。糖尿病可引发冠心病、脑血管病、肾病、失明、截肢等并发症,造成严重的健康损失及社会经济和医疗服务的负担。全球每年有380万的人口死于糖尿病,死亡率紧随肿瘤、心血管疾病之后位居第三位。同时,全球每年有7百万新发生糖尿病,而每10秒钟,就有1个人死于糖尿病。2011年全球与糖尿病相关的花费至少达5950亿美元,占全球医疗服务总花费的11%,其中20%用于发展中国家,而发展中国家的患病人数占了全球80%。同期,美国用于糖尿病的直接和间接费用共计达2180亿美元,远远超过2002年1320亿美元的水平。我国目前治疗2型糖尿病及其并发症的年直接医疗费用已高达1734亿元,占医疗总费用的13%。特别是已经存在并发症的糖尿病患者,其医疗费用与无并发症者相比,可高达3.71倍之多。因此,分析糖尿病的流行特点,可警示风险,并为促进该病的预防和控制提供有力的依据。

第1节 糖尿病的世界流行趋势

一、糖尿病患病增长速度超过预期

糖尿病患病率急剧增加的趋势,近几十年内难以缓解。世界卫生组织(WHO)预测的结果如下:1994年全球糖尿病患者人数为1.20亿,1997年为1.35亿,2000年为1.75亿,2010年为2.39亿,2025年将突破3亿。2000年国际糖尿病联盟(IDF)估计,全世界糖尿病患病率为2.8%,预计到2030年,将达4.4%,绝对数将从2000年的1.71亿,上升为2030年的3.66亿;而IDF 2011年最新估计数字显示,全球成人患病率已达8.3%,患病人数已经提前近20年达到3.66亿。总体上讲,全球糖尿病患病人数的增长速度,超过了预期的估计。

二、存在大量糖耐量受损人群

IDF估计,2030年全球20~79岁人口中4.72亿(患病率为8.4%)将有糖耐量受损(impaired glucose tolerance,IGT)。尽管40~59岁是患IGT的危险年龄段,但今后近1/3的IGT将在20~39岁出现。国内IGT人群患病率已经达到11%,超过了糖尿病的患病人数和全球IGT患病水平。IGT处在糖尿病的中间阶段,干预措施的实施会使发病减少38%以上;但是,在不加干预的情况下,IGT会以平均每年10%~15%的速度发展为糖尿病。因此,如果IGT发现不及时,控制措施又不得力,那么糖尿病快速增多的流行趋势还将继续。

三、发现不及时的问题依然普遍

在糖尿病患病高速增长的趋势下,与之相伴随的却是糖尿病发现不及时的问题。全世界有大约30%~60%的糖尿病没有得到诊断,我国糖尿病检出率不足一半。初次就诊的糖尿病患者约半数已经合并一个或多个并发症。糖尿病并发症干预试验结果显示,糖尿病发生后血糖控制十分困难,即使严格控制血糖水平,也不能有效减少并发症的发生。从卫生经济的角度考虑,糖尿病在不同阶段所需的费用大不相同,发生糖尿病和伴有并发症后的费用占整个病程的95%左右。因此,发现不及时的问题在很大程度上影响着糖尿病的流行,并发症的预防干预,以及社会经济和卫生服务水平的发展。

四、糖尿病的年轻化趋势

过去,糖尿病多发生于老年人群中,但目前,人们正目睹糖尿病在青壮年人群的快速增高趋势,糖尿病甚至在儿童、青少年中也有发生。全世界每天出现 200 多名儿童糖尿病患者,每年儿童糖尿病患者以 3% 的比例递增,糖尿病已成为仅次于哮喘的儿童第二大慢性疾病。儿童 2 型糖尿病患病率猛增,不少国家儿童 2 型糖尿病已占糖尿病儿童的 50% ~ 80%。在日本,20 岁以下糖尿病患者中,70% ~ 80% 属 2 型,美国黑人青年糖尿病 46% 为 2 型。IDF 估计,全世界 45 ~ 64 岁人群的糖尿病患病人数,将从 2000 年的 8000 万左右,

上升为 2030 年的 1.7 亿,超过老年人群 40% 左右。特别值得关注的是,中青年糖尿病患病增多的趋势在中低等经济收入的国家中反而更加明显,将从 6000 万左右,上升至 1.4 亿。同时,20 ~ 44 岁糖尿病患病人群,也将从 3000 万上升至接近 6000 万(图 1-1)。因此,在新的历史时期,发展中国家中青年人口糖尿病人数的大量增加,是全球糖尿病增长趋势下很明显的一个特点。糖尿病年轻化使社会医疗负担更加沉重,防治任务更加紧迫。

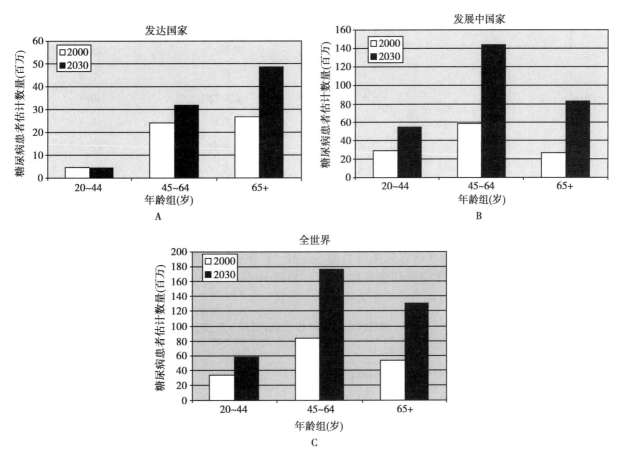

图 1-1 全球糖尿病的流行趋势

五、糖尿病在中国的流行趋势

随着我国经济的迅猛发展,在当前全球糖尿病形式恶化的大环境下,中国糖尿病的发生也呈现了飞速增长的势头。20 世纪 80 年代,我国糖尿病患病率不足 0.7%,1996 年上升到 3.2%,增长 5 倍,2002 年上升至 4.4%。2008 年全国流行病学调查结果显示,糖尿病患病率为 9.7%。两年后的另一项调查结果显示,18 岁以上成人糖尿病患病率已经上升为 11.6%,绝

对数达到了 1.14 亿。中国已成为世界上糖尿病患者最多的国家。

第 2 节 糖尿病的三间分布

一、糖尿病地区分布

2007 年全球 20 ~ 79 岁糖尿病患病人数大约是 2.46 亿,印度排第一,人数为 4.09 千万;其次是中国,为 3.98 千万;第三是美国,人数为 1.92

千万。到了 2011 年,IDF 最新数据显示(见表 1-1),中国已经远远超过印度,成为世界上糖尿病患病人数最多的国家。在糖尿病患病人数排名世界前十位的国家中,亚洲占 4 个,除中国和印度外,还有日本和印度尼西亚,因此亚洲是糖尿病绝对数最高的地区。在排名前十位的国家中,绝大多数是发展中国家。IDF 估计,80% 的糖尿病将会发生在发展中国家,而且这种趋势会随时间更加明显,这对发展中国家经济的发展将是一个巨大的挑战。

表 1-1 显示 2011 年世界糖尿病人口排名前十位的国家及 2030 年估计数(20~79 岁)。

表 1-1 世界糖尿病人口排名前十位的国家估计数(20~79 岁)

名次	2011 年		2030 年	
	国家	糖尿病人数(百万)	国家	糖尿病人数(百万)
1	中国	90.0	中国	129.7
2	印度	61.3	印度	101.2
3	美国	23.7	美国	29.6
4	俄罗斯	12.6	巴西	19.6
5	巴西	12.4	孟加拉国	16.8
6	日本	10.7	墨西哥	16.4
7	墨西哥	10.3	俄罗斯	14.1
8	孟加拉国	8.4	埃及	12.4
9	埃及	7.3	印度尼西亚	11.8
10	印度尼西亚	7.3	巴基斯坦	11.4

从表 1-2 可见,世界上糖尿病患病率排名前 10 位的国家,主要位于太平洋岛国和中东地区,其患病率高达 18% 以上,即每 4 个或 5 个人中就有一位糖尿病患者。中国和印度患病率未达到世界前 10 位的水平,但绝对数远远高于其他国家和地区。

表 1-2 糖尿病患病率前 10 位国家(20~79 岁)

名次	2011 年		2030 年	
	国家	糖尿病患病率(%)	国家	糖尿病患病率(%)
1	基里巴斯	25.3	基里巴斯	28.3
2	马绍尔群岛	21.8	马绍尔群岛	24.7
3	科威特	20.7	黎巴嫩	23.4
4	瑙鲁	20.4	科威特	23.1
5	卡塔尔	19.8	图瓦卢	22.5
6	沙特阿拉伯	19.6	沙特阿拉伯	22.3
7	黎巴嫩	19.6	卡塔尔	22.3
8	巴林	19.5	瑙鲁	22.2
9	图瓦卢	19.2	巴林	22.0
10	阿联酋	18.8	阿联酋	21.6

按 IDF 成员国所属地区划分,患病率排前三位的地区是中东北非地区、北美加勒比海地区、西太平洋地区,分别为 12.5%、11.1% 和 10.1%;其次是东南亚地区和中南美地区,患病率均为 8.6%;患病率最低的地区是欧洲和非洲,分别为 6% 和 5%。由于中国糖尿病患病绝对数较大,所

以西太平洋地区患病人数最多。在患病较低的欧洲地区,波兰、葡萄牙、俄罗斯患病率分别达到了10.6%、12.7%和11.5%。在患病率较高的西太平洋地区,日本、马来西亚患病率最高,达11%;朝鲜糖尿病患病率已经接近中国的水平,为9.1%;最低的越南,患病率为2.9%。糖尿病在全球分布呈区域性,与当地经济水平和生活习惯关系非常密切。

我国1996年11省市的调查数据显示,北京市是全国患病率最高的地区,(标化率为4.56%),其次是四川省(标化率为4.37%),上海市同时期的标化患病率也在4%以上。河南、山东、吉林、甘肃、江苏和广东,为3%~4%,处全国平均水平(3.2%);浙江较低,为1.99%。同时期广西、福建、山西的未标化患病率为2%。从全国范围来看,患病率的分布比较均匀。

而进入21世纪后的前5年,我国糖尿病患病率已经呈现较大的地域差异。患病率最低的地区是广西,为1.43%,其次是青海(2.7%)、广东(2.8%),但是广州达到5.5%。处在3%~4%水平的地区是辽宁、山西、四川。在4%~5%水平的地区有重庆、辽宁大连和河北。大于5%的地区主要集中在经济发达的省会城市、直辖市,比如北京(10.5%)、上海(6.2%)、天津(8.1%)和广州(5.5%),以及山东沿海城市(8%)。北京资料来自35岁以上人群,其患病率水平会高于以20岁为起始年龄的人群,但是,北京资料缺少餐后血糖的数据,因此,10.5%在35岁以上人群中还存在低估的可能。此外,广州的数据高于广东,上海市区的数据高于整个上海地区,大连的数据高于辽宁,地区差异可能与区域经济状况不同有关。总之,21世纪前5年,中国大部分地区糖尿病患病率已经接近甚至超过欧洲发达国家的水平,英、法、德等国的糖尿病患病率在6.8%~7.8%之间。

二、时间分布

糖尿病患病率随时间和年代成上升趋势。IDF基于各国的调查结果估计出来的数字显示,2000年全球患病人数为1.71亿,2007年2.46亿,2011年达到3.66亿,呈现出明显的随时间和年代增多的趋势。美国的调查结果显示,1935年糖尿病患病率为0.37%,1960年上升为0.91%,上升了近3倍,1988~1994年患病率为7.8%,上

升20多倍,到2011年美国患病率已经达到10.9%。新加坡华人的糖尿病患病率,也从1975年的1.6%,上升为1985年的4.0%和1992年的8%,最新的数据已经超过9%。马来西亚人也从1975年的2.4%,上升至1985年的7.6%,2011年的11.7%。此外,随着经济的改善,一些经济落后的国家如亚非国家将成为全球糖尿病患病人群增加的主力人群。

我国2型糖尿病患病率1978年仅为0.7%,1996年迅速增长至2.3%,到2002年则增长到4%~5%,接近或超过欧洲发达国家的水平。而2010年已经上升至11.6%。每隔10年左右的时间,糖尿病患病率增加1倍。由于存在15.5%~50%的糖尿病前期人群,因此,此患病上升的趋势在近期内不会缓解。

三、人群分布

(一)年龄分布

大量的研究结果证实,糖尿病患病和发病均随年龄而增加。这种结论在不同国家和地区,以及不同人种、不同时期均为一致。美国1999—2002年NHANES报道的2型糖尿病患病率约为9.3%,20~39岁为2.3%,40~59岁达10%,而60岁以上可高达20%;老年糖尿病患者可占糖尿病总人数的40%以上。我国1978年全国数据显示,总人群患病率为0.67%,40岁以下仅为0.04%,40岁以上升高至2.5%,60岁以上达4.3%。1995—1996年全国20~75岁人群的调查结果显示,糖尿病的患病率为3.2%,40岁以下人群患病率为1.0%,40~60岁在4.6%左右,60岁以上比40~60岁高2倍多,而≥60岁组患病率为11.3%,是总患病率的3倍多。2008年的数据显示,20~39岁人群糖尿病患病率为3.2%,40~59岁人群为11.5%,而60岁以上已经到达20.4%。目前中国人群的糖尿病患病水平已经超过了美国10年前的水平(表1-3)。

表1-3 中国3次糖尿病调查年龄别患病率(%)

年龄组	1978年	1995年	2008年
<40岁	0.04	1.0	3.2
40~59岁	2.5	4.6	11.5
≥60岁	4.3	11.3	20.4
总人群	0.7	3.2	9.7

糖尿病的发病率和患病率均随年龄的增加而上升,是公认的事实。但是,在糖尿病患病人数随年龄和年代增加的大趋势下,中青年患病率增加尤其突出(见前述)。以中国为例(见表1-3),1978年40岁以下人群患病率为0.04%,1995年上升至1.0%,到2008年已经达到3.2%,超过了1995年全人群的患病率,因此青少年糖尿病的预防将是十分迫切的任务。

(二)性别分布

West在关于糖尿病流行病学的经典著作中认为,糖尿病患病率女性高于男性。美国1988—1994年NHANES调查结果显示,男性患病率为7.9%,女性为7.8%,调整后男女各为8.7%、7.8%;1999—2002年NHANES结果为男性10.2%,女性8.5%,调整后男女各为10.6%和8.2%;但美国1971—1981年男女之比为1∶1.32。在亚洲地区的日本、朝鲜、东南亚发病也是男性多于女性,如新加坡,年龄≥30岁人群中,男性为6.0%,而女性为5.4%。我国1996年11省市糖尿病患病抽样调查结果显示,男性为3.40%,女性为3.79%,女性高于男性;2010年的数据显示,男性患病率为12.1%,女性为11.0%,男性高于女性;但第一次调查的结果显示,男女差异无显著性。

(三)种族和民族

世界上不同民族的2型糖尿病的患病率不同,患病率最高的是美国亚利桑那州的比马印第安人,美国Strong Heart Study研究中亚利桑那州中部包括比马在内的3个印第安部落人群的患病率高达60%。瑙鲁人及别的太平洋岛国如斐济、萨摩亚(南太平洋)、汤加(西太平洋)的患病率也较高。患病率最低的是阿拉斯加的因纽特人及阿萨巴斯卡印第安人。印度洋次大陆的其他种族、中国和印度尼西亚患病率较低。

在美国,黑人、墨西哥人比白人患病率高,1999—2002年NHANES的结果,黑人、墨西哥人、白人调整后患病率分别为14.6%、13.5%和7.8%。新加坡的印度人患病率最高,其次是马来人,华人最低。而在毛里求斯则是华人高于印度人和克里欧人。

我国第一次全国调查研究了民族差异,患病率年龄标化后的结果是,贵州、青海、广西三省中,苗、汉、藏及壮族间患病率差别无显著性。但在内蒙古,汉族的患病率高于蒙古族。在宁夏,回族患病率高于汉族。在新疆,维吾尔族患病率高于其他民族。

(四)受教育程度、职业分布、城乡和经济水平

大多数研究结果证实,文化程度与糖尿病发病呈负相关的关系,文化程度越高,患病率越低。我们对北京市科研人群的研究,证实文化程度与糖尿病发生呈负相关。这可能与文化水平高的人群,更容易选择健康的生活方式有关。在职业方面,我国第一次调查结果显示,干部是糖尿病高发人群,为2.2%,而工人、农民、牧民等体力劳动者,患病较低,分别为1.02%、0.53%、0.31%。而1996年的数据显示,患病率以个体商业、服务人员最高,其次为家庭妇女和干部,农民仍然最低。

从全球范围来看,城乡差异在一些发展中国家十分明显,比如印度和基里巴斯的密克罗尼西亚人,城市患病率高于农村。我国1997年12个地区的调查结果显示,除哈尔滨外,其他11个地区城市患病率总体上比农村高79%~80%,个别地区如北京、成都、西安、遵义比农村高1倍以上。在发达国家,由于城乡差别不大,患病率的差异并不明显。我国1996年的调查数据明显地提示,经济水平与糖尿病患病的关系,贫困县农村的患病率可低到1.75%(标化率为1.71%),而省会城市,患病率可上升至5.76%(标化率为4.58%)。2008年全国的数据显示,城乡差别在经济发达地区已经消失,均为12.0%,而经济中等发达地区(城乡分别为11.3%和6.7%)和经济欠发达地区(城乡分别为10.4%和5.85%)的差异仍在。

第3节 糖尿病的危险因素

一、遗传因素

遗传学研究结果发现,患2型糖尿病的父母,其孪生子都有糖尿病的一致性占88%,说明糖尿病受遗传的影响。家系研究结果发现,母系遗传约高于父系,先证者母亲患糖尿病的几率是父亲的2倍;母亲组有糖尿病的人群,子女的患病率为56%,父亲组其子女患病率为49%。

流行病学研究证实,糖尿病家族史是糖尿病独立的危险因素,糖尿病具有明显的家族聚集性。国内资料的总体上是,糖尿病患者中,有20%的人有家族史,家族史阳性的人群患病率为5.12%，而阴性者为1.75%，家族史阳性的危险性是阴性的3倍。国家"十五"攻关课题的结果显示，家族史使糖尿病发生的风险增加近4倍之多。

家庭聚集性反映了糖尿病的遗传易感性，在环境因素的协同作用下，如生活方式改变、社会老龄化等因素的影响下，糖尿病迅猛上升的形势下，势必增加患病的风险，应当引起足够的重视。

二、肥　胖

当前糖尿病的增多，与肥胖人群的增多呈平行一致的关系。肥胖与2型糖尿病的关系，几乎在所有的研究中（无论横向还是纵向，不同国家和地区）均得到证实。肥胖是热量摄入过多，而体力活动相对不足的后果。肥胖，尤其是腹部肥胖，导致机体胰岛素抵抗，进而引起糖尿病的发生。研究发现，当体重超过理想体重的30%～40%时，胰岛素敏感性下降约50%。我国流行病学资料显示，超重或肥胖人群的糖尿病患病率为3.37%，体重正常或消瘦者为0.76%，二者的相对危险为4.4倍，糖尿病人群中有一半的人超重。2008年全国调查数据显示，体重指数（BMI，kg/m²）从<18.5、18.5～24.9、25.0～29.9上升到≥30，糖尿病患病率分别从4.5%、7.6%、12.8%上升到18.5%。美国印第安人糖尿病患者肥胖患病可达90%以上。瑙鲁岛国的居民以肥胖为美，该岛居民的糖尿病患病率由20世纪60年代的2%增加至70年代的40%左右。

三、糖调节受损

空腹血糖受损（IFG，空腹血糖水平为6.1～6.9mmol/L）和糖耐量受损（IGT，餐后2小时血糖水平为7.8～11.1mmol/L），目前被称为糖调节受损（impaired glucose regulation，IGR），是糖尿病发生的危险因素。前瞻性研究发现，大约1/3的IFG或者IGT的人群会在6年内发生糖尿病，而同时两者兼有的人群有2/3会在6年内发生糖尿病。美国糖尿病协会（ADA）把IGR称为糖尿病前期，认为在此阶段，糖尿病是可以通过生活方式和（或）药物的干预而得到有效预防或者延缓，是糖尿病预防的目标人群。

四、代谢综合征及代谢综合征组分异常

近年来，随研究资料的积累，也有越来越多的

证据认为，代谢综合征（MS）能预测糖尿病的发生，也是糖尿病的高危因素。2005年国际糖尿病联盟公布了以腹部肥胖为中心的MS全球统一的定义，IDF标准为：中心性肥胖（男性腹围≥90cm，女性≥80cm）合并以下4个指标中的任意2项：①甘油三酯水平升高，TG>1.7mmol/L，或已接受相应治疗；②HDL-C水平降低，男性<1.03mmol/L，女性<1.29mmol/L，或已接受相应治疗；③血压升高，收缩压≥130mmHg或舒张压≥85mmHg，或已接受相应治疗或此前已诊断高血压；④空腹血糖升高，空腹血糖≥5.6mmol/L，或已接受相应治疗或此前已诊断2型糖尿病。这个定义的公布，标志着MS以胰岛素抵抗/糖尿病为中心，转变为以肥胖为中心，是人们对MS一个全新的认识，也进一步确立了MS对糖尿病的预测价值。

不同人群的研究结果显示，MS可使糖尿病风险增加2～11倍。国人的数据显示，有MS人群糖尿病风险增加3～6倍。研究也显示，MS与IGT也有较强的相关性。由于餐后血糖试验存在可接受性差、费时等不足，使其无论在人群研究中，还是在临床运用上都存在一定难度。而相比之下，MS在临床检查、体检时就可以实施，因此，在很大程度上可以帮助及早发现可能被空腹血糖漏诊的餐后血糖异常者，进而及早发现糖尿病高危人群，使其早期得到干预和控制。

除肥胖与糖尿病的关系已经有大量的报道外，作为MS的构成组分，高血压和血脂异常与糖尿病也相互关联，有大量的研究结果。1994年全国调查数据表明，我国高血压患病率为11%，高血压人群2型糖尿病的患病率估计有10%～20%，远远高于非高血压人群。2型糖尿病患者30%～50%合并有高血压。国外资料报道，糖尿病患者中高血压的患病率是非糖尿病的3～4倍，30%～40%的糖尿病患者有高血压，并且发现83%的高血压患者有糖耐量低减或肥胖。血脂异常也与糖尿病相关。杨文英教授的研究结果发现，高甘油三酯是2型糖尿病的预测因子。国内的研究还发现，血脂异常人群糖尿病患病率可高达18%，而糖尿病人群50%以上有血脂紊乱。MS的5个指标相互关联，同时存在，可能有共同的机制，但这种论点还在进一步研究中，但无论如何，它们的出现，是对糖尿病高危险性的提示。

五、其他因素

糖尿病患病率在同一国家和地区随经济发展

7

而成倍增加,经济发达地区高于经济落后地区,城市高于农村等现状提示,社会经济的状况对糖尿病患病的影响。经济的发展对人们生活水平的改善,起到的很重要的作用,但是,也使人们的生活方式发生了改变,饮食摄入和体力支出不平衡,在很大程度上造成肥胖增多,进而引起糖尿病患病增多。经济发展和社会转型使糖尿病患病增多呈世界性的趋势,一些发展中国家经济水平的改善所带来的糖尿病快速增长,尤其是中青年人群糖尿病患病的大量增长,是21世纪初至21世纪30年代糖尿病患病的主要特点。

阻塞性睡眠呼吸暂停(OSA)与糖尿病的相关性也在引起关注。OSA患者中糖尿病患病率>40%,而糖尿病患者中OSA的患病率可达23%以上。法国一项男性睡眠状况调查发现,OSA患者较非OSA者更易发生血糖调节受损和糖尿病。睡眠心脏健康研究发现睡眠时血氧饱和度下降与空腹和OGTT后2小时血糖浓度显著相关,调整肥胖影响后,OSA的严重程度与胰岛素抵抗程度相关。Wisconsin的睡眠系列研究发现,不同程度的OSA均与糖尿病独立相关(OR=2.3)。OSA与糖尿病相关,可能与间歇低氧引发的交感神经兴奋、全身炎性反应等因素有密切关系,而此两因素,均与糖尿病发生高度相关。

糖尿病的行为危险因素中,除活动减少以外,吸烟与糖尿病有独立相关性,在日本、芬兰、韩国和美国的研究中均取得一致结论。美国的研究结果显示,中度饮酒人群的患病率低,而不饮酒和饮酒量过大者,糖尿病患病风险较高。

在女性,巨大胎儿(>4kg)分娩史是糖尿病患病的重要危险指标,潘长玉合并我国糖尿病调查数据显示,无巨胎分娩史女性2型糖尿病患病率为2.33%,有巨胎分娩史者为7.26%,相对危险达3倍。出生低体重也是2型糖尿病的危险因素,且与家族史具有协同作用。

第4节　糖尿病的预防

一、早期发现糖尿病高危人群

由于糖尿病存在发现晚,发现后并发症也难于控制等特点,因此,澳大利亚Zimmet教授曾提出,21世纪的糖尿病预防重点,是早期发现糖尿病。着眼于早期危险性评估和干预,对延缓甚至消除糖尿病的发生具有更重要的意义。

(一)糖尿病风险筛查

面对人群中糖尿病漏诊的问题,研究者也在多方寻求经济、方便的筛查策略,以期早期发现糖尿病高危人群。近年来,芬兰、美国、英国等根据简单、易得的指标,相继建立了糖尿病风险评分系统,这为糖尿病风险的早期发现提供了帮助。芬兰的糖尿病风险评分系统(FIN DRISC评分方法)所采用的指标多为非损伤性,通过询问生活方式、简单体检就可以实施,因此也受到了广泛关注。但国外的评分系统在国人中的应用结果表明,敏感度、特异度及预测值均低于文献报道,提示国内糖尿病风险评估系统应基于国人的数据和人群特征。中国自创糖尿病风险评估问卷也有报道,大部分以人口学、家族史、腰围、BMI、血脂、血糖等组成,取得了一定的结果。糖化血红蛋白是红细胞中的血红蛋白与葡萄糖结合的产物,能反应一段时间内(120天)血糖的平均水平,有研究者也建议将此作为糖尿病风险评估的指标之一。

(二)血糖筛查

在可行的情况下,进行血糖筛查是早期发现糖尿病风险最有效的方法。美国ADA建议把空腹血糖、餐后2小时血糖或服糖后2小时血糖介于正常血糖与糖尿病诊断标准之间的状态,称为糖尿病前期(pre-diabetes,也是糖调节受损),处于糖尿病前期的人群,是糖尿病高危人群。由于仅筛查空腹血糖可能漏诊餐后血糖异常者,ADA建议将空腹血糖水平降至5.6mmol/L,凡血糖水平高于此值的个体,建议其进行餐后血糖的检查。此外,美国还建议了更加便于操作的血糖筛查标准:年龄大于45岁,BMI>25kg/m^{2}的人群,即应当定期进行血糖的检测。此标准在一定程度上定义了高危人群,可以指导血糖筛查的实施。

(三)代谢综合征人群的诊断

血糖筛查是目前评价糖尿病危险性的最直接的方法,但由于糖耐量试验的可操作性差,再加上血糖值只能反映目前血糖水平等缺点,它对预防控制的意义尚存不足。而有越来越多的证据显示,代谢综合征有预测糖尿病发生的作用,属糖尿病早期表现。代谢综合征指标具有易获得、易控制的特点,无论在糖尿病危险性预报还是在并发症预防干预方面,均越来越得到重视。美国研究者综合多个权威研究项目的研究结果,认为高血糖、肥胖、高血压、血脂异常等能有效预测糖耐量降低,对预防干预有很好的指导作用。芬兰研究者通过前瞻性研究,建立了以上述指标为主的糖尿病危险评分系统,具有很好的可操作性和预测敏感性,已被国家糖尿病预防计划所采用。我国代谢综合征患病率已经高达 20% 左右,而有代谢综合征的人群 50% ~56% 会在将来发生糖尿病,也有 50% 以上的代谢综合征人群会存在负荷后血糖异常,因此,代谢综合征是一个较好的早期发现糖尿病风险的指标。

二、高危人群的干预

(一) 生活方式干预

IGT 是公认的糖尿病危险因素,国际和国内都有大量研究结果证实对其干预的有效性,可以预防或延缓糖尿病的发生。北京中日友好医院的潘孝仁教授,于 1986 年在我国大庆率先开展了针对 IGT 人群的生活方式干预试验的研究。经过 6 年的观察,IGT 人群通过接受饮食和(或)运动锻炼干预,使 2 型糖尿病的危险降低了 30% ~50%。大庆研究首次证明,糖尿病可以通过生活方式的干预而得到有效的预防。

随大庆研究之后,美国和芬兰等国家也开展了相似的糖尿病高危人群研究。芬兰的糖尿病预防研究(Diabetes Prevention Study,DPS),于 1993 年至 1998 年纳入 522 例中年(55 岁±7 岁)、超重(平均 BMI 为 31kg/m²)的 IGT 个体,并按照研究中心、性别和 OGTT2 小时血糖水平进行分层。所有入选 IGT 个体均被随机分为强化生活方式干预组(265 例)和常规生活方式组(257 例)两组。强化生活方式干预的目标是,中等强度的运动锻炼每日 30 分钟,饮食中脂肪含量占每日摄入总热量的 30% 以下,饱和脂肪含量低于每日摄入热量的 10%,每日至少摄入 15g/1000kcal 的纤维素,体重降低 5%(建议体重每星期下降 0.5 ~1.0kg)。在研究第一年中,生活方式干预组的 IGT 个体与营养师有 7 次历时 30 分钟的面对面培训,此后每年 4 次。所有个体均定期检查、记录体重和运动锻炼情况。4 年后,体重下降情况分别为 3.5kg 和 0.9kg,干预组的糖尿病风险下降 58%。

在美国的糖尿病预防项目(Diabetes Prevention Program,DDP)研究中,入选人群同样是 IGT 人群,BMI≥24kg/m²,年龄 25 岁以上。强化生活方式干预的目标与 DPS 研究大致相当,要求低热量低脂饮食、每周至少 150 分钟中等强度的运动

(如快走等)、体重降低 7%、16 次的有关饮食和运动锻炼的面对面培训。同样,糖尿病发病减少 58%。

我国大庆、芬兰 DPS、美国 DDP 的研究,均获得一致结论,通过强化生活方式干预而显著降低体重,是预防和延缓 2 型糖尿病发病行之有效的重要手段,体重下降 1kg,大约可降低糖尿病发病率 13%。

(二) 药物干预

针对 IGT 人群,如果由于种种原因不能接受强化生活方式干预,或者已经接受强化生活方式干预但是效果不理想(如强化生活方式干预后 3 个月或半年后随访口服葡萄糖耐量试验,2 小时血糖水平无明显改善),就需要考虑生活方式以外的干预手段。这种情况下,药物干预就是最重要的选择。

在欧洲和加拿大进行的随机双盲对照(STOP-NIDDM)试验中,经过平均 3.4 年的阿卡波糖(拜唐苹)药物干预 IGT 人群,表明可使 IGT 人群进展为 2 型糖尿病发病危险降低 36%。DPP 研究中采用二甲双胍作为干预药物,结果使糖尿病发病减少 31%。大庆研究中的部分 IGT 人群在试验结束后接受了为期 3 年的生活方式、二甲双胍和拜唐苹干预。结果表明,拜唐苹可使 IGT 个体发生 2 型糖尿病的风险降低 87.8%,因此,药物干预也可以降低糖尿病的风险。

此外,有研究(XENDOS)着眼于用药物降低体重,也可以使糖尿病风险降低 37%。还有临床随机对照试验,研究抗高血压药物的药物降压效果,结果发现有些药物,比如 ACEI/ARB,也有一定预防糖尿病发生的作用,它作用最主要的机制,可能是降低胰岛素抵抗,改变脂肪细胞的代谢,增加脂肪储存,以及增加胰岛血液供应,保存胰岛功能。

总之,糖尿病可以通过生活方式干预,降低体重,服用降糖药等方式进行有效的干预。在所有的干预措施和手段中,生活方式干预是最经济且有效的一种方式。对糖尿病高危人群进行及时、有效的干预,不但可大幅度降低 2 型糖尿病发病风险,也可以降低并发症的发生,进而提高人群的健康水平。

第 5 节　1 型糖尿病流行病学特点

按 WHO 分类标准(1999 年版),除 2 型糖尿

病外,糖尿病还可分为1型(胰岛素依赖型)、其他特殊类型及妊娠糖尿病4种。其他特殊类型糖尿病和妊娠糖尿病在人群中所占比例较小,在此不作陈述。

1型糖尿病多发于儿童青少年,患病率远低于2型糖尿病。由于儿童1型糖尿病的发病症状一般较为明显,发病急,不易漏诊,故多数学者主张用发病率来描述1型糖尿病的流行病学特点。1型糖尿病在世界范围内也呈上升趋势,但增高速度远不及2型糖尿病。据IDF 2007年的数据,目前1型糖尿病以每年3%的速度上升,每年有7万例≤14岁儿童发生1型糖尿病。

一、1型糖尿病的人群分布

1型糖尿病发病从9个月龄开始,随年龄增长,发病率逐渐升高。据报道,0~4岁发病率为0.26/10万,5~9岁为0.59/10万,10~14岁为0.93/10万。国外报道发病高峰年龄为12~14岁;我国发病高峰在10~14岁年龄组,10岁时达到高峰,以后急剧下降。女性发病率高峰比男性早1~2岁。女性1型糖尿病发病率略高于男性。在种族发病中,白人儿童发病率最高,黄种人最低,美国白种人发病率显著高于黑种人。而我国白人(如哈萨克族、维吾尔族和回族)的发病率较高。基因研究结果显示 DQA_1 和 DQB_1 等位基因频率的不同可能决定了1型糖尿病发病的差异。

二、1型糖尿病的地区分布

北欧国家如芬兰、瑞典和挪威以及美国为世界上1型糖尿病发病率最高的国家。日本和中国儿童的1型糖尿病发病率处于较低水平(表1-4)。目前全球大约有44万例儿童糖尿病,其中25%来自东南亚,20%来自欧洲地区。虽然中国是世界上1型糖尿病发病率最低的国家之一,但由于中国人口基数大,故1型糖尿病患者的绝对数并不少。据国内估计,目前我国1型糖尿病患者总数在200万~300万,约占糖尿病总人数的5%左右。

表1-4 20世纪90年代1型糖尿病发病率(1/10万)

国别	芬兰	美国	日本	中国
发病率	35.5	15.8	1.5	0.7

三、1型糖尿病的地理分布

1型糖尿病,有自南向北逐渐升高的趋势,即越远离赤道,发病率越高,这一现象与环境因素尤其是病毒感染有关。我国南北两大地区1型糖尿病的发病率同样呈现出南低北高的变化规律,以长江为界,南北两大地区发病率分别为0.50/10万人年,和0.65/10万人年;以纬度为界,北纬20℃以南为0.30/10万人年,北纬20℃及其以北至30℃以南为0.41/10万人年,北纬30℃及其以北至40℃以南为0.73/10万人年,北纬40℃及其以北为0.60/10万人年。

四、1型糖尿病的其他患病特征

1型糖尿病发病率也与季节和病毒性疾病流行相一致,秋冬季节性升高,这种现象也提示了1型糖尿病的发病可能与病毒感染有关。此外,我国研究数据也显示,城市市区儿童的发病率显著高于郊县和农村,分别为1.12/10万人年和0.38/10万人年。

总之,糖尿病尤其是2型糖尿病在世界范围内的快速增多,将对人类健康水平,以及社会经济的发展产生巨大的影响。虽然糖尿病流行程度日趋严重的情况在专业人员中已经引起了极大的关注,但是,如何唤起普通民众对糖尿病及相关知识的重视,如何传递健康生活方式的知识,如何引导公众采用健康的生活方式,是今后的预防工作将要面临的重大课题。

(曾平 韩怡文 张毅 孙亮)

参 考 文 献

1. International Diabetes Federation. IDF Diabetes Atlas. 5th ed. Brussels:International Diabetes Federation,2011.

2. Whiting DR,Guariguata L,Weil C,et al. IDF Diabetes Atlas:Global estimates of the prevalence of diabetes for 2011 and 2030. Diabetes Res Clin Pract,2011,94:311-321.

3. International Diabetes Federation. IDF Diabetes Atlas. 4th ed. Brussels:International Diabetes Federation,2007.

4. 潘长玉,金文胜. 2型糖尿病流行病学. 中华内分泌杂志,2005,21(5):s1-5.

5. 全国糖尿病研究协作组调查研究组. 全国14省市30万人口中糖尿病调查报告. 中华内科杂志,1981,20:678-683.

6. 向红丁,刘纬,刘灿群,等. 1996年全国糖尿病流行病学特点基线调查报告. 中国糖尿病杂志,1998,6:131-133.

7. Pan XR, Yang WY, Li GW, et al. Prevalence of diabetes and its risk factors in China, 1994. National Diabetes Prevention and Control Cooperative Group. Diabetes Care, 1997, 20:1664-1669.

8. Yang WY, Lu J, Weng J, et al; China National Diabetes and Metabolic Disorders Study Group. Prevalence of diabetes among men and women in China. N Engl Med, 2010, 362:1090-1101.

9. Cowie CC, Rust KF, Byrd-Holt DD, et al. Prevalence of diabetes and impaired fasting glucose in adults in the U. S. population: National Health And Nutrition Examination Survey 1999-2002. Diabetes Care, 2006, 29 (6): 1263-1268.

10. Welty TK, Lee ET, Yeh J, et al. Cardiovascular disease risk factors among American Indians The Strong Heart Study. Am J Epidemiol, 1995, 142(3):269-287.

11. 杨宏云, 李淑葵, 曾平, 等. 北京城市人群超重、肥胖、腹部肥胖与心血管病主要危险因素的关系和对其防治的潜在意义分析. 疾病监测, 2003, 18(5):191-192.

12. De Vegt F, Dekker JM, Jager A, et al. Relation of impaired fasting and postload glucose with incident type 2 diabetes in a Dutch population: The Hoorn Study. JAMA, 2001, 285:2109-2113.

13. Haffner SM, Stern MP, Hazuda HP, et al. Cardiovascular risk factors in confirmed prediabetic individuals. JAMA, 1990, 263:2893-2898.

14. Kekäläinen P, Pyörälä K, Sarlund H, et al. Hyperinsulinemia cluster predicts the development of type 2 Diabetes independently of family history of Diabetes. Diabtes Care, 1999, 22:86-92.

15. Boyko EJ, Maximilian DEC, Paul ZZ, et al. Features of the metabolic syndrome predict higher risk of diabetes and impaired glucose tolerance. Diabetes Care, 2000, 23:1242-1248.

16. Klein BEK, Klein R, Lee KE. Components of the Metabolic Syndrome and Risk of Cardiovascular Disease and Diabetes in Beaver Dam. Diabetes Care, 2002, 25:1790-1794.

17. Lorenzo C, Okoloise M, Williams K, et al. The Metabolic syndrome as predictor of type 2 diabetes. Diabetes Care, 2003, 26:3153-3159.

18. Cheung BM, Wat NM, Man YB, et al. Development of diabetes in Chinese with the metabolic syndrome: a 6-year prospective study. Diabetes Care, 2007, 30:1430-1436.

19. Liu SJ, Guo ZR, Hu XS, et al. Risks for type-2 diabetes associated with the metabolic syndrome and the interaction between impaired fasting glucose and other components of metabolic syndrome the study from Jiangsu, Chi-

na of 5 years follow-up. Diabetes Res Clin Pract, 2008, 81:117-123.

20. Zeng P, Zhu X, Zhang Y, Wang S, et al. Metabolic syndrome and the development of type 2 diabetes among professionals living in Beijing, China. Diabetes Research and Clinical Practice, 2011, 94:299-304.

21. Meigs, JB, Williams K, Sullivan LM, et al. Using metabolic syndrome traits for efficient detection of impaired glucose tolerance. Diabetes Care, 2004, 27:1417-1426.

22. 杨文英, 邢小燕, 林红, 等. 高甘油三酯血症是非胰岛素依赖型糖尿病发病的危险因素-432 例非糖尿病人群六年前瞻性研究. 中华内科杂志, 1995, 34(9):583-586.

23. Shaw JE, Punjabi NM, Wilding JP, et al. Sleep-disordered breathing and type 2 diabetes: a report from the International Diabetes Federation Taskforce on Epidemiology and Prevention. Diabetes Res Clin Pract, 2008, 81:2-12.

24. Wei M, Gibbons LW, Mitchell TL, et al. Alcohol intake and incidence of type 2 diabetes in men. Diabetes Care, 2000, 23:18-22.

25. Carlson S, Persson PG, Alvarsson M, et al. Low birth weight, family history of diabetes, and glucose intolerance in Swedish middle-aged men. Diabetes Care, 1999, 22:1043-1047.

26. Lindstrom J, Tuomilehto J. The diabetes risk score: a practical tool to predict type 2 diabetes risk. Diabetes Care, 2003, 26:725-731.

27. Cox JH, Coupland C, Robson J, et al. Predicting risk of type 2 diabetes inEngland and Wales: prospective derivation and validation of QD Score. BMJ 2009; 338: b880 doi: 10. 1136/bmj. b880.

28. Saaristo T, Peltonen M, Lindström J, et al. Cross-sectional evaluation of the Finnish Diabetes Risk Score: a tool to identify undetected type 2 diabetes, abnormal glucose tolerance and metabolic syndrome. Diabetes Vasc Dis Res, 2005, 2:67-72.

29. Park PJ, Griffin SJ, Sargeant L, et al. The performance of a risk score in predicting undiagnosed hyperglycemia. Diabetes Care, 2002, 25:984-988.

30. Glumer C, Carstensen B, Sandbaek A, et al. A Danish diabetes risk score for targeted screening: the Inter99 study. Diabetes Care, 2004, 27:727-733.

31. The Export Committee on the Diagnosis and Classification of Diabetes Mellitus: Follow-up report on the diagnosis of diabetes mellitus. Diabetes Care, 2003, 26:3160-3167.

32. Narayan KMV, Imperatore G, Benjamin SM, et al. Targeting people with pre-diabetes: lifestyle interventions should also be aimed at people with pre-diabetes. BMJ,

2002,325:403-404.

33. Pan XR,Li GW,Hu YH,et al. Effects of diet and exercise in preventing NIDDM in people with impaired glucose tolerance. The Da Qing IGT and Diabetes Study. Diabetes Care, 1997,20:537-544.

34. Tuomilehto J, Lindstrom J, Eriksson JG, et al. Finnish Diabetes Prevention Study Group:Prevention of type 2 diabetes mellitus by changes in lifestyle among subjects with impaired glucose tolerance. N Engl J Med,2001, 344:1343-1350.

35. Diabetes Prevention Program Research Group. Reduction in the Incidence of type 2 diabetes with lifestyle intervention or Metformin. N Engl J Med,346(6):393-403.

36. Chiasson JL,Josse RG,Gomis R,et al. STOP NIDDM Trial Research Group:Acarbose for prevention of type 2 diabetes mellitus: the STOP-NIDDM randomized trial. Lancet,2002,359:2072-2077.

37. 杨文英,林丽香,齐今吾,等. 阿卡波糖和二甲双胍对IGT人群糖尿病预防的效果——多中心3年前瞻性观察. 中华内分泌代谢杂志2001,17(3):131-134.

38. 王克安,李天麟,李新华,等. 中国儿童1型糖尿病发病率的研究. 中华内分泌代谢杂志,1999,15(1):3-7.

39. Xu Y,Wang LM,He J,et al. Prevalence and control of diabetes in Chinese adults. JAMA,2013,310:948-958.

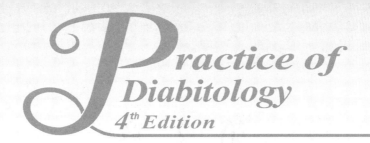

第2部分
糖尿病发病机制

第 2 章

糖尿病发病机制

糖尿病是以生命活动的基础——代谢状态出现紊乱,以代谢调节的重要激素——胰岛素的产生与作用障碍而表现的慢性代谢疾病。糖尿病主要分为四大类型,即1型糖尿病、2型糖尿病、妊娠糖尿病和特殊类型糖尿病。其中1型、2型糖尿病涵盖了绝大多数的糖尿病患者。无论从其发病过程、发病特点、疾病累及的器官功能范围和预后都表明了这一疾病发生机制的复杂性和多元性。在探讨慢性疾病发病机制中有着代表性的意义。随着近年来对机体对生命活动研究认识的深入,特别是对基因表达调控机制认识的深入,慢性病发病机制的研究正在揭开一个新的篇章,必将为疾病控制提供新的思路与途径。本章将从遗传与环境因素两大方面分别对1型和2型糖尿病发病机制予以阐述。重点将放在对2型糖尿病发病机制的讨论上,因为该类患者约占糖尿病患者的90%以上。

一、2型糖尿病的发病机制研究

2型糖尿病的特点表现为起病隐匿缓慢;常有阳性家族史并在某些种族中呈现高患病率倾向;发病与增龄、肥胖和某些不良生活方式有密切的关系,多见于中老年人和肥胖者;在经济发展迅速、生活方式改变较大的国家与地区其患病率呈快速上升的趋势。这类糖尿病患者初发病时一般血浆胰岛素绝对水平并不低,但胰岛素刺激释放试验显示胰岛素释放高峰减低并后移。表明胰岛β细胞功能障碍与胰岛素活性损伤常同时表现于同一患者身上。2型糖尿病的发病特点为其发病机制的研究提供了线索。

(一)2型糖尿病发病的遗传机制

现代医学的观点认为大多数疾病的发生和患者的遗传背景有关。美国Pirna Indian流行病学调查第一次明确了2型糖尿病发病与遗传背景的

关系。支持2型糖尿病发病过程中经典遗传因素的作用(指因DNA序列改变而发病)的证据来自以下几方面:

1. 种族患病率　表明世界上各种族之间2型糖尿病患病率各不相同。即使在同一国家,不同种族之间患病率亦不相同。美国Pirna Indian 20岁以后糖尿病患病率高达35%,而美国人糖尿病平均患病率为7%。但在混血Pirna Indian中这一患病率与全美国平均患病率相近。

2. 阳性家族史　2型糖尿病患者常有明确的家族史。但阳性家族史的百分比在各民族、各国中并不完全一致。

3. 孪生子患病率调查　在孪生子中调查表明,2型糖尿病共患率在单卵双生子波动在20%～90%之间。这一较大波动的原因可能与调查方法与被调查者年龄有关。考虑年龄因素修正后结果为70%～80%。而双卵孪生子2型糖尿病共患率仅为9%。

4. 与糖尿病发病明确相关的致病单基因位点

(1)胰岛素基因:1979年报道了第一个胰岛素基因点突变家系,至今已有两大类13个家系6个位点突变被查明。高胰岛素血症类是由于胰岛素基因突变造成胰岛素与胰岛素受体结合力改变,生物活性下降,清除减慢。高胰岛素原血症类是由于合成的胰岛素原的肽链上氨基酸变异,使得胰岛素转换酶不能在该位点完成内切修饰,造成胰岛素原过多而成为高胰岛素原血症。

(2)胰岛素受体基因:1988年首例报道。现已有40余种编码区突变形式的报道。大部分为点突变,亦有缺失类型。可按突变造成受体功能改变分为两类。受体数目减少一类,受体亲和力减低为另一类。

(3)葡萄糖激酶基因:1993年明确报道葡萄

糖激酶基因突变糖尿病家系。突变形式多样，多见于 MODY 家系（可达50%）。

（4）线粒体基因突变：1992年确认线粒体基因突变是特定糖尿病类型发病的原因。这一类型突变在中国糖尿病患者中亦有报道。

世界上不少家实验室为寻找2型糖尿病致病基因、关联基因投入了大量工作，筛查了几百个候选基因。其中主要包括与糖、脂代谢相关激素、受体、载体的基因，葡萄糖、脂肪代谢通路限速酶的基因等。因单基因突变致2型糖尿病发生者不超过其总体的10%。至于与糖尿病发生相关联，与其并发症发生相关联基因的研究报道更比比皆是，无法一一详述。国内研究人员对上海、山东、福建、辽宁等地的102个至少是两代以上都患有2型糖尿病的家系，进行微卫星多态性全基因组扫描、分型和连锁分析，在人体9号染色体短臂21带区域发现两处位点存在2型糖尿病的易感基因，其功能意义上需进一步探索。

虽然上述4点均支持2型糖尿病发病机制中遗传因素的作用，但截至目前的工作并未能发现2型糖尿病患者的致病基因。即使是在遗传背景完全一致的单卵孪生子中，糖尿病的共患率也未达到100%；加之近年来糖尿病发病率在经济迅速发展的国家与地区几乎呈现流行趋势，使得2型糖尿病发病机制不能单纯用经典遗传因素来解释。其原因何在？遗传学的另一个研究领域——表观遗传学研究正在揭示这一差异存在的机制。表观遗传学是指一门不涉及 DNA 序列改变，而研究遗传信息传递过程状态变化（如 DNA 甲基化、组蛋白乙酰化、染色体重塑、RNA 干扰）和基因表达谱在代间传递现象的遗传学。经典遗传学和表观遗传学构成了阐述遗传现象的两个方面。表观遗传学研究的具体内容分为两大类：①基因选择性转录表达的调控：这里包括 DNA 甲基化、基因印记、组蛋白共价修饰、染色质重塑等调控方式。②基因转录后的调控：非编码 RNA、微小 RNA、反义 RNA、核糖开关等调控方式。这就意味基因组学含有两类信息，经典遗传学提供的是遗传模板信息，通过 DNA 的精确复制、转录和翻译，生物体的遗传信息得以稳定传递；而表观遗传学提供的则是何时、何地以及如何传递应用模板信息，通过 DNA 一系列表达调控途径，将遗传与环境变化结合在一起，使遗传信息传递有着一定的反应调整和适应性。表观遗传学从另一个角度提供了环境因素对遗传信息传递所起到的主动与直接作用的理论与实验依据。

（二）2型糖尿病发病相关的危险因素及机制

目前公认的2型糖尿病两大发病危险因素为年龄和肥胖，特别是前者被认为是不可控的自然规律因素。随着年龄增长随机出现的 DNA 甲基化会不断积累，有可能是糖尿病、代谢综合征在老年人群中高发生的一个原因。但表观遗传学改变是不稳定的，可能受到食谱、体重和其他环境因素的影响。最近的研究结果表明，肥胖、糖尿病的发生与肠道菌群谱变化有着密切的关系；这一研究正在成为解释肥胖这一高风险因素与2型糖尿病发生机制的热点领域。最早提出这一假说的是Cordon 研究团队，他们注意到无菌环境下饲养的小鼠，即使热量摄入高出29%，全身体脂仍低于常规状态下饲养小鼠的40%。如果将常规状态下饲养小鼠盲肠部位的菌群注入无菌小鼠肠内，2周内无菌小鼠的体脂可增加57%，肝内甘油三酯增加 2~3 倍；并出现明显的、与食物摄入量和能量支出无关的胰岛素抵抗现象。

人类肠道中有着巨量不同类型的细菌，数量至少是 10^{14}；种类在 1000 种左右，肠道优势菌群约有 40 余种；细菌数量从小肠开始逐渐增加，在十二指肠部位约为 10^4 菌落/每克组织，在回肠末端达到 10^7 菌落/每克组织。小肠中主要是需氧的革兰氏阴性菌，也有部分厌氧菌。在大肠部位，细菌数量约为 10^{12} 菌落/每克组织，主要是厌氧菌；据估计60%的大便量是由菌落形成的。综合应用 PCR、点杂交、印记、原位杂交以及 DNA 芯片等技术检测发现人类胃肠道内菌群主要由厌氧菌构成；这些厌氧菌分属三大细菌门类：革兰氏阳性菌的 *Firmicutes* 和 *Actinobacteria* 以及革兰氏阴性菌的 *Bacteroidetes*。*Firmicutes* 是一个有着 200 多个分支的细菌大门类，包括 *Lactobacillus*、*Mycoplasma*、*Bacillus* 以及 *Clostridium* 等类型；*Actinobacteria*（门类下有着 20 余种类型细菌）以及革兰氏阴性菌的 *Bacteroidetes* 均为胃肠道中的主要菌群，但后者常为 RNA 序列检测方法所遗漏，仅能被 FISH 方法所检出。肠道菌群的基因组称之为微生物基因组学（microbiome）。微生物基因组规模超过人类基因组百倍以上，微生物基因组学重要的代谢与生物学作用现在还远未被认识。目前的研究证据越来越表明肠道内菌群谱与健康状态和疾病发生之间有着密切关系。

无菌状态和常规状态下的小鼠喂饲同样热量的高脂和高碳水化合物食物8周，无菌小鼠体重和体脂量明显低于常规状态下的小鼠，同时由于这种食物喂饲诱导下的出现的胰岛素抵抗和葡萄糖不耐受现象在无菌小鼠身上也低于常规状态小鼠。瘦素（leptin）基因缺陷性小鼠（ob/ob 小鼠）出现肥胖的趋势可因两种优势菌群（Bacteroidetes 和 Firmicutes）增加而改变。与同样喂饲富含多糖食物的对照小鼠比较，增加 Bacteroidetes 和 Firmicutes 的 ob/ob 小鼠肥胖发生减少了50%。另外，膳食、肠道菌群和能量平衡之间的关系在食物诱导肥胖动物模型上得到进一步证实。抵抗素样分子 β（resistin-like molecule β，RELM-β）基因敲除小鼠可抵抗高脂饮食诱导的肥胖。当抵抗素样分子 β 基因敲除小鼠从喂饲一般食物转为喂饲高脂食物和野生型对照小鼠从喂饲高脂食物到喂饲一般食物时，两种小鼠肠道内的菌群类型和功能特点出现同样的相互转换，表明膳食类型在肠道菌群变化中的主导作用。

为进一步探索肠道菌群变化与肥胖发生和膳食变化的因果关系，从肥胖和瘦小鼠回盲部采集的肠道细菌被注入到无菌小鼠肠道内。2周后，与接受瘦小鼠肠道菌群注入的无菌小鼠相比较，接受肥胖小鼠肠道菌群注入的无菌小鼠从食物中吸收更多的热量并且增加更多的脂肪组织。这样的结果已经不同实验室报道，喂饲同样热量，接受肥胖小鼠肠道菌群注入的动物比接受瘦小鼠肠道菌群的动物表现出更明显的胰岛素抵抗和脂肪蓄积。

人体试验研究支持同样的结论。与非肥胖者相比较，12名肥胖者远端消化道菌群特点为较低的 Bacteroidetes 菌群和较高的 Firmicutes 菌群。在随机的脂肪或是碳水化合物食物限制52周后，Bacteroidetes 菌群比例升高，同时伴有在无进食改变状态下的体重下降。

一项包括154例单卵和双卵肥胖和非肥胖孪生子以及他们母亲在内的综合研究表明肥胖与某些肠道菌群的多样性明显减少有关。与非肥胖者

相比，肥胖者表现为较低的 Bacteroidetes 菌群和较高的 Actinobacteria 菌群。这一较大规模的研究提示，在某种程度上，人的肠道菌群类型在同一家庭成员中相近，并很大程度上遗传自母亲。对于细菌的结构和功能而言，这一肠道菌群的遗传性较之个体的实际遗传关系更重要。截至目前为止的人体试验研究一般多支持以上肠道菌群与肥胖发生有关的结论，但试验结果并不完全一致。这里有方法学问题，也有人的生活方式与实验动物之间的差别。由此也可见，胃肠道菌群类型的研究与采用的检测方法、检测对象的生活方式状态，取材部位均有密不可分的关系。关于肠道菌群改变与人肥胖和疾病发生之间的关系需要进一步研究证实。

目前经研究提出的肠道内菌群谱与健康状态和疾病发生相关的可能机制有：

1. 增加小肠绒毛毛细血管与肠道单糖吸收
高脂、高糖膳食可使得小肠绒毛毛细血管成倍增加，并增加单糖的吸收。门脉血液内增加的单糖水平可以刺激碳水化合物反应性结合蛋白介导的、和甾体反应性结合蛋白-1介导的的肝内和脂肪组织内脂质生成；最终导致肝内和脂肪组织内的脂质蓄积。另外肥胖动物肠内菌群基因组分析显示缺少与刺激肠运动相关的菌群，而富含酵解、水解糖分、转运单糖的菌群。

2. 促进循环甘油三酯在脂肪细胞中存储
肠道菌群变化可以抑制小肠内一种脂肪组织脂蛋白酯酶抑制物-FIAF（fasting-induced adipose factor，FIAF）的分泌，FIFA 也被称为促血管新生因子样蛋白-4（angiopoietin-like protein-4），从而导致循环血内甘油三酯在脂肪组织中的蓄积。同时高脂膳食环境下的肠道菌群易将食物中的胆碱转化成为具有肝毒性的甲胺，减低胆碱在脂代谢中生物活性，从而促进肝脏的脂肪分解、胰岛素抵抗和脂肪过氧化发生。肠道菌群还可能通过直接影响宿主的胆酸乳化与吸收和间接通过影响胆酸相关信号途径与肝脏脂肪存储和脂质过氧化发生关系。

3. 影响肝脏与肌肉组织中脂肪酸氧化途径
无菌小鼠肝脏与肌肉的脂肪酸氧化活性增加；这一活性增加可能与以下相互和独立的机制有关：①增加 AMPK（AMP-actived protein kinase）的活

性,从而提高一系列线粒体脂肪酸氧化关键酶,包括乙烯辅酶 A 脱羧酶的活性。②增加 FIAF 诱导的 PPAR-相关活性因子-1α 的表达,这一核转录相关因子是参与脂肪防酸氧化途径核受体和蛋白酶活性的关键相关活性因子。

目前的研究揭示肠道菌群在机体能量平衡中三方面的作用为:①影响食物能量的摄取:包括通过肠道食物分化与吸收从而影响食物能量的摄取;②影响能量存储:通过循环甘油三酯、极低密度值蛋白的组织细胞内积蓄从而影响能量存储;③影响能量的支出:通过参与调解组织脂肪酸氧化过程从而影响能量支出。

4. 对肠道分泌多肽的影响 肠道菌群可以合成大量的糖类水解酶,这些酶可将多糖分解为单糖和短链脂肪酸。这些被分解的物质除了是重要的内源性脂质合成物质,某些短链脂肪酸还是 G-protein 偶联受体(G-protein coupled receptor, Gpr41,Gpr43)的配体。在配体结合受体时可刺激 PYY 分泌,引起肠道吸收增加。

与单纯碳水化合物食物相比较,益生菌和碳水化合物混合食物可以增加小肠内 *Lactobacilli* 和 *Bacteroidetes* 菌群数量,使得小肠屏障功能增强;减轻内毒素血症、肝脏与全身炎性细胞因子生成和氧化应激反应。同时也可使循环中 GLPP-1、GLP-2 水平增高。这些作用可因事先使用 GLP-1、GLP-2 拮抗剂或激动剂而减低或增强。这些结果表明 GLP-1、GLP-2 可介导益生菌效用。

人体益生菌随机对照研究表明,妊娠妇女在产前 4 周至产后 6 个月摄入益生菌(*Lactobaccillus rhamnoses*)的干预方式是安全的,对产后 1～2 年的婴儿体重控制有一定的作用,并可降低 4 岁时的体重的增加趋势(根据出生体重调整后的)。

5. 其他全身效应 除了以上涉及的肠道菌群在机体能量平衡中的作用外,肠道菌群还参与了以下过程的发生。

(1)慢性炎症反应:肥胖、胰岛素抵抗以及糖尿病、心脑血管疾病患者存在慢性炎症的现象早已被人所认识。关于这一慢性炎症的来源曾被归因于脂肪组织释放的炎症因子。肠道菌群的研究进一步解释了机体代谢与免疫关系之间的联系。

1)与肠道菌群相关的慢性炎症——低程度

内毒素血症:肠道革兰氏阴性菌壁上的成分脂多糖(lipopolysaccharide,LPS)可通过与免疫细胞表面受体复合体(CD-14 toll-like receptor-4,TLR-4)的途径激活炎症反应。去除免疫细胞表面 TLR-4 可以防止高脂食物喂饲导致的胰岛素抵抗发生。高脂膳食可以激活肝脏中的巨噬细胞——Kupffer 细胞,导致胰岛素抵抗和葡萄糖耐量受损。选择性地去除肝脏 Kupffer 细胞可以有效地改善肝脏的胰岛素抵抗和全身脂肪储存。4 周喂饲高脂膳食的小鼠不仅表现出肥胖,同时出现肠道菌群变化(*Bifidobacteria* 和 *Eubacteria spp* 菌类减少)和循环血中 LPS 水平增高 2～3 倍。研究者称此现象为“代谢性内毒素血症”(metabolic endotoxemia),因为虽其血内毒素水平较之对照组小鼠升高,但远远低于真正败血症休克的水平。皮下注射 LPS 同样可以产生以上代谢紊乱现象。CD-14 受体敲除小鼠就没有以上对高脂食物喂饲和皮下注射 LPS 的反应。这一 LPS 效应的研究同样在人体研究中观察到。低程度内毒素血症可增高血中 TNF-α 和 IL-6 水平并增进胰岛素抵抗;高脂、高糖膳食可以诱发餐后血浆 LPS 水平升高,同时伴有单核细胞内 TLR-4、NFκ-B、SOCS-3 表达水平增加;这些现象在进食富含纤维和水果的膳食后则完全观察不到。高脂喂饲小鼠和 *ob/ob* 小鼠服用抗生素可以减低肠内 LPS 水平并减轻代谢性的内毒素血症,改善肥胖体征。

2)不同食物引发不同程度的内毒素血症:高脂食物可以增加小肠通透性和升高血中 LPS 水平,提示肠内脂肪吸收与分泌可能在 LPS 进入门静脉血流中起主要作用。这一作用也在人体研究中被证实:201 例健康男性血中 LPS 水平与他们 3 天内摄入的总热量和脂肪量呈正相关,而与其他营养素摄入无关。高脂膳食诱发的急性内毒素血症中的 LPS 浓度水平已经足以激活体外培养的人动脉内皮细胞,其效果与人动脉内皮细胞接受单核细胞释放可溶性 TNF-α 相一致。比较单一食物,如葡萄糖、奶油和橘子汁食品对健康人血浆内毒素、氧化水平和炎性标记物水平的影响,NFκ-B、SOCS-3、TNF-α 和 IL-1β 水平在摄入葡萄糖、奶油后明显升高;血浆 LPS 水平和 TLR-4 表达仅在摄入奶油后升高,而服用橘子汁则对这些标志物水平无影响;并且在摄入高糖、高脂食物时加服橘子汁还可抑制单纯摄入高糖、高脂食物时诱发的 LPS、相关炎性标志物和 TLR-4 表达的升高。另一个可以诱发内毒素血症的物质为果糖。小鼠过量摄入果糖 8 周可使门脉中内毒素水平升高 27 倍;同时伴有明显升高的血中炎性标志物以及胰岛素抵抗的出现。以上研究表明脂质和果糖是可较强引发内毒素血症和炎性反应的食物;这与肠道菌群 LPS 生成和吸收增加有关。这类食物是如何增加 LPS 生成与吸收仍有待进一步研究。

以上研究表明肠道菌群在能量代谢不同环节途径上的参与最终产生了肥胖、胰岛素抵抗乃至糖尿病发生的整体效应。膳食结构与肠道菌群以及慢性炎症状态密切相关,与肥胖、胰岛素抵抗以及糖尿病发生密切相关;这不仅提供了生活方式、环境因素与疾病发生的途径机制;也从另外一个方面提示生活方式干预可以提高健康状态,预防疾病发生的分子学基础。

(2) 生命初期的作用:胎儿在子宫内是处于无菌状态的,出生后暴露于细菌包围中。KOALA 出生队列研究表明,婴儿期的肠道菌群与分娩方式、喂养方式、住院、出生时的发育情况以及抗生素使用有关。与自然分娩的婴儿相比较,剖腹产分娩的婴儿肠道菌群中较少两种防止肥胖的 *Bifidobacteria* 和 *Bacteria spp* 菌群;而更多为 *C. difficile* 菌群。婴儿出生第一个月菌群尚在动态变化中,肠道菌群在出生后 1~2 年内稳定,特别是第一年对每个人的肠道菌群形成至关重要。不同喂饲方法也会影响婴儿肠道菌群谱。母乳、配方奶喂饲婴儿各有其优势肠道菌群,目前尚需要长期队列研究才能阐述这些不同类型的肠道菌群,以及不同生活方式与婴儿今后健康与疾病发生的关系。

(3) 抗生素的应用:人口服 5 天抗生素后,肠道菌群大约需要 4 周时间恢复到既往状态,有些菌群的恢复可能需要长达 6 个月的时间。婴儿使用抗生素后可能会使得不利于肥胖发生的 *Bifidobacteria* 和 *Bacteria spp* 菌群减少,并且 *Bifidobacteria* 菌群恢复较慢,而 *Bacteria spp* 常常不能恢复。

虽然已有不少动物与人体研究表明肠道菌群与肥胖、胰岛素抵抗和糖尿病发生有着密切的关系;但要证实其中的因果关系还需要进一步的研究和人体试验证实。目前的研究至少提供了一个事实,即人体健康状态与包括个体生活方式在内的环境因素有着密不可分的关系。养成健康生活方式是维护机体健康最基本的保障。

流行病学研究所显示,明确的 2 型糖尿病患病风险因素和强化生活方式干预可以显著降低具有糖尿病发生风险个体的糖尿病发病率,从正反两个方面表明 2 型糖尿病的发生与生活方式密不可分。目前所知与糖尿病发病密切相关的主要三大生活方式因素为:饮食结构、日常运动量、吸烟与否。而形成生活习惯与方式的主导原因很大程度上取决于每个人对健康的意识和对自己行为的掌控能力。支持生活方式影响 2 型糖尿病发病的现象可见于同一民族在世界不同地区生活而表现出的不同患病率。在广岛本土的日本人糖尿病患病率为 7%,在美国夏威夷的日本移民患病率为 13%。在中国大陆居住的华人糖尿病患病率为 4%,而在中国台湾省这一比率为 5.7%,在香港特别行政区为 6.7%,在新加坡为 8.6%,在毛里求斯高达 16.6%。

饮食结构是与代谢性疾病发生关系最密切的因素之一。第二次世界大战后半个多世纪的相对和平,使得绝大多数国家人民生活水平较之 50 年前有了很大的提高。随之而来的是 2 型糖尿病患病率在世界各国的攀升,发病年龄提前。特别是在经济发展迅速,饮食结构改变较大的发展中国家。以中国为例,在近 20 年里,中国绝大部分地区,特别是经济较发达的城市及城镇地区,居民饮食结构发生了很大变化。与此同时,全国糖尿病平均患病率已由 70 年代末的 1%,上升目前的 4.5%。发病年龄大大提前,特别是在 20~30 岁青年中,糖尿病患病率较 20 年前大大增加。2 型糖尿病在发展中国家大规模发病与人群早期(胚胎时期)营养不良有关。在世界各地的调查一致显示,低出生体重新生儿在成人后糖耐量减低,极易发生糖尿病。实验室动物实验表明,给妊娠母鼠喂饲含 50% 正常蛋白质含量的等热量食物,其产生的子代胰岛细胞小,血管少,自细胞分泌能力减低。70 天后糖耐量减低,胰岛素分泌减低。同时子代肝中葡萄糖激酶活性下降,肝细胞对胰岛素反应不敏感。子代雄鼠中表现为胰岛素外周作用减低明显,而雌鼠则胰岛素分泌功能显著减退。

这点与人的表现一致。这种特性在成年后依然存在。上述改变仅在母鼠妊娠期营养不良的子代中出现而不在母鼠哺乳期营养不良的子代中出现。说明胰岛 β 细胞功能及胰岛素靶器官对胰岛素敏感性受到早期营养状况的影响。营养成分,特别是胚胎期营养成分改变 DNA 甲基化和组蛋白乙酰化水平导致细胞凋亡和某些相关基因表达异常是用以解释这些现象的分子基础。妊娠期间营养不良可致下一代胰岛功能损伤,但妊娠时血糖过高同样也会导致子代代谢紊乱。加拿大研究人员报道母亲患有妊娠糖尿病的子女在学龄儿童时就具有 IGT 和超重的风险。

运动可增加能量消耗,维持机体能量平衡。正常人骨骼肌占体重的 40%,是机体重要的外周葡萄糖利用器官。肌肉活动时,肝脏葡萄糖输出增加,肌肉葡萄糖利用加速。短期轻微活动时,肝脏葡萄糖输出增高与肌肉利用保持平衡。轻度活动达 40 分钟两者之间已呈轻度负平衡,血糖水平略有下降。运动后 40 分钟,肌肉摄取葡萄糖的量与休息状态相比仍高 3~4 倍。由此可见,运动对维持机体能量平衡及加强外周组织葡萄糖利用的益处。现代都市人体力活动明显减少是导致糖尿病患病率上升的另一个不可忽视的原因,加强合理运动也是生活方式干预糖尿病发生的一项重要有效措施。

吸烟:据 Persson 对 3129 名年龄在 35~60 岁的男性居民调查表明,每天吸 16 支香烟以上者,其糖尿病发病危险是不吸烟者的 2.7 倍。但未发现吸烟与 IGT 发生相关。在同样的 BMI 情况下,不吸烟者葡萄糖刺激后胰岛素分泌水平高于吸烟者。而吸烟者内脏脂肪量,空腹血糖及胰岛素水平均较不吸烟者为高。吸烟可加重胰岛素抵抗现象。另有人报道吸烟者餐后 2 小时血糖水平并不较不吸烟者高,但其 HbA1c 水平升高,提示吸烟者体内易发生糖化反应。

增龄与肥胖是两个公认的重要糖尿病易感因素。2 型糖尿病患病率随增龄上升,60 岁以上老年人患病率明显高于其他年龄组。这在世界各地任何种族都是一致的。2 型糖尿病因此被称之为与年龄相关的老年性疾病。增龄还可与不良的生活方式产生共同的效应——肥胖。以下部分将以增龄与肥胖为切入点,分别阐述环境因素所造成的病理生理改变及可能机制。

增龄造成的糖代谢改变所涉及的发病机制及效应有以下几点:

(1)胰岛细胞对葡萄糖诱导产生的胰岛素分泌反应减低。在形态上,老年人胰岛细胞变性增加,β 细胞数目减少,α 细胞数目相对增加。虽然单个胰岛细胞内胰岛素含量有所增高,但在功能上,胰岛细胞葡萄糖转运能力下降,葡萄糖氧化减少。葡萄糖刺激胰岛素原(proimulin)合成作用亦受损,这一作用似发生在前胰岛素原(preproinsulin)mRNA 水平上。不仅葡萄糖诱导的胰岛素分泌受到增龄的影响,精氨酸、磺脲类药物刺激胰岛素分泌作用均随增龄而减退。提示增龄对胰岛 β 细胞的作用是多方面的。虽然老年人基础胰岛素水平并不减低,但这并不能提示老年胰岛分泌能力正常,也可能与胰岛素清除速率下降有关。

(2)胰岛素介导的葡萄糖摄取能力减低,使葡萄糖外周利用下降。肌肉组织是由胰岛素介导葡萄糖摄取的主要外周组织。从 30~70 岁,人肌肉组织减少 30%~45%,脂肪组织在男性增加 18%~30%,女性则增加 26%~36%,脂肪细胞表面积增大 19%。这是使葡萄糖利用下降的一个原因。由于胰岛素外周作用下降,胰岛素在肝内抑制糖生成作用减低,使肝脏糖生成人血增多。另外,老年人消化道糖吸收减慢。与 20 岁左右的青年人相比,70~80 岁老年人口服 100g 葡萄糖 270 分钟后吸收率减慢 67%~81%,但消化道吸收减慢对糖耐量的影响不是主要原因。如果将口服葡萄糖耐量实验改为静脉注射葡萄糖耐量实验仍可见老年人糖耐量减低的现象。

(3)患病率随年龄上升反映了随增龄器官功能,特别是储备功能衰退的状况。老年人空腹血糖水平随年龄增加有所升高。这一变化大约出现在 60 岁左右。其特点为:空腹血糖每 10 岁增加 0.11mmol/L,餐后 2 小时血糖每 10 岁增加 0.44~1.11mmol/L。其中空腹血糖变化较餐后血糖变化小。只有在大规模检测或长期固定随访中才能发现。不仅空腹血糖随增龄而增高,葡萄糖耐量也随年龄增长而减退。

老年人胰岛素、胰高血糖素水平及两者间比例,前臂肌肉糖摄取的能力与年轻人比较无明显变化。但对葡萄糖刺激反应能力大大减低。老年人胰岛素受体亲和力没有改变。胰岛素作用减低很可能是受体后的改变所致。随增龄出现的糖代谢改变与一般肥胖及糖尿病情况下有所不同。这也提示不同情况下糖代谢改变的机制可能有所不同。表观遗传学研究表明随着年龄增长随机出现的 DNA 甲基化会不断积累，使得基因表达调控有所改变，这也是糖尿病、代谢综合征这类代谢性疾病在老年人群中有着高发生率的一个原因。老年人常同时伴有肥胖，两者对糖代谢及胰岛素作用的负性影响可能是叠加的。使增龄造成的改变更加显著，成为老年人易患糖尿病不可忽视的因素。增龄因素这一既往被认为是不可控的自然规律发病因素目前也正在被干预手段所消减。

肥胖造成糖代谢改变所涉及的发病机制及效应有以下几点：

（1）代谢紊乱：肥胖者常出现大量脂肪堆积，血生化代谢指标大都不正常。主要是血脂水平明显增高，特别是游离脂肪酸含量增高（目前我国临床常规血生化检测缺如此项指标）。游离脂肪酸水平升高，特别是饱和脂肪酸可抑制葡萄糖的利用。曾有报道外源性脂肪酸输入体内可形成轻度胰岛素抵抗模型。另外体内各部位脂肪代谢速率并不一致，腹部脂肪代谢速率要比臀部股部脂肪代谢活跃。因此，中心型肥胖者更容易表现为血中脂肪酸含量过高，高甘油三酯血症。代谢紊乱并不仅表现为血脂、血糖水平升高，体内堆积的大量脂肪组织本身就是活跃的分泌器官。脂肪组织可以产生数十种脂肪细胞因子（adipokines），分属几大类别：①激素类因子：瘦素（leptin）、抵抗素（resistin）、脂联素（adiponectin）、内脂素（visfatin）、网膜素（omentin）等；②酶类：脂蛋白酯酶、17β2 羟胆固醇脱氢酶等；③炎性因子：肿瘤坏死因子（TNF-α）、IL-6、PAI-1 等。这些细胞因子中除脂联素对机体代谢平衡有着明确的正性作用外，其余的细胞因子不同程度地参与了胰岛素抵抗的发生、前炎症状态的形成。体内堆积脂肪所产生的大量细胞因子作用与作用机制已经成为近年来研究的热点，这里也就不再赘述。新的脂肪因子及其作用的研究在今后也一定会不断地被报道。

（2）胰岛 β 细胞功能受损和胰岛素本身及作用改变：胰岛细胞功能受损是近年来糖尿病发病机制中颇受瞩目的一个方面，它与胰岛素功能抵抗构成了糖尿病发生病理生理过程的两个方面。胰岛 β 细胞主要功能是完成以葡萄糖为首的血中营养物质和其他调节因素调控的胰岛素释放，从而维持机体以代谢为基础的生命活动的平衡。而要准确完成这一主要功能则需要至少两大部分的保障：①胰岛 β 细胞形态完整正常；②胰岛 β 细胞分泌功能正常，这一分泌功能实际涉及对葡萄糖等相关重要胰岛素释放刺激物质的敏感性、胰岛素合成修饰、细胞内转运贮存、刺激下分泌等一系列环节。因此，胰岛 β 细胞功能受损既包括形态学上的异常，也包括分泌功能的异常。有人认为糖尿病是胰岛 β 细胞凋亡的不同进程表现。增龄与肥胖虽非造成胰岛细胞功能受损和胰岛素抵抗的唯一原因，但却是主要相关原因之一。

已有研究表明胰岛 β 细胞功能受损与 β 细胞数量减少有关。2003 年 Bonner-Weir S 等人报道大规模的尸检结果发现，空腹血糖受损者和 2 型糖尿病患者 β 细胞数量均明显减少，并以后者为著；而且糖尿病患者体内 β 细胞凋亡频率明显增高，但增生、复制功能正常，说明 β 细胞凋亡增加是其数目减少的根本原因。在 2 型糖尿病动物模型人胰岛淀粉样多肽转基因鼠及 Zucker 糖尿病肥胖（ZDF）鼠体内，亦有同样发现。说明 2 型糖尿病存在 β 细胞凋亡增加，提示胰岛 β 细胞凋亡参与 2 型糖尿病的发病过程。

2 型糖尿病 β 细胞凋亡增加的可能机制有以下几方面：①β 细胞内胰淀素沉积，通过细胞膜毒性作用导致细胞凋亡。尸检发现，90% 的 2 型糖尿病患者胰岛中有胰淀素沉积，伴 β 细胞数量减少，且胰岛淀粉样变性程度与糖尿病的病变程度一致，说明胰岛淀粉样多肽（IAPP）与 2 型糖尿病发病相关。人 IAPP 可诱导 β 细胞凋亡且二者呈剂量相关性；啮齿类动物 IAPP 无此特性。转入人 IAPP 基因的纯合子肥胖小鼠在高糖、高脂饮食、生长激素或糖皮质激素处理后胰岛内很快出现大量 IAPP 变性沉积，β 细胞凋亡水平大于复制水平，数量下降，最终发展为 2 型糖尿病。新形成的 25～6000 小分子 IAPP 聚集物对胰岛细胞具有细胞膜毒性作用。小的 IAPP 聚集物可形成中等大小毒性淀粉样蛋白质粒子（ISTAPs），通过疏水区与细胞膜相互作用,引起非选择性离子通道开放,破坏膜的稳定性,导致β细胞凋亡,而成熟的大分子IAPP则无诱导细胞凋亡的作用。尸检发现,10%IFG者β细胞内有IAPP沉积,但这些人β细胞减少却已达40%,也证明β细胞数量下降是由ISTAPs所致,与细胞外大分子IAPP沉积物无关。IAPP可通过增强胰岛β细胞株RINm5F内还原型烟酰胺腺嘌呤二核苷酸磷酸(NADPH)的氧化活性,使氧自由基生成增多,并通过细胞表面低密度脂蛋白(LDL)体来增强细胞对脂蛋白的摄取,使细胞内脂质沉积,产生细胞毒效应。人IAPP诱导RINm5F胰岛细胞凋亡与凋亡相关基因p53和p21野生型p53激活片段基因1/细胞周期素依赖性激酶抑制蛋白1(WAF1/CIP1)表达增强有关,β细胞增殖反应越强,对人IAPP毒性作用越敏感。这些证据表明,IAPP的形成过程与β细胞凋亡水平有关而非其自身的直接作用。②代谢紊乱所产生的糖脂毒性:胰岛β细胞在高血糖水平下,可通过调节β细胞Bcl家族水平、白介素(IL)21β/核因子2κB和己糖胺介导的路径诱导细胞凋亡;而高游离脂肪酸水平则通过神经酰胺、Caspase、Bcl22、过氧化物体增殖物活化受体介导的路径诱导β细胞凋亡。高血糖和高游离脂肪酸状态还可以强化氧化应激反应,且二者具有协同效应致β细胞凋亡。③过度刺激(overstimulation)学说:该学说认为任何原因导致对胰岛β细胞的过度刺激均是胰岛β细胞功能丧失的原因,由于胞浆内Ca^{2+}浓度增高为其中央环节,也有人称其为"Ca^{2+}毒性"。Fridlyand等的研究提示较高水平葡萄糖刺激胰岛素分泌本身就是β细胞功能丧失的原因。以增加葡萄糖进入细胞的量、增加ATP/ADP之值、增加细胞内钙离子的方法增加胰岛素分泌,可见活性氧簇(ROS)的产物增加,氧化应激增加,从而可能导致细胞凋亡。肥胖者可因摄食过度造成血糖升高,刺激胰岛素分泌,细胞负荷过重。肥胖时脂肪细胞体积增大,细胞膜胰岛素受体数目减少,使得胰岛素作用减退。这一受体水平上的机制并不清楚。但这一过程是可逆的。随着体重削减,细胞膜上胰岛素受体数目可恢复正常。肥胖时脂肪细胞膜上胰岛素受体的亲和力并无改变。至于胰岛素受体后的变化机制将随着细胞内信号转导系统研究的深入进一步

被揭示。胰岛素分泌过多的作用累积,可造成胰岛细胞的持久损伤。磺脲类药物同样也可以通过对胰岛β细胞的过度刺激引起胰岛β细胞的功能丧失。这点已在临床糖尿病治疗中引起了较大的关注,对调整治疗策略有着一定的指导意义。④在妊娠期间限制蛋白摄入会增加小鼠后代中胰腺细胞凋亡的速率,导致胰腺β细胞数量减少和破坏胰腺内分泌功能的发育。

文献报道胰岛β细胞功能受损可分为5个阶段:

A. 代偿阶段:此时存在胰岛素抵抗,胰岛细胞体积减少,胰岛β细胞分泌增加,使葡萄糖刺激的胰岛素分泌(GSIS)保持在正常范围。

B. 血糖开始升高:血糖水平在5.0~6.5mmol/L阶段,此时机体处于对β细胞功能损害的稳定代偿状态,葡萄糖刺激胰岛素分泌(GSIS)开始异常,且出现β细胞形态改变。

C. 早期失代偿的不稳定状态:血糖水平相对快速升高,并很快进入第四阶段。

D. 固定的失代偿:胰岛β细胞形态出现进一步严重改变。

E. 严重的失代偿状态:胰岛β细胞体积严重减少,直至出现自发性酮症。

由于2型糖尿病常同时存在胰岛素抵抗,其胰岛素分泌常高于正常水平。胰岛β细胞分泌功能的减退首先表现为最大负荷量(~25mmol/L)的反应降低,早期时对8.3~11.1mmol/L之间的血糖刺激反应尚可正常。其临床进展的表现通常是葡萄糖所致的第一相胰岛素分泌消失,继之第二相胰岛素分泌延迟、血糖水平增高、胰岛素原不恰当分泌增多,最终基础(或静态)胰岛素分泌减少。其他非葡萄糖物质如氨基酸类、多肽类、肾上腺素类、磺脲类药物也可促进胰岛素的分泌,在胰岛β细胞对葡萄糖刺激的胰岛素释放反应减退后,这类物质的胰岛素释放作用也可用于临床对胰岛β细胞功能进行评价。

正常个体胰岛β细胞以脉冲的形式每8~10分钟释放胰岛素,离体培养的β细胞也有此特性。而2型糖尿病胰岛素的脉冲分泌消失。2型糖尿病患者分泌胰岛素原的比例增加是胰岛β细胞功能减退的另一临床特征,在急性刺激下和空腹状态均可较正常人有数倍的增加。IAPP与

胰岛素共存于胰岛 β 细胞的分泌颗粒内,其在葡萄糖或其他因素的刺激下与胰岛素共同释放。2型糖尿病时伴随着胰岛素分泌的减少 IAPP 的分泌同时减少。由此可见,不同的 2 型糖尿病患者其胰岛 β 细胞功能受损是多方面的,且既有胰岛素分泌量的改变,又有胰岛素分泌方式的改变。后者又包括胰岛素分泌时相的异常改变和分泌节律的变化。另外在 2 型糖尿病的不同阶段,胰岛素功能受损的方式也有所不同。因此,应对 2 型糖尿病患者的胰岛 β 细胞功能进行综合评价,不仅有助于加深对 2 型糖尿病病理生理过程的理解,也将有利于治疗方案的完善。

由于很难在人体内进行同步的形态与分泌功能研究,目前所指的 2 型糖尿病胰岛 β 细胞功能受损主要所指的是分泌功能受损。2 型糖尿病中 β 细胞功能受损可以多种形式表现出来,包括在葡萄糖和非葡萄糖类促分泌剂作用下胰岛素分泌功能的下降、脉冲样胰岛素分泌的改变、胰岛素原向胰岛素转化的异常以及胰岛淀粉样多肽(IAPP)的分泌减少。

关于胰岛素作用异常与 2 型糖尿病发病机制的关系将在胰岛素抵抗章节中详述。

(3) 拮抗因素的变化:与胰岛素作用相拮抗的因素在不良生活方式下加重。肥胖时不仅有糖皮质激素、儿茶酚胺水平增高的报道,这些拮抗激素水平的升高均能导致或加重胰岛素抵抗的发生与发展成为糖尿病。糖尿病分类中有源自于这些激素水平升高疾病导致的伴发糖尿病类型。

另外,美国研究人员报道,不仅高龄糖尿病孕妇的子女易患代谢综合征和糖尿病,肥胖孕妇即使不符合妊娠糖尿病诊断,其子女同样易患代谢综合征,这一现象不仅存在于糖尿病高发种族中(如 Pima Indian 人),也同样存在于非糖尿病高发的种族中。提示肥胖不仅对肥胖者本身代谢产生不良影响,肥胖女性妊娠时的代谢环境对胎儿生长及其成年后的代谢状态均有影响。

在讨论 2 型糖尿病发病过程时,既往强调胰岛细胞功能障碍为先,认为其是血糖升高的主要原因。自 20 世纪 80 年代以来,组织对胰岛素生理作用不敏感或称为胰岛素抵抗导致血糖逐渐升高,胰岛细胞负担加重,失代偿而致糖尿病发病的学说越来越被接受。胰岛素抵抗不仅作为糖尿病

发病的重要机制,而且作为多种疾病发病的中心环节越来越受到重视。进入 21 世纪后,胰岛细胞功能障碍学说又转而渐占上风,形成主流。其实结合糖尿病的定义可以认为 2 型糖尿病发病机制的核心是机体不能维持胰岛素介导的整体代谢平衡。这一过程中既有胰岛细胞功能障碍也有胰岛素作用障碍,只是在疾病发生发展的不同阶段表现的形式不一致而已,而这种形式不一的表现源自于复杂的发病因素相互作用,并无定式。胰岛细胞功能障碍与胰岛素作用障碍在发病过程中作用的主次轮回之争所表现的是我们对发病复杂现象的主观认识角度在转换,从一个方面表明我们的认识在全面化;希望通过 2 型糖尿病发病过程与发病机制的研究,我们认识世界的能力能有所提高,用一种学说或观点解释多元复杂现象的方式无论如何都会显得幼稚无力。

已经问世近百年的热量限制的研究结果表明,热量限制可以消解增龄和肥胖这两大糖尿病发病危险因素。首先热量限制的效应表现为可以提高机体众多器官功能,延长生物体的寿命,在一定程度上延缓衰老的发生;另一方面热量限制能够防止肥胖的发生,从而减轻其导致的糖尿病。热量限制这一简单行为所显示的多种生物学效应一直吸引着人们进行其作用机制的探讨。在提出自由基减低学说、代谢速率改变学说、节俭基因学说等一系列可能机制后,通过对热量限制延长寿命的酵母、蠕虫、果蝇等生物的基因表达谱的研究揭示了一类热量限制作用的分子机制——Sirt2基因的高表达。Sirt2 基因保守,从原核生物到人类均存在其同源基因,由此表明了其功能的重要性。在人类基因组中有 7 个基因与 Sirt2 同源,分别被称为 Sirt1 ~ Sirt7 或统称 Sirtiuns;其中位于 10 号染色体上的 Sirt1 与 Sirt2 同源性最高,研究也比较深入。Sirt1 蛋白是依赖于 NAD^+ 的去乙酰化酶,NAD^+、NADH 和 NAM 都是物质代谢过程的重要中间产物,Sirt1 作为细胞内能够感受 NAD/NADH 改变的感受器对细胞代谢状态变化做出反应,从而参与调节众多的生理与病理生理过程。Sirt1 所催化的反应是参与基因表达重要调控机制的蛋白去乙酰化。目前的研究表明,Sirt1 通过其去乙酰化作用与一系列重要的转录因子相互作用,Sirt1 可通过 PGC-1α、PPAR γ 及 FOXO 家族成

员调节糖、脂代谢;通过 NF-κB、p53 调节细胞凋亡与炎症反应;通过 Ku70 参与 DNA 损伤修复等,在器官发育、代谢调节和应激方面起着重要的调节作用。最近发表的研究文章表明 Sirt1 与营养物质代谢平衡以及胰岛素敏感性有着密不可分的关系。适量饮用红葡萄酒有益于健康的机制之一是酒中含有可以刺激 Sirt1 表达的物质——Resveratrol。本章并不是为了特别介绍 Sirtiuns 的研究进展,而是以 Sirtiuns 这一高层次调节基因为例,说明环境因素作用的分子机制。按照既往线性思维的模式,人们推理促进这类基因的表达(如 Sirt1)能够模拟出热量限制所具有的一切正性作用,从而成为新的药物开发靶点。目前提高此类基因表达的药物开发确实已在进行中,但也有相左的结果报道:如人类细胞体外实验结果显示,提高 Sirt1 基因的表达并不能延长细胞寿命;在肿瘤细胞中此基因呈现出高表达的现象等。

表观遗传学所探索的正是遗传背景与环境因素相结合后出现的现象以及这些现象在生理及病理生理中的作用与意义。整个生命过程实际上就是生物体基因选择性时空表达的过程,这一过程充满着各种参与生命活动的大小分子物质的相互作用,其复杂性是目前我们尚未了解的,因而目前所知的参与表观遗传调节作用的蛋白质与基因正在成为研究的热点。表观遗传学的研究不仅有希望探索复杂疾病发生的遗传与环境因素相互作用机制,为疾病干预控制提供新的思路与途径;而且将极大地促进人们对客观世界认识观念从简单线性的方式向复杂综合的方面改变,从而进一步促进生命科学理论和技术方法的发展。

二、1型糖尿病发病机制研究

与2型糖尿病一样,1型糖尿病的发病机制目前尚不清楚。但为人们认可的共同处为1型糖尿病是一种多因素的自身免疫疾病。即某种目前尚不清楚的原因(可能为病毒)通过分子模拟作用,在有遗传自身免疫反应调控失常倾向的人体中形成了针对胰岛 β 细胞的抗体。破坏胰岛 β 细胞而造成的代谢内分泌疾病。1、2型糖尿病发病的不同特点众所周知。但在世界各地1型糖尿病患病率的差异远远大于2型糖尿病。在患病率

最高的芬兰,14 岁以下儿童1型糖尿病患病率高达 45/100 000;而患病率较低的中国、韩国仅为 0.5/100 000 左右。相差约 100 倍。另外1型糖尿病也常有阳性家族史,提示种族遗传背景在患病中的作用。目前1型糖尿病患病率也在升高,以芬兰为例,1953 年该国1型糖尿病患病率为 12/100 000;1987—1993 年之间稳定在 36/100 000;但自 1994 年以来,这一数字首次超过 40/100 000,并在 1996 年达到 45/100 000。1型糖尿病患病率上升的趋势同时也表现在瑞典、挪威、荷兰、奥地利及英国等国。患病率上升被认为是环境因素在起作用。

人组织相容复合体各位点与1型糖尿病遗传易感相关性研究已进行了近 30 年,目前并无突破性进展。两个主要的 MHC E 类抗原 HLA-DQ、HLA-DR 亚型得到公认。目前认为 HLA-DR3/4 DQ8 是具有明确风险的位点。根据多家研究结果表明,80% ~90% 的1型糖尿病患者携带有1对或多对某种 DQALDQB1 的易感基因联合的杂二聚体,表明 HLA-DQA1 和 DQB1 等位基因的特殊结合方式与1型糖尿病发病与否有最强的相关性。其中 DQA1 * 52-精氨酸和 DQB1 * 57-非门冬氨酸在1型糖尿病易感性中肯定有重要作用。但也有 15% 左右的患者并未携带这两类易感基因。我国研究人员发现 HLA-DQA1/-DQB1 基因型和单倍体类型不仅与汉族人1型糖尿病易感性有关,而且与胰岛细胞自身抗体(ICA)有关。2 号染色体 q33 上的细胞毒性淋巴细胞抗原4(cytotoxic lymphocyte antigen 4 CTLA4)和1 号染色体 p13 上的 LYP/PTPN22 也被报道与1型糖尿病发生相关联。另外,也有 MHC Ⅰ 类抗原具有类似作用的报道。应用重组基因技术,对与1型糖尿病发病相关的基因进行了大规模的分析,同样揭示了不少易感基因区域。表明 MHC E 类抗原是强易感区域,但不是唯一的相关区域。

1型糖尿病发病与自身免疫反应有关的直接证据来自患者体内细胞与体液免疫反应异常。患者可同时存在其他免疫疾病体内出现多种自身器官特异性抗体,包括最早发现的抗胰岛细胞抗体(ICA)、抗胰岛素抗体(IAA)、谷氨酸脱羧酶抗体(GAD)和抗蛋白酪氨酸磷酸化抗体(IA2 or ICA512)等;白细胞移动抑制试验阳性、抑制性 T 淋巴细胞数及功能降低,K 细胞数及活性增高。

美国研究人员报道自身抗体的数目而非某一特异类型与1型糖尿病的发生有关。通过对1型糖尿病动物模型NOD小鼠的研究表明，T细胞亚群功能失平衡参与了起因尚不清楚的胰岛细胞炎症及损伤。其中两类T辅助细胞(Th1、Th2)数目及功能增强及抑制性T细胞数目功能减低可能起到了关键作用。比利时研究人员报道HLADQ2/DQ8和IA-2A自身抗体阳性相结合可用于判定1型糖尿病发病风险。在与1型糖尿病发病相关的因素中，长期以来认为某些病毒感染启动了1型糖尿病自身免疫反应。据芬兰总结自80年代初在全国范围内采用MMR（measles-mumps-nr bella）三联疫苗及1985年底加用HMmopflitz45流感疫苗的结果来看，这些疫苗并未起到预防1型糖尿病的效果；相反有人认为芬兰随后1型糖尿病发病率上升与此有关。最近包括应用胰岛素、抗CD3、抗CD20抗体以及抗排异药霉酚酸酯(mycophenolate mofetil)、达利珠单抗（daclizumab）的多中心干预研究正在进行中。另外，有关利用各种来源干细胞诱导分化成胰岛素生成细胞移植治疗1型糖尿病的研究不仅是一种治疗措施的研究，也同时在进行发病机制的探索。

尽管本章分别阐述了1型和2型糖尿病的发病机制，但实际上所有涉及这两类主要糖尿病发生的因素会相互混合在一起对疾病发生起作用。这是了解糖尿病发病机制时应搞清楚的一点。疾病发病机制的探索是预防治疗该病有效对策的根据。自从1889年德国医生Oscar Minkowski提出糖尿病发病可能与胰腺组织有关，开创了现代糖尿病的研究，至今已有逾百年的历史。我们对糖尿病的认识还远无止境。但正是这样一代人一代人的努力，将使解除糖尿病对人类健康威胁的愿望最终得以实现。

探索糖尿病发病机制的意义可能还远不止于此。糖、脂肪、蛋白质三大物质的体内代谢通路早在半世纪前就被阐明，但体内代谢的意义恐怕远不止分解与合成维持生命所需的物质。细胞间、器官间通过代谢过程、代谢产物传递信息，相互沟通调整生命过程的运作，这点将随着糖尿病发病机制的研究不断被揭示，重新认识代谢的意义会显得而越来越重要。探讨一种疾病的发病机制从而对认识生命活动有所贡献，这也是我们探讨糖尿病发病机制另一意义之所在。

（张铁梅）

参 考 文 献

1. 陈家伦，陈名道. 中国糖尿病调查//邝安坤，陈家伦，侯积寿. 糖尿病在中国. 长沙：湖南科学技术出版社，1989:47.

2. 项坤三，钱荣立. NIDDM分子遗传学研究进展. 中国糖尿病杂志，1996,4(1):41.

3. 逢少男. 老年糖尿病//董砚虎. 糖尿病及其并发症当代治疗. 济南：山东科学技术出版社，1994.

4. 向红丁，吴纬，刘灿群. 1996年全国糖尿病流行病学特点基线调查报告. 中国糖尿病杂志，1998,6(3):131.

5. 朱禧星. 糖尿病//陈灏珠. 实用内科学. 北京：人民卫生出版社，1997:828.

6. 颜纯. 人组织相容抗原与胰岛素依赖型糖尿病遗传易感性研究的进展. 中国糖尿病杂志，1994,2(1):53.

7. Cassell PG, Neverova M, Janmotlamed S, et al. An uncoupling protein2gene variant is associated with a raised body mass index but not type E diabetes. Diabetologia, 1999, 42(6):688.

8. Garofano A, Czemichow P, Breant B. Effect of aging on beta-cell mass and function in rats malnourished during the perinatal period. Diabetologia, 1999, 42:711.

9. Hales CN, Desai M, Ozanne SE. The thrifty phenotype hypothesis: How dose it look after 5 years? Diabetic Medicine, 1997, 14(3):189.

10. Tisch R, McDevitt H. Insulin dependent diabetes mellitus. Cell, 1996, 85(3):291.

11. Tuomilehto J, karvonen M, Pitk Earlierni J, et al. Record-high incidence of type Ⅰ (insulin-dependent) diabetes mellitus in Finnish children. Diabetologia, 1999, 42(6):655.

12. Jackson RA, Japsan JB. Glucose intolerance and aging//Morley IE, Korenman SG. Endocrinology and metabolism in the elderly. Boston: Blackwell Scientific Publications, 1992:353.

13. Hotamisligil GS. Tumor necrosis factor-uA key component of the obesity diabetes link. Diabetes, 1994, 43(11):1271.

14. Pelleymounter MA, Cullen MJ, Baker MB, et al. Effect of the obese gene product on body weight regulation on ob/ob mice. Science, 1995, 269(5223):540.

15. Campfield LA, Smith FJ, Guisez Y, et al. Recombinant mouse OB protein: Evidence for a peripheral signal linking adiposity and central network. Science, 1995, 269

（5223）:546.

16. Ghosh S. Genetic analysis of NIDDM-the study of quantitative traits. Diabetes,1996,45（1）:1-14.

17. Bäckhed F,Ding H,Wang T,et al. The gut microbiota as an environmental factor that regulates fat storage. Proc Natl Acad Sci U S A,2004,101:15718-15723.

18. Picard F,Kurtev M,Chung N,et al. Sirt1 promotes fat mobilization in white adipocytes by repressing PPAR-gamma. Nature,2004,429（6993）:771-776.

19. Guarente L,Picard F. Calorie restriction-the SIR2 connection. Cell,2005,120（4）:473-482.

20. Kobayashi Y,Furukawa-Hibi Y,Chen C,et al. SIRT1 is critical regulator of FOXO-mediated transcription in response to oxidative stress. Int J Mol Med,2005,16（2）: 237-243.

21. Rodgers JT,Lerin C,Puigserver P,et al. Nutritient control of glucose homeostasis through a complex of PGC-1 and SIRT1. Nature,2005,434:113-118.

22. Boney CM,Verma A,Tucker R,Vohr BR. Metabolic syndrome in childhood:association with birth weight,maternal obesity,and gestational diabetes mellitus. Pediatrics, 2005,115（3）:e290-296.

23. Decochez K,Truyen I,van der Auwera B,et al. Combined positivity for HLA DQ2/DQ8 and IA-2 antibodies defines population at high risk of developing type 1 diabetes. Diabetologia. 2005,48（4）:687-694.

24. Malcolm JC,Lawson ML,Gaboury I,et al. Glucose tolerance of offspring of mother with gestational diabetes mellitus in a low-risk population. Diabet Med,2006,23（5）: 565-570.

25. 薛京伦. 表观遗传学——原理、技术与实践. 上海:上海科学技术出版社,2006.

26. DIAMOND Project Group. Incidence and trends of childhood Type 1 diabetes worldwide 1990-1999. Diabet Med, 2006,23（8）:857-866.

27. Ludvigsson J. Why diabetes incidence increases-a unifying theory. Ann N Y Acad Sci,2006,1079:374-382.

28. Nguyen M,Qin FX,Tong Q. SIRT2 deacetylates FOXO3a in response to oxidative stress and caloric restriction. Aging Cell,2007,6（4）:505-514.

29. Sun C,Zhang F,Zhai QW,et al. SIRT1 improves insulin sensitivity under insulin resistant conditions by repressing PTP1B. Cell Metabolism,2007,6:307-319.

30. Bartsocas CS,Gerasimidi-Vazeou A. Genetics of type 1 diabetes mellitus. Pediatr Endocrinol Rev,2007,5（1）: 470.

31. Wang JP,Zhou ZG,Lin J,Huang G,et al. Islet autoantibodies are associated with HLA-DQ genotypes in Han Chinese patients with type 1 diabetes and their relatives. Tissue Antigens,2007,70（5）:369-375.

32. Haller MJ,Gottlieb PA,Schatz DA. Type 1 diabetes intervention trials 2007:where are we and where are we going? Curr Opin Endocrinol Diabetes Obes,2007,14（4）: 283-287.

33. Kabelitz D,Geissler EK,Soria B,et al. Toward cell-based therapy of type I diabetes. Trends Immunol, 2008, 29 （2）:68-74.

34. Taplin CE,Barker JM. Autoantibodies in type 1 diabetes. Autoimmunity,2008,41（1）:11-18.

35. Neish AS. Microbes in gastrointestinal health and disease. Gastroenterology,2009,136:65-80.

36. Bäckhed F,Manchester JK,Semenkovich CF,et al. Mechanisms underlying the resistance to diet-induced obesity in germ-free mice. Proc Natl Acad Sci U S A,2007,104: 979-984.

37. Turnbaugh PJ,Bäckhed F,Fulton L,et al. Diet-induced obesity is linked to marked but reversible alterations in the mouse distal gut microbiome. Cell Host Microbe, 2008,3:213-223.

38. Turnbaugh PJ,Ridaura VK,Faith JJ,et al. The effect of diet on the human gut microbiome:a metagenomic analysis in humanized gnotobiotic mice. Sci Transl Med,2009, 1:1-10.

39. Martin FP,Wang Y,Sprenger N,et al. Probiotic modulation of symbiotic gut microbial-host metabolic interactions in a humanized microbiome mouse model. Mol Syst Biol, 2008,4:1-15.

40. Hildebrandt MA,Hoffmann C,Sherrill-Mix SA,et al. High-fat diet determines the composition of the murine gut microbiome independently of obesity. Gastroenterology,2009,137:1716-1724. el-2.

41. Turnbaugh PJ,Ley RE,Mahowald MA,et al. An obesity-associated gut microbiome with increased capacity for energy harvest. Nature,2006,444:1027-1031.

42. Turnbaugh PJ,Hamady M,Yatsunenko T,et al. A core gut microbiome in obese and lean twins. Nature,2009, 457:480-484.

43. Neyrinck AM,Cani PD,Dewulf EM,et al. Critical role of Kupffer cells in the management of diet-induced diabetes and obesity. Biochem Biophys Res Commun,2009,385: 351-356.

44. Huang W,Metlakunta A,Dedousis N,et al. Depletion of

liver Kupffer cells prevents the development of diet-induced hepatic stenosis and insulin resistance. Diabetes, 2010,59:347-357.

45. Cani PD,Bibiloni R,Knauf C,et al. Changes in gut microbiota control metabolic endotoxemia-induced inflammation in high-fat diet-induced obesity and diabetes in mice. Diabetes,2008,57:1470-1481.

46. Ghanim H,Abuaysheh S,Sia CL,et al. Increase in plasma endotoxin concentrations and the expression of toll-like receptors and suppressor of cytokine signaling-3 in mononuclear cells after a high-fat, high-carbohydrate meal:implications for insulin resistance. Diabetes Care, 2009,32:2281-2287.

47. Deopurkar R,Ghanim H,Friedman J,et al. Differential effects of cream,glucose and orange juice on inflammation,endotoxin,and the expression of toll-like receptor-4 and suppressor of cytokine signaling-3. Diabetes Care, 2010,33:991-997.

48. Cani PD,Lecourt E,Dewulf EM,et al. Gut microbiota fermentation of prebiotics increases satietogenic and incretin gut peptide production with consequences for appetite sensation and glucose response after a meal. Am J Clin Nutr,2009,90:1236-1243.

49. Cani PD,Possemiers S,Van de Wiele T,et al. Changes in gut microbiota control inflammation in obese mice through a mechanism involving GLP-2-driven improvement of gut permeability. Gut,2009,58:1091-1103.

50. Luoto R,Kalliomäki M,Laitinen K,et al. The impact of perinatal probiotic intervention on the development of overweight and obesity:follow-up study from birth to 10 years. Int J Obes(Lond),2010,34(10):1531-1537.

51. MussoG,GambinoR,CassaderM. Obesity, diabetes, and gut microbiota:the hygiene hypothesis expanded? Diabetes Care,2010,33(10):2277-2284.

52. Kau AL,Ahern PP,Griffin NW,et al. Human nutrition, the gut microbiome and the immune system. Nature, 2011,474(7351):327-336.

53. Delzenne NM,Neyrinck AM,Bäckhed F,et al. Nat Rev Endocrinol,2011,7(11):639-646.

54. Tremaroli V,Bäckhed F. Functional interactions between the gut microbiota and host metabolism. Nature, 2012, 489(7415):242-249.

55. Le Roy T,Llopis M,Lepage P,et al. Intestinal microbiota determines development of non-alcoholic fatty liver disease in mice. Gut,2012,29.[Epub ahead of print]

第 3 章

胰岛素抵抗及其与人类疾病关系的研究

自20世纪30年代HiImworth提出胰岛素敏感性与疾病关系的概念以来,人们对这一问题的认识不断深入。1988年Reven因胰岛素抵抗与人类疾病关系的研究被美国糖尿病学会授予Benting奖。此后,胰岛素抵抗现象作为人类多种复杂疾病发病机制中的共同环节受到越来越高的重视。

一、胰岛素的生理作用及胰岛素抵抗的基本含义

(一) 胰岛素的生理作用

胰岛素是体内促进代谢,调节血糖水平的主要激素。了解胰岛素作用是理解胰岛素抵抗的基础。在进一步阐述胰岛素抵抗之前有必要简单回顾一下胰岛素的作用。

胰岛素作为重要的调节蛋白,其主要生成来自胰腺胰岛细胞团中的β细胞,虽然也有胰腺外胰岛素生成来源的报道(如脑细胞),但终非体内胰岛素的主要来源。胰岛素蛋白在细胞内经过合成、修饰、存储最后释放入血。循环中的胰岛素与其靶器官细胞上的胰岛素受体结合后产生一系列的生物学效应。胰岛素的重要生物效应分为两大类:

1. 代谢调节作用 主要通过细胞内的IRS/PI3K/AKt代谢信号途径行使这一功能。主要表现为:

(1) 对糖代谢的作用:胰岛素促进组织细胞对葡萄糖的摄取及利用;加速糖原的合成;抑制糖异生并促进葡萄糖转变为脂肪酸储存于脂肪组织中。

(2) 对脂肪代谢的作用:胰岛素促进脂肪酸及甘油三酯的形成并储存于脂肪细胞中。同时抑制脂肪酶活性,减低脂肪分解。

(3) 对蛋白质代谢的作用:对蛋白质合成各环节上均有促进作用。可促进细胞膜对氨基酸的摄取,促进细胞核及核糖体上转录翻译过程;还可抑制蛋白质分解和糖异生作用。

从胰岛素对以上三大物质代谢作用看,其代谢作用的核心是促进合成。其整体作用是使血糖水平下降。其外周主要靶器官为肝脏、骨骼肌及脂肪组织。通过调节三大组织细胞代谢功能维持血糖水平的恒定。

(4) 胰岛细胞本身:胰岛β细胞上同样存在胰岛素受体,经过胰岛素受体底物2(IRS-2)的激活,通过PI3K和RAS两条信号通路信号维持β细胞的增殖;另外,β细胞上还存在GLP-1受体,通过GLP-1的作用可以提高抵御β细胞凋亡的能力。这两条途径保证β细胞的存活和功能。

(5) 胰岛素的中枢作用:胰岛素现已被认为是向大脑摄食中枢传递信号的物质之一。胰岛素向中枢传递体内能量代谢信息,从而调节体重,使机体适应当时的生理状况。对许多种属生物体的研究已证实,胰岛素可经血-脑屏障进入中枢神经系统。免疫组织化学证实,在下丘脑摄食中枢区域内存在丰富的胰岛素受体,酪氨酸激酶及胰岛素受体底物-1的阳性染色。因脑细胞对葡萄糖利用是非胰岛素介导的,既往一直认为胰岛素对神经系统并无重要作用。但这一观点近来受到挑战。通过插管向脑部滴注胰岛素可见抑制摄食,抑制脂肪组织堆积,体重下降的作用。这一作用发生较缓慢,一般在6小时后发生,24小时到7天时最明显。胰岛素在中枢神经系统的这一表现提示我们,其中枢作用与外周作用可能相反,使代谢趋于负平衡,表现为分解激素的作用。进一步实验研究表明,胰岛素的中枢作用并非如此简单。如果在事先限食,体重减轻的动物脑内输入胰岛素,其作用则是促进摄食,使体重上升。

关于中枢内胰岛素的来源有两种观点:即自身合成途径和外周转运途径。Havrankova观察到遗传性肥胖大鼠(高胰岛素血症模型)和链脲霉素(Streptozotocin)糖尿病鼠(低胰岛素血症模型),其脑内胰岛素浓度不变,说明中枢胰岛素水

平不受外周胰岛素水平的影响。脑组织胰岛素浓度远远大于外周组织，且各脑区的胰岛素与胰岛素受体的含量不完全一致，因而认为中枢能自身合成胰岛素。直接的证据来自神经细胞的胰岛素 mRNA 的发现，应用免疫组织化学和原位杂交的方法，证实人和胚胎大鼠脑神经组织中确有胰岛素的存在。总之两种途径各有证据，但某单一途径难以全面概括脑内胰岛素的来源，可能是两种途径并存。

30 多年前 Posner 等报道了 ^{125}I-Ins 能与动物脑膜专一结合，从而开始了脑内胰岛素受体的研究。Karrankova 证明胰岛素受体广泛存在于大鼠中枢神经的各个区域，其分布不均匀，与胰岛素的分布不完全一致，嗅球胰岛素受体浓度最高，大脑皮质和海马次之，然后是下丘脑、杏仁体、隔核等，而小脑、丘脑含量较少，垂体最少。Hill 等用放射自显影技术证实嗅球和脉络丛及边缘系统富含胰岛素受体。Unger 等用免疫沉淀法测定胰岛素受体较高的几个脑区依次为：嗅球、下丘脑、中间隆起、缰核、丘脑底核、大脑皮质，而基底核和大部分丘脑几乎没有胰岛素受体。总之，脑内胰岛素受体分布广泛，大多数实验报道嗅球、下丘脑、大脑皮层、海马、杏仁核、室周器官、脑干和小脑密度较高，而下丘脑胰岛素受体主要密集于弓状核、视上核和背内侧核。原位杂交证实脑内存在胰岛素受体 mRNA，说明中枢能自身合成胰岛素受体。

脑胰岛素受体具有与外周靶组织胰岛素受体相类似的亚基组成，即 $\alpha_2\beta_2$。但其 α、β 亚基均比肝细胞和脂肪细胞的胰岛素受体的亚基稍小，因而脑内胰岛素受体的分子量要小一些。中枢和外周胰岛素受体的 mRNA 构成并无差别，其差异来源于 α 和 β 亚基的糖基化位点的数目、寡糖的位置和糖链的长短不同。脑内胰岛素受体实际上代表了胰岛素受体的一个结构和功能亚型，有人称之为脑型受体（brain subtype）。

脊髓胰岛素受体与脑胰岛素受体的特性基本一致。

2. 生长调节作用　胰岛素另一个重要的生理作用。胰岛素是一种促有丝分裂肽，不仅能刺激培养的神经细胞和神经胶质细胞的酶活性及核酸和蛋白质的合成，而且能促进小鼠胚胎的脑细胞培养物的神经元再生，还可以促进神经元的突触的分化和成熟。有人推测，中枢神经系统胰岛素的促生长效应可能来自于它与 IGF-1 受体的相

互作用，这也可能解释脑发育过程中只有胰岛素含量的逐渐下降，而没有胰岛素受体的变化，正如 Devaskar 报道，兔脑发育过程中胰岛素受体的表达没有明显的改变。那么胰岛素在成熟神经系统内的作用又如何呢？有人提出它可能与神经修复和营养有关，有待深入研究。

随着胰岛素抵抗作为众多疾病发生的公共机制被认同，胰岛素的这一调节作用的研究也逐渐受到重视。胰岛素通过细胞内的 Shc/Ras/MAPK 信号转导途径，通过调节基因转录和细胞增殖实现这一功能。胰岛素亦对血管平滑肌与内皮生理活动有一定作用。胰岛素可促进内皮细胞释放一氧化氮，对平滑肌起到舒张的作用。关于胰岛素作用的研究表明其作用的重要与复杂性。胰岛素的多作用位点及参与调节胰岛素分泌的众多因素使得产生胰岛素抵抗的机制复杂化。

（二）胰岛素抵抗的基本含义

胰岛素抵抗是指胰岛素效应器官或部位对其生理作用不敏感的一种病理生理状态。现主要是指外周靶器官对胰岛素介导的葡萄糖代谢作用不敏感的状态。胰岛素是与体内物质代谢密切相关的激素，虽然它与糖代谢的关系尤为密切，但它绝不仅是与糖代谢有关的激素。胰岛素抵抗者同时存在的脂代谢紊乱及血管病变倾向表明，其对胰岛素作用不敏感不仅限于糖代谢范围。近年来关于胰岛素在脑部的中枢作用的研究受到重视，提出了胰岛素双向调节作用的假说。该假说认为胰岛素同时具有中枢与外周两种生理作用。外周表现为合成激素作用，而中枢则表现为分解激素的作用。胰岛素抵抗可能是由于胰岛素作用在中枢及（或）外周效应器官上的不敏感所造成的状态。但无论中枢还是外周作用其不敏感程度在同一个体中不会是同步均一的。另外，关于胰岛素对肌肉血管平滑肌收缩作用的研究也提示了胰岛素的非代谢作用与作用部位。

关于胰岛素抵抗的研究目前所涉及的领域包括：①胰岛素抵抗的评价指标；②胰岛素抵抗组织器官特异性；③胰岛素抵抗发生机制；④胰岛素抵抗的治疗及意义。

二、胰岛素抵抗的评价指标

量化的评价胰岛素抵抗的程度是每个研究者的愿望。由于目前对胰岛素抵抗的认识主要体现在其对糖代谢的作用上，因此评价的手段与指标

均与糖代谢有关。空腹血糖与血浆胰岛素水平是在整体水平上体现机体对胰岛素敏感性的指标。胰岛素使用者对需求量的改变是关于胰岛素抵抗评价另一个较易获得的参数，但这只能体现在已应用胰岛素，病情稳定的患者身上。通过外加负荷检测机体对胰岛素敏感性的实验手段如钳夹技术（包括高血糖钳夹技术，正常血糖高胰岛素钳夹技术），特别是正常血糖高胰岛素钳夹技术是目前检测胰岛素敏感性的金标准。其他还有最小模型法，稳态模型法，葡萄糖耐量及胰岛素耐量实验等方法。这些手段的设计原理，计算方法及各自的优点、局限性等近年来已被多次讨论过，这里就不再详述。关键在于选用任何一项指标来描述胰岛素敏感性时，应对这一指标产生的基础与应用背景有所了解，对自身观察对象有所了解，选择最合适的指标并予以适当评价。

李氏曾采用空腹血糖与空腹胰岛素这两个指标按 1/（Fins×FPG）进行计算，经与经典钳夹法进行比较，认为两者间有较好的相关性，能反映出个体对胰岛素介导糖代谢的敏感性，并在大规模的流行病学调查中应用。目前这一方法已被国内不少单位采用，是群体研究中较为实用有效的指标。但应注意的是这一指标中的参数，特别是胰岛素水平，即使在正常人群及正常体重者中都有较大的波动。

三、胰岛素抵抗组织器官特异性

胰岛素抵抗的组织特异性是人们早就注意到的现象。指的是胰岛素抵抗在同一个体不同组织中发生的作用、时间与程度各不相同。随着基因敲除技术的成熟应用，可以特异性地敲除不同组织中的胰岛素受体，胰岛素抵抗的组织特异性作用得到一定的报道，特别是关于血管内皮、平滑肌以及免疫系统胰岛素抵抗作用的研究进一步阐明了胰岛素抵抗与多种疾病发生的关系（详见第五部分）。但胰岛素抵抗在不同组织中的发生时序、程度目前还没有精确的报道。

四、胰岛素抵抗的发生机制

胰岛素抵抗现象比较普遍。绝大多数的 2 型糖尿病患者及肥胖者均可见胰岛素抵抗现象。大约 50% 的高血压患者伴有胰岛素抵抗。不仅在病理情况下，即使是在正常生理情况下也会发生胰岛素抵抗现象，如妊娠增龄时。25% 的糖耐量

正常者及 25% 的老年人身上亦可见胰岛素抵抗现象。探讨胰岛素抵抗发生机制是了解胰岛素抵抗的发生过程及最终可能控制改善胰岛素抵抗最根本的途径。因胰岛素的抵抗最大特点是内源性或外源性胰岛素作用的紊乱，目前关于其发生机制的研究大多是围绕着靶器官及其胰岛素受体进行的。

关于发生胰岛素抵抗机制可概述为以下几方面。

在胰岛素的生理作用一节已经简介了胰岛素的生成和作用方式。循着这一生理途径大致可以将胰岛素抵抗发生的可能机制圈定在三个部位上。胰岛素受体前部位、受体部位和受体后部位。

1. 受体前部位　在这一阶段产生的问题主要体现在胰岛素的蛋白结构上。首先合成胰岛素的基因结构突变可以造成的胰岛素结构异常而影响其生物作用，这点很容易理解。也是极少数糖尿病发生的遗传原因之一。除此之外，胰岛素蛋白在合成以后还存在一系列的剪切修饰过程，大致经历了从前胰岛素原——胰岛素原——胰岛素的过程。在这一过程中每一个环节上都会有其他的蛋白酶参与，这些蛋白酶如果出现任何问题均会使胰岛素的剪切、修饰部位出错而导致胰岛素结构上的细微改变。

这些胰岛素蛋白合成过程以及胰岛素因转录后修饰发生的变化都可能影响胰岛素的生物活性。对这些微细的变化我们目前的胰岛素检测方法还无法予以鉴别。由于技术手段的限制，这些导致胰岛素抵抗发生的受体前原因目前研究较少。自身抗体生成，如胰岛素抗体造成的自身免疫反应情况下发生的胰岛素抵抗现象也可位列受体前部位发生病理生理改变。

2. 受体部位　受体部位的问题可表现为受体结构、受体数量和受体功能三个方面。胰岛素受体基因突变：人类胰岛素受体是由位于 19 号染色体单基因编码合成的。初始的受体前体（proreceptor，prOCIISor）由 1382 个氨基酸组成的长链。经细胞内去除信号肽，糖化修饰，剪接等过程形成 α、β 两个亚基。再经二硫键联结两个 α、β 亚基形成四聚体，最终以 $\alpha_2\beta_2$ 亚基形式构成细胞膜跨膜受体。目前在胰岛素抵抗患者中至少已确定了几十个类型的胰岛素受体突变。其中大部分集中在结构基因突变上。这些突变可分别导致胰岛素受体 mRNA 水平降低，胰岛素受体前体向 α、R 亚

基转化受阻,胰岛素受体跨膜受损,胰岛素受体降解加速;胰岛素与受体结合受抑及胰岛素受体酪氨酸激酶活性损伤,也就是在受体与受体后水平上造成损伤,从而影响胰岛素受体功能进而导致胰岛素作用紊乱。由于胰岛素受体基因突变而致的胰岛素抵抗虽不常见但却十分严重。根据临床表现将其分为 A、B 两型综合征。A 型综合征特点为显著的内源性高胰岛素血症,同时可伴有或不伴有糖耐量异常、黑棘皮病、卵巢性雄激素过多症。典型的 A 型综合征有:妖精症、Rabson-Menderhall 综合征、新生儿及婴儿全身性脂肪营养不良综合征(Lipodystrophy 或 Berardenelli-Seip 综合征)。B 型综合征在 A 型综合征的各种表现上存在自身抗胰岛素受体的抗体。这类患者大多伴有自身免疫性疾病,血中可检出除抗胰岛素受体外的其他自身抗体。

胰岛素受体数量异常导致胰岛素抵抗的想法存在过一段时间,因受体数量与效率之间的量化关系很难确定而缺少真正的依据。各种原因造成的胰岛素与受体结构的改变均可造成两者亲和力出现问题,使胰岛素作用下降而表现为胰岛素抵抗。

3. 受体后部位　受体后部位指的是胰岛素与受体结合后所发生的一系列细胞内改变,特别是细胞内信号通路上发生的改变。发生于这一部位问题而产生的胰岛素作用下降是病理生理研究中讨论得最多的机制。

胰岛素所激发的细胞内信号转导通路主要有两条:一条为胰岛素与受体结合后经受体底物-磷酸肌醇-3-激酶-蛋白激酶 B 的代谢调节信号通路;另一条为 SHC/RAS/MAPK 生长信号转导通路。因为胰岛素作用的重要性,它本身所能收到的生理调节和病理生理影响因素不仅众多而且相互关系复杂。这两条通路并不是截然分开,而且通路上下游蛋白之间也存在相互作用的联系。有关胰岛素细胞内信号转导机制的研究是研究胰岛素作用和胰岛素抵抗发生机制的热点领域。关于此通路上任何一个靶点的研究都可以由近乎专著的篇幅来介绍,本节仅是向读者指出这一受体后部位的作用,而无法对具体通路细节进行介绍。

以下这些情况下大多通过受体后途径影响胰岛素作用。

(1) 正常生理状态下:在正常生理状态下,如青春期、妊娠、增龄;病理生理状态下,如应激状态、禁食饥饿、肥胖、尿毒症、肝硬化、糖尿病等;内分泌代谢紊乱,如库欣综合征、肢端肥大症、嗜铬细胞瘤、胰岛细胞瘤、胰岛淀粉样多肽变性;在青春发育期或妇女妊娠期间因生理需求增加,或是老年人因器官储备功能的减退可能会出现胰岛素作用不足的现象。这是发生在正常生理情况下的胰岛素抵抗,可能是糖尿病患病率随增龄而升高的原因之一。

(2) 应激状态:这里涉及的应激状态包括代谢应激(创伤,感染,长期血糖升高,膳食结构改变等)和心理情感应激等。应激状态本是机体自我保护机制。应激状态下,机体通过应激激素分泌,动员器官储备功能来应付超常需求。如果应激状态是一过性的,不会对机体造成伤害。但如果这一反应持续超过一定时限,不仅不能保护机体,相反还会造成体内内分泌代谢紊乱,使器官功能从代偿转向失代偿而致疾病发生。应激状态下体内发生的最大改变是应激激素分泌过多。这些激素包括糖皮质激素、胰高糖素、肾上腺素、生长激素等。应激激素大多是胰岛素的拮抗激素,对代谢的影响为分解作用。如果胰岛细胞需要长时间过量分泌胰岛素以对抗众多的拮抗激素作用,久之就会出现功能失代偿而致血中游离脂肪酸增高,血糖增高,糖、脂代谢异常的状况。由于每一个体自身器官储备功能不尽一致,从代偿至失代偿的时间也会表现不一。

张惠等曾报道过一例严重胰岛素抵抗病例。一位 60 岁男性 2 型糖尿病患者,在临床没有发现任何并发症,血中胰岛素抗体阴性情况下,由于明显的情绪忧虑,在半年时间内,胰岛素用量从 28 个单位(鱼精蛋白锌胰岛素)/日逐渐增加,最高达 13 000 单位/日。高峰时平均胰岛素用量达 7655 单位/日。血糖仍不易控制。但在患者精神受到宽慰,情绪明显好转后的次日即出现低血糖反应。1 个月后胰岛素减至 5000 单位/日,3 个月后减至 660 单位/日,半年后为 40 ~ 60 单位/日。全病程 11 个月,胰岛素总量达 928 625 单位,平均每日剂量 2848 单位。这一病例从一个方面表现出心理情绪应激状态下对胰岛素作用产生的不可低估的拮抗力量。

现代都市人生活节奏快,生活压力较大;经济发展较快的国家中,居民膳食结构向西方化转变较快;这些都可视为一种应激或亚应激状态,成为胰岛素抵抗发生的契机。

（3）肥胖：成人肥胖主要由于体内能量代谢失衡，体脂堆积而致。肥胖是公认的发生胰岛素抵抗最常见的危险因素。脂肪组织是机体能量储备地点，因此也是脂肪动员的来源；脂肪组织的细胞因子分泌功能使其在肥胖时出现某些内分泌紊乱与早期炎症状态。目前的研究勾勒出肥胖出现胰岛素抵抗机制的轮廓，对理解其他继发因素下发生胰岛素抵抗大有帮助，主要体现在以下几点：

1）代谢紊乱：肥胖时发生的代谢紊乱主要体现在脂代谢上。表现为血中游离脂肪酸增高，胆固醇、甘油三酯及各种载脂蛋白异常。这种脂代谢紊乱可产生两种主要后果：

a. 对胰岛素产生细胞的影响：生理状况下游离脂肪酸可以通过两条途径刺激胰岛β细胞分泌胰岛素。一条为通过线粒体外代谢产物 Fatty acid CoA 直接将细胞内存储的胰岛素释放到细胞外；另一条是通过激活 PKC 和 G 蛋白结合受体40（GDPR-40）改变细胞内钙离子浓度而释放胰岛素。血中游离脂肪酸增高使胰岛β细胞受到持续刺激，产生高胰岛素血症；进入细胞线粒体内的脂质氧化代谢产物增加也会进一步刺激胰岛素的分泌，这些均进一步加重细胞负担，久之可以造成胰岛β细胞功能受损。

b. 对胰岛素利用细胞产生的影响：血液中脂质可取代肝脏、肌肉等外周组织对葡萄糖的摄取利用从而使糖利用减低。

2）脂肪因子：脂肪组织已被承认为一种内分泌器官。其分泌的重要因子既有激素类的代谢调节因子如瘦素，也有参与炎症反应的多种因子，如 TNF-α、IL-6。除脂肪因子外，所有脂肪细胞分泌的细胞因子均与脂肪组织多少成正比。脂肪细胞因子通过内分泌旁分泌作用参与胰岛素抵抗发生机制，其中最具代表性的有以下三种因子：

a. 瘦素：脂肪组织可产生特异蛋白质——瘦素。瘦素为一分泌蛋白质激素，参与机体能量代谢调节。瘦素分泌量与机体脂肪组织积聚成正比。瘦素通过其受体激活细胞内不同信号转导而起作用。瘦素受体有 6 种亚型（OB-Ra 至 OB-Rf），其中 OB-Rb 是具有完全的结构与功能。瘦素受体广泛分布于机体绝大部分组织细胞上，在下丘脑处以 OB-Rb 为主，由此可见其全身调节作用与下丘脑中枢部位的重要。瘦素与下丘脑部受体结合后通过激活 Jak-STAT3 通路向位于摄食中枢传递抑制信号，减少进食，增加产热，使体重减

低。在肌肉、肝脏和胰岛细胞中通过 MAPK、PI3K-AKt 通路促进脂肪分解，糖原合成以及胰岛细胞增殖和抑制胰岛素分泌。瘦素缺乏可致肥胖的产生；而另一方面瘦素和胰岛素通过不同的受体影响共同的细胞内信号转导途径又是肥胖产生胰岛素抵抗的机制之一。瘦素可以抑制胰岛素与受体结合并降低胰岛素受体底物的磷酸化水平；瘦素还可以诱导细胞产生一种抑制 Jak-STAT3 信号通路的蛋白 SOCS，使胰岛素信号转导通路受损。瘦素和胰岛素作用相互影响，因此有人提出胰岛素与瘦素需要相互调节才有作用。关于瘦素的研究还在进行中，它在中枢及外周与胰岛素，神经肽 Y 的相互作用使得对其生理作用及作用机制的研究显得越发复杂。

b. 视黄醇结合蛋白 4：视黄醇结合蛋白 4（retinol binding protein 4，RBP4）是体内一种负责结合、转运的全反式视黄醇（维生素 A）及其衍生物如 11-cis、视黄醛、视黄酸的转运蛋白。RBP4 的功能障碍会导致维生素 A 的储存、转运、分布及代谢的异常，进而引发各种疾病，并影响上皮、骨组织的生长、分化与繁殖、胚胎发育。在肥胖症和 2 型糖尿病患者的部分脂肪细胞中，负责转运葡萄糖的 GLUT4 的表达量低于常人。敲除了小鼠体内的 Glut4（也常被称为 Slc2a4）基因［adipose-Glut4（-/-）型］后，在小鼠的肌肉和肝脏部位出现对胰岛素的抵抗性。利用 DNA 芯片技术发现，adipose-Glut4（-/-）型小鼠脂肪组织中的 RBP4 表达量是增加的。另外，在对胰岛素抵抗小鼠及患有肥胖症、2 型糖尿病的患者血清中 RBP4 的含量明显增加。RBP4 的水平还可以受罗格列酮（rosiglitazone，一种胰岛素敏感性药物）的调节以维持正常稳态。通过转基因技术过表达人源 RBP4 或将重组 RBP4 注射到正常小鼠体内，可以引起机体胰岛素抵抗。相反，将 RBP4 基因敲除后，机体胰岛素敏感性增加。用高脂食物喂养小鼠，使其患上肥胖症，而后小鼠服用一种人工合成的类维生素 A——Fenretinide，发现 RBP4 可以大量随尿液排出，且小鼠对胰岛素的敏感性增加，对葡萄糖的低吸收状况有所改善。而血清中 RBP4 含量的增加，会刺激肝脏表达葡糖异生酶——烯醇丙酮酸磷酸羧激酶（PEPCK），并削弱肌肉组织中的胰岛素信号转导途径。RBP4 被认为是新近发现的由脂肪组织分泌肥胖症和糖尿病及胰岛素抵抗发生之间的又一重要脂肪因子。

c. 脂联素:脂肪细胞分泌的具有生物活性的另一种蛋白质因子中脂联素是脂肪组织基因表达最丰富的蛋白质产物之一,大量存在于血液循环中。在人体循环血浆中浓度约为 3 ~ 30μg/ml。脂联素的单聚体和三聚体是其生物活性形式或受体亲和配基,可以特异性结合骨骼肌或肝脏细胞膜上的 G 蛋白偶联受体一型或二型脂联素受体,进而调节糖脂代谢。

脂联素作为脂肪组织分泌的一种可提高胰岛素敏感性的激素(insulin-sensitizing hormone),可以增加促进骨骼肌细胞的脂肪酸氧化和糖吸收,明显加强胰岛素的糖原生成作用,抑制肝脏的糖生成。肥胖和 2 型糖尿病在不同种族人群中与低血浆脂联素浓度相关,其低脂联素水平与脂联素基因的遗传多态性有关,导致脂联素生成和分泌减少,胰岛素敏感性减低。对脂联素的基因进行分析和检测,对发展糖尿病个体特异性的药物有很大帮助。脂联素与脂代谢调节和血管疾病发生相关。在实验性动脉粥样硬化模型中,血浆脂联素水平与甘油三酯和低密度脂蛋白呈负相关关系,与高密度脂蛋白呈正相关关系。给予脂联素治疗,明显降低血液甘油三酯和低密度脂蛋白含量,增加高密度脂蛋白含量,减轻动脉粥样硬化病变。脂联素可以降低单核细胞的黏附作用,单核细胞可以使 THP-1 细胞在人体大动脉内皮组织排列成行,而这种黏附作用发生在动脉粥样硬化血管壁损伤的早期。脂联素可不依赖 cAMP-PKA 降低 TNF-α 诱导的黏附分子表达产生效应。生理浓度的脂联素对由 PDGF-BB 诱导的血管平滑肌的增殖和迁移有重要的抑制效应。脂联素可以抑制 TNF 的生成与释放,具有一定的抗炎症作用。

d. 其他细胞因子作用:另一类对肥胖与胰岛素抵抗发生有影响的因素是炎性因子。脂肪组织可分泌 TNF-α、IL-6 等,形成一个微炎症环境,对机体各种调节功能产生影响。研究表明肿瘤坏死因子分泌与脂肪组织积聚呈正比。肿瘤坏死因子可通过旁分泌作用直接抑制细胞膜上葡萄糖转运蛋白,使其表达减少,功能减退。还可影响胰岛素与胰岛素受体亲和力,抑制胰岛素受体磷酸化而导致胰岛素作用减低。关于肥胖时脂肪细胞膜上胰岛素受体数目减少已有报道,但这一过程是可逆的,随体重减轻细胞膜上受体数量可恢复正常。

脂肪在体内存在的部位不同其病理生理意义也不相同。目前认为腹腔内的脂肪组织(包括实质性脏器内外的脂肪,如肝内脂肪)以及这一部位的巨噬细胞可以产生更多的炎性因子,而少产生脂联素。不同性别不同种族的个体,其脂肪分布特点也不一致,这从一个方面揭示了种族患病率不同的原因。也是中心型肥胖成为代谢综合征诊断标准之一的原因。加拿大研究人员发现,通过 20 周的运动锻炼,腹部 CT 和水下体重检测显示可以改变受干预者体内脂肪的分布,减少腹部脂肪但并不一定表现出与腹围和 BMI 的改变,为生活方式干预改善胰岛素敏感性发生提供了支持。

胰岛素受体后通路的调节还涉及以下几点:胰岛素受体活化源自一系列磷酸化反应,这些磷酸化的改变还会由磷酸酶脱磷酸化。蛋白酪氨酸磷酸酶(protein tyrosine phosphatases-1B,PTP-1B)就是其中重要的脱磷酸化酶。PTB-1B 失活的小鼠胰岛素敏感性增加。另外,由酯化磷酸酶催化的 PIP_3 到 PIP_2 脱磷酸化反应也与胰岛素敏感性有关。脱磷酸化反应降低可以相应的提高胰岛素敏感性。进一步讲,并非胰岛素受体所有蛋白位点的磷酸化均可以激活胰岛素信号通路,胰岛素受体以及受体底物上的丝氨酸/苏氨酸位点磷酸化与酪氨酸位点磷酸化作用恰恰相反,丝氨酸/苏氨酸位点磷酸化可以阻断胰岛素信号通路,而在胰岛素受体后信号通路中的关键节点上,例如 Akt/PKB、mTOR,以及 ERK_1 蛋白中均存在固有的丝氨酸/苏氨酸位点,通过以上不同氨基酸位点的磷酸化与脱磷酸化,胰岛素信号通路调节表现出特有的灵活性与复杂性。以 2012 年美国费城大学研究小组发表的研究结果为例,进一步阐明不同磷酸化途径在胰岛素抵抗发生过程中的作用。这一研究涉及 mTOR(原称为 mammalian target of rapamycin;现称为 mechanistic target of rapamycin)蛋白在胰岛素抵抗发生中的作用。mTOR 是丝氨酸/苏氨酸磷酸激酶;作用于调节细胞生长、增殖、运动、存活以及蛋白合成与转录。mTOR 属于 PI3K 相关蛋白激酶家族。mTOR 是由 mTORC1 和 mTORC2 两部分组成的蛋白复合体,是细胞内众多营养物和生长因子作用靶点,参与机体生命活动的调节。mTORC1 与细胞生长分化过程相关;mTORC2 则与细胞内胰岛素信号通路相关。众所周知的热量限制的正性效应与抑制 mTORC1 活性密切相关,如延长多个物种的最长与平均寿限,体重减低,胰岛素敏感性增加,患增龄相关性疾病减少等表现。

理论上 rapamycin 是这一蛋白受体 1 的抑制剂,在分子水平上减低或敲除 mTORC1 或是其下游蛋白 S6 kinase 1(S6K1)可以延长蠕虫乃至小鼠寿命。研究表明,mTOR 是目前唯一一个明确与哺乳动物寿命相关的蛋白分子。但费城研究小组工作表明,长期使用 rapamycin 同样可以影响到 mTOR2,使得体内外研究模型表现出胰岛素抵抗现象,但并不完全影响其延长寿命的作用。费城小组的研究工作展示了代谢与寿限之间既相关又分别的复杂关系,因为研究观察到的都是短期现象,很难想象机体在长期应用 rapamycin 会出现何种反应,但至少使得寻找模拟热量限制作用物质的热情受到一定的影响。

近年来的"异位脂肪"(ectopic fat)学说也从另一个方面进一步阐明随着人类摄入热量过剩,脂肪不仅大量蓄积脂肪组织中,而且蓄积在肝脏、肌肉等非脂肪组织中,随时可以升高血中游离脂肪酸浓度。游离脂肪酸很容易进入细胞取代葡萄糖成为主要的代谢能源。脂肪酸代谢过程及产物更容易激活蛋白丝氨酸/苏氨酸位点磷酸化,从而抑制胰岛素信号通路。另外能量过剩下细胞代谢过程中会产生更大量的自由基造成细胞功能损伤,特别是线粒体功能损伤会进一步影响胰岛素作用。这里关于异位脂肪的翻译后转录调节也是一个研究热点。这些调节除了常见的磷酸化、糖基化,还包括乙酰化、甲基化、泛素化和 SUMO 化。关键蛋白位点上的翻译后转录调节可以直接影响到蛋白活性,从而表现不同的功能。

肠道菌群与肥胖、糖尿病发生关系的研究(见第 2 章)也从另一个侧面支持了以体内细胞代谢为基础的代谢调节正常是维系机体各器官系统功能正常的基础。肠道菌群状态不仅与遗传因素有关而且与人一生中膳食种类、烹调习惯等日常生活细节密切相关。建立健康生活方式是维系健康的最基本保障。

从多年关于胰岛素作用及胰岛素抵抗发生机制的研究中可以看出,由于胰岛素在维持生命活动中的重要性,任何胰岛素水平的相对或绝对不足必将引起机体相应的代偿反应。同样由于胰岛素作用的多样性,机体代偿反应也必然是多方面的。这就使得胰岛素抵抗的发生机制形成一个多因素相互关联的复杂过程。我们不可能希望用一种模式或理论去包罗胰岛素抵抗的发病机制,但正是对胰岛素抵抗发生机制不同角度的研究为我们提供了一个认识复杂疾病发生发展过程的可能。

五、胰岛素抵抗与疾病发生的关系及可能机制

大量流行病学资料和临床观察证实胰岛素抵抗与冠心病、高血压病、动脉粥样硬化、2 型糖尿病、血脂代谢紊乱等疾病发病相关,也与寿命有关。目前关于胰岛素抵抗与疾病发病关系及其机制的研究已成为病因学研究的热点。

(一)心血管病变

1985 年,Stout RW 根据流行病学调查资料提出高胰岛素血症是心血管病发病的独立危险因素。胰岛素可能通过对血管内皮和血管平滑肌的直接作用参与病变的发生。胰岛素受体存在于血管内皮细胞、动脉平滑肌细胞上。胰岛素通过与血管内皮受体结合,经过 IRS/PI3K/Akt 通路磷酸化并激活内皮细胞 eNO 系统,被认为是血管活性激素。胰岛素还可通过激活 MAPK-依赖信号通路调节血管内皮细胞分泌血管收缩因子 ET-1。这条信号通路还与血管内皮细胞的生长、分裂及分化有关。动脉平滑肌细胞上的胰岛素受体结构与功能和骨骼肌组织上的受体一致,但其所激动的葡萄糖转运蛋白为 GLUT1,而非骨骼肌细胞内的 GLUT4。胰岛素与血管平滑肌细胞受体结合后,同样可通过 IRS/PI3K/Akt 信号通路调节细胞的分化;通过 MAPK-依赖信号通路调节细胞增殖与迁徙功能。血管内皮细胞产生的 NO 可渗透入血管平滑肌细胞,通过激活鸟苷酸环化酶增加血管舒张。血管平滑肌细胞内 eNOS 或是 iNOS 活化功能是由胰岛素介导的。上述胰岛素作用发生异常时可直接导致血管内皮与平滑肌细胞功能受损。在正常情况下,胰岛素促进内皮细胞释放的一氧化氮对平滑肌起到舒张的作用。而胰岛素抵抗时这一作用明显受损。有人认为这一机制是发生心血管病及糖尿病微小血管病变的机制之一。胰岛素还可刺激动脉内皮细胞内的脂质合成及平滑肌细胞增殖。这点在高胰岛素血症情况下有一定的病理意义。另外,还有观察发现胰岛素抵抗者及糖尿病患者中纤溶能力减低;内源性抗纤溶物质(plasminogen activator inhibitor-l PAI-l)及其他凝血前体物质(fibrinogen,von Willebrand factor,

factor X)明显增高。

（二）糖尿病

绝大多数的2型糖尿病患者及肥胖者均可见胰岛素抵抗现象。从胰岛素的生理作用中可以清楚地看到，一旦胰岛素生理作用减低就会导致一系列的代谢异常，包括胰岛素介导的外周组织葡萄糖摄取能力减低，对脂肪分解抑制能力减低，血中游离脂肪酸水平升高，对肝脏糖异生及糖原分解的抑制能力减低等。使得血中葡萄糖去路受阻，来源增加，最终导致血糖升高。机体调节适应代谢紊乱的过程又必然要增加胰岛细胞的负担，在不同的个体身上视其器官代偿能力表现为从糖耐量减低到糖尿病发生。胰岛素抵抗与糖尿病发生关系的研究提出了一个新的糖尿病发病机制。既往一直认为糖尿病的发生时序是胰岛细胞病变在先，导致功能损伤而产生血糖失控在后。血糖升高是胰岛细胞损伤的结果。胰岛素抵抗的观点从胰岛素作用这一角度重新认识糖尿病发生机制，提出由于胰岛素作用减低而使代谢紊乱，包括糖代谢与脂代谢的紊乱，导致血糖升高，胰岛细胞负担加重，久之出现失代偿的局面最终发生糖尿病。这里血糖升高出现在糖尿病发生之前，成为病因的一部分。

（三）高血压

大约50%的高血压患者伴有胰岛素抵抗。空腹及餐后高胰岛素血症可见于治疗及未经治疗的高血压患者。目前研究表明以下几点可能与胰岛素抵抗和高血压发病有关：①胰岛素可直接影响与血管张力有关的物质生成与对其的反应能力。②胰岛素可刺激交感神经系统，使血中去甲肾上腺素水平升高。③同时胰岛素抵抗者表现出对血管紧张素的高敏反应。④胰岛素抵抗者对血管内皮释放一氧化氮介导的血管舒张反应力下降40%~50%。⑤胰岛素可致肾脏的水钠滞留，使血容量增加。正常人静脉输入胰岛素时可使肾脏钠排出减低50%，而在胰岛素抵抗者这一生理作用并不减低，即使其外周胰岛素介导的葡萄糖摄取利用作用减低，肾脏仍保持对胰岛素所致的水钠潴留作用的敏感性。由此也可见胰岛素抵抗的组织特异性。

（四）血脂代谢紊乱

胰岛素抵抗者身上常见的脂代谢异常表现为血中游离脂肪酸水平升高，甘油三酯水平升高，低密度脂蛋白水平升高，而高密度脂蛋白水平降低。

由于胰岛素抑制脂肪组织分解作用减低而致的游离脂肪酸升高可使外周组织糖利用减低，糖异生反应底物来源增加，造成血糖水平升高。高胰岛素血症还可抑制脂蛋白脂酶的活性，影响肝脏极低密度脂蛋白的代谢，导致血中甘油三酯水平升高。因为高密度脂蛋白形成与肝脏低密度脂蛋白代谢相关，高胰岛素血症减低肝脏极低密度脂蛋白的代谢可导致血中高密度脂蛋白水平下降。高密度脂蛋白被认为是防止动脉粥样硬化发生的保护性脂蛋白，它的水平下降与血管病变发生亦会有关。另外，发生在胰岛素抵抗时可出现低密度脂蛋白氧化增强，糖化的载脂蛋白则更易被氧化。氧化后的脂蛋白或载脂蛋白可直接抑制血管平滑肌的舒张及刺激平滑肌细胞增殖。胰岛素作用减低所致的脂代谢紊乱会加重血管病变发生。

（五）多囊卵巢综合征

与胰岛素抵抗密切相关的另一疾病为多囊卵巢综合征。在欧美绝经期前妇女发生率约为5%~10%。其胰岛素抵抗的程度与2型糖尿病类似，可不伴有肥胖。这类患者发生胰岛素抵抗的机制可能与拮抗激素作用有关。

（六）神经系统退行性病变

近年来关于胰岛素对维持神经细胞代谢、生长的作用越来越受到重视，认为胰岛素抵抗的发生与神经系统退行性病变的发生有着密不可分的关系。特别是老年性痴呆（Alzheimer disease）。流行病学调查显示，糖尿病患者中老年性痴呆患病率增加；日本学者动物实验表明链脲霉素（streptozotocin，STZ）产生的胰岛素作用下降可致神经细胞内的磷酸化 Tau 蛋白生成聚集，而淀粉样蛋白、淀粉样蛋白前体并不见增加。

（七）精神疾病

加拿大多伦多大学的研究人员根据40年（1966—2006年）大量检索文献分析认为抑郁性精神疾病发生与机体代谢状况有关。他们为此提出了在既往代谢紊乱基础上添加精神症状而构成"2型代谢综合征"的概念。在诊治抑郁疾病时应注意到治疗对象的代谢情况。

（八）免疫系统疾病

单核与巨噬细胞是免疫系统基本单核噬菌细胞的类型。这些细胞同样存在胰岛素受体，通过胰岛素调节细胞活性、蛋白合成分泌与噬菌功能。启动这些功能依然通过 IRS/PI3K/Akt 信号通路。而胰岛素抵抗会使免疫细胞功能减退。T-淋巴细胞在一般状态并不表达胰岛素受体,但在受到抗原刺激时也可出现胰岛素受体表达并出现胰岛素调节下的糖代谢增强现象。

（九）衰老进程

近来显示类似胰岛素的分子可以影响许多生命体的衰老及生命周期。华盛顿大学的生物化学家 Brian Kennedy 发现,类胰岛素化学药品可以控制酵母菌的寿命。

以上胰岛素抵抗和疾病发生关系的现象与研究提示我们胰岛素介导的代谢生长作用是维持机体正常生理活动的基础,同时也就是维护健康的基础。既往将心脑血管疾病视为代谢紊乱的重点疾病,从目前胰岛素抵抗与疾病关系的观点进展上看,神经退行性病变以及精神疾病同样也是不可忽视的重要方面,因为前者关系的是个体生命,而后者则关系到个体的生活质量,现代人对生命

活动的需求已并不单单是维持生存这一点了。

六、胰岛素抵抗的临床处理

按照目前对胰岛素抵抗的理解及检测手段,临床上可以发现胰岛素抵抗患者。对这些人是否需要处理,有人提出了以下评价方案:

（一）胰岛素抵抗临床处理评价方案

在下列疾病或病史(肥胖、高血压病、脂代谢紊乱、糖尿病家族史及冠心病)存在的同时应首先考虑是否符合代谢综合征诊断(任何诊断标准)或黑棘皮病。

（二）可以提高胰岛素敏感性的措施

胰岛素抵抗是可以通过生活方式或药物方式干预改善的,关键在于临床专业人员要对此现象有足够的认识与重视。可以从图 3-1 中看到提高胰岛素敏感性的一些措施。

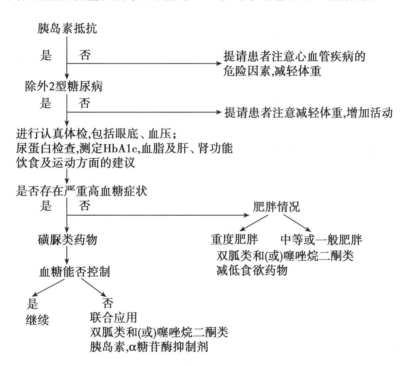

图 3-1　胰岛素抵抗的处理

现简述如下:

1. 控制饮食,加强运动,减轻体重　低热量饮食,即使体重不减轻,也可在几天内减轻胰岛素抵抗程度。控制饮食的摄入量(摄入所需热量 60%～70%)及膳食结构合理(低热量、高纤维)是提高胰岛素敏感性的基本措施。

除非有禁忌证,加强运动是所有胰岛素抵抗者提高胰岛素敏感性的有效措施。研究表明,非糖尿病的胰岛素抵抗者通过规律运动可提高 40% 胰岛素敏感性。45 分钟耗氧运动可通过提高肝内糖原合成,上调骨骼肌葡萄糖转运蛋白表达,增加胰岛素受体的磷酸化等一系列作用改善胰岛素抵抗。

控制饮食,加强运动可直接降低体重。体重减低 16% 可提高外周组织葡萄糖利用率 2 倍。减轻体重后还可减少 TNF-α 的表达,提高细胞胰岛素受体数目,二者都可改善胰岛素抵抗。

美国 2001 年 8 月发布的关于糖尿病预防计

划（Diabetes Prevention Program，DPP）结果表明：膳食、运动及药物干预可以极其有效地降低高危人群（肥胖伴有糖耐量减低者）发生 2 型糖尿病的几率。通过强化改进生活方式将体重减轻 5%～7%，可使被干预者患 2 型糖尿病的风险降低 58%。

2. 药物治疗　在上述非药物治疗不能改善患者胰岛素抵抗情况下，或者患者伴有糖尿病高血压或脂代谢紊乱的情况下，可采用药物治疗。对单纯胰岛素抵抗采用药物治疗的目的是防止糖尿病的发生。DPP 的结果同样显示随机服用二甲双胍的被干预者患 2 型糖尿病的风险降低了 31%。第一次明确的证实治疗糖尿病及胰岛素抵抗的药物同时具有预防糖尿病发生的作用。

可用于治疗胰岛素抵抗的药物包括提高外周组织葡萄糖利用的双胍类药物（如二甲双胍）、胰岛素增敏剂（噻唑烷二酮类，如曲格列酮）、α-葡萄糖苷酶抑制剂（阿卡波糖），以及对血压、血脂有控制作用的药物（如 ACEI、ARB、贝特类及烟酸衍生物）。这些药物可单独使用，也可联合用药。具体用药方式方法请参考临床治疗部分并已有大规模临床试验作为依据。

七、胰岛素抵抗研究的意义

胰岛素抵抗与人类疾病发生间关系研究的意义在于以下几点。

（一）加深对机体代谢意义及代谢个体化的认识

体内代谢相对平衡是维持正常生理状态，保持身体健康的基本保证。体内代谢过程不仅仅是维持体内基本生命活动所需物质的合成与分解反应，而且是像眼耳鼻一样，是存在于机体内的细胞感受、调整、适应外界生存环境变化的途径。机体通过细胞代谢微环境的改变对外界环境变化做出反应，调整自身适应这些变化以求达到新的平衡。机体代谢内环境与机体生存外环境之间平衡的维护与再建立是动态的，是不断动用器官储备功能的，体现在整个生命过程中的。而这一动态过程由于个体遗传背景，器官储备功能不同在每个人身上的表现又是不一致的，表现了极大的个体化倾向。疾病的发生与发展，特别是复杂性疾病的发生发展与这两个环境间的失衡密切相关。胰岛素抵抗现象的研究展示了机体在不同外界因素作用下代谢失衡所产生的后果。胰岛素抵抗不仅因

代谢异常而导致糖尿病，还因代谢异常而导致心脑血管性疾病。相信随着对胰岛素生理作用与作用部位的认识，胰岛素敏感性的个体差异和组织特异性的认识以及机体代谢的个体化及其在维持健康中作用等问题研究的深入，不仅会使对胰岛素抵抗的认识有新的内容，还可能提高与加强我们防病的意识与措施。

（二）挑战传统的发病机制

由于受传染病发病机制研究的影响，人们在认识疾病发生的原因时形成了传统的因果关系式的线性思维定势。一个疾病总要有一种致病因素，通过某种方式造成病理损伤，导致疾病发生。目前大多数研究围绕着遗传基因或是环境因素这两类致病因素做文章。胰岛素抵抗的研究提示除少数情况外，目前困扰人类的许多复杂性疾病的致病因素不可能是单一的。一方面可能找不到一个明确的致病因素和单一的病生理过程；另一方面，许多既往在疾病分类上互不相干的疾病可能同时表现出相同的发病危险因素和相同的病理生理现象，如胰岛素抵抗现象。这提醒我们应从相对宏观的角度上思考问题，人本身是一个整体，人的整体与外部生存的环境构成一个开放的世界。在这个开放环境中各种事物相互影响、相互作用形成网式结构。在这样的结构中很难用传统的因果关系来解释事件发生的机制。像糖尿病时血糖升高现象是由于胰岛细胞功能下降还是胰岛素抵抗所致？糖尿病时血糖升高现象是糖尿病的原因还是结果？胰岛细胞功能下降还是胰岛素抵抗所致糖尿病发生的争辩可能得不到最终的结论。但正是通过对胰岛素抵抗这样带有普遍性现象的认识使我们不断修正自己的观点，不断加深对疾病、对自然界的认识。

除以上两点外，作者认为从本章所阐述的胰岛素抵抗的整体情况看，这一现象所要告诉我们的是机体处在生理状态（健康）还是病理生理状态（疾病）并无截然的区别点，这两者中间存在一个随着生活环境改变、年龄增加逐渐变化的过渡阶段，其中存在像胰岛素抵抗这样一个已经被人们认识到的准疾病状态，需要及时地调整干预，使其向正常生理方向转变。在机体健康状态过程中还存在许多我们尚不清楚的准疾病状态，需要我们不断地去研究发现，提出它们的病理生理学意义，促进我们的医学向前发展，更有效地维护健康。

（张铁梅）

参 考 文 献

1. Hinsworth H. Diabetes mellitus：a differentiation into insulin-sensitive and insulin-insensitive types. Lancet，1936，1：127-130.

2. Bagdade LD，Bierman EL，Porte D. The significance of basal insulin levels in the evaluation of the insulin response to glucose in diabetic and nondiabetic subjects. J. Clin-Invest，1967，46：1549-1557.

3. Woods SC，Stein LJ，Mckay LD，et al. Chronic intracerebroventricular infusion of insulin reduces food intake and body weight of baboons. Nature，1979，282（5738）：503-505.

4. Moller DE，Flier GS. Insulin resistance-mechanisms，syndromes，and implications. N Engl J Med，1991，325（13）：938-948.

5. Frayn KN，Coppack SW. Insulin redsiMIlch adipose tissue and coronary heart disease. Clin Sci，1992，82（1）：1-8.

6. Knutson VP，Donnelly PV，Balba Y. et al. Insulin resistance is mediated by a proteolytic fragment of the insulin receptor-J. BiolChem，1995，270（42）：24927-24981.

7. Saltiel AR，Olefsky JM. Thiazolidinediones in the treatment of insulin resistance and type II diabetes. Diabetes，1996，45（12）：1661-1669.

8. Garg A. Insulin resistance in the pathogenesis of dyslipidemia. Diabetes Care，1996，19（4）：387-389.

9. 李光伟，潘孝仁，Bennett PH. 血浆葡萄糖，胰岛素比值是可靠的胰岛素敏感性指数吗？中华心血管病杂志，1996，2：42-57.

10. Steinberg HO，Chaker H，Learning R，et al. Obesity/insulin resisitance is associated with endothelial dysfunction-implication for the syndrome of insulin resisitance. J Clin Invest，1996，97（11）：2601-2610.

11. Prort D，Seeley RJ，Woods DG. et al. Obesity，diabetes and the central nervous system. Diabetologia，1998，41：863-881.

12. 贾伟平，项坤三，丁炜，等. 男性中国人体脂分布与激素模式. 中华代谢内分泌杂志，1998，142：78-81.

13. 李秀钧，钱荣立. 胰岛素抵抗及其临床意义. 中国糖尿病杂志，1999，72：163-166.

14. Granberry MC，Fonseca VA. Insulin resistance syndrome：Options for treatment. South Med J，1999，92：2-14.

15. Hermans HMP，Levy JC，Morris RJ. et al. Comparison of insulin sensitivity tests across a range of glucose tolerance from normal to diabetes. Diabetologia，1999，42（6）：678-687.

16. Janssen I，Katzmarzyk PT，Ross R，et al. Fitness alters the associations of BMI and waist circumference with total and abdominal fat. Obes Res，2004，12（3）：525-537.

17. Karlsson HK，Zierath JR，Kane S，et al. Insulin-stimulated phosphorylation of the Akt substrate AS160 is impaired in skeletal muscle of type 2 diabetic subjects. Diabetes. 2005，54（6）：1692-1697.

18. Kann SE，Hull RL，Utzschneider KM. Mechanisms linking obesity to insulin resistance and type 2 diabetes. Nature，2006，444：840-846.

19. Hamdy O，Porramatikul S，Al-Ozairi E. Etabolic obesity：the paradox between visceral and subcutaneous fat. Curr Diabetes Rev，2006，2（4）：367-373.

20. Park S，Hong SM，Lee JE，et al. Exercise improves glucose homeostasis that has been impaired by a high-fat diet by potentiating pancreatic beta-cell function and mass through IRS2 in diabetic rats. J Appl Physiol. 2007，103（5）：1764-1771.

21. Fox CS，Massaro JM，Hoffmann U，et al. Abdominal visceral and subcutaneous adipose tissue compartments：association with metabolic risk factors in the Framingham Heart Study. Circulation. 2007，3，116（1）：39-48.

22. Gastaldelli A，Cusi K，Pettiti M，et al. Relationship between hepatic/visceral fat and hepatic insulin resistance in nondiabetic and type 2 diabetic subjects. Gastroenterology. 2007 Aug，133（2）：496-506.

23. Planel E，Tatebayashi Y，Miyasaka T，et al.. Insulin dysfunction induces in vivo tau hyperphosphorylation through distinct mechanisms. J Neurosci. 2007，12，27（50）：13635-48.

24. McIntyre RS，Soczynska JK，Konarski JZ，et al. Should Depressive Syndromes Be Reclassified as "Metabolic Syndrome Type II"？Ann Clin Psychiatry. 2007，19（4）：257-64

25. Selwyn AP. Weight reduction and cardiovascular and metabolic disease prevention：clinical trial update. Am J Cardiol. 2007，17，100（12A）：33P-37P.

26. Chang YC，Chuang' LM. The role of oxidative stress in the pathogenesis of type 2 diabetes：from molecular mechanism to clinical implication. Am J Transl Res. 2010，2（3）：316-331.

27. Saltiel A R，Kahn CR. Insulin signalling and the regulation of glucose and lipid metabolism. Nature. 2001，414：799-806.

28. Meng TC，Buckley DA，Galic S，Tiganis T，Tonks NK. Regulation of insulin signaling through reversible oxidation of the protein-tyrosine phosphatases TC45 and PTP1B. J Biol Chem. 2004，279：37716-25.

29. Klaman LD，Boss O，Peroni OD，Kim JK，Martino JL，Zabolotny JM，Moghal N，Lubkin M，Kim YB，Sharpe

AH, Stricker-Krongrad A, Shulman GI, Neel BG, Kahn BB. Increased energy expenditure, decreased adiposity, and tissue-specific insulin sensitivity in protein-tyrosine phosphatase 1B-deficient mice. Mol Cell Biol. 2000, 20: 5479-89.

30. Sleeman MW, Wortley KE, Lai KM, Gowen LC, Kintner J, Kline WO, Garcia K, Stitt TN, Yancopoulos GD, Wiegand SJ, Glass DJ. Absence of the lipid phosphatase SHIP2 confers resistance to dietary obesity. Nat Med. 2005, 11: 199-205.

31. Zick Y. Ser/Thr phosphorylation of IRS proteins: a molecular basis for insulin resistance. Sci STKE. 2005, 268: pe4.

32. Savage DB, Petersen KF, Shulman GI. Disordered lipid metabolism and the pathogenesis of insulin resistance. Physiol Rev, 2007, 87: 507-520.

33. Garg A. Acquired and inherited lipodystrophies. N Engl J Med, 2004, 350: 1220-1234.

34. Petersen KF, Dufour S, Befroy D, et al. Impaired mitochondrial activity in the insulin-resistant offspring of patients with type 2 diabetes. N Engl J Med, 2004, 350: 664-671.

35. Petersen KF, Befroy D, Dufour S, et al. Mitochondrial dysfunction in the elderly: possible role in insulin resistance. Science, 2003, 300: 1140-1142.

36. Li Y, Soos TJ, Li X, Wu J, et al. Protein kinase C Theta inhibits insulin signaling by phosphorylating IRS1 at Ser (1101). J Biol Chem, 2004, 279: 45304-45307.

37. Kim JK, Fillmore JJ, Sunshine MJ, et al. PKC-theta knockout mice are protected from fatinduced insulin resistance. J Clin Invest, 2004, 114: 823-827.

38. Han S, Liang CP, DeVries-Seimon T, et al. Macrophage insulin receptor deficiency increases ER stress-induced apoptosis and necrotic core formation in advanced atherosclerotic lesions. Cell Metab, 2006, 3: 257-266.

39. Liang CP, Han S, Okamoto H, et al. Increased CD36 protein as a response to defective insulin signaling in macrophages. J Clin Invest, 2004, 113: 764-773.

40. Chang YC, Chuang LM. The role of oxidative stress in the pathogenesis of type 2 diabetes: from molecular mechanism to clinical implication Am J Transl Res. 2010; 2 (3): 316-331.

41. Pansuria M, Xi H, Li L, et al. Insulin resistance, metabolic stress, and atherosclerosis. Front Biosci (Schol Ed), 2012, 4: 916-931.

42. Kim MY, Bae JS, Kim TH, et al. Role of transcription factor modifications in the pathogenesis of insulin resistance. Exp Diabetes Res, 2012: 716425. Published online 2011 October 26.

43. Lamming DW, Ye L, Katajisto P, et al. Rapamycin-induced insulin resistance is mediated by mTORC2 loss and uncoupled from longevity. Science, 2012, 335 (6076): 1638-1643.

第 4 章

糖尿病与胰岛 α、β、δ、PP 及 ε 细胞功能

胰腺的内分泌功能是由胰岛来完成的。胰岛的重要性在于，它是人体内控制血糖动态平衡的中心。胰岛是胰腺组织中重要的内分泌器官，每个胰岛都是一个复杂的微器官，由上千个分泌细胞组成。经典的胰岛内分泌细胞包括 α 细胞、β 细胞、δ 细胞及 PP 细胞，分别主要产生胰高血糖素（glucagon）、胰岛素、生长抑素（SS）及胰多肽，其在成年胰岛内分别约占 20%、75%、3%~5% 及 <2%（表 4-1）。此外目前已经明确，胰岛 ε 细胞是一种产生胃饥饿素（ghrelin）的新型胰岛细胞群体，该细胞约占成年胰岛细胞总数的 1% 或更少。胰岛 ε 细胞分泌的胃饥饿素对其他类型胰岛细胞具有调节效应，而且在胚胎期的胰岛发育和分化中可能发挥重要的作用。另外还有极少的分泌血管活性肠肽的 D1 细胞。关于胰岛 β 细胞功能与糖尿病的关系，在后文有专门章节阐述，在此也不赘述。

的"亚单位"，在这些"亚单位"内，仍然是 α 细胞位于周围，β 细胞位于中央部（图 4-1）。Orci 和 Unger 观察了若干种哺乳动物和人胰岛细胞的排列特点指出，分泌胰高血糖素的 α 细胞和分泌 SS 的 δ 细胞平行排列，最外周是 α 细胞分布区，稍内为稀疏的 δ 细胞层，居于中心的是大量分泌胰岛素的 β 细胞。他们认为这种排列不是偶然的，因而提出一个新的概念，即在解剖学上和功能上，可将胰岛分为两个亚单元：①位于胰岛中心的同种细胞单元，主要由 β 细胞组成，该区域可保持稳定而持续的胰岛素分泌，提供机体以基础的胰岛素需要量。②由外周的 α、δ 细胞和一部分 β 细胞组成一个外周异种细胞单元，有着丰富的神经和血管联系，对生理需要的 SS 和胰高血糖素迅速发生反应。δ 细胞位于 α 和 β 细胞的中间，有助于通过血液循环或旁分泌途径抑制其邻近的 α 细胞或 β 细胞释放相应的激素。

表 4-1　胰岛细胞分泌的各种物质

细胞名称	胰岛中的位置	分泌的物质
α 细胞	周围	胰高血糖素、NPY、GLP-1、胃多肽、缩胆囊素
β 细胞	中央	胰岛素、胰淀素
δ 细胞	周围	生长抑素、促胃液素
PP 细胞	周围	胰多肽
D1 细胞	周围	血管活性肠肽
ε 细胞	周围	胃饥饿素

一、胰岛的微观解剖

胰岛内 β 细胞数目最多，位于胰岛的中央部；α 细胞数目也较多，位于胰岛的周围部形成"鞘"，数量较少的 δ 细胞在位置分布上与 α 细胞存在一致性。在一些较大的胰岛内，由结缔组织构成的胰岛被膜深入胰岛内部将胰岛划分为不同

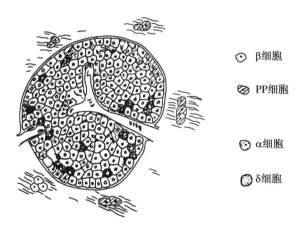

图 4-1　胰岛的微观解剖
（引自 Hazelwood RL. The Endocrine Pancreas,1989）

○ β细胞
◎ PP细胞
○ α细胞
◎ δ细胞

β 细胞为胰岛的主要细胞，在人约占胰岛细胞数的 75%，主要位于胰岛的中央部。电镜下见其线粒体较腺泡细胞的小，散在分布，圆形或细长，粗面内质网多呈短管或小泡状，均匀分布于胞质内。β 细胞主要分泌胰岛素。近来的研究表

明,胰淀素(amylin)也是由胰岛 β 细胞分泌的多肽。胰淀素由 37 个氨基酸残基组成,分子量 3850。人的胰淀素基因位于第 12 号染色体的短臂上。胰淀素的分泌由葡萄糖激活,在葡萄糖的作用下与胰岛素相伴分泌。胰淀素、胰岛素和胰高糖素三者共同维持稳态的葡萄糖水平。

人的 α 细胞约占胰岛细胞数的 20%,在胰体和胰尾部的胰岛内较多。成人的 α 细胞较大,常呈多边形,多位于胰岛的周边部。Malloryazan 染色,α 细胞胞质内见鲜红色的颗粒。电镜下 α 细胞的线粒体较少,呈细长形,有适量的粗面内质网,且常扩大成池,游离核糖体丰富,高尔基复合体不发达,其囊和小泡常含有致密物质。α 细胞的分泌颗粒圆形或卵圆形,电子密度高的芯常偏于一侧,界膜与芯之间有一新月形的帽样间隙。近年来,免疫细胞化学定位研究提示,α 细胞除分泌胰高血糖素、NPY、GLP-1 外还分泌抑胃多肽和缩胆囊素,前者可抑制胃的蠕动与分泌,后者可收缩胆囊和松弛 Oddi 括约肌。

δ 细胞数量较少,约占胰岛细胞数的 5%。人的 δ 细胞为卵圆形或梭形,分散于胰岛周边部,α、β 细胞之间。细胞核卵圆形,染色质致密,核仁不明显。Malloryazan 染色可见 δ 细胞质内含有大量蓝色的颗粒。电镜下,δ 细胞的细胞器如线粒体、粗面内质网和游离核糖体均较少,线粒体细,常位于分泌颗粒旁边,高尔基复合体较明显,靠近核的一侧。分泌颗粒较大,位于靠近毛细血管一侧的胞质中。近些年,用免疫细胞化学法证实了 δ 细胞分泌生长抑素。此外,也有报道 δ 细胞分泌促胃液素(胃泌素),但对此尚有不同意见。

PP 细胞体积小,分泌胰多肽。此细胞数量很少,但随年龄增长而有所增加。在人,它主要存在于钩形突内的胰岛周边部,但在外分泌部的中、小导管上皮内和腺泡细胞之间也有发现。光镜下只能用免疫细胞化学法辨别此细胞。电镜下,人的 PP 细胞分泌颗粒较小,且大小不一,圆形或卵圆形,颗粒芯一般为中等电子密度,界膜与芯之间的间隙窄而清亮。但颗粒芯的电子密度变化很大,有中等和高电子密度的颗粒,也有透亮的颗粒,而且这 3 种颗粒可以共存于一个细胞内,并均有胰多肽的免疫活性。胰多肽对消化系活动主要起抑制作用,是一种抑制性的激素。D1 细胞在人的胰岛内极少,主要位于胰岛的周边部。细胞形态不规则或细长有突起。光镜下不易辨认,电镜下见

细小的分泌颗粒,圆形或不规则形,中等电子密度,Grimelius 银染反应弱。此细胞易与 PP 细胞混淆,其区别在于颗粒界膜与芯之间无间隙。免疫组织化学法显示 D1 细胞可能分泌血管活性肠肽。在分泌血管活性肠肽增多的肿瘤中,可见类似的 D1 细胞增多。在腺泡细胞膜上发现血管活性肠肽受体,故血管活性肠肽可看作为一种调节胰腺外分泌的神经递质。血管活性肠肽还能抑制胃酶的分泌,刺激胰岛素和高血糖素的分泌。胰岛 ε 细胞是一种产生胃饥饿素的新型胰岛细胞群体,利用透射电镜和免疫金标记技术在超微结构水平上发现,胎儿胰岛细胞中的胃饥饿素分泌颗粒在大小、形状及电子致密度等方面均不同于任何一种经典胰岛激素(包括胰高血糖素、胰岛素、生长抑素及 PP)的分泌颗粒。胃饥饿素颗粒的特征为直径小(平均值为 110nm)、球形、电子密度不一,而胰高糖素分泌颗粒则直径较大(平均值为 185nm)、电子密度高。上述结果进一步支持胰岛 ε 细胞是一种独立的胰岛细胞类型。

胰岛局部微血管结构为研究胰岛细胞之间的相互影响提供了新方向。大鼠胰岛的输入血管(小动脉)在非连续 α、δ 及 PP 细胞间隙直接进入胰岛中心部的 β 细胞区,又在其中分为许多毛细血管,形成胰岛内的微门脉循环。换言之,α、δ 细胞通常位于微血管周围,这些细胞分泌的胰高血糖素和 SS 可以通过微血管,到达中央部 β 细胞分布区;而胰岛 β 细胞分泌的胰岛素则由此进入微血管,经短距离运送后,再离开微血管而作用于表层 α 或 β 细胞。

胰岛的神经支配非常丰富,其自主肾上腺素能和胆碱能神经末梢与胰岛细胞和血管形成突触联系,调节胰岛血流或局部旁邻内分泌。另外还存在肽能神经,这种神经递质的效应属于旁邻内分泌。

二、胰岛 α 细胞与糖尿病

α 细胞位于胰岛的周围部,主要分泌胰高血糖素和神经肽 Y。新近研究表明,胰高糖样多肽(GLP-1)在胰岛 α 细胞亦有表达。

胰高血糖素是由 29 个氨基酸组成的直链多肽,分子量是 3845。人类胰高血糖素基因位于 2 号染色体长臂上。其主要生理功能是:①迅速分解肝糖原,抑制糖酵解,抑制肝糖原的合成;②促进肝细胞对氨基酸的主动摄取,主要是使丙氨酸、

谷氨酸、甘氨酸等生糖氨基酸水平下降;③促进脂肪组织的水解及脂肪酸的氧化,使血中游离脂肪酸水平增加;④促进肝脏摄取有利脂肪酸,以致肝脏储存甘油三酯,同时有轻微生酮的作用。

在生理情况下,进食碳水化合物后可使胰岛素浓度迅速升高,并在 30 分钟时出现分泌峰,即早期分泌相;而胰高血糖素在进餐后浓度迅速下降。在 2 型糖尿病患者,不仅存在 β 细胞功能的异常同时还有 α 细胞功能的异常。在 2 型糖尿病患者和 IGT 人群,胰高血糖素在进餐后非但不受高血糖和高胰岛素的抑制,反而进一步升高。由此推断胰岛素和胰高血糖素的分泌异常共同导致了餐后高血糖的发生。近年来越来越多的研究表明 α 细胞可能同样存在胰岛素抵抗。在 α 细胞上存在有胰岛素受体,并且同样存在对 K^+ 敏感的 ATP 通道。已经证实胰岛素通过 IRS-1、PI3-K 途径抑制 α 细胞的胰高糖素的基因表达和释放,刺激 α 细胞上的 K^+ 敏感的 ATP 通道开放。说明 α 细胞里胰岛素信号转导的 PI3-K 途径与外周靶组织相同,并且参与了正常 α 细胞分泌胰高血糖素的调节。

在 1 型糖尿病患者中同样存在胰高血糖素分泌的异常。部分 1 型糖尿病患者在糖负荷后会出现明显的高血糖,此时除 β 细胞功能的丧失外,还存在 α 细胞调节的异常,即高血糖时胰高血糖素水平不能被抑制,这种现象在 1 型糖尿病早期甚至在胰岛素尚有一定水平时就可出现。因此 1 型糖尿病患者的胰高血糖素水平无论是空腹或糖负荷后均较正常人高。在 1 型糖尿病患者中导致这种 α 细胞功能异常的原因可能包括:①自身免疫导致 α 细胞功能受损;②胰岛素介导的对 α 细胞分泌的抑制功能下降,这是由于胰岛内胰岛素水平的下降或自身免疫导致的胰岛素分泌减少所致。

总之,无论在 1 型糖尿病或 2 型糖尿病的发病中胰高血糖素均起着非常重要的作用。但是胰岛素调节胰高血糖素的分子内机制及 α 细胞胰岛素抵抗在糖尿病病程中所起的作用尚需进一步的研究。

NPY 是由 Tatemoto 于 1982 年首次从猪脑中发现并提纯的含 36 个氨基酸残基的多肽,属 NPY 家族,广泛分布于中枢和周围神经系统。近年的研究发现胰腺内有 NPY 阳性细胞,NPY 在哺乳动物胰岛中主要由 α 细胞,少量由 β 细胞表达,可以通过旁分泌和自分泌调节胰岛素的分泌。在大鼠和小鼠,NPY 直接作用于胰岛能减少葡萄糖刺激的胰岛素分泌,且通过静脉注入 NPY 能减少小鼠葡萄糖刺激的胰岛素释放。有研究发现,高浓度的脑脊液 NPY 可以使大鼠的抵抗素基因表达增加。接受 NPY 的 Y2 受体基因敲除的 ob/ob 大鼠的 2 型糖尿病表现明显减轻,提示 NPY 参与了大鼠糖尿病的发生。上述研究均提示了 NPY 可能参与机体胰岛素抵抗的发病。

胰高糖样多肽(GLP-1)是一种肽类肠道激素,在调节体内葡萄糖稳态中起重要作用。GLP-1 主要由肠道 L 细胞合成和分泌,此外在胰腺 α 细胞、胰腺、脑干和下丘脑的提取物中也证实了 GLP-1 的存在。它是胰高糖素原基因表达后加工的产物,其基因序列包含在胰高血糖素前体基因内,该基因可在胰腺的 α 细胞内表达。GLP-1 与其受体结合,通过激活 G 蛋白发挥多种生理作用:刺激 β 细胞增殖与分化,并减慢 β 细胞的凋亡;刺激胰岛素基因转录和前胰岛素生物合成;增强葡萄糖刺激性的胰岛素分泌;降低胰高血糖素浓度并抑制胰高血糖素分泌;增强胰岛素的敏感性;刺激胰岛素依赖性糖原的合成;降低游离脂肪酸的浓度;减慢胃排空速度;通过下丘脑的中枢作用抑制食欲,降低食物摄取量;在中枢系统中刺激交感神经。

三、胰岛 δ 细胞与糖尿病

胰岛 δ 细胞主要分泌生长抑素。

SS 是由 14 个氨基酸组成的小分子肽,分子量 1658。SS 在体内分布广泛,除分布于神经系统(占 25%)外,还存在于其他部位如胃肠道(占 60%~70%)、胰腺(占 5%)、甲状腺及心脏等器官。SS 具有抑制生长激素(GH)分泌的作用,还可抑制多种胃肠道激素的分泌以及胃肠道运动和吸收功能;在糖代谢方面,SS 不仅可以抑制胰岛素和胰高血糖素分泌,还可抑制葡萄糖、甘油三酯和电解质的吸收,使血糖向组织内转运,从而降低血糖水平。除此之外,Moller 通过灌注入前臂肌肉证实了 SS 能直接增加局部组织胰岛素刺激的葡萄糖摄取量,推测 SS 还具有拮抗胰岛素抵抗的作用。因此,SS 及其类似物与糖尿病的关系日益为人瞩目。

大约 50% 的糖尿病患者可出现胃轻瘫,高血糖可使 SS 分泌减少,当 SS 分泌减少时,其对促胃液素的抑制作用也减弱,从而使促胃液素合成和分泌增加,引起胃十二指肠不协调的无效收缩或反馈性抑制,最终导致胃排空障碍。

研究发现,SS 无论在体外还是体内,均能抑制胰岛素的分泌。虽然糖尿病患者空腹状态下 SS 处于高水平状态,但糖负荷下 SS 峰值高度和上升幅度小于正常对照,提示 SS 分泌相对不足。目前发现 SS 具有 5 种受体亚型,它们在胰岛细胞中的表达不同,其中主要分布于 β 细胞的是 1 型和 2 型受体。SS 通过 2 型受体抑制胰岛素的分泌,这种作用是通过 SS 抑制细胞外钙离子经由 G2 蛋白调节的电压依赖性钙离子通道进入胰岛素分泌细胞,在不影响细胞腺苷酸环化作用以及细胞内外钾离子分布的情况下剂量依赖性地抑制细胞胰岛素的分泌。至于对葡萄糖分泌的抑制作用可能也是通过 2 型受体机制,并且通过降低葡萄糖引物活性部分抑制其基因表达。SS 可抑制 GLP-1 的作用。SS 对胰岛素和血糖均有抑制作用,在 1 型糖尿病患者给与胰岛素治疗的基础上,并用 SS,可减少胰岛素用量,但 SS 作用时间短,且对内分泌、外分泌均有广泛的抑制作用,因此近些年开发了多种 SS 抑制物,它们作用时间长,且选择性地抑制血糖发挥长效作用。

四、胰岛 PP 细胞与糖尿病

胰岛 PP 细胞分泌胰多肽(pancreatic polypeptide,PP)。PP 最早于 1968 年在鸡的体内发现,之后一直将整个结构相关肽家族称为胰多肽家族。但 1993 年,Larhammar 等发现,NPY 在进化中更古老,对进化的贡献更大,因此将胰多肽家族改称为 NPY 家族更恰当。与 NPY 一样,PP 也是由 36 氨基酸组成的多肽,分子量 4179。正常人空腹血清中的胰多肽水平很低,半衰期 5~10 分钟。进食后血中胰多肽水平迅速升高,最强烈的刺激是食物。通过旁分泌和自分泌抑制胰岛素的分泌,同时抑制胰液的分泌,特别是抑制碳酸氢盐和胰蛋白酶的分泌,减弱胆囊的收缩和加强胆总管的紧张度以及抑制胃窦和小肠的运动等。近年有研究表明,PP 对食物和促胃液素刺激的胃黏膜的生长具有抑制作用,PP 抑制固体食物的胃排空且延迟餐后血糖和胰岛素的升高,提示 PP 具有对胰岛素餐后分泌的再调节作用。PP 的释放主要受生长激素、抑胃肽和血管活性肠肽的抑制。上述研究表明,PP 不仅对胰腺外分泌有作用,而且对

胰腺的内分泌也有作用。

五、胰岛 ε 细胞与糖尿病

胰岛 ε 细胞是一种产生胃饥饿素的新型胰岛细胞群体,该细胞约占成年胰岛细胞总数的 1% 或更少。胃饥饿素是一种脑-肠肽,为生长激素促分泌物受体的内源性配体。广泛分布于胃肠道、胰腺、下丘脑等多种组织中。除了促进生长激素分泌,胃饥饿素还具有调节代谢和能量平衡、调节心血管和免疫系统以及抗抑郁等多种生物学作用。

2002 年,Wierup 等利用组织免疫荧光染色和原位杂交检测发现,ghrelin 在 22 周龄胎儿、新生儿以及成人的胰腺中表达,胰岛 ε 细胞细胞在胚胎中期和新生儿期约占全部胰腺内分泌细胞总数的 10%,而在成人胰腺中则仅占 1% 左右。该细胞在成人期一般呈单个细胞分布,可见于胰岛周边,还可偶见于胰腺的外分泌组织、导管及神经元等处。在胚胎中期,胰腺 ε 细胞数量显著多于胃组织。更为重要的是,胰腺 ε 细胞并不与胰高血糖素、胰岛素、SS、PP 等任何一种已知的胰岛激素共表达。该作者据此首次提出了胰岛 ε 细胞可能是一种新的胰岛细胞类型。

李琳等发现胃饥饿素的受体可在大鼠和小鼠胰岛 β 细胞或 β 细胞株上表达,还可在大鼠胰岛 α 细胞上表达。提示胰岛 ε 细胞分泌的胃饥饿素可能通过旁分泌或内分泌的方式对其他类型胰岛细胞发挥调节作用。许多研究也提示胃饥饿素可抑制离体大鼠和小鼠胰岛或 β 细胞株葡萄糖刺激的胰岛素释放。采用胃饥饿素受体拮抗剂或胃饥饿素抗体阻断内源性胃饥饿素的作用后,可增加离体大鼠胰岛葡萄糖刺激的胰岛素分泌和钙离子内流;外源性胃饥饿素可抑制离体大鼠胰岛葡萄糖刺激的胰岛素分泌,并抑制大鼠单个 β 细胞葡萄糖刺激的钙离子内流,钾通道阻断可使其抑制钙离子内流的效应出现逆转。体内实验显示,外源性给予胃饥饿素可升高小鼠血糖水平和降低胰岛素水平,该效应不依赖于 GH 分泌增加,因为其升血糖效应在 GH 缺乏小鼠中仍然存在;给予胃饥饿素受体拮抗剂则出现相反的效应胃饥饿素及其受体拮抗剂对小鼠胰岛素敏感性没有明显的影响。上述结果提示,生理状态下胰岛 ε 细胞分泌的胃饥饿素对胰岛 β 细胞功能具有抑制性调节效应,胃饥饿素的这种效应与其促进 GH 分泌和增强食欲等效应在能量稳态整合调节中具有重

要的意义。此外,Qader 等发现神经元原生型一氧化氮合酶(ncNOS)的激活可能参与介导胃饥饿素对胰岛 α 和 β 细胞功能的调节作用。然而,胰岛 ε 细胞的确切生理学和病理生理学意义尚待深入研究。

六、胰岛各细胞分泌物质间的相互作用

胰岛各种细胞所分泌的物质间的相互作用试总结如下:

(1) 胰高血糖素能促进生长抑素和胰岛素的分泌。

(2) 生长抑素抑制胰高血糖素、胰岛素和 GLP-1 的分泌。

(3) 胰岛素抑制胰高血糖素分泌。

(4) GLP-1 增强葡萄糖刺激性的胰岛素分泌并抑制胰高血糖素分泌。

(5) NPY 能减少葡萄糖刺激的胰岛素分泌。

(6) 胃饥饿素可能增加葡萄糖刺激的胰岛素分泌。

(7) PP 可能具有抑制餐后胰岛素分泌的作用。

胰岛不仅是具有独立功能的 α、β、δ 及 PP 细胞的集合体,而且通过旁分泌途径和血液循坏途径互相调节,以利于代谢内环境的恒定。如果这种调节失灵或紊乱,无论原发还是继发,都会导致或加重糖尿病的高血糖。相信,对胰岛细胞和胰岛功能的进一步深入研究,不仅对探索糖尿病治疗的新途径提供理论依据,而且对阐明糖尿病的发病机制,都有着重要的理论和实际意义。

（王晓霞）

参 考 文 献

1. Trandaburu T,Nurnberger F,Ali SS,et al. Distribution and ultrastructure of somatostat in immunoreactive cells in the pancreas. Anat Anz,1995,177:213-216.

2. Ahren B,Larsson H. Impaired glucose tolerance (IGT) is associated with reduced insulin-induced suppression of glucagon concentrations. Diabetologia, 2001, 44: 1998-2003.

3. Larsson H,Ahren B. Glucose intolerance is predicted by low insulin secretion and high glucagon secretion:outcome of a prospective study in postmenopausal Caucasian women. Diabetologia,2000,43:194-202.

4. Henkel E, Menschikowski M, Koehler C, et al. Impact of glucagon response on postprandial hyperglycemia in men with impaired glucose tolerance and type 2 diabetes mellitus. Metabolism,2005,54(9):1168-1173.

5. Diao J,Asghar Z,Chan CB,et al. Glucose-regulated glucagons secretion requires insulin receptor expression in pancreatic alpha-cells. J Biol Chem,2005,280(39):33487-33496.

6. Leung YM,Ahmed I,Sheu L,et al. Insulin regulates islet｛alpha｝-cell function by reducing KATP channel sensitivity to ATP inhibition. Endocrinology,2006,2:1130-1135.

7. Leung YM,Ahmed I,Sheu L,et al. Electrophysiological characterization of pancreatic islet cells in the mouse insulin promoter-green fluorescent protein mouse. Endocrinology,2005,146(11):4766-4775.

8. Kaneko K,Shirotani T,Araki E,et al. Insulin inhibits glucagons secretion by the activation of PI3-kinase in In-R1-G9 cells. Diabetes Res Clin Pract,1999,44:83-92.

9. Greenbaum CJ,Prigeon RL,D'Alessio DA. Impaired-cell function,incretin effect,and glucagon suppression in patients with type 1 diabetes who have normal fasting glucose. Diabetes,2002,51:951-957.

10. Wang ZL, Bennet WZ, Wang RM, et al. Evidence of a pancreatic role of Neuropeptide Y in the regulation of insulin release from pancreatic islets of normal and dexamethasone treated rats. Endocrinology,1994,135:200-206.

11. Zoccali C. Neuropeptide Y as a far reaching neuromediator:from energy balance and cardiovascular regulation to central integration of weight and bone mass control mechanisms. Implications for human diseases. Curr Op in Nephrol Hypertens,2005,14(1):25-32.

12. Yuzuriha H,Inui A,Goo K,et al. Intracerebroventricular administration of NPY stimulates resistin gene expression in mice. Int J Mol Med,2003,11(5):675-676.

13. Sainsbury A,Schwarzer C,CouzensM,et al. Y2 receptor deletion attenuates the type 2 diabetic syndrome of ob/ob mice. Diabetes,2002,51(12):3420-3427.

14. Moller N,Bagger JP,Schmitz O,et al. Somatostatin enhances insulin-stimulated glucose uptake in the perfused human forearm. J Clin Endocrinol Metab,1995,80:178-182.

15. Atiya AW,Moldovan S,Adrian TE,et al. Intraislet somatostatin inhibits insulin(via a subtype somatostatin receptor)but not islet amyloid polypeptide secretion in the isolated perfused human pancreas. J Gastrointest Surg,1997,1:251-256.

16. 王燕萍,刘礼斌. GLP-1 对胰岛 β 细胞保护作用的研究进展. 国际内分泌代谢杂志,2007,27(2):98-100.

17. Larhammar D,Blomqvist AG,Soderberg C. Evolution of

neuropeptide Y and tis related peptides. Comp Biochem Physiol,1993,106C:743-752.

18. Miguel J,Larhammar D. Neuropeptide Y family of peptides:Structrue,anatomical expression,function,and molecular evolution. Biochem Cell Biol,2000,78(3):371-392.

19. Holst JJ. Glucagon-like peptide-l:from extract to agent. The Claude Bernard Lecture,2005. Diabetologia,2006,49:253-260.

20. Vilsboll T. The effects of glucagon-like peptide-l on the beta cell. Diab,Obes Metabol,2009,11(Supp13):11-18.

21. Shao W,Yu Z,Fantus IG. Cyclic AMP signaling stimulates proteasome degradation of thioredoxin interacting protein(TxNIP)in pancreatic beta-cells. Cell Signal,2010,22(08):1240-1246.

22. Drucker DJ. Enhancing incretin action for the treatment of type2 diabetes. Diabetes Care,2003,26:2929-2940.

23. Wierup N,Svensson H,Mulder H,et al. The ghrelin cell:a novel developmentally regulated islet cell in the human pancreas. Regul Pept,2002,107:63-69.

24. 李琳,吴永华,洪天配,等. Ghrelin 抑制胰岛 β 细胞胰岛素释放的机制探讨. 中国糖尿病杂志,2006,14(6):452-454.

25. Wierup N, Yang S, McEvilly RJ, et al. Ghrelin is expressed in a novel endocrine cell type in developing rat islets and inhibits insulin secretion from INS-1(832/13)cells. J Histochem Cytochem,2004,52(3):301-310.

26. Dezaki K,Hosoda H,Kakei M,et al. Endogenous ghrelin in pancreatic islets restricts insulin release by attenuating Ca2+ signaling in beta-cells:implication in the glycemic control in rodents. Diabetes,2004,53:3142-3151.

27. Qader SS,Lundquist I,Ekelund M,et al. Ghrelin activates neuronal constitutive nitric oxide synthase in pancreatic islet cells while inhibiting insulin release and stimulating glucagon release. Regul Pept,2005,128:51-56.

第3部分
代谢综合征

第 5 章

肥 胖 症

肥胖定义为过多的脂肪组织堆积的状态。目前认为它更像是一种综合征或一组疾病的一部分，而不是单一疾病。其发病机制尚未完全阐明。普遍认为肥胖是一种与社会、文化、行为及遗传因素相关的疾病。从根本上说，肥胖是一个能量代谢失衡的问题，如果热量的不断摄入超出了总的能量消耗就会产生肥胖。回顾人类的生存和进化史不难看出在资源不足的古人类，为了生存需要付出巨大的体力活动尚不足以获得足够的热量，此时能量的消耗远大于摄入；随着人类生存条件的不断改善，矛盾发生了转换，能量摄入大于消耗，导致过多的热量以脂肪的形式储存于体内，逐渐形成肥胖。这或许只是现象，本质是什么呢？能量平衡的控制或许应该是需要深入研究的问题实质。目前人们已知肥胖会带来许多临床问题，与肥胖相关的疾病包括糖尿病、血脂异常、冠心病、高血压病等疾病严重危害人类的健康和寿命，对肥胖症的研究正逐步深入。

一、肥胖的历史和现状

（一）肥胖的历史

肥胖的起源可追溯到 3 万年前，那是人类更有效储存能量的方式。而肥胖作为一种医学现象被人接受则是一个相当漫长的过程。几千年来，肥胖或超重都是非常少见的，也没有人去研究它，甚至在某些文化中，肥胖是身份和财富的象征，只有富裕者才会肥胖。古希腊是第一个认识到肥胖及其相关疾病危险的国家，希波克拉底（Hippocrates）曾认为肥胖会导致不育和早死，他发展了当时健康的理念，提出了能量平衡方程式，认为摄入过多的食物或不运动去消耗多余的部分超出人体的承受力是危害健康的行为。随着肥胖人群的不断增加，医学上也逐渐认识到减轻体重给肥胖者带来的益处，对肥胖的治疗也强调了饮食和运动两个因素。

（二）肥胖的现状

1. 肥胖人群的增加是一个全球性的问题，尤其是儿童肥胖更应引起重视。

2. 1997 年 WHO 正式将肥胖定义为一种疾病，认为它会导致许多医学问题。

3. 随着肥胖患病率的增加，由肥胖带来的直接或间接社会和经济负担逐渐加大。

4. 肥胖的产生与目前社会上某些不良的趋势有关，比如食物的制作和组分的改变（食品制造商制作的大量快餐食品和袋装的高热量副食品等），生活方式的改变（如汽车销量的增加、久坐、活动减少）以及生活和社会压力增大等。

5. 目前针对肥胖的治疗效果不能令人满意，减重后的体重反弹也是一个普遍问题。

二、肥胖的流行病学

肥胖目前是一种患病率逐年增加且严重危害公共健康的疾病。肥胖人群的增加不仅出现在发达国家，发展中国家的肥胖和超重患病率也呈上升趋势。肥胖虽然是一个全球性的问题，但目前尚没有国际统一的诊断标准，不同国家、不同地区有各自的诊断标准，因此其患病率也不同。

（一）评价肥胖的指标

1. 体质指数（body mass index，BMI）　BMI 是与体内脂肪总量密切相关的指标，计算公式为 BMI = 体重（kg）/身高^2（m^2），单位是（kg/m^2）。BMI 简单易测量，不受性别影响，是目前临床上评价肥胖最常用的指标。但对于某些特殊人群如运动员等，BMI 不能准确反映超重和肥胖的程度。BMI 虽然不是最精确的，但却是最实用的指标。

2. 腰围（waist circumference，WC）　腰围是反映脂肪总量和脂肪分布的综合指标，WHO 推荐的的测量方法是：被测者站立，双脚分开 25 ~ 30cm，测量位置在水平位髂前上棘和第 12 肋下缘连线的中点，将测量尺紧贴软组织，但不要压迫，测量过程中避免吸气，保持测量尺各部分处于水平位置,测量值精确到 0.1cm。

3. 腰臀比值(waist to hip ratio,WHR) WHR 是腰围和臀围的比值,臀围是环绕臀部最突出点测出的身体水平周径。WHR 是早期研究中预测肥胖的指标,但腰围更简单可靠,目前更倾向于用腰围取代腰臀比预测中心型肥胖。

(二)超重和肥胖的判定标准

一般根据 BMI、腰围或腰臀比判断是否超重或肥胖,其临界值是人为制定的,主要依据流行病学中所测指标与健康危险的相关程度和由参照人群得到的统计数据。

1. 体重指数(BMI) 由于种族和文化差异,亚洲成年人的体型和脂肪分布与白种人有所不同。1997 年 WHO 发布了成年人 BMI 分级标准(表 5-1),1999 年又发表了《对亚太地区肥胖及其治疗的重新定义》,提出亚洲成年人的 BMI 分级标准,超重与肥胖的临界点分别为 $23kg/m^2$ 和 $25kg/m^2$。并建议各国应收集本国居民肥胖的流行病学以及疾病危险数据以确定本国人群 BMI 的分类标准(表 5-2)。由卫生部疾控司发布的中国肥胖问题工作组编写的《中国成人超重和肥胖症预防控制指南》2003 版提出中国人超重与肥胖诊断的 BMI 临界点分别是 $24kg/m^2$ 和 $28kg/m^2$。

表 5-1 1997 年 WHO 成年人 BMI 分级标准

分类	BMI(kg/m^2)	危险度
低体重	<18.5	高(非肥胖相关疾病)
正常体重	18.5~24.9	平均水平
超重(肥胖前期)	25~29.9	增加
Ⅰ度肥胖	30~34.9	中等
Ⅱ度肥胖	35~39.9	严重
Ⅲ度肥胖	≥40	极严重

表 5-2 1999 年亚太地区肥胖诊断标准

分类	BMI(kg/m^2)	危险度
低体重	<18.5	高(非肥胖相关疾病)
正常体重	18.5~22.9	平均水平
超重	>23.0	
肥胖前期	23.0~24.9	增加
Ⅰ度肥胖	25.0~29.9	中等
Ⅱ度肥胖	≥30	严重

2. 腰围 任何评价肥胖的方法都必须包括腰围测量,因为腰围减小时,即使体重无改变也可显著降低发病危险。WHO 建议男性腰围>94cm(2.82 尺),女性腰围>80cm(2.4 尺)作为肥胖的标准。我国提出将男性≥85cm 和女性≥80cm 作为腹型肥胖的诊断分割点。腰围低于上述标准则不需要减肥,高于标准值可能会危害健康,BMI 升高和向心性脂肪分布会导致腰围增大。

3. 腰臀比 腰臀比也是测量腹部肥胖的指标。白种人男性 WHR>1.0,女性 WHR>0.85 认为腹部脂肪堆积。腰围评价腹型肥胖较腰臀比更有效。

4. CT 或 MRI 全身脂肪定量 是目前评估内脏脂肪组织较准确的方法,但非常规检查手段。用第三腰椎和第四腰椎水平的 CT 或 MRI 扫描记算内脏的脂肪面积,面积>130cm² 与代谢性疾病相关,<110cm² 则无危害。临床上一般用腰围预测内脏脂肪含量。

另外还可用测量皮肤皱褶厚度及生物电阻抗等方法预测体内脂肪含量来评价肥胖。

(三)肥胖的流行特征

一直以来,在全球肥胖症的流行情况上存在不均衡性,表现在性别、年龄、文化、社会经济状况、种族、历史等因素对流行病学资料的影响。

1. 中国肥胖症患病率情况 1995 年 7 月至 1997 年 6 月在我国 11 省(市)一项分层整群随机抽样研究显示:超重率为 21.51%,肥胖率为 2.92%。2002 年来自中国居民营养健康状况调查的数据显示:按照《中国成人超重和肥胖症预防控制指南》的标准,我国成人超重率为 22.8%,肥胖率为 7.1%。大城市成人超重率与肥胖率分别高达 30.0% 和 12.3%,儿童肥胖率已达 8.1%。男性超重和肥胖患病率大城市高于小城市,富裕县高于贫困县,城镇高于农村;女性则以直辖市最高。从发展趋势看,肥胖症的患病率正逐年增长,且增长速度惊人。

2. 其他国家肥胖症的发病情况 美国是目前肥胖问题最突出的国家。美国总体超重率为 64.5%,肥胖率为 30.5%,其中男性超重率为 67.2%,肥胖率为 27.5%;女性超重率为 61.9%,肥胖率为 33.4%。2004 年英国肥胖率男女分别为 22.4% 和 23.2%,超重率分别为 43.9% 和 33.9%,从 1993—2004 年,超重率变化不大,但肥胖率男女分别增加了 9.5% 和 6.8%,同时 BMI 处于20～25kg/m²的人群男女分别下降了10.6%和8.5%。最新数据分析显示：目前美国约有69%的成人患有肥胖或超重，其中肥胖患者占35%，2009—2010年美国肥胖发病情况与2003—2008年相比趋于稳定甚至略有下降，但仍维持在较高的水平。

三、肥胖症的病因、发病机制及病理生理

（一）肥胖症的病因及发病机制

一种简单的观点认为，摄入的能量大于消耗的能量致能量平衡被打破产生肥胖；另一种观点认为体脂调节障碍，由于设定点过高调节造成肥胖。目前一致认为肥胖的产生是由遗传和环境因素决定的。遗传因素是发病基础，环境因素是发病条件。

1. 遗传因素　关于收养和孪生子的肥胖家系研究表明，遗传因素在肥胖的发病机制中的参与度至少在20%～40%以上，还有报道遗传因素可以解释45%～75%的个体差异。

（1）单基因异常与肥胖：只有极少数肥胖者属于单基因突变肥胖症，目前已确认6种单基因突变肥胖症，分别是瘦素基因、瘦素受体基因、阿片黑色素皮质素原基因、激素原转化酶-1基因、黑色素受体-4基因及过氧化物酶体增值子激活受体γ基因。

（2）多基因异常与肥胖：绝大多数肥胖者并非单基因突变肥胖症，而是一种多基因与环境因素共同参与的复杂病。目前已发现近200个肥胖相关基因，其作用部位主要在下丘脑和脂肪组织。

2. 环境因素　肥胖是人体对环境因素改变的一种正常的生理反应。主要为生活方式的改变包括饮食结构的改变、久坐、体力活动减少等。基因对体重的影响估计仅为33%变量，说明环境因素在肥胖的发生中发挥巨大作用，近十年来肥胖流行程度明显增加足以说明这一事实。WHO提供的数据：1967—1969年中国人的食物中脂肪的含量为25g/（天·人），1997—1999年增加为79g/（天·人），说明我们的膳食结构已经发生了巨大改变，由传统的高糖和高纤维素饮食转换为高脂、高热量饮食是肥胖增加的重要环境因素之一。另外，不良的饮食习惯如喜食甜食、油炸食品、快餐等高热量低营养食物以及缺乏体力活动，能量消耗减少，也是产生肥胖的重要原因。

3. 其他因素　社会经济状况和肥胖症呈负相关，在社会经济较低的环境中成长是肥胖症的危险因素，它主要影响能量的摄入和消耗的平衡；心理因素对肥胖的影响也不容忽视，贪吃心理是许多单纯性肥胖发生的重要心理环节。另外，某些药物可促使体重增加，如抗精神病类药物（吩噻嗪类、丁酰苯类）、三环类抗抑郁药、抗癫痫药（卡马西平、丙戊酸钠）、类固醇激素（糖皮质激素）、肾上腺素能阻滞剂（α1及β2受体阻滞剂）、5-羟色胺拮抗剂（赛庚啶）以及糖尿病治疗药（胰岛素、磺脲类、噻唑烷二酮类）。

（二）肥胖症的病理生理

1. 能量平衡　是指能量摄入与消耗之间的关系。能量摄入过多和（或）能量消耗减少导致能量处于正平衡状态，使积存的能量以脂肪的形式在体内储存产生肥胖。

（1）能量摄入：人体依靠糖、脂肪、蛋白质三大营养物质供给能量。高能量食物主要是脂肪的摄入易致肥胖。能量摄入的高峰是在15～20岁，以后随年龄增长而下降。在每一年龄段中，男性能量的摄入均高于女性。在中年以后，估计在10年间每日能量摄入减少450kcal左右，但同期内体重却有增加，说明此间能量消耗的减少程度更多，因此年龄增长中的肥胖患病率增加与能量消耗减少更为密切。

（2）能量消耗：人类的总能量消耗（total energy expenditure，TEE）通常分为三大部分：①基础代谢率（basal metabolic rate，BMR）是指在基础状态下，单位时间内的能量代谢。占总能量消耗的65%～70%，是维持生命所必需的能量，包括呼吸、心跳、蛋白转换及组织修复等。20世纪七八十年代，肥胖的研究集中在"能量节约"（energy sparing）可以解释一部分肥胖患者的发生，直到70年代末期才发现肥胖患者的基础代谢率（BMR）高于非肥胖或瘦人。②食物的产热作用（diet-induced thermagenesis，DIT）是指食物在消化、吸收、转运、储存等所消耗的能量。约占能量消耗的10%左右。研究发现肥胖患者中由饮食的产热作用明显减低。③体力活动（physical activity，PA）约占能量消耗的25%，但可有极大个体间及个体内变动，与活动频率、时间及强度有关，肥胖者自发体力活动时间减少，但体力活动时总能量消耗并不少。

2. 脂肪组织生物学　肥胖是体内过多的脂肪组织堆积，针对脂肪组织生物学的研究目前是

肥胖研究的重点,脂肪组织按功能分为两部分,白色脂肪组织和棕色脂肪组织,前者广泛分布于人体的许多部位如皮下和内脏组织以及淋巴结、骨骼肌等其他器官,后者主要分布在颈、肩、肩胛间区和腋窝等处。

(1) 白色脂肪组织:即通常所说的脂肪组织。主要分布在皮下、网膜和系膜等处,约占成人体重的 10%,储存甘油三酯提供长期的能量供应,是哺乳动物体内主要的能量储存库,除了储存能量,还作为隔热体保护其他器官免受机械性损伤。白色脂肪组织中除了成熟的脂肪细胞外,还包含其他细胞成分约占 50%,如内皮细胞、成纤维细胞、巨噬细胞等。从功能的角度看,成熟的脂肪细胞在白色脂肪组织中起关键作用。过去我们对肥胖的理解只是脂肪组织的增多,现在发现脂肪组织可分泌多种关键的细胞因子(或称脂肪因子)来调节能量代谢平衡,尤其是瘦素(leptin),这些因子参与整个代谢调节过程,可能是导致肥胖的直接因素。

(2) 棕色脂肪组织:因组织中含有丰富的毛细血管而呈棕色,成人体内含量极少,新生儿及冬眠动物含量较多,在新生儿主要分布在肩胛间区、腋窝及颈后等处。其主要功能是在寒冷的刺激下分解脂肪提供热能。近年研究发现在成年人脂肪组织中有大量的棕色脂肪细胞分布并表达解偶联蛋白在产热调节中起关键作用。

(3) 脂肪细胞因子:过去的几十年里对脂肪组织作用的认识已经发生了根本变化,目前认为它是人体内主要的内分泌和信号器官。脂肪细胞因子是由脂肪细胞分泌的一组结构不同、功能各异的细胞因子。包括经典的细胞因子、生长因子及补体系统的一部分蛋白物质,还包含一些蛋白质参与调节脂代谢、葡萄糖稳态及作用于血管参与调节血压和止血等。以下简单介绍几种目前研究较多的几种因子:

1) 瘦素(leptin):是目前最受关注的脂肪因子,1994 年作为 Ob 基因的产物被发现。由于这一关键发现才开始认识到脂肪组织作为一个内分泌器官已成为目前肥胖研究的焦点。研究认为瘦素主要作为一个重要的信号从脂肪传递到下丘脑调控食欲及能量平衡。血浆瘦素水平与 BMI 及体脂含量呈正相关,肥胖者血中瘦素水平较高。实际上,瘦素是一种多效的激素,作用广泛,除了调节食欲和能量平衡以外,还影响生殖和免疫系统等。

2) 脂连素(adiponectin):继瘦素之后,研究焦点更集中在脂连素,因为研究发现它是唯一由脂肪细胞分泌的激素,与大多数脂肪因子相反(尤其是瘦素),其血液循环中的水平在肥胖的个体中是降低的。研究还发现脂连素通过调节胰岛素敏感性、血管功能及抗炎作用等广泛参与生理反应及代谢过程。

3) 肿瘤坏死因子-α(TNF-α):脂肪组织既是产生 TNF-α 的部位,又是其作用的靶器官。仅成熟的脂肪细胞产生 TNF-α,脂肪前体细胞不表达。研究证实,TNF-α 参与了肥胖导致的胰岛素抵抗,在几种肥胖的动物模型的脂肪组织中 TNF-αmRNA 水平显著增高。

4) 白介素-6(IL-6):脂肪细胞及脂肪组织内的血管基质细胞可分泌 IL-6,肥胖者 IL-6 水平增高。IL-6 在局部有调节脂肪组织摄取脂肪酸的作用。另外,网膜组织产生的 IL-6 经门静脉入肝,刺激肝脏甘油三酯分泌,还能刺激 CRP 产生。因此,IL-6 可能是内脏肥胖与大血管病变的桥梁之一。

5) 抵抗素(Resistin):2001 年发现的一种由脂肪组织分泌的新的多肽类激素。人抵抗素主要由脂肪组织中的非脂肪细胞如单核细胞、巨噬细胞合成分泌,主要生物学效应是对抗胰岛素的作用,可产生肥胖。抵抗素可能是一种连接肥胖和胰岛素抵抗的激素。

一个重要的研究进展提出肥胖是一种慢性轻度的炎症过程,依据是在肥胖患者体内循环中发现炎性细胞因子水平升高如急性反应蛋白等。脂肪细胞可分泌多种细胞因子和急性反应蛋白,由于肥胖患者脂肪组织的过多堆积可以解释其血液循环中炎症因子的水平增高,换言之,脂肪组织的炎症状态导致炎性产物及炎性相关因子等水平增高。

(三) 其他内分泌疾病或情况伴随的肥胖

1. 下丘脑性肥胖　下丘脑是能量平衡调节的重要中枢,下丘脑的创伤、肿瘤、炎症以及局部手术等损伤下丘脑尤其是累及下丘脑弓状核、腹背正中核区、室旁核时可以出现肥胖,除肥胖外,尚可伴其他表现如颅压增高、头痛、呕吐、视力减退,内分泌功能异常如闭经、阳痿、尿崩症、甲状腺及肾上腺皮质功能不全,神经精神异常如抽搐、昏迷、嗜睡、体温不升或高热等。

2. **库欣综合征**　本病的典型表现是进行性向心性肥胖,满月脸、水牛肩、腹部脂肪增加而四肢相对瘦削。

3. **甲状腺功能减退症**　该患者新陈代谢率明显降低,常伴中度体重增加,明显肥胖者少见,体重增加除黏液性水肿因素外,体脂也有增多。

4. **多囊卵巢综合征**　本病以月经减少或闭经、多毛和多囊卵巢为特征,大约半数以上多囊卵巢综合征患者合并肥胖。

5. **妊娠及绝经**　多次分娩者肥胖较多见,绝经后常伴体重增加及体脂分布变化,绝经后雌激素及黄体酮分泌减少致臀部及肢体皮下脂肪减少,体脂转向中心型分布。应用雌激素替代治疗不能防止绝经后体重增加,但可减轻体脂中心性分布的程度。

6. **生长激素缺乏**　生长激素缺乏的成年人在肌肉组织减少的同时可有脂肪组织增加,应用生长激素替代治疗可减少躯体和内脏的脂肪含量。

7. **胰岛素瘤性肥胖**　胰岛 β 细胞瘤分泌大量的胰岛素,产生高胰岛素血症,常诱发低血糖发作,夜间和清晨多见,产生饥饿感,进食后多数能缓解。由于进食增多可产生肥胖。患者表现为均匀性肥胖、皮下脂肪丰富。

8. **胰岛素抵抗**　是指胰岛素作用的靶器官如肝脏、肌肉和脂肪组织对胰岛素的作用敏感性下降,结果产生代偿性高胰岛素血症。腹型肥胖者内脏脂肪堆积与胰岛素抵抗关系密切。

四、肥胖症的诊断和鉴别诊断

(一) 肥胖症的诊断原则

首先应判断患者是否肥胖及肥胖的程度和类型,然后要判断肥胖的原因,是单纯性肥胖还是继发性肥胖,最后判断肥胖伴随的并发症及伴发病情况。

(二) 肥胖症的诊断标准

参照表 5-1,5-2。

(三) 肥胖症的诊断步骤

肥胖症的诊断应包括病因诊断、肥胖程度的诊断和并发症诊断。要做出完善、正确的诊断应对肥胖进行完整的临床评估,完整的医学评估应包括以下内容:

1. 详尽搜集病史,尤其是肥胖或体重增加的发生、发展,有无家族史、个人史及社交史,既往病史、系统回顾及药物使用史等。

2. 了解肥胖患者的精神和心理状态。

3. 详尽的体格检查包括身高、体重、腰围、体脂含量、血压及由肥胖导致的健康危险分级。

4. 实验室检查包括血脂、血糖、尿酸、肝肾功能、甲状腺功能、皮质醇水平及其他有临床意义的检查如胰岛功能检查及性腺检查等。

5. 特殊检查,常用 B 超、CT 或 MRI 等无创性检查。

(四) 肥胖症的诊断思路

肥胖症的诊断大致分以下几步:

1. 首先确立肥胖的程度及内脏脂肪含量。

2. 明确是否存在与肥胖相关的其他疾病如高血压病、血脂异常、糖调节异常或糖尿病、胰岛素抵抗状态及多囊卵巢综合征等。

3. 明确有无心理异常如抑郁症等以及是否滥用可增加体重的精神类药物。

4. 明确有无导致肥胖的其他疾病和综合征,如其他继发性肥胖和 Bardet-Biel 综合征、Alstrom 综合征、Carpenter 综合征、Cohen 综合征、Prader-willi 综合征等。

(五) 肥胖症的鉴别诊断

肥胖是一种症状,90% 以上无确切病因,称为单纯性肥胖(simple obesity),少数肥胖是由于某些疾病所致,称为继发性肥胖(second obesity)。

1. **单纯性肥胖**　又称原发性肥胖,指在一定遗传背景下不良的饮食习惯和静止少动的生活方式引起能量摄入、储存明显多于消耗,导致脂肪堆积、体重增加。该病可见于任何年龄,男性多在 35 岁以后起病,女性多在分娩后和绝经后出现。男性的脂肪分布主要在腰部以上,而女性脂肪分布主要在下腹部、臀部、大腿。轻度肥胖者多无症状,中重度肥胖者可有以下症状:

(1) 呼吸系统:肥胖者因胸腹部脂肪增多,胸壁肥厚,横膈抬高使肺活量降低出现呼吸困难,严重者导致缺氧、发绀和二氧化碳潴留,甚至诱发肺动脉高压、慢性肺心病而心力衰竭。

(2) 心血管系统:体重超重者高血压患病率比非超重者高 3 倍,明显肥胖者高血压患病率比正常体重者高 10 倍。重度肥胖者由于脂肪组织中血管增多,有效循环血容量、心输出量及心脏负荷均增高易引起左室肥大,左心功能受损和肥胖性心肌病变。

(3) 内分泌系统:肥胖者空腹及餐后血胰岛

素水平增高,明显高于正常人,高胰岛素血症使得胰岛素的敏感组织如脂肪细胞和肝细胞的胰岛素受体数目和亲和力降低,产生胰岛素抵抗,造成糖耐量减低或糖尿病。此外,血清胆固醇、甘油三酯及游离脂肪酸常增高,成为动脉粥样硬化、冠心病、胆石症等疾病的基础。

(4) 消化系统:易饥多食,便秘腹胀较常见。肥胖者可有不同程度的脂肪肝伴有轻、中度肝功能异常。胆囊炎和胆石症的发病率高。

(5) 其他:肥胖者嘌呤代谢异常,使痛风的发病率明显高于正常人。平时汗多怕热、抵抗力较低而易感染。

2. 继发性肥胖　临床上少见或罕见,约占肥胖患者的5%以下。主要包括下丘脑性肥胖、垂体性肥胖、甲状腺功能低下、库欣综合征、高胰岛素血症、性腺功能低下、多囊卵巢综合征、先天性遗传性肥胖及药物性肥胖。其特点见前述。

五、肥胖相关疾病

(一) 2型糖尿病

肥胖与2型糖尿病是关系很密切的两种疾病,两者均存在胰岛素抵抗,肥胖是糖尿病发病的主要危险因素之一。20～44岁年龄组,肥胖患者患2型糖尿病的风险比正常体重人群增加4倍。2型糖尿病发病的两个基本病理因素是胰岛素抵抗和胰岛 β 细胞功能异常。并非所有肥胖患者均发生糖尿病,说明单纯胰岛素抵抗尚不足以产生糖尿病,而胰岛 β 细胞功能分泌异常是发生糖尿病的重要因素。肥胖如何影响胰岛素抵抗及糖尿病的发生,目前认为可能是由于过多的脂肪细胞分泌多种细胞因子作用于脂肪、肝脏和肌肉组织降低了胰岛素的作用。肥胖本身多伴有高胰岛素血症,通过胰岛素受体的降调节(受体数目减少)导致胰岛素抵抗。可能的候选因子为肿瘤坏死因子及其他细胞因子如白介素-6、抵抗素、脂连素等。肥胖和2型糖尿病患者体内游离脂肪酸水平均增高,研究证实,升高的游离脂肪酸除了与胰岛素抵抗有关,还作用于胰岛 β 细胞,损伤了由葡萄糖刺激的胰岛素释放,还可使胰岛素合成减少,即所谓的"脂毒性",目前认为这可能是联系肥胖与糖尿病发病的关键。最近一项研究显示应用大剂量水杨酸盐明显改善了胰岛素抵抗,提示肥胖导致的炎症状态促进了胰岛素抵抗的发生。

(二) 冠心病

肥胖是心血管疾病的独立危险因素,且无男女性别差异。腹型肥胖或内脏型肥胖,也称作中心型肥胖与高血压的高发病率和致动脉粥样硬化成分增多密切相关,两者均促进了心血管疾病的发生和发展。另外,肥胖还导致组织的灌流量增大,使心脏的工作量增加,心输出量增多,导致心室重量增大,但这种改变是可逆的,减轻体重后心脏的改变可恢复正常。

(三) 肺脏疾病

肥胖患者经常出现肺功能异常。肥胖患者代谢率增加导致组织耗氧量增加及二氧化碳产量增加,使每分通气量增加。重度肥胖者胸壁顺应性下降,呼吸做功增加,呼吸储备容积和肺活量下降,通气-血流灌注比例失调导致低氧血症,严重肥胖者会导致肺通气不足和二氧化碳潴留,统称肥胖-低通气或 Pickwickian 综合征,包括嗜睡、昏睡、呼吸性酸中毒,典型者也称作睡眠呼吸暂停(sleep apnea)以及阻塞性或机械性通气不足。

(四) 消化系统疾病

1. 脂肪肝　肝细胞内脂肪蓄积超过肝湿重的5%或组织学上每单位面积1/3以上肝细胞变性时,称为脂肪肝。脂肪肝的病因很多,肥胖所致的脂肪肝最常见。由于营养过剩、摄入过多的糖类和脂类食物使周围脂肪组织过多,释放脂肪酸增加,使肝对脂肪消化、转化、排泄发生障碍,导致脂肪在肝内堆积,形成脂肪肝。50%的肥胖者有肝内脂肪浸润,重度肥胖者96%可发生脂肪肝。肥胖者体重控制后,其脂肪沉积会减少或消失。超重或肥胖是导致脂肪肝的最直接原因。

2. 胆石症　指胆道系统(肝内胆管,胆囊,胆总管)的任何部位发生的由胆汁成分形成的结石。肥胖并发胆石症以胆固醇结石多见,发病率与肥胖的程度和年龄有关。肥胖者多喜进食高热量或高胆固醇食物且肝内合成内源性胆固醇增加使胆汁中胆固醇排量增多可能是肥胖者易形成胆结石的主要原因,另外,肥胖者腹部脂肪增多可能压迫胆管和胆囊,使胆汁排出受阻,也促进了结石的发生。

(五) 骨关节病

肥胖是膝关节骨性关节炎最主要的危险因素,尤其女性比男性明显。肥胖者的脊柱和足部骨性关节炎的发病率也较高。其严重程度与肥胖的程度及患者的体重呈正相关。可能是肥胖增加了关节的负重,导致软骨退化,或与肥胖相关的激素或生物介质病变有关。

（六）恶性肿瘤

近年来,随着人们对于肥胖作为一种内分泌器官的认识的不断深入,许多学者认为:肥胖状态下由脂肪细胞分泌的多种细胞因子及激素的异常与某些肿瘤的发生、发展有关,提出肥胖作为肿瘤危险因子的主要原因可能是体内激素的变化和饮食习惯。研究显示:女性肥胖者与子宫内膜癌、子宫颈癌、胆囊癌有关。男性肥胖者则容易引起结肠癌、直肠癌及前列腺癌。肥胖患者消化道肿瘤的发生与其高脂饮食和低纤维饮食有关。

六、肥胖的预防和治疗

（一）肥胖的预防

肥胖症已经成为全球范围的流行,肥胖及相关疾病(糖尿病、高血压病、冠心病等)已经成为目前严重影响公民健康的主要疾病,并且是致死性心、脑血管疾病发病的重要基础。肥胖及相关疾病导致的巨大的医疗开支也是不容忽视的问题。肥胖的治疗又是公认的困难,因此预防尤其重要。Egger Swinburn 提出超重和肥胖的生态模型,他认为肥胖应理解为一种"病理环境中的生理过程",这一新的观念暗示肥胖患病率的增高主要归因于不良的环境,而不是代谢缺陷或个体的基因突变。有研究证实,人乳喂养与肥胖的低发生率相关,通过人(母)乳喂养可使后天发生肥胖的危险性降低 20%。肥胖症的预防应从幼年开始,合理安排饮食,坚持体力活动。肥胖的预防主要包含个人和社会两方面因素:

1. 个人行为　个人应了解肥胖的危害及发生肥胖的可能因素,自觉采取措施加以预防,尤其是有肥胖家族史者。直系亲属中有糖尿病、高血压、血脂异常、冠心病等人群也应注意预防。

2. 社会行为　肥胖的预防还需要政府的参与,应制定相应的政策和法规,动员有关部门配合,在全社会创造一种有利于健康的生活条件,如大力推广和生产健康食品,禁止为高脂高糖类快餐食品做广告等;另外在社区及公共场所增加体验锻炼场所和健身设备,提倡健康的生活方式。减少开车出行,为步行和骑自行车创造条件等。

3. 预防策略

（1）全民预防(universal prevention)通过健康宣教,改善生活方式包括改善膳食结构、增加体力活动、戒烟限酒等。

（2）选择性预防(selective prevention)主要针对肥胖的高危人群或易感人群。

（3）针对性预防(targeted prevention)主要针对已经超重或成年后体重增加过快或已经有与肥胖有关的生物学指标的个体。干预的目的是预防体重进一步增加,降低与肥胖相关疾病的发病率如糖尿病、高血压病等。

（二）肥胖症的治疗

1. 治疗现状　肥胖治疗手段有限,治疗失败往往归因于肥胖患者,其实肥胖治疗专科医师也是治疗成败的关键,比如在治疗目标的确定、治疗方法的选择等方面。

2. 治疗目标

（1）减重达目标体重:达到正常或理想体重当然是最理想的目标,但在实际上是很难也很少能达到的,所以这并不是我们必需的目标。况且流行病学资料显示:肥胖患者在原有体重基础上减少 5% ~ 10% 就能减少与肥胖相关并发症的发病危险如高血压、血脂异常和糖尿病等。

（2）减重后的体重维持:一旦达到目标体重,维持体重更为重要。成功维持减重效果就是要求肥胖者在两年内体重回升小于 3kg。不少肥胖患者减轻体重后不能长期坚持,往往数年以后出现体重反弹。尤其对于伴有严重并发症的肥胖患者防止减重后的体重反弹是非常重要的。

（3）防止体重进一步增加:对某些减重效果不明显的肥胖患者,最重要的目标是防止体重的继续增加,对于防止肥胖的相关疾病的发生和发展具有一定意义。

3. 治疗措施　包括饮食、运动、行为、药物、外科治疗及其他治疗。

（1）饮食治疗:通过限制热量的摄入而达到减重的目的。是各种减肥治疗中最基本和最根本的治疗,任何其他方法均应以此为基础。饮食治疗的原则是合理控制膳食供给热能,严格控制脂肪,限制糖类,保证机体蛋白质和其他营养素的需要。国内的饮食治疗一般分为三种方法:

1）饥饿疗法:也称禁食或绝食疗法,每天摄入能量小于 836kJ。优点是饥饿时体重丧失最快,平均每周可达 2.7kg,减肥效果好。缺点是饥饿时除脂肪和体液减少外,人体蛋白等其他细胞成分也明显丧失,其他组织如肌肉组织的量也大量减少,容易发生肌肉和内脏组织损害,可能引发水、电解质紊乱、酸中毒、维生素营养缺乏、心功能衰竭、体位性低血压、胆囊炎和胰腺炎等并发症，还可出现脱水、疲劳、脱发及月经失调等，严重者会突然死亡。一旦停止治疗，体重很快回升。由于饥饿治疗对正常的新陈代谢影响大，不良反应多，因此该方法不宜作为常规的减肥方法。

2）超低能量饮食治疗：每天摄入能量836～3344kJ或每日每千克理想体重能量摄入小于41.8kJ。该疗法需住院在医师监护下或在门诊密切监护下进行治疗。疗程一般在12～15周，体重减轻大约20kg左右。优点是可以最低限度减少减肥带来的负氮平衡对机体造成的损害，短期减肥效果好，一周内可减少1～1.5kg，能调动患者的减肥积极性，可使肥胖所引发的各种并发症症状得到明显改善。如肥胖患者血糖、血脂水平下降，机体对胰岛素的敏感性增强。缺点是初期减肥效果好，逐渐减缓，停止后可发生体重反跳，复发率较高，也可引起体内蛋白质丢失、水电解质紊乱等一系列代谢改变。总之，该法是一种较剧烈的减肥方法，仅适用于应用低能量饮食疗法失败的BMI≥30的肥胖患者，不适合儿童、青少年、妊娠妇女、哺乳期妇女、老年人、情绪不稳定者、糖尿病、严重心脏病、肝肾衰竭及BMI＜30的肥胖患者。

3）低热能饮食疗法：每天摄入热能3344～5016kJ或每天每千克理想体重能量摄入在41.8～83.6kJ之间。该疗法由正常食物组成，有多种不同的减肥食物类型，可调整其中蛋白质、脂肪和糖类的供能比例，以达到既减轻体重又容易被患者接受的效果。

（2）运动治疗：

1）运动治疗的机制：运动使脂肪组织中储存的甘油三酯分解为脂肪酸作为能量被肌肉组织消耗利用，使人体热量呈负平衡状态，从而达到减重的作用。运动除了具有肯定的减肥效果，还有很多益处如增强肌肉和关节的功能，增强心肺功能，改善人体消化、骨骼及内分泌等系统功能及新陈代谢，还可以培养规律的生活方式。也是除了饮食治疗之外的基本的治疗方法，且对减重后的体重维持也有重要作用。肥胖者可根据年龄、肥胖程度选择合适的运动项目，以达到减重和增强体质的作用。

2）运动治疗的原则

a. 适量运动：轻度肥胖者可选择快步走、慢跑、跳绳、跳舞、骑自行车等项目，体力较好者可选择游泳、跑步、登山等项目。对于中度以上的肥胖者或体力较差的肥胖者，开始时可选择运动量小的项目，根据自我感觉循序渐进，逐渐增大运动量。

b. 规律运动：指运动的时间和频率。每次运动应持续30～60分钟，每周至少运动3次或5～7次更合适。

c. 长期运动：是指减肥者根据个体化原则制定长期的、可实施的运动计划。

d. 有氧运动：如步行、游泳、跑步、骑自行车等有氧运动有助于减轻和维持体重。有研究表明，水中运动是最有前途的一种康复和减肥运动。

（3）药物治疗：在坚持饮食和运动治疗后减重效果不明显时，可选择药物辅助治疗。

1）适应证：饥饿感或明显的食欲亢进导致肥胖者；存在肥胖相关的疾病如糖耐量减低、高血压病及血脂异常等；存在其他有症状的并发症如骨关节炎、睡眠呼吸暂停综合征等。

2）常用减重药物及分类：

a. 作用于中枢神经系统抑制食欲的药物：该类药物多数副作用明显，有成瘾性。如苯丙胺类减重药因成瘾性已退出市场。芬弗拉明、右芬氟拉明及芬特明与心脏瓣膜病变有关，也应慎用此类药物。西布曲明是5-羟色胺和去甲肾上腺素再摄取抑制剂，能提高饱食感，减少能量摄入并增加产热消耗能量。副作用较小，可有口干、失眠、便秘及心动过速、血压升高。

b. 非中枢作用减重药：奥利司他是目前唯一上市的非中枢作用减重药，它是一种强效的肠道脂肪酶抑制剂，可减少小肠对脂肪的吸收，减重效果好，还具有调脂作用。口服每次10～40mg，每日三次，本药耐受性较好，安全性好，但长期使用可导致脂溶性维生素的吸收障碍。

c. 其他：二甲双胍（格华止，metformin）为双胍类降糖药，可降低食物的吸收及糖异生，促进葡萄糖利用，改善组织对胰岛素敏感性，适合于肥胖或伴有糖尿病的患者。常见副作用有恶心、腹泻等胃肠道反应，乳酸性酸中毒少见。阿卡波糖（acarbose）也属于口服降糖药，可竞争性抑制肠道内的α-糖苷酶，降低多糖和双糖分解为葡萄糖，从而抑制葡萄糖的吸收具有降低餐后高血糖和高胰岛素作用，有轻度减肥作用。适用于肥胖伴有餐后高血糖者。副作用主要是腹胀、胀气、腹泻等。

3）药物治疗方案的选择：肥胖是一个慢性疾病，对肥胖的治疗也是一个长期的过程。停用减肥药会造成体重反弹，但长期应用也要考虑不良反应的发生，有的还具有成瘾性，因此用药应注意选择并权衡利弊。

a. 选择合适的药物：应根据肥胖患者的特点选择药物。对饮食控制不佳或食欲亢进者，可使用食欲抑制剂；高脂饮食者，可选择肠道脂肪酶抑制剂；轻度肥胖伴有餐后高血糖者，可选择糖苷酶抑制剂；对于肥胖伴有明显胰岛素抵抗者，可选择二甲双胍。

b. 注意药物疗程：大多数人认为应短期使用食欲抑制剂，但也有一些研究表明，长期应用食欲抑制剂能达到较好的减肥效果，并能防止体重反弹。也有人建议间歇使用，可减少不良反应而不影响减肥效果。

c. 药物联合使用：理论上，联合使用不同作用机制的药物，既可增加治疗效果，又可减少各自的不良反应。但目前尚缺乏循证医学资料，故目前尚无推荐联合用药方案。

（4）行为治疗：个体认知方式影响其情绪和行为，在肥胖的形成和减肥治疗中起到巨大作用，行为治疗就是运用条件反射的原理，通过对肥胖者对肥胖错误认知和不良行为的矫正，达到协同治疗肥胖的作用。

1）肥胖者的行为特点：研究发现，肥胖者多有不良的饮食行为和运动行为。如肥胖的儿童多有进食速度快、看电视进食、喜食零食、喜食高糖高脂类食物等不良行为；运动量减少也是形成肥胖的重要原因。有些肥胖者的贪吃心理与环境和社会因素有关。

2）行为治疗措施：治疗目的是改变肥胖患者原来的不良生活习惯，使能量处于负平衡状态，以达到减重目的。具体措施有以下几点：首先要调整认识，让患者认识到减肥是一个长期的过程，了解有关饮食、运动等方面的知识，增强自信心。然后坚持营养训练及负平衡饮食，改变进食方式（慢吃，细嚼慢咽等），限制进食的次数和地点，最后还应多做运动。

（5）外科治疗：经过严格饮食控制、运动、药物及行为治疗后减重效果不明显，或无法控制食欲者，在权衡利弊之后可以考虑肥胖症外科手术治疗。

1）适应证：欧美指南认为对于年龄在18～60岁的患者，如果BMI>40kg/m²或BMI在35.0～39.9kg/m²同时伴有通过手术减重可以改善的伴发疾病（包括2型糖尿病或其他代谢紊乱、心肺疾病、严重关节疾病和肥胖相关的严重精神障碍），均应考虑手术治疗。中国肥胖病外科治疗指南（2007）建议外科治疗肥胖病的关键是由单纯脂肪过剩引起的伴发病（代谢紊乱综合征）作为选择手术治疗的适应证，有以下①～③之一，同时具备④～⑦者可考虑外科手术治疗：①确认出现与单纯脂肪过剩相关的代谢紊乱综合征如2型糖尿病、心血管疾病、脂肪肝、脂代谢紊乱、睡眠呼吸暂停综合征等，且预测减重可有效治疗。②腰围：男性 ≥ 90cm，女性 ≥ 80cm；血脂紊乱：TG ≥ 1.7mmol/L和（或）HDL-C男性≤0.9mmol/L，女性≤1.0mmol/L。③连续5年以上稳定或稳定增加的体重，BMI ≥ 32kg/m²。④年龄16～65岁。65岁以上者，由于肥胖相关的并发症顽固且复杂，应根据术前各项检查权衡利弊，再决定手术与否。16岁以下青少年要综合考虑肥胖程度、对学习和生活的影响，以及是否有家族遗传性肥胖病史、本人意愿。⑤经非手术治疗疗效不佳或不能耐受者。⑥无酒精或药物依赖性，无严重的精神障碍、智力障碍。⑦患者了解减肥手术方式，理解和接受手术潜在的并发症风险；理解术后生活方式、饮食习惯改变对术后恢复的重要性并有承受能力，能积极配合术后随访。

2）手术方法：由于肥胖的病因尚不清楚，因此肥胖的手术治疗主要针对症状而设计方案，通过手术影响食物摄入量或导致营养物质吸收障碍，以达到减重的目的。目前较成熟的手术有：限制食物摄入量的胃成形术、既限制食物摄入又诱导"倾倒综合征"的胃旁路手术、选择性消化吸收障碍的胰胆旁路手术等。最常用的手术是限制胃容积术——垂直绑扎胃成形术和胃旁路术，术后起初12个月内体重减轻迅速，超过2～3年以后逐步减慢，体重通常变化40～60kg并伴有明显的并发症的改善，其心情、活动能力及人际关系等方面均有所改善。但术后有部分患者体重回升，原因可能与术后饮食未严格控制，继续进食高热量食物有关。目前施行的减重手术大多采用腹腔镜手术。

（6）其他疗法：包括针灸治疗、按摩治疗等。

1）针灸治疗：采用针灸方法以疏通经络、调和气血、协调阴阳,通过调节人体脏腑功能,调动机体的内在因素,使机体恢复生理状态,以达到减肥目的。特点是减重效果肯定,疗效持久,很少反弹,无毒副作用。

2)按摩治疗:通过按摩疏通经络、调和气血,并促进脂肪的分解和热能消耗,达减重目的。

（李东晓）

参 考 文 献

1. 史轶蘩.肥胖症临床诊治手册.上海:上海科学技术出版社,2001.

2. 裴海成,刘志民,邱明才,等.实用肥胖病治疗学.北京:人民军医出版社,2006.

3. 邹大进.实用临床肥胖病学.北京:中国医药科技出版社,1999.

4. 李秀钧.代谢综合征.北京:人民卫生出版社,2007.

5. Trayhurn P. Adipocyte biology. Obes Rev,2007,8(Suppl. 1):41-44.

6. Monteiro POA,Victora CG. Rapid growth in infancy and childhood and obesity in later life-a systematic review. Obes Rev,2005;6:143-154.

7. Haslam DW,James WP. Obesity. Lancet,2005,366:1197-1209.

8. Stein CJ,Colditz GA. The epidemic of obesity. J Clin Endocrinol Metab,2004,89:2522-2525.

9. D. Haslam. Obesity:a medical history. Obes Rev,2007,8(Suppl. 1):31-36.

10. Lang T,Rayner G. Overcoming policy cacophony on obesity:an ecological public health framework for policymakers. Obes Rev,2007,8(Suppl. 1):165-181.

11. Kopelman P. Health risks associated with overweight and obesity. Obes Rev,2007, 8(Suppl. 1):13-17.

12. Abelson P,Kennedy D. The obesity epidemic. Science,2004,304:1413.

13. Hill JO,Wyatt HR,Reed GW,et al. Obesity and the environment:where do we go from here? Science,2003,299:853-835.

14. Norman Lavin. Manual of Endocrinology and Metabolism. 天津:天津科技翻译出版公司,2003.

15. Kahn SE,Hull RL,Utzschneider KM. Mechanism linking obesity to insulin resistance and type 2 diabetes. Nature,2006,444:840-846.

16. Wilding JPH. Treatment strategies for obesity. Obes Rev,2007,8(suppl. 1):137-144.

17. WHO Expert Consulation. Appropriate body-mass index for Asian populations and its implications for policy and intervention strategies. Lancet,2004,363:157-163.

18. 中华医学会内分泌学会肥胖组.中国成人肥胖症防治专家共识. 中华内分泌代谢杂志,2011,27(9):711-717.

19. Flegal KM,Carroll MD,Kit BK,et al. Prevalence of obesity and trends in the distribution of body mass index among US adults, 1999-2010. JAMA, 2012, 307: 491-497.

第 6 章

代谢综合征

一、代谢综合征(MS)概述

2005 年国际糖尿病联盟(IDF)指出,代谢综合征是促使心血管疾病发作的一组高危因素的集合,包括血糖升高、腹型肥胖、血脂异常和高血压,并统一了 MS 定义、诊断标准和治疗建议。

此前,早在 1988 年 Reaven 提出了 X 综合征概念,包含一组代谢异常和疾病,包含胰岛素抵抗、糖耐量受损(IGT)、高胰岛素血症、极低密度脂蛋白胆固醇甘油三酯(VLDL-TG)升高、高密度脂蛋白胆固醇(HDL-c)降低和高血压。X 综合征是在以往许多学者研究基础上的总结,一经提出,便在学术界和临床工作中引起了极大的关注。1995 年,Stern 提出了共同土壤(common soil)学说,其核心为胰岛素抵抗是糖尿病、高血压及冠心病的共同发病基础、危险因素。在 1998 年以前,许多学者提出了不同的名称来概括、说明这种代谢异常状态,如胰岛素抵抗综合征(insulin resistance syndrome)、代谢紊乱综合征(dysmetabolic syndrome)和死亡四重奏(deadly quartet)等。1998 年世界卫生组织(WHO)专家组确定了代谢综合征(metabolic Syndrome,MS)的医学术语,提出了诊断标准,1999 年又做了修订。在 2005 年以前,医学界并无统一的代谢综合征诊断标准。自 1998 年 WHO 提出了诊断标准后,先后又出现了其他建议标准,如 1999 年欧洲胰岛素抵抗研究组(EGIR),2002 年美国国家胆固醇教育计划(NCEP)成人治疗组第三次报告(ATP Ⅲ),2003 年美国内分泌医师协会(AACE),中华医学会糖尿病分会也于 2004 年提出了适合于中国人的诊断标准。林林总总,不胜枚举的各种诊断标准与建议,引起了又一轮的学术讨论和热议。不难发现,各标准中至少在以下两方面是一致的,首先,肥胖是诊断标准中的核心成分,是引起血脂异常、高血压和血糖升高的重要和始动因素,是病理机制之中的基础环节。其次,诊断标准的确立基础

和准确性判断都是以对心血管疾病的发生和死亡率的影响为指针。当然,出自不同学术机构的诊断标准存在差别实属正常,因为,站在各自专业的角度上看待问题,看得深、看得透彻,就会产生差别。仔细分析糖尿病专家、心血管病专家和内分泌专家分别提出的标准,就不难看出这一点。诊断标准的不同是各领域专家意见不一致、内容不够完美的体现,也说明看待问题存在专业领域的片面性、不完整性。

2005 年 IDF 适时制定了新的标准,包含了糖尿病、心血管病等主要学科领域专家的意见和建议。这是一个新定义,也是多学科专家的共识。IDF 标准内容具体,可操作性强。此外,IDF 共识制定小组还确定了供科学研究的白金标准,纳入了同代谢综合征相关的其他一些指标,如总体脂分布(DXA)、ApoB(或非 HDL2C)、OGTT、HOMA2IR、微量白蛋白尿、超敏 C 反应蛋白等指标,用于以后的科学研究,补充和完善新定义的内容。

关于肥胖的定义和在诊断中的必要性上存在争议。肥胖曾经被一些诊断标准定为必要条件。2009 年由 IDF 和美国心脏协会/美国国立卫生研究院/美国心肺血研究所(AHA/NIH/NHLBI)联合发布的 MS 的诊断标准使世界范围内对 MS 的定义达成了新的共识,即腹部肥胖不作为诊断的必要条件及不同种族或国家人群采用各自的腹部肥胖的标准。

2007 年卫生部发布的《中国成人血脂异常防治指南》中关于 MS 的诊断标准与这一新标准基本相同。

二、MS 的定义及内涵

(一) 2005 年国际糖尿病联盟(IDF)建议

2005 年国际糖尿病联盟(IDF)统一了 MS 的定义,诊断标准和治疗建议。

1. 全球统一的代谢综合征定义——临床部分(表 6-1)。

表 6-1　2005 年 IDF 的 MS 临床部分定义

根据 IDF 新定义,确定一个个体患有代谢综合征,必须符合以下条件:

中心性肥胖(欧洲男性腰围≥94cm,欧洲女性≥80cm,其他人种有各自特定的数值)

此外,还须加上以下 4 个因素中的任意 2 项

(1) 甘油三酯(TG)水平≥1.7mmol/L(150mg/dl),或已经进行针对此项血脂异常的治疗

(2) 高密度脂蛋白固醇(HDL-c)减低:男性 < 1.03mmol/L*(40mg/dl),女性 < 1.29mmol/L*(50mg/dl),或已经进行针对此项血脂异常的治疗

(3) 血压升高:收缩压 ≥ 130mmHg(1mmHg = 0.133kPa)或舒张压≥85mmHg,或已经诊断高血压并开始治疗

(4) 空腹血糖(FPG)≥5.6mmol/L(100mg/dl),或已经诊断为 2 型糖尿病

　　如果空腹血糖高于 5.6mmol/L(100mg/dl),强烈推荐进行口服葡萄糖耐量试验(OGTT)检查,但不必为了诊断代谢综合征而行此检查

　　* 数据是更新过的,并与 ATPⅢ的切点数值保持一致

新糖尿病国际联盟定义内容及解释:

代谢综合征及其每个组分的发病机制复杂,并没有被完全洞悉、掌握。然而,已经明确,中心性肥胖和胰岛素抵抗是重要的致病因素。

中心性(腹型)肥胖,可以通过测量腰围确定,简便易行,并与包括胰岛素抵抗在内的每个代谢综合征组分独立相关。在新定义中,中心性(腹型)肥胖是诊断代谢综合征诊断先决条件。胰岛素抵抗在日常临床实践中难以测定,不作为基本条件(表 6-2)。

表 6-2　种族特异性腰围指标

国家/种族	腰围	
欧洲人[a] 在美国,临床上可能仍然在沿用 ATPⅢ标准,即男性 102cm,女性 88cm	男≥94cm	女≥80cm
南亚人 根据华人、马来人和亚裔印度人的人群数据	男≥90cm	女≥80cm
华人	男≥90cm	女≥80cm
日本人[b]	男≥85cm	女≥90cm
中南美人种	在有更确切数据之前,建议使用南亚人标准	
南撒哈拉非洲人	在有更确切数据之前,建议使用欧洲人标准	
地中海东部和中东(阿拉伯)人	在有更确切数据之前,建议使用欧洲人标准	

　　注:a. 在以后的欧洲裔流行病学研究当中,应该分别用欧洲人和北美人的腰围切点(cut point)计算患病率,以利于比较。

　　b. 新标准建议如表中所示,也有推荐使用其他不同来源的数值

致动脉粥样变血脂异常,是指 TG 升高、HDL-c 降低,以及载脂蛋白 B(ApoB)、小而密 LDL 及小 HDL 颗粒升高。所有这些因素都有独立致动脉粥样硬化作用,且常见于 2 型糖尿病和代谢综合征患者。低 HDL-c 和高 TG 常与胰岛素抵抗并存,患者有或无糖尿病时均可以表现,二者均为冠心病(CHD)危险因子。

目前,美国国内在临床诊断中使用的切点值高,且全部种族通用。这里,强烈建议,不论是否是流行病学研究,也无论在何地,甚至是做个体诊断,来源同一种族的人应该使用各自的种族特异性切点,不管他们当时身处何地。因此,用于日本国内人的标准也适用于定居他国的日本侨民或移民,也同样适用于如南亚的男性和女性,不必考虑他们定居地是哪个地区和国家。

2. "白金标准"定义("Platinum standard"definition)——供科学研究使用　IDF 共识制定小组重视其他的一些与代谢综合征有关的指标检查。这些指标应该被纳入到研究课题中(表 6-3),以进一步确定其对心血管疾病(CVD)和(或)糖尿病的预测能力。并且,在必要时有助于补充、改进代谢综合征的定义,以及验证临床新定义中种族特异性指标的有效性。

表 6-3　2005 年 IDF 的 MS 供科研部分定义

代谢综合征组分	代谢指标
体脂分布异常	总体脂分布(DXA) 中心性脂肪分布(CT/MR I),脂肪组织生物标志物(瘦素,脂联素) 肝脏脂肪含量(MRS)
致动脉粥样变血脂异常(除 TG 升高和 HDL-c 降低以外)	ApoB(或非 HDL2C),小 LDL 颗粒
血糖异常 胰岛素抵抗(除空腹血糖升高以外)	OGTT 空腹胰岛素/胰岛素原水平,HOMA-IR Bergman 微小模型计算的胰岛素抵抗
血管调节异常(除血压升高以外)	游离脂肪酸升高(空腹或 OGTT 过程中)
促炎症状态	钳夹试验计算出的 M 值 内皮细胞功能测定,微量白蛋白尿
促高凝状态	高敏 C 反应蛋白升高 炎症细胞因子(如 TNF-α,IL-6)水平升高
激素因子	血浆脂联素水平减低 纤溶因子(PAI-1 等) 促凝因子(纤维蛋白原等) 垂体-肾上腺轴

（二）1999年WHO建议

一个涉及分类、诊断和治疗方面的重要挑战即高血压病、中心性肥胖、血脂异常和（或）伴有血糖升高集聚发生在一个个体身上。这类患者处在大血管疾病的高危因素之中。当患者血糖升高（被诊断为葡萄糖耐量受损或糖尿病）时，往往已经有了至少一个或多个心血管疾病危险因素。曾经使用不同的名称，如X综合征、胰岛素抵抗综合征或代谢综合征等不同名称来代表这种危险因素的积极集聚状态。流行病学研究发现，这种心血管疾病危险因素的集聚现象常常发生于不同人种，如白种人、非洲裔美国人、墨西哥裔美国人、亚裔印度人、华人、澳大利亚土著人、波利尼西亚人以及少数族裔。早在1988年Reaven就关注到了这一现象，并提出了X综合征。但当时并未包括中心型肥胖，所以，以后确定的名称为代谢综合征，被认可、接受。越来越多的证据表明，胰岛素抵抗是代谢综合征的始动因素，但存在异质性，即在不同人种间和同种间，胰岛素抵抗与代谢综合征其他组分间关系的密切程度有差异性。每一个组分都增加了心血管疾病的危险因素，两个或多个同时存在时，致病力更强。对代谢综合征干预时，要超越血糖，针对心血管疾病的各个危险因素。已证实，代谢综合征的临床特点可以出现在血糖升高之前10年，是血糖升高和心血管疾病的双重危险因素。因而，要重视葡萄糖耐量受损（IGT）的个体心血管疾病的预防及其发生率、死亡率情况。提出"代谢综合征"概念的重要意义还在于对于葡萄糖耐量正常的人群，患有代谢综合征，也意味着今后处在糖尿病发病的高危因素中。干预代谢综合征就是预防糖尿病和心血管疾病。

1999年以前，没有国际统一的代谢综合征工作定义。WHO制定的工作定义有待于今后适当的阶段补充和完善，内容如下：葡萄糖耐量异常（glucose intolerance），包括葡萄糖耐量受损（IGT）或糖尿病（DM）；和（或）胰岛素抵抗，同时具备以下2项或更多组分：

糖调节受损或糖尿病；

胰岛素抵抗（在具备高胰岛素血症和正常血糖研究条件下，葡萄糖吸收量低于对照背景人群的下1/4）；

高血压：≥140/90mmHg；

高甘油三酯（TG）血症（血浆）：≥1.7mmol/L（150mg/dl）；和（或）HDL-c降低：男性<0.9mmol/L（35mg/dl），女性<0.9mmol/L（39mg/dl）；

中心性肥胖：男性，腰臀围比（WHR）>0.90；女性，腰臀围比（WHR）>0.85；和（或）BMI>30kg/m²；

微量白蛋白尿：尿微量白蛋白排泄率≥20μg/min或白蛋白：肌酐比≥30mg/g；

其他相关指标，如高尿酸血症、凝血异常、PAI-1升高等，但不是诊断必需指标。

代谢综合征基本组分还需要进一步明确界定，也仍然需要收集研究资料对每一个组分多更多地说明。统一国际标准确定中心性肥胖、胰岛素抵抗和高胰岛素血症非常重要。

（三）2002年美国国家胆固醇教育计划（NCEP）成人治疗组第三次报告（ATP Ⅲ）建议

代谢综合征是多种并存的、有交互影响的危险因素组合，并且在美国越来越成为普遍存在的疾病现象。其特征为单一个体身上多种代谢危险因素的集聚。代谢综合征的病根是超重（或肥胖）、活动减少以及遗传因素，与胰岛素抵抗密切相关。有遗传因素的个体倾向于发生胰岛素抵抗，在获得性因素如体内脂肪过量和活动减少出现时，就会引起胰岛素抵抗和代谢综合征。绝大多数有胰岛素抵抗的人表现为腹型肥胖。普遍认为，代谢综合征包含下列内容：

腹型肥胖；

致动脉粥样硬化的血脂异常；

血压升高；

胰岛素抵抗和（或）葡萄糖耐量受损；

血栓形成前状态；

炎症发生前状态。

这些危险因素组合与代谢综合征相关程度很高，难以将其对冠心病的致病作用一一分解开。毫无疑问，这些危险因素集聚必定促使冠心病发生，无论患者LDL-c水平的高低。从群体角度看，美国人群资料发现，代谢综合征患病率的上升，部分逆转了血清LDL-c胆固醇水平降低所带来的冠心病危险性下降的益处，这种益处曾经保持了30年之久。在冠心病早发方面，代谢综合征及其相关危险因素已经具有与吸烟同等重要的致病作用。此外,胰岛素抵抗同时患有代谢综合征又是2型糖尿病发病的重要危险因素之一。因此,ATPⅢ将代谢综合征放在能使致病力增强的重要地位。

代谢综合征的治疗首先是针对根本病因的治疗,即超重/肥胖和活动减少,这些均与胰岛素抵抗有关。其次是干预代谢性异常指标等危险因素,如致动脉粥样硬化血脂异常、高血压及血栓形成前状态。对危险因素的临床药物干预治疗取得了极大成功。但对超重/肥胖和活动量减少的干预措施潜力巨大,ATPⅢ积极推动这方面的举措,也是对患者胆固醇治疗控制项目的启动。

循证医学证据:代谢综合征增加了LDL胆固醇升高引起的危险性(C1),主要致病因素与之相关(C1)。临床试验表明,干预、改善代谢综合征的3个主要组分—致动脉硬化血脂异常(B2)、高血压(A2,B1)和血栓形成前状态(A2,B1),能够降低冠心病发生的危险性。

建议:应该更加重视在进行LDL降低治疗时,对代谢综合征干预的重要性。代谢综合征的治疗首先是改善、逆转根病因—超重/肥胖和活动减少,其他如脂代谢和非脂代谢危险因素也应采取合理的治疗措施。代谢综合征存在时,LDL治疗达标后还应继续强化干预。

绝大多数代谢综合征患者表现为超重或肥胖。临床研究发现,腹部肥胖与代谢综合征的其他特征性组分高度相关。如血清甘油三酯水平升高与腹部肥胖密切相关,包括边缘升高(1.7~2.25mmol/L)或≥2.26mmol/L。更高的甘油三酯血症水平与HDL-c降低并存。男性有胰岛素抵抗时,常常有HDL-c<1.0mol/L。女性患代谢综合征时,HDL-c<1.3mol/L,是诊断指标。胰岛素抵抗还与高血压有中等强度的相关性。

空腹葡萄糖受损(IFG)时,空腹血糖值为6.1~6.9mmol/L,是胰岛素抵抗存在的标志,并常与其他代谢综合征组分并存。检测超重和肥胖者的空腹血糖水平是一项合理的选择方法。IFG患者中的一部分最终将发生2型糖尿病,糖尿病是冠心病的强致病因素。2型糖尿病是代谢综合

征的典型表现。其他组分如胰岛素抵抗、血栓形成前状态和炎症发生前状态无法通过常规临床手段评估确定,而腹部肥胖时,这些组分常常存在。出于上述原因,代谢综合征的识别标准为表6-4中所列组分中的3或4项。

ATPⅢ专家组认为,没有充足的证据可以推荐供常规使用的方法,用于评价胰岛素抵抗(如血浆胰岛素水平)、炎症前状态(如高敏C反应蛋白,hsCRP)和血栓形成前状态(如纤维蛋白原或PAI-1),满足代谢综合征诊断的要求。一些男性,虽然腰围仅为边缘升高,如94~102cm,也会发生代谢综合征的多个组分异常,这些个体主要因遗传因素产生胰岛素抵抗。同样,他们也能够从改变生活方式受益。

表6-4　代谢综合征的临床识别标准

危险因素	诊断水平
腹部肥胖	腰围
男性	>102cm(>40英寸)
女性	>88cm(>35英寸)
甘油三酯	≥1.7mmol/L
HDL胆固醇	
男性	<1.0mol/L
女性	<1.3mol/L
血压	≥135/85mmHg
空腹血糖	≥6.1mmol/L

(四)2004年中华医学会糖尿病学分会关于代谢综合征的建议

2004年4月,中华医学会糖尿病学分会召开了"认识中国人MS和IR特征"专题研讨会。根据全国八个大学医院、研究所对北京市、上海市、广东省佛山市、山东省青岛市及湖南省长沙市的中国人群中MS的调查结果,中华医学会糖尿病学分会提出MS的诊断标准建议(表6-5)。这个建议是根据在中国人群中用WHO标准、NCEP-ATPⅢ标准进行MS诊断的资料分析以及针对中国人群研究MS的结果,并考虑到中国现有常用临床检测项目情况,提出的中国人群中MS的诊断标准,即CDS诊断标准。

表 6-5　2004 年中华医学会糖尿病学分会（CDS）建议 MS 诊断标准

具备以下 4 项组成成分中的 3 项或全部

一、超重和（或）肥胖	BMI≥25.0（kg/m²）
二、高血糖	FPG ≥ 6.1mmol/L（110mg/dl）及（或）2hPG ≥ 7.8mmol/L（140mg/dl），及（或）已确诊为糖尿病并治疗者
三、高血压	SBP/DBP ≥ 140/90mmHg，及（或）已确认为高血压并治疗者
四、血脂紊乱	空腹血 TG ≥ 1.7mmol/L（150mg/dl），及（或）空腹血 HDL-c < 0.9mmol/L（35mg/dl）（男）或 < 1.0mmol/L（39mg/dl）（女）

说明：①中华医学会糖尿病学分会建议以肥胖、高血糖、高血压及血脂紊乱作为 MS 诊断的主要组成成分。②中华医学会糖尿病学分会注意到诊断标准中如果包含 IR 项目将能检出较多的不伴高血糖的 MS 患者，亦即虽有 IR 但胰岛 β 细胞尚具代偿功能而伴高胰岛素血症的 MS 患者。虽然中华医学会糖尿病学分会认为可以用简易公式计算胰岛素敏感性，但是鉴于目前血胰岛素测定还不是日常诊疗或筛查中的常规项目，更由于胰岛素测定技术尚未能标准化，难以对 IR 的诊断定出一个统一分割点。因此，中华医学会糖尿病学分会认为在 CDS 诊断标准中暂时不包括 IR 项目。对不伴高血糖的 MS 患者的特征认定还需在中国人中进行更多及深入的研究。③根据中国人的数据分析，人群中有微量白蛋白尿者大多已可由其他组成成分诊断为 MS，所以在中国人诊断标准中不包括微量白蛋白尿。④中国人 MS 组成成分分割点中高血糖、高血压及血脂紊乱均采用目前临床疾病诊断分割点，至于是否将 FPG 分割点下降至如美国糖尿病学会建议的空腹血糖受损（IFG）的诊断下限分割点，即 5.6mmol/L（101mg/dl）；是否将高血压分割点下降到 NCEP2ATP Ⅲ 建议的 130/85mmHg；以及将空腹 HDL-C 分割点升高到 NCEP-ATP Ⅲ 建议<1.04mmol/L（40mg/dl）（男）及<1.30mmol/L（50mg/dl）（女），则有待在中国人的前瞻性研究中比较心血管事件及病死率与不同分割点的关系的结果。⑤中国人 MS 中变动较大的是肥胖诊断分割点。

（五）2009 年由 IDF 和美国心脏协会/美国国立卫生研究院/美国心肺血研究所（AHA/NIH/NHLBI）联合发布的代谢综合征的诊断标准

除了提供了多个腹部肥胖的标准外，新标准和 NCEP-ATP Ⅲ 中的 MS 定义几乎相同，即具备以下 5 项危险因素中的 3 项及以上者定义为 MS：①腹围升高：不同地区和种族人群具有不同标准，如北美和欧洲人群的男性腹围≥102cm，女性腹围≥88cm；中国人群男性≥85cm，女性≥80cm；日本人群男性≥85cm，女性≥90cm；②甘油三酯（TG）升高：TG≥150mg/dl（1.7mmol/L），或已确诊并治疗者；③高密度脂蛋白胆固醇（HDL-c）降低：HDL-c<40mg/dl（1.04mmol/L）（男），HDL-c<50mg/dl（1.3mmol/L）（女），或已确诊并治疗者；④血压升高：收缩压 ≥ 130mmHg（1mmmHg=

0.133kPa）和（或）舒张压≥85mmHg，或已确诊并治疗者；⑤空腹血糖（FPG）升高：FPG≥5.6mmol/L（100mg/dl），或已确诊并治疗者。

2007 年卫生部发布的《中国成人血脂异常防治指南》中关于代谢综合征的诊断标准与这一新标准基本相同，唯一区别是腹部肥胖的标准男性为≥90cm，女性为≥85cm。此项标准由中华医学会糖尿病协会提出，主要依据在我国人群中进行的以磁共振成像检查确定的腹部肥胖作为金标准时相应的腹围最佳切点的研究结果。

（六）几个标准的比较

1. 诊断的必备要素　IDF（2005），中心型肥胖为必备的基本条件；WHO（1999），葡萄糖耐量异常，包括葡萄糖耐量受损（IGT）或糖尿病（DM）；和（或）胰岛素抵抗为必备的基本条件。而 NCEP（ATP Ⅲ，2002）、CDS（2004）和联合发布标准（2009）则没有要求。

2. 肥胖或超重的界定值不同　腰围，NCEP（ATP Ⅲ，2002）、IDF（2005）和联合发布标准（2009）均使用腰围，后二者对不同人种作了相应的调整；体质指数（BMI）和腰臀比（WHR），均可以作为 WHO（1999）的判断标准；CDS（2004）仅使用 BMI。腰围与体质指数的差别和切点的确定对诊断影响较大。2002 年中国居民营养与健康状况调查资料表明，男性平均腰围 79.0cm，女性为 74.8cm。BMI 与腰围的相关性好，男性相关系数为 0.85（$P<0.0001$），女性为 0.83（$P<0.0001$）。男性腰围以 85cm，女性 80cm 作为切点，与 BMI≥24kg/m² 诊断的一致性最好。男性腰围超过 85cm，女性超过 80cm，糖尿病患病相对风险增加 1.1 倍；空腹血糖受损相对风险增加 1.0 和 1.7 倍。因此，中国人男性以 85cm，女性以 80cm 作为中心性肥胖的切点合理。与其他测量指标如 WHR、体重、臀围及 BMI 相比，腰围是最好的糖尿病预测指标。有学者报道，将 BMI 和腰围同时纳入统计预测糖代谢异常时，仅有腰围有预测作用，联合腰围（或腰臀比）和血压可以快速评估代谢综合征。近年有研究发现中国人在校正了腰围后 BMI 与 MS 风险无关，而校正了 BMI 后腰围仍与 MS 的风险密切相关。

3. 糖代谢异常的判断差别　WHO（1999）、CDS（2004）和 NCEP（ATP Ⅲ，2002）空腹血糖≥6.1mmol/L，但包含 IGR 和 DM 患者。而 IDF（2005）和联合发布标准（2009）将空腹血糖下调

至≥5.6mmol/L,在诊断时并不建议做OGTT试验,会漏诊IGT患者,尤其是孤立性负荷后高血糖(IPH)。

4. 高血压的标准相似 WHO(1999)和CDS(2004)相同,而IDF(2005)、NCEP(ATPⅢ,2002)和联合发布标准(2009)接近。

5. 血脂水平的差别 几个建议中,甘油三酯水平相同。而IDF(2005)和联合发布标准(2009)采用了NCEP(ATPⅢ,2002)中的血脂水平。

2005年IDF的诊断标准更全面、科学,可操作性强,并考虑到了不同种族间的差异。对肥胖标准的详尽界定和空腹血糖水平的下调是两个重要的特点。

三、MS的流行病学特点

中国成年人主要死亡原因及其危险因素流行病学调查研究报道,1999和2000年我国40~64岁人群中,恶性疾病、脑血管疾病和心血管疾病死亡是中国成年人死亡的主要原因,分别为265.9/10万、171.5/10万和159.1/10万。男性前5位死因为恶性肿瘤、心脏病、脑血管疾病、意外伤害和传染病;女性前5位死因为心脏病、脑血管疾病、恶性肿瘤、肺炎、流感和传染性疾病。MS与心血管病发病和死亡的增加相关,尤其在男性。在一项研究中,平均随访6.9年,MS(WHO定义)患者冠心病和脑卒中的发病危险增加了2倍。在芬兰完成的1209名42~60岁男性11.4年的随访中,调整常见的心血管病危险因素后,结果显示MS患者心血管病死亡危险分别增加了3.2倍(NCEP-ATPⅢ)和2.9倍(WHO)。

国内报道,2000—2001年全国35~74岁的15 540个成年人群中进行横断面调查。结果显示,根据国际糖尿病联盟2005年度推荐的有关中国人MS的标准,年龄标化后的患病率,男女分别为10.0%和23.3%,北方(吉林、山东、青海和陕西)和南方(四川、湖北、福建和广西)地区分别为23.3%和11.5%,城市和农村地区分别为23.5%和14.7%。北方居民的MS患病率高于南方居民,城市居民高于农村居民。

流行病学调查中,地区不同、诊断标准不同时获得的患病率的差异明显。1999—2001年上海华阳、曹阳两社区20~74岁2048人中,采用WHO诊断标准,代谢综合征(MS)患病率为17.4%,其中男性患病率高于女性(18.4%和

15.8%,P<0.001)。MS中最多见的表现形式是高血糖(或IR)、血脂异常和中心性肥胖组合,及高血糖(或IR)、血脂异常、中心性肥胖和高血压组合。1995—1996年,北京地区年龄≥25岁城市、农村各半的20 682名居民的流行病学调查,按照2004年中华医学会糖尿病分会MS诊断标准发现,北京地区MS的患病率为3.13%。此研究中,糖尿病高风险人群定义为馒头餐后2小时血糖>6.7mmol/L的人群,并对此危险人群行OGTT检查,共检查1730人。糖尿病高风险人群中MS患病率为37.41%,有增龄效应,50岁组为40.7%,60岁以上达最高为52.1%。北京市社区调查发现,代谢综合征患病率:WHO标准为22.4%,其中男性为30.3%,女性为18.3%;ATPⅢ标准为14.6%,其中男性为13.7%,女性为14.4%。

在一项对代谢综合征诊断标准的对比分析研究中发现,均达到WHO、ATPⅢ及CDS三个诊断标准的符合率为68.6%。WHO标准与ATPⅢ及CDS的诊断符合率分别为72.5%,81.2%;ATPⅢ定义与CDS定义符合率为83.5%。三种定义间有较高的诊断符合率。ATPⅢ中对糖代谢异常定义为空腹血糖增高(>6.1mmol/L),将空腹血糖<6.1mmol/L的IGT判断为糖代谢正常,即糖负荷后2小时血糖≥7.8mmol/L且<11.1mmol/L的个体。若ATPⅢ定义中包括单纯IGT,则诊断MS的患病率将增加3.8%;若将WHO及CDS定义中IGT成分去除,则其MS诊断率将分别降低2.6%和8.3%。因此,ATPⅢ定义中糖代谢异常诊断的漏诊是MS诊断率偏低的一个重要原因。在该研究中,胰岛素抵抗的发生率为50.9%,这些患者中分别达到WHO、ATPⅢ及CDS标准的占62.2%、20.4%和33.9%。说明胰岛素抵抗是MS的重要问题,但并不能等同于代谢综合征。这正是WHO定义与其他存在差异的最主要原因。ATPⅢ标准以腰围102cm作为肥胖的判定指标,对肥胖的检出率远低于WHO及CDS定义的检出率。所以,偏低的肥胖检出率是引起MS检出率下降最主要和重要的原因。

美国MS(WHO)患病率为21%~30%,而在50岁以上的糖尿病、糖耐量受损和空腹血糖受损的人群,MS的患病率(用ATPⅢ诊断标准)分别高达86%、31%和71%。年龄20岁以上的美国普通人群MS(ATPⅢ)标化患病率为23.7%,随

增龄而上升,20～29岁人群患病率为6.7%,60～69岁人群高达43.5%。

顾东风等研究发现中国人年龄标化的MS的患病率男女分别为9.8%和17.8%,而且北方高于南方,城市高于农村。我国11省市MS的流行病学调查使用美国NCEP-ATP Ⅲ 2006年修订标准,35～64岁人群年龄标化患病率为18.7%,其中男性16.0%,女性22.5%。2007—2008年CDS的一项大规模抽样调查结果显示:中国大、中城市和乡镇20岁以上人群MS患病率为14%。

国内学者应用IDF、ATPⅢ及2007年中国成人血脂异常防治指南对MS的不同定义研究社区中老年人群代谢综合征与颈动脉粥样硬化的关系显示:三种标准定义的MS患病率分别为39.0%、43.3%和30.9%,校正了年龄、性别、LDL-c吸烟和饮酒后,三种标准定义的MS均明显增加了颈动脉内膜斑块检出的危险性,提示在传统的心血管病危险因素以外MS仍对颈动脉粥样硬化具有独立预测作用。中国台湾学者研究指出,非糖尿病人群应用IDF和AHA/NHLBI的MS定义与颈动脉内膜斑块检出具有很好的相关性。

赵冬等关于中心性肥胖的MS人群10年心血管疾病风险的研究结果显示:无论是合并还是不合并中心性肥胖的两组MS中年人群10年心血管疾病风险均明显增加。血糖与MS心血管疾病风险的研究结果显示:无论IFG还是DM其心血管疾病风险是与共存的多种代谢异常密切相关,与高血糖本身无关。另一项研究证实心血管疾病多种危险因素常常共存于同一患者,危险因素越多,心血管疾病患病风险越高。

MS多种危险因素异常同样与糖尿病的发病密切相关。杨文英等所做的中国糖尿病患病率的调查显示:男性、老年、糖尿病家族史、肥胖、中心性肥胖、收缩压升高、TG升高等均可增加糖尿病的患病风险。

四、病因及发病机制

肥胖和胰岛素抵抗是代谢综合征的核心病理环节。肥胖会导致高血压、高低密度脂蛋白-胆固醇、低高密度脂蛋白-胆固醇、高血糖,并与患心血管疾病危险性增加有关。胰岛素抵抗表现在机体器官、组织如肝脏、肌肉和脂肪组织对胰岛素敏感性降低,甚至抵抗,血液循环中需要高胰岛素浓度保持血糖稳定。胰岛素抵抗损害β细胞分泌胰岛素,引起血糖升高,甚至糖尿病。

肥胖指机体脂肪总含量过多和(或)局部堆积过多(分布异常),是遗传因素和环境因素共同作用的结果。肥胖容易发生胰岛素抵,然而,同样肥胖的个体胰岛素抵抗水平可能差别较大。肥胖包含中心性肥胖和周围性肥胖。前者指腹壁肥胖和内脏性肥胖。腹壁组织有脂肪组织堆积,即腹壁肥胖;内脏性肥胖指脂肪组织分布在腹膜腔内脏器官周围或邻近组织,如肠道、网膜组织、系膜区和腹膜后区域。腹腔内脂肪组织,如网膜和系膜部分的组织血液循环回流至肝脏门静脉。周围性肥胖指脂肪组织分布在四肢或远端组织,也称为臀部-大腿肥胖。中心性肥胖,尤其是内脏性肥胖与胰岛素抵抗独立相关,抵抗水平显著高于周围型肥胖。女性身体脂肪组织较多,但只要内脏脂肪组织少,胰岛素敏感性基本上在正常水平范围。中心性肥胖更多见于男性,有学者称为"男性型肥胖[android(male-like)]",周围型肥胖多见于女性,称为"女性型肥胖[gynoid(female-like)]"。这种差异是性激素主导的,男性-雄激素,女性-雌激素,其他如皮质醇、生长激素等也是重要的调节激素。因此,腰围和腰臀比测量能更好的反映体脂分布情况。

脂肪氧化分解是胰岛素抵抗的重要诱因。中心性肥胖者下丘脑-垂体-肾上腺轴(HPA)轴活跃,结合肾上腺分泌的皮质醇和雄激素水平增加等因素,促进内脏脂肪氧化分解,拮抗胰岛素抑制脂肪分解的作用,血浆游离脂肪酸水平(FFAs)升高,肌肉组织和细胞中FFAs含量增加,胰岛素敏感性显著降低——胰岛素抵抗。

脂肪组织、细胞还能够表达、分泌多种细胞因子。影响胰岛素敏感性的脂肪细胞因子包括肿瘤坏死因子α(TNF-α)、瘦素(leptin)、抵抗素(resistin)、脂联素(adiponectin)和内脏脂肪素(visfasin)。作用机制与提高FFAs水平、抑制胰岛素信号转导、葡萄糖的运转以及促进氧化应激反应等有关。

慢性炎症状态在MS发生和发展中作用近年受到关注。肥胖能激活炎症基因网络,所产生的慢性炎症状态可能是MS的重要病理生理基础。肥胖患者的脂肪细胞增多和过度膨胀,达到一定极限时,脂肪组织就不能有效地贮存能量,脂类代谢物将被释放到血流中,产生非脂肪细胞上脂质代谢物的堆积。这种异位堆积会引起巨噬细胞的穿透和激活,将进一步改变脂质的信号系统,激活 c-Jun 氨基末端激酶(JNK)和核转录调节因子(NFkap-paB)的促炎症通路,导致机体的慢性炎症状态。MS 患者常出现瘦素和抵抗素升高,脂联素水平降低,白介素-6 和纤溶酶原激活物抑制剂升高。MS 患者的机体处于高炎症和高血栓形成状态必然会增加心血管病和其并发症的风险。

胰岛素抵抗、血脂紊乱的共同病因学基础是异位的脂肪堆积和促炎症状态。过多的脂肪酸释放入血流后,又能进一步损害胰岛素的刺激功能,减少肌肉组织对葡萄糖的摄取和抑制肝脏葡萄糖的生成,因此脂肪细胞和脂肪组织中的巨噬细胞的减数分裂所引起的系统非感染性炎症状态可以导致胰岛素抵抗。游离脂肪酸到达肝脏后能促进肝脏的极低密度脂蛋白的生成,又能产生脂质代谢紊乱。另外,胰岛素抵抗还会导致血管收缩、增加肾脏对钠的重吸收,引起血压升高。由于精神压力和 β 肾上腺素受体的多态性可能引起的交感神经系统的兴奋性增加可能是 MS 的起因之一。环境因素导致的线粒体 DNA 异常,使线粒体的功能失调,体内环境中的持久性有机污染物(POPs)等毒素增多,也可以导致胰岛素抵抗和 MS。

五、临床处理及预防

MS 的治疗目标是降低心脑血管疾病和 2 型糖尿病的患病风险。改变不良生活方式是基础治疗,药物治疗是补充和辅助方法。对 MS 的每一个组分进行有效的干预,达标控制。

(一)改变不良生活方式(therapeutic lifestyle changes,TLCs)

改变不良生活方式,可以预防糖尿病和心血管疾病。如果要遵从在临床试验中采用的方式,不仅难以维持,而且费用高昂,性价比令人质疑。尽管如此,生活方式干预仍然是高性价比,优于一些药物干预。早期的大庆研究表明,饮食和运动干预能够减少 IGT 向 T2DM 转化。大庆 20 年的随访研究证实了生活方式干预可以预防糖尿病的发生。美国糖尿病预防计划研究(DPP)和芬兰糖尿病预防试验(FDPT)也验证了这一结果。严格遵从生活方式干预 3 年,糖尿病发病降低 58%。顾东风等的研究显示减少盐的摄入量可以明显降低具有多个 MS 危险因素的非糖尿病患者的血压。

改变生活方式应该按照组织计划完成,内容包括健康宣教,减少总热量和脂肪(占总热量的 30% 以内)摄入,定期身体运动以及定期咨询[如患者自我管理教育(daibetes management self education,DMSE)]等。目标是获得长期的减轻体重,比基线体重降低 5% ~ 7%。生活方式干预是减轻体重的主要治疗方式,有 A 级证据支持。

应向患者推荐医学营养治疗(medical nutrition therapy,MNT),由专业营养师为患者制订个体化的饮食建议,并负责实施。饱和脂肪酸应低于总热量的 7%。对于超重或肥胖者,不推荐低碳水化合物饮食(<130g/d)。米、面等主食量要保证,多吃蔬菜,限制肉食(尤其是猪肉及猪肉制品),控制香蕉、苹果等甜度高的水果。

运动要求。在身体情况允许时,每周要有中等强度的有氧运动(达到最大心率的 50% ~ 70%),和(或)每周 90 分钟大运动量的有氧运动(达到最大心率的 70%)。可以安排在每周 3 天以上,避免连续 2 天没有运动。运动形式不限,以身体能够适应的均可以,如快走、慢跑、游泳、骑自行车等。

(二)药物干预

1. 调脂药物 降低 LDL-c 是首要目标,应选择他汀类药物。

2002 年 ATPⅢ建议,有冠心病及冠心病等危症时,LDL-c 目标值<100mg/dl(2.6mmol/l);有 2 个或以上危险因素时,LDL-c 目标值<130mg/dl(3.4mmol/l);0 ~ 1 个危险因素时,LDL-c 目标值<160mg/dl(4.1mmol/l)。

冠心病等危症:

(1)动脉硬化疾病:①外周动脉疾病(PAD),ABI<0.9。②颈动脉疾病(carotid artery disease),内中膜增厚(IMT)理论上与冠心病危险性有关,但囿于检测费用高、实用性不佳以及检测方法难以标准化,所以不推荐作为治疗时用作常规检测项目。无症状的颈动脉狭窄<50%,新冠心病的危险性也会增加。③腹主动脉瘤。

(2)糖尿病。

(3)有多种危险因素(2+)的高危人群。危险因素包括:吸烟、高血压(血压≥140/90mmHg 或正在服用降压药物)、低 HDL-c(<40mg/dl)、早发冠心病家族史(男性一级亲属冠心病发病年龄<55 岁,女性一级亲属冠心病发病年龄<65 岁)及年龄(男性≥45 岁,女性≥55 岁)。

2007 年 ADA 年糖尿病医疗保健标准中,糖尿病患者没有合并冠心病时,LDL-c<100mg/dl(2.6mmol/l)(A 级);合并冠心病时,应使 LDL-c 降低 30%~40%(A 级),通过增加他汀类药物剂量使 LDL-c<70mg/dl(1.8mmol/l)(B 级)(表 6-6,表 6-7)。常用药物及起始剂量为辛伐他汀 20~40mg、阿托伐他汀 10mg、普伐他汀 40mg、洛伐他汀 20mg 及氟法他汀 40mg 等。

表 6-6　糖尿病患者应用他汀类预防冠心病临床试验:亚组分析

研究项目	药物	人数	冠心病危险性降低(糖尿病)	LDL-c 基线值 mg/dl(mmol/l)	LDL-c 减少(%)	冠心病危险性降低(总)
一级预防						
AFCAPS/TexCAPs	洛伐他汀	239	−43%	150(3.9)	−25%	−37%
二级预防						
CARE　4S　LIPID 4S-Extended	普伐他汀	586	−25%(P=0.05)	136(3.6)	−28%	−23%
	辛伐他汀	202	−55%(P=0.002)	186(4.8)	−36%	−32%
	普伐他汀	782	−19%	150(3.9)	−25%	−25%
	辛伐他汀	483	−42%(P=0.001)	186(4.8)	−36%	−32%

表 6-7　使用他汀类药物用于二级预防的重要试验:发病率和死亡率结果

研究	人数	时间	药物(剂量/日)	LDL-c 基线值(mg/dl)	LDL-c 变化	主要冠脉事件	血管重建	冠心病死亡率	总死亡率	卒中
4S	4444	5.4 年	辛伐他汀 10/40mg	188	−35%*	−35%*	−37%*	−42%*	−30%*	−27%*
CARE	4159	5 年	普伐他汀 40mg	139	−27%*	−25%*	−27%*	−24%*	−9%	−31%*
LIPID	9014	5 年	普伐他汀 40mg	150	−25%*	−29%*	−24%*	−24%*	−23%*	−19%*

*统计学意义:$P<0.05$

甘油三酯和高密度脂蛋白控制标准:TG 150mg/dl(1.7mmol/L);HDL-c 男性 40mg/dl(1.0mmol/L),女性 50mg/dl(1.29mmol/L)。贝特类药物能够降低 TG,升高 HDL-c,能够降低冠心病患者心血管事件。

2. 降压药物　糖尿病患者血压达标:130/80mmHg。当血压≥140/90mmHg 时,建议应用 ACEI、ARB、β-受体阻滞剂、利尿剂以及钙拮抗剂(A 级证据),治疗方案中应包括 ACEI 或 ARB。如果一种不能耐受,换用另外一种。此外,联合利尿剂有助于血压达标(E 级证据)。在应用 ACEI、ARB 或利尿剂时,定期监测血钾水平。1 型糖尿病患者合并高血压和尿蛋白时,ACEI 能够延缓糖尿病肾病的进展(A 级证据)。2 型糖尿病合并高血压和微量尿蛋白时,ACEI 和 ARB 均可以延缓微量白蛋白尿的进展(A 级证据)。2 型糖尿病合并高血压、大量尿蛋白及肾功能不全时,ARB 可以延缓肾病的进展(A 级证据)。

六、争议与未来发展方向

1988 年 Reaven 提出了 X 综合征概念,正式拉开了有关这一临床问题争议的序幕,在全球引起了广泛的关注和许多学者研究解决这个热点问题的兴趣。大家都寄希望于循证医学的结论来揭开谜底,得到一个明确的结论。10 年之后,1999 年 WHO 在糖尿病定义、诊断、分类及其并发症的专家报告中正式确定了"代谢综合征"名称,提出了建议诊断标准,得到了内分泌、心血管病、血脂专家的肯定,但随之而来的是诊断标准的内涵和临床适用性问题等。1999 年后的 5 年当中,随着大量循证医学结果的公布,出现了不同专业组织、协会提出的各自的诊断标准或建议。2005 年 IDF 提出了的代谢综合征全球共识,分临床、科研两个版本,并提出了有待以后研究解决的问题。代谢综合征是一系列疾病的组合,是否应该作为一种疾病存在?如何确定腰围的具体标准?

目前,尚未找到 MS 明确的病因,缺乏统一的治疗方案,只是针对各不同组分给予相应的治疗,而且由于 MS 各组分的分割值没有前瞻性研究的支持,存在任选组分组合,因此对 MS 的临床价值产生了疑问。

但是尽管存在争议,MS 多种危险因素的聚集不能用随机现象解释,多种危险因素的聚集可以增加心血管病和糖尿病的危险。

对生活方式改善在 MS 治疗中地位的研究仍然是今后此领域研究的重点之一。加强对 MS 危险因素的控制,以防为主,深入探讨 MS 危险因素聚集的内在机制,减少 MS 所致的心血管事件应该成为今后的发展方向。

（包柄楠　周迎生）

参 考 文 献

1. Reaven GM. Banting Lecture 1988. Role of insulin resistance in human disease. Diabetes,1988,37:1595-1607.

2. Alexander CM,Landsman PB,Teutsch SM,et al. NCEP-defined metabolic syndrome,diabetes,and prevalence of coronary heart disease among NHANES Ⅲ participants age 50 years and older. Diabetes,2003,52:1210-1214.

3. Haffner SM,Cassells HB. Metabolic syndrome-a new risk factor of coronary heart disease. Diabetes,Obesity and Metabolism,2003,5:359-370.

4. Kaplan NM. The deadly quartet. Upper-body obesity,glucose intolerance,hypertriglyceridemia,and hypertension. Arch Intern Med,1989,149:1514-1520.

5. Third Report of the National Cholesterol Education Program(NCEP)Expert Panelon Detection,Evaluation,and Treatment of High Blood Cholesterol in Adults(Adult Treatment Panel Ⅲ)Final Report. Circulation,2002,106:3 143-3421.

6. 中华医学会糖尿病学分会代谢综合征研究协作组. 中华医学会糖尿病学分会关于代谢综合征的建议. 中华糖尿病杂志,2004,12:156-161.

7. 顾东风,Jiang He,吴锡桂,等. 中国成年人主要死亡原因及其危险因素. 中国慢性病预防与控制,2006,14:149-154.

8. 翟艺,赵文华,周北凡,等. 中国成年人中心性肥胖腰围切点值得进一步验证. 中华流行病学杂志,2006,27:560-565.

9. 杨文英,杨兆军,李光伟,等. 联合测量腰臀围比值(或腰围)和血压可预测代谢综合征. 中华内分泌代谢杂志,2005,21:227-229.

10. Janssen I,Katzmarzyk PT,Ross R. Waist circumference and not body mass index explains obesity 2 related health risk. Am J Clin Nutr,2004,79:379-384.

11. 顾东风,Reynolds K,杨文杰等. 中国成年人代谢综合征的患病率. 中华糖尿病杂志, 2005,13:181-186.

12. 孙冬玲,顾东风. 代谢综合征的定义及其流行病学. 中华预防医学杂志,2006,40:133-135.

13. 陈蕾,贾伟平,陆俊茜,等. 上海市成人代谢综合征流行调查. 中华心血管病杂志,2003,31:909-912.

14. 杨光燃,袁明霞,袁申元. 北京地区糖尿病高风险人群代谢综合征的特点. 中国全科医学杂志,2006,9:1450-1452.

15. 向红丁,陈伟,张晓林,等. 北京市东城区居民代谢综合症状况的调查. 中华糖尿病杂志, 2004,12:169-172.

16. 冯琼,周智广,唐炜立,等. 3 种代谢综合征工作定义在男性健康体检者中的比较. 中南大学学报(医学版),2005,30:130-134.

17. Meigs JB,Wilson PW,Nathan DM,et al. Prevalence and characteristics of the metabolic syndrome in the San Antonio Heart and Framingham Offspring Studies. Diabetes,2003,52:2160-2167.

18. Alexander CM,Landsman PB,Teutsch SM,et al. Third National Health and Nutrition Examination Survey(NHANES Ⅲ);National Cholesterol Education Program(NCEP). NCEP-defined metabolic syndrome,diabetes,and prevalence of coronary heart disease among NHANES Ⅲ participants age 50 years and older. Diabetes,2003,52:1210-1214.

19. Ford ES,GilesWH,DietzWH. Prevalence of the metabolic syndrome among US adults:findings from the third National Health and Nutrition Examination Survey. JAMA,2002,287:356-359.

20. Defronzo RA,Ferrannini E,Keen H,et al. International textbook of diabetes mellitus(Third edition). John Wiely & Sons Ltd. England. 2004:565-582.

21. 周迎生. 肿瘤坏死因子 α 在胰岛素抵抗发病机制中的作用. 国外医学内科学分册,2000,27:115-118.

22. 周迎生,迟家敏,金军华,等. 肿瘤坏死因子 α 对 3T3L1 脂肪细胞摄取葡萄糖影响的研究. 中华内分泌代谢杂志,2000,16:122-123.

23. 周迎生,迟家敏,王舒,等. 血清肿瘤坏死因子 α 水平与 2 型糖尿病关系的研究. 天津医药,2000,28:711-713.

24. 李秀钧主编. 代谢综合征-胰岛素抵抗综合征(第 2 版). 人民卫生出版社(北京)2007:10-26.

25. Knowler WC,Barrett-Connor E,Fowler SE,et al. Reduction in the incidence of type 2 diabetes with lifestyle intervention or metformin. N Engl J Med,2002,346:393-403.

26. Tuomilehto J, Lindstrom J, Eriksson JG, et al. Prevention of type 2 diabetes mellitus by changes in lifestyle among subjects with impaired glucose tolerance. N Engl J Med, 2001, 344:1343-1350.

27. Pan XR, Li GW, Hu YH, et al. Effects of diet and exercise in preventing NIDDM in people with impaired glucose tolerance: the Da Qing IGT and Diabetes Study. Diabetes Care, 1997, 20:537-544.

28. 中国成人血脂异常防治指南制订联合委员会. 中国成人血脂异常防治指南. 中华心血管病杂志, 2007, 35:390-419.

29. Wildman RP, Gu D, Reynolds K, et al. Are waist circumference and body mass index independently associated with cardiovascular disease risk in Chinese adults? Am J Clin Nutr, 2005, 82:1195-202.

30. Gu D, Reynolds K, Wu X, et al. Prevalence of the metabolic syndrome and overweight among adults in China. Lancet, 2005, 365:1398-1405.

31. 李岩, 赵冬, 王薇, 等. 中国 11 省市 35~64 岁人群应用不同代谢综合征诊断标准的比较. 中华流行病学杂志, 2007, 28:83-87.

32. 邹晓璇, 李莹, 张红菊, 等. 社区中老年人群代谢综合征与颈动脉粥样硬化的关系. 中华流行病学杂志, 2010, 31:361-365.

33. Ma WY, Li HY, Hung CS, et al. Metabolic syndrome defined by IDF and AHA/NHLBI correlates better to carotid intima-media thickness than that defined by NCEP ATP Ⅲ and WHO. Diabetes Res Clin Pract, 2009, 85:335-341.

34. Zhao D, Grundy SM, Wang W, et al. Ten-year cardiovascular disease risk of metabolic syndrome without centralobesity in middle-aged chinese. Am J Cardiol, 2007, 100:835-839.

35. Liu J, Grundy SM, Wang W, et al. Ten-year risk of cardiovascular incidence related to diabetes, prediabetes, and the metabolic syndrome. Am Heart J, 2007, 153:552-558.

36. Yang ZJ, Liu J, Ge JP, et al. Prevalence of cardiovascular disease risk factor in the Chinese population: the 2007-2008 China National Diabetes and Metabolic Disorders Study. Eur Heart J, 2012, 33:213-220.

37. Yang W, Lu J, Weng J, et al. Prevalence of diabetes among men and women in China. N Engl J Med, 2010, 362:1090-1101.

38. Li G, Zhang P, Wang J, et al. The long-term effect of lifestyle interventions to prevent diabetes in the China Da Qing Diabetes PreventionStudy: a 20-year follow-up study. Lancet, 2008, 371:1783-1789.

39. Chen J, Gu D, Huang J, et al. Metabolic Syndrome and Salt-Sensitivity of Blood Pressureamong Persons without Diabetes. Lancet. 2009, 373:829-835.

第 7 章

肥胖与2型糖尿病

肥胖和 2 型糖尿病是当今世界较为流行的疾病,严重威胁着公共健康。两者均伴有胰岛素抵抗,是代谢综合征的重要组成成分,是心血管疾病发病的高危因素。肥胖定义为过多的脂肪组织堆积的状态,是 2 型糖尿病发病的重要危险因素之一。肥胖和 2 型糖尿病之间又存在内在的联系,目前认为由于肥胖患者体内过多的脂肪组织释放较多的游离脂肪酸、甘油、炎症因子、激素及其他因子,参与了胰岛素抵抗的发生,同时也会导致胰岛 β 细胞分泌功能异常,当胰岛素抵抗伴有胰岛 β 细胞功能障碍时,β 细胞分泌的胰岛素不足以控制血糖达正常水平,最终导致糖尿病。

一、肥胖和 2 型糖尿病
相关的流行病学

肥胖和 2 型糖尿病已成为世界范围内严重威胁人类健康的流行疾病,其发病呈不断增长趋势。在流行病学上,肥胖与 2 型糖尿病有非常明确的联系。在美国的几项调查结果显示:随着 BMI 的增加,2 型糖尿病的发病威胁增加,BMI 30 ~ 34.9kg/m² 的女性糖尿病的发病风险增加 20.1 倍,超重和肥胖是糖尿病的重要预测因子;有报道,体重每增加 1kg,发生糖尿病的风险增加大约 4.5% ~ 9% 。一项死亡率调查结果显示:超过理想体重 20% ~ 30% 以及 40% 的肥胖的 2 型糖尿病患者的死亡率比正常体重的 2 型糖尿病患者高 2.5 ~ 3.3 倍和 5.2 ~ 7.9 倍。根据美国疾病控制中心的最新资料显示:2 型糖尿病的发病率在过去的 30 年间已经增加了 3 倍多,这其中主要归因于肥胖的流行。约 97% 的 2 型糖尿病患者超重或肥胖。在中国也是如此,肥胖和糖尿病的发病人数逐年增多,并且发病年龄倾向年轻化。甚至一些学者提出一个新的术语"diabesity"来说明糖尿病(diabetes)和肥胖(obesity)之间内在的联系。

二、肥胖和 2 型糖尿病
相关的发病机制

肥胖与 2 型糖尿病均是与胰岛素抵抗相关的两种疾病,但并非所有的肥胖伴胰岛素抵抗的个体都会发生高血糖或糖尿病,估计有半数的肥胖患者发展为糖尿病。这是因为在胰岛素抵抗状态下,胰岛 β 细胞会代偿性增加胰岛素的分泌,来弥补胰岛素作用不足,以维持正常的血糖水平。如果胰岛素抵抗同时伴有胰岛素分泌缺陷,则会导致糖尿病的发生,所以胰岛 β 细胞的功能异常可能是联系肥胖和 2 型糖尿病的关键因素。

(一) 肥胖对糖代谢的影响

1. 葡萄糖稳态 葡萄糖是人体内提供热量的主要物质,占总热量的 55% ~ 65% ,尽管人体不断从食物中摄入碳水化合物,但人体血糖水平始终维持在一个相对狭小的范围,即葡萄糖稳态。这个稳态的维持是体内多种组织和器官共同作用的结果。进食后经一系列消化,葡萄糖在小肠吸收入血,刺激胰腺 β 细胞分泌胰岛素,首先作用肝脏促进糖原合成,抑制糖异生及糖原分解,同时促进外周组织如骨骼肌和脂肪组织摄取和利用葡萄糖,以抑制因进餐引起的血糖升高;空腹状态下,胰岛 β 细胞分泌较少的胰岛素与一些反调激素如胰高糖素、肾上腺素及肾上腺皮质激素等共同作用维持血糖水平的稳定。近期研究发现,脑组织通过直接或间接作用参与葡萄糖代谢调节。

2. 脂肪细胞在葡萄糖稳态调节中的作用早期认为,人体进餐后吸收的葡萄糖主要在骨骼肌内被代谢利用,而脂肪组织所利用的血糖仅占 10% ~ 15% 。目前认为,事实并非如此,脂肪组织作为人体最大的内分泌器官,其分泌的多种蛋白质物质具有调节血糖代谢作用,是人体葡萄糖稳态的重要调节因素。一种抗糖尿病药物——噻唑烷二酮类药物(TZD),通过激活 PPAR-γ 受体发挥抗高血糖效应,而目前发现 PPAR-γ 主要在脂肪组

织表达这一事实间接说明脂肪组织在血糖调节方面起重要作用。目前许多研究证实脂肪细胞分泌的多种物质如瘦素、抵抗素、脂联素等因子对糖代谢可以产生不同的效应（表7-1）。

表 7-1　部分脂肪细胞因子对血糖的调节效应

升高血糖的因子	降低血糖的因子
抵抗素	瘦素
肿瘤坏死因子	脂联素
白介素6	内脏脂肪素
视黄醇结合蛋白4	网膜素

（1）瘦素（leptin）：是主要由脂肪细胞分泌的一种具有多功能的蛋白质，研究发现，瘦素除了具有调节食欲及能量平衡作用外，在葡萄糖的稳态调节方面具有抗高血糖的作用。瘦素通过多种器官发挥抗高血糖效应，首先瘦素能降低肌细胞和肝细胞内脂类水平从而改善肌肉组织和肝脏的胰岛素敏感性，另外，去除了 β 细胞的瘦素受体可导致基础胰岛素分泌增多及空腹低血糖，瘦素作用于 β 细胞通过抑制前胰岛素的合成抑制了胰岛素的合成和分泌。

（2）脂联素（adiponectin）：是脂肪细胞分泌的一种激素，在肥胖患者血中脂联素水平低于非肥胖者。研究证实脂联素的主要作用是促进脂肪酸的氧化和增强胰岛素的敏感性。另有研究发现，脂联素还参与噻唑烷二酮类药物（TZD）的部分抗糖尿病的效应。

（3）内脏脂肪素（visfatin）：内脏脂肪素是新近发现的主要由人和小鼠内脏脂肪组织分泌的一种脂肪细胞因子，其结构与 pre-B 细胞集落增强因子（PBEF）相似。它能够发挥类似胰岛素的作用，可结合并激活胰岛素受体，激活胰岛素信号通路，促进葡萄糖的摄取，降低血糖。内脏脂肪素与肥胖密切相关，能够促进脂肪细胞的分化，还能促进血管平滑肌细胞成熟。内脏脂肪素的表达受炎症反应因子和多种激素的调节。内脏脂肪素可能是联系机体糖脂代谢的重要因子。

（4）网膜素（omentin）：是人体内脏脂肪细胞分泌的一种蛋白质，能增强人脂肪细胞胰岛素的敏感性。目前认为它主要通过增加外周组织对葡萄糖的摄取和利用发挥类似胰岛素的作用，至于是否存在受体及受体后信号传递通路的机制尚不

清楚。

（5）肿瘤坏死因子（TNF-α）等炎症相关因子：TNF-α 是第一个发现的由脂肪细胞分泌的具有调节血糖代谢的脂肪细胞因子。其在肥胖和2型糖尿病患者体内水平升高，它能减弱胰岛素的作用。体内外试验证实，阻断了 TNF-α 后可以恢复胰岛素作用。对其他脂肪细胞因子如白介素6（IL-6）等的认识不一，多数认为可降低胰岛素的作用，但也有报道可增加胰岛素作用。

（6）抵抗素（resistin）：在许多肥胖的动物模型体内血抵抗素水平升高，降低葡萄糖在肌肉和脂肪组织中的摄取，还可增加肝脏葡萄糖输出，具有升高血糖作用。但在人体内抵抗素的作用还存在争议。

（7）视黄醇结合蛋白4（RBP4）：动物研究发现，RBP4 的过度表达可损伤胰岛素在肝脏和肌肉组织中的作用，药物降低或清除小鼠体内 RBP4 后发现可增强胰岛素的敏感性。在人体研究也发现，RBP4 水平升高与肥胖的个体、2 型糖尿病及有糖尿病家族史的瘦的非糖尿病个体相关。

（8）游离脂肪酸（FFA）：FFA 在胰岛素抵抗及糖尿病发病中发挥重要作用。大量研究证实肥胖和2型糖尿病患者的空腹血浆 FFA 水平普遍升高，其来源主要由于皮下和内脏脂肪的脂解作用增强产生，腹型肥胖者腹内脂肪的脂解作用更强。增多的 FFA 不仅通过抑制组织对葡萄糖的摄取和利用产生胰岛素抵抗，还可损害胰岛 β 细胞功能，产生所谓的"脂毒性"作用，使胰岛素的合成和分泌功能下降，最终导致 2 型糖尿病的发生。FFA 可能是联系肥胖和 2 型糖尿病发病的关键因子。

（二）肥胖与胰岛素抵抗

肥胖患者常伴有胰岛素抵抗，而胰岛素抵抗是 2 型糖尿病独立的危险因素。可表现为全身多脏器的胰岛素抵抗，主要有肝脏、肌肉和脂肪组织等。

1. 胰岛素抵抗　经典的胰岛素抵抗的定义是指正常剂量的胰岛素产生低于正常生物学效应的一种状态。即胰岛素对外周组织，主要指肝脏、肌肉和脂肪组织的作用减弱。常伴有胰岛素分泌代偿性增多，表现为空腹或餐后高胰岛素血症。

（1）肝脏抵抗：肝脏是机体摄取和处理葡萄糖的主要器官，胰岛素抵抗时肝脏对葡萄糖的摄取和利用降低，主要表现为肝糖产生及输出增多，

导致空腹高血糖及餐后高血糖。

（2）肌肉组织抵抗：肌肉对葡萄糖的摄取和利用减少，肌糖原生成及储存减少。

（3）脂肪组织抵抗：胰岛素抑制脂肪的分解作用减弱，血游离脂肪酸水平增高，促进了肝糖产生过多及抑制肌细胞胰岛素介导的葡萄糖转运及肌糖原的合成。

2. 人体总脂量与胰岛素抵抗的相关性　近年来肥胖和 2 型糖尿病的患病率均在急剧上升，大量的流行病学资料显示超重和肥胖与 2 型糖尿病显著相关，2 型糖尿病的 Pima 印第安人全部有肥胖，北美人 60% ~70% 肥胖，中国人 62% 超重。肥胖是 2 型糖尿病的一个重要致病因素，据估计 2 型糖尿病 75% 的危险因素为肥胖。随着 BMI 的增加，2 型糖尿病的发病率显著增加。

3. 体脂分布与胰岛素抵抗　肥胖是胰岛素抵抗重要的决定因素，但胰岛素抵抗不单纯取决于 BMI，而与体脂分布状态有关，内脏脂肪含量与胰岛素抵抗的关系比皮下脂肪更密切。有些消瘦伴胰岛素抵抗者其内脏脂肪含量增多。

（1）腹型肥胖与胰岛素抵抗：许多证据表明，不仅总脂量与胰岛素抵抗相关，而且脂肪组织的分布与胰岛素抵抗有关。其中腹部脂肪组织的堆积在胰岛素抵抗中起重要作用。腰围是反映胰岛素抵抗的重要指标，对 BMI$<$30kg/m^2 的个体尤有意义。影像学如 CT、MRI 被认为是评估腹部脂肪量的金标准。

（2）肌肉内脂肪组织与胰岛素抵抗：目前认为骨骼肌内脂肪量是肥胖者胰岛素抵抗的强标志物。

4. 肥胖致胰岛素抵抗及糖尿病的机制

（1）肥胖者皮质醇分泌增加：研究显示腹型肥胖者糖皮质激素受体功能有缺陷，下丘脑-垂体-肾上腺轴负反馈调节紊乱，皮质醇分泌增加，一方面导致胰岛素抵抗，另一方面进一步增加腹部脂肪堆积。

（2）肥胖者外周靶组织胰岛素受体减少，亲和力降低。

（3）现认为脂肪组织是内分泌器官，可分泌多种脂肪细胞因子如游离脂肪酸、肿瘤坏死因子、瘦素、抵抗素、脂联素等，这些因子在调节能量代谢平衡方面发挥重要作用。其分泌异常从不同层面影响胰岛素的效应，导致胰岛素抵抗。

（4）脂肪细胞对胰岛 β 细胞的调节作用：脂肪细胞分泌的多种活性因子通过内分泌方式调节胰岛 β 细胞的胰岛素分泌、基因表达以及细胞凋亡等多方面的功能。脂肪因子影响胰岛 β 细胞功能主要通过三条相互联系的途径而实现，第一是调节 β 细胞内葡萄糖和脂肪的代谢；第二是影响 β 细胞离子通道的活性；第三是改变 β 细胞本身的胰岛素敏感性。脂肪细胞的内分泌功能是一个动态的过程，在不同的代谢状态下，各脂肪因子的分泌发生不同变化，从正常代谢状态发展到肥胖以及 2 型糖尿病的过程中，脂肪因子参与了胰岛 β 细胞功能障碍的发生与发展。

三、肥胖合并 2 型糖尿病的治疗

（一）肥胖的治疗带给糖尿病患者的益处

肥胖的治疗目标包括体重减轻及减重后的体重维持。流行病学资料显示，轻度的体重减低（5% ~10%）就能够显著减少与肥胖相关的危险因子。对于肥胖的 2 型糖尿病患者来说，减重带来的益处更多，主要有以下几个方面：

（1）改善血糖控制：轻度的体重减低即可获得血糖水平的改善。

（2）降低空腹血胰岛素水平，增加胰岛素的敏感性。

（3）减少内脏脂肪含量，减轻腹型肥胖，进而改善胰岛素敏感性。

（4）调脂作用：减重可使降低甘油三酯及小而密低密度脂蛋白胆固醇、升高高密度脂蛋白胆固醇。

（5）降低血压。

（二）肥胖合并 2 型糖尿病的治疗

肥胖和 2 型糖尿病均伴有胰岛素抵抗，它们是代谢综合征的一部分，临床上，此类患者常常合并高血压病和血脂异常等。因此，肥胖患者的 2 型糖尿病的治疗目标应该是包含减重、降糖、降压和降脂的综合治疗达标。治疗措施包括饮食、运动、药物和手术治疗，前两者是前提，药物治疗时需要强调的是，在药物治疗过程中应综合考虑，既要控制达标，又要考虑某些药物对代谢的影响，尤其是对血糖的影响。在肥胖症章节中已对饮食和运动治疗做了详细介绍，本节主要介绍药物治疗和手术治疗。

1. 饮食治疗　主要是减少能量摄入和脂肪摄入，特别是减少饱和脂肪酸的摄入。目的是减轻体重并控制血糖，减少降糖药物的使用，延缓糖尿病并发症的发生和发展,并减少其他与胰岛素抵抗相关的并发症。减重的目标并非是将体重降至理想体重,因为对多数肥胖者来说,单纯控制饮食进行减重是很困难的,减重的措施还包括运动和药物治疗。在动物及人的营养干预研究证实:富含植物雌激素的豆蛋白和亚麻籽能减轻体重,改善胰岛素抵抗。另有报道,增加钙的摄入可减少脂肪堆积,增加脂肪分解,显著促进减肥。

2. 运动治疗　流行病学资料显示:运动过少是2型糖尿病的危险因素,长期运动可使2型糖尿病的发生减少高达50%。研究认为,运动可通过增加葡萄糖转运子4的表达而增加骨骼肌对葡萄糖的摄取和利用,增加胰岛素敏感性,还能减少内脏脂肪组织。经常性的运动有助于维持减轻的体重,同饮食治疗一样,是肥胖和2型糖尿病的基础治疗,对有效地保持药物疗效有重要的作用。

3. 药物治疗

(1) 肥胖:治疗肥胖的常用药奥利司他是一种长效和强效的特异性胃肠道脂酶抑制剂,通过与胃和小肠腔内胃脂酶和胰脂酶活性丝氨酸部位形成共价键,使酶失去活性。失活的酶不能将食物中的脂肪,主要是甘油三酯水解为可吸收的游离脂肪酸和甘油。未消化的甘油三酯不能被身体吸收,从而减少热量摄入,控制体重。在肥胖合并2型糖尿病患者,体重减轻的同时常常伴随着血糖控制的改善。该药还可以降低与肥胖相关的危险因素和与肥胖相关疾病的发病率,包括高胆固醇血症、2型糖尿病、糖耐量减低、高胰岛素血症、高血压、并可减少脏器中的脂肪含量。

(2) 肥胖合并2型糖尿病:如前所述,2型糖尿病是一个进展性疾病,其发病包含两个因素即胰岛素抵抗和胰岛素分泌缺陷,尤其肥胖合并2型糖尿病患者均伴有不同程度的胰岛素抵抗,在不同时期两者所占地位不同,早期以胰岛素抵抗为主并贯穿糖尿病整个病程,随着病程进展,胰岛β细胞功能逐渐减退。因此,针对胰岛素抵抗的治疗在2型糖尿病的治疗中占据非常重要的地位。胰岛素的治疗并非首选。根据2006年中国糖尿病指南及美国ADA指南,肥胖的2型糖尿病应首选二甲双胍,或其他胰岛素增敏剂如噻唑烷二酮类药物(TZD)。根据糖尿病病程或胰岛β细胞功能以及血糖水平,可采用联合磺脲类药物、阿卡波唐或适当补充胰岛素等治疗。

1) 二甲双胍:属双胍类降糖药,可通过多种机制调节血糖,包括延迟胃肠道对葡萄糖的吸收,通过增加外周组织对血糖的摄取和利用来增加胰岛素的敏感性,同时抑制肝糖异生及肝糖原分解降低肝糖输出,还具有减轻体重的作用,因此是肥胖合并2型糖尿病的首选药。

2) 噻唑烷二酮类药物(TZD):本品为过氧化物酶体增殖激活受体γ(PPAR-γ)的高选择性、强效激动剂。通过提高胰岛素的敏感性而有效地控制血糖。人类的PPAR受体存在于胰岛素的主要靶组织如肝脏、脂肪和肌肉组织中。本品激活PPAR-γ核受体,可对参与葡萄糖生成、转运和利用的胰岛素反应基因的转录进行调控。此外,PPAR-γ反应基因也参与脂肪酸代谢的调节。该药可降低空腹血糖(FPG)和糖化血红蛋白(HbA1c),同时伴有血胰岛素和C肽水平降低,也可使餐后血糖和胰岛素水平下降。该药还可使伴有胰岛素抵抗的绝经前期和无排卵型妇女恢复排卵。

3) 促胰岛素分泌剂:包括磺脲类和格列奈类药物。此类药物主要通过刺激胰岛细胞分泌胰岛素增加来降低血糖。由于胰岛素分泌增多,除了降低血糖作用外,常会使体重增加,而体重增加反过来又会加重胰岛素抵抗,因此,该药不适合肥胖合并2型糖尿病的首选治疗。联合治疗方案中也应考虑对体重的影响。

4) 阿卡波糖:属α-糖苷酶抑制剂。作用于肠道抑制α-糖苷酶(参与双糖、寡糖和多糖的降解)的活性,可延缓碳水化合物来源的葡萄糖的降解和吸收,可降低餐后血糖水平,并且由于平衡了葡萄糖从肠道的吸收,减小了全天血糖的波动,故能够降低糖化血红蛋白的水平。该药不增加体重,有时还可以减轻体重,因此常作为肥胖合并2型糖尿病的辅助治疗。

5) 胰岛素的使用:目前临床上胰岛素的应用范围越来越广,这似乎得益于人们对糖尿病发病机制的认识的深入或者说是对各种胰岛素及其类似物的研究开发的结果。其实,医生的诊疗观念是最主要的因素。毋庸置疑,1型糖尿病是胰岛素应用的绝对适应证。对于2型糖尿病,尤其是肥胖的2型糖尿病,早期胰岛素在体内的水平并不低,甚至还高于正常水平,说明其发病的主要因素应是胰岛素抵抗为主,尽管胰岛素的分泌量呈现相对不足,但治疗的关键仍应以改善胰岛素的敏感性为主,而不应该以补充胰岛素为主,况且胰岛素的治疗还会造成人为的高胰岛素血症,进而有导致肥胖及促进动脉粥样硬化及心血管疾病发生的风险。尽管随着糖尿病病程的进展,胰岛β细胞分泌功能逐渐衰退,但胰岛素抵抗仍持续存在,此时在原有治疗的基础上补充适当的胰岛素是必要的。总之,胰岛素的使用应个体化,而不应盲目扩大化。

(3)降压药物的选择:有报道大约 50% 左右的 2 型糖尿病患者患有高血压,在全面控制达标的目标下,针对肥胖合并 2 型糖尿病及高血压的治疗需要注意降压治疗的同时,某些药物可能对代谢的影响,尤其对血糖的影响。

1)血管紧张素转化酶抑制剂(ACEI)或血管紧张素 II 受体拮抗剂(ARB):新近的许多指南里都指出,2 型糖尿病合并高血压的治疗应首选 ACEI 或 ARB 类降压药。除了具有肾脏保护作用外,许多研究证实此类药物在降压治疗同时可以减少新发糖尿病的发生。如 LIFE(Losartan intervention for Endpoint Reduction in Hypertension):在高血压伴左室肥厚患者中,氯沙坦组较阿替洛尔组,新发糖尿病减少 25%。VALUE(Valsartan Antihypertensive Long-Term Use Evaluation):在高血压病患者中,缬沙坦组较氨氯地平组,新发糖尿病减少 23%。HOPE(Heart Outcomes Prevention Evaluation):在心血管高危患者中,雷米普利组较安慰剂组,新发糖尿病减少 32%。进一步研究结果显示:ACEI 或 ARB 能促进胰岛素信号转导(IR-IRS-PI3K),增加胰岛素敏感性,增加葡萄糖转运子-4 的表达和活性,增加脂联素的水平,降低 TNF-α、IL-6 等水平。另有研究证实部分 ARB 类药物如厄贝沙坦和替米沙坦具有激活 PPAR-γ 改善胰岛素敏感性的作用。

2)钙离子拮抗剂:有报道短效的硝苯地平可增加胰岛素抵抗,而缓释剂型则无此影响。目前认为大多数钙离子拮抗剂对胰岛素敏感性的影响是中性的。临床上常用于与 ACEI 或 ARB 及其他降压药联合治疗。

3)噻嗪类利尿剂:早期研究认为,该药可降低葡萄糖耐量,增加糖尿病发生的危险。但也有不增加糖尿病发生率的报道。目前认为小剂量的噻嗪类利尿剂可以联合 ACEI 或 ARB 治疗能发挥协同降压作用,而不影响代谢。但大剂量应用可引起生化和激素异常如低钾血症、高血糖、高尿酸血症、高胆固醇血症及胰岛素敏感性降低。一种新型的利尿剂-吲达帕胺为具有钙拮抗剂作用的利尿剂,对血糖、血脂及胰岛素敏感性无不良影响。

4)β 受体阻滞剂:实验表明,非选择性 β 受体阻滞剂普萘洛尔治疗可使周围组织葡萄糖摄取减少达 32%。选择性 β 受体阻滞剂阿替洛尔及美多心安减少葡萄糖摄取约 25%。Gress 报道 β 受体阻滞剂治疗使 3~6 年后糖尿病发病危险增加 28%。有报道 β 受体阻滞剂用于治疗肥胖并高血压患者时可能有潜在的增加体重的作用。此外,β 受体阻滞剂还可抑制胰岛素的分泌,升高血糖。噻嗪类利尿剂和 β 受体阻滞剂联合用药可加重代谢异常。所以,在降压药物的选择上,应权衡利弊,既要追求控制达标,又要考虑药物对代谢的影响。

4. 手术治疗 近年来,许多研究发现,减肥手术对 2 型糖尿病患者高血糖的控制具有显著且持久的效果,2009 年 ADA、2011 年 IDF 以及 CDS 和中华医学会外科学分会关于糖尿病治疗指南都将减肥手术列为肥胖伴 2 型糖尿病患者的治疗方式之一。

(1)手术方式:目前治疗 2 型糖尿病的减肥手术方式最常用的主要有两种:腹腔镜下可调节胃束带术(LAGB)和胃旁路手术(RYGB)。

(2)手术治疗糖尿病的机制:除了术后摄食减少,体重下降,胰岛素敏感性增加,进而有效控制血糖之外,目前普遍认为肠道神经内分泌学说是最重要的机制之一,通过手术改变了肠道内分泌激素的分泌以及胰岛细胞的功能调节,进而改变了葡萄糖稳态,使代谢朝向有利于血糖控制的方向。

(3)适应证:目前国外对于生活方式和药物治疗难以控制的体质指数 >35kg/m^2 的 2 型糖尿病患者应考虑接受减肥手术;体质指数为 30~35kg/m^2 的难治 2 型糖尿病患者可以考虑接受手术治疗,但不推荐其为首选治疗。国内中华医学会糖尿病学分会在《中国 2 型糖尿病防治指南》(2010 年版)中提出手术治疗糖尿病的适应证是:①体质指数 ≥35kg/m^2,有或无合并症的 2 型糖尿病亚裔人群可考虑手术治疗;②体质指数 30~35kg/m^2,且有 2 型糖尿病的亚裔人群中,生活方式和药物治疗难以控制血糖或合并症时,尤其具有心血管风险因素时,手术是治疗选择之一;③体质指数 28~29.9kg/m^2,的亚裔人群中,如果合并

2 型糖尿病,并有中心型肥胖(男性腰围>90cm,女性>85cm)且至少额外的符合 2 条代谢综合征标准:甘油三酯、低 HDL-c 水平、高血压。也可以考虑手术治疗;④对于体质指数 ≥40kg/m² ≥35kg/m²并伴有严重合并症,且年龄≥15 岁、骨骼发育成熟、按 Tanner 发育分级处于 4 或 5 级的青少年,在患者知情同意情况下,LAGB 或 RYGB 也可考虑治疗选择之一;⑤对于体质指数 25.0 ~ 27.9kg/m²的 2 型糖尿病患者,应在患者知情同意情况下,进行手术,不应广泛推广;⑥年龄<60 岁或身体一般情况较好,手术风险较低的 2 型糖尿病患者。

（4）手术治疗的并发症及风险:不同的手术方式会导致近期和远期的并发症,近期并发症包括吻合口漏,梗阻、感染或出血等;远期并发症包括因各种维生素及微量元素吸收障碍引起的营养缺乏、贫血、周围神经病变以及骨密度降低引起的骨折风险增加等。

虽然手术治疗总的死亡率较低,但术后各种近期和远期的并发症也给患者带来一定的风险,且手术治疗的长期疗效及安全性还需大量的进一步研究来证实,因此手术适应证的选择应是慎之又慎。

（李东晓）

参 考 文 献

1. Kahn SE, Hull RL, Utzschneider KM. Mechanism linking obesity to insulin resistance and type 2 diabetes. Nature, 2006, 444:840-846.

2. Shoelson SE, Lee J, Goldfine AB. Inflammation and insulin resistance. J Clin Invest, 2006, 116:1793-1801.

3. Scherer PE. Adipose tissue: from lipid storage compartment to endocrine organ. Diabetes, 2006, 55:1537-1545.

4. Yang Q, Graham TE, Mody N, et al. Serum retinol binding protein 4 contributes to insulin resistance in obesity and type 2 diabetes. Nature, 2005, 436:356-362.

5. Kahn SE. The relative contributions of insulin resistance and beta-cell dysfunction to the pathophysiology of type 2 diabetes. Diabetologia, 2003, 46:3-19.

6. Rosen ED, Spiegelman BM. Adipocytes as regulators of energy balance and glucose homeostasis. Nature. 2006, 444: 847-853.

7. 李秀钧. 代谢综合征. 北京:人民卫生出版社, 2007.

8. Gress TW, Nieto FJ, Shahar E, et al. Hypertension and antihypertensive therapy as risk factors for type 2 diabetes mellitus. N Engl J Med, 2000, 342(13):905-912.

9. Fukuhara A, Matsuda M, Masako Nishizawa, et al. Visfatin: a protein secreted by visceral fat that mimics the effects of insulin. Science, 2005, 307:426-430.

10. Haider DG, Schaller G, Kapiotis S, et al. The release of the adipocytokine visfatin is regulated by glucose and insulin. Diabetologia, 2006, 49:1909-1914.

11. Ochard TJ, Temprosa M, Goldberg BR, et al. The effect of metformin and intensive lifestyle intervention on the metabolic syndrome: The Diabetes Prevention Program randomized trial. Ann intern Med. 2005, 142:611-619.

12. 史轶蘩. 肥胖症临床诊治手册. 上海:上海科学技术出版社, 2001.

13. 裴海成,刘志民,邱明才,等. 实用肥胖病治疗学. 北京:人民军医出版社, 2006.

14. Orchard TJ, Temprosa M, Goldberg R, et al. Diabetes Prevention Program Research Group. The effect of metformin and intensive lifestyle intervention on the metabolic syndrome: the Diabetes Prevention Program randomizedtrial. Ann Intern Med, 2005, 142:611-619.

15. Zillich AJ, Garg J, Basu S, et al. Thiazide diuretics potassium the development of diabetes: a quantitative review. Hypertension, 2006, 48:219-224.

16. Schupp M, Janke J, Clasen R, et al. Angiotensin type 1 receptor blockers induce peroxisome proliferator-activated receptorgamma activity. Circulation, 2004, 109:2054-2057.

17. DREAM (Diabetes REduction Assessment with ramipril rosiglitazone Medication) Trial Investigators; Gerstein HC, Yusuf S, Bosch J, et al. Effect of rosiglitazone on the frequency of diabetes in patients with impaired glucose tolerance or impaired fasting glucose: a randomised controlled trial. Lancet, 2006, 368:1096-1105.

18. Maggio CA, Pi-Sunyer FX. Obesity and type 2 diabetes. Endocrinol Metab Clin N Am, 2003, 32:805-822.

19. Pischon T, Sharma AM. Use of beta-blockers in obesity hypertension: potential role of weight gain. Obes Rev, 2001, 2:275-280.

20. 中华医学会糖尿病学分会. 中国 2 型糖尿病防治指南. 2010 年版. 北京:北京大学医学出版社, 2011.

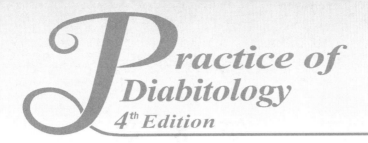

第4部分

糖尿病相关检查

第 8 章

血糖的测定

一、概　述

从 19 世纪后期人们了解到血糖的浓度与糖尿病之间的关系以来,便开始对血糖测定方法进行不断研究,1908 年斑氏(Benidict)首先建立了测定血糖方法,即斑氏法。通过不断地发展和改进,1920 年出现了最有代表性的福林-吴氏(Folin-Wu)法,这是血糖测定的经典方法,连续沿用了近五十年之久。但该方法最大的缺点是测出结果比血液的葡萄糖的真值高 10% ~15% ,这是因为葡萄糖中醛基的还原性使试剂中二价铜还原成一价铜;由于血液中还含有大量非糖的还原性物质,如谷胱甘肽、尿酸等物质也参与反应,所以测定的结果还包括有非糖的还原性物质。

1959 年 Dultman 提出用芳香胺与葡萄糖的缩合反应原理测定测定血糖的方法,如邻甲苯胺法,该方法比福林-吴氏法的特异性还高,测定结果更准确,所以取代了特异性差的福林-吴氏法,但该法使用试剂中的邻甲苯胺具有毒性,冰醋酸有较强的刺激气味,对人和仪器都有影响,并不能在自动生化仪器上使用。

20 世纪 60 年代,国外使用酶作为试剂测定血糖的方法有了迅速的发展,现已有己糖激酶法、葡萄糖氧化酶法,"酶法"具有专一性强,特异性高,结果准确,操作简单,便于在自动生化分析仪上使用;而己糖激酶法是血糖测定的参考方法。在国内是 20 世纪 80 年代初开始使用葡萄糖氧化酶测定血糖,1984 年卫生部临床检验中心提出葡萄糖氧化酶测定血糖的推荐方法。随后在全国得到了普遍的推广和应用。

近年来,固相化学技术的发展,也同样应用于血糖测定,如干板化学分析仪,就是采用了固相反应板条或试纸条。反应板条是由多层膜片组成,将反应所需的试剂和抗干扰剂固相在各层膜片上,只需将血液加到反应板条上,血细胞被隔在滤过膜上,血浆通过辅助层干扰物质将被清除,然后去除干扰物质的血浆再转移到反应区,进行反应,通过反射光比色,便得出结果。在国外早已运用此原理生产小型血糖测定仪。由于体积小、使用方便,糖尿病患者在家里就可以操作,结果可作为自身保护和治疗监测的参考指标。患者自己用酒精棉签消毒左手无名指指端,然后使该手拇指挤压,右手持消毒针头扎破消毒好的指端,挤出一点血(或按规定一定量)滴到反应板条上,按规定的时间进行比色,测定结果就会直接显示出来。患者不必到医院就可以随时知道自己血糖浓度的变化。目前,市场上有多种该类血糖测定仪,在使用前,应对其准确性应予校正。

血糖测定的血样通常从静脉采取,其采集和保存对血糖测定结果的准确性是非常重要的。在没有要求特限时间采集时一般应在早晨空腹取血。血液离开身体后,一些酶的作用及某些物质代谢并没有完全停止,如没有及时分离血清进行测定,血糖结果则降低;尤其是在夏天,室温较高,每一小时血糖浓度就下降 7% 左右。所以,要求血样采集后应及时送检。如果不能及时送检,可用氟化钠作防腐剂。由于临床需要,也有从末梢毛细血管(耳、手指)取血的;但动脉和静脉中血液的糖浓度是有差别的,因动脉血液通过组织后,一部分糖被组织利用,然后通过静脉回到心脏。静脉血液糖浓度要比动脉血低,应该注意餐后末梢毛细血管血的糖含量偏高约 10% 左右。所以判断测定结果是否正确,是否可比时,对血标本的来源和采集也应考虑。

综上所述,自 19 世纪末人们开始了解血糖浓度与糖尿病之间关系以来,血糖测定的方法经历了不断地改进与发展。正是由于血糖测定方法的建立和改进使得人们对糖尿病诊断有了明确的指标,其应用越来越广泛,使人们对血糖水平与糖尿病并发症之间的联系有了深刻的认识,从而产生了控制血糖的强化治疗方案。也正是今天血糖测定的便捷才使得有效血糖监测的方法仍在不断的完善,对血糖这一指标的体现可从即时一点或数点的即时观察(空腹,餐后)到一段时间的较长期观察(糖化血红蛋白,糖化血清蛋白),从连续静脉监测向无创伤方向发展。相信随着血糖测定方法的发展,这一经典指标将带给我们更多的关于体内代谢的信息,使糖尿病诊治有更精确,更有效的前景。

二、血糖测定方法

标本收集与贮存:对于血细胞体积正常的个体,其空腹全血葡萄糖浓度比血浆葡萄糖浓度大约低 12% ~ 15%。大多数临床实验室采用血浆或血清测葡萄糖浓度,而大多数床旁测定葡萄糖的方法使用的是全血。

空腹毛细血管葡萄糖浓度只比静脉血高约 0.1 ~ 0.28mmol/L。而在有葡萄糖负荷时,毛细血管的葡萄糖浓度却比静脉血高 2 ~ 4mmol/L(平均 3mmol/L),因此使用不同的标本采用不同的参考值(表 8-1)。

表 8-1　体液空腹葡萄糖浓度参考值

标本	mmol/L	mg/dl
血浆/血清		
成人	4.5 ~ 6.1	74 ~ 110
小孩	3.5 ~ 5.6	60 ~ 100
早产新生儿	1.1 ~ 3.3	20 ~ 60
足月新生儿	1.7 ~ 3.3	30 ~ 60
全血(成人)	3.5 ~ 5.3	65 ~ 95
脑脊液	2.2 ~ 3.9(相当于血浆值的60%)	40 ~ 70
尿(24h)	0.1 ~ 0.8	1 ~ 15

室温下,血细胞中进行的糖酵解使血中葡萄糖减少,减幅约 5% ~ 7%/h。当有白细胞增多或细菌污染时,体外酵解速率会增加。无酵解的无菌血浆,其葡萄糖浓度在 25℃ 能稳定 8 小时,4℃ 下能稳定 72 小时;更长时间贮存稳定性将发生变化。虽然无菌血浆没有糖酵解活性,但在离心后,血浆中含白细胞,仍会使葡萄糖代谢,所以在获得标本后应尽快测定。

通过向标本中加碘乙酸钠或氟化钠可抑制糖酵解作用,能使血葡萄糖在室温下稳定 3 天。氟化钠通过抑制烯醇化酶而防止糖酵解。氟化物也

是一种弱的抗凝剂,但在几小时后会有血液凝集出现。因此建议使用氟化物-草酸盐混合物,例如每毫升血液加 3mg 草酸钾和 2mg 氟化钠以阻止后期凝血现象。高浓度氟离子会抑制脲酶和某些酶的直接测定。草酸钾会使细胞水分外渗,血浆稀释,这种标本不能用于测定其他物质。

(一) 还原法

利用葡萄糖的还原性,即葡萄糖分子内所含的还原性醛基可与氢氧化铜反应生成砖红色的氧化亚铜沉淀。1908 年 Benidict(班氏)对 Fehling(斐林)试剂进行改良创立了第一个得到广泛承认和临床应用的血糖测定方法,开拓了血糖测定的无机化学阶段,随后出现了一系列基于这一反应原理的改进方法,其中最有代表性的是我国化学家吴宪改良的 Folin-Wu 法。

Fehling 试剂是采用氢氧化钠溶液和硫酸铜溶液反应生成氢氧化铜的方式,但该试剂放置过久,沉淀过多则不利于反应,所以试剂需要分析前分开配制且不能长期保存;Benidict 将氢氧化钠改良为枸橼酸钠和碳酸钠缓冲液与硫酸铜溶液混合后生成氢氧化铜,增加了溶液的稳定性,提高了灵敏度,易于长期保存。但 Fehling 试剂和 Benidict 试剂只能根据反应时颜色的变化半定量测定血糖。该方法的显色线性很局限,仅在 200mg/dl 之内。因此,该方法规定需要做 2 个标准,一个为 100mg/dl,另一个为 200mg/dl,当样品中血糖低于 100mg/dl 时以 100mg/dl 为标准进行计算;血糖结果在 100 ~ 200mg/dl 之间的,使用 100mg/dl 和 200mg/dl 两点定标,用插入法计算结果;超过 200mg/dl 的,则必须将样品稀释后重新测定。为了克服上述问题,我国化学家吴宪先生对方法学进一步改进,创建了 Folin-Wu 法,其原理是在测定血糖前通过在抗凝血中加入钨酸钠、硫酸锌、氢氧化锌及三氯乙酸等对血浆样品进行去蛋白处理,排除蛋白沉淀影响,同时对 Benidict 试剂进行改良,在试剂中加入磷钼酸试剂、葡萄糖和氢氧化铜反应生成氧化亚铜,氧化亚铜可使钼酸试剂还原成低价的钼蓝(蓝色),其蓝色的深浅与血液中葡萄糖的浓度成正比,可用绿色滤光片比色测定血糖含量,此法开创了比色法定量测定血糖的时代,加速了 Banting 和 Best 发现胰岛素。但还原法测定血糖包括了大量非糖还原物质,可达 20% 以上。为了克服这种非特异性,人们着眼于沉淀剂的改进,以减少非糖还原物质的干扰,并努力简

化方法、减少样品量,主要有 Nelson-Somogyi 法、Shaffer-Hatman 法、Harding 法和 Asatoor king 法等。1953 年在美国的"Standard Methods of Clinical Chemistry"(临床化学标准方法)中"Folin-Wu 和 Nelson-Somogyi"法同时被推荐。随着方法学的发展,目前国内外已很少有医院采用上述无机化学方法定量测定血糖,但很多尿试纸法测定尿糖的反应原理还基于 Fehling 试剂和 Benidict 试剂,某些基层化验室在尿糖测定时使用的"碱性硫酸铜"试剂,也是上述的 Fellling 试剂和 Benidict 试剂。

(二) 缩合法

20 世纪 50 年代中期人们开始利用糖的羰基与有机试剂的反应来测定葡萄糖。1957 年 EK 和 Hultman 报道了用对氨基水杨酸测定醛式单糖的方法;1959 年 Hultman 改进此法,首先使用邻甲苯胺(o-toluidine, o-T)试剂,使方法更特异和简便。许多与 o-T 类似的芳香胺也被试用于血糖测定,但只有 o-T 法得到了广泛应用。

o-T 法测定葡萄糖的原理主要是葡萄糖在酸性介质中加热形成 5-羟甲基糠醛,分子中的醛基与 o-T 等一级芳香胺缩合生成蓝绿色的 Schiff 碱,在 630nm 处有一吸收峰,吸光值大小与血糖浓度成正比。

最初的邻甲苯胺方法是采用冰乙酸为溶剂配制试剂的。由于冰乙酸强烈的酸腐蚀性和刺激性,对仪器和实验人员都有着危害。因此,以后改良方法采用浓的乙二醇替代冰乙酸。而且,改良法可以直接使用血清或血浆进行葡萄糖测定。问题在于方法的显色线性略差,试剂较黏稠影响加液的准确性,转而影响检测的准确性。

邻甲苯胺方法较还原法的特异性好一些,但是,还是不能将邻甲苯胺法称之为葡萄糖测定法,因为在有机酸存在时,o-T 试剂能与己醛糖和戊糖反应,所以与葡萄糖的反应并非特异。葡萄糖的同分异构体半乳糖和甘露糖也能以相同的反应比率与 o-T 试剂发生反应,产生与葡萄糖相似的吸收光谱,造成正误差。特别是半乳糖。曾经有报告测定半乳糖的方法是对血清样品采用葡萄糖氧化酶方法和邻甲苯胺方法同时测定待检样品,然后将邻甲苯胺方法的结果减去葡萄糖氧化酶方法的结果即为半乳糖的结果。Jolley 和 Freeman 曾报道用高分辨率的色谱法发现在人血中除葡萄糖外,至少还有 5 种糖干扰血糖测定,但总浓度仅约 0.16mmoL/L,所以 o-T 法在与酶法等更特异的方法相比较时仍能得到良好的一致性。

o-T 法所用试剂为芳香胺类,o-toluidine 和 o-tolidine 均具有一定的致癌性。在 20 世纪七八十年代,本方法广泛应用于不具备酶法条件的实验室,但作为 Folin-Wu 法向酶法过渡的中间措施,伴随着酶学方法的广泛应用,此方法逐渐被淘汰。

(三) 己糖激酶法

己糖激酶(HK)法在 20 世纪 60 年代后期趋于成熟并用于自动化系统,但由于价格较葡萄糖氧化酶方法偏贵,在我国至 20 世纪 90 年代末才逐渐替代葡萄糖氧化酶方法。1974 年美国正式确定手工操作的己糖激酶法为血糖测定的参考方法,参考方法与常规方法不同,需要对样品做去蛋白处理(使用高氯酸沉淀蛋白)后,再对无蛋白滤液进行测定。而且,这样的参考方法在测定时要求严格,必须由经过严格训练的技师手工操作,目前国际上也已视之为公认的参考方法。而常规用于全自动生化分析仪的己糖激酶常规分析方法在原理上相似于参考方法。但不需做去蛋白滤液,直接用待检样品测定,所以可能受到样品中的某些物质的干扰。己糖激酶法是测定血糖的参考方法,测试灵敏度和重复性好,特异性高,标本存在轻度溶血、脂血、黄疸时不影响测定结果。维生素 C、氟化钠、肝素、EDTA 和草酸盐等,也不干扰本法测定。

1. 测定原理　葡萄糖在三磷酸腺苷二钠(ATP)存在下,由己糖激酶催化作用,生成葡萄糖-6-磷酸和二磷酸腺苷二钠(ADP),前者在葡萄糖-6-磷酸脱氢酶(G-6-PDH)催化下脱氢,生成 6-磷酸葡萄糖酸(6-GP)。同时使 NADP 变成 NADPH。

反应式如下:

$$葡萄糖+ATP \xrightarrow{HK} G\text{-}6\text{-}P+ADP$$

$$G\text{-}6\text{-}P+NADP \xrightarrow{G\text{-}6\text{-}PDH} 6\text{-}GP+NADPH$$

根据反应方程式,NADPH 的生成速率与葡萄糖的浓度成正比,在波长 340nm 监测其吸光度生成速率,计算血清中葡萄糖含量。

2. 试剂

(1) 试剂 I

200mmol/L 　2-氨基-2-羟甲基-1,3-丙二醇缓冲液(pH 7.0)

4mmol/L　　　　醋酸镁
3.5U/mL　　　　己糖激酶
5.3U/mL　　　　葡萄糖-6-磷酸脱氢酶
3.5mmol/L　　　NADP

（2）试剂Ⅱ
200mmol/L　　2-氨基-2-羟甲基-1,3-丙二醇
　　　　　　　缓冲液（pH 9.0）
2mmol/L　　　三磷酸腺苷二钠

若用半自动分析仪检测，可根据试剂盒说明书，将试剂按一定比例混匀，置棕色瓶中，放冰箱保存，约可稳定7天。双试剂可直接用于全自动生化仪检测。

（3）5mmol/L葡萄糖标准应用液，见GOD法。

3. 操作

（1）速率法测定（以半自动分析仪为例）

主要参数

系数　　　　　8.2
孵育时间　　　30s
监测时间　　　60s
波长　　　　　340nm
比色杯光径　　1.0cm
吸样量　　　　0.5ml
温度　　　　　37℃

1）加样：37℃预温酶混合试剂1000μl，加血清20μl，立即吸入自动生化分析仪，监测吸光度升高速率（△A/min）。

2）计算

$$血清葡萄糖（mmol/L）= △A/min×\frac{1}{6.22}×\frac{1.02}{0.02}$$
$$= △A/min×8.2$$

（2）终点法测定

1）操作：取16mm×100mm的试管，按表8-2操作。

表8-2　己糖激酶法操作步骤

加入物（ml）	测定管（U）	对照管（C）	标准管（S）	空白管（B）
血清	0.02	0.02	—	—
葡萄糖标准应用液	—	—	0.02	—
生理盐水	—	2.0	—	0.02
酶混合试剂	2.0	—	2.0	2.0

表中各管充分混匀，在37℃水浴，准确放置10分钟，分光光度计波长340nm，比色杯光径1.0cm，用蒸馏水调零，分别读取各管吸光度（A_U、A_C、A_S、A_B）。

2）计算

$$血清葡萄糖（mmol/L）= \frac{A_U-A_C-A_B}{A_S-A_B}×5$$
$$血清葡萄糖（mg/dl）= 葡萄糖（mmol/L）×18$$

4. 参考区间　健康成年人，空腹血清葡萄糖为3.9~6.1mmol/L（70~110mg/L）。

5. 附注

（1）己糖激酶方法的特异性比葡萄糖氧化酶法高，被认为是测定血清葡萄糖的参考方法，适用于自动分析仪。轻度溶血、脂血、黄疸、维生素C、氟化钠、肝素、EDTA和草酸盐等不干扰本法测定。溶血标本，若血红蛋白超过5g/L时，因从红细胞释放较多的有机磷酸酯和一些酶，干扰本法测定。

（2）虽然根据NADPH的摩尔吸光度可以直接计算血清葡萄糖浓度（如Roche等试剂盒），但建议最好同时测定标准管和空白管（蒸馏水代替血清）。此时计算公式应为：

$$血清葡萄糖浓度（mmol/L）=$$
$$\frac{测定△A/min-空白△A/min}{标准△A/min-空白△A/min}×$$
$$标准液浓度（mmol/L）$$

（3）该方法较GOD方法特异性强，准确度和精密度高，早期文献报道在300mg/dl以内用标准葡萄糖溶液测定，测得值与血糖浓度的相关系数可达0.999；常规应用的己糖激酶法日内CV为0.6%~1.0%，日间CV为1.3%左右，轻度溶血、血脂升高、黄疸、氟化钠、肝素、EDTA和草酸盐对本法无明显干扰，但有报道指出某些病理情况下，如丙酮酸和乳酸代谢增强时，它会利用NAD/NADH系统作为共同底物，形成竞争性抑制而对测定结果产生干扰，可选用双试剂，将空白时间设定在加入样品后到加入第二试剂前，来排除此干扰。

（四）葡萄糖氧化酶法

1928年Muller首先从黑曲霉中提取了葡萄糖氧化酶（GOD），1948年Keilin和Hartree详细讨论了GOD对D-葡萄糖的特异作用，并证明了测定系统中氧的消耗量与葡萄糖浓度成正比，建立了"氧耗量"测定方法。

使用 GOD 测定葡萄糖的方法很多,其共同点在于 GOD 作用于葡萄糖生成葡醛内酯和 H_2O_2 的反应,而下一步的反应则各不相同,总的可分为两大类:一类是测定溶液中氧的消耗,即氧速率法(GOD-OR),在一个密封的容器内置入一个缓冲的葡萄糖氧化酶的试剂,并且有一个氧电极。加入样品后,在搅拌下,观察氧电极显示一定氧耗量需要的时间为检测指标;时间越短的为样品内葡萄糖含量较低,反之葡萄糖含量较高。这个原理形成的仪器即为最早的葡萄糖测定仪。但是,每次测定后需要将试剂与空气内的氧气平衡后,才能再作下一个样品。也可以利用产生的葡糖醛酸,用酸度计(pH 计)测量。也可以使用过氧化氢电极测量产生的过氧化氢含量。所有这些就是在 20 世纪 70 年代时各种葡萄糖测定仪的原理。此后,随着固相酶的成熟,结合以上各个电极,又形成了现今的各种葡萄糖测定仪。将葡萄糖氧化酶固相于电极上,就可以不必再使用葡萄糖氧化酶的缓冲试剂,只要将固相酶电极固定在某个小容器内,内含有缓冲的液体,加入样品后随着酶反应产生的产物或消耗的底物被电极检测,即可测到相应葡萄糖量。另一类是 1956 年 Keston 和 Teller 首先把 GOD 法和生化检验中常用的比色法结合起来,发展的 GOD 比色法,偶联在 GOD 反应后面的第二个酶有过氧化物酶(POD)、过氧化氢酶和醛脱氢酶等,其中 POD 最常用,以后十几年中发展了许多种 GOD-POD 比色法,其中 Trinder 法得到了广泛的承认和好评,1975 年 Lott 和 Tumer 建立了自动化检测系统。文献报道 GOD-OR 在准确性和特异性方面优于 GOD 比色法,但因需要特殊仪器,故临床常规中多使用比色反应。

1. 原理　GOD-POD 比色法的反应原理是 GOD 氧化葡萄糖时产生的 H_2O_2,在 POD 存在时把还原型生色原氧化为氧化型生色原,其产量与血糖浓度成正比。无机生色原是含可变价金属离子的化合物,如亚铁氰化物,反应时金属离子由低价变高价,测定高价金属离子盐的量来推算糖浓度,有机生色原很多,如邻联回香胺、邻联甲苯胺、3-甲基-2-苯噻唑啉酮腙偶联 N,N-二甲基苯胺(MBTH-DMA)和 4-氨基安替比林偶联酚(4-AA),较广泛的是 Trinder 提出的 4-AA。

2. 试剂

(1) 缓冲液(0.1mol/L,pH 7.0):取无水磷酸二氢钠 8.5g 及无水磷酸二氢钾 5.3g,溶于800ml 蒸馏水中,用 1mmol/L 氢氧化钠或盐酸调 pH 至 7.0,然后用蒸馏水稀释至 1L。

(2) 酶试剂:取葡萄糖氧化酶 1200 单位,过氧化物酶 1200 单位,4-氨基安替比林 10mg、叠氮钠 100mg 加上述磷酸缓冲液至 80ml 左右,调 pH 至 7.0,再加磷酸缓冲液至 100ml,置冰箱保存,至少可稳定 3 个月。

(3) 酚试剂:酚 100mg 溶于 100ml 蒸馏水中(酚在空气中易氧化成红色,可先配成 50g/dl 的溶液,储存于棕色瓶中,用时稀释)。

(4) 酶酚混合试剂:酶试剂及酚试剂等量混合,在冰箱内可存放 1 个月。

(5) 葡萄糖标准贮存液(100mmol/L):称取标准纯度的无水葡萄糖(MW180.16,预先置于 80℃ 烤箱内干燥恒重后,移置于干燥器内保存)1.802g,以 12mmol/L 苯甲酸溶液溶解并转移到 100ml 容量瓶内,再以 12mmol/L 苯甲酸溶液稀释至 100ml 刻度处,至少放置 2 小时后方可应用。

(6) 葡萄糖标准应用液(5mmol/L):吸取葡萄糖标准贮存液 5ml,置于 100ml 容量瓶中,用 12mmol/L 苯甲酸溶液稀释至刻度,混匀。

(7) 抗凝防腐剂:草酸钾 6g,氟化钠 4g 溶解于 100ml。0.1ml 可抗凝 2ml 血液。

3. 操作　取数支 16mm×100mm 的试管,按表 8-3 进行操作。

表 8-3　葡萄糖氧化酶法操作步骤

加入物(ml)	测定管	标准管	空白管
血清	0.02	—	—
葡萄糖标准应用液	—	0.02	—
蒸馏水	—	—	0.02
酶酚混合剂	3.0	3.0	3.0

混匀,置 37℃ 水浴中,保温 15 分钟,分光光度计波长 505nm,比色杯光径 1.0cm,以空白管调零,分别读取标准管和测定管的吸光度。

4. 计算

$$血清葡萄糖(mmol/L)=\frac{测定管吸光度}{标准管吸光度}×5$$

5. 参考区间　健康成年人,空腹血清葡萄糖 3.9～6.1mmol/L(700～110mg/dl)。

6. 附注

(1) 第一步反应相当特异,第二步特异性较差,干扰往往发生在第二步。Passey 等用 29 种可能的干扰物质进行试验,结果显示维生素 C、L-半胱氨酸、左旋多巴、尿酸、维生素 C、胆红素、血红蛋白、四环素及谷胱甘肽等物质可干扰第二步反应,但上述物质往往是在远高于正常血液品中的浓度范围下试验的,对于常规中遇到的多数血液样品而言主,Trinder 法所受的干扰可忽略不计。20 世纪七 80 年代全自动化测定尚未普及之前,文献报道的 Trinder 法加入葡萄糖浓度在 50 ~ 400mg/dl 范围内,回收率为 98% ~102%。

(2) 我国于 20 世纪 70 年代末也开始由中科院微生物研究所进行 GOD 的制备研究,并成功从微生物中提纯了 GOD,在国内率先报道了血糖酶法测定方法,其准确性与国外报道接近,与其他各法的比较中证明 Trinder 法在很宽的范围内与己糖激酶法及 GOD-OR 法十分一致,相关报道显示,其回归方程为 $Y_{(HK)} = 1.001X_{(Trinder)} + 0.785mg/dl$,在与 HK 固相酶法及气-液色谱法的比较中进一步证明了其准确性;批内 CV 为 2% 左右,日间 CV 为 2% ~3%,很少有高于 3% 的报告,所以 GOD-POD 法的准确度和精密度都能达到临床要求,操作简便,被推荐为血糖测定的常规检测方法。

(3) GOD-POD 偶联法可直接测定脑脊液中葡萄糖的含量,但不能直接测定尿液中葡萄糖含量。因为尿液中尿酸等还原性干扰物质浓度过高,干扰过氧化物酶反应,造成结果假性偏低。

(五) 快速血糖仪检测法

1968 年第一台快速血糖仪问世,采指尖一滴血患者就可以自行检测血糖,属于微创检测。其检测原理早期为葡萄糖氧化酶比色反应。此酶作为触酶使葡萄糖氧化葡萄糖酸及过氧化氢,而过氧化氢使氧接受氧化而产生颜色改变,可用反射光度计或吸收光度计测定。目前已发展到采用电化学测定,通过反应过程中产生的电流而得出血糖值。快速血糖仪具有较稳定可靠、操作简单、经济、需血量少、尤其对连续多次血糖监测的患者,可减轻多次采静脉血造成的痛苦,并为快速诊断提供科学依据。因广泛应用作床边检测血糖的常用工具,并得到良好的评价。

唐丽萍等对目前市场上常用的 5 个品牌 9 款即时检验(POCT)血糖仪机型进行了调查,比对 POCT 血糖仪分别为德国爱诺公司的 KB CT-X10(葡萄糖氧化酶电极法,测量时间为 10 秒),德国

罗氏公司的 Roche Integra(葡萄糖脱氢酶比色法,测量时间为 15 秒)、Advantage(葡萄糖脱氢酶电极法,测量时间为 5 秒)、Active(葡萄氢酶比色法,测量时间为 5 秒),美国强生公司的 Johnson SureStep(葡萄糖氧化酶电极法,测量时间为 15 秒),强生(中国)公司的 Johnson Ultra(葡萄糖氧化酶电极法,测量时间为 5 秒),美国雅培公司的 Abbott Optium Xceed(葡萄糖氧化酶电极法,测量时间为 20 秒),日本爱科来公司的 ArkRay GT-1810(葡萄糖脱氢酶电极法,测量时间为 15 秒)、GT-1640(葡萄糖氧化酶电极法,测量时间为 30 秒)。总共 9 款机型及相应的配套试纸和质控品。根据国家对血糖检测系统的测量重复性要求(CV 不超过 7.5%),本研究中不同型号 POCT 血糖仪的室内质量控制的检测重复性均符合要求。但在测定患者样本时,不同型号的 POCT 血糖仪的测定结果有差异。根据美国临床实验室标准化委员会(NCCLS)对葡萄糖 POCT 的管理要求(总误差 ≤10%),中、低浓度血糖在上述 POCT 血糖仪上所测结果差异较大,CV 均>10%,与要求不符。

POCT 血糖仪与日立 7060 全自动生化分析仪的血糖结果相关性以 $r \geq 0.95$、$b = 1.0 \pm 0.05$ 为判断标准,r 值除 Johnson Ultra 和 ArkRay GT-1810 外均符合要求,b 值有 4 款(KB CT-X10、Roche Integra、Advantage 和 Johnson Ultra)不符合要求。根据统计学分析,即使 r 值好,但值和截距仍然受离群值和非线性以及数据分布范围的影响。另外,相同品牌、相同的检测方法,检测时间长的 POCT 血糖仪与日立 7060 全自动生化分析仪测定结果的相关性较好(如 Johnson SureStep,葡萄糖氧化酶电极法,检测时间为 15 秒,$r = 0.96$;Johnson Ultra,葡萄糖氧化酶电极法,检测时间为 5 秒,$r = 0.91$)。

本研究结果表明,不同型号的 POCT 血糖仪虽然检测重复性符合要求,但在临床上检测血糖结果有明显差异。究其原因,可能与 POCT 血糖仪本身易受外界因素(如仪器性能、环境温度、湿度、取血方法等)干扰有关,且不同型号之间所用原理又不尽相同,并且受测定范围限制。因此,POCT 血糖仪仅可用于患者空腹血糖的监测或血糖过筛试验,不能代替实验室血糖结果的检测作为确诊试验。同时,在选择 POCT 血糖仪时,不能仅一味追求其检测的快速,应该对其分析性能进行综合评价。

迄今为止我国还没有关于POCT血糖仪的质量控制与管理的规范文件出台。医院内POCT血糖仪的主要操作者是非检验科人员（临床医生、护士），由于工作性质不同，他们缺乏相关的检验知识，对仪器的测定原理、影响因素亦不尽了解。此外，末梢血是毛细血管全血，包含血浆和红细胞。而红细胞中含葡萄糖比血浆中少，空腹时末梢血全血的血糖值应该比静脉血的血浆血糖值低约12%，又由于采取末梢血时常伴随有组织液的渗出，使末梢血血糖更容易低于静脉血浆血糖。有报道，由于受操作者的技术与仪器的分析性能以及血的来源（静脉血或末梢血）与采血方式等因素的影响，血糖的检测结果有很大的差异。临床上由于对POCT项目的管理缺失和相关技术培训的忽视而产生的医疗纠纷也屡屡发生。而在美国，从事POCT的非检验人员，必须经过考核和培训并达到一定的要求后方可进行操作。这种血糖仪临床上主要由患者自行操作，影响血糖值结果的因素增多，有时误差较大，原因主要在于操作者，当然快速血糖仪本身可靠性和准确性也有关系。未按说明书规定操作，如未校正试纸代码，保存试纸不当，未定期用校正液校正等；未定期对血糖仪作清洁维护，排除比色系统受到污染；给指尖消毒时，使用了碘酊或消毒用的酒精要未干透就穿刺指尖；检测时取血样血滴过少或挤手指太用力使组织液稀释血液等，其准确性都将受到影响。此外，血内有内源或外源性干扰物质，如维生素C、胆红素等，一些患者血脂很高、血呈油状，会使比色的光反射出错，如用比色法的快速血糖仪将会影响结果。血糖太高或太低易出误差，还受到电磁干扰。这些的影响因素，限制了快速血糖仪的结果不能作为糖尿病诊断的依据，只能用于糖尿病患者日常的自我监控。为保证结果的准确性，应进行及时校准和质量监控。因此，必须加强POCT项目（包括POCT血糖仪）的质量控制和管理，对使用血糖仪的非专业人员进行规范培训。加强日常血糖检测质量的管理，可有效地提高POCT血糖仪检验质量，使其更好地发挥作用，为临床服务。

（六）微创伤血糖检测技术

微创测量法是利用皮下传感器采样细胞间质液。即便是采用这种方法，不适感也会给患者的治疗带来困难。它进行采血分析血糖的原理仍然为葡萄糖氧化酶法，大多使用葡萄糖传感器检测血糖浓度。微创伤检测主要体现在微量、快速的采血过程。利用各种机械或光学的装置，在指尖等部位迅速打出微孔，采集微升量级的血样，通过各类葡萄糖传感器测得样品中的血糖浓度。这样测得的是皮下血糖浓度，与静脉血糖值有所区别。皮下组织液葡萄糖浓度与血糖浓度直接相关，所以可用于监测血糖变化，但不能反映即刻血糖值。

目前，部分仪器已通过美国FDA的许可，但在使用条件上有不少的限制。代表性产品主要是MiniMed公司的"血糖连续监测系统"。该仪器是在细针头的前端加上一个葡萄糖传感器，植入皮下组织，利用所含的糖氧化酶每10秒测定皮下组织间液中氧的消耗量或氢氧离子的产生量，借此转换成葡萄糖值。由于此装置仍存在感染的可能，即感应器针头植入部位的皮肤，可能会发生局部红肿、不适、出血、瘀青或小水疱，这些在针头移除后皆可恢复正常。同时测试费用也较高（仍需使用消耗品），因此，目前微创测量还不大可能完全代替有创血糖测试，只是传统方法的一个有益补充。微创检测虽然在一定程度上减轻了患者的痛苦，但是这种方法还是存在令许多人难以接受的缺点。

另一种微创血糖探测方法为无线血糖传感器，由一个植入患者皮下的感应器和外部测量仪两部分组成，感应器采用一种磁质弹性材料做成，表面涂有葡萄糖氧化酶，当遇到葡萄糖时会分解出一种酸，酸使传感器膨胀，从而改变了传感器的磁脉冲振动频率，最终由测量仪读出血糖数值。但此种传感器植入人体，对患者机体功能的影响以及传感器使用寿命的问题仍然是个未知数。

（七）无创血糖检测技术

无创血糖检测是一种不需要收集血液样本进行血糖浓度测量的新技术，它不会造成人体任何创伤，不会造成体液传染病传播，使用方便。近年来这方面的研究已成为国际学界的热点。近年国内姜利英等也对血糖浓度的无创性检测进行述评。由于光学方法和反向离子电渗分析法研究的比较多，其余的方法不是很常用，下面主要介绍前两种方法。

1. 光学和辐射方法 近年来，随着激光及其检测技术的不断发展，人们探索研究了多种基于光学技术的无创血糖检测方法，如利用葡萄糖分子对近红外光的吸收特性而发展起来的光透射、光反射谱以及喇曼光谱等方法；利用葡萄糖分子对近红外光的偏振特性而发展的光偏振方法等。

（1）红外光谱法：红外光谱检测血糖以朗伯-比尔定律为基础，利用血糖浓度与其近红外光谱吸收之间很好的线性相关性，采用适当的数学方法将血糖在近红外区域的吸收光度数据与标准临床分析法所得的血糖浓度关联起来，建立数学模型，来测定人体体液中血糖的浓度。红外光谱检测技术在无创血糖检测中的应用主要有近红外法、中红外法和远红外法三种方式。下面主要介绍一下近红外法和中红外法。

近红外光谱法主要基于葡萄糖分子在近红外区域具有的特征吸收，并利用现代化学计量学的手段建立血糖浓度与近红外光谱之间的回归模型，从而实现对血糖浓度的无创检测。应用近红外光进行人体血糖无创检测，一般是对人体皮肤、黏膜或其他含体液的外围组织中的某一部位进行整体测量。人体的骨骼、肌肉、脂肪、皮肤及体液等在短波近红外光谱区（700～1000nm）相对来说是透明的，因而其吸收系数非常小，以至于检测光线可以在体内穿透几厘米，因此不需要任何特殊的试剂。入射近红外光于选定部位，接收并测量由组织扩散反射或透射的光能量，得到扩散反射光谱或透射光谱，从中提取所需的信息，利用近红外光谱分析技术处理后计算待测成分的浓度。

随着激光光源的使用以及化学计量学的快速进步，目前近红外光谱法被认为是最有前途也是研究最广泛的血糖无创检测技术，国际上有数十个科研机构正在开展近红外无创血糖仪的研究，德国的 Heise HM 研究组、美国 Ohio 大学 Small GW 研究组、Iowa 大学 Arnold MA 研究组、桑迪亚国立实验室与新墨西哥医科大学 Haaland 研究组在这方面进行了大量的基础性研究。

国内虽然起步较晚，但人体内无创近红外光谱检测技术的研究也正在逐渐展开。陈民森研究小组用近红外光谱分析技术进行了人体血糖浓度的无创测量。近红外无创血糖检测技术具有无痛楚、无感染危险、测量快速、无需任何化学试剂或消耗品等优点，被认为是最有发展前途的无创检测方法之一。但是，由于被测对象是活人，个体差异大，信号又非常微弱，并且一些相关问题涉及的学科较多而且复杂。就当前研究现状而言，还存在测量条件选取、测量部位选择、重叠光谱中提取微弱化学信息的方法等关键性问题需要彻底解决。只有解决这些问题，无创血糖检测技术的研究才能得到突破性的进展，才能真正实现临床应用。

除此之外，空间分解漫反射法、频域反射测量法、基于喇曼效应的检测方法、组织的力学操作法、傅立叶变换红光光谱法和光声光谱测量方法也都是利用近红外光的技术实现无创血糖的检测。相对于近红外而言，中红外在无创血糖检测中的研究较少，主要是由于中红外对组织的穿透性弱，但中红外的吸收峰窄，信息提取更容易。在中红外波段葡萄糖的吸收受到其他物质的干扰量小，但由于水的强烈吸收，中红外光很难穿过皮肤进入内部组织，因而采用测量其热辐射光谱。美国加州大学的 Klonoff DC 等人认为中红外是无创血糖测量的最佳波段，他们把人体看做是辐射黑体，并通过降低所测量局部的温度，打破吸收与辐射的平衡，得到葡萄糖的吸收光谱（中心点为9.7μm）。

（2）辐射方法：热辐射光谱法可测量体内由于葡萄糖浓度发生变化产生的近红外信号。该技术很有前途的一种运用是类似于标准临床鼓膜温度计的概念，伴随着特定波长的加强从而获得葡萄糖指纹图谱（9.8μm 和 10.9μm）。这种膜信息是很重要的，因它和视丘下部中的温度调控中心分享血流供应。此外，比起皮肤或口腔黏膜部位，源自视丘下部中血管的信号不得不通过较短的路途。一个经过校准的原型用于患者实验，结果证实了它的重复利用性和平均误差为 0.638mmol/L 的葡萄糖浓度预测。在该方法中，最显著的噪声源是身体运动和周围环境温度。

（3）旋光法：旋光测定法经常用于像葡萄糖这样的光学活性（手性）化合物溶液的定量分析。当一束平面旋转光穿透组织时，它的旋转平面便转过一个角度，而这个角度是与光活性溶质（如血糖）浓度相关的，通过测定该角度的数值即可得到血糖浓度值。EOL 公司为代表的产品利用葡萄糖的旋光特性，采用两路等光程光路，一路作为测量光路，另一路作为参考光路。当偏振光经过人体组织时，测得两个偏振方向的信号差值，得到葡萄糖的浓度。

（4）光散射系数法：光散射系数法的理论依据是人体组织的约化散射系数的变化与血糖浓度的变化之间存在相关性。目前，使用 OCT（optical coherence tomography）的方法测量组织的散射系数变化已成为一种新的无创测量方法。在深度

$250\sim400\mu m$ 的范围内,光散射信号与糖浓度有很好的相关性,0.56mmol/L 的葡萄糖浓度变化会导致 OCT 信号的斜率变化 1.9%。但由于光散射系数的变化所依赖的组织间折射率不匹配现象与葡萄糖浓度并没有直接的特异性关系,因此,人体其他生理成分的变化所导致的散射系数变化会给测量结果带来干扰。目前,该方法应用于人体临床试验尚有一定的困难。

新近唐飞等介绍了一种代谢热整合法无创血糖检测技术,采用温度传感器、红外传感器、湿度传感器和光学测量装置,通过测量人体代谢产生的热量、血液流速、血氧饱和度,利用人体代谢产生的热量是血糖浓度、供氧量的函数,可以推算出血糖浓度。他们对代谢热整合法无创血糖检测技术进行了研究并研制了实验样机。针对体检人群、门诊病患和临床试验病患进行了临床试验,并对采集的数据进行了分析处理,其血糖的检测结果与大型生化分析仪测得的结果的相对系数达到 0.856。实验证明,代谢热整合法无创血糖检测技术是可行的。尽管无创血糖检测仪的研究和开发进展很快,但是,这类经皮检测的仪器,受许多因素的影响,结果的准确性有待提高。

2. 反向离子电渗分析方法 离子渗透法已经应用了几十年,它利用电流传输携带药物的复合物透过皮肤。然而,无创监测中葡萄糖传输的方向与正常药物的传输方向恰恰相反(来自外部皮肤)。因此,这个过程被称为"反向离子电渗分析法"。反离子电渗原理是通过在皮肤表面施加一个小的恒电流,从皮肤表层经过皮下组织,再到皮肤表层,形成一个恒电流通道,在皮下组织中恒电流通道是通过带电离子流来实现。因为在生理 pH 值条件下,皮肤表层带负电荷,所以恒电流通道的主要电荷载体是正离子,正离子的电迁移就形成了一个由正极到负极的离子流,反离子电渗技术就是利用这个离子流将皮下组织液中的葡萄糖携带到皮肤的表面,所携带出的葡萄糖与体内血液中葡萄糖浓度具有相关性。

目前国内外学者对无创检测血糖的技术进行了广泛的研究,比较成熟的是美国 Cygnus 公司研制的葡萄糖手表——Glucowatch,该产品利用反离子电渗法实现了真正意义上的体外无创血糖监测。不过,虽然该产品已经通过美国认证并获准上市,但是仍然需要在医生的指导下才能使用。此装置的优点在于不用刺伤手指取血就可以进行

检测,从而免除患者的痛苦。但是它的缺点在于当遇皮肤温度过高、出汗、电子或电流干扰及电流短路或回路的情况监测结果不再有效。此外,使用之后,虽然施加在皮肤上的电流很微小,但是这种恒电流如果长时间作用于皮肤,会造成皮肤组织的极化,这种极化效应会刺激皮肤,造成皮肤的损伤(如刺痒、起泡、红肿、疼痛等)。这些多可在停止使用后一周渐渐消失,所以也可把它归为微创检测方法。

综上所述,有创技术和无创技术各有优劣,在一个较长的阶段,两种技术将取长补短,共同发展,但糖尿病的确诊必须以静脉血样分析得出的血糖值作为标准无创和连续动态式血糖检测仪的准确性必须定期检测校正。总之,有创或微创血糖检测技术发展比较成熟,尽管近年来无创和连续动态式血糖检测技术发展很快,但仍有待继续研究提高。采用无线电波和微波技术测量葡萄糖含量也在进行研究。相信随着科学技术的飞速发展,血糖检测技术将向快速、准确、简便方向提高。

(八)动态血糖监测技术

由于生化分析法和快速血糖仪这种有创或微创技术不能连续动态检测患者的血糖而得不到更接近真实情况。因此,动态血糖监测系统(CGMS)应运而生。动态光谱法可消除个体差异和测量条件对光谱检测的影响。有研究认为,由于动脉的脉动现象,血管中血流量呈周期性变化,血液是不透明液体,光在血液中的穿透性要比在组织穿透小几十倍,因此脉搏的变化可以引起近红外光谱吸光度的变化,所以通过动态光谱记录动脉充盈至最大与动脉收缩至最小时的吸光度值,可以消除个体差异和测量条件对光谱测量的影响,校正模型预测能力,提高光谱检测的精度。美国 MiniMed 公司生产的 CGMS 已于 1999 年 6 月获得美国 FDA 批准上市。CGMS 是一个微创血糖监测系统,通过检测皮下组织间液的葡萄糖浓度而反映血糖水平,它可不间断地监测患者 1 天中的每时每刻的血糖值,该仪器仅有手机大小,内有微电脑芯片,有一细微软管连接仪器与探测头,探测头插入腹部皮下组织。仪器每 10 秒钟从探测器接受一次反映血糖的电信号,将每 5 分钟的电信号平均值转换成血糖值存储起来。每天可记录、存储 288 个血糖值。该仪器同时还可记录和贮存进餐、运动、用药等事件。CGMS 可连续监测 3 天(72 小时)血糖的动态变化,而后可把数据

下载到普通电脑中,给医生提供诊断依据。然而,CGMS 与无创检测技术的 GWG2B 装置一样,准确性还存在一定问题,主要是在胰岛素诱发低血糖时,这些装置监测血糖可信度不高。因此,美国食品与药品管理局建议不能只根据资料而改变治疗方案,必须首先用标准的血糖仪进行核对。

综上所述,有创技术和无创技术各有优劣,在一个较长的阶段,两种技术将取长补短,共同发展,但糖尿病的确诊必须以静脉血样分析得出的血糖值作为标准无创和连续动态式血糖检测仪的准确性必须定期检测校正。总之,有创或微创血糖检测技术发展比较成熟,尽管近年来无创和连续动态式血糖检测技术发展很快,但仍有待继续研究提高。采用无线电波和微波技术测量葡萄糖含量也在进行研究。相信随着科学技术的飞速发展,血糖检测技术将向快速、准确、简便方向提高。

三、血糖测定临床应用和注意事项

1. 血糖测定的临床意义　葡萄糖是糖在体内的运输形式,其主要功能是氧化供能,一方面全身各组织特别是脑、肾、红细胞、视网膜等组织合成糖原能力极低,都需要从血液中摄取葡萄糖以氧化供能,当血糖浓度下降到一定程度时,就会严重妨碍组织、细胞的能量代谢,从而影响它们的功能,另一方面,长期的血糖升高会导致多种器官的功能损害、功能紊乱和衰竭,尤其是眼、肾、神经、心脏和血管系统,所以血糖浓度测定在临床上有重要意义。

首先,用于 DM 的诊断和监测。DM 是一组由于胰岛素分泌不足和(或)胰岛素抵抗而引起的代谢性疾病,其特征是高血糖。虽然糖化血红蛋白(hemoglobin A1c,HbA1c)、血胰岛素、血胰高糖素、血 C-肽、尿常规等指标也用于 DM 的辅助诊断,但只有血糖是 DM 唯一可靠的诊断指标。血糖测定在 DM 诊断中的应用主要包括:①空腹血糖测定(fasting plasma glucose,FPG)是糖尿病最常用的检测项目,如 FPG 不止一次高于 7.0mmol/L(126mg/dl)可诊断为 DM;②口服糖耐量试验(oral glucose tolerance test,OGTT)是指在口服一定葡萄糖前后 2h 内,做系列血葡萄糖浓度测定,以协助 FPG 测定进行 DM 相关状态的判断,诊断 DM,协助其他无法解释的肾病、神经系统疾病或视网膜病变的诊断及进行人群筛查获得流行病学资料等,但对 DM 的诊断并非是必需的,不推荐临

床常规使用用权;③静脉葡萄糖耐量试验(intravenous glucose tolerance test,IGTT)适应证与 OGTT 相同,用于一些不宜做 OGTT 的患者,如不能承受大剂量口服葡萄糖、胃切除等其他可致口服葡萄糖吸收不良的患者,应按照 WHO 的方法即 0.5g/kg 剂量配成 50% 葡萄液在 2~4 分钟内静脉注射完毕,如果 2h 内静脉血糖不能下降到正常范围则显示葡萄糖耐量减低。

血糖测定对于糖尿病的监测主要是在于血糖水平的控制,血糖控制水平是决定 DM 患者预后极为重要的指标。1993 年发表的 DM 控制与并发症试验 DCCT 及 1998 年发表的英国前瞻性糖尿病研究(UK prospective diabetes study,UKPDS),得出肯定的结论:良好的血糖控制可使 DM 患者各种并发症的发生率显著下降。FPG 测定主要反映患者自身胰岛素分泌能力;餐后 2h-PG 测定容易抓住高血糖,特别是对于 2 型糖尿病患者,按时服药进餐,能反映平时血糖控制状况。DM 患者为防止视网膜、神经系统等疾病的发生,FPG 不宜超过 7.8mmol/L(140mg/dl)的水平,餐后 2h-PG 不宜超过 10mmol/L(180mg/dl)的水平。

其次,血糖测定用于代谢综合征的诊断。2005 年国际糖尿病联盟(international diabetes federation,IDF)定义:MS 是以中心性肥胖为核心,合并血压、血糖、甘油三酯升高和(或)高密度脂蛋白胆固醇降低的一种综合征,其中血糖指标包括 FPG ≥ 5.6mmol/L(100mg/dl),或已接受相应治疗或此前已诊断 2 型糖尿病。

此外,血糖升高还见于腺垂体功能亢进、肾上腺皮质功能亢进、甲亢、嗜铬细胞瘤、脑外伤、脑出血、脑膜炎、脱水、麻醉、窒息、肺炎等急性传染病、癫痫等疾病;空腹血糖低于 3.33~3.89mmol/L 称低血糖,主要见于运动后、饥饿、注射胰岛素后、妊娠、哺乳期和服降糖药后生理性或暂时血糖降低或胰岛 β 细胞瘤、垂体功能减退、肾上腺功能减退、长期营养不良、肝炎、肝坏死、肝癌、糖原累积病等病理性低血糖。

2. 血糖测定的主要事项　影响血糖测定的因素除方法学差异外,还有血液标本的采集、测定温度、标本放置时间及抗凝剂等。①标本采集的影响静脉血、动脉血和毛细血管血的血糖含量是不同的,因此静脉血和耳血、指血与血糖的测定结果有一定差异。文献一般认为空腹时动、静脉血的血糖结果差别不大,而在糖耐量试验的峰值时,

由于糖利用的增加,动脉血比静脉血糖浓度高。②测定温度和标本放置时间的影响室温下,血细胞的糖酵解使葡萄糖减少约5%~7%,当有白细胞增加或细菌污染时,体外酵解过程会增加。研究表明,室温血液标本放置4h血糖值即明显下降,而在4℃冰箱保存8h才会下降,所以采集的血液标本应及时进行血糖测定,如不能及时测定,最好保存在4℃的冰箱中。③抗凝剂和糖酵解抑制剂的影响虽然血清糖和血浆糖的差别较小,有很多医院采用血清样本测定血糖,但在实际操作中由于血清样本未能及时与血细胞分离、白细胞增多、细菌污染等,会造成测定值偏低,所以WHO糖尿病的诊断标准是以血浆糖为标准,在实际测定中应考虑抗凝剂和糖酵解抑制对测定结果的影响。临床常用的抗凝剂有草酸钾、普通肝素、氟化钠、草酸钾/氟化钠、普通肝素/氟化钠,其中氟化钠也是常用的糖酵解作用抑制剂。研究表明:应用葡萄糖氧化酶法测定血糖时,普通肝素/氟化钠抗凝最好,以每ml血标本中氟化钠1~2mg为宜,而测定血清糖或其他抗凝剂时应及时测定,以防测定值的下降。④葡萄糖氧化酶仅对β-D-葡萄糖高度特异,溶液中的葡萄糖约为36%为α型,64%为β型。葡萄糖的完全氧化需要α型到β型的变旋过程。国外有些商品葡萄糖氧化酶试剂盒中含有葡萄糖变旋酶,促进α-D-葡萄糖转变为β-D-葡萄糖。这一过程在极普法测定葡萄糖(速率法)时尤为重要。在终点法中延长孵育时间可达到自发变旋过程。新配制的葡萄糖标准液只要是α型,因此必须放置2h以上(最好过夜),待变旋平衡后方可应用。

总之,虽然葡萄糖是机体内一个简单的小分子化合物,但如何准确测定仍有许多问题值得进一步探讨。一般来讲,在临床工作中应该从3个层面严格控制,才能准确测定血糖:一是实验室方法应具有溯源性、特异性、准确性和可比性;二是实验室测定程序严格控制,避免实验前误差;三是样品采集时间与方式严格控制,保持一致。只有通过严格控制分析过程中的各个环节,才能为临床医师提供有价值的血糖信息。

(李义龙　周序开)

参 考 文 献

1. Fulin O,Wu H. A simplified and improved method for determination of sugar. J Biol Chem,1920,41:367-374.

2. Yee HY,Jenest ES,Bowles FR,et al. Modified manual or automated o-toluidine system for determining glucose in serum, with an improved aqueous reagent. Clin Chem, 1971,17:103-107.

3. Passey RB,Gillum RL,Fuller JB,et al. Evaluation and comparison of 10 glucose methods and reference method recommeneded in the proposed product class standard. Clin Chem,1979,23:131-139.

4. 关文锦. 血糖检测技术研究进展. 右江医学,2009,37(6):737-738.

5. 肖红. 血糖测定方法比较. 中国预防医学杂志,2009,43(3):253.

6. 刘娟,王尚奇,简水生. 血糖浓度检测技术的最新进展. 激光生物学报,2005,14(5):393-396.

7. 刘剑,刘红敏,杨庆德,等. 利用电化学生物传感器进行无创血糖检测技术研究. 传感技术学报,2007,20(12):2535-2539.

8. Klonoff DC. Continuous glucose monitoring:roadmap for 21st. century diabetes therapy. Diabetes Care,2005,(28):1231-1239.

9. Diabetes Research in Children Network (DirecNet) Study Group. Youth and parent satisfaction with clinical use of the glucose watch G2 biographer in the management of pediatric type 1 diabetes. Diabetes Care,2005,28(8):1929-1935.

10. 姜利英,蔡新霞,刘红敏,等. 纳米铂颗粒修饰薄膜金电极的新型葡萄糖传感器研究. 分析化学研究简报,2008,36(11):1563-1566.

11. 杨笑鹤,杨强,杨昊,等. 功能碳黑修饰的丝网印刷碳糊电极葡萄糖生物传感器的特性与机理. 分析化学,2007,35(12):1751-1755.

12. Mark AA,Gary WS. Determination of physiological levels of glucose in an aqueous matrix with digitally filtered Fourier transform near-infrared. Spectra Anal Chem, 1990,62(14):1457-1464.

13. 赵莹,吴瑾光. 中红外光谱无创伤检测血糖新方法. 高等学校化学学报,2005,26(6):1052-1054.

14. 陈民森,陈文亮,杜振辉,等. 近红外无创血糖测量的研究现代仪器,2004,(4):38-40.

15. Ferrante do Amaral CE,Wolf B. Current development in non-invasive glucose monitoring. Med Eng Phys,2008,(30):541-549.

16. GB/T196342—2005. 体外诊断检验系统自测用血糖监测系统通用技术条件.

17. Bastanhagh MH,Shirvan AR,Heshmat R,et al. Evaluation of the efficacy of blood glucose homemonitoring devices. Med Sci Monit,2007,13(3):112-116.

18. 陈文亮,杨越,徐可欣,等. 浮动基准法无创血糖浓度检测技术. 纳米技术与精密工程,2007,5(4):298-301.

19. 唐飞,王晓浩,王东生,等.代谢热整合法无创血糖检测技术研究.仪器仪表学报,2007,28(10):1857-1860.

20. Punales MK, Geremia C, Mondadori P, et al. How the continuous glucose monitoring system can contribute to HbA1c interpretation in type 1 diabetes mellitus. Arq Bras Endocrinol Metabol,2008,52(2):299-306.

21. 曾照芳,洪秀华.临床检验仪器.北京:人民卫生出版社,2008.

22. 李刚,王焱,李秋霞,等.动态光谱法对提高近红外无创血液或成分检测精度的理论分析.红外与毫米波学报,2006,25(5):345.

23. 田亚平,邱彩琴.血糖测定的方法学进展与临床应用.中华检验医学杂志,2008,31(3):355-360.

24. 王连明,辛晓敏,刘晓民,等.血糖测定的影响因素研究.中国实验诊断学,2006,10(11):1345-1347.

25. 李俊琦,李冬,赵莹.影响血糖检测准确性的因素分析及对策.吉林医学,2011,32(14):2884-2885.

26. 朱传江,刘苹.葡萄糖氧化酶原过氧化物酶改良法的建立——血糖测定时间窗口的探讨.中国药理学通报,2010,26(9):1246-1249.

27. 苏贻华.标本放置时间对血糖测定结果的影响.实验与检验医学,2011,29(6):658-659.

28. 张文林.血糖仪与生化分析仪血糖测定的临床对比研究.中国医药指南,2012,10(5):141-142.

29. 彭翠华.自动生化分析仪与快速血糖仪血糖测定的对比.健康必读,2012,1:161.

30. 任小雷,汪莹.葡萄糖氧化酶法血糖测定的方法修正.吉林医学,2011,32(35):35-37.

31. 唐立萍,居漪,欧元祝,等.POCT血糖仪的性能分析.检验医学,2010,25(1):13-16.

32. 中华人民共和国卫生部医政司.全国临床检验操作规程.第3版.南京:东南大学出版社,2006.

33. 周新,涂植光.临床生物化学与检验.第4版.北京:人民卫生出版社,2008.

34. 陈文亮,杨越,徐可欣,等.浮动基准法无创血糖浓度检测技术.纳米技术与精密工程,2007,5(4):298-301.

第 9 章

糖尿病酮症酸中毒的实验室检测方法

一、酮体概述

（一）酮体的生成与代谢

酮体和乳酸的测定是糖尿病急性昏迷诊断的重要监测指标之一，糖尿病患者最常见的急性合并症是乳酸或酮体中毒及高血糖、低血糖和高渗透量非酮症昏迷，若不及时诊断和治疗将有可能危及生命，所以实验室的诊断是非常重要的，这些实验包括：血糖、酮体、乳酸及血气分析等测定（图9-1）。

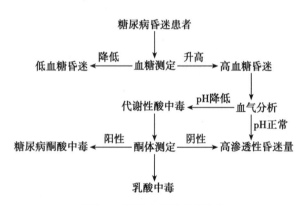

图 9-1　糖尿病昏迷患者检查

酮体是生物化学物质，既具有部分的酮结构，又直接由酮类衍生。血清中的酮体包括：丙酮酸盐、乙酰乙酸，丙酮及 β-羟丁酸。酮体主要是在肝脏中脂肪氧化生成的，首先生成乙酰乙酸，经还原后生成 β-羟丁酸，乙酰乙酸脱羧后生成丙酮。在酮体中主要是 β-羟丁酸，约占 78%，其次是乙酰乙酸，约占 20%。而丙酮含量最少，仅为约 2%，正常人血液中的丙酮通过呼吸时几乎全部呼出，极少部分从尿中排出，用一般的方法不能测定，当血中酮体少量增加时，尿内排出的主要是乙酰乙酸，量多时尿中的 β-羟丁酸才明显地增加，因乙酰乙酸和丙酮有挥发性，所以在检查时要求尿要新鲜（在排尿 2 小时内）。

酮体只能在肝细胞线粒体中合成。酮体的生

成过程大致如下：甘油三酯在激素敏感性甘油三酯脂肪酶的催化下水解为游离脂肪酸，脂酰 CoA 合成酶在三磷酸腺苷（ATP）、辅酶 A（CoASH）、Mg^{2+}存在下，催化脂肪酸活化，生成脂酰 CoA；脂酰 CoA 在肉毒碱脂酰转移酶 I 和 II 的作用下通过肉毒碱进入线粒体内，并在脂肪酸 β 氧化多酶复合体的催化下氧化成乙酰 CoA；3-酮基硫解酶催化两分子乙酰 CoA 生成乙酰乙酰 CoA，羟甲基戊二酸单酰 CoA（HMG2CoA）合成酶催化乙酰乙酰 CoA 与乙酰 CoA 缩合生成羟甲基戊二酸辅酶 A（HMG-CoA），然后在 HMG-CoA 裂解酶作用下生成乙酰乙酸，部分乙酰乙酸在 β-羟丁酸脱氢酶的催化下还原成 β-羟丁酸，极少量的乙酰乙酸自动脱羧生成丙酮，酮体就是通过这样的途径在肝脏合成的。

合成后的酮体不能在肝内氧化，而需随血液流到肝外组织（如脑、肾、骨骼肌等）的线粒体中进行氧化从而为心肌、骨骼肌、肾脏及脑组织提供部分能量。酮体的分解过程大致是：乙酰乙酸在琥珀酰 CoA 转硫酶的催化下转变为乙酰乙酰 CoA，乙酰乙酰 CoA 硫解酶催化乙酰乙酰 CoA 生成乙酰 CoA，后者进入三羧酸循环而氧化供能。β-羟丁酸在 β-羟丁酸脱氢酶的催化下，脱氢生成乙酰乙酸，然后循上述途径代谢。而丙酮不能按上述方式活化，除随尿液排出外，当血中酮体浓度剧烈升高时，亦可从肺直接呼出。

（二）酮体升高的病理生理机制

酮体生成率取决于外周脂肪细胞中的激素敏感脂酶、肝脏中的乙酰 CoA 羧化酶和 HMG-CoA 合酶的活性。循环中胰岛素水平负性调节激素敏感脂酶和乙酰 CoA 羧化酶（抑制酮体生成），而肾上腺素和胰升糖素水平则正性调节（兴奋酮体生成）。低胰生糖素/胰岛素比抑制酮体生成，而高胰生糖素/胰岛素比通过促进脂肪细胞中的脂解作用和兴奋肝脏中游离脂肪酸 β 氧化促进酮体生成。HMG-CoA 合成酶活性受胰岛素抑制，饥饿和高脂饮食时该酶活性增高,酮体生成增多。糖尿病患者由于某些诱因致血中胰岛素严重不足及胰升糖素、肾上腺素、糖皮质激素、生长激素等拮抗调节激素不适当升高,引起糖、蛋白质、脂肪、水、电解质及酸碱平衡失调,乙酰 CoA 产生增多,造成酮体生成增多。乙酰乙酸、β-羟丁酸是强有机酸,可完全解离,使血中氢离子浓度急剧升高,当酮体大量生成,体内储备碱消耗,超过肺、肾对酸碱平衡的代偿能力时导致代谢性酸中毒。当患者体内酮体生成增多时,酮体可随尿液排出,出现酮尿。

血液或尿液中总酮体测定,在目前还没有一个单一方法能够测定。测定酮体的传统方法都有欠缺,只能测丙酮,但血液和尿液中的丙酮只占总酮体量的很小一部分。虽然硝普盐法可测定乙酰乙酸和丙酮,但糖尿病酸中毒的病例中,主要升高的是 β-羟丁酸,而乙酰乙酸的试验结果可能是阴性或弱阳性,如单独检查乙酰乙酸和丙酮,从而导致对总酮体量估计不足,并且常在糖尿病酮酸中毒症状已经缓解,乙酰乙酸含量反而比急性期升高,这容易产生对的病情错误判断。所以测血清中的 β-羟丁酸更为重要。

测定血清和尿液中的酮体有多中方法。较为简便易行而又适合急诊的筛选试验的方法是硝普盐法半定量试验。但它的主要缺点是:不能检测

β-羟丁酸,而且测定丙酮的灵敏性比测定乙酰乙酸小 5~10 倍,下面分别对酮体,乙酰乙酸和 β-羟丁酸的测定方法分别论述。

二、酮体的检测方法

(一)硝普盐法检测酮体(丙酮,乙酰乙酸)

硝普盐法是一种传统的检测酮体水平的半定量方法,在临床上得到了广泛的应用。它运用亚硝基铁氰化钠与乙酰乙酸在碱性条件下反应生成紫色化合物的原理来检测酮体。这种方法成本较低,而且操作简便,在它的基础上发展出了酮体试纸条、酮体粉等多种检测方式。以尿酮体试纸条为例,先将试纸条浸入含有亚硝基铁氰化钠的碱性缓冲液中,取出干燥后待用。测试时,将尿酮体试纸条浸入新鲜尿液中,约 1s 后取出,2 分钟后观察试纸颜色变化,并与标准色版对照,即可得出检测结果。与此法类似,利用丙酮与水杨醛在碱性条件下反应生成深红色化合物的原理也可对酮体进行半定量的检测。

1. 郎格法

操作:取新鲜尿液约 5ml 于试管中,加入亚硝基铁氰化钠约 250mg,用冰醋酸 0.5ml,反复振荡使其溶解。沿管壁缓慢加入氢氧化铵(浓) 2ml,使之与尿液形成界面,静置后观察结果(表 9-1)。

表 9-1　酮体结果的判断

定性	反应情况	相当含量(mg/L)	
		乙酰乙酸	丙酮
阴性	10 分钟后无紫色环	—	—
微量	10 分钟内出现紫色环	50	200~400
+	10 分钟内逐渐出现紫色环	100	1000
++	较快出现紫色环	200~1000	2500~5000
+++ ~ ++++	立即出现紫色环	1000~3000	8000~40 000

2. 粉剂法

酮体试剂粉:亚硝基铁氰化钠 0.5g 放入乳钵内研细,再加入无水碳酸钠 10g,硫酸铵 10g,继续研匀成细粉状,装入棕色瓶中,塞紧,防潮保存。

操作:于凹玻片孔中加入一小匙酮体试剂粉,滴加新鲜尿或血清于粉剂上,完全浸湿。

结果判断:当酮体含量在 100mg/L 以上时试剂粉出现紫色。根据紫色出现快慢和颜色深浅可

报告:弱阳性,阳性,强阳性。5 分钟内不出现紫色或仅出现淡黄色或棕色为阴性。

3. 硝普盐法仍存在以下不足

(1)亚硝基铁氰化钠只对乙酰乙酸敏感,与丙酮的反应较差,与 β-羟丁酸几乎不发生反应。而与 β-羟丁酸相比,乙酰乙酸的浓度较低,这样就使得到的结果误差较大,有研究表明,酮症酸中毒越严重,酮体中 β-羟丁酸所占的比例越大,乙

酰乙酸所占的比例越小,这时使用硝普盐法就会造成假阴性结果。

（2）在糖尿病性酮症酸中毒患者康复的过程中,酮体的总量逐渐减少,但随着 β-羟丁酸转变成乙酰乙酸反应的进行,乙酰乙酸的浓度会有所增大,这时如果仅仅测定乙酰乙酸的浓度往往会造成误诊。

（3）在使用含有巯基的药物（如卡托普利）时,硝普盐试剂可产生假阳性反应,导致患者接受不正确的胰岛素治疗。

（4）丙酮、乙酰乙酸在血和尿中都不稳定,丙酮易挥发,乙酰乙酸可分解为丙酮,样品被细菌污染后会造成假阴性结果。

（5）硝普盐试剂在潮湿和高 pH 的环境下易分解生成褐色化合物,对测定结果产生较大影响。

（6）尿酮体的检出受肾功能影响,得到的结果不够准确。

（7）长期饥饿,营养不良,剧烈运动后也可阳性反应。

（二）气相色谱法测定丙酮

除了对血和尿进行分析之外,对呼出气体中的酮体含量进行检测也得到了广泛的研究。因为肺部血液中的丙酮挥发,扩散进入肺泡,最后被呼出,所以,当丙酮的扩散达到平衡状态时,呼出气体中的酮体含量与血液中的酮体含量成一定的比例关系,即对呼出气体中的酮体进行检测能够比较准确地反映血液中的酮体水平。气相色谱技术已被成功应用于检测呼出气体中的丙酮含量。

目前被大量研究和使用的是热解吸-气相色谱法,这是一种检测微量挥发性组分的有效方法。操作步骤如下:先将被测试人的呼出气样采集到吸附管内并将吸附管两端密封待测,去掉吸附管两端的封口并把它装入热解吸仪,解吸一段时间后,在一定的色谱条件下,以保留时间定性,谱图的峰面积定量,并与得到的标准曲线相对照,即可得出呼出气样中的丙酮含量,推算出血液中的酮体含量。气相色谱法虽然可以对呼出气体中的丙酮进行定量的检测,但由于丙酮的含量很低,测量误差较大,而且所用的仪器较昂贵,操作步较复杂,因此,气相色谱法很难在临床及亚临床酮体检测中广泛应用。

（三）比色法检测 β 羟丁酸

能够对酮体中含量最高的 β-羟丁酸进行检测一直是相关领域的研究人员努力的方向。随着

β-羟丁酸脱氢酶纯化技术的发展,利用其检测 β-羟丁酸已成为可能。比色法由于具有操作简便、结果直观等特点,也被率先应用于 β-羟丁酸的检测。早期人们利用比色法检测 β-羟丁酸是基于以下显色反应:

β-羟丁酸在 β-羟丁酸脱氢酶的催化下与辅酶 NAD 作用生成乙酰乙酸和 NADH,生成的 NADH 将无色的染料四唑（tetrazolium）还原为紫色的物质甲瓒（formazan）,由于颜色变化的程度与样品中 β-羟丁酸的浓度有关,可对 β-羟丁酸进行半定量的检测。后来又有人对该反应进行了改进,加入了电子中继体（如甲硫吩嗪）,即 NADH 先将电子传递给中继体,然后由还原态的中继体将 tetrazolium 还原为 formazan,这样能够观察到更明显的颜色变化,提高检测的灵敏度。然而由于染料 tetrazolium 对测试样品中的抗坏血酸和谷胱甘肽非常敏感,所以会给检测结果带来很大的误差。有人提出用对硫醇类化合物敏感的染料代替 tetrazolium,并用硫辛酰胺作为电子中继体,不但能观察到明显的颜色变化,还能有效地减小样品中其他物质带来的误差。以上面的显色反应为基础,研究人员制作出了 β-羟丁酸试纸条,待检样品滴到试纸条上一段时间后,或者与比色卡相对照得出结果,或者由反射计自动显示结果。

（四）分光光度法测定血清 β-羟丁酸

虽然比色法方便、快速,但它只能进行定性和半定量的检测。因此,用于定量测定 β-羟丁酸的分光光度法得到了非常广泛的研究和应用。该法灵敏度高,速度快,样品用量少,不需要提纯或预处理便可直接测定,适用于各种型号的生化自动分析仪。

反应原理:β-羟丁酸被 β-羟丁酸脱氢酶催化脱氢,氧化生成乙酰乙酸,同时使 NAD 还原成 NADH;NADH 在 340 波长有最大吸收峰,NADH 生成速率与血清 β-羟丁酸的浓度成正比。

$$\beta\text{-羟丁酸}+NAD \xrightarrow{3\text{-羟丁酸脱氢酶}} \text{乙酰乙酸}+NADH$$

试剂:

（1）缓冲液

Tris 缓冲液	0.1mol/L
EDTA	2mmol/L
草酸	20mmol/L

（2）酶及辅酶

β-羟基丁酸脱氢酶	0.6U/10ml

NAD   2.5mmol/L

（3）β-羟丁酸标准储存液（20mmol/L），溶解307mg β-羟丁酸（钠盐）于50ml 蒸馏水中，在4℃冰箱中保存，标准液（2mmol/L）：以上述缓冲液10倍稀释。

在试验时，用试剂1缓冲液10ml溶解试剂2时，在室温可稳定1天。

操作步骤见表9-2。

表9-2 β-羟基丁酸脱氢酶操作步骤

	标准管	标本管	空白管
标准液	25μl	—	—
血清	—	25μl	—
H₂O	—	—	25μl
应用试剂	1ml	1ml	1ml

混匀，37℃保温半分钟后，在340nm波长以空白管调零，读取各管第一次吸光度。然后每隔1分钟读取1次，连续测定3分钟，求出各管平均每分钟的吸光度度数（△A）。

计算

$$\beta\text{-羟丁酸}(mmol/L) = \frac{\triangle A\ \text{标本管}}{\triangle A\ \text{标准管}} \times 2$$

参考区间：健康成年人血清β-羟丁酸为0.03～0.30mmol/L

注意事项：

（1）β-羟丁酸测定已有市售试剂盒供应，应选用有批准文号的优质试剂，此法适用于各种型号的生化自动分析仪，应严格按照说明书及试剂盒说明进行操作。

（2）建议每个实验室建立自己的参考范围，以反映年龄、性别、饮食以及地理环境的差别。

（3）本法线性范围在0.1～3.2mmol/L,若标本浓度超过3.2mmol/L浓度，应用生理盐水稀释血清，结果乘以稀释倍数。

（4）试剂中含有草酸，可以抑制乳酸脱氢酶对血清中乳酸的氧化反应。

（5）试剂中含有防腐剂NaN₃，不可用口吸，不要接触皮肤和黏膜。处理试验的废液，应遵照处理NaN₃的规定进行。

（6）每天都要做室内质控，最好作两个水平的质控，所得数值应落在指定范围内。

（7）Hb达10g/L、乙酰乙酸达2.5mmol/L、胆红素达160μmol/L对本法不产生干扰,TG>12mmol/L可使D-3-羟丁酸轻度增高。

（五）β-羟丁酸电化学生物传感器

电化学生物传感器包括生物敏感膜和物理换能器两个主要组成部件，它把固定化酶和电化学传感器结合在一起，因而具有独特的优点：酶体系的高选择性和催化能力保证它能够直接在复杂的样品中进行检测；电化学电极的高灵敏度保证它能够对含量较低的物质进行准确的测定。它的检测原理是：使被测物质通过扩散进入生物敏感膜层，经分子识别，发生生化反应，再由物理换能器将得到的信息转换成易于定量检测的、与被测物浓度相关的电信号。

从20世纪80年代开始，有关β-羟丁酸电化学生物β传感器的研制陆续被报道出来。我国公司也研制开发出以电化学传感器为基础的便携式酮体测试仪。T-1型便携式血酮体测试仪是以电化学传感基础制成，用于快速检测静脉/末梢全血的β-羟丁酸。其检测原理为：血液中的β-羟丁酸与固定在表面的β羟丁酸脱氢酶反应，β-羟丁酸被氧化生乙酰乙酸（ACAC），同时NAD被还原为NADH；NADH与硫辛酰胺脱氢酶反应，同时还原铁氰化钾，产生NAD和亚铁氰化钾。信号检测仪向试条施加一恒定的工作电压，使亚铁氰化钾氧化氰化钾，产生氧化电流，氧化电流的大小与βHB浓度成正比。信号检测仪记录氧化电流的大小，并换算出βHB的浓度。反应式为：

βHB+NAD+2H⁺β羟丁酸脱氢酶 AcAc+NADH
NADH +K₃Fe（CN）₆硫辛酰胺脱氢酶 K₄Fe（CN）₆ +NAD+e⁻

（李义龙 周序开）

参 考 文 献

1. 尹志农,夏良裕,鄢盛恺,等.手持式血酮体分析仪的临床评价.现代检验医学杂志,2007,22(2):10-13.

2. 任凤芹,鄢盛恺,毛达勇,等.酶法测定血清β羟丁酸的方法学评价及其临床应用.中国医学科学院学报,2003,25(6):702-707.

3. Guerci B,Tubiana-Rufi N,Bauduceau B,et,al. Advantages to using capillary blood beta-hydroxybutyrate determination for the detection and treatment of diabetic ketosis. Diabetes Metab,2005,31(4Ptl):401-406.

4. 马念章,李光,廖静敏.人体内酮体检测技术的研究进展.分析化学,2005,33(7):1019-1022.

5. 李鸣,吴松华,石毅,等.不同类型糖尿病患者血β-羟丁酸水平的差异. 上海医学,2007,30(7):490-492.

6. Harris S, Ng R, Syed H, et al. Near patient blood ketone measurements and their utility in predicting diabetic keto-acidosis. Diabet Med,2005,22:221-224.

7. 黄云鸿. 糖尿病酮症酸中毒. 新医学,2006,37(6):403-409.

8. 戴亚丽,张帆,蓝薇,等. 比较血清 β-羟丁酸和尿酮体在糖尿病酮症诊断中的意义. 中国糖尿病杂志,2011,19(10):767-769.

9. 郑红,肖雪莲. β-羟丁酸的检测方法及临床应用研究. 新医学导刊,2008,9:110-111.

10. 陆菊明,谷伟军. 血酮体测定方法及临床应用进展. 药品评价,2008,5(12):569-570.

11. 中华人民共和国卫生部医政司. 全国临床检验操作规程. 第 3 版. 南京:东南大学出版社,2006.

12. 周新,涂植光. 临床生物化学与检验. 第 4 版. 北京:人民卫生出版社. 2008.

13. 马中亮,章毅,李文华,等. 检测血 β-羟丁酸对糖尿病酮症酸中毒的诊断和治疗意义. 中国糖尿病杂志,2005,15:635-636.

14. 张耀平,李皇. 糖尿病酮症酸中毒检测血清 β-羟丁酸的重要意义. 海南医学,2004,15:106-107.

第 10 章

血液乳酸的测定

乳酸是无氧糖酵解的代谢最终产物,无氧糖酵解是生物进化中古老的代谢方法之一。在地球刚有生物时,它主要靠糖的无氧糖酵解生成能量维持生命活动,经过漫长的进化过程,人类糖酵解已不是主要功能途径。但少数组织,即使在有氧条件下,仍需要糖酵解以获得一部分能量,如皮肤的糖酵解途径较快。表皮在50%~70%的葡萄糖可经无氧酵解产生乳酸,其他如视网膜、睾丸、肾、髓质和血细胞等组织细胞在有氧时也都能进行强烈的酵解,而成熟的红细胞则仅靠葡萄糖酵解获得能量。一个分子葡萄糖通过酵解产生丙酮酸同时净生成二分子三磷酸腺苷(ATP),并需要氧化型辅酶Ⅰ(NAD$^+$),在此代谢中,磷酸果糖激酶(PFK)是限速酶,并受组织中 ATP 量的影响。在有氧条件下,线粒体中的酶通过三羧酸循环将丙酮酸转换为水和二氧化碳,在此过程中产生 36 个分子 ATP,同时还原型辅酶Ⅰ(NADH)被氧化为NAD$^+$。如果缺氧,线粒体无法工作,ATP 产量明显减少,刺激 PFK 活性增加,在此过程中 NAD$^+$消耗增多,此时胞质内的乳酸脱氢酶会代偿,将丙酮酸转化乳酸,同时伴有 NAD$^+$生成。

在正常情况下,肝外组织产生大量局部无法代谢的乳酸和丙酮酸,并进入血液循环(每日1000~2000mmol/L),这些过量乳酸,主要经由肝脏代谢,再合成肝糖原和葡萄糖(糖原异生作用的主要原料),还有少部分由肾脏排出。由于一些疾病引起乳酸代谢异常而使乳酸堆积引起乳酸酸中毒。

乳酸酸中毒:正常乳酸中乳酸含量小于2mmol/L。有大量乳酸进入细胞外液,消耗 HCO_3^-($H^+ + HCO_3^- \rightarrow H_2CO_3 \rightarrow H_2O + CO_2$),有可能引起高阴离子间隙[($NA^+ + K^+$)—($HCO_3^- + Cl^-$)]的代谢性酸中毒。一般认为乳酸超过 4mmol/L 并伴有HCO_3^-明显下降,则可能认为发生乳酸酸中毒。

一、血乳酸的检测方法

(一)酶促分光光度法

1. 原理　利用乳酸脱氢酶(LDH)将乳酸生成丙酮酸,氧化型辅酶Ⅰ(NAD$^+$)接受 H$^+$而被还原成还原型辅酶Ⅰ(NADH)。在 340nm 波长处测定 NADH 的吸光度,从而计算出样本中的乳酸含量。

$$L\text{-乳酸} + NAD^+ \xleftrightarrow{\quad LDH \quad} \text{丙酮酸} + NDAH$$

在反应体系中,LDH 催化的反应是可逆反应,所以在缓冲液中需要加入肼类化合物与丙酮酸生成稳定复合物,使反应顺方向进行。在340nm 波长处测定 NADH 的吸光度,从而计算样品中的乳酸浓度。

2. 试剂

(1)0.079mol/L Tris 缓冲液(pH 9.6):称取三羟基甲基氨基甲烷(Tris)9.75g 溶于约 500ml蒸馏水中,加入水合肼 22.87ml,乙二胺四乙酸二钠 1.85g,1mol/L 盐酸 10ml,再加蒸馏水至 950ml左右,调整 pH 9.6,最后补加蒸馏水到 1000ml。

(2)0.6mol/L 高氯酸溶液($HClO_4$相对密度1.67,67%):取 10.4ml 高氯酸加入蒸馏水至200ml。

(3)0.027mol/L 氧化型辅酶Ⅰ(NDA$^+$)溶液,称取 18mg NDA$^+$,加入蒸馏水 1ml,在冰箱保存一个星期。

(4)乳酸脱氢酶(LDH)溶液,以 3.2mol/L硫酸铵溶液将乳酸脱氢酶稀释成 550U/ml 的LDH 溶液。

(5)L-乳酸标准储存液(11.11mmol/L),称取 L-乳酸锂 0.1066g 溶于蒸馏水 10ml,加入浓硫酸 25μl,移入 100ml 容量瓶,以蒸馏水加至刻度处。置于冰箱保存,将贮存溶液 5 倍稀释后作为标准工作液(2.22mmol/L)。

(6)3.2mol/Ll 硫酸铵溶液,称取 42.27g 硫

酸铵溶解于蒸馏水中,然后加入蒸馏水至 100ml。

3. 操作方法

(1) 全血测定法:制备无蛋白滤液:于小试管中加入 0.6mol/L HClO₄ 溶液 0.2ml,取耳垂血 0.1ml 加入并混匀,放置 5 分钟后,以 3000 转/分离心 5 分钟,取上清夜按表 10-1 进行测定。

表 10-1　全血乳酸测定法

加入物	空白管(ml)	测定管(ml)
Tris 缓冲液	2.0	2.0
样本无蛋白滤液	—	0.1
0.6mol/L HClO₄	0.1	—
NAD⁺ 溶液	0.1	0.1
LDH 溶液	0.02	0.02

混匀,在 37℃ 水浴中保温 20 分钟后在 340nm 波长处读取各管的吸光度值(A)。

计算:测定管(A)−空白管(A)= A

$$乳酸(mmol/L) = A \times \frac{1}{6.22} \times \frac{2.22}{0.033} = A \times 10.82$$

正常范围:1 ~ 1.78mmol/L

(2) 血浆测定法:取血液 2ml 在含有抗凝防腐剂 0.1ml 的干燥试剂中,混匀并及时分离血浆,1 小时内进行测定(表 10-2)。

表 10-2　血浆乳酸测定法

加入物	空白管(ml)	测定管(ml)
Tris 缓冲液	1.5	1.5
血浆	0.02	0.02
NAD⁺ 溶液	0.1	0.1
LDH 溶液	—	0.02
3.2mol/L 硫酸铵溶液	0.02	—

抗凝防腐剂:肝素钠 200mg,氟化钠 10g 溶于蒸馏水中,然后稀释至 100ml。此溶液 0.1ml 加入试剂管中,60℃ 干燥后备用,可抗凝防腐 2ml 血液。混匀后,37℃ 水浴保温 20 分钟,340nm 波长处以蒸馏水调零点,读取各管的吸光度值(A)。

计算:测定管(A)−空白管(A)= A

$$乳酸\ mmol/L = A \times \frac{1}{6.22} \times \frac{1.64}{0.02}$$

正常范围:1.2 ~ 2.0mmol/L

4. 试验方法评价

(1) 反应时间及稳定性:使用 2.78mmol/L、5.56mmol/L 乳酸,试验观察其反应时间及稳定性。在 37℃ 保温 20 分钟其反应便达到终点,然后最少能稳定至 1 小时,结果见表 10-3。

(2) 试验线性范围:乳酸浓度 0.56 ~ 13.33mmol/L,试验呈线性,相关系数(r)为 0.999。如样品结果大于 13.33mmol/L 时,可稀释后再进行测定。结果乘以稀释倍数。

(3) 回收试验:本法回收试验良好。在已知样品中加入 1.11 ~ 11.11mmol/L 乳酸,平均回收率为 100.8%,其结果见表 10-4。

表 10-3　实验反应时间及稳定性观察

实验反应时间(分钟)	2.78mmol/L 乳酸(A)	5.56mmol/L 乳酸(A)
5	0.237	0.441
10	0.249	0.496
15	0.253	0.504
20	0.255	0.512
30	0.255	0.513
60	0.255	0.513

表 10-4　乳酸回收试验

原样品乳酸(mmol/L)	加入乳酸(mmol/L)	测定结果(mmol/L)	实际测出结果(mmol/L)	回收率(%)
2.28	1.11	3.32	1.14	103
	2.22	4.4	2.22	100
	5.56	7.79	5.56	101
	11.11	13.22	11.04	99

(4) 试验结果的精密度和准确度:采取试验重复性计算试验变异系数来衡量试验的精密度;配制各种浓度的 L-乳酸标准液来进行测定,其测得结果与实际标准浓度的相关(表 10-5)与罗氏试剂盒做对比试验来评定测定结果的准确度,其结果如下:

批内变异:乳酸:1.53mmol/L,变异(CV):2.7%;乳酸:8.18mmol/L,变异(CV):1.3%。日间变异:乳酸:1.53mmol/L,变异(CV):5.6%;乳酸:8.18mmol/L,变异(CV):2.7%。

测出的结果和实际浓度的结果是一致的,都有极好的相关。相关系数为 0.999,乳酸标准浓度为 x,回归方程为:$y = 0.99x + 0.02$。

表 10-5 乳酸标准浓度预测出浓度的比较

乳酸标准浓度（mmol/L）	测出吸光度（A）	测出浓度（mmol/L）	准确度（%）
1	0.56	0.052	0.56	100
2	1.11	0.103	1.11	100
3	2.78	0.254	2.75	99
4	5.56	0.516	5.58	99
5	8.33	0.770	8.33	100
6	11.11	1.015	10.98	99
7	13.33	1.224	13.24	99

全血测定方法与罗氏试剂盒的比较，共测定 50 例样品，r：0.997，本法为 x，回归方程：$y = 1.02x - 0.02$。

血浆测定法与罗氏酶法试剂盒同时测定 50 例样品，r：0.999，本法（血浆）为 x，回归方程：$y = 1.03x + 0.05$。

从上述结果看本方法测定的结果的精密度核准确度都均为良好，本法操作又比较简单，便于在临床上推广使用。

（二）酶促比色法

1. 原理

$$乳酸 + O_2 \xrightarrow{乳酸氧化酶} 丙酮酸 + H_2O_2$$

$$H_2O_2 + 4\text{-}氯酚 + 4\text{-}氨基安替比林 \xrightarrow{过氧化物酶} 醌亚胺 + H_2O + HCl$$

2. 试剂

（1）0.1mol/L 1,4-六氢丫嗪二乙醇磺酸（PIPES）缓冲液（pH 6.8）

4-氯酚	5.4mmol/L
表面活性剂	少许
叠氮钠	1g/L

（2）酶试剂

4-氨基安替比林	0.4mmol/L
过氧化物酶	≥200U/L
乳酸氧化酶	≥150U/L

使用时，按需要量，用 1 试剂溶解 2 试剂，在 2~8℃稳定 6 周。

（3）乳酸标准（2.22mmol/L）

3. 操作方法　使用含有肝素氟化钠抗凝剂的血浆测定（表 10-6）。

表 10-6 全血乳酸测定法

加入物	试剂空白管（ml）	标准管（ml）	样品管（ml）
标准液	—	0.01	—
血浆	—	—	0.01
工作试剂	1	1	1

混匀在 37℃保温 5 分钟后，在 505nm 波长处用试剂空白管调节零点，读取各管吸光度值（A）。

计算：　$乳酸（mmol/L） = \dfrac{样品（A）}{标准（A）} \times 2.22$

参考区间：安静状态下健康成年人空腹静脉血，乳酸浓度一般低于 2mmol/L（0.6~2.2mmol/L）。动脉血中乳酸水平为静脉血中乳酸水平的 1/2~2/3。餐后乳酸水平比基础空腹值高 20%~50%。新生儿毛细血管中的乳酸水平比成年人的水平约高 50%。脑脊液乳酸水平与血液乳酸水平无关。0~16 岁儿童的脑脊液乳酸水平为 1.1~2.8mmol/L。健康成年人 24 小时尿液乳酸排出量为 5.5~22mmol/d。

附注：

（1）应在空腹及休息状态下抽血。抽血时不用止血带，不可用力握拳。如非用止血带不可，应在穿刺后除去止血带至少等待 2 分钟后在抽血。最好用肝素化的注射器抽血，抽取后立即注入预先称量的含有蛋白沉淀剂（预冷至 4℃）的试管中。如用血浆测定，每毫升血用 10mg 氟化钠及 2mg 草酸钾抗凝，立即冷却标本，并在 15 分钟内离心。

（2）高脂血症样品应做样品空白，用试剂 1 代替工作试剂。计算时间去此吸光度。

（三）便携式全血乳酸测试法

原理：国产 H-1 型便携式全血乳酸测试仪是以电化学传感器为基础的高科技产品，用于快速检测静脉/末梢全血的乳酸水平。检测原理为：血液中的乳酸与固定在试条表面的的乳酸氧化酶（LOD）和铁氰化钾反应，产生丙酮酸和亚铁氰化钾。信号检测仪向试条施加一恒定的工作电压，使亚铁氰化钾氧化为铁氰化钾，这个过程能产生氧化电流，其大小与乳酸浓度成正比。信号检测仪记录氧化电流的大小并换算成乳酸的浓度，反应式为：

$$C_3H_6O_3 + K_3Fe(CN)_6 \longrightarrow C_3H_6O_4 + K_4Fe(CN)_6$$

$$K_4Fe(CN)_6 \longrightarrow K_3Fe(CN)_6 + e^-$$

1. 系统准确度评价结果

（1）偏差分析结果：1.0mmol/L、3.0mmol/L、6.0mmol/L、9.0mmol/L、12.0mmol/L 5个水平的偏差分别为0、0、0、1.7%、0。

（2）回收试验结果：加入2mmol/L、6mmol/L、10mmol/L 3个水平乳酸的回收率分别为90.5%，90.3%和88.5%，平均回收率为89.8%。

2. 系统精密度评价结果

（1）标准电阻条测量重复性：1.0mmol/L、3.0mmol/L、6.0mmol/L、9.0mmol/L、12.0mmol/L 5个水平乳酸标准电阻条重复测定20次的 CV 分别为5.0%，0.7%，1.3%，0.4%和0.6%。

（2）全血标本精密度试验结果：2.0mmol/L、10.0mmol/L两个水平的全血样品分别测定20次，CV分别为7.0%和5.4%。

3. 灵敏度试验结果

（1）标准电阻条试验结果：4个不同低水平的乳酸标准电阻条分别测定20次为 CV 为0～4.4%。

（2）全血试验结果：6份标本血浆乳酸水平为0.2～1.0mmol/L，全血及血浆分别用全血乳酸测定仪和生化分析仪检测结果。全血结果相对血浆的偏差为11%。

4. 检测高限试验结果

（1）标准电阻条检测高限试验结果：31kΩ的标准电阻条（相当于18.0mmol/L的乳酸）重复测定20次，均值为17.8mmol/L，CV为0%。

（2）全血试验结果：血浆乳酸水平为21.4mmol/L、23.7mmol/L的全血测试值分别为17.5mmol/L。

5. 方法学比较结果　30份受试者空腹血浆乳酸的范围为0.4～15.8mmol/L，空腹静脉全血乳酸的范围为0.5～14.4mmol/L。全血乳酸（y）与血浆乳酸（x）测定值之间的直线回归方程为：$y=0.8759x+0.3569$，$r=0.996$。经相关系数 r 的 t 检验，说明两法测定结果呈正的直线相关（$t=60.85$，$P<0.001$）。

6. 参考范围　50例健康人群空腹血浆乳酸水平（$x±s$）为（1.2±0.39）mmol/L，参考范围为0.42～1.98mmol/L。人群空腹手指全血乳酸水平（$x±s$）为（1.3±0.43）mmol/L，参考范围为0.44～2.16mmol/L。本系统测试人群末梢全血乳酸参考范围与本室自动生化分析仪酶法测定血浆乳酸参考范围基本一致。

临床试验结果显示，本系统测定结果偏差小于5%，回收率为88.5%～90.5%，显示较好的准确度；5个水平的标准电阻条测试叫为0.6%～5.0%，具有良好的重复性；另外，低、高两个水平乳酸检测分别为7.0%和5.0%，说明该仪器测试全血也具有良好的精密度。本试验中用同一仪器测定三个不同批号试条的最大批间差为6.6%，小于规定要求（10%），显示不同批号的试条有较好的稳定性。本检测系统可报告范围很宽（0.5～17.5mmol/L），与自动生化分析仪酶法测定血浆乳酸结果之间具有良好的相关性，回归方程为：$y=0.8759x+0.3569$，$r=0.996$。本系统检测50例健康人群空腹全血乳酸的参考范围为0.44～2.16mmol/L，与本实验室用自动生化分析仪酶法测定血浆乳酸参考范围基本一致（0.42～1.98mmol/L）。

二、血乳酸检测的临床意义及注意事项

1. 乳酸增高引起酸中毒，一般分为A、B二型。

（1）A型：引起组织缺氧的疾病：

1）休克：中毒性肺炎，心源性，败血症。

2）充血性心理衰竭。

3）一氧化碳中毒。

（2）B型：无明显缺氧的：

1）糖尿病：丙酮酸/高渗性昏迷，有30%～50%的患者乳酸增高。

2）药物引起：双胍类降血糖药物，双胍类降血糖药物是通过抑制胃肠道对葡萄糖的吸收以及抑制糖原异生和氧化代谢降低血糖，同时刺激乳酸生成和损伤肝脏，对乳酸的代谢作用，引起血液中乳酸增高。

3）肝脏衰竭。

2. 除了用血液测定乳酸，用于诊断由于糖尿病等各种疾病引起的乳酸中毒外，还可以通过脑脊液、尿液的乳酸含量，帮助确定炎症的性质。

（1）细菌性、结核性脑膜炎时，因脑脊液中含有细菌，并伴有组织缺氧，导致糖的无氧酵解增加，加速乳酸生成，又由于脑膜炎症水肿，对乳酸的清除能力下降。所以脑脊液中乳酸含量高于3.9mmol/L，病毒性脑膜炎遍低于3.0mmol/L。

（2）测定尿液中的乳酸可鉴别上尿路与下尿路感染（肾盂肾炎）。由于肾盂肾炎或上尿路

梗阻,引起肾实质缺氧,乳酸重吸收作用障碍及对内生性乳酸的清除率下降,导致尿液乳酸升高。

3. 糖原累积症,在运动前后血乳酸测定的变化作为诊断的指标。

4. 生理性的血乳酸增加 激烈运动时,能量的需要增加,糖分解加速。需氧量增加,体内处于相对缺氧状态,糖酵解过程中产生大量乳酸。所以乳酸测定可以作为体育运动的训练运动量的指标。

5. 对危重患者的评估 目前危重病严重程度评估方法很多,其中以APACHE Ⅱ评分最为普遍且较为权威,其分值与病情严重程度密切相关,分值越高,病情越严重,死亡风险越大。本组资料显示,危重患者随着血乳酸浓度增高,APACHE Ⅱ评分亦相应升高;血乳酸轻、中度增高两组的APACHE Ⅱ评分值与血乳酸正常组评分值分别比较,差异无显著性($P>0.05$),但血乳酸重度增高组的APACHE Ⅱ评分值与血乳酸正常组评分值比较,差异有显著性($P<0.05$)。这可能与APACHE Ⅱ评分是一个多参数的综合评估系统,分值取决于患者年龄、急性生理功能和慢性健康状况等诸多因素;而血乳酸作为反映组织氧代谢的单项指标,浓度变化相对敏感有关。相关性研究表明,血水平与APACHE Ⅱ呈正相关 $P<0.01$。提示血乳酸监测对于判断患者病情严重程度及预后是一个有效指标。因APACHE Ⅱ评分方法相对复杂,数据需多种设备检测提供,血乳酸监测简单易行,是评估危重症患者病情严重程度及预后的一个简单、实用、有效的指标。

6. 代谢综合征对乳酸的影响 肥胖(特别是中心性肥胖)、血糖升高、血脂紊乱是诊断代谢综合征的主要标准。代谢综合征作为包括多种心血管危险因素、严重影响人类健康的综合征日益受到重视。在众多心血管危险因素中,肥胖是代谢综合征最常见的始发因素,肥胖会导致胰岛素抵抗,引起血糖升高和血脂紊乱。可以认为,存在代谢综合征的患者,易发生高乳酸血症。其中,肥胖对血乳酸水平的影响最大。在女性患者中,血乳酸与颈围、腰围、臀围均有显著性的正相关性,其中又与腰围的相关性最为显著,国际糖尿病联盟公布的代谢综合征的诊断标准能够更好地预测华人患血管性疾病的风险,该定义以腰围作为代谢综合征诊断的主要标准,腰围更能反映脂肪组织在内脏器官的异位积聚。腰臀比是反映中心性肥胖的指标,与血乳酸也存在显著正相关,说明乳酸与肥胖、特别是腹型肥胖(中心性肥胖)具有很显著的相关性。近来有研究发现,肥胖女性骨骼肌和脂肪组织释放乳酸增加,且乳酸水平与肥胖者体内存在胰岛素抵抗、胰岛素对组织乳酸代谢和局部血流的调节作用缺陷有关。研究中男性患者未发现血乳酸与颈围、腰围、臀围存在显著相关性,推测与人体的脂肪分布存在性别间差异有关。但男性患者的血乳酸水平也与体重指数存在显著相关性,在扩大样本量后可能会发现这些指标也存在明显相关性。代谢综合征的患者血乳酸水平趋于升高,可能的原因是:肥胖导致胰岛素抵抗,丙酮酸脱氢酶系活性下降,糖类不能通过三羧酸循环进行有氧代谢,造成无氧酵解增加,乳酸生成增多。目前,针对血乳酸与代谢综合征的关系的报道很少,代谢综合征、肥胖与乳酸代谢异常的关系,可能的作用机制,以及血乳酸水平是否能成为代谢综合征所包括的多种心血管危险因素之一,是否能成为预测心血管危险性的指标还有待进一步的研究。

(李义龙 周序开)

参 考 文 献

1. Hamilton SD, Pardue HL. Quantitation of lactate by a kinetic method with an extended range of linearity and low dependence on experimental variabels. Clin Chem, 1984, 30(2):226-229.

2. Franz Noll. L-(＋)-Lactate∥Bergmeyer, HU. Methods of Enzymatic Analysis. 3rd ed. 1984:582-588.

3. 陆惠娟,唐峻岭,袁巧英,等.静脉全血乳酸正常参考值的建立.上海医学,2005,28(1):27-29.

4. 吕莺,焦玲,张璎珞.影响2型糖尿病患者血乳酸水平的主要代谢性因素.中国医刊,2009,44(2):36-37.

5. 王明达,邹文武.血清乳酸监测对判断危重病人预后的价值.医学临床研究,2011,28(12):2316-2318.

6. 刘芳,陆俊茜,唐峻岭,等.肾功能正常的2型糖尿病患者血乳酸水平的变化及影响因素.上海交通大学学报(医学版),2007,27(7):791-794.

7. 邢克礼,刘延范,尹立志.LoD酶电极的临床应用研究.化学传感器,2005,25(4):48-51.

8. 夏良裕,鄢盛恺,宋耀虹,等.手持式全血乳酸分析仪的临床评价.现代检验医学杂志,2006,21(2):1-3.

9. 高伟波,朱继红.乳酸性酸中毒与危重症.疑难病杂志,2011,10(2):161-163.

10. 郭超,佘丹阳,解立新.危重症预后评分系统初探.解放军医学杂志,2011,35(9):1151-1153.

11. Cunha MR,da Silva ME,Machado HA,et al. The effects of metformin and glibenelamide on glucose metabolism, counter-regulatory hormones and cardiovascular responses in women with type 2 diabetes during exercise of moderate intensity. Diabet Med,2007,24(6):592-599.

12. 肖新华. 糖尿病乳酸性酸中毒. 内科急危重症杂志, 2005,1(4):151-153.

13. 鄢盛恺,尹志农. 各项代谢指标的监测及其意义//王姐,杨永年. 糖尿病现代治疗学. 北京:科学出版社, 2005:201-204.

14. Abbasi AA,Kasmikha R,Sotingeanu DG. Metformin-induced lactic acidemia in patients with type 2 diabetes mellitus. Endocr Pract,2000,6(6):442-446.

15. Khan JK,Pallaki M,Tolbert SR,et al. Lactic acidemia associated with metformin. Ann Pharmacother, 2003, 37 (1):66-69.

16. 中华人民共和国卫生部医政司. 全国临床检验操作规程. 第 3 版. 南京:东南大学出版社,2006:364-366.

17. 周新,涂植光. 临床生物化学与检验. 第 4 版. 北京:人民卫生出版社,2004:88-89.

第 11 章

糖化血红蛋白的测定

蛋白质是构成人体的重要物质,广泛分布于全身各个脏器、组织、细胞、血液、酶类及激素中。它们不仅具有各自的生理功能,而且都可以进行非酶促蛋白糖化。所谓非酶促蛋白糖化就是自由糖和体内蛋白质氨基酸残基无需酶催化地、不可逆地以共价键结合的反应。其反应速度主要取决于血糖的浓度及血糖与蛋白质接触的时间。国际纯化学及应用化学委员会将这种反应称为糖化(糖基化)作用,被糖化的蛋白称为新糖化蛋白(neoglycoprotein)即糖化蛋白。比如血红蛋白被糖化成为糖化血红蛋白(glycohemoglubin, GHb, HbA),血清蛋白被糖化成为糖化血清蛋白(glycatedserumprotein, GSP),纤维蛋白原也可糖化构成糖化纤维蛋白原,如此种种。经层析研究证明HbA1 还可以分为 HbA1a、HbA1b、及 HbA1c,其中的 HbA1c 含量最多(占5%),也是最稳定的糖化血红蛋白,已广泛应用于临床。糖化过程通常是缓慢的进行,一旦形成,不再解离,故对高血糖特别是血糖或尿糖波动较大的患者,采用糖化血红蛋白来监测病情的发展有其独特的临床意义,20多年来一直是用于评价治疗方案有效性的金标准。由于 HbA1c 是反应较长时期血糖变化的稳定指标,近些年来用 HbA1c 诊断糖尿病成为研究的热点课题。

一、HbA1c 的发现简史

1955 年 Kunkel 等利用淀粉胶电泳技术在人血红蛋白(hemoglobin, Hb)的研究中意外地发现一种快泳成分。它出现在血红蛋白 A(HbA)之前,但不能与 HbA 完全分开,当时称之为 HbA3。1958 年 Allen 等也发现上述的同样快泳带,命名为快速血红蛋白(fastinghemoglobin, FH),并用ArnberliteIRCSO 阳离子交换树脂对成人 Hb 进行层析,分离出 A1 和 A2,将 A1 又进行重复层析,又分为、A1a、A1b 和 A1c 三部分。1961 年Schneck 等确定了电泳中各条带与层析中各个部

分间的对应关系,证明层析中的 HbA1a、HbA1b及 HbA1c 就是电泳中所指的 HbA3 或 FH。在GHb 发现仅 7 年后的 1962 年,Huiseman 等首次在临床上发现 4 例用 D860 治疗的糖尿病患者的GHb 比正常人增高 2～3 倍,并证明其增高与D860 无关,而是与糖尿病本身的生理改变有关。1966 年 Holmquist 等指出 HbA3 中的主要成分HbA1c 的 β 链 N 氨基并非以自由状态存在,而是以小分子六碳糖及 Schiff 碱的形式连接在 β 链的氨基端。1968 年,Rahba 对 47 例糖尿病患者的血液标本进行研究,发表了题为“糖尿病血红蛋白成分”的文章。1969 年他进一步的研究发现,快速泳动的 Hb 实际上与 HbA1c 的结构相同,在糖尿病患者中其浓度增加 2～3 倍。1975 年 Koenig等证实糖尿病患者的 HbA1c 值与 1 个月前的空腹血糖值呈明显相关,从而提出 HbA1c 的升高是较长时期的高血糖症的结果,可作为糖尿病患者长期血糖控制的指标,而且与糖尿病慢性并发症的发生及发展有密切关系。1976 年 Fluckiger 等通过含酶与不含酶的 HbA 的共同温育结果,证明糖化反应过程不需要酶的催化。同年 Bunn 等首次成功提出 HbA1c 的生物合成学说,为此后 GHb的研究奠定了试验基础。1980 年 Yue 指出“糖化”并不只是血红蛋白的独特反应,血浆蛋白也同样可以糖化,即糖化血浆蛋白及糖化白蛋白,这就为糖尿病的基础研究开创了新途径。

二、HbA1c 的化学结构

GHb 的形成与 Hb 密切相关,因此在介绍GHb 之前需对 Hb 的组成成分作概括了解。Hb是红细胞中一种重要成分,属于色蛋白,分子量为68 000,具有运输 O_2 及 CO_2 的生理作用,它是 1 个珠蛋白(属于组蛋白类)与 4 个亚铁血红素(作为辅基)结合组成,故为一种结合蛋白质。正常人出生后有 3 种血红蛋白:①HbA(主要成人血红蛋

白)由一对 α 链和一对 β 链组成（$\alpha_2\beta_2$），为正常人主要血红蛋白，占血红蛋白总量的 95% 以上。HbA 胚胎 2 个月即有少量出现，出生时占血红蛋白的 10%～40%，出生 6 个月后即达成人水平。②HbA_2（次要成人血红蛋白），由一对 α 链和一对 δ 链组成（$\alpha_2\delta_2$），自出生后 6～12 个月起，占血红蛋白的 2%～3%。③HbF（胎儿血红蛋白），由一对 α 链和一对 γ 链组成（$\alpha_2\gamma_2$），人类在胎儿期及出生后几个月内，红细胞中主要含有 HbF，一个月内的新生婴儿血中大约有 70%～80% 为 HbF，其余的是 HbA，其中随年龄的增长 HbF 急速减少，

而 HbA 却相应增多，于生后 6 个月至 2 年后 HbF 降至成人的正常浓度，以后呈持续恒定数量存在，一般不超过 1%，但极少数 HbF 异常症者例外。成人 HbA 的 2 个 α 链和 2 个 β 链在结构上相似，每个链都包含 1 个亚铁血红素分子和一系列氨基酸（α 链和 β 链分别含有 141 个和 146 个氨基酸）。由于分子结构的独特性，血红蛋白分子上的 N-末段缬氨酸以及 α 链和 β 链的赖氨酸残基上都存在一些能够和包括葡萄糖在内的糖类进行生化反应的位点，生成的产物称为糖化血红蛋白（HbA）。

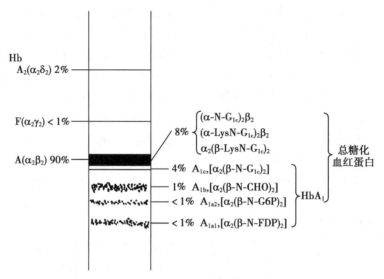

图 11-1　正常人红细胞的血红蛋白各组分电泳相
（引自 Bunn HF）

根据所带电荷的不同，使用阳离子交换层析法或电泳法分离 HbA，按照迁移的顺序而不考虑所连接糖类的不同，其亚组分可以被命名为 HbA0、HbA1a1、HbA1a2、HbA1b 和 HbA1c，没有连接糖类

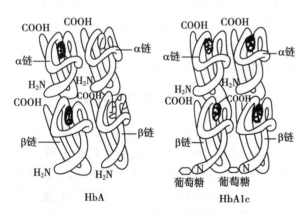

图 11-2　HbA 的 β 链 N 端与葡萄糖结合所形成的 HbA1c 的结构模式图
（引自长泷重信）

的血红蛋白迁移到的区域被称为 HbA0。"总 HbA1"是指电荷依赖方法中所测量到的组分 HbA1a1、HbA1a2、HbA1b 和 HbA1c，而不包括 HbA0。HbA1a1［α_2（β-N-fructose-1,6-diphosphate）$_2$］是 β 链 NH_2 端与 1,6-二磷酸果糖结合的产物，占 1% 以下；HbA1a2［α_2（β-N-glucose-6-phosphate）$_2$］是 β 链 NH_2 端与 6 磷酸葡萄糖结合的产物，占 <1%；HbA1b［α_2（β-N-unidentified carbohydrate）$_2$］是 HbA0 的脱氨基产物或与未明碳水化合物结合，占 1%；HbA1c［α_2（β-N-glucose）$_2$］则是 β 链 NH_2 端与葡萄糖结合的产物，占 5%（图 11-1，图 11-2）。

值得注意的是，HbA1a1、HbA1a2 和 HbA1b 都不是与葡萄糖相结合而是与其他糖类结合的产物；只有 HbA1c 才是"真正"的与葡萄糖结合且含量居多，因此 HbA1c 具有较好的特异性、稳定性和精确性，同时，符合国际标准化要求，是目前公

认的反映长期血糖控制状况的重要指标。HbA1c 与空腹血糖（FBG）、葡萄糖耐量试验中的葡萄糖峰值以及曲线下面积、过去数周的平均血糖水平等之间存在密切关系。正常人维持一定的血糖水平，即会形成正常范围内的 HbA1c，当血糖浓度增加时，β 链与 α 链糖化的比值增加，β 链上的糖基化位点数目也增加。因此，HbA1c 是评价血糖控制好坏的重要标准。

三、HbA1c 的生物合成

在正常人中，葡萄糖在血液中循环，并可自由扩散通过红细胞膜，红细胞内的葡萄糖浓度和血浆中的葡萄糖浓度大致相同。当血浆葡萄糖水平上升时，红细胞内葡萄糖的浓度也上升。以游离醛基形式存在的葡萄糖，可以与红细胞内的血红蛋白分子发生反应，血红蛋白 β 链 N-末端的缬氨酸为最常见的糖基化位点。反应产物即是 Bunn 所提出的

HbA1c。生物合成学说，即 HbA 中每一条 β 链的 N 端缬氨酸的氨基可与 1 分子葡萄糖中的醛基发生反应而生成 Schiff 碱或称醛亚胺。这种反应是在红细胞自然寿命的 120 天中在 HbA 生成后不断地进行着，这是一个相对迅速并且可逆的过程。然后，由于葡萄糖分子的 C2 位置存在 1 个羟基，C2 处就可以发生一个双键的转变，也就是不稳定的醛胺结构又自动发生 Amadori 重排反应而形成氨基酮化合物"血红蛋白 β 链（血液）-N-（1-脱氧果糖基）血红蛋白 β 链"，即 HbA1c。HbA1c 的形成并非由于基因的变化而产生，而是在体内首先合成 HbA，在以后的代谢过程中又与葡萄糖加合而形成。这是一个缓慢的过程，并且一旦形成就不可逆。所以 HbA1c 的形成过程也可称为合成后变化或翻译后变化，这个过程称作糖基化。

HbA1c 的生物合成过程根据其反应速度快慢的不同可分为两个阶段（图 11-3）。

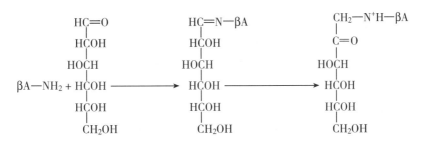

HbA　　　葡萄糖(glucose)　醛亚胺化合物(aldimine Schiff 碱)　氨基酮化合物(ketoamine)

$$HbA+葡萄糖 \xrightleftharpoons[]{快速} 前HbA1c(不稳定型HbA1c) \xrightarrow{缓慢} HbA1c(稳定型HbA1c)$$

图 11-3　HbA1c 的生物合成（引自 Bunn HF）

第一阶段为缩合反应，在红细胞中葡萄糖的醛基脱水缩合反应，迅速以共价键形式形成醛亚胺化合物即 Sehiff 碱或称前（Pre-）HbA1c，由于该阶段的反应速度较快且呈可逆还原反应（逆反应较正反应速度慢），故前 HbA1c 也叫不稳定型 HbA1c，其量约占全部反应的 10% ~ 20%。由于第一阶段产物是不稳定型 HbA1c，其含量变异性较大，时多时少，必然直接影响所测定的结果导致测定值的误差。故从测定方法学要求，应将该部分排除，只测出第二阶段的稳定型 HbA1c，才能反映数值的真实性。目前多数仪器已达到该要求。

第二阶段为 Amadori 分子重排反应，醛亚胺化合物经过自动的分子重新排列，通过醛胺基和葡萄糖连接成为酮胺化合物即 HbA1c，由于该阶段反应速度缓慢且呈不可逆性故亦称稳定型

HbA1c。

糖化血红蛋白就是红细胞中血红蛋白与葡萄糖持续且不可逆地进行非酶促蛋白糖基化反应的产物，并且其寿命与红细胞的寿命一致。当血液中葡萄糖浓度较高时，人体所形成的糖化血红蛋白含量也会较高。正常生理条件下，非酶促糖基化反应产物的生成量与反应物的浓度成正比。由于血红蛋白浓度保持相对稳定，糖基化水平主要取决于血液中葡萄糖的浓度，也与血红蛋白与葡萄糖接触的时间长短有关。

四、HbA1c 在糖尿病管理 及临床中的应用

HbA1c 是一个宏观控制指标，在过去的 20 多年中已成为评价糖尿病长期血糖控制水平的可靠

指标和糖尿病管理的基石:美国1型糖尿病控制及并发症试验(DCCT)和英国2型糖尿病控制与并发症关系研究(UKPDS)均把HbA1c作为糖尿病控制的一个重要评价指标,且都充分肯定了强化治疗在预防血管并发症发生、发展的重要作用。在第59届美国糖尿病协会(ADA)年会上,ADA将HbA1c监测的重大影响和胰岛素问世相提并论,将前者作为血糖控制的金标准,提出所有糖尿病患者每年均应至少常规测定HbA1c两次。目前,HbA1c作为糖尿病流行病学研究和疗效评价的有效检测指标,在临床中得到了广泛使用。无论用什么方法反映血糖的变化,最后都要以HbA1c的变化作为最终评价一种药物或一个治疗方案在血糖控制上是否有效的指标。因此,充分理解HbA1c的内涵,掌握其反映时间、控制目标、与慢性并发症的关系和临床应用等都是非常重要的。

1. HbA1c的动力学参数　人体内红细胞的寿命一般为120天,在红细胞凋亡前,血液中糖化血红蛋白含量也会保持相对恒定。因此,从理论上来说,糖化血红蛋白所反映的应该是检测前4个月内的平均血糖水平;但是在红细胞的整个寿命过程中,在总的红细胞中总是有一部分红细胞在新生,另一部分红细胞在衰老,所以大约半数为取血标本之前2~3个月的血糖水平。Tahara等通过数学模型预测和体内研究证实,HbA1c与最

近发生事件的相关性大于较前发生的事件,也就是说,近期血糖对糖化血红蛋白值的影响最大。该研究选取10名2型糖尿病患者,入院时餐后2小时血糖(PPG)均>11mmol/l,HbA1c>10%。入院后迅速使患者的餐后2小时血糖下降,并控制在8mmol/l以下维持4个月。研究结果显示,平均PPG降低50%的时间为(6.9±2.6)天,而HbA1c改变50%、75%的时间分别为(32±6)天和(63±11)天。因此,在血糖控制稳定的患者中,测定前30天内的血糖水平对当前HbA1c结果的贡献率为50%,前60天的贡献率为25%,而测定前90~120天的只占HbA1c值的10%。由此推测其反映最佳时间为1~2个月。

2. HbA1c的控制目标及治疗参考指标　在各大糖尿病联盟和组织制定的糖尿病管理指南中,都明确的提出了HbA1c的控制目标和治疗目标。国际糖尿病联盟(IDF)中将HbA1c的控制目标定为<6.5%;并建议在HbA1c>7.5%时通常需要考虑起始胰岛素治疗。世界卫生组织西太平洋地区(WHO/WPRO)宣言中也将HbA1c的控制目标定为≤6.5%。中国2型糖尿病防治指南指出HbA1c是血糖控制的主要指标,在不发生低血糖的情况下,应使HbA1c尽可能接近正常水平,也同样将HbA1c的控制目标定为<6.5%,而且更加具体个性化(表11-1,11-2)。

表11-1　中国2型糖尿病的血糖控制目标

项目		理想	良好	差
血糖(mmol/L)	空腹/餐前	4.4~6.1	≤7.0	>7.0
	非空腹	4.4~8.0	≤10.0	>10.0
HbA1c(%)		<6.5	6.5~7.5	>7.5

表11-2　中国成人2型糖尿病HbA1c目标值建议

HbA1c水平	适用人群
<6.0%	新诊断、年轻、无并发症及伴发疾病,降糖治疗无低血糖和体重增加等不良反应;不需要降糖药物干预者;合并妊娠者;妊娠期新发现的糖尿病患者
<6.5%	<65岁无糖尿病并发症和严重伴发疾病;糖尿病计划妊娠者
<7.0%	<65岁口服降糖药物不能达标合用或改用胰岛素治疗者;≥65岁,无低血糖风险,脏器功能良好,预期生存期>15年;胰岛素治疗的糖尿病患者计划妊娠者
≤7.5%	已有心血管疾病(CVD)或CVD极高危者
<8.0%	≥65岁,预期生存期5~15年
<9.0%	≥65岁或恶性肿瘤预期生存期<5年;低血糖高危人群;执行治疗方案困难者,如精神或智力或视力障碍等;医疗等条件差者

美国临床内分泌医师协会（AACE）的糖尿病管理临床指南所确定的 HbA1c 达标值也是 ≤ 6.5%。在 AACE 所建议的药物治疗方案中，HbA1c 更是重要的参考指标。根据 HbA1c 不同水平，制正出具体的治疗模式和方案（表 11-3）。

表 11-3　2 型糖尿病的药物治疗方案举例

未使用药物治疗的 2 型糖尿病患者

当 HbA1c 在 6% ～7% 起始单药治疗，包括以下选择：双胍类、噻唑烷二酮类、促胰岛素分泌剂、二肽基肽酶-Ⅳ抑制剂或 α-葡萄糖苷酶抑制剂

监测 2～3 个月，如果在 2～3 个月末血糖控制不达标考虑联合治疗或当 HbA1c 在 7% ～8%，起始联合治疗。包括以下选择：促胰岛素分泌剂+双胍类，促胰岛素分泌剂+噻唑烷二酮类+α 葡萄糖苷酶抑制剂，噻唑烷二酮类+双胍类，二肽基肽酶-Ⅳ抑制剂+双胍类，二肽基肽酶-Ⅳ抑制剂+噻唑烷二酮类或促胰岛素分泌剂+双胍类+噻唑烷二酮类

应该根据患者自我血糖监测谱选择联合治疗：所有口服药物都可以与长效胰岛素类似物联合，特殊情况可使用速效胰岛素类似物或预混胰岛素类似物

当 HbA1c 在 8% ～10%，使用以上所列强化联合治疗控制空腹和餐后血糖水平

当 HbA1c>10%，使用胰岛素强化治疗。包括以下选择：速效胰岛素类似物或加长效胰岛素类似物或中性低精蛋白胰岛素、预混胰岛素类似物

正在使用口服抗糖尿病药物治疗的 2 型糖尿病患者

以上所列的未使用药物治疗的 2 型糖尿病患者所用联合治疗方案同样适用于正在使用药物治疗的患者

对于血糖未达标的患者，可使用艾塞那肽和口服药物联合治疗。推荐的艾塞那肽+口服药联合治疗方案：艾塞那肽+促胰岛素分泌剂（磺脲类），艾塞那肽+二甲双胍，艾塞那肽+促胰岛素分泌剂（磺脲类）+二甲双胍或艾塞那肽+噻唑烷二酮类

HbA1c>8.5%，考虑开始基础+餐时胰岛素治疗

3. HbA1c 的监测频率　HbA1c 的监测频率取决于血糖控制情况及治疗方案的调整，各大糖尿病联盟和组织所制定的指南中对于 HbA1c 的监测频率也都有建议。ADA 及欧洲糖尿病研究学会（EASD）指南建议，血糖控制满意而且稳定的糖尿病患者每年至少检测两次 HbA1c，而对于更改治疗方案或血糖控制水平不稳定的糖尿病患者，应该每 3 个月进行一次 HbA1c 测定。IDF 指南建议每 2～6 个月检测一次 HbA1c，只有在不适合或没有条件进行 HbA1c 检测的情况下才建议采用其他适当的血糖监测方式，例如果糖胺。WHO/WPRO 宣言建议，HbA1c 作为评价长期血糖控制的金标准，应每 3～6 个月检测一次。中国 2 型糖尿病防治指南建议应每半年至 1 年到门诊随访一次 HbA1c。

4. HbA1c 与慢性并发症的发生、发展密切相关　糖尿病的主要并发症传统上被分为大血管病变（心血管疾病和周围动脉阻塞性病变）、微血管病变（糖尿病肾病、糖尿病视网膜病变）和神经病变等。微血管病变和神经病变是糖尿病人群中较为独特的病变，与糖尿病的血糖控制状态的相关性最强。DCCT 研究发现，糖尿病视网膜病变的发生风险除与病程相关外，还与 HbA1c 水平密切相关，HbA1c 是视网膜病变发展的主要因素。无论是强化治疗组还是常规治疗组，随着 HbA1c 的升高，视网膜病变、肾脏病变、神经病变和微量白蛋白尿的发生风险均增加。大血管病变在非糖尿病人群中也是常见和多发的疾病，但与普通人群相比，2 型糖尿病人群大血管病变发生的风险增加了 2～3 倍。对 1 型糖尿病患者而言，HbA1c 水平每增高 1%，发生冠心病的总相对危险度明显增加，发生外周动脉疾病的相对危险度则增高 32%。而对 2 型糖尿病患者，HbA1c 水平每增加 1%，发生冠心病的总相对危险度增加 18%，发生卒中的危险度增加 17%，发生外周动脉疾病的相对危险度增加 28%，接近 65% 的 2 型糖尿病患者的死因为包括心血管疾病在内的大血管病变。DCCT 研究结果显示，通过干预性治疗，随着 HbA1c 水平的下降糖尿病微血管并发症的风险降低了 25%。HbA1c 每降低 1%，微血管终点事件（肾衰竭，肾衰竭导致的死亡，视网膜激光治疗或玻璃体积血）风险降低 37%，白内障的发生风险降低 19%。2 型糖尿病患者的大血管事件发生率在 UKPDS 的研究中提示，HbA1c 每降低 1%，任何与糖尿病相关终点事件的发生风险下降 21%，心肌梗死的发生风险降低 14%，卒中的发生风险降低 12%，外周血管病变导致的截肢或死亡风险降低 43%，心衰的发生风险降低 16%。

体内蛋白质的糖化主要取决于蛋白质与葡萄糖的接触时间，蛋白质代谢转变的速度也影响本身的糖化程度。蛋白质代谢较慢的组织如血红蛋白、血浆白蛋白、红细胞膜、眼晶状体、肾小球基底膜、主动脉、冠状动脉、脂蛋白（LDL、HDL）、神经组织、胰岛素及甲状腺激素（T3）等均可被糖化。

局部缺氧是造成糖尿病多种慢性并发症的重要原因，实验证明血红蛋白糖化后，N 端氨基被封

闭,妨碍了2,3二磷酸甘油酸(2,3-DPC)与血红蛋白的结合,使血红蛋白所携带的氧不易释放,从而造成组织供氧不足。研究提示48例无酮症酸中毒的糖尿病儿童的2,3-DPG与HbA1c水平明显高于正常对照组,2,3-DPG与HbA1c间呈正相关,而在病情控制较好的患者中这两项指标可接近正常。从而表明糖尿病患者体内可通过增加2,3-DPG水平来降低与Hb的氧亲和力,以增加组织的氧供。因此,在糖尿病中除糖化蛋白沉积造成基底膜增厚使组织血流量减少外,血红蛋白糖化后与氧的亲和力增高也是造成组织缺氧的一个因素。肾脏组织中,富含赖氨酸和羟赖氨酸,且半衰期长,易发生非酶糖化,最终形成非酶糖化终产物(AGE)。由于蛋白糖化导致肾小球基底膜(GBM)胶原蛋白分子重排,硫氢氧化增加和胶原蛋白分子间共价交联增加,结果使胶原蛋白的降解减慢、减少。近年来认为,这可能是GBM增厚的主要机制。

蛋白质的糖化对糖尿病大血管并发症的发病具有一定影响,低密度脂蛋白-胆固醇(LDL-C)在动脉粥样硬化的发病中最为重要,尽管糖尿病患者血浆LDL-C水平可能与非糖尿病的对照组相似,但是低密度脂蛋白(LDL)已在性质上发生多种变化,颗粒渐小而密度增大,称为小而密的LDL脂蛋白(sLDL)。其中由于高血糖的长期作用,LDL-ApoB赖氨酸残基发生非酶糖基化,使肝细胞LDL受体不能识别LDL,致LDL受体介导的清除途径出现障碍,促使LDL转为"清道夫"途径代谢,经巨噬细胞吞噬后降解,产生特异性的细胞因子,胆固醇沉积,形成泡沫细胞。sLDL更易被氧化修饰和糖基化,更易滞留于动脉管壁内膜,造成内皮功能和平滑肌细胞受损。LDL及氧化LDL具有免疫原性,可导致抗体的产生。LDL-抗体(lgG-LDL)免疫复合物对动脉粥样硬化有促进作用,糖化的LDL更易氧化,糖化、氧化相互交织导致血管损伤而形成恶性循环。糖基化促进巨噬细胞的摄取,从而加速了泡沫细胞的形成;同时也刺激了内皮细胞粥样硬化形成的免疫机制;糖基化和氧化的LDL还能降低纤溶活性、促进血小板聚集、增加内膜细胞上黏附分子的表达。高密度脂蛋白(HDL)的糖化可干扰HDL的代谢,加速血浆HDL的清除,妨碍细胞内胆固醇的流出。凡此种种,均与动脉粥样硬化的形成和发展密切相关。另外,红细胞膜的糖化可导致红细胞寿命缩短约

15%,并影响红细胞的变形能力,变形差的红细胞不易通过较本身管腔窄小的血管,造成血管堵塞,可导致眼底缺血或因微血管破裂而出血。眼晶状体蛋白的非酶糖化可促进蛋白质分子间二硫键的形成,导致白内障。白细胞膜的糖化可导致糖尿病患者的白细胞化学趋性降低,影响白细胞的渗出、吞噬、杀菌及细胞免疫功能。细胞内糖化蛋白的免疫原性发生了改变,可导致神经系统自身免疫反应性的损害;蛋白质糖化使神经血管弹性降低,甚至闭塞也将导致神经损害;损害的神经修复需生长因子,与神经系统有关的生长因子及其受体的糖化将使神经修复受阻,导致不可逆的神经损害;髓磷脂的糖化可能是导致糖尿病神经传导变化的原因。白蛋白在体内的转变速度较快。糖化白蛋白抑制肝脏对蛋白质的摄取。胰岛素受体的糖化可能与该受体的敏感性下降有关。糖化纤维蛋白不易被纤溶蛋白溶酶水解,可导致糖化纤维蛋白在糖尿病患者的组织大量沉积。蛋白质一经糖化将诱发和促进进一步的化学变化,最终形成不可逆转的、持续终身的进行性糖化终末产物。到晚期阶段即使血糖得到理想的控制,而所形成的AGE也无法恢复,从而更加强调及早检出和有效控制糖尿病及其合并症的重要性。

5. 对于HbA1c特别增高的糖尿病患者,应警惕如酮症酸中毒等急性并发症的发生。

6. 对于病因尚未明确的昏迷或正在输注葡萄糖(测血糖当然增高)抢救患者,急查HbA1c具有鉴别诊断的价值。

7. 可列为糖尿病的筛查和健康检查的项目。

8. 同时检测血糖、GSP及HbA1c的意义 血糖的测定是反映某一点(测定当时)的血糖水平,是糖尿病的微观控制指标;而GSP/糖化白蛋白(GSA)的测定反映的是过去2周内的血糖的平均水平;HbA1c的测定反映的是过去2~3个月中血糖的平均水平,是糖尿病控制的宏观指标。3项指标均反映血糖控制水平,只是反映时间有所不同,根据它们的特点及临床意义决定了它们不能互相取代。但是,在某些不适合HbA1c或GSP检测或检测结果不能反映血糖控制水平的情况下,需要考虑选择能更为真实地反映血糖水平的指标进行监测。GSP不受血红蛋白变异或其他可促进红细胞更新因素的影响,在妊娠、溶血性贫血、重度贫血、血红蛋白异变体增多(如HbS或HbC、高HbF血症)时不受干扰,并不受年龄、饮食、药物、

妊娠等急性变化的影响,但在白蛋白浓度发生变化的疾病(如肾病综合征、肝硬化、异常蛋白血症)或急性时相反应之后的患者,GSP 结果不可靠。

GSA 的测定不受进食、胆红素、尿酸、肌酐、血红蛋白及维生素 C,尤其是不受肝肾疾病、溶血性贫血、血红蛋白异变体增多(如 HbS 或 HbC、高 HbF 血症)和蛋白质结构异常的影响。在血液蛋白质浓度发生变化时(如肾病综合征、肝硬化、异常蛋白血症或急性时相反应之后),GSP 结果可能不可靠,而 GSA 的测定不受影响。在评价短期血糖控制效果时,GSA 是较 HbA1c 更好的指标。

在某些病理生理状态 HbA1c 的测定结果可能会受到影响时,可以采用 GSP、GSA 作为血糖长期控制情况的指标。但值得注意的是,GSP 和 GSA 反映过去 2～3 周的血糖水平。且并无研究表明二者与糖尿病慢性并发症显著相关。

若同时检测血糖、GSP 及 HbA1c 可起互补作用,意义有以下几点:①血糖、GSP 及 HbA1c:升高幅度相同时,提示近 2～3 个月血糖水平较高;②HbA1c:升高大于 GSP 升高幅度,说明近 2～3 个月血糖控制不佳,但近半个月血糖控制较好;③血糖升高,而且 GSP 升高大于 HbA1c 幅度:说明近 2～3 周血糖水平较高,糖尿病早期情况;④HbA1c 和 GSP 正常,但血糖明显升高:多为机体应激状态或人工输注葡萄糖液的结果,以此可作为糖尿病的鉴别依据;⑤血糖正常,但 GSP 和 HbA1c 仍升高:说明糖尿病患者最近血糖控制较为理想而近 2～3 周疾病控制情况不理想;⑥血糖和 GSP 均正常,但 HbA1c 仍升高:说明糖尿病患者最近及 2～3 周疾病控制情况良好,而之前 2～3 个月的血糖控制不良。联合检测 HbA1c 和 GSP,可减少测血糖的次数,减轻患者的痛苦。贫血及低蛋白血症患者,HbA1c 和 GSP 可降低,应结合血糖水平加以判断。

血糖、GSP 及 HbA1c 组合检查可反映患者治疗中的真正状态,使医生能及时发现病情波动的具体时间,可以为临床提供较为可靠的血糖信息,而不被即刻血糖的"正常"蒙蔽,透过"正常"的血糖看到 GSP 及 HbA1c 升高,糖尿病近期未能得到很好控制的真相,使糖尿病的管理真正达到科学化。总之,血糖、GSP 与 HbA1c 三种检测数值反映了 3 个不同时段的血糖水平,可以为临床医生

提供一个近期、纵向、全程的血糖观察信息,能正确地指导患者治疗,减少并发症的发生,能为指导临床制定更好的方案,提高患者的生命质量。

9. 用于糖尿病的诊断　这是最主要部分,详见下文。

五、影响 HbA1c 测定结果的因素

1. 血糖水平　HbA1c 的测定结果取决于血糖水平,几十年来,已经有很多研究证明 HbA1c 与平均血糖、FPG 及餐后血糖都有很好的相关性。一项日本人的研究入选了自 1980—1998 年进行过 75g 口服葡萄糖耐量试验(OGTT)的 13 174 个个体,应用高效液相色谱法检测 HbA1c 水平,发现 HbA1c 无论是与 FPG 还是与 OGTT 测得的 2 小时血糖(2hPG)都有很好的线性相关关系。在 2007 年 EASD 第 43 届年会上,报告了哈佛大学医学院 David Nathan 领导的国际多中心合作的 A1c 推导平均血糖(ADAG)研究的初步结果:该研究项目对 300 例 1 型糖尿病、300 例 2 型糖尿病和 100 名正常人进行连续 3 个月(每周 3 天,每天 7 次)的外周毛细血管血糖监测,并在基线及此后的 12 周每 4 周一次使用连续血糖监测系统进行每 5 分钟一次持续 48 小时的连续血糖监测(CGMS),观察 HbA1c 和平均血糖之间的关系。每例平均监测 ～2500 个时间点,HbA1c 在 4 个月内检测 5 次。对已完成的 507 例受试者(268 例 1 型糖尿病、159 例 2 型糖尿病和 50 名正常人)的结果进行分析,建立了一个回归方程,将 HbA1c 值转换为估计的平均血糖值(eAG),则 eAG(mg/dl)= 28.7×HbA1c−46.7 或 eAG(mmol/L)= 1.59 ×HbA1c−2.59,R^2= 0.84<0.0001。这种相关性不受年龄、性别、种族及吸烟等因素影响。使用这个线性回归方程,可以将 HbA1c 转换为 eAG,HbA1c 与 eAG 的对应数值见表 11-4。不过,换算后的平均血糖,既不能代替空腹血糖,也不能代替餐后血糖,更不能用来反映低血糖或高血糖时的即时血糖水平。

2. 随年龄而变化　研究发现 HbA1c 与年龄显著相关,HbA1c 水平随着年龄的增长而升高;对不同的年龄组的横断分析结果显示,年龄每增加 1 岁,HbA1c 将增加 0.012%(Fos 数据库)或 0.010%(NHANES 数据库);随访 6～7 年的纵向研究发现,每个年龄组随着年龄的增长,HbA1c 都会增加,非糖尿病个体每年增加 0.024%　～

0.043%，正常糖耐量个体每年增加0.020%～0.045%。然而，也有一些研究发现HbA1c与年龄不相关，现在的HbA1c控制目标也并没有因年龄差异制定不同的标准。

表11-4　根据HbA1c估计的平均血糖水平

HbA1c(%)	eAG	
	mg/dl	mmol/L
5	97(76～120)	5.4(4.2～6.7)
6	126(100～152)	7.0(5.5～8.5)
7	154(123～185)	8.6(6.8～10.3)
8	183(147～217)	10.2(8.1～12.1)
9	212(170～249)	11.8(9.4～13.9)
10	240(193～282)	13.4(10.7～15.7)
11	269(217～314)	14.9(12.0～17.5)
12	298(240～347)	16.5(13.3～19.3)

3. 疾病和药物

（1）血红蛋白异常：糖化血红蛋白是红细胞中血红蛋白与葡萄糖进行非酶促蛋白糖化反应的产物，因此任何引起血红蛋白数量与质量变化的因素都会对糖化血红蛋白的测定结果产生影响。

异常血红蛋白病是一组由于遗传密码错误，导致珠蛋白的氨基酸序列异常，因而形成结构异常的血红蛋白所产生的疾病，其中的一些血红蛋白亚型，如Hbs（见于镰状细胞贫血）、Hbc（见于β链第6位谷氨酸被赖氨酸替代的纯合子型血红蛋自c病或Hbsc杂合子）、β地中海贫血和HbE（见于β链第26位谷氨酸被赖氨酸替代的纯合子型血红蛋白E病或HbsE杂合子）等，通常会导致含量较小的血红蛋白也就是HbA2和HbF的增加，HbA2和HbF可以干扰一些HbA1c检测方法的准确性，影响HbA1c检测结果。目前许多检测方法可以对大部分常见的血红蛋白亚型进行校正，但部分方法的检测结果仍然会受到血红蛋白亚型的干扰，有些患者可能需要用某种特异的HbA1c检测方法或是不适合HbA1c检测。

（2）红细胞寿命：任何改变红细胞寿命的因素都将导致HbA1c结果不准确，如溶血性贫血、慢性疟疾、再生障碍性贫血、大量失血或输血。溶血性贫血时HbA1c检测结果降低，因为在较为幼稚的红细胞中血红蛋白暴露给周围葡萄糖的位点较少。活动性出血时网织红细胞升高，平均红细胞寿命降低，因此HbA1c降低。通常红细胞的寿命是120天，但是患有Hbs和Hbc的情况下，红细胞的寿命就会缩短为～29天。相反，能够引起循环中平均红细胞寿命增加的情况，如脾切除术后、再生障碍性贫血时，红细胞清除障碍或网织红细胞生成减少，都将增加HbA1c的浓度。

（3）其他疾病状态及药物：很多其他疾病及为治疗疾病所使用的药物都会对HbA1c水平造成影响，使HbA1c不能如实反映体内平均血糖水平。重症肝炎、肝硬化，通过干扰红细胞生成及降低红细胞寿命使HbA1c检测结果降低。甲亢患者中的脂质过氧化对HbA1c检测结果也有影响，可能导致增高。睾酮能够刺激红细胞的生成，因此在性腺功能低下的男性患者HbA1c水平会较低。有一些临床少见的情况，如进展迅速的1型糖尿病，这时HbA1c就可能没法"赶上"急性血糖变化的速度，因而不能真实反映平均血糖水平。有糖尿病的血液透析患者HbA1c水平明显低于同时测得的随机血糖或糖化白蛋白的值，如果用HbA1c水平去评价这类患者的血糖控制状态则可能会异致估计不足。

大剂量水杨酸盐、维生素C和E以及严重的铁缺乏都会影响糖化血红蛋白的检测结果。维生素C和E可以抑制血红蛋白的糖基化从而使HbA1c结果偏低。体外研究发现，阿司匹林会导致血红蛋白乙酰化，从而影响糖化血红蛋白的测定结果；但在生物体内的研究并未证实上述结果，摄入阿司匹林导致使用某一种检测方法（L-9100HPLC）检测时HbA1c水平轻微升高。抗病毒药物利巴韦林联合干扰素是一种广泛使用的治疗方案，利巴韦林的一种主要副作用就是溶血性贫血，同样，也会影响HbA1c检测结果对真实平均血糖水平的反映。某些抗感染治疗药物通过降低血浆中TNF-α水平及改善胰岛素抵抗，可以降低HbA1c。

4. 妊娠　HbA1c是反映血糖控制平均水平的指标。妊娠妇女血容量增加，血红蛋白降低，因此其HbA1c水平较非妊娠妇女低，不能真实反映平均血糖水平。

5. 种族和地域　有很多研究观察了种族对HbA1c的影响，在美国糖尿病防治计划（DPP）研究中来自5个不同种族/民族的3819例受试者的数据进行了分析，以观察种族/民族对HbA1c影响。在调整了年龄、性别、教育状况、婚姻状况、收缩压、舒张压、体重指数、空腹血糖、餐后血糖、血糖曲线下面积、β 细胞功能、胰岛素抵抗等可能影响 HbA1c 的变量后，种族/民族差异所造成的 HbA1c 差异仍然存在，白人的平均 HbA1c 为 5.78%，亚裔美国人为 6.00%，美洲印第安人为 6.12%，非洲裔美国人为 6.18%，其他所有种族/民族的 HbA1c 值都较白人高。种族/民族对 HbA1c 的影响还需要进一步研究，并且种族差异原因及意义尚不明确。

地域对 HbA1c 的检测结果的影响也是因为血红蛋白水平的差异，分析处于高海拔地区人群的 HbA1c 检测结果时需要特别谨慎，因为其血红蛋白水平与平原、低海拔地区人群的血红蛋白水平差异很大，所测得的 HbA1c 值不能真实反映平均血糖水平。

六、现有糖尿病诊断方法存在的问题

（一）早期诊断糖尿病的意义

UKPDS 研究结果显示（图 11-4），在诊断 2 型糖尿病时，β 细胞功能已经丧失了 50%，葡萄糖耐量降低可能在诊断糖尿病的 12 年前就已经开始。另有报道，糖尿病在诊断前 4～7 年就已经开始，而在糖尿病前期的患者中，包括 IFG 和 IGT 患者，也有相当一部分人已存在糖尿病微血管和大血管病变。因此，早期诊断糖尿病和发现发生糖尿病的高风险者，并对它们进行及时的干预和规范治疗，可以减少糖尿病的发病人数和延缓糖尿病并发症的发生和发展，从而有效地减少社会的疾病和经济负担。

（二）现有糖尿病诊断方法的缺陷

理想的糖尿病的诊断和筛查方法兼顾敏感性（即实际有病而按筛查标准被正确地判为有

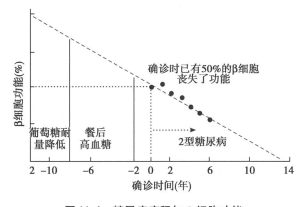

图 11-4 糖尿病病程与 β 细胞功能
（引自纪立农，2010）

病的百分率）和特异性（即实际无病按该诊断标准被正确地判为无病的百分率），还要具有快速、简便、经济上被受检者接受等特点。然而，敏感性的增加会降低特异性，特异性的增加又会降低敏感性，故尚未发现一个同时满足上述条件的方法。

用于筛查和诊断糖尿病的血糖检测包括 FPG、随机血糖的检测和 OGTT。血糖反映的是急性糖代谢水平，同时容易受到很多因素干扰，采用血糖水平来诊断糖尿病时会导致更多的假阴性和假阳性，从而一方面使没有糖尿病者被错误的打上疾病的标签，而在另一方面使发生了糖尿病的患者错过了被早期治疗的机会。OGTT 是国际公认的确诊糖尿病、IFG 和 IGT 的方法，是诊断的金标准。但在临床工作中，由于 OGTT 比较麻烦，血糖变异度大等原因造成其在诊断糖尿病过程中的应用受到制约。依据无论是因为生物性变异还是因与检测相关的变异而波动较大的急性血糖（或称为"点"血糖）而判断一个个体的糖耐量状态显然是欠妥当的。

1. 两个血糖检测方法诊断糖尿病的符合率不高 关于 FPG 和 OGTT 哪种检测方法筛查糖尿病敏感性更高的问题存在争议。在正常情况下，FPG 的控制依赖于基础胰岛素的分泌和肝脏适当的胰岛素敏感性以控制肝糖的生成和输出，这些代谢功能异常的特征就是空腹血糖高。OGTT 过程中，对糖负荷后或碳水化合物吸收后的正常反应是一方面抑制肝糖的输出，另一方面增强肌肉、脂肪组织和肝脏对葡萄糖的摄取。这需要有正常的快速的胰岛素早时相的分泌以及良好的肝脏和外周组织对胰岛素的敏感性。在 OGTT 中决定 FPG 和 2hPG 的因素有所不同，这就意味着以 FPG 和以 2hPG 划分的糖尿病人群是不同的。

Harris 等在 40～74 岁的美国人群中的研究发现，根据 OGTT 结果诊断出的糖尿病的发病率为 6.4%，而按照 FPG ≥ 7.0mmol/L，发病率仅为 4.4%。一些研究的结果发现二者的差异更大，而另外一些研究发现二者的差异较小，二者的差异考虑与他们筛查敏感的人群有关。有研究表明，只用 FPG 检出的患者大都年龄较小，且较肥胖，而许多年龄较大的患者其 FPG 并不高，而 2hPG 高于正常值。另有研究显示，餐后的高血糖对细胞和组织有毒性作用，从而导致冠心病、心肌梗死和卒中的发病率和病死率的增高，因此，也有学者认为对餐后血糖的筛查比 FPG 的筛查更具有实际意义。

由于血糖的变异率高,因此采用 FPG 或 OGTT 检测结果的重复性都比较差。研究表明,对根据 OGTT 结果诊断为糖尿病的患者进行隔日 2 次 FPG 检测,结果发现,在第一次 FPG≥7.0mmol/L 的 45 名受试者中,仅有 19 名受试者(42%)在第二次的 FPG 测定中仍然≥7.0mmol/L,表明 FPG 检测的可重复性很差。而在这些受试者中 34 名患者(76%)的 HbA1c 是升高的(>mean 6.1% + 2SD),因此,FPG≥7.0mmol/L 同时联合 HbA1c 升高用于诊断糖尿病较两次 FPG≥7.0mmol/L 诊断糖尿病的敏感性高(76% vs 42%)。

Mooy 等对既往未诊断糖尿病的 50~74 岁高加索人进行研究($n=524$),间隔 2~6 周对其进行 2 次 OGTT 检测。结果显示根据第一次 OGTT 结果被判定为 IGT 的 198 例患者中,第二次 OGTT 结果为 IGT 者仅 95 例(占 48%),另有 78 例为糖耐量正常、25 例为糖尿病,分别占 39%、13%。糖耐量正常、IGT 和糖尿病的重复性分别为 91% (224/246)、48%(95/198)和 78%(62/80)。而在 80 例诊断的糖尿病患者中,FPG 的变异率接近 20%,糖耐量正常、IGT 患者的 FPG 变异率分别为 14%、16%。

Olfsky 等为了研究 OGTT 的重复性,对 31 名非糖尿病成年人间隔 48 小时进行 2 次 OGTT 检测。其结果显示,两次空腹血糖变异率<10% 者占 71%,而 OGTT 2hPG 变异率<10% 者仅有 45%,更有 39% 的患者其 2hPG>20%。

2. 血糖变异率高、重现性差　FPG 和 2hPG 的日间变异率及生物变异率均较高,导致检测结果的重现性比较差。临床上经常可以见到依据目前的糖尿病诊断标准而被诊断为糖尿病的患者,许多人在未经干预而再次复查血糖时,无论是 FPG 还是 OGTT 2hPG,都回到了非糖尿病水平。我们还经常观察到在体检时发现为明显血糖增高的个体,在采用 OGTT 试验确定糖耐量状态时 FPG 和 2hPG 均为正常。发生这种不一致现象的原因一方面与血糖的变异率高、重现性差有关。

3. 实验室检测前误差对结果的影响　标本处理方面的偏差也是血糖检测结果变异的重要原因,血糖检测前的误差正逐渐引起研究者的重视。在进行血糖测定时,必须立即用全血测定或在抽血后的 1 小时之内将血浆与细胞分离,否则需使

用含有葡萄糖酵解抑制剂如氟化钠的试管采血。体外研究发现静脉血的葡萄糖浓度随取血后留置时间延长而逐渐下降。葡萄糖酵解的速率平均为每小时 5%~7%,并与葡萄糖浓度、周围环境的温度、白细胞数量及其他因素相关。一个血糖浓度为 55.5mmol/L 的全血标本在室温下放置 2 小时后其血糖浓度可下降 0.67mmol/L。葡萄糖酵解可被氟化钠烯醇化酶抑制剂减弱,因此,在没有条件很快进行血浆分离血糖测定的条件下,可采用加入氟化物的试管抽血以减少葡萄糖的酵解。

为了减少糖酵解所引起血糖监测的误差,应当在取血后迅速地处理标本,并加入抑制糖代谢的稳定剂,这对于临床实验室来说实施起来显然几乎是不可能的。而由于血糖监测前糖酵解所造成的血糖误差导致我们可能过高地估计了血糖的日内生物差异。因此,血糖在实验室检测前由于标本处理所造成的血糖浓度的改变应当引起我们极大的重视。采用全世界广泛接受的方法来抑制糖酵解将大大改善血糖检测的精确度和有效性,同时也会相应地增加糖尿病的患病率。

4. 实验室检测误差对结果的影响　实验室检测误差与分析方法和采用的仪器有关。常用的血糖检测方法为葡萄糖氧化酶法、己糖激酶法和葡萄糖脱氢酶法。Miller 等采用上述 3 种方法和不同厂家生产的仪器设备对血糖样本检测,其结果显示,41% 的仪器检测结果和参考方法存在显著的偏倚,从而导致对超过 12% 的患者作做出错误的糖耐量分类。目前大部分实验室采用的是葡萄糖氧化酶法和己糖激酶法,其对检测结果的偏倚较小,CV<4%。少部分实验室采用葡萄糖脱氢酶法,其偏倚较大。

5. OGTT 实施的现状　糖尿病是一组以慢性高血糖为特征的代谢紊乱综合征,故血糖的测定对糖尿病的诊断是必不可少的。OGTT 是检查人体血糖调节状态的一种方法。正常人进食葡萄糖后(国际标准计量为无水葡萄糖 75g),其血糖浓度略有升高,于 3 小时内恢复正常。糖尿病诊断切点的确定主要基于血浆葡萄糖水平与糖尿病特异性微血管并发症(特别是视网膜病变)的密切相关性。人群血浆葡萄糖水平的分布是连续性的,但是在连续分布的血糖水平中存在一个阈值,血糖高于这个阈值时,由糖尿病引起的微血管并发症发生风险就会显著升高。正是在微血管病变发生风险所对应血糖阈值的基础上,WHO 将糖尿病

定义为 FPG ≥ 7.0mmol/L，或 OGTT 中 2hPG ≥ 11.1mmol/L。OGTT 检测还可诊断糖耐量受损（IGT）及空腹血糖受损（IFG），将糖调节受损（impaired glucose regulation，IGR）状态从正常与糖尿病之间划分出来。虽然 IGT 的概念最早是作为一种容易进展为糖尿病的高血糖危险状态而提出的，但现在已逐渐认识到其存在较高的早发死亡和心血管疾病危险。但目前 HbA1c 还无法描述血糖水平介于"正常"糖耐量和糖尿病之间的状态。因此，OGTT 曾是国际公认的确诊糖尿病和糖耐量减低的金标准。在排除感染等急性应激的情况下，采用 FPG 和 OGTT 的 2hPG 诊断糖尿病是可靠的，而且条件容易控制，技术成熟，检验成本低，简单可行。最重要的是，对于儿童和妊娠妇女，均可以根据 FPG 和 OGTT 的 2hPG 来诊断糖尿病。

目前有些医院将 OGTT、胰岛 β 细胞功能检查（胰岛素及 C 肽释放试验）联合检查，有利于糖尿病分型及全面分析、判断病情。

6. OGTT 在操作中存在的问题　糖尿病是慢性高血糖状态，而 FPG 和 2hPG 只是特定时间点的血糖水平，无法完全客观地反映慢性高血糖状态。OGTT 检测要求较多，故依据点血糖值进行糖尿病治疗与并发症预防存在很大的缺陷。而且：①OGT'T 试验要求患者试验前 3 天有足量的碳水化合物的摄入，一般应大于 250g/d，特别是老年患者，否则易使糖耐量减低，出现假阳性。饮食中脂肪含量对 OGTT 结果也有明显影响，进食脂肪较多在 OGTT 过程中 C-肽和血糖曲线下面积高于低脂饮食者，故必须同时注意脂肪摄入量的标准化，过高或过低均影响 OGTT 结果。②长期体力活动少，可使糖耐量减低。服糖前剧烈体力活动也可使血糖明显升高。服糖后若做剧烈运动，可使服糖后 2.5~3 小时血糖降低。③情绪激动可使血糖升高，引起持续性高血糖，因此试验期间应注意避免精神刺激理应激、病理性应激。④受试者的肠吸收功能异常亦会影响血糖测定结果。⑤各种生理及病理性应激均可对 OGTT 产生明显影响，因此，应激时不能做 OGTT 试验。⑥血液标本送检不及时也会影响血糖测定结果。按照要求对于无症状的受试者，必须重复一次才能作出糖尿病的诊断，花费较为昂贵。同时，受试者空腹时间过长或不足 8 小时都会影响 OGTT 结果，从而影响糖耐量结果的判定及相应的治疗措施。

即使受试者空腹时间等条件都达到要求，OGTT 的重复性仍然很差，同一个受试者在 48 小时内重复试验，或者在 1 周内对血糖不太高的糖尿病患者重复行 OGTT 试验，其结果可能存在较大不同。一项大型的研究结果显示，OGTT 的重复性仅为 65.6%。这些都影响了 OGTT 作为糖尿病诊断的金标准在实验中的实施。Orchard 等的研究显示，超过 2/3 的医生并不使用 OGTT 来诊断糖尿病。OGTT 的试验前准备过于严格、繁琐，患者很难做到。实际上医生或护士也不一定交代那么清楚，或根本未交代；即便交代患者也不一定按医嘱执行，准备不周会造成结果误差，报告结果至少需时 3~4 小时（FBG、2hPG）；如果与胰岛 β 细胞功能试验同步进行需耗时 3 个小时（0、0.5、1、2、3 小时，不包括送检时间），患者依从性差，不易接受。综上所述，由于急性血糖不能反映慢性高血糖的状态及其危险，血糖变异率高、重现性差、检测前及检测中的误差大以及需要患者在试验前进行比较严格的准备等缺点，导致一方面不能对糖耐量状态作为有效的判断，另一方面，限制了其在临床工作中的使用，造成既定的糖尿病诊断标准并未在实际中有效地遵循实施。

七、用 HbA1c 作为糖尿病诊断及筛查指标的可行性及局限性

（一）HbA1c 用作糖尿病诊断的可行性

1. HbA1c 是否可用于诊断糖尿病　糖尿病是一个慢性高血糖状态，其特异性的并发症是血糖长期增高的慢性结果。在判断一个个体是否处在一个慢性增高的血糖状态时，与 FPG 和 OGTT 试验的 2hPG 这两个"点"血糖指标相比，反映过去 2~3 个月平均血糖水平的 HbA1c 更能客观的代表慢性高血糖状态。在过去的十多年里，虽然人们一直在考虑使用 HbA1c 诊断糖尿病，但 HbA1c 的测定方法的标准化问题一直是实现这一想法的主要障碍。可喜的是，在过去的 10 年内，HbA1c 的主要测定方法已经逐渐地在仪器出厂前就被标准化，并使糖化血红蛋白检测值的正常值范围可以被溯源到 DCCT 和 UKPDS 中所使用的测定方法的正常值范围。当前的国际专家委员会对血糖和 HbA1c 实验室检测的最新审查显示，随着实验仪器和检测方法的标准化，HbA1c 检测和血糖检测在准确性和精确度上至少持平的。新的校准 HbA1c 的参考方法的引入将在全世界大部

分地区进一步改善 HbA1c 检测的标准化。

事实上,血糖检测本身的准确性和精确度要比大多数医生认识到的还要差。最近的一项关于各种血糖实验室检测仪器和方法的研究显示,41% 的仪器检测结果和参考方法存在显著的偏倚,从而可能导致对超过 12% 的患者作出错误的糖耐量分类。另外,由于标本处理不当和室温下葡萄糖在采血管中的不稳定性,还会有一些潜在的分析前误差。即使在标本中加入氟化钠以阻止体外糖酵解,对于非糖尿病患者来说,如果检测前在室温下仅存放 1～4 小时,其葡萄糖浓度也会下降 3～10mg/dl。

相反,HbA1c 浓度在取血后保持相对稳定:对于临床实验室检测来说,不管是存放于 4℃ 的冰箱保存还是存放于室温下保存,其稳定性远远好于静脉血糖,即使在室温放置 3～14 天也不会明显的影响测定结果,在 -70℃ 可以保存至少 24 个月。HbA1c 变异率也较血糖低,个体内日间差仅为 <2%,而 FPG 为 12%～-15%,批间 CV(4% vs 5.8%)和批内 CV(1.7% vs 5.7%)也较血糖检测低。此外,与 FPG 相比,HbA1c 检测更便捷,标本采集更容易,HbA1c 检查前不需要空腹,可以在任意时间取血,不需要患者做任何准备;而 FPG 检测则需患者空腹至少 8 小时,且在室温下较不稳定。

综上所述,相较于血糖检测,HbA1c 至少可以同样好地确定与视网膜病变患病率相关的高血糖水平,检测上更有技术上的优势,包括分析前的不稳定性较小,生物变异性较低,临床上使用更便捷。与 FPG 相比,HbA1c 是一项更稳定的生物学指标,因为 HbA1c 反映慢性血糖水平,而 FPG 则反映急性血糖浓度,且日内和日间波动都较大,这些理由都支持可以采用 HbA1c 诊断糖尿病。

2. HbA1c 作为诊断标准的优势　　HbA1c 是反映既往 2～3 个月平均血糖水平的指标,在临床上已作为评估长期血糖控制状况。无论是 1 型糖尿病的糖尿病控制与并发症研究(DCCT)还是 2 型糖尿病的英国前瞻性糖尿病研究(UKPDS)等大型临床试验,均已证实以 HbA1c 为目标的强化血糖控制可降低糖尿病微血管及大血管并发症的发生风险。与 FPG 和 2hPG 相比,HbA1c 用于诊断糖尿病有如下优点:①检测方法已标化,比血糖检测稳定性好,精确度高,实验室变异系数小。②个体内变异率小,日间差 <2%(FPG 日间差为 12%～15%)。③不受急性(如应激、疾病相关)血糖波动的影响,较静脉血糖更能反映长期的血糖情况,且不受短期饮食、运动等生活方式变化的影响。④不需要空腹或特定时间取血,可以任意时间采血,不受进餐,口服降糖药、注射胰岛素等因素影响。⑤便捷、省时、患者依从性强;不需任何准备,1～2 小时可以出报告,极大的方便了患者。⑥不需要喝下令人不愉快的,甚至产生恶心、呕吐反应的浓度较高的 75g 葡萄糖水。⑦血中浓度在取血后保持相对稳定(静脉血糖浓度随血样留置时间延长而逐渐下降)。⑧HbA1c 与糖尿病并发症的相关性至少与血糖和糖尿病并发症的相关性一致,而且 HbA1c 是目前评价血糖控制的金指标。

3. HbA1c 诊断糖尿病切点的确定　　2009 年,ADA、EASD 和 IDF 共同组织的国际专家委员一致同意推荐使用 HbA1c 诊断糖尿病,并将 HbA1c 诊断糖尿病的切点定为 >6.5%。此切点的确定是基于 HbA1c 水平与非增值性糖尿病视网膜病变(NPDR)的良好相关性(图 11-5),同时群体的流行病学资料也充分证明,HbA1c≥6.5% 在敏感性和特异性方面皆足以筛选出有发生 NPDR 风险

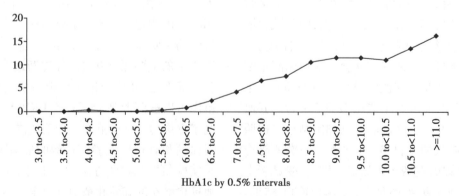

图 11-5　20～79 岁的被调查人群 DPDR 的发病率与 HbA1c 水平的关系(引自李秀钧 2010)

的个体,但更加强调诊断的特异性。反之,HbA1c 低于此值则任何 DR 发生率低。需要指出的是不应将切点认为是正常血糖与糖尿病的分界线。同时,专家委员会还规定 HbA1c 在 6.0% ~ 6.5%(即所谓"灰区")者为糖尿病的极高危(highest-at-risk)人群,并建议采取有效的预防措施。

因 HbA1c 诊断糖尿病的切点与血糖诊断糖尿病的切点之间没有直接的关系,用 HbA1c 诊断切点诊断出的糖尿病患病率将可能与依靠 OGTT 试验诊断出的糖尿病患病率间存在差异。

4. HbA1c 检测是否可以定义特定的亚糖尿病性"高危"状态 2003 年的国际专家委员会报告将 IFG 的下限从 6.1mmol/L(110mg/dl)下调至 5.6mmol/L(100mg/dl)。其根据是这个较低的血糖水平对于预测将来发生糖尿病敏感性和特异性是最优化的,同时也增加了有 IGT 者只通过检测空腹血糖而被发现的比例。之前的一些研究发现 IFG 和(或)IGT 对今后进展为根据血糖水平诊断的糖尿病有很大的影响。如同血糖检测一样,研究者们发现基于 HbA1c 水平的糖尿病风险也是一个连续的过程。因此,尽管似乎存在一个近似的血糖阈值,并在此值以上视网膜病变的风险逐渐增加,但却没有一个明确标志着糖尿病发生风险的特定血糖水平。所以,如果按照 HbA1c 的水平将人群分为类似于 IFG 和 IGT 状态也同样是有问题的,因为这意味着我们确切的知道什么时候开始出现风险或什么时候具有重要的临床意义。在亚临床糖尿病血糖范围内糖尿病风险的连续性支持摒弃把糖尿病前状态进行二分变量分类,如"糖尿病前期"、IFG 和 IGT。但是,随着 HbA1c 接近糖尿病的诊断水平,进展为糖尿病的危险变得越来越大。

5. 是否应该用 HbA1c 发现糖尿病高危人群 筛查糖尿病高危人群的试验和诊断试验相同,因此,相对于血糖检测,HbA1c 检测在技术上的优势使其不但适合用于诊断糖尿病,还适合发现糖尿病的高危人群。是否开始治疗应当根据 HbA1c 水平距离糖尿病有多近而定。在尚缺乏可以被确定的应该开始预防措施的特异性血糖低限的阈值,以及考虑到可能存在的资源有限性的前提下,HbA1c 接近糖尿病阈值 6.5%(如 6.0%)的个体应当接受被证实为有效的干预。除 HbA1c 之外的其他糖尿病的危险因素包括甘油三酯、血压和 BMI 升高、糖尿病家族史等,在决定对 HbA1c<

6.0% 的患者何时开始实施干预措施时应当考虑到这些因素。此时采用充分验证过的危险评估工具可能是有价值的。在人群中开始启动预防措施的 HbA1c 值取决于可利用的资源、目标人群的大小和干预的性质。

国际专家委员会建议发现高危的亚糖尿病状态,并不意味着 HbA1c 在较低水平的人群没有风险,而是它们的风险较低。所有有进展为糖尿病危险的个体都应当接受咨询以保持正常体重,必要时减肥、增加体力活动。

6. 国际专家委员会建议要点

(1)糖尿病的诊断:

● HbA1c 检测是度量慢性血糖水平的精准指标,且在多方面优于血糖测定,它与糖尿病并发症危险的相关性也优于单次血糖测定。

● 当 HbA1c≥6.5% 时应诊断糖尿病,确诊尚需重测。但有糖尿病典型"三多"症状或血浆血糖>11.1mmol/L(200mg/dl)者不需要重复。

● 因种种原因(如缺乏条件、妊娠、疾病影响等)不能测 HbA1c 者,FPG 或 2hPG 亦可接受。HbA1c 监测的优点不排斥血糖诊断标准的有效性。

● 勿同时采用 HbA1c 和血糖进行诊断,因为可能导致混淆。

● 儿童疑有糖尿病,但无症状,随机血糖未超过 11.1mmol,应行 HbA1c 测定。

(2)糖尿病高危患者的界定

● 当用 HbA1c 取代血糖测定后,应废弃原"糖尿病前期,即 IFG 和 IGT"的临床分类,因其难以涵盖危险的连续性。

● 如果用于糖尿病诊断,HbA1c 用于检出糖尿病高危个体也较血糖测定有诸多优越性。

● HbA1c 在 6.0% ~ 6.5% 者应接受有效预防干预;HbA1c 低于此范围者仍具风险,如伴其他危险因素,预防亦可获益。

● HbA1c 于何种水平应开始群体的预防应取决于干预的性质、资源及群体样本量等因素。

(二)使用 HbA1c 诊断糖尿病的局限性

尽管以上的讨论支持将 HbA1c 检测用于非妊娠人群糖尿病的诊断,但有些影响糖化血红蛋白测定结果的因素及临床使用中的具体问题还是会给使用 HbA1c 诊断糖尿病带来一定的局限性。与患者相关或实验室检测相关的任何因素都可能影响 HbA1c 检测结果的准确性,从而影响对血糖控制水平及糖尿病慢性并发症的危险性的评估和治疗方案的确定。有些患者可能需要用某种特异的HbA1c检测方法或是不适合HbA1c检测。

1. 任何一种诊断方法皆非完美无瑕,HbA1c用于糖尿病诊断亦然,也有其不足之处:①价格贵于血糖测定。②某些血红蛋白病时,HbS、HbC、HbF、HbE等可能干扰HbA1c测定。③红细胞转换变化时,如失血、输血、溶血性贫血、漫性疟疾等,影响HbA1c测定结果。④HbA1c似乎随着年龄的增长而增加,但年龄相关的特异性增长值目前尚未能确定。⑤虽说HbA1c在反映糖代谢长期变化上优于血糖测定,但从慢性血糖变化对血管并发症的预测作用而言,HbA1c仍未能反映血糖变化的全部,即存在所谓"糖化间隙"(glycation gap);⑥HbA1c不能反映血糖的急性变化,它无法追上血糖的快速增高,例如经典的速发1型糖尿病。此时的诊断应依据典型的症状和血糖值,即使HbA1c不达6.5%,但有典型症状伴随机血糖>11.1mmol/L者仍应诊断糖尿病。⑦同样,血糖水平和HbA1c的关系在不同种族、地域中提示HbA1c存在差异,但是其原因及意义尚不明确,目前建立种族特异的诊断界值为时尚早。⑧HbA1c不能作为妊娠糖尿病的诊断标准,这在一定程度上也限制了其作为诊断标准的应用。

2. HbA1c检测标准化和价格等因素 在排除感染等急性应激的情况下,FPG和OGTT的2小时血糖诊断糖尿病是可靠的,而且条件容易控制,技术成熟,检验成本低,简单可行。但目前HbA1c检测方法的标准化、普及化程度及价格等方面仍存在诸多问题。对于发展中国家,价格上的差异也是需要考虑的因素。目前我国HbA1c检测尚未进行标准化,不同医院之间检测结果的变异度太大,故将HbA1c用于诊断糖尿病在我国现阶段仍面临巨大的困难与挑战。

3. 诊断糖尿病的切入点问题 2010年ADA颁布的指南已将HbA1c≥6.5%列为糖尿病诊断标准之一,并将HbA1c≥5.7%作为糖尿病筛查标准之一。然而,应用HbA1c诊断糖尿病的切点存在种族差异,来自中国人群的诊断切点值还有待于我国的循证医学研究进一步确证。

综上述所述,OGTT和HbA1c作为诊断标准各有其优势,亦有其局限性。在没有条件使用HbA1c或在某些病理生理状态下不适宜用HbA1c反映血糖的水平时,现行的采血用血糖水平诊断糖尿病的体系仍可使用。有一些地区由于不能承受HbA1c的检测费用使其不能用于常规检测,临床医生可继续使用基于血糖检测的方法进行诊断。在目前中国糖尿病指南尚未明确提出将HbA1c作为诊断标准之前,HbA1c还只能作为评价血糖的控制指标,指导降糖方案的调整。待我国HbA1c检测方法标准化及中国人群的诊断切点值确证后,相信HbA1c作为诊断标准仍是一种趋势。

八、HbA1c的常规检测方法

20世纪70年代末第一台检测糖糖化血红蛋白的全自动商品化仪器问世,经过30多年的发展,已经从最开始的检测HbA1(或总糖化血红蛋白)到现在的检测HbA1c(或相当于HbA1c),测定方法发展有30种之多,但按其理化性质基本上可分为两大类:一类是基于糖化和非糖化血红蛋白所带电荷不同,如离子交换层析法、电泳法;第二类是基于糖化和非糖化血红蛋白的结构不同,如亲和层析法、免疫法及酶法等。下面介绍几种常用的原理及其特点。

(一)离子交换层析法

包括离子交换树脂微柱层析法(手工微柱法)和全自动离子交换高效液相层析色谱法(HPLC)。

1. 手工微柱法

(1)原理:根据HbA1可带电性之不同进行分离,微柱内的载体(充填性)是阳离子交换树脂(Bio-Rex70),在Bio-Rex70树脂中,先采用低浓度(低离子强度)和接近中性PH条件洗脱液处理,使之带负电荷。它与带有正电荷的Hb有亲和力。HbA及HbA1均带正电荷,HbA1的两个β-链N-末端正电荷被糖基清除,正电荷较HbA少,二者对树脂的附着力不同。用pH 6.7磷酸盐缓冲液可首先将带正电荷较少、吸附力较弱的HbA1(或HbA1c)在血红蛋白(HbA)前先洗脱下来,此现象即是HbA1c最初的术语"快速血红蛋白"的由来。而HbA带正电荷,再用高浓度洗脱液将其洗出,用分光光度计分别测定洗脱液中的HbA1(或HbA1c)和总Hb的吸光度(OD)得出血红蛋白层析谱,HbA1(或HbA1c)值通过其面积占总血红蛋白面积的百分比来表示。

(2)特点

1)测定内容:HbA1、HbA1c。

2）价廉、操作快速（预处理除外）。

3）不稳定型 HbA1：如上所述在 HbA1 的生成过程，首先产生不稳定型 HbA1c，据报道在糖尿病患者的 HbA1c 中约有 15% ~30% 的醛亚胺，而且随着血糖的增高而递增。表现在糖尿病酮症酸中毒及不稳定型糖尿病，当血糖剧增时 HbA1 亦剧增，血糖稍下降 HbA1c 却剧减，表明有不稳定型 HbA1 的存在。本法如果不进行消除不稳定物质的预处理步骤，可造成假性增高的测定结果。

4）HbF：在胎儿时期红细胞中主要含 HbF（占 Hb 中的 70% ~80%），生后不久便逐渐降至成人的正常浓度，仅占<1% 并保持恒定，因含量极微，一般并不干扰 HbA1 的测定。但约有 3% 的成人正常和糖尿病人群中呈 HbF 异常增高症，可影响本法，使 HbA1。呈假性增高。

5）温度：大量资料表明凡是阳离子交换树脂装柱的层析法均受温度的影响，本法对测实验室环境的温度十分敏感，要求必须严格控制在 22 ~25℃，其结果才能准确。有作者指出温度每差 ±3℃。其所测 HbA1 值可假性增高或降低 1%。

6）其他因素：尿毒症患者（血中氨甲酰 Hb 增多）、酒精中毒者（乙醛加合物增多），某些异常 Hb 症等均可使阳离子交换树脂法呈 HbA1 或 HbA1c 值假性增高。相反使红细胞寿命缩短的一些疾病如慢性严重贫血、大出血、溶血性贫血及其他如妊娠早期等可以使本法所测值假性降低。

综上表明，手工微柱法测定糖化血红蛋白不是一种精确、可靠、重复性强、灵敏度高的检测方法，不适于用作要求精确程度高的衡量糖尿病长期控制水平的监测甚至诊断的指标，已被其他方法所代替；但是，手工微柱法则为 HPLC 法成功的研发并成为国际公认标准化的参考方法奠定了基础。

2. 高压液相法（HPLC）　Allen 于 1958 年最早应用柱层析法研究 Hb，当时所用柱直径为 2.5cm，长度为 35cm，由于柱过长后来称为长柱法，载体为 Amberlite IRC50 用量很大，作一次试验仍然需要 56 小时。由于耗时太长，故 1971 年 Trivelli 用 BiO-Rex70 阳离子交换树脂代替 Allen 所用的树脂，缩小了柱的大小为 2cm×17.5cm，缩短试验时间为 12 小时。仍需时太长，仅能用作基础研究，不能用于作常规检测。在 Triveln 长柱法的基础上，1978 年 Cole 及 Daris 等先后研制出高

压液相色谱法，最初的阳离子交换树脂作载体，按长柱法进行装柱，流动相给予高压。因此，它具备长柱法划分能力强的优点，同时具有微柱法省时的特点。近年国外推出离子交换高压（效）液相色谱法（HPLC）糖化血红蛋白全自动分析仪，如早期的日本京都第一科学的产品，该仪器是由阳离子交换树脂装柱、高压液相、22℃恒温设备、去除不安定物质装置及电脑控制联合所组成，可在 4 分钟内同时记录出 HbA1、HbA1a＋b、HbA1c、HbF 等结果，是目前各种 GHb 测定方法中高效、精确的方法之一（图 11-6）；但仍易受衍生血红蛋白（甲酰化或乙酰化血红蛋白）及变异血红蛋白（HbS、HbC、HbE 和 HbD）等因素的干扰，不过，通过增强柱中载体的分离能力，干扰还是可以排除的。经过不断的改进，其后问世的用于 HbA1c 检测的 HPLC 法克服了多种影响因素，减少了对 HbA1c 峰的干扰，对 HbA1c 的分离可以达到临床需求的精密度和稳定性（变异系数 CV 在 3% 以内）。因此美国、瑞典及日本等国家将其作为 HbA1c 标准化参考系统的参考方法。目前的离子交换 HPLC 法有很好的精密度，室内 CV 基本可控制在 2% 以下，有的可小于 1.5%。本方法的代表仪器有 HPLC2723G7（高效液相色谱法），DSS 糖化血红蛋白分析仪（英国 DREW SCIENTIFIC 公司），HA-8160 全自动分析仪（高压液相法）（日

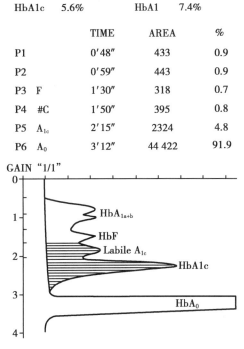

HbA1c	5.6%		HbA1	7.4%	
		TIME	AREA	%	
P1		0′48″	433	0.9	
P2		0′59″	443	0.9	
P3	F	1′30″	318	0.7	
P4	#C	1′50″	395	0.8	
P5	A1c	2′15″	2324	4.8	
P6	A0	3′12″	44 422	91.9	

GAIN "1/1"

图 11-6　Glycated Hemoglobin 专用测定 Hi-Auto A1c TM 测定结果记录例（正常人）

本 ARKRAY 公司），Bio-Rad 公司的 DIASTAT。更大型的仪器有英国 DREWsclENTIFIc 公司的 Hb-Gofd，除可全自动测定 HbA1c 外，还可分离定量测定 600 多种 Hb 的亚型与变异体，可用于地中海贫血诊断。HPLC 法可全自动分析样本，准确度高，重复性好，此种虽属理想的方法，但仪器价格十分昂贵，操作保养要求高，繁琐费时，仅在一些发达国家使用，难以广泛开展。高效是通过高压系统来实现的，目前市场上也有低压系统，但精确度不及 HPLC 法。

（二）亲和色谱微柱法

亲和色谱（affinity chromatography）技术是色谱分析的新进展。1981 年 Mallia 首先将此项技术应用于 GHb 的测定，很快受到学者们的重视，作为糖尿病理想的检测手段已获公认。

1. 原理　用于分离糖化与非糖化 Hb 的亲和层析凝胶柱，是交联间一氨基苯硼酸（m-amino-phenylboronicacid）的琼脂糖凝胶珠。当总的 GHb 通过载体时，稳定型 GHb 分子表面含葡萄糖的顺式二糖醇（cis-diol）部分与载体固定相上的硼酸基团呈选择性配位特异结合，其他非糖化 Hb 及不稳定型 GHb、变异血红蛋白等，随流动相（天门冬酰胺缓冲液）流出；然后加入高浓度也包含顺位二醇基的多轻基复合物流动相（山梨糖醇缓冲液），糖化血红蛋白与硼酸的结合被山梨醇替换，从而被洗脱下来，利用两部分 Hb 本身的颜色，在 415nm 条件下分别测定 OD 值再计算出其百分值。

2. 特点

（1）测定内容：亲和层析法不仅测定 β 链 N-末端糖基化的血红蛋白，还测定 α 链 N-末端以及其他氨基酸残基糖基化的血红蛋白，因此测定的是"总糖化血红蛋白"。但 Abraham 等研究指出，亲和色谱所测 GHb 不仅包括 HbA1 部分，还包括 HbA0 中糖化组分，同时指出亲和色谱 GHb 并非全部 Hb 的糖化组分，只测出 HbA1（a1+a2）+HbA1b 中的 10%、HbA1c 中的 52% 及 HbA0 中糖化组分的 38%，因此将亲和色谱所测出的 GHb 称为总的 GHb 是不确切的，事实上不是总的 GHb，而是占不同百分数的各种的糖基化血红蛋白，因此，其测定结果偏高。但是，目前可以标准化，以相当于"HbA1c"来报告结果。

（2）微柱亲和层析手工法操作简单快速，不需要贵重仪器设备，可被多数医院接受，但可能造成人工操作技术误差。手工法试剂盒有 Bio-Rad 等多家公司产品。

（3）硼酸亲和色谱法是目前测定 HbA1c 的新方法，特异性强，不受异常血红蛋白的影响，此类方法的精密度和稳定性取决于所用技术，目前精密度较好的是亲和层析 HPLC 法，室内变异系数 CV 在 2% 以内。如美国普莱默斯糖化血红蛋白 HPLC 检测系列（亲和法）和英国 DREWSCIEN-TIFIC 公司的 DSI 糖化血红蛋白分析仪采用的就是硼酸亲和层析系统，只需要 $10\mu g$ 全血即可在 4 分钟测定出 HbA1c 值。

1989 年本文作者赴日本研修期间，对本方法进行实验研究，并且发表文章。证实亲和色谱微柱法测定糖化血红蛋白是比较适合于中国国情的，故将此项先进技术率先引入中国，从而填补了我国当时尚缺乏有关糖尿病长期检测项目之空白，作为糖尿病检测新方法之开展与推广起到抛砖引玉，推波助澜的作用。

（三）免疫法

1. 原理　免疫法是以糖化血红蛋白作为抗原，利用抗原、抗体反应的原理直接测定总血红蛋白（Hb）中的 HbA1c 的百分含量。HbA1c 的 β 链 N-末端提供了一个容易被抗体识别的抗原表位，可以采用单克隆抗体特异性识别糖化血红蛋白 β 链 N-末端最后 3 ~ 4 个氨基酸组成的抗原表位，结合比色或比浊法，以糖化血红蛋白为标准，测定 HbA1c 的含量，再测定血红蛋白的含量，最后计算出 HbA1c 占总血红蛋白的百分数。

2. 特点

（1）免疫乳胶凝集反应法测定 HbA1c 简便、可直接用医院全自动生化仪测定。该方法也可用手工的方法，可以在酶标仪进行测定，是目前大医院使用较多的方法。

（2）乳胶凝集反应的准确和重复性不如离子交换高效液相色谱分析法，CV 值>6%。

（3）理论上，此法不受变异血红蛋白影响，但现在研究发现变异血红蛋白可影响测定结果，由于 HbS、HbC、HbE 的突变点分别在 pZ 链上的 6 号位、26 号位，当患者存在上述血红蛋白的异常变体时可影响用免疫法检测的 HbA1c 结果，该方法仅用于判断糖尿病平均血糖水平，不能用于异常血红蛋白症的研究。需注意的是有的方法高浓度样本测定结果偏低，可能的原因：一是由于此法的特异性比目前的一些方法高，而是由于试剂盒抗体浓度不能达到相关高度,需要稀释样本。目前临床常用的 HbA1c 免疫测定仪器有:美国拜耳公司生产的 DCA-2000、日本(HITAC)7180 全自动生化分析仪、日本日立 7060 自动生化分析仪、岛津 7200 全自动生化分析仪(日本)等。采用荧光标记的离子捕获法亦属于免疫法。

(四)酶法

此法的原理是将全血制成溶血液,用特异蛋白内切酶将血红蛋白酶解消化成果糖基氨基酸,果糖基氨基酸在果糖基氨基酸氧化酶的作用下产生 H_2O_2,H_2O_2 的浓度与血液中 HbA1c 的含量成正比,H_2O_2 在过氧化物酶催化下与色素元指示系统反应,根据颜色变化程度可得 H_2O_2 浓度,从而得知样本中 HbA1c 的含量,并同时测定同一份消化液的总血红蛋白浓度,计算 HbA1c 和血红蛋白的浓度比值即为 HbA1c 结果。此法具有成本低、反应速度快等优点,但由于没有原级标准物质,只能溯源到离子交换 HPLC 法。

(五)电泳法

电泳法是利用糖化和非糖化血红蛋白在电场中所带电荷不同,从而等电点及泳动速度不同进行分离检测。此方法还可将血红蛋白变异体分离,但一般电泳法速度慢,精密度不太好,且目前尚无具有批量样本检测能力的商品化仪器,所以本法主要用于糖化血红蛋白研究。

目前我国及国际临床实验室常用的 HbA1c 测定方法主要是离子交换 HbA1c、免疫及亲和层析三大主流方法。

九、HbA1c 检测的标准化

1. HbA1c 检测标准化的意义　由于临床实验室使用的 HbA1c 测定方法有多种,所用原理、方法不同,所测组分有差异,加上 Schiff 碱、增高的 HbF、衍生血红蛋白和变异血红蛋白等因素的影响,使得测定结果的准确度,甚至样品的稳定性都有所差异,导致各实验室之间测定结果差距很大,更谈不上溯源性和可比性。溯源性的概念来源于计量学,于 1993 年首次明确定义并应用于分析化学领域,其基本定义为:通过一系列连续的比对测量使检测结果与给定的标准相联系。一系列连续的比对测量即为"溯源链",溯源链的最高等级是国际单位制(SI 单位),SI 单位不随时间、系统和空间的变化而变化,给定标准的具体体现就是公认的参考系统。溯源是提高医学实验室标准

化的唯一手段,可比性是建立在溯源性的基础上,同测定系统、不同地区、不同时间的实验室测定结果的可比性,才能保证检验质量。

2. HbA1c 的国际标准化趋势　1995 年国际临床化学和医学实验室联盟(IFCC)建立了 HbA1c 标准化工作组,旨在建立基于计量学概念的参考系统。经过几年的探索,IFCC 的 HbA1c 标准化工作取得了实质性的结果。随着 IFCC 具有计量学水准的参考方法及原级标准物质的确立,HbA1c 结果标准化已提上议事日程,2007 年 IFCC 明确了 HbA1c 的命名、性质、单位:①全称为"血红蛋白 β 链(血液)-N-(1-脱氧果糖基)血红蛋白 β 链",在口语中可以使用"脱氧果糖基血红蛋白",在报告中继续沿用"HbA1c";②特别强调:HbA1c 测定的是"物质分数"而不是"质量分数";③推荐使用"mmol/mol"作为 HbA1c 的单位;④将在世界范围内用 IFCC 单位(mmol/mol)和 NGSP 单位(%)共同报告 HbA1c 结果;⑤如果"平均血糖研究"达到其特定标准,那么要同时报告由 HbA1c 衍生并计算出的平均血糖值,即 eAG(mmol/L) $= 1.59 \times$ HbA1c-2.59 或 eAG(mg/dl) $= 28.7 \times$ HbA1c $- 46.7$,作为解释 HbA1c 的结果;⑥临床 HbA1c 控制目标的指导方针应该由 IFCC 单位、NGSP 单位和平均血糖共同表达。

3. 中国 HbA1c 的标准化　尽管国际上 HbA1c 测定的标准化工作进行了多年并在参考系统(包括参考方法、标准物质)、结果报告等方面达成共识,但我国 HbA1c 测定标准化工作还处于起步阶段。卫生部临床检验中心室间质评统计结果表明:同一方法实验室间的 CV 可以在 10% 甚至 20% 以上,距离国际上 5% 的标准还有很大的差距,无法体现 HbA1c 作为糖尿病诊断、筛查、血糖控制、监测疗效、预防慢性并发症的指标作用,还有可能造成误导。因此,必须与国际接轨开展 HbA1c 检测的标准化工作,标准化工作的核心是建立参考系统,参考系统包括参考方法(仪器设备)和参考(标准)物质。按照 ADA、EASD、IDF 和 IFCC 要求,中国的标准化工作已经或正在作大量的相关工作。

(邱文升)

参 考 文 献

1. 许曼音.糖尿病学.第 2 版.上海:上海科学技术出版社,2010.

2. 老宗忠. ~壬交口丫夕 Al. 日本临床,1986,44(夏季 临时增刊):186.

3. Herman WH, Ma Y, UwaifoG, et al. Racial and ethnic differences in hemoglobin Alc among patients with impaired glucose tolerance in the Diabetes Prevention Program. Diabet Care,2007,30:2756-2758.

4. Camargo JL, Stiffi J, GrossJL. The effect of aspirin and vitamins C and E on HbA1c assays. Clin Chim Acta,2006, 372(1-2):206-209.

5. 马学毅. 现代糖尿病诊断治疗学. 北京:人民军医出版社,2007.

6. 纪立农. 糖化血红蛋白. 北京:人民卫生出版社,2010.

7. Rodbard HW, Blonde L, Bralthwaite SS, et al:AACE Diabetes Mellitus Clinical Practice GuideIines Task Force. American Association of Clinical Endocrinologists medical guidelines for clinical practice for the management of diabetes mellitus. Endocr Pract,2007,13(Suppl 1):1-68.

8. Chan AY, Swaminathan R, Cockram CS. Effectiveness of sodium fluoride as a preservative of glucose in blood. Clin Chem,1989,35(2):315-317.

9. BrunsDE, Knowler WC. Stabi1ization of glucose in blood samples:why it matters. Clin Chem,2009,55(5):1-3.

10. Mlller WG, Myers GL, Ashwood ER, et al. State of the art in trueness and interlaboratory harmonization for 10 analytes in general clinical chemistry. Arch Pathol Lab Med, 2008,132:838-846.

11. Nathan DM, Buse JB, Davidson MB, et al. Management of hyperglycemia in type 2 diabetes:A consensus algorithm for the initiation and adjustment of therapy. Diabetelogia, 2009,52:17-30.

12. Gambino R. Glucose:a simple molecule that is not simple to quantity. Clin Chem,2007,53:2040-2041.

13. Droumaguet C, Balkau B, Simon D, et al. Use of HbA1c in predicting progression to diabetes in French men and women:data from an Epidemiological Study on the Insulin Resistance Syndrome(DESIR). Diabetes Care,2006, 29:1619-1625.

14. Pani LN, Korenda L, Meigs JB, et al. Effects of aging on A1C levels in Individuals without diabetes. Diabetes Care,2008,31:1991-1996.

15. American Diabetes Association. Standards of Medical Care in Diabetes-2010. Diabet Care,2010,33:511-S61.

16. 曹艳丽,单忠艳. 糖尿病的诊断标准:OGTT vs HbA1c. 药品评价,2011,8(1):9-11.

17. 李秀钧. 糖尿病诊断史上的革命——糖化血红蛋白检测将取血糖而代之? 药品评价,2010,7(1):3-5.

18. 邱文升. 对糖化血红蛋白及其测定方法基本概念的认识. 中国糖尿病杂志,1995,3(3):169-172.

19. ADA, EASD, IFCC, IDF. Consensus statement on the worldwide standardization of the hemoglobin Alc measurement. Clin Chem,2007,53:1562-1563.

20. 王庸晋. 现代临床检验学. 第2版. 北京:人民军医出版社,2007.

21. Nathan DM, Kuenen J, Borg R, et al. Translating the Alc assay into estimated average glucose values. Diabet Care, 2008,31:1-6.

22. IFCC. Recommendation for term and measurement unit for "HbA1c". Clin Chem Lab Med, 2007, 45: 1081-1082.

第 12 章

糖化血清白蛋白的测定

与非糖尿病患者相比糖尿病患者体内存在多种被糖基化的蛋白质,且糖基化蛋白质与慢性糖尿病并发症的发生发展密切相关。在这些糖基化蛋白中,糖化血红蛋白(HbA1c)作为判断糖尿病患者血糖控制水平的金标准,临床应用最为广泛。有研究表明,全血 HbA1c 水平控制在 7.0% 以下有利于控制慢性并发症的发生、发展。由于红细胞的生存期约为 120 天,因此 HbA1c 反映的是患者数月前(2~3 个月)的血糖水平,不能反映患者短期内血糖水平升高的程度。而且 HbA1c 水平受多种因素的影响,例如其他种类的血红蛋白和可导致红细胞生存期改变的疾病如溶血性贫血、肾性贫血等。

在人体内葡萄糖和血红蛋白发生非酶糖化反应,生成 HbA1c 已为临床所熟知。1979 年发现非酶糖化反应也能发生在白蛋白及其他蛋白质的 N-末端上,行成高分子的酮胺结构,其结构类似果糖胺,所以文献上常将糖化血清蛋白(glycated serum protein, GSP)测定称为果糖胺(fructosamine, FM)检测。FM 代表一组糖化的血液与组织蛋白质,通过非酶糖化反应形成果糖胺。其形成的量取决于血糖浓度水平,整个反应为两步,反应的第一步是葡萄糖与蛋白质可逆地结合形成 Schiff 碱,第二步则是通过不可逆的 Amadori 重排转变为相应的酮胺(FM)(图 12-1)。

FM 的代谢不受异常血红蛋白的影响,因此曾被用作衡量血糖控制水平的指标。FM 以反映血清中几乎所有可转变为稳定性酮胺的糖基化蛋白质,可通过以四氮唑蓝(NBT)为底物的还原显色反应对 FM 进行检测。FM 具有不受贫血或其他类型血红蛋白影响的优点,因此,比 HbA1c 能更好地反应短期血糖控制水平。然而 FM 检测受血清蛋白质浓度和低相对分子质量物质,如胆红素、尿酸的影响。FM 测定有如下方法:亲和色谱法、苯肼法、果糖法、糖醛法、硝基四氮唑蓝法及酮胺氧化酶法。酮胺氧化酶法是英国 Genzyme 公司

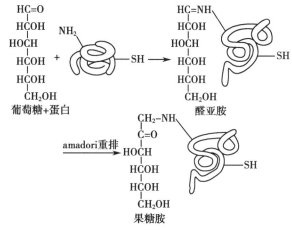

图 12-1　血清蛋白非酶糖化反应

最新研制的,此酶法检测糖化血清蛋白的浓度具有特异性高、精密度好、抗干扰能力强、线性范围宽等优点,是很有前途的糖化白蛋白的检测方法。但目前由于成本较高,在使用推广上受到一定限制。

GSP(包括白蛋白、球蛋白及脂蛋白等)或 FM 测定是目前临床用于评价短期血糖控制的一个特异性指标,但 GSP 或 FM 检测是对浓度测定,由于血清中非特异性还原物质均可发生非酶糖化反应,加之不同蛋白组分的非酶糖化反应率不同,故特异性差些,影响 GSP 检测在临床上的实际应用价值。而糖化血清白蛋白(glucated albumin, GA)检测是在 GSP 基础上对 GA 进行的定量测定,并是利用 GA 与血清白蛋白的百分比表示 GA 的水平,并且由于 GA 检测不受胆红素、球蛋白、乳糜以及标准物变化等影响,因而其测定值较 GSP 更为准确。GA 由血清白蛋白(ALB)和葡萄糖(Glu)以非酶促的氧化反应结合生成,是酮胺(KA)的一种。与 FM 类似,GA 在反应血糖控制水平时不受血红蛋白代谢紊乱的影响。而且,与 HbA1c 相比,GA 可更好地反映短期血糖控制水平。

最早的 GA 测定为高压液相离子交换法

（HPLC法），可准确检测患者较短内血糖控制的总体水平，但由于其代价高昂，处理样本量小，不适宜临床常规开展而未得到广泛应用。近年由日本研制开发的应用液态试剂的酶法检测GA（GA-L）是一种简单、快速、灵敏，可准确定量分析GA的检测方法，是在固体酶法（2002年由美国研制的一种特异性较高的GSP测定方法）测定GSP的基础上开发出液态剂，减少溶解处理、提高了操作性，同时加用糖化氨基酸以去除内源性糖化氨基酸对检测结果的影响，并利用对白蛋白特异性更高的溴甲酚紫（BCP）替代原来的溴甲酚绿（BCG），减少了球蛋白对测定结果的影响，因此测定更准确，故也适用于肝病、低蛋白血症，以及因高热量氨基酸输入等特殊机体状态的血糖监控。GA-L检测具有良好的稀释直线性、日内重复性和日间稳定性，并与HPLC检测法有良好的一致性（$r=0.879$）。最近Yamaguchi等报道了一种干性酶法检测GA的快速化学反应系统装置，与GA-L法比较，其检测精确性显示了良好的直线相关性（$r=0.879$）。

一、糖化血清蛋白及糖化血清白蛋白的测定方法

HPLC法是检测GSP的参考方法，但此方法需要昂贵的仪器及操作繁琐，所以不适合常规检测。目前在国内GSP的测定检测方法多采用NBT法，此方法最初是1982年建立的，目前已可用于自动化分仪，其原理是在一些还原物的作用下糖化白蛋白在10分钟的孵育时间内分解出酮胺结构，该酮胺结构可将NBT还原为一种紫色的染料，该反应的机制尚未明确，可能与某种超氧自由基有关。NBT方法自建立以来在试剂方面做过多次改进，甘油三酯、尿酸及维生素C的干扰也被减低，但仍存在某些非特异性干扰，有文献报道NBT方法与HPLC法做比较可相差$100\mu mol/L$，其参考范围亦高出35%。最近英国Genzyme公司在世界上首先推出的酶法检测GSP方法。此试剂经本室检测分析，认为此酶法具有反应特异，操作简便可直接上机。

（一）NBT法测定GSP

1. 试剂

（1）0.1mol/L碳酸盐缓冲液（pH 10.35）：0.1mol/L碳酸钠溶液72.5ml和0.1mol/L碳酸氢钠27.5ml，调整pH为10.35。

（2）0.25mmol/L NBT溶液：称取氯化硝基四氮唑蓝20.4mg溶解于上述pH 10.35碳酸盐缓冲液100ml中。

（3）终止剂：吸取10ml冰醋酸加蒸馏水稀释到100ml。

（4）标本处理试剂：0.4mol/L氢氧化钠溶解上述碳酸盐缓冲液。

（5）2mmol/L标准液：称取1-脱氧1-吗啉果糖（DMF）49.86mg，溶于正常混合血清中，移入100ml容量瓶，再用正常混合血清稀释至刻度，混匀，分装在试管（0.5ml），加塞，在-20℃中保存。同时将正常混合血清也同样分装保存。

2. 方法 吸入血清0.2ml加入标本处理试剂0.02ml，混匀，放置30分钟，除去其他低分子物质的干扰，标准液、正常混合血清也同样进行处理。按表12-1操作。

表12-1 测定步骤

加入物	标准管		混合血清管		标本管	
	空白（Sb）	测定（Su）	空白（Sb）	测定（Su）	空白（Sb）	测定（Su）
标准液（ml）	0.05	0.05	—	—	—	—
混合血清（ml）	—	—	0.05	0.05	—	—
标本（ml）	—	—	—	—	0.05	0.05
在37℃预热5分钟						
碳酸盐缓冲液（ml）	1		1		1	
NBT试剂（ml）	—	1	—	1	—	1

注：①混匀后在37℃水浴保温15分钟，在各试管加入终止剂0.1ml，充分混匀，用蒸馏水调零点，在530nm读取各管吸收度。
②加入NBT试剂时立即计时，并按每管间隔15秒速度加入下一管，保温15分钟后，在测定管中也按同样速度加入终止剂，充分混匀后比色。

计算:果糖胺(mmol/L)$\dfrac{u-Ub}{(Su-Sb)-(Bu-Bb)}\times2$

3. 结果与讨论

（1）标准液的配制及反应后的吸收曲线:糖胺标准是以 DMF 作为标准参照物,以蛋白质作为介质,有人用 40g/L 的人白蛋白、牛白蛋白,1986 年 Smid 等人提出用人血清来配制 DMF 标准液,能得到较好的结果,本法是采取正常人的混合血清做介质。在测定的同时测定混合血清的果糖胺。这样做标准液和标本的实验条件更为一致。避免了不同批号的人白蛋白或牛白蛋白作为介质引起的差异。采取正常人混合血清配制的 2mmol/L DMF 和正常人混合血清同时按本文方法测定,使用分光光度计扫描测定,两者的吸收图形及波长是一致的,最大的吸收都在 531nm。这表明作为标准液参照物的 DMF 和人血清,在同样条件下和 NBT 反应后的产物的吸收曲线是一致的。

（2）反应时间及呈色的稳定性:关于反应时间,国外报道在 37℃保温 10 分钟和 15 分钟二次比色,测定的吸光度是 15 分钟吸光度和 10 分钟吸光度的差值,并特别强调第一次的时间是不要少于 10 分钟,否则由于血清中存在干扰物而使果糖胺值假性增高。二次比色的吸收光值比较小,操作麻烦,没有自动生化仪,难于得到满意结果,国内报道的是采用 37℃保温 15 分钟一次比色测定,由于干扰物的存在,而使测定结果不真实地增加。本文为了避免上述的缺点,在测定的标本按照 13:1 的比例加入标本处理试剂,排除维生素 C 和还原型谷胱甘肽等低分子物质的干扰,可以采用一次比色法。使方法更简便,易于推广,并能得到可靠的结果。37℃保温 15 分钟,加入终止剂 0.1ml 混匀,比色,然后置于温室中,至少能稳定 30 分钟,结果见表 12-2。

表 12-2　呈色的稳定性

时间	0 分	15 分	20 分	30 分	60 分
吸光度 A	0.229	0.230	0.230	0.230	0.233

（3）关于干扰的问题:Murray 等报告,维生素 C(>0.2mmol/L)、谷胱甘肽(>0.2mmol/L)、高脂血及溶血标本对测定有干扰作用,使 FM 测定值有不真实地增多。超氧化物歧化酶,铜蓝蛋白在正常人中含量都较少,未达到影响结果的程度,但实验证明正常人的维生素 C 含量(0.6~

2.0mg/dl）就可以干扰其测定,加入维生素 C 1.6mg/dl 可使 FM 结果增多 0.44mmol/L,所以,本文在标本中加入标本处理试剂,使测定结果不受干扰。其结果见表 12-3、表 12-4。

表 12-3　消除维生素 C 干扰测定试验

原血清果糖胺 mmol/L	加入维生素 C 量 mg/dl	果糖胺 mmol/L	
		未加入处理试剂	加入处理试剂
	25	10.0	2.53
	12.5	6.26	2.54
2.46	6.2	4.44	2.52
	3.1	3.36	2.44
	1.6	2.90	2.4

表 12-4　去除谷胱甘肽干扰测定试验

原血清果糖胺 mmol/L	加入还原型谷胱甘肽 mg/dl	果糖胺 mmol/L	
		未加入处理试剂	加入处理试剂
	100	2.83	2.33
	50	2.44	2.23
2.1	25	2.44	2.20
	10	2.37	2.07
	5	2.30	2.10

证实使用处理能实际有效地排除一些小分子化合物的干扰。

（4）方法的评价:

1）线性试验:配制 DMF 浓度为 1~8mmol/L 在正常混合血清中,测定结果均成线性。和 Murray 等报道的线性范围 1.3~8.5mmol/L 是一致的。

2）回收试验:分别加入 0.4~1.6mmol/L 的 DMF 于血清中,回收率 95%~102%,平均为 99% 结果见表 12-5。

3）参考值范围:使用本法测 100 例空腹血糖正常的健康人的血清,均值为 2.14mmol/L,SD 为 0.25。参考范围 1.64~2.64mmol/L。和国外文献报道的 1.67~2.85mmol/L（均值为 2.17mmol/L）一致。

4）重复性试验:使用两份血清分别进行重复试验,其结果为:批内变异:血清Ⅰ,$n=20$,均值 $=2.12$mmol/L,$CV=2.8\%$;血清Ⅱ,$n=20$,均值=

3.1mmol/L，$CV=2.4\%$。日间变异：血清 I，$n=20$，均值 = 2.14mmol/L，$CV=3.6\%$；血清 II，$n=20$，均值 = 3.17mmol/L，$CV=3.1\%$。

表 12-5　回收试验（单位 mmol/L）

原血清值	加入值	测定值	回收值	回收率
	0.4	2.99	0.41	102
	0.8	3.34	0.76	95
2.58	1.2	3.80	1.22	101
	1.6	4.14	1.56	98

临床应用：本法测定 130 例糖尿病患者（葡萄糖耐量试验 2 小时都高于 200mg/dl）血清 FM 结果为：（3.25±0.66）mmol/L，100 例正常人血清果糖胺结果为（2.14±0.25）mmol/L。经统计学处理，两者的果糖胺值有非常显著差异（$P<0.001$）（图 12-2）。

对 231 例患者同时测定葡萄糖耐量试验（口服 75g 葡萄糖），HbA1c（亲和微柱法）及 FM，其中有 130 例诊断为糖尿病。在 130 例糖尿患者中，果糖

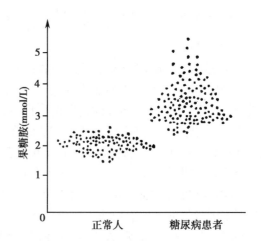

图 12-2　正常人和糖尿病患者果糖胺含量示意图

胺高于 2.64mmol/L 的有 120 例，HbA1c 高于 6.8% 的有 124 例（HbA1c 参考范围为<6.8%）。101 例糖耐量试验正常的非糖尿患者中，FM 有 9 例结果高于 2.64mmol/L，HbA1c 有 17 例结果高于 6.8%。用 FM 测定诊断糖尿病与葡萄糖耐量试验诊断糖尿病的复合率为 91.8%。和 HbA1c 的复合率 90% 是相近的，结果见表 12-6。

表 12-6　果糖胺、HbA1c 与葡萄糖耐量测定比较

	n	糖耐量试验 （2 小时·mg/dl）		果糖胺 mmol/L			HbA1c%		
		>200	<200	>2.64	<2.64	符合率%	>6.8	<6.8	符合率%
糖尿病	130	130	—	120	10	92.3	124	6	95.4
非糖尿病	10	—	101	9	92	91.1	17	84	83.1

231 例患者（其中糖尿病患者 130 例）的 FM 结果与空腹血糖的相关（r）为 0.77。与 HbA1c 的相关（r）为 0.81。结果和 Baker 在 1985 年报道的果糖胺和 HbA1c 相关（r）为 0.82 是一致的。

从上述数据说明 FM、葡萄糖耐量及 HbA1c 的测定作为诊断糖尿病的一个指标同样重要。但做治疗糖尿病患者监测指标，FM 的测定则优于两者。1 型糖尿患者血糖浓度由于各种因素的影响，日间是有较大的波动。并且只能是代表当时的血糖的水平，而 FM 反复测定变化不大。蛋白的半寿期比红细胞短，2 型糖尿病在治疗效果好时，在 3 天左右果糖胺浓度便下降。HbA1c 浓度要 2 周才开始变化。停药后，如血糖没有得到很好的控制，FM 便有明显的升高，这种变化也早于 HbA1c 的出现。故随意取样测定果糖胺结果都可以很好地判断糖尿病被控制的程度。

（二）酮胺氧化酶法测定 GSP

1. 材料与方法

（1）试剂：日立 7170 型全自动生化仪：英国 Genzyme 公司的酶法 GSP 试剂盒（批号：0910）：校准物（批号：0907）：高值质控（批号：1041）；低值质控（批号：0908），本室果糖胺法为对照方法。

（2）样本：取自北京医院住院及门诊部分糖尿病患者及健康查体者血清标本。

（3）反应原理及参数设置：此试剂为双试剂组成，1 试剂含有蛋白酶 K 用于消化样本，逐步释放糖化白蛋白片段。2 试剂中的一种新式酶类——酮化氨基酸氧化酶（KAO）特异性氧化葡萄糖与赖氨酸残基间的酮胺键，同时有 H_2O_2 生成，H_2O_2 与显色底物在过氧化物酶的作用下生成显色物，颜色的深浅与糖化白蛋白成正比。

$$糖化白蛋白 \xrightarrow{\text{蛋白酶 K}} 糖化白蛋白片段$$

$$糖化白蛋白片段 \xrightarrow{\text{酮胺氧化酶}} 氨基酸 + H_2O_2$$

$$H_2O_2 + 显色剂 \xrightarrow{\text{过氧化氢酶}} 呈色 + H_2O$$

仪器参数设置:仪器为日立 7170 型生化仪;方法学为 2 点酶法测终点法,主波长 546nm;付波长 750nm,样本量 15μl,R1 180μl,R2 32μl,反应时间为 4 分钟。

2. 结果

(1) 灵敏度及准确性检测:通过对 GSP 为 445μmol/L 校准物反应曲线分析,可见加入第二试剂后的 25 点即在 2.7 分钟反应可达到终点,且呈色稳定。仪器经校准后可得出 K 值为 2381。$K = 446/\Delta A = 2381$, $\Delta A = 0.187$,换算成 GSP 为 100μmol/L 的吸光度变化 0.042ΔA。可见此反应的灵敏度较高。试剂盒提供高低质控分别为 574μmol/L 和 183μmol/L,检测值分别 581μmol/L、182μmol/L,与靶值十分接近。

(2) 精密度检测:批内精密度检测低值 $n = 20$,$X = 194$μmol/L,$CV = 1.13\%$;高值 $n = 20$;均值为 540μmol/L;$SD = 3.6$;$CV = 0.65\%$。批间精密度检测:低值 $n = 20$;$X = 194$μmol/L;$SD = 2.4$;$CV = 1.24$;高值 $n = 20$;$X = 540$μmol/L;$SD = 5.6$;$CV = 1.0\%$。

(3) 对比实验:对比试剂为本室果糖胺法为 X,其参考范围小于 260μmol/L,GSP 酶法为 Y。$n = 80$,$r = 0.80$,$a = -76$,$b = 1.26$。80 例对比中有 18 例阳性率不相符,符合率 = (80 - 18)/80 = 77.8\%,其中 12 例是酶法检测正常而手工法检测异常;6 例酶法检测异常,而手工法正常。可见 NBT 与酶法比较有固定的误差,这可能是 NBT 法特异性稍差有关。

(4) 干扰试验:分别进行不同浓度的葡萄糖、胆红素、甘油三酯、维生素 C 及血红蛋白对酶法 GSP 的干扰试验:经实验表明葡萄糖浓度至 45mmol/L,胆红素浓度至 340μmol/L,甘油三酯至 36mmol/L,维生素 C 浓度至 500μmol/L,血红蛋白在 1.8g/L;对酶法 GSP 检测无明显干扰,回收率都在 95% 以上。

(5) 试剂的稳定性检测:溶解试剂后,当日的校正 K 值为 2381,此试剂在仪器试剂舱内 2 ~ 8℃开口放置,每周校正,第 4 周 K 值为 2427,K 值变化为 (2427 - 2381)/2381×100% = 1.9%;同时高低质控检测分别为 560μmol/L 和 198μmol/L,可见试剂在溶解后的第 4 周也相当稳定。

(6) 线性检测:高浓度血清糖化白蛋白的制备:用 50ml 正常人血清溶解 2g α 葡萄糖。置 37℃ 96 小时后,大部分葡萄糖与白蛋白结合,将样本装入分子量为 10 000 的透析袋中,用 10L pH 7.4 磷酸缓冲液在 4℃条件下透析 48 小时。将游离的葡萄糖去除,使糖化白蛋白更加稳定。用生理盐水将此血清进行对倍稀释,后分别测定 GSP 含量,结果表明 GSP 浓度在 1800μmol/L 仍呈线性。

(7) 回收实验:用 GSP 浓度为 245μmol/L 血清作为基础样本,将文中(6)中所制备 GSP 为 1528μmol/L 作为回收样本。经回收实验此方法回收率 = 150μmol/L(回收浓度)/152.8μmol/L(加入浓度)×100 = 98.2%。

(8) 特异性测定:此方法仅检测 GSP 而不与不稳定的 Schiff 碱反应,这是非常重要的。方法如下,在人血清中加入葡萄糖,37℃孵育 2 小时,以使出现高浓度的 Schiff 碱。将剩余的葡萄糖通过凝胶过滤,从人血清蛋白中分离出来,将分离的血清蛋白部分继续 37℃孵育 4 小时,并间隔 1 小时检测糖及糖化白蛋白。样本在 37℃孵育 4 小时内葡萄糖明显升高,这是由于不稳定的 Schiff 碱重分解为蛋白质和葡萄糖。而 GA 值仅出现轻度升高,这是由于小部分的 Schiff 碱已转化为 GSP。当不稳定的 chiff 碱下降时,GSP 未出现下降,这证明此法检测 GSP 的方法是特异的。

(9) 参考范围:检测 60 份健康人群血清,其中男女各 30 例。GSP 均值为 173μmol/L,$SD = 26$μmol/L,男女之间无显著性差异($P>0.001$)。参考范围:$X\pm2SD$ 为 121 ~ 225μmol/L。

(三) 酶法测定糖化白蛋白(GA)

目前,GA 的测定尚无标准化的方法。既往有亲和色谱法、离子交换高效液相色谱法、比色法和免疫化学法。但都存在精确性差、检测时间长等缺。新近研制开发的液体试剂 GA 值测定试剂盒(Lucica GA-L)是一种简单、快速、灵敏,可准确准确定量分析 GA 的检测方法,是在固体酶法测定 GSP 的基础上开发出液体试剂,减少溶液处理,提高了操作性,同时加用糖化氨基酸消去系统以去除内源性糖化氨基酸对检测结果的影响,利用对氧化性白蛋白特异性更高的溴甲酚紫替代溴甲酚绿,减少球蛋白对测定结果的影响。然后利用 GA

与血清白蛋白的百分比表示 GA 的水平,去除血清白蛋白水平对检测结果的影响。酶法检测试剂盒(Lucica GA-L)率先由日本旭化成制药株式会社提供。

1. 测定原理 首先利用前处理液修饰血清白蛋白的-SH 基,与溴甲酚紫作用生成青紫色结合体,测定其吸光度(A)值得出白蛋白浓度。再利用特异性蛋白酶将 GA 水解为糖化氨基酸,后者被特异性的酮胺氧化酶(KAOD)生成过氧化氢,利用过氧化物酶指示系统生成色素,测定此色素的 A 值,得 GA 含量。

2. 精密度 批内 CV 对一高值和低值 GA 血清分别进行 20 次测试,均值(X)分别为 31.69% 和 10.37%,CV 分别为 0.73% 和 1.68%。批间 CV 分别对一高值和低值血清连续测定 10 天,X 分别为 31.38% 和 13.12%,CV 分别为 3.15% 和 4.46%。

3. 线性测定 取 GA 高值血清,用生理盐水稀释成 0.8、0.6、0.4、0.2 和 0.1 倍 5 个梯度,分别进行测定。稀释率与浓度 GA 浓度的关系用通过原点的直线表示,结果显示稀释直线线性良好($r=0.999$)。

4. GA 水平与年龄、性别的关系 周健等对 380 例人群其中男 183 例,女 197 例,年龄 20～69 岁进行参考值的研究,将研究对象分为 20～39 岁、40～59 岁及 60～69 岁 3 个年龄亚组,不论男性或女性,GA 水平在 3 个年龄亚组间差异无统计学意义($P>0.05$)。男女亚组比较,20～39 岁年龄段女性 GA 高于男性($P=0.028$),而 BMI 低于男性($P<0.01$),但校正 BMI 后男女之间 GA 水平差异无统计学意义($P>0.05$)。40～59 岁及 60～69 岁年龄段,男女之间 BMI 及 GA 水平差异均无统计学意义(P 值均>0.05)。

5. GA 水平与 BMI 的关系 根据 BMI 水平将 380 例正常人分为 18.5～20.9kg/m²,21.0～22.9kg/m² 及 23.0～24.9kg/m² 3 个亚组,校正年龄后进行亚组之间比较显示,男性 GA 水平在 3 个 BMI 亚组间差异无统计学意义($P>0.05$);女性 BMI 18.5～20.9kg/m² 亚组 GA 水平高于 BMI 23.0～24.9kg/m² 亚组($P=0.024$)。各亚组男女之间差异无统计学意义(P 值均>0.05)。

6. 正常人 GA 的正常参考值及重复性评估 380 例正常人 GA 值为(14.5±1.9)%,以百分位数法取其 2.5%～97.5% 作为正常参考值范围为 10.8%～17.1%。60 例正常人在相隔 2～3 周后再次检测 GA 以进行重复性评估,其中男 32 例,女 28 例,年龄 21～69(46±15)岁,BMI(22.1±1.7)kg/m²。结果两次 GA 水平分别为(14.2±1.7)% 比(14.0±1.6)%,差异无统计学意义($P=0.073$)。

7. 健康对照组、临界者组和糖尿病组 HbA1c、GA、FPG、2hPG 结果方差分析显示健康对照组与临界者组,糖尿病组间 GA 差异有显著性($P<0.001$);临界者组与糖尿病组间 GA 差异有显著性($P<0.001$);健康对照组与临界组间,糖尿病组间 HbA1c、GA、FPG、2hPG 差异有显著性($P<0.001$)。

8. 相关性分析 GA 与 FPG、2hPG 的 r 分别为 0.818 和 0.803(P 均<0.001);HbA1c 与 FPG、2hPG 的 r 为 0.845 和 0.820(P 均<0.001);GA 与 HbA1c 的 r 为 0.854($P<0.001$)。实验表明,GA 测定不受血清内氨酸氨基转移酶、天冬氨酸氨基转移酶、尿素、肌酐、总胆固醇、甘油三酯、高密度脂蛋白-胆固醇、低密度脂蛋白-胆固醇影响。GA-L 法简便、快速、准确可靠,且无论是血清还是血浆均可进行测定。

二、糖化血清蛋白及糖化血清白蛋白的临床应用及注意事项

(一)GA 与初诊糖尿病及妊娠糖尿病

研究显示,初诊糖尿病患者的 GA 与强化治疗 2 周时血糖值的相关性是整个强化治疗期内最为显著的,明显超过 HbA1c 与血糖值的相关程度。强化治疗期各时间点 GA 与相对应的空腹血糖(FPG)及餐后 2 小时血糖(2hPG)的相关性均较 HbA1c 好,尤其在初诊的糖尿病患者,提示 GA 更能反映当前 FPG、2hPG 水平,其在监测初诊患者的血糖控制情况中更具有优势。国内外其他研究亦显示,GA 与 FPG、HbA1c 具有良好的相关性,尤其对于长期血糖控制欠佳的患者。GA 与长期血糖控制状况的相关性强于其与瞬时血糖或 3 天平均血糖水平的相关性。因此,它可能更适用于初发糖尿病的诊断、孕期高血糖的鉴别(糖尿病患者妊娠时 GA 水平高于孕期高血糖者)。Hashimoto 等发现糖尿病患者在孕晚期由于铁缺乏,导致 HbA1c 水平升高,不能真实反映血糖控制状态,而此时血 GA 则可反映血糖控制情况。故 GA 可对初诊糖尿病患者和妊娠糖尿病患者的

短期治疗效果作出较为准确的估计,从而有助于调整临床治疗方案及判断病情。

(二) GA 在鉴别脑外伤时应激性与糖尿病性血糖升高中的应用

陈浩等研究显示,颅脑外伤时糖尿病组与非糖尿病组血糖水平均明显高于正常,但两组间并无显著性差异,仅据血糖高低来判断脑外伤后血糖升高是应激反应还是糖尿病所致有很大的局限性,而通过联合测定 FPG 及 GA 发现,11 例患者血清 GA 水平高于正常,提示外伤前 2~3 周已有血糖升高,30 例患者 GA 处于正常水平,提示其血糖升高系应激反应所致。GA 也可作为脑外伤患者降糖治疗疗效判断的依据之一,将有利于指导降糖及综合治疗措施的选择。

(三) GA 与动脉粥样硬化和糖尿病合并冠心病

心血管并发症是糖尿病患者致残和致死的重要原因。糖尿病合并冠心病患者冠状动脉病变常较严重,且多呈弥漫性。但糖尿病引起冠状动脉弥漫性病变的机制仍不完全清楚,研究发现炎性反应在糖尿病动脉粥样硬化的发生和发展中起重要作用。而作为一种糖基化产物,GA 在动脉粥样硬化的发生中也起一定作用。研究发现,GA 通过激活核因子(NF)-κB,促使与炎性反应有关的基因表达、增加氧化应激;上调诱导型一氧化氮合酶、促进内皮细胞凋亡;刺激平滑肌细胞迁移与增殖、增强单核细胞摄取氧化型低密度脂蛋白并形成泡沫细胞,从而加快动脉粥样硬化的发生、发展。有研究亦显示,与对照组比较,单纯糖尿病组血清 GA 升高,糖尿病并发冠心病患者血清 GA 进一步升高,表明糖尿病并发冠心病患者可能存在促动脉粥样硬化作用增强和血管保护作用削弱。冠状动脉病变程度与血清 GA 和 GA/内源性分泌型糖基化终末产物受体(esRAGE)比值正相关,而与 esRAGE 呈负相关。GA/esRAGE 与冠状动脉病变血管数相关性最密切,较单纯 GA 或 esRAGE 更能反映血管并发症的严重程度。提示 GA 与 esRAGE 之间的失衡可能与糖尿病并发动脉粥样硬化程度有关。邬美翠研究发现,在糖尿病冠状动脉弥漫性病变组血清 GA 和超敏 C 反应蛋白(hsCRP)水平最高,esRAGE 水平最低;在糖尿病冠状动脉局灶性病变中次之,与其他组比较差异有统计学意义($P<0.01$)。提示血清 GA、hsCRP 水平升高和 esRAGE 水平的降低可能不仅是糖尿病并发冠状动脉粥样硬化的主要危险因素,而且是反映糖尿病患者冠状动脉病变严重程度的重要指标。

(四) GA 与糖尿病肾病及透析

研究显示,2 型糖尿病合并肾功能不全时 GA 明显升高,同时 GA 与肾功能具有一定相关性,可反映糖尿病患者的肾功能状况;且 2 型糖尿病患者 24 小时尿蛋白定量与 GA 呈正相关,说明 2 型糖尿病伴有蛋白尿时 GA 水平明显升高。这表明 GA 既是糖尿病发病机制中重要的致病因素,又是反映 2 型糖尿病严重肾功能不全的指标。有学者的研究也显示 GA 可促进糖尿病肾病的发展。在糖尿病血液透析患者中,存在红细胞寿命缩短或者幼稚红细胞与成熟红细胞比例的改变,而这可能会导致 HbA1c 降低。Inaba 等研究显示:GA 水平不受促红细胞生成素的影响,相较于随机血糖以及因使用促红细胞生成素而明显降低的 HbA1c,GA 能更好地估计糖尿病血液透析患者的血糖控制情况。而且有报道显示 GA 而非 HbA1c 与糖尿病透析患者动脉硬化的一个指标——脉搏波传导速度(PWV)有关。Nagayama 等研究显示,与 HbA1c 相比,GA 对糖尿病肾病血液透析患者的血糖评估与肾功能正常患者相同,表明 GA 是评价糖尿病肾病透析患者血糖控制的一个更好指标,且与 PWV 有关,良好的血糖控制可以防止此类患者周围血管钙化的发展。

综上所述,GA 能反映糖尿病患者近 2~3 周内的平均血糖水平,且与 FPG、2hPG 及 HbA1c 均有较好的相关性。对血糖波动较大的患者,GA 是评价其短期血糖控制的较好指标,优于 HbA1c。GA 对糖尿病合并冠心病、动脉粥样硬化可能有一定的预测作用,目前多项研究显示,GA 可能不仅是糖尿病并发冠状动脉粥样硬化的主要危险因素,也是反映糖尿病患者冠状动脉病变严重程度的重要指标,同时也与糖尿病肾病的发病相关。目前常用 GA-L 法测定 GA,不仅简便、快速,且准确可靠。因此推测 GA 将更广泛的应用于临床,与各项监测血糖的指标互补,用于评价糖尿病短期血糖监控及药物疗效,以及预测糖尿病血管并发症及心血管风险等。

(李义龙　周序开)

参 考 文 献

1. 李和楼,郭英艾. 酮氨酸氧化酶法测定糖化血清蛋白方法学研究. 国际检验医学杂志,2007,28(4):340-344.

2. 许翔,丁莉莉. 血清糖化白蛋白检测在糖尿病控制中的应用. 实用医技杂志,2006,13(3):340-341.

3. 沈霞,王连升,黎明. 酶法测定糖化白蛋白及其临床意义. 检验医学,2006,21(2):132-135.

4. 徐晓萍,陈惠雯,于嘉屏. 糖化血清蛋白检测对糖尿病监测的意义. 检验医学,2006,21(2):136-139.

5. 黄余清. 糖化血清白蛋白临床应用意义分析. 国际检验医学杂志,2011,32(21):2490-2491.

6. 周翔海,纪立农,张秀英,等. 我国正常糖耐量人群糖化白蛋白的参考范围. 中国糖尿病杂志,2009,17(8):572-575.

7. Yoshiuchi K,Matsuhisa M,Katakami N,et al. Glycated albumin is a better indicator for glucose excursion than glycated hemoglobin in type 1 and type 2 diabetes. Endocr J,2008,55:503-507.

8. Inaba M,Okuno S,Kumeda Y,et al. Glycated albumin is a better glycemic indicator than glycated hemoglobin values in hemodialysis patients with diabetes:effect of anemia and erythropoietin injection. J Am Soc Nephrol,2007,18:896-903.

9. Paroni R,Ceriotti F,Galanello R,et al. Performance characteristics and clinical utility of an enzymatic method for the measurement of glycated albumin in plasma. Clin Biochem,2007,40:1398-1405.

10. 郭丽银,王红祥,赵滠. 2 型糖尿病患者血清白蛋白与血管并发症的关系. 广东医学,2011,32(16):2180-2182.

11. Saki T,Togashi Y,Terauchi Y. Significant association of serum albumin with severity of retinopathy and neurophathy. In addition to that of nephropathy, in Japanese type 2 diabetic patients. Endocr J,2008,55(2):311-316.

12. Waterhouse DF,Cahill RA,Sheehan F,et al. Prediction of calculated future cardiovascular disease by monocyte countin in an asymptomatic population. Vasc Health Risk Manag,2008,4(1):177-187.

13. Johnstone MJ,Veves A. 糖尿病与心血管疾病. 济南:山东科学技术出版社,2008:266,285.

14. Hartopo AB,Gharini PP. Setianto BY. Low serum albumin levels and in—hospital adverse outcomes in acute coronary syndrome. Int Heart J,2010,51(4):221-226.

15. Yokoyama H,Kanno S,Takahashi S,et al. Determinants of decline in glomerular filtration rate in nonproteinuric subjects with or without diabetes and hypertension. Clin J Am Soc Nephrol,2009,4(9):1432-1440.

16. 李淑彦,李青,吴松华. 糖化血清白蛋白检测研究进展及临床应用. 临床荟萃,2007,22(14):1057-1059.

17. Chen S,Cohen MP,Ziyedeh FN. Amadorl-glycated albu-

min in diabetic nephropsthy:pathophysiologic connections. Kidney Int,2000,58(77):S40-S44.

18. 艾艳琴,邓华. 糖化白蛋白与糖尿病. 国际内分泌代谢杂志,2010,30(3):177-179.

19. Hashimoto K,Osugi T. Noguchi S,et al. A1c but not serum glycated albumin is elevated because of iron deficiency in late pregnancy in diabetic women. Diabetes Care,2010,33:509-511.

20. 陈浩. 田恒力,戎伯英,等. 脑外伤急性期空腹血糖、血清糖化白蛋白和乳酸脱氢酶联合检测的意义. 上海交通大学学报(医学版),2007,12:1478-1480.

21. Bisoendial RJ,Kastelein JJ,Stroes ES. C-reactive protein and atherogenesis:From fatty streak to clinical event. Atherosclerosis,2007,195:10-18.

22. 蒲里津,陆林,胥学伟,等. 分泌型糖化终末产物受体与糖尿病并发冠心病的关系. 中华内科学杂志,2007,46:397-398.

23. 陈秋静,陆林,蒲里津,等. 血清糖化白蛋白与内源性分泌型糖化终末产物受体比值对糖尿病并发冠心病危险的评估价值. 中国实验诊断学,2007,11:743-746.

24. 邬美翠,陆林,吴立群,等. 糖化反应产物和炎症因子水平与糖尿病冠状动脉弥漫病变的关系. 上海交通大学学报(医学版),2009,29:565-568.

25. 李菲卡. 血清糖基化白蛋白与糖尿病合并肾病的关系研究. 中华医学会第八次全围老年医学学术会议论文汇编,2007:177-178.

26. Kumeda Y,Inaba M. shoji S,et al. Significant correlation of glycated albumin,but not glycated hemoglobin,with arterial stiffening in hemodialysis patients with type 2 diabetes. Clin Endocrinol(Oxf),2008,69:556-561.

27. Nagayama H,Inaba M,Okabe R,et al. Glycated albumin as an improved indicator of glycemic control in hemodialysis patients with type 2 diabetes based on fasting plasma glucose and oral glucose tolerance test. Biomed Pharmacother,2009. 63:236-240.

28. 唐峻岭,马晓静,陆惠娟,等. 糖化血清白蛋白检测在糖调节受损及新诊断糖尿病人群中的临床意义. 中华内分泌代谢杂志,2008,24(6):630-632.

29. 李沛霖,杨锐,周勇,等. 糖尿病肾病患者糖化血清蛋白测定的意义. 南方医科大学学报,2011:31(6):1093-1094.

30. 李义龙,王萌. 酮胺氧化酶法测定血清糖化白蛋白. 医学检验与临床,2006,17(3):4-6.

31. 张晋. 2 型糖尿病患者血清糖化白蛋白水平与糖尿病肾病的相关性分析. 重庆医科大学学报,2010,35(1):113-115.

32. 李青,潘洁敏,马晓静,等. 糖化血红蛋白和糖化血清白蛋白联合检测在糖尿病筛查中的应用. 中华医学杂志,2011,91(26):1813-1816.

33. 中华人民共和国卫生部医政司.全国临床检验操作规程.第 3 版.南京:东南大学出版社,2006:351.

34. 周新,涂植光.临床生物化学与检验.第 4 版.北京:人民卫生出版社,2008:89-91.

35. 周健,李红,杨文英.糖化血清白蛋白正常参考值的多中心临床研究.中华内科杂志,2009,48(6):469-472.

第 13 章

血清1,5-脱水山梨醇的测定

糖尿病控制及并发症试验(DCCT)和糖尿病干预和并发症流行病学研究(EDIC)证实,1 型糖尿病患者严格血糖控制,所有心血管事件发生的危险性下降 42%,首次出现非致死性心肌梗死、卒中或心源性死亡的危险性减少 57%。英国前瞻性糖尿病研究(UKPDS)证实,2 型糖尿病患者糖化血红蛋白(HbA1c)下降 1%,致死或非致死性心肌梗死降低 14%,致死或非致死性脑卒中降低 12%,糖尿病相关死亡降低 21%。循证医学表明,不论是 1 型还是 2 型糖尿患者,严格控制血糖可以防止糖尿病慢性并发症的发生、发展,血糖监测对糖尿病治疗和病情监测极为重要。HbA1c是糖尿病管理中血糖控制指标的金标准,然而,HbA1c 水平既不能准确反映血糖波动,也不能反映最近数天或数周的血糖控制。贫血、血红蛋白病、肝病、肾功能不全患者可以混淆 HbA1c 浓度的测量。血清 1,5-脱水-D-山梨醇(1,5-anhydro-D-glucitol,1,5-AG),又名 1-脱氧葡萄糖(1-deoxyglucose,1-DG),是 1973 年 Pitkanen 首次在人脑脊液中发现,1975 年 Servo 报道 1,5-AG 也存在于人血浆中,与糖尿病密切相关。1,5-AG 水平能够反映短期血糖状态、餐后高血糖、血糖变异的情况,是继血糖、24 小时尿糖、糖化血清蛋白(GSP)及 HbA1c 之后的又一个较新的化验指标。国外就 1,5-AG 作为糖尿病的检测项目做了大量的基础与临床研究工作,近年来,欧美及日本等一些发达国家已将其列为糖尿病的常规检测项目。

一、化学结构和代谢特点

1,5-AG 是由吡喃糖环状结构第一位碳(C1)脱氧所形成,属于多元醇的葡萄糖同型物,其含量在多元醇糖类物质中仅次于葡萄糖。其结构类似葡萄糖或山梨糖醇,如图 13-1 所示。

人体 1,5-AG 主要依赖食物供给,淀粉、肉类、海产品、蔬菜、水果和饮料中含量相似,粗制大豆中含量最丰富。1,5-AG 每天从食物获得

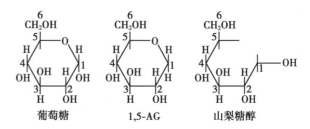

图 13-1　1,5-脱水山梨醇的化学结构

4.38mg,体内合成大约 0.4mg,经尿排泄大约 4.76mg,其排出量与食物供应有关,食入后通过小肠迅速吸收,几乎所有的组织和器官中都含有。1,5-AG 在体内很少降解代谢,在体内形成代谢池,总量维持在 500 ~ 1000mg,因此,生理状态下体内血浆 1,5-AG 浓度在健康人群中比较稳定,不受即时饮食影响,也不受脂肪代谢、肝脏功能、体重、年龄和胰岛素之外的其他因素影响。

研究证明,1,5-AG 主要通过肾脏排泄。1,5-AG 主要分布在组织和循环血液中,在血浆中以非结合形式存在,相对分子质量小,亲水性,可自由通过肾小球基底膜,但 99% 的 1,5-AG 被肾小管重吸收,故正常人尿中 1,5-AG 含量甚少,约 5 ~ 10mg/d。糖尿病患者或其他病因导致葡萄糖浓度超过肾糖阈值时,肾小球葡萄糖滤过量超越肾小管重吸收葡萄糖的能力,葡萄糖可竞争性地抑制肾小管对 1,5-AG 的重吸收,尿中 1,5-AG 排出量增多并逐渐引起血浆 1,5-AG 水平下降,当血糖升高时,1,5-AG 尿中排泄量增加,血中浓度降低。

二、测定方法

血清 1,5-AG 的测定有多种方法,包括气液相色谱法(GC)、气相色谱-质谱仪测定法(GC-MS)、高效液相法(HPLC)和酶反应比色法。其中吡喃糖氧化酶(PROD)反应比色法不需要特殊仪器,而且灵敏、准确、成本低及操作简单,可作为实验室常规检测方法。

基本原理为通过 PROD 催化,1,5-AG 分子中的 2 位羟基与氧分子(O_2)反应后生成 1,5-脱水-D-果糖和过氧化氢(H_2O_2)(图 13-2)。然后,H_2O_2 和 2,2-联氮基-双-(3-乙基苯并噻唑啉-6-磺酸)二氨盐(ABTS)在辣根过氧化物酶催化下出现显色反应,最后测定 420nm 时的吸光度来定量。

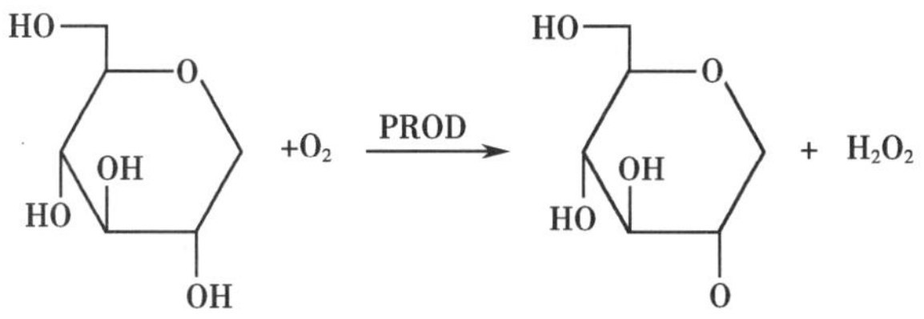

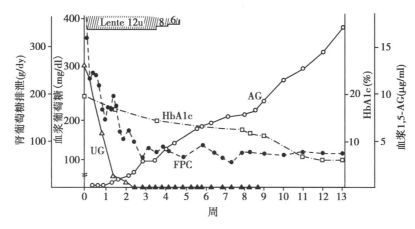

图 13-2　1,5-脱水山梨醇的检测原理

三、正常值范围

1,5-AG 是六碳吡喃型单糖,它是一个与糖代谢密切相关的指标,为体内的主要多元醇之一,作为正常的血清成分,其代谢稳定,浓度约恒定在 12~40mg/L。日本学者 Toshikazu Yamanouchi 等人测定了 1174 人的血清 1,5-AG 水平。其中 539 例为非糖尿病人群,在可信限为 95% 时,1,5-AG 下限为 14mg/L。北京医院的研究资料显示正常

人组(n=75)1,5-AG 为(29.8±9.9)mg/L,在可信限为 95% 时,其下限为 13.5mg/L;IGT 组(n=18)为(18.6±4.6)mg/L;糖尿病组(188)为(6.6±4.3)mg/L。正常值和 IGT 值间有交叉。国内其他学者报道,非糖尿患者(n=57)血清 1,5-AG 为(27.96±7.75)mg/L[男性 28 例,为(29.85±6.46)mg/L;女性 29 例,为(26.14±8.53)mg/L];糖尿病患者(n=110)为(6.41±6.16)mg/L。

四、临床意义

(一) 可作为监测糖尿病患者血糖变化的一项可靠指标

研究表明,1,5-AG 因血糖波动变化较快,所以更适合检测近几天及 1 周内的血糖改变,可用于监测糖尿病治疗前及治疗中。短时间内血糖的改变。正常情况下,1,5-AG 保持较为均衡的稳定状态,不受性别、年龄、饮食、肥胖、运动、应激及服用各种药物等的影响,也不受脂肪代谢、肝功能、肾功能、胰岛素之外的其他激素影响,而且糖尿病时其浓度变化敏锐,在排除肾功能不全的情况下,1,5-AG 可作为糖尿病诊断的可靠指标。2 型糖尿病血浆 1,5-AG 的变化特点详见图 13-3。

图 13-3　胰岛素治疗后空腹血糖(FPG)、HbA1c、24 小时尿糖(UG)及 1,5-AG 变化情况
(引自 Yamanouchi T,et al. Diabetes,38:725,1989)

国外学者研究发现,血糖及 HbA1c 水平无显著性差异的糖尿病患者检测 1,5-AG 时可反映出血糖控制水平的差别。因为同 HbA1c 相比,1,5-AG 的改变更敏感和变化范围更大。此外,HbA1c 中糖化和非糖化部分存在个体差异。所以,将 HbA1c 同 1,5-AG 两项指标结合起来检测可以提供不同阶段和更准确的血糖情况。不同指标测定对非糖尿病者、IGT 及糖尿病患者选择性指数比

较见表 13-1。

血浆 1,5-AG 的测定具有实际的指导意义。首先,可以用于糖化血红蛋白水平相同或相近时血糖控制情况的比较。在一项临床研究中,饮食控制组(Diet)、口服降糖药组(OHA)、经典胰岛素治疗组(CIT)、多次胰岛素治疗组(MIT)四组患者之间空腹血糖(FPG)和 HbA1c 测定水平无显著性差异,但 1,5-AG 测定结果分别为(17.3±6.9)

表 13-1　血糖检测指标比较

方法	选择性指数
AG（正常低限 14mg/L）	76.9
HbA1c（正常上限 6%）	56.9
糖化血清蛋白（正常上限 2.9nM）	56.5
AG 或 HbA1c	78.5
AG 或糖化血清蛋白	72.7
HbA1c 或糖化血清蛋白	64.7
AG 或 HbA1c 或糖化血清蛋白	73.7

注：选择性指数=敏感性（%）特异性（%）

mg/L，（10.7±6.3）mg/L，（6.9±3.3）mg/L，（11.5±5.3）mg/L。OHA、CIT 和 MIT 组血浆 1,5-AG 水平明显低于 Diet 组，CIT 组显著低于 MIT 治疗。饮食控制的患者胰岛 β 细胞的分泌功能最好，血糖控制最满意；MIT 组胰岛素注射次数较 CIT 组多，更适合于血糖控制，所以血糖水平优于后者。血浆 1,5-AG 水平与实际情况一致。其次，血糖升高波动性变化，可以通过血浆 1,5-AG 水平反映，是 HbA1c 检测的补充。当糖尿病患者出现 HbA1c 水平控制良好，而血中 1,5-AG 水平下降时，表明每天血糖波动幅度很大。有研究发现，1 型糖尿病患者血浆 1,5-AG 水平低于 2 型糖尿病患者，原因可能是两种类型糖尿病胰岛 β 细胞功能存在明显的差异，1 型糖尿病患者胰岛 β 细胞基本上已丧失分泌胰岛素功能，主要依靠外源性胰岛素，血糖波动较大，容易出现低血糖和高血糖，这些现象可从尿糖反映出来，并同时表现在血浆 1,5-AG 水平的变化上。血浆 1,5-AG 水平与餐时血糖升高波动的相关性更好。有学者报道，通过持续动态血糖监测（CGMS）反映糖尿病患者血糖变化发现，平均血糖为 148mg/dl，平均餐后血糖为 204mg/dl。1,5-AG、HbA1c 和 GSP 分别为 6.8μg/ml、7.3% 和 316μmol/L，均与超过 180mg/dl 平均以上的血糖曲线下面积显著性相关，1,5-AG 相关系数最高，为 $r=0.48$（$P<0.002$），其他为 $r=0.36$（$P<0.02$）和 $r=0.33$（$P<0.08$）。第三，随机血糖变化时，1,5-AG 的改变幅度均大于 GSP 和 HbA1c。一项糖尿病治疗前瞻性研究发现，患者治疗前随机血糖 225mg/dl、1,5-AG 1.9mg/L、GSP 410.6μmol/L 和 HbA1c 9.5%；治疗后 2 周、4 周和 8 周时测定值与基线值相比，随机血糖分别降低 16.7%、19.4% 和 23.3% 时，1,5-AG 分别升高

57.9%、94.7% 和 163.2%，GSP 降低 11.7%、17.2% 和 22.7%，HbA1c 变化范围最小，分别为 4.2%、7.4% 和 13.7%。

（二）弥补糖尿病现有监测指标的不足

目前我国糖尿病诊断和监测的指标主要有口服葡萄糖耐量试验、糖化血红蛋白、糖化血清蛋白。

口服葡萄糖耐量试验可以提高老年人 2 型糖尿病及糖耐量低减的早期诊断率，防止空腹血浆葡萄糖正常的已患有 2 型糖尿病或糖耐量低减的老年人群漏诊，但是此方法易受检查前糖类摄取量的多少、某些应激等生理变化的影响，并需多次验血测定，因而在临床实施起来繁琐，造成患者依从性差，同时，也加重了患者的经济负担。

糖化血红蛋白是血中葡萄糖与血红蛋白非酶缩合的产物，可反映红细胞 120 天生命期中平均血糖水平，成为糖尿病患者血糖控制好坏的有效指标。HbA1c 测定用来反映既往血糖水平的变化已为广大医生和患者认同，但这一指标很明显地存在三个问题：①不同实验方法存在一定的差异，容易引起结果偏差，所以较难寻求较为统一的标准；②同血糖变化相比，HbA1c 值改变较小和不敏感；③反映既往 1~2 个月血糖的变化，因而对临床治疗的指导作用减低。

糖化血清蛋白是血液中葡萄糖与血清蛋白经非酶促反应产生的一种酮亚胺结构，受血清蛋白半衰期的影响，反映的是 2~3 周期间血中平均血糖水平。胰岛素依赖型糖尿病时糖化血清蛋白的增加比糖化血红蛋白迅速，当血糖得到较好控制时，糖化血清蛋白的下降也比糖化血红蛋白迅速，因此能较早地提供血糖控制信息。然而由于血浆蛋白的半衰期不同，糖化血清蛋白在非糖尿病个体和个体之间有很大的变动性，当患者白蛋白或总蛋白降低时（如蛋白丧失性肾病或肝硬化等），糖化血清蛋白的数值即不可靠。

1,5-AG 代谢稳定，不受性别、年龄、饮食、肥胖、运动、应激及服用各种药物等因素的影响。糖尿病高血糖时，1,5-AG 与葡萄糖一起从肾小球滤出，当超过肾小管重吸收能力时，尿糖排出增多，尿 1,5-AG 排出量也随之增加而使血中 1,5-AG 水平明显下降并与空腹血糖呈明显负相关。目前大量研究结果证明 1,5-AG 与血糖、糖化血红蛋白、糖化血清蛋白相关，尤其与近期糖化血清蛋白相关最密切，并能反映近期的血糖波动情况，在魏

任雄等的研究中分别以 1,5-AG（71.31mmol/L）、糖化血红蛋白（7.24%）和糖化血清蛋白（2.3mmol/L）及空腹血糖（6.66mmol/L）作为诊断糖尿病的临界值，对糖尿病诊断的敏感性分别为 84.7%、63.3%、66.3% 及 82.7%，提示 1,5-AG 能提高糖尿病的诊断敏感性，为糖尿病的早期预测提供了可靠的依据。有文献报道，即使在治疗过程中，1,5-AG 也比糖化血红蛋白和糖化血清蛋白更能确切灵敏地反映较短时间内糖尿病的控制程度，且 1,5-AG 的变化不受治疗方法、性别、患病时间和血浆 1,5-AG 起始浓度的影响。

空腹血糖、糖化血清蛋白、糖化血红蛋白分别代表即时、近 2~3 周和近 2~3 个月的血糖控制水平，而缺乏近几天的血糖监测指标。1,5-AG 反映近几天至 1 周的血糖水平，弥补了糖尿病监测指标的不足。它能准确地监测血糖的微小变化，而没有延迟时间，对需要严格控制血糖的患者来说，这个指标更适合。

（三）反映近期尿糖排出量的一项血液化验指标

1,5-AG 代谢的排泄途径主要为通过肾脏从尿中排出。当 1,5-AG 进入肾小管后，它的重吸收被葡萄糖竞争性的抑制，尿排出量显著上升，超过体内 1,5-AG "库"的补充量，血浆水平下降。因此，血浆 1,5-AG 水平实际上间接反映了尿糖的排出量，并与尿糖的排出量保持一致。血浆及组织中的 1,5-AG 水平维持基本上不受食物中的影响。据研究，每日净增长的上限为 0.3mg/L。体内 1,5-AG 的合成水平很低，其化学结构与葡萄糖相似，所以，血 1,5-AG 水平受尿糖排出量的影响很大，而且，敏感和迅速。因而，血浆 1,5-AG 可被用做血糖控制不好的早期检测指标之一。有学者建议使用 1,5-AG 指数反映血浆 1,5-AG 与尿糖量的关系，即 $A \cdot G = 16$（A：葡萄糖浓度，G：平均每日尿糖量；1,5-AG $1\mu m = 0.18\mu g/ml$，胰岛素 $1pm = 0.139\mu U/ml$，葡萄糖 $1mol/L = 18mg/dl$）。

（四）可作为评价糖尿病治疗效果的指标

在胰岛素依赖型糖尿病急性发病时，1,5-AG 首先出现低值，随着病情发展及病程的推移，才相继出现糖化血清蛋白、糖化血红蛋白异常，当病情逐渐好转后，1,5-AG 又首先升高，给医生以最早的信息，有助于及时调整治疗方案。也可用于作为降糖药过量引起的低血糖的预防性监测指标，

在临床还未出现低血糖症状时，1,5-AG 已迅速出现高值，提示医生及时调整胰岛素或其他降糖药物的用量，避免出现临床低血糖。

（五）影响因素

1. 1,5-AG 水平 <0.1mg/L 时，只反映血糖控制不好，不能比较和推算尿糖量。

2. 慢性肾衰竭患者，也存在血清 1,5-AG 水平下降，但不能轻易诊断为糖尿病，因其下降可能是由重吸收减少造成的，与葡萄糖排泄无关，应以血糖为准。血中 1,5-AG 数值受肾脏排泄葡萄糖量的影响，故当患者出现 1,5-AG 和 HbA1c 同时降低时，应考虑是否存在肾脏病变，因非糖尿病肾脏病变终末期（非透析）患者之血清 1,5-AG 水平亦明显下降。

3. 肾性尿糖及药物性（尤其是类固醇激素）尿糖　肾小管功能可以影响尿中 1,5-AG 的排泄量。有研究发现，尿中 1,5-AG 与血糖呈正相关；同时，尿中 1,5-AG 与 β_2-MG 排泄量正相关（$r^2 = 0.73$，$P<0.05$），表明肾小管功能对 1,5-AG 的排泄量有影响。另外，肾糖阈值的差异也会造成一定的影响，如血糖水平相近的患者血浆 1,5-AG 的差异却较大。有人证实 OGTT 结果正常的孕妇按尿糖分为尿糖阳性和尿糖阴性两组。结果是两组人血浆 1,5-AG 差异较大，前者血浆 1,5-AG 水平明显低于后者，说明肾糖阈值对血浆 1,5-AG 的影响应该考虑到。

4. 年龄因素　HbA1c 受年龄的影响，血清 1,5-AG 对青年人测定价值高。一项研究显示，1,5-AG 与年龄呈负相关（22~36 岁），而老年人两者无相关性（70~85 岁）。可能与老年人肾糖阈值上升有关。所以，对于老年人 HbA1c 和 1,5-AG 测定用于糖尿病筛查存在一定的缺陷。

5. 肝硬化患者血浆 1,5-AG 水平可以明显下降，而且其水平与胆固醇酯酶和白蛋白浓度呈正相关，与Ⅳ胶原水平呈负相关，但此时 1,5-AG 浓度不反映血糖变化，而反映肝硬化程度；且在糖尿病诊断中还要注意严重肝功能障碍的患者，他们的血浆 1,5-AG 水平更低，可能与 1,5-AG 合成功能改变有关。

因此，对于诊断糖尿病来说，血糖（空腹/餐后）和 OGTT 试验仍为可采取的标准。1,5-AG 作为糖尿病诊断、筛查、监测指标，虽然很有优势，但也并非万能，在实际应用过程中要灵活掌握，要结合其他指标进行综合判断，要注意一些非糖尿病

患者也会出现低于正常值的现象,在肾功能不全、透析及饮食障碍等特殊情况下不能反映血糖的真实水平。

（孙秀芹 周迎生）

参 考 文 献

1. Hess C, Stratmann B, Quester W, et al. Clinical and forensic examinations of glycemic marker 1,5-anhydroglucitol by means of high performance liquid chromatography tandem mass spectrometry. Forensic Sci Int, 2012 222(1-3): 132-136.

2. Kim WJ, Park CY. 1,5-Anhydroglucitol in diabetes mellitus. Endocrine, 2012 Jul 31. DOI: 10. 1007/s12020-012-9760-6.

3. Juraschek SP, Steffes MW, Miller ER 3rd, et al. Alternative markers of hyperglycemia and risk of diabetes. Diabet Care, 2012 Aug doi:10. 2337/dc12-0787.

4. Stettler C, Stahl M, Allemann S, et al. Association of 1,5-anhydroglucitol and 2-h postprandial blood glucose in Type 2 diabetic patients. Diabet Care, 2008, 31(8): 1534-1535.

5. Jing F, Jun L, Wang Y, et al. A novel fully enzymatic method for determining glucose and 1,5-anhydro-D-glucitol in serum of one cuvette. Appl Biochem Biotechnol, 2008, 150(3): 327-335.

6. Akutsu T, Mori Y, Itoh Y, et al. 1,5-anhydroglucitol and postprandial hyperglycemia as assessed by self-monitoring of blood glucose in Japanese patients with moderately controlled diabetes. Diabetes, 2007, 56(Suppl. 1): 112A.

7. Dungan KM, Buse JB, Largay J, et al. 1,5-anhydroglucitol and postprandial hyperglycemia as measured by continuous glucose monitoring system in moderately controlled patients with diabetes. Diabet Care, 2006, 29: 1214-1219.

8. 张孝山, 李玉运. 1,5-脱水山梨醇的性质及其临床应用. 中国医学检验杂志, 2006, 7(1): 57-58.

9. Kawasaki I, Sato T, Hosoi M, et al. Serum 1,5-anhydroglucitol is a strong predictor of the postprandial hyperglycemia in type 2 diabetes patients(Abstract). Diabetes, 2005, 54(Suppl. 1): 76A.

10. McGill JB, Cole TG, Nowatzke W, et al. Circulating 1,5-Anhydroglucitol levels in adult patients with diabetes reflect longitudinal changes of glycemia. Diabet Care, 2004, 27: 1859-1865.

11. Yamanouchi T, Inoue T, Ogata E, et al. Post-load glucose measurements in oral glucose tolerance tests correlate well with 1,5-anhydroglucitol, an indicator of overall glycaemic state, in subjects with impaired glucose tolerance. Clin Sci, 2001, 101: 227-233.

12. Stratton IM, Adler AI, Neil HA, et al. Association of glycaemia with macrovascular and microvascular complications of type 2 diabetes(UKPDS 35): prospective observational study. BMJ, 2000, 321: 405-412.

13. Tomomi Fujisawa, Hiroshi Ikegami, Takanori Tsutsui, et al. Renal tubular function affects glycosuria-related urinary excretion of 1,5-anhydroglucitol. Diabet Care, 1999, 22(5): 863-864.

14. Kilpatrick ES, Keevilt BG, Richmond KL, et al. Plasma 1,5-anhydroglucitol concentrations are influenced by variation in the renal threshold for glucose. Diabet Med, 1999, 16: 496-499.

15. 方京冲, 史虹莉, 杨秀芳, 等. 一种新的糖代谢指标——血清1,5-脱水山梨醇. 中华内分泌代谢杂志, 1998, 14(3): 175-179.

16. UK Prospective Diabetes Study(UKPDS) Group. Intensive blood-glucose control with sulfonylureas or insulin compared with conventional treatment and risk of complications in patients with type 2 diabetes(UKPDS 33). Lancet, 1998, 352: 837-853.

17. Sticklas D, Turk J. A kinetic mass balance model for 1,5-anhydroglucitol: applications to monitoring of glycemic control. Am J Physiol Endocrinol Metab, 1997, 273: 821-830.

18. Dauglas Stickle, John Turk. A kinetic mass balance model for 1,5-anhydroglucitol: applications to monitoring of glycemic control. Am J Physiol, 1997, 273: E821-830.

19. Yamanouchi T, Ogata N, Tagaya T. Clinical usefulness of serum 1,5-anhydroglucital in monitoring glycaemic control. Lancet, 1996, 347: 1514-1518.

20. Schlichtkrull J, Munck O, Jersild M et al. The M-value, an index of blood-sugar control in diabetics. Acta Med Scand, 1996, 177: 95-102.

21. 糖尿病检测新指标: 1,5-脱水山梨醇. 实用糖尿病杂志, 1996, 4(2): 58-60.

22. Ohkubo Y, Kishikawa H, Araki E, et al. Intensive insulin therapy prevents the progression of diabetic microvascular complications in Japanese patients with non-insulin-dependent diabetes mellitus: a randomized prospective-6-year study. Diabetes Res Clin Pract, 1995, 28(2): 103-117.

23. S. Tsuki, I. Kobayashi. Effects of age and obesity on glycated haemoglobin and 1,5-anhydroglucitol in screening for type 2 diabetes mellitus. Diabet Med, 1995, 12: 899-903.

24. Koshimoto M, Yamasaki Y, Arai K, et al. 1,5-anhydro-D-glucitol evaluates daily glycemic excursions daily glycemic excursions in well-controlled NIDDM. Diabet Care, 1995, 18(8): 1156-1159.

25. 邱文生. 1,5-脱水山梨醇的基础与临床. 中国糖尿病杂志,1995,20:104-106.

26. 李怡,邱文升,李文瑞. 血清 1,5-脱水山梨醇测定用于糖尿病监测新指标及其临床意义. 中国糖尿病杂志,1995,20:89-92.

27. Phillipou G,James SK,Frith RG,et al. Enzymatic quantification of 1,5-anhydro-D-glucitol:evaluation and clinical application. Clin Chem,1994,40(7):1322-1326.

28. DCCT Research Group. The effect of intensive treatment of diabetes on the development and progression of Long-term complications in IDDM. N Eng J Med,1993,329:977-982.

29. Yamanouchi T,Moromizawa H,Shinohara T,et al. Estimation of plasma glucose fluctuation with a combination test of hemoglobin A1c and 1,5-anhydroglucitol. Metabolism,1992,41:862-867.

30. Tanaka S,Nakamari K,Akanuma H,et al. High performance liquid chromatographic determination of 1,5-anhydroglucitol in human plasma for diagnosis of diabetes mellitus. Biomed Chromatogr,1992,6:63-66.

31. Yamanouchi T,Akanuma Y,Toyota T,et al. Comparison of 1,5-anhydroglucitol,HbA1c,and fructosamine for detection of diabetes mellitus. Diabetes,1991,40:52-57.

32. Yamanouchi T,Akaoka I,Akanuma Y,et al. Mechanism for acute reduction of 1,5-anhydroglucitol in rats treated with diabetogenic agents. Am J Physiol,1990,258:E423-427.

33. Yamanouchi T,Minoda S,Yabuuchi M,et al. Plasma 1,5-anhydro-D-glucitol as new clinical marker of glycemic control in NIDDM patients. Diabetes,1989,38:723-729.

34. Yabuuchi M,Masuda M,Katoh K,et al. Simple enzymatic method for determining 1,5-anhydro-D-glucitol in plasma for diagnosis of diabetes mellitus. Clin Chem,1989,35:2039-2043.

35. Yamanouchi T,Akanuma H,Nakamura T,et al. Reduction of plasmal 5-anhydrogucitol(1-deoxyglucose)concentration in diabetic patients. Diabetlogia,1988,31:41-45.

36. Akanuma Y,Morita M,Fukuzawa N,et al. Urinary excretion of 1,5-anhydro-D-glucitolaccompanying glucose excretion in diabetic patients. Diabetologia,1988,31:831-835.

第 14 章

口服葡萄糖耐量试验

一、口服葡萄糖耐量试验方法学

（一）原理

口服葡萄糖耐量试验（oral glucose tolerance test，OGTT）是一项检测机体对葡萄糖负荷能力的经典试验。它的设计基于以下生理生化原理：葡萄糖口服后不需要消化可直接被吸收入血。葡萄糖是血液中主要的糖成分，血糖表现的是某一时间内进入和移出血液中葡萄糖的水平，反映了机体内碳水化合物在激素等因素调节下各代谢途径的平衡，是一个相当复杂精细的过程。血糖水平在正常人是相对恒定的，即使在进食大量葡萄糖后血中葡萄糖仅在一定范围内波动。这是因为进入血中的葡萄糖能在一定时间内进入各外周器官代谢而使血糖水平保持稳定。大量观察表明，正常情况下空腹口服葡萄糖30~60分钟后，血糖水平就可达到高峰，以后逐渐下降，2小时后接近原来空腹水平。3小时可能稍低于原空腹水平。当机体组织对葡萄糖的综合利用能力减低时，糖负荷后的血糖水平就难以达到这种理想的状态，而是表现为血糖水平的时间曲线上升后下降缓慢，在糖负荷后2小时仍维持在较高的状态，甚至在3小时仍不能恢复到空腹水平，这种状态称之为糖耐量减低或糖耐量受损。由此可见，应用OGTT可以判定机体对于葡萄糖利用的综合能力，反映机体组织，特别是机体外周葡萄糖利用的重要组织——肝脏、肌肉、脂肪在胰岛素调节下的葡萄糖利用能力。

（二）OGTT 适应证与非适应证

根据 WHO（WHO）和国际糖尿病联盟（IDF）2006 年联合发布的糖尿病指南，空腹血糖检测与 OGTT 被确定为糖尿病诊断的两项标准。同时，OGTT 也是确定糖耐量受损的唯一方法和排除糖尿病的方法。

1. OGTT 的适应证

（1）空腹血糖在 6.1~6.9mmol/L（110~125mg/dl）者。

（2）空腹血糖正常但伴有尿糖阳性、糖尿病阳性家族史、病理性妊娠史。

（3）存在实验室阳性发现，如高脂血症、高尿酸血症、考虑糖尿病可能。

（4）病史体检怀疑糖尿病可能，如肥胖、感染、牙周炎、视网膜病变、神经血管及肾脏病变。

（5）符合任何诊断标准的代谢综合征患者或是经 2 型糖尿病预警系统判定的具有高、中危患病风险者（详见下文）。

2008 年 1 月 *Heart* 杂志发表的欧洲心脏病合并糖尿病患病调查报告推荐冠心病患者行 OGTT，提出"原则上，每位冠心病患者都应当做（OGTT）"，以准确地对这类人群中的血糖代谢状态进行鉴别和分类。

2. 不宜行 OGTT 的情况

（1）空腹或餐后血糖明显升高，明确诊断为糖尿病。

（2）各种原因所致肠道吸收功能不良（急性胃肠道症状、胃大部切除术后）；内分泌紊乱性疾病（如垂体功能不全、肾上腺功能不全等）；应激状态（如精神紧张、外伤急性病期等）；长期卧床者。

（3）使用可能影响血糖水平的药物（升高血糖药物，如甲状腺素、皮质激素、噻嗪类利尿药物、左旋多巴、避孕药；降低血糖的药物，如肾上腺素能阻滞剂等）。

（三）OGTT 规范操作

按 WHO（WHO）1985 年的建议，OGTT 规范操作应遵循以下步骤：

1. 试验前至少需要 3 天正常饮食与活动量。膳食中碳水化合物含量不得低于 150g/d。试验前可正常活动；试验前需空腹 10~16 小时，其间可饮水；试验期间不准吸烟。应记录可能影响结果的因素，如药物、活动情况、感染等。

2. 空腹取血样后，在 5 分钟内服下含无水葡萄糖75g(相当于含一个水分子的葡萄糖82.5g)250~300ml溶液(或含相当量的淀粉部分水解物)。儿童按1.75g葡萄糖/kg体重计算,不超过75g葡萄糖。

3. 葡萄糖负荷后2小时取血送检。计算时间从服下第一口葡萄糖水开始2小时,这点在实际操作时应予充分注意。其他时相取血可根据临床或其他研究目的的需要而定。

4. 除非血糖可以立即测定,否则血样均应收集在含有氟化纳的试管内,分离血浆或血清后冷冻保存至测定。

膳食中一定量碳水化合物可避免假阳性的结果,并可提高试验的可重复性。饮食准备与一定活动量对老年人特别重要,因老年人一般进食、活动均较少,长期低糖饮食使得葡萄糖刺激后的胰岛素释放能力减低,饮食准备可以帮助恢复胰岛β细胞对葡萄糖刺激的反应能力,活动可刺激肌肉组织对葡萄糖的摄取与利用,可使OGTT结果尽量反映机体真正的状态。但试验前应避免剧烈体力活动。停用可能干扰糖代谢的药物至少3天,口服避孕药应停用1周以上。

施行OGTT一般应用葡萄糖。过去有采用50g、75g、100g葡萄糖等剂量,目前已统一为75g葡萄糖。有人曾比较过50g、75g、100g葡萄糖对糖耐量试验结果的影响,结果表明:50g葡萄糖负荷后血糖数值偏低,与服用100g葡萄糖后各时间点上血糖值有显著性差异。而口服75g葡萄糖与100g后所得血糖值接近。WHO公布的统计资料表明,服75g葡萄糖后2小时血糖值较服100g葡萄糖后2小时血糖值低约1mmol/L,而较服50g葡萄糖高约同样数值。试验一般用葡萄糖粉加水配成不超过25%浓度的溶液,要求在5分钟内饮尽。虽然这种溶液一般人服用没有太大的困难,但也有人不能适应,少数人服用后胃部不适、恶心,甚至出现呕吐、腹泻等不良反应,给受试者带来不便与顾虑,也影响了试验结果甚至使试验不能进行,特别是对需要重复进行试验者影响更大。根据WHO对糖耐量试验用糖所下的定义(葡萄糖或采用淀粉部分水解物),20世纪60年代国外有人建议采用面包、稀粥替代葡萄糖作OGTT。我国糖尿病工作者提出用馒头、米饭餐替代葡萄糖行OGTT。施曼珠、王叔咸教授在20世纪60年代报道了她们比较馒头餐与葡萄糖行OGTT的结果。认为服用100g面粉制成的馒头后虽然血糖

变化数值较服用75g葡萄糖后略低,但糖耐量曲线变化趋势在两种负荷后一致,馒头餐可以替代葡萄糖行OGTT。20世纪90年代国内外均有人继续观察比较了不同富含碳水化合物食品及烹调方式与葡萄糖作为负荷对OGTT的影响,广州劳干诚等人研究的结果表明进食稀饭可接近等量葡萄糖刺激的水平,而干饭效果则相差较多。这些工作不仅为采用部分水解物行OGTT提供了实验室研究的依据,而且为了解日常食物对血糖影响提供了依据。

原OGTT检测的采血部位均为静脉。以后随着取血技术与检测技术的进步和为方便患者,不同实验室可分别从静脉或毛细血管取血。检测血糖所用的血样也可为全血、血浆、血清各不相同。这些因素可能都会影响到OGTT结果的判读(详见下文)。

OGTT检测的采血时相应视其检测目的而定。如为诊断糖尿病而行,至少应采集负荷后2小时一点。如能同时采集空腹一点则更佳。因大多需行OGTT诊断糖尿病者其空腹血糖大多正常或在边缘状态,如2小时血糖值超过11.1mmol/L(200mg/dl)诊断标准可诊断为糖尿病。如果糖负荷后2小时血糖值仍在边缘状态者应考虑选择不同日期再行OGTT确定,不要轻易判断其是否为糖尿病。如为筛查高危人群或检测有无IGT,则至少需要在两点上采血,即空腹及糖负荷后2小时。如能在半小时或一小时上各加一点则能更好地反映胰岛β细胞对葡萄糖刺激效应功能。如想用OGTT进行随访研究,则应尽可能地获取更多的采血点以便获得更多的信息。

关于OGTT安全性问题。应指出的是OGTT对机体所加的糖负荷是较大的。不宜在短于4周时间内重复,特别是已明确诊断为糖尿病者。随着人们对糖、脂代谢紊乱在糖尿病、心脑血管疾病发生中作用认识的提高,作为评价糖代谢状态的OGTT肯定会越来越普遍地被应用,就像本文已经提到过的欧洲心血管病研究结果的推荐意见、糖尿病患者胰岛功能的研究等,从而暴露其存在风险的可能性。2007年加拿大研究人员证实在健康老年人中实施OGTT可引发心肌氧供降低。从一个方面提示了实施OGTT的确存在一定的风险,特别是在老年人当中。但目前关于OGTT安全问题的报道并不多。

二、结 果 判 读

（一）OGTT 结果判读标准沿革

OGTT 主要用于发现 IGT 者及诊断糖尿病。实施 OGTT 目的不同其结果判读标准亦不相同。

1. OGTT 判定不同糖代谢状态 OGTT 从 1913 年起用于诊断糖尿病至 1980 年前，世界各国没有统一的诊断标准。各家实验室或各国糖尿病协会根据血糖检测方法自行规定自己的标准。其中主要的问题是如何确定血糖的正常范围。1980 年 WHO 糖尿病专家委员会第一次提出 OGTT 诊断糖尿病的统一标准，即空腹血糖水平（FPG）≥7.8mmol/L（140mg/dl），2 小时血糖（2hPG）≥11.1mmol/L（200mg/dl）的诊断标准。此标准实施后 20 年的临床及流行病学研究结果表明，FPG≥7.8mmol/L 与 2hPG≥11.1mmol/L 这两者反映的血糖水平并不一致。几乎所有 FPG≥7.8mmol/L 者 2hPG 水平均≥11.1mmol/L，但 25% 左右的 2hPG≥11.1mmol/L 者其 FPG 水平并不≥7.8mmol/L。另外，近年来的前瞻性研究结果表明：①FPG 在 7～7.8mmol/L 与肾脏微血管并发症发生有关。②即使是非糖尿病的 FPG 轻度上升也与冠心病死亡率有关。③30%～40% 患者在第一次被诊断为糖尿病时已伴有微血管或大血管并发症，这些人可能至少有 5 年糖尿病病史。为此 1997 年美国糖尿病学会和 1998 年 WHO 修订了关于糖尿病诊断的血糖水平新标准：一天任何时候血糖水平≥11.1mmol/L 或 FPG≥7.0mmol/L（126mg/dl）或口服 75g 葡萄糖后 2hPG≥11.1mmol/L 即可诊断为糖尿病。诊断为糖尿病的 FPG 水平从 7.8mmol/L 降至 7.0mmol/L，口服 75g 葡萄糖后 2 小时血糖标准仍保留在 11.1mmol/L。美国糖尿病学会更进一步认为 FPG 较负荷 2hPG 稳定，重复性好，只要用 FPG≥7.0mmol/L 单一标准可代替负荷后 2 小时标准诊断糖尿病；而 WHO 依然保留了负荷 2hPG>11.1mmol/L 这一标准。1999 年欧洲糖尿病学会流行病学组发表了它分析欧洲 20 个研究小组就美国单一空腹血糖标准诊断糖尿病的特异性及敏感性问题的研究报告，报告认为即使使用目前已降低的单一空腹血糖标准仍有 31% 的糖尿病患者因空腹血糖水平不高（但负荷 2 小时水平升高）而被漏诊；因此，仍应保留使用负荷后 2 小时血糖指标保证诊断的敏感性。

以上谈及的是 20 世纪糖尿病诊断标准沿革。随着近年来对这一疾病研究认识的深入，2003 年美国糖尿病学会根据 Pima 印第安人中眼底视网膜病变发生与血糖的关系，重新修订了其关于空腹血糖受损的标准，将空腹血糖受损的截点值从 6.1mmol/l（110mg/dl）降低为 5.6mmol/L（100mg/dl）。这一数值也进一步为国际糖尿病联盟采用作为其颁布的代谢综合征诊断标准中关于血糖异常的标准。2005 年 11 月 4 日～6 日，WHO 指定的专家在日内瓦总部开会，就重新修订关于糖尿病诊断标准进行研讨。并以 WHO 和 IDF 的糖尿病专家委员会名义共同发布关于糖尿病诊断定义与标准的新的指南意见。新的修订版本于 2006 年公布。

WHO 和 IDF 共同发布关于糖尿病诊断定义与标准的新的指南所明确了的糖尿病、糖耐量受损以及空腹血糖受损诊断标准见表 14-1。

表 14-1 2006 年 WHO 推荐糖尿病和中度高血糖诊断标准

血糖检测状态	糖尿病	糖耐量减低	空腹血糖受损	正常
静脉空腹血糖	≥7.0mmol/L	<7.0mmol/L	6.1～6.9mmol/L	<6.1mmol/L
糖负荷后 2 小时静脉血糖	≥11.1mmol/L	≥7.8mmol/L 且 <11.1mmol/L	<7.8mmol/L（如果检测）	<7.8mmol/L（如果检测）
糖负荷后 2 小时末梢血糖	≥12.2mmol/L	≥8.9mmol/L 且 <12.2mmol/L		

注：糖负荷后血糖所指为口服 75g 葡萄糖后 2 小时的血糖值

2006 年指南明确了原 1999 年发布的糖尿病、糖耐量受损、空腹血糖受损诊断标准仍维持不变。

指南明确了静脉血糖水平检测是诊断糖尿病的标准方法，但鉴于毛细血管血血糖监测方法的日益完善与广泛使用，本次指南还进一步建议推荐了关于静脉血与毛细血管末梢血血糖检测的转换相关性。指南指出在空腹状况下,可以视静脉血与末梢血血糖检测结果为等同;而在餐后状态下,末梢血血糖检测值将高于静脉血。因此,当采用末梢血进行餐后血糖或糖耐量试验检测时,其糖尿病判定标准将由静脉血标准的 11.1mmol/L 上升至末梢血标准的 12.2mmol/L;其糖耐量受损判定标准将由静脉血标准的 7.8mmol/L 上升至末梢血标准的 8.9mmol/L。糖耐量减低与空腹血糖受损阶段现被称为糖尿病前期(prediabetes),是糖代谢紊乱的关键截点阶段,与糖尿病及其并发症的发生有着密切的关系。关于 ADA 所提出的空腹血糖受损标准(5.6mmol/L),WHO 在 2006 年指南中并未予以认可,其理由是证据不足以及由于降低标准扩大诊断范围所产生的社会经济问题。

但是作者认为应该看到空腹血糖水平确实可以作为一项指标来判定今后血糖水平的走向,能够将空腹血糖水平保持在 5mmol/L 将是一个较佳的状态。

2. 胰岛 β 细胞功能评估　以上是应用 OGTT 进行糖代谢状态判定诊断标准。应用 OGTT 进行胰岛 β 细胞功能评估及其他目的的研究目前尚无统一的判读标准,需要同时参考胰岛素、C-肽、胰高糖素释放水平综合评定。国内有关于利用 OGTT 进行胰岛功能评估的研究报道,提出了应用 OGTT 参数结合空腹胰岛素水平评价胰岛 β 细胞功能的细胞功能指数(modified β-cell function index, MBCI)。MBCI = (FPG × FINS)/(2hPG + 1hPG−2×FPG)。这一指数应用大量中国人数据和美国 Pima 印第安人的葡萄糖钳夹试验数据进行了对比,认为不仅可以评估胰岛 β 细胞功能,而且比常用的胰岛 β 细胞功能评价指数 AIR、$\Delta I_{30}/\Delta G_{30}$、Homa-β 更好,可为流行病学与临床工作提供可行的评价胰岛功能的手段以及相对可靠的信息。

(二)影响 OGTT 结果判读的因素

1. 生理因素

(1) 血糖水平本身生理波动:决定血糖水平的因素很多,一天中血糖水平是动态变化的。空腹时血糖水平相对稳定,随进食改变下午较上午高。OGTT 宜在上午 7～9 时进行。一般同一人行两次 OGTT,负荷后 2 小时血糖值波动在 20mg/dl,最大可达 60mg/dl。亦有报道某些种族(如黑人)对糖负荷反应或反应方式(如血糖曲线出现双峰)与白种或黄种人不同。

(2) 年龄:成年人糖耐量一般随年龄增长而减退。有报道空腹血糖水平每 10 岁增加 0.11mmol/L,餐后 2 小时血糖每 10 岁增加 0.44～1.11mmol/L。老年人糖负荷后可见明显糖耐量减低。这点应在判读结果时注意。

(3) 体重:糖耐量随体重增加而减低。超重或肥胖者平均空腹及负荷后血糖值波动较正常体重者大。

(4) 妊娠:妊娠时母体血糖水平大约降低 15%～20% 以供给胎儿能量需要。由于此时内分泌及代谢改变将会影响到 OGTT 结果。妊娠妇女不宜行 OGTT。

(5) 应激:行 OGTT 时由于多次静脉采血可造成精神紧张使血糖水平升高而影响结果。

2. 取血部位及血样处理　因血流从动脉向静脉的走向,取血部位不同可使血糖值有所区别。空腹时动脉(包括毛细血管)、静脉血糖值基本相等。大约相差 2～3mg/dl。服糖后动脉血糖值比静脉高出 20～70mg/dl。服糖后静脉血糖的变化也较动脉为大,反映出负荷后胰岛素使葡萄糖在外周摄取增加。随着近年来糖尿病干预控制对血糖检测与监测的要求不断提高,用于末梢血的血糖检测设备使用越来越普遍,其性能也在不断完善。2006 年 WHO 诊断指南中明确了末梢血的诊断标准也是符合这一趋势的做法。检测血糖水平所用血样本处理也关系到结果。一般全血血糖水平低于血浆或血清。而血浆或血清两者间无差异。另外,血样本在采集到检测之间这段实验时间过程的保存条件也直接关系到检测结果的准确性。一般情况下,同一家实验室大多沿用相同的方法工作,因此在判读自家结果时这方面不会有太大问题。但在需要比较不同实验室结果时必须予以注意,特别是多中心的临床研究时血糖检测需要有实验室间的质量控制评价。

3. 其他　试验前饮食状况,有无剧烈运动,是否服用过可能影响糖代谢的药物等因素均可影响 OGTT 结果判读,需给予注意。

三、OGTT 在糖尿病防治中的应用及意义

目前 OGTT 主要应用意义在于:

1. 糖尿病诊断的标准　因采用单纯空腹血

糖检测诊断糖尿病会遗漏30%的患者。因此,负荷后的血糖检测是临床糖尿病诊断的两项标准之一。

2. 判定糖耐量受损状态(IGT)的唯一方法 由于IGT状态与糖尿病和心血管疾病发生的密切关系,OGTT的重要性也就不言而喻了。

3. 在疑似糖尿病患者中确定或除外糖耐量异常的唯一手段。

4. 糖代谢紊乱阶段的比较标示 随着对慢性疾病发生机制的探索不断深入,人们已经认识到糖尿病的发生与发展是一个复杂多因素相互作用的过程与结果。糖代谢状态本身是一个动态变化的阶段,如果将代谢紊乱早期改变到糖尿病发生简化成一个可逆的线性发展过程(图14-1),我们可以比较清楚地看到各个已经定义的代谢紊乱状态在这一过程中的位置。

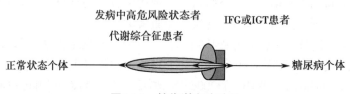

图 14-1 糖代谢紊乱过程

根据目前疾病控制研究的结果,在这一过程中任何一点上(包括IGT的状态)的有效干预控制都可能不同程度地延缓与逆转疾病的发展进度,但所不同的是干预成本与效果的价值比高低有所不同。任何人都能立刻认识到低成本高效益将是我们追求的目标。

我国大庆和美国DPP的研究结果表明,强化运动、饮食方式的干预可以明显降低处于IGT状态的高危个体发生糖尿病的比例(下降30%~60%)。IGT已经是发展到相当程度的糖代谢紊乱,生活方式干预尚可明显降低其近期(3~6年内)糖尿病发生率。虽然其长期效果仍在观察研究中,这一结果已经鼓励人们将干预状态前移,尽早调整可被认识到的代谢紊乱状态,减低干预成本,扩大干预效益。

为了达到筛选发现除目前已知的糖代谢紊乱状态(IGT、IFG)的其他代谢紊乱状态并进行及早干预,在国家科技支撑计划研究课题的支持下,作者所在研究所联合两所大学研究人员对尽早识别与判定糖代谢紊乱状态进行了研究。在1.6万余人生活方式问卷调查以及临床体征和实验室指标检测数据的基础上,通过医学、生物统计学和计算机科学的结合,建立了2型糖尿病预警系统。这一系统可以通过个体常见的信息(性别、年龄、糖尿病家族史、身高、体重、腹围、血压、空腹静脉血糖、高密度脂蛋白胆固醇、甘油三酯和总胆固醇检测水平)建立的数学模型和判定标准判定不同等级的2型糖尿病患病风险状态。判定结果分为一般、低、中、高风险四个等级,中、高风险等级者约占人群的15%(其中高风险等级者约占5%,中风险等级者约占10%)(表14-2)。

表 14-2 模型人群中患病风险分布状况

	一般个体	低风险个体	中风险个体	高风险个体	总计
例数	10 583	2264	1401	883	15 131
构成比(%)	69.94	14.96	9.26	5.84	100

在同一模型人群中,以ATP Ⅲ标准诊断代谢综合征患病率约为10%,以IDF标准诊断代谢综合征患病率为14%;通过与代谢综合征标准(ATP Ⅲ)诊断的人群对比,发现预警系统判定的低、中、高风险人群中涵盖了87%的代谢综合征患者;这表明了两种判定标准具有一定的吻合率。随着预警风险等级增加,不同患病风险等级者中代谢综合征患病率也在增加(表14-3)。

如果具体分析两种状态判定的每一项代谢紊乱指标就会发现,每一风险等级状态下代谢综合征患者的相应代谢指标均值都高于同一风险等级状态下预警系统判定出的风险。由此表明两种标准虽有吻合但并不能相互取代,预警系统可以发现早于代谢综合征表现的代谢紊乱个体,这可能与这一系统判定因素较目前代谢综合征标准涉及的因素多而细致有关,如考虑到家族史、年龄、性别等因素。

在全国9个地区18 000余人中,同时应用预警系统标准和代谢综合征诊断标准进行了人群筛查,并对发现的患病中高风险个体和符合代谢综合征诊断标准的2000余名个体进行了OGTT检测。其结果显示,具有上述代谢紊乱特点的人群中 IGT 发生比率(25% 左右)远远高于一般人群,而经 OGTT 判定为糖尿病的个体比率(5%)并不高于一般人群,表明了这些个体确实处于一个早期糖代谢调节受损的阶段,应该是

干预控制的最佳对象。同时也表明了经过一定患病的风险状态判定可大大集中应实施 OGTT 的目标人群,数倍提高阳性检出率,提高效益(表 14-4)。

表 14-3 不同患病风险状态下非代谢综合征与代谢综合征患者代谢指标比较(均值)

代谢指标	一般		低风险		中风险		高风险人群	
	MS	NON	MS	NON	MS	NON	MS	NON
Waist(cm)	85.9	77.2	91.9	86	93.6	89	94	84.3
TG(mmol/L)	2.66	1.19	2.48	1.62	2.81	2.26	3.49	1.92
HDL(mmol/L)	1.05	1.41	1.02	1.27	1.03	1.25	1.09	1.37
FPG(mmol/L)	5.39	4.57	5.41	4.84	5.45	4.97	5.93	5.83
DBP(mmHg)	81.5	73.7	87	82	87.1	83	84.8	77.5

注:MS:代谢综合征;NON:非代谢综合征;血压以舒张压代表

表 14-4 风险人群中 OGTT 检测结果

末梢血血糖检测	<8.6mmol/L	≥8.6mmol/L	≥12.2mmol/L	总计
例数(n)	1516	561	88	2165
构成比(%)	70.03	25.91	4.06	100

注:本表显示结果来自 OGTT 2 小时末梢血检测,采用 WHO/IDF 2006 年推荐诊断标准

目前人们已经认识到代谢状态的复杂综合性及其在疾病发生过程中的病理生理意义,单纯依靠某一诊断标准都很难达到全面识别代谢紊乱目的。因此,近 20 年里对代谢综合征的重视不断加强。根据预警系统判定标准,生活在大、中城市及经济较发达乡村人群中的中高危人群比例约为15%,结合任何代谢综合征诊断标准,能够发现人群中绝大部分处于早期代谢紊乱状态的个体(约占人群 20% ~ 25%)。中、高危判定和代谢综合征诊断指标来自于一般临床常规检查项目,具有较强的可操作性。这一系统的等级风险判定方式不仅可用于高危筛选而且可用于干预效果评价,为生活方式干预提供了较好的技术支持。

通过增加糖负荷来筛查发现已经出现相当程度糖代谢调节受损的个体是 OGTT 对糖尿病的诊断和早期干预不可取代的作用和贡献。不可否认的一点是 OGTT 在实施中的存在一定的困难。其多点采血的费用及负荷后 2 小时的时间消耗都为它的实际应用,特别是在大人群中的应用带来一定的限制。通过风险判定相对集中高危人群再结合 OGTT 检测不失为一条在大人群中判定糖代谢调节受损状态的有效途径,同时也可以为高危干预个体化提供了指导。

通过增大糖负荷对那些处在糖代谢调节受损的人群提供一定的诊断依据是 OGTT 的初衷。我们应用这一试验时应该了解到任何指标都是人为规定的。在应用这些指标判定疾病发生与否和程度时都应全面掌握情况,切忌机械套用某些指标,忘记我们面临患者复杂的个体状况。对每一个检测手段,检测指标产生及发展过程有较全面的了解才是有效地使用这些手段和指标的最好保证。

(张铁梅 张蕙芬)

参 考 文 献

1. 施曼珠,王叔咸.馒头负荷(替代葡萄糖耐量)试验的初步经验.中华内科杂志,1964,12:932-935.
2. 钱荣立.对糖尿病诊断与分型新建议的讨论.中国糖尿病杂志,1998,62:67-69.
3. WHO technical report series 84 Prevention of diabetes mellitus. Geneva,1994.
4. The expert committee on the diagnosis and classification of diabetes mellitus. Report of the expert committee on the diagnosis and classification of diabetes mellitus. Diabet Care,1997,20(2):1183-1197.
5. Alberti KGMM,Emmet PZ for the WHO consultation. Definition,diagnosis and classification of diabetes mellitus and

its complications. Part 1: diagnosis and classification of diabetes mellitus provisional report of a WHO consultation. Diabet Med, 1998, 15 (7): 539-553.

6. The DECODE-study group on behalf of the European Diabetes Epidemiology Group Is fasting glucose sufficient to define diabetes? Epidemiological data from 20 European studies. Diabetologia, 1999, 422: 647-654.

7. 劳干诚, 陈上云, 刘薇. 大米两种烹调方法对糖尿病人餐后血糖影响的研究. 中国糖尿病杂志, 1997, 52: 99-101.

8. 李光伟, Bennett PH. 糖尿病流行病学研究中应用 OGTT 资料评估胰岛 β 细胞功能的可能性——468 例非糖尿病 Pima 印第安人葡萄糖钳研究资料分析. 中华代谢内分泌杂志, 2003, 19: 8-12.

9. 全国糖尿病防治协作组. 空腹血糖受损人群胰岛素抵抗和胰岛 β 细胞功能特点分析. 中华代谢内分泌杂志, 2004, 20: 16-19.

10. 严励, 何扬, 薛声能, 等. 胰岛 β 细胞分泌功能评估指标的比较——186 例不同糖耐量者葡萄糖耐量试验资料分析. 中华代谢内分泌杂志, 2005, 21: 503-506.

11. 张铁梅, 曾平, 韩怡文, 等. 北京地区职业人群代谢综合征患病情况与特点分析. 中国糖尿病杂志, 2006, 14: 349-352.

12. 莉琳, 张素华, 任伟, 等. 代谢综合征人群的胰岛素抵抗及胰岛 β 细胞功能. 重庆医科大学学报, 2007, 32 (2): 129-133.

13. Madden KM, Tedder G, Lockhart C. The oral glucose tolerance test induces myocardial ischemia in healthy older adults. Clin Inves, 2007, 30: E118-126.

14. European guidelines on cardiovascular disease prevention in clinical practice: full text. Fourth Joint Task Force of the European Society of Cardiology and other societies on cardiovascular disease prevention in clinical practice (constituted by representatives of nine societies and by invited experts). Eur J Cardiovasc Prev Rehabil, 2007, 14 (Suppl 2): S1-113.

第 15 章

胰岛 β 细胞功能测定

胰岛 β 细胞功能是指胰岛 β 细胞在葡萄糖及葡萄糖以外的因素(如精氨酸、胰高糖素、化学药物等)刺激下释放胰岛素以维持血糖水平稳定的功能。胰岛 β 细胞分泌的激素至少有 4 种:胰岛素、C 肽、胰岛素原以及胰淀素。对胰岛 β 细胞功能的评价都是在测定这些激素浓度的基础上进行的。胰岛 β 细胞功能缺陷是导致糖尿病的重要病理生理机制。胰岛 β 细胞的功能变化与各型糖尿病的发生、发展、病情转归均密切相关,故胰岛 β 细胞功能的测定对糖尿病的诊断、分型、判断病情和预后、指导治疗和科研工作都具有重要意义。

血糖水平是反映胰岛素分泌和作用最简捷可靠的指标。血糖升高意味着 β 细胞分泌胰岛素的功能受损。由于血糖水平受胰岛素分泌能力及机体对胰岛素敏感性的双重影响,因而并非血糖水平相同的人胰岛 β 细胞功能都一样。血浆胰岛素水平是反映 β 细胞分泌胰岛素功能的又一重要指标。由于存在较大的个体差异,仅测量 1 次胰岛素浓度不足以解释患者的胰岛 β 细胞功能状态。通常在葡萄糖或者其他刺激物作用下,测定刺激后各时点的胰岛素浓度,结合一些数学模型计算胰岛素的分泌规律,并与正常人对照,以此判断胰岛 β 细胞的功能。

目前,检测胰岛 β 细胞功能的方法主要分为检测葡萄糖刺激、非糖物质刺激的胰岛素分泌以及 β 细胞分泌其他物质的功能。

一、胰岛 β 细胞功能测定的方法

(一)胰岛 β 细胞在葡萄糖刺激下分泌胰岛素的功能

1. 高葡萄糖钳夹技术(hyperglycemic clamp technique) 目前在各种检测方法中高糖钳夹试验被公认是评价胰岛 β 细胞功能的最精确的方法,是金标准,可同时评估 β 细胞在葡萄糖刺激后胰岛素的分泌能力以及组织对胰岛素的敏感性。该方法是由 De Fronzo 于 1979 年首先应用于人胰岛 β 细胞功能的检测。其原理是通过持续输注外源性葡萄糖,将血糖控制在需要的高糖水平,观察 β 细胞对葡萄糖的反应,从而评价胰岛 β 细胞功能。在持续的高糖刺激下,胰岛素的分泌呈现双相。第 1 时相指输入葡萄糖 10 分钟内胰岛素的分泌,峰值多在 4~6 分钟。在葡萄糖的刺激下,β 细胞内储存有胰岛素的 β 颗粒迅速释放,循环中胰岛素浓度快速升高,以促进组织对葡萄糖的摄取,它主要反映 β 细胞的储备功能。由于 β 颗粒的数量是有限的,故随后的胰岛素分泌减少,但外源性葡萄糖的输注人为地造成高血糖状态可刺激 β 细胞继续合成和分泌胰岛素,使 β 细胞有机会显露其最大的胰岛素分泌能力。故第 2 时相胰岛素分泌逐渐平缓上升并与高糖持续时间保持一致。由于高糖钳夹试验使不同个体血糖升高的水平相同,且可定量的了解胰岛素的双相分泌,故能精确地评价胰岛 β 细胞的储备和分泌功能。此外,当高糖钳夹达到稳态时,机体中利用葡萄糖的空间被充满,经校正葡萄糖空间值和尿糖值后,葡萄糖输注率被认为是机体的葡萄糖代谢率(M);同时稳态时胰岛素的分泌量最大且较稳定(I),故用 M/I 可评估胰岛素的敏感性,但在评估胰岛素敏感性方面,高糖钳夹不及正葡萄糖钳夹技术准确。操作程序为在空腹静息状态下输注外源性葡萄糖,在限定的时间使血糖迅速达到高于空腹状态的水平(11mmol/L 左右)。根据负反馈机制调整葡萄糖输注速率,维持此水平约 2~3 小时。根据输注葡萄糖 10 分钟内(0~10 分钟)的胰岛素值可以了解胰岛素 I 相分泌的状况。根据输注葡萄糖并维持高血糖稳定时的平均血胰岛素浓度来评价 β 细胞的最大胰岛素分泌量。高糖钳夹技术虽然精确,但操作复杂,需专门技术人员、输注泵及相应程序,费用高,因血糖平台值要高于基础值,故严重高血糖未控制时不宜应用。因此,它不适宜于大规模临床应用,仅用于一定个体的研究工作。

2. 静脉葡萄糖耐量试验(IVGTT) 方法为在1~3分钟内静脉推注50%的葡萄糖溶液,剂量为300mg/kg,最多不超过25g,在注射后3小时内的相关时点频繁取血(共23~30次)。IVGTT的临床意义在于:①可了解高危个体尤其是可能发展为1型糖尿病(T1DM)的个体的胰岛β细胞功能。②在早期2型糖尿病(T2DM)患者中胰岛素第一相分泌缺乏,第二相仍正常,但到了病程后期第二分泌相也较低平。可用此试验来判断T2DM患者的病情。③定期的IVGTT可了解T2DM的自然病程。IVGTT操作相对简单,重复性较好,不受胃肠激素及口服葡萄糖所致的个体吸收不同等影响。可能出现的不适有发热、潮红等,因其未达到葡萄糖的稳态,在精确性方面不如高糖钳夹。常用的评估β细胞功能的方法是第一时相胰岛素分泌(acute insulin response,AIR)。AIR为在静脉葡萄糖耐量中测定的1~15分钟血浆胰岛素的峰值,正常人高峰通常在250~300μU/ml,而糖尿病患者常低于50μU/ml。

由静脉葡萄糖耐量试验,结合各种不同的数学模型,又延伸出若干种方法。

3. 最小模型技术(minimal model method,MMM) MMM是Bergman等在IVGTT基础上,根据数据的分辨性、合理性、最佳拟合度及统计学特征对8个胰岛素分泌动力学数学模型筛选出的最佳模型。因其选取参数最少,故称之为“最小模型”。最小模型技术利用多样本静脉葡萄糖耐量试验,在空腹12小时后进行测试,在0~2分钟时静脉快速注射50%葡萄糖液体(0.3g/kg),在20分钟时静脉快速(1分钟内)注射胰岛素(0.03U/kg),从基础状态至注糖后180分钟,在30个左右的时点采集血样测量血糖和胰岛素值,借助Bergman-MINIMOD软件包同时计算胰岛素敏感性、胰岛素分泌能力、葡萄糖自身代谢和抑制肝糖输出效能,具有较强的实用价值。MMM较高糖钳夹技术操作简单,且接近生理状态,并与后者相关良好,但取血多,耗时长,计算相关数据需Bergman's Minimal Model计算机软件包。由于MMM取血30次,次数较多,Steil、我国洪洁等用改良MMM,将抽血的样本数减少,发现样本减少至12次后,该法仍不失为较可靠的评估胰岛功能的工具。

4. 持续静脉输注葡萄糖模型评估法(continuous infusion of glucose with model assessment,CIG-

MA) Hosker等于1985年提出CIGMA。模拟生理性餐后葡萄糖刺激,建立数学模型,观察胰岛素动力学变化。提供了较MMM接近生理性的负荷。方法为基础状态下一侧以5mg/(kg·min)速度输注葡萄糖,另侧于-15、-10、-5、50、55、60分钟采血,测胰岛素/C肽。根据模型,计算相对β细胞功能值(B%,以35岁以下正常体重糖耐量正常者β细胞功能值为100%)。本法同高糖钳夹技术相关好,重复性较好,适合群体研究。局限性:①其数学模型假设肝、外周组织胰岛素抵抗程度相同且β细胞对刺激最大反应呈数量式减低;②对正常人敏感性较低;③模型须专门配备。Hermans等延时至120分钟,加测110、115、120分钟值,得出数据适于不同糖耐量人群,并认为优于MMM。

5. 口服葡萄糖耐量试验(OGTT) 此试验是筛选糖尿病的最常用方法之一,亦可用于评价胰岛β细胞功能及葡萄糖代谢。将75g无水葡萄糖溶于250ml水中口服,测定空腹及糖负荷后30分钟、60分钟、2小时、3小时血糖及胰岛素和(或)C肽浓度。

当患者不宜行OGTT时,可行标准馒头餐试验或混合餐试验。以标准馒头(富强粉制,100g)取代葡萄糖,10分钟内服完,余要求同OGTT。结果分析、影响因素、适用范围类似OGTT。国外多行混合餐试验,根据受试者所需食物量及蛋白质、脂肪、糖比例制成混合餐,有认为更接近生理状态。DCCT小组报道,混合餐后第90分钟C肽值<0.2nmol/L,表明β细胞功能差;若为0.2~0.5nmol/L则需行强化胰岛素治疗。但本试验只是粗略评估方法,不同民族、地区的饮食习惯不同,标准餐难以统一。

OGTT较适合于流行病学研究,而对于精确测定单一个体β细胞功能尚存在一定限制。

在应用OGTT来评价胰岛β细胞功能时,常常借助以下几个指标。

(1)30分钟时胰岛素与葡萄糖净增值的比值($\triangle I30/\triangle G30$,早期胰岛素分泌指数):可作为评价早期胰岛素分泌相的指标,其中血糖单位为mmol/L,胰岛素单位为μU/ml。该指标在IGT时就已经发生了改变,到糖尿病阶段则更加显著。这一比值曾用于临床研究,近年来国外经常使用于某些前瞻性研究,是公认较好的β细胞功能检测指标之一,可反映早期的胰岛素分泌功能,其缺点是对胰岛素分泌曲线平坦的人群,该指标不能比较其胰岛β细胞功能的不同。

（2）OGTT 的胰岛素曲线下面积（INSAUC）：作为评价二相分泌的指标。OGTT 胰岛素曲线下面积按下式计算 INSAUC = 0.5×FINS + INS30 + INS60 + INS120 + 0.5×INS180（FINS 为空腹胰岛素,INS30、INS60、INS120、INS180 分别为 OGTT 后 30、60、120、180 分钟的胰岛素；单位均为 μU/ml）。计算胰岛素曲线下面积可判定胰岛β细胞功能,但是如果进行相对更准确的评估时,必须除外胰岛素抵抗的影响,所以在肥胖或胰岛素抵抗程度相似人群的个体间,如 1 型糖尿病患者之间、2 型糖尿病患者之间、LADA 患者之间,可用胰岛素曲线下面积来判定胰岛β细胞功能。需注意的是,因其只反映了胰岛素分泌数量,而没有反映胰岛素达峰时间,因而不能区分曲线下面积相同但达峰值不同的正常人和 2 型糖尿病患者的胰岛β细胞功能的差异。

（3）胰岛素峰值与基础值的比值（Ip/Io）：正常人在糖负荷后胰岛素水平可比基础值升高 6~8 倍,低于 5 倍者提示已有胰岛β细胞功能损害,低于 2 倍说明存在严重的胰岛β细胞功能受损。该方法相对可靠,可在临床工作中普遍采用。使用中需注意的是,以胰岛素升高水平来评估葡萄糖耐量低减人群的胰岛β细胞功能可能比葡萄糖耐量正常人群更好,因此,在评估不同糖耐量水平人群的胰岛β细胞功能时,是否采用该方法需仔细考虑。目前的胰岛素测定方法很难对高值做出准确的测定,所以单纯以绝对升高倍数判断要十分谨慎。

6. 稳态模型评估法（homeostasis model assessment,HOMA）　由 Hosker 等提出,空腹稳态时,血糖及胰岛素相互作用反馈达到平衡；根据基础状态下,不同β细胞功能及胰岛素抵抗与空腹血糖（FBG）及胰岛素浓度（FINS）的关系,得出稳态模型胰岛素分泌指数 Homa-β = 20×FINS（FBG-3.5）,其中 FBG 单位为 mmol/L,FINS 单位为 μU/ml,下同。如简化可得 β% = IFINS/FBG（假定 35 岁以下正常体重糖耐量正常者β细胞功能是 100%）。该公式仅涉及 FINS 及 FPG 水平,只需取一次空腹值,就能对胰岛素分泌情况作出大致的估计。因此,在临床工作中得以广泛应用,尤其值得称道的是在著名的 2 型糖尿病前瞻性研究 UKPDS 中用来评估胰岛β细胞功能的方法就是

HOMA 指数。HOMA 不需要外界刺激即可评估β细胞功能,简便易行,但变异系数较高,适于人群筛查。应排除干扰因素,如应用 3 次基础血样均值排除胰岛素脉冲变化影响等。因为胰岛β细胞衰竭在葡萄糖负荷下才能充分暴露,而空腹状态只能部分地反映胰岛β细胞功能,因此该公式的缺点是容易高估胰岛β细胞功能,在使用中需予以注意。另外一个涉及胰岛素敏感性的公式：HOMA-IR = FPG×FINS/22.5,低 HOMA-IR 表示高胰岛素敏感性,而高 HOMA-IR 表示低胰岛素敏感性。

（二）非葡萄糖刺激下胰岛β细胞的功能测定

1. 精氨酸刺激试验　静脉给予精氨酸可刺激胰岛素和胰高糖素的释放,而被用于评估糖尿病患者残存的β细胞功能。静脉快速推注仅诱发快速胰岛素分泌相（第一相）,而静脉滴注可诱发胰岛素双相反应。第一相是精氨酸刺激后短时间内出现的一个胰岛素快速分泌阶段,将胰岛细胞储存的胰岛素释放入血,血液中胰岛素浓度快速升高并快速下降。第一相反应的是胰岛β细胞的分泌能力。第二相是精氨酸刺激后增加胰岛素合成并缓慢释放入血,反映胰岛β细胞合成分泌能力。葡萄糖代谢异常的早期阶段,细胞膜葡萄糖转运系统发生下降调节效应,对胰岛素敏感性降低,非糖物质精氨酸因作用于β细胞的不同位点仍可保留对它的反应,而且在糖尿病高糖状态下表达能力增强。精氨酸刺激有反应表明机体尚存在一定数量的β细胞,可继续分泌胰岛素；如果精氨酸刺激无反应,则机体β细胞功能已衰竭。通常用 10% 的盐酸精氨酸溶液（50ml）在 30~60 秒内静脉注射。于注射后 2、3、4、5 分钟测定胰岛素浓度。以 2~5 分钟胰岛素均值与空腹胰岛素的差值来判定β细胞胰岛素分泌功能。因其具有简单、耗时短、易于规范化、重复性好等优点,可用于各种人群的筛选,尤其是对 DM 人群β细胞功能的研究。对于双相胰岛素分泌均缺乏的患者可了解其是否还存在有功能的β细胞。若对葡萄糖反应很差的个体,精氨酸刺激仍有良好反应,表明机体尚存在一定数量在非糖刺激下仍能分泌胰岛素的β细胞。若精氨酸刺激后也无反应,表明机体β细胞可能已丧失殆尽,用药物刺激也无济于事。该方法安全,常见的副作用是口内金属味或短暂的麻刺感。

2. 胰高糖素刺激试验　胰高糖素刺激试验其临床意义与精氨酸刺激试验相同,主要用于了解胰岛素第一相分泌情况。方法为静脉注射 1mg 胰高糖素,测定 0、6 分钟 C 肽或胰岛素水平。与精氨酸相比,胰升糖素升高血糖水平相对弱,刺激后胰岛素分泌明显增加的患者可能对磺脲类药物刺激无反应,因此本试验不能预测后者是否有效。目前该方法在临床上最主要的作用是判断胰岛 β 细胞功能是否已完全衰竭,在 1 型糖尿病的诊断方面有提示作用。可能出现的不良反应有恶心、呕吐、潮红、心跳加速。目前亦有用胰升糖素样肽-1(GLP-1)进行刺激的研究,其不良反应弱,对刺激胰岛素分泌的作用强。

3. 甲苯磺丁脲刺激试验　方法为在静注葡萄糖(0.3g/kg,最大剂量 25g)后 20 分钟给予一定剂量的甲苯磺丁脲静脉注射,观察注射前后胰岛素分泌值变化的情况。以注射甲苯磺丁脲后增加的胰岛素曲线下面积或注射后一定时间内平均胰岛素的增量来评估细胞功能。可了解对葡萄糖刺激缺乏反应的人群潜在的 β 细胞分泌功能,可预测 β 细胞上磺脲类受体突变个体的药物疗效,指导治疗。但不能有效反映已接受磺脲类药物治疗的 2 型胰岛素患者的 β 细胞功能。

(三) 非胰岛素肽类与胰岛 β 细胞功能

1. 胰岛素原(PI)　胰岛素由 PI 裂解而来。PI 的生物活性不足胰岛素的 10%。糖代谢异常时 PI 逐渐增加、PI/Ins 比值也发生变化。国外前瞻性研究对 IGT 者进行 5 年随访,其中部分个体转变为糖尿病,将这一组个体基线时的 PI 进行分析发现,凡是由 IGT 转变为 2 型糖尿病的个体,其基线 PI 水平显著高于未转变为糖尿病的 IGT 个体。这提示 PI 可以作为早期预测糖尿病发生的一项指标,并适用于临床和流行病学研究。在 2 型糖尿病个体,空腹 PI 及 PI/免疫反应性胰岛素(IRI)大约是正常个体的 2 倍,葡萄糖刺激后其比值也较正常者大 2～3 倍。PI/IRI 不成比例地升高能预测高危个体中发展为 2 型糖尿病的可能性,也是 β 细胞分泌功能减退的一个指标。

2. C 肽　在胰升糖素刺激试验中,通常用 C 肽值来评估 β 细胞功能。在上述的大部分试验中双抗体放射免疫法测定 C 肽可以代替测定胰岛素,特别对于用胰岛素治疗的糖尿病患者,其值不受外源性胰岛素的影响,可依此了解此类人群 β 细胞功能。正常人空腹血浆 C 肽水平约为

400pmol/L。进食后迅速上升,于 1 小时后达到高峰,约为空腹值的 8 倍,第 2、3 小时后逐渐下降。

3. 胰淀粉样多肽(IAPP)　IAPP 亦称胰淀素,是细胞正常分泌的肽类,是胰岛 β 细胞胰淀素基因表达终产物,其可能在胰淀粉样沉积中具有生理意义。目前一般认为它是胰岛素的制衡激素,同胰岛素抵抗及 β 细胞功能异常相关。胰淀素对葡萄糖刺激的分泌反应强于胰岛素,故胰淀素的测定也被逐渐应用于临床工作及科研中。目前主要用于胰淀素测定的方法有放射免疫法、ELISA 等。空腹血浆胰淀素约为 1.5～2.5pmol/L,葡萄糖刺激后 30～60 分钟上升至 7～10pmol/L。

二、胰岛 β 细胞功能测定在临床中的应用

糖尿病进程中胰岛 β 细胞功能的障碍是多方位的。胰岛素脉冲样分泌模式、PI 水平、糖刺激后胰岛素一相分泌反应的检测等可以在具有糖尿病高风险因素的正常糖耐量人群中如高龄个体和糖尿病患者的一级亲属中进行,以便较早发现胰岛 β 细胞缺陷。而精氨酸试验的胰岛素一相分泌反应可能在糖尿病发生后才会出现异常,胰升糖素试验则可能在更晚的阶段才能判断出胰岛 β 细胞功能异常。因此,可根据研究的目的来选择合适的功能试验。例如,在正常糖调节阶段可通过高糖钳夹来了解高危人群胰岛 β 细胞可能存在的潜在缺陷;在胰岛 β 细胞逐渐衰退过程中,可选用 IVGTT、OGTT 早期评价胰岛素分泌的指标;而在发生糖尿病之后,可将精氨酸试验以及 OGTT 的二相胰岛素分泌反应的变化作为判断病情轻重的指标;而在胰岛 β 细胞功能即将衰竭时,只能选择胰升糖素试验来判断其衰竭程度。总之,选择胰岛 β 细胞功能检测的方法要取决于检测目的并结合个体在糖尿病自然病程中所处的阶段进行综合考虑。如果是为了发现潜在的胰岛 β 细胞缺陷,特别是在评价药物疗效和研究机制方面,须选择一些比较精确、敏感的方法。而在临床上进行大样本研究时,宜选用方便易行、重复性好的方法。一种胰岛 β 细胞功能检测方法往往不能全面反映胰岛 β 细胞功能状态,往往需联用多种方法综合判断。

(王晓霞)

参 考 文 献

1. Stumvoll M, Gerich D. Clinical features of insulin resistance and beta cell dynfunction and the relationship to type 2 diabetes. Clin Lab Med, 2001, 21: 31.

2. DeFronzo RA, Tobin JD, Andres R. Glucose clamp technique: a method for quantifying insulin secretion and resistance. Am J Physiol, 1979, 237(3): E214.

3. Vauhkonen I, Niskanen L, Vanninen E, et al. Defects in insulin secretion and insulin action in non-insulin-dependent diabetes mellitus are inherited. Metabolic studies on offspring of diabetic probands. J Clin Invest, 1998, 101: 86-96.

4. Fukushima M, Taniguchi A, Sakai M, et al. Homeostasis model assessment as a clinical index of insulin resistance: comparison with the minimal model analysis. Diabetes Care, 1999, 22: 1911-1912.

5. Steil GM, Murray J, Bergman RN, et al. Repeatability of insulin sensitivity and glucose effectiveness from the minimal model1 Implication for study design. Diabetes, 1994, 43: 13652-3711.

6. 洪洁, 宁光, 王笑薇, 等. 减少样本数的 Bergman 最小模型技术在胰岛素抵抗综合征中的应用. 中华内分泌代谢杂志, 2000, 16: 358-362.

7. Hermans MP, Levy JC, Morris RJ, et al. Comparison of tests of beta-cell function across a range of glucose tolerance from normal to diabetes. Diabetes, 1999, 48(9): 1779-1786.

8. Robert L H, Richard E P, Bogardus C, et al. Evaluation of simple indices of insulin sensitivity and insulin secretion for use in epidemiologic studies. Am J Epidemiol, 2000, 151: 190-198.

9. The Diabetes Control and Complication Trial Research Group. Effect of intensive therapy on residual beta-cell function in patients with type 1 diabetes in the diabetes control and complications trial. A randomized, controlled trial. Ann Intern Med, 1998, 128(7): 517-521.

10. Ahern B, Taborsky GJ JR, Havel PJ. Differential impairment of glucagons responses to hypoglycemia, arginine, and carbachol in alloxan-diabetic mice. Metabolism, 2002, 51: 12-19.

11. 李光伟. 胰岛 β 细胞功能的评估. 国外医学内分泌学分册, 2003, 23(3): 159.

12. Matthews D, Hosker J, Rudenski A, et al. Homeostasis model assessment: insulin resistanceand β-cell function from fasting plasma glucose and insulin concentrations in man. Diabetologia, 1985, 28: 412-419.

13. 陈家伦. 循证医学对糖尿病诊断的贡献及目前存在的分歧. 中华内分泌代谢杂志, 2003, 19(1): 1-4.

14. 李光伟. 少些完美多些自由—临床及科研工作中胰岛 β 细胞功能评估的困难与对策. 中华内分泌代谢杂志, 2003, 19(1): 5-7.

15. Larsson H, Ahren B. Glucose dependent arginine stimulation test for characterization of islet function: studies on reproducibility and priming effect of arginine. Diabetologia, 1998, 41: 772-777.

16. 王玉磷, 刘泽林. 胰高糖素刺激试验在 2 型糖尿病患者中的应用价值. 中华实用内科杂志, 2004, 24(2): 95-96.

17. Vilsboll T, Toft2Nielsen M B, Krarup T, et al. Evaluation of β-cell secretory capacity using glucagons like peptide 1. Diabetes Care, 2000, 23: 807-812.

18. Grimberg A, Ferry R J, Kelly J A, et al. Dysregulation of insulin secretion in children with congenital hyperinsulinism due to sulfonylurea receptor mutations. Diabetes, 2001, 50: 322-328.

19. Stumvoll M, Fritsche A, Stefan N, et al. Evidence against a rate limiting role of proinsulin processing for maximal insulin secretion in subjects with impaired glucose tolerance and beta-cell dysfunction. J Clin Endocrinol Metab, 2001, 86: 1235-1239.

20. Jonathan R, Martin J P, Jonathan C L, et al. Changes in amylin and amylin-like peptide concentrations and β-cell function in response to sulfonylurea or insulin therapy in NIDDM. Diabetes Care, 1998, 21: 810-816.

第 16 章

胰岛相关自身抗体的检测

一、常用胰岛相关自身抗体检测项目概要

自身免疫性原因引发的胰岛 β 细胞破坏是大部分 1 型糖尿病的发病基础。这些患者在出现糖尿病临床症状前及发病后的一段时期,体内存在一种或多种胰岛相关自身抗体,这些自身抗体常单独或共同出现在疾病过程的某个阶段,是胰岛细胞及功能遭到破坏和攻击的重要标志。这些自身抗体的检测对 1 型糖尿病预测、预防、诊断、适宜药物的选择、疗效观察以及对糖尿病发病机制的探索等方面都有重要的价值。目前发现并在临床广泛应用的胰岛相关自身抗体主要有:胰岛素自身抗体(insulin autoantibody,IAA)、谷氨酸脱羧酶抗体(glutamic acid decarboxylase GAD_{65} autoantibody,$GAD_{65}Ab$)、胰岛细胞抗体(islet cell autoantibody,ICA)、锌转运蛋白 8 抗体(zinc transporter 8 antibody,ZnT8A)及蛋白酪氨酸磷酸酶样蛋白抗体(protein tyrosine phosphatase-like protein antibody,IA-2As IA-2A,即 37/40kD 蛋白)、羧基肽酶 H 抗体(carboxypeptidase H antibody,CPH-Ab)等。

(一)胰岛素自身抗体(IAA)

1. 胰岛素抗体、胰岛素自身抗体和外源性胰岛素抗体的概念和关系 胰岛素抗体是指能与胰岛素结合,使游离胰岛素的浓度减低,作用减弱,对胰岛素有抵抗作用的抗体。

胰岛素抗体产生的原因目前发现有两种:①在从未用过胰岛素的受试者体内出现的,对自身分泌的胰岛素产生的抗体,即 IAA。IAA 被认为是在胰岛 β 细胞损伤、胰岛素分泌异常时产生的自身免疫性抗体。虽然在正常人体内这种抗体也有少量存在,但一般情况下测不到或浓度较低,结果为正常或阴性。高浓度的 IAA(阳性)常出现在 1 型糖尿病患者或潜在患者身上。②应用外源胰岛素后患者体内出现的抗胰岛素的抗体。这是一种针对外源性胰岛素的抗体,为非自身免疫性抗体,习惯上常称之为胰岛素抗体(insulin antibody,IA)。实际上这个习惯称谓既不贴切,也不准确。本文下面暂将这种抗体称为外源性胰岛素抗体以示与胰岛素抗体原意的区别。外源性胰岛素抗体是在使用外源性胰岛素时,由于外源性胰岛素具有抗原性,刺激机体免疫系统产生能与胰岛素结合的抗体,常导致患者胰岛素治疗剂量逐步增大才能达到理想的治疗效果。一般出现在应用外源性胰岛素后 1～2 个月左右。外源性胰岛素纯度越低,产生的抗体滴度就越高。因此,应用动物源胰岛素的容易出现胰岛素抗体,患者耐药情况也比较普遍和严重。应用人的单峰胰岛素上述情况会好很多,但仍有患者出现抗体及耐药情况。应用胰岛素类似物的患者也易出现 IAA。原因与个体差异、胰岛素的生产工艺(菌种)等有关系。停用相应药物后,这种抗体也不会马上就消失。

胰岛素自身抗体与外源性胰岛素抗体都是胰岛素抗体的一种类型,他们有同一个抗原——胰岛素,他们都属同一种抗体——胰岛素抗体。但是,胰岛素自身抗体与外源性胰岛素抗体产生的机制不同,临床意义也不一样。

胰岛素抗体中包括了胰岛素自身抗体和外源性胰岛素抗体(非自身抗体)。胰岛素抗体、胰岛素自身抗体和应用外源胰岛素后产生的外源性胰岛素抗体,三个词组代表了三个概念,表达的不是一个意思,临床意义也有很大区别。但目前,在这些词义表达上有些模糊和混乱,特别是,从实验方法上也不能将其准确地区分清楚,这是我们在临床和科研工作中需要特别注意的。

2. 胰岛素自身抗体及外源性胰岛素抗体某些概念混乱的原因、现状及解决办法

(1)习惯称谓混乱:当人们为发现胰岛素能用于临床治疗并取得很好的结果而欣喜后发现,许多患者应用外源胰岛素后会产生一种使胰岛素

作用减弱的抗体。因当时只发现了这一种胰岛素抗体,就将其称为了胰岛素抗体。至 1983 年有人发现未使用外源胰岛素的患者体内也有胰岛素抗体,并将这种抗体命名为胰岛素自身抗体,使用至今。历史的原因和习惯的称谓造成了现在表述的问题和困难:胰岛素抗体包括两种,胰岛素自身抗体和应用外源胰岛素后产生的胰岛素抗体,但应用外源胰岛素后产生的胰岛素抗体人们仍习惯简称为胰岛素抗体。三个概念两个称谓,词义基本意思冲突和混乱。若没有特别说明,极易造成概念上的混乱。这个问题不只在临床工作的交流中出现,科研文章涉及时,常让人不知所云,无法判读。在此也呼吁相关组织及部门,对应用胰岛素后产生的胰岛素抗体尽快统一命名,以免造成概念、临床意义、相关研究等方面继续混乱。

特别是对应用胰岛素治疗后产生的胰岛素抗体拟应称为外源性胰岛素抗体或其他更贴切的名字。总之,不能还称之为胰岛素抗体,以示与胰岛素抗体原意的区别,避免混乱。

(2)技术手段限制,目前的胰岛素自身抗体测定不是真正意义的胰岛素自身抗体测定:目前的胰岛素自身抗体测定方法和试剂除对胰岛素自身抗体阳性的患者有阳性反应外,对使用外源胰岛素后产生胰岛素抗体的患者,也有阳性反应。因为,目前的胰岛素自身抗体测定试剂只能分辨其血清或组织中有没有胰岛素抗体,而分辨不清其抗体来源,分辨不清胰岛素自身抗体和非自身抗体。这是目前此项检查中普遍存在的问题,也是造成某些概念混乱的另一个原因。标明胰岛素自身抗体的测定项目和试剂,却与外源性胰岛素抗体也有阳性反应(交叉反应)。因为这两种抗体的临床意义不同,医生若不了解上述情况,常对患者状况误判或错判。用此方法和试剂进行的相关研究,也可能会得到错误的结果或结论。目前发表的许多胰岛素自身抗体方面的文章,入选病例未排除使用胰岛素者,研究者也未做相关实验或说明,或许研究者根本就没避免或不知道这种交叉反应存在。这样的研究也极易得到错误的结果或结论。

3.此项检查技术缺陷的解决办法及临床意义　此项检查从技术上不能区分胰岛素自身抗体和胰岛素非自身抗体,但我们可以通过询问病史,询问胰岛素应用史避开这一技术缺陷。具体如下:若患者此项检查为阴性,则胰岛素自身抗体为阴性。若此项检查为阳性,则分两种情况:一种是对从未用过胰岛素者,判断为胰岛素自身抗体阳性。但要注意,IAA 不是糖尿病的特异抗体,正常人群中也有约 3% 的阳性,在甲状腺疾病中也可出现,单纯 IAA 阳性不能作为 1 型糖尿病的诊断标志,仅表明有 1 型糖尿病的免疫倾向。另一种是若患者用过胰岛素,且此项检查阳性,则:①有可能是药物的作用,是应用外源性胰岛素后导致的抗体阳性。②也有可能是自身 IAA 阳性或与外源胰岛素共同作用的结果。③使用胰岛素前患者的 IAA 就是阳性的。具体情况需结合胰岛功能等临床表现综合判断,并根据治疗情况及抗体滴度情况,密切观察及调整治疗方案,如采用尽量减少胰岛素和磺脲药的用量、使用高纯度胰岛素、加用胰岛素增敏剂和糖苷酶抑制剂等办法。

(二)谷氨酸脱羧酶抗体(GADA)

谷氨酸脱羧酶(GAD)是将谷氨酸转化为抑制性神经递质 γ-氨基丁酸的转化酶,哺乳类动物中 GAD 有两种异构体,GAD_{65} 和 GAD_{67}。两者结构基本相似,但立体构象不同,抗原的表位也不一样。在胰腺中主要存在的是 GAD_{65},而在脑组织中主要是 GAD_{67}。1 型糖尿病患者的 GAD 自身抗原为胰腺组织的 GAD_{65},它是 1 型糖尿病早期阶段的一个关键自身抗原。胰腺中的 GAD_{65} 除在 1 型糖尿病中成为自身抗原外,在多发性自身免疫性内分泌综合征及 stiffman 综合征中亦成为自身抗原。因此,在上述患者体内也可检测的高滴度的 $GAD_{65}A$。

$GAD_{65}A$ 仅识别 GAD_{65} 抗原的立体抗原决定簇,当 GAD 蛋白被分成片段时,其抗原决定簇的空间构型即消失。来自 1 型糖尿病和 1 型糖尿病前期患者血清中的 $GAD_{65}A$ 主要与全长的 GAD_{65} 起反应,很少与 GAD_{65} 片段起反应。因此,$GAD_{65}A$ 的测定试剂应该是全长的 GAD_{65} 反应试剂,应用片段反应试剂,结果会有偏差。

使用包被法的测定试剂,其包被过程部分掩盖了 GAD_{65} 抗原的三维表位或使其不能与抗体充分反应,而使抗体测定灵敏度下降。这也是不同试剂测定结果差异较大,结果不能统一的原因之一。

除此之外,造成结果差别较大的因素还有:人种差异,年龄、病程和疾病类型的差别等。

Scholin 等研究证明,GADA 滴度高的患者 β 细胞功能受损严重,而滴度低的患者残余的 β 细胞功能仍良好。

国外报道$GAD_{65}A$检测1型糖尿病的灵敏性大多在60%~90%,国内多在30%~60%。与其他抗体的联合检测会提高检测的灵敏性。在病例数超过5000例的国内多中心LADA China研究中发现,在初诊2型糖尿病患者中$GAD_{65}A$阳性者占6.0%。

国内、外许多研究结果显示,GADA对1型糖尿病的检出率较高,阳性结果稳定时间可达数年,较长。而ICA大量出现在胰岛炎发生前的无高血糖阶段,在儿童及青少年等新发患者中阳性比例较高,但患病数年后很多患者出现阳转阴的现象(可能与抗原耗竭有关,见下文胰岛细胞抗体)。因此,对具体发病时间不明,出现临床症状及血糖、酮体异常后就诊的众多1型糖尿病患者来说,GADA阳性率(敏感性)高于ICA等目前发现的其他自身抗体。有研究认为,GADA检测的特异性也较高(假阳性率低),可达90%以上。所以,许多研究者认为,在目前发现的胰岛相关抗体的检测中,GADA是灵敏性和特异性最高的首选检测项目。

$GAD_{65}A$的存在提示胰岛β细胞遭到破坏及部分功能的丧失。对1型糖尿病的预测、诊断和治疗有重要价值。

(三) 胰岛细胞抗体

胰岛细胞抗体(ICA)是一类在胰岛细胞损伤时产生的多克隆混合型抗体,也是目前在胰岛相关自身抗体检测中唯——个无明确抗原的抗体。ICA的存在是胰岛β细胞遭到破坏的重要证据。其阳性结果(尤其是高滴度时)与疾病的发生有一定的相关性,对1型糖尿病的预测、诊断和治疗有重要价值。

目前有研究结果表明,ICA存在的时间比较短,其高峰出现在胰岛炎发生前的无高血糖阶段,此时患者血糖等临床表现虽无异常情况,但胰岛细胞已遭到破坏,至发现疾病时破坏已相当严重。多数患者的ICA滴度在诊断1型糖尿病后逐渐下降,其原因可能与抗原耗竭有关。检测ICA的优点在于可以同时检测多种抗原。ICA可与补体结合成补体性ICA,补体性ICA可选择性作用于胰岛β细胞,与疾病活动性更相关,但随病程的增加,其消失亦比ICA快。

与上述情况相对应的检测结果是,ICA对新发病的1型糖尿病患者,特别是儿童和青少年患者常有较高的敏感性,可达80%~90%。其中大部分阳性患者几年后抗体滴度逐步降低,直至阴性。致使其总体敏感性不高,室间差异较大。其敏感性国外报道多数在50%~80%。国内多在25%~45%。其原因除试剂、方法的影响外,人种的差别和发病原因的差别可能与此有关。正常人群中ICA阳性率约4.0%左右。

除方法、试剂及病程对此项测定的影响外,人种的差别及疾病类型的不同也可能对结果有影响。国外结果的灵敏性高于国内,是不是与人种差别有关,需要探究。另外,研究人员在典型的1型糖尿病患者血清中加入GAD和酪氨酸磷酸酶样蛋白(IA)-2后,发现ICA信号被阻滞,而LADA患者无此反应,故认为LADA患者可能存在其他抗原。也就是说,疾病类型不同,ICA的反应性也有可能会有区别,搞清这个问题,还需深入研究。因上述实验现象存在,也使一些学者相信,ICA针对的靶抗原包括GAD和IA-2。但根据常识推测,ICA的靶抗原虽然有可能包括GAD和IA-2,但其主要抗原不应该是GAD和IA-2。因为,若ICA的主要抗原是GAD和IA-2,ICA的敏感性应明显最高,抗体存在时间应较长或与GAD等长、三者检测一致率较高才与之相符。但目前所观察到的结果没有发生这样的情况。

国际上对ICA检测的标准化工作已经完成,正在实施阶段。1983年瑞典Ludviosson曾为一名1型糖尿病新发病者做了血浆置换,其血浆在青少年糖尿病基金会(FDA)组织的ICA定标实验中,参加此项工作的所有实验室检测时ICA全部是阳性,遂用这份血样定出了ICA的JDF(Juvenile Diabetes Foundation)单位,并逐渐成为国际上通用单位。此后,又发现这份血样的GAD和IA-2A也为阳性,而IAA为阴性。目前,这些抗体的标准化工作正在进行,欧洲已有部分项目的标准品出售。无疑,检测的标准化对诊断和相关研究有很大益处。但需要注意,在保证抗原一致性的同时,是否会带来其他问题。在ICA的抗原未明确、经典1型糖尿病与LADA存在差别的情况下,用单一样本定标是否合适,需要观察。

西方多数学者建议筛查1型糖尿病时首选GADA和IA-2A联合检测。其理由归纳如下:①ICA对1型糖尿病患者总体敏感性不如GADA高,特异性不如IA-2A强。②长期随访发现,初诊ICA阳性患者数年后大部分转阴性,而GAD和

IA-2A 阳性维持时间较长。③ICA 针对的靶抗原包括 GAD 和 IA-2,GAD 和 IA-2A 联合检测已反映出部分 ICA 的活性。查 ICA 有重复检测之嫌疑。观点正确与否有待验证。

ICA 检测对筛查新发病的 1 型糖尿病及潜在患者,特别是儿童患者有较高的灵敏度,西方也有学者推荐 ICA 为首选项目及首选联合检测项目之一。研究发现,发病情况不一致的单卵双生子,非患者而血清 ICA 阳性的更有可能发病。在对 1型糖尿病患者的非糖尿病亲属进行的一项大型前瞻性研究中,15 224 名受试者在 5 年内共有 135例发展为糖尿病。这 135 例名患者中有 94% 在首次筛查时即存在至少一种自身抗体,其中 ICA是最敏感的单个血清学指标(敏感性 74%)。但是当只有 ICA 存在,其他自身抗体缺乏时,患糖尿病的风险很小(5.3%);而当两个或多个自身抗体存在时,其风险大大提高(分别是 28.2% 和66.2%)。预测率最高的组合是 ICA 加 IA-2A 和(或)IA-2β 抗体。另外还发现静脉糖耐量试验时1 相胰岛素分泌缺失也只出现于那些 ICA(+)且伴一种或多种其他自身抗体的亲属中。提示只有当潜在的自身免疫反应已扩散至多个胰岛细胞抗原决定簇时才能见到明显的 β 细胞损伤,同时也证明存在两个或多个自身抗体的一级亲属患糖尿病的风险较存在单个抗体者显著增高。

综上所述,ICA 检测对筛查新发病的 1 型糖尿病患者及潜在患者有较高的敏感性和特异性,但随病程延长滴度降低。目前的大部分研究结果显示,ICA 与 GADA 等阳性一致率不高,认为其与GADA 等其他项目的联合检测可提高 1 型糖尿病诊断的特异性和敏感性,对可疑为 LADA 的患者更是如此。在有条件的情况下,开展 ICA 检测是必要的。

（四）锌转运蛋白 8 抗体（ZnT8A）

锌离子是生物体内重要的微量元素,许多生物体内锌离子代谢紊乱会导致代谢失调及慢性疾病的发生。锌离子在某些特定的细胞内有特殊的功能。例如锌离子在胰岛 β 细胞中高表达,并参与胰岛分泌小泡中锌-胰岛素结晶体的形成。锌离子不能自由通过细胞膜,特定的转运体和膜通道参与锌的转运和代谢。截至目前,已发现锌转运体(zinc transporter, ZnT)家族拥有 10 个成员,它们在锌离子的跨膜转运过程中起重要作用。锌转运蛋白 8(ZnT8)克隆自 SLC30AS 基因(染色体

8q24. H),是一段含有 369 个氨基酸片段的蛋白,并发现,ZnT8 是自身免疫性 1 型糖尿病的主要自身抗原之一,其敏感性及特异性与 IA2A、GADA、IAA 相似。ZnT8 最初被认为是一种胰岛素特异性锌转运体蛋白。后来发现它也表达在外周血淋巴细胞、皮下脂肪组织和胰岛 α 细胞、在甲状腺滤泡上皮细胞及肾上腺皮质细胞中。

国外有研究显示:锌转运蛋白 8 抗体(ZnT8A)在 1 型糖尿病患者中的检出率约为63%,而国内研究的检出率约为 24%,与日本约27% 的结果相似。是否存在人种和发病机制的影响有待研究。另外,国内研究中 GADA 和(或)IA-2A 阳性的 1 型糖尿病患者中 ZnT8A 阳性率31.2%(101/324),显著高于 GADA 和 IA-2A 阴性的患者中 ZnT8A 13.5%(29/215)的阳性率。证实此项检查在我国虽有一定临床价值,但与国外数据有很大差别,原因需要研究。

目前,国外已将 ZnT8A 作为一个独立的 1 型糖尿病标记物。国外推荐此项目的理由是:按国外习惯采用的 IAA、GADA 和 IA-2A 组合,自身免疫性糖尿病的诊断率可达 94%。如果用 ZnT8A分别替换其中一种,则可以检测出相似数量的糖尿病患者。增加 ZnT8A 测定后,糖尿病自身抗体将两种或多种自身抗体阳性个体的数量从 72%增加至 82%。对于 1 型糖尿病早期筛查而言,两种或两种以上自身抗体阳性比例的增加有一定意义。因为,两种或两种以上自身抗体阳性的受检者将来发展为 1 型糖尿病的几率非常高,而对照个体几乎不表现为两种自身抗体阳性。

（五）蛋白酪氨酸磷酸酶样蛋白抗体（IA-2A）

蛋白酪氨酸磷酸酶(IA-2)因其在细胞内的功能区与几种蛋白酪氨酸磷酸酶有部分同源性而得名。IA-2 为全长含 979 个氨基酸,分子量 106kD的一种跨膜糖蛋白。结构上分信号肽、胞外结构域、跨膜结构域及胞内结构域 4 部分。其中胞内结构域的羧基末端含有受体型蛋白酪氨酸同源性区域。主要在神经内分泌系统中表达,如胰岛 α、β、δ 细胞;垂体、脑组织、肾上腺髓质等。其功能还不太明确。

IA-2 有一个异构体:IA-2β,含有 986 个氨基酸,分子 42% 与 IA-2 一致。用基因重组的 IA-2、IA-2β 分别作为抗原,在 1 型糖尿病中可以检测到 IA-2 抗体(IA-2A)及 IA-2β 抗体,但发现大多数 IA-2β 抗体阳性患者 IA-2A 也阳性,而 IA-2A

阳性者 IA-2β 抗体确为阴性。所以,一般认为在 1 型糖尿病患者中主要相关的是 IA-2。

早期研究发现,将胰岛素瘤的细胞裂解产物与 1 型糖尿病患者血清进行免疫沉淀可产生分子量为 64kD 的蛋白质,这种蛋白用胰蛋白酶处理后可产生 40kD 和 37kD 的片段。由于这个片段能与较高比例的 1 型糖尿病患者血清发生沉淀反应,因此人们认为它是一重要的自身抗原。后来随着认识和研究的深入,终于确定了这一片段是 IA-2 的胰蛋白酶裂解产物。Rabin 等发现的 ICA512 实际上是 IA-2 的一个片段,其氨基端比 IA-2 少 388 个氨基酸,羧基端比 IA-2 少 65 个氨基酸。由于其抗原明确,常用来进行室间结果比较。

国外研究显示,IA-2 抗体(IA-2A)存在于大约 65%(55% ~75%)的初诊 1 型糖尿病患者中,国内资料约 30%(20% ~40%)。正常对照人群中阳性率<1%。在 1 型糖尿病患者中,初诊的儿童患者阳性率高,但抗体消退较快;成年患者阳性率低,但相对持续时间较长。有研究发现,在上述两组人群中自身抗体识别的表位不同:前者主要识别羧基端 PTP 区,而后者主要识别近膜区。还有研究显示,HLA 基因型也与 IA-2A 阳性率相关,部分患有妊娠糖尿病的妇女体内也存在 IA-2A,提示这些人以后发生自身免疫性糖尿病的风险较高。IA-2 的抗体是多克隆的,以 IgG1 为主,但 IgM、IgG3 和 IgE 也可测到。

(六) 羧基肽酶 H 抗体(CPHA)

羧基肽酶 H(CPH)是 1991 年被发现的一种胰岛相关自身抗原,它位于胰岛细胞分泌颗粒及神经内分泌细胞,是催化胰岛素原向胰岛素转化,并与胰岛素一起分泌出细胞的糖蛋白酶。近年的研究显示,CPHA 的检测对 LADA 的诊断,有参考价值。与其他胰岛相关自身抗体联合检测可提高 LADA 的敏感性和特异性。

二、胰岛相关自身抗体联合检测的临床意义

胰岛相关自身抗体检查的临床意义主要在于筛查 1 型糖尿病患者及潜在患者,为 1 型糖尿病的预防、诊断和治疗提供参考和依据。胰岛相关自身抗体联合检测可大大提高 1 型糖尿病患者检出的敏感性和检出率,倡导联合检测。近年的研究发现,对 1 型糖尿病预测价值最高的不是某种特定抗体的存在或其滴度的高低,而是多种抗体的存在。找到多种自身抗体存在的证据,其价值远超过找到单一高滴度抗体。多种胰岛相关自身抗体存在的患者,患 1 型糖尿病的可能性是最大的。

(一) 预防方面

1. 目前无糖尿病者自身抗体阳性,今后发展成糖尿病的可能性显著高于阴性者。在前面提到的对 1 型糖尿病患者的 15 224 名非糖尿病亲属的 5 年追踪发现 135 例发展为糖尿病。这 135 例名患者中有 94% 在首次筛查时即存在至少一种自身抗体。另一项大型糖尿病预防研究(DPT)-1 发现,2 ~3 种自身抗体阳性的人群 5 年后患糖尿病的风险是 50%。结论是,在糖尿病患者亲属中,单独利用胰岛自身抗体或同时应用胰岛 β 细胞功能测量预测 T1DM 发生是可能的。

2. 目前有糖尿病者自身抗体阳性,若现在诊断是 2 型糖尿病,今后发展成 1 型糖尿病的可能性显著高于阴性者。

3. 药物预防是可能的。目前国内已有尝试用雷公藤等药物免疫调节治疗 1 型糖尿病,使胰岛功能部分恢复的报告。国外也有使用单克隆抗体及免疫抑制剂保护胰岛细胞功能的报道。对胰岛相关自身抗体阳性者,使用药物预防或延缓 1 型糖尿病的发生是可能的。

(二) 诊断方面

虽然目前的胰岛相关自身抗体检测结果都不是 1 型糖尿病的诊断依据,但可以作为诊断的参考依据。其参考价值体现在:

1. 目前无糖尿病者自身抗体阳性,今后发展成糖尿病的可能性显著高于阴性者。

2. 目前有糖尿病者自身抗体阳性,参考患者其他临床表现及胰岛功能情况,根据 1 型糖尿病诊断标准判断。

(1) 若其他临床表现都与 1 型糖尿病相符,则此项检查结果为诊断依据之一,诊断为 1 型糖尿病。按 1 型糖尿病治疗。

(2) 若其他临床表现与 1 型糖尿病不符,若根据其他临床表现作出 LADA 的诊断也比较困难时,需继续密切观察。但阳性者宜按 1 型糖尿病治疗。尽早保护未受损的胰岛细胞。

(3) 最初诊断为 2 型糖尿病的患者中 10% 左右可能为 LADA。前面提到的 LADA China 研究,结果初诊 2 型糖尿病患者中 $GAD_{65}A$ 阳性者

占 6.0%。这些抗体的检测有助于 LADA 的诊断、预防和治疗。对这些患者应尽早使用胰岛素、加用胰岛素增敏剂和糖苷酶抑制剂,尽量减少磺脲药的用量等办法,以保护现有的胰岛 β 细胞功能,延缓糖尿病并发症的发生。

3. 在目前发现的胰岛相关自身抗体检测项目中,与 1 型糖尿病最相关的项目是哪一个,存在争议。大部分研究者认为是 GADA,但也有学者认为是 ICA,在前面已有介绍。但不管怎样,都有单一检测各项目阳性一致率不高,联合检测可提高 1 型糖尿病的敏感性和特异性的共识。因此,倡导联合检测。联合检测抗体阳性的项目越多,正确诊断 1 型糖尿病的可能性越大。

4. 关于自身抗体联合检测的组合方式及最经济的筛选办法,各观察报告不尽相同。有代表性的 Seissler 等研究显示:IA-2A 和 IA-2β 抗体与经典的 1 型糖尿病相关,而 GADA 和针对未知抗原的 ICA 与缓慢进展的 1 型糖尿病(LADA)更相关一些。根据这些研究结果,有学者提出目前最经济型的联合检测组合为 GADA+IA-2。对 LADA 的经济型筛查组合为 GADA+ICA。但我们需要清楚的是,无论那一种组合都不会覆盖到所有患者,只是相对多一些。在条件容许的情况下,多查一些项目,对正确诊断是有帮助的。

5. 除了观察某个时间点的胰岛自身抗体检出(横向)情况对 1 型糖尿病的诊断很重要外,有研究发现,这些抗体的出现并不贯穿疾病过程的始终,并且不是总与临床表现相关,有时会随疾病的发展有所变化。国内有结果显示,在保留样本,集中检测,尽量消除试验误差条件下,观察不同时间段的变化情况时,患者胰岛素自身抗体随时间变化发生阳转阴,阴转阳的现象。提示,对不同时间段的持续(纵向)观察对 1 型糖尿病患者也很重要。

(三) 治疗方面

对自身抗体阳性者国内有用免疫调节剂(雷公藤)干预的报道,国外有采用非抗原特异性免疫治疗,如抗增殖剂(甲氨蝶呤、硫唑嘌呤);及特异性治疗,如单克隆抗体(CD3 和 CD4),T 细胞抑制剂(环孢素 A)等治疗的报道,需要关注、探讨和商榷。

三、胰岛相关自身抗体检测的注意事项

有关胰岛相关自身抗体的报告有很多,但结果不尽相同。其原因复杂,不能详细阐述。提醒注意如下几个问题:

1. 检测目的　目前的胰岛相关自身抗体检测都不是 1 型糖尿病的绝对诊断指标,而是诊断参考指标。阴性患者不能排除 1 型糖尿病的可能性,因为还没有某个单独或联合检测项目,保证灵敏度达 100%。阳性则提示 1 型糖尿病或潜在 1 型糖尿病的可能性很大,但不能确定一定就是 1 型糖尿病。因为,无论上述那项检测,特异性也不能保证 100%。正常者中也有小部分阳性者,各项测定的影响因素有很多,交叉反应也有不同程度的存在,这些问题产生的原因在前面已有介绍,不赘述。

2. 种族因素　胰岛相关自身抗体对 1 型糖尿病的敏感性,西方患者(GADA 60% ~ 90%,ICA 50% ~ 80%,IA-2A 55% ~ 75%,仅供参考)较东方人高(GADA 30% ~ 60%,ICA 25% ~ 45%,IA-2A 20% ~ 40%,仅供参考)。大量研究结果普遍如此,原因虽未完全清楚,但不得不怀疑有种族差别的影响。

3. 发病年龄和病程　大量研究得到以下相同的结论,年龄小、病程短的患者阳性率相对高一些,且部分患者随年龄和病程的增加阳性逐步转阴。不同人群的阳性率受所选择的抗体滴度切点和对照人群的影响,很难在不同试验中的人群间做出公正比较。

4. 临床亚型是否存在　1 型糖尿病的发病机制是否相同?少儿的 1 型糖尿病与 LADA 的发病机制是否相同?Seissler 等研究显示:IA-2A 和 IA-2β 抗体与经典的 1 型糖尿病相关,而 GADA 和针对未知抗原的 ICA 与缓慢进展的 1 型糖尿病(LADA)更相关一些。这些是否能够成为临床亚型存在的证据之一。分子生物学研究也发现一些发病机制不同的证据,有待深入探究。

5. 实验试剂和方法　方法不统一,定标和质控不标准化,室间数据的比较和评估就无法进行。WHO 目前已完成这方面的工作,正在实施阶段。建议选用比较知名或较大公司的试剂。但在质控和定标统一过程中,也可能带来一些新问题,需要注意。糖尿病的病因和发病机制还不十分清楚,相关情况复杂,可能有多种亚类,在保持抗原一致性的同时,特别是用单一样本定标和质控,可能会丢失一些信息或造成一些错误。

6. 室间数据仅供参考　前面提到由于对象、

方法、试剂、病因、病程、人种、地域等情况的差别可能对测定结果产生影响，故与其他实验室间的横向比较数据仅供参考。另外，对不同病因、不同病程、不同类型、不同人群的室内纵向观察结果应受到重视。

7. 特别值得注意的是，有学者认为胰岛自身抗体检测的实际意义不大，不应在糖尿病分型的问题上浪费时间、精力和金钱进行人为的定义和分类。提出在糖尿病问题上"重治疗，轻分型"的理念。其理由如下：分型的目的主要是为了治疗。临床上胰岛素的应用范围逐渐放宽，1、2 型糖尿病患者应用胰岛素及其他类降糖药交叉情况和适用范围越来越多。简单例如，胰岛素释放曲线低平的，血糖偏高，且不能明确判断 1、2 型糖尿病者，临床选用胰岛素（此时并没有考虑胰岛自身抗体的有无）治疗，应用 2～3 个月后，再复查胰岛素、C 肽水平，如果恢复正常，则当时的曲线低平，考虑为高血糖抑制所致，可考虑改用口服降糖药控制血糖，否则继续应用胰岛素，乃至长期应用胰岛素。UKPDS 的一项研究也表明，虽然 LADA 更有可能发展为胰岛素依赖，但随机选择饮食调节或口服降糖药或胰岛素治疗的患者在 10 年后或 10 年内的任何时候的任何方面均无差别。所以 Gale 等认为抗体的检测并无实际价值，因为它们既不能预测是否需要胰岛素治疗，也不能决定开始胰岛素治疗的时机，更不能提供一种不同的治疗方法，应把自身免疫性糖尿病视为连续的疾病谱，而不应浪费时间和精力对多种临床表现进行人为的定义分类。

四、胰岛相关自身抗体的测定方法

胰岛相关自身抗体的测定方法主要是酶联免疫法、放射免疫法和间接荧光免疫法。其他有：酶联免疫斑点试验、MHC 四聚体、细胞增殖试验、免疫印迹检测、特异性的细胞检测技术及胰岛显像等。这些检查多数为定性试验，少数为定量试验。但目前检测的批间差异较大。近年化学发光法国内也有几个厂家的产品上市，具有灵敏性高、全自动加样、可定量等优点，但产品配套、稳定性和准确性等方面有待完善和提高，是值得关注的有发展前景的方法。

（一）酶联免疫法（ELISA）

常用间接法。其原理为利用酶标记的抗抗体（抗人免疫球蛋白抗体）以检测与固相抗原结合的受检抗体，故称为间接法。操作基本步骤如下：

1. 将特异性抗原如与固相载体联结，形成固相抗原。洗涤除去未结合的抗原及杂质。

2. 加稀释的受检血清，保温反应。血清中的特异抗体与固相抗原结合，形成固相抗原-抗体复合物。经洗涤后，固相载体上只留下特异性抗体，血清中的其他成分在洗涤过程中被洗去。

3. 加酶标抗抗体。可用酶标抗人 Ig 抗体（二抗）。固相免疫复合物中的抗体与酶标抗体抗体结合，从而间接地标记上酶。洗涤后，固相载体上的酶量与标本中受检抗体的量正相关。

4. 加底物显色。

5. 在分光光度仪上测定吸收度。

6. 结果判断。标准品吸收度应介于阴阳性质控之间，否则实验失败。样品与标准切点对照品的吸收度比较，按试剂说明判断。

间接法的优点是可利用同一酶标抗抗体建立检测方法，使操作过程大大简化。但包被抗原时易使抗原的空间构型破坏，灵敏度降低。

（二）放射免疫法（RIA）

利用放射性核素的可探测性、精确性与免疫反应相结合的测定技术。标记已知抗原，使之与患者血清内相应的抗体结合。用抗人免疫球蛋白抗体（二抗）及沉淀剂分离结合抗原与未结合标记抗原。离心，弃上清液，测定沉淀物的放射性计数。计算结合率。通过同时测定的标准品反应曲线计算样本抗体浓度。

放射免疫法具有较高的灵敏性和准确性，但因有少量放射性，对实验人员、条件及废物处理有一定要求，根据各地方的情况，开展此类实验须得到有关部门（卫生、环保、公安）的许可和监管。

（三）间接免疫荧光法

该法属免疫组织化学测定技术，在胰岛相关抗体检测中主要用于 ICA 的检测。批间差异较大。因为需要 O 型血的人胰腺，而且需要荧光显微镜，并且操作相对繁琐。所以常规开展有一定难度。

首先将人胰腺组织切成薄片，放在载体玻璃上，加待检血清，在湿盒中 37℃ 保温 30 分钟，使抗原抗体充分结合，然后洗涤，除去未结合的抗体。第二步，加上荧光标记的抗球蛋白抗体。如果患者血清中含有 ICA，则会发生抗原抗体反应，标记的荧光抗球蛋白抗体就会和已结合抗原的抗体进一步结合，从而使切片上胰岛着荧光，在荧光显微镜下观察荧光的有无及其强度,与阳性标本对照,判断结果,结果以 JDF 单位(Juvenile Diabetes Foundation Unit)表示。基本操作如下:

(1)滴加 0.01mol/L,pH 7.4 的 PBS 于胰腺切片上,10 分钟后弃去,使标本片保持一定湿度。

(2)滴加以 0.01mol/L,Ph 7.4 的 PBS 适当稀释的待检血清,覆盖胰腺切片。将玻片置于有盖搪瓷盒内,37℃ 保温 30 分钟。

(3)取出玻片,置于玻片架上,先用 0.01mol/L,pH 7.4 的 PBS 冲洗 1～2 次,然后按顺序过 0.01mol/L,pH 7.4 的 PBS 三缸浸泡,每缸 5 分钟,不时振荡。

(4)取出玻片,用滤纸吸去多余水分,但不使标本干燥,滴加一滴一定稀释度的荧光标记的抗人球蛋白抗体。

(5)将玻片平放在有盖搪瓷盒内,37℃ 保温 30 分钟。

(6)重复操作 3。

(7)取出玻片,用滤纸吸去多余水分,滴加一滴缓冲甘油,再覆以盖玻片。

(8)荧光显微镜高倍视野下观察。

注意事项:

(1)荧光染色后一般在 1 小时内完成观察,或于 4℃ 保存 4 小时,时间过长,会使荧光减弱。

(2)每次试验时,需设置以下三种对照:

1)阳性对照:阳性血清+荧光标记物

2)阴性对照:阴性血清+荧光标记物

3)荧光标记物对照:PBS+荧光标记物

切片需在操作的各个步骤中,始终保持湿润,避免干燥。

(四)酶联免疫斑点试验(dot-ELISA)

基本原理与 ELISA 相同,特点:以吸附蛋白质能力很强的硝酸纤维素膜为固相载体,底物经酶反应后形成有色沉淀,使固相膜染色。通过颜色定性。

(五)其他检测技术

这里要特别介绍一下化学发光法。化学发光法有灵敏、准确、可定量及可全自动检测的优点,是所有检测方法中最有前景的方法。其中,可定量检测最受临床欢迎。国内已有几家公司生产,但存在产品项目不配套,产品质量不稳定,甚至结果不可靠的问题。故本章未作详细介绍。但这种方法是非常有发展前景的方法,或许将来这种方法将成为糖尿病相关自身抗体检测的首选方法。

其他如 MHC 四聚体、细胞增殖试验、免疫印迹检测、特异性的细胞检测技术及胰岛显像。这些实验方法主要用于研究方面,临床应用较少。

(李铭 李维依)

参 考 文 献

1. 周智广.再谈糖尿病免疫学研究的趋势.中国糖尿病杂志,2007,15(9):513-514.

2. A Mayer,N Fabien,M C Gutowski,et al. Contrasting cellular and humoral autoimmunity associated with latent autoimmune diabetes in adults. Eur J Endocrinol,2007,157:53-61.

3. Seissler J,Scherbaum WA. Autoimmune diagnostics in diabetes mellitus. Clin Chem Lab Med,2006,44(2):133-137.

4. 亓海英,李霞,周智广,等.谷氨酸脱羧酶抗体在临床初诊 2 型糖尿病病程中的演变.中国糖尿病杂志,2007,15(1):32-34.

5. Gale EA. Latent autoimmune diabetes in adults:a guide for the perplexed. Diabetologia,2005,48:2195-2199.

6. Achenbach P,Warncke K,Reiter J,et al. Stratification of type 1 diabetes risk on the basis of islet autoantibody characteristics. Diabetes,2004,53:384-392.

7. Christie MR,Molvig J,Hawkes CJ,et al. IA-2 antibody-negative status predicts remission and recovery of C-peptide levels in type 1 diabetic patients treated with cyc1osporine. Diabetes Care,2002,25(7):1192-1197.

8. 冯小芳,李成江.成人隐匿性自身免疫糖尿病的自身抗体研究进展.国际内分泌代谢杂志,2006,26(4):263-266.

9. Long AE,Gillespie RM,Rokni S,et al. Rising incidence of type 1 diabetes is Associated with altered immunophenotype at diagnosis. Diabetes,2012,61:683-686.

10. Yu LP,Boulwaer DC,Beam CA,et al. Zinc transporter-8 autoantibodies improve prediction of type 1 diabetes in relatives positive for the standard biochemical autoantibodies. Diabetes Care,2012,35(1):1213-1216.

第 17 章

微量白蛋白尿及其检测

微量白蛋白尿(microalbuminuria,MAU)是指用普通尿常规的方法检测尿白蛋白正常(阴性),而用特定的试剂和方法检测的尿微量白蛋白浓度超过正常(>30mg/dl 或>20μg/min)。微量白蛋白尿是糖尿病早期肾病的诊断和病变程度分期的重要指标。糖尿病肾脏疾病(diabetic kidney disease,DKD)是以糖尿病患者出现持续性蛋白尿为主要标志,肾小球系膜区无细胞性增宽或结节性病变、肾小球毛细血管基底膜增厚为特征的肾脏病理改变,由糖尿病自身微血管病变引起的肾脏损害。DKD 是糖尿病的主要并发症和致残、致死的重要原因之一。微量白蛋白尿的早发现,有利于糖尿病肾病的早期预防和干预治疗,延缓糖尿病肾病的进展,减少终末期肾病的发生。

一、糖尿病患者微量白蛋白尿的发生机制

肾小球的滤过屏障由机械屏障和电荷屏障构成。机械屏障由毛细血管内皮细胞、基底膜和脏层上皮细胞足突裂孔膜组成。电荷屏障由基底膜中带负电荷的唾液酸和硫酸类肝素及足突表面所带的负电荷分子构成。由于上述屏障的作用,分子量大于 40 000~60 000 的蛋白很少在原尿中出现。白蛋白是分子量为 69 000 带负电荷的中大型分子,正常情况下不容易通过上述屏障。但由于运动和饮食及肾小管的再分泌的影响,正常人尿液中也有少量白蛋白、球蛋白及其他小分子蛋白出现。但 24 小时尿蛋白总量不超过 150mg,其中白蛋白不超过 30mg。

肾脏血流高灌注状态是早期 DKD 的重要特点,高灌注高滤过状态对肾小球的细胞功能造成一些影响,甚至形态学变化及病理学损伤,包括肾小球硬化和肾间质纤维化等。糖尿病微血管病变等可造成细胞内 pH 的变化,血管活性因子的释放和合成及血管反应性的改变。肾小球内高压使球内毛细血管扩张,造成系膜区增宽和肾小球基

底膜增厚。也可造成肾小球毛细血管内皮细胞和上皮细胞的直接损伤,使肾小球滤过膜受损,血液内大分子物质可透过滤过膜,系膜细胞无法完全清除这些大分子物质,使系膜区细胞外基质逐渐堆积,大分子物质进入肾小管,进而诱发肾小管间质的炎性反应,造成肾小管的损伤。使大分子蛋白质排出增加。

在糖尿病的早期肾病时,尿微量白蛋白增加明显。1982 年 Viberti 等发现 1 型糖尿病患者中的很多人,尿中总蛋白(UTP)在正常参考范围内,而尿白蛋白(UA)排泄增加,进而提出"微量白蛋白尿"的概念。后来人们发现,无论是 1 型还是 2 型糖尿病,微量白蛋白尿都是糖尿病肾病的早期征兆,是反映肾小球毛细血管通透性的重要指标。

二、微量白蛋白尿与蛋白尿的主要区别

尿中的蛋白质种类很多,包括白蛋白、转铁蛋白、补体 C3、α1-酸性糖蛋白、IgG、IgA、IgM、α2 巨球蛋白等,而白蛋白只是其中的一种,正常人的尿液中偶尔有少量蛋白,包括白蛋白、球蛋白及肾小管分泌的一些其他小分子量蛋白,但 24 小时尿中蛋白总量小于 150mg,其中白蛋白不超过 30mg。糖尿病的早期肾损害时,由于肾小球毛细血管通透性增加,尿微量白蛋白由于分子较小,故尿中微量白蛋白的排出量增加明显,而尿中其他蛋白的排出量未必明显增加,故尿微量白蛋白是筛查糖尿病早期肾损害的优良指标。尿微量白蛋白比尿白蛋白能更早期、更特异地发现糖尿病早期肾病。

三、糖尿病患者中微量白蛋白尿检查的适宜人群

正常情况下,尿白蛋白每天排出总量不应该超过 30mg,当 24 小时尿中的白蛋白超过 30mg/d 时,称"微量白蛋白尿"。当超过 300mg/d 时,称"大量白蛋白尿"或"显性蛋白尿"。显性蛋白尿

时尿常规的白蛋白定性或半定量结果为"+"或">0.3g/L"或更高。这时,已代表肾损害已相当严重,已超过"早期"范畴。故尿常规检查中白蛋白定性的结果为"+"及">0.3g/L"或更高的患者,若除外实验误差的因素(必要时多查几次尿常规),已经证明尿中已有大量蛋白,没必要进行微量白蛋白尿的检查了。

尿微量白蛋白检查的适应人群是:尿常规检查白蛋白阴性"–"或"<0.3g/L",又怀疑有早期肾损害的患者,特别是患有糖尿病的患者,应每一年应检查一次。做到早期肾病的早发现、早治疗,尽力避免严重肾病的发生。

四、微量白蛋白尿的判断方法

尿微量白蛋白定量试验是定量检查尿中微量白蛋白的浓度,而前面提到的微量白蛋白尿的判断标准是每日尿中微量白蛋白的排出量,若将两个指标建立联系,须知道尿量。浓度×尿量=排出量。因为每人的尿量有很大差别,故尿量对排出量的影响很大,所以,尿量的数据不但要有,而且要准确。

为判断尿微量白蛋白的排出量多少,经过大量试验和临床验证,有如下三种方法:

1. 24 小时尿白蛋白定量 留 24 小时尿,记录尿量(毫升数);取少量混合尿液送检测浓度(μg/ml 或 mg/ml);后计算排出量:浓度(μg/ml 或 mg/ml)×尿量 ml=排出量(μg 或 mg)。其中可能用到的换算关系是:1mg=1000μg。1L=10dl=1000ml。

判断标准:正常<30mg,微量蛋白尿 30～300mg,糖尿病肾病>300mg。

本人亲历:曾有医生错误的认为 24 小时尿蛋白定量只与白蛋白数量有关,与体积无关。理由是判断标准只有数量指标(mg),没有体积指标(ml)。若了解上述排出量的计算过程就知道他的认识错在哪里了。

留尿方法是:留尿计时(如早 8 点)前解尿,此次尿不要,以后的尿不管有多少次,都留起来,到计时时间时(第二日早 8 点)先解尿,留在一起,再量总量并记录在申请单上。后混匀取少量尿液送检。特别注意不要在泌尿系感染或女性经期内留尿,以免血液混入尿液造成错误结果(此类错误在这项检查中非常常见,应特别注意)。

2. 尿微量白蛋白排泄率(urine albumin excre-tory rate,UAER)留 24 小时尿,记录尿量(毫升数);取少量混合尿液送检,测定浓度(μg/ml);最后计算每分钟排泄率(排出量 μg/时间 min),计算方法是:浓度(μg/ml)×尿量 ml=排出量(μg),24 小时为 1440 分钟,排出量(μg)/1440min=排泄率(μg/min)。

判断标准:正常<20μg/min,微量蛋白尿 20～200μg/min,糖尿病肾病>200μg/min。

在实际临床工作中,让患者留 24 小时尿比较困难,特别是门诊患者,对工作和生活有很大不利影响。经大量试验和临床研究认可,也可以采用夜间 8 小时尿或 12 小时尿的方法。计算时将 1440 分钟改为 480 分钟或 720 分钟即可。判断标准不变。

这是目前临床上常用的方法,也是比较准确的方法。特别是夜间 8 小时尿或 12 小时尿的方法,对患者没有什么不利的影响,被广泛接受和采用。但我们要清楚的认识到:①留尿时间越短,尿量的影响越大。因夜间尿量本来就少,少计一次尿或多计一次尿,结果可能就有倍数的差别。在每次尿液浓度差别不大的情况下,尿量的差别就有举足轻重的作用了。②若有条件还是留 24 小时尿,因相对尿量差和浓度差的影响较小,结果相对更准确一些。虽然不强求一定要留 24 小时尿,但上述概念一定要清楚。

3. 尿白蛋白和尿肌酐的比值 取随意尿即可,最好是晨尿,送检。测白蛋白和肌酐含量,计算比值。

判断标准:正常<30μg/mg 肌酐;微量白蛋白尿为 30～300μg/mg 肌酐;糖尿病肾病>300μg/mg 肌酐。

这种方法与上述方法的结果有良好的相关性,因不用留尿和计尿量,操作简便,受到国内外广大临床医生的推崇和认可,作为检查方法之一,无可厚非。但有文章结论是此法优于上面两种方法,包括本人在内的许多学者有不同意见。简要理由如下:①肌酐水平受到的影响因素很多,如性别等就不列举了。这里引入肌酐指标代替尿量,方法虽然简便了,但增加了多种影响肌酐的因素,也就是增加了结果的不可靠性和多方面的误差来源。②从试验的角度讲,白蛋白与肌酐分属两个不同的试验,任何试验都有误差,误差是消灭不了的,只是多少和容许度的问题。两个试验的误差怎能小于一个试验的误差呢?从道理上就说不通。

此方法患者留尿简便,作为测定方法之一或上述方法的补充,可以选择。

以上方法的判断标准简要列表(表17-1)如下:

表17-1　微量白蛋白尿的判断标准

	单位	正常	微量白蛋白尿	显性蛋白尿
24hALB	mg/d	<30	30~300	>300
UAER	μg/min	<20	20~200	>200
尿 ALB/Cr	mg/mmol	<2.5 男	10~25	>25
		<3.5 女		

五、微量白蛋白尿的检测方法及评价

微量白蛋白尿的检测方法主要就是尿中微量白蛋白浓度的测定方法。实验本身只能测到浓度,有或无微量白蛋白尿,需结合尿量或肌酐值换算成尿微量白蛋白排出总量、排泄率或比值后才能判断。尿微量白蛋白浓度的检测方法简要有:

1. 化学发光法　是目前灵敏度最高的方法,用抗原抗体特异性反应的原理,用发光体或能与发光体作用的物质标记,没有放射性污染。可全自动化加样,操作误差较小,结果相对准确。但只有少数厂家的产品可以做此项检查,且有效测定范围较窄。

2. 免疫比浊法　尿标本中白蛋白与抗体试剂结合就会增加溶液的混浊度,尿标本中白蛋白含量与混浊度成正比。利用不同标准浓度的白蛋白做标准曲线后,测定样品的混浊度,就可反推算出样品中白蛋白的浓度。此法测定范围较大,可全自动操作,但灵敏度较发光法及放免法差。

3. 放射免疫法　在尿标本中加入已知量的放射标记的白蛋白及一定量的白蛋白抗体,尿中的白蛋白和放射性标记的白蛋白与抗体竞争结合,除去未结合白蛋白,标本中白蛋白含量与放射性计数成反比。此法灵敏度也较高,有效测定范围也较窄,基本与化学发光法类似。但与发光法不同的是有放射性污染,也不能全自动操作,偶然误差机会增加。

4. 酶联免疫吸附法　传统的测量方法,但灵敏度较差,有效测定范围也较窄。只作为可选用的测量方法之一。

5. 区带电泳法及固相荧光免疫实验　一般作为分析研究的方法之一,不作为临床样本的检查方法。

总之,目前临床上常采用前三种方法,但前三种方法也各有利弊。化学发光发和放射免疫法灵敏度较高,但有效测定范围较窄。适宜对尿常规检查白蛋白阴性的患者做进一步的精细筛查,以便准确发现肾脏早期病变的患者。其中,化学发光没有放射性,可全自动机械操作及定量更准确的优点。免疫比浊法有效测定范围较宽,可不受一定要尿常规检查阴性的限制,更适于普查或病情的总体判断,但灵敏度不如另两种方法,特别对筛查尿常规白蛋白正常的早期病变的微量蛋白尿的患者,在精细度方面也差一些。临床上应根据不同的需求,合理选用适宜的试验方法。

六、微量白蛋白尿检查的临床意义

糖尿病患者,除外其他原因所致的蛋白尿,6个月内3次尿微量白蛋白检查,2次或以上达到了微量白蛋白尿的水平,即可诊断为早期糖尿病肾病。有研究表明,若不及时干预,尿中微量白蛋白会以每年20%的速度增加。微量白蛋白尿的出现,不仅显示肾脏的微血管病变已经到了比较严重的程度,也代表了全身微血管病变已经到了比较严重的程度,与眼底病变,心血管病变程度都有关联。必须采取干预措施延缓病情的发展。对微量白蛋白尿的干预手段的研究进展较快,新药也不断涌现。除传统的控制血糖、控制血压、调节血脂外,近年的研究结果是:倡导早期使用 ARB/ACE I 类药物;对已有微量白蛋白尿的患者使用改善微循环的药物,如胰激肽原酶肠溶片,有激活纤溶酶、降低血黏度,抑制磷脂酶 A2,防止血小板聚集,防止血栓形成等作用。还有,羟苯磺酸钙,通过抑制血管活性物质(组胺、5-羟色胺、缓激肽、透明质酸酶、前列腺素)引起高通透作用,从而改善基底膜胶原的生物合成。还可应用减少尿素合成的复方 α-酮酸片(开同)等药物。对微血管循环障碍(毛细血管循环障碍)引起的多种疾病均有疗效。

七、微量白蛋白尿的鉴别诊断

1. 泌尿系感染或女性经期内少量血液混入尿液　是临床工作中此项检查时最常见的结果不准确发生原因。故特别注意不要在泌尿系感染或

女性经期内留尿做此项检查。

2. 功能性的白蛋白尿　常出现在剧烈运动后,高热或寒冷及注射白蛋白等情况时,上述情况消失后,逐渐恢复正常。

3. 良性暂时性白蛋白尿　无肾脏疾病史,原因不明的暂时性白蛋白尿,未经处理而好转。

4. 体位性白蛋白尿　直立位时有,卧床休息后消失,肾穿刺活检20%的人有肾小球结构的改变。具体发生机制不详。

八、对尿微量白蛋白检测的新认识

随相关研究的深入和循证医学的发展,目前对微量白蛋白尿有了一些新的认识。现在研究认为:微量白蛋白尿的出现,不仅代表了肾脏早期损害的发生,也代表了糖尿病全身微血管病变已经到了一定的程度,只是由于观察手段的限制,我们看不到而已。我们目前手段看到的白蛋白尿,眼底病变等不是孤立病变,是全身病变的代表,更有研究表明,微量白蛋白尿除我们熟知的与眼底病变的关联外,与心、脑血管及全身其他疾病间也有关系,这方面的研究还有待深入,并有广阔前景。

（李铭　李维依）

参 考 文 献

1. Fioretto P, Mauer M. Histology of diabetic nephropathy. Semin Nephrol, 2007, 27:195-207.

2. Williama ME, Bolton WK, Khalifah RG, et al. Effect of pyridoxamine in combined phase 2 studies of patients with type 1 and type 2 diabetes and overt nephropathy. Am J Nephrol, 2007. 27:605-615.

3. DANIELA SCHLATZER, MAAHS, MARK R. et al. Novel Urinary Protein Biomarkers Predicting the Development of Microalbuminuria and Renal Function Decline in Type 1 Diabetes Diabetes Care, 2012 35:549-555.

4. Hsu CC, Chang HY, Huang MC, et al. Association Between Insulin Resistance and Development of Microalbuminuria in Type 2 Diabetes Diabetes Care, 2011 34:982-987.

5. Chen YH, Chen HS, Tarng DC, et al. More impact of microalbuminuria on retinopathy than moderately reduced GFR among type 2 diabetic patients. Diabetes Care, 2012 35:803-808.

第 18 章

糖尿病肾病核素检查

糖尿病肾病是糖尿病的常见并发症之一,大约有 25% ~ 40% 的 1 型糖尿病患者和 15% ~ 24% 的 2 型糖尿病患者可发生糖尿病肾病,是糖尿病患者发生慢性肾衰竭和死亡的重要原因。因此,实现糖尿病肾病的早发现、早诊断及早治疗十分重要和必要,可在很大程度上改善患者的预后,提高其生活质量。

肾脏的核素检查因其无创和能够定量评估有效肾单位功能等特点在临床上应用较为广泛,包括肾血管性高血压和梗阻性肾病的诊断,以及移植肾监测等方面,对于糖尿病肾病的早期诊断、疾病分期和疗效监测等也具有一定的价值。

核素肾动态显像包括肾血流灌注显像和肾功能动态显像,可以为临床提供双肾血流、大小、形态、位置、功能及尿路通畅等情况。

一、肾脏核素检查原理

静脉注射经肾小球滤过或肾小管上皮细胞摄取、排泌而不被重吸收的放射性显像剂,用 SPECT 或 γ 照相机快速连续动态采集包括双肾和膀胱区域的放射性影像,可依序观察到显像剂灌注腹主动脉、肾动脉后迅速积聚在肾实质内,随后由肾实质逐渐流向肾盏、肾盂,经输尿管到达膀胱的全过程。应用计算机感兴趣区(ROI)技术,依据双肾系列影像而获得的双肾时间与放射性计数曲线,称为肾图。该曲线可反映肾脏的功能状态和尿路排泄的通畅情况。也可以利用双肾早期集聚显像剂的程度,通过特定的计算机软件来获得总的和分侧有效肾血浆流量(ERPF)及肾小球滤过率(GFR)。

二、检 查 方 法

1. 显像剂

(1) 肾小球滤过型显像剂:^{99m}Tc-DTPA(二乙三胺五乙酸),成人剂量为 185 ~ 740MBq。

(2) 肾小管分泌型显像剂:^{99m}Tc-MAG$_3$(巯基乙酰基三甘氨酸)和 ^{99m}Tc-EC(双半胱氨酸),成人剂量为 296 ~ 370MBq;^{131}I-OIH 和 ^{123}I-OIH(邻碘马尿酸钠),成人剂量分别为 11.1MBq 和 37MBq。

2. 显像方法

(1) 准备:正常进食饮水。检查前 30 ~ 60 分钟常规饮水 300 ~ 500ml 或 8ml/kg,显像前排空膀胱。

(2) 体位:坐位或仰卧位,后位采集。

(3) 操作程序:肘静脉"弹丸"式注射显像剂,同时启动采集开关,行连续双肾动态采集。肾血流灌注显像:1 ~ 2 秒/帧,共 60 秒。肾功能动态显像:30 ~ 60 秒/帧,共 20 ~ 40 分钟。

(4) 采集条件:使用 ^{99m}Tc 或 ^{123}I 标记物为显像剂时,探头配置低能通用型准直器,能峰分别为 140keV 和 159keV;使用 ^{131}I 标记物为显像剂时,探头配置高能准直器,能峰为 360keV。

(5) 图像处理:应用感兴趣区(ROI)技术分别勾画出双肾区及腹主动脉区,获取双肾血流灌注和功能曲线及相关定量参数。

三、影 像 所 见

1. 肾血流灌注影像　腹主动脉上段显影后 2 秒左右,双肾影隐约可见,随之出现明显肾影,双肾影形态完整,大小和浓度基本对称,放射性分布基本均匀。两侧肾影出现的时间差<2 秒,双肾血流灌注曲线峰值差<25%,双肾最大放射性活度等于或超过腹主动脉最大放射性活度。

2. 肾动态影像　静脉注射显像剂后 2 ~ 4 分钟时双肾影最浓,影像完整清晰,放射性分布均匀,为肾实质影像。此后肾影周围组织的放射性逐渐消退、减低,肾盏、肾盂处显像剂逐渐增浓,输尿管可隐约显影或不显影。随后膀胱影像逐渐明显,至 15 ~ 20 分钟双肾影基本消退,大部分显像剂集中在膀胱内。

3. 肾图　为双肾时间-放射性计数曲线,反映肾脏的功能状态和尿路排泄的通畅情况,通常根据肾动态显像的影像系列获得。正常肾图由陡然上升的放射性出现段(a 段)、示踪剂聚集段(b 段)和排泄段(c 段)组成(图 18-1)。

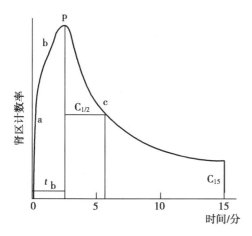

图 18-1　正常肾图曲线

(1) a 段:静脉注射示踪剂后 10 秒左右,肾图曲线出现急剧上升段。此段为血管段,时间短,约 30 秒,其高度在一定程度上反映肾动脉的血流灌注相。

(2) b 段:a 段之后的斜行上升段,3～5 分钟达高峰,其上升斜率和高度与肾血流量、肾小球滤过功能及肾小管上皮细胞摄取、分泌功能有关。直接反映肾皮质功能,即肾小球和肾小管功能。

(3) c 段:b 段之后的下降段,前部下降快,后部下降较缓慢。为示踪剂经肾集合系统排入膀胱的过程,主要与上尿路通畅和尿流量的多少有关。

4. 肾小球滤过率的测定　GFR 指单位时间内从肾小球滤过的血浆容量(单位:ml/min),是判断总肾和分肾功能的重要指标,其改变早于外周血肌酐、尿素氮的改变,可早期发现肾小球功能的异常。

通过注射肾小球滤过型显像剂并完成采集过程后,应用 ROI 技术获得不同时间的计数和放射性曲线,计算出 GFR。由于仪器设备、测定方法和处理软件的不同,GFR 的正常参考值可能有所差异。卫生部北京医院正常参考值:成人(<60 岁)分肾 GFR>35ml/min,60 岁以上分肾 GFR>30ml/min。

5. 有效肾血浆流量(ERPF)的测定　ERPF 和 GFR 一样也是测定肾脏功能的重要指标,是指单位时间内流经肾单位的血浆流量,主要反映肾小管的功能。通常采用肾小管分泌型显像剂如 ^{131}I-OIH、^{99m}Tc-EC 等来测量。

通过注射肾小管分泌型显像剂并完成采集过程后,应用 ROI 技术勾画双肾轮廓,并在双肾下缘外勾画新月形本底区,经软件处理后计算出 ERPF 值。1980 年中山医院对 16 例患者应用 ^{131}I-OIH 心前区法,测量得出 ERPF 的正常参考值为 (1049.8 ± 165.7)ml/(min·1.73m^2)。

四、结果判读及临床意义

1. 结果判读　肾功能动态显像图像结果判读,根据肾血流灌注、肾脏摄取和排泄显像剂、肾小球滤过率、上尿路显像剂是否滞留等多个方面予以分析,必要时摄取有效深血浆流量。这些指标反映了肾脏血流灌注、肾小球滤过功能、肾小管排泌功能和上尿路通常与否。

2. 糖尿病肾病异常表现及其临床意义

(1) 疾病早期肾小球滤过率增高、晚期下降是糖尿病肾病的特点:糖尿病肾病的病理生理学改变是肾脏的微血管病变及动脉硬化,而糖尿病性微血管病变也是导致肾小球损伤和出现蛋白尿的首要原因。糖尿病肾病从病程上可分为早期和临床期,早期可无任何临床症状,肾功能改变多为肾小球高滤过状态即表现为 GFR 升高并成为最终发展成为糖尿病肾病的重要危险因素,只有少数患者早期 GFR 在正常范围,尤其是在血糖控制不佳时 GFR 升高更为明显,且 1 型糖尿病 GFR 升高的幅度高于 2 型糖尿病。随着肾小球损伤程度的加重及病情进展,患者出现大量蛋白尿,同时血压升高,即进入临床期糖尿病肾病。由于肾小球受损程度较重,GFR 降低至正常水平之下,且病程越长、蛋白尿程度越严重,GFR 的减低越明显。

(2) GFR 评估要结合年龄等影响因素综合评估:受年龄因素的影响,40 岁以后 GFR 每年平均下降 1%。因此,糖尿病患者病程相同时,老年患者 GFR 下降的幅度往往较低龄患者大。所以,在根据 GFR 结果评估患者糖尿病肾病严重程度时应结合年龄因素一并考虑。

(3) 糖尿病性肾小管肾病:早期为肾小管对葡萄糖及钠离子重吸收增加,对磷酸盐重吸收减少,而有效肾血浆流量(ERPF)和肾功能曲线残存率是反映肾脏摄取和排泌功能的重要参数,即表现为 ERPF 高于正常,残留率逐步升高。这与糖尿病肾病早期血流动力学高滤过状态所致肾血管扩张,毛细血管内压升高及血流增加有关。随着病程的进展,进入临床期后,出现肾小管受损,排泌功能出现障碍,并随病程延长而加重,从而表现出 ERPF 明显减低,肾功能曲线峰时后延,残留率明显升高。这可能与肾小球滤过率下降,肾小球系膜明显增厚,系膜基质明显增加以及肾小球闭锁增加等因素有关。

糖尿病肾病起病隐匿,多数患者出现蛋白尿时已处于临床期,此时肾脏的病理改变已非可逆,治疗效果欠佳。核素检查作为一种辅助检查手段,虽缺乏特异性,但根据糖尿病患者肾脏病变发展的不同阶段所表现出的血流动力学参数信息,且具有简便、灵敏和无创等特点,有助于实现糖尿病肾病的早期诊断,从而及时进行干预,不仅对糖尿病肾病的诊治和预后具有重要意义,对实现卫生经济学的最优化也影响深远。

（朱辉　姚稚明）

参 考 文 献

1. 中华医学会. 临床诊疗指南核医学分册. 北京:人民卫生出版社,2010:364-376.

2. 谭天秩. 临床核医学. 第 2 版. 北京:人民卫生出版社,2003:760.

3. Datseris IE,Sonmezoglu K,Siraj QH,et al. Predictive value of captopril transit renography in essential hypertension and diabetic nephropathy. Nucl Med Commun, 1995, 16(1):4-9.

4. Nielsen FS,Gall MA,Parving HH. Acquired oligonephropathy and diabetic nephropathy. Am J Kidney Dis. 1995 Dec;26(6):898-903.

5. Muñoz A,Puchal R,Castelao AM,et al. Renogram deconvolution in the management of diabetic nephropathy:utility of the measurement of initial tracer uptake. Nucl Med Commun,1997,18(11):1029-1035.

6. Rajic M,Ilic S,Vlajkovic M,Antic S,et al. Radionuclide staging of renal function in type 1 diabetes mellitus. Ren Fail,2007,29(6):685-691.

7. 黄令一,李爱平,伍丽霞,等. 同位素肾图对诊断糖尿病肾病的临床价值探讨. 局解手术学杂志,2011,20(6):621-622.

8. Piero R,Uggene NTI. Glomerular hyperfiltration and renal disease progression in type 2 diabetes. Diabetes Care, 2012,35:2061-2068.

9. Zachwieja J,Soltysiak J,Fichna P,et al. Normal-range albumin uria does not exclude nephropathy in diabetic children. Pediatr Nephrol,2010,25:1445-1451.

第 19 章

糖尿病眼底血管造影

荧光素眼底血管造影术（fundus fluorescein angiography，FFA）是 20 世纪 60 年代发展的一项技术。从这项技术应用以来，对于了解眼底组织的生理、病理学基础和临床诊断、治疗选择、疗效观察、预后判定等方面的研究上占了特殊地位。是目前眼底疾病的一项不可缺少的诊查技术。

一、基本原理和方法

荧光素眼底血管造影的基本原理是利用能够发出荧光的物质快速注射入人的静脉的同时，利用有特殊滤光片组合的眼底照相机拍摄所发出的荧光，并用高速感光的胶片拍照或经数字化图像采集记录荧光素钠经血液循环进入眼底血管的过程，从而动态的记录眼底血管的结构、血流动力学的改变及血管病理生理变化及病理改变的一项技术。近年来随着摄像、录像和电脑技术的高速发展，眼底照相机与高分辨率、低照明度的摄像机及电脑图像分析处理系统的联合应用使得荧光造影技术日臻完善，在眼底病的研究中发挥越来越重要的作用。

（一）荧光素钠

某些化合物受光线照射后，吸收辐射光的部分能量，并发出改变了原有波长的光线。当停止照射后，化合物发射的光线在 10 秒中内即停止者称为荧光。荧光素钠是很多荧光物质中最富有荧光特性的化合物。

1. 物理性质　荧光素钠为橙红色结晶状粉末，溶于水，水溶液为黄红色，能发出黄绿色荧光，吸收波长范围为 485～520nm 光线，发射光的波长范围为 520～530nm，其分子式为 $C_{20}H_{10}O_5Na_2$，分子量 376.27。

2. 体内过程　光素钠注射入静脉后，60%～80% 与血浆蛋白结合，约 20% 游离在血中，可以被蓝光激发出荧光。荧光素钠进入体内后不参加体内代谢分解，也不与组织牢固结合，在 24 小时内大部分通过肾脏，小部分经胆道排出体外。注射后 2～4 小时皮肤发黄，尿液也呈黄色，可持续 24～48 小时，此时进行尿液化学试剂反应如 Bendic 尿糖检测，可呈假阳性。大部分人对荧光素钠有很好的耐受性，有心、肝、肾疾病患者要慎用，严重者应禁用。荧光的强度与酸碱性有关，当 pH 值 8.0 荧光最强。注射浓度一般为 10%～20%，或按每千克体重 15～20mg。如不能静脉注射也可口服给药。由于经胃肠道的血管吸收进入血液，口服 5 分钟后才能到达眼内，无法达到峰浓度，因此无法做早期像拍照，对视网膜循环性疾病的价值不大，对于不能进行静脉注射的儿童可以应用。经口服荧光素的眼底荧光可持续 1 小时以上。

3. 副作用　荧光素钠是无毒染料，一般不发生毒性反应，少数有恶心，嘱其深呼吸仍可继续进行造影，个别年轻患者紧张可以呕吐晕厥。应立即停止造影，平卧，造影室应备肾上腺素和地塞米松、氧气等急救设备。

造影前用原液进行皮肤划痕过敏试验，或用稀试液进行静脉注射观察有无不适反应。对于那些患严重高血压、心脏病、肝肾功能不好的患者应慎重；有过敏性体质或患有支气管哮喘者应禁忌。

（二）仪器设备

1. 眼底照相机　用胶片记录的眼底照相机应具备以下装置：①自动计时；②自动快速转片；③高强度闪光系统；④多范围、角度拍摄装备。新一代眼底照相机具有新光学系统和 21 档闪光强度控制，并有左右眼和视场角的自动识别功能方便眼底图像的定位。

2. 组合滤光装置　具备允许波长 460～490nm 的蓝光通过的激发光滤光片和只允许 520～530nm 的蓝绿色荧光通过的屏蔽滤光片的组合滤光装置。

3. 胶片　采用高速感光全色胶片。

4. 数字化荧光血管造影　眼底照相机接高分辨率的摄像机进行实时荧光素眼底血管造影的

拍摄,并储存于计算机硬盘或光盘系统。数字化荧光血管造影的优势在于不必等胶片冲洗后再读片,造影后马上可以对图像进行分析、诊断,还可以用图像处理系统对造影图像进行处理。数字化荧光血管造影的使用大大改善了以胶片记录的荧光造影时所受胶片量的限制,可以进行更多图像拍摄;有的眼底照相机搭载了左右眼以及视场角自动检测功能,即使不显示视乳头部分,在周边拍摄时也能方便定位。由于数字化照相的光强度大大弱于普通眼底照相机的高强度闪光的要求,仅用普通照相机1/5的光强度即可得到满意的图像效果,因此减少了患者因闪光强度高引起的不适感,能够更好配合照出质量好的图像。造影后进行图像的筛检,将满意的图像储存在硬盘或光盘中,以备诊断和留资料用。目前还有用激光作为照射光源的激光眼底血管造影,其最大的优点为具备荧光素钠视网膜血管造影和吲哚青绿脉络膜血管造影同步检查的优势。另外,由于没有强光源影响瞳孔,因此在不能进行散瞳或散瞳不满意的小瞳孔下也可以取得较满意的眼底图像。

（三）造影步骤

进行 FFA 之前除行过敏试验外应充分散大瞳孔,了解主照眼。静脉注射10% ~ 20% 荧光素钠3 ~ 5ml,同时开始计时,自10秒中开始拍摄主照眼后极部的荧光素钠充盈情况后转到对侧眼拍摄后极部。此后转到主照眼变换不同角度拍摄整个眼底,当中转换对侧眼拍摄;根据不同病情10 ~ 20 分钟拍摄晚期像。

标准荧光造影应该包括7 ~ 9 个视野范围,即:视乳头黄斑部、颞上象限、上方、鼻上象限、鼻侧、鼻下象限、下方、颞下象限、颞侧。在用胶片照相过程中注意按顺序拍片,穿插转换眼别照相时,需照带视乳头的后极部位,以便在阅片中进行定位。如果用数字化眼底照相机时,因照相机软件带有眼别自动识别功能,则不必苛求眼别和照片的数量。

二、荧光素血管造影分期(临床分期)

1. 视网膜动脉前期或脉络膜期 荧光素注射后首先为睫状后短动脉系统,表现为视盘蒙眬荧光和脉络膜地图状分布的背景荧光。如有睫状视网膜动脉存在,在视盘上可以看到睫状动脉与视盘蒙眬荧光与脉络膜荧光同时充盈。

2. 视网膜动脉期 从视网膜中央动脉开始

充盈至视网膜小动脉全部充盈即为视网膜动脉期,一般为1 ~ 2 秒。从静脉注射荧光素到视盘上动脉充盈的时间为10 ~ 15 秒钟。

3. 视网膜动静脉期 视网膜小动脉充盈之后到微静脉充盈之前,为视网膜毛细血管充盈。一般为1 ~ 2 秒,此期毛细血管网最清晰,包括视盘周围的辐射状的毛细血管和黄斑部毛细血管形成的拱环。

4. 视网膜静脉期 从任何一支视网膜静脉出现层流现象至静脉荧光衰减为视网膜静脉期。静脉层流出现到全部充盈,一般为7 ~ 10 秒,可持续15 ~ 20 秒。

5. 晚期 从静脉注射荧光素10 分钟后,染料大部分从视网膜血管中排空,只能看到微弱的脉络膜背景荧光和视盘边缘淡荧光弧。

三、异常眼底荧光图像

（一）强荧光

1. 透见荧光 指视网膜色素上皮的色素脱失,使得原有被视网膜色素上皮遮挡的脉络膜荧光显露其形态。其表现为荧光强度随脉络膜背景荧光而增强和减弱,但是高荧光的大小和形态始终不变。

2. 渗漏 任何原因使视网膜血管的屏障功能受损,或视网膜色素上皮正常的紧密连接的结构及功能受损,或出现异常的血管,使荧光素从血管内渗漏到血管外称为渗漏。

（1）视网膜内屏障受损:视网膜内皮细胞的结构和功能的完整构成了视网膜的内屏障。如内皮细胞连接或环绕内皮细胞的周细胞受损缺失使得内皮细胞膨出形成微血管瘤,血管内的血浆蛋白渗漏到血管外称视网膜内屏障功能受损。

（2）视网膜外屏障受损:视网膜色素上皮间的紧密连接构成了视网膜外屏障。色素上皮的紧密连接或色素上皮之间的封闭小带受损,导致液体从脉络膜向视网膜下渗漏称为外屏障功能受损。渗漏的荧光可以出现在一个划定的解剖学的空间,如可以在视网膜神经上皮与色素上皮之间潴留,形成视网膜神经上皮脱离。

（3）Bruch 膜受损:在一些黄斑部疾病中最明显。年龄相关性黄斑变性的 Bruch 膜受损,导致在色素上皮和 Bruch 膜之间代谢产物不能转运形成堆积形成大小不等的色素上皮脱离。

（4）组织着染：渗漏的荧光素弥漫在组织中引起组织染色形成强荧光。特点是造影晚期出现，其边界不清晰。如糖尿病视网膜病变等视网膜血管性疾病，造影晚期显示为血管管壁荧光着染。或一些机化瘢痕组织在造影晚期被荧光染色也称为组织着染。

（5）新生血管：①视网膜新生血管：任何引起视网膜缺血改变的病变都可以产生新生血管。由于新生血管的内皮细胞间缺乏紧密连接，荧光素可以很快从管腔渗漏至血管外或进入玻璃体，形成醒目的高荧光团及玻璃体内的高荧光。②脉络膜新生血管：为脉络膜毛细血管的异常生长穿过病变的 Bruch 膜至视网膜或（和）视网膜色素上皮下，根据新生血管的纤维增殖的不同，造影晚期出现不同程度的高荧光渗漏。

（二）弱荧光

1. 荧光遮蔽　由于出血、炎症、肿瘤、色素、渗出、水肿、屈光间质混浊等引起不同程度的荧光遮蔽。

2. 充盈迟缓和充盈缺损　视网膜、脉络膜的病理改变造成血管充盈迟缓或没有充盈，如视网膜中央或分支动脉阻塞或不全阻塞造成相应部位的静脉不充盈和延迟充盈。晚期病变往往伴有大面积的无灌注区。毛细血管阻塞、脉络膜血管阻塞造成荧光不充盈引起相应的视网膜或脉络膜区域的低荧光或无灌注都可引起低荧光。

四、糖尿病视网膜病变的临床分期及荧光血管造影改变

正常眼底造影见图 19-1。

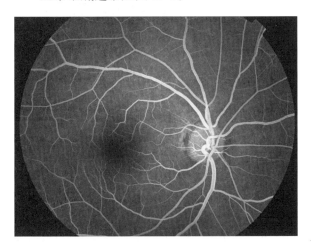

图 19-1　正常眼底的荧光造影像

（一）非增生性糖尿病性视网膜病变
见图 19-2～19-7。

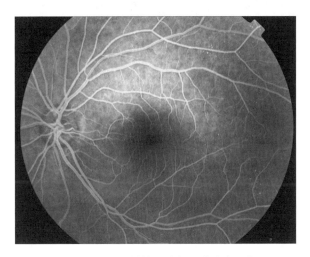

图 19-2　非增生性糖尿病视网膜病变 I 期，颞侧血管弓处可见散在高荧光点

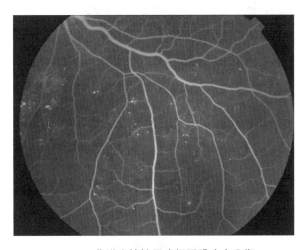

图 19-3　非增生性糖尿病视网膜病变 I 期，下方大量的高荧光点为微血管瘤

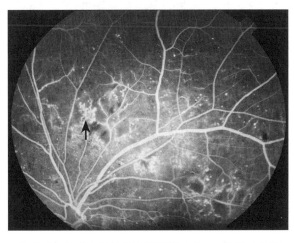

图 19-4　非增生性糖尿病视网膜病变，多数散在的高荧光点和视网膜内微血管异常（箭头所指），及毛细血管无灌注区

159

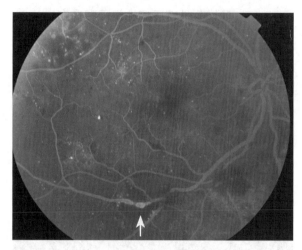

图 19-5　严重非增生性糖尿病视网膜病变，静脉串珠（箭头），累及一个象限

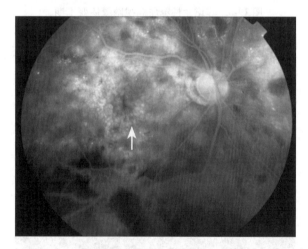

图 19-6　非增生性糖尿病视网膜病变，荧光造影晚期除弥漫性荧光渗漏外，黄斑中心可见花瓣状荧光渗漏呈囊样黄斑水肿（箭头）

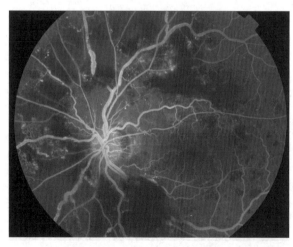

图 19-7　严重非增生性糖尿病视网膜病变，视网膜静脉串珠累及三个象限。大片毛细血管灌注区

1. 微血管瘤　微血管瘤是由视网膜毛细血管前小动脉、毛细血管、毛细血管后小静脉的球形膨隆引起，是最早出现的糖尿病性视网膜改变。造影过程的中期或晚期可有程度不同的荧光渗漏。在荧光造影中可以观察到微血管瘤可以大量出现在无灌注区的周围，表示微血管瘤是对视网膜缺血的细胞增殖反应。微血管瘤数目的多少可反映糖尿病视网膜病变的轻重，若微血管瘤数量持续增加，则表示病情加重。

2. 眼底出血　出血可以出现在视网膜各层。位于视网膜深层出血表现为点状、斑片状、圆形出血斑；浅层视网膜出血表现为线状、火焰状，病情严重时可以出现大片深浅层视网膜出血、视网膜前出血，大量出血进入玻璃体内引起玻璃体积血。荧光素眼底血管造影中出血为遮挡荧光，小的出血因遮挡背景荧光形成形态各异的黑色斑点，视网膜前大的出血表现为大片荧光遮挡，或表现为半月形的荧光遮挡现象。在荧光遮挡的边缘常显示散在或密集的高荧光点或强荧光团，表示该处可能有视网膜新生血管存在。

3. 硬性渗出　硬性渗出在检眼镜下为界限清楚的斑点状、腊肠状或成片的黄白色病变。呈簇状、环形排列或融合成大片渗出斑，多位于视网膜的外丛状层，尤其好发于黄斑部。眼底荧光造影中硬性渗出显示轻度的荧光遮蔽，大片的硬性渗出可显出假性荧光。

4. 棉絮样斑　眼底镜下为边界不清的羽毛状或棉絮样灰白色斑，其发生机制是由于毛细血管及前小动脉的闭塞引起组织缺血缺氧，神经纤维轴索肿胀断裂，轴浆流受损所致，眼底荧光造影下表现为遮挡荧光或淡淡的荧光渗漏及毛细血管无灌注区，周围常有视网膜内微血管异常和微血管瘤的高荧光。过去认为大量棉絮样斑的出现预示病情进展到增殖前期的表现，根据目前的研究，认为棉絮样斑不是严重程度的危险因素，因此，在糖尿病视网膜病变的新的国际分级中，没有将其纳入分级指标。

5. 视网膜内微血管异常（intraretinal microvascular abnormality，IRMA）　视网膜内微血管异常在新的国际临床分级中作为重要的分级指标之一。一个象限如果存在视网膜内微血管异常为严重的非增生性糖尿病视网膜病变，即将进入到更为严重的增殖期。微血管的异常包括视网膜毛细血管床不规则，迂曲的走行、节段性的扩张、毛细血管前的小动脉和小静脉之间的异常吻合形成的短路;在其周围有毛细血管或毛细血管前小动脉闭锁造成的无灌注区。视网膜内微血管异常因其在视网膜内,所以在眼底镜下不易观察;荧光血管造影下可以清楚地显示这些变化,并能鉴别是否已经有新生血管的形成。没有荧光素的渗漏是视网膜内微血管异常,如果造影过程中有渗漏出现,即已形成新生血管进入增生期改变。

6. 视网膜动脉改变　糖尿病患者往往合并有高血压、高血脂,所以糖尿病视网膜病变患者的视网膜动脉常表现有硬化的表现:动脉细、反光带增宽、动静脉交叉征出现。荧光血管造影在观察视网膜动脉的管径、走行,动静脉之间的管径比,动静脉交叉征方面更清晰。

7. 视网膜静脉的改变　视网膜静脉的改变是反映糖尿病视网膜病变轻重程度的重要标准,在新的国际临床分级中也作为重要的分级指标之一。糖尿病视网膜病变早期静脉可有均匀的扩张、轻度充盈或迂曲,随着病情进展,静脉管径粗细不均,可呈串珠状或腊肠样改变。在荧光血管造影中可以清楚显示静脉管壁的串珠样或腊肠样改变,在造影中静脉管径不规则,在血管壁上出现不同强度的点状荧光斑,晚期有静脉管壁的荧光着染和渗漏。按照新的国际分级标准,两个象限以上的静脉串珠样或腊肠样改变为严重的非增生性糖尿病视网膜病变,即将进入到更为严重的增生期。

8. 血管闭塞　糖尿病视网膜病变的血管闭塞首先在视网膜毛细血管,以后可以扩展到毛细血管前小动脉、视网膜小动脉,甚至到一二级动脉分支。毛细血管闭塞眼底镜下看不到,在荧光血管造影下显示为小片的无灌注区。毛细血管无灌注区的产生与分布是有一定特征的。根据荧光血管造影其特点为:毛细血管无灌注区在眼底各个象限均有出现,以颞侧多见,在鼻侧者可近至距视盘 2DD,若发生在黄斑区,多在颞侧,距视盘颞侧 3～4DD 和鼻侧 2～4DD 的视网膜范围内毛细血管无灌注区出现最多,而在距视盘 1DD 的范围内则极少出现。毛细血管无灌注区多呈岛状在上述区域出现,随着病情进展,视网膜缺血加重,毛细血管无灌注区扩大,如果到毛细血管前小动脉闭锁,则呈现大片的无灌注区。在无灌注区的周围有较多微血管瘤的高荧光,边缘部位还可见到视网膜内微血管异常,表明微血管瘤和视网膜内微

血管异常是对视网膜缺血的细胞增殖和代偿性扩张反应。

（二）增生性糖尿病性视网膜病变
见图 19-8、图 19-9。

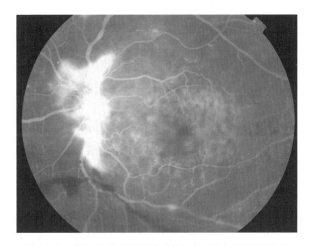

图 19-8　增生性糖尿病视网膜病变,图中显示视乳头新生血管和纤维增生,动静脉期荧光渗漏明显,黄斑部轻度荧光渗漏

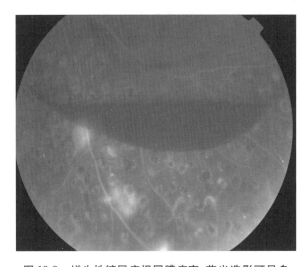

图 19-9　增生性糖尿病视网膜病变,荧光造影可见舟状的遮挡荧光,播散状荧光斑,新生血管未完全消退,仍有轻度渗漏

大约 5% 的糖尿病患者会进入到增生性糖尿病性视网膜病变。根据新的国际糖尿病视网膜病变的分级标准,眼底任何部位只要出现新生血管或视网膜前出血/玻璃体积血即进入到增生性糖尿病性视网膜病变。

新生血管的形成是从视网膜内血管的内皮增殖芽开始,通过内界膜进入到视网膜内表面。在玻璃体和视网膜的间隙内生长,伴随有纤维增殖,造成不完全的玻璃体后脱离和收缩。如果在血管前的病变可以引起玻璃体积血、视网膜前出血,也

可造成视网膜撕裂形成孔源性或因牵拉引起牵拉性视网膜脱离。荧光造影对于新生血管的发现有着重要意义。可以发现早期的新生血管芽和不易辨认的新生血管。

从视乳头的血管产生的新生血管称为视盘新生血管(neovascularrization at the disk,NVD)。大部分视盘新生血管在荧光造影动脉期充盈。从视网膜血管来的新生血管称为NVE(neovascularization elsewhere),可以出现在视网膜的不同部位,后极部、赤道部或周边眼底。多位学者大量的荧光造影证明,新生血管的部位多发生在赤道部,距血管弓3~6DD的大片毛细血管非灌注区的边缘和视网膜内微血管异常的部位,表明其发生与发展与视网膜严重缺氧有关。早期的新生血管芽在荧光造影的表现为,在非灌注区的边缘呈苞芽状、树芽状,以后形成细小的新生血管。早期的新生血管与视网膜内微血管异常检眼镜下不易鉴别,但在荧光造影中能进行鉴别:视网膜内微血管异常在造影晚期没有明显的荧光渗漏;如果有荧光渗漏的高荧光团出现即为新生血管形成。

增生期的视网膜静脉改变在荧光造影表现非常明显,静脉的迂曲、管径不规则呈串珠样、腊肠样、发结样或扭曲成各种环状。这种静脉改变不总是发生在所有的静脉血管,可以是一个象限,两个象限或多个象限,也可以是一支或几只静脉的节断样改变。造影可有管壁荧光着染。晚期可以有血管闭锁。荧光血管造影表现为静脉充盈不规则、不充盈、血管管壁荧光染色、渗漏。

在增生性糖尿病性视网膜病变时,所有在非增生性视网膜病变时的眼底改变都可以存在。

(三) 黄斑病变

见图19-6、图19-8。

新的国际性糖尿病性视网膜病变的分级中,将黄斑病变分为无黄斑水肿或有黄斑水肿,如果有黄斑水肿再将其分为轻中重三级。以视网膜增厚或硬性渗出的部位距离黄斑中心的远近或以影响黄斑中心来区分。

荧光血管造影显示微血管瘤和毛细血管扩张,晚期有不同程度的荧光渗漏使黄斑部呈模糊的斑片状荧光,严重黄斑水肿渗漏的液体蓄积形成囊腔,显示为围绕中心凹排列的花瓣状、辐射状或乱石样有分隔的囊样形态,称为黄斑部囊样水肿。在黄斑部有大量硬性渗出时,荧光造影表现为晚期弥漫性荧光渗漏,组织着色。

在眼底镜下黄斑水肿的分级中不能对黄斑的缺血情况进行确定,但是缺血性的黄斑病变对指导激光治疗有意义,荧光造影表现为黄斑部拱环的不完整,毛细血管甚至毛细血管前小动脉闭锁消失引起的大范围的毛细血管非灌注区。其临床意义在于缺血严重的黄斑水肿进行激光治疗无益,反而可以加重缺血的程度。而且,缺血性黄斑水肿预示着糖尿病视网膜病变的进展。大约有30%的缺血严重的黄斑病变的患者在2年内可以进展到增生性病变。

黄斑水肿的发病率在非增殖性视网膜病变为7%,而增殖性视网膜病变时可达50%~70%。是糖尿病视网膜病变导致视力下降的主要原因。

(四) 视神经病变

见图19-10。

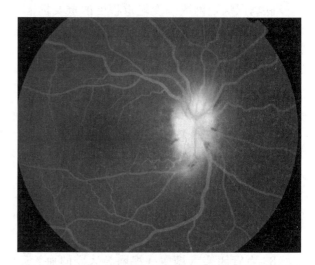

图 19-10　糖尿病性视神经缺血性视神经病变,视乳头边界不清,显示荧光渗漏明显。视乳头边缘可见线状遮挡荧光为出血

糖尿病性视神经病变包括视乳头水肿、缺血性视神经病变、视神经萎缩等视神经病变。糖尿病性视神经病变发生率大约7%。

1. 糖尿病视乳头水肿　荧光造影的动脉期视盘表面辐射状毛细血管扩张,晚期视盘代偿扩张的毛细血管渗漏荧光而呈强荧光。其他视网膜区域可有或没有糖尿病性视网膜改变。

2. 缺血性视神经病变　荧光造影视盘周围相应脉络膜荧光充盈迟缓,视盘充盈迟缓或缺损,表现为低荧光,荧光充盈不均,以后可以发生毛细血管渗漏,晚期视盘显示高荧光。

3. 视神经萎缩　荧光造影表现视盘始终为弱荧光,晚期由于荧光素边缘染色呈高荧光,或透见筛板处的血管渗漏而呈高荧光,视网膜血管变细。

五、糖尿病性视网膜病变的吲哚青绿血管造影

荧光素眼底血管造影(FFA)的开展对于了解视网膜血管疾病和色素上皮病变有着很好的临床价值,但是,在观察脉络膜病变时由于蓝色激发光不能很好的穿透视网膜色素上皮、黄斑部的叶黄素及病理性的出血或渗出等,另外,脉络膜的毛细血管内皮有着窗样结构,荧光素钠由于分子量小,只有40%~80%能与血浆蛋白结合,游离的荧光素钠迅速的从带孔的毛细血管中漏出形成斑驳样的背景荧光,到晚期呈弥漫的高荧光,影响了对脉络膜的循环等的进一步研究。吲哚青绿血管造影(indocyanine green angiography, ICGA)弥补了这一不足,FFA 和 ICGA 的应用,极大提高了对视网膜脉络膜疾病的诊断和研究。

(一) 吲哚青绿血管造影的基本原理和方法

1. 吲哚青绿　ICG 是一种三碳氰染料,易溶于水,分子量为 774.96,最大的吸收光谱 785~805nm,最大激发光谱 835nm,ICG 进入血液后,与血浆蛋白的结合率为 98%,不参与体内代谢分解,被肝脏摄取并以游离的形式从胆汁中排出,半衰期为 3~4 分钟,可在短期进行重复注射。

不良反应较 FFA 轻,由于 ICG 染料中含有碘的成分,对碘过敏者禁忌,肝肾功能不良者也应慎用,严重不良反应为过敏性休克。

2. 仪器设备　有近红外光的数字化眼底摄像系统的眼底照相机或激光扫描眼底镜,监视器和计算机图像处理系统。

3. 造影方法　开始造影前,拍摄红外眼底相和两种不同波长的眼底自发荧光像后静脉注射吲哚青绿 25~50mg 后开始动态拍摄 1 分钟,5 分钟以后再进行拍摄,根据不同病情可以在 10 分钟或 20 分钟后再进行后期像拍摄。

(二) 正常和异常吲哚青绿血管造影图像

1. 正常图像

(1) 早期:注射药物 10 秒后,脉络膜动脉充盈,脉络膜动脉细小迂曲,0.5 秒后静脉充盈,静脉较动脉粗,毛细血管不能分辨,表现为模糊的荧光,涡状静脉清晰可见。

(2) 中期:注射后 5~20 分钟,随荧光从脉络膜血管的排空荧光明显减弱,与脉络膜背景荧光融为一体,模糊看到脉络膜大、中血管。

(3) 晚期:注射药物 20 秒后,脉络膜血管内已无 ICG,仅见脉络膜大血管排空后的血管轮廓。

2. 异常图像

(1) 高荧光:与 FFA 相同,ICGA 也有假荧光、透见荧光、异常血管和渗漏引起的高荧光。

(2) 低荧光:包括荧光遮蔽和充盈缺损。

(三) 糖尿病性脉络膜血管病变

糖尿病是一种累及全身血管的代谢性疾病,对视网膜血管的影响在 FFA 中我们已经较清楚的认识,而占眼球血流 90% 的脉络膜循环同样也受到影响,Freyczkowsky AW 等和 Hidayat AA 等报道 1 型糖尿病患者光镜及电镜检查发现脉络膜毛细血管和脉络膜小血管基底膜显著增厚,脉络膜小叶血管的扩张、不充盈、扭曲与狭窄。Weinberger 等报道 42 例非增生性糖尿病视网膜病变进行 ICGA 发现,与 FFA 相同,血管瘤也出现高荧光点和晚期的渗漏,中期可以出现弥漫性高荧光,造影晚期眼底后极部可见小叶斑片状的强和弱荧光的椒盐状外观。Bisschoff 和 Flower 对有糖尿病性视网膜病变的患者进行 ICGA 显示:大部分增生性糖尿病视网膜病变和半数的非增生性糖尿病视网膜病变的患者可以有脉络膜的充盈迟缓。国内北京协和医院对糖尿病视网膜病变的 200 例 ICGA 临床观察显示:后极部充盈迟缓,局限性的高渗漏荧光及造影的中晚期脉络膜弥漫性高荧光,部分有涡静脉扩张。另有报道,非增生性视网膜病变的 ICGA 显示:增生前期组与正常组脉络膜循环动力学比较,最早荧光出现时间和最强荧光出现时间延长,增生前期糖尿病视网膜病变出现脉络膜血管扩张,造影后期在眼底后极部可见小片状强荧光和弱荧光相间的“椒盐”样外观。还有学者报道发现眼底无视网膜病变组的 ICGA 也有异常荧光,主要表现早期的弱荧光以及中晚期点状强荧光,提示脉络膜毛细血管灌注不足及脉络膜血管通透性增强渗漏。

ICGA 在发现视网膜毛细血管无灌注区上与 FFA 相比,没有 FFA 敏感。微血管瘤的高荧光点也不如 FFA 敏感,可能 ICGA 只能显示有明显渗漏的微血管瘤;另外,ICG 没有 FFA 所有的视网膜色素上皮的黑色背景,使得微血管瘤显示更清晰。微血管瘤不仅出现在视网膜血管,也可以出现在脉络膜的毛细血管上,激光斑在 ICGA 显示为低荧光。

六、糖尿病患者进行眼底血管造影的意义

1. 对糖尿病患者的眼底并发症进行早期诊断 糖尿病患者只进行常规的眼底检查可能将亚临床期的病变遗漏，有学者对眼底镜下为正常眼底的156只眼进行FFA检查发现，28只眼有微血管瘤和视网膜病变，占17.95%。由于微血管瘤的存在有一定的时期，一般为数月到数年，随着瘤体发生机化，颜色变淡，眼底镜检眼镜下可能就不明显；还有的瘤体似针尖大小，检眼镜下不易查见，在FFA时荧光素随血流充满视网膜的动静脉及毛细血管，囊样扩张的腔隙中也充满荧光色而在造影中容易查见。

2. 对糖尿病的视网膜血管的屏障功能和缺血情况进行判断 FFA可以对视网膜血管的渗漏或缺血的程度和范围清晰显示，早期新生血管芽、视网膜内微血管异常和较细的血管分支的串珠样改变，特别是黄斑水肿的判定，较为客观的对糖尿病视网膜病变的程度进行判断。国内学者报道200只眼糖尿病视网膜病变的眼底照片和FFA比较研究显示在病变程度的分期结果上两者有较大的差异。

FFA可以发现不能解释的视力下降、黄斑水肿、缺血性黄斑病变和视神经病变等。

3. 监测糖尿病性视网膜病变的进展 糖尿病性视网膜病变的发生与病程之间有着肯定的相关性。美国眼科学会对糖尿病患者的监测建议为：1型糖尿病诊断5年后做第一次眼底检查。2型糖尿病在确诊时做第一次眼底检查，以后均每年一次眼底检查；如果为妊娠的妇女有轻、中度非增生性糖尿病视网膜病变则3个月检查一次。重度非增生性糖尿病视网膜病变则每1~3个月检查一次眼底。对中度以上的非增生性糖尿病视网膜病变美国眼科学会建议要经常进行FFA的检查以便发现病情进展，因为病情重度以上的非增生性糖尿病视网膜病变患者在一年内有50%的患眼、极重度的非增生性糖尿病视网膜病变的75%的患眼可以进展至增生性病变。

4. 指导适时进行激光治疗 激光治疗是糖尿病视网膜病变的主要的治疗方法。基于循证医学的证据表明严重的非增生性糖尿病性视网膜病变在1年内进展成为增生性病变的可能性极大，激光治疗可以有效地减少进展成增生性视网膜病

变。EDTRS对黄斑水肿的荧光造影分为：①局限性水肿，与微血管瘤的渗漏和毛细血管的渗漏有关，激光直接封闭渗漏的微血管瘤和渗漏的毛细血管能够减轻黄斑水肿；②由于视网膜外屏障的功能受损或弥漫性毛细血管渗漏产生弥漫性黄斑水肿，进行格栅样光凝能够降低持续性的黄斑水肿。

5. 激光治疗的疗效观察 激光治疗后，微血管瘤于2周左右萎缩，硬性渗出吸收的较慢，一般3~6个月后逐渐吸收，而新生血管的萎缩需要2~3个月的时间或更长，所以激光治疗后3~6个月要进行荧光造影复查，如新生血管没有消退则需要进行激光补充治疗（图19-11）。

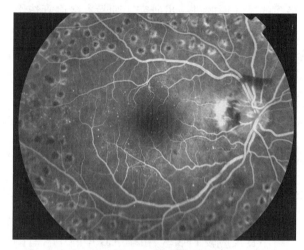

图19-11 增生性糖尿病视网膜病变全视网膜光凝治疗后荧光造影像。视乳头上方和周围视网膜小片出血，视乳头上方小片视网膜前出血。出血为遮挡荧光，黄斑区很多高荧光点为微血管瘤

糖尿病视网膜病变是伴随糖尿病的终身性疾病，良好的糖尿病的控制和坚持定期的眼底检查及必要的荧光造影检查，适时的激光治疗和补充治疗是减少视力下降和减少失明的重要环节。

（师自安 龙力 刘云）

参 考 文 献

1. 迟家敏. 实用糖尿病学. 第3版. 北京：人民卫生出版社，2009：125-135.

2. 梁树今. 眼底荧光血管造影释义. 石家庄：河北人民出版社，1980.

3. 李凤鸣. 中华眼科学. 第2版. 北京：人民卫生出版社，2005：678-698.

4. 吴德正. 眼部吲哚青绿血管造影学. 沈阳：辽宁科学技术出版社，2002.

5. 张承芬. 眼底病学. 第2版. 北京：人民卫生出版社，

2010:127-156,260-299.

6. Elisabet A, Ulla CS. Peripheral retinal evaluation comparing fundus photographs with fluorescein angiograms in patients with diabetes mellitus. Retina,1998,18:420-423.

7. Fryczkowski AW, Hodes BL, Waler J. Diabetic choroidal and iris vasculature scanning electron microscopy findings. Int Ophthalmol,1989,13(4):269-279.

8. Hidayat. AA, Fine BS. Diabetic choroidopathy light and electronmicroscopic observations of seven cases. Ophthalmology. 1985,92(4):512-522.

9. Weinber D, Kramer M, Priel E et al. Indocyanine green angiography findings in nonprolifarative diabetic retinopathy. Am J ophthalmol,1998,126(2):238-247

10. 张承芬,张惠蓉. 糖尿病的眼部并发症及治疗. 北京:人民卫生出版社,2003.

11. 李棣,张惠成,徐永宁,等. 吲哚青绿血管造影对增殖前期糖尿病视网膜病变的研究. 中国中医眼科杂志,2004,14(13):131-133.

12. 魏文彬,史雪汇. 糖尿病性视神经病变//李筱荣,黎晓新,惠延年. 糖尿病眼病. 北京:人民卫生出版社,2010:317-335.

13. 邓娟,赵柳宁,梁雪梅,等. 非增生型糖尿病视网膜病变合并糖尿病视神经病变的临床分类及表现. 中华眼底病杂志,2012,28:215-218.

14. 高丽琴,张凤,周海英,等. 眼底彩色照相与荧光素眼底血管造影对判断糖尿病视网膜病变分期的一致性研究. 中华眼科杂志,2008,44:12-16.

第 20 章

糖尿病临床微循环检查

一、微循环概述

微循环是直接参与细胞、组织的物质、能量、信息传递的血液、淋巴液、组织液的流动。微循环包括细动脉、毛细血管和细静脉(统称微血管),还包括毛细淋巴管。

微循环的物质交换功能:机体和环境之间、器官之间的物质交换(如 O_2、CO_2、单糖、多糖、氨基酸、蛋白质、脂肪酸)是在实质细胞(如肺泡上皮细胞、肠上皮细胞、肝细胞等)和血液之间通过组织液进行交换,细胞的裂解产物和代谢产物进入初始淋巴管经过淋巴系统清除。

微循环的信息传递功能:机体内的各种信息,包括神经电信号、神经介质、激素、活性物质等在体内各系统、器官之间进行传递交换,以统一协调各种反应和活动。从微循环角度看,神经介质、激素、活性物质等都要经过微血管、组织间隙、细胞途径传递和交换,初始淋巴管也参与信息传递过程。

微循环的能量传递功能:器官之间、组织之间,能量主要以高能物质如三磷酸腺苷(ATP)和磷酸肌酸的形式,通过微血管,组织间隙与细胞进行能量传递。也有的器官(如心肌、肌肉等)细胞内线粒体可以产生三磷酸腺苷(ATP)供应自身的需要,肝脏是体内 ATP 的生产基地,通过血液供应全身需要。

组成微循环的微血管直径一般小于 $100\mu m$,只有在这些微血管和毛细淋巴管内,才能进行物质交换,向组织细胞提供氧和营养物质,带走代谢废物。因此,微循环的基本功能是保证组织、细胞的物质交换,组成微循环的微血管直接参与脏器的组成、不同程度地参与脏器特殊功能的完成。微血管的形态根据所在脏器不同而有所不同。毛细血管是最细的连成网络的血管,其管径一般为 $5\sim15\mu m$,管壁由内皮细胞、基底膜及外周细胞突起组成。细静脉的管径为 $15\sim50\mu m$,由毛细血管汇集而成。细静脉一般和细动脉并行,管壁由内皮细胞、基底膜、一层不典型的平滑肌细胞组成。细动脉管径一般为并行细静脉的 $1/3\sim1/2$,管壁由内皮细胞、基底膜、一层平滑肌细胞组成。脏器微血管的立体形态大致归纳为发夹型、树枝型、网囊型、丝球型、密网型和珊瑚型六种构型。一个脏器的微血管构型随脏器功能状态的不同而有所变化。

微循环既是人体循环系统的最末梢部分,又是器官的重要组成部分。人体中不存在没有血管的器官,也没有完全脱离器官实质细胞和间质的微血管。各种致病因素无不直接或间接影响和损伤微循环,所以微循环是人体最基本的生命活动现象之一。微循环不同程度地参与脏器特殊功能的完成。例如,肾脏微循环直接参与尿的生成和排泄:肾小球微血管的血液循环完成肾小球的滤过功能,肾曲管周围的微血管血液循环完成尿的吸收、浓缩以及代谢产物的分泌功能。所以,微血管是脏器的重要组成部分,微循环与脏器功能、代谢有非常密切的关系。

二、临床微循环检查方法

临床微循环检查是利用微循环的理论与技术,直接观测患者,描述、评价和解释观察部位的微循环改变及其演变过程,为疾病的防治服务的理论和技术。

微循环观测技术分为活体观测(例如甲襞微循环、球结膜微循环等)、形态学观测(微血管的塑料铸型和电镜技术、微血管图像分析和三维重建)、血管内皮细胞培养、微血管功能学测试(激光多普勒微区血流量测定、光电反射容积脉波、经皮氧分压测量等)以及临床微循环测定。

(一) 甲襞微循环(nailfold microcirculation)

甲襞微循环观测是临床上最常用的微循环检测方法。

1. 检查设备和器材

显微镜:微循环专用显微镜、普通生物显微镜、解剖显微镜均可以选用。常用放大倍数为 20～100 倍,最大不超过 120 倍。一般目镜用 6 倍或 10 倍,物镜用 4、6、8、10 倍。

光源:要求照度高、聚光好、温度低,以不超过检查对象的体温为宜。光源前可以加隔热滤片,既能减少光源热量,又能提供清晰度。光源种类有落射光源(显微镜本身自带)和外加斜照射落射光源两种。

照相、录像设备:照相机、摄像机、录像机和监视器等。

固定托架:用各种材料(石膏、塑料等)制成固定的手指托架和手臂托架,以便减少观测时手指颤动,同时保持手臂自然放松、与心脏水平同高。

石蜡油或香柏油:涂在观测的甲襞皮肤上,以减少散射光,提高透光度。

2. 检查要求　检查室室温应保持在 22～24℃,相对湿度为 70% 左右。

检查对象在检查前 1 小时避免剧烈活动,在检查室安静休息 15～30 分钟后进行检查。检查体位:一般为坐位,必要时可以取卧位检查。保持检测手的高度与心脏同高。

检查时间:一般应在上午观察。为了解同一患者的动态变化,应固定在同一时间复查。

3. 观测指标　观测部位为左手无名指甲襞远心端第一排管袢。20 世纪 80 年代后国内甲襞微循环观测基本上统一为微血管形态、微血管流态和微血管周围状态三大类 16 项指标:

微血管形态:包括清晰度、管袢数、管径(输入枝、输出枝、袢顶)、管袢长度、畸形数;

微血管流态:包括血流速度、血管运动性、红细胞聚集、白细胞数、白色微血栓、血色;

微血管周围状态:包括渗出、出血、乳头下静脉丛、乳突、汗腺导管。

田牛等根据每一项指标的病理生理意义和影响因素,赋予不同的权值和分值,称为田氏甲襞微循环加权积分法。按照此加权积分法,可以分别计算甲襞微血管形态积分、流态积分、袢周积分及总积分。根据我国大量临床测定数据总结,提出甲襞微循环加权积分的正常值及异常分度:总积分值<1 为正常,1<总积分值<2 为大致正常,总积分值 2～4 为轻度异常,总积分值 4～8 为中度异常,总积分值>8 为重度异常。

临床实践说明甲襞微循环可以反映病情的轻重、随病情的恶化和好转而变动,在一定条件下可以间接推测内脏器官的变化。甲襞微循环为可以重复观测的无创性检查。由于甲襞微血管主要反映皮肤微循环改变,不能清晰看到细动脉和细静脉,容易受外界因素干扰,所以甲襞微循环观察具有一定的临床局限性。

近年来,甲襞微循环观测在临床应用比较少,由于甲襞微循环观测显微镜放大倍数不够大,为临床提供的比较特异性的信息量有限。要提高甲襞微循环的临床应用价值,就要提高微循环显微镜的放大倍数。但是,甲襞微循环观测干扰因素比较多,例如:皮肤表面不平整、手指颤动、血管搏动、油面反光、杂散光等,这些干扰因素在应用低放大倍数的显微镜时影响比较小,但是在高放大倍数显微镜时明显干扰图像的清晰度,因此要求临床微循环显微镜具有高分辨率、大数值孔径、大视野、长景深的特点。国内张滁通过多年探索,已经初步研制完成的高分辨临床微循环显微镜采用了特殊的显微物镜和特殊的照明系统,可以对甲襞血管从原有放大 100 倍而提高到放大 1000 倍,从而显示甲襞微血管周围一些结构。新一代高分辨临床微循环显微镜的问世将大大提高甲襞微循环观测的临床应用价值。

(二) 球结膜微循环(bulbar conjunctiva microcirculation)

球结膜微循环可以观测血液由小动脉进入细动脉、毛细血管、细静脉,并汇集注入小静脉的全部流程,可以发现各种微循环改变。观测时,患者卧位或坐位,应用眼科裂隙灯显微镜观察。由于球结膜微循环可以观察到微循环的全部流程,球结膜微血管表浅、平面分布、图像清晰,比较甲襞微循环观测具有更多优点。球结膜微循环可以观察毛细血管数量的改变,局部缺血区,毛细血管管径变细、迂曲,微血管瘤,血管颜色,红细胞聚集,出血,白色微血栓等指标。球结膜是全身能够观察到血液微循环全部流程的唯一部位,可以观察到毛细血管形态和血流动态改变,球结膜微血管与眼底网膜血管一致并与颈内动脉的颅内分支相通,所以球结膜微循环与脑微循环改变有密切关系。临床观察说明,球结膜微循环可以直观地、确切地判断微循环改变的部位、性质、微血管不同区段改变的相互关系。球结膜微循环改变与眼底网膜血管、脑血管改变比较符合,是其他部位微循环观测不能替代的重要微循环观测部位。但球结膜微循环检查时需患者头部比较长时间固定而使之不适,且眼球的不自主运动也使其不能长时间保持固定,影响了观察效果。

(三) 指动脉压(finger artery pressure)

指动脉压是手指小动脉、细动脉压力的综合反映。指动脉压反映全身循环及末梢循环,尤其是反映细动脉的功能状态和组织供血的重要指标。测量原理:一般采用气囊指套加压测量法,用橡胶管通过三通管同时与血压计及加压气球相连。测量时将手指伸入指套并加压,同时在显微镜下观察该指甲襞,当加压至甲襞管袢血流停止时,血压计的压力读数即为指动脉压。正常人指动脉压为(8.2 ± 1.3)kPa,一般状态下的指动脉压随人体舒张压的高低平行变动,同时也受静脉压的影响。糖尿病患者的指动脉压降低为(6.4 ± 2.1)kPa。

(四) 激光多普勒血流量(laser doppler blood flow)

微循环的改变直接影响组织微血管的血液灌注量。测定组织的血流量是了解组织微血管功能状态的重要指标。组织微血流量的测定方法有核素法、局部温度法、红外热象仪和激光多普勒法等。其中激光多普勒血流量测定以其操作简便、无创性、可以连续测定、重复测定等优点,近年来在临床上被广泛应用。

测定原理:当激光照射到静止血管床和组织上,其散射的光不产生频移,而照射到流动的红细胞上,运动的红细胞散射的光将产生频移,散射光的强度与运动的红细胞数量成正比,这个频移量经过仪器一系列放大、滤波、处理计算后,得出正比于血细胞灌注量的电压信号。仪器测定的血液灌注量与仪器激光束照射的皮肤表层体积、该体积内的血管数量、血流速度、红细胞数量成正比,即信号电压$(V)\propto$血流速度×血管数量×血细胞比容(Hct)。

利用激光多普勒原理进行血流量测量的仪器有激光多普勒血流仪(LDF)和激光多普勒血流图像仪(LDI)。LDF被广泛应用于皮肤、胃黏膜、鼻黏膜、断指再植皮肤血流量测定。LDI是更新型的血流测量仪,能够非接触地连续测量组织血流量,产生与测量区域对应的两维色彩编码图像。

(五) 容积脉波(plethysmogram)

组织、器官的容积随心动周期而改变,描记器官组织因脉动血管充盈和排出血液的容积变化,就是器官组织的容积脉波。容积脉波描记是一种无创性的测量技术。容积脉波可以分为光电反射式容积脉波和阻抗式容积脉波。

光电反射式容积脉波:光照射组织,组织内血液容量随心动周期而改变,引起反射光强弱的变化,将反射光的强弱变动放大描记,得到与脉搏图形相似的曲线,即为光电反射式容积脉波,可以反映脉动血管功能和局部血液灌注情况。由于只有位于组织浅表部位的细动脉、毛细血管、细静脉管腔内的血液可以反射照射光,所以光电反射式容积脉波是反映微血管血液灌注量和脉动血管的功能状态,在临床上多用于肢体皮肤、颜面、黏膜局部血液灌注量的测定。

阻抗式容积脉波:利用血液的电阻抗低于周围组织的电阻抗的特点,在局部组织放置电极给予高频弱电($50\sim100kHz$),把微血管内血液容量随心动周期的变化转变成电信号,经过放大、描记出有规律的波形即为阻抗式容积脉波。它可以反映局部微血管血液流量和微血管功能状态(如血管舒缩状态,血管弹性等)。在临床上,阻抗式容积脉波不仅可以用于皮肤、黏膜微血流描记,还可以用于测定手指、肢体和头颅的血流容积脉波改变。

(六) 内皮依赖性血管舒张功能

微血管舒张有两种形式:一种称为内皮依赖性血管舒张,指内皮细胞在药物(如乙酰胆碱ACh)或生理性刺激(反应性充血)等作用下释放内皮衍生性舒张因子,作用于血管平滑肌细胞,引起血管的舒张反应,这种微血管舒张反应的正常完成依赖于微血管结构的完整和微血管内皮功能的正常;而另一种微血管舒张形式称为非内皮依赖性血管舒张,指一氧化氮(NO)供体药物如硝普钠、硝酸甘油在体内直接释出NO,作用于血管平滑肌,从而引起血管舒张,后者的完成不需要内皮细胞的参与,只与药物剂量及血管平滑肌的功能状态有关。

目前还没有公认的判定血管内皮细胞受损伤的金指标,常用的方法主要有:①检测血管内皮细胞分泌的活性物质及其代谢产物如NO、ET-1、vWF、tPA、黏附分子和选择素等;②循环内皮细胞:衰老的内皮细胞从血管内膜上脱落后在血液循环中形成循环内皮细胞。循环内皮细胞的数量增多、形态学改变直接反映了血管内皮损伤。

③内皮依赖性血管舒张功能：应用各种方法测定血管对药物和机械性刺激引起的内皮依赖性舒张反应。其中，血管阻断后反应性充血（PORH）的方法因其无创、简便、费用低而应用较广。其原理为：通过在上臂加压阻断肱动脉血流，造成前臂血管缺血，持续4~5分钟后，再快速减压，前臂血管从缺血到快速反应性充血，由于血流速度的加快和每搏量的增加，引起血管内皮细胞膜的超极化以及内向整流钾通道的开放，使钙内流增加，从而触发NO的合成和释放，这一过程依赖于结构完整和功能正常的血管内皮细胞。1992年Celermajer首先将PORH方法与高分辨超声仪相结合检测肱动脉内皮功能。2002年Corretti等制定了应用超声法评价肱动脉的内皮依赖性血管舒张功能操作指南。目前，超声结合PORH已广泛应用于糖尿病、冠心病、高血压等疾病的内皮功能检测，但超声法主要是检测大血管的内皮细胞功能。
④皮肤血流阻断后反应性充血的测量：皮肤血流量大，是了解全身微循环的"窗口"之一。对皮肤微循环的检测方法很多，如体积描记法、毛细血管显微镜法、荧光示踪等。激光多普勒血流仪（LDF）测定皮肤微血流量广泛用于临床。我们在临床工作中将PORH的方法与激光多普勒血流仪相结合，通过检测皮肤微血管内皮依赖性舒张的程度来评估内皮细胞功能状态。

（七）经皮氧分压（transcutanous oxygen pressure，TCPO$_2$）

血液、组织间氧的交换是在微循环水平进行的，组织氧分压的高低与微循环灌流状态及其通透性有重要关系。TCPO$_2$测量既可以从一个侧面反映微循环的功能，又能反映组织的供氧情况。

正常情况下，由于皮肤组织耗氧和表皮对氧的扩散阻力，皮肤表面的氧分压很小。当给皮肤加温时，皮肤血管充分扩张、毛细血管血动脉化，皮肤对氧扩散阻力降低，使得皮肤表面的氧分压明显升高。经皮氧分压测量探头由氧分压器、温度测量和温度控制传感器组成。在观测组织血氧浓度常用的指标中，以氧分压非常重要，它是反映组织微循环功能的一个重要方面。抽取动脉血测定血氧浓度是一种有创测定，也不能进行动态连续测定。TCPO$_2$测量具有无创伤、连续测定、即时反映血氧浓度的特点，近年来在临床应用范围逐渐扩大。

（八）毛细血管恢复试验（capillary recruitment test）

毛细血管恢复试验的方法学是在原先人体手指甲襞微循环观察的基础上发展起来的。在进行手指甲襞微循环观察时，在显微镜视野中可见两种毛细血管，一种持续有红细胞灌流，另一种仅有断续红细胞灌流，后者代表了重要的毛细血管功能储备。毛细血管恢复试验的原理：当血流阻断一定时间后阻断解除时，毛细血管出现反应性充血，该试验是用反应性充血后增加的毛细血管密度百分比来反映微血管的舒张功能。该方法国外已多次报道，客观性较强。这是一种无创伤性的微血管舒张功能检查方法，适合于临床对患者做连续的动态观察。在安静状态下，先观察患者左手无名指甲襞微循环，认定固定视野中的标志毛细血管，然后在微循环显微镜（10×12）的电视屏幕上计数每平方毫米中15秒内有红细胞流动的毛细血管数（阻断血流前的基础毛细血管密度）。将事先准备好的血压计上特制的狭窄气囊袖套（宽度3cm）套在无名指第二节指骨处，然后在血压计上将气囊袖套加压到200mmHg，完全阻断无名指手指甲襞毛细血管血流，维持4分钟后放气减压，然后再在显微镜下计数与上相同的视野中的毛细血管数（阻断血流后的毛细血管密度）。血流阻断4分钟后恢复血流，此时出现毛细血管反应性充血，毛细血管密度增加。毛细血管恢复百分比（毛细血管恢复率）按以下公式计算：毛细血管恢复率（%）=（阻断血流后的毛细血管密度–阻断血流前的基础毛细血管密度）/血流阻断前基础毛细血管密度×100%

临床微循环的观测部位已经由甲襞、球结膜逐渐发展至唇、舌、齿龈、子宫颈等部位，临床微循环的观测方法已经形成系列，例如手指动脉压、毛细血管压、毛细血管通透性、光电反射式容积脉波、局部阻抗式容积脉波、激光多普勒微区血流量测量、指容积和多点温度测量等。上述多部位观测和系列化的测试方法为临床微循环研究奠定了方法学基础。

三、糖尿病微循环检查

糖尿病的基本病理生理改变是微血管病变。研究认为，糖尿病时的多种异常以不同的机制影响血液流变性、微血管和间隙组织的特性导致靶器官功能障碍，进而导致各种慢性并发症。其中最明显的是微血管病变,它是糖尿病慢性并发症的病理基础,而微循环的改变对微血管病变的发生有重要影响。一般认为,形态学上的变化包括毛细血管增殖与退化,毛细血管基底膜的增厚;生理学的变化有毛细血管通透性的增加,毛细血管内皮间氧弥散的减少等;流变学的变化包括各种血细胞形态上的变化,血流的改变与血管内外壁切向应力的改变。糖尿病能通过血液理化及流变性的改变影响微血管的有效灌注,并认为这是形成并发症的一个重要因素。而微血管有效灌注的改变正是毛细血管通透性、血管内皮的异常在宏观上的体现。采用微循环的检测技术与方法,可以对糖尿病及其相关并发症的微血管病变进行临床研究。

使用微循环的技术也是对糖尿病的治疗过程与疗效评价的一个重要方法。导致糖尿病微血管病变的因素有很多方面,最主要的是体内代谢紊乱而造成的血管与血液特性的改变。因此除了积极有效地控制血糖,纠正代谢异常外,采用改善微循环,纠正血液流变学异常的治疗方法具有积极意义。因此微循环技术作为一种药理上的工具,观察药物治疗前后的微循环改变是可行的,其在糖尿病治疗与预防药物筛选中可以发挥一定作用。

(一) 甲襞微循环

杨毅等观察了 90 例合并糖尿病视网膜病变的 2 型糖尿病患者的甲襞微循环改变,并与 63 例无糖尿病视网膜病变患者进行比较。发现合并糖尿病视网膜病变组的甲襞微血流显著低于无视网膜病变组,并有明显的红细胞聚集和微血管襻周渗出。其甲襞微循环总积分值也明显高于无视网膜病变组。认为 2 型糖尿病患者无论是否合并视网膜病变,均伴有不同程度的甲襞微循环异常,包括微血管形态、微血管流态和微血管周围状态三个方面,但以合并视网膜病变组尤为显著。

甲襞微循环检查是通过检查甲襞毛细血管的形态、血液流速、红细胞的聚集以及微小血栓的存在与否等指标来判断受检者是否存在微循环障碍的一种方法。甲襞微循环的检查方法无创、简单、方便、价廉,可以重复,易于临床应用。但是,甲襞微循环检查的敏感性比较强而特异性差一些,也就是一些疾病具有相同的甲襞微循环异常改变,难以根据甲襞微循环异常结果推断某个疾病,这也是甲襞微循环检查在临床应用受限制的原因之一。

(二) 球结膜微循环

杨柳认为,糖尿病的球结膜微循环异常主要表现睫状前动脉迂曲怒张或微血管瘤,以双眼颞侧为好发部位。糖尿病患者球结膜微循环障碍的出现与病程有关,其改变早于眼底变化。糖尿病无视网膜病变者球结膜微循环多表现为轻、中度障碍,伴有视网膜病变者以重度障碍为多见。球结膜位于眼球的前部,血管走行表浅,是研究糖尿病微循环障碍的良好"观察窗";发生早、观察方便、无检测损伤、通过此项指标的动态观察,可以了解微血管病变的严重程度,对疾病的早期诊断、早期治疗及病情监护或预后判定提供了依据。

由于球结膜微血管走行浅表,易于观察,周围组织较疏松,易形成病变,病变形成较早及灵敏度较高,可以通过球结膜微循环改变来了解糖尿病患者微血管病变的严重程度。

(三) 经皮氧分压

丁毅等将 120 例糖尿病足患者分为三组(未溃期、已溃期、溃后期)测定了患者创面附近经皮氧分压,测定是将加热的氧敏电极置于拟检测部位,来测定局部组织氧分压,以了解组织血液灌注情况。结果发现:糖尿病足患者下肢微循环的变化与其中医辨证分型有较密切的关系,但与创面分期的关系并不大。认为经皮氧监测仪能直接测定皮肤氧的含量,方法简单,仪器稳定误差少,实用价值更高,糖尿病足患者的经皮氧分压检测对于患者创面当时的状态和预后有较好的体现。

(四) 指动脉压

龙建军等观察了 67 例 2 型糖尿病患者的肱动脉压、手指动脉压和甲襞毛细血管襻压力,并与 30 例正常对照组比较。结果表明:与对照组相比,2 型糖尿病患者的肱动脉压、手指动脉压有升高的趋势,甲襞毛细血管襻压力降低。认为糖尿病体循环压力有升高趋势与动脉硬化以及胰岛素抵抗有关,而重要的压力调节部位仍然在毛细血管前微动脉,手指动脉压升高说明该部位"结构阻力"升高,是导致下游毛细血管压下降的原因。

(五) 毛细血管恢复试验

董雪红等测定了 276 例 2 型糖尿病患者的毛细血管恢复试验并与 20 名糖耐量正常者比较。结果显示,20 名糖耐量正常者毛细血管恢复率为 $(36.50 \pm 9.48)\%$,2 型糖尿病患者毛细血管恢复率平均为 $(27.68 \pm 12.48)\%$,与正常人相比明显降低,提示 2 型糖尿病患者存在明显的微血管舒张功能障碍。该研究还发现,2 型糖尿病患者的毛细血管舒张功能障碍没有明显的性别差异,但受体型、病程、血糖和糖尿病家族史的影响。肥胖、血糖控制欠佳、病程长和有家族史的患者更容易引起微血管舒张功能障碍,可能是其危险因素。

（六）皮肤微血流

田林华等应用激光多普勒血流仪,以 26 名正常人为对照,测定了 81 例 2 型糖尿病患者四肢皮肤微循环,结果显示:常温下,除病程大于 10 年组较病程小于 5 年组、合并增殖期视网膜病变组较无视网膜病变组皮肤血流量降低,其他均无差别;在 44℃情况下,2 型糖尿病患者皮肤最大血流随年龄的增加,病程的延长,其他微血管、神经并发症的加重以及周围血管合并症的出现,逐渐降低,并且以双下肢表现更为明显。

（七）内皮依赖性血管舒张功能

Michio S 等应用皮肤血流阻断后反应性充血方法研究了 14 例 2 型糖尿病患者进食标准试验餐后是否口服阿卡波糖的血糖水平对前臂血流的急性作用,并和 12 名年龄、性别匹配的葡萄糖耐量正常的健康对照组比较。结果表明:在反应性充血阶段,对照组进食试验餐负荷前后,其前臂血流峰值及缺血后补偿血流量均无变化;而未服阿卡波糖的糖尿病患者这两个指标在试验餐后的 120 分钟和 240 分钟时均显著降低;口服阿卡波糖的糖尿病患者这两个指标在试验餐后的降低消失。糖尿病患者的前臂血流峰值及缺血后补偿血流量与血糖峰值、餐后血糖曲线下面积均呈较好的负相关性。研究结果认为:对于 2 型糖尿病患者,仅一次标准试验餐负荷后即可引起皮肤内皮细胞功能障碍;阿卡波糖可通过降低餐后高血糖改善餐后内皮细胞功能。吕肖锋等研究了冠心病合并初诊 2 型糖尿病患者肱动脉血流介导内皮依赖性舒张功能和动态血糖变化。发现与单纯冠心病组相比,冠心病合并糖尿病组肱动脉血流介导内皮依赖性舒张功能明显下降,反映血糖波动的各种指标明显升高,提出血糖波动是造成其血管内皮依赖性舒张功能下降的重要因素之一。

冯雅娟等将皮肤血流阻断后反应性充血（PORH）的研究方法与激光多普勒血流仪的定量、实时测量联合应用,选择 2 型糖尿病病程≤5 年者 17 例以及≥15 年者 17 例,先测量患者左前臂皮肤微血流基值 PU_0;然后用血压计袖带快速加压至收缩压以上 20mmHg,维持 2 分钟,测量缺血状态下皮肤微血流最小值;再快速减压测量反应性充血的最大微血流值。结果显示:短病程组的反应性充血的最大微血流值明显高于长病程组;短病程组的反应性充血速率明显快于长病程组;提出 2 型糖尿病患者前臂皮肤微血管病变随糖尿病病程延长而加重。同时,刘晓燕等应用激光多普勒血流仪对 50 例 2 型糖尿病患者和 30 例对照者进行了下肢皮肤微血流的测定,同样应用皮肤血流阻断后反应性充血的方法,测定左足第三趾骨背侧皮肤血流。结果显示:糖尿病病程≥15 年患者的下肢皮肤微血流基值明显低于病程≤5 年患者,糖尿病患者下肢皮肤微血流血加压后峰值明显低于对照组;病程≥15 年患者皮肤微血流最大值明显低于病程≤5 年组,糖尿病患者下肢皮肤微血流最大值均明显低于对照组。研究认为:2 型糖尿病患者下肢皮肤微血流量与糖尿病病程呈负相关,短期的高血糖对下肢皮肤微血流的影响作用没有糖尿病病程的影响大。

赵静等应用激光多普勒血流仪对 28 名 2 型糖尿病患者上肢皮肤血流阻断后反应性充血的过程进行检测,连续检测 3 天,每天选择阻断皮肤血流加压量及持续时间分别为上臂收缩压以上 20mmHg 持续 2 分钟、收缩压以上 30mmHg 持续 3 分钟以及收缩压以上 40mmHg 持续 4 分钟,然后快速减压,造成皮肤微血管反应性充血,比较三种阻断状态下前臂及手背皮肤微血流基础值、加压阻断后最小值、减压充血后最大值的变化。发现:三种阻断方法比较皮肤微血流基础值和加压阻断后最小值差异无统计学意义,减压充血后最大值于加压 30mmHg/3min 明显高于加压 20mmHg/2min,与加压 40mmHg/4min 结果相接近。提出 2 型糖尿病患者上肢皮肤内皮依赖性血管舒张功能的检测,在阻断压力及时间上选择收缩压以上 30mmHg/3min,即可达到比较满意的阻断后反应性充血的效果。沈英华等用同样的研究方法探讨了 2 型糖尿病患者下肢皮肤微血管反应性充血与阻断血流的压力及持续时间的关系,得出下肢收缩压以上 40mmHg 持续 4 分钟的方法能够更好反映下肢皮肤微血管内皮依赖性舒张功能。

总之,应用临床微循环检测方法对糖尿病患者进行外周微血管检查,可以评价患者的微血管、微血流、血管内皮细胞的功能状态,对于糖尿病患者的微血管并发症的诊断、药物疗效的判定起到辅助作用。

（傅汉菁）

参 考 文 献

1. 田牛. 微循环学. 北京:原子能出版社,2004:26-29.

2. 傅汉菁,刘秀华,薛全福. 中国病理生理学会微循环专业委员会第十一届学术会议纪要. 微循环学杂志,2006,16(4):1-2,6.

3. 赵秀梅,刘育英,刘秀华,等. 100 例健康人不同部位体表血流量的测量. 微循环学杂志,2004,14(2):43-45.

4. Yvonne-Tee GB,Rasool AH,Halim AS,et al. Reproducibility of different laser Doppler fluximetry parameters of post occlusive reactive hyperemia in human forearm skin. J Pharmacol Toxicol Meth,2005,52(2):286-292.

5. Yvonne-Tee GB,Rasool AH,Halim AS,et al. Dependence of human forearm skin postocclusive reactive hyperemia on occlusion time. J Pharmacol Toxicol Meth,2004,50(1):73-78.

6. 赵秀梅,刘育英,田牛. 加速度指容积脉波仪在心血管病、糖尿病和硬皮病检测中的应用. 军医进修学院学报,1994,15(3):201-204.

7. 杨毅,武宝玉,袁申元,等. 2 型糖尿病并发视网膜病变患者甲襞微循环改变. 眼科,1998,7(4):231-234.

8. 袁申元,武宝玉. 微循环障碍与糖尿病慢性并发症. 中国微循环,2000,4(2):73-76.

9. 杨柳,孟瑞华. 糖尿病的球结膜微循环. 辽宁实用糖尿病杂志,2003,11(4):53-55

10. 丁毅,吕培文,张洪海,等. 120 例糖尿病足患者局部经皮氧分压与中医辨证的对比分析. 北京中医,2006,25(3):131-133.

11. 田牛,刘育英,李向红,等. 微循环的临床与基础. 北京:原子能出版社,1996:261-263.

12. 董雪红,李连喜,梁文昌,等. 2 型糖尿病人微血管舒张功能测定及其影响因素分析. 中国病理生理杂志,2007,23(5):893-896.

13. 田林华,迟家敏,李铭,等. 2 型糖尿病皮肤微循环改变与其微血管并发症的关系. 中国糖尿病杂志,1999,7(3):141-143.

14. Corretti MC,Anderson TJ,Benjamin EJ,et al. Guideline for the ultrasound assessment of endothelial-dependent flow-mediated vasodilation of the brachial artery:a report of the International Brachial Artery Reactivity Task Force. J Am Coll Cardiol,2002,39(2):257-265.

15. Michio S,Namio H,Ichiro C,et al. Effects of a single administration of acarbose on postprandial glucose excursion and endothelial dysfunction in type 2 diabetic patients:a randomized cross-over study. J Clin Endocrinol Metab,2006,91(3):837-842.

16. 吕肖锋,赵大坤,高宇,等. 冠心病合并初诊 2 型糖尿病患者的血糖波动及其对血管内皮功能的影响. 中华全科医师杂志,2012,11:582-586.

17. 冯雅娟,傅汉菁,刘晓燕. 2 型糖尿病患者前臂皮肤微血流改变与病程的关系. 微循环学杂志,2007,(17)2:25-27.

18. 刘晓燕,傅汉菁,冯雅娟. 2 型糖尿病患者下肢皮肤微血流改变与病程的关系. 首都医科大学学报,2007,(28)3:300-303.

19. 赵静,傅汉菁,沈英华. 不同阻断压力和时间对 2 型糖尿病患者皮肤反应性充血影响的初步比较. 微循环学杂志,2009,19(1):20-22.

20. 沈英华,傅汉菁,赵静. 糖尿病患者足部皮肤反应性充血在三种血流阻断压力下的变化. 微循环学杂志,2009,19(2):36-37.

第 21 章

糖尿病大血管病变的超声波检查

彩色多普勒血流显像(color Doppler flow imaging,CDFI)是 20 世纪 80 年代兴起的超声诊断新技术,并于近几年广泛应用于外周血管的检查。由于彩色多普勒超声仪通常包含了二维超声(2-dimentional ultrasound,2D,又称 B 型超声或灰阶超声)、脉冲多普勒(pulsed wave Doppler,PW)和 CDFI 等超声诊断技术,所以,它不仅可以显示血管的解剖结构,如血管腔、血管壁、血管壁的斑块、血管狭窄后的残留管径,而且可以显示血管内血流的充盈情况和血流动力学参数等,具有较高的临床应用价值,被誉为"非创伤性血管造影"。糖尿病是严重影响人类健康的疾病,而其大血管并发症是 2 型糖尿病的主要并发症及致残、致死的主要原因之一,且发病率日趋上升。血管超声作为一种无创、快捷而经济的检查手段,能协助对糖尿病大血管病变的早期发现和早期诊断,协助确定治疗方案和判断治疗效果。因此,血管超声已经成为糖尿病大血管病变诊治中不可或缺的重要检查方法。本章拟就超声成像基本原理和糖尿病所累及的主要大血管病变的声像图特征进行简单介绍。

一、超声成像基本原理和技术简介

(一) 超声波(ultrasound)

超声波是指振动频率在 20 000HZ 以上,超过人耳听觉阈值上限的声波。超声成像(ultrasonography)是利用超声波的物理特性如反射、散射、折射、衍射和多普勒效应等与人体组织器官声学特性相互作用后产生的信息,并将其接收、放大和信息处理后形成图像(如 2D、PW、CDFI)或其他数据等,借此进行疾病诊断的成像方法。

(二) 二维超声(2D)

二维超声成像的基础主要是根据超声波的反射。它是通过探头扫查部位所构成的断层图像,获得的任意方位的二维声像图。它以解剖形态学为基础,依据各种组织结构间的声阻抗差的大小

以明(白)暗(黑)之间的灰度来反应回声之有无和强弱,从而分辨解剖结构的层次,显示组织脏器和病变的形态轮廓、大小以及物理性质。在声像图上,液性结构显示为无回声,实质性结构显示为强弱不等的各种回声,如均质性实质结构显示为均匀的低回声或等回声,非均质性实质结构显示为混合性回声,钙化或含气性结构则显示为强回声并伴后方声影(图 21-1)。此外,由于超声成像速度快,所以可实时观察活动器官的运动情况。

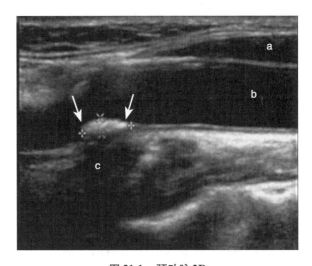

图 21-1 颈动脉 2D
a 示软组织低回声;b 示血管腔无回声;
箭头示斑块强回声;c 示斑块后方声影

二维超声在检测血管疾病时,主要用于确定血管的位置及其走行;了解血管壁的情况,如内膜的连续性和光滑度,动脉内膜、中层和外膜结构的完整性,血管壁斑块的位置和回声特点等,并测量动脉内膜-中层(IMT)的厚度(图 21-2A)和斑块的大小;观察血管腔有无异常回声、狭窄或扩张,并根据狭窄后残留管腔测量其内径和面积,计算内径或面积狭窄百分比。对于对称性动脉狭窄或二维图像可较清晰显示动脉管壁和残留管腔时,一般采用形态学指标估测动脉的狭窄程度(图 21-2B,C),其计算公式为:

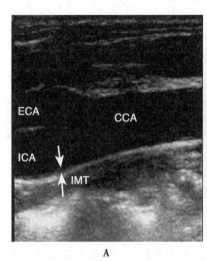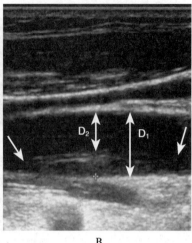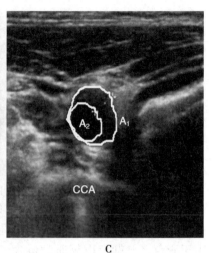

图 21-2　颈动脉 2D

A. 颈动脉 IMT（箭头）；B. 颈动脉狭窄直径（D1、D2，双向箭头）测量，单向箭头示颈动脉斑块；C. 颈动脉
狭窄面积（A1、A2）测量。ECA：颈外动脉；ICA：颈内动脉；CCA：颈总动脉

1. 血管狭窄直径百分比（在血管纵轴测量）

$$内径狭窄（\%）=\frac{D_1-D_2}{D_1}\times100\%$$

（D_1：血管原有内径，D_2：血管狭窄处残腔内径）

2. 血管狭窄面积百分比（在血管横轴测量）

$$面积狭窄（\%）=\frac{A_1-A_2}{A_1}\times100\%$$

（A_1：血管原有横截面面积，A_2：血管狭窄处残腔面积）

二维图像估测动脉狭窄程度也存在一定的局限性，在动脉壁斑块或管腔血栓回声很低时，由于难以准确判定管腔边缘，从而导致测量误差。

（三）多普勒超声（Doppler ultrasound）

1. 多普勒效应　多普勒效应是奥地利物理学家 Christian Johan Doppler 于 1984 年首次提出的一种物理现象。他在观察星球的光色变化时，发现当星球与地球相向运动时，光色向光谱的紫色端移位，表明光波频率升高；反之，当星球与地球背向运动时，光色向光谱的红色端移位，表明光波频率降低。这种光源（星球）与接收器（观察者）之间由于相对运动而引起的频率的偏差，称为多普勒频移，此种物理学效应称为多普勒效应。

多普勒超声的基础是多普勒效应。根据多普勒效应，通过测定血管中血细胞（主要为红细胞）与超声探头发射的脉冲波之间相对运动产生的频率差（多普勒频移），来反映红细胞的运动状态，

如血流性质（层流或紊流，动脉或静脉）、血流速度、血流方向等。多普勒超声在检测血流时遵循多普勒方程，即：

$$f_d=f_r-f_0=\pm\frac{2v\cos\theta}{c}f_0$$

式中：f_d 为血流多普勒频移，f_r 为接收频率，f_0 为发射超声波的频率，c 为超声波在人体中的传播速度，$\cos\theta$ 为入射声束与血流方向之间夹角的余弦值，v 为血流速度。

从上式中可知：

（1）当 f_0 一定时，f_d 与 v 成正比；若 $v=0$，即血流无运动，则无多普勒频移。

（2）当 $0°<\theta<90°$ 时，$\cos\theta$ 为正值，f_d 为正向频移，表示血流方向朝向探头。

（3）当 $90°<\theta<180°$ 时，$\cos\theta$ 为负值，f_d 为负向频移，表示血流方向背离探头。

（4）当 $\theta=0°$ 或 $180°$ 时，$\cos\theta=\pm1$，f_d 为正向或负向最大频移，表示血流方向与声束方向平行，但二者为相向或背向运动。

（5）当 $\theta=90°$ 时，$\cos\theta=0$，则 $f_d=0$，说明血流方向与声束垂直时，检测不到多普勒频移，但此时可能仍有血流运动。

（6）由多普勒方程可求出血流速度：

$$v=\pm\frac{cf_d}{2f_0\cos\theta}$$

2. 脉冲多普勒（PW）　脉冲多普勒通过发射脉冲波并接收某一时间延迟后的超声波，它具有

距离选通功能,可对血管疾病进行定位诊断和通过检测有关血流动力学参数进行血流定量分析。脉冲多普勒检测有关血流动力学的参数,最常采用的是"流速—时间"曲线,曲线中纵坐标(Y轴)代表血流速度(频移)大小,单位为 cm/s 或 m/s,横坐标(X轴)代表时间,单位为 s。横轴线(X轴)代表零频移线(基线),正向频移位于基线以上,表示血流方向朝向探头,负向频移位于基线以下,表示血流方向背离探头(见文末彩图 21-3A)。临床上常用于外周动脉血管检测的血流参数如下(见文末彩图 21-3B,C):

（1）收缩期峰值流速(Vs 或 PSV)

（2）舒张末期流速(Vd 或 EDV)

（3）空间峰值时间平均流速(Vm)

（4）流速曲线上谷值流速(Vp)

（5）阻力指数(RI):反映血管阻力状况的指标。RI = ($Vs-Vd$)/Vs

（6）搏动指数(PI):反映血管的顺应性和弹性状态。PI = ($Vs-Vp$)/Vm

（7）加速时间(AT)

（8）收缩早期加速度(AC)

根据血流动力学原理,一般情况下,动脉狭窄的程度与血流速度成正比,脉冲多普勒可较为准确地测量动脉血流速度,所以,可用于判断动脉的狭窄程度。对于轻度动脉狭窄(内径减少<50%),狭窄处峰值流速无明显改变或仅有轻度升高,此时,一般采用二维超声图像来判断狭窄程度,而不采用脉冲多普勒。而对于中度以上的动脉狭窄(内径减少≥50%),狭窄处血流动力学的改变较为明显,表现为狭窄出口处动脉血流峰值流速明显增高,频谱频带增宽,频窗减小或消失,频谱形态由"三相波"变为"单相波"。虽然脉冲多普勒能较好反映动脉狭窄的程度,但是,脉冲多普勒只是一种根据血流动力学的改变,间接判断动脉狭窄程度的方法,因而可出现高估或低估动脉狭窄程度的现象。所以,为了较准确的估测动脉的狭窄程度,应根据二维超声图像、彩色多普勒血流显像和脉冲多普勒进行综合判断。

3. 彩色多普勒血流显像(CDFI)　彩色多普勒血流显像是使用一种运动目标显示器计算出血流中血细胞(主要是红细胞)的动态信息,并根据血细胞的运动方向、速度、分散情况,调配红、蓝、绿三基色,变化其亮度,将彩色多普勒血流图叠加在二维声像图上,用红、蓝颜色形象直观地显示血流信息,如血流分布、血流方向和平均血流速度等。通常将朝向超声探头方向的血流用红色表示,背离超声探头方向的血流用蓝色表示,颜色的亮度(辉度)表示血流平均速度的大小(见文末彩图 21-4)。

彩色多普勒血流显像可快捷直观地显示和确定二维图像中所观察到的血管和管腔内的血流情况。

（1）根据探头的相对位置和血流信号的颜色,可判断血流的方向。红色表示血流方向朝向探头流动,蓝色表示血流方向背离探头流动。

（2）根据血流信号色彩的明暗(强弱),可判断血流平均速度的大小(快慢),血流速度快,则血流信号色彩明亮,血流速度慢,则血流信号色彩暗淡。

（3）根据血流信号有无充盈缺损,可判断血管腔内有无异常回声(如血栓)和血管腔有无狭窄,甚至闭塞。由于受彩色外溢或灵敏度的影响,完全根据血流信号的充盈情况,来判断血管的狭窄程度或闭塞情况,会有一定的误差,出现高估或低估病变情况。

（4）层流和紊流血流。层流血流表现为彩色信号颜色较单一、位于管腔中心的颜色最明亮、而逐渐靠近管壁则颜色逐渐变暗淡,如大多数正常动脉和较大静脉内的血流均为层流(见文末彩图 21-5A)。紊流血流(如湍流和涡流)由于血流方向和速度均有改变,其表现为彩色信号颜色强弱不等、呈"五彩镶嵌"现象,例如血流通过动脉狭窄处时的湍流和扩张处时的涡流等为紊流(见文末彩图 21-5-B,C)。

二、颈动脉超声波检查

（一）超声检查仪器、方法和内容

检查颈动脉应采用高分辨率彩色多普勒超声仪,选用线阵探头,频率一般为 5 ~ 10MHz。通常沿颈动脉血管长轴纵向扫查血管,必要时辅以血管横断扫查。受检者取仰卧位,头略后伸,充分伸展颈部,头转向被检查侧的对侧,从颈总动脉近心端沿血管走行依次扫查颈总动脉主干、膨大部、颈内动脉和颈外动脉颅外段。

颈动脉血管超声检查内容:检查颈动脉血管时,首先用二维超声观察动脉血管的形态结构,如动脉管壁内膜—中层厚度、有无斑块及斑块位置、形态、大小、数目、回声类型等,血管腔有无狭窄或闭塞及狭窄直径或面积百分比;再用彩色多普勒血流显像观察血流分布、血流充盈状态(层流、湍流、涡流)及血流方向,根据有无血流充盈缺损进一步提高诊断斑块存在的准确率及管腔狭窄的程度和范围,判断有无血管闭塞;最后用脉冲多普勒测量有关血流动力学参数,如动脉峰值流速、阻力指数、搏动指数、加速度、加速时间、血流量等,并分析病变部位、病变远端、近端的血流动力学变化。

(二) 颈动脉正常声像图

1. 二维超声(2D)　正常颈动脉管径左右基本对称,纵断扫查正常颈动脉管壁呈高-低-高三层均匀线状回声,内层高回声为动脉内膜与血流形成的界面,中层低回声为平滑肌构成的动脉中层,外层高回声为疏松结缔组织构成的血管外壁。通常以IMT厚度的增加来评价早期动脉粥样硬化,IMT是指动脉管腔内膜面的前缘到中层—外膜面前缘的垂直距离(图21-6)。

颈动脉IMT检测部位一般测量动脉后壁的IMT,分为三个部位,即颈总动脉(CCA)远端(颈内外动脉分叉水平连线下方1～1.5cm处);颈内动脉(ICA)起始部(颈内外动脉分叉水平连线上方1～1.5cm处);颈动脉膨大部(即球部)。正常颈动脉IMT为0.63mm±0.15mm,一般不超过

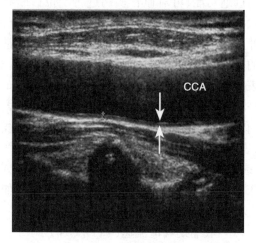

图21-6　颈总动脉IMT测量(箭头)

0.8mm,多数文献报道颈总动脉IMT正常值≤1.0mm,颈动脉膨大部IMT正常值<1.2mm;另有研究发现,正常人IMT可随年龄而增长,年龄每增加1岁,颈动脉IMT增加0.006mm。

颈总动脉内径测量位置选择距膨大部近端2.0cm处,颈内、外动脉内径测量位置选择距膨大部远端1.0～1.5cm处,正常颈总动脉内径5～11mm,颈内动脉内径5～7mm。上海医科大学中山医院检测正常人颈动脉内径和IMT厚度值见表21-1。

表21-1　正常人不同年龄、不同性别颈动脉内径和IMT测值、颈内动脉与颈总动脉流速之比($x \pm s$)

项目	20～39岁	40～59岁	≥60岁	男	女
CCAD(mm)	5.95±0.47	6.05±0.61	6.64±0.74 **	6.44±0.68 **	6.20±0.68
ECAD(mm)	4.24±0.48	4.19±0.51	4.47±0.44 **	5.23±0.43 **	4.29±0.49
ICAD(mm)	4.88±0.49	4.95±0.59	5.21±0.39 **	5.23±0.43 **	5.01±0.52
IMT(mm)	0.53±0.12	0.61±0.10 **	0.70±0.12	0.59±0.13	0.63±0.14 *
BIMT(mm)	0.72±0.12	0.76±0.09 *	0.88±0.11 **	0.74±0.16	0.83±0.15
ICA/CCA	0.62±0.18	0.65±0.18	0.71±0.18	0.68±0.17	0.63±0.18

注:①年龄组相对比、性别间对比:* P值<0.05, ** P值<0.001;②CCAD、ECAD和ICAD分别是颈总动脉、颈外动脉和颈内动脉内径;③IMT:颈总动脉内中膜厚度;BIMT:颈总动脉膨大处内中膜厚度;④ICA/CCA:颈内动脉与颈总动脉流速之比

颈总动脉分支常有变异,变异的分支血管可呈螺旋状、S形或成90°角等多种形态。约60%以上的受检者在同一平面可同时显示分叉以上的颈内、外动脉,部分受检者在分叉以上水平同一平面仅能显示颈内动脉或颈外动脉,颅外段颈内动脉较颈外动脉粗,位于颈外动脉后外侧,在颈部无分支血管。

2. 彩色多普勒血流显像(CDFI)　正常颈动脉彩色血流为层流,无充盈缺损或变细,血流信号颜色呈明暗交替变化,彩色血流为红-蓝-红(或蓝-红-蓝)即对应于收缩期血流-舒张期血流-收缩期血流(见文末彩图21-7),颈动脉膨大部血流为涡流,颅外段颈内动脉无分支血管,颈外动脉可显示分支血管。

进行彩色多普勒血流显像检查时,可采用不平衡加压法显示颈总动脉长轴,并适当调节彩色取样框角度、脉冲重复频率(PRF)、壁滤波(FILTER)、增益(GAIN)等,以血流信号显示清晰,噪声信号刚好消失为恰当。

3. 脉冲多普勒(PW)　颈内动脉血流频谱形态为低阻力型,颈外动脉血流频谱形态为高阻力型,颈总动脉血流频谱形态介于颈内动脉和颈外动脉之间,频谱频带较窄,频窗较大(见文末彩图21-8)。

进行脉冲多普勒检查时,应选择血管长轴,血流相对平稳不受生理因素影响的血管腔,并适当调节取样容积大小,一般为管腔的 1/3 ~ 2/3(2 ~ 4mm),取样容积的位置应放置在距颈动脉膨大处 1 ~ 2cm 处,保持取样线尽量与血流束平行,但声束与血流夹角应<60°,适当调节增益(GAIN),以避免频谱形态模糊或假性频带增宽。正常人颈总、颈内、颈外动脉血流参数见表21-2。

表 21-2　正常人颈总、颈内、颈外动脉血流参数测值($x\pm s$,cm/s)

	V_s(收缩期峰值流速)	V_d(舒张末期流速)	RI(阻力指数)
颈总动脉(CCA)	91.3±20.7	27.1±6.4	0.70±0.05
颈内动脉(ICA)	67.6±14.3	27.3±6.4	0.59±0.06
颈外动脉(ECA)	70.9±16.1	18.1±5.1	0.74±0.09

(三) 颈动脉疾病声像图

糖尿病所致颈动脉粥样硬化可引起 IMT 不同程度增厚、动脉管壁斑块形成,血管腔狭窄甚至闭塞。

1. 二维超声(2D)　当动脉粥样硬化时,脂肪沉积于内膜下形成脂肪线,使内膜增厚。二维超声诊断颈动脉 IMT 增厚尚无统一标准,多数研究认为,颈动脉 IMT≥1.0mm 作为动脉内中膜增厚,局限性≥1.5mm 定义为斑块。

颈动脉粥样硬化斑块 80% 发生在颈动脉膨大部和颈内动脉起始段 2.0cm 范围内,这可能与该处血管腔膨大,血流缓慢,易产生涡流,血流的切应力发生变化,脂质容易沉积有关,故成为斑块好发部位。通常左侧颈动脉斑块较右侧常见,较强回声斑块比低回声斑块常见。

根据超声回声的特征,颈动脉斑块可分为强回声、等回声、低回声和混合回声。硬斑一般表现为较强回声或强回声,其后方伴或不伴声影;软斑一般表现为低回声或中等回声;混合斑常因坏死出血而表现为强弱不等的混合回声。颈动脉闭塞时,管腔内可充满均质或不均质回声(见文末彩图21-9)。

近来的研究,对颈动脉斑块的性质采用了新的评价标准。

根据斑块声学特征可分为:①均质回声斑块:分低回声、等回声和强回声斑块。②不均质回声斑块:斑块内部包含强、中、低回声。

根据斑块形态学特征可分为:①规则型斑块:如扁平斑块,其基底较宽,表面纤维帽光滑,形态规则。②不规则型斑块:如溃疡斑块,其表面不光滑,局部组织缺损,形成"火山口"样缺损。

根据斑块超声造影后增强特点可分为:①易损斑块:斑块由周边向内部呈密度较高的点状及短线状增强。②稳定斑块:斑块无增强或周边及内部呈稀疏点状增强。

一般情况下,硬斑、均质、规则斑块多为稳定斑块;软斑、混合斑、不均质和不规则斑块多为不稳定易损斑块,容易导致脑血管病的发生。

2. 彩色多普勒血流显像(CDFI)　颈动脉轻度狭窄时,彩色多普勒血流显像可无明显异常。颈动脉中度或以上狭窄时,彩色多普勒血流显像可显示狭窄处管腔内血流信号充盈缺损、变细,狭窄出口处呈"五彩镶嵌"血流信号,重度狭窄时可无"五彩镶嵌"血流信号。颈动脉闭塞时,血管内则无明显血流信号显示,闭塞后血管再通,则血管腔内可显示不规则的偏心血流信号(见文末彩图21-10)。

3. 脉冲多普勒(PW)　颈动脉轻度狭窄时,脉冲多普勒频谱和血流动力学参数可无明显异常。颈动脉中度或以上狭窄时,通常可在狭窄的出口处探及高速动脉血流信号,在狭窄动脉的远端可探及单相低速血流频谱,其频窗减小或消失,频带增宽,动脉血流加速度不同程度减小(AC≤300cm/s^2),加速时间不同程度延长(AT>0.07s)(见文末彩图21-11)。而闭塞血管内不能探及明显血流频谱。

4. 颈动脉狭窄计算方法　颈动脉狭窄时,二维超声能够显示病变血管变窄的直接征象,彩色多普勒血流显像可显示狭窄处血流充盈缺损。颈动脉狭窄程度的判断,可采用形态学方法(管腔直径狭窄百分比、面积狭窄百分比)和流速标准(收缩期峰值血流速度 V_s 和舒张末期血流速度

*V*d),但它们各自都有局限性,应将其相互结合用于对血管狭窄程度的判断。

颈动脉内径缩小<50%时,一般不会引起血流动力学变化,脉冲多普勒检查不会有明显异常发现;当颈动脉内径缩小≥50%时,血流速度会有明显增加。颈总动脉狭窄一般可通过二维超声和彩色多普勒血流显像进行诊断和分级,目前尚无统一的颈总动脉(CCA)狭窄的流速分级诊断标准。澳大利亚 Newcastle 心血管中心对 CCA 狭窄的分级诊断标准简单易行,其标准为:①正常:超声检查无斑块,峰值流速 *V*s<100cm/s;②直径狭窄率<50%:超声检查有斑块,*V*s<100cm/s;③直径狭窄率>50%:超声检查有斑块,局部血流增速100%,最高 *V*s>130cm/s,且伴有狭窄即后段湍流;④闭塞:CDFI 和 PW 显示 CCA 内无血流。该中心对颈外动脉(ECA)狭窄的分级诊断标准为:①正常:超声检查无斑块,峰值流速 *V*s<200cm/s;②直径狭窄率<50%:超声检查有斑块,*V*s<200cm/s;③直径狭窄率>50%:超声检查有斑块,*V*s>200cm/s;④闭塞:CDFI 和 PW 显示 ECA 内无血流。

有关颈内动脉(ICA)狭窄的分级诊断标准,各家不尽一致,2003 年美国放射学会超声专家组在总结各家诊断标准的基础上,推荐超声诊断 ICA 狭窄的标准见表 21-3。

表 21-3 颈内动脉狭窄的分级诊断标准

ICA 狭窄程度(%)	主要参数		次要参数	
	PSV(cm/s)	斑块评估[*]	*V*sICA/*V*sCCA	EDV(cm/s)
正常	<125	无	<2.0	<40
<50%	<125	<50%	<2.0	<40
50% ~69%	125~230	≥50%	2.0~4.0	40~100
≥70%,但不到接近闭塞	>230	≥50%	>4.0	>100
接近闭塞	高、低或探测不到	可见	不定	不定
完全闭塞	探测不到	可见斑块,探查不到管腔	无	无

注:PSV 收缩期峰值流速,EDV 舒张末期流速,*V*sICA 颈内动脉收缩期峰值流速,*V*sCCA 颈总动脉收缩期峰值流速;[*] 斑块评估:用 2D 和 CDFI 测量直径狭窄百分率

国内华扬等推荐颈内动脉 50% ~69% 狭窄的流速诊断标准为:收缩期峰值流速 PSVICA≥155cm/s,准确率为 94%;颈内动脉 70% ~99% 狭窄的流速诊断标准为 PSVICA≥220cm/s,其敏感性、特异性和准确率分别为 92.5%、95.6% 为 94.2%。另外,有报道一侧 ICA 闭塞时,对侧重度 ICA 狭窄诊断标准为:直径狭窄率 50% ~70% 时,PSV≥140cm/s,且 EDV<155cm/s;直径狭窄率 80% ~90% 时,EDV≥155cm/s。

5. 影响诊断颈动脉狭窄准确性的常见因素

(1)彩色多普勒超声仪的二维分辨率和彩色敏感性。

(2)检查者的经验和技术水平。

(3)病变本身的特点,如对侧颈动脉闭塞或重度狭窄可导致高估检查侧颈动脉狭窄的程度;颈动脉粥样斑块出现溃疡时可导致低估狭窄程度;颈动脉走行迂曲及管壁钙化、斑块等均可影响对颈动脉狭窄程度的判断。

三、腹主动脉超声波检查

糖尿病动脉粥样硬化可引起腹主动脉 IMT 不同程度增厚和管壁斑块形成,斑块可散在或呈弥漫性、可大小不等和回声不同,并可导致动脉管腔不同程度的狭窄和(或)扩张,扩张后的动脉可表现为真性动脉瘤或夹层动脉瘤。超声检查可以确定动脉病变的部位、范围和严重程度,可作为该病的首选检查方法。

(一)超声检查仪器、方法和内容

采用高分辨率彩色多普勒超声仪,选用凸阵探头,频率一般为 2.5 ~5.0MHz。

患者检查前一般要空腹 8 ~12 小时,通常沿腹主动脉血管长轴纵向扫查血管,必要时辅以血管横断扫查。检查时患者仰卧位,探头置于腹部正中剑突下偏左 1cm,显示搏动性管状结构后,向下纵行连续扫查至脐下(相当于第 4 腰椎水平),直至显示腹主动脉分叉部位。

腹主动脉血管超声检查内容见颈动脉超声检查。

(二)腹主动脉正常声像图

1. 二维超声(2D) 正常腹主动脉管径由上段至下段逐渐变细。二维超声可显示动脉壁的内膜、中层和外膜三层结构,内膜面光滑,连续性良

好,内膜和外膜为高回声,中层为低回声(见文末彩图 21-12A)。血管腔有搏动性。老年人腹主动脉可不规则,走行迂曲,管腔可粗细不均,管壁回声明显增强,内膜面回声较粗糙。正常腹主动脉直径,男性:20.2mm ± 2.5mm;女性:17.0mm ± 1.5mm。

2. 彩色多普勒血流显像(CDFI)　正常腹主动脉彩色血流为层流,无充盈缺损或变细,彩色血流为红-蓝-红(或蓝-红-蓝)即对应于收缩期血流-舒张期血流-收缩期血流(见文末彩图 21-12B)。

3. 脉冲多普勒(PW)　正常腹主动脉脉冲多普勒频谱形态类似肢体动脉血管,呈"三相高阻"血流频谱,峰值流速 50 ~ 120cm/s,老年人和体胖者血流频谱形态可呈"双相或单相"(见文末彩图 21-12C)。

(三) 腹主动脉异常声像图

1. 腹主动脉粥样硬化和(或)狭窄性疾病

(1) 二维超声(2D):腹主动脉粥样硬化性狭窄时,二维超声可显示动脉内中膜均匀或不均匀增厚,壁上可见大小不等、散在或广泛弥漫性斑块,斑块可为硬斑、软斑或混合斑,斑块较大时可引起动脉管腔狭窄(见颈动脉异常声像图)。

(2) 彩色多普勒血流显像(CDFI):腹主动脉轻度狭窄时,彩色多普勒血流显像可无明显异常。动脉中度或以上狭窄时,可显示狭窄血管腔内血流信号充盈缺损、血流束变细、狭窄明显时可见"五彩镶嵌"血流信号(见颈动脉异常声像图)。

(3) 脉冲多普勒(PW):腹主动脉轻度狭窄时,脉冲多普勒频谱和血流动力学参数可无明显异常。动脉中度或以上狭窄时,通常可于血管狭窄开口稍远端探及高速湍流血流频谱,频带增宽,频窗减小甚至消失,在狭窄管腔的远端探及单相低速血流频谱,动脉血流加速度不同程度减小,加速时间不同程度延长(见颈动脉异常声像图)。

2. 腹主动脉真性动脉瘤

(1) 二维超声(2D):腹主动脉真性动脉瘤纵断面显示为病变动脉局部呈梭形或囊状扩张,扩张部位的动脉瘤与正常动脉管壁连续、管腔相通,横断面显示动脉瘤呈圆形或类圆形,当并发附壁血栓时,管腔内可见同心圆或偏心性层状低-中等回声(见文末彩图 21-13A,B)。扩张部位满足以下条件之一者,可诊断为腹主动脉瘤,即:①从膈肌至分叉处管腔缺乏逐步变细的征象;②腹主动脉局限性扩张,其外径男性 ≥30mm、女性 ≥

25.5mm(腹主动脉远侧段除外);③病变处外径与其远侧段外径之比>1.5:1。

较大的腹主动脉瘤有自发破裂的危险,腹主动脉瘤诊断后 5 年内发生破裂的可能性为:瘤体最大直径 4.0cm 时,自发性破裂的危险性为 10% ~15%;瘤体最大直径 5.0cm 时,约为 20%;瘤体最大直径 6.0cm 时,为 33%;瘤体最大直径达7cm 或以上者,则上升到 75% ~ 95%。腹主动脉瘤破裂时,可见腹主动脉壁连续性中断,腹主动脉周围可见低回声或混合回声血肿,该血肿可延伸至后腹膜,并挤压肾脏。

(2) 彩色多普勒血流显像(CDFI):真性动脉瘤显示扩张的管腔内有红蓝相间的涡流血流信号(见文末彩图 21-13C),有附壁血栓时,血流可变细或偏心。动脉瘤破裂时,破口处可见彩色血流从管腔内流出。

(3) 脉冲多普勒(PW):真性动脉瘤可于扩张的动脉管腔内探及低速湍流血流频谱。动脉瘤破裂时,破口处管腔外可探及动脉或静脉样血流信号。

3. 腹主动脉夹层动脉瘤

(1) 二维超声(2D):夹层动脉瘤纵断面显示病变动脉局部外径增宽,可见真、假两个动脉管腔,假腔内径一般大于真腔,真、假腔之间的隔膜可随动脉搏动而摆动,假腔内可见低回声血栓(见文末彩图 21-14A),横断面显示呈双环征,内环为细弱的内膜回声。

(2) 彩色多普勒血流显像(CDFI):夹层动脉瘤可显示真、假腔内血流,真腔血流类似正常动脉血流,血流束变细,假腔血流常不规则,并见收缩期血流从真腔经破裂口流入假腔,舒张期血流又从假腔反流入真腔。若假腔血流速度过低或血栓形成时则检测不到血流信号(见文末彩图 21-14B)。

(3) 脉冲多普勒(PW):夹层动脉瘤可显示真腔的血流频谱形态与正常动脉相似,而假腔则显示不规则低速紊乱的血流频谱。

四、肾动脉超声波检查

糖尿病动脉粥样硬化可引起肾动脉狭窄,好发部位为肾动脉起始段。

(一) 超声检查仪器和方法

采用高分辨率彩色多普勒超声仪,选用凸阵探头,频率一般为 2.5 ~ 5.0MHZ。

179

患者检查前一般要空腹 8~12 小时,检查时患者仰卧位,在第 1、2 腰椎水平横断扫查,显示腹主动脉横断面和两侧左、右肾动脉开口,然后分别沿肾动脉行程,从双侧季肋部和(或)前方显示肾动脉。

(二) 肾动脉正常声像图

1. 二维超声(2D)　左、右肾动脉于第 1~2 腰椎水平由腹主动脉向两侧发出,右肾动脉开口一般略高于左肾动脉,故双侧肾动脉常常不能同时显示,右肾动脉较长,易于显示全程,左肾动脉短,不易完整显示。正常肾动脉内径 0.4~0.5cm。

2. 彩色多普勒血流显像(CDFI)　彩色多普勒血流显像显示双侧肾外肾动脉血流为层流,无充盈缺损或变细,无"五彩镶嵌"血流信号(见文末彩图 21-15A),而且彩色多普勒血流显像可清晰显示肾门至肾皮质的各级肾血管血流信号,血流信号从肾门至肾皮质呈"树枝状"分布(见文末彩图 21-15B),血流信号由粗变细,显示的动脉依次为肾动脉(肾门处)、段间动脉、叶间动脉(肾椎体两侧)、弓状动脉(肾皮质内)和小叶间动脉。

3. 脉冲多普勒(PW)　肾动脉血流频谱呈低阻力型,收缩期上升支较陡直,下降支和舒张期较平缓,峰值流速(V_s)<100cm/s,加速度(AC)>300cm/s^2,收缩早期加速时间(AT)<0.07s,阻力指数(RI)<0.70,各级动脉血流频谱形态相似,流速递减(见文末彩图 21-16)。

肾动脉血流指数(RAR:肾动脉干收缩期最大血流速度 R 与肾动脉起始部近心端腹主动脉收缩期最大血流速度 A 的比值)常用于判断肾动脉有无狭窄,正常 RAR<1∶1,正常人肾动脉血流参数见表 21-4。

表 21-4　正常人不同年龄肾动脉
血流参数测值($x±s$)

年龄 (岁)	收缩期峰 值流速 (cm/s)	舒张末期 最低流速 (cm/s)	阻力指数 (RI)
21~30	113±23	41±5	0.63±0.07
31~40	126±29	46±10	0.68±0.06
41~50	148±45	41±12	0.67±0.06
51~60	134±33	40±13	0.70±0.06
61~70	127±30	32±11	0.74±0.07
71~80	116±23	22±7	0.80±0.06

(三) 肾动脉狭窄声像图

1. 二维超声(2D)　肾动脉管壁可见不规则增厚和(或)大小不一的硬化斑块,局部受累管腔变细或显示不清晰。

2. 彩色多普勒血流显像(CDFI)　肾动脉狭窄处血流束变细,呈"五彩镶嵌"血流信号(见文末彩图 21-17),患侧肾内彩色血流信号减少;肾动脉闭塞时,肾动脉和(或)肾内无明显血流信号。

3. 脉冲多普勒(PW)　主肾动脉狭窄超过 60% 时,狭窄处血流速度明显增高(峰值流速≥180cm/s),狭窄远端血流速度减低,加速度减小(AC<300cm/s^2),加速时间延长(AT≥0.07s)(见文末彩图 21-18)。

主肾动脉狭窄时血流指数增加(RAR>1),根据 RAR 诊断肾动脉狭窄的参考标准为:轻度狭窄(0~59%),RAR<3.5;中度或以上狭窄(60%~99%),RAR≥3.5;完全闭塞,肾动脉无血流信号,肾实质内血流速度减低,肾脏缩小(<9cm)。近年来,李建初等认为,判断肾动脉狭窄≥50% 的较好流速指标为:肾动脉与叶间动脉峰值流速的比率(RIR)>5 和叶间动脉峰值流速<15cm/s,其敏感性为 91%,特异性为 87%;判断重度肾动脉狭窄(70%~99%)的较好流速指标为:叶间动脉加速时间(AT)≥0.07s,狭窄远端动脉频谱为小慢波改变,其敏感性可达 93%,特异性可达 100%。

超声诊断肾动脉狭窄有其局限性,首先,它不像肾动脉造影一样能清楚显示肾动脉的解剖结构,尤其很难检出副肾动脉;其次,对于肾动脉狭窄的判断是根据狭窄后引起的血流动力学改变间接作出的,因而多用于对狭窄的定性判断;再次,对于肥胖、胃肠积气和呼吸配合不佳的患者,肾动脉的显示常常不够清楚。但由于超声检查具有方便可靠、价格较低、无创伤性和可重复性等优点,因此,可将其作为初筛动脉粥样硬化性肾动脉狭窄的首选方法。

五、肢体动脉和静脉超声波检查

超声检查上肢血管主要包括锁骨下动脉、腋动脉、肱动脉、桡动脉和尺动脉及其所伴行的静脉,下肢血管主要包括髂总动脉、髂外动脉、股总动脉、股浅动脉、股深动脉、腘动脉、胫前动脉、胫后动脉和足背动脉及其所伴行的静脉。由于糖尿病所致下肢动脉和静脉疾病发病率明显高于上肢,且上、下肢血管病变具有类似的声像图表现。

为此,本节主要介绍下肢血管病变的超声波检查。

(一)下肢动脉超声波检查

糖尿病所致下肢动脉病变主要有动脉粥样硬化伴或不伴斑块、动脉狭窄或闭塞性疾病和动脉管腔扩张性疾病。超声检查可以确定动脉病变的部位、范围和严重程度,可作为糖尿病下肢动脉疾病的首选检查方法。

1. 检查仪器、方法和内容　检查下肢血管应采用高分辨率彩色多普勒超声仪,选用线阵探头,频率一般为 5～10MHz(检查髂动脉时,可采用凸阵探头,频率一般为 2.5～5.0MHz)。

检查下肢动脉时,通常沿血管长轴纵向扫查血管,必要时辅以血管横断扫查。受检者先取仰卧位,暴露下肢,大腿外展、外旋,从腹股沟区开始向下依次扫查股总动脉、股浅和股深动脉、胫前和胫后动脉及足背动脉,向上扫查髂外动脉和髂总动脉,然后取俯卧位或侧卧位扫查腘动脉。

下肢动脉血管超声检查内容见颈动脉超声检查。

2. 下肢动脉正常声像图

(1)二维超声(2D):正常下肢动脉管径左右对称,由近端至远端逐渐减小。二维超声可清晰显示下肢动脉壁的内膜、中层和外膜,内膜面光滑,连续性良好,但由近端至远端动脉管壁三层结构的清晰度逐渐减低。血管长轴显示管腔前、后壁为两条近似平行的高回声,有搏动性,且管腔不易被压瘪(图 21-19)。正常人下肢动脉内径见表 21-5。

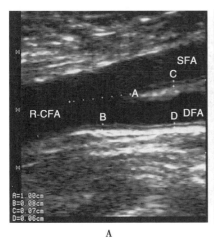 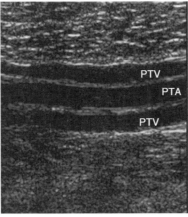 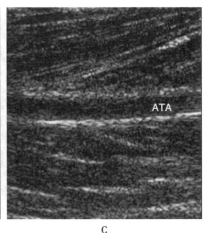

A	B	C

图 21-19　正常下肢动脉 2D

A. 右下肢股总动脉(R-CFA)、股浅动脉(SFA)、股深动脉(DFA),(图中 B、C、D 分别为其 IMT,均<1.0mm);
B. 右下肢胫后动脉(PTA)和其伴行的 2 条胫后静脉(PTV);C. 右下肢胫前动脉(ATA)

表 21-5　正常人下肢动脉内径测值($\bar{x}\pm s$)

动脉	左(mm)	右(mm)
股动脉	7.6±1.3	7.8±1.1
腘动脉	5.9±0.7	5.8±0.6
胫后动脉	2.5±0.4	2.5±0.3
足背动脉	2.3±0.4	2.2±0.3

(2)彩色多普勒血流显像(CDFI):正常人下肢动脉管腔彩色血流为层流,无充盈缺损或变细,彩色血流为红-蓝-红(或蓝-红-蓝)即对应于收缩期血流-舒张期血流-收缩期血流(见文末彩图 21-20)。

(3)脉冲多普勒(PW):正常下肢动脉脉冲多普勒呈"三相高阻"血流频谱,第 1 波为陡直收缩期尖峰,第 2 波为舒张早期反向血流,第 3 波为舒张中晚期正向波,频谱频带较窄、频窗较大(见文末彩图 21-21)。正常胫前动脉、胫后动脉和足背动脉可显示为双相波,即无第 2 波反向血流。下肢动脉收缩期最大血流速度由近端至远端一般是逐步递减的。正常人下肢动脉血流参数见表 21-6。

3. 下肢动脉疾病声像图

(1)下肢动脉粥样硬化和(或)狭窄、闭塞性疾病:糖尿病患者由于糖化蛋白质增多,细胞、纤维、脂类和组织碎片的异常沉积,导致血管内皮细胞损伤,平滑肌增生形成局限性粥样斑块,粥样斑块常有钙化、出血、溃疡并继发血栓形成,最终导致管腔狭窄甚至闭塞。

表 21-6　正常人下肢动脉血流参数测值($x \pm s$,cm/s)

	收缩期峰值流速	舒张期反向最大流速	舒张期正向最大流速
髂外动脉	119.3±21.7	41.5±10.7	18.2±7.5
股总动脉	114.1±24.9	40.6±9.2	16.4±8.3
股浅动脉(近段)	90.8±13.6	35.8±8.2	14.5±7.2
股浅动脉(远段)	93.6±14.1	35.0±9.8	14.6±6.7
腘动脉	68.6±13.5	27.8±9.2	9.8±6.0

（2）二维超声（2D）：下肢动脉粥样硬化时，二维超声可显示动脉 IMT 均匀或不均匀增厚，如伴斑块，则斑块一般常见于动脉分叉处，可散在或广泛弥漫存在，斑块可大小不等，回声不一。根据回声类型，斑块可表现为强回声、等回声或低回声、混合回声（图 21-22），其分别对应于硬斑、软斑和混合斑，斑块较大时可引起动脉管腔狭窄。

动脉管腔狭窄程度的判断，可采用形态学方法测量管腔直径狭窄百分比、面积狭窄百分比（见颈动脉异常声像图）。

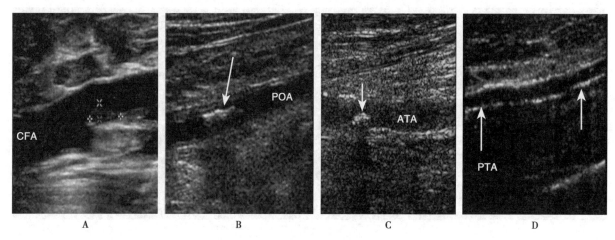

图 21-22　下肢动脉粥样硬化斑块 2D
A. 股动脉（CFA）等回声斑块（测量游标）；B. 腘动脉（POA）前壁强回声斑块（箭头）；C. 胫前动脉（ATA）后壁混合回声斑块（箭头）；D. 胫后动脉（PTA）前、后壁弥漫性条状强回声小斑块（箭头）

（3）彩色多普勒血流显像（CDFI）：动脉轻度狭窄时，彩色多普勒血流显像可无明显异常。中度或以上动脉狭窄时，可显示狭窄血管腔内血流信号充盈缺损、血流束变细、狭窄明显时可见"五彩镶嵌"血流信号。闭塞血管腔内无彩色血流信号，血管再通时可见断续不规则点状、细条状偏心血流信号（见文末彩图 21-23）。

（4）脉冲多普勒（PW）：动脉轻度狭窄时，脉冲多普勒频谱和血流动力学参数可无明显异常。中度或以上动脉狭窄时，可于血管狭窄开口稍远端探及高速湍流血流频谱，在狭窄管腔的远端可探及"单相"低速血流频谱，频谱频窗减小，频带增宽，动脉血流加速度 AC 不同程度减小，加速时间 AT 不同程度延长。动脉闭塞时，病变动脉内不能探及明显血流频谱，远心端动脉可探及收缩

期低速单相频谱或"静脉样"频谱（见文末彩图 21-24）。下肢动脉狭窄和闭塞的超声参考标准见表 21-7。

表 21-7　脉冲多普勒诊断下肢动脉狭窄和闭塞的参考标准（Cossman 等）

动脉狭窄程度	病变处收缩期峰值流速（cm/s）	收缩期流速峰值比[*]
正常	<150	<1.5:1
<30%~49%	150~200	1.5:1~2:1
50%~75%	200~400	2:1~4:1
>75%	>400	>4:1
闭塞	无血流信号	

注：[*] 病变处与相邻近侧正常动脉段相比；动脉狭窄程度：直径狭窄率

4. 下肢动脉扩张性疾病　动脉粥样硬化引起内膜增厚,血管壁滋养动脉受压发生营养障碍,局部管壁弹力纤维层断裂、钙化、薄弱膨出形成真性动脉瘤。若动脉内膜、中层断裂或撕裂,血流冲击使中层分离,形成真、假两个血管腔,即为夹层动脉瘤。动脉瘤以股动脉和腘动脉为好发部位,占四肢动脉瘤的 90% 以上,其声像图表现见腹主动脉异常声像图。

（二）下肢静脉超声波检查

糖尿病患者由于糖尿病坏疽长期卧床和活动减少、高血糖、感染毒素和凝血因子激活,导致静脉血流速度减慢、静脉内膜损伤和血液黏稠及凝固性增高,容易形成静脉血栓。彩色多普勒超声能清楚显示静脉管壁、管腔、血流状态等,本节主要介绍下肢静脉血栓的超声检查方法和声像图表现。

1. 检查仪器和方法　检查下肢静脉时,采用高分辨率彩色多普勒超声仪,选用线阵探头,频率一般为 5 ~ 10MHz。检查静脉血管时,通常沿血管长轴纵向扫查血管,必要时辅以血管横断扫查。受检者先取仰卧位,暴露下肢,大腿外展、外旋,从腹股沟区开始依次扫查大隐静脉和股总静脉会合处、股浅静脉和股深静脉、胫前静脉和胫后静脉,然后取俯卧位或侧卧位扫查腘静脉。必要时,还应检查髂外静脉、髂总静脉和下腔静脉,观察其有无血栓。检查髂血管和下腔静脉时,可选择凸阵或扇扫探头,频率为 2.5 ~ 5MHz。

检查静脉血管时,探头应轻放,以避免静脉被压瘪,如检查静脉有无血栓时,则应加以适当压力,观察血管能否被压瘪。先用二维超声观察静脉血管的管壁、管腔、瓣膜活动等,再用彩色多普勒血流显像观察血流状态和血流方向,判断有无血流束变细、充盈缺损,最后用脉冲多普勒观察静脉频谱形态、测量血流速度等。

2. 下肢静脉正常声像图

（1）二维超声（2D）:正常下肢静脉管壁薄,内壁光滑、连续性好,管腔清晰为无回声,膨大处的管腔内可见瓣膜活动,管径可随呼吸活动变化,探头加压后管腔可被压瘪或闭合,下肢主要深静脉内径稍宽于伴行动脉,但不超过相邻动脉内径的二倍（图 21-25）。

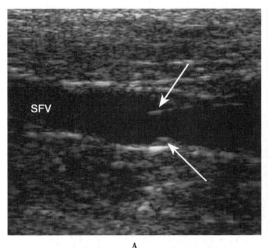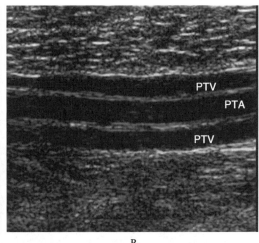

A

B

图 21-25　正常下肢静脉 2D
A. 股浅静脉（SFV）和静脉瓣（箭头）；B. 胫后静脉（PTV）和胫后动脉（PTA）

（2）彩色多普勒血流显像（CDFI）:下肢静脉血流方向显示与伴行动脉血流方向相反,血流为自发性（大中静脉管腔存在血流信号）,单一方向性（回心血流）（见文末彩图 21-26）。血流速度随呼吸活动呈周期性改变,深吸气或 Valsalva 试验时,静脉内血流信号可短暂消失,远心端肢体加压时,近心端血流颜色亮度增加或出现"混叠",挤压肢体放松或 Valsalva 试验时,无反流或仅有少量反流。

（3）脉冲多普勒（PW）:同彩色多普勒血流显像一样,脉冲多普勒血流具有自发性、方向性、周期性（见文末彩图 21-27A）。Valsalva 试验时,血流信号可短暂中断,挤压远端肢体后,近心端血流速度增加,挤压放松或 Valsalva 试验时,无反流或仅有短暂反流（见文末彩图 21-27B）。

3. 下肢静脉血栓声像图　下肢静脉血栓随着形成时间的长短,可分为急性血栓、亚急性血栓和血栓慢性期,各期血栓常常有不同的声像图表现。

（1）急性血栓：血栓形成时间通常在 1～2 周以内。

1）二维超声（2D）：血栓处的静脉管腔明显增宽，静脉管腔不能被压瘪，管腔内可为无回声（几小时到数天）或低回声（图 21-28），可见低回声血栓飘动，检查时动作应轻柔，以免血栓脱落。

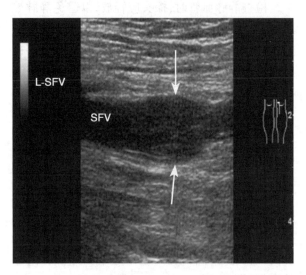

图 21-28　股浅静脉（SFV）急性血栓 2D 显示管腔明显增宽和管腔内低回声（箭头）

2）彩色多普勒血流显像（CDFI）：彩色多普勒血流显像显示血栓处血流信号充盈缺损。静脉管腔完全阻塞时，血栓段静脉内无血流信号或仅有少许血流信号显示；静脉管腔部分阻塞时，可见血流束变细或偏心血流信号（见文末彩图 21-29）。

3）脉冲多普勒（PW）：静脉管腔完全阻塞时，挤压远端肢体后，血栓近端静脉血流信号增强

现象消失或减弱，血栓远端静脉频谱为连续性，失去周期性，Valsalva 试验时，血流频谱周期性变化减弱或消失。

（2）亚急性血栓：指数周以后的血栓。血栓处的静脉管腔仍然增宽或恢复正常大小，静脉管腔不能被压瘪，管腔内可见低回声或中等回声，血栓较固定不易脱落，如有血栓再通，静脉腔内血流信号可逐渐增多。不同部位血栓的再通能力不一样，髂外静脉-股总静脉血栓再通的可能性很小，股浅静脉血栓再通的可能性约 50%，腘静脉血栓再通的可能性约 95%。

（3）血栓慢性期：指急性血栓发生后数月到数年的血栓。2D 可见血栓处的静脉管腔比正常缩小或不清晰，管腔内见不均质中等回声或强回声，边界不规则（图 21-30），可呈纤维条索状或伴钙化斑块；静脉管壁不规则，内壁毛糙，部分或弥漫性增厚；静脉瓣膜增厚、扭曲、活动僵硬或固定。

血栓慢性期会发生栓塞后血流再通，根据静脉血栓再通程度不同，彩色多普勒超声显示管腔内静脉血流信号充盈程度不一。部分再通者，静脉管腔内可见细条状不规则血流信号（见文末彩图 21-31），完全再通者，静脉腔内基本充满血流信号，部分可见侧支血管。若静脉瓣功能受损，Valsalva 试验或挤压远端肢体时，静脉内可见反流血流信号。

总之，彩色多普勒超声对下肢静脉血栓的诊断具有较大的临床实用价值，其各项超声参数对下肢深静脉血栓诊断价值的评价见表 21-8。

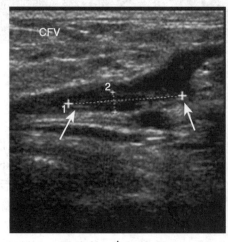
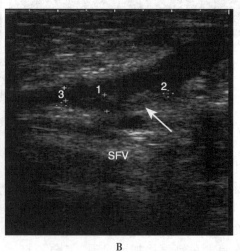

图 21-30　下肢股静脉慢性血栓 2D
A. 股总静脉（CFV）混合回声血栓（箭头）；B. 股浅静脉不均质中等回声血栓（箭头）

表 21-8　各项超声参数对下肢深静脉
血栓诊断价值的评价

	敏感性（%）	特异性（%）	阳性预测值（%）	阴性预测值（%）
二维超声	50	92	95	37
压迫试验	79	67	88	50
自发性血流消失	76	100	100	57
期相性血流消失	92	92	97	79

六、眼底动脉超声波检查

糖尿病动脉粥样硬化可引起眼底动脉狭窄或闭塞性病变,高分辨率彩色多普勒血流显像能清楚显示眼底动脉血流,包括眼动脉、视网膜中央动脉和睫状后短动脉,是一种无创检测早期眼底动脉病变的首选方法。

（一）超声检查仪器和方法

采用高分辨率彩色多普勒超声仪,选用线阵探头,频率一般为 5～10MHZ。

患者检查前无特殊准备,检查时患者仰卧位,轻闭双侧眼睑,超声探头轻轻接触上眼睑进行横断或纵断扫查,首先显示球后视神经暗区,在彩色多普勒血流显像清楚显示眼动脉、视网膜中央动脉和睫状后短动脉后,用脉冲多普勒分别测量其血流动力学参数,眼动脉取样部位位于视神经内侧距球壁后 1.5～2.5cm,视网膜中央动脉取样部位在球后视神经暗区内距球后壁 2～3mm,睫状后短动脉取样部位位于球后视神经暗区两旁距球后壁 3～5mm,鼻侧或颞侧均可。

（二）眼底动脉正常声像图

1. 彩色多普勒血流显像（CDFI）　CDFI 可分别显示位于近眶壁的眼动脉、球后视神经暗区内的视网膜中央动、静脉和球后视神经暗区两侧的睫状后短动脉（见文末彩图 21-32）。

2. 脉冲多普勒（PW）　PW 显示眼动脉、视网膜中央动脉、睫状后短动脉频谱形态均为三峰双切迹状,视网膜中央动脉、睫状后短动脉收缩期峰值流速较眼动脉低平、圆钝,舒张期下降缓慢、平滑（见文末彩图 21-33）。

眼动脉收缩期峰值流速正常值为 30～40cm/s,视网膜中央动脉收缩期峰值流速正常值为10～

14cm/s,睫状后短动脉收缩期峰值流速正常值为16～22cm/s。杨文利等报道正常人眼底动脉血流参数见表 21-9。

表 21-9　正常人眼底动脉血流参数测值（$x \pm s$,cm/s）

	眼动脉（OA）	视网膜中央动脉（CRA）	睫状后短动脉（PCA）
Vs	31.47±9.63	10.82±2.97	11.61±3.41
Vd	7.11±2.34	3.28±1.11	3.34±1.25
Vm	12.44±3.64	5.50±2.06	5.83±1.91
PI	2.02±0.71	1.48±0.49	1.49±0.43
RI	0.77±0.06	0.71±0.08	0.70±0.09
S/D	4.60±1.08	3.93±1.28	4.29±1.82

注:Vs 收缩期峰值流速,Vd 舒张末期流速,Vm 平均流速,PI 搏动指数,RI 阻力指数

（三）眼底动脉异常声像图

糖尿病眼底动脉包括眼动脉、视网膜中央动脉和睫状后短动脉血管基底膜增厚,管腔狭窄,管壁弹力降低,血流速度减慢,彩色多普勒血流显像显示血流充盈度降低,脉冲多普勒显示动脉频谱形态为低速、低流量和高阻力型（见文末彩图 21-34）。

（郭发金）

参 考 文 献

1. 袁光华,张武,简文豪,等. 超声诊断基础与临床检查规范. 北京:科学技术文献出版社,2005.

2. 唐杰,温朝阳. 腹部和外周血管彩色多普勒诊断学. 第3版. 北京:人民卫生出版社,2007.

3. 周永昌,郭万学. 超声医学. 第6版. 北京:人民军医出版社,2012.

4. 杨文利,王宁利. 眼超声诊断学. 北京:科学技术文献出版社,2006.

5. 中国医师协会超声医师分会. 血管和浅表器官超声检查指南. 北京:人民军医出版社,2012.

6. 华扬,刘蓓蓓,凌晨,等. 超声检查对颈动脉狭窄50%～69%和70%～99%诊断准确性的评估. 中国脑血管杂志,2006,3:211-218.

7. 李建初,姜玉新,秦卫,等. Tardus-Parvus 波形在肾动脉狭窄诊断中的应用研究. 中华超声影像学杂志,2006,15:677-680.

8. Kashiwazaki D, Yashimoto T, Mikami T, et al. Identification of high-risk caorotid artery stenosis:motion of intra-plaque contents detected using B-mode ultrasonography. J

Neurosurg,2012,117(3):574-578.

9. Li JC,Xu ZH,Yang Y,et al. Impact of atherosclerosis and age on Doppler sonographic parameters in the diagnosis of renal artery stenosis. J Ultrasound Med. 2012,31(5):747-755.

10. Qin W,Zhang X,Yang M,et al. Evaluation of renal artery stenosis using color Doppler sonography in young patient with mutiple renal arteries. Chen Med J(Engl),2011,124(12):1824-1828.

第 22 章

糖尿病动脉内皮功能和动脉弹性的超声波检查

一、糖尿病动脉内皮功能的超声波检查

动脉血管内皮具有活跃的内分泌和代谢功能,糖尿病由于糖代谢紊乱、糖基化异常和脂质代谢障碍等,引起血管内皮损伤继而发生血管病变,因此,血管内皮功能的异常是糖尿病性血管并发症的始发和促动因素。早期而又准确的评价动脉血管内皮功能障碍对糖尿病血管病变的诊断、治疗和预后具有重要价值。

目前,用于动脉血管内皮功能检测的影像学方法主要有冠状动脉造影、血管内超声检查和超声测量肱动脉血流(或硝酸甘油)介导的血管扩张功能(flow-mediated dilation,FMD)。由于前二者属于有创检查,其临床应用受到一定限制,而FMD是无创检测动脉血管内皮功能的方法,具有良好的精确度和可重复性。本章主要介绍血管内皮功能的超声检测方法。

选择右侧肱动脉作为靶血管,检测血管内皮舒张功能。检查前患者休息 10 分钟,仰卧,右上肢外展,采用 5~12MHz 的线阵探头,置于鹰嘴上约 2~10cm,显示肱动脉的长轴切面,二维清楚显示肱动脉前后壁内膜,测量其基础

状态下的舒张末期内径(肱动脉前后壁内膜之间的垂直距离 D_0,同步心电图显示 R 波时,以下同);再于上臂袖带充气加压到 280mmHg(以阻断血流),持续 4 分钟,突然放气,导致反应性充血,测量放气后45~60 秒内的血管舒张末期内径(D1)(血流介导的内皮依赖性舒张功能 endothelium-dependent dilation,EDD)(图 22-1)。再休息至少 15 分钟,待血管恢复到试验前状态后,再次测量肱动脉舒张末期内径(D2);于舌下含服硝酸甘油 500μg 后4~5 分钟第四次测量肱动脉的内径(D3)(硝酸甘油介导的内皮非依赖性舒张功能 endothelium-independent dilation,EIDD)。每次分别测量 3 个心动周期,取平均值。在整个测试过程中,超声探头始终处于固定位置,每次测量肱动脉内径取相同位置。按[反应性充血(或舌下含服硝酸甘油)肱动脉内径-基础状态下肱动脉内径]/基础状态下肱动脉内径×100%,计算动脉内径变化百分率(%)即血管内皮舒张功能,其正常值为 10%~20%。

目前,还有一种专门用于血管内皮功能检测的 B 型超声检测仪,其具有一个特殊的高频线阵探头,呈 H 型,可以同时显示两个动脉横断面和

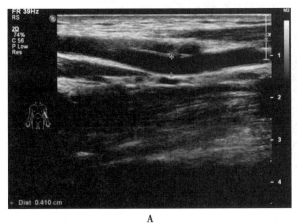 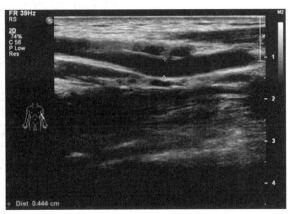

A	B

图 22-1 2 型糖尿病肱动脉血管内皮功能检测
A. 基础状态肱动脉内径 4. 10mm;B. 反应性充血时肱动脉内径 4. 44mm,肱动脉内径变化百分率为 EDD=8. 3%

一个纵断面的灰阶超声图像,取样门可自动跟踪动脉前后壁,仪器通过其内置的软件自动计算出肱动脉内径变化率,从而减少了人为因素导致的测量误差。

研究表明,糖尿病前期(葡萄糖耐量减低 IGT 和空腹血糖调节受损 IFG)EDD 即较正常对照组明显减低,EIDD 与正常对照组无显著性差异,说明即使在糖尿病前期,患者已有动脉粥样硬化的表现,并存在血管内皮舒张功能障碍,且血管内皮舒张功能障碍出现于动脉内膜-中层(IMT)增厚之前。所以,通过超声检查动脉内皮功能,能更早发现糖尿病血管病变,为早期治疗预防心血管事件提供更多的临床依据。

二、糖尿病动脉弹性的超声波检查

动脉弹性即动脉顺应性,反映的是动脉舒张功能,其检查方法包括冠状动脉造影、动脉内导管等有创方法和其他无创性检查方法。本章主要介绍基于超声检查的血管回声跟踪(echo tracking,ET)技术。ET 原理为实时跟踪描记动脉血管收缩期和舒张期的运动轨迹,通过射频信号相位差法计算和测量血管壁实时位移,结合患者血压,自动计算出反映动脉血管弹性变化的相应参数,包括压力-应变弹性系数 Ep、硬度指数 β、顺应性 AC、膨大指数 AI(%)、脉搏波传导速度 PWVβ(m/s)等,以曲线形式加以显示(图 22-2、图 22-3)。

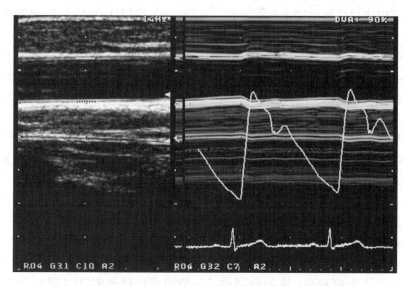

图 22-2　颈总动脉前、后管壁回声跟踪描计和内径变化曲线

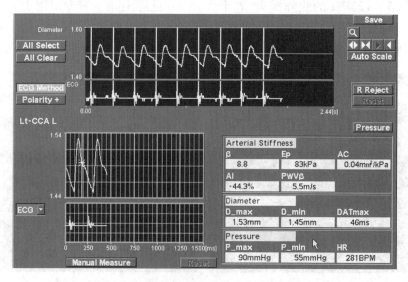

图 22-3　颈总动脉内径变化曲线及相应参数测值分析界面

$$Ep = (Ps-Pd) / [(Ds-Dd)/Dd]$$
$$\beta = In(Ps/Pd) / [(Ds-Dd)/Dd]$$
$$AC = \pi(Ds \times Ds - Dd \times Dd) / [4(Ps-Pd)]$$
$$AI = \Delta P/PP$$
$$PWV\beta = \sqrt{\beta P/2\rho}$$

其中，Ps 为收缩压，Pd 为舒张压，Ds 为收缩期内径，Dd 为舒张期内径，ΔP 为收缩期峰值血压与折点间压差；PP 为脉压，P 为舒张压，ρ

为血液密度。Ep 代表动脉血管的弹性，发生动脉硬化时，该数值升高；β 代表动脉血管的硬化程度，发生动脉硬化时，该数值也升高；AC 代表动脉血管的顺应性，发生动脉硬化时，该数值降低；AI（%）代表膨大指数，动脉弹性减低时，该数值升高；PWVβ（m/s）代表脉搏波传导速度，动脉弹性减低时，该数值升高。国人颈总动脉、肱动脉弹性正常值见表 22-1。

表 22-1　4812 例健康人颈总动脉、肱动脉弹性正常值（M±SD）*

	左侧颈总动脉	右侧颈总动脉	左侧肱动脉	右侧肱动脉
β	6.55±2.59	6.79±2.73	16.91±10.45	17.51±10.76
Ep	79.44±34.18	82.16±36.09	203.84±128.09	211.57±132.43
AC	1.02±0.44	1.00±0.42	0.19±0.20	0.19±0.20
AI	5.65±15.81	6.92±15.28	10.06±17.98	8.73±19.70
PWVβ	5.38±1.95	5.51±2.36	8.39±3.72	8.60±4.38

注：* 资料源于国人动脉弹性正常值测量多中心协作项目组

ET 技术为无创性评价动脉弹性的检查方法，其测量精确度高，达 0.007～0.013mm，可快速、准确、自动获得动脉血管功能参数，可在动脉血管壁出现形态学损害之前，评价动脉血管弹性的早期变化，为动脉硬化性疾病的长期随访和疗效评估发挥重要作用。

（郭发金）

参 考 文 献

1. 李毅，秦俭. 血管内皮功能的研究进展. 检验医学与临床，2010，13：1391-1393.

2. 张征，郭发金，韩栋，等. 高分辨率超声在检测糖尿病患者早期血管内皮功能中的应用. 中华老年医学杂志，2006，25（8）：574-576.

3. 勇强，陈真. 血管内皮功能检测及临床应用. 中华超声医学杂志（电子版），2009，6（6）：1115-1120.

4. 邹荣莉，沈亚梅，邱英武，等. 糖尿病前期患者大血管病变的超声研究. 山西医学杂志，2008，37（11）：1493-1495.

5. 张艳，张克敏，王学青. 彩色多普勒超声在糖尿病患者血管内皮功能评价中的应用. 影像与介入，2010，7（27）：73-76.

6. 雪梅，哈斯. 血管回声跟踪技术评价外周动脉弹性的研究进展. 内蒙古医学杂志，2009，41（3）：342-345.

7. 卢强，王正荣，黄景，等. 血管回声跟踪技术对颈动脉斑块者颈动脉弹性功能的定量检测. 中胭动脉硬化杂志，2007，15（5）：374-376.

8. 周永昌，郭万学. 超声医学. 第 6 版. 北京：人民军医出版社，2012.

9. 唐杰，温朝阳. 腹部和外周血管彩色多普勒诊断学. 第 3 版. 北京：人民卫生出版社，2007.

10. 国人动脉弹性正常值测量多中心协作项目组. 应用血管回声跟踪技术对国人颈动脉及肱动脉弹性正常值检测的研究. 中华超声影像学杂志，2008，17（7）：571-575.

11. Femandes TM，Bica BE，Villela NR，et al. Evaluation of endothelia function in patients with limited systemic sclerosis by use of brachial artery Doppler ultrasound. Rev Bras Reumatol，2012，52（4）：561-568.

12. Piccone MC，Baqnato G，Zito C，et al. Early identification of vascular damage in patients with systemic sclerosis. Angiology，2011，62（4）：338-343.

13. Zhang P，Guo R，Xiao D，et al. Influence of smoking cessation on carotid artery wall elasticity evaluated by echotracing. J Clin Ultrasound，2012，40（6）：352-356.

第 23 章

糖尿病下肢血管病变的磁共振血管成像检查

糖尿病所致下肢血管病变主要是动脉粥样硬化,表现为动脉壁变硬失去弹性,动脉壁斑块形成,动脉管腔狭窄或血栓形成。糖尿病下肢血管病变的诊断主要依靠症状、查体及血管实验室的无创伤检查。常规血管造影可提供高分辨率的血管图像,然而该技术的损伤性及对比剂的并发症与下肢血管病变的患者密切相关,介入器械和对比剂注射造成的内膜下损伤可发展为夹层;导管穿过一个严重狭窄的区域时,狭窄远端可形成血栓;导管有时可致斑块脱落、移位,影响末梢循环;导管诱发的血管痉挛也可危及远端循环并导致血栓形成。另外,糖尿病患者往往肾功能欠佳,碘类造影剂应用受到一定限制。彩色 Doppler 血流研究可提供病变相对位置及阻塞的程度,亦可获得硬化斑块的形态学特点,但是,它的检查技巧性高,并且耗时较多,对髂动脉的显示不可靠,尤其是肥胖患者,与 DSA 相比,彩色 Doppler 测量下肢动脉明显狭窄(>50%)的敏感性为 81%,特异性为 98%,准确性为 92%。MRA 血管造影为无创伤性方法,简便快捷,安全无辐射,增强 MRA(CE-MRA)可在 3 分钟左右时间内得到自腹主动脉至足背动脉水平的优质动脉图像,所用造影剂几乎无肾毒性。CE-MRA 可以获得精确度极高的三维图像及电影图像,同时费用相对低廉,越来越被临床和患者接受。

一、MR 血管成像的方法

1. 相位对比法 相位对比 MRA(phase contrast MRA,PC MRA)是以流速为编码,以相位变化作为图像对比的成像技术。它的成像与血流速度和血流方向有关,不同部位血管成像应选用不同血流速度,可分别对动脉和静脉成像。它的优点是:①由于应用了减影技术,所以背景组织抑制好,有助于血管轮廓的显示;②应用不同流速,可进行血流的定量分析。它的缺点是成像时间较长,血流速度不易选准。相位对比 MRA 分为 2D

PC、3D PC 和 PC 电影。临床主要应用于静脉的研究。

2. 时间飞越法 时间飞越法(time of flight,TOF)是应用血流流入增强效应。分为 2D TOF、3D TOF 方法。优点是:①成像速度快;②不必选择血流速度;③受血流方向影响较小,对血管的分支有较好的显示。由于 3D TOF 扫描时间较长,对于下肢血管成像一般采用 2D TOF 的方法。

3. 动态对比剂增强法 动态对比剂增强法(dynamic contrast-enhanced MRA,CE-MRA)是通过静脉内注射顺磁性造影剂,利用造影剂在血管内较短暂的高浓度状态形成明显缩短血液 T1 弛豫时间现象,同时配合快速梯度回波 MR 扫描技术的短 TR 效应有效地抑制周围背景组织的信号,形成血管信号明显增高而周围静态组织信号明显受抑制的强烈对比效果成像,获得的原始图像经过计算机后处理,便可得到多种形式的血管成像。它的优点是:①对血管腔的显示比不用造影剂 MRA 更可靠;②出现信号丢失机会少,血管狭窄假像减少;③一次注射造影剂,可进行多段成像,同时对动脉和静脉可分别成像。它的缺点是需要注射造影剂及高场强 MR 成像设备。CE-MRA 是目前糖尿病患者下肢血管非创伤性成像的有效方法之一。

二、糖尿病患者下肢血管成像过程

1. 患者的准备 与其他 MR 检查一样,患者体内不得含有铁磁性物质,特别是心脏起搏器,对于心脏血管支架、腹腔内吻合器,由于是钛合金物质,可以在充分告知患者可能出现的问题及患者认可的情况下行下肢 CE-MRA 成像。

2. 造影剂的选用 MRA 应用的是顺磁性造影剂,使用最普遍的是 Gd-DTPA。它是一种细胞外间隙的非特异性造影剂,极少与血浆蛋白、其他大分了或细胞膜产生交互作用,迅速由肾脏排泄,几乎无肾毒性,不良作用很小。Gd-DTPA 血浆半衰期约为 20 分钟,静脉内注射后一周,90% 由尿液排出,约 7% 由粪便排出,在体内的分布量不超过 0.3%。其 LD_{50} 为 10~20mmol/kg,临床使用剂量约 0.1~0.2mmol/kg,比含碘造影剂安全。不良反应较少见,主要为恶心、呕吐、不适、潮红、皮疹、心律不齐等,严重不良反应极少见,北京医院自 1993 年到 2006 年使用 Gd-DTPA 一万多人次,仅有 5 例出现轻度不适或潮红,2 例出现皮疹,未见其他严重不良反应。糖尿病患者下肢血管造影一般进行三段血管成像,从肾动脉达足背动脉环,应用造影剂的量为 45ml。对于血清肌酐水平超过 400μmol/L 的患者,原则上不宜行 CE-MRA 检查。

3. 造影剂的注射方法　糖尿病患者下肢血管成像自腹主动脉到足背动脉弓,行三段 MR 血管成像,用 45ml 造影剂,高压注射器设为两段给药。第一段注射 20ml,速度为 2ml/s,第二段 25ml,速度为 1ml/s,整个注射时间约 35 秒。

4. MR 成像步骤　早期的下肢血管 MR 成像,需要测定造影剂到达成像部位的时间。由于不同患者的心率不同,循环时间不一样,有时不能准确在造影剂达峰值时开始成像,影响对血管病变的观察。目前,MR 设备允许在 MR 透视下观察造影剂到达感兴趣区同时触发 3D-MRA 成像,使 MR 对下肢的血管成像成功率达 100%,也保证了对血管管腔的准确显示。

腹主动脉成像时需患者配合屏气 20 秒钟,以保证没有呼吸运动伪影的干扰。透视中心放在肺动脉部位,用冠状位观察,当造影剂到达两次肺动脉分支时让患者开始屏气,同时进入 3D 血管成像,18 秒钟后,患者开始呼吸,第一段血管(腹主动脉-髂动脉分支)的原始图像采集完成。当第一段血管成像结束后,设备自动进入第二段血管(股动脉-腘动脉)原始图像采集,约 16 秒钟,第三段扫描约需 1 分钟左右。整个扫描过程约 90 秒钟,可以保证动脉血管不被静脉所污染。

5. 下肢血管图像的后处理　MR 下肢血管原始图像采集结束后,应用最大密度投影(MIP)技术对原始图像进行处理,可分别得到三段血管图像。必要时可将三段血管无缝隙连接起来(图 23-1~23-4)。

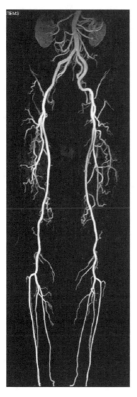

图 23-1　正常成人下肢 CE-MRA 图像

自肾动脉以下腹主动脉、髂总动脉、髂内外动脉、腘动脉、胫前后动脉及腓动脉走行及官腔可以清楚地被显示

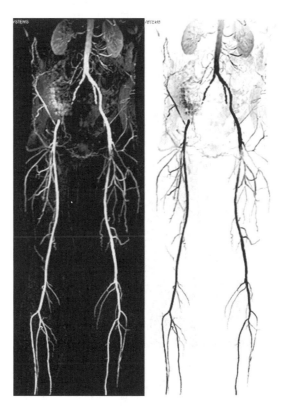

图 23-2　糖尿病患者 CE-MRA

右侧髂总动脉粗细不均匀,右侧髂内动脉明显狭窄,同时可以看到左侧股动脉局限性狭窄

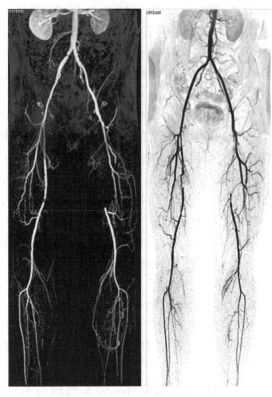

图 23-3　糖尿病患者 CE-MRA

两侧股动脉粗细不均匀,左侧股动脉下段
完全阻塞,可见大量侧支血管形成

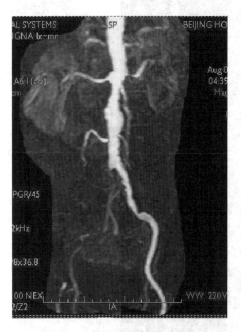

图 23-4　糖尿病患者 CE-MRA

左侧肾动脉局限性狭窄。腹主动脉及左侧
髂动脉粗细不均匀,右侧髂总动脉明显变细

三、糖尿病患者下肢 MR 血管
成像的新进展

　　糖尿病患者下肢血管硬化狭窄改变,CE-MRA 可客观真实地反映,尤其对下肢水肿的病例,DSA 检查受到限制,因此 CE-MRA 越来越多地应用于临床。随着 MR 设备及软件不断更新和发展,类似 DSA 的 MR 血管成像逐渐被应用于临床,这种技术的优点是可对成像部位进行动态血管观察,不但可以得到即时减影图像,也可以得到三维重建血管图像,它的缺点是成像范围较小,最大范围约 40cm 左右。足背动脉环是 MR 血管成像较困难的部位,目前特形表面信圈的成功制作,使这一难题得到解决。

(王文超　陈敏)

参 考 文 献

1. Leiner T, Kessels AGH, Nelemans MPJ, et al. Peripheral arterial disease: comparison of color duplex US and contrast-enhanced MR angiography for diagnosis. Radiology, 2005, 235: 699-708.

2. Riederer SJ, Bernstein MA, Breen JF, et al. Three-dimensional contrast-enhanced MR angiography with real-time fluoroscopic triggering: design speccifications and technical reliability in 330 patient studies. Radiology, 2000, 215: 584-593.

3. Andreisek G, Pfammatter T, Goepfert K, et al. Peripheral arteries in diabetic patients: standard bolus-chase and time-resolved MR angiography. Radiology, 2007, 242: 610-620.

第 24 章

糖尿病周围血管的多普勒无创检查

周围血管疾病的无创检查法的优点是对人体无害,无痛苦,可重复,花费少,诊断正确率高,可以解决下述问题:①可以确定是否有周围血管外科疾病,如有,是动脉性疾病还是静脉性疾病。②可以确定血管病变的部位和严重程度。③可以确定是否要做血管造影及其导管的进路。④可以确定是否适宜手术或保守治疗。⑤可以判定手术或药物治疗的效果。⑥可以作为长期随访患者、监测病情变化的方法。

一、多普勒无创血管检查方法

(一) 连续多普勒超声

1. 仪器原理 见第 21 章。

2. 检查方法 患者取仰卧位,作下肢动脉检查时,将多普勒探头一次置于足背、胫后、股浅、股总及髂外动脉上作听诊及波形描记,而后改为俯卧位,在腘动脉上作听诊及波形描记。上肢动脉检查时,将探头置于桡、尺、肱、腋及锁骨下动脉上作听诊及波形描记,应注意两侧肢体的对比检查。

低频探头(5MHz)能穿透组织较深,适合用于检查深部的血管如颈动脉,髂动脉等;而高频探头(>8MHz)则适合用于检查浅部的血管如足背、胫后、股动脉等。双向多普勒超声的探头能同时探测同一血管内的正向与反向血流。正向血流发生在心跳的收缩期,将血液打入动脉系统,如探头指向心脏,则血流方向与探头指向相反,所记波形在基线以上为直立正波。如探头指向背离心脏,血流方向与探头指向一致,故所记波形在基线以下为倒置负波。

由于超声波在空气中不易传播,因此检查时要在探头与皮肤之间接触的部分涂以超声胶或其他液体以利声波的传导。为获得最强的信号,检查时要调正探头的角度和方向,使探头与被检查的血管保持直线关系并与皮肤呈<45°角。

由于每次检查时的角度无法保持恒定不变,又无法准确测量角度,所以不能用一般的连续波多普勒超声测定的结果换算成真正的血流速度。检查时探头不要用力压迫皮肤,以免压塌血管改变信号。多普勒超声不能穿透有严重钙化的血管壁,因此检查时探头要尽量避开血管有钙化的部分。

3. 结果解释

(1) 听诊:多普勒听诊最准确、最重要,但较困难,需要有较多的实践经验。多普勒动脉血流声的音调与被检查血管内的血流速度成比例,血流速度快则音调高,慢则音调低。而音量的大小则与血流量成比例。正常动脉的血流声可听到第1、第2和第3音。第1音代表心脏的收缩期,音调突然上升至高峰,第2和第3音代表舒张期的两个下降声,动脉的血流声是随着心跳的周期而变化的。

如果在梗阻动脉的近端听诊,其血流量呈短促而无第2及第3音;如在梗阻动脉的远端听诊,可以听到异常的侧支循环声,为连续低调和无第2、第3音;如在刚过血管狭窄的下方听诊,其特点是高调加上连续的低频率血流声,这代表局部狭窄处的血流加快和湍流的存在。

(2) 动脉波描记:正常动脉多普勒描记的波形是三相形的,与听诊的三声相对应。第一相最大的波是代表收缩期的向前血流,第二相是由于舒张早期反流造成的负波,第三相代表舒张晚期大动脉弹回波是向前血流仍为正波。如近端动脉有狭窄,首先第2、3相波变小,随着动脉狭窄程度的加重或闭塞,第2、3相波可完全消失变为单相波,同时第1相波幅降低,波峰变圆钝。如正在狭窄下方记录,波形显示第1相波的快速上升与下降,而无第2、3相波(图24-1)

(二) 肢体体积描记法

1. 空气体积描记法

(1) 仪器原理:由于心脏收缩时将血液打入肢体,使肢体体积量增加,而在舒张期体积又恢复,这种体积变化虽然很小,但可用缠绕在肢体上

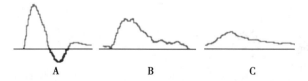

图 24-1　多普勒描记的各种动脉波形

A. 正常动脉三相波形；B. 动脉中度狭窄时第 1 相波增高，第 2,3 相波变小；C. 严重狭窄时 2,3 相波消失，第 1 相波变成单相波，波峰圆钝

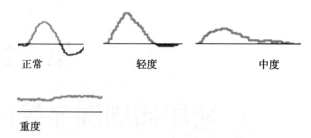

图 24-2　动脉狭窄程度与波形变化的关系

的血压带，通过血压带中气囊压力的传导，将肢体体积的变化转变为压力的变化，再传入敏感的电子仪器中，经过处理后描记成动脉波形。

（2）检查方法：患者取仰卧位，足跟下垫一枕使双下肢轻度抬高，如股部只用单一宽的血压带，则使其尽量接近腹股沟缠绕，其余两个窄带缠绕在膝下和踝上部，另在跖部、踇趾各缠绕一个更窄的血压带。如用窄带法则在股上及膝上部缠绕两个血压带，其余部为与宽带法相同。本法检查的技术最容易掌握，关键是在肢体上缠绕的血压带要松紧适度，舒适平整。血压带最好缠绕在裸露的肢体上，检查时要让患者放松，不要说话，并保持室内温度。由于血压带的压力较低，对肢体上术后或其他原因造成的伤口不应视为检查的禁忌证。下肢运动试验后一般要重测踝上的波形和压力变化，但如疑有髂动脉的病变，也可重测股部的波形和压力。另外，如肢体过胖或肿胀，特别是股部，可使波形减低，而误诊为髂动脉病变，但如在肢体远端测到有重搏波的正常形，仍可确定为正常波形。如因肢体震颤影响波形描记时，可移去足下垫枕而直接放在检查床上以减少震颤。

结果解释：PVR 描记的正常波形是双相形的，有一个主峰波和在该波的降支中段出现的一个重搏波，在两个波形之间形成一个切迹。升支曲线陡直，波峰尖锐，降支曲线凸向基线。

虽然有的作者根据波形的异常变化制定出半定量的诊断标准，但由于不能增加诊断的准确性，故多数作者仍认为是定性检查，将波形的变化分为轻、中和重度异常。轻度异常是指收缩波峰正常，切迹消失和降支曲线背离基线，可见于流出道或远端血管有狭窄或阻塞性病变。中度异常是收缩波峰变平，切迹消失和上升和下降支坡度变小接近相等。重度异常是指波幅进一步降低，升支与降支相等无切迹，常见于近端动脉有明显狭窄或阻塞性病变。（图 24-2）

如有波幅降低而波形正常，则可排除近端动

脉有明显的狭窄病变。另外，正常情况下，膝下波形有 96% 明显高于股部的波形，当主髂动脉段有狭窄时，股部波形有中度异常，膝下波幅仍高于股部，如股浅动脉段有闭塞性病变时，则股部的波形有轻度异常，而膝下波形的波幅常低于股部的波幅。如股浅动脉为狭窄或闭塞段很短但侧支循环较好时，膝下的波幅可能与股部的波幅相等或高于股部的波幅<25%。如主髂与股浅动脉段均有狭窄或阻塞性病变，则股部波形中度至重度异常，膝下波幅低于股部。

2. 光电体积描记法（photoplethysmography，PPG）

（1）仪器原理：PPG 的探头（传感器）中有一发射红外线的发光二极管，发出的红外线进入皮下组织后，被皮下的毛细血管中移动的血细胞吸收，及反射回到探头内另一光敏晶体管，其信号经过放大处理后显示为动脉波形，波形的大小与局部微血管中红细胞数成正比。波形越高表示该处组织血运越正常。因此，PPG 是用于测定皮下浅层微循环的血流量。常用于估计创面附近皮肤的血运，手术伤口愈合的可能性，雷诺综合征，血栓闭塞性脉管炎，或用多普勒检查有困难的如足趾、手指和阴茎的血压等。

（2）检查方法：PPG 用于动脉检查，是将探头用尼龙粘带或胶布条固定在手指或足趾末节的掌侧面，最重要的是探头与皮肤接触的部位松紧要适中，如固定太紧则压迫梗阻皮肤血流，如太松则使室内的光进入探头。也要注意用于不同部位或重复检查时固定压力要相同。另外，室温过低使患者手足发凉可造成假的指（趾）波形异常，遇此情况应先用毛巾覆盖手（足）加温 10 分钟后再重复检查，如仍为异常波形，则可排除假异常的可能。检查时要让患者保持安静放松，检查前避免服用能使血管收缩的药物。

结果解释：正常 PPG 波形为双波形无负波，升支快速升高，波峰尖锐，在降支的中部有重波，两波之间形成一切迹。当微血管的血流减少,轻度时波形的切迹消失,加重后波峰变圆钝,升支曲线轻度弓向基线,而降支则轻度背离基线,是中度异常,重度异常是收缩波峰的波幅进一步减低,直至最后波形几乎消失变为平线。

PPG 为定性检查法,对异常波形的解释应与另一侧相当的手指或足趾波形作比较,如果发现某一指(趾)的波形异常,而其余指(趾)正常,则应重复检查以确定是否为真性异常。

(三) 节段动脉压测量

1. 仪器原理　动脉有病变后常引起狭窄或闭塞,在其远端则引起血压降低,血流减少。如果在狭窄动脉的近端和远端的肢体上测量血压,则能发现期间有异常的压差,而根据异常压差的大小,常能确定动脉狭窄的位置和严重程度。然而用普通的听诊器却不能听到肢体远端的动脉血流声,因此不能用于测量肢体远端的血压。目前应用最广的是多普勒超声血流仪,但此种仪器又对血流速度低于 3cm/sec 不敏感,因此不能测量血流速度过低肢体的血压。同时容易把低流速动脉的信号与搏动性静脉信号相混淆,造成错误的血压读数。另外多普勒也不能测量有动脉闭塞的手指或足趾的血压。

各种体积指记仪,诸如 PPG、SPG 应变体积描记仪和 PVR 也均可用于节段动脉压的测量,其优点是可提供客观的记录,能够测量指(趾)的血压,但均较多普勒超声费时费事,且价格昂贵。其中以 PPG 法最为敏感,特别适用于测量指(趾)的血压。应变体积描记法的敏感性与 PPG 法相仿,也适用于指(趾)血压的测量,PVR 法为最不敏感。

2. 检查方法　患者取仰卧位,休息 15 分钟后再做测量

下肢动脉压测量:首先用普通血压带测量双侧肱动脉血压,而后测量下肢动脉压。目前测量下肢动脉压使用血压带的尺寸尚无统一标准。测量股部动脉压可分为窄带法与宽带法,窄带法所用血压带中的气囊尺寸宽为 8～13cm,长度在 40cm 以上;而宽带法所用血压带中的气囊宽为 18～22cm,长度在 36cm 以上。用窄带法测量踝上、膝下、膝上和股上 4 个部位,可用相同宽度的血压带测量。用宽带法测量时,则股部只能用 1 个宽带,用普通标准的血压带测量踝上、膝下及股部 3 个部位。测量下肢血压均将多普勒探头置于

胫后、足背或腓动脉上监听。并选择其中信号最强的应用。如上述动脉闭塞而无信号时,则用腘动脉监听只测量股部的血压。测量足趾的血压是用 2.5×7cm 气囊的血压带,将血压带缠绕在足趾的近端趾节,将 PPG 探头或 SPG、PVR 的探头固定在末节趾的掌侧,开始做趾动脉波的连续记录,而后向血压带充气,直至动脉波消失,再逐渐缓慢地放气,直到动脉波重新出现时的压力,即为该趾的血压。如果由于趾动脉压过低而无动脉波时,则将仪器的 AC(动脉)挡换至 DC(静脉)挡,注意记录曲线由平线突然升高时的压力,即为该趾的血压。

上肢动脉压的测量:患者仍取仰卧位。用标准血压带分别缠绕在上臂和前臂,将多普勒探头置于腕部的桡动脉或尺动脉上监听,其方法如同测量下肢动脉压。测量手指的血压是用 2.5×7cm 的气囊血压带,缠绕在近端手指节,将 PPG、SPG 或 PVR 探头固定在末节指的掌侧面,测量方法与足趾相同。

3. 结果解释　目前各种无创方法均只能测量肢体的收缩压,因收缩压比舒张压反应早期动脉狭窄更为敏感。测量下肢动脉压,应首先测量双侧踝压,如踝压指数(即踝/肱比值)≥0.97,则可确定下肢动脉无明显狭窄性病变,不需要进一步测量下肢节段动脉压。如踝压指数<0.97,而是 0.5～0.8,则患者可有间歇性跛行,0.3 以下可有静息痛、缺血性溃疡或坏死。踝压指数>0.45 常能证明远端血管床良好或近端只有单水平闭塞性病变。但为了进一步确定闭塞病变的位置和范围,则需要进一步测量下肢节段性血压。如股部用宽带法测量,正常人所测股部的血压应与上臂血压相接近,如股部指数(即股部/上臂)比值<1,则可能有主髂动脉狭窄或股浅动脉闭塞性病变。如用窄带法测量,正常人股上部的血压则可高于上臂 2.7～4.0kPa(20～30mmHg),如股上部指数<1.1,则表示主髂、股总或股浅和股深动脉有联合闭塞性病变,指数>0.8 为狭窄,<0.8 为完全闭塞,当膝上部的血压低于股上部血压 4.0kPa(30mmHg)时,则表明股浅动脉有闭塞性病变,因此窄带法可以区别主髂与股浅动脉段的闭塞性病变。此外,无论宽带或窄带法,如膝上与膝下,膝下与踝上之间的血压差>4.0kPa(30mmHg),则表明在腘动脉段或胫腓动脉段有闭塞性病变,如压差>2.70kPa(20mmHg),<4.0kPa(30mmHg),可

疑有闭塞性病变,正常足趾的血压低于上臂,正常趾/上臂比值>0.7,如趾/上臂比值<0.15 或趾部血压低于 2.7kPa(20mmHg),患者可有静息痛。

多普勒测量动脉压的正常值见表 24-1,正常股动脉图形见图 24-3 及近端狭窄见图 24-4,足背动脉狭窄图形见图 24-5。

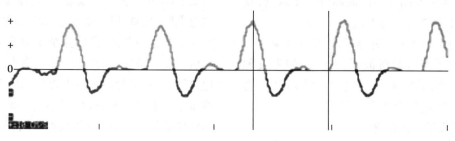

图 24-3　正常股动脉图形呈三相型

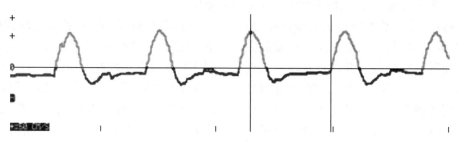

图 24-4　股动脉近端狭窄图形呈单相型

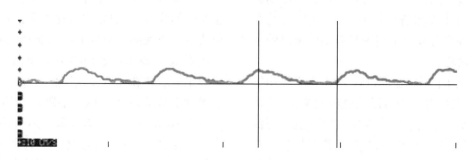

图 24-5　足背动脉狭窄图形

表 24-1　多普勒测量动脉压的正常值

项　目	正　常　值
1 踝收缩压	>上臂收缩压(<40mmHg=危险
2 踝压指数(踝/上臂)	>0.97
3 股上部收缩压(窄带法)	20～30mmHg>上臂收缩压
4 股上部指数	>1.1
5 趾收缩压指数(趾/上臂)	0.7±0.19 (0.35±0.15=间歇跛行) (0.11±0.10=静息痛)
6 指收缩指数(指/上臂)	>0.95

正常人两侧上臂血压相等或相差<1.3kPa(10mmHg),而前臂与手指的血压则应与同侧上臂相等或略高于上臂。但正常手指因寒冷的刺激而引起血管痉挛使血压降低,遇此情况应先将手指加温然后再重复测量,以便确定血压降低是否由于指动脉痉挛。双侧上臂血压如相差 2.7kPa(20mmHg),低的一侧可能有无名、锁骨下、腋或肱动脉近端的狭窄,相差 2.7～4.0kPa(20～30mmHg),可疑有重症狭窄或闭塞,>4.0kPa(30mmHg)则在上述部位有重度狭窄或闭塞,上臂与前臂的血压如相差 2.7kPa(20mmHg),在肱动脉远段或桡、尺动脉近端提示有狭窄,相差 2.7～4.0kPa(20～30mmHg),可疑有重度狭窄或闭塞,>4.0kPa(30mmHg)则有重度狭窄或闭塞。正常手指指数(指/上臂)比值>0.95,如指数<0.8 而且手指与手指之间压差>2.0kPa(15mmHg),则表示指动脉狭窄。

（四）便携式多普勒检测周围血管疾病

1. 原理　作为一个检测周围血管疾病的工具，便携式多普勒的价值无法估量。它体积小，十分容易携带和使用。对于不是十分严重的周围血管疾病以及需进一步确诊的患者，多普勒可做出快速鉴别；同时也可用来进行静脉疾病的评估。因此，多普勒研究在检测周围血管疾病方面起着重要的作用。便携式多普勒仪是一个体积小、携带方便、用来检测血流的超声波仪器。它是通过发出高频率声波（主要是 8～10MHz）穿透组织并收集反射信号的方法工作的。发出的和反射回的信号有任何频率偏移都表明超声波被一个移动的物体反射了回来，例如，移动的血细胞。多普勒仪检测到的频率偏移会以一种听得见的信号输出，这种声音就是当前被检测者的血流信息。多普勒信号可以通过许多方法利用。例如，信号可在图表中分解，这样就可以进行波形分析。但是，评估周围血管状况最简单的方法之一踝部和臂部周围动脉收缩压的测量仅仅靠声音。

2. 方法　开始任何检测之前，要确保患者仰卧位并至少休息 10 分钟。将血压计的压脉带舒适地缠绕在左踝上，管子朝着头的方向，避开溃疡部位。在脉搏搏动的位置涂耦合剂，把多普勒探头置于耦合剂上，轻微用力，然后把多普勒打开。测量双足的足背动脉和胫后动脉尤其重要。慢慢地操作，移动探头（像握笔那样握住探头以方便控制）至动脉，可以检测到动脉跳动或搏动的声音。一旦检测到信号，轻微地将探头迎向血流方向倾斜，尽量使信号清晰和响亮。探头最好与主动脉轴成 60° 角倾斜。当信号最响亮时测量压力（胫后和足背）。注意稳定多普勒探头的位置，逐渐给血压计压脉带充气直至搏动信号消失；然后缓慢放气注意记录血压。记录第一次出现多普勒信号时的压力，这是心脏收缩压。继续放气并听着信号，以确保不会突然将探头移动而偏离血管。要计算 ABI 值，还需测量肱动脉压，需用多普勒探头检测，而不是用听诊器检测。将血压计压脉带缠绕在左臂上，管子向着头部方向。在尺侧的肱动脉上涂一些耦合剂，然后用多普勒探头找到脉搏，当给压脉带充气时看着多普勒探头，一旦信号消失，缓慢放气观察血压计，当信号第一次出现时记录数值。

3. 结果解释　ABI 是踝动脉收缩压与肱动脉收缩压的比值。如果不是严重的周围血管疾病，这些压力值应该是相等的，ABI 值在 1.0 左右（范围在 0.9～1.3 之间）。但是下肢若有任何的狭窄或阻塞都会引起血压下降，ABI 值也会随之减小（<0.9），踝压会比肱动脉压低很多。严重的周围动脉硬化的患者会出测出高于正常值的指数。ABI 值为疾病的严重程度提供了一个参考。低的 ABI 值（<0.5），表明有严重的周围血管疾病，患者需要紧急的血管治疗。

（五）负荷试验（stress testing）

早期肢体缺血的患者虽有间歇性跛行，但在休息时无症状，用多普勒测量肢体节段性血压也可正常或临界值。因而不能确诊，这些患者只有通过负荷试验即运动或反应性充血试验，才能确诊。另一方面，有些患者虽有间歇性跛行的症状，如负荷试验为阴性，则可排除肢体缺血的诊断并考虑其他原因引起的症状。常用的负荷试验方法有两种：

1. 平板运动试验（treadmill test）

（1）试验原理：正常肢体动脉血流的阻力是由远端血管床即终末动脉、小动脉、毛细血管和静脉床所组成。而肢体动脉有狭窄的血流阻力，则是由近端动脉狭窄和侧支循环的阻力，加上远端血管床的阻力所组成。休息时，正常肢体与患肢的肌肉、皮肤和骨骼基础代谢所需要的血流大致相同，另外，在患肢由于近端动脉狭窄而引起的远端血管代偿性扩张可使血流增加，因而能与正常肢体的血流相接近。但动脉狭窄可造成紊流丧失动能，故使远端血压下降。

运动使基础代谢的需要增加，引起肌肉内的小动脉广泛扩张而增加血流量，正常肢体血流量的增加可超过休息时的 5 倍，但在患肢由于动脉狭窄使血流量增加减少，不能满足肌肉运动时代谢增加的需要，因此出现间歇性跛行的症状。另外，运动可引起血流速度加快，当快速血流通过狭窄的动脉时使血压下降加剧，即使踝的收缩压下降增加。其下降的程度和恢复的时间直接与动脉狭窄的程度成正比。走步也是下肢负荷试验最常用的方法，但任何能引起明显肢体肌肉血管扩张的方法，均可作为本试验的替代方法。

（2）检查方法：平板运动应尽量与检查床接近，以方便患者运动后及时回到床上复查。一般使用平板运动仪的速度为 1km/h，坡度为 12%，如患者体弱其速度可改为 0.5km/h。患者先在检查床上仰卧休息 15 分钟，然后测量上肢的血压和踝压均选择压力高者作为观察指标。如足背与胫后动脉的压力相等,则用胫后动脉作指标,因为胫后动脉容易寻找和操作方便。在运动开始前,上肢和踝部的血压带均应取下,以方便在平板上行走。患者行走时不要出现症状后立即停止,应鼓励其尽量多走,或走完5分钟。如有心脏病,可在运动时用心电图监测,行走时应注意步态的正确与否,患者如被迫停止行走,可能由于呼吸功能不足或间歇性跛行应加以区别。如运动中有心绞痛发作或心电图改变,要立即停止。运动停止后要尽快帮助患者回到检查床上,重复测量双侧踝压和血压,头4分钟每隔30秒重复测量1次,以后每隔1分钟测量1次,直到10分钟,如未10分钟踝压已恢复到运动前水平则停止测量。

(3)结果解释:有三项指标可供判断试验的结果:①运动持续时间;②踝压指数(踝压/血压)下降的程度;③踝压恢复运动前水平所需的时间。正常人完成行走5分钟没有困难,也不产生踝压指数下降。有中度间歇性跛行的患者虽也能完成行走5分钟,但踝压指数有明显的下降,踝压恢复时间在10分钟以内,重度的间歇跛行则常不能完成行走5分钟,除踝压指数也有明显下降外,踝压恢复时间也大于10分钟。有严重的下肢缺血时,踝压指数恢复时间可长达20~30分钟。

2. 反应性充血试验(reactive hyperemia)　是负荷试验的另一种方法。

(1)试验原理:用血压带在肢体的近端阻断动脉血流后,远端肢体由于缺血而产生局部酸中毒、缺氧和小动脉扩张,远端血管床阻力减低。阻力减低的程度与缺血的时间长短有关。本试验的优点是不需特殊的仪器设备,不能行走的患者可在床上进行,但缺点是阻断血流后肢体缺血可引起疼痛。

(2)检查方法:患者取仰卧位,先测量上肢血压和踝部的收缩压并将血压带留在踝部。然后用一宽带的股部血压带缠绕在股中部,将下肢抬高45°排空下肢的静脉血,将股部血压带充气使压力高于上肢收缩压6.7kPa(50mmHg),而后将下肢放平。注意保持压力不变,如有漏气则应及时补气。阻断5分钟后放气,前4分钟每隔30秒重复测量踝压1次,以后每隔30秒重复测量踝压1次,以后每隔1分钟测量1次,直至10分钟停止。如未到10分钟踝压已恢复到试验前水平,亦应停止测量。

(3)结果解释:主要观察踝压下降的程度和踝压恢复所需的时间。与运动试验不同,在正常肢体股部血压带放气后,踝压也有暂时的轻度下降,但很快即恢复。有中度和重度间歇性跛行的肢体,踝压均有明显的下降,踝压恢复也较慢。但与运动试验相比,反应性充血试验的踝压下降的程度相近似,而踝压恢复的时间则较快。正常肢体踝压指数下降应>0.8,股部血压带放气后1分钟内踝压指数应恢复到原来的90%,如肢体有轻度间歇性跛行,在第1分钟内应恢复到80%~90%,如恢复较慢则说明病变较重。

二、临 床 应 用

(一)动脉硬化闭塞症(ASO)

无创性血管检查对诊断动脉硬化引起的动脉狭窄或闭塞具有重要的价值。与糖尿病血管不同,ASO多累及肢体近端的血管,下肢以主髂、股腘动脉的闭塞性病变为常见。其次是腘动脉以远的中小动脉。

检查时用多普勒先测量双上肢的血压,然后测量双侧踝压及描记足背、胫后动脉的波形。如果踝压指数<0.97和波形为单相波,则可确定下肢动脉有狭窄或闭塞性病变存在,应进一步作下肢动脉节段性收缩压测量及多普勒或PVR的波形描记,以确定病变的位置和范围。如疑有足部动脉的病变,亦应用PVR及PPG测量趾动脉的收缩压和波形描记。ASO造成单独的髂动脉或股腘动脉狭窄或闭塞。如侧支循环良好,患者虽有间歇性跛行的症状,但足背动脉常可触及波动,容易造成临床的误诊。如用多普勒检查,则可发现踝压指数减低和动脉波形的异常而确诊。如踝压指数为临界值,可进一步作下肢运动试验或反应性充血试验,则能发现踝压指数降低和踝压恢复时间延长而得到确诊。

ASO造成肾下腹主动脉狭窄可继发血栓形成而完全闭塞,由于侧支循环不良造成双下肢重度缺血,远端肢体可产生缺血性溃疡,临床上常被误诊为"脉管炎"。如用多普勒测量股部的血压,则常发现双侧股部为对称性低于12.0kPa(90mmHg)的血压,股部的压力指数<0.8。股动脉的波形呈梗阻波。这些特点容易与双侧的髂动脉闭塞性病变相区别。

ASO累及上肢动脉,以锁骨下及无名动脉的狭窄或闭塞为多见。临床上主要表现为脉弱或无脉,用多普勒或 PVR 检查双侧上肢动脉,可发现患侧上肢的血压低于健侧 2.7～4.0kPa(20～30mmHg)以上,同时锁骨下动脉以远的动脉波形均异常。如患者同时有头晕、晕厥或复视等症状,则应用多普勒检查双侧椎动脉的血流方向,如证实患侧的椎动脉为反流,则表明伴有锁骨下动脉窃血综合征。

ASO 也常造成颈、椎动脉的狭窄病变,特别是颈动脉的分叉部及颈内动脉的入口处是狭窄的好发部位,用多普勒检查有重度狭窄的颈动脉可见动脉波形的异常,检查眶上或额动脉时如同时压迫颞浅,面或眶下动脉引起波形倒置,则说明颈内动脉有重度狭窄或闭塞。如作眼动脉压测量(OPG),则患侧的压力较健侧<0.65kPa(5mmHg)。

(二) 血栓闭塞性脉管炎(thromboangiitis obliterans,TAO)

血栓闭塞性脉管炎的病变主要侵犯四肢的中、小动脉,下肢以腘动脉以远,上肢以肱动脉以远为多见,特别是指(趾)动脉的病变最为常见。检查指(趾)动脉的病变,用无创性血管检查法比血管造影更为优越,因为指(趾)动脉的造影常显示不清。目前常用的无创性检查法有 PVR 和 PPG 二者均可用指(趾)动脉的波形描记和血压测量。TAO 累及下肢动脉多于上肢,多为双侧性病变,趾动脉首先受累,故多数患者检查时已有部分足趾波形呈平线,血压为零。

用多普勒测量踝压和踝压指数诊断 TAO 是不可靠的,因为 TAO 早期病变未闭塞,可由于炎性痉挛而使足背与胫后动脉失去搏动而不能触及,但测量踝压及踝压指数均可正常。如用多普勒作波形描记,则能显示为异常的动脉波形而确诊。小腿部的胫前、胫后和腓动脉也是 TAO 患者容易受累的血管,其中如有两支动脉有重度狭窄或闭塞,则在踝上与膝下之间的压差可>4.0kPa(30mmHg)。也可用多普勒根据胫前或胫后动脉在胫骨内侧和外侧的走行、跟踪进行波形描记直至波形变为正常,以确定狭窄或闭塞的位置和范围。另外,TAO 有 24% 的病变侵犯到股动脉和 20% 的病变可以侵犯到主髂动脉的水平,这些部位病变的确诊则需作下肢节段性血压的测量,并结合多普勒或 PVR 的波形描记共同分析作出判断。

TAO 对上肢动脉的侵犯,主要是指动脉及桡、尺动脉,很少累及肱动脉及锁骨下动脉。无创性血管检查法主要用 PPG、PVR 及多普勒作指和上肢动脉的波形描记及节段压测量,其方法与下肢大致相同。另外用多普勒在腕部可作 Allen 试验,以了解动脉弓是否受累。

(三) 大动脉炎

大动脉炎最常累及头臂近端的动脉,其次是腹主和下肢动脉。因此无创性血管检查应包括对上肢动脉、锁骨下或无名动脉、颈总和颈内动脉、椎动脉、腹主动脉、髂动脉和下肢动脉的检查。

上肢动脉的检查,可用多普勒测量双侧上肢节段性血压,并结合多普勒或 PVR 上肢动脉的波形描记进行分析。若两侧上肢的血压相差>2.7kPa(20mmHg),同时低的一侧动脉波形也异常,则应考虑在腋动脉以近有狭窄;若血压相差>4.0kPa(30mmHg),则为重度狭窄或完全闭塞。另外,可根据多普勒锁骨下动脉波形是否异常而确定闭塞的位置和是否累及锁骨下或无名动脉。如锁骨下动脉已受累,则应进一步用多普勒检查双侧椎动脉血流方向,以确定是否伴有锁骨下动脉窃血综合征。

颅外段的颈、椎动脉如有重度狭窄或闭塞性病变,用多普勒检查可发现动脉波形异常。但早期炎症性病变需用 B 型超声血管显像检查,可见动脉内膜呈一致性增厚、光滑、管腔变窄,因与 ASO 的表现有显著的不同容易鉴别,血管造影则可因显示管腔正常而容易漏诊。

明显的腹主动脉、髂动脉或下肢动脉的狭窄,可通过测量踝压,踝压指数以及下肢的节段性血压的测量,辨明狭窄的程度和病变的部位。

(四) 动脉栓塞

1. 多普勒超声波检查　动脉栓塞多发生在下肢的股动脉、髂动脉、腹主动脉的分叉部和腘动脉。

下肢动脉的检查,先用多普勒在足背或胫后动脉上测量踝压和计算出踝压指数(踝压/血压),如踝压指数<0.97,则可确定该下肢踝以上的动脉有栓塞。应进一步测量下肢节段性血压,并结合多普勒下肢动脉波形的描记确定栓塞的位置。然而急性动脉栓塞,由于侧支循环尚未建立,常在栓塞的远端肢体检测不到血流的信号。例如股动脉的栓塞,在踝部有时检测不到足背和胫后动脉的信号,因此无法测量踝压和计算踝压指数,此时只能用腘动脉的信号测量膝上及上股部的血

压,以确定栓塞的位置,或用探头在腹股沟韧带的下方先找到股静脉后探头向外移动约 0.5cm 即可找到股总动脉,根据血流声及动脉波形是否正常判断股总动脉是否受累。如正常,则将探头沿着股动脉的走行向下移动,直到发现血流声和动脉波形变为异常则是栓塞的具体位置。又如腹主动脉分叉部或双髂动脉的栓塞,有时腘动脉的信号亦消失,因此,股部的血压亦无法测量。遇此情况,只能在双侧腹股沟韧带的上、下方找到股总或髂外动脉,根据血流声和波形的变化,判断栓塞的位置。小腿动脉的栓塞,可用多普勒探头在胫骨的内侧缘和外侧缘找到胫前和胫后动脉,沿其走行自下而上探查,根据血流声及动脉波形变化确定栓塞的位置。

上肢动脉的栓塞远较下肢罕见,好发部位为肱动脉段。可用多普勒探头在桡、尺动脉上测量上臂与前臂的节段性血压,并结合上肢动脉的波形描记判断栓塞的位置。

2. PVR 检查　是可用于肢体动脉栓塞检查的另一种方法,因为肢体近端发生栓塞后,常于肢体远端用多普勒不能探查到血流信号,因此用多普勒测量肢体节段性血压和波形描记均可受到一定限制。而用 PVR 检查则较为容易。PVR 用于下肢动脉的检查,是将特制的血压带绑在下肢的3 个部位(宽带法)或 4 个部位(窄带法),作节段肢体体积于每搏心跳引起变化的波形描记,根据波形变化可以判断动脉栓塞的位置。如能在肢体的远端用多普勒听到动脉的血流信号,则同时测量节段性血压,共同分析确定栓塞位置更为可靠。

上肢动脉的栓塞,也可用 PVR 作上臂与前臂的节段性体积变化的描记,如用多普勒能听到桡、尺动脉的信号,则同时测量上肢的节段性血压,以确定栓塞的位置。

如栓子较小而栓塞在踝或腕部以远,或趾(指)的动脉,则可用 PVR 的跖、趾(指)特制血压带缠绑在前足或趾(指)上,用波形描记以确定跖动脉弓或某个趾(指)动脉是否有栓塞。

3. PPG 检查　当疑有踝或腕部以远的趾(指)动脉有栓塞时,除了用 PVR 可作波形描记外,还可结合使用 PVR 与 PPG 测量趾(指)的血压,以确定是否有栓塞。

(五) 糖尿病血管病

无创性血管检查法用于糖尿病血管病的诊断有很大帮助。糖尿病血管病多见于下肢动脉,特别是股动脉以远的中小动脉的狭窄或闭塞性病变。糖尿病下肢血管病变主要是内膜至中膜厚度增加,管腔狭窄,管壁顺应性降低,血管内膜不规则的粥样硬化斑块形成,致管腔进一步狭窄,继发血栓形成、闭塞。其病理改变与非糖尿病患者的下肢血管病变相似,但糖尿病患者的动脉硬化发生率高,进展快,下肢血管病变在糖尿病的早期就已经出现,主要累及下肢远端动脉。因此,用多普勒超声测量踝压指数,可以确定下肢动脉有无闭塞性病变及严重程度。糖尿病患者的周围动脉硬化通常会成为糖尿病的并发症,吸烟或其他因素会加速病情的恶化。当硬化严重时,动脉壁会变硬,并对来自外部的压力有拮抗作用。这意味着动脉壁不容易被压脉带挤压。因此,当压脉带缠在踝部并加压时,测量到是动脉壁的坚硬程度而不是动脉的血压。这将会得出一个正常值的踝压(ABI>1.3),这种方法也会对正确评估周围血管疾病有阻碍。当发生这种情况时,应该选择使用趾压或点状肢体抬高测试。任何或所有压力测试中不同部位的测试都可能出现不准确的数值,所以一定要仔细,将错误的发生率降至最低。患者应尽量平卧。如果不能平卧,则需要仰卧并记录姿势。当进行压力检测时,臂部最好与心脏在同一水平高度;如果臂部高于或低于心脏,血压有可能分别低于或高于正常值。肥胖的患者或肢体水肿的患者可能需要大号的压脉带。如果压脉带太小,则测得的数值偏高。如果检测到的多普勒信号非常微弱,可能是耦合剂太少,或是探头压迫的太紧使血管闭塞了。如 ABI<0.97,则应进一步测量下肢节段性血压,以确定病变的部位和范围。但由于糖尿病常引起动脉壁的钙化,可以造成假性高压,影响诊断的准确性。因此必须结合多普勒或 PVR 波形描记,方能作出准确的定位诊断。其次,用 PPG 和 PVR 测量足趾的血压和波形描记,对疑有足背动脉、胫后动脉、动脉弓和趾动脉的病变很重要。

(兰勇　李大军)

参 考 文 献

1. Donnelly R, Yeung JM. Management of intermittent claudication: the importance of secondary prevention. Eur J Vasc Endovasc Surg, 2002, 23(2): 100-107.

2. Hooi JD, Kester AD Stoffers HE, et al. Asymptomatic peripheral arterial occlusive disease predicted cardiovascular

morbidity and mortality in a 7-year follow-up study. J Clin Epidemiol,2004,57(3):294-300.

3. Hirsch AT,Criqui MH,Treat-Jacobson D,et al. Peripheral arterial disease dection,awareness,and treatment in primary care. JAMA,2001,286(11):1317-1324.

4. Santilli JD,Rodnick JE,Santilli SM. Claudication:diagnosis and treatment. Am Fam Physician,1996,53(4):1245-1253.

5. Mills JL Sr. Buerger's disease in the 21st century:diagnosis,clinical features,and therapy. Semin Vasc Surg,2003,16(3):179-189.

6. Kissin EY,Merkel PA. Diagnostic imaging in Takayasu ar-teritis. Curr Opin Rheumatol,2004,16(1):31-37.

7. Desouza NM, King DH, Pilgrim P, et al. Quickscan: Doppler ultrasound emulation of angiography-its value prior to arteriography in peripheral vascular disease. Br J Radiol,1991,64(762):479-484.

8. Byrne J,Darling RC 3rd,Roddy SP et al. Long term outcome for extra-anatomic arch reconstruction. An analysis of 143 procedures. Eur J Vasc Endovasc Surg,2007,34(4):444-450.

9. Aso K,Miyata M,Kubo T,et al. Brachial-ankle pulse wave velocity is useful for evaluation of complications in type 2 diabetic patients. Hypertens Res,2003,26(10):807-813.

第 25 章

四肢周围神经传导速度的测定

糖尿病周围神经病(diabetic peripheral neuropathy,DPN)是糖尿病最常见的慢性并发症之一,可累及感觉、运动和自主神经。DPN 最常见的临床表现是四肢的疼痛、感觉异常和感觉丧失,其严重的临床后果是神经病理性疼痛和糖尿病足,这些并发症严重影响糖尿病患者的生存质量,显著增加糖尿病患者的病残率和死亡率,可累及高达50%的糖尿病患者。

DPN 起病隐匿,进展缓慢,早期往往被临床医师和患者忽视,加之治疗困难,晚期病变常常不可逆,其早期诊断便具有非常重要的意义。四肢周围神经传导速度(nerve conduction velocity,NCV)的测定能够在亚临床阶段客观定量地发现周围神经病变,确定周围神经受累的范围和程度,帮助判断预后,为 DPN 的早期诊断提供重要依据。另外,治疗前后神经传导速度的对比还可作为临床上周围神经病变治疗有效性的参考指标。因此,四肢神经传导速度的测定在糖尿病的临床诊断中具有非常重要的价值。

一、周围神经的解剖和生理

(一) 解剖

周围神经中的神经纤维是分隔成束的,这些纤维束由神经束膜包裹,在纤维束内每条神经纤维之间有一些结缔组织,称为神经内膜。在几束神经纤维之外的结缔组织称为神经外膜,它构成了周围神经的最外层。神经纤维分为有髓神经纤维和无髓神经纤维两种。在有髓神经纤维中,施万细胞(Schwann cell)围绕着轴索一层一层反复包裹时,就形成了髓鞘,髓鞘每隔 0.2~1.6mm 由郎飞结节隔开,每个施万细胞构成了两个郎飞结节之间的片段,每条有髓神经纤维轴索都有自己的施万细胞(图 25-1)。无髓神经纤维则有所不同,几条轴索合有一个施万细胞,而这一施万细胞产生多个片膜分别包围几条轴索。有髓纤维的神经冲动是在郎飞氏结节之间呈跳跃式传导的,节

间段越长,传导速度越快。无髓纤维的神经冲动是在轴索膜上缓慢扩散的,其传导速度明显慢于有髓纤维。

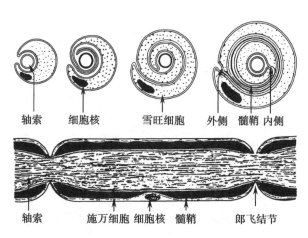

图 25-1　有髓神经纤维(示意图)
横断面:从左向右显示出施万细胞怎样形成髓鞘(上),纵断面(下)(引自 Spaans,1984)

(二) 生理

安静状态下,神经细胞处于极化状态,膜内外有-70~-90mV 的电位差,膜外为正,膜内为负,称为静息电位。当神经纤维某一点受到刺激时,局部就会去极化,如果去极化程度达到了细胞膜产生动作电位的阈值时,局部就会产生一个动作电位,此时该处膜外为负,膜内为正,去极化部位与邻近未兴奋部位相比,存在一个电位差,就会产生局部电流,这一局部电流使得位于去极化区两侧的未兴奋区去极化,当去极化程度达到临界水平时,在那里所产生的动作电位又会启动其更远或更近新的局部电流,于是冲动就沿神经纤维向两侧依次传导(图 25-2)。但在完整机体内,生理性冲动仅呈顺向性传导。

(三) 神经纤维分类

周围神经根据直径的大小和是否存在髓鞘分为大纤维和小纤维。大纤维直径 6~12μm,有髓鞘保护,传导腱反射、触觉、压觉、振动觉和关节位

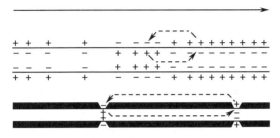

图 25-2　局部电流学说传导示意图
无髓神经纤维(上)、有髓神经纤维(下)，
箭头示传导方向

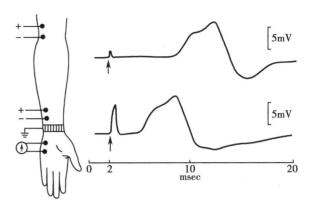

图 25-3　正常人尺神经运动传导速度测定图
在肘部和腕部分别刺激尺神经，从小指外展肌上记录复合肌肉动作电位。测量出的两刺激点阴极间的距离，再除以两点之间潜伏期之差，便得出从肘部到腕部的运动传导速度。(引自 Lenman, 1977)

置觉。小纤维又被分为 Aδ 纤维(薄髓纤维，直径 1 ~ 5μm) 和 C 纤维(无髓纤维，直径 0.2 ~ 1.5μm)，小纤维传导痛觉、温度觉以及自主神经功能。很多研究证实糖尿病神经病变影响小纤维功能比大纤维更早。

二、四肢周围神经传导速度测定的原则

随着科学技术的不断发展，神经传导速度的测定已成为一种临床常用的检测周围神经功能既简便又可靠的方法。周围神经传导速度的测定包括运动神经和感觉神经。对于运动神经，是测定在电刺激神经时所获得的肌肉动作电位，而对于感觉神经，是测定电刺激神经末梢或神经干时所获得的神经诱发电位。

(一) 运动传导速度(motor nerve conduction velocity, MCV)

1. 测定方法　在神经通路的两个或两个以上的点给予神经超强电刺激，从该神经支配的某块肌肉上记录复合肌肉动作电位，按下列公式计算出传导速度。

$$传导速度(m/s)=距离(mm)/时间(ms)$$

也就是用两刺激点间的距离(mm)除以两点潜伏期之差(ms)，便得出两点间最快运动纤维的传导速度(m/s)(图 25-3)。

2. 注意点

(1) 刺激一般采用方波电脉冲，持续时间 0.1 或 0.2ms，刺激强度为超强刺激，即在引起肌肉最大动作电位刺激量的基础上，再增加 20% ~ 30% 的量。

(2) 刺激和记录电极都可使用皮肤电极或针电极。刺激时，阴极应接近神经，若用双极电极，相对阳极而言，阴极应置于靠近记录电极的远

端。记录电极应置于肌腹上，其参考电极置于肌腱上。地线置于刺激和记录电极之间。

(3) 潜伏期是计算从刺激伪差起始点到肌肉动作电位偏离基线起始点之间的时间。从远端刺激点到肌肉这一段的潜伏期称为远端潜伏期，它不单纯是运动神经上的传导时间，因此，计算运动传导速度，需要两个刺激点。

(4) 波幅的测定有两种方法，一是峰峰值，另一是由基线到负峰值。当使用表面电极时，动作电位的波幅可以反映因受刺激所兴奋的肌纤维数量。

(5) 因为选择肌肉动作电位的起始点来确定潜伏期，所以上述公式计算出的是最快运动纤维的传导速度。

(二) 感觉传导速度(sensory nerve conduction velocity, SCV)

1. 测定方法　主要有两种：

(1) 顺向法：刺激感觉神经的末梢或远端，在神经干的近端记录，其神经冲动按正常方向传导(图 25-4)。

(2) 逆向法：刺激神经干，在手指或足趾远端记录，此时感觉神经冲动呈逆向性传导。

以上两种方法，各有其优缺点。

$$感觉传导速度(m/s)=刺激点到记录点的距离(mm)/潜伏期(ms)$$

2. 注意点

(1) 不同于运动潜伏期，感觉潜伏期只包括感觉纤维上的传导时间，因此，只需一个刺激点和一个记录点就可计算出感觉传导速度。

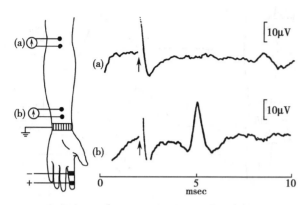

图25-4 正常人正中神经感觉传导速度测定图
用指环电极刺激食指正中神经的末梢,分别从肘部和
腕部记录出感觉神经动作电位。注意腕部和肘部记录
到的图形略有差异(引自 Lenman,1977)

(2)顺向法中使用的是超强刺激,而逆向法中的刺激是次强刺激。

(3)顺向法潜伏期的计算是从刺激伪差起始点到动作电位第一个正相波顶点之间的时间,波幅一般是以峰峰值计算。逆向法的潜伏期是从刺激伪差起始点到动作电位第一个负相波偏离基线之间的时间。

(三)F波传导速度(FwCV)

刺激外周神经时,在肌肉动作电位 M 波之后还有一个小的肌肉动作电位,被称为 F 波,它被认为是运动神经的逆行冲动到达脊髓,引起前角运动神经元回返发放的电位。测定 F 波传导速度可以评价近端神经的运动传导功能。

FwCV(m/s)= 刺激点至棘突的距离(mm)/
F 波传导时间(ms)
F 波传导时间(ms)=(F 潜伏期-M 潜伏
期-1)/2(1ms 作为中枢延迟)

三、影响神经传导速度的因素

(一)解剖生理因素

1. 纤维直径和结间距　神经纤维直径越粗,其郎飞结节之间的距离越长,跳跃式传导的速度越快,所测定的神经传导速度也越快。

2. 年龄　新生儿,其传导速度相当于成人的 1/2,以后随着髓鞘的成熟和神经纤维直径的增粗,到 3~5 岁时其速度已接近成人水平。成年以后随年龄增长而传导速度稍有减慢,而 40 岁以后这种减慢就比较明显了。可能是由于老年人神经纤维总数的减少和有髓纤维密度的降低所致。因

此,在临床测定时,要考虑年龄因素的影响。

3. 温度　温度对传导速度有明显影响,有研究表明,温度每下降 1℃,传导速度减慢 1.2~2.4m/s,上肢的远端潜伏期也会延长约 0.3ms。温度对速度的影响可能是温度改变了细胞膜对离子的通透性。因此,在测定神经传导时,就要求室温在 21~25℃之间,皮温最好保持在 34℃以上。

4. 不同部位和节段　近端的传导速度快于远端,上肢的传导速度快于下肢。

(二)人为因素

准确测量潜伏期和距离,是保证神经传导速度测定准确的关键。在各刺激点所诱发的动作电位波形相似且起始点清楚的前提下测量潜伏期,同一神经,选用相同的放大倍数,必要时,可重复几次。距离太短,计算出的传导速度误差较大,一般要求两刺激点之间的距离不小于 10cm。测量距离时,误差常出现在肢体有角度变化的地方,但只要按照自己实验室正常值的测定方法,使每次的肢体角度保持一致就可以避免。

在追随病情变化时,由于存在测定误差,只有当两次传导速度结果相差 10m/s 以上时,才被认为有临床意义。

四、周围神经传导速度测定的方法

目前,临床上常规测定传导速度的神经包括上肢的正中神经和尺神经以及下肢的腓总神经和胫后神经,且在一般情况下,只测定神经的远端。有些周围神经在其走行上,只能找到一个刺激点,这时就不能计算 MCV 了,只测定其潜伏期,这些神经包括副神经、腋神经、肌皮神经、股神经等。下面简要介绍临床上常用的几条周围神经的检测方法。

(一)正中神经(median nerve)

分别在锁骨上窝(Erb 点)、腋窝、肘部尺骨窝中央、腕部中央刺激正中神经干,在大鱼际肌肌腹上记录,参考电极置于掌指关节处。根据记录到的肌肉动作电位潜伏期,可以得知正中神经各段的运动传导速度和远端潜伏期。顺向性感觉传导检测时,上述的刺激点变为记录点,而指环电极可以在食指、中指或拇指上刺激末梢神经。

(二)尺神经(ulnar nerve)

测定运动传导速度可以在锁骨上窝(Erb点),腋窝,肘部尺神经沟上、下方,腕部尺侧腕屈

肌肌腱内侧刺激尺神经干,在小鱼际肌肌腹上收集动作电位。也可以在尺神经支配的其他肌肉如第一骨间肌上记录。顺向性感觉传导检测时,上述的各刺激点变为记录点,而指环刺激电极在小指上刺激末梢神经。

(三) 桡神经 (radial nerve)

由于桡神经的感觉支在手部分布范围很小,且不在手指的末梢,多数情况下,临床上只检测桡神经的运动传导速度。运动传导测定时,分别在 Erb 点、腋部肱二头肌和肱三头肌内侧头之间、肱骨外上髁上 6cm 处肱桡肌和肱二头肌肌腱之间、尺侧茎突上 8～10cm 处尺侧腕伸肌和小指伸肌之间等处刺激桡神经,可以在伸指总肌或伸食指肌上记录肌肉动作电位。

(四) 腓总神经 (common peroneal nerve)

分别在腓骨小头内侧面、踝关节内外踝连线的中点处刺激腓总神经,在趾短伸肌上收集肌肉动作电位,即可计算出运动传导速度和远端潜伏期。因感觉传导速度的测定需要针电极和平均技术,临床较少常规测定。

(五) 胫后神经 (posterior tibial nerve)

测定运动传导速度时,可在腘窝和内踝后方刺激胫后神经,在拇短展肌或小趾展肌记录动作电位。刺激踇趾,上述两点变成记录点,就可计算出胫后神经顺向性感觉传导速度。

(六) 腓浅神经 (superficial peroneal nerve)

此神经为腓总神经的分支,其感觉支在临床上常用于测定下肢的感觉传导速度。刺激点在足背上第 4 和 5 趾交界处近端 6～10cm 处,记录点在小腿前外侧、腓骨和外踝肌腱之间与刺激点相距 10cm 处,该方法测定的是腓浅神经顺向性感觉传导速度。

(七) 腓肠神经 (sural nerve)

此神经为纯感觉神经,测定时在外踝后方刺激,在小腿后部的中下 1/3 近中线处记录,可以计算出腓肠神经顺向性感觉传导速度。如果将上述刺激点和记录点交换,可计算出逆向性感觉传导速度。有些研究认为,糖尿病神经病变时,腓肠神经最早受累,出现神经传导功能异常,并且电生理改变与神经病理所见一致。

五、周围神经传导速度的正常值

从严格意义上讲,每一个实验室都应该有自己的正常值,而且,由于年龄对神经传导速度有明显的影响,正常值也应该根据不同年龄组分组。在参考其他实验室正常值时,应注意保证测定条件的一致性。以下是国内外研究者报道的不同神经传导速度的正常参考值(表 25-1 和表 25-2)。

表 25-1　正常人运动传导速度

神经	年 龄			报告人
	轻中年组	未计年龄组	中老年组	
正中神经				
肘-腕(m/s)	59.3±3.5		54.5±4.0	Mayer
		60.3±5.3		沈定国
远端潜伏期(ms)	3.2±0.3		3.5±0.2	Mayer
(腕-拇短展肌)		3.6±0.6		沈定国
尺神经				
肘-腕(m/s)	58.9±2.2		53.3±3.2	Mayer
		61.2±5.9		沈定国
远端潜伏期(ms)	2.7±0.3		3.0±0.35	Mayer
(腕-小指外展肌)		3.1±0.6		沈定国
腓总神经				
腘-踝(m/s)	49.5±5.6		43.9±4.3	Mayer
		55.7±5.3		沈定国
远端潜伏期(ms)	4.3±0.9		4.6±0.6	Mayer
(踝-肌肉)		4.5±0.7		沈定国
胫后神经				
腘-踝(m/s)	45.5±3.8		41.8±5.1	Mayer
		49.2±6.6		沈定国
远端潜伏期(ms)	5.9±1.3		6.0±1.2	Mayer
(踝-肌肉)		4.8±0.95		沈定国

表 25-2 正常人感觉传导速度

神 经	年 龄			报告人
	轻中年组	未计年龄组	中老年组	
正中神经				
指-腕(m/s)		51.5±6.4		Lenman
指-肘(m/s)		55.5±5.4		
尺神经				
指-腕(m/s)		49.2±5.1		Lenman
指-肘(m/s)		54.0±4.1		
腓肠神经(m/s)	52.5±5.6		51.9±5.9	Kimura

六、神经传导速度测定在糖尿病中的应用

糖尿病周围神经病是糖尿病最常见的慢性并发症之一,其发病机制仍未完全清楚,由于存在多种周围神经病的类型,因此很难用某一发病机制来解释所有的病变。糖尿病周围神经病的病理改变主要为神经纤维节段性脱髓鞘,严重时伴有轴索变性。

2010 年美国糖尿病协会(ADA)依据发病机制将糖尿病性神经病分为多发性神经病和局灶性/多发局灶性神经病。在多发性神经病中最常见的类型是慢性、对称性、长度依赖性感觉运动性多发性神经病,称为远端对称性多发性神经病(distal symmetrical polyneuropathy, DSPN)。DSPN 约占糖尿病周围神经病的 95%,早期最常见症状为四肢远端的主观感觉异常和疼痛,常常从脚趾开始,早期症状很轻,以后逐渐向近端发展,下肢受累明显后,上肢也会受到影响,夜间症状加重,影响睡眠,客观检查可有手套-袜套样感觉减退,腱反射减低或消失。早期运动受累并不常见,后期会出现肌无力和肌萎缩。自主神经受累时,可以出现心血管系统、消化系统和泌尿生殖系统等内脏功能障碍以及汗液分泌异常。

糖尿病周围神经病的诊断主要依据症状和神经系统体格检查,周围神经传导速度的测定是很重要的客观辅助检查。有些糖尿病患者,其远端神经传导速度减慢发生在临床症状之前,常常是糖尿病性神经病出现的第一个客观定量的异常指标。2010 年 ADA 指出:神经传导速度检测是确定 DSPN 存在的最早期和最可靠的指标。在 ADA 最新的糖尿病性神经病的诊断标准中,肯定

DSPN 的诊断除临床症状和体征外,必须要有神经传导速度的异常;如果神经传导速度正常,必须要有小纤维神经病的客观证据。由此可见,神经传导速度的检测,对于糖尿病周围神经病的早期诊断有重要意义,它有助于准确判定周围神经病的性质、受累范围和程度,为诊断和鉴别诊断提供依据,并且能够指导治疗。

研究表明:糖尿病患者的神经传导速度异常与空腹血糖无明显相关,而与病程长短呈正相关,病程越长,神经传导速度出现异常的可能性越大。糖尿病患者可出现运动或感觉传导速度的减慢、远端潜伏期的延长以及肌肉或神经动作电位波幅的减低,其中,传导速度的减慢和远端潜伏期的延长反映的是周围神经脱髓鞘的病理改变,而肌肉和神经动作电位波幅的减低反映的是周围神经有轴索变性。

多数研究认为,在糖尿病周围神经病的诊断中,最为敏感的是感觉神经动作电位波幅的减低和感觉传导速度的减慢。在糖尿病早期,临床上出现肢体麻木、疼痛和无力之前,有些患者就可以检测到腓肠神经感觉电位波幅的减低和传导速度的减慢,随着病程的延长,逐渐出现其他神经的传导异常。最近的研究还发现,即使在临床上没有神经受累表现的糖耐量异常患者,也能检测出腓肠神经传导速度的异常。因此,腓肠神经感觉传导速度的诊断敏感性明显高于下肢其他运动神经的传导速度。与临床表现相一致,神经传导所检测的异常,常常是下肢神经较上肢神经明显,感觉神经较运动神经明显。

最新的研究显示常规用于评价周围功能的腓肠神经和腓浅神经在检测糖尿病性 DSN 时存在局限性,因为它不能评价足部最远端的感觉神经,

而足底内侧神经和腓肠背侧神经能够弥补上述不足。当糖尿病患者怀疑有 DSN 时,如果常规腓肠神经和腓浅神经的神经传导检测均正常时,加测足底内侧神经和腓肠背侧神经的传导速度有可能提高诊断阳性率,有利于糖尿病 DSN 早期诊断。

目前,糖尿病周围神经病缺乏有效的治疗,药物不能阻止或逆转神经的损害,也不能促进神经再生。因此,早期确诊糖尿病周围神经病,通过饮食控制和加强运动,严格将血糖控制平稳,这样才能有效地预防神经病变的进展。

七、神经传导速度测定与其他神经电生理学检查的关系

(一) 神经传导速度测定的局限性

四肢神经传导速度的测定在临床应用中有以下几方面的局限性:①神经传导测定检测的是外周有髓大纤维的传导速度,因此,当患者神经病变在临床上表现为痛觉小纤维或自主神经受累时,常规神经传导速度的测定常常无异常发现。②常规神经传导速度只检测周围神经的远端部分,如果神经病变以近端受累为主时,则需运用其他电生理技术如 F 波或 H 反射等来帮助诊断。③感觉传导速度测定不能发现感觉神经极末梢或感觉感受器的病变。

(二) 神经传导速度测定与定量感觉测定、皮肤交感反应之间关系

定量感觉测定(quantitative sensory test,QST)是近 20 年才发展起来的一种神经电生理学技术,是目前检测小神经纤维(Aδ 类、C 类神经纤维)功能的一种方法。通过对两种小纤维进行热觉和冷觉敏感性的测定,判断周围神经通路的刺激或损害。在糖尿病神经病变早期,患者以痛性神经病为主要表现时,定量感觉测定可出现温度觉阈值的异常,而此时神经传导速度往往是正常的。因此,定量感觉测定对诊断糖尿病性小纤维神经病或痛性神经病有重要价值。

皮肤交感反应(skin sympathetic response,SSR)是检测自主神经病变的电生理方法之一。皮肤交感反应是人体接受刺激后诱发汗腺的同步活动出现的皮肤反射性电位,由交感神经传出纤维的冲动所致。皮肤交感反应主要反映的是交感神经节后 C 类纤维的功能。当糖尿病患者的神经病变以自主神经损害为主要表现时,神经传导速度的测定往往没有异常发现,此时测定皮肤交感反应会对诊断有所帮助。

由此可见,常规神经传导速度主要是检测有髓大纤维的生理特性和功能,而对传导痛温觉的薄髓小纤维(Aδ 类)和传导自主神经功能的无髓小纤维(C 纤维)的检测有局限性。因此,对于以痛性神经病或自主神经病为主要表现的早期糖尿病性神经病,定量感觉测定或(和)皮肤交感反应有助于发现小纤维神经病变。

总之,临床诊断为糖尿病的患者,应该常规进行四肢神经传导速度的检测,有条件时,还可以检测定量感觉测定和皮肤交感反应,以便早期发现糖尿病性周围神经病变。

(刘银红)

参 考 文 献

1. Bird SJ,Brown MJ,Spino,et al. Value of repeated measures of nerve conduction and quantitative sensory testing in a diabetic neuropathy trial. Muscle Nerve,2006,34:214-224.

2. Cappellari A,Airaghi L,Capra R,et al. Early peripheral nerve abnormalities in impaired glucose tolerance. Electromyogr Clin Neurophysiol,2005,45:241-244.

3. Chéliout-Héraut F,Zrek N,Khemliche H,et al. Exploration of small fibers for testing diabetic neuropathies. Joint Bone Spine,2005,72:412-415.

4. Horowitz SH. Recent clinical advances in diabetic polyneuropathy. Curr Opin Anaesthesiol,2006,19:573-578.

5. Karsidag S,Morali S,Sargin M,et al. The electrophysiological findings of subclinical neuropathy in patients with recently diagnosed type 1 diabetes mellitus. Diabetes Res Clin Pract,2005,67:211-219.

6. Kimura J. Electrodiagnosis in diseases of nerve and muscle:Principles and Practice. 1st ed. Philadelphia:Davis FA,1983,53-106.

7. Lenman JAR,Ritchie AE. Clinical Electromyography. 2nd ed. Pitman Medical,1977,60-79.

8. Løseth S,Stålberg E,Jorde R,et al. Early diabetic neuropathy:thermal thresholds and intraepidermal nerve fibre density in patients with normal nerve conduction studies. J Neurol,2008,255:1197-202.

9. Mayer RF. Nerve conduction studies in man. Neurology,1963,13:1021-1030.

10. Oishi M,Mochizuki Y,Suzuki Y,et al. Current perception threshold and sympathetic skin response in diabetic and alcoholic polyneuropathies. Intern Med,2002,41:819-822.

11. Solomon T,Dinesh S. Advances in the epidemiology,

pathogenesis and management of diabetic peripheral neuropathy. Diabetes Metab Res Rev,2012,28(Suppl 1):8-14.

12. Sumner CJ,Sheth S,Griffin JW,et al. The spectrum of neuropathy in diabetes and impaired glucose tolerance. Neurology,2003,60:108-111.

13. Sung-Tsang Hsieh. Pathology and Functional Diagnosis of Small-fiber Painful Neuropathy. Acta Neurol Taiwan,2010,19:82-89.

14. Tesfaye S,Boulton AJ,Dyck PJ,et al. Diabetic neuropathies:update on definitions,diagnostic criteria,estimation of severity and treatments. Diabetes Care,2010,33:2285-2293.

15. Papanas N,Ziegler D. New diagnostic tests for diabetic distal symmetric polyneuropathy. J Diabetes Complications,2011,25:44-51.

16. Uluc K,Isak B,Borucu D,et al. Medial plantar and dorsal sural nerve conduction studies increase the sensitivity in the detection of neuropathy in diabetic patients. Clin Neurophysiol,2008,119:880-885.

17. 崔丽英.简明肌电图学手册.北京:科学出版社,2006:133-134.

18. 解放军总医院肌电图室.运动神经传导速度的正常值测定和临床应用价值.中华医学杂志,1977,6:374-377.

19. 刘明生,胡蓓蕾,崔丽英,等.糖尿病周围神经病 700 例临床和神经电生理分析.中华内科杂志,2005,44:173-176.

20. 汤晓芙.临床肌电图学.北京:北京医科大学协和医科大学联合出版社,1994.

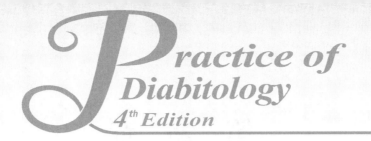

第5部分
糖尿病分型及诊断标准

　　糖尿病(diabetes mellitus,DM)是胰岛素分泌缺陷和(或)胰岛素抵抗所引起慢性高血糖伴碳水化合物、脂肪和蛋白质代谢异常为特征的一组异质性代谢性疾病。根据病因糖尿病可分为原发性和继发性两大类。原发性糖尿病占绝大多数,其病因和发病机制尚不十分清楚;继发性糖尿病占少数,是由于某些疾病引起的糖代谢紊乱,如肢端肥大症、Cushing 综合征、肝硬化、胰腺切除术后、某些药物或化学制剂等。这种分类未能解决许多实际问题,尤其是原发性糖尿病根据病因和发病机制的分型问题。1965 年世界卫生组织(WHO)糖尿病专家委员会提出了第一份糖尿病分型(分为原发性糖尿病包括幼年发病性和成年发病性糖尿病及继发性糖尿病两型)和诊断标准(空腹血糖≥7.2mmol/L 诊断糖尿病)。此后,美国国家糖尿病资料组(NDDG)于 1979 年提出了一个糖尿病分型和诊断标准,经 WHO 糖尿病专家委员会讨论于 1980 年颁布了新的糖尿病分型和诊断标准,对促进全世界糖尿病的防治与研究起到了重要的推动作用。虽然随后 WHO 曾两度(1985 年及 1994 年)对 1980 年的糖尿病的诊断标准进行了修订,但糖尿病的分型和诊断标准基本未变。

　　随着对糖尿病知识的积累和对糖尿病病因学及发病机制认识的不断深入,需要对某些术语以及糖尿病分型和诊断标准进行修改。因此,于 1995 年成立了一个以美国糖尿病学会(ADA)为基础的国际性专家委员会,并于 1996 年 12 月 9 ~13 日在英国召开了糖尿病及其并发症诊断标准及分型咨询委员会会议,该委员会回顾和研究了从 1979 年至当时一些国际有关糖尿病研究的有关文献以及收到的大量建议,对糖尿病的分型和诊断标准进行了讨论并提出了一个能反映糖尿病病因学和(或)发病机制的糖尿病分型和诊断标准方案修改意见,于 1997 年 7 月以 ADA 专家委员会的名义发表了关于糖尿病分型和诊断标准的报告。与此同时,各国糖尿病学界对新的糖尿病分型和诊断标准进行了研究与讨论,在此基础上 WHO 糖尿病专家委员会咨询报告(WHO/NCD/NCS/99.2)与国际糖尿病联盟——西太平洋区委员会(IDF-WPR)于 1999 年正式公布了这一新的糖尿病分型和诊断标准。中华医学会糖尿病学分会和中国糖尿病杂志编委会于 1999 年 10 月在上海召开的联席会议上讨论通过,建议今后在我国采用这一新的糖尿病分型和诊断标准,以便于与国际糖尿病的研究和学术交流接轨。

第 26 章

糖尿病分型

对每一例糖尿病患者进行临床诊断分型时，需要全面评估患者的机体状况，如患者的营养状况、体重和身高并计算体质指数（BMI），测量腰围（W）及臀围（H）并计算腰围/臀围比率（WHR），既往史、糖尿病家族史、既往用药史、女性患者的月经史以及是否正在哺乳或妊娠；体检的阳性体征发现尤其是身体脂肪的分布；此外，还要进行一些必要的辅助检查以协助分型，如尿常规检查包括尿酮体、尿蛋白，血清胰岛素和 C-肽测定，胰岛自身抗体如胰岛细胞抗体（ICAs）、谷氨酸脱羧酶抗体（GAD-ab）、胰岛素自身抗体（IAA）或人胰岛细胞抗原 2 抗体（1A-2A）测定等。目前推荐的临床分型是一种混合性的分型标准，主要的依据是确诊时的临床特点及发病机制和伴随情况，而病因与糖尿病类型之间的联系又不是绝对的。因此，对于一例糖尿病患者尽管在一段时间内只能被确定为某种临床类型的糖尿病，但是随着时间的推移及病情的变化，其分型可能会发生改变。

一、1980 年 WHO 糖尿病分型

见表 26-1。

表 26-1　WHO（1980 年）糖尿病分型及其他葡萄糖耐量异常类型

A. 临床分类

　糖尿病（DM）

　　胰岛素依赖性糖尿病（Insulin-Dependent Diabetes mellitus，IDDM）——Ⅰ型

　　非胰岛素依赖性糖尿病（Non Insulin-dependent Diabetes mellitus，NIDDM）——Ⅱ型

　　　（a）非肥胖型 NIDDM

　　　（b）肥胖型 NIDDM

　　其他类型糖尿病，包括伴随某些情况和综合征的糖尿病：①胰腺疾病；②内分泌疾病；③药品或化学制剂引起；④胰岛素受体异常；⑤某些遗传性综合征；⑥其他。

　葡萄糖耐量异常（Impaired Glucose Tolerance，IGT）

　　　（a）非肥胖型 IGT

　　　（b）肥胖型 IGT

　　　（c）伴有某些情况和综合征的葡萄糖耐量异常

　妊娠期糖尿病（Gestational Diabetes mellitus，GDM）

B. 统计学上易发糖尿病分类（葡萄糖耐量试验虽然正常，但实际有发生糖尿病危险者）

　　既往葡萄糖耐量异常者（Previous Abnormality of Glucose Tolerance，Prev. AGT）

　　葡萄糖耐量有潜在异常者（Potential Abnormality of Glucose Tolerance，Pot. AGT）

二、1985 年 WHO 糖尿病分型

见表 26-2。该分型是在 1980 年分型的基础上，主要的修改点是增加了与营养不良相关性糖尿病（malnutrition related diabetes mellitus，MRDM）的类型。

（一）胰岛素依赖型糖尿病（isulin dependent diabetes mellitus，IDDM 或Ⅰ型）和非胰岛素依赖型糖尿病（non isulin dependent diabetes mellitus，NIDDM 或Ⅱ型）的特点

见表 26-3。

（二）与营养不良相关性糖尿病（MRDM）

此型糖尿病多见于亚、非、南美等热带的发展中国家，故又称热带性胰源性糖尿病等多种命名，后经 WHO 定名为与营养不良相关性糖尿病。该型糖尿病的特点是：①起病年龄大多为 15～30 岁青少年；②消瘦明显，营养不良；③尿糖多而尿酮体阴性或弱阳性；④不少病例须用胰岛素治疗。

表 26-2 WHO(1985 年)糖尿病及糖耐量低减分型

A. 临床类型
  1. 糖尿病:
    (1) 胰岛素依赖型糖尿病(IDDM, I 型)
    (2) 非糖尿病依赖型糖尿病(NIDDM, II 型)
      1) 非肥胖型(包括在演变中的 I 型)
      2) 肥胖型
      3) 年轻人中成年发病型糖尿病(Maturity Onset Diabetes of the young, MODY)
    (3) 与营养不良相关的糖尿病(MRDM)
      1) 胰纤维结石型(PFCPD)
      2) 蛋白质缺乏型(PDPD)
    (4) 继发性及其他:①胰源性糖尿病;②内分泌性糖尿病;③药源性及化学物性所致糖尿病;④胰岛素受体异常所致糖尿病;⑤遗传性综合征伴糖尿病
  2. 葡萄糖耐量减低(IGT):①非肥胖型;
                       ②肥胖型
  3. 妊娠期糖尿病(Gestational Diabetes Mellitus, GDM)
B. 统计学上易发糖尿病分类(葡萄糖耐量试验虽然正常,但实际有发生糖尿病危险者)
  1. 既往有葡萄糖耐量异常的历史(Prev. AGT) 指以往有糖尿病性高血糖与 OGTT 异常现已恢复正常者,如妊娠期糖尿病分娩后 OGTT 已恢复正常、应激性高血糖或葡萄糖耐量低减
  2. 葡萄糖耐量潜在异常(Pot. AGT) 指有发生糖尿病的倾向,包括:①糖尿病患者的直系亲属;②属于高易感性的种族;③有抗胰腺胰岛及其产物的免疫活性

表 26-3 I 型糖尿病和 II 型糖尿病特点的比较

特　　点	IDDM	NIDDM
流行病学(占所有糖尿病百分数)	<10%	>90%
病因和发病机制		
遗传因素-单卵性双胎糖尿病共患率	35% ~ <50%	>90%,接近 100%
胰岛细胞抗体(ICA)	发病时 60% ~ 90%	<3%,类似一般人群
伴有的自身免疫性疾病	常见	罕见
胰岛 β 细胞分泌胰岛素的量	很低	高分泌量(肥胖者)、正常或略低
胰岛素释放试验	扁平低曲线	分泌延迟,曲线高低与病程有关
C-肽	很低,刺激后仍低	正常,刺激后上升
病理		
胰岛炎	发病时 60% ~ 90% 呈阳性	不存在
胰岛组织	明显减少	很少改变
胰岛 β 细胞数	明显减少	有的减少,有的增生
血管病变	一般 5 年后发生微血管病变,后期可有大血管病变	大血管病变发生较早,也可见广泛的微血管病变
死亡原因	约 40% 死于肾病变	约 70% 死于大血管病变,约 10% 死于肾病变
临床特点		
发病年龄	多在 30 岁以前,高峰 12 ~ 14 岁	一般在 40 岁后,50 岁后明显,60 ~ 69 岁组达到最高峰
发病情况	一般急起,少数缓起	逐渐发病
营养状况	一般较瘦,也可正常	多数较肥胖

续表

特　点	IDDM	NIDDM
症状	"三多、一消"明显	多无明显症状,也可有疲劳或餐前低血糖反应
酮症	常有	应激时可发生
病情稳定性	波动性大	相对稳定
缓解	只有蜜月期可暂时缓解	超重者当体重下降后可暂时缓解
对胰岛素的敏感性	敏感	不太敏感或耐药
治疗		
饮食疗法	必须执行	非常重要
运动疗法	适当	适当
口服降糖药物	单用一般无效	一般有效
胰岛素	必须使用	20% ~30%需用

此型又可分为两种亚型:

1. 胰腺纤维结石型糖尿病　此型于 1955 年首先见于 Zuidema,故又称 Z 型。其临床特点:①胰腺大导管内有结石形成,病理上可见胰腺有慢性纤维化,胰体缩小,胰管扩大,内有钙化结石;②起病于青少年,男女之比约为 3∶1;③由于胰腺外分泌功能受损,可导致慢性反复发作性腹痛、腹泻、消化吸收不良、营养缺乏等慢性胰腺疾病的临床表现;④血糖较高,有时可达 22 ~33mmol/L(400 ~600mg/dl);⑤大约有 80% 的患者须用胰岛素治疗;⑥即使停药,也很少发生糖尿病酮症或酸中毒;⑦患者大多于 40 ~50 岁死亡。

2. 蛋白质缺乏型糖尿病　此型因 1955 年首先见于西印度群岛的 Jamaica,故又称 J 形或 M型。其临床特点:①起病于 15 ~ 25 岁青少年;②有长期蛋白质与能量营养不良史,以致极度消瘦,BMI 多小于 19kg/m^2;③血糖中度升高,必须用胰岛素治疗;④发生酮症罕见;⑤亚洲此病男女之比约为 2 ~3∶1,非洲男女性患病率相似,西印度群岛则以女性较多;⑥病因不明,可能由于长期营养不良导致蛋白质缺乏,或来自于多食木薯地区的人群由于氰化物的毒性作用有关,造成胰岛β细胞数量及功能低下所致。但与 I 型糖尿病不同,糖刺激后仍有 C-肽释放。

(三) 继发性及其他类型糖尿病

此型糖尿病较少,但它是一种在科学意义上非常重要的类型。本型除了有糖尿病的临床表现、发病机制外,还伴随有原发疾病的一些特征性表现。随着对糖尿病的深入研究和有关知识的扩展,此型糖尿病在数量上将会有很大的变化。以下是列出的一些引起继发性及其他类型糖尿病的常见原因。

1. 腺疾疾病　新生儿一时性糖尿病;功能性非成熟性胰岛素分泌不足;非先天性胰腺疾病,如外伤性、感染性、中毒性、肿瘤等。

2. 内分泌疾病

(1) 低胰岛素性:嗜铬细胞瘤、生长抑素瘤、醛固酮瘤、甲状旁腺功能减退症-低钙血症、1 型-游离生长激素缺乏症、多源垂体功能减退症、下丘脑病变-(Claude Bernard) "Piqure" 糖尿病等。

(2) 高胰岛素性:糖皮质激素、孕激素及雌激素、生长激素-肢端肥大症、2 型-游离生长激素缺乏症、胰高血糖素等。

3. 药品及化学制剂

(1) 利尿剂及降低血压药物

氯噻酮(chlorthalidone)

可乐定(clonidine)

二氮嗪(diazoxide)

呋塞米(furosemide)

噻嗪类(thiazides)

依他尼酸(ethacrynic acid),布美他尼(bumetanide),氯帕胺(clopamide),氯索隆(clorexolone)

注:利尿剂引起的高血糖反应,可能是由于这些利尿剂阻碍 2 型糖尿病患者胰岛素的释放。

(2) 激素活性药物:人工合成的 Actha、胰高血糖素、糖皮质激素、女性口服避孕药物、生长激素、甲状腺激素(中毒剂量) 及左甲状腺素、降钙素、泌乳素、甲羟孕酮(medroxyprogesterone)

(3) 精神心理药物

氯普噻吨(chlorprothixene)

氟哌啶醇(haloperidol)

碳酸锂(lithium carbonate)

吩噻嗪类(phenothiazines):氯丙嗪(chlorpromazine)、奋乃静(perphenazine)

三环类抗抑郁药:阿米替林(amitriptyline)、地昔帕明(desipramine),多塞平(doxepin),丙米嗪(imipramine),去甲替林(nortriptyline)

(4) 儿茶酚胺类以及其他神经系药物

苯妥英(piohenylhydantoin)

肾上腺素(epinephrine)

异丙肾上腺素(isoproterenol)

左旋多巴(levodopa)

去甲肾上腺素(norepinephrine)

布酚宁(buphenine)

酚丙喘宁(Fenoterol)

普萘洛尔(Propranolol)

(5) 止痛退热和消炎药物

吲哚美辛(Indomethacin)

大剂量对乙酰氨基酚(Acetaminophen,overdose amounts)

大剂量阿司匹林(4~6g/d)(Aspirin,overdose amounts)

吗啡(Morphine)

(6) 抗癌药物

四氧嘧啶(Alloxan)

左旋门冬酰胺酶(L-asparaginase)

链脲佐菌素(Streptozotocin)

环磷酰胺(Cyclophosphamide)

甲地孕酮(Megestrol Acetate)

(7) 其他药品及化学制剂

异烟肼(Isoniazid)

烟酸(Nicotinic acid)

二硫化碳(Carbon disulfide)

甲氰咪呱(Cimetidine)

乙二胺四乙酸依地酸(Edetic acid,EDTA)

乙醇(Ethanol)

肝素(Heparin)

甘露庚酮糖(Mannoheptulose)

萘啶酸(Nalidixic acid)

氯化镍(Nickel chloride)

4. 胰岛素受体异常

先天性脂肪代谢障碍症伴女性男性化及黑棘皮病(Congenital Lipodystrophy associated with virilization,Acanthosis Nigricans)

胰岛素受体抗体异常伴免疫性疾病

5. 遗传性综合征

(1) 先天性代谢紊乱

急性间歇性血卟啉病

高脂蛋白血症

Fanconi 综合征-低磷酸盐血症(Fanconi syndrome—hypophosphatemia)

对维生素 B_1 反应性幼巨红细胞性贫血(Thiamine responsive megaloblastic anemia)

(2) 胰岛素抵抗综合征

微血管扩张性共济失调(Ataxia telangiectasia)

肌强直性营养不良(Myotonic dystrophy)

Mendenhall's 综合征(Mendenhall's syndrome)

脂肪萎缩综合征(Lipoatrophic syndromes)

黑棘皮病及胰岛素抵抗(Acanthosis nigricans and insulin resistance)

(3) 遗传性神经肌肉病

糖尿病性视神经萎缩(Optic atrophy-diabetes mellitus)

尿崩症伴神经性耳聋(Diabetes insipidus, nerve deafness)

肌营养不良症(Muscular dystrophies)

晚发性近端肌病(Late onset proximal myopathy)

Huntington's 舞蹈病(Huntington's chorea)

Machado's 病(Machado's disease)

Herrman 综合征(Herrman syndrome)

Friedreich's 共济失调(Friedreich's ataxia)

Alstrom 综合征(Alstrom syndrome)

Edward's 综合征(Edward's syndrome)

假 Retsum's 综合征(Pseudo-Retsum's syndrome)

(4) 类早老综合征(Progeroid syndromes)

早老症(Progeria)

Cockayne 综合征(Cockayne syndrome)

Werner 综合征(Werner syndrome)

(5) 继发于肥胖症的葡萄糖耐受不良综合征

Prader-Willi 综合征(Prader-Willi syndrome)

软骨发育不良性侏儒(Achondroplastic dwarfism)

(6) 细胞遗传病

Down 综合征(Down's syndrome)

Turner 综合征(Turner symdrome)

Klinefelter 综合征(Klinefelter syndrome)

(7) 胰腺退化(Pancreatic degeneration)

先天性胰腺缺如(Congenital absence of the pancreas)

先天性胰岛缺如(Congenital absence of the islets)

反复发作性胰腺炎(Relapsing pancreatitis)

胰腺囊性纤维化(Cystic fibrosis)

Schmidt 综合征(Schmidt syndrome)

血红蛋白沉着病(Hemochromatosis)

地中海贫血(Thalassemia)

抗胰蛋白酶缺乏症(Anti-trypsin deficiency)

腹腔病(Coeliac disease)

(8) 内分泌疾病,见前述。

(9) 其他

类固醇引起的眼压增高(Steroid-induced ocular hypertension)

婴儿期发病的糖尿病伴骺骨发育异常(Epiphyseal dysplasia and infantile-onset diabetes)

6. 伴随营养不良人群的糖尿病(1984 年补充)(Diabetes associated with malnourished populations)

(四) 妊娠糖尿病(GDM)

在妊娠糖尿病一章中详细叙述。

(五) 葡萄糖耐量减低(IGT)

IGT 是空腹血糖正常而口服葡萄糖耐量试验(OGTT)曲线介于糖尿病与正常高限血糖之间的一种糖代谢异常,可分为肥胖型和非肥胖型。IGT者特点:①血糖偏高,但未达到糖尿病标准,系糖尿病的侯选者。②IGT 若不及时干预,每年约有2% ~5%,甚至于高达 12% 可转变为 2 型糖尿病。③对 IGT 进行饮食、运动或甚至于药物干预可减少糖尿病发病风险。④IGT 随年龄增长而增加,故中老年人尤其是肥胖者空腹血糖正常时,测定餐后二小时血糖或 OGTT 更为重要。⑤中、老年人 IGT 发病机制存在差异,中年人以胰岛素抵抗为主,使用二甲双胍干预以减轻胰岛素抵抗可能更有效;老年人以胰岛 β 细胞功能减退为主而产生 IGT,使用 α-糖苷酶抑制剂降低餐后血糖以减轻胰岛 β 细胞负担可能更适合。⑥IGT 人群患高血压、冠心病、高甘油三酯血症及糖尿病性微血管病变(如眼底微血管瘤)的风险明显高于正常人群。

三、1999 年 WHO 推荐的糖尿病分型

该分型基本上保留了 1985 年 WHO 专家委员会的分型建议,主要的修改点:①"胰岛素依赖型糖尿病"和"非胰岛素依赖型糖尿病"及其缩略语"IDDM"和"NIDDM"停止使用,将"Ⅰ型糖尿病"和"Ⅱ型糖尿病"用阿拉伯数字代替罗马数字,即命名为"1 型糖尿病"和"2 型糖尿病"。②取消 1985 年"与营养不良相关性糖尿病"的类型。③保留 IGT 但不作为一种类型。④提出并命名为空腹血糖受损(impaired fasting glucose,IFG)的空腹葡萄糖水平中间状态。⑤保留妊娠糖尿病(GDM)。⑥增加"特殊类型糖尿病"这一诊断名称,其中包括 WHO 于 1985 年分型中的继发性糖尿病,也将病因和发病机制比较明确及新近发现的糖尿病[如年轻发病的成年型糖尿病(MODY)、线粒体糖尿病等]归属其中。

WHO 1999 年糖尿病分型见表 26-4。

表 26-4　1999 年 WHO 推荐的糖尿病分型

(一) 1 型糖尿病(胰岛 β 细胞破坏,通常导致胰岛素绝对缺乏)

 1. 自身免疫性

 2. 特发性

(二) 2 型糖尿病(胰岛素抵抗为主伴相对胰岛素缺乏,或胰岛素分泌不足为主伴有或不伴有胰岛素抵抗)

(三) 其他特殊类型糖尿病

 1. 胰岛 β 细胞功能遗传缺陷

 2. 胰岛素作用遗传缺陷

 3. 胰腺外分泌疾病

 4. 内分泌疾病

 5. 药物或化学制剂所致

 6. 感染

 7. 免疫介导的罕见类型

 8. 其他遗传综合征伴随糖尿病

(四) 妊娠糖尿病

(一) 1 型糖尿病

由于胰岛 β 细胞破坏导致胰岛素分泌减少,通常引起绝对胰岛素缺乏。此型又分为两种亚型。

1. 自身免疫性糖尿病　占 1 型糖尿病的绝大多数。此型糖尿病是由于胰岛 β 细胞发生了细胞介导的自身免疫性损伤而引起的,包括过去的胰岛素依赖型糖尿病、Ⅰ型糖尿病、青少年发病

糖尿病。自身免疫性糖尿病的特点：①胰岛β细胞自身免疫性损伤具有多基因遗传易感因素，且与某些环境因素有关；②通常发生在儿童和青少年，也可在任何年龄发病，甚至于在80岁~90岁的老年人中发生；③发病时患者大多消瘦，但也有体重正常或少数肥胖者；④由于胰岛β细胞自身免疫性损伤速度有较大差异，故发病时出现症状可有所不同。急性发病者（主要是婴儿、儿童和青少年）可有典型的多尿、多饮、多食和消瘦症状而就诊或以糖尿病酮症酸中毒作为首发症状，称为急进型。缓慢起病者多是免疫介导的损伤尚未完全破坏而保留了部分胰岛β细胞并能分泌一定量胰岛素，其功能随病程进展而减退；在发病6个月内无糖尿病酮症或酸中毒发生，短期内可通过饮食和（或）口服抗糖尿病药物控制血糖，临床上表现酷似2型糖尿病称为"非胰岛素依赖期"；还有部分患者在发病半年至数年后出现胰岛β细胞功能迅速衰竭，口服抗糖尿病药物已不能控制高血糖或无明显诱因发生糖尿病酮症或酸中毒，而必须用胰岛素治疗称为"胰岛素依赖期"，此型为迟发型，又称为成人隐匿性自身免疫性糖尿病（latent autoimmune diabetes in adults，LADA）。⑤发病早期甚至在未出现临床症状前，血液中即可检测到胰岛β细胞免疫性损伤的一种或多种标记物，如胰岛细胞抗体（ICA）、胰岛素自身抗体（IAA）、谷氨酸脱羧酶抗体（GAD-Ab）、人胰岛细胞抗原2抗体（IA-2A）及锌转运体8自身抗体（ZnT8A）等，这些自身抗体在患者体内可持续多年。⑥与HLA有很强的关联，有些是造成疾病的因素，有些对疾病的发生具有保护作用。⑦急性发病和慢性起病的晚期阶段患者血清胰岛素和C肽水平很低或测不出来。⑧必须用胰岛素治疗。⑨易合并其他自身免疫性疾病，如Graves病、桥本甲状腺炎、Addison病、白斑病、恶性贫血等。

目前国际上尚无统一的LADA诊断标准，较为公认的是国际糖尿病免疫学会（IDS）于2004年推荐的LADA标准：①至少有一种胰岛自身抗体（ICA、GAD-Ab、IAA或IA-2A）阳性；②多数患者在年龄>30岁发病；③确诊糖尿病后至少半年不需胰岛素治疗即可控制病情。据周智广等对中国5000多例病程<1年类似2型糖尿病的初发者进行筛查结果显示LADA的临床特点：①患病率为6.2%，其中15~30岁为11%，>30岁为5.9%；②中国LADA患者的年龄偏小；③与2型糖尿病患者比较，LADA患者的胰岛功能较差，衰减更快（大约是2型糖尿病的3倍）；④中国LADA发病北方地区高于南方；⑤GAD-Ab是诊断LADA价值较大的胰岛自身抗体。

目前认为，GAD-Ab和ICA是筛查LADA的主要胰岛自身抗体，而IAA、1A-A2和ZnTB抗体阳性率较低；多种抗体联合监测可增加LADA的检出率；但即使5种抗体均为阴性也不能排除LADA，因为LADA患者的T细胞免疫反应可呈阳性，这是需要关注的问题。

胰岛自身抗体检测阳性率的差异影响着1型糖尿病患者的临床特点。国内对539例1型糖尿病患者进行GAD-Ab、ZnT8A和IA-2A检测发现，单一ZnT8A阳性组较阴性组病程更长，使用的胰岛素剂量更大，收缩压更低，合并代谢综合征比例更少；单一ZnT8A阳性组较单一GAD-Ab阳性组的BMI、WHR、空腹C-肽更高，HbA1c更低；多个抗体阳性组较阴性组1型糖尿病发病年龄低；1个抗体阳性患者的空腹及餐后2小时的C-肽低于阴性组；3个抗体阳性较1个抗体阳性患者发病年龄更小，BMI更低，病程更短；合并任意二种抗体（GAD-Ab和IA-2A）阳性组餐后C-肽最低。

2. 特发性糖尿病　病因不十分清楚。其特点为：①占1型糖尿病的很少一部分，多数发生在非洲或亚洲国家的某些种族；②血液中没有发现胰岛β细胞自身免疫性损伤的免疫学证据，与HLA无关联；③有很强的遗传易感性；④由于胰岛β细胞分泌胰岛素不足，易于发生糖尿病酮症酸中毒；⑤需要胰岛素治疗。

近些年1型糖尿病发病率有逐年增加的趋势。我国尚无准确的统计数据。在欧洲1型糖尿病以每年3.9%的发病速度递增，其中5岁以下儿童增长最快，平均为5.4%/年。按照这种发病趋势，预计未来10年1型糖尿病发病人数将会是2006年的两倍，并且呈现低龄化的趋势。环境因素是导致1型糖尿病高发的重要影响因素，早期营养、病毒感染、剖宫产、高龄孕产等也可能有关。此外，1型糖尿病患者就诊率增加以及遗漏情况减少也可能与患病人数增加有关。

（二）2型糖尿病

2型糖尿病是以胰岛素抵抗为主伴有胰岛素相对不足或以胰岛素分泌不足为主伴有或不伴有胰岛素抵抗，包括过去的非胰岛素依赖型糖尿病、

Ⅱ型糖尿病、成年发病糖尿病。其特点为：①病因不十分清楚，发病具有较强的遗传易感性；②发病与年龄、体重、活动等有关，肥胖尤其是中心性肥胖是明显诱发因素；③由于高血糖逐渐发生而未达到产生典型糖尿病症状而延误了就医时间，多年未被确诊；④部分患者在确诊前已有糖尿病血管病变等慢性并发症出现；⑤很少有糖尿病酮症酸中毒的自然发生，但在应激状态时可发生酮症或酸中毒；⑥胰岛β细胞功能可能正常或逐渐下降，为补偿胰岛素抵抗，也存在胰岛素分泌相对不足；⑦胰岛素水平可能正常、偏低或偏高；⑧一般通过饮食调整、适当运动、减轻体重以改善胰岛素抵抗或口服抗糖尿病药物即可控制病情；但在应激状态、酮症酸中毒或少数患者口服抗糖尿病药物无效时须用胰岛素治疗。

随着生活水平的提高，青少年2型糖尿病患病率逐年增加，其原因与青少年肥胖导致的胰岛素抵抗有关。澳大利亚一项从出生~14岁的1197名儿童研究发现，与对照组相比，肥胖的发生与空腹胰岛素水平及HOMA-IR升高相关；在慢性高度肥胖组中与母亲肥胖、孕期体重增加及妊娠期糖尿病相关；儿童肥胖与出生时体重高、出生后逐渐肥胖且持续高度肥胖者胰岛素抵抗最严重。青少年2型糖尿病不仅患病率增加，而且病情进展较快。2012年ADA年会上颁布了"青少年和青年2型糖尿病治疗选择（TODAY）"研究结果，该研究纳入病程2年之内的699例10~17岁2型糖尿病患者，随访中位数为4年，随机予以二甲双胍，或联合罗格列酮，或联合强化生活方式干预治疗。研究发现，有近33%患者出现高血压（研究初期为12%），尿白蛋白升高17%（初期为6%），13%产生眼部症状。由此可见，青少年2型糖尿病较成年2型糖尿病病情进展较快，早期慢性并发症发生率高。

（三）特殊类型糖尿病

根据病因和发病机制的不同，可分为以下8种类型。

1. 胰岛β细胞功能遗传缺陷引起的糖尿病是一种单基因遗传性疾病，由于某些基因突变而使胰岛β细胞功能缺陷，胰岛素分泌减少导致的糖尿病。此型糖尿病主要包括年轻发病的成年型糖尿病（MODY）和线粒体糖尿病。

（1）MODY：MODY是年轻时发病的2型糖尿病，约占糖尿病的2%~5%左右。MODY特点：①常染色体显性遗传；②家系中至少三代患有糖尿病；③至少有一人在25~30岁以前发病；④确诊糖尿病5年内一般不需要胰岛素治疗，或需用胰岛素治疗但血清C-肽仍维持较高水平。⑤胰岛β细胞功能缺陷，但无胰岛素抵抗；⑥多数患者体型消瘦或不肥胖。

根据在不同染色体上基因位点出现异常及不同形式的基因突变MODY可有多种类型，目前已发现11个亚型的致病基因：①最常见的一种类型是第12号染色体上的肝脏转录因子即肝细胞核转录因子（HNF）-1α基因发生突变，称MODY3。（HNF）-1α是一个可以调节其他基因表达的转录因子，其致病因素可能与其改变了其他基因的表达（如胰岛素基因的表达）等有关。MODY3随着年龄的增长，胰岛β细胞功能进行性减退，糖耐量逐渐恶化，一般需要抗糖尿病药物治疗，但很少出现糖尿病酮症。该类患者微血管病变的发生率较高，尤其是糖尿病视网膜病变。②MODY2与第7号染色体短臂上的葡萄糖激酶（GCK）基因突变有关，该突变导致葡萄糖激酶基因缺陷，使葡萄糖转化为6-磷酸-葡萄糖（G-6-P）再刺激胰岛β细胞分泌胰岛素的过程发生障碍，从而使胰岛素分泌不足。患者空腹血糖增高，餐后血糖增高，但有半数尚达不到糖尿病诊断标准，故一般不需要抗糖尿病药物治疗。MODY2较少并发微血管病变，但大血管病变的危险性可能增加。③第三种类型MODY1与第20号染色体长臂上的HNF-4α基因突变有关，该突变使HNF-4α失去调控HNF-1α的作用。MODY1临床表现与MODY3相似，呈现进行性胰岛β细胞功能减退和糖耐量恶化，但部分患者单用饮食控制仍可使病情稳定。MODY1患者常伴有脂蛋白（a）增高，微血管和大血管病变并发症均可发生。④1997年发现位于第13号染色体上的胰岛素启动因子-1（IPF-1）基因突变而导致的糖尿病，称为MODY4。IPF-1在胰腺发育和胰岛素分泌的调节方面起到关键作用，当IPF-1基因突变后使胰岛素分泌发生障碍，但该类患者病情较轻，也较少发生并发症。⑤1998年发现第17号染色体HNF-1β基因发生突变导致胰岛β细胞功能异常而产生糖尿病，称为MODY5。该类多发生在35岁以前，病情轻重不一，往往伴有多囊肾和肝功能损害，微血管病变发生率也较高。⑥1999年Malecki MT等在2型糖尿病患者中发现神经源性分化因子/β细胞E-核转录激活物2

（Neuro D1/Beta2）基因突变,称为 MODY6,但迄今尚无有关该亚型临床特征及发病机制的具体资料可查。⑦近几年又新发现 MODY7、MODY8、MODY9、MODY10、MODY11 等 5 种新亚型,现将其基因及其定位、基因功能、临床特点等资料总结于表 26-5。

表 26-5　MODY7 ~ MODY11 基因特点及临床表现

	MODY7	MODY8	NODY9	MODY10	MODY11
基因	KLF11	CEL	PAX	INS	BLK
基因定位	2p25	9q34.3	7q32	11p15.5	8p23-p22
基因功能	转录因子,调节 β 细胞及胰腺外分泌腺细胞生长	促进胆固醇及脂溶性维生素水解与吸收,促进肠道乳糜微粒的生成,促进	转录因子,促进胰岛祖细胞发生及 β、δ 细胞成熟	胰岛素合成	转录因子,参与 B 淋巴细胞增殖及受体信号转导,刺激胰岛素合成及分泌
临床特点	胰腺内外分泌腺功能异常	胰腺内外分泌腺功能不全及神经系统异常	胰腺内分泌腺功能障碍及胰腺肥大	糖尿病	糖尿病

摘自中国糖尿病杂志,2011,19(7):552-554

大多数 MODY 患者进行饮食调节和（或）口服抗糖尿病药物即可控制高血糖,治疗措施与 2 型糖尿病相似;而 MODY 发病年龄较早,又易于与 1 型糖尿病相混淆。因此,了解各亚型的特点,有利于临床糖尿病的鉴别诊断及其治疗。随着对 MODY 研究的不断深入,可能还会有更多的亚型被发现,这将为糖尿病分型和个体化诊疗提供更多的依据。

（2）线粒体糖尿病:线粒体糖尿病是由于线粒体 DNA 上的点突变,即线粒体 DNA 的 3243 位点编码亮氨酸的转运核糖核酸（tRNA）的 A 被 G 取代的点突变引起 β 细胞氧化代谢异常,导致 ATP 生成障碍(ATP 是葡萄糖刺激胰岛素释放所必需的)。由于 ATP 不足使胰岛素减少可导致周围组织中葡萄糖氧化代谢下降而引起血糖升高。

线粒体糖尿病特点:①母系遗传性糖尿病和神经性耳聋综合征(maternally inherited diabetes and deafness,MIDD);②多在 30 岁最迟 45 岁以前发病;③较少肥胖;④常伴有轻至中度感觉神经性耳聋,表现为高频听力丧失;⑤发病初期可为轻度糖尿病,多无酮症倾向,但 10 年后大约一半患者进展到依赖胰岛素治疗;⑥临床上大多数受累器官是对能量需求较高的组织,如骨骼肌和大脑等;⑦可出现一种特异性的视网膜损伤,产生斑点型营养缺乏较糖尿病视网膜病变常见;⑧ICA 抗体为阴性。

近些年发现在一些家族中发现以常染色体显性遗传的方式,基因异常可导致无法将胰岛素原转换为胰岛素,结果产生轻度的葡萄糖耐量减低;在一些家族中还发现常染色体遗传方式产生突变的胰岛素分子与胰岛素受体结合发生障碍,仅引起轻度的葡萄糖代谢异常或葡萄糖代谢仍能保持正常。

（3）其他。

2. 胰岛素作用遗传缺陷所致糖尿病（胰岛素受体基因异常）　通过遗传因素使胰岛素受体突变引起胰岛素作用异常,产生胰岛素抵抗,导致糖代谢紊乱及糖尿病。可分为几个亚型:

（1）A 型胰岛素抵抗:由于胰岛素受体基因突变产生胰岛素受体数目和功能存在原发性缺陷所致的胰岛素抵抗,其范围可以从高胰岛素血症和轻度的高血糖到严重的糖尿病,可伴有黑棘皮病。妇女可伴有多囊卵巢,由于高浓度的胰岛素和卵巢胰岛素样生长因子-1（IGF-1）受体结合,促进卵巢生成过多睾酮而致男性化特征的表现。

（2）妖精征(Leprechaunism 综合征):患儿具有特征性的面部表现,发育滞缓、瘦小,前额多毛,四肢长,皮下脂肪少,皮肤松弛,畸形面容,鼻梁塌陷,下置耳。某些罹患的女婴有卵巢性高雄性激素血症和阴蒂肥大,伴有黑棘皮病和严重的胰岛素抵抗。该病在婴儿中是致命的,最终结果是夭折。

（3）Rabson-Mendenhall 综合征:患儿出牙齿

早且排列不整,指甲增厚,腹膨隆,多毛,黑棘皮病,松果体增生肥大,伴有胰岛素抵抗。

(4) 脂肪萎缩性糖尿病:目前还不能证明该型糖尿病有胰岛素受体结构和功能异常,可能病变存在于受体后的信号转导途径。患者皮下、腹内、肾周围脂肪萎缩或完全消失,肌肉及静脉轮廓暴露,伴有肝、脾肿大、皮肤黄色瘤或高甘油三酯血症,还可有多毛等雄性化表现。

(5) 其他。

3. 胰腺外分泌疾病引起的糖尿病　凡是能引起胰腺弥漫性损伤的病变或局部损伤胰腺而达到足够的范围可破坏胰岛 β 细胞使胰岛素的分泌减低而发生糖尿病。但是有些疾病仅侵犯胰腺较少部分也可伴随有糖尿病的发生,提示该型糖尿病的发生机制不仅是简单的胰岛 β 细胞数量减少,可能还有其他的机制。该型糖尿病可由纤维钙化性胰腺病、胰腺炎、外伤/胰腺切除、胰腺肿瘤、胰腺囊性纤维化、血色病或其他等引起。

4. 内分泌疾病引起的糖尿病　是继发性糖尿病的主要病因。引起糖尿病的主要内分泌疾病包括:Cushing 综合征、肢端肥大症、嗜铬细胞瘤、胰升糖素瘤、甲状腺功能亢进症、生长抑素瘤或其他等。

5. 药物或化学物质诱发的糖尿病　主要有:①烟酸通过增强胰岛素抵抗或肝损害使已有糖代谢异常患者的血糖升高;②糖皮质激素通过增加糖异生,抑制葡萄糖摄取,胰高血糖素增加,促进脂肪和蛋白分解而升高血糖;③免疫抑制剂,如他克莫司和环孢素,对胰岛 β 细胞直接毒性作用及抑制胰岛 β 细胞胰岛素基因转录;④抗精神病药物主要是氯氮平和奥氮平,其次是喹硫平和氯丙嗪等,升高血糖的机制包括体重增加导致胰岛素抵抗增强,拮抗下丘脑多巴胺受体抑制其对血糖的调节,阻断毒蕈碱 M_3 受体活性抑制胆碱能诱导的胰岛素分泌;⑤β-肾上腺能拮抗剂抑制胰岛素分泌与释放,抑制肝脏和外周组织对葡萄糖的摄取,增加肌肉组织糖原分解;⑥β 受体激动剂,包括沙丁胺醇和特布他林,增加肝糖和脂肪分解;⑦噻嗪类利尿剂对胰岛 β 细胞的直接毒性作用,药物导致低血钾从而抑制胰岛素分泌,胰岛素敏感性降低,肝糖产生增加,对胰岛 α 细胞刺激作用;⑧钙通道阻断剂可抑制胰岛素分泌;⑨二氮嗪直接抑制胰岛素分泌和刺激肝脏葡萄糖产生,

增加肾上腺素分泌,降低胰岛素敏感性,促进胰岛素代谢清除而降低胰岛素水平;⑩α-干扰素可诱发 ICA 和 GAD-Ab 产生导致胰岛 β 细胞破坏,使胰岛素分泌不足引起血糖升高;⑪性激素与口服避孕药:黄体酮和孕激素可减少胰岛素受体数量和亲和力,口服避孕药增强胰岛素抵抗,雌激素可升高生长激素和皮质醇浓度引起肝糖异生增加而导致高血糖;⑫其他药物包括苯妥英、甲状腺激素、锂剂、左旋多巴、茶碱、非诺特罗、异烟肼、利福平、喹诺酮类抗生素、吗啡、吲哚美辛、氯氮草、胺碘酮、奥曲肽、喷他脒、Vacor(吡甲硝苯脲,一种毒鼠药)等可通过不同途径升高血糖;⑬其他。

6. 感染　某些病毒感染可引起胰岛 β 细胞破坏产生 1 型糖尿病,血清中可出现 1 型糖尿病特征性 HLA 和免疫性标记物。常见的感染性病毒有先天性风疹、巨细胞病毒,其他尚有柯萨奇病毒 B、腺病毒、流行性腮腺炎病毒等。

7. 免疫介导的罕见类型糖尿病　该型糖尿病可能与几种自身免疫性疾病有关。当同一例患者发生两种或以上内分泌腺体自身免疫病有时还可合并其他自身免疫病时,称为多发性内分泌自身免疫综合征,但发病机制或病因与 1 型糖尿病不同。多发性内分泌自身免疫综合征分为 1 型和 2 型,两型的共同点是均有肾上腺功能不全,甲状腺、甲状旁腺、性腺功能低下或 1 型糖尿病;但 1 型自身免疫综合征合并 1 型糖尿病仅为 4%;2 型自身免疫综合征有 50% 合并 1 型糖尿病,一般呈多代遗传特征,与 HLA-DR$_3$、DR$_4$ 有关,腺体的损害往往逐渐发生。目前已发现有以下几种情况:①胰岛素自身免疫综合征(抗胰岛素抗体)。②抗胰岛素受体抗体。该受体抗体与胰岛素结合而阻断周围靶组织的胰岛素与受体结合而导致糖尿病;有时该受体抗体与胰岛素受体结合后也可作为胰岛素的激动剂而引起低血糖。此外,在极度胰岛素抵抗的一些情况,有抗胰岛素受体抗体的患者常伴黑棘皮病者称 B 型胰岛素抵抗。③Stiffman 综合征("强直"综合征)为中枢神经系统的自身免疫性疾病,表现为中轴肌(躯干和头部的骨骼肌)强硬伴有痛性痉挛,血清中有较高滴度 GAD-Ab。此类患者大约 1/3 发生糖尿病。④其他。

8. 其他遗传综合征伴随糖尿病　许多遗传综合征有时伴发糖尿病。包括 Down 综合征、Fried-

reich 共济失调、Huntington1 舞蹈症、Klinefelter1 综合征、Lawrence-Moon-Biedel 综合征、肌强直性营养不良、血卟啉症、Prader-Willi 综合征、Turner 综合征、Wolfram 综合征或其他。

（四）妊娠糖尿病

妊娠糖尿病（gestational diabetes mellitus, GDM）是指在妊娠期间发生或者妊娠前可能已有糖代谢异常而未被发现的糖尿病或葡萄糖耐量减低的妊娠患者。为确保孕妇和胎儿在整个孕期的安全性，孕妇的空腹或餐后血糖升高及有 GDM 高危因素（如 IGT 史、分娩巨大胎儿史、高危种族等）的孕妇应进行 GDM 筛查。为此，近年来，国内外各医疗组织或机构，包括 ADA、IDF、WHO 及中国卫生部等根据循证医学证据，已制定和颁布了 GDM 诊治指南或诊断行业标准。根据这些标准，提高了 GDM 诊断率，进一步保护了母婴的安全性。具体内容参考相关章节。

四、葡萄糖耐量减低和空腹葡萄糖受损

葡萄糖耐量减低（IGT）和空腹葡萄糖受损（IFG）是指在正常血糖与糖尿病之间的一种中间葡萄糖异常代谢状态；IFG 和 IGT 合并存在称为糖调节受损（impaired glucose regulation, IGR）。若无妊娠，IGT 和 IFG 不是独立的临床疾病类型。但是，它伴随的胰岛素抵抗综合征是发生 2 型糖尿病的危险因素，也使糖尿病的微血管和大血管并发症危险性增加。

IGT 需做 75g 无水葡萄糖耐量试验才可确诊。IGT 是糖尿病的高危人群，尤其是肥胖者较非肥胖者发展为 2 型糖尿病的几率更高。但并非所有的 IGT 者均发展为 2 型糖尿病，从自然病程可见部分 IGT 人群可转为正常糖耐量，也有部分可多年维持 IGT 状态。近些年来进行的我国大庆 IGT 生活方式干预研究、芬兰糖尿病生活方式预防研究（Finnish Diabetes Prevention Study, DPS）、美国糖尿病预防项目（Diabetes Prevention Program, DPP）、欧洲多个国家采用生活方式与阿卡波糖联合干预研究（Stop-NIDDM）等，对 IGT 进行生活方式或与药物联合干预后促使体重减轻，可降低 IGT 者 2 型糖尿病的发生。

IFG 是指空腹血糖高于正常而低于糖尿病诊断标准。WHO 在 1999 年颁布 IFG 标准是空腹血糖 6.1 ~ 6.9mmol/L（110 ~ 125mg/dl），2003 年 ADA 对这一标准进行了修订，目前认为 IFG 的标准是空腹血浆血糖介于 5.6 ~ 6.9mmol/L（100 ~ 125mg/dl）的个体。当空腹血糖 ≥5.6mmol/L 时，静脉输注葡萄糖所引起的快速胰岛素分泌时相缺失。但这些患者平日的血糖或糖化血红蛋白尚在允许范围内，有应激情况时将会出现高血糖状态。若该人群做 OGTT 检查时，可能部分 IFG 者合并 IGT，甚至于是 2 小时血糖已达到糖尿病的标准。因此，WHO 推荐 IFG 者应该尽可能做 OGTT 以排除 2 型糖尿病。

尽管 IFG 和 IGT 都是进展为 2 型糖尿病的高危人群，但发生 2 型糖尿病的几率由高至低依次是 IGT 合并 IFG、IGT 和 IFG。

五、糖尿病的临床分期

见表 26-6。

表 26-6 糖尿病的临床分期

分期 分型	正常血糖	高血糖		
	糖耐量正常	糖调节受损 IFG或IGT	糖尿病		
			不需用 胰岛素	需用胰岛素 控制血糖	需用胰岛素 维持生命
1型糖尿病					
自身免疫性					
特发性					
2型糖尿病					
胰岛素抵抗为主					
胰岛素分泌缺陷为主					
其他类型					
妊娠糖尿病					

由表26-6可见在糖尿病演变过程中,从糖代谢正常到糖调节受损阶段,最后发展为糖尿病。WHO(1999年)将糖代谢异常的高血糖血症分为糖调节受损和糖尿病二期。糖调节受损其血管病变、血脂异常等并发症高于正常人,但与糖尿病毕竟不是一个阶段,它们只是从正常血糖向糖尿病转变的中间或过度阶段而不是糖尿病的一种类型。糖尿病的分型是针对高血糖血症,糖尿病阶段的分类不包括IGT和IFG,这样就使糖尿病的概念从血糖水平上更准确,以免两者发生混淆。

在糖调节受损阶段通过生活方式干预使其部分转为糖代谢正常,也可应用抗糖尿病药物使其好转;即使发展为糖尿病,通过饮食调节、适当运动等措施加以控制高血糖,或仅加用口服抗糖尿病药物即可控制,称为"不需用胰岛素";若需使用胰岛素治疗控制高血糖,称为"需用胰岛素控制高血糖";若糖尿病患者需用胰岛素治疗防止酮症或酸中毒发生,即称为"需用胰岛素维持生命"。当然,任何类型的糖尿病均可能有高血糖某种程度的缓解,或逆转为糖调节受损甚至于糖代谢转为正常,尤其是新确诊的2型糖尿病伴有明显高血糖患者,经过血糖的强化治疗后停药,部分患者可有较长期的缓解;即使1型糖尿病患者在短期的胰岛素治疗后,停止胰岛素后糖耐量得到改善即称为"蜜月期",但这些患者最终还是需长期应用胰岛素维持生命。

(迟家敏)

参 考 文 献

1. National Diabetes Data Group. Classification and diagnosis of diabetes and other categories of glucose interrance. Diabetes,1979,28:1039-1057.

2. World Health Organization,Expert Committee on Diabetes Mellitus. Second report. Technical Report Series 646. WHO 1980.

3. World Health Organization Study Group,Expert Committee on Diabetes Mellitus. Technical Report Series 727. Geneva:WHO 1985.

4. Harris MI,Eastman RC,Cowie CC,et al. Comparison of diabetes diagnostic categories in the U. S. population according to the 1997 American Diabetes Association and 1980-1985 World Health Organization diagnostic criteria. Diabetes Care,1997,20:1859-1899.

5. The Expert Committee on the Diagnosis and Classification of Diabetes Mellitus. Report of the expert committee on the diagnosis and classification of diabetes mellitus. Diabetes Care,1997,20:1183-1197.

6. World Health Organization:Definition. Diagnosis and classifications of diabetes mellitus and its complication. Report of a WHO consultation,Part 1:Diagnossis and classification of diabetes mellitus. Geneva:WHO,1999

7. 周智广,杨琳. 成人隐匿性自身免疫糖尿病的诊断. 国际内分泌代谢杂志 2006;26(3)187-190.

8. 周智广. 成人隐匿性自身免疫糖尿病(LADA)及其中国研究进展. 国际糖尿病《专家访谈》,2011,54(12):7.

9. 罗说明,黄干,李霞,等. 不同胰岛自身抗体阳性1型糖尿病临床特征分析. 中国实用内科杂志,2012,32(1):49-52.

10. Christopher C. Patterson. 1型糖尿病发病率在年幼儿童可能翻倍. 国际糖尿病《百家论道》,2011,41(13):5

11. Huang RC,de Klerk NH,Smith A,et al. Lifecourse childhood adiposity trajectories associated with adolescent insulin resistance. Diabetes Care, 2011, 34(4):1019-1025.

12. Tattersall RB,Manset PI. Maturity onset-type diabetes of young(MODY):one condition or many? Diabetes Med,1991,8:402-410.

13. 钱荣立,项坤三. 年青的成年发病型糖尿病. 中国糖尿病杂志,1994,2:231-234.

14. 韩学尧,纪立农. MODY2基因在早发家族性2型糖尿病发病中的作用. 北京大学学报(医学版),2005,37:591-594.

15. 王从荣,项坤三. 肝细胞核因子1β基因与MODY5. 中国糖尿病杂志,2002,10:171-174.

16. 韩学尧,刘春燕,纪立农. MODY6基因在家族性2型糖尿病发病中的作用. 中华医学杂志,2005,85:2463-2467.

17. Neve B,Fernandez-Zapico ME,Ashkenazi-Katalan V,et al. Role of transcription factor KLF11 and its diabetes-associated gene variants in pancreatic beta cell function. Proc Natl Acad USA,2009,106:14460-14465.

18. Torsvik J,Johansson S,Johansen A,et al. Mutations in the VNTR of the carboxyl-ester lipase gene(CEL)are a rare cause of monogenic diabetes. Hum Genet,2010,127:55-64.

19. Truty MJ,Lomberk G,Fernander-Zapico ME,et al. Silencing of the transforming growth factor-beta(TGFbeta)receptor II by Kruppel-like factor 14 underscores the importance a negative feedback mechanism in TGFbeta signaling. Biol Chem,2009,284:6291-6300.

20. Edghill EL,Flanagan SE,Patch AM,et al. Insulin mutation screening in 1044 patients with diabetes:mutation in the INS gene are a common cause of neonatal diabetes

but a rare cause of diabetes diagnosed in childhood or adulthood. Diabetes,2008,57:1034-1042.

21. 陈静,韩学尧,纪立农. 新发现 MODY 亚型. 中国糖尿病杂志,2011,19(7):552-554.

22. 中华医学会妇产科学分会产科学组. 妊娠合并糖尿病临床诊断与治疗推荐指南. 中华妇产科杂志,2007,42:426-428.

23. Metzger BE,Gabbe SG,Persson B,et al. International association of diabetes and pregnancy study group recommendations on the diagnosis and classification of hyperglycemia in pregnancy. Diabetes Care, 2010, 33: 676-682.

24. Pan XR,Li GW,Hu YH,et al. Effects of diet and exercise in preventing NIDDM in people with impaired glucose tolerance. The Da Qing IGT and Diabetes Study. Diabetes Care,1997,20:537-544.

25. 李光伟,张平,王金平,等. 中国大庆糖尿病预防研究中生活方式干预对预防糖尿病的长期影响——20 年随访研究. 中华内科杂志,2008,10:854-885.

26. Tuomilehto J,Lindstrom J,Erikson JG,et al. Prevention of type 2 diabetes mellitus by changes in lifestyle among subjects with impaired glucose tolerance. N Engl J Med, 1998,344:1343-1350.

27. Lindstrom J,Louberanta A,Mannelin M,et al. The finish diabetes prevention study(DPS)Lifestyle intervention and 3-year results on diet and physical activety. Diabetes Care,2003,26(12):3230-3236.

28. The Diabetes Prevention Program Research Group:Reduction in incidence of type 2 diabetes with lifestyle intervention or metform. N Engl J Med 2002;346:393-403.

29. Robert E,Ratner MD. An update on the diabetes prevention program(DPP). Endocr Pract,2006,12(Suppl 1):20-24.

30. Chiasson JL,Josse RG,Gomis R,et al. Acarbose for prevention of type 2 diabetes mellitus:the STOP-NIDDM randomized trial. The Lancet 2002, 359 (9323):2072-2077.

第 27 章

糖尿病的诊断标准

当一名患者来诊,告诉医生他近期出现多尿、口渴、多饮和消瘦等典型的"三多一少"症状,医生再测定尿糖阳性,并证实空腹高血糖即可确诊患者已患有糖尿病。

但是,对糖尿病的诊断方法仅仅依靠患者的主诉症状、尿糖和空腹血糖测定有时是不够的,因为有的患者起病缓慢而无典型症状,还有些患者缺少糖尿病症状而是以某些糖尿病慢性并发症为首发主诉而就诊;尿糖阳性可由多种原因引起而并非全由糖尿病所致,如肾性糖尿、妊娠期糖尿、应激性糖尿、肾小管酸中毒、某些药物性糖尿(如大量维生素 C、水杨酸盐、青霉素、丙磺舒等)、某些重金属中毒(如铅、镉等)等导致肾糖阈值降低在血糖不高时也可出现尿糖;而某些疾病可导致肾糖阈值升高,当血糖升高虽已超过正常肾糖阈值但尿糖仍可呈阴性,如老年人肾动脉硬化或患有肾脏疾病(如肾小球硬化症)等,这样便会延误诊断。

因此,糖尿病的诊断应根据患者的主诉症状,体格检查的阳性体征发现,尿糖、静脉血浆空腹血糖和(或)餐后 2 小时血糖的测定,必要时做 75g 无水葡萄糖(或含等量碳水化合物的淀粉部分水解产物)耐量试验(oral glucose tolerance test, OGTT)或糖化血红蛋白 A1c(HbA1c)测定以及一些辅助有关检查,必要时需重复测定空腹或餐后 2 小时血糖,才能诊断糖尿病;同时,应检查糖尿病并发症是否存在,这是目前国内外较为普遍采用的措施。

我国目前临床上采用 1999 年 WHO 推荐的糖尿病诊断标准,但也曾经使用过几个糖尿病诊断标准的版本。为便于读者参考,现将国内、外较常见及目前临床上应用的糖尿病诊断标准叙述如下。

一、我国兰州糖尿病诊断标准

我国于 1979 年在甘肃省兰州市召开的全国糖尿病研究专题会议上,提出了我国糖尿病暂行诊断标准,后经全国糖尿病协作组组长会议修订

并经当时卫生部审批,于 1980 年颁布了我国糖尿病诊断暂行标准,其内容为:

1. 具有糖尿病及其并发症典型症状,同时静脉空腹血浆血糖(邻甲苯胺法测定)≥7.2mmol/L(130mg/dl)或(和)餐后 2 小时血糖≥11.1mmol/L(200mg/dl)(为避免误差,应重复检查加以证实),虽未做 OGTT 可诊断为糖尿病。

2. OGTT 口服葡萄糖 100g(葡萄糖 100g 与葡萄糖 75g 的 OGTT 方法比较相差不大,仅后者血糖较早恢复正常),OGTT 各时相正常静脉血浆血糖上限规定见表 27-1。

表 27-1 正常 OGTT 各时相上限值

时相	血 糖 值	
	mmol/L	mg/dl
空腹	6.9	125
30 分钟	11.1	200
60 分钟	10.6	190
120 分钟	8.3	150
180 分钟	6.9	120

其中 30 分钟或 60 分钟血糖值为 1 点,空腹、120 分钟、180 分钟时相血糖值各为 1 点,共 4 点。糖尿病诊断标准为:

(1)显性糖尿病:有典型糖尿病症状或曾有酮症病史,空腹血浆血糖≥7.2mmol/L 或(及)餐后 2 小时血糖≥11.1mmol/L,或 OGTT 的 4 点中有 3 点大于上述正常上限。

(2)隐性糖尿病:无糖尿病症状,但空腹及餐后 2 小时静脉血浆血糖或(及)OGTT 达到上述诊断标准。

(3)糖耐量异常:无糖尿病症状,OGTT 的 4 点中有 2 点静脉血浆血糖值达到或超过上述正常上限值。

(4)非糖尿病:无糖尿病症状,空腹及餐后 2 小时静脉血浆血糖和 OGTT 均正常。

对 50 岁以上人群,葡萄糖耐量往往有生理性降低。但此次会议仅规定 OGTT 于 1 小时峰值每增加 10 岁静脉血浆血糖正常标准增加 0.56mmol/L(10mg/dl),其他时相未作明确规定。有的学者认为老年人糖尿病诊断标准的 OGTT 正常范围应加以补充校正。表 27-2 所示 50 岁以上人群年龄每增加 10 岁,OGTT 各时相静脉血浆血糖上限值再增加的血糖值。

表 27-2　50 岁以上成年人 OGTT 各时相上限的增加值

时相	血　糖　值
空腹血糖	增加血糖 1mg/dl
30 分钟	增加血糖 10mg/dl
60 分钟	增加血糖 9.5mg/dl(范围是 4～14mg/dl),为方便起见可增加血糖 10mg/dl
120 分钟	增加血糖 5.3mg/dl(范围是 1～11mg/dl),为方便起见可增加血糖 5mg/dl
180 分钟	增加血糖 5mg/dl

二、1985 年 WHO 糖尿病诊断标准

WHO 糖尿病专家委员会根据美国 NDDG 于 1979 年提出的糖尿病诊断标准并加以修改,于 1980 年和 1985 年推出的暂行糖尿病诊断标准如下(表 27-3)。

1. 有典型糖尿病症状,任何时候静脉血浆葡萄糖≥11.1mmol/L(200mg/dl)或(和)空腹静脉血浆葡萄糖≥7.8mmol/L(140mg/dl),可确诊为糖尿病。

2. 如结果可疑,应做 OGTT(成人口服无水葡萄糖 75g,儿童每千克体重用葡萄糖 1.75g,总量不超过 75g)2 小时静脉血浆葡萄糖≥11.1mmol/L 可诊断为糖尿病。静脉血浆葡萄糖≥7.8mmol/L～<11.1mmol/L 为葡萄糖耐量减低(IGT)。

表 27-3　WHO(1985 年)建议的糖尿病和葡萄糖耐量减低暂行诊断标准

	血糖 mmol/L(mg/dl)		
	静脉血浆	静脉全血	毛细血管全血
糖尿病			
空腹血糖	≥7.8(140)	≥6.7(120)	≥6.7(120)
2 小时血糖(或 OGTT)	≥11.1(200)	≥10.0(180)	≥11.1(200)
葡萄糖耐量低减			
空腹血糖	<7.8(140)	<6.7(120)	<6.7(120)
2 小时血糖(或 OGTT)	≥7.8(140)～<11.1(200)	≥6.7(120)～<10.0(180)	≥6.7(120)～<11.1(200)

3. 如无糖尿病症状,除上述两项诊断标准外,尚需另加一项指标以助诊断,即在 OGTT 曲线上 1 小时静脉血浆葡萄糖≥11.1mmol/L 或另一次 OGTT 的 2 小时静脉血浆葡萄糖≥11.1mmol/L 或另一次空腹静脉血浆葡萄糖≥7.8mmol/L 也可诊断糖尿病。

4. 妊娠糖尿病也采用此诊断标准。

NDDG 与 WHO 糖尿病诊断标准的差异在于 OGTT 后的标准要求不同。NDDG 的要求是:①糖尿病诊断标准除了 OGTT 的 2 小时静脉血浆血糖≥11.1mmol/L 外,从服糖后到 2 小时这段时间内的一个中间时相,如半小时、1 小时或 1.5 小时的

其中一个时相静脉血浆血糖也必须≥11.1mmol/L。②IGT 的诊断标准除了 OGTT 静脉血浆血糖≥7.8mmol/L～<11.1mmol/L 外,在服葡萄糖后半小时、1 小时或 1.5 小时的任何一个时相静脉血浆血糖≥11.1mmol/L。

三、1999 年 WHO 推荐的糖尿病诊断标准

1999 年 WHO 提出的糖尿病诊断标准见表 27-4。目前全世界各国基本上均采用这一标准诊断糖尿病。

表 27-4　WHO(1999 年)糖尿病和其他类型高血糖的诊断标准

	血糖浓度 mmol/L(mg/dl)		
	静脉血浆	静脉全血	毛细血管全血
糖尿病(DM)			
空腹血糖或	≥7.0(≥126)	≥6.1(≥110)	≥6.1(≥110)
OGTT 2 小时或随机血糖	≥11.1(≥200)	≥10.0(≥180)	≥11.1(≥200)
糖耐量低减(IGT)			
空腹血糖(如果测定)和 OGTT2 小时血糖	<7.0(<126)	<6.1(<110)	<6.1(<110)
	≥7.8(≥126)	≥6.7(≥120)	≥7.8(≥126)
	及<11.1(<200)	及<10.0(<180)	及<11.1(<200)
空腹血糖受损(IFG)			
空腹血糖	≥6.1(≥110)	≥5.6(≥100)	≥5.6(≥100)
	及<7.0(<126)	及<6.1(<110)	及<6.1(<110)
餐后 2 小时血糖(如果测定)	<7.8(<140)	<6.7(<120)	<7.8(<140)

注:(1) 血糖测定一般不用血清,除非立即除去红细胞;否则葡萄糖酵解会引起血浆葡萄糖值低于实际值。防腐剂也并不能完全防止糖酵解。如果是全血,应立即离心并保存在 0 ~ 4℃冰箱中或即刻测定。

(2) 诊断糖尿病的要求:①有严重症状和明显高血糖者的诊断,要求血糖值超过以上指标;②在急性感染、外伤、手术或其他应激情况下,测定的高血糖可能是暂时的,不能因此而立即诊断为糖尿病;③无症状者不能依据 1 次血糖结果诊断,必须还要有另一次血糖值达到诊断标准。无论是空腹或任何时候的血糖或 OGTT 结果,如果还不能诊断,应定期复查,直到明确诊断;④儿童糖尿病:多数儿童糖尿病症状严重,血糖极高,伴大量尿糖或尿酮症;若诊断清楚,一般不需要做 OGTT。少数糖尿病症状不严重时,则需测空腹血糖及(或)OGTT加以诊断。

1. 有糖尿病的症状,任何时间的静脉血浆葡萄糖≥11.1mmol/L。

2. 空腹静脉血浆葡萄糖≥7.0mmol/L。

3. OGTT(服 75g 无水葡萄糖) 2 小时静脉血浆葡萄糖≥11.1mmol/L。

以上三项标准中,只要有一项达到标准并在随后的一天再选择上述三项中的任何一项重复检查也符合标准者,即可确诊为糖尿病。

作为流行病学研究,用于估计糖尿病患病率和发病率,则推荐用空腹静脉血浆血糖≥7.0mmol/L 一次性测定的方法即可,其优点是它易于标准化而有利于在现场工作,特别是简化了由 OGTT 难以实行和耗资较多的困难。但采用这一方法有时也会得到低于空腹血糖加 OGTT 方法联合检测得到的糖尿病患病率结果。

4. 空腹静脉血浆葡萄糖<6.1mmol/L 为正常空腹血糖。

5. 空腹静脉血浆葡萄糖≥6.1mmol/L 而<7mmol/L 为空腹血糖受损(IFG)。

6. 餐后 2 小时静脉血浆血糖<7.8mmol/L 为葡萄糖耐量正常。

7. 服 75g 葡萄糖 OGTT 在 2 小时静脉血浆葡萄糖≥7.8mmol/L 但<11.1mmol/L 者为葡萄糖耐量减低(IGT)。

随机血糖不能用于诊断 IGT 或 IGF。流行病学的研究显示,目前的诊断标准有相当数量的人群仅表现为空腹或服葡萄糖负荷后血糖两者之一异常,当这些人如果不做 OGTT 而仅通过单纯一次筛选试验就有可能被认为正常。所以,建议空腹血糖在 5.6 ~ 6.9mmol/L(100 ~ 124mg/dl) 或随机血糖在 6.5 ~ 11.0mmol/L(117 ~ 198mg/dl) 范围内的人应做 OGTT 试验。

WHO 于 1999 年推荐的糖尿病诊断标准与 WHO 1985 年糖尿病诊断标准比较,其突出的修改点是将原来空腹静脉血浆葡萄糖诊断标准从≥7.8mmol/L 降低至≥7.0mmol/L。WHO 1985 年提出的糖尿病诊断标准是根据在英国 Bedfoord 和 Whitehall 及美国 Pima Indian 人的流行病学研究结果基础上确定的,表明糖代谢异常者的血糖水平超过此标准就明显地增加了发生糖尿病微血管(即视网膜病变和肾脏病变) 并发症风险,这一指标实质上是以餐后(或 OGTT) 2 小时血糖截点为主的。以后,在临床和流行病学研究发现空腹血糖≥7.8mmol/L 截点与餐后(或 OGTT) 2 小时血糖≥11.1mmol/L 截点两者反映的血糖水平是不一致的,即几乎所有的空腹血糖≥7.8mmol/L 者的餐后（或 OGTT）2 小时血糖均≥11.1mmol/L，而在餐后（或 OGTT）2 小时血糖≥11.1mmol/L 且以往不知患有糖尿病的人群中，约有 1/4 的患者空腹血糖未达到≥7.8mmol/L，说明空腹血糖≥7.8mmol/L 反映高血糖的程度高于餐后（或 OGTT）2 小时血糖≥11.1mmol/L 所反映的水平。这种不一致性就不能确保此两个截点值反映相似程度的高血糖水平，而修改后的空腹血糖≥7.0mmol/L 经大量循证医学证据证实两者比较趋于一致。新的诊断指标仍保留了餐后（或 OGTT）2 小时静脉血浆血糖≥11.1mmol/L 截点的糖尿病诊断标准。

2003 年 ADA 将 IFG 的诊断标准进行了修订，由原空腹静脉血浆血糖 6.1～6.9mmol/L（110～125mg/dl）的范围修改为 5.6～6.9mmol/L（100～125mg/dl）。ADA 报告中推荐的 IFG 修订的这一切点，WHO/IDF 仍建议 IFG 诊断切点维持在 6.1mmol/L（110mg/dl）。

四、用 HbA1c 作为糖尿病诊断 标准的商榷

糖尿病诊断标准除根据临床症状外，必须测定空腹及餐后 2 小时血糖，必要时作 OGTT 确诊糖尿病。但是，OGTT 也存在许多不足之处，如试验方法的不一致性，可重复性较差（有时 OGTT 的 2 小时血糖变异系数可高达 40%），试验本身易受年龄、饮食习惯、活动、药物及伴随疾病等多种生理、病理和环境因素的影响，试验过程较繁琐复杂，患者不易接受，费用昂贵等。由此可见，OGTT 的应用具有一定局限性。为此，卫生部北京医院内分泌科曾研究了用 OGTT 测定的血糖与血液中糖化的蛋白质成分（糖化血红蛋白及糖化血浆蛋白）两者结合共同作为糖尿病诊断指标的探讨，可能会避免对一些糖尿病患者诊断时的漏诊或误诊，以提高对糖尿病的诊断率。

该研究选择 500 名研究对象，依次按 WHO（1985 年）、NDDG（1979 年）、我国兰州（1980 年）、Joslin（采用静脉血浆血糖，各时相正常上限为：空腹血糖 6.9mmol/L，1 小时血糖 10.0mmol/L，2 小时血糖 7.8mmol/L，3 小时血糖 6.9mmol/L。以上 4 点中至少有 2 点达到或超过标准者为糖尿病）和 UGDP（空腹血糖值+1 小时血糖值+2 小时血糖值+3 小时血糖值≥33.3mmol/L 者为糖尿病，小于此值者为正常人）等五种糖尿病诊断标准，研究对象做 OGTT 后分为正常组、IGT 组和糖尿病组（包括空腹血糖<7.8mmol/L 和空腹血糖≥7.8mmol/L 两个亚组）。以糖尿病组中 HbA1c（亲和层析微柱法≥6.8% 为正常范围）升高者所占百分比为阳性符合率，以正常组中 HbA1c 在正常范围（<6.8%）者所占百分比为阴性符合率。各种糖尿病诊断标准对糖尿病与 HbA1c 的诊断符合率见表 27-5。

表 27-5　各种糖尿病诊断标准与 HbA1c 诊断符合率

组　　别	总病例数	阳性符合率		阴性符合率	
		病例数	%	病例数	%
WHO 标准（1980 年和 1985 年）	500				
正常组	162	2	1.2	160	98.8
IGT 组	100	17	17.0	83	8.3
DM 组	238	230	96.6	8	3.4
空腹血糖<7.8mmol/L	101	93	92.1	8	7.9
空腹血糖≥7.8mmol/L	137	137	100.0	0	0.0
NDDG 标准（1979 年）	500				
正常组	149	1	0.7	148	99.3
IGT 组	46	14	30.4	32	69.6
DM 组	235	230	97.9	5	2.1
空腹血糖<7.8mmol/L	98	93	95.0	5	5.0
空腹血糖≥7.8mmol/L	137	137	100.0	0	0.0
不能诊断组	70	64	91.4	6	8.6

续表

组 别	总病例数	阳性符合率		阴性符合率	
		病例数	%	病例数	%
我国兰州标准(1980 年)	500				
正常组	199	4	2.0	195	98.0
IGT 组	75	31	41.3	44	58.7
DM 组	226	210	92.9	16	18.0
空腹血糖<7.8mmol/L	89	73	82.0	16	18.0
空腹血糖≥7.8mmol/L	137	137	100.0	—	—
Joslin 标准	500				
正常组	183	4	2.2	179	97.8
DM 组	317	248	78.2	69	21.8
空腹血糖<7.8mmol/L	180	111	61.7	69	38.3
空腹血糖≥7.8mmol/L	137	137	100.0	0	0.0
UGDP 标准	500				
正常组	257	26	10.1	231	89.9
DM 组	243	226	93.0	17	7.0
空腹血糖<7.8mmol/L	106	89	84.0	17	16.0
空腹血糖≥7.8mmol/L	137	137	100.0	0	0.0

500 名研究对象做 OGTT 后,用五种糖尿病诊断标准确诊的糖尿病并与 HbA1c 值进行比较分析(表 27-6),所得阳性诊断符合率依次为 NDDG>WHO>UGDP>兰州标准>Joslin,以 NDDG 和 WHO 标准为最高,且两者阳性诊断符合率相近(分别为 97.9% 和 96.6%),Joslin 标准最低(78.2%),说明 Joslin 标准有过多诊断的倾向。在空腹血糖<7.8mmol/L 的糖尿病组中也呈类似的结果,在 NDDG 和 WHO 阳性符合率最高(分别

为 95% 和 92.1%);阴性符合率依次为 NDDG>WHO>Joslin>兰州标准>UGDP,也以 NDDG 和 WHO 两标准为最高,UGDP 符合率最低,说明 UGDP 有漏诊的倾向。

NDDG 和 WHO 两种糖尿病诊断标准与 HbA1c 比较,无论阳性或阴性诊断符合率在五个标准中都是最高的,但也有许多不同之处。用这两种标准对 500 名不同 OGTT 改变者分别进行诊断分类,其结果见表 27-7。

表 27-6 五种 OGTT 标准与 HbA1c 符合率的比较

组 别	NDDG	WHO	UGDP	兰州	Joslin
DM 组	97.9	96.6	93.0	92.9	78.2
空腹血糖<7.8mmol/L	95.0	92.1	84.0	82.0	61.7
空腹血糖≥7.8mmmol/L	100.0	100.0	100.0	100.0	100.0
正常组	99.3	98.8	89.9	98.0	97.8

表 27-7 NDDG 和 WHO 两种糖尿病标准与 HbA1c 诊断符合率的比较

组别	OGTT NDDG		OGTT WHO	
	例数	占总人数(%)	例数	占总人数(%)
正常组	149	29.8	162	32.4
IGT 组	46	9.2	100	20.0
DM 组	235	47.0	238	47.6
不能诊断组	70	13.8		
总计	500	100.0	500	100.0

从表 27-7 可见,糖尿病组按 WHO 和 NDDG 标准,两者的诊断率几乎完全一致(WHO 为 47.6% 和 NDDG 为 47%)。正常组的诊断率两者稍有差别(WHO 为 32.4% 和 NDDG 为 29.8%,P >0.05)。两种标准最大的不同在于对 IGT 的分类,WHO 标准诊断 IGT 为 100 例而 NDDG 标准诊断为 46 例,其原因可能是由于 NDDG 标准要求其中间时相的血糖值<11.1mmol/L 而被诊断为不能分类者。由于在 NDDG 标准中出现不能分类者而诊断为正常人、糖尿病患者及 IGT 的人数均较 WHO 标准者为低,特别是 IGT 者较 WHO 标准几乎低一倍。

从本研究中对糖尿病的诊断标准提出如下方案:

1. 无论有无糖尿病症状,空腹血糖 ≥ 7.8mmol/L+HbA1c 高于正常范围,或餐后 2 小时血糖≥11.1mmol/L+HbA1c 高于正常范围,并经复查证实无误者便可诊断糖尿病。

2. 凡空腹血糖<5.6mmol/L+餐后 2 小时血糖<7.8mmol/L+HbA1c 在正常范围者,可排除糖尿病。

3. 健康查体者除了测定空腹血糖外,还应测定 HbA1c,其结果分析如下:

(1)若空腹血糖≥7.8mmol/L+HbA1c 高于正常范围并经复查无误者可诊断糖尿病。

(2)若空腹血糖<7.8mmol/L+HbA1c 高于正常范围者,应作 75gOGTT 测定 2 小时血糖+重复 HbA1c,其结果为:①若 2 小时血糖 ≥ 11.1mmol/L+HbA1c 高于正常范围,可诊断为糖尿病;②若 2 小时血糖 ≥ 7.8mmol/L 而 <11.1mmol/L 为 IGT;③若 2 小时血糖≥7.8mmol/L 而<11.1mmol/L+HbA1c 高于正常范围者,高度怀疑糖尿病,应在近期严密随访;④若 2 小时血糖≥11.1mmol/L+HbA1c 在正常范围内,也应在近期严密随访。

当时在 1999 年 WHO 糖尿病诊断标准中,不推荐应用 HbA1c 作为糖尿病的诊断标准。这是因为测定 HbA1c 的方法尚未标准化,难以确定一个诊断糖尿病的截点水平;另外,所测定的空腹血糖、餐后 2 小时血糖以及 HbA1c 之间的相关性尚不十分理想;在大部分临床实验室中,正常的 HbA1c 是以对健康个体进行统计学抽样测定为基础得出的结果,是否适合对糖尿病的诊断标准还有待于进一步研究。

为此,2010 年《用 HbA1c 诊断糖尿病——WHO 咨询报告》中,根据循证医学证据,评价了用 HbA1c 诊断糖尿病一些相关的关键问题,其中包括目前检测 HbA1c 的质量控制,检测方法的可操作性以及在不同条件下的适用性等综合因素后,认为在严格的实验室质量控制下,实验结果可溯源至国际标准化体系,不存在干扰测定结果精确性的情况时,HbA1c 可以作为糖尿病的诊断标准之一,HbA1c≥6.5% 被定义为诊断糖尿病的切点,HbA1c<6.5% 不能除外应用血糖标准对糖尿病的诊断。HbA1c 小于但接近 6.5% 可能提示个体处于高血糖状态,需要定期随访。HbA1c 在 6.0% ~ 6.5% 的个体应警惕患糖尿病的风险,应该采取相关预防糖尿病的措施。

该咨询报告指出,如果有糖尿病的临床症状,以及静脉血浆血糖>11.1mmol/L 即可诊断糖尿病,否则就需要重复检测 HbA1c 以确诊糖尿病。若无糖尿病症状,不能仅凭一次血糖或 HbA1c 检测结果异常而诊断糖尿病,还需要至少另一次 HbA1c、空腹血糖、随机血糖或 OGTT 结果达到糖尿病诊断标准才可确诊糖尿病的诊断。如果应用血糖或 HbA1c 作为诊断糖尿病的方法,若血糖和 HbA1c 均达到了各自的诊断标准可确诊糖尿病;如果只有其中之一达到诊断标准,必须检测另一次该指标的检测结果也达到了诊断标准才可确诊糖尿病的诊断。应用几种方法仍不能确诊糖尿病的诊断,建议该个体需要定期复查,直至异常的糖代谢状态得到明确为止。

HbA1c 测定结果受多种因素的影响,如遗传因素、血液学、与疾病相关因素等(表 27-8),其中血红蛋白病、某些贫血、引起红细胞寿命缩短的疾病(如疟疾等)最为明显。

表 27-8 一些影响 HbA1c 测定结果的因素*

1. 红细胞生成

HbA1c 升高:铁、维生素 B_{12} 缺乏、红细胞生成减少

HbA1c 降低:使用红细胞生成素、铁、维生素 B_{12}、网织红细胞增多、慢性肝脏疾病

续表

2. 异常血红蛋白

　　血红蛋白化学或基因改变:血红蛋白病、HbF、高铁血红蛋白可能升高或降低 HbA1c

3. HbA1c 升高:酗酒、慢性肾衰竭、红细胞内 pH 值降低

　　HbA1c 降低:阿司匹林、维生素 C 和 E、某些血红蛋白病、红细胞内 pH 值升高

　　HbA1c 变异:遗传因素

4. 红细胞破坏

　　HbA1c 升高:红细胞寿命延长、脾切除术后

　　HbA1c 降低:红细胞寿命缩短、血红蛋白病、脾肿大、类风湿关节炎或某些药物,如抗反转录病毒药物、利巴韦林、氨苯砜

5. 化验

　　HbA1c 升高:高胆红素血症、氨甲酰血红蛋白、酗酒、大剂量阿司匹林、长期使用鸦片类物质

　　HbA1c 变异:血红蛋白病

　　HbA1c 降低:高甘油三酯血症

* 上述一些干扰因素在某些检测方法中难以被发现

(迟家敏)

参 考 文 献

1. National Diabetes Data Group. Classification and diagnosis of diabetes and other categories of glucose intolerance. Diabetes,1979,28:1039-1057.

2. World Health Organization,Expert Committee on Diabetes Mellitus. Second report. Technical Report Series 646. Geneva:WHO 1980.

3. World Health Organization Study Group,Expert Committee on Diabetes Mellitus. Technical Report Series 727. Geneva:WHO,1985.

4. Committee Report. Report of the expert committee on the diagnosis and classification of diabetes mellitus. Diabetes Care,1997,20(7):1183-1197

5. WHO Consultation Group. Definition,diagnosis and classification of diabetes mellitus and its complication. 2nd ed. Part 1:Diagnosis and classification of diabetes mellitus WHO/NCD/NCS/99. Geva:World Health Organisation,1999:1-59.

6. 钱荣立 摘译. 关于糖尿病的新诊断标准与分型. 中国糖尿病杂志,2000,8(1):5-6.

7. Genuth S,Alberti KG,Bennett P,et al. Follow-up report on diagnosis of diabetes mellitus. Diabetes Care,2003,26:3160-3167.

8. Definition and diagnosis of diabetes mellitus and intermediate hyperglycaemia. Geneva:World Health Organization,2006.

9. 柳辉,蒋国彦. 糖尿病诊断的综合措施//迟家敏. 实用糖尿病学. 第 3 版. 北京:人民卫生出版社,2009.

10. International Expert Committee. International Expert Committee report on the role of the A1c assay in the diagnosis of diabetes. Diabetes Care, 2009, 32: 1327-1334.

11. American Diabetes Association. Diagnosis and classification of diabetes mellitus. Diabetes Care,2010,33(Suppl 1):S62-S69.

12. 刘蔚,周翔海 译. 用糖化血红蛋白诊断糖尿病——WHO 咨询报告. 中国糖尿病杂志,2011,19(1):2-10.

13. Gallagher EJ,Bloomgarden ZT,Le Roith D. Review of hemoglobin A1c in the management of diabetes. J Diabet,2009,1:9-17.

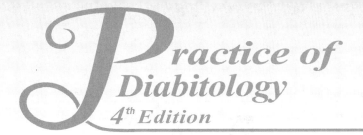

第6部分
糖尿病治疗

第 28 章

糖尿病患者的教育

对糖尿病患者进行有关糖尿病知识的教育是糖尿病病情控制良好的基础，是五架马车即教育、饮食、运动、药物和监测的重要内容之一。现就对糖尿病患者教育的有关问题进行阐述。

一、糖尿病教育的目的意义

糖尿病是一种可防、可控的慢性、非传染、终生性疾病，需要持续的医疗照顾，其治疗效果不完全取决于医生的医疗水平以及药物应用，而更多地依赖患者的密切配合。病因的复杂性、治疗措施的综合性和个体化都需要得到患者的主动参与，提高糖尿病患者的自觉性和主动配合，以达到良好的代谢控制，才能避免和延缓糖尿病慢性并发症的发生与发展，也可降低医疗费用。因此糖尿病教育已经被视为糖尿病治疗必不可少的组成部分，而不仅仅是对治疗的补充。1991 年国际糖尿病联盟（IDF）向全世界宣布，每年的 11 月 14 日为"世界糖尿病日"。1995 年世界糖尿病日宣传的主题是"糖尿病的教育"，口号是"无知的代价"，就是指对糖尿病的无知将付出高昂的代价，指出糖尿病教育是防治糖尿病的核心环节。所以，糖尿病教育的目的是：①使患者充分认识到糖尿病并不可怕，它是完全可以控制的，可以像正常人一样的生活、工作，使糖尿病患者树立起战胜疾病的信心。②糖尿病是一种慢性终身性疾病，患者应树立长期与疾病作斗争的思想准备。③糖尿病慢性并发症的产生与病情控制的好坏（包括血糖、血压、血脂、吸烟、体重等）有密切关系，故患者应长期控制好病情。因此，高质量的糖尿病控制及其并发症的治疗，取决于对糖尿病患者的教育。目的在于帮助糖尿病患者获得和保持满意的治疗效果，为糖尿病患者创造美好的生活。

二、糖尿病的教育内容

1. 糖尿病基础知识教育　通过向患者及其家属介绍有关糖尿病的基础知识、症状、先兆、诱发因素，胰岛素缺乏与胰岛素抵抗的概念，控制好病情与并发症的关系，了解糖尿病的危害性及预后情况，让患者充分发挥主观能动性，保证长期的严格治疗糖尿病，并获得满意疗效。

2. 糖尿病患者基本饮食教育　饮食治疗是糖尿病的基本而重要的首选疗法之一。饮食治疗既要控制饮食又要合理膳食。要让患者掌握标准热量的计算，食物成分的选择，定时定量进食的重要性，加餐的时间和必要性。

3. 糖尿病患者运动的重要性　糖尿病患者在体力活动方面要掌握适度的原则，参加力所能及的工作和适当的体育锻炼，并根据病情调整运动方式和运动量。运动中要遵循因人而异，循序渐进，持之以恒的原则。

4. 糖尿病患者用药治疗教育　包括口服降糖药及注射胰岛素的方法，使患者了解药物的种类、作用时间及特点，如何选择以及服用方法。患者掌握这方面的知识可保证药物的最佳疗效，同时又可避免药物引起的低血糖等不良反应。

5. 如何调整好情绪波动，饮食运动，降糖药物之间的关系，在应激和发生低血糖的情况下如何自我处理的原则。

6. 糖尿病患者的自我监测及护理教育　糖尿病作为一种慢性终生性疾病，目前尚缺乏行之有效的根治方法，因此患者对病情的自我监测及护理显得尤为重要。糖尿病患者一定要懂得自我监测的意义，并学会一些监测的方法，监测是防治糖尿病的关键但又常常不引起患者的重视，监测的最终目的是使糖尿病患者的治疗达到理想水平并获得高水平的生活质量。如果不进行监测，机体常常处于高血糖的慢性中毒状态，随着病程的延长就可能会发生很多难以治疗的并发症，甚至会造成终身残疾。因此要按时看病、定期检查、及时治疗，减少或不发生严重的并发症，争取像正常人一样的生活和工作。

7. 糖尿病足的护理的重要性　糖尿病超过

五年以上或长期控制不佳的患者,足部可出现足部溃疡、坏疽等并发症,严重的可造成截肢。糖尿病足病的截肢率是非糖尿病患者的15倍,早期正确的预防和治疗45%～85%的患者可以免于截肢。

三、糖尿病患者的自我监测

糖尿病患者的自我监测包括血糖监测、尿糖监测、尿蛋白监测、眼底监测、血脂监测、膀胱功能监测、糖尿病足监测及血压、体重的监测等。

1. 血糖监测　血糖监测是糖尿病管理中的重要组成部分,其结果有助于评估糖尿病患者糖代谢紊乱的程度,制订合理的降糖方案,同时反映降糖治疗的效果并指导治疗方案的调整。随着科技的进步,血糖监测技术也有了飞速的发展,使血糖监测越来越准确、全面、方便、痛苦少。目前临床上血糖监测方法包括患者利用血糖仪进行的自我血糖监测(SMBG)、连续监测3天血糖的动态血糖监测(CGM)、反映2～3周平均血糖水平的糖化血清白蛋白(GA)和2～3个月平均血糖水平的糖化血红蛋白(HbA1c)的测定。其中患者进行SMBG是血糖监测的基本形式,HbA1c是反映长期血糖控制水平的金标准,而CGM和GA是上述监测方法的有效补充。

(1) SMBG:SMBG是最基本的评价血糖控制水平的手段。SMBG能反映实时血糖水平,评估餐前和餐后高血糖以及生活事件(锻炼、用餐、运动及情绪应激等)和降糖药物对血糖的影响,发现低血糖,有助于为患者制订个体化生活方式干预和优化药物干预方案,提高治疗的有效性和安全性;另一方面,SMBG作为糖尿病自我管理的一部分,可以帮助糖尿病患者更好地了解自己的疾病状态,并提供一种积极参与糖尿病管理、按需调整行为及药物干预、及时向医务工作者咨询的手段,从而提高治疗的依从性。国际糖尿病联盟(IDF)、美国糖尿病学会(ADA)和英国国家健康和临床优化研究所等机构发布的指南均强调,SMBG是糖尿病综合管理和教育的组成部分,建议所有糖尿病患者都进行SMBG。

SMBG的频率和时间点:SMBG的监测频率和时间要根据患者病情的实际需要来决定。SMBG的监测可选择一天中不同的时间点,包括餐前、餐后2小时、睡前及夜间(一般为凌晨2～3时)。

建议的监测频率和各时间点血糖监测的适用范围见表28-1、28-2。血糖监测的频率应根据病情决定,初始治疗阶段,血糖控制较差或不稳定者应每日监测。血糖控制满意而稳定者可一到二周监测一次。病情重或发热、腹泻等应激情况下应增加监测次数。

(2) HbA1c测定:HbA1c是反映既往2～3个月平均血糖水平的指标,在临床上已作为评估长期血糖控制状况的金标准,也是临床决定是否需要调整治疗的重要依据。无论是1型糖尿病的糖尿病控制与并发症研究(DCCT)还是2型糖尿病的英国前瞻性糖尿病研究(UKPDS)等大型临床试验,均已证实以HbA1c为目标的强化血糖控制可降低糖尿病微血管及大血管并发症的发生风险。根据《中国2型糖尿病防治指南》的建议,在治疗之初至少每3个月检测1次,一旦达到治疗目标可每6个月检查1次。

(3) GA测定:糖化血清蛋白(GSP)是血中葡萄糖与血浆蛋白(约70%为白蛋白)发生非酶促反应的产物。其结构类似果糖胺(FA),故将GSP测定又称为果糖胺测定。由于白蛋白在体内的半衰期较短,约17～19天,所以GSP水平能反映糖尿病患者检测前2～3周的平均血糖水平。GSP测定方法简易、省时且不需要特殊设备,可广泛适用于基层医疗单位。

(4) CGM:CGM是指通过葡萄糖感应器监测皮下组织间液的葡萄糖浓度而反映血糖水平的监测技术,可以提供连续、全面、可靠的全天血糖信息,了解血糖波动的趋势,发现不易被传统监测方法所探测的高血糖和低血糖。因此,CGM可成为传统血糖监测方法的一种有效补充。CGM主要的优势在于能发现不易被传统监测方法所探测到的高血糖和低血糖,尤其是餐后高血糖和夜间的无症状性低血糖。

1型糖尿病患者的血糖监测可根据病情变化和胰岛素的注射次数而定。检测血糖至少每日2～4次,当血糖>12mmol/L,每日查4～7次血糖。新诊断的、使用胰岛素泵或强化治疗的患者,每日检测4～7次血糖。目的是了解血糖变化曲线,制定相应的治疗方案将血搪控制在接近正常水平。

2型糖尿病患者的血糖监测:开始每天测4次血糖即三餐前和睡前,待血糖维持在一个稳定的水平时一周内可检测3～4次。糖尿病患者一般要求空腹血糖在≤7mmol/L,餐后2小时血糖应≤10mmol/L。进行强化治疗的患者的空腹血糖可在 4.4 ~ 6.1mmol/L，餐后 2 小时血糖应在 4.4 ~ 8.0mmol/L。

进行血糖自我监测时需注意：自我监测技术应每年进行 1~2 次核准，监测的质量控制相当重要，特别是血糖结果与临床症状不符时，建议抽取静脉血糖。对无条件开展血糖自我监测的患者，应定期门诊复查血糖。

各有关糖尿病指南对 SMBG 监测频率的建议见表 28-1。

表 28-1　各项指南对自我血糖监测（SMBG）频率的建议

治疗方案	指南	未达标（或治疗开始时）	已达标
胰岛素治疗	CDS（2010）	≥5 次/天	2 ~ 4 次/天
	ADA（2010）	多次注射或胰岛素泵治疗：≥3 次/天 1 ~ 2 次注射：SMBG 有助于血糖达标，为使餐后血糖达标应进行餐后血糖监测	
非胰岛素治疗	IDF（2009）	每周 1 ~ 3 天，5 ~ 7 次/天（适用于短期强化监测）	每周监测 2 ~ 3 次餐前和餐后血糖
	CDS（2010）	每周 3 天，5 ~ 7 次/天	每周 3 天，2 次/天
	ADA（2010）	（包括医学营养治疗者）SMBG 有助于血糖达标，为使餐后血糖达标应进行餐后血糖监测	

CDS：中华医学会糖尿病学分会；ADA：美国糖尿病学会；IDF：国际糖尿病联盟

各时间点血糖监测的适用范围见表 28-2。

表 28-2　各时间点血糖的适用范围

时间	适 用 范 围
餐前血糖	血糖水平很高，或有低血糖风险时（老年人、血糖控制较好者）
餐后 2 小时血糖	空腹血糖已获良好控制，但 HbA1c 仍不能达标者；需要了解饮食和运动对血糖影响者
睡前血糖	注射胰岛素患者，特别是晚餐前注射胰岛素患者
夜间血糖	胰岛素治疗已接近达标，但空腹血糖仍高者；或疑有夜间低血糖者
其他	出现低血糖症状时应及时监测血糖 剧烈运动前后宜监测血糖

2. 尿糖监测　尿糖监测简便易行，费用低且无创伤，如能正确使用并与血糖适当配合对指导糖尿病的治疗仍不失一有用的手段。目前尿糖测定多采用试纸法。尿标本的留取是指晨间第一次尿，反映的是夜间血糖水平；餐后 2 小时尿，反映的是餐后血糖水平。尿标本的留取亦可将一天的尿量分为四段：早餐前至午餐前为第一段尿、午餐后至晚餐前为第二段尿、晚餐后至睡前为第三段尿、睡觉至次日早餐前为第四段尿。尿糖测定的目标是保持尿糖阴性，应用尿糖测定时需注意：①它不能反映确切的血糖水平及其精确变化，不能预告将要发生的低血糖反应。②尿糖测定只能定性反映尿中葡萄糖浓度，要结合尿量才能真正反映尿糖的丢失和血糖水平。③尿中排出糖量的多少与肾糖阈值有关，当肾糖阈值发生变化时尿糖定性也会随着改变，如肾糖阈升高（如老年人和有肾病者）或肾糖阈降低（妊娠时）及伴有糖尿病自主神经病变合并前列腺肥大的患者（常致膀胱不能完全排空，残余尿增多）等。在上述情况下尿糖不能反映血糖水平，必须以监测血糖为主。

具体操作：每餐前 30 分钟排尿弃掉，临饭前排尿测定。如果血糖控制很稳定的患者，4 次尿一般应是"-"或"±"。此法可以用来调节食量的增减，也对调整治疗药物提供依据，尤其对胰岛素剂量调整有帮助。如饭前尿糖监测一直保持阴性则应监测饭后 2 小时尿糖，它能反映出糖负荷后胰岛素储备能力如何。如果饭后 2 小时尿糖也是阴性或加减号,说明糖尿病控制得比较满意,如果出现"+"～"++"就要减少饮食的份数或增加胰岛素剂量或加服降低餐后血糖作用的药物。

3. 慢性并发症各项指标的监测 糖尿病慢性并发症和并发症是糖尿病患者致死和致残的主要原因。但其起病隐匿进展缓慢,早期常缺乏明显的临床表现,一旦进展到临床阶段其功能障碍常不可逆。因此加强监测和筛选,早期诊断对其预后十分重要。

(1) 尿蛋白监测:有无尿蛋白是了解糖尿病肾病的依据。糖尿病肾病是糖尿病很重要的并发症,随着病程的进展可以导致肾功能不全甚至于肾衰竭,是导致死亡的主要因素之一。最能发现早期肾功能损害的指标是测定尿中的微量白蛋白含量,微量白蛋白尿是指白蛋白排泄率在 20～200μg/min,若大于 200μg/min 则为临床糖尿病肾病。目前患者存在的问题是,重视尿糖而不重视对尿蛋白监测,待出现水肿后才去看医生为时已晚。因此,糖尿病患者一旦发现尿微量白蛋白大于 20ug/min 时,就要及时治疗。糖尿病患者病程大于 3 年时应每年进行尿白蛋白排泄率的检测,增高者应在 3～6 个月内复查。如尿白蛋白排泄率两次测定均在 20～200ug/min,则提示早期糖尿病肾病的发生,应加强治疗阻止病情发展。

(2) 眼底监测:糖尿病视网膜病变是糖尿病最常见的微血管并发症,其最严重的后果是导致失明。美国新近报道的失明患者中约 25% 由糖尿病所致。糖尿病视网膜病变是 20～74 岁成人致盲的首要原因。对所有糖尿病患者每年均应扩瞳后做检眼镜检查,简单的检眼镜检查也可发现早期糖尿病视网膜病变,对指导治疗具有重要价值。

(3) 血脂监测:糖尿病患者常有不同程度的血脂异常,主要是血清 TG 升高和 HDL-C 降低以及小而密 LDL 升高。血脂异常可以导致动脉硬化。糖尿病动脉粥样硬化的发生要比一般人高 3 倍以上。动脉硬化易发生冠心病、高血压、心肌梗死、脑血管病变等。因此血脂监测对防治动脉硬化性血管病变至关重要。一般应每 3～6 个月测定一次血脂。如果经饮食疗法、运动疗法、口服降糖药物后血糖控制尚好,但血脂仍明显升高者应服用降脂药物治疗。其控制标准如下:血清总胆固醇应小于 4.5mmoL/L,甘油三酯应小于 1.5mmoL/L,高密度脂蛋白-胆固醇应大于 1.1mmoL/L 为合适,低密度脂蛋白-胆固醇小于 2.6mmoL/l。

(4) 膀胱功能监测:糖尿病患者膀胱功能障碍较常见,医学上称之为糖尿病神经性膀胱,此并发症约占糖尿病的 26%～87%,有糖尿病神经病变者约 80% 有糖尿病神经性膀胱。因为本病早期无症状常常到了有尿潴留,反复尿路感染不愈甚至于肾衰时才引起患者重视。要想早期发现早期治疗,患者必须具有这方面的知识,以便早日求医。

监测方法:有上述症状时应及时查尿常规,膀胱肾脏超声波检查可发现有残余尿和肾盂积水。正常膀胱容积 400ml 尿,超过 400ml 有尿意感。如尿量大于 500ml 仍无尿意可考虑有膀胱功能的异常。

(5) 糖尿病患者足部的监测和护理:糖尿病足是糖尿病患者特有的临床表现,多发生在 50 岁左右。60～70 岁患者最为多见,还多见于成年肥胖型糖尿病病程长者,血糖经常控制不佳者。糖尿病足的发生几乎均由大小血管病变所致缺血、神经病变、感染三个主要因素协同作用而引起,大血管病变在糖尿病的发展中起决定性作用,但是皮肤坏死的最终原因是微循环功能障碍所引起。为预防糖尿病性下肢坏疽,除了积极控制糖尿病及高血压、高血脂等疾病外,应避免各种诱因如:烫伤、小外伤、鞋挤压及足癣感染,保持局部干燥清洁,早期治疗脚的胼胝、鸡眼等。对轻微的外伤也应及时治疗预防感染,一旦发生应采取有效的抗菌药物治疗。此外平时要注意保护肢体,尤其是冬天要注意保暖并多参加适当的体育锻炼,避免高胆固醇饮食和戒烟。每天检查足和下肢、足趾间和足底部是否有创伤、发红、感染、磨损、流液、肿胀和擦伤。每天用肥皂水和温水洗脚,足部入水前应先测一下水温,水温应不高于 40℃时间不要超过 5 分钟,最好选用碱性较小的或弱酸性的肥皂。洗完待脚晾干后涂以润滑剂,使皮肤免于裂开。趾甲前端应剪平挫平防止其向肉内生长。穿着整洁干燥的袜子,袜子上不要有破洞或补丁袜口不宜过紧以免影响脚的血液循环。穿合适的鞋,不要穿着任何紧束足部、踝部及小腿的袜、带,以免阻碍足部的血液供应。

(6) 血压和体重的监测:糖尿病患者易患高血压,30%～50% 的糖尿病患者在病程中发生高血压,糖尿病患者高血压的患病率为非糖尿病患者 2～4 倍,并随病程的延长和年龄的增长而增加。由于糖尿病患者存在糖代谢异常、胰岛素抵抗、动脉硬化和肾脏病变,因而更易患高血压。糖尿病患者发现高血压时,体内重要脏器已有程度不同的损害,因此早期发现高血压至关重要。应每月定期检测血压一次。

糖尿病患者应每月测量体重一次,理想体重(kg)＝身高(cm)－105,成人体重应不超过也不低于理想体重的 10% 为好。

体重过低:＜18.5;体重正常:18.5～23.9;超重:24.0～27.9 肥胖:＞28.0。

四、胰岛素注射的注意事项

1. 胰岛素的注射部位　应用胰岛素治疗的患者,因重复多次注射同一部位,易有局都反应影响胰岛素的吸收,故应轮流交换注射部位。胰岛素可注射在前臂外侧三角肌、大腿内外侧、腹壁及臀部等不同注射部位。最好将身体上可注射的部位划为许多线条,每条线上可注射 4～7 次,两次注射点的距离最好是 2cm,沿注射线上顺序作皮下注射,这样每一点可以在相当长的时间以后才会接受第二次注射,有利于胰岛素的吸收。不同部位吸收胰岛素快慢的次序是:腹壁、前臂外侧、大腿前外侧。

2. 注射胰岛素的注意事项　①为准确抽取胰岛素,应选择能容纳所需计量的最小的注射器。②查看胰岛素瓶上的有效期,胰岛素应在有效期之内使用,不用过期的胰岛素。③短效胰岛素应始终保持澄清样液,其他类型的胰岛素在混合后应保持均匀的雾状。④抽取在注射器内的胰岛素,最好立即注射。如果注射两种胰岛素混合液,应先抽取短效胰岛素再抽取长效胰岛素。⑤注射时用 70% 的酒精消毒皮肤,待酒精干后小心拿起注射器,用左手捏起皮肤迅速将针头刺入皮内,一般注射角度在 45°～90°之间。⑥注射后不要用力揉注射部位,避免胰岛素吸收过快。如使用胰岛素注射笔,针头应该在皮下停留数秒钟使胰岛素完全吸收。⑦胰岛素制剂于高温环境下易于分解,引起失效。因此储存时应避免受热及阳光照射,且不能冰冻。因此胰岛素须保存在 10℃ 以下的冷藏器内,最好放在 2～8℃ 的冰箱中。未开封的胰岛素在 2～8℃ 时可保存 30 个月;已开封的动物源性胰岛素可保存 3 个月,人胰岛素室温在 25℃ 时瓶装可保存 6 周,笔芯可保存 4 周。

五、教　育　对　象

1. 一般人群教育　主要宣传当前糖尿病惊人的发病率,糖尿病的危害性、严重性,以及可防可治性。突出宣传糖尿病发病的危险因素,强调指出糖尿病要早发现早治疗以及应采取的预防措施。对于已检出的糖耐量减低者更应该采取有效的措施和严密的随访观察,预防其转为糖尿病。

2. 糖尿病医生和护士以及营养师的教育　培训糖尿病专科医生是做好人民群众的宣传以及做好糖尿病患者教育的关键。指导患者如何进行饮食和药物治疗,如何正确对待各种并发症,都需要依靠有丰富的糖尿病知识的医务人员来进行。要培养懂得糖尿病基本知识,并能为糖尿病患者进行有效的治疗和解决患者某些疑难问题的糖尿病专科医生,才能组织并作好搪尿病的教育,对糖尿病患者做到早诊断早治疗。糖尿病专科护士可以具体指导患者如何自我监测及正确应用药物治疗。

3. 糖尿病患者及其家属的教育　糖尿病是一种累及全身需要终身治疗的慢性疾病。因此,必须使糖尿病患者及其家属懂得糖尿病的知识,必须依靠自己做好自我监测,才能收到良好的效果。经过教育的糖尿病患者掌握了病情及监测方法,就有了战胜疾病的信心,同时可以提高生活质量。

六、教　育　方　式

糖尿病教育根据形式与内容不同可分为说教式教育与强化教育两种。

1. 说教式教育　主要通过相对固定的形式,如成套的糖尿病知识宣传手册、幻灯和录像以及计算机教育课程、举办各种学习班对患者进行教育。

2. 强化教育　通常是结合各种指导技术对患者进行教育,包括饮食、运动、自我监测、行为调整和咨询。此教育形式一般采用的较多。饮食、运动、自我监测均属于计划性不同的行为指导,其中饮食和运动指导在 2 型糖尿病的治疗中应用很广,而自我监测通常是 1 型糖尿病患者自我保健中的重要组成部分。

(郭惠琴)

参 考 文 献

1. Yang W, Lu J, Weng J, et al. Prevalence of Diabetes among Men and Women in China. N Engl J Med, 2010, 362 (12):1090-1101.

2. 郭淑芹, 李志红, 张云良, 等. 社区居民糖尿病患病率、知晓率和控制率现况调查. 实用预防医学, 2011, 18 (11):2202-2203.

3. Oglesby A K, Secnik K, Barron J, et al. The association between diabetes related medical costs and glycemic control: A retrospective analysis. Cost Eff Resour Alloc, 2006, 4 (1):1-28.

4. 谢波, 鞠昌萍, 韩晶, 等. 糖尿病教育在2型糖尿病防控工作中的重要性. 医学与哲学, 2011, 32(4):6-8.

5. 吴辽芳, 李映兰, 周秋红, 等. 我国糖尿病教育效果的 Meta 分析. 护理学杂志, 2010, 17 (9):79-82.

6. International Diabetes Federation. Guideline on self-monitoring of blood glucose in non-insulin treated tupe 2 diabetes. Brussels, Belgium: International Diabetes Federation, 2009.

7. American Diabetes Association. Clinical practice recommendations. Executive summary: standards of medical care in diabetes-2010. Diabetes Care, 2010, 33 (Suppl 1): S4-S10.

8. National Institule for Clinical Excellence: Clinical guidelines for type 2 diabetes mellitus: management of blood glucose[EB/OL]. [2010-10-23]. http://www.nice.org.uk./Guidancet/CG66.

9. 中华医学会糖尿病学分会. 中国血糖监测临床应用指南(2011年版). 中国医学前沿杂志, 2011, 3(4):62-71.

第 29 章

糖尿病与精神疾病

糖尿病与精神疾病是严重影响人类健康的两种慢性疾病,早在 1879 年,Henry Maudsley 就曾在 *The Pathology of Mind* 一书中描述了糖尿病在精神障碍患者及其家庭成员中更常见。有证据可循的最早报道于 20 世纪早期,当时还没有对抗精神病药物的系统描述,但已有学者开始关注精神障碍患者的糖代谢异常和胰岛素抵抗相关情况。近年来,越来越多的学者倾向于认为糖尿病是一种心身疾病,并且已有多项研究证实心理社会因素在糖尿病的发生及血糖水平的控制中起着重要作用。但两者的关系及发病机制却没有得到专家学者更多的关注。2007 年第 43 届欧洲糖尿病研究(ESAD)年会上,首次将"糖尿病的心理方面"作为一个专题进行了探讨,显示了对于糖尿病及精神疾病关系的重视程度及其重要性。

糖尿病与精神医学领域中研究最多的是重性精神障碍与糖尿病的关系以及精神科药物与糖尿病的关系,其流行病学及发病机制研究较为深入,为指导临床诊疗提供了新的思路。在临床实践中,糖尿病患者伴发精神障碍的临床表现形式多样、病情复杂,容易误诊误治或被忽视导致治疗延误,因此,准确识别、诊断糖尿病伴发的各类精神障碍并给予相应治疗对改善患者预后有极其重要的临床意义。

一、重性精神障碍与糖尿病

20 世纪 50 年代以后,已有研究开始关注糖尿病与精神分裂症的相关性。近年,有一项研究发现糖尿病患病率在精神分裂症、双相情感障碍、抑郁症及分裂样精神障碍中均高于正常人群,这一研究结果提示糖尿病的发生和发展可能与重性精神障碍有着密切的关系,而究竟是严重精神障碍导致了糖尿病的高发病率,还是糖尿病的发生在某种程度上促发了精神障碍? 多项研究表明,糖尿病与多种精神疾病,尤其是重性精神障碍能够相互影响,相互加重。但在临床实践中,糖尿病患者的精神心理状态容易被忽视,从而影响患者的诊疗效果,造成严重后果。目前以精神分裂症和抑郁症与糖尿病的关系研究的最多。

二、流 行 病 学

1. 糖尿病患者易患重性精神障碍 目前流行病学研究显示,糖尿病患者及其家属人群中重性精神障碍的患病率高于一般人群。一项横断面研究发现,4236 例糖尿病患者中存在精神分裂症或精神分裂样症状者为 214 例(占 5%)。抑郁症状在糖尿病患者中更为普遍,目前世界范围内有约 2000 万例糖尿病患者受到严重抑郁症的困扰。多项研究发现糖尿病患者中 A 型行为模式比例高于正常人群,A 型行为与糖尿病严重程度呈正相关。Lustman 等综合数十个研究结果后认为,糖尿病患者抑郁发生率>25%,并发现抑郁与高血糖显著相关;Talbot 发现抑郁与糖尿病患者血糖控制不良、对治疗依从性差相关,低血糖可引起糖尿病患者的抑郁、焦虑等相关症状。抑郁情绪又是患者自杀的最主要原因。来自荷兰的一项研究结果显示,519 例门诊糖尿病患者(19～95 岁)中有 33 例(占 6.4%)曾有自杀倾向。我国进行的调查发现 162 例糖尿病患者中存在不同程度抑郁者达 38.3%,其中重度抑郁为 4.3%。世界范围内糖尿病患者均面临更高的发生重性精神障碍的风险。

2. 重性精神障碍患者易患糖尿病 流行病学调查发现,重性精神障碍患者糖尿病患病率高于一般人群。有研究表明精神分裂症患者中糖尿病的发病率为 15%～18%。意大利一项纳入 95 例 45～74 岁精神分裂症患者的临床研究发现,糖尿病的患病率为 15.8%,显著高于普通人群的 2%～3%;而在这项研究中还发现,未接受抗精神病药物治疗的患者糖尿病发病率高于接受药物治疗的患者。一项对 415 例 15～65 岁精神分裂症患者的研究中,将所有患者分为 5 个年龄段,结果显示随年龄增长糖尿病的发病率明显增加,其发病率从最低年龄段的 1.6% 到最高年龄段的 19.2% ,且每个年龄段糖尿病发病率均比正常人群增高了 4~5 倍。在亚洲地区也有类似报道,Okumura 等进行的流行病学调查显示,不同年龄段的精神分裂症患者糖尿病患病率较一般人群患率高 1.9% ~10.8% 。Sherita 等研究报道,当对年龄、性别、民族及教育进行校正后,抑郁症状的最高四分位数比最低四分位数发生糖尿病的风险高 63% ;而对包括社会人口分布、代谢及行为等因素全部校正后,抑郁症状的最高四分位数比最低四分位数发生糖尿病的风险仍高 31% 。Brown 等报道,在非糖尿病的人群中抑郁的发生率仅为 3.8% ,文献报道糖尿病合并抑郁患病率为 11%~59% 。Carnethon 等对美国在年龄为 25~74 岁的非糖尿病抑郁患者平均随访 15.6 年,观察其糖尿病的发病率,结果显示抑郁的严重程度与糖尿病患病率呈正相关,且对照组的观察显示在受教育程度低的抑郁患者中,重度抑郁患者患糖尿病的风险是轻度抑郁患者的 3 倍。Brown 等的研究显示新诊断为糖尿病的患者抑郁病史率较非糖尿病患者高 30% 。以上研究均提示,重性精神障碍患者具有明显增高发生糖尿病的风险,对患者的健康造成更大威胁,在临床实践中需特别注意并监测血糖。

三、发 病 机 制

1. 糖尿病引发重性精神障碍的可能机制　糖尿病引发重性精神障碍可能与环境因素、遗传因素、社会心理应激以及神经内分泌紊乱密切相关,具体机制尚不清楚。

糖尿病引发精神分裂症可能与不健康的生活方式以及遗传因素有关。目前公认的糖尿病危险因素包括肥胖、不健康饮食和吸烟等,而多个研究报道了精神分裂症患者中有 60%~90% 的患者存在尼古丁依赖,且精神分裂症患者的饮食结构往往倾向于摄入更多的脂肪,较少的纤维素,生活方式缺乏锻炼等,即糖尿病危险因素也可能是导致精神分裂症的危险因素;而对精神分裂症和糖尿病的基因研究发现二者的部分基因相关区域相重叠;我国一项研究发现 IL-1β、IL-1Rα 的某些基因位点与精神分裂症或糖尿病的某些特征有关联。有报道指出,40% 的精神分裂症患者有糖尿病家族史,19% 的一级亲属有糖尿病病史,这一结果远远高于正常人群。Spelman 等对 38 名首发精神分裂症患者及其 44 名一级亲属进行糖耐量试验,发现 10.5% 的患者及 18.2% 的亲属有糖耐量异常,明显高于对照组。上述研究提示糖代谢异常在精神分裂症患者及其亲属中可能有一定的遗传基础,提示遗传因素对精神分裂症和糖尿病的发生发展中可能有一定影响。

糖尿病引发抑郁症可能与糖尿病疾病特点、严重的并发症、糖尿病所致认知功能损害及糖尿病所致内分泌紊乱等密切相关。Rubin 和 Peyrot 等早期就已经指出糖尿病患者严重的并发症、严格的饮食限制、长期血糖检测、生活习惯的改变、胰岛素注射、缺少家庭支持和专业护理等因素是导致糖尿病患者发生抑郁和焦虑的主要因素。一项 meta 分析表明,当分别对糖尿病的各种并发症与抑郁症的关系进行研究时可以发现,抑郁症的发生与糖尿病视网膜病变、肾病、神经病变及大血管并发症均明显相关;此外,糖尿病患者抑郁症的发生还可能与其认知功能减退、脑部结构及功能异常有关。目前糖尿病导致抑郁讨论的热点主要为下丘脑-垂体-肾上腺轴(HPA)负反馈功能障碍。Lustman 等认为,高血糖本身可作为应激源,激活 HPA 轴,使机体产生一系列应激反应。Sapolsky 等研究显示,HPA 轴的激活首先是下丘脑室旁核的神经内分泌合成和分泌促肾上腺皮质激素释放因子,促肾上腺皮质激素释放因子通过下丘脑-垂体-门静脉循环控制腺垂体分泌促肾上腺皮质激素。在促肾上腺皮质激素刺激下,肾上腺皮质合成和释放糖皮质激素。人脑海马内有大量的糖皮质激素受体,皮质醇的增高可损伤海马、蓝斑等而导致神经元丢失,进而使海马发生器质性病变,损害海马 HPA 轴的负反馈调节机制,使海马长期暴露在高水平的皮质醇下而出现抑郁的临床症状;高血糖可引起血浆皮质醇、胰高血糖素、生长素的增多,长期高血糖可能引发皮质醇活性改变,从而导致抑郁。我国另一项研究发现,2型糖尿病合并抑郁症患者确实存在下丘脑-垂体-肾上腺轴(HPA)轴和下丘脑-垂体-性腺轴(HPG)功能的紊乱,此轴系的紊乱既是糖尿病本身作为一种不良刺激造成的结果,也是抑郁症发生发展的生物学基础。紊乱的 HPA 轴和 HPG 轴,不但使患者血糖更加难以控制,更严重影响患者生活质量,最终形成恶性循环,干扰糖尿病的治疗和预后。

2. 重性精神障碍引发糖尿病的可能机制　重性精神障碍从多种途径影响体内代谢尤其是糖代谢,从而导致糖尿病的发生;这其中包括饮食习惯的改变、体重指数的增加、吸烟及酒精摄入增多等行为模式的改变和脂代谢紊乱、下丘脑-垂体-肾上腺轴失调等内分泌调节紊乱。

一项探讨精神分裂症患者发生糖尿病的可评估性危险因素的研究,通过自制调查表对精神分裂症患者发生糖尿病的可能影响因素中可以评估的因素进行回顾性调查及统计学分析,结果336例精神分裂症患者中,3年间发生糖尿病的有22例(6.5%),经Logistic回归分析显示,其发病的危险因素包括有糖尿病家族史、肥胖、病程长、平日血糖偏高、接受氯氮平治疗等。Ryan等对26名首发未用药的精神分裂者患者与年龄、性别及生活方式匹配的与对照组比较研究发现,病例组有较高的空腹血糖与更严重的胰岛素抵抗。Saddichha等的前瞻性研究对99名患者未服药时基线的代谢指标与对照组比较,发现病例组超重的较多且OGTT2小时血糖较高,患者随机分为3组分别予奥氮平、利培酮或氟哌啶醇连续使用6周,有10.1%的患者达到了糖尿病的WHO(1999年)的诊断标准,提示精神分裂症自身及抗精神病药物均为糖代谢紊乱的危险因素。新加坡一项病例对照研究报道,对照组的体重、体质指数和总胆固醇水平等较病例组高,而后者则有更显著的FPG升高或糖耐量异常,提示与代谢有关的指标在精神分裂症患者中的改变可能因遗传基础、环境及生活习惯而有差异,也提示精神分裂症患者在没有出现肥胖或超重的情况下较正常人更易出现糖代谢异常。多个关于首发未服药的精神分裂症患者的研究发现,精神分裂症患者糖、脂代谢异常较正常对照组显著,其中腹围、腰臀比、空腹血糖及餐后2小时血糖、总胆固醇、低密度脂蛋白-胆固醇、胰岛素抵抗指数(HOMA-IR)、空腹C肽指数均有报道。有研究显示精神分裂症患者肥胖的发生率更高,应用CT测定精神分裂症患者脂肪分布后发现,精神分裂症患者与正常对照的体重和总脂肪无明显差异,但前者的腹部脂肪是后者的3.4倍。一项对美国98名门诊精神分裂症患者和27名我国台湾住院精神分裂症患者的研究中,应用稳态模型HOMA-IR[(Ins×Glu)/22.5]进行评价,发现70%的门诊患者和44%的住院患者具有明显的胰岛素抵抗。Shiloah等对39名急性应激的非糖尿病患者进行血糖稳态评估,证实急性应激状态导致β细胞功能受损及胰岛素敏感性下降,并且其程度与应激水平相关,提示重性精神障碍可能影响下丘脑-垂体-肾上腺轴功能,皮质醇和肾上腺素合成增加,抑制β细胞功能,并对抗胰岛素对肝糖释放的调节作用。我国一项研究发现,首发精神分裂症患者血清IL-1β水平较对照组高,与患者的阴性症状得分相关,提示精神分裂症患者在起病初期即有炎性状态的改变,且IL-1β水平与患者的餐后血糖相关,IL-1β在伴有糖调节受损(IGR)、不伴IGR及对照组中水平依次递减,提示IL-1β对精神分裂症及糖调节受损的影响有叠加效应;Logistic回归分析显示IL-1β可能是影响首发精神分裂症患者出现糖调节异常的危险因素。这些均提示精神分裂症患者疾病初期的糖代谢异常可能与IL-1β升高的慢性炎症通路有关,从而进一步证实了精神分裂症本身可能与糖尿病的发生相关。

抑郁症主要通过神经内分泌影响机体血糖的调节,其机制主要可分为两条途径:直接作用和间接作用;同时慢性炎症因子也有一定的作用。①直接作用:Clogd提出抑郁可抑制胰岛细胞的分泌、降低糖尿病患者糖代谢的调节能力,焦虑抑郁可通过下丘脑-垂体-靶腺轴使升糖激素(主要为皮质醇)分泌增加,皮质醇大量分泌可降低葡萄糖利用及促进糖异生,使血糖升高。②间接作用:刘蕴玲等研究显示,糖尿病合并抑郁与不合并抑郁相比胰岛素抵抗增加。在血糖、胰岛素、体重指数无明显差异的情况下,葡萄糖耐量数值上升,血液黏稠度、皮质醇、红细胞最大变形指数均明显增高。有研究认为抑郁相关性胰岛素抵抗介导了高血糖在糖尿病抑郁患者中的发生。③慢性炎症因子:黄晓萍等研究观察了2型糖尿病伴抑郁障碍患者体内的血糖、C-反应蛋白和胰岛功能的变化,结果显示2型糖尿病抑郁障碍组的胰岛素抵抗指数、空腹血糖、C-反应蛋白均明显高于非抑郁障碍组,提示抑郁障碍与炎症反应有关。两者相互作用诱发了2型糖尿病的发生、发展。此外,抑郁症患者发生糖尿病可能还与交感神经系统兴奋、多不饱和脂肪酸代谢受损、一碳成分的代谢(维生素B/叶酸)受损和低水平维生素D等因素有关。

3. 精神科药物与糖尿病(抗精神病药物与糖尿病)　随着1952年抗精神病药物氯丙嗪的问世和服药后精神分裂症患者发生糖尿病的报道出

现,抗精神病药物的使用被认为是导致精神分裂症患者出现糖尿病的重要原因之一。但具体的机制尚未完全明了。综述既往研究结果,无论是对传统抗精神病药物,还是非典型抗精神病药物的研究均被认为对血糖代谢有明显影响。近年来随着非典型抗精神病药物的问世及投入临床使用,治疗导致的代谢综合征更为显著,特别是氯氮平、奥氮平等的报道更加突出,甚至出现酮症酸中毒等严重糖尿病急性并发症。

目前普遍认为,抗精神病药物引发糖尿病的机制尚不清楚,但可能与以下几方面因素有关:

(1)胰岛素抵抗:①直接刺激胰岛 B 细胞。氯氮平可增加基础胰岛素的分泌似乎验证了该假说;②抗精神病药可能在外周和中枢的细胞阶段直接阻断葡萄糖转运载体(GLUT)以达到抑制糖被摄取作用,从而引起高血糖。

(2)中枢机制:由于经典抗精神病药物可作用于下丘脑 D_2 受体引起高催乳素血症,而血糖的调控中枢也位于下丘脑,因此推测抗精神病药物可能通过影响多巴胺和 5-HT 受体而影响血糖。

(3)其他:抗精神病药物可以改变能量的摄入和消耗、改变睡眠的模式,造成脂肪合成增加,直接或间接地影响脂肪的分布,而脂肪的变化又与产生胰岛素抵抗和胰岛 β 细胞的功能相关,从而导致糖耐量受损,进而发生糖尿病。

美国食品和药品管理局(FDA)于 2003 年 9 月发布了一项关于糖尿病警告的建议。对已经确诊为糖尿病的患者,在使用非典型抗精神病药物治疗时应该定期检测血糖,以发现血糖是否异常及其控制是否恶化。存在糖尿病危险因素(如肥胖、糖尿病家族史等)的患者如要使用非典型抗精神病药物治疗,应当在用药前和用药后定期进行空腹血糖检测,对是否出现糖尿病进行风险因素评估,风险评估项目包括基础血糖值、体重、体重指数、年龄、种族、家族史、身体运动水平及饮食。服用非典型抗精神病药物的患者均应检查是否存在诸如多饮、多食、多尿、乏力等高血糖症状。对在服用非典型抗精神病药物期间出现高血糖症状的患者应当进行空腹血糖测定。有些患者在停用非典型抗精神病药物后高血糖症状即消失,而有些患者即使停用非典型抗精神病药物,仍然需要继续使用抗糖尿病药物治疗。

美国糖尿病学会、美国精神病学会、肥胖研究机构和临床内分泌医师学会均提出传统抗精神病

药物中,低效价抗精神病药物相对危险度大于高效价抗精神病药物;而新型非典型抗精神病药物造成糖耐量异常及对 2 型糖尿病代谢紊乱综合征的影响由强到弱依次为氯氮平>奥氮平>喹硫平>利培酮(表 29-1)。由此,在治疗精神分裂症患者时,只要情况许可,应该尽可能地选用对血糖影响较小的药物。如果出于对患者病情的考虑,需要使用影响较大的药物时,应重视定期监测血糖,提早采取干预措施。

表 29-1 抗精神病药物在糖尿病患者中使用风险

类别	抗精神病药物	风险评级
二苯并二氮䓬类	氯氮平	高风险
吩噻嗪类	氯丙嗪,奋乃静	中风险
丁酰苯类	氟哌啶醇	低风险
苯酰胺类	舒必利	低风险
其他	奥氮平	高风险
	喹硫平	中风险
	阿立哌唑,氨磺必利,洛沙平,利培酮,齐拉西酮,氯普噻吨	低风险

4. 抗抑郁剂与糖尿病 临床普遍应用的抗抑郁药物主要有三环类(TCA)、单胺氧化酶抑制剂、选择性 5-HT 再摄取抑制剂(SSRIs),以及新型抗抑郁剂。三环类不良反应较多,主要表现为:嗜睡、口干、体重增加,不利于血糖的控制,且前列腺肥大及青光眼患者禁用。单胺氧化酶抑制剂与抗糖尿病药物合用可影响碳水化合物的代谢,其机制可能是促进葡萄糖介导的胰岛素分泌,削弱胰岛素性低血糖对肾上腺素的反应,因此限制了其在糖尿病患者中的使用。研究表明联合应用 TCA 和 SSRIs 有更高的发生糖尿病的风险,校正风险比为 1.89,而单独应用 TCA 和 SSRIs 分别为 1.0 和 0.76,但具体机制尚不明确,提示抗抑郁治疗过程中应避免联合应用此两种药物,以减少糖尿病发生的风险。目前主张选用 SSRIs 和其他新型抗抑郁药物作为糖尿病患者抑郁障碍的一线治疗药物,这些药物安全性较好、不良反应少,能降低患者血糖浓度,控制食欲,降低体重,有利于血糖的控制。

在 SSRIs 类药物选择时,要注意抗抑郁药物与抗糖尿病药物之间的相互作用。有些抗抑郁药

物可增加糖尿病药的血药浓度,导致低血糖反应发生的风险。氟西汀与胰岛素同时应用可增加低血糖发生;因为对细胞色素酶 P450(CYP)3A4 同工酶的抑制,一些 SSRIs 类药物可能改变某些口服降糖药诸如噻唑烷二酮类(如吡格列酮)、氯茴苯酸类(如瑞格列奈)的代谢,因此萘法唑酮、氟西汀和氟伏沙明可能有引起低血糖发生的风险。而且氟西汀和氟伏沙明,或者舍曲林对 CYP2C9 同工酶的抑制也可能潜在地阻碍了磺脲类(如甲糖宁和格列美脲)CYP2C9 的代谢。除西酞普兰外,SSRIs 都能不同程度地增加罗格列酮、甲苯磺丁脲、格列吡嗪的血药浓度。西酞普兰是 SSRIs 中最纯粹的一种,无明显肾上腺素能、胆碱能、抗组胺作用,尤其对 CYP450 酶抑制作用少,出现药物相互作用的风险少,尤其适用于共患糖尿病的抑郁患者。尽管目前尚无用于新型抗抑郁药治疗糖尿病患者出现不良反应的报道,临床医生仍需谨记去甲肾上腺素能抗抑郁剂(如文拉法新、度洛西汀、米氮平等)能增加胰岛素抵抗而诱发 2 型糖尿病及使糖尿病病情恶化,在治疗中如果选择此类药物,应更积极地监测血糖。

总之,目前糖尿病和抑郁症均不能得到根治,症状表现又都往往迁延波动。抗抑郁治疗,不仅可改善患者抑郁状态,而且纠正 HPA 轴和 HPG 轴功能的紊乱,切断了抑郁症影响糖代谢的中间环节,有助于血糖的控制。合并抑郁症的糖尿病患者采取药物抗抑郁措施,利大于弊,切实可行(表 29-2)。因此,临床医生在选择抗抑郁剂和抗糖尿病药物治疗前,需详细评估患者的基本情况,在药物选择中应尽可能避免或减少药物相互作用,提供合理的心理支持,更有效地帮助糖尿病抑郁症患者改善预后(图 29-1)。

表 29-2　抗抑郁药物在糖尿病病患者中的使用风险

抗抑郁药	风险分级
单胺氧化酶抑制剂	高风险
三环类抗抑郁剂	高风险
四环类抗抑郁剂	
米安色林	中风险
去甲肾上腺素能和 5-羟色胺能抗抑郁剂	
米氮平	中风险
选择性 5-羟色胺再摄取抑制剂	低风险
5-羟色氨及去甲肾上腺素能再摄取抑制剂	
文拉法辛	低风险
度洛西汀	低风险
选择性去甲肾上腺素再摄取抑制剂	
瑞波西汀	低风险
5-羟色胺拮抗/再摄取抑制剂	
曲唑酮	低风险

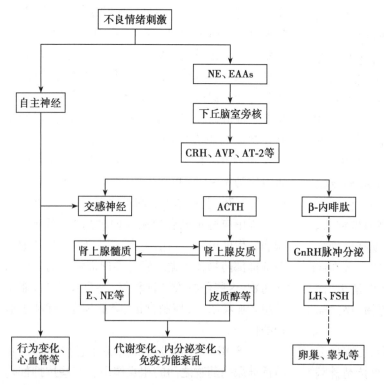

图 29-1　不良情绪刺激对神经、内分泌、免疫调节功能的影响

实线箭头:表示兴奋;虚线箭头:表示抑制。EAAs:兴奋性氨基酸类物质;AVP:精氨酸血管加压素;E:肾上腺素;NE:去甲肾上腺素;ACTH:促肾上腺皮质素;AT-2:血管紧张素-2;GnRH:促性腺激素释放激素;LH:黄体生成素;FSH:卵泡刺激素

四、糖尿病患者出现精神障碍的临床特点

相比于精神疾病患者伴发糖尿病，糖尿病患者出现精神障碍在临床表现上更为隐匿、复杂，诊断难度大，容易误诊、误治或延误治疗，因此，早期识别、提早进行干预，对改善患者预后具有深远的临床意义。

（一）临床特点

糖尿病合并射精障碍患者常见的临床表现主要为神经衰弱综合征、焦虑状态、情感低落、幻觉、妄想及意识障碍。精神症状的出现、类型与病程长短和血糖的高低并不总成平行关系，个体差异颇大。

1. 神经衰弱综合征　常表现为疲倦、无力、失眠、烦闷、疑病、注意力不集中、记忆力减退等。多发生于发病初期，可能是疾病本身与患者自身对躯体疾病（糖尿病）产生的心理压力综合作用的结果。

2. 焦虑状态（anxiety）　这是担心发生威胁自身安全和其他不良后果的心境。患者在缺乏明确客观因素或充分根据的情况下，对其本身健康或其他问题感到忧虑不安，紧张恐惧，顾虑重重，或认为病情严重，不易治疗；或认为问题复杂，无法解决等，以致搓手顿足、坐立不安、唉声叹气、怨天尤人，如若大祸之降临，惶惶不可终日，即使多方劝解也不能消除其焦虑。糖尿病患者的焦虑也很突出，临床上可表现为焦虑、紧张、苦闷、恐惧，伴有心悸、多汗、脉速、坐立不安、多处就医等。患者的焦虑情绪会影响血糖的恢复，但与血糖的高低并不成正比。焦虑和抑郁两类症状相互混杂、交织出现。值得提出的是最近研究发现焦虑障碍与人格障碍共病率高，人格障碍对焦虑障碍影响较大，使得疾病特点更加复杂。

3. 情感低落（depression）　这是负性情感增强的表现。它和情感高涨恰恰相反，患者情绪低沉，整日忧心忡忡，愁眉不展，唉声叹气，重则忧郁沮丧，悲观绝望，感到自己一无是处，以致生趣索然，大有"度日如年"、"生不如死"之感。外界一切都不能引起他的兴趣，徒增悲伤。患者因而常自责自罪，甚至出现自杀观念和自杀行为。这种情感低落经常伴有思维缓慢，言语及动作减少，意志要求减退，反应迟钝，但整个精神活动与周围环境仍有密切联系。糖尿病是抑郁的危险因素之一。糖尿病患者中伴发抑郁情绪发生率为33%。糖尿病患者合并抑郁高于一般人群，在其他躯体疾病合并抑郁中也是引人注目的，更重要的是糖尿病患者的重性抑郁症状也多于其他躯体疾病。有些糖尿病患者表现情绪低沉、悲观、消极等抑郁症状的同时常伴有明显焦虑，这可能是该类患者自杀倾向较强的原因之一，发病率远高于一般人群，女性重于男性，病程越长抑郁越重。患有抑郁症可增加糖尿病并发症的发生率，也可导致对药物治疗、运动和饮食治疗依从性下降，导致血糖控制不良。抑郁症本身也常引起糖皮质激素水平升高，这可进一步加重糖尿病并发症发生的风险。一项研究结果明确显示，抑郁症患者进行口服糖耐量试验后血糖水平升高，并产生胰岛素抵抗。抑郁症可使继发糖尿病危险增高近2倍。

4. 幻觉（hallucination）　幻觉是一种虚幻的知觉，是在客观现实中并不存在某种情况下，患者却感知有它的存在。如无人在场时，患者听到有责骂他的声音或感到某人在窗外。某些糖尿病患者偶有一过性闪光、闪电或各种物体的幻视。

5. 妄想（delusion）　妄想是一种在病理基础上产生的歪曲的信念、病态的推理和判断。它虽不符合客观现实，也不符合所受的教育水平，但是患者对此坚信不移，无法被说服，也不能以亲身体验和经历加以纠正。妄想的产生与以下方面因素有关：①意识障碍：患者丧失对周围事物的判断，此时妄想的形成往往伴有幻觉和精神运动性兴奋。②情感对思维进程有明显的影响，如在抑郁状态下，产生自罪妄想。③伴有情绪体验占优势的概念、愿望、期待、恐惧，以及患者性格特点，如敏感、多疑、内倾、易伤感性等，使患者容易产生关系妄想及解释性妄想。④智能障碍：理解和批判能力的障碍可影响妄想的内容，如痴呆患者的妄想具有荒谬性。⑤各种幻觉：特别是威胁性、评论性幻听对妄想的形成可有很大影响。

6. 意识障碍　意识障碍的早期表现可为嗜睡，多发生在躯体症状加重和血糖升高或接近昏迷前，随着血糖的变化，意识障碍的程度也有波动，如若糖尿病进一步恶化，意识障碍程度也随之加深，最后陷入昏迷；期间可表现紊乱性兴奋，定向力丧失，也可伴有幻觉、妄想等表现。

（二）诊断

1. 诊断步骤

（1）糖尿病患者如出现意识障碍，则首先应

排除糖尿病急性并发症的可能,其次排除急性心、脑血管等疾病的可能。精神疾病中意识障碍只见于癔症发作(主要表现意识蒙眬)、酒精戒断(多发生在断酒48～72小时,表现为伴有震颤的谵妄状态)等少数疾病。如前所述,患者出现意识障碍时可表现精神病症状(如兴奋、行为紊乱等),切勿因为在患者出现意识障碍时就盲目转诊,以免延误诊治的时机。

(2) 如出现焦虑、抑郁及其他精神病症状时,应首先详细追问病史、既往史。如在患病前已诊断出精神疾病则维持原诊断。当然,藉于患者自我保护、避免转诊等原因,有可能不会得到满意的答案。此时,临床医生可以选择会诊,抑或根据临床症状做出初步诊断。具体步骤如下:①在无意识障碍且没有记忆、智能障碍的基础上,表现为认知、情感、意志行为方面的总体不协调且可伴有幻觉、妄想等精神病性症状的,考虑精神分裂症的可能性大。②老年患者在无意识障碍的基础上,存在明显的记忆、智能障碍且可伴有幻觉、妄想等精神病性症状时,考虑痴呆的可能性大。③在无意识障碍的情况下,表现为认知、情感、意志行为方面的总体协调差,尤其以情绪的低落为主要表现的“三低症状”(思维迟缓、情绪低落、意志行为减少),有些患者感觉抑郁表现晨重暮轻,有些检查中可检测出“假性痴呆”(并非记忆智能的损害所致,而是因为思维迟缓造成,表现为近似回答及主观能动性差,而不像痴呆患者那样努力计算却始终错误),抑郁多伴有焦虑症状。④此外,临床上也多见焦虑的发作,诊断并不困难。

(3) 随着糖尿病早期诊断和早期治疗,有效地控制糖尿病的病情,使血糖、血压、血脂等各项指标均达标时,严重的精神障碍较为少见;但糖尿病的病程多迁延而波动,其精神症状也呈慢性波动性。精神障碍预后与糖尿病的能否得到有效控制有一定关系。

2. 诊断标准　根据ICD-10诊断标准中精神与行为障碍分类所述,与糖尿病密切相关的诊断属于“F06脑损害和功能紊乱以及躯体疾病所致的其他精神障碍”,但在诊断要点中关于代谢疾病只描述低血糖时的诊断。因此,糖尿病患者出现精神异常时,究竟是原发、伴发还是共病目前还缺乏诊断标准,在临床工作中只有依据上述建议的诊断步骤作做初步诊断,有条件时请精神科医师会诊,加以确诊。

五、糖尿病患者出现精神障碍的治疗原则

1. 根本措施在于控制糖尿病的病情,目前糖尿病尚无有效的病因治疗,故糖尿病须终生治疗,疗效的满意与否在于能否长期坚持治疗。

2. 糖尿病发生急性并发症时,在意识障碍基础上而出现的严重紊乱性兴奋、幻觉、妄想等症状处理原则,可使用小量抗精神病药物,推荐使用氟哌啶醇肌肉内注射2.5～5mg/次。氟哌啶醇属于丁酰苯类药物,口服易吸收,92%与血浆蛋白结合,口服5小时达峰,生物利用度40%～70%,半衰期15～25小时,对肝、心血管副作用较轻,但易出现锥体外系反应。

3. 避免各种应激(如手术、麻醉、创伤、妊娠、分娩、精神刺激或其他急性应激状态等),生活有规律和预防糖尿病各种并发症尤其是急性并发症的发生,积极控制高血糖,以免发生酮症酸中毒或高血糖高渗性昏迷。

4. 要重视心理干预和心理治疗。有对照研究证明,行为放松及行为矫正等心理治疗合并适当的药物治疗,其疗效显著优于单用药物治疗组。可适用于糖尿病患者各个阶段。

心理治疗又称精神治疗,是应用心理学的原则和方法,治疗患者的心理、情绪、认知和行为障碍,可以减少糖尿病患者的焦虑、抑郁、恐慌等症状,改善患者的非适应性行为。常用的心理治疗模式包括:①分析性心理治疗:精神分析;②认知治疗:通过改变患者的认知而改善情绪或行为的异常;③支持性心理治疗:通过与患者建立良好的沟通,积极应用治疗者的权威和知识与关心而支持患者更好地发挥潜能来处理问题;④行为心理治疗:通过犒赏或惩罚来操纵患者的行为,从而消除不适应的行为;⑤人际心理治疗:包括婚姻治疗、家庭治疗和团体治疗等。

六、展　　望

中国心身医学发展已经有了10余年的历史,一些大中型城市所有三级甲等综合性医院都设立了精神医学科,培养了一批具有扎实专业知识,接受国外先进理念教育的人才。然而,一项研究对上海市7家医院的1016名非精神科临床医师进行了自制问卷调查结果显示,非精神科医师在临床工作中对患者的精神状况或情绪的关注存在较

大差距,对可能有精神障碍的患者大多数医师会选择请精神科医师进行会诊,有近三分之一的医师对精神卫生知识培训存在消极态度,非精神科医师对精神障碍识别和处理能力需要进一步提高。

目前糖尿病患者大多能够在初级保健机构或者内分泌科接受较为合理的治疗,但由于医生缺少精神疾病治疗经验,对精神科药物不熟悉等多种原因,使共患重性精神障碍的糖尿病患者往往不能得到有效的诊治,可导致严重后果的产生。对糖尿病患者合并重性精神障碍的治疗可能会导致血糖升高,也有可能在病情稳定时更利于血糖的控制,尚未得到一致性的结果;当前也尚无大样本研究证实对糖尿病的治疗是否有助于重性精神障碍的控制,但由于糖尿病病情的长期复杂性对重性精神障碍患者的负面精神作用、高血糖对脑部结构和认知功能的影响,以及糖尿病本身的危害,仍有必要在控制精神症状的同时积极进行抗糖尿病药物的治疗。

糖尿病和重性精神障碍共患率高,病情复杂,易反复,病程长,严重影响患者的预后,降低患者的生活质量,增加社会家庭医疗负担。因此,应尽早对其进行心理及药物干预。目前尚无规范化治疗方案,对二者的有效防治已逐渐成为各学科学者共同关注的问题。为避免单一学科的局限性,需要精神科医师、心理科医师、临床内分泌医师、营养医师、患者本人及其家属、社区之间的合作,制订合理的治疗指南,以使患者获得最佳的治疗效果。

总之,糖尿病与精神病学有着密不可分的关联和彼此的需求。糖尿病伴发的精神障碍是会诊-联络精神病学的重要内容之一,也是促进医学模式转变的重要立足点。

(陈旭 迟勇)

参 考 文 献

1. Cohen D, Dekker JJ, Peen J, et al. Prevalence of diabetes mellitus in chronic schizophrenic inpatients in relation to long-term antipsychotic treatment. Eur Neuropsychopharmacol, 2006, 16(3): 187-194.

2. 王绪轶. 糖尿病与精神病性障碍. 药品评价, 2008, 5(10): 404-407.

3. Rouillon F, Sorbara F. Schizophrenia and diabetes: epidemiological data. EurPsych, 2005, 20: S345-S348.

4. 戢秋明, 谢良平. 精神疾病与糖尿病共病分析. 临床精神医学杂志, 2000, 10(5): 272.

5. Yang W, Lu J, Weng J, et al. Prevalence of diabetes among men and women in China. New Engl J Med, 2010, 362(12): 1090-1101.

6. 陈大春, 张保华, 王志仁, 等. 住院精神分裂症患者糖尿病检出率及影响因素的调查. 上海精神医学, 2011, 23(1): 25-30.

7. 刘玉梅, 张德芹, 李玉红, 等. 2 型糖尿病与抑郁症生物医学相关性研究进展. 中国康复, 2008, 23(3): 198-199.

8. 邢梦娟, 崔东红. 抗精神病药物诱导代谢紊乱机制的研究进展. 中国神经精神疾病杂志, 2011, 37(8): 509-512.

9. 向慧, 徐寒松, 杨世昌. 2 型糖尿病患者抑郁状况调查. 临床心身疾病杂志, 2006, 12(3): 205-207.

10. 周媛, 王高华. 新型抗精神病药对血糖代谢的影响及其机制的研究进展. 中华精神科杂志, 2004, 37(004): 251-253.

11. 贾杰, 王赞利, 钟意娟, 等. 抗精神病药物对首发精神分裂症患者糖脂代谢和体重的影响. 精神医学杂志, 2009, 22(1): 14-17.

12. Bergman R N, Ader M. Atypical antipsychotics and glucose homeostasis. J Clin Psych, 2005, 66(4): 504.

13. 张瑾. 精神医学与糖尿病. 实用糖尿病杂志, 2007, 3(006): 58-59.

14. 尹又, 谭立文. 精神分裂症可能的内表型之一: 糖代谢异常. 国际精神病学杂志, 2006, 33(001): 48-50.

15. 黄薇, 吴石白. 糖尿病与抑郁研究现状. 空军总医院学报, 2011(4).

16. Arroll B, Macgillivray S, Ogston S, et al. Efficacy and tolerability of tricyclic antidepressants and SSRIs compared with placebo for treatment of depression in primary care: a meta-analysis. Ann Fam Med, 2005, 3(5): 449-456.

17. 司天梅, 刘艳. 精神分裂症患者的代谢综合征风险. 精神医学杂志, 2009, 22(001): 66-69.

18. Muntoni S. Insulin resistance: pathophysiology and rationale for treatment. Ann Nutr Metabol, 2011, 58(1): 25-36.

19. 许玲, 王德全, 任建民, 等. 2 型糖尿病患者抑郁的患病率及其危险因素. 中国糖尿病杂志, 2003, 11(1): 46-50.

20. 张永芳. 精神分裂症,抗精神病药与糖尿病. 四川精神卫生, 2004, 17(002): 128.

第 30 章

糖尿病的营养治疗

一、概　述

糖尿病是一组由于胰岛素分泌或(和)作用缺陷而引起的、以长期高血糖为特征的代谢性疾病。由于这些缺陷改变了机体细胞对葡萄糖、氨基酸、脂肪酸的摄取和利用能力,高血糖及高胰岛素水平造成营养物质代谢紊乱,引起微血管和大血管病变,导致心血管、肾脏、视网膜、神经等全身多个系统的并发症发生。

随着对糖尿病研究的不断深入,糖尿病的治疗方法和水平也在不断完善和提高,强调营养、运动、药物及胰岛素、监测和患者教育等多方面的综合治疗方法仍然是糖尿病治疗的主旋律和最佳方法。其中,医学营养治疗(medical nutrition therapy,MNT)是糖尿病综合治疗必不可少的重要方法,也是糖尿病治疗的基础。营养治疗贯穿于所有类型糖尿病的预防和治疗过程中的每一个阶段,并发挥着其他治疗方法无法取代的重要作用。

(一) 糖尿病医学营养治疗的目标

糖尿病医学营养治疗的总目标是达到并保持良好的代谢状态,以降低发生急、慢性糖尿病并发症的风险,使患者能拥有一个完整健康的生活体系。

1. 纠正代谢紊乱　越来越多的证据表明,通过调整膳食来纠正代谢紊乱,可以预防和延缓糖尿病并发症的发生。在平衡膳食的基础上,合理控制总能量,根据病情调整并合理搭配膳食中的营养素,尽可能达到和维持正常的代谢水平(包括血糖和糖化血红蛋白水平,低密度脂蛋白胆固醇、高密度脂蛋白胆固醇和总胆固醇水平,以及血压等)。

2. 合理控制体重　体重超重、肥胖和腹部脂肪蓄积是2型糖尿病发病的重要危险因素。由于肥胖者(特别是腹型肥胖者)的胰岛素受体相对数量减少和受体缺陷,易发生胰岛素抵抗,影响机体对葡萄糖的转运、利用和蛋白质合成。通过纠正不良生活方式和膳食结构,合理控制体重,可减轻胰岛 β 细胞负荷。

对于肥胖患者来说,减少体重至理想状态,常难以实现,故不必苛求。可将减少体重的目标设定在 3~6 个月减轻 5%~10% 的体重。消瘦患者应通过均衡的营养计划,恢复并长期维持理想体重。

3. 满足营养需要　为糖尿病患者提供的营养治疗应能充分满足其基本营养需要,同时还要满足儿童、青少年,妊娠妇女、乳母等处于不同特定时期糖尿病患者的特殊营养需要。

4. 提高生活质量　以平衡膳食为基础,在不违反营养治疗原则的前提下,尽可能选择多种类食物,变换食物烹调方法,使糖尿病患者也能享受到丰富多样、可口的膳食。

(二) 糖尿病医学营养治疗的内容

糖尿病患者的营养治疗强调个体化原则,应根据个体的营养状况评估和治疗过程的进展情况,随时进行调整,同时还要考虑到患者的文化背景、生活方式、经济状况等因素,兼顾患者的健康需求。最好由熟悉糖尿病治疗的营养师和患者一起协商,制订适合个体的、切实可行的营养治疗方案,并予以实施。当然,如果能建立一个由具有丰富的糖尿病治疗经验的医生、营养师、护士组成的团队来协调配合,通过糖尿病教育使患者学会自我管理,将能更好地发挥营养治疗的作用。

糖尿病医学营养治疗的具体内容应包括如下几个方面:

1. 对患者进行营养状况的评估　糖尿病患者的营养评估与非糖尿病患者基本相同,重点是监测目前体重状态和近期体重变化。通过了解患者近期饮食状况,体重变化,血糖、血脂、肝肾功能等相关生化检测指标,身高、体重、腰围等人体测量指标,综合评价患者营养状况。

2. 与患者沟通,协商制订个体化营养治疗计划。

3. 进行个体化的膳食指导。

4. 定期随访,评价效果,及时调整治疗方案。

二、糖尿病的营养治疗原则

随着对糖尿病研究的不断深入,糖尿病的营养治疗原则也在不断调整和改进,20 世纪 50 年代以前曾采用严格限制碳水化合物、大幅提高脂肪摄入的膳食,碳水化合物所占的比例往往在全日总能量的 40% 以下甚至低到 20% ,脂肪的能量约占全日总能量 35% 以上。实践证明,这种饮食结构对糖尿病患者的胰岛功能并无益处,膳食中高脂肪尤其高动物脂肪还将加重糖尿病患者的血管病变。随着糖尿病研究的不断深入,20 世纪 60 年代以后,营养治疗方案中碳水化合物占的比例逐渐提高,脂肪所占比例逐渐减少。目前主张,糖尿病患者的饮食原则应该是:在控制总能量的基础上供给适当比例的碳水化合物、脂肪、蛋白质以及膳食纤维和微量营养素,超重和肥胖者应减轻体重。

(一)合理供给能量和营养素

1. 能量 人体的一切活动都与能量代谢分不开,能量的供给应与人体的需要保持平衡。当能量供大于求时,多余的能量就转化为脂肪储存在体内,造成体重超重或肥胖。若能量供给长期不能满足机体的需要,则会导致消瘦、营养不良以及生长发育迟缓等。

肥胖(特别是腹型肥胖)可引起一系列激素与代谢紊乱,患者常存在胰岛素抵抗。外周胰岛素抵抗是肥胖患者从糖代谢正常逐渐发展到糖耐量下降,最终导致糖尿病的主要原因。因此,能量控制无论从糖尿病的预防,还是糖尿病的治疗,以及降低糖尿病并发症的风险等多方面考虑都是至关重要的环节。

能量摄入标准:成年人能够达到或维持理想体重;儿童青少年应能保持正常的生长发育;妊娠期糖尿病需满足胎儿及母体的营养需要。

理想体重的简易计算方法为:理想体重(kg) = 身高(cm)-105。肥胖指体重超过正常值的20% ,消瘦指体重低于正常值的20% 。

体质指数(BMI)和腰围也是用于估计肥胖程度的人体测量学指标。BMI 的具体计算方法为: $BMI(kg/m^2) = 体重(kg)/[身高(m)]^2$ 。我国成人体质指数界限值见表 30-1。腰围是目前公认的衡量腹部脂肪蓄积程度的最简单、实用的指标。

根据我国 13 项大规模流行病学调查数据汇总分析得出的结果显示,男性腰围>85cm,女性腰围>80cm 者患糖尿病的危险为腰围低于此界限者的2.5 倍。

表 30-1 中国成人超重和肥胖的
体重指数界限值

分类	体质指数(kg/m²)
体重过低	<18.5
体重正常	18.5~23.9
超重	24.0~27.9
肥胖	≥28

需要说明的是上述计算方法是根据群体测量结果推算的,在应用时还要考虑个体差异。通常情况下,观察体重变化是衡量能量摄入标准的最直接又简便的方法,体重增加提示能量摄入超过消耗,体重减轻提示能量摄入低于消耗。

能量供给标准要根据患者的年龄、体型、性别、活动量、应激状况等条件来确定。一般男性的能量需要高于女性,年轻人高于年长者,活动量大者高于活动量小者。成年人糖尿病能量供给标准可参照表 30-2。

表 30-2 成人糖尿病的能量供给量[kcal*/
(kg 理想体重·d)]

	体重正常	消瘦	肥胖
重体力劳动	40	45~50	35
中体力劳动	35	40	30
轻体力劳动	30	35	20~25
卧床休息	20~25	25~30	15

*1kcal=4.18kJ,50 岁以上者能量供给应当减少

对于体重超重或肥胖的糖尿病患者,能量的供给以能维持理想体重或略低于理想体重为宜,控制体重增长,并争取逐渐减少体重至合理状态。控制饮食、增加运动是减少体重的最安全且有效的方法。尽管肥胖患者短期内难以将体重减至理想状态,但减少目前体重的 5%~10% 也可明显改善异常的代谢紊乱。消瘦的糖尿病患者则要增加饮食中的能量供给,使体重逐步趋于理想体重。

2. 蛋白质 许多研究显示,摄入蛋白质并不增加血糖浓度,也不减慢糖类的吸收,但可增加血

清胰岛素反应。考虑高血糖会增加机体蛋白质的转换等因素,建议糖尿病患者的蛋白质的摄入量与一般人群类似,通常不超过能量摄入量的20%,以满足正常生长发育以及维持机体功能的需要为原则。对于肾功能正常的糖尿病个体,推荐蛋白质的摄入量占供能比的10%~15%。成年糖尿病患者的膳食中蛋白质供给量约为0.8~1.0g/(kg·d);对生长发育期的儿童、青少年、妊娠妇女、乳母以及糖尿病未得到满意控制、体型消瘦的患者、特殊职业者或合并某些疾病(如胃肠消化吸收不良、结核病等)的患者的蛋白质的供给量应适当提高;合并糖尿病肾病要根据肾功能损害程度限制蛋白质的摄入量(详见本章第三节内容中的糖尿病肾病)。

尽管不同食物来源的蛋白质对血糖的影响差别不大,但在血脂控制方面绝大多数植物性食物中的蛋白质,特别是大豆蛋白质明显优于动物性食物。这主要与植物性食物中的脂肪以不饱和脂肪酸为主,不含胆固醇,能量密度相对低于动物性食物有关。有研究发现,乳清蛋白在体重控制和降低超重者餐后糖负荷方面有促进作用,这可能与乳清蛋白中的含有的支链氨基酸、糖巨肽、血管紧张素转移酶抑制剂等活性成分的作用有关。

3. 脂肪　脂肪是人体不可缺少的营养素,主要功能是供给能量。天然食物中的脂肪主要是甘油三酯、少量磷脂和胆固醇。甘油三酯由1分子甘油和三分子脂肪酸构成,脂肪酸从结构上又可分为饱和脂肪酸(SFA)、多不饱和脂肪酸(PUFA)和单不饱和脂肪酸(MUFA)。

糖尿病患者常伴有肥胖、脂代谢紊乱,对脂肪关注的重点应放在脂肪总量和不同种类脂肪酸对糖代谢、胰岛素抵抗和血脂的影响,以及所带来的糖尿病并发症风险。不同种类的脂肪酸及脂肪数量对糖代谢、脂代谢的影响不同,有明确的研究证据表明,长期摄入高脂肪膳食可损害糖耐量,SFA可升高血浆总胆固醇(TC)和低密度脂蛋白-胆固醇(LDL-C);PUFA有降低LDL-C的作用,其中ω3-脂肪酸可降低甘油三酯(TG),预防血栓形成,但PUFA也可使高密度-脂蛋白(HDL-C)降低;MUFA可降低血浆TC、LDL-C和TG,但不降低HDL-C,且没有PUFA容易发生脂质过氧化的缺点。

一般来说植物和鱼类的脂肪含PUFA比动物脂肪高(椰子油、棕榈油除外),深海鱼油中含有较多的ω3-脂肪酸,包括二十碳五烯酸(EPA)和二十二碳六烯酸(DHA);植物油中的茶油和橄榄油含有较多的MUFA,可达79%~83%;绝大多数动物脂肪比植物油含SFA多。植物油经过氢化,不饱和的双键与氢结合变为饱和键,可使液态的植物油变为固态。在氢化过程中,一些不饱和的脂肪酸会发生空间构形的改变,形成反式脂肪酸。膳食中的反式脂肪酸对血脂和脂蛋白的不良影响与SFA相似或较之更强,可使血清TC和LDL-C升高,使HDL-C降低。观察性研究中发现,对于无糖尿病者,过高的膳食反式脂肪酸摄入可促进糖尿病的发生。

不同种类的食物所含脂肪酸的特点不同。一般而言,动物性脂肪中饱和脂肪酸所占的比例较高,大约占40%~60%;而植物性脂肪中的不饱和脂肪酸所占比例较高,大约占80%~90%。当然也有例外,如椰子油、可可油、棕榈油等虽然是植物性脂肪,但它们的饱和脂肪酸含量很高,棕榈油含饱和脂肪酸42%,椰子油、可可油中的饱和脂肪酸分别为92%和93%。不同种类的动物性脂肪其各类脂肪酸所占比例也有一定差异,畜类脂肪中的饱和脂肪酸比例高于禽类,禽类高于鱼类。多数植物油中多不饱和脂肪酸较多,也有一些植物油含有较高的单不饱和脂肪酸,如橄榄油、茶油等。ω3-系脂肪酸的主要食物来源为深海鱼类的脂肪,如鲱鱼油和鲑鱼油,它们富含同属ω3-系脂肪酸的EPA和DHA。此外,亚麻籽、绿叶蔬菜也含有ω3-脂肪酸。

胆固醇属于类脂,是许多生物膜的重要组成成分,也是合成各种激素的原料。人体胆固醇来源于食物和体内自身合成。临床前瞻性队列研究发现,糖尿病患者膳食中摄入较高的胆固醇易导致高胆固醇血症和动脉粥样硬化,显著增高患心血管疾病的风险。

中国糖尿病医学营养治疗指南,推荐糖尿病患者每日脂肪摄入总量占总能量比不超过30%,对于超重的患者,脂肪摄入占总能量比还可进一步降低。适当提高PUFA摄入量,但其占总能量比不宜超过10%。MUFA是较好的膳食脂肪来源,宜占总能量10%以上,但前提是脂肪占总能量摄入不超过30%。应限制SFA和反式脂肪酸的摄入量,SFA和反式脂肪酸占每日总能量比不超过10%,最好控制在7%以下,这样更有利于控制血总胆固醇及LDL-C水平。限制膳食中胆固醇的摄入有助于控制血胆固醇水平,建议将膳食胆固醇摄入量控制在 300mg/d 以内。含胆固醇较多的食物有:动物内脏(脑、肝、肾等)、蛋黄、鱼子等。

4. 碳水化合物　碳水化合物是能量的主要来源,对血糖及胰岛素分泌的影响较脂肪、蛋白质关系更密切和直接。合理摄取碳水化合物,控制膳食中碳水化合物的总量是控制血糖的关键。中国营养学会推荐的成人每日膳食中碳水化合物摄入量应占总能量的 55%~65%,糖尿病患者膳食中的碳水化合物推荐摄入量与普通人相似。针对接受减重治疗的肥胖糖尿病患者的两项随机对照试验发现,摄入低碳水化合物饮食的受试者与摄入低脂饮食的受试者相比,6 个月后可减轻更多的体重,但 1 年后的体重减轻幅度组间无明显差

异。一项荟萃分析显示,摄入低碳水化合物饮食与低脂饮食相比,6 个月后甘油三酯的改善幅度更大。但是过低碳水化合物饮食可能对血脂代谢有不利影响,致使 LDL-C 水平升高。

糖尿病患者的碳水化合物摄入量可略低于正常人,但也不宜过分限制碳水化合物摄入量,因为葡萄糖是大脑能量的唯一来源。因此,建议糖尿病患者的碳水化合物摄入量控制在总能量的 50%~60%。

除碳水化合物的摄入量外,食物的种类、成熟度、加工方式、烹调时间等对餐后血糖均有影响。1984 年 Jenkins 首次提出了食物的血糖生成指数(glycemic index GI,简称血糖指数)的概念,可由以下公式进行计算。

$$食物\ GI\ 值 = \frac{含\ 50g\ 碳水化合物试验食物餐后\ 2\ 小时血糖曲线下面积}{服等量葡萄糖餐后\ 2\ 小时血糖曲线下面积}100$$

食物 GI 表示某种食物与葡萄糖相比升高血糖的速度和能力,是衡量食物引起餐后血糖反应的一项有效指标。糖尿病患者对不同的食物可有不同的血糖应答,GI 反映食物整体的消化利用状况。不同种类的碳水化合物 GI 是不同的,支链淀粉含量高的食物如糯米、粘玉米,GI 较高,而含直链淀粉比例高的豆类则相反。富含膳食纤维、抗性淀粉或其他不消化的碳水化合物食物如生的白薯、土豆、未成熟的水果等 GI 低。食物被加工的颗粒越小、烹调时食物煮的时间越长,淀粉糊化程度越高,GI 就越高。富含脂肪、蛋白质的食物 GI 低,如豆类和油炸的食品等。食用混合食物(包括碳水化合物、脂肪及蛋白质)时,脂肪和蛋白质使胃排空速度减慢,也使 GI 比单独食用碳水化合物类食物时降低。为了方便使用,规定 GI>70 为

高 GI 食物;55~70 为中 GI 食物;<55 为低 GI 食物。摄入高 GI 的食物会使血糖大幅度升高,常常伴随快速回落,而摄入低 GI 的食物后血糖仅轻度或中度升高并缓慢回落,刺激胰岛素分泌也少,不会出现低血糖现象。低 GI 的食物可增加饱腹感,可有效控制餐后胰岛素和血糖异常,有利于保持血糖水平的稳定。了解食物 GI,在安排饮食时将高 GI、中 GI 和低 GI 的食物进行合理搭配,少选高 GI 的,多选低、中 GI 的,把不同 GI 的食物搭配起来吃,使总 GI 降低,对于调节和控制血糖水平有重要作用。但是由于 GI 只反映食物对血糖的影响,不显示食物的能量及其营养素含量,所以 GI 也有其局限性,如脂肪含量高的食物虽然 GI 不高,但是多吃会引起肥胖,故糖尿病患者不宜多选。表 30-3 列出了部分食物的 GI。

表 30-3　部分食物的血糖指数(GI)

食物名称	GI	食物名称	GI	食物名称	GI
糖类		巧克力	49.0	大米粥(普通)	69.4
葡萄糖	100.0	谷类及制品		大米饭	83.2
绵白糖	83.8	小麦(整粒,煮)	41.0	糯米饭	87.0
蔗糖	65.0	面条(小麦粉,湿)	81.6	大麦(整粒,煮)	25.0
果糖	23.0	面条(全麦粉,细)	37.0	大麦粉	66.0
乳糖	46.0	通心面(管状,粗)	45.0	玉米(甜,煮)	55.0
麦芽糖	105.0	馒头(富强粉)	88.1	玉米面(粗粉,煮粥)	68.0
蜂蜜	73.0	烙饼	79.6	玉米片(市售)	78.5
方糖	65.0	油条	74.9	小米(煮饭)	71.0

续表

食物名称	GI	食物名称	GI	食物名称	GI
小米粥	61.5	生菜	<15.0	棍子面包	90.0
荞麦(黄)	54.0	青椒	<15.0	苏打饼干	72.0
荞麦面条	59.3	西红柿	<15.0	膨化薄脆饼干	81.0
薯类淀粉及制品		菠菜	<15.0	爆玉米花	55.0
马铃薯	62.0	水果及制品		饮料类	
马铃薯(煮)	66.4	苹果	36.0	苹果汁	41.0
马铃薯泥	73.0	梨	36.0	水蜜桃汁	32.7
甘薯(山芋)	54.0	桃	28.0	橘子汁	57.0
甘薯(红,煮)	76.7	杏干	31.0	葡萄汁	48.0
藕粉	32.6	李子	24.0	冰激凌	61.0
豆类及制品		樱桃	22.0	混合膳食及其他	
黄豆(浸泡,煮)	18.0	葡萄	43.0	馒头+芹菜炒鸡蛋	48.6
豆腐(炖)	31.9	葡萄干	64.0	馒头+酱牛肉	49.4
豆腐干	23.7	猕猴桃	52.0	馒头+黄油	68.0
绿豆	27.2	柑	43.0	饼+鸡蛋炒木耳	48.4
扁豆	38.0	柚	25.0	饺子(三鲜)	28.0
四季豆	27.0	菠萝	66.0	包子(芹菜猪肉)	39.1
蔬菜类		芒果	55.0	硬质小麦粉肉馄饨	39.0
胡萝卜(金笋)	71.0	香蕉	52.0	牛肉面	88.6
南瓜(倭瓜)	75.0	香蕉(生)	30.0	米饭+鱼	37.0
山药(薯蓣)	51.0	西瓜	72.0	米饭+芹菜+猪肉	57.1
芋头(蒸)	47.7	乳及乳制品		米饭+炒蒜苗	57.9
芦笋雪魔芋	<15.0	牛奶	27.6	米饭+蒜苗+鸡蛋	68.0
绿菜花	<15.0	酸奶(加糖)	48.0	米饭+猪肉	73.3
菜花	<15.0	低脂奶粉	11.9	猪肉炖粉条	16.7
芹菜	<15.0	方便食品		西红柿汤	38.0
黄瓜	<15.0	桂格燕麦片	83.0	窝头(玉米+面粉)	64.9
茄子	<15.0	白面包	87.9	种子类	
鲜青豆	<15.0	面包(全麦粉)	69.0	花生	14.0
莴笋	<15.0	面包(混合谷物)	45.0		

摘自杨月欣等,中国食物成分表2002.

血糖负荷(glycemic load,GL)是用食物的 GI 值乘以其碳水化合物含量得出的数值,可以用于定量评定某种食物或某总体膳食模式升高餐后血糖的能力。GL 比 GI 更能全面评价食物引起血糖升高的能力。当 GL≥20 为高 GL,提示食用的相应重量的食物对血糖的影响明显。10 ~ 20 之间为中 GL,提示食用的相应重量的食物对血糖的影响一般。GL≤10 时为低 GL,提示食用的相应重量的食物对血糖的影响较少。对于糖尿病患者来

说,没有绝对不能吃的食物,只不过要严格控制食物的数量并进行合理的搭配。按照 GI 和 GL 相结合的理念去选择搭配膳食,既考虑到食物中碳水化物消化吸收的速度;又兼顾到食物含碳水化物的总量及对血糖负荷的影响。

5. 膳食纤维　膳食纤维是一类不能被人体消化吸收利用的多糖,主要存在于植物性食物中。根据其溶解性可分为不可溶性膳食纤维和可溶性膳食纤维两大类,前者主要有纤维素、半纤维素、

木质素等;后者主要有果胶、藻胶、树胶等。不溶性膳食纤维主要存在于谷类、豆类的外皮以及植物的茎部和叶部,可在胃和肠道内吸收水分,形成网状结构,妨碍食物与消化液接触而减慢淀粉的消化吸收过程,增加粪便体积,起到降低餐后血糖、防治便秘的作用。可溶性膳食纤维在豆类、水果、海藻类食物中较多,许多研究显示,可溶性膳食纤维在胃肠道内遇水可与葡萄糖形成黏胶,可以延缓胃的排空,减慢小肠对糖的吸收速度;使餐后血糖曲线趋于平缓,改善糖耐量。膳食纤维可以增加饱腹感,减少饥饿感,防止因多食而导致摄入过多的能量,有利于患者保持适宜的体重,维持血糖平稳。膳食纤维还具有降低胆固醇的作用。

膳食纤维有助于糖尿病患者长期血糖控制,应鼓励患者多摄入各种富含膳食纤维的食物,如粗杂粮、薯类、绿叶蔬菜、豆类、藻类、水果等。但目前没有证据支持推荐糖尿病患者膳食纤维摄入量应高于普通人群,且摄入过多的膳食纤维也存在影响其他营养素的吸收和胃肠道不耐受的问题。建议糖尿病患者的膳食纤维摄入量与正常人相近,为 14g/1000kcal。

6. 维生素和矿物质　维生素和矿物质是调节人体正常生理功能不可缺少的微量营养素。研究发现:锌、铬、硒、镁、钙、磷、钾、钠等矿物质与糖尿病的发生、并发症的发展之间有一定关系。钙、镁摄入低可加重胰岛素抵抗、糖耐量异常及高血压。烟酰胺具有保护残留胰岛细胞的作用,大剂量维生素 B1 能预防糖尿病患者的心肌病变。维生素 B_1、B_{12} 常用于糖尿病神经病变的治疗,对糖尿病大血管并发症也有一定疗效。

糖尿病患者与正常人对各种微量营养素的需求基本相同。如患者能正常进食,并注意做到膳食营养平衡,能达到中国居民膳食营养素推荐量,一般不需要额外补充。对于不存在维生素、矿物质缺乏的糖尿病患者,没有明确证据表明补充这些微量营养素是有益的。所以不建议糖尿病患者常规大量补充维生素和矿物质。但是,由于糖尿病患者的饮食受到一定限制,如果不能合理的搭配食物,容易出现微量营养素的缺乏,并可能会加重患者糖代谢的紊乱。因此,为预防和纠正营养素代谢紊乱,可适当补充含多种微量营养素的天然食物、蔬菜、适量水果或相应的药物制剂。老年患者、绝经后的女性糖尿病患者容易发生骨质疏松,应注意钙的补充,膳食计划中应有奶类、豆制品等富含钙质的食物,必要时可补充含钙制剂。糖尿病患者应限制食盐用量,长期摄入过量的盐会与高血糖、高血脂和高胰岛素血症一起诱发高血压病,加速糖尿病心血管并发症的发生与进展,食盐用量宜限制在 6g/d 以下。

(二) 合理控制体重

由于热量摄入过多,消耗减少而导致体内热量剩余产生多余脂肪出现肥胖,尤其是腹型肥胖危害性更大。肥胖与糖尿病关系密切。肥胖者体内脂肪细胞体积较大,细胞表面受体数量较少,对胰岛素的敏感性降低,使糖尿病的治疗更加复杂。同时肥胖也是高血压、脂质代谢异常和心血管疾病(CVD)的独立危险因素,而 CVD 是糖尿病死亡的主要原因。肥胖者适度减轻体重可以改善血糖水平,降低 CVD 的发病风险。肥胖者减轻体重的措施,首先是饮食调节,减少含高热卡药物的摄入,如脂肪含热量 9.0kcal/g 及酒精含热量 7.5kcal/g,均为高热量膳食,而碳水化合物含热量仅为 4.0kcal/g,前者热量含量是后者的 1 倍以上。由此可见,吃肉、喝酒的人不仅不能减肥,反而更容易导致肥胖。其次,是适度而有规律的活动或运动,消耗体内过多的脂肪,两者相互配合才能达到减肥的目的。肥胖者在原有体重的基础上减少5% ~10% 即可明显获益,因而减轻体重对于肥胖和超重的糖尿病患者是首要的任务。减体重的主要方法是改变不良的生活方式,包括减少能量摄入和有规律的活动锻炼。减体重不宜操之过急,以免发生酮症,每周减少 0.5~1kg 是安全的。能量摄入较平时饮食减少 500~1000kcal/d,可逐渐减轻体重。中度和重度肥胖的患者即使不能达到理想体重也要达"合理体重",即能够在短期实现并可长期维持的、医生和患者共同认可的体重水平。减体重过程中应注意各种营养素供给,碳水化合物不宜<150g/d,否则容易发生酮症,供给充足的蛋白质;维生素、矿物质、微量元素等要满足机体需要,以免发生营养不良。当体重达到正常时即应及时调整饮食,使之维持在正常水平。另外,根据个人身体情况,选择合适的运动项目,循序渐进,坚持经常性的体育运动。

(三) 合理食物选择

在为糖尿病患者安排饮食时,可把"食品交换份法"与 GI、GL 结合起来考虑,放宽食物选择的范围,达到平衡膳食,以满足机体对各种营养素的需要。

1. 谷类 谷类食物主要有大米、面粉、玉米、小米、荞麦、燕麦等,主要提供碳水化合物、蛋白质、维生素、矿物质和膳食纤维等。谷类食物碳水化合物含量多在70%以上,主要以淀粉形式存在。谷类多为高GI和中GI,建议糖尿病患者的主食粗、细粮搭配食用,如两样面的发糕(面粉+玉米面)、荞麦面条(面粉+荞麦面)等,宜选择整粒的或碾磨得粗的谷物,如煮麦粒、煮玉米、玉米碴、全麦面包等。黑麦、燕麦、玉米等食物中含有植物固醇,有降低TC和LDL-C的作用。

2. 肉、蛋类 肉类包括畜肉(猪、牛、羊、驴、兔肉等)、禽肉(鸡、鸭、鹅、鸽、鹌鹑等)、鱼虾等水产品以及动物内脏等,是优质蛋白质、脂肪、维生素和无机盐的重要来源。肉类食物蛋白质含量为10%~20%,蛋白质质量一般要比植物性食物中的质量高,但肥肉、内脏、卵黄含SFA和胆固醇较多,建议在规定量内尽量选用瘦肉,少吃肥肉和动物内脏等。

常用的禽蛋有鸡蛋、鸭蛋、鹅蛋、鹌鹑蛋等,蛋白质含量为13%~15%。可在规定量内选用。蛋黄中胆固醇含量高,合并高TC的糖尿病患者应少吃蛋黄,可以隔天吃1个蛋黄,但不必完全不吃。

3. 乳类及乳制品 乳类包括牛奶、羊奶、奶粉、奶酪等,可提供优质蛋白质、脂肪、碳水化合物、维生素、矿物质等。乳类属于低GI食品。乳类含钙丰富,是补钙的良好的食物来源,体重超重或肥胖的糖尿病患者宜选低脂或脱脂乳类。

4. 豆类 豆类分为大豆和其他豆类。大豆包括黄豆、青豆和黑豆。大豆中蛋白质含量丰富,占35%~40%,而且大豆蛋白质的氨基酸组成接近人体需要,属于优质蛋白质。大豆含脂肪15%~20%,其中不饱和脂肪酸占85%,其中亚油酸高达50%以上。大豆还含有维生素、矿物质、碳水化合物、膳食纤维;大豆中的皂苷和大豆异黄酮,具有抗氧化、降血脂等作用。大豆被加工成豆制品,便于人体消化吸收,豆制品多属于低GI食物。建议糖尿病患者经常吃豆制品,如豆腐、豆腐干、豆浆等,但是不宜选油炸的豆制品。其他豆类包括豌豆、蚕豆、红豆、绿豆、芸豆等,含蛋白质约20%,因其含碳水化合物较多,与谷类食物的营养特点相近,可与谷类食物互换。

糖尿病肾病患者不易摄入过多的豆类制品。

5. 蔬菜类 蔬菜包括叶菜类(如大白菜、小白菜、菠菜、油菜、卷心菜等)、根茎类(如萝卜、土豆、甘薯、山药、藕、芋头、葱头、竹笋等)、瓜茄类(如冬瓜、南瓜、西葫芦、黄瓜、西红柿、柿子椒等)、花菜类(如菜花、菜苔等)和鲜豆类(四季豆、扁豆、毛豆、豌豆等)。蔬菜主要提供维生素、矿物质、碳水化合物和膳食纤维等营养素。除根茎类以外多数蔬菜属于低GI的食物。叶菜类、瓜茄类碳水化合物含量仅为1%~3%,糖尿病患者可以多选;花菜类和鲜豆类的碳水化合物含量为4%~10%,可参照食品交换份表减少用量;根茎类的碳水化合物含量较高,可达10%~25%,如土豆的碳水化合物含量为17%,宜少吃,或用其替代粮食(参考食物交换份互换)。糖尿病患者每日蔬菜摄入量不少于500g,尽量选择含糖量低的蔬菜,并注意蔬菜色泽的搭配。

6. 水果类 水果含有丰富的碳水化合物、维生素、矿物质、膳食纤维等营养素。水果中的碳水化合物有蔗糖、果糖、葡萄糖、膳食纤维等,其含量与水果的含水量、种类、成熟度等有关。水果中含果糖较多,果糖的GI是23,所以大部分水果的GI并不高。水果中的果酸、果胶延迟胃排空,可延缓碳水化合物吸收。因此,认为糖尿病患者可以在病情控制较好时吃适量水果,即在一日饮食计划之内作为两顿正餐之间的加餐食品,并与谷类食物互换,如苹果或梨、桃、橘子(带皮)200g可与大米25g互换。

血糖控制不良的患者(如餐后2小时血糖>10mmol/L)还是少吃水果,以减少对血糖的影响及其波动。

7. 油脂类与坚果类 油脂类包括各种食用植物油和动物油,其脂肪含量几乎为100%。为了减少SFA和胆固醇的摄入,选择植物油如花生油、豆油、芝麻油、玉米油等作为烹调油,提倡在限量范围内选用一部分MUFA含量高的橄榄油、野茶油、低芥酸菜籽油。每日烹调用油最多不应>30g。不用或尽量少用动物油如猪油、牛油、羊油等。尽量少吃反式脂肪酸含量较多的人造奶油、方便面、起酥油制作的蛋糕、点心等。

坚果类食物,如花生、核桃、腰果、瓜子、松子、杏仁、开心果等,可提供脂肪、蛋白质、碳水化合物、维生素和矿物质等营养素。坚果类含脂肪较高,糖尿病患者特别是体重超重和肥胖者不宜额外多吃,可在饮食计划规定量之内与油脂类食物互换。

8. 甜食与甜味剂 不建议糖尿病患者吃甜食,如甜点心、巧克力、冰激凌等,因为这些甜食除含糖较多外,往往含有大量脂肪,易导致能量摄入过多,引起血糖升高和体重增加。根据 GI 的原理,蔗糖的 GI 是 65,属于中 GI 食物。大量临床研究证明,相等能量的蔗糖并不比淀粉有更大的升血糖能力,因此不必绝对禁止糖尿病患者摄入蔗糖及含蔗糖的食物,用量应在膳食计划总能量之内,额外增加则会引起血糖升高。不过精制的蔗糖与淀粉类食物相比营养成分单一,用富含淀粉和膳食纤维的谷薯类食物替代蔗糖能获得更多种类的营养素和更好地控制血糖的效果。果糖虽然可产生较低的餐后血糖反应,但是可能影响血脂,故不推荐糖尿病膳食中用果糖作为甜味剂常规使用。

低能量的甜味剂:包括糖醇类(如赤藻糖醇、麦芽糖醇、甘露醇、山梨醇、木糖醇等)和塔格糖(tagatose,一种己酮糖)。研究表明,糖醇类可产生比蔗糖、葡萄糖低的餐后血糖反应,而且含能量较低,糖醇类平均能量为 2kcal/g。不过没有证据表明摄入的糖醇能降低血糖和体重,也没有发现糖醇存在安全性问题,但大量食用可导致腹泻。

不产生能量的甜味剂:目前,美国 FDA 批准的不产生能量的甜味剂有:①安赛蜜;②天冬酰苯丙氨酸甲酯(阿斯巴甜);③纽甜(neotame);④食用糖精;⑤蔗糖素(sucralose)。其中阿斯巴甜的甜度是蔗糖的 160 ~ 220 倍,用量很少即可有甜味,故其产生的能量可忽略不计。以上五种甜味剂经过严格审查,被认为安全无毒,糖尿病患者可以使用。

9. 酒类 由于酒类中含的酒精产生能量较高,1g 酒精可产生 7kcal 能量,空腹饮酒容易发生低血糖,长期饮酒会损伤肝脏,故病情控制不好的患者不宜饮酒。病情控制较好的患者允许适量饮酒,但是要限量并计算能量,如每周 2 次,每次可饮啤酒 1 ~ 1.5 杯(200 ~ 375ml),或葡萄酒半杯(约 100ml),不饮烈性酒。有酒精滥用或依赖者、妊娠妇女,以及患有肝病、胰腺炎、胆囊炎、周围神经病变、高甘油三酯血症者不应饮酒。

(四) 合理安排餐次

糖尿病患者进食宜定时定量,少量多餐,可减轻胰岛负担,有利于保持血糖平稳。对于应用口服降糖药物治疗的患者可以安排一日三餐;对于应用胰岛素治疗和容易发生低血糖的患者,除了三顿正餐之外应有 2 ~ 3 次加餐,加餐的食物用量应在一日食物总量之内,可以从正餐中扣除少量食物用作加餐,而不是额外增加食物。一日三餐注意主、副食与荤、素食物的合理搭配,各餐均有碳水化合物、蛋白质、脂肪和膳食纤维,以保证营养均衡。

(五) 低血糖的预防和处理

1. 定时进餐对于预防低血糖很重要。外出有可能不能按时进餐时,要随身携带方便食品,如饼干、面包、方便面等,以便到该进餐时作为替代食品。

2. 加餐是预防低血糖的有效方法,特别是对于夜间容易出现低血糖的患者晚上睡前加餐就更为重要,可以从晚餐中匀出主食 25g 用作睡前加餐,也可同时给予牛奶半杯。

3. 易出现低血糖反应的患者应随身携带糖果、饼干等碳水化合物类食物,以便出现低血糖时服用。

4. 当活动量比平时增加时,注意及时调整胰岛素用量或适当增加食物数量,可增加主食 25 ~ 50g;避免空腹运动,运动前少量进餐,以免发生低血糖。

5. 发生低血糖时,对于症状较轻者首选白糖或葡萄糖 15 ~ 20g 用温水化开后口服,也可给予面包、馒头、糖果等碳水化合物食物。对症状较重,神志不十分清楚但能吞咽者,可将白糖或葡萄糖放置于齿间,使其溶化后咽下。低血糖昏迷者不宜喂给食物,应尽快送医院抢救。

三、糖尿病并发症的医学营养治疗

(一) 糖尿病肾病

糖尿病肾病是糖尿病的微血管并发症,尿毒症是导致糖尿病患者死亡的重要原因之一。有研究证实限制蛋白质摄入对于尿蛋白排泄正常的肾脏高滤过的糖尿病患者可使高肾小球滤过率(GFR)下降,而对临床蛋白尿期的患者可减低 GFR 的下降的速率,限制饮食中的蛋白质可减轻蛋白尿,减少代谢废物的产生,延缓糖尿病肾病的进展。因而糖尿病肾病营养治疗的主要措施是限制饮食中蛋白质的摄入,根据患者肾功能以及营养状况制定切实可行的营养治疗方案,定期监测,进行必要的调整。

低蛋白饮食治疗应从临床糖尿病肾病期开始,根据患者肾功能损害的程度,确定蛋白质的供给量。肾功能正常者,限制饮食蛋白质摄入量为0.8g/(kg·d),肾小球滤过率下降后,给予0.6g/(kg·d)。长期给予过低蛋白质饮食可能诱发低蛋白血症、营养不良,故采用<0.6g/(kg·d)的低蛋白饮食,可同时补充复方α-酮酸制剂0.12g/(kg·d),以此增加蛋白质的合成,减少蛋白质分解,并可减少蛋白质代谢废物在体内积聚。

实施低蛋白饮食治疗,必须供给足够的能量,以确保有限的蛋白质充分为机体所利用,减少体内蛋白质的分解。能量摄入应基本与非糖尿病肾病患者相似,可按30~35kcal/(kg·d)供给,一般蛋白质提供的能量占总能量比<10%,脂肪占总能量的30%左右,其余能量由碳水化合物提供。体型肥胖的患者的能量供给应比上述推荐量减少250~500kcal/d,60岁以上老年人可按25~30kcal/(kg·d)供给能量。

饮食中供给的蛋白质要在限量范围内尽量供给必需氨基酸含量丰富的高生物价的蛋白质,选择动物性来源的乳类、蛋类、瘦肉(禽、畜、鱼、虾)等。近年来有研究发现,大豆蛋白有减轻糖尿病肾病的高灌注和高滤过以及减轻蛋白尿作用,有利于延缓糖尿病肾病的进展,但目前还不能得出确切的结论。因此,不强调增加大豆蛋白质食物的摄入,也不必绝对禁止,可在蛋白质限量范围内少量食用。

碳水化合物可以由谷类、土豆、山药、藕等食物供给。必要时可采用"麦淀粉饮食",即用小麦淀粉(蛋白质含量0.4%)等代替大米或面粉(蛋白质含量8%~10%)制作主食,既减少植物蛋白的摄入,又可保证能量的供给。

(二) 糖尿病合并高尿酸血症

高尿酸血症是由于人体内嘌呤代谢紊乱,血中尿酸含量增高,并由此可引起组织损伤的一组疾病。大部分患者仅表现为高尿酸血症,约有5%~12%的患者最终发展为痛风。尿酸是嘌呤代谢的最终产物,人体内的尿酸有两方面的来源:约20%来自食物中的嘌呤,为外源性;其余80%由体内氨基酸、核苷酸及其他小分子化合物合成和核酸代谢而来的为内源性。糖尿病与原发性高尿酸血症有许多共同之处,如老龄、肥胖、胰岛素抵抗等;都与不良的饮食习惯等密切相关。糖尿病患者伴发高尿酸血症的比率明显高于非糖尿病患者,高尿酸血症患者比尿酸正常者更易发展为糖尿病。合并高尿酸血症和痛风的糖尿病患者除应用药物治疗外,还应在饮食方面予以注意,以减少外源性尿酸的生成,促进体内尿酸排出。

1. 控制总能量的摄入,保持正常体重 肥胖者体内嘌呤代谢易发生异常,如果体重已经超过正常范围,应设法减轻体重。但是减体重不能过快过猛,以免体内脂肪过度分解产生酮体,酮体可与尿酸竞争排泄而诱发痛风急性发作。

2. 限制脂肪摄入 脂肪有阻碍肾脏排泄尿酸的作用,使血尿酸升高,同时脂肪在体内代谢产生的能量高,容易导致肥胖。选择食物时,避免吃含脂肪高的食物,如肥肉、油炸食品、奶油蛋糕等;采取用油少的烹调方法,例如清蒸、白煮、氽、炖等。

3. 限制嘌呤含量高的食物 通过限制饮食中的嘌呤,减少体内尿酸的生成。食物中的核酸常以核蛋白的形式存在,许多含蛋白质丰富的食物(如畜、禽、鱼和豆制品等)生成嘌呤也多,因此每天摄入的蛋白质食物不宜多。但也不宜长期过分限制食物中的蛋白质,否则会导致营养不良。鸡蛋和牛奶不含核蛋白,不会引起血尿酸升高,是为痛风患者在急性发作期提供蛋白质的理想食物。要根据病情调整饮食结构,合理选择食物。根据嘌呤含量多少将常用食物分为四类,供选择食物时参考(表30-4)。

表30-4 各类食物的嘌呤含量(每100g可食部分)

	食 物 名 称
第一类 含微量嘌呤食物 (<50mg)	精白米、精白面包、馒头、面条、通心粉、苏打饼干、玉米、卷心菜、胡萝卜、芹菜、黄瓜、茄子、甘蓝、莴苣、南瓜、西葫芦、西红柿、萝卜、山芋、土豆、牛奶、奶酪、各种蛋类、各种水果、干果、茶、咖啡、巧克力等
第二类 含中等量嘌呤食物 (50~75mg)	蘑菇、花菜、芦笋、菠菜、豌豆、四季豆、青豆、菜豆、麦片、鸡肉、羊肉、白鱼、花生、花生酱、豆类及豆制品

	食 物 名 称
第三类 含较高嘌呤食物 （75~150mg）	鲤鱼、带鱼、鳕鱼、鳝鱼、大比目鱼、鲈鱼、梭鱼、鲭鱼、贝壳类水产、薰火腿、猪肉、牛肉、鸭、鹅、鸽子、鹌鹑、虾、干豆类（黄豆等）
第四类 含高嘌呤食物 （150~1000mg）	动物肝脏、肾脏、胰脏、脑、沙丁鱼、凤尾鱼、鱼籽、蟹黄、牡蛎、火锅汤、浓鸡汤和肉汤、酵母等

在急性关节炎发作期,应严格限制嘌呤摄入,饮食中以第一类含微量嘌呤的食物如精白米、面、鸡蛋、牛奶、蔬菜、水果为主,少用第二类食物;忌用第三、四类食物。症状缓解期对嘌呤的限制可适当放宽,可以增加一些第二类和第三类食物,鱼和肉可先用水煮,使一部分嘌呤溶解在汤里,弃汤食用,以减少嘌呤的摄入。但是无论在急性期或缓解期均应避免吃含嘌呤很高的第四类食物如沙丁鱼、凤尾鱼、动物内脏、浓肉汤等。对于高尿酸血症而无症状者,以第一类和第二类食物为主,可少量用第三类食物,忌用第四类食物。

4. 多吃蔬菜,适量水果　尿酸在碱性环境中容易溶解,蔬菜和水果属于成碱性食物,有助于尿液碱化,可促进尿酸排出体外,糖尿病患者吃水果应限量,可多选含微量嘌呤的蔬菜。

5. 供给充足的水分　体内的尿酸主要经肾脏随尿液排出体外,供给充足的水分可增加尿量,有利于尿酸的排出。每天饮水及汤汁类食物2000~3000ml,最好保证有2000ml尿量。

6. 忌酒,避免辛辣刺激性食物。

四、特殊状态下的医学营养治疗

（一）妊娠期糖尿病

妊娠糖尿病包括糖尿病合并妊娠和妊娠期发生的糖尿病。妊娠糖尿病患者病情较非妊娠者复杂,容易出现血糖波动,引起酮症酸中毒或低血糖。妊娠期糖尿病的医学营养治疗应该保证母体和胎儿的最佳营养状况,提供充足的营养和能量,维持孕妇体重的合理增长,达到并维持正常的血糖水平,防止高血糖、低血糖和酮症的发生。为患者制定具体的营养建议,并根据个体评估和血糖自我监测结果及时进行调整。

1. 能量　妊娠早期,胎儿生长缓慢,能量供给与孕前相同。妊娠中期和妊娠晚期,胎儿生长速度加快,可增加能量供给200kcal/d,以满足母体和胎儿生长发育的需要。为了保证孕妇合理的体重增长,应监测体重,根据体重变化情况增减能量供给。肥胖的妊娠糖尿病妇女可在不引起酮症的前提下,适当限制能量摄入,降低母体体重增长幅度。推荐按照孕前体重的情况,并参照孕期体重增长幅度提供能量摄入标准,见表30-5。

表 30-5　孕期体重增长幅度及能量摄入标准

孕前体重	能量系数 （kcal/kg*）	平均能量 （kcal/d）	推荐孕期体重增长 （kg）	推荐妊娠中晚期 每周体重增长（kg）
低体重	33~38	2000~2300	12.5~18	0.51（0.44~0.58）
理想体重	30~35	1800~2100	11.5~16	0.42（0.35~0.50）
超重/肥胖	25~30	1500~1800	7~11.5	0.28（0.23~0.33）

*按理想体重计算

2. 碳水化合物　碳水化合物提供的能量占总能量的50%~60%。由于碳水化合物是胎儿能量的唯一来源,因而胎儿利用母体内的葡萄糖较多,母体摄入碳水化合物每日至少应有175g,过少不利于胎儿生长并可导致酮症。碳水化合物尽量分散到一日三餐主食和2~4次的零食中,定时定量,适当增加膳食纤维含量丰富的食物,如粗粮、豆制品、蔬菜、魔芋等有助于保持血糖稳定并防止便秘。

3. 蛋白质　蛋白质提供能量占总能量的15%~20%。妊娠早期,在孕前基础上增加蛋白质5g/d,妊娠中期增加15g/d,妊娠晚期增加20g/d,

其中优质蛋白质(乳类、蛋类、肉类及豆制品)应占总量的 1/3 以上。

4. 脂肪　脂肪供给不宜过多,宜占总能量的 25% ~30%。

5. 维生素和矿物质　根据中国居民膳食营养素参考摄入量供给,注意膳食中维生素 B 族、维生素 C 以及钙、铁、锌、硒等宏量和微量元素的补充。在孕前和妊娠早期补充含叶酸的多种维生素制剂。合并妊娠高血压的患者要注意限制钠盐的摄入,食盐用量限制在 3 ~5g/d。

6. 餐次安排　少量多餐有助于血糖控制,并减少低血糖风险。一日进餐 5 ~6 次,3 次主餐之外有 2 ~3 次加餐。

妊娠呕吐时,宜少量多餐,以清淡饮食为主,要保证最基本的碳水化合物摄入,避免发生酮症。剧烈呕吐者可给予流食,如果汁、牛奶、酸奶、菜汤,必要时给予肠内营养及肠外营养支持。

分娩后仍应进行生活方式的调整,合理控制饮食,增加体力活动,使体重减至正常。

(二) 糖调节受损

糖调节受损(impaired glucose regulation, IGR)又称糖尿病的前期,包括糖耐量受损(IGT)和(或)空腹血糖受损(IFG)。流行病学证据显示,糖尿病的危害从糖尿病前期就已开始。早期识别和治疗糖尿病前期患者,可降低或延缓糖尿病及其相关心血管并发症和微血管疾病的进展。改善糖调节受损患者的远期转归,需进行多方面的干预,包括生活方式干预、体重控制以及针对血糖、血脂、血压异常控制的药物治疗等,其中强化生活方式干预为首选干预手段。美国糖尿病预防计划(DPP)研究证实,糖耐量损害者经强化生活方式干预,发生糖尿病的危险可减少 58%。我国大庆 20 年追踪研究也证实,尽早从生活方式干预糖调节受损患者可减少 43% 的糖尿病发生风险。

生活方式的干预目标为,体重超重或肥胖的患者减少目前体重的 5% ~10% 并长期维持;限制膳食中脂肪总量不超过 30%,给予低饱和脂肪酸和反式脂肪酸膳食;增加富含膳食纤维的食物摄入;限盐、限酒;增加运动。

五、糖尿病食谱的制订方法

糖尿病患者的食谱制订方法常采用根据《食物成分表》计算法和食品交换份法等。不论采用哪种食谱制订方法均应首先根据患者的身高、体重、活动量、年龄、血糖值以及是否应用口服降糖药物或胰岛素治疗等计算出每日所需的总能量及蛋白质、脂肪、碳水化合物量,强调营养治疗个体化,结合患者平时的饮食习惯,制订出切实可行的食谱,并在应用过程中注意监测体重、血糖、血脂等各项相关的指标及患者对食谱的顺应性等,必要时予以调整。

(一) 确定一日所需的总能量及三大产能营养素量

1. 理想体重的计算和体型的评估

(1) 计算患者的理想体重

简易计算公式:理想体重(kg) = 身高(cm) - 105

实际体重在理想体重的 ±10% 以内为正常,< 理想体重 10% 为偏瘦,<理想体重 20% 为消瘦,>理想体重 10% 为超重,>理想体重 20% 为肥胖。

(2) 体重指数(body mass index BMI)

BMI 计算公式:BMI = 实际体重(kg) ÷ 身高(m)^2

BMI 在 18.5 ~23.9 为正常,<18.5 为体重过低,24.0 ~27.9 为超重,≥28 为肥胖

2. 计算全日总能量

根据患者体型、劳动强度、年龄等,参照表 30-2 成人糖尿病的能量供给量标准计算出全日总能量。

总能量(kcal):=能量标准(kcal)/kg×理想体重(kg)

3. 计算三大产能营养素的数量

(1) 蛋白质(g) = 总能量(kcal)×蛋白质占总能量百分比(15% ~20%)÷4

(2) 脂肪(g) = 总能量(kcal)×脂肪占总能量百分比(25% ~30%)÷9

(3) 碳水化物(g) = 总能量(kcal)×碳水化物占总能量百分比(55% ~65%)÷4

(二) 食谱制订

1. 食物成分表法　根据《食物成分表》将确定好的能量及三大营养素转换为食物,如谷类、肉类、蛋类、乳类、豆类、蔬菜、油脂等食物的数量。将主食(碳水化合物)按早、午、晚三餐各占 1/3 或按 1/5、2/5、2/5 分配,其他各类食物尽量均匀地分配在各餐中,为患者制订出一日食谱,并附列各类食物的替换法,以供患者了解自己每日各餐应吃的食物品种及数量,按规定量在同类食物中选择个人爱好的食物。虽然此法的定量较为精确,但计算过程繁琐,患者自行操作有困难,一般

需要专业营养师进行计算。

计算举例:患者李某,男,42 岁,身高 177cm,体重 90kg,平时以办公室工作为主,体力活动较少。确诊 2 型糖尿病 3 年,空腹血糖 7.8mmol/L,采用口服降糖药物治疗。

(1) 计算理想体重:177 − 105 = 72(kg)

(2) 计算 BMI:BMI = 90 ÷ 1.77² = 28.7

李某属于肥胖体型,根据表 30-2,能量供给可按 22kcal/kg 计算

(3) 一日总能量(kcal):22 × 72 = 1584(≈ 1600kcal)

蛋白质:1584 × 18% ÷ 4 = 71(g)

脂肪:1584 × 25% ÷ 9 = 44(g)

碳水化合物:1584 × (100% − 18% − 25%) ÷ 4 = 225(g)

经查《食物成分表》,计算出各类食物用量,建议李某每日饮食内容为:谷类 225g,肉类 100g,豆制品 30g,奶类 250g,蛋类 60g,蔬菜 750g,水果 200g,烹调油 23g。可提供能量 1586kcal,蛋白质

72g(18%),脂肪 45g(26%),碳水化合物 222(56%)。将以上饮食内容较为均匀地分配于一日三餐:

(4) 一日饮食安排:

早餐:谷类 75g,鸡蛋 1 个,牛奶 250g

午餐:谷类 75g,肉类 50g,豆制品 30g,蔬菜 350g,烹调油 10g

加餐:水果 200g

晚餐:谷类 75g,肉类 50g,蔬菜 400g,烹调油 13g

2. 食品交换份法　食物交换份法是按照营养成分特点,把食物分为 4 大类(8 小类),每个交换份食物的能量都是 90kcal。需要注意的是 1 个交换份的能量相同,但重量并不相同。同类食物之间,除每个交换份的能量相等外,蛋白质、脂肪和碳水化合物的含量基本相近,应用时可以相互替换;不同类别食物交换份中的三大营养素含量差异较大,原则上不能交换。具体食物交换份分类及各类食物交换份见表 30-6 ~ 30-13。

表 30-6　食物交换份表

组别	类别	每份重量(g)	能量(kcal)	蛋白质(g)	脂肪(g)	碳水化合物(g)	主要营养素
一、谷薯组	1. 谷薯类	25	90	2.0	—	20.0	碳水化合物 膳食纤维
二、蔬果组	2. 蔬菜类	500	90	5.0	—	17.0	矿物质 维生素 膳食纤维
	3. 水果类	200	90	1.0	—	21.0	
三、肉蛋组	4. 大豆类	25	90	9.0	4.0	4.0	蛋白质
	5. 乳类	160	90	5.0	5.0	6.0	
	6. 肉蛋类	50	90	9.0	6.0	2.0	
四、油脂组	7. 硬果类	15	90	4.0	7.0	—	脂肪
	8. 油脂类	10(1 汤匙)	90	—	10.0		

表 30-7　谷薯类交换表

每份谷薯类供蛋白质 2g 碳水化合物 20g 能量 90kcal

食　品	重量(g)	食　品	重量(g)
大米、小米、糯米、薏米	25	干粉条、干莲子	25
高粱米、玉米糁	25	油条、油饼、苏打饼干	25
面粉、米粉、玉米面	25	烧饼、烙饼、馒头	35
混合面	25	咸面包、窝窝头	35
燕麦片、莜麦面	25	生面条、魔芋生面条	35
荞麦面、苦荞面	25	马铃薯	100
各种挂面、龙须面	25	湿粉皮	150
通心粉	25	鲜玉米(1 中个带棒心)	200
绿豆、红豆、芸豆、干豌豆	25		

表 30-8　蔬菜类交换表

每份蔬菜类供蛋白质 5g 碳水化合物 17g 能量 90kcal

食　品	重量(g)	食　品	重量(g)
大白菜、圆白菜、菠菜、油菜	500	白萝卜、青椒、茭白、冬笋	400
韭菜、茴香、茼蒿	500	南瓜、菜花	350
芹菜、苤蓝、莴苣笋、油菜苔	500	鲜豇豆、扁豆、洋葱、蒜苗	250
西葫芦、西红柿、冬瓜、苦瓜	500	胡萝卜	200
黄瓜、茄子、丝瓜	500	山药、荸荠、藕、凉薯	150
芥蓝菜、瓢儿菜、塌棵菜	500	茨菇、百合、芋头	100
蕹菜、苋菜、龙须菜	500	毛豆、鲜豌豆	70
绿豆芽、鲜蘑、水浸海带	500	百合	50

表 30-9　肉蛋类食品交换表

每份肉蛋类供蛋白质 9g 脂肪 6g 能量 90kcal

食　品	重量(g)	食　品	重量(g)
熟火腿、香肠	20	鸡蛋(1 大个带壳)	60
肥瘦猪肉	25	鸭蛋、松花蛋(1 个带壳)	60
熟叉烧肉(无糖)、午餐肉	35	鹌鹑蛋(6 个带壳)	60
熟酱牛肉、熟酱鸭、大肉肠	35	鸡蛋清	150
瘦猪、牛、羊肉	50	带鱼	80
带骨排骨	50	草鱼、鲤鱼、甲鱼、比目鱼	80
鸭肉、鸡肉	50	大黄鱼、鳝鱼、黑鲢、鲫鱼	80
鹅肉	50	对虾、青虾、鲜贝	80
兔肉	100	蟹肉、水浸鱿鱼	100
鸡蛋粉	15	水浸海参	350

表 30-10　大豆食品交换表

每份大豆类供蛋白质 9g 脂肪 4g 碳水化合物 4g 能量 90kcal

食　品	重量(g)	食　品	重量(g)
腐竹	20	油豆腐	30
大豆	25	北豆腐	100
大豆粉	25	南豆腐(嫩豆腐)	150
豆腐丝、豆腐干	50	豆浆(黄豆重量 1 份加水重量 8 份磨浆)	400

表 30-11　乳类食品交换表

每份乳类供蛋白质 5g 脂肪 5g 碳水化合物 6g 能量 90kcal

食　品	重量(g)	食　品	重量(g)
奶粉	20	牛奶	160
脱脂奶粉	25	羊奶	160
乳酪(起司)	25	无糖酸奶	130

表30-12 水果类交换表

每份水果类供蛋白质1g 碳水化合物21g 能量90kcal

食　品	重量(g)	食　品	重量(g)
柿、香蕉、鲜荔枝	150	李子、杏	200
梨、桃、苹果	200	葡萄	200
橘子、橙子、柚子	200	草莓	300
猕猴桃	200	西瓜	500

表30-13 油脂类食品交换表

每份油脂类供脂肪10g 能量90kcal

食　品	重量(g)	食　品	重量(g)
花生油、香油(1 汤匙)	10	猪油	10
玉米油、菜籽油(1 汤匙)	10	牛油	10
豆油(1 汤匙)	10	羊油	10
红花油(1 汤匙)	10	黄油	10
核桃	15	葵花子(带壳)	25
花生米	15	西瓜子(带壳)	40

医生可根据患者的具体情况,定出全日所需的总能量及三大营养素后,参考表30-14 指导患者确定一日可以吃的食物的数量,结合患者的饮食习惯、口味,经济条件等制订出适合个体要求的食谱,并可在同类食品中进行替换,避免食物种类过于单调。此法虽不十分精确,但简便易行。

表30-14 不同能量糖尿病饮食的营养成分和数量表(粗算)

能量 (kcal)	蛋白质		脂肪		碳水化合物		谷薯类		蔬菜类		肉蛋类		大豆类		乳类		油脂类	
	(g)	%	(g)	%	(g)	%	(g)	份	(g)	份	(g)	份	(g)	份	(g)	(份)	(g)	(份)
1000	49	19	27	24	143	56	150	6	500	1	100	2	25	0.5	250	1.5	10	1
1200	53	17	33	24	180	59	200	8	500	1	100	2	25	0.5	250	1.5	10	1
1400	61	17	40	25	199	58	225	9	500	1	125	2.5	25	0.5	250	1.5	15	1.5
1600	72	18	47	27	221	55	250	10	500	1	150	3	50	1	250	1.5	20	2
1800	77	17	48	24	258	59	300	12	500	1	150	3	50	1	250	1.5	25	2.5
2000	84	17	48	22	301	61	350	14	750	1.5	150	3	50	1	250	1.5	25	2.5
2200	88	16	49	20	339	63	400	16	750	1.5	150	3	50	1	250	1.5	25	2.5
2400	98	16	56	21	376	63	450	18	750	1.5	175	3.5	50	1	250	1.5	25	2.5

仍以李某为例,已确定李某一日能量供给为1600kcal,从表30-14 中能量1600kcal 一行中查出可供给各类食物及数量为:谷薯类250g(10 份),肉蛋类150g(3 份),豆制品50g(1 份),蔬菜类500g(1 份),乳类250g(1.5 份),油脂类25g(2.5 份)。

(1) 一日饮食安排:

早餐:谷类75g,鸡蛋1 个,牛奶250g

午餐:谷类75g,肉类50g,豆制品50g,蔬菜250g,烹调油12g

加餐:水果200g*

晚餐:谷类75g,肉类50g,蔬菜250g,烹调油13g

* 水果200g 可与主食25g 互换

(2) 食谱设计:(食谱中食物的重量是指生食物的重量)

早餐:馒头(面粉50g),燕麦粥(麦片25g),煮鸡蛋1 个,牛奶250g

午餐:肉丝荞麦面条(标准粉45g,荞麦粉30g,瘦猪肉50g,菠菜100g)

257

香干炒大白菜(香干 50g,大白菜 150g)

加餐:苹果 200g

晚餐:米饭(大米 75g)

　　　炒鸡丁黄瓜丁(鸡胸肉 50g,黄瓜 100g)

　　　拌生菜(生菜 150g)

　　　西红柿紫菜汤(西红柿、紫菜少许)

(王璐　李蕴瑜)

参 考 文 献

1. 中华医学会糖尿病学分会,中国医师协会营养医师专业委员会.中国糖尿病医学营养治疗指南(2010).北京:人民军医出版社,2011.

2. 中国糖尿病防治指南.北京:北京大学医学出版社,2004.

3. 中华人民共和国卫生部疾病控制司.中国成人超重和肥胖症预防控制指南.北京:人民卫生出版社,2006.

4. 中国肥胖问题工作组数据汇总分析协作组.我国成人体重指数和腰围对相关疾病危险因素异常的预测价值:适宜体重指数和腰围切点的研究.中华流行病学杂志,2002,23(1):5-10.

5. 中国营养学会.中国居民膳示指南.拉萨:西藏人民出版社,2007.

6. 顾景范,杜寿玢,郭长江,等.现代临床营养学.第 2 版,北京:科学出版社,2009.

7. 杨月欣,王光亚,潘兴昌,等,中国食物成分表 2002.北京:北京大学医学出版社,2002.

8. 中国营养学会.中国居民膳食营养素参考摄入量.北京:中国轻工业出版社,2000.

9. 葛可佑.中国营养科学全书.北京:人民卫生出版社,2004.

10. 杨月欣.食物血糖生成指数.北京:北京大学医学出版社.2004.

11. 迟家敏,汪耀,周迎生,主编.实用糖尿病学.第 3 版.北京:人民卫生出版社.2009.

12. 苗志敏.痛风病学.北京:人民卫生出版社.2006.

13. 迟家敏,孙美珍,黎健,等.实用血脂学.北京:人民卫生出版社 2010.

14. American Diabetes Association:Nutrition recommendations and principles for people with diabetes mellitus (Position Statement). Diabetes Care, 1994,17(5):19-22.

15. American Diabetes Association. Nutrition Recommendations and Interventions for Diabetes. Diabetes Care, 2008,31(suppl 1):61-79.

16. Iff S,Leuenberger M,Rösch S. Meeting the nutritional requirements of hospitalized patients:an interdisciplinary approach to hospital catering. Clin Nutr, 2008,27(6):800-805.

17. Astrup A,Rössner S,Van Gaal L. Effects of liraglutide in the treatment of obesity:a randomised,double-blind,placebo-controlled study. Lancet, 2009;374(9701):1606-1616.

18. Bao J,de Jong V,Atkinson F. Food insulin index:physiologic basis for predicting insulin demand evoked by composite meals. Am J Clin Nutr,2009,90(4):986-992.

19. Sievenpiper JL, Carleton AJ, Chatha S. Heterogeneous effects of fructose on blood lipids in individuals with type 2 diabetes:systematic review and meta-analysis of experimental trials in humans. Diabetes Care, 2009,32(10):1930-1937.

20. Franz MJ,Bantle JP,Beebe CA. Evidence-based nutrition principles and recommendations for the treatment and prevention of diabetes and related complications. Diabetes Care,2002,25:148-198.

21. American Diabetes Association. Nutrition recommendations and interventions for diabetes. Diabetes Care,2008,31(suppl 1):61-79.

22. Gannon MC,Nuttall JA,Damberg G. Effect of protein ingestion on the glucose appearance rate in people with type 2 diabetes. J Clin Endocrinol Metab,2001;86:1040-1047.

23. Sacks FM,Bray GA,Carey VJ. Comparison of weight-loss diets with different compositions of fat, protein, and carbohydrates. N Engl J Med,2009,360(9):859-873.

24. Pipe EA,Gobert CP,Capes SE. Soy protein reduces serum LDL cholesterol and the LDL cholesterol:HDL cholesterol and apolipoprotein B:apolipoprotein A-I ratios in adults with type 2 diabetes. J Nutr,2009,139(9):1700-1706.

25. Foster GD,Wyatt HR,Hill JO,et al. A randomized trial of a low-carbohydrate diet for obesity. N Engl J Med,2003,348:2082-2090.

26. Stern L,Iqbal N,Seshadri P,et al. The effects of low-carbohydrate versus conventional weight loss diets in severely obese adults:one-year follow-up of a randomized trial. Ann Intern Med,2004,140:778-5.

27. Franz MJ,Bantle JP,Beebe CA,et al. Evidence-based nutrition principles and recommendations for the treatment and prevention of diabetes and related complications. Diabetes Care,2002,25:148-198.

第 31 章

糖尿病的运动疗法

研究证实,规律的运动可以降低心血管疾病、卒中、直肠癌和全因死亡率,减少糖尿病发生的危险。不同运动形式通过多种机制对机体的代谢产生不同的影响。作为糖尿病患者的主要治疗方法之一,长期的规律运动可以降低糖尿病患者的体重和内脏脂肪堆积,改善胰岛素敏感性,帮助血糖和血压的控制,调节异常血脂谱,降低心血管疾病发生的危险性,减少死亡率。运动还可以提高患者的自我评价,保持健康心态,提高生活质量。为糖尿病患者实施运动处方应根据患者的具体情况,对有并发症的患者选择适宜的运动形式。对于不同类型的糖尿病患者,根据运动可能引起的代谢变化应对现有的治疗方案做出相应调整,对于运动的副作用应及时做出处理。

一、运动中的代谢改变及 相关影响因素

在碳水化合物、脂肪和蛋白质这三大能量物质中,尽管脂肪提供的热量最高,碳水化合物,特别是肌肉和肝脏中的糖原仍然是最重要的提供能量的物质,直接调节血液中葡萄糖的代谢。休息状态时,血糖浓度波动在一个较小的范围内,机体中约一半的葡萄糖摄取发生在大脑,只有20%在肌肉;此时骨骼肌能量消耗来源主要依赖于脂肪以及胰岛素和胰高血糖素对糖代谢的调节。餐后状态血糖升高导致了胰岛素释放的增加,抑制肝糖的产生和增加外周组织对血糖的利用,此时90%血糖的清除依赖骨骼肌对葡萄糖的利用。

运动中能的利用受运动的持续时间、强度、运动类型、运动水平、饮食和环境等多种因素的影响。

安静状态时能的利用主要来源于脂肪酸的代谢,任何形式的运动都可以将这种状况转换为一种由脂肪、葡萄糖、肌糖原共同参与的能量消耗,而氨基酸的参与较少。运动早期,糖原提供运动肌群的能量。随着糖原储存的消耗,肌肉开始

增加摄取和利用循环中的葡萄糖,同时伴随脂肪组织中游离脂肪酸的释放。所以,运动中首先是血糖代谢,随着运动时间的延长,由于肌糖原和血糖水平下降,代谢从开始的葡萄糖氧化供能为主,过渡到脂肪分解后的脂肪酸的氧化供能占优。运动中肝葡萄糖的释放与血糖的吸收基本上保持平衡。在持续性耐力运动的开始阶段,肝葡萄糖的产生主要来源于肝糖原分解。随着运动的进行,糖异生底物逐渐增加,糖异生在肝输出的葡萄糖中占的比例由6%~16%可以达到后期的40%~45%,在肝糖释放中的比例明显增加。随着运动强度的增加,糖类供能的比例越来越高。只要肌肉和血液中能足量提供,随着运动强度的增加机体将越来越依赖于碳水化合物供能。高强度运动中,以葡萄糖提供的能量为主。低强度运动中脂肪的利用增加,糖的氧化下降。与无运动习惯的个体相比,习惯耐力运动的个体其葡萄糖的转运和利用有不同程度的降低,肌肉摄取和利用脂肪酸的能力大大提高;运动前碳水化合物摄取的增加可以帮助储存肝脏糖原使运动中有足够的葡萄糖供应;炎热和潮湿的环境会增加肌糖原的利用。

运动时由于肌肉对能量需求增加,血糖浓度下降导致胰岛素分泌受抑制及多种对抗激素分泌反应性增强。血液中肾上腺素、去甲肾上腺素、胰高血糖素和生长激素的升高刺激了肝脏糖异生和糖原分解,骨骼肌中糖原分解和肝脏的脂肪分解,为糖异生提供了原料;同时神经系统对代谢也有不同的调节作用。

胰岛素是由胰腺 β 细胞分泌的蛋白激素,其主要作用是促进血液中葡萄糖转移进入肌细胞和脂肪细胞,进一步参与糖原和脂肪的合成代谢,促进肝糖原的合成,抑制糖异生作用,促进糖转化为脂肪酸。此外,胰岛素还有促进糖的分解,诱导葡萄糖激酶、果糖激酶和丙酮酸激酶的合成及激活丙酮酸脱氢酶系的作用,最终结果是降低血糖。运动中肌肉对葡萄糖的摄取有胰岛素依赖和非依

赖两种途径。休息时和餐后肌肉对葡萄糖的摄取为胰岛素依赖的方式,主要对肌肉进行糖原的储备。运动中,肌肉的收缩增加葡萄糖的摄取来补充肌细胞内的糖原分解。肌肉对葡萄糖的摄取在运动后仍持续升高,伴随收缩调节的旁路可以持续几个小时,而胰岛素调节的摄取时间更长。这一过程主要由葡萄糖转运蛋白 4(GLUT4)来完成,它受胰岛素和肌肉收缩的共同调节。

除此之外,运动时交感肾上腺系统功能增强,去甲肾上腺素作用于 β 细胞膜上的 α-肾上腺素能受体,抑制胰岛素分泌;肾上腺素促进肌糖原分解代谢,抑制肌细胞吸收血糖和促进肌细胞内脂肪酸氧化,激活胰高血糖素分泌,抑制胰岛素释放,促进肝糖原分解和糖异生作用,最终使血糖升高。亚极量或短时间大强度有氧运动后,血浆胰高血糖素浓度上升,作用于肝细胞,促进肝糖原分解和抑制糖原合成,激活糖异生,提高肝脏葡萄糖释放量;抑制脂肪组织内脂肪合成,促进脂肪水解和动员,使肌细胞脂肪酸的氧化加强,节省糖原储备。运动时由于胰岛素水平下降,肝细胞对胰高血糖素的敏感性增加,胰高血糖素在其浓度还没有完全升高时已经较好地发挥了作用。皮质醇能促进肝外组织分解蛋白质,使生糖氨基酸从血液转运到肝脏,成为糖异生过程的底物,能抑制肌肉和脂肪组织摄取糖,对长时间运动中、后期维持血糖起重要作用。生长激素能抑制组织细胞利用血糖,使血糖浓度不易降低,但是运动时生长激素对血糖浓度的调节作用不太重要。

二、运动对糖尿病患者的影响及机制

2 型糖尿病的流行持续增加,静息的生活方式和肥胖被认为是糖尿病发生的关键危险因子。肥胖和静坐习惯加重了 2 型糖尿病中的胰岛素抵抗和增加死亡率的危险。对于肥胖或糖耐量异常的个体,运动可以减少糖尿病发病的危险。作为糖尿病患者的主要治疗方法之一,长期的规律运动可以降低 2 型糖尿病患者的体重和内脏脂肪堆积,改善胰岛素敏感性,优化血糖和血压的控制;调节血脂异常,降低 LDL-c 和 TG 水平,增加 HDL-c 水平;降低系统炎症;改善心脏早期舒张灌注功能,改善血管内皮舒张功能,从而增加心肺适应水平,降低糖尿病患者心血管疾病发生的危险性。对于 1 型糖尿病患者来说,运动可以降低运动前、后的血糖水平;改善胰岛素敏感性;减少每日胰岛素用量;降低餐后血糖峰值;改善血脂谱;降低体重和脂肪堆积;改善心血管功能;改善血压;建立良好的心理状态和改善生活质量;增加肌肉质量和能力等。

(一) 运动对糖尿病患者糖代谢的影响

胰岛素抵抗普遍存在于超重和 2 型糖尿病患者中。在少数 1 型糖尿病患者中也存在类似情况。胰岛素刺激的 GLUT4 在 2 型糖尿病患者中作用减弱,而有氧和阻力运动则都可以增加糖尿病患者 GLUT4 的含量和葡萄糖的摄取。运动使骨骼肌细胞内的 GLUT4 转运到肌肉细胞表面,增加了 GLUT4 介导的葡萄糖的转运和糖原合成酶的活性,从而增加了胰岛素刺激的糖原合成,降低血糖。肌肉收缩增加 AMP/ATP 和肌酐/磷酸肌酐的比值,迅速激活哺乳动物细胞中关键的脂肪酸氧化和葡萄糖转运的调节子 AMPK。AMPK 的激活对增加急性运动时骨骼肌中脂肪酸的氧化和葡萄糖的转运有部分的调节作用。AMPK 通过急性增加肌肉葡萄糖的利用和脂肪酸氧化,慢性增加线粒体的数量和功能来使运动对糖脂代谢起到良好的作用。

2 型糖尿病患者骨骼肌线粒体的体积减小,电子传递链活性下降,胰岛素刺激的氧化磷酸化水平下降。运动后体重下降,骨骼肌中线粒体的密度、心肌磷脂含量和线粒体氧化酶的明显增加,与糖化血红蛋白和空腹血糖的改善有关。

运动引起肌肉内毛细血管的增殖的增加,肌肉质量的增加,肌肉内对胰岛素敏感的纤维比例的增加都可以改善胰岛素的敏感性。

(二) 运动对糖尿病患者血脂的影响

运动时肌肉的脂肪动员加强,血中的 FFA 水平由于不断向肌肉转运而降低,TG 和脂蛋白进一步水解产生更多的 FFA,血浆 TG 水平下降,而肌肉由于储存的 TG 被消耗,促进内皮细胞中的脂蛋白酯酶合成,脂肪组织中脂蛋白酯酶的活性和血浆中脂蛋白酯酶水平升高,使 TG 和富含 TG 的脂蛋白代谢加速,导致血浆 TG 水平下降。运动对胆固醇的影响观点不一。运动对于血清 TC 的影响不确定,有研究认为运动可使血浆 LDL-c 水平下降,HDL-c 特别是 HDL2 水平升高。而大分子颗粒的 HDL2 的增加可以有效地预防血管动脉粥样硬化性改变。此前我们对超重青少年进行的生活方式干预研究显示,中等强度有氧运动显著降低 LDL-c 的水平,并与中心性肥胖的改善明显相关。

(三) 运动对患者心血管系统的影响

中等强度的规律运动不仅可以使 IGT 患者发生糖尿病的危险减少 30%,还可以将糖尿病患者整体死亡率减少 2 倍,高水平的规律性有氧运动对降低心血管和总死亡率的作用不单与血糖降低有关。运动除了调脂作用外,能使机体产生 NO,NO 对心肌细胞的 β-肾上腺素能刺激有抑制作用,使心脏被动扩张,降低血压(收缩压),产生扩血管作用,防止血小板在血管内的黏附,抑制血管平滑肌增殖;运动作用于凝血系统,增加内源性纤维蛋白原溶解的活力,具有抗凝的作用;运动作用于肾上腺引起肾上腺素释放,增加副交感神经的活力,降低交感神经活力,激活鸟苷酸环化酶,使环鸟苷酸生成增多;运动还可以抑制肾素血管紧张素系统。

三、不同运动形式对糖尿病的影响及运动建议

(一) 有氧运动

有氧运动是指在运动过程中有足够的氧气供应,其特点是有节奏、不中断、强度低、持续时间长的运动。有氧运动的益处是消耗剩余的糖、脂产生的能量,减低脂肪的含量,增强胰岛素敏感性。

非糖尿病个体进行中等强度的运动时,外周葡萄糖摄取的增加与肝糖产生持平,结果为血糖水平无明显变化。2 型糖尿病患者进行中等强度运动时,肌肉对糖的利用高于肝糖的产生,血糖水平就会下降。由于胰岛素的水平只是正常降低,因此,即使在不使用胰岛素或者小量使用促泌剂的患者中,运动导致的低血糖风险也会发生,特别是在延长运动时间时。而短时间、大强度的运动可以明显增加血中儿茶酚胺的水平,导致葡萄糖生成的增加。这种高血糖会持续 1~2 小时,而且在运动停止后也不会回到正常水平。即便如此,有氧运动的有益作用仍受重视。规律的有氧运动可以降低肥胖和糖尿病者的体重、脂肪特别是内脏脂肪的含量,不降低瘦体重,改善胰岛素敏感性,增加葡萄糖的利用。即使在体重没有下降的人群中,中等强度的体力活动也可以减少 2 型糖尿病的危险,并降低 CRP 的水平,这种下降是胰岛素敏感性增加和代谢控制的重要因素。

规律有氧运动已经作为治疗 2 型糖尿病的基本组成部分受到重视并为许多学者和患者接受。美国多个学术协会均推荐成人至少 150 分钟/周的中-高强度有氧运动(40%~60% 最大摄氧量或 50%~70% 最大心率)和(或)60~75 分钟/周的高强度的有氧运动(大于 60% 最大摄氧量或大于 70% 最大心率)。有氧运动应该至少每周 3 次,由于单次运动对胰岛素敏感性的影响只持续 24~72 小时,推荐有氧运动的间隔期不要超过 2 天。但是最新的指南中建议成人一般每周应进行 5 次中等强度的运动。任何形式的有氧运动,只要有全身大肌群的参加并保证持续的心率增加都是有益的。成功的体重控制方式是饮食、运动和行为方式纠正的联合。能成功保证体重降低的运动为每周大约 7 小时。也可采用目标控制,如将运动量定为每天一万步。

(二) 抗阻力运动

抗阻力运动也被称为力量练习,可以增加肌肉质量,使 1 型和 2 型肌纤维横断面积增加。1 型纤维具有更强的氧化能力和线粒体含量,更高的毛细血管密度,因此胰岛素敏感性更高。抗阻力运动同时还可以使 FFA、CRP 下降,脂联素增加,而炎症水平的降低和脂联素水平的增加与代谢控制的改善有关。循环中 FFA 的下降,部分是由于骨骼肌中脂肪酸氧化的增加和脂联素水平的增高所致,FFA 水平下降导致了肌肉内 TG 水平的降低,使胰岛素敏感性得到改善。抗阻力运动对胰岛素敏感性的改善与有氧运动类似,但持续时间比有氧运动的影响长一些,可能部分是由增加肌肉质量所调节。抗阻力运动不仅增加肌肉力量,改善功能,也能降低摔伤和骨折的危险。在过去的 10~15 年中,关于抗阻力运动增加健康好处的研究持续增加,美国运动医学协会在包括针对健康年轻人和中年人、老年人和 2 型糖尿病者中推荐抗阻力运动的健身计划。一次抗阻力运动对 2 型糖尿病患者的血糖水平和胰岛素作用的短期影响尚不可知,但是定期的抗阻力运动对血糖的控制和胰岛素的作用均有有益的影响。另外,中、高强度的抗阻力运动在有明确心脏危险的男性患者中也是相对安全的。

在没有禁忌证的情况下,应鼓励 2 型糖尿病的患者进行抗阻力运动。每周 2~3 次,最好与有氧运动一起进行,并保证达到中等强度。每次训练最少应包括有全身大肌肉群参加的 5~10 组练习,每组重复 10~15 次,在初始运动后以伴有疲

劳感为达到目的。为了保证阻力运动正确进行，使健康获益最大，损伤危险最小，我们推荐由有专业资格的运动专家进行初期的监督和阶段性的评价。

（三）柔韧性运动

柔韧性运动作为增加活动度和减少运动损伤危险性的手段常常受到推荐，如瑜伽和太极等。老年人进行柔韧性运动以保持和改善平衡力，以降低 2 型糖尿病患者发生跌倒的风险。然而两项系统回顾研究发现，柔韧性运动没有减少运动引起损伤的危险。柔韧性运动可以作为一种运动形式加入体力活动中，但是不能替代其他的运动形式。

（四）振动疗法

在过去的十年中，振动疗法作为一种有效的方式用来防止肌肉萎缩和骨质疏松。在一项比较振动疗法与抗阻力运动对 2 型糖尿病患者血糖的控制的研究中，12 周每周 3 次课的治疗结果显示：空腹血糖没有变化，OGTT 中血糖的曲线下面积和最大血糖浓度在两组中都下降。振动作用于骨骼肌激活了肌梭受体，通过单突触反射放大了运动神经元，因此，与没有振动的运动相比，振动激活了大量的运动单位。振动疗法除了有一些通常运动的相关好处，如内皮功能的改善，能量代谢酶的增加外，还可以增加葡萄糖的转运能力。

越来越多的研究表明，有氧和抗阻力运动以及其他多种形式运动的联合对血糖的控制要比单种运动形式更为有效。抗阻力运动仅通过使得肌肉质量增加，不改变胰岛素的反应来增加葡萄糖的摄取；而有氧运动则通过加强胰岛素的作用，不依赖于肌肉质量或有氧能力来增加葡萄糖的摄取。两者联合后在运动持续时间和能量利用上更为有效。2 型糖尿病患者进行每周 3 次的组合运动可以得到比单项运动更多的益处。关于运动形式，没有关节疾病的患者应该鼓励步行运动。年龄，退行性疾病，步态不稳，不平的或光滑的地面，衣物沉重，和皮肤摩擦可以妨碍步行疗法，针对这些情况骑车和游泳可以作为替代。对已经有中等强度运动习惯的 2 型糖尿病个体鼓励增加运动的强度来获得更大的益处。

四、运动不当的不良作用

不当运动除了可以造成肌肉关节的损伤外，主要还可以引起低血糖、高血糖控制不良以及并发症的恶化。糖尿病患者运动中血糖浓度的调节不像在正常个体中机体可进行良好的自我控制。运动中表现的生理性被抑制的胰岛素水平没有得到相对应的生理性调节，从而出现了高的或者低的机体胰岛素水平。所有的改变导致了肌肉血糖摄取的不足或过多，肝糖产生的不足或过多，脂肪组织中 FFA 产生的不足或过多。因为这种延迟的代谢改变，患者的运动可以导致低血糖或高血糖在运动中或运动后间断发生。

（一）低血糖

低血糖事件可以发生在运动中，或者运动后的 5～24 小时，可能与高胰岛素血症，胰岛素/胰高血糖素不足，或胰岛素敏感性增加有关。此外，末次胰岛素注射的时间与运动时间的间隔，外周胰岛素注射的吸收增加，运动的种类和持续的时间，运动前饮食的时间和组成，神经自律性缺陷等都与运动中低血糖的发生有关。

人体运动时工作肌肉中血流增加，增进了氧的输送、二氧化碳的处置和能量物质代谢。由于运动肌肉能量需求增加，血糖浓度会下降。这种现象更容易发生在 1 型糖尿病患者中。1 型糖尿病患者体内分泌的胰岛素绝对缺乏，肌肉运动的开始没有引起肾上腺素依赖的胰岛素的抑制。由于胰岛素通过皮下注射或泵输入体内，因此血清胰岛素浓度是独立于运动的，如果注射部位在运动区域，运动可以导致胰岛素吸收的增加；运动引起胰岛素敏感性的增加可以导致葡萄糖摄取的增加，这种效应会通过高胰岛素水平被扩大，特别是在运动停止后。在运动后，由于胰岛素敏感性的增加，糖原的消耗，肌肉葡萄糖摄取的增加导致了低血糖特别是夜间低血糖发生的增加；另外，由于胰岛素水平没有被抑制，升高的胰岛素水平可导致胰岛素/糖原比例异常及肝糖产生的不足；由于神经病变的发生，交感神经系统反应性下降，导致了应对运动相关的低血糖的反应不足。所有这些因素都可以使运动诱导的 1 型糖尿病患者中低血糖风险的增加。在 2 型糖尿病使用胰岛素和（或）促分泌剂的患者，如果不调整治疗剂量或碳水化合物的摄入量，体力活动也可以导致低血糖的出现，尤其是在外源性胰岛素处于峰值或活动时间延长时，更容易发生低血糖反应。

（二）高血糖

在正常个体的肌肉运动中，机体为了防止低血糖的第一反应是生理性胰岛素浓度的抑制，同时又有足够的胰岛素浓度调节血糖水平和防止高血糖的发生。在糖尿病患者,如果运动开始的时候胰岛素水平太低不能引起调节效应时,就可能发展为严重的高血糖甚至酮症酸中毒,此过程受多种因素影响。运动开始后,由于儿茶酚胺增加,导致肝糖产生超过了肌肉对葡萄糖的利用;末次胰岛素注射时间与运动时间的间隔过长,由于胰岛素浓度在注射后会逐步下降,如果运动开始在胰岛素注射后很久,可以导致运动相关的高血糖;另外,长时间和高强度运动也会增加高血糖的危险,主要是由于对抗激素的反应引起血糖激烈的迅速的增加;运动中的脱水也可以导致高血糖。

(三) 对糖尿病并发症的负面影响

运动对糖尿病患者并发症的负面影响主要存在于那些病程较长的患者。在视网膜病变的患者,激烈运动明显增加血压,通过网膜和玻璃体积血和剥离加速增殖性糖尿病视网膜病变;激烈运动与蛋白尿患者中尿蛋白排泄增加有关;伴有自主神经病变的患者可以产生广泛的最大心脏容量和输出下降,运动后的心率下降,体位性低血压,出汗减少,胃肠功能减弱等,这些都可以通过运动加重。

五、运动的安全性评价

鉴于运动不仅能带给糖尿病患者诸多益处,同时也有潜在的危害。因此在给糖尿病患者推荐一种比快步走更加剧烈的体力运动时,应该对糖尿病患者的身体条件进行评价。运动安全性的评价应包括运动是否增加冠状动脉血管病变发生的可能性,是否对一定形式的运动存在禁忌,是否容易因严重的自主神经病变、周围神经病变、增殖前期或增殖期的视网膜病变等容易受伤或使病情加重等。患者的年龄和初始运动水平也应该加以考虑。

对于在开始运动计划前是否应该进行应激试验尚无定论。没有证据显示在中等强度的运动前应给予负荷试验,但是对于原来是静息型生活方式并伴有中、重度冠状动脉血管疾病危险的患者,计划进行超过了每日生活需求的激烈有氧运动时应进行负荷试验。虽然同样年龄的人群中糖尿病伴有明显症状的和无症状的冠心病患者比无糖尿病人群中高得多,但在年轻的糖尿病患者中冠脉事件的危险低得多,在对运动强度是否合适进行判断时,应该考虑年龄因素。美国运动医学协会和美国糖尿病协会的联合声明中指出患者符合以

下标准时应进行运动负荷试验:

1. 年龄>40 岁,除了糖尿病外伴或不伴有心血管疾病危险因素。

2. 年龄>30 岁,同时糖尿病病程超过 10 年,有高血压,吸烟,脂代谢异常,增殖期或增殖前期的视网膜病变,包括微量蛋白尿在内的神经病变。

3. 不考虑年龄,符合下列任一一条:已知或可疑的冠状动脉疾病,脑血管疾病,和 (或) 外周血管病变;自主神经病变;伴有肾衰竭的进展性肾病。

对于运动中心电图显示阳性或非特异性改变的患者应该进行进一步的测试。没有证据显示在抗阻力运动前需要进行安全测试,少数研究提示抗阻力运动在已知冠状动脉疾病的患者中也不会导致心绞痛、ST 段压低、异常血流动力学变化、室性心律失常,或其他的心血管并发症。

六、运动中糖尿病患者的处理原则

2 型糖尿病患者中,对于仅用饮食、二甲双胍、糖苷酶抑制剂,和 (或) 胰岛素增敏剂治疗而没有用胰岛素或促泌剂治疗的患者,由于低血糖较少出现,因此不需要特别处理。而对于使用胰岛素或促泌剂的患者,如果运动前的血糖水平小于 5.6mmol/L,应适当补充碳水化合物,并对治疗药物进行调整。

(一) 运动中胰岛素治疗的原则

1. 胰岛素或速效胰岛素类似物应注射在腹部皮下区域。

2. 根据一次运动的时间和强度,将运动前注射的常规或速效胰岛素量减少 10% ~40%。

3. 在注射常规胰岛素 3 ~4 小时,或注射速效胰岛素类似物 2 小时后开始运动。

4. 在开始运动前检测血糖。

5. 如果血糖低于 120mg/dl,在开始运动前进食 20 ~60g 单纯碳水化合物。

6. 开始前如果血糖低于 80mg/dl,推迟运动。

7. 开始前如果血糖高于 250mg/dl,推迟运动;2 型糖尿病患者如果血、尿酮体阴性可以运动。

8. 中等强度 (60% ~75% 最大心率) 或高强度的运动时,每 30 分钟补充 20 ~60g 单纯碳水化合物。

9. 运动后 30 分钟应检测血糖。

10. 运动后,减少餐前的常规胰岛素或速效

胰岛素剂量10%～30%。

（二）运动中糖尿病并发症的处理原则

1. 糖尿病视网膜病变 已知抗阻力和有氧运动对视力或非增殖性糖尿病视网膜病变或黄斑水肿没有任何不好的影响。但是，在增殖性病变或严重非增殖性视网膜病变存在时，激烈的有氧或抗阻力运动是禁忌的，因为有潜在引起玻璃体积血或视网膜剥离的危险。没有研究提示对于成功进行了激光凝固治疗后开始或重新开始抗阻力运动者合适的时间间隔是多少。专家的建议是在激光治疗后开始或重新开始运动的时间间隔为3～6个月。

2. 糖尿病伴严重的高血糖或酮症 当1型糖尿病患者停止胰岛素治疗12～18小时或出现酮症时，运动可以加重高血糖和酮症。ADA的建议是：如果空腹血糖>13.9mmol/L（>250mg/dl）或酮症存在时应避免体力活动，如果血糖水平超过16.7mmol/L（300mg/dl）时，即使没有酮症，运动也应该慎重。对于一个2型糖尿病患者，如果仅是餐后血糖超过300mg/dl，患者感觉良好，饮水充分，尿和（或）血酮是阴性的，就没有必要因为单独的高血糖推迟运动。

3. 糖尿病神经病变 自主神经病变可以通过降低心血管对运动的反应性、体位性低血压、皮肤血流减少和出汗引起的体温调节减弱、乳突反应下降引起的夜视下降、渴感下降、增加脱水和不可预知的食物排空障碍的胃轻瘫等增加运动诱导的损伤，同时由于自主神经病变在糖尿病患者中与冠心病强烈相关，因此在开始进行比以往习惯的强度高的运动前应该接受心脏检查，如在高危患者中进行心血管疾病的核素显像检查。

在有周围感觉神经病变的患者中，由于四肢末端的痛觉下降会导致皮肤破裂和感染、Charcot关节损伤的危险。因此，在严重周围神经病变时，鼓励最好进行非承重性的运动，如游泳，汽车，或上肢运动等。

4. 糖尿病肾脏病变 运动会增加急性尿蛋白的排出，增加的幅度与血压增加的幅度成正比。因此，对糖尿病肾病的患者推荐轻至中度的运动，并保持血压在运动中不升至200mmHg以上。

没有临床证据或荟萃研究显示激烈的运动会增加糖尿病肾病的进展。动物实验中对糖尿病和蛋白尿的随机研究显示，有氧运动可以降低蛋白尿的排泄，可能与血糖、血压的控制和胰岛素敏感性的改善部分相关。抗阻力运动同样对肌肉质量，营养状态和肾小球滤过率有益。因此，对于糖尿病肾病患者没有必要进行任何特殊活动的限制。

由于微量蛋白尿和蛋白尿与冠心病危险的增加有关，在那些既往为静息性生活方式的个体开始运动前，特别是准备进行超出日常生活的活动量前应该进行运动心电图负荷试验以避免发生急性冠脉事件。

（三）运动中糖尿病患者合并用药的处理原则

糖尿病患者经常使用利尿药、β受体阻滞剂、ACEI、阿司匹林和调脂药。在大多数2型糖尿病个体中，治疗不会与他们所选择的运动方式出现冲突，但是我们应该了解为患者提供相应治疗时可能出现的潜在的问题。

利尿剂，特别是大剂量使用时可以影响体液和电解质平衡。可能加重运动导致的脱水，使血糖升高并增加酮症的危险。β受体阻滞剂可以阻断低血糖产生的肾上腺素样症状，会增加无意识低血糖的危险，并延迟低血糖症状的恢复；还可以将最大运动能力降低至87%。由于大多数糖尿病患者并没有选择非常高强度的运动，所以这种最大运动能力的下降通常没有问题。在冠心病患者群中，β受体阻滞剂可以通过减少心肌缺血来增加运动能力。

（四）运动中对青少年糖尿病患者的处理原则

超重与肥胖近些年来呈明显的年轻化趋势，特别是在大中城市的青少年中，这一现象更为严重。我们在2011年对北京市城区某普通中学进行的调查显示，在12～18岁的青少年中，超重和肥胖的发生率分别超过了16%。青少年体重异常增加带了很多肥胖相关成人疾病的早期发生。因此，在青少年人群中，除了1型糖尿病外，早期糖代谢异常和2型糖尿病的发病率也逐年升高。

青少年所进行的群体性运动通常为多次短时间高强度运动间以长时间的中低强度运动或休息的形式。这种运动与持续的中等强度运动相比，无论是在运动中还是运动后都不会过度降低血糖，相反，由于反复高强度运动或短时间无氧运动可以刺激去甲肾上腺素、肾上腺素和胰高糖素等而增加血糖水平。这种血糖的升高通常较为短暂，持续30～60分钟，而且在运动结束后的几小时可能出现低血糖。有氧运动则可以在运动中（运动开始后的 20 ~ 60 分钟）和运动后降低血糖。

运动前注射常规胰岛素易在 2 ~ 3 小时候引起低血糖反应，而注射快速起效的胰岛素类似物的低血糖反应会发生在 40 ~ 90 分钟。在青少年患者中，几乎所有形式的运动超过 30 分钟都需要对饮食和（或）胰岛素进行调整。短时间高强度的无氧运动前通常不需要补充碳水化合物，但是会引起延迟的血糖下降，因此可以选择在运动后适当补充能量。长时间低强度的有氧运动则需要在运动前、运动中和运动后进行能量补充。对青少年患者来说，日常的体力活动应成为他们改善体质和疾病管理的一部分。

总体来说，运动对青少年 2 型糖尿病患者的影响基本与成人类似，但是关于运动及其过程中的具体饮食和治疗细节应该由专业人士对其进行个体化的指导，并根据患者身体状况的变化进行适时的修正。

七、运动中 1 型糖尿病患者的特殊处理

（一）运动前及运动中的血糖监测

血糖监测对于良好的血糖控制，尤其是在运动中更为重要。许多变量在有氧和无氧运动中都会对运动中的血糖水平产生影响。中等强度的运动可以使血糖的下降达到将近 40%。儿童中大多数低血糖事件发生时，其运动前血糖水平低于 120mg/dl。为了防止低血糖事件的发生，运动前的血糖如果不能高于，至少也要达到 120mg/dl。15g 口服葡萄糖仅能使血糖增加 20mg/dl，在运动低血糖发生时口服 30 ~ 45g 葡萄糖更适合治疗运动中发生的低血糖。

（二）运动中的饮食调整

对于 1 型糖尿病患者，饮食成分应包含 55% ~ 60% 碳水化合物，25% ~ 30% 脂肪和 10% ~ 15% 的蛋白质。总热量消耗根据体力活动计算：中等强度运动是 30 ~ 40kcal/kg，高强度运动应为 50kcal/kg。男、女性别之间只在高强度运动时有区别（女性 44kcal/kg，男性 50kcal/kg）。

碳水化合物的消耗主要发生在运动中，因此在有些患者碳水化合物食物的提供不能低于 60%，如果是长时间的有氧运动，比例可达到 70%。复合的碳水化合物应该占总热量的 70%。

有氧运动前中后对热量补充是必需的。在中等强度的运动的前 90 ~ 120 分钟主要消耗的物质是碳水化合物，主要的糖的来源是肌肉和肝脏的糖原，随着体力活动增加糖原减少，这时肌肉和肝脏糖异生增加以防止低血糖。

之前认为小分子碳水化合物（单糖）比长链碳水化合物容易分解和吸收。现在认为一些其他的因素如，肠道的消化和吸收，食物中其他物质如蛋白质、脂肪和纤维对食物吸收的影响更为重要。

动物和植物的蛋白应该按 1:1 比例摄入。运动中蛋白质的消耗非常少，小于总能量的 5%。在糖原储存下降时，蛋白质的消耗增加至 10% ~ 15%。

脂类，特别是非酯化脂肪酸和 TG 在低强度有氧运动开始的 1 小时以 40%，在随后运动的 4 小时中以 70% 的速率被利用。食物中脂肪的 60% 应该是植物源性，以单不饱和脂肪/多不饱和脂肪 1:1 的比例提供。脂肪除了提供每日活动和健康需要的能量外，还提供脂溶性维生素和必须脂肪酸，这对 1 型糖尿病的运动员来说特别重要。根据运动的强度，脂肪摄入的量对运动员应该为 2 ~ 3g/kg 体重。但是在运动前应该适当减少脂肪摄入，避免酮症的出现。

（三）运动中胰岛素治疗的调整

几种因素影响患者运动中的代谢反应：运动的持续时间和强度，代谢控制水平，运动前使用的胰岛素的种类和剂量，胰岛素注射的部位和技术，胰岛素注射的时间和运动相关的食物摄取，机体所处的环境。

低强度少于 10 分钟的短时间运动通常不影响血糖水平。在青少年，由于运动常是非计划性的，因此不容易提前调整用量，通常选择在运动的前、中、后阶段补充食物。对于使用胰岛素泵的患者，进行非计划的运动容易对胰岛素的剂量进行调整。在运动前即有低血糖症状的患者，由于其对抗激素的反应下降，当运动时间延长或强度增加时，会加重低血糖的恶性循环。当运动是有计划的，并且为高强度和长时间的运动时，必须调整胰岛素用量。间断的高强度短时间运动则不需要特别调整，因为对抗激素的反应会缓解低血糖反应。

即便在皮下注射同一剂量的胰岛素也会导致相对的内在和外在代谢的不同，这种变化在使用中效或长效胰岛素制剂相比常规胰岛素更容易出

现。内部变化主要反应为血糖水平的波动超过80%。持续的胰岛素皮下注射会减少内源性胰岛素的吸收变化,而中效和长效胰岛素的吸收是剂量依赖性的,随着胰岛素剂量的增加吸收率下降。

胰岛素注射的部位和技术都会影响吸收率。如上肢等注射部位较薄,由于会增加肌肉内注射的危险,导致明显的胰岛素吸收增加和血糖的下降,所以不推荐使用。身体瘦的患者肌肉内注射的危险更大,可以通过两指捏起皮肤注射,45°角度注射和使用 8mm 针头等减少危险发生。同样应该避免在运动部位进行注射。上肢和腹部注射与腿部注射相比,运动引起的低血糖分别减少了57%和89%。运动并不改变中效胰岛素(NPH)的吸收,除非 NPH 与短效胰岛素混合使用。同样,腿部皮下注射甘精胰岛素也并不增加胰岛素的吸收。关于注射部位,应该在同一部位旋转注射,代替采用不同的位点注射。

由于 1 型糖尿病患者的胰岛素不像正常人一样在运动时降低。相反,由于运动导致的胰岛素敏感性的增加和胰岛素吸收的增加,注射与运动时间间隔短可能会增加胰岛素的作用效果,结果是脂肪动员和碳水化合物燃烧能力下降,诱导低血糖的发生。

胰岛素吸收同样受环境条件影响。在炎热和潮湿条件下,吸收会增加,应该减少胰岛素的剂量。低温时,如冬季项目,可以导致吸收下降,甚至会引起结冰,影响血糖控制效果。

运动中调整胰岛素治疗应遵从以下原则:

1. 早餐前进行的运动　根据运动的强度减少夜间中、长效胰岛素剂量的 20% ~ 50%;减少夜间长效胰岛素类似物用量;减少餐前胰岛素用量 30% ~ 50%。

2. 餐后阶段进行的运动　餐前胰岛素注射至少 1 ~ 2 小时后开始运动;根据运动的强度和持续的时间,减少餐前常规胰岛素用量的 20% ~ 75%;在下餐前减少胰岛素用量;如果运动持续时间达到或超过 90 分钟,减少餐前胰岛素用量 70% ~ 80%。

3. 延长的运动　如果运动时间超过 4 小时,减少餐前速效胰岛素用量 30% ~ 50%;减少运动之前晚上基础胰岛素用量 50%,如果全天都在走路,在运动中和运动后减少速效胰岛素用量 30% ~ 50%;全天活动后减少夜间基础胰岛素用量 10% ~ 20%至 24 小时。

4. 间断的高强度运动——团队运动　减少餐前胰岛素 70% ~ 90%;如果比赛少于 60 分钟,不需要减少餐前胰岛素。

5. 对于用胰岛素泵治疗的患者　餐后运动时,如果运动在进餐后 1 ~ 3 小时开始,应减少餐前胰岛素注射;运动中应减少基础量 50%;运动前 30 ~ 60 分钟开始减少基础量;运动中关闭或解除泵的连接可以代替减少基础量;如果把泵置于暂停模式容易在注射部位引起凝结;如果泵的应用暂停时间超过 2 小时,在暂停前和中期补充注射胰岛素。

避免延迟性低血糖发生应采取减少夜间的基础胰岛素输注 10% ~ 30%。

研究表明 1 型糖尿病患者停止注射胰岛素可减少运动中低血糖的发生,但是高血糖在运动后45 分钟的发生更频繁。因此,对于 1 型糖尿病患者的胰岛素治疗的调整应该个性化。除了应该根据运动的情况适当减少胰岛素的用量外,胰岛素的量也应该足够纠正运动引起的葡萄糖摄取的增加。事实上,即使在控制很好的患者,血糖也会因为高强度运动引起的儿茶酚胺和交感神经兴奋导致肝糖产生增加超过了糖的利用而发生高血糖。根据英国糖尿病协会,血糖超过 250mg/dl,酮体超过 1mmol/l 或者尿酮体阳性都应该推迟运动,并补充胰岛素。一旦血糖正常可以运动。由于运动后胰岛素水平不会增加,运动前轻度高血糖无酮症也需要补充小量胰岛素。

在运动前监测血糖水平对于防止低血糖和高血糖以及酮症同样重要。而且,对于 1 型糖尿病患者,在运动前同样应该进行详细检查,来评价心脏和血管疾病、眼睛、肾脏、足和神经系统的症状和体征等对运动的适应性。尽管有发生不良事件的危险,对 1 型糖尿病患者仍然建议参加有氧的、中等强度的、中长时间的、规律的、计划性的、自我监控的、补水和能量充足的运动。患者和健康专家都应该了解患者对运动的生理性反应,来保证运动的健康性和愉悦性。

(孙明晓)

参 考 文 献

1. Feo PD,Loreto CD,Ranchelli A,et al. Exercise and diabetes,Acta Biomed,2006,77(Suppl 1):14-17.

2. Dachs R. Exercise Is an Effective Intervention in Overweight and Obese Patients. Am Fam Physician,2007,75

（9）:1333-1335.

3. Jeon CY,RP Lokken,FB,et al. Physical Activity of Moderate Intensity and Risk of Type 2 Diabetes. Diabetes Care, 2007,30:744-752.

4. Peterson K,Silverstein J,Kaufman F,et al. Management of Type 2 Diabetes in Youth:An Update. Am Fam Physician, 2007,76:658-666.

5. Sriwijitkamol A,Coletta DK,Wajcberg E,et al. Effect of Acute Exercise on AMPK Signaling in Skeletal Muscle of Subjects With Type 2 Diabetes. Diabetes,2007,56:836-848.

6. Kelley GA,Kelley KS. Effects of aerobic exercise on lipids and lipoproteins in adults with type 2 diabetes:a meta-analysis of randomized-controlled trials. Public Health, 2007,121（9）:643-655.

7. 孙明晓,国汉邦,蒋蕾,等. 2 型糖尿病患者脂蛋白亚组分与冠心病的相关性分析. 中国糖尿病杂志,2007,15（9）:534-536.

8. Toledo FGS,Menshikova EV,Ritov VB,et al. Effects of physical activity and weight loss on skeletal muscle mitochondria and relationship with glucose control in type 2 diabetes. Diabetes,2007,56:2142-2147.

9. Brooks N,Layne JE,Gordon PL,et al. Strength training improves muscle quality and insulin sensitivity in Hispanic older adults with type 2 diabetes. Int J Med Sci,2007,4（1）:19-27.

10. Dela F,Kjaer M. Resistance training,insulin sensitivity and muscle function in the elderly. Essays Biochem, 2006,42:75-88.

11. Baum K,Votteler T,Schiab J. Efficiency of vibration exercise for glycemic control in type 2 diabetes patients. International Journal of Medical Sciences,2007,4（3）:159-163.

12. Sigal RJ,Kenny GP,Wasserman DH,et al. Physical Activity/Exercise and Type 2 Diabetes. Diabetes Care, 2006,29:1433-1438.

13. Giannini C,Mohn A,Chiarelli F. Physical exercise and diabetes during childhood. Acta Biomed,2006,77（Suppl 1）:18-25.

14. Vanelli M,Corchia M,Iovane B,et al. Self-monitoring adherence to physical activity in children and adolescents with type 1 diabetes. Acta Biomed,2006,77（Suppl 1）:47-50.

15. Iafusco D. Diet and physical activity in patients with type 1 diabetes. Acta Biomed,2006,77（Suppl 1）:41-46.

16. Toni1 S,Reali1 MF,Barni1 F,et al. Managing insulin therapy during exercise in Type 1 diabetes Mellitus. Acta Biomed,2006,77（Suppl 1）:34-40.

17. Diabetes Research in Children Network (D ecNet) Study Group,Tsalikian E,Kollman C,Tamborlane WB,et al. Prevention of hypoglycemia during exercise in children with type 1 diabetes by suspending basal insulin. Diabetes Care,2006,29:2200-2204.

18. 冯炜权,谢敏豪,王香生,等. 运动生物化学研究进展. 北京:北京体育大学出版社,2006.

19. 张蕙芬,迟家敏,王瑞萍. 实用糖尿病学. 第 2 版. 北京:人民卫生出版社,2001.

20. Colberg SR,Sigal RJ,Fernhall B,et al. Exercise and type 2 diabetes:the American College of Sports Medicine and the American Diabetes Association:joint position statement. Diabetes Care,2011,33:e147-167.

21. Sun MX,Huang XQ,Yan Y,et al. One-hour after-school exercise ameliorates central adiposity and lipids in overweight Chinese adolescents:a randomized controlled trial. Chin Med J (Engl) ,2011,124:323-329.

22. Robertson K,Adolfsson P,Riddell MC,et al. Exercise in children and adolescents with diabetes. Pediatr Diabetes, 2008,9:65-77.

第 32 章

糖尿病的口服抗糖药物治疗

一、口服抗糖尿病药物的种类

2 型糖尿病的治疗方案通常基于患者临床特点、高血糖的严重性和治疗的有效性选择。目前临床使用的口服抗糖药物主要有下列几类：①磺脲类；②双胍类；③α-葡萄糖苷酶抑制剂（AGI）；④胰岛素增敏剂；⑤非磺脲类促胰岛素分泌物；⑥二肽基肽酶（DPP-4）抑制剂；⑦胆汁酸螯合剂（BAS）；⑧溴隐亭；⑨钠葡萄糖共转运蛋白抑制剂。除此之外，还有其他有降糖作用的口服药物。

二甲双胍，磺脲类药物和噻唑烷二酮类药物是目前世界范围内应用最广的口服降糖药，单独使用可以降低糖化血红蛋白水平达 1%～1.5%，在 2 型糖尿病的初始治疗中占有极其重要的地位。二甲双胍在没有耐受性和禁忌证的情况下是治疗的一线选择。除了有效地控制血糖外，还可以降低体重和 LDL-c 水平，以及心血管事件的发生风险。二线选择包括磺脲类、噻唑烷二酮类、α 糖苷酶抑制剂、DPP-4 抑制剂、胰高糖素样肽（GLP-1）类似物和胰岛素。DPP-4 抑制剂是唯一的肠促胰岛素家族中的口服药物。氯茴苯酸类主要作为磺脲类药物的替代品，针对不规则进餐或易出现餐后晚期低血糖的情况。胆汁酸螯合剂和溴隐亭目前没有进入常规的诊疗条目，可能成为潜在的治疗选择。

二、磺脲类口服抗糖尿病药物

磺脲类（SU）药物的基本化学结构有两个特征性的活性基团，一个磺脲基团和一个苯甲酰基团（氯茴苯酸）以及两个辅基（R1 和 R2）（图 32-1），其中磺脲基团和苯甲酰基团决定药物具有降低血糖作用，而两个辅基决定药物降糖作用的强度、作用时间和代谢途径的不同。

第 1 代磺脲类药物的 R1 为 $CH_3 \cdot H_2N$ 或 Cl，R2 为 CH_3；第 2 代磺脲类药物中的格列本脲、格列美脲、格列吡嗪的 R1 为苯甲酰基团，格列齐

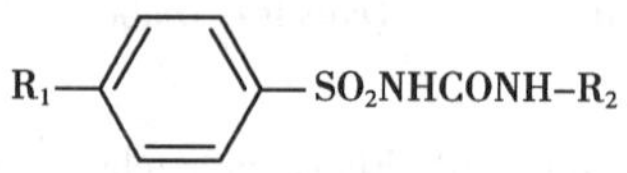

磺脲类磺脲基团

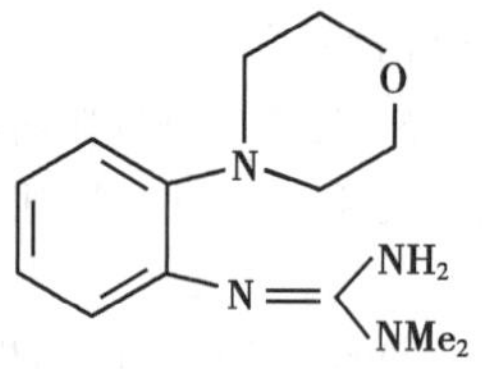

苯甲酰基团（氯茴苯酸）

图 32-1　磺脲类药物的两个特征性活性基团

特的 R1 为 CH_3。

磺脲类口服降糖药物包括：第一代有甲苯磺丁脲（D860，tolbutamide）和氯磺丙脲（特泌胰，chlorpropamide）等；第二代有格列本脲（优降糖，glibenclamide）、格列齐特及其缓释剂（达美康，gloclazide）、格列喹酮（糖适平，gliquidonee）、格列吡嗪及其控释剂（吡磺环己脲，glipizide）、格列美脲（也有称为第三代磺脲类，亚莫利，glimepiride）等。由于第一代磺脲类的副作用而在临床上较少使用，目前临床上应用的基本上是第二代磺脲类药物为主。单药使用可降低糖化血红蛋白水平达 1%～1.5%。

（一）磺脲类药物的作用机制

1. 刺激胰岛 β 细胞分泌胰岛素　近年来基础研究证实，在胰腺 β 细胞膜、心肌细胞膜及平滑肌细胞膜上均存在 ATP 敏感的钾通道（K_{ATP}）。K_{ATP} 通道的生理学特点：通常在基线状态下，β 细胞膜上的 K_{ATP} 通道保持开放；在进餐、葡萄糖刺激或使用磺脲类药物以后，K_{ATP} 通道可以被关闭，K_{ATP} 通道的关闭可以促进胰岛素的释放。在心肌细胞上，K_{ATP} 通道通常是关闭的，在缺血、缺氧状态下会开放，目的是节省能量消耗，并会产生缺血预适应显现。在血管平滑肌细胞上，K_{ATP} 通道通常也是关闭的，在缺血缺氧状态下会被开放，从而产生扩血管的效应。正常情况下，葡萄糖通过葡

268

萄糖转运子-2(GLUT-2)的转运,在胰腺 β 细胞代谢产生 ATP,而 ATP 水平的增加使 K_{ATP} 通道关闭,促使胰腺 β 细胞去极化,随之出现依赖性 Ca^{2+} 通道开放,使 Ca^{2+} 内流产生细胞内 Ca^{2+} 浓度上升,促使细胞内胰岛素颗粒产生胞吐作用,刺激胰岛素分泌和释放(图 32-2)。当使用磺脲类药物时,其与胰岛 β 细胞的磺脲受体(SUR$_1$ 和 SUR$_{2A}$ 及 SUR$_{2B}$)结合,关闭 K_{ATP} 通道而刺激胰岛素的释放。K_{ATP} 通道是 SU 受体以及内向整流通道(Kir 6.2)的复合物,K_{ATP} 通道由两个亚单位组成,包括 Kir 6.2 亚基和 SU 受体亚基,前者是内向整流钾通道的组成之一(Kir 6.2 是分子量为 43500 的蛋白质)。不同组织中其 K_{ATP} 通道的 Kir 6.2 亚基和 SU 受体组成存在差异(表 32-1)。目前认为磺脲类药物关闭 K_{ATP} 通道有两种途径,包括依赖 ATP 的敏感性 K_{ATP} 通道和非依赖 ATP 的敏感性 K_{ATP} 通道(图 32-3)。

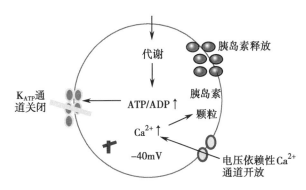

图 32-2　正常葡萄糖刺激胰岛素分泌示意图

表 32-1　不同组织器官 ATP 敏感的钾通道的分布

SU 受体(ATP 结合部位超家族)	+	Kir
SUR1	β 细胞、神经细胞	Kir 6.2
SUR2A	心脏、骨骼肌	Kir 6.2
SUR2B	平滑肌	Kir 6.2

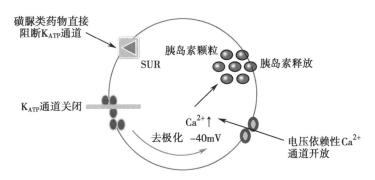

图 32-3　磺脲类药物诱导的胰岛素分泌示意图

2. 增强外周组织对胰岛素的敏感性　近年来通过葡萄糖钳夹技术的研究结果显示,磺脲类药物可使人体外周组织葡萄糖的利用率增加 10% ~52%(平均 29%)。不同的药物可能具有不同程度的体内拟胰岛素作用,但是磺脲类的胰外作用所需的浓度较高,在体内较难达到该浓度。新型制剂格列美脲除了能刺激胰腺 β 细胞分泌胰岛素外,还可增强外周组织对胰岛素的敏感性,具体作用机制待后述。

3. 减少肝糖的输出

(二) 各种磺脲类药物的作用特点

各种不同磺脲类降糖药物的作用机制也不完全相同,其特点见表 32-2。现将临床上常用的各种磺脲类药物的作用特点简述如下。

1. 格列本脲(优降糖)　①对胰岛 β 细胞表面的磺脲类受体具有高亲和力,该药与胰岛 β 细胞表面的 SU 受体结合而关闭细胞表面的 ATP 敏感钾通道,从而抑制胰岛 β 细胞 K$^+$ 向细胞内流入,产生胞浆内膜面去极化,使细胞膜 Ca^{2+} 通道开放并使其内流,当胰岛 β 细胞内 Ca^{2+} 升高时,作为第二信使激活胰岛 β 细胞的胞吐现象,促使细胞内胰岛素颗粒形成及释放胰岛素入周围血液循环。②格列本脲可增加糖原合成酶的活性,促使肝糖原的合成。③抑制磷酸酶 α 的活性,从而抑制糖原分解。④通过减少 α 激酶的活性而减少糖的异生,促进糖的分解。⑤能够加强胰岛素刺激外周组织对葡萄糖的摄取和利用。⑥格列本脲还能抑制血小板的黏附力和聚集,可减少糖尿病患者的血管并发症。⑦格列本脲属于长效作用的磺脲类药物,能引起延迟的单相胰岛素释放,胰岛素峰值出现比较晚,而且胰岛素长时间保持高水平,虽然其血浆半寿期为 1 ~2 小时,但降血糖作用能维持 24 小时。因此,此药应用时低血糖反应的发生较多,特别是在老年患者中,应引起注意。

表 32-2　各种磺脲类抗糖尿病药物的作用特点

名　称	起效时间（h）	高峰时间（h）	持续时间（h）	剂量范围（mg/d）	半衰期（h）	作 用 特 点
甲苯磺丁脲（D$_{860}$）	0.5	3～5	6～8	250～2000	3～6	药效短,作用温和,价廉
氯磺丙脲	4		24～72	50～100	30～36	作用时间长,易发生低血糖
格列本脲（优降糖）	0.5	2～6	16～24	1.25～15	10～16	降糖作用强,作用时间长,易发生低血糖
格列吡嗪（吡磺环己脲,美吡哒）	0.5～1	1～2	3～7	2.5～30	2～4	作用时间短,作用强度中等
格列齐特（甲磺吡脲,达美康）	0.5	2～6	10～24	40～300	10～12	作用强度中等,抑制血小板聚集
格列喹酮（糖适平）	0.5	2～3	8～12	15～120	1～2	代谢产物95%由胆道排泄,仅5%由肾脏排泄
格列波脲（克糖利）	0.5	2～4	12	25～75	8～12	作用温和,降低血黏度
格列美脲（亚莫利）		4	24～48	0.5～8	1～9	用量少,副作用轻

2. 格列吡嗪（美吡哒）及其控释剂（瑞易宁）①主要的作用与格列苯脲一样,也是刺激胰岛 β 细胞分泌胰岛素增多;但其作用时间较格列苯脲短,发生低血糖的风险也较少。②通过增强胰岛素的外周作用,加强胰岛素与受体的结合能力及组织对胰岛素的敏感性,从而增加周围组织对葡萄糖的利用,这可能是通过增加胰岛素受体的数目和受体后效应而发挥作用。③还能抑制血小板聚集,增加纤维蛋白的溶解活性,减少血管受损及微血管阻塞的危险。

格列吡嗪控释剂（瑞易宁）是采用先进的"胃肠道治疗系统 GITS"控释技术,药物最外层是只容许水分子通过的半透膜,其表面有经精确计算的激光打孔;药物内核分为上、下两层,下层为没有药理活性的聚合物推动层,上层为格列吡嗪药物层;当药物进入胃肠道后,其水分子透过下层半透膜的聚合物吸水膨胀,向上产生推动力,于是药物经激光微孔不断匀速释放出来。服用 2～4 小时后活化,8 小时（4～12 小时）内相对稳定释放,服药 16 小时后完成释放,服药后血药浓度平稳,近似"0 级"药动学特征,其药物浓度全天都保持在较低的水平,仅在每次进餐后血糖升高时会诱导出一个适合餐后高血糖需要的胰岛素分泌。药物释药过程中不受胃肠道 pH 值、胃肠蠕动及胃内环境因素影响。这一特点使药物在两次服药之间匀速地释放,可全天保持稳定的血药有效浓度,从而达到既可控制空腹血糖,又能降低餐后血糖,还可减少低血糖发生的风险;长期应用体重增加

也不明显。释放完活性药物的药片经过胃肠道将以完整药片的形式随粪便排出体外。上海瑞金医院报道了 60 例 2 型糖尿病患者,随机分为格列吡嗪控释剂和格列吡嗪普通片治疗 3 个月的结果显示,每日一次格列吡嗪控释剂治疗 3 个月后,无论是餐后血糖还是空腹血糖都得到了有效的控制,降低幅度最大超过 40mg/dl,糖化血红蛋白也得到显著改善,其疗效与格列吡嗪普通片相似。每天一次服用格列吡嗪控释剂,为 2 型糖尿病患者提供了全程血糖控制;此外,格列吡嗪控释剂具有良好的安全性,包括减少了极低的低血糖发生率以及长期使用不引起体重增加;每天服用一次也给患者带来了方便,提高了患者对治疗的依从性。

3. 格列齐特（达美康）及其缓释片　①具有恢复胰岛素早期时相分泌的作用,但不引起胰岛素晚期时相的过度分泌,能在适当的时间分泌适量的胰岛素,这样既能有效的控制高血糖,又避免了高胰岛素血症,从而减少了由于高胰岛素血症引起的体重增加、低血糖及大血管并发症的危险性。②格列齐特还能通过胰岛素增加肌糖原合成酶活性及脂肪组织的葡萄糖转运作用,使肝葡萄糖的生成减少,外周组织对葡萄糖的摄取和储存增强。③该药可增强胰岛素的敏感性,减轻胰岛素抵抗。④格列齐特还能清除自由基,增加超氧化歧化酶的活性,降低脂质过氧化。⑤格列齐特还可恢复前列腺素的平衡,减少血小板的聚集。并能改善血管壁中纤溶酶的活性,使纤维蛋白溶解正常化,使血液黏稠度降低,有效减少微血栓形

成的风险而可延缓糖尿病视网膜病变的进展。⑥格列齐特也能降低血清总胆固醇、甘油三酯、游离脂肪酸的含量,改善糖尿病患者的脂质代谢紊乱,减轻体重,降低大血管病变发生的危险性。格列齐特缓释片每天服用 1~2 次,可提高患者对治疗的依从性,从而更好地控制高血糖。

4. 格列喹酮(糖适平) 该药与其他磺脲类药物作用机制相同,其特点有:①刺激胰岛 β 细胞释放胰岛素:胰岛 β 细胞上有磺脲类药物受体,受体与细胞膜上 ATP 依赖型钾离子通道密切相关,该类药物通过关闭 ATP-依赖型钾离子通道使细胞去极化,促进钙离子内流增加,使含有胰岛素的小囊胞向 β 细胞表面移动并释放胰岛素。但是不同于格列苯脲的是格列喹酮能刺激胰岛素迅速的双向释放,其血浆半寿期 1.3~1.5 小时,以后胰岛素的水平便很快下降,降低血糖作用能维持 8 小时,属于短效作用的磺脲类药物。②可以增加胰岛 β 细胞对葡萄糖等的敏感性。③还具有胰外作用,可提高胰岛素受体的结合力,改善受体后的效应,增加周围组织对胰岛素的敏感性,提高对葡萄糖摄取能力。④抑制肝脏产生葡萄糖,促进肝糖原的合成,使其降解减少,对空腹血糖也具有好的降低作用。⑤格列喹酮最大的优势是由于该药的分子量及化学结构有别于其他磺脲类,使得它在肝脏中代谢并经过肝脏、胆汁排出其代谢产物,仅有 5% 从尿中排出,但如果患者有胆汁滞留时从尿中排出可高达 40%。因此,对已有肾功能受损而肝功能良好的 2 型糖尿病患者而又不愿意注射胰岛素时,可作为一种适合首先选择的药物。

5. 格列美脲(亚莫利) 格列美脲是一种新型的磺脲类降糖药物,它与传统的磺脲类不同,具有其独有的特点。①尽管格列美脲也是通过刺激胰岛 β 细胞分泌胰岛素,但它与传统磺脲类药物的作用位点不同,格列美脲是与胰腺 β 细胞膜上的 SU 受体的 65 000 亚单位相结合,而传统的磺脲类药物则与磺脲类受体 140 000 亚单位相结合。由于格列美脲与低分子的 SU 受体结合的这一不同特点,导致其与受体结合与解离的速度和传统磺酰脲类不同,与格列本脲比较,格列美脲与受体的结合与解离速度均显著快于格列本脲。与受体结合快,使得格列美脲可以快速地释放胰岛素,降低餐后血糖;与受体解离快,则使格列美脲与受体刺激胰腺 β 细胞释放胰岛素的时间缩短

了,这样就减少了胰岛素的释放,大大降低了临床上低血糖事件发生的危险;同时有研究报告,格列美脲可促使胰岛素分泌的第 1 和第 2 时相平均升高幅度明显增加,从而可能延缓胰腺 β 细胞的功能的衰竭。格列美脲在促胰岛素分泌作用方面还具有其特殊性,它的生理性胰岛素分泌是依赖于血中葡萄糖的浓度,当葡萄糖浓度增加时会引起格列美脲浓度增加而促使胰岛素分泌和输出显著增加(放大 2~3 倍);当葡萄糖浓度低时,格列美脲引起的胰岛素分泌则相应减少。即使增加格列美脲浓度,胰岛素分泌也没有显著增加。这也就可以解释为什么格列美脲较其他磺脲类药物较少发生低血糖反应。②除了促胰岛素分泌作用外,格列美脲还有胰腺以外的降血糖作用,或称为非胰岛素依赖的降糖作用,其中包括增强周围组织对胰岛素敏感性等。格列美脲可以通过诱导 GLUT-4 去磷酸化,提高其在细胞膜上的表达。有研究表明,在正常细胞,格列美脲使细胞膜表面的 GLUT-4 的数量增加 3~3.5 倍,提高胰岛素敏感性的作用,从而增加葡萄糖转运,增强外周肌肉、脂肪组织对葡萄糖的摄取;格列美脲可能通过作用于 PI-3 激酶产生改善胰岛素敏感性;有研究发现,格列美脲治疗 8 周后脂联素水平、葡萄糖代谢清除率显著增加,肿瘤坏死因子 α 水平显著降低,从而减低了胰岛素抵抗;不同的磺脲类药物在达到相同降糖效果时,格列美脲所需的胰岛素最少,PI/BG 值最小,提示其在磺脲类药中节省胰岛素释放的作用最强的。③格列美脲的药代动力学特点是口服后可被完全吸收,入血液循环与血浆蛋白结合高达 99%,游离血药浓度仅为 1% 左右,随着血糖水平而不断释放发挥作用。服用单剂后达峰时间约为 2.5 小时,半衰期为 5~8 小时,长期服用后半衰期更长,代谢主要通过肝脏进行,主要的代谢产物是环己基羟甲基衍生物(M1)和羧基衍生物(M2)。M1 可以进一步代谢为 M2,M1 和 M2 均无降糖活性,通过肝、肾双通道排泄,58% 出现在尿中,35% 出现在粪中,肝、肾双通道排泄的特点提高了肝、肾功能不全患者服用格列美脲的安全性。不受进餐时间影响,餐前即刻或餐中服用的降糖疗效没有显著差异。研究表明,在斋月期间服用格列美脲仍安全有效,可控制全天的血糖水平比较稳定。每天只需要服用 1 次,且不受进餐时间影响,大大方便了患者,从而提高了治疗的依从性。

该药对单纯饮食调节和运动治疗后血糖控制仍不理想者或对降糖药物失效的2型糖尿病患者,可选用格列美脲单独或与胰岛素联合治疗可取得较好的疗效。格列美脲使用的起始剂量为1~2mg/d,与早餐同服。1~2周后根据血糖水平可将剂量调整至1~4mg/d,最大剂量为6~8mg/d,维持剂量为1~4mg/d。

(三)磺脲类药物的适应证

1. 经饮食调整结合运动疗法1~2个月后血糖控制仍不理想的非肥胖的2型糖尿病患者可作为首选。临床上选择该类药物的原则包括:①老年患者或餐后血糖升高为主者,宜选用短效类制剂,如:格列吡嗪、格列喹酮等;②轻、中度肾功能不全患者可选用格列喹酮;③病程较长,空腹血糖较高的2型糖尿病患者可选用中-长效类药物,如:格列齐特缓释片、格列本脲、格列美脲、格列吡嗪控释剂等。

2. 与双胍类或α-葡萄糖苷酶抑制剂合用治疗2型糖尿病。

3. 胰岛素治疗效果不佳的糖尿病患者,加服磺脲类药物也可能有一定的疗效。

4. 使用磺脲类药物治疗血糖控制不能达标时,可以合并使用双胍类、α-糖苷酶抑制剂、胰岛素、噻唑烷二酮类。同一患者一般不同时联合应用两种磺脲类药物。

(四)禁忌证

1. 1型糖尿病患者不可单独使用。

2. 严重肝、肾功能不全,合并心、脑、眼等并发症者。

3. 妊娠妇女和哺乳期的妇女。

4. 严重急性感染、大手术、创伤等应激状态。

5. 糖尿病酮症酸中毒、非酮症高渗昏迷综合征的患者。

6. 对该类药物继发失效者。

7. 磺脲类药物过敏者。

8. 不推荐儿童糖尿病患者使用。

(五)副作用

1. 低血糖反应 多见于应用长效作用磺脲类制剂(如格列本脲)的患者,其他药物剂量较大时也可发生。

2. 消化道反应 如上腹部不适、恶心、呕吐、腹痛、腹泻、食欲减退、胆汁淤积性黄疸、肝功能异常等。

3. 过敏反应 如荨麻疹、皮肤出现红斑、剥脱性皮炎等。

4. 骨髓抑制 个别患者可出现白细胞减少、血小板减少、贫血、粒细胞缺乏、再生障碍性贫血。

5. 神经系统反应 可有头晕、神经痛、多发性神经炎。

6. 体重增加 长期使用磺脲类药物过程中可出现体重增加,临床研究显示格列吡嗪控释片和格列美脲增加体重不明显或较其他二代磺脲类药物低。

7. 可导致抗利尿激素不适当分泌,引起低钠血症和水钠滞留,可见于氯磺丙脲。

(六)服用磺脲类抗糖尿病药物的注意事项

1. 一般在餐前15~30分钟服药。

2. 首次服用该类药物的患者,应选择作用时间较短的药物。

3. 开始服用宜从小剂量开始。

4. 老年人使用磺脲类药物的剂量要根据病情酌情调整。

5. 当血糖很高时,由于高血糖对胰岛β细胞的毒性作用,一般需观察7~10天再调整药物剂量。

6. 磺脲类药物降糖效果欠佳时,可与双胍类或α-葡萄糖苷酶抑制剂合用而加强其降糖效果。

7. 其他药物对磺脲类降糖药物疗效的影响:增强磺脲类降糖作用的药物有保泰松、双香豆素抗凝血制剂、吲哚美辛、丙磺舒、水杨酸类、单胺氧化酶抑制剂等。普萘洛尔可使糖尿病患者对低血糖反应不敏感及低血糖症状不明显。使血糖升高的药物有噻嗪类利尿剂、糖皮质激素、胰高血糖素、女性避孕药物、降钙素、甲状腺激素、一些三环类抗抑郁药物等。

8. 磺脲类药物继发性失效的患者不要再使用。

9. 防止低血糖的发生。

三、双胍类口服抗糖尿病药物

双胍类抗糖尿病药物主要有苯乙双胍(降糖灵、DBI)、二甲双胍(盐酸二甲双胍、迪化糖锭、美迪康、格华止、降糖片)和丁双胍。目前临床上使用最多的是二甲双胍,单药使用可降低糖化血红蛋白达1%~1.5%。由于苯乙双胍和丁双胍的副作用,现在临床上基本不用。

(一)双胍类药物的作用机制

1. 在肝细胞膜水平上,恢复胰岛素对腺苷环化酶的抑制能力,从而减少肝糖原异生,减少肝糖原的输出。

2. 增加外周组织中胰岛素受体的数目和亲和力,使 Try-K 活性增强,降低胰岛素抵抗,增加外周组织对葡萄糖的摄取和利用。

3. 抑制细胞氧化酶系统,增强周围组织对葡萄糖的无氧酵解代谢。

4. 提高 GLUT-4 的转位(主要在肝脏、骨骼肌和脂肪细胞)。

5. 减缓肠道对葡萄糖的吸收速率。

6. 降低体重。

7. 降低 LDL-c 的水平。

(二) 双胍类药物的作用特点

1. 苯乙双胍(phenfomin,DBI) 半衰期 2~3 小时,可持续 4~6 小时,每片 25mg,每日 25~150mg,分次口服。长期应用除有胃肠道反应外,还能使血乳酸升高及诱发乳酸性酸中毒(LA),尤其是老年人,故国外已禁用或淘汰。

2. 二甲双胍(metformin,MET) 半衰期 1~5 小时,持续 6~8 小时,诱发血乳酸升高及乳酸性酸中毒的机会较苯乙双胍明显减少,目前仍为双胍类降糖药的常用药物。

二甲双胍与磺脲类降糖药作用的不同在于:①二甲双胍不刺激胰岛素分泌,但血糖控制效果与磺脲类相似;②不引起体重增加,在肥胖者还能减轻体重;③单药治疗不引起低血糖;④能改善胰岛素抵抗,避免高胰岛素血症;⑤能改善脂肪代谢;⑥不经肝脏代谢,以原型由尿排泄,易于清除;⑦并能保护心血管免受损害;⑧二甲双胍继发性失效率与磺脲类相似;⑨UKPDS 研究证实,二甲双胍可显著降低 2 型糖尿病患者的致死或非致死性心血管事件风险,并使全因死亡率、糖尿病相关死亡率、糖尿病相关终点发生率分别降低 36%、42% 和 32%。

(三) 适应证

1. 超重和肥胖的 2 型糖尿病患者的首选,在 BMI 正常,存在体脂分布异常、中心性肥胖的患者中也作为首选。

2. 可以与多种口服药物及胰岛素,肠促胰肽类药物联用,增加综合降糖效果,改善胰岛素敏感性,降低大血管终点事件发生的风险。

3. 可以作为单纯性肥胖及多囊卵巢综合征的干预药物使用。

(四) 禁忌证

1. 肾功能损害。血清尿素氮和肌酐高于正常者,当服用双胍类药物时易引起该类药物的积聚以及因增加无氧酵解产生的过多乳酸蓄积而诱发乳酸性酸中毒。由于二甲双胍主要以原形由肾脏排泄,故在肾功能减退时使用二甲双胍可在体内大量积聚,引起高乳酸血症或乳酸性酸中毒发生的风险,因此肾功能障碍者禁用[血清肌酐水平男性 ≥ 132.6μmol/L(1.5mg/dl),女性 ≥ 123.8μmol/L(1.4mg/dl),肌酐清除率<60ml/min]。

2. 肝功能损害。糖尿病患者伴有严重肝脏功能异常时,可使乳酸在肝脏的代谢受阻,易导致血中乳酸增多或乳酸性酸中毒。乳酸主要在肝脏进行有氧代谢,肝功能不全的患者可造成乳酸升高。

3. 胃肠道伴有较严重疾病不能耐受药物所致胃肠道不良反应者,如:活动性消化性溃疡、长期消化不良、长期大便次数增多等。

4. 糖尿病伴有急性并发症时。

5. 妊娠妇女,因为药物能通过胎盘易引起胎儿发生乳酸性酸中毒。

6. 患者处于严重应激状态,如严重感染、大手术、急性心脑血管疾病,以及肿瘤患者放、化疗期间等。

7. 身体处于缺氧状态,如心、肺功能不全。因为双胍类药物可加重缺氧造成乳酸生成增加,引起乳酸性酸中毒。ADA 和 ESC/EASD 指南都指出心衰和严重心、肺疾病患者慎用二甲双胍。

8. 既往有过乳酸中毒的患者。

9. 高龄的 2 型糖尿病患者,年龄≥80 岁。

10. 维生素 B_{12}、叶酸、铁缺乏者。

11. 酗酒和酒精中毒者。因为酒精能影响肝功能,减慢双胍类药及乳酸的代谢,有增加乳酸酸中毒发生的风险;同时,由于影响肝糖输出,可增加医源性低血糖发生后的风险。

12. 使用对比剂进行检查的 48 小时内需停用二甲双胍。由于对比剂可对肾脏功能造成一过性损害,容易导致乳酸在体内的蓄积。糖尿病患者是对比剂肾病的高危人群。

(五) 副作用

1. 消化系统 食欲减退、恶心、呕吐、腹部不适、胃肠平滑肌痉挛、腹泻、口中有金属味等。副作用的发生率与药物剂量有关。

2. 乳酸增高及乳酸性酸中毒 苯乙双胍比二甲双胍发生乳酸性酸中毒多见。Bergman 等报告,1965—1977 年苯乙双胍不良反应报告中,乳酸性酸中毒发生人数为 50 例,死亡人数是 19 例;由于出现严重的乳酸酸中毒,并由此造成死亡的发生率大约 40%~50%。由于苯乙双胍出现严重的乳酸酸中毒,国外已于 1978 年 11 月 15 日退市;二甲双胍发生乳酸性酸中毒发生率为 3/10 万人年,其死亡率也可高达 50%。葡萄糖通过糖酵解后生成丙酮酸,丙酮酸在缺氧的情况下,由乳酸脱氢酶催化下转化为乳酸。在正常状态下乳酸产生量不多,对体内的酸碱度影响不大,但在运动和低氧的情况下,烟酰胺腺嘌呤核苷酸(NADH)蓄积,抑制了乙酰辅酶 A 的形成,使丙酮酸通过无氧代谢形成乳酸,乳酸在体内的产生量就要成倍上升,以致影响体内的酸碱代谢,重者可致乳酸性酸中毒。肾功能不全、心衰及严重心肺疾病、严重感染和手术、低血压和缺氧以及酗酒等都可以出现缺血、缺氧,导致体内乳酸蓄积,而出现酸中毒。乳酸性酸中毒的临床表现和其他原因引起的代谢性酸中毒一样,患者常感全身倦怠、乏力、恶心、呕吐、厌食、腹痛、呼吸深快、进行性意识障碍、嗜睡,直至昏迷;还可伴有脱水、心动过速、低血压、循环衰竭、痉挛。通过血乳酸、动脉血 pH、二氧化碳结合力、阴离子间隙、HCO_3^-、血丙酮酸等测定,可以确诊。主要诊断标准为:①血乳酸 $\geq$5mmol/L;②动脉血 pH $\leq$7.35;③阴离子间隙>18mmol/L;④HCO_3^-<10mmol/L;⑤CO_2 结合力降低;⑥丙酮酸增高,乳酸/丙酮酸 $\geq$30:1。乳酸性酸中毒+糖尿病病史或符合糖尿病诊断标准,可诊断为糖尿病乳酸性酸中毒,通常血酮体一般不升高。双胍类药物引起乳酸性酸中毒的发生机制包括:增加葡萄糖在组织的利用,降低血糖;抑制肌细胞中微粒体膜的磷酸化作用,提高糖的无氧酵解;阻止肝细胞胞浆中丙酮进入微粒体,抑制肝脏和肌肉等组织摄取乳酸,导致乳酸增加;伴有肝、肾功能不全的糖尿病患者更易发生。

3. 个别患者可出现皮疹。

4. 长期使用可能造成维生素 B_{12} 吸收不良,二甲双胍治疗一年后,7% 的患者出现血清 B_{12} 水平降低,但极少引起贫血。

(六)2 型糖尿病患者应用双胍类抗糖尿病药物时的注意事项

1. 尽量不用 DBI,若使用时剂量<75mg/d。

2. 有缺氧性疾病,如严重感染、严重心肺疾病、脑供血不足、冠心病、低血压、手术、酗酒、肾功能不全、贫血等慎用或不用。

3. 肝、肾功能障碍者需评价后再使用。

4. 宜餐前服药,若有胃肠道反应者,可在餐中或餐后服用。

5. 有糖尿病急性并发症,如 DKA、糖尿病高渗状态等禁用。

6. 定期复查血乳酸浓度、尿酮体。

7. 糖尿病患者使用血管内含碘造影剂时,肾脏负担增加,容易引起二甲双胍在体内蓄积,因此,在造影前及造影后 48 小时内暂停使用二甲双胍,并在肾功能再评估结果正常后,方可继续使用。心肺疾病和造影剂都容易诱发乳酸性酸中毒,因此,建议心内科冠状动脉造影前后 48 小时暂时停用二甲双胍。

8. 手术时暂停使用二甲双胍,直到手术后 48 小时,肾功能和尿量恢复正常后,方可继续使用。

9. 65 岁以上老年患者慎用;年龄 $\geq$80 岁的老年糖尿病患者,即使肌酐水平正常,由于其肌肉量减少,肌酐清除率低,所以也不宜使用二甲双胍;如需使用,必须监测血乳酸浓度。

10. 不推荐妊娠妇女使用,哺乳期妇女应慎用。

11. 双胍类与呋塞米、西咪替丁合用可使其血药浓度增加;地高辛等可与二甲双胍竞争肾小管转运系统,二者合用时应密切监测肾功能;二甲双胍可增加华法林的抗凝倾向。当双胍类与上述药物合用时应该注意其副作用。

四、α-葡萄糖苷酶抑制剂

已在临床上应用的 α-葡萄糖苷酶抑制剂主要有阿卡波糖(acarbose,拜唐苹,50mg/片)、伏格列波糖(voglibose,倍欣,Basen,0.2mg/片)及米格列醇(miglitol),目前在我国仅有前二者。

(一)作用机制

α-葡萄糖苷酶抑制剂药物是一种生物合成假性四糖,它的结构与寡糖非常相似,因而在肠道能竞争性的抑制小肠黏膜刷状缘上的 α 葡萄糖苷酶活性,使淀粉、麦芽糖、蔗糖等多糖和双糖转化为葡萄糖的速度减慢,从而减缓对葡萄糖的吸收而降低餐后高血糖,平抑血糖曲线,也可避免餐后高胰岛素血症。并能竞争性地与 α-葡萄糖苷酶受体结合,且结合后不被 α-葡萄糖苷酶分解,再无法与寡糖结合,也就无法将其分解释放。该药不影响钠离子依赖性葡萄糖转运,故不影响口服葡萄糖的吸收。该药本身不促使胰岛素的分泌,因此,单用不会造成低血糖。

α-葡萄糖苷酶抑制剂正是通过降低小肠上部的碳水化合物吸收来达到利用整个肠道完成碳水化合物的吸收过程,其中未能在小肠上部吸收的碳水化合物可以继续在十二指肠、空肠、回肠中被逐步吸收,从而减慢葡萄糖的吸收速率。研究显示,α-葡萄糖苷酶抑制剂可以增加 GLP-1 的分泌。用药初期,小肠下段的酶没有被激活,碳水化合物进入结肠后被细菌发酵产生各种短链脂肪酸和气体,短链脂肪酸的 90%～97% 被吸收,而气体就导致胃肠胀气的症状,尤其是在用药的 2 周之内易产生胃肠胀气;用药后期,小肠下段的酶逐渐被激活,胃肠道症状的就逐渐消失。

在 STOP-NIDDM 研究中,长达 3 年多的观察发现,在 IGT 人群发生的心血管疾病的风险明显降低;同样在 MeRIA 研究中,也可降低糖尿病患者发生心血管病的风险。

α-葡萄糖苷酶抑制剂单药治疗可以平均降低糖化血红蛋白达 0.8%,空腹血糖 20mg/dl,餐后血糖 41mg/dl。当空腹血糖较低(如≤160mg/dl)时,或仅为 IGT 患者时,可应用阿卡波糖单药治疗;当空腹血糖升高(如>160～180mg/dl)时,在非肥胖个体可采用磺脲类与阿卡波糖联合治疗,但磺脲类初始剂量应低些;在超重和肥胖个体可采用二甲双胍与阿卡波糖联合治疗;当空腹血糖升高(如>180mg/dl)时,则选择 α-葡萄糖苷酶抑制剂与胰岛素合用。

α-葡萄糖苷酶抑制剂对体重没有不良影响,与磺脲类药物相比有体重优势。

(二)　适应证

1. 主要适用于以餐后血糖升高为主的 2 型糖尿病患者,尤其是肥胖及老年的糖尿病患者。

2. 由于 α-葡萄糖苷酶抑制剂独特的作用机制,仅有 1%～2% 的活性制剂经肠道吸收入血液循环,没有显著的药物交互作用,因此可以与其他各类降糖药联合使用。临床上常与磺脲类、双胍类或胰岛素联合应用于各种类型餐后高血糖的糖尿病患者,与胰岛素合用可减少低血糖发生。

3. 近年来对于糖耐量低减者也多给予该药进行干预治疗,结合非药物的生活方式干预,可使 IGT 者转化为 2 型糖尿病发生风险下降。

(三)　禁忌证

1. 对本药过敏者。

2. 有明显消化和吸收障碍的慢性胃肠功能紊乱者。

3. Roemheld 综合征、严重的腹壁疝、肠梗阻和肠溃疡等由于肠胀气而可能使疾病恶化的患者。

4. 肌酐清除率低于 25ml/min 者;严重肝功能异常者。

5. 糖尿病酮症酸中毒者。

6. 18 岁以下者。

7. 妊娠妇女。

8. 哺乳期妇女。

9. 有腹部或腹股沟活动性疝气的患者。

(四)　应用时的注意事项

1. 与第一口饭同时服下。

2. 有疝气、腹部切口疝等患者慎用。

3. 由于 α-葡萄糖苷酶抑制剂可使蔗糖分解为果糖和葡萄糖的速度更加缓慢,故在与其他降糖药联合应用时,若出现急性的低血糖症,不宜使用蔗糖,而应该使用葡萄糖纠正低血糖反应,但如果当时没有葡萄糖,也可使用蔗糖。

4. α-葡萄糖苷酶抑制剂可以影响地高辛的生物活性。

(五)　副作用

1. 常见胃肠道不良反应　α-葡萄糖苷酶抑制剂在口服降糖药中拥有最高的非依从率,主要源于消化道不良反应的发生,主要包括胃胀、腹胀、腹泻、胃肠痉挛性疼痛、顽固便秘、肠鸣音亢进、排气增多等,尤其在治疗最初的 4～8 周,约占一半左右,多数症状可随服药时间延长而减轻或消失。

2. 有皮肤瘙痒、皮疹、荨麻疹等皮肤过敏反应。

3. 少见头晕、乏力、头痛、眩晕、低血压等。

4. 在应用阿卡波糖 100mg,一日 3 次的患者中,偶见转氨酶升高的报道。

5. 偶可出现铁吸收率降低、贫血。

以上副作用一般比较轻微,减少药物剂量即可,一般不需停药。

五、胰岛素增敏剂

除了二甲双胍具有一定增强胰岛素敏感性的作用外,噻唑烷二酮类(TZD)药物也具有胰岛素增敏作用。目前用于临床的制剂有吡格列酮(pi-oglitazone)和罗格列酮(rosiglitazone)。吡格列酮成人每日仅需要服用一次,每次用量 15～30mg;罗格列酮每日 1～2 次,每天 2～8mg。单药使用降糖作用与磺脲类和二甲双胍类似,可以降低糖化血红蛋白水平达 1.0%～1.5%。

噻唑烷二酮类衍生物含有一个 thiazolidine-2,4-dione 的结构,具有改善胰岛素敏感性的作用,其中第一个问世的化合物是在 20 世纪 70 年代发现的赛格列酮(ciglitazone),该化合物曾进入临床试验,但因可引起白内障而停止开发;Muraglitazar 是同时激活两种 PPAR(过氧化物酶增殖体活化受体),即 PPARα 和 PPARγ 的新化合物,该药于 2005 年完成Ⅲ期研究,因研究表明该药可能增加死亡和重大心血管事件(如心肌梗死、卒中、TIA)及心衰的发生,而被 FDA 无限期推迟了上市申请。进入 20 世纪 80 年代,又相继开发了吡格列酮、曲格列酮和罗格列酮,其中曲格列酮已于 1985 年 9 月首次在日本上市,后来又在美国和欧洲等国家上市,但由于在进一步的临床试验中发现对肝脏的毒性作用,于 2000 年在美国等已上市的国家撤市。目前临床上应用的罗格列酮和吡格列酮尚未发现对肝脏的毒副作用。

(一) 噻唑烷二酮类化合物的作用机制

1. 活化核受体过氧化物酶增殖体活化因子受体 γ(PPAR-γ),促进脂肪细胞的分化,增加胰岛素对周围组织器官的敏感性,减少外周组织的胰岛素抵抗。

2. 噻唑烷二酮类衍生物可降低瘦素和 TNF-α 的表达而增加脂蛋白脂肪酶、脂肪细胞脂质结合蛋白和 GLUT-4 的表达,增强周围组织如骨骼肌和脂肪组织对胰岛素的敏感性,提高糖原合成酶的活性,促使骨骼肌对胰岛素介导的葡萄糖摄取和利用增加。

3. 降低血糖的作用。抑制肝糖异生的限速酶-6-磷酸葡萄糖酶和烯醇丙酮酸磷酸羧激酶的活性,使肝糖输出减少和增加肝对葡萄糖的摄取和肝糖原的合成,而达到降低空腹血糖的作用。

4. 改善糖尿病患者的异常血脂。由于该药能提高胰岛素的敏感性,可抑制肝内合成内源性甘油三酯并促使清除,故可降低糖尿病患者的过高的甘油三酯,减少小而密的 LDL 水平,增加 HDL 水平,降低发生动脉粥样硬化的风险并延缓其进展。

5. 抗氧化作用。该类药分子结构中色蒲环上后位酚基对自由基具有的清除作用,可降低过氧化脂质(LPO)的形成,有助于抑制动脉粥样硬化的形成。

6. 降低血压。噻唑烷二酮类化合物可减少血管平滑肌细胞的钙离子内流,使血管张力降低;同时,血管内皮细胞的一氧化氮增加,使血管扩张,可使血压下降。

从以上可见,噻唑烷二酮类化合物可增强胰岛素敏感性,并可通过其他途径减少动脉粥样硬化发生的危险因素。但是,TZD 类由于重大的安全问题,目前已经被限制使用。其中,罗格列酮主要与增加心肌梗死和心衰患者的死亡风险有关,吡格列酮在 2011 年也发现与膀胱癌的风险增加有关。其他与 TZD 有关的风险还包括水肿和骨折。

由于 TZD 类药物的独特作用机制,我国仍允许此类药物的使用,并警告针对高风险人群的适用范围。

(二) 适应证

1. 用于尚有一定胰岛素分泌能力的 2 型糖尿病患者。

2. 存在胰岛素抵抗者。

3. 可与磺脲类联合应用增强疗效。

4. 可与双胍类联合应用被称为珠联璧合或强强联合,通过不同作用机制减低胰岛素抵抗及增强胰岛素的敏感性。

5. 慎与胰岛素合用,虽能减少胰岛素用量,但可加重水钠潴留而导致血容量增加易使心衰发生的危险性增加;同时也增加体重使血糖难以控制。

(三) 禁忌证

1. 对本品过敏者。

2. 1 型糖尿病。

3. 糖尿病酮症酸中毒等急性并发症时。

4. 心功能 NYHA(纽约心脏病学会心功能分级)3、4 级的患者。

5. 水肿的患者。

6. 肝功能不全者。

7. 高血压患者慎用。

8. 在我国尚未批准在 18 岁以下糖尿病患者的使用。

9. 妊娠妇女及哺乳者。

（四）副作用

1. 引起体液潴留，从而加重心衰。

2. 体重增加，发生机制尚不清楚，可能由于糖代谢控制后合成代谢增加促使体重上升，体液潴留，脂肪聚积等原因造成，体液潴留通常表现为外周水肿。

3. 增加皮下脂肪，其原因可能是该类药物促进脂肪的重新分布，内脏脂肪减少而皮下脂肪增多。

4. 罕见食欲减退、腹痛、恶心、呕吐、ALT 增高等。

5. 开始治疗 4~8 周内，可发生血红蛋白、血细胞比容和白细胞轻度下降，继续治疗后这些数值相对稳定，这可能是由于血容量增加所致。

6. 个别患者可出现头痛。

7. 用药过程中容易有呼吸道感染。

8. 增加骨折的发生。

六、非磺脲类促胰岛素分泌剂（氯茴苯酸类）

非磺脲类促胰岛素分泌剂又称为格列奈类，是氯茴苯酸的衍生物。瑞格列奈（repaglinide，商品名诺和龙），规格有 0.5mg/片、1mg/片、2mg/片三种剂型，0.5~4mg，每天 3 次；初始剂量为主餐前服 0.5mg，最大的剂量为每餐前 4mg，每日最大剂量不超过 16mg。那格列奈（nateglinide，商品名唐力），120mg/片，最大剂量为 120mg，每天 3 次。药物在餐时服药或患者要想进餐即服用，不进餐则不需要服药。

瑞格列奈单药使用平均可以降低空腹血糖 32mg/dl，降低糖化血红蛋白和空腹血糖的水平与二甲双胍相比没有明显差别，而降低餐后血糖的能力更强。与磺脲类药物相比没有差别。两种格列奈类药物相比，瑞格列奈降低糖化血红蛋白和空腹血糖的能力更强，对于餐后血糖的效果两者相似。

（一）作用机制

与磺脲类药物相似，格列奈类可刺激胰岛 β 细胞分泌胰岛素；但格列奈类在胰岛 β 细胞膜上的结合位点不同，不进入胰岛 β 细胞内而发挥作用，不抑制细胞内蛋白质（如胰岛素原）合成，不引起胰岛素的直接胞泌作用。基于以上几点格列奈类的药代动力学有其特点：起效时间迅速仅为

0~30 分钟，达峰时间快仅为 1 小时，半衰期短约为 1 小时，其代谢迅速。

格列奈类这种快开快闭的代谢药理特点，使格列奈类的作用具有以下特点：

1. 格列奈类可以模拟胰岛素分泌的生理模式，恢复生理性 I 相分泌，改善 II 相高代偿分泌，确保患者在进餐时用药可有效促使餐时随着血糖升高而促进胰岛素分泌迅速增加，降低餐后血糖高峰，减少或消除餐后血糖漂移及高血糖的毒性，同时减轻胰岛 β 细胞的负荷；由于促泌作用仅限于餐时，药物可被较快地代谢而不在体内蓄积，使两餐间无药物的持续刺激作用，从而减低了低血糖和高胰岛素血症的可能性。

2. 格列奈类的胰岛素促泌作用具有葡萄糖依赖性。所谓葡萄糖依赖性是指胰岛 β 细胞胰岛素释放由其周围葡萄糖水平决定。当葡萄糖浓度降低时，胰岛素的释放将会随之减少，当葡萄糖浓度升高时，胰岛素的释放将会增多。格列奈类和胰岛 β 细胞周围的葡萄糖对胰岛素的促泌作用是相互增强的。那格列奈快开-快闭的作用和对葡萄糖敏感的特点，使胰岛素只在需要的时候以需要的量分泌，从而降低了慢性高胰岛素血症导致的低血糖反应发生的风险。

3. 格列奈类选择性作用于胰岛 β 细胞钾通道中 SUR1 上的磺脲位点，而不与心肌细胞钾通道中的 SUR2A 上的苯甲酰氨位点结合。因此，在发挥促泌作用的同时，并不引起心肌细胞钾通道的关闭。心肌细胞钾通道开放在心肌细胞缺血预适应中发挥重要作用。缺血预适应减小持续缺血再灌注的心肌梗死范围，促进再灌注后心功能的恢复，减少急性缺血期或再灌注后室性心律失常，保护再灌注后冠脉内皮细胞功能，心血管不良影响风险低。

（二）适应证

1. 通过饮食调节及运动疗法后血糖不能满意控制的 2 型糖尿病患者。

2. 肥胖的 2 型糖尿病患者，单用格列奈类或二甲双胍控制空腹血糖和 HbA1c 作用相似，但副作用明显减少。用二甲双胍无效者改用格列奈类治疗后仍然显示良好的降糖效果。

3. 美国临床内分泌医师协会（AACE）和美国内分泌学会（ACE）于 2007 年 6 月提出的 2 型糖尿病降糖路线图指出，当经过生活方式干预和

（或）口服抗糖尿病药物治疗血糖仍未达标的患者，应采用基础-餐时联合治疗方案，基础治疗可选择二甲双胍或噻唑烷二酮类以降低空腹和基础血糖，餐时治疗首选格列奈类控制餐后高血糖，这个控制血糖的治疗方案可使全天的血糖得以良好的控制，HbA1c可在6个月内达标。

（三）禁忌证

1. 对格列奈类药物的任何成分过敏者。
2. 妊娠妇女和哺乳妇女。
3. 1型糖尿病患者。
4. 糖尿病酮症酸中毒等急性并发症患者。
5. 严重肝、肾功能不全者。
6. 严重应激情况时。

（四）副作用

1. 偶有轻度的低血糖反应。
2. 短暂的视力障碍。
3. 胃肠道功能紊乱，如腹泻或呕吐等是较常见的不良反应。
4. 个别病例有肝酶轻度而短暂升高。
5. 较治疗前的基础体重可稍有增加。

七、二肽基肽酶-4（DPP-4）抑制剂

肠道肽类激素在血糖调控中起重要作用。由小肠L细胞分泌的GLP-1和葡萄糖依赖的促胰岛素多肽（GIP）在进餐后促进胰岛素的分泌。GLP-1还可以抑制胰高糖素的分泌。研究显示，糖尿病患者中肠促肽类激素的分泌水平下降，而生理分泌的GLP-1半衰期极短，数分钟之内即可被DPP-4降解，因此针对这一机制目前有肠促肽类激素的类似物和DPP-4的抑制剂用于临床。DPP-4抑制剂通过阻断DPP-4酶的作用来增加GLP-1、GIP和胰岛素的水平，降低胰高糖素的水平。

西格列汀（sitagliptin）是首个被美国FDA批准（2006年）的DPP-4抑制剂，此后陆续有saxagliptin（2009年）和linagliptin（2011年）被批准上市。这些产品均为每日一次服用，最大剂量分别为100mg，5mg和5mg。维格列汀（vildagliptin）在欧洲和美国以外的几个国家被批准使用，最大推荐剂量为每日100mg，而alogliptin目前被日本批准用于临床，推荐剂量为每日25mg，但是在欧、美未被批准。

（一）作用机制与特点

Sitagliptin，linagliptin和alogliptin由于半衰期较长，可以每日一次，而saxagliptin和vildagliptin半衰期较短，不过前者有活性代谢产物，所以仍为每日一次，而后者要每日两次服用。DPP-4抑制剂主要通过肾脏排泄，linagliptin和vildagliptin是双通道（肝、肾）清除。因此，除了linagliptin，其余均需要在肾功能下降时调整剂量。Vildagliptin不推荐用于肝功能异常的患者。Saxagliptin在与CYP3A4抑制剂如酮康唑、克拉霉素和阿扎那韦共同使用时需要调整剂量。

DPP-4抑制剂单药推荐使用剂量与安慰剂相比降低糖化血红蛋白水平约0.4%～0.8%，在一定范围内，基线糖化水平越高，其降低糖化的幅度也越大。与二甲双胍相比，DPP-4抑制剂总体降糖能力稍弱，达标率也更低。而与磺脲类药物相比其降糖和达标率没有劣势。

DPP-4抑制剂在与二甲双胍、磺脲类、噻唑烷二酮和胰岛素联用时同样具有较好的有效性和安全性。与二甲双胍联用其降低糖化、空腹和餐后血糖的能力要好于任何一种药物单独使用，可以作为单药治疗失败后的首选。与磺脲类联用除了作用增强外，增加的副作用主要表现为低血糖反应的增加。而与噻唑烷二酮类药物联用其副作用的增加并不明显。与胰岛素的联用尽管改善了血糖的控制，但是以低血糖为主的不良反应明显增加。

目前还缺乏在不同DPP-4种类之间头对头的随机对照研究。非直接的比较显示他们在效果和安全性上类似。

（二）安全性和耐受性

在总不良反应，严重不良反应或药物相关临床副作用，如胃肠道事件或低血糖等方面DPP-4抑制剂与安慰剂相比无明显差异。虽然DPP-4抑制剂治疗组的便秘、鼻咽炎、尿路感染、肌痛、关节痛、头痛和头晕等发生似乎高于安慰剂，但是统计学上没有显著差异。胃肠道反应低于二甲双胍，与二甲双胍联用也没有增加胃肠道的不良反应。

DPP-4在包括免疫相关细胞在内的多种组织中存在，与CD26同样是T细胞活化的标志物。DPP-4抑制剂的免疫调节作用受到关注，但是免疫激活似乎并不受DPP-4抑制的影响，而是通过DPP-8和DPP-9作用。

一些研究证实DPP-4抑制剂可以轻度增加

平均的白细胞计数和尿酸水平,降低碱性磷酸酶水平,但是这些差别并无统计学或临床意义。

虽然有些个案报道,但是没有对照研究显示 DPP-4 抑制剂可以增加胰腺炎的发生。少数病例报道维格列汀每天 100mg 可以造成肝功能损害,因此在使用该药物前和期间应监测肝功能变化。

与磺脲类或胰岛素联用时低血糖的发生有一定的增加。对体重没有影响。目前没有 DPP-4 抑制剂增加心、脑血管终点事件的报道,对于 DPP-4 抑制剂的长期使用安全性和对心血管终点影响的多个研究仍在进行中。

DPP-4 抑制剂对老年人来说也是有效和安全的。由于低血糖风险低,在该人群中的使用范围很宽。除了 saxagliptin 通过 CYP3A4/5 代谢以外,其余产品由于不与 CYP 亚型作用,因而药物之间的相互影响很小。此类药物有很好的肾脏安全性,除了 vildagliptin 外,肝脏安全性也很好,而且在肝功能不全的患者中其药代动力学也没有显著变化。

八、胆汁酸螯合剂

胆汁酸螯合剂(bile-acid sequestrants,BAS)最初用于治疗高脂血症,在降脂作用的研究中偶然发现可以降低血糖。其作用机制尚不清楚。通过对肝脏和小肠的 farsenoid X 受体的作用可以降低内源性葡萄糖的产生。另外,BAS 可以增加肠促胰肽激素的分泌。目前,考来维仑(colesevelam)是美国和欧洲唯一被批准应用于 2 型糖尿病患者的 BAS,推荐使用剂量为 3.8g 每日一次,或分开随餐使用。

目前还没有单药使用考来维仑治疗糖尿病的研究。在联合治疗中,去除了二甲双胍、磺脲类或胰岛素的背景后,考来维仑平均能降低糖化血红蛋白达 0.5%,降低空腹血糖达 14mg/dl。对于糖化>8% 的患者,其降糖作用更强。同时,该药有较好的依从性。除了对血糖的有益作用外,该药还可以调节血脂。其中 LDL-c 平均降低 15%。在 TG 小于 180mg/dl 的患者中,该药可以升高 TG 水平约 16%。

在关于考来维仑安全性的研究中,约 11% 的不良反应与治疗有关。其中最常见的为便秘和腹胀。低血糖反应多为轻、中度,基本发生在与磺脲

类和胰岛素联用中,对体重没有显著影响。没有长期数据显示在糖尿病患者中使用考来维仑升高 TG 可以导致胰腺炎或心血管终点事件,也没有发现其降低 LDL-c 在心血管方面的益处。有研究者推测也许两者对心血管的作用互为抵消了。对老年人(>65 岁)和非老年人来说,其作用效果没有差别。该药应该在环孢素、左甲状腺素、格列苯脲、炔雌醇和炔诺酮之前 4 小时服用。对于肝、肾功能不全的患者来说不需要调整剂量。

对于 TG 水平超过 300mg/dl 的患者需谨慎使用,TG 超过 500mg/dl 需禁用。该药不推荐在胃轻瘫和胃肠动力失调的患者中应用。

九、溴 隐 亭

溴隐亭(bromocriptine mesylate)是中枢性多巴胺受体激动剂。可以影响下丘脑昼夜节律并最终改变胰岛素敏感性,改善血糖的耐受性。该药于 2009 年被美国批准上市,快速起效的溴隐亭应在清晨醒来后 2 小时内服用,初始剂量为每日 1.6mg,并应增加至三倍的剂量,达 4.8mg。

与单纯饮食控制相比,考来维仑可以降低糖化血红蛋白约 1%,同时可以降低空腹和餐后血糖。其降糖作用弱于二甲双胍,联用时仅能轻度改善血糖控制,而与磺脲类和噻唑烷二酮类药物联用时则可以进一步改善血糖控制。对于糖化血红蛋白<7% 的患者,该药无明显作用,而对于基线血糖较高的患者,该药降糖效果更明显。

恶心是最常见的不良反应,多发生在最初增加至 3 倍剂量的时候,并维持约 2 周的时间。在溴隐亭治疗组会发生低血压或体位性低血压,不过其中绝大数患者都至少联用了一种降压药。与 TZD 联用时并没有外周水肿、体重增加或心血管事件增加的风险。同时,也没有发现幻觉、精神障碍、严重纤维样变、卒中或神经安定样恶性综合征。

该药没有年龄使用的限制,但是不推荐与多巴胺受体激动剂或拮抗剂共同使用,同时与经细胞色素 P4503A 途径代谢的药物联合也要慎重。

目前常用口服抗糖尿病药物的专家建议见表 32-3。

表 32-3　口服抗糖尿病药物的专家建议

种　　类	肾功不全是否需要调整剂量	低血糖风险	体重影响
二甲双胍	是	否	↓
磺脲类	是	是	↑
噻唑烷二酮类	否	否	↑↑
DPP-4 抑制剂	是	否	↔
氯茴苯酸类	是	是	↑或↔
α-糖苷酶抑制剂	是	否	↔
胆汁酸螯合剂	否	否	↓或↔
溴隐亭	否	否	↓或↔

十、其他种类降糖药

1. 钠葡萄糖共转运蛋白(sodium-glucose co-transporter,SGLT)2 抑制剂　SGLT2 抑制剂作用于肾脏近端小管的 SGLT2,通过阻断肾脏对葡萄糖的重吸收来降低血糖水平。选择性 SGLT2 主要位于肾脏,在葡萄糖的重吸收中起主导作用。SGLT1,在葡萄糖的重吸收中作用较弱,除了肾脏,还分布在消化道和心脏。SGLT2 抑制剂不依赖于胰岛素的分泌或作用,因此不导致低血糖,也不会因为胰岛素分泌功能的下降而失效。达格列净(dapagliflozin)是高度特异的 SGLT2 抑制剂,单药和与二甲双胍、磺脲类及胰岛素联用均有效。达格列净 10mg 单药治疗与二甲双胍相比在降低糖化血红蛋白上疗效相当,并可以导致明显的体重下降。泌尿道和生殖系感染较为常见。

2. PPAR 双受体激动剂　Metaglidasen(Metadolex 公司):与第一代噻唑烷二酮类(TZDs)不同,它是 PPAR 受体的选择性调节剂,而不像 TZD 是 PPAR 全面的激动剂,Metaglidasen 和它的类似物能够直接调节与胰岛素敏感性相关的基因表达,因而不会出现增加体重和体液潴留。一般用量是 200 ~ 400mg/d。Metaglidasen 的类似物有 MBX-044。

PPARα/γ 联合激动剂——Tesaglitazar(Galida):是一种全新的 PPAR 联合激动剂 glitazars 家族中的一员,其激活 PPARγ 降低血糖,同时激活 PPARγ 的作用降低甘油三酯,升高 HDL-c。PPARα 激动剂会使体重增加,体液潴留。PPARα 激动剂的耐受性普遍较好,可致肝损害。

3. 11β 羟基固醇脱氢酶 1 抑制剂　可以减少皮质醇的升血糖效果,和糖原磷酸化酶激动剂增加肝糖代谢的作用。

4. 阿那白滞素　该药是用于治疗风湿性关节炎的药物。白介素-1B 可导致 2 型糖尿病。瑞士科学家研究发现,阿那白滞素属于白介素-1 受体抑制剂,能阻止白介素-1B 发挥作用。科学家发现服用阿那白滞素的患者血糖水平降低,胰岛素分泌增多,同时机体系统性炎症反应减少,而这正是糖尿病并发症的致病因子。瑞士科学家认为,该药是一种很有前景的新型糖尿病治疗药物,该药物有望在 3 ~ 5 年内投放市场用于治疗 2 型糖尿病。该药的不良反应很少。

5. 选择性大麻碱受体 CBI 阻滞剂　Rimonabant(Acomplia),作用于内源性大麻素系统,能降低 HbA1c,调节异常血脂,控制高血压,减轻体重和腰围等。

6. 磷酸烯丙酮酸羧基酶　科学家发现该酶能抑制体内生成葡萄糖代谢通路的一个关键酶,避免葡萄糖生成过多,为治疗糖尿病另辟了一条途径。如果能研制一种改变这种关键酶活性的化合物,防止 2 型糖尿病患者肝脏中生成葡萄糖过多,从而达到治疗和控制 2 型糖尿病的目的。

7. 淀粉不溶素(amylin)类似物　人淀粉不溶素为人 37 个氨基酸组成的神经内分泌激素,与胰岛素一起由胰岛 β 细胞分泌,通过延缓胃排空、减少血浆胰高血糖素和增加饱食感影响糖代谢,降低餐后血糖。已上市的药物为普兰林肽(pramlintide),普兰林肽是 β 细胞激素胰淀素的合成类似物,目前,普兰林肽获得作为胰岛素的辅助治疗在美国使用。普兰林肽在餐前皮下给药,可延缓胃排空,抑制血糖依赖型胰高血糖素的产生,且主要是降低餐后血糖。临床研究中发现普兰林肽可降低 HbA1c 约 0.5% ~ 0.7%。由于是在餐前注射,其主要的临床副作用为胃肠道反应,试验中近30%的治疗者出现恶心,治疗 6 个月后伴体重下降 1~1.5kg,体重下降的部分原因可能是胃肠道副作用。

8. PKCe　最近澳大利亚 Garvan 糖尿病联络部的 Trevor Biden 副教授和 Carsten Schmitz-Peiffer 博士发现了一种称为"PKCepsilon(PKCe)"的酶,该酶在有糖尿病和缺乏胰岛素时具有活性。缺乏 PKCe 可恢复胰腺生成胰岛素的能力,阻断 PKCe 虽不能阻止胰岛素抵抗的发生,但可通过恢复胰腺功能而加以弥补。通过这种方式调控胰岛素的生成是目前靶向胰腺的治疗药物的一大进展。在糖尿病研究领域,这是一项突破性的发现。

十一、选择抗糖尿病药物的原则

由于 2 型糖尿病具有进行性发展的特性(UKPDS 研究中 HbA1c 每年增加 0.2%),而且 Belfasl 饮食研究表明,患者被诊断为糖尿病后,胰岛 β 细胞功能以每年 18% 左右的速度下降,因此,大多数患者使用单一药物治疗 5 年后 HbA1c 达不到<6.5%~7% 的靶目标。抗糖尿病药物联合应用是一种合乎逻辑的治疗方法。因此,在对 2 型糖尿病患者进行抗糖尿病治疗的过程中,不论患者基线病情如何,一旦血糖控制不佳,则应该早加用另一类作用机制不同的抗糖尿病药物。联合治疗包括两类(二联疗法)或三类(三联疗法)药物联合。作用机制不同的药物联合,不仅能改善对血糖的控制,而且能最大限度的减少药物剂量及其副作用。

最近几年,国际糖尿病联盟(IDF)、欧洲糖尿病学会(EASD)、美国糖尿病学会(ADA)、美国心脏病学会(AHA)和欧洲心脏病学会(ESC)均制定了多个指南,目的是强化对 2 型糖尿病患者采取早期积极的全方位治疗的策略。2005 年 IDF 指南由于简单易操作,被多数国家采用。一旦确诊 2 型糖尿病均应进行生活方式干预和适当的运动疗法,当非药物治疗措施的实施 HbA1c 未达标时,应选择适当的口服抗糖尿病药物治疗。其中超重或肥胖的 2 型糖尿病若无肾功能损伤危险患者起始药物推荐使用二甲双胍,当有肾损伤危险或二甲双胍不能耐受时或 HbA1c 控制不理想,可联合或改用磺脲类;非肥胖的 2 型糖尿病患者,首先推荐使用磺脲类及(或)二甲双胍治疗,采用一天一次磺脲类药物以改善患者的依从性或采用格列奈类以适应生活方式的灵活性更好;当 HbA1c 在 3 个月仍未达标,可在使用二甲双胍和(或)磺脲类药物基础上加用 TZD,但要注意 TZD 在心衰方面的禁忌及患者可能发生的水肿情况;或当餐后血糖升高为主者可加用 α-葡萄糖苷酶抑制剂。在此基础上,要逐步增加药物剂量及逐步增加其他的口服抗糖尿病药物,直到血糖在 6 个月内达到 HbA1c<7.0% 的控制目标。要强调的是用药过程中,需要注意低血糖的发生。2007 年 ADA 指南中指出一旦诊断 2 型糖尿病,即以生活方式干预加二甲双胍治疗,美国 2 型糖尿病患者大都肥胖;而中国则不同,以非肥胖的 2 型糖尿病患者居多。因此,2 型糖尿病患者的治疗应该依据国情,因人而异的选择抗糖尿病药物。

医生在临床糖尿病治疗中,应该根据抗糖尿病药物的降糖效果、控制高血糖以外是否有减少慢性并发症的作用、安全性、耐受性以及费用而定。

十二、抗糖尿病药物联合应用

2 型糖尿病是一种进展性疾病,即使开始对单一口服抗糖尿病药物有效的患者,最终也还是需要加用不同作用机制的第二种或第三种口服抗糖尿病药物联合治疗,部分患者可能还需要注射胰岛素才能使血糖达标。因此,目前单药治疗的方法在多数患者中不能使血糖控制达标(HbA1c<7.0%),早期联合治疗的模式可能是今后糖尿病药物治疗的趋势。即生活方式干预加口服药物;口服药物加口服药物。

联合用药的原则:①早期联合;②强强联合;③机制互补;④减少副作用;⑤减缓失效的速度。

(孙明晓　孙美珍)

参 考 文 献

1. 池芝盛. 糖尿病学. 北京:人民卫生出版社,1986.
2. 蒋国彦. 糖尿病的药物疗法—口服降糖药物. 北京医药,1989;(3):11.
3. 梁荩忠、陈家伟. 口服降糖药物治疗糖尿病. 中华医学杂志,1984,64(3):148.
4. 向红丁. 口服降糖药品种介绍. 中国糖尿病杂志,1994,2(1):42-43.
5. 傅祖植. 磺脲类口服降糖药继发性失效及其处理. 中国糖尿病杂志,1994,2(1):44-45.
6. 许曼英. 拜糖平的临床合理应用与再评价. 实用糖尿病杂志,1998,6(2):22-23.

7. Vacecman TF, Tack CJ, Van-Hacften TW, et al. The newly developed sulfonylurea: a new ingredient, an old recipe. Neth J Med, 1998, 52:179.

8. Fuhlendorff J, Rorsman P, Kofod H, et al. Stimulation of insulin release by repaglinide and glibenclamide involves both common and distinct processes. Diabetes, 1998, 47: 345-351.

9. Taylor JT, Huang L, Keyser BM, et al. Role of high-voltage-activated calcium channels in glucose-regulated B-cell calcium homeostasis and insulin release. Am J Physiol Endocrinol Metab, 2005, 289:900-908.

10. Langer O. Oral anti-hyperglycemic agents for the management of gestational diabetes mellitus. Ohstet Gynecol Clin North Am, 2007, 34:255-274.

11. Derosa G, Gaddi AV, Piccinni MN, et al. Differential effete of glimepiride and rosiglitazone on metabolic control of type 2diabetic patients treated with metformin: a randomized, doubleblind, clnical. Diabetes Obes Metab, 2006, 8:197-205.

12. Yogev Y, Ben-Haroush A, Chen R, et al. Undiagnosed asymptomatic hypoglycemia: diet, insulin, glyburide for glyburide for gestational diabetic pregnancy. Obstet Gynecol, 2004, 104:88-93.

13. Lai JK, Cheng CH, Ko WH, et al. Chrelin system in pancreatic AR42J cells: its ligand stimulation evokes calcium signaling through ghrelin receptors. Int J Biochem Cell Biol, 2005, 37:887-900.

14. Dezaki K, Sone H, koizumi M, et al. Blockade of pancreatic islet derived ghrelin enhances insulin secretion to prevent high-fat diet induced glucose intolerance. Diabetes, 2006, 55:3486-3493.

15. Casellas A, Salavert A, Agudo J, et al. Expression of IGF-I inpancreatic islets prevents lymphocytic infiltration and protects mice from type I diabetes. Diabetes, 2006, 55:3246-3255.

16. Kim S, Shin JS, Kim HJ, et al. Streptozotocin-induced diabetes can be reversed by hepatic oval cell activation through hepatic transdifferentiation and pancreatic islet regeneration. Lab Invest, 2007, 87:702-712.

17. Xi L, Yi Z, Seno M, et al. Activin A and betacellulin: effect on regeneration of pancreatic B-cells in neonatal streptozotocin-treated rats. Diabetes, 2004, 53:608-615.

18. Koehler JA, Drucker DJ. Activation of glucagons-like peptide-I receptor signaling does not modify the growth or apoptosis of human pancreatic cancer cells. Diabetes, 2006, 55:1369-1379.

19. Stein SA, Lamos EM, Davis SN. A review of the efficacy and safety of oral antidiabetic drugs. Expert Opin Drug Saf, 2012, Dec 14 (Epub ahead of print).

第 33 章

糖尿病的胰岛素治疗

一、胰岛素的发现和发展史

在先驱者们动物实验探索基础上,1921 年加拿大 Banting FG、Best CH、Macleod JJR 和 Collip JB 四位学者首次从狗的胰腺中分离出一种物质具有降低血糖的生物学效应——注射于糖尿病患者皮下可降低血糖。在此后的 90 多年间,胰岛素经历了一系列发展过程:由杂质较多和免疫原性较强改进到纯度不断提高而免疫原性明显降低,从只有短效作用胰岛素发展到中、长效作用胰岛素及其类似物,从只能多次皮下注射发展到胰岛素泵的使用,从动物胰腺提取的动物胰岛素发展到重组 DNA 技术制备的人工合成人胰岛素及其类似物等。

1923 年美国 Eli Lilly 公司生产出第一代胰岛素制剂(RI),但纯度非常低,含有许多污染物。1926 年 Abel 和他的助手制备出结晶胰岛素,其纯度有提高。Scott 和 Fisher 于 1935 年开始进一步用重结晶法制备出略纯一些的结晶胰岛素,称为第二代胰岛素,他们发现胰岛素的三方体中含有二价的锌元素(Zn²⁺)及在有 Zn²⁺ 存在条件下,提纯的胰岛素更容易结晶从而制备出结晶锌胰岛素酸性溶液(CZI)。RI 和 CZI 是短效型胰岛素。1936 年 Hagedorn 等发现当结晶锌胰岛素和碱性蛋白(如鱼精蛋白)结合时其作用时间可延长;Scott 等将上述复合物中再增加锌的含量可使其作用更长而制备出鱼精蛋白锌胰岛素(PZI),它属于长效型胰岛素。皮下注射这种胰岛素后在酶的作用下,使蛋白分解而逐渐释放出游离胰岛素再被吸收,具有更长降糖作用时间。1946 年 Novo Nordisk 公司 Hagedorn 实验室使用结晶方法制备出中性鱼精蛋白锌胰岛素又称低鱼精蛋白锌胰岛素(NPH)[N(neutral)代表中性,P(protamine)代表鱼精蛋白,H 代表发明人 Hagedorn HC],它是 2 份 RI 和 1 份 PZI 的混合剂,NPH 作用时间介于 RI 与 PZI 之间。NPH 和 PZI 都含有大分子的鱼精蛋白,在体内产生蛋白质抗体,与胰岛素结合而减低胰岛素的降糖效应,而且注射部位可出现过敏或脂肪萎缩等副作用;当胰岛素与其抗体结合达到饱和程度后又可解离为游离的胰岛素而诱发低血糖;动物实验发现,胰岛素抗体还可诱发或加重糖尿病肾脏病变。1951 年 Hallar maller 提取高浓度的锌可与胰岛素结合形成锌胰岛素复合物,再用醋酸盐代替磷酸盐作缓冲剂,即使不加鱼精蛋白也能使 pH 在中性环境下保持稳定状态,而且作用时间可呈不同程度的延续即慢胰岛素(lente insulin)系列。其中半慢胰岛素(semi-lente insulin)结晶小,作用时间快,与 RI 或 CZI 相似;特慢胰岛素(ultra-lente insulin)的结晶最大,作用时间最长,属于长效型胰岛素,与 PZI 相似;慢胰岛素是由 70% 的特慢胰岛素和 30% 半慢胰岛素混合而成,属于中效型胰岛素,同 NPH 相似。20 世纪 70 年代以后,丹麦 Novo Nordisk 公司使用"凝胶层析分离"和"离子交换层析分离"技术,研制出纯度更高、免疫原性更低的属于第三代的单峰胰岛素(1972 年)及更进一步提纯的高纯度胰岛素(1980 年)为第四代的单组分胰岛素(MC insulin)。

动物胰岛素与人胰岛素氨基酸的结构不同,长期注射的动物胰岛素作为异性蛋白抗原可在体内产生抗体导致作用降低,从而提出人胰岛素的研制问题。人胰岛素的研制始源于 1963 年 Mirsky 等从人尸体的胰腺中提取。1978 年 Homanberg 等和 Morihara 等以猪胰岛素为底物,采用酶切技术将猪胰岛素 B 链第 30 位的丙氨酸一次性移换成苏氨酸即成为人胰岛素的结构,建立了半合成人胰岛素的生产工艺。与此同时,应用基因工程/重组 DNA 技术经微生物(如细菌、酵母菌等)发酵合成的人胰岛素也已获得成功。

由于药用胰岛素不是单体而是易发生聚变的含锌离子的六聚体,注射后胰岛素的血药浓度与体内血糖变化规律不相吻合,难以控制餐后高血糖,且易增加低血糖的风险。药用胰岛素六聚体易发生聚变的关键部位是胰岛素 B 链第 28 位和第 24～26 位的氨基酸。1992 年 Lilly 公司采用基因重组技术,将人胰岛素结构中的 B 链第 28 位的脯氨酸(PRO)和第 29 位的赖氨酸(LYS)位置互换成为类似胰岛素生长因子-1(IGF-1)的结构[Lys(B29),Pro(B28)],称为短效人胰岛素类似物(LYSPRO)(图 33-1),其作用与内生胰岛素相似,注射后吸收及代谢较快,大约 4～5 小时可降至基础水平,与进餐后内生胰岛素浓度的变化相似。1996 年该药应用于临床,商品名"优必林"(Humulog)。在此后几年,长效胰岛素类似物也相继研发问世,主要有甘精胰岛素和地特胰岛素以及德谷胰岛素等。

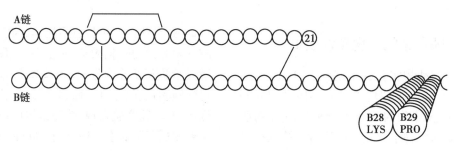

图 33-1　人胰岛素类似物的结构

我国在胰岛素的研制和生产方面也取得了长足进展,1965 年合成了具有生物活性的结晶牛胰岛素;20 世纪 90 年代末期又研制出了人胰岛素,并已在临床上应用。深信不久的将来,我国在胰岛素的研制和生产方面一定会有更进一步的发展。

二、胰岛素的临床药理

(一)胰岛素的结构和生物活性

胰岛素的生物合成在胰岛 β 细胞内进行。人胰岛素原(proinsulin)由 86 个氨基酸组成,是胰岛素(insulin,INS)和 C-肽(C-peptide,C-P)的前体。胰岛素由 51 个氨基酸组成,分为 A、B 两条肽链,A 链含 21 个氨基酸残基,B 链含 30 个氨基酸残基,两链之间在 A7 和 B7,A20 和 B19 的半胱氨酸(Cys)由两个二硫键相连接;A 链在 A6 和 A11 也有一个二硫键相连接使胰岛素成为立体结构。C-肽由 31 个氨基酸组成的连接肽。胰岛素和 C-肽之间各有两个碱性氨基酸即与 B 链羧基相连的有两个精氨酸和与 A 链端各有一个赖氨酸和一个精氨酸相连(图 33-2)。在人胰岛素原前的 N 端尚有一个延伸出一段富含疏水性的 23 个氨基酸,在胰岛素基因有 RNA 聚合酶的作用下转录,产生 mRNA,在核糖体合成由 109 个氨基酸构成的前胰岛素原(preproinsulin)(图 33-3)。在胰岛 β 细胞内的前胰岛素原中的 23 个富含疏水性的氨基酸,有利于穿透 β 细胞内的粗面内质网膜的磷脂层,将其他肽段拉入内质网池,在特异蛋白内肽酶的作用下,很快将这段 23 个氨基酸肽链切除而脱离内质网,余下的为胰岛素原。当胰岛 β 细胞受刺激(如葡萄糖)后,在供能的条件下,胰岛素原被转运至高尔基复合体形成具有二层

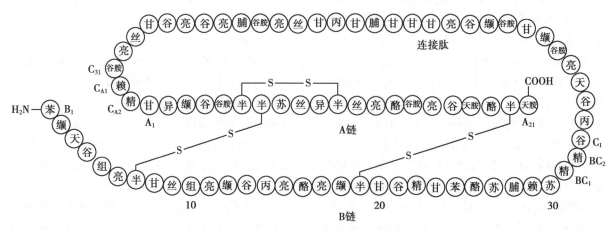

图 33-2　人胰岛素原结构

膜结构的未成熟的 β 颗粒。从高尔基复合体产生芽胞样突起脱落入胞浆内,储存于光面微泡囊内(分泌小泡)。经特异蛋白水解酶作用,胰岛素和 C-肽相连的两对碱性氨基酸被切开分解成胰岛素和 C-肽并形成二硫桥而成熟,β 分泌颗粒在成熟过程中需要锌结合并储存起来。成熟的 β 颗粒在释放前转移至微管-微丝附近,在葡萄糖代谢供能条件下,促进钙离子进入细胞后,β 颗粒依附于微管-微丝上,后者收缩使 β 颗粒转运至细胞膜下,由囊腔膜及细胞膜融合后释放胰岛素。

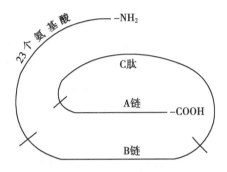

图 33-3　前胰岛素原结构示意图

胰岛素基因存在于所有的细胞,并在这些细胞具有相同的拷贝和同样的结构,但经特殊分子水平调控选择性地在胰岛 β 细胞表达。当某一个信号尤其是葡萄糖的刺激到达 β 细胞时胰岛素的合成和分泌协同进行,其作用幅度决定于细胞内的代谢速率、葡萄糖浓度和刺激时间。微管收缩将这些颗粒移到细胞质周边,β 颗粒与细胞膜融合,经胞饮作用,冲破膜外表面,β 颗粒解体,同时释放出胰岛素、C-肽和部分未被分解的胰岛素原(从 β 颗粒形成到分泌胰岛素约需 1 ～ 2 小时)到达胰静脉→门静脉→肝脏→肝动脉→体循环(图 33-4)。在正常情况下,分泌的成分中胰岛素和 C-肽占 94%,胰岛素原及其中间产物占 6%。

钙离子在胰岛素分泌过程中具有重要作用,细胞浆中钙离子可以增加微管活动,加速 β 颗粒移动,有利于胰岛素的分泌。

人血浆中胰岛素的平均基础水平为 $10\mu U/ml$(60pmol/L 或 0.4ng/ml)。正常人在标准餐后血浆中胰岛素浓度很少超过 $100\mu U/ml$,进餐后 8 ～ 10 分钟血浆胰岛素升高(第一时相),30 ～ 45 分钟到达高峰(早期时相),此后迅速下降,并于 90 ～ 120 分钟恢复到基础水平。

不同种属动物胰岛素与人胰岛素的结构是有差别的,如表 33-1 所示。

胰岛素原具有胰岛素相似的作用,但强度较弱,大约为胰岛素生物效应的 1/10 ～ 1/15。胰岛素原半衰期(18 ～ 20 分钟)较胰岛素半衰期(6 ～ 8 分钟)长,其作用时间也较持久。一般认为 C-肽

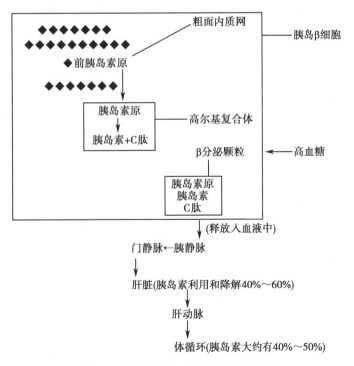

图 33-4　胰岛素的生成和代谢途径示意图

无生物活性,也不与细胞膜结合,半衰期大约10多分钟,在人体内是否进一步降解尚不清楚,它从尿中排出。此外,在人体血液中还有不能被胰岛素抗体抑制的非抑制性胰岛素样活性物质即胰岛素样生长因子-1(IGF-Ⅰ)和IGF-Ⅱ,该类物质为多肽,其活性明显低于胰岛素。

表33-1 不同种属动物胰岛素的结构比较

种属	A链			B链
	第8位	第9位	第10位	第30位
人	苏氨酸	丝氨酸	异亮氨酸	苏氨酸
猪	苏氨酸	丝氨酸	异亮氨酸	丙氨酸
牛	丙氨酸	丝氨酸	缬氨酸	丙氨酸
羊	丙氨酸	甘氨酸	缬氨酸	丙氨酸
兔	苏氨酸	丝氨酸	异亮氨酸	丝氨酸
豚鼠	苏氨酸	甘氨酸	苏氨酸	门冬氨酸
金枪鱼	组氨酸	赖氨酸	脯氨酸	—

（二）胰岛素的作用机制

胰岛素的作用机制比较复杂,至少涉及胰岛素受体和受体后的信息传递。

1. 胰岛素受体 胰岛素不直接进入组织细胞内,而是与组织中细胞膜上特异的受体结合,然后通过第二信使引起细胞内一系列变化。

胰岛素受体是一种跨膜糖蛋白,含两个α亚基及两个β亚基。胰岛素受体的α及β亚单位都突出在细胞膜外层的表面,并都连接着复杂的碳水化合物支链,只有β亚单位的另一端伸入细胞膜内层的内部。α亚单位是与胰岛素结合的部位。β亚单位内含有特异的酪氨酸蛋白激酶,当胰岛素与受体结合后则发生酪氨酸自身磷酸化,产生"信号后"启动胰岛素的生物效应。胰岛素受体是胰岛素信号的传感装置,可在细胞内和细胞膜循环。平时大约有10%的受体位于细胞内,当与胰岛素接触6分钟后细胞内受体即增加到30%。理论上每个胰岛素受体能结合两个胰岛素分子,但当一个α亚基结合后,另一个α亚基与胰岛素的亲和力下降约100倍。受体与胰岛素结合后移入细胞内并在溶酶体分离,受体分离后有一部分再循环至细胞膜上。当细胞膜上受体被占据5%~35%时,就可产生最大生物效应。其余"闲置"的受体越多,对胰岛素越敏感。脂肪细胞闲置的受体多达90%~95%,而肝细胞仅有

65%。

2. 受体后的胰岛素信息传递 从胰岛素与靶细胞上特异受体结合到胰岛素发挥生物作用的过程相当复杂。胰岛素在细胞水平的作用大致分为三个阶段:首先启动受体TK被激活,这还涉及受体分子本身、受体底物和与底物相互作用的一些分子;接着是以MAP(有丝分裂相关蛋白)酶为中心的丝氨酸磷酸化和脱磷酸化;最后是胰岛素生物学效应的体现。胰岛素作用过程还包括葡萄糖转运蛋白(GLUT)从细胞内池转位到浆膜以及涉及糖原和脂类合成的一些酶和胰岛素作用于基因表达和细胞生长的一些蛋白质。此外,胰岛素受体底物-1(IRS-1)是胰岛素和IGF-1受体的特异底物,胰岛素结合到细胞表面受体导致IRS-1磷酸化,然后在胰岛素作用串联过程中为反应所涉及的各种蛋白质提供信号。所以,IRS-1可视为细胞内配体或载体蛋白而传递胰岛素的信息。

三、胰岛素应用的适应证

近些年来在糖尿病的治疗中,胰岛素的应用范围在逐渐扩展。目前临床上胰岛素应用的具体适应证有以下几方面。

1. 1型糖尿病,包括蜜月期,一旦确诊必须用胰岛素治疗,而且终生注射胰岛素控制高血糖状态,以维持身体的生理功能及预防急、慢性并发症或合并症的发生。

2. 2糖尿病患者有下列情况之一者,需使用胰岛素治疗:

（1）对磺脲类口服降糖药物过敏而又不宜使用双胍类或α-葡萄糖苷酶抑制剂患者。

（2）口服抗糖尿病药物原发或继发性失效患者可改用或加用胰岛素治疗。

（3）处于应激状态,如高热、较重感染、重度心力衰竭、急性心肌梗死、急性脑血管病、严重外伤、外科手术等,为预防血糖过高诱发酮症或酸中毒,宜用胰岛素治疗。待病情好转或稳定后酌情处理。

（4）初发而血糖较高患者,如持续空腹血糖>10mmol/L、HbA1c>9.0%。

（5）糖尿病患者发生急性并发症,如糖尿病酮症酸中毒、高血糖高渗透压综合征、糖尿病乳酸性酸中毒等宜暂时使用胰岛素治疗。

（6）糖尿病出现较严重的慢性并发症或合

并症,如并发糖尿病早期肾脏病变(微量白蛋白尿排泄率 20~200μg/min 或以上)或视网膜病变Ⅲ期以上,合并严重脑、心、下肢血管病变,活动性结核患者,脑梗死、心肌梗死后的患者。

(7) 无明显诱因消瘦,营养不良或精神抑郁等,尤其是老年患者,改用或加用胰岛素治疗一段时间可能对改善现状有一定益处,但要防止低血糖的发生。

3. 糖尿病合并妊娠或妊娠糖尿病患者,为防止胎儿畸形,宜在整个妊娠期间使用胰岛素治疗,严格控制血糖至接近正常范围。分娩后酌情处理。

4. 某些继发性糖尿病,如垂体性(生长激素瘤)、胰源性(胰腺切除术后、重症胰腺炎后、血色病等)、肝源性(急性或亚急性肝坏死后、肝硬化等)、类固醇性生长抑素瘤、胰高血糖素瘤等。

5. 临床上酷似 2 型糖尿病表现,但 ICA 或 GAD-Ab 阳性,可能为 LADA,应使用胰岛素治疗以保护胰岛 β 细胞功能。

6. 临床上暂时难以分型的患者。

四、常用胰岛素制剂的种类及其特点

根据来源和纯度不同,胰岛素制剂可分为从动物胰腺提取的动物胰岛素和生物合成的人胰岛素及其类似物。动物胰岛素根据纯度可分为重结晶胰岛素、单峰胰岛素、单组分胰岛素,其中单组分胰岛素的纯度高达 99% 以上,胰岛素原的含量由结晶胰岛素中含有 1 万~4 万 ppm 减至<1ppm,其他蛋白质成分<0.01ppm,制剂中的 pH 也由结晶胰岛素的酸性(pH 2%~3%)改进为中性的单峰素和单组分胰岛素,使其在体内产生的胰岛素抗体和不良反应明显减少。人胰岛素比动物胰岛素的免疫原性更低,生物活性明显提高,吸收速率增快,注射部位很少出现硬结或脂肪萎缩等副作用。根据人胰岛素的作用时间不同可分为超短效胰岛素(或餐时胰岛素)、短效胰岛素、中效胰岛素、长效胰岛素和预混胰岛素。

现将临床上常用的胰岛素制剂种类简述如下(表 33-2)。

表 33-2　临床上常用胰岛素的种类及其制剂

种类	制 剂 名 称	来源	纯度	外观性状	作用时间(h)		
					起效	高峰	持续
超短效	赖脯胰岛素(Lispro)	基因合成	结晶	透明	10~15 分钟	1~1.5	4~5
	门冬胰岛素(Aspart)	基因合成	结晶	透明	10~15 分钟	1~2	4~6
短效	胰岛素(Regular)	动物	结晶	透明	0.5~1	2~4	6~8
	人胰岛素	基因合成	高纯度	透明	0.5~1	1~3	5~8
	半慢胰岛素	动物	非高纯	混悬液	0.5~2	2~6	10~12
中效	低晶蛋白锌胰岛素(NPH)	动物	单峰	混悬液	2~4	3~7	13~16
	人胰岛素(N)	基因合成	高纯度	混悬液	1.5	6~12	16~17
	Lente	动物	高纯度	混悬液	2.5~3	7~12	16~18
长效	鱼晶蛋白锌胰岛素(PZI)	动物	结晶	混浊	3~4	14~20	24~36
	Ultralente	动物	结晶	混浊	3~4	8~10	20~24
	甘精胰岛素(Glargine)	基因合成			2~3	无峰	24~30
	地特胰岛素(Determir)	基因合成			2~3	无峰	20~24
	德谷胰岛素(Degludec)	基因合成					>24

人体胰岛素生理性分泌包括基础胰岛素和餐时胰岛素。基础胰岛素是指夜间和禁食状态下,胰岛素稳定持续性小剂量分泌释放,以调节脂肪分解及肝糖生成,维持非进食状态下血糖在正常范围。餐时胰岛素是指进餐时或餐后胰岛素快速大剂量地脉冲式分泌,以控制餐后高血糖。

现将糖尿病患者使用外源性基础和餐时胰岛素制剂作以介绍。

(一)餐时作用胰岛素

餐时作用胰岛素就是在餐前注射胰岛素以控

制餐后高血糖。目前临床上使用的餐时作用胰岛素有超短效胰岛素类似物和短效胰岛素。

1. 超短效胰岛素类似物 由于超短效胰岛素类似物在体液中形成的六聚体少且迅速从六聚体中解离出来,因此注射后在体内具有更快的吸收速度及其更短的起效时间,具有与内源性胰岛素相似的分泌模式。目前使用的超短效胰岛素类似物有赖脯胰岛素(lispro)、门冬胰岛素(aspart)和赖谷胰岛素(glulisine)等。

赖脯胰岛素是在人胰岛素 B 链末端的 B28 的脯氨酸与 B29 的赖氨酸次序对调,从空间结构上减少了二聚体内胰岛素单体间的非极性接触和 β 片层间的相互作用,削弱了胰岛素的自我聚合特性,使之易于解离。皮下注射后较短效胰岛素吸收速度更快,起效时间仅为 5 ~ 15 分钟内,发挥最大生物效应在 1 ~ 1.5 小时,持续时间短仅为 4 ~ 5 小时。因此,赖脯胰岛素在就餐前注射即可,还可根据这一餐进食碳水化合物含量调整胰岛素剂量,为患者提供更具弹性的就餐时间,也可增加注射胰岛素的随意性。高峰维持时间短而强,可使餐后血糖较使用短效人胰岛素时更低(一般可降低 2.0mmol/L);发生低血糖反应的频率减少,可降低低血糖发生频率约12%左右。赖脯胰岛素也适用于使用胰岛素泵患者。由于赖脯胰岛素注射后起效快易诱发餐后早期低血糖反应,故对于胃轻瘫的患者为防止低血糖发生,最好将注射胰岛素的时间推迟至进餐后立即注射为佳。

门冬胰岛素是由门冬氨酸替代人胰岛素 B28 的脯氨酸而形成生物合成的超短效人胰岛素类似物。皮下注射门冬胰岛素后吸收迅速,起效作用时间、胰岛素达峰时间及持续作用时间与赖脯胰岛素相似。1 型糖尿病患者应用门冬胰岛素治疗其 HbA1c 下降较常规人胰岛素治疗患者明显;2 型糖尿病患者使用门冬胰岛素与人胰岛素比较,其降低 HbA1c 水平及低血糖发生率相似。

赖谷胰岛素也是一种超短效胰岛素类似物,结构改变是以赖氨酸和谷氨酸分别取代了人胰岛素 B 链第 3 位的门冬酰胺和 B 链第 29 位的赖氨酸。赖谷胰岛素可减少胰岛素六聚体和二聚体的形成,提高单体的稳定性,皮下注射后可迅速解离并吸收。

由此可见,使用超短效胰岛素类似物治疗糖尿病患者,降低餐后高血糖明显,低血糖尤其是夜间低血糖发生率较常规胰岛素治疗者为低;在使用胰岛素泵治疗的患者中,超短效胰岛素类似物与常规人胰岛素相比,由于低血糖发生的几率少,而且产生的结晶最少不易发生堵塞导管和泵池的风险而使患者血糖控制更佳。因此,在胰岛素泵应用该类胰岛素制剂是有效和安全的。

2. 短效(或速效)胰岛素 短效作用胰岛素可皮下、肌肉或静脉注射。皮下或肌内注射后 30 分钟开始起作用,作用高峰时间在 2 ~ 4 小时,可持续 6 ~ 8 小时,随着剂量的增加其作用时间可延长。皮下注射短效胰岛素主要控制餐后高血糖。短效胰岛素静脉注射可即刻起作用,最强作用在半小时,可持续 2 小时。静脉注射或点滴短效胰岛素主要适用于急诊抢救情况,如糖尿病酮症酸中毒、高血糖高渗透压综合征、乳酸性酸中毒、严重感染或急诊手术等。目前用于临床的短效作用胰岛素制剂有动物短效胰岛素(中性胰岛素)、半慢胰岛素(semi-lente insulin)和人短效胰岛素(优必林 R、诺和灵 R)。

(二)基础胰岛素

基础作用胰岛素是一天注射 1 ~ 2 次中效、长效或长效胰岛素类似物,以控制夜间或非禁食状态下的血糖水平。

1. 中效胰岛素 中效作用胰岛素均被改良为混悬液,从而延迟了从注射部位吸收的时间而起作用。目前临床上使用的中效作用胰岛素有低精蛋白锌胰岛素(NPH)、人胰岛素(N)、慢胰岛素(lente)等。该类胰岛素仅能皮下注射。皮下注射后 2 ~ 4 小时起作用,高峰浓度即最大作用时间在 5 ~ 12 小时,以后其血液浓度逐渐下降可持续大约 13 ~ 18 小时。中效胰岛素可每日皮下注射 1 ~ 2 次,适用于控制空腹或餐前基础血糖,而降低餐后血糖的作用不明显;若与短效作用胰岛素联合应用,可控制全天的血糖。

2. 长效胰岛素 长效作用胰岛素也仅能皮下注射。皮下注射后特慢胰岛素(ultralente)4 ~ 6 小时、鱼精蛋白锌胰岛素(PZI)3 ~ 4 小时开始起作用,其高峰浓度在 8 ~ 20 小时,可持续作用大约 20 ~ 36 小时。长效作用胰岛素仅能每日皮下注射 1 ~ 2 次。该类胰岛素可提供基础需要量的胰岛素以控制基础血糖,也可与短效作用胰岛素联合治疗控制全天的高血糖。

3. 长效胰岛素类似物 目前已上市并应用于临床的该类胰岛素类似物有甘精胰岛素

（glargine）、地特胰岛素（detemir）及德谷胰岛素（degludec）等。该类胰岛素也可与短效作用胰岛素或口服抗糖尿病药物联合使用以控制全天血糖。

甘精胰岛素是在人胰岛素 B 链第 30 位苏氨酸后再加两个精氨酸，并用甘氨酸取代 A 链第 21 位的门冬酰胺。这些修饰使甘精胰岛素的等电点升高到 6.7，与人胰岛素等电点 5.4 相比较其向碱性偏移，这样在生理 pH 值水平，甘精胰岛素的溶解度明显低于人胰岛素，只有在 pH 为 4 时完成溶解，经皮下注射后在酸性溶液被中和形成微沉淀于皮下组织，进而延缓吸收及延长作用时间，并且没有明显的胰岛素高峰，从而控制基础血糖，并可减少低血糖事件发生率。甘精胰岛素起效时间为 2～3 小时，可持续作用 30 小时，以保持相对稳定的血药浓度。由于甘精胰岛素对胰岛素样生长因子-1（IGF-1）受体的亲和力高于人胰岛素，故有人推测使用甘精胰岛素也许会使得富含 IGF-1 受体的细胞更容易发生有丝分裂，但这一假说的临床意义仍未明了。

地特胰岛素（detemir）是在人胰岛素 B 链第 29 位的赖氨酸连接了 1 个 14-碳的脂肪酸侧链，添加一定锌离子，并去掉了 B 链第 30 位的苏氨酸，可促使在皮下形成六聚体和双六聚体。这一结构的改变使地特胰岛素能与白蛋白可逆的结合，当注射地特胰岛素后有 98% 可与血浆白蛋白结合，而后在血液中逐渐再被缓慢释放而发挥长效降糖作用。因此，地特胰岛素具有更长的作用时间。皮下注射后起效时间在 2～3 小时，可持续作用 24 小时。地特胰岛素与 NPH 相比，控制基础血糖更平稳，出现低血糖的几率更低。此外，体外研究显示，地特胰岛素的促有丝分裂能力没有增加。

甘精胰岛素与地特胰岛素有效降低 HbA1c 或空腹血糖作用相似，地特胰岛素发生低血糖及体重增加的风险低于甘精胰岛素，甘精胰岛素的经济学成本低于地特胰岛素。

德谷胰岛素是一种超长效基础胰岛素类似物，它通过 1 个谷氨酸连接子，将 1 个 16 碳脂肪二酸连接在已去掉 B 链第 30 位氨基酸的人胰岛素上获得，使作用时间延长，变异性小，同时可与速效胰岛素结合形成复方制剂。德谷胰岛素皮下注射后可形成多六聚体（胰岛素六聚体长链），这种胰岛素多六聚体作为一个存储库解聚释放成德谷胰岛素单体。这些单体缓慢并持续地被吸收进入循环中，达到超长效的药代动力学和药效学曲线。此外，德谷胰岛素制剂中添加了锌、苯酚，与其脂肪酸和连接子形式共同发挥作用，从而达到延长作用时间的效果。

（三）预混胰岛素

预混胰岛素是将短效和中效人胰岛素按各种不同比例配制成的人胰岛素预混制剂，使其兼有短效和中效胰岛素作用。目前常用的剂型有 30% 短效作用人胰岛素与 70% 中效作用人胰岛素（即 30R 或 70/30）和短效作用与中效作用人胰岛素各 50%（即 50R 或 50/50）预先混合的一种预混胰岛素。该型胰岛素也仅能皮下注射。皮下注射后开始作用时间为半小时，最大作用时间为 2～8 小时，可持续 24 小时。预混胰岛素可每日注射 1～2 次，它既可控制餐后高血糖又能控制基础血糖水平（图 33-5 和 33-6）。

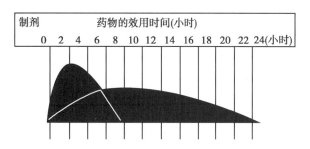

图 33-5　30R 预混型人胰岛素的药物效用时间

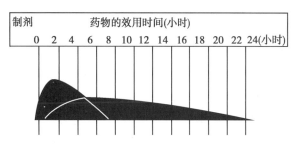

图 33-6　50R 预混型人胰岛素的药物效用时间

此外，已上市的预混胰岛素还有以两种胰岛素类似物相混合的制剂。30% 门冬胰岛素和 70% 中性精蛋白门冬胰岛素混合的预混胰岛素被称为诺和锐 30，25% 赖脯胰岛素和 75% 中性精蛋白赖脯胰岛素组成的预混胰岛素被称为优必乐 75/25（Humalog Mix 75/25）。德谷门冬双胰岛素制剂是新一代基础餐时双胰岛素制剂。德谷门冬双胰岛素制剂是一种可溶性制剂，由德谷胰岛素 70% 联合门冬胰岛素 30% 组成，两种胰岛素成分不形成共结晶和混合的六聚体,并保持各自的化学稳定性,能独立起作用而不改变各自的吸收动力学,从而可控制空腹及餐后血糖,每天注射 1 次可使 24 小时血糖达标。

皮下注射预混胰岛素后,既可发挥超短效胰岛素类似物控制餐后血糖作用,又具有长效胰岛素类似物控制基础血糖作用,同时发生低血糖事件的几率更低。

五、胰岛素的临床应用

需要胰岛素治疗的糖尿病患者,制定合适的个体化治疗方案需要综合评估多方面因素,如年龄、生活习惯、身体状况、精神状态、活动情况、工作环境、文化程度、自我管理能力、与家庭亲属的关系、就医条件、经济收入、医疗费用如何支出及治疗的目标个人需求等综合考虑。

(一) 胰岛素的使用原则

1. 超短效或短效胰岛素主要控制三餐后高血糖,中、长效胰岛素主要控制基础和空腹血糖。

2. 三餐前短效胰岛素剂量分配原则一般是:早餐前>晚餐前>午餐前。

3. 开始注射胰岛素宜使用超短效或短效胰岛素。初始剂量宜小,初始也可使用诺和锐 30R 或优必乐 75/25 等预混胰岛素。

4. 全日胰岛素的剂量超过 40U 者一般应分次注射。

5. PZI 与短效动物胰岛素混合使用时,短效胰岛素剂量应大于 PZI 剂量,因为 PZI 要吸附一些短效动物胰岛素。

6. 调整胰岛素剂量应参考临床症状及空腹、三餐前、三餐后 2 小时及睡前血糖水平,必要时参考凌晨 3 时血糖。

7. 调整胰岛素剂量不要三餐前的剂量同时调整,应选择餐后血糖最高的一段先调整;若全日血糖都高者,应先增加早、晚餐前短效胰岛素剂量。

8. 每次增减胰岛素剂量以 2～6U 为宜,一般 3～5 天调整一次。

9. 糖尿病患者使用胰岛素应个体化。

10. 尽量避免低血糖事件的发生。

11. 当长效胰岛素类似物与短效胰岛素同时使用时,应分别使用注射器抽取药液,并注射在不同的部位。

(二) 胰岛素治疗方案

1. 口服抗糖尿病药物联合基础胰岛素治疗方案　该方案是使用口服抗糖尿病药物治疗的 2 型糖尿病患者血糖控制仍未达标者,可在口服药物基础上加用基础胰岛素。因为基础胰岛素可有效控制空腹血糖,可使餐后血糖曲线下面积下降近 50% 左右,这样可使全天的血糖下降。这种治疗方案简便易行,低血糖发生的风险也低。使用基础胰岛素起始剂量 0.2U/(kg·d)、10U/d 或空腹血糖的 mmol/L 数,以后根据空腹血糖再调整基础胰岛素用量,一般 3～5 天调整 1 次,直至空腹血糖达标。一般空腹血糖<6mmol/L 和 HbA1c<7% 时所需要基础胰岛素平均剂量为 0.4～0.5U/(kg·d),范围在 0.2～0.5U/(kg·d)之间。目前所有基础胰岛素以长效胰岛素类似物为主,如甘精胰岛素或地特胰岛素等。

2. 每日 2～3 次餐时(超短效或短效)胰岛素治疗方案　适用于新诊断的 2 型糖尿病血糖很高或胰岛 β 细胞尚有一定胰岛素分泌功能但餐后胰岛素分泌不足而餐后血糖较高的患者。若选择超短效胰岛素类似物应在餐前或餐时皮下注射,若选择短效胰岛素应在餐前 15～30 分钟皮下注射。初始剂量可按 0.3～0.5U/(kg·d)。若每日 3 次注射,三次的剂量分配原则是将全日胰岛素剂量分成三等份,再将午餐前的剂量减去 2～4U 加到早餐前,或者按早餐前剂量为全日总剂量的 40%,午、晚餐前各为 30%;若每日 2 次注射者,早、晚餐前分别用全天剂量的 2/3 和 1/3。该方案经调整餐前胰岛素用量可能较好地控制餐后高血糖,若夜间和空腹血糖较高的患者需采用下一个方案。

3. 每日多次餐时胰岛素与基础胰岛素联合治疗方案　该方案适用于病程较长且胰岛 β 细胞分泌胰岛素功能较差而使全天的基础和餐后血糖均高的 2 型糖尿病患者。该类患者除采用餐时胰岛素多次注射治疗外,宜在晚餐前加用长效胰岛素或睡前加用中效胰岛素或任何时间(但必须相对固定时间)加用长效胰岛素类似物,以控制夜间尤其是后半夜的高血糖及空腹血糖。基础胰岛素起始剂量可按 0.1U/(kg·d)或 4～8U/次。此类患者往往有早餐后高血糖很难控制,此时应在早餐前适当增加餐时胰岛素剂量。这个方案的优点是能使全天的血糖得到较好控制,但注射胰岛素的次数较多,给患者带来麻烦和增加痛苦。

4. 一日 2 次餐时胰岛素和基础胰岛素的联合治疗方案　适用于高血糖对胰岛 β 细胞毒性作用消失而其功能有所恢复或胰岛 β 细胞尚有一定胰岛素储备功能的 2 型糖尿病患者。经过上述治疗后,患者的血糖控制比较理想,在前面治疗方案基础上,再根据空腹、餐后和餐前血糖水平,由每日皮下注射餐时胰岛素 2 ~ 3 次改为一日早、晚餐前注射 2 次餐时胰岛素与基础胰岛素联合治疗,或一日早、晚餐前注射 2 次餐时胰岛素加早餐前或晚餐前加一次基础胰岛素联合治疗,或者根据病情一日早(全日剂量的 2/3)、晚(全日剂量的 1/3)餐前注射 2 次 30R(70/30)或 50R(50/50)预混胰岛素治疗(图 33-7)。

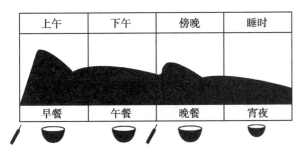

上午	下午	傍晚	睡时
早餐	午餐	晚餐	宵夜

图 33-7　预混型人胰岛素治疗的血液药物浓度

具体实施方案可参考以下几方面:①三餐前注射餐时胰岛素加早、晚餐前注射基础胰岛素改用餐时胰岛素加 PZI 治疗的患者,可将午餐前的餐时胰岛素剂量的一半加到早餐前,另一半改成 PZI 的剂量加到早餐前,晚餐前的餐时胰岛素种类和剂量不变,午餐前停止注射胰岛素。②三餐前注射餐时胰岛素加早、晚餐前注射基础胰岛素改用餐时胰岛素加中效胰岛素治疗的患者,早、晚餐前的胰岛素剂量不变,停用午餐前餐时胰岛素,早或晚餐前加用 PZI 或长效胰岛素类似物 8 ~ 10U;或睡前(10pm)加中效胰岛素 4 ~ 8U。③根据糖尿病患者的空腹、三餐后 2 小时、三餐前及睡前血糖水平,可选用 30R(70/30)或 50R(50/50)预混胰岛素治疗。

5. 每日一次早餐前餐时胰岛素加基础胰岛素联合治疗方案　适用于尚具有一定胰岛 β 细胞胰岛素储备功能的 2 型糖尿病患者,其表现为仅早餐后血糖升高且较难控制,每日注射一次胰岛素可使全天血糖得到满意的控制。

6. 胰岛素剂量的调整　①当三餐前用餐时胰岛素控制空腹血糖较好而三餐后血糖仍较高患者,可早、晚餐前加餐时胰岛素 2 ~ 6U;若空腹及三餐后 2 小时血糖均高患者,可在早餐前加餐时胰岛素 2 ~ 6U,晚餐前或睡前加基础胰岛素 4 ~ 6U。②仅空腹血糖高患者,可在晚餐前或睡前加基础胰岛素 4 ~ 6U。③餐后 2 小时血糖较高而餐前又有低血糖反应者,可将餐前胰岛素由餐前 15 ~ 30 分钟提前至餐前 45 分钟甚至于 60 分钟注射,或将进餐主食的 1/3 留在两餐之间加餐。

7. 使用动物胰岛素向人胰岛素的转换　若全日血糖控制均不满意者,可直接按动物胰岛素剂量转换成人胰岛素剂量;若血糖控制尚满意患者,可将动物胰岛素剂量减少 15% ~ 20% 转换为人胰岛素的剂量使用。

8. 停用胰岛素的指征　①空腹 C-P>0.4nmol/L,餐后 2 小时 C-P>0.8nmol/L;②全日胰岛素用量<30U;③应激因素消除;④血糖控制较满意;⑤肥胖者的体重有下降。

(三) 胰岛素强化治疗

为预防、减少和延缓糖尿病慢性并发症或合并症的发生和进展,于 20 世纪 90 年代进行了几项大规模糖尿病强化降糖的临床干预研究。1993 年美国糖尿病控制和并发症试验研究组(DCCT)报告的"糖尿病强化治疗对胰岛素依赖型糖尿病慢性并发症发生和发展作用"的研究,对 1 型糖尿病患者采用一日 3 ~ 4 次注射胰岛素或使用持续皮下胰岛素输注(CSII)强化治疗,使患者全日血糖接近正常水平,平均随访 6.5 年(范围 3 ~ 9 年)的结果显示,经过强化干预可有效地延缓患者视网膜病变、肾脏病变和神经病变的发生与减慢其发展,血浆 LDL-C 升高的相对风险也有所减低。但低血糖事件和增加体重的风险增加。DCCT 研究组随后开展的"糖尿病干预和并发症的流行病学(EDIC)"研究,是在 DCCT 结束后对研究对象均进行强化血糖控制 7 年随访,其结果显示,尽管在 DCCT 使用胰岛素强化治疗结束后患者的血糖不断升高(1 年后两组 HbA1c 已无显著性差异),但应用胰岛素强化治疗组的患者降低糖尿病视网膜病变进展、微量蛋白尿以及大量蛋白尿等多种并发症发生风险的作用仍可持续至少 4 年,表明既往强化控制血糖的记忆效应在强化治疗结束后仍持续存在。1998 年英国糖尿病前瞻性研究(UKPDS)是对新诊断的 2 型糖尿病患者使用磺脲类口服降糖药物(氯磺丙脲、格列本脲或格列齐特)或胰岛素或二甲双胍(肥胖者)强化治疗,随访中位数 10 年(7.7 ~ 12.4 年)的结果显示,强化控制血糖可降低患者微血管并发症发生的危险性,HbA1c 每降低 1% 其微血管病变发生率下降37%,致死性或非致死性心肌梗死危险度降低14%。Kumamoto 研究是对日本 2 型糖尿病患者的一项随机、前瞻性 6 年研究,每日多次注射胰岛素强化降糖治疗的结果显示,强化治疗能够延缓糖尿病性视网膜病变、肾脏病变和神经病变的发生和进展。由此可见,无论是 1 型或 2 型糖尿病患者经过强化降糖治疗是能够预防和减少糖尿病患者慢性并发症的发生和进展,但易导致低血糖事件发生的风险及体重增加的副作用。

另外,有一项发生急性心肌梗死的 2 型糖尿病患者使用胰岛素强化血糖控制试验,采用胰岛素-葡萄糖输注试验(DIGAMI)至少 24 小时后再继续胰岛素强化治疗,其结果显示急性心肌梗死后,由各种原因导致院内死亡率降低 58%,1 年内降低 52%,与非强化治疗组有显著差异;并且发现这些益处可持续数年。

2 型糖尿病是一种进展性的疾病,胰岛 β 细胞呈进行性减退。因此,随着病程的进展,大多数患者胰岛素分泌不足而需要胰岛素治疗以控制血糖达标。UKPDS 发现 2 型糖尿病患者,确诊 5 年后 40%、10 年后 50%、15 年后超过 60% 需要胰岛素治疗。但是,目前对 2 型糖尿病的治疗模式是首先采用非药物治疗,再在此基础上加用 1～3 种口服抗糖尿病药物,最后过渡到胰岛素治疗。2 型糖尿病的这一治疗过程太漫长,患者在经历这个相当长高血糖的过程中,可能导致慢性并发症的发生。由此可见,2 型糖尿病患者在早期即开始强化降糖治疗,其中包括使用胰岛素以使血糖早日达标非常必要。但是,具体胰岛素强化降糖方案的实施要采取个体化原则。对于老年糖尿病患者是否需要胰岛素强化降糖治疗及其安全性,还有待更多的循证医学证据。

根据《中国 2 型糖尿病防治指南》(2013 年版)推荐血糖的控制目标是:HbA1c<7.0%,空腹血糖为 4.4～7.0mmol/L(80～126mg/dl)范围,非空腹血糖≤10.0mmol/L(180mg/dl)。

(四)胰岛素治疗的副作用

1. 低血糖反应　多是由于使用胰岛素剂量过多或餐时胰岛素与基础胰岛素的比例不当所致,也可由于病情波动,过度饮酒或肝、肾功能不全导致低血糖事件的发生。不同胰岛素制剂引起的低血糖发生几率也不一样,超短效胰岛素类似

物发生严重低血糖事件的危险性较胰岛素大约减少 20%;混悬剂型胰岛素(如 NPH)由于吸收不稳定易引起血糖波动,有时可发生低血糖;长效胰岛素类似物吸收的变异程度小,低血糖事件尤其是夜间低血糖发生的危险性低于 NPH。低血糖反应后所致的高血糖称为苏木杰(Somogyi)效应,可致病情不稳定,临床上应引起重视(详见低血糖症一章)。

2. 过敏反应　多是由于使用动物胰岛素尤其是 PZI 引起皮肤荨麻疹、紫癜、血管神经性水肿,个别严重者可发生过敏性休克。局部反应表现为注射部位的皮肤红肿、瘙痒、皮疹、皮下硬结等。处理上可给予抗过敏药物和改用高纯度的人胰岛素。有报道,甘精胰岛素可出现注射部位皮肤瘙痒等反应,可能与制剂的 pH 值较低而刺激性较强有关;但反应较轻,患者可以耐受,也不需特殊处理。

3. 体重增加　长期注射胰岛素的患者可能会导致体重增加。体重增加的可能机制包括:胰岛素治疗血糖控制良好,使尿糖排出减少,从而减低了热量的丢失;胰岛素可直接促进脂肪合成作用;当用胰岛素治疗出现低血糖时,实必进食较多食物而导致热量增加;胰岛素致水钠滞留增加等因素有关。

4. 皮下脂肪萎缩或肥厚　也与使用不纯的动物胰岛素有关。由于动物胰岛素可引起注射部位皮下组织免疫反应介导的炎症后纤维化而导致皮下脂肪萎缩。脂肪肥厚也与使用含有杂质的动物胰岛素刺激脂肪组织有关。改用高纯度的人胰岛素后可使部分或全部萎缩或肥厚的皮下脂肪消失。

5. 屈光不正　用胰岛素治疗使高血糖迅速下降的几天后,可因晶状体和玻璃体内的渗透压降低促使液体外溢,屈光度下降而导致远视,使患者视物模糊。一般在一个月左右可恢复正常。

6. 胰岛素性水肿　使用胰岛素治疗的 2～3 周内,由于胰岛素导致水钠潴留和胰岛素诱发的微循环血流动力学改变可致双下肢轻度凹陷性水肿,不需要处理可自行缓解。

7. 胰岛素抵抗和高胰岛素血症　使用动物胰岛素治疗的患者可导致体内产生抗胰岛素抗体,此类抗体随着使用胰岛素时间延长和剂量增加而升高。抗体可与外源性胰岛素结合,导致游离胰岛素浓度减少,而使胰岛素需要量增加即产

生胰岛素抵抗。胰岛素抵抗和外源性胰岛素使用可产生高胰岛素血症,导致患者出现肥胖;肥胖的糖尿病患者又可加重胰岛素抵抗,周而复始使血糖难以控制。此时改用人胰岛素或加用胰岛素增敏剂或对 2 型糖尿病患者换用磺脲类药物可能有益。

（五）　注射胰岛素注意事项

1. 注射胰岛素的部位有双上臂外侧、腹部两侧、臀部两侧和双大腿外上 1/4 等共计 8 个部位,各个部位应轮流注射。每个部位的两次注射位置相隔一寸(3.3cm)左右。

2. 人体在静息情况下,胰岛素的吸收速率从快到慢依次是腹部>上臂外侧>大腿外上 1/4>臀部两侧;运动时以腿部对胰岛素的吸收速度最快。

3. 选择自己能操作且方便又安全的注射部位为佳。

4. 注射胰岛素时,针头与皮肤成 45°~75°角度,进针 2/3 的长度较适合。

5. 短效胰岛素注射于腹部皮下脂肪层较好,因为该处胰岛素的吸收较快且稳定,局部血流量随着运动的变动较少。中效胰岛素以大腿外上 1/4 的皮下脂肪层部位最佳。

6. 为防止皮肤感染,最好使用一次性注射针头,并注意皮肤的严格消毒。

7. 短效胰岛素与中、长效胰岛素混合使用时,应先抽取中、长效胰岛素而后再抽取短效胰岛素,最后轻微混合均匀再注射。

六、胰岛素应用技术的改进

为了减少注射胰岛素的痛苦,近些年来对注射胰岛素使用技术进行了一些探索和改进,如持续皮下胰岛素输注即胰岛素泵包括植入性胰岛素泵的使用,吸入胰岛素,胰岛素注射仪器的改进等几个方面。

（一）　持续皮下胰岛素输注（CSII）和胰岛素泵的临床应用

CSII 多采用胰岛素泵持续皮下输注短效胰岛素,以达到人工模拟体内胰岛 β 细胞生理性分泌胰岛素模式,一方面可提供持续的基础胰岛素分泌量保证基础血糖控制,另一方面在进餐前输注追加剂量胰岛素用于控制餐后高血糖,从而达到全天血糖的理想控制。此外,CSII 的应用还可降低多次胰岛素注射给患者带来的精神压力与痛苦,在就餐时间上和运动锻炼方面更具有弹性。

与多次皮下注射胰岛素相比,体重增加和低血糖事件发生的几率也有所减少。

但是,CSII 也有不足之处,如任何原因导致胰岛素泵故障,导管阻塞,皮下软管移位引起胰岛素输注障碍等均可使血糖升高而引发酮症或酸中毒。最近新上市一种具有安全报警装置的胰岛素泵,它能警示胰岛素输注软管被阻塞情况,这样可降低此类事件的发生几率。另外,应用 CSII 必须经常监测血糖并以此调整输注胰岛素的剂量,这也给患者带来诸多不便。使用胰岛素泵治疗过程中,其皮下软管一般需要每隔 5~7 天更换一次,不但繁琐,而且花费高昂。

短效人胰岛素、赖脯胰岛素和门冬胰岛素均可用于胰岛素泵,但赖脯胰岛素和门冬胰岛素对血糖控制及发生低血糖的风险较短效人胰岛素低,也不易导致输注软管阻塞。因此,人胰岛素类似物可作为 CSII 的首选。

胰岛素泵适合血糖波动较大（如 1 型糖尿病患者）而又渴望病情控制良好者,并能很好与医务人员配合,且有条件自我监测血糖和有一定文化素质以了解和操作胰岛素泵的患者。有报道推荐使用胰岛素泵的初始胰岛素剂量计算如下:全日胰岛素剂量×0.8÷2÷24 为基础剂量,全日胰岛素剂量×0.8÷2÷3 为三餐前的追加剂量。以后再根据空腹、三餐前、睡前和 3am 血糖水平调整基础和三餐前的胰岛素追加剂量。

（二）　非注射式胰岛素制剂

为了减少注射胰岛素给患者带来的诸多不便,众多研究者试图尝试注射胰岛素以外的胰岛素给药途径,包括:口服胰岛素,经直肠给药,经皮肤电离子透入,低频超声给药,经鼻腔或肺吸入等多种途径。但是,由于种种条件限制,其成功的机会很小。

目前最有希望的是经肺吸入胰岛素给药途径。由于肺泡表面积大并具有很强的通透性,使得吸入的胰岛素很快进入到肺泡微小血管,且吸入的胰岛素被黏液纤毛清除的很少。但胰岛素气溶胶要能有效地达到肺泡还需要合适大小的气溶胶颗粒、气溶胶速度及吸气流速等必备条件。目前已开发出干粉状胰岛素吸入系统和水溶性胰岛素气溶胶装置两种。经临床试验显示,餐前吸入胰岛素加睡前使用超长效胰岛素与多次皮下注射胰岛素比较,疗效及低血糖发生率相似;但胰岛素的生物利用度较低,这可通过加入增效剂来改善其生物利用度。

（三）胰岛素注射仪器的改进

1. 胰岛素注射笔的应用　胰岛素笔是一种笔型的注射器。使用方便，注射剂量准确，注射时疼痛较轻，便于患者随身携带。对于老年人或视力欠佳的糖尿病患者更易接受胰岛素笔治疗。

2. 高压无针注射器　该仪器是使胰岛素在高压驱动下，通过微孔以微型雾化的形式将胰岛素药液喷射至皮下，并在该皮下组织中扩散呈弥漫状分布，使药液吸收迅速而均匀；并可减少患者的疼痛感，尤其适合儿童糖尿病患者使用。但价格较昂贵。

（迟家敏）

参 考 文 献

1. Bliss M. The discovery of insulin. Chicago：McClelland & Stewart，1996.

2. Bliss M. The history of insulin. Dibetes Care，1993，16（Suppl 3）：4-7.

3. Hirsch IB. Insulin analogues. N Engl J Med，2005，352（2）：174-183.

4. Slieker LJ，Sundel K. Modification in the 28-29 position of the insulin B-chain alters binding to the IGF-1 receptor with minimal effect on insulin receptor binding（Abstract）. Diabetes，1991，40（Suppl 1）：168A.

5. Riggs AD. Bacterial production of human insulin. Diabetes Care，1984，4：64-68.

6. Wilde MI，Mctavish D. Insulin lispro：a review of its pharmacological properties and therapeutic use in the management of diabetes mellitus. Drugs，1997，54（4）：597-614.

7. Reynolds NA，Wagstaff AJ. Insulin aspart：a review of its use in the management of type 1 or 2 diabetes mellitus. Drugs，2004，64（17）：1957-1974.

8. 盛树力. 多肽激素的当代理论和应用. 北京：科学技术文献出版社，1998.

9. Garg SK，Ellis SL，Ulrich H. Insulin glulisine：a new rapid-acting insulin analogue for the treatment of diabetes. Expert Opin Phsrmaother，2005，6（4）：643-651.

10. Dunn CJ，Plosker GL，Keating GM，et al. Insulin glagine：an updated review of its use in the management of diabetes mellitus. Drugs，2003，63（16）：1743-1778.

11. Chapman TM，Perry CM. Insulin detemir：a review of its use in the management of type 1 and 2 diabetes mellitus. Drugs，2004，64（22）：2577-2495.

12. 高妍. 地特胰岛素的历史回顾. 中国糖尿病杂志，2011，19（1）：78-80.

13. 谭玲，穆林，刘蕾. 基础胰岛素治疗药物地特胰岛素与甘精胰岛素疗效及安全性比较. 中国新药杂志，2011，20（21）：2119-2122.

14. 姬秋和，周岩. 德谷胰岛素——一种超长效基础胰岛素类似物研究进展. 中国糖尿病杂志，2011，19（12）：958-960.

15. 高妍. 德谷门冬双胰岛素——理想的新一代基础餐时双胰岛素制剂. 中国糖尿病杂志，2011，19（7）：559-560.

16. 王强，刘新月，李乃适. 临床常用胰岛素制剂的分型及特点. 临床药物治疗杂志，2005，3（6）：47-52.

17. Kamal AD，Dixon AN，Bain SC. Safely and side effects of the insulin analogues. Expert Opin Drugs Saf，2006，5（1）：131-143.

18. Kapitza C，Rave K，Ostrowski K，et al. Reduced postprandial glycaemic excursion with biphasic insulin Aspart 30 injected immediatery before a meal. Diabet Med，2004，21：500-501.

19. Heise T，Weyer C，Serwas A，et al. Time-action profiles of novel premixed preparations of insulin lispro and NPH insulin. Diabetes Care，1998，21：800-803.

20. Ryan GJ，Jobe IJ，Martin R. Pramlintide in the treatment of type 2 diabetes mellitus. Clin Ther，2005，27（10）：1500-1512.

21. De Leon DD，Crutchlow MF，Ham JY，et al. Role of glucagon-like peptide-1 in the pathogenesis and treatment of diabetes mellitus. Int J Biochem Cell Biol，2006，38（5/6）：845-859.

22. The Diabetes Control and Complications Trial Research Group. The effect of intensive treatment of diabetes on the development and progressive of long-term complications in insulin-dependent diabetes mellitus. N Engl J Med，1993，329：977-986.

23. DCCT/EDIC Rearch Group. Effects of intensive therapy on the microvascular complications of type 1 diabetes mellitus. JAMA，2002，287：2563-2569.

24. UK Prospective Diabetes Study（UKPDS）Group. Intensive blood-glucose control with sulphonyl ureas of insulin compared with conventional treatment and risk of complications in patients with type 2 diabetes（UKPDS 33）. Lancet，1998，352：837-853.

25. Ohkubo Y，Kishikawa H，Araki E，et al. Intensive insulin therapy prevents the progression of diabetic microvascular complications in Japanese patients with non-insulin dependent diabetes mellitus：a randomized prospective 6-year study. Diab Res and Cli Prac，1995，28：103-117.

26. 翁建平，李延兵，许雯，等. 短期持续胰岛素输注治疗对初诊 2 型糖尿病患者胰岛 β 细胞功能的影响. 中国糖尿病杂志，2003，11：10-15.

27. Weng JP, Li Y, Xu W, et al. Effect of intensive insulin therapy on beta-cell function and glycaemic control in patients with newly diagnosed type 2 diabetes: a multicentre randomized parallelgroup trial. Lancet, 2008, 371: 1753-1760.

28. 中华医学会糖尿病学分会. 中国 2 型糖尿病防治指南（2013 年版）. 中国糖尿病杂志, 2014, 22(8): s1-42.

29. Malmberg K, Ryden L, Hamsten A, et al. Effects of insulin treatment on cause-specific one-year mortality and morbidity in diabetic patients with acute myocardial infarction-DIGAMI Study Group (Diabetes insulin-glucose in Acute Myocardial infarction). Eur Heart J, 1996, 17: 1298-1301.

30. McCrimmon RJ, Frier BM. Hypoglycemia, the most feared complication of insulin therapy. Diabet Metab, 1994, 20: 503-512.

31. Tobay N, Bracco E, Geliebter A, et al. Insulin increases body fat despite control of food intake and physical activity. Am J Physiol, 1995, 258: R2120-R2144.

32. Hermansen k, Fontaine P, Kukolja KK, et al. Insulin analogues (insulin detemir and insulin aspart) versus traditinal human insulin(NPH insulin and regular aspart) in basal-bolus therapy for patients with type 1 diabetes. Diabetologia, 2004, 47: 622-529.

33. Oiknine R, Bembaum M, Mooradian AD, et al. A critical appraisal of the role of insulin analogues in the management of diabetes mellitus. Drugs, 2005, 65: 325-340.

34. Plank J, Siebenhofer A, Berghold A, et al. Systematic review and meta-analysis of short-acting insulin analogues in patients with diabetes mellitus. Arch Intern Med, 2005, 165: 1337-1344.

35. Slawik M, Schories M, Grawitz B, et al. Treatment with insulin glargine does not suppress serum IGP-1. Diabet Med, 2006, 23: 814-817.

36. Raskin PR, Hollander PA, Lewin A, et al. Basal insulin or premix analogue therapy in type 2 diabetes patients. Eur J Med, 2007, 18: 56-62.

37. 蔡乐, 朱珠, 晚强, 等. 胰岛素类似物与新型降糖激素类药物. 中国新药杂志, 2007, 16(6): 432-437.

38. Monnier L, Colette C, Boegner C, et al. Continuous glucose monitoring system in patients with type 2 diabetes: Why? Wthen? Whom? Diabetes Metabolism, 2007: 33 (4): 247-252.

39. Steiner S, Pfutzner A, Wilson BR, et al. Technosphere/Insulin-proof of concept study with a new insulin formulation for pulmonary delivery. Exp Clin Endocrinol Dibetes, 2002, 110: 17-21.

第 34 章

糖尿病患者的护理

糖尿病是一种慢性的终身性疾病,因此护理工作在糖尿病的治疗过程中起着十分重要的作用。在日常生活中,糖尿病患者应避免焦虑紧张的情绪,建立规律、良好的生活习惯和饮食习惯,不吸烟、不饮酒,积极配合治疗,提高生活质量,减少并延缓并发症的发生与发展。糖尿病的治疗与护理包括饮食、运动、药物、自我监测及健康教育五个方面。护理工作在整个过程中发挥着积极而重要的作用。由此可见,糖尿病的治疗关键是纠正生活中不良的生活习惯,做好自我护理与管理。

一、糖尿病患者住院期间的护理

(一) 住院期间对糖尿病患者的常规护理

1. 做好每日基础护理工作,保持床单位整洁。病房内适当通风,保持空气清新,温度保持在 18～20℃,相对湿度在 60% 左右。室内光线柔和,明暗适度,安静无噪声,适宜休养。

2. 根据病情需要定时巡视患者,加强对生命体征的监测,如体温、脉搏、呼吸、血压等,做好护理记录。

3. 准确记录患者每日血糖变化,找到血糖变化与生活习惯之间的相互关系,及时调整治疗方案,避免由于血糖波动过大而引发的各种急慢性并发症。为防止夜间低血糖,护士应加强巡视,必要时唤醒患者加测夜间或黎明时段的血糖。

4. 注意观察患者精神状态,如出现精神不振、意识淡漠、嗜睡、昏迷、发热、呕吐等症状时应警惕低血糖反应、高渗性昏迷、酮症酸中毒的发生,及时报告医生,及早确诊采取有效的治疗措施。

5. 遵医嘱进行药物治疗,给药时间方式准确无误,严格执行查对制度,并且做好用药指导。对于药物的疗效及用药后的反应要密切观察,及时通知医生,针对原因,做好处理。

6. 对于需要使用胰岛素治疗的患者,应做到按时注射,按时进餐;方法正确,严格无菌操作,整个过程中必须经双人核对方可注射。注射前应对患者及其家属进行用药指导,保证患者在注射后能准时进餐,避免低血糖反应的发生。注射过程中应观察注射部位皮肤情况,做到注射部位的轮换交替,应避开硬结、瘢痕处。

7. 严格按照医嘱控制每日饮食总热量,协助并督促患者按时进餐。

(二) 糖尿病酮症酸中毒的护理

1. 密切观察生命体征,监测血压、脉搏、呼吸、出入量、神志变化,及时留取血尿标本送检。

2. 密切监测血糖变化,遵医嘱及时调整输液速度。

3. 迅速建立静脉通道,遵医嘱给予小剂量胰岛素持续静脉滴注,抑制酮体生成,避免血糖、血钾和血浆渗透压降低过快带来的危险;遵医嘱补液,降低血糖、消除酮体、纠正电解质紊乱。

4. 补液原则:首先补给生理盐水,第二阶段补 5% 葡萄糖液或糖盐水。补液总量可按原体重的 10% 估计。补液速度应先快后慢,如无心力衰竭,在开始 2 小时内输入 1000～2000ml,以便能较快补充血容量,改善周围循环和肾功能;以后根据血压、心率、每小时尿量、周围循环状况决定输液量和速度,在第 3～6 小时输入 1000～2000ml;第 1 个 24 小时输液总量一般为 4000～5000ml,严重失水者可达 6000～8000ml。如治疗前已有低血压和休克,快速补液不能有效升高血压时,应遵医嘱输入胶体溶液,并采用其他抗休克措施。对老年或伴心脏病、心力衰竭患者,应在中心静脉压监护下调节输液速度及输液量。患者清醒、可鼓励饮水。

5. 患者应卧床休息,保持皮肤、口腔清洁,预防压疮和继发感染。昏迷者给予吸氧,定时翻身;烦躁者需加强安全护理,必要时使用床挡、约束带行保护性约束。

二、糖尿病日常治疗与护理

（一）饮食护理

饮食治疗是糖尿病治疗的基础，是糖尿病综合治疗的一个重要组成部分。任何糖尿病患者，不论其类型及病情轻重，也不论用药与否，都要长期坚持饮食治疗。

1. 饮食治疗的目的 糖尿病患者的饮食护理并不是单纯的控制各种食物的摄入，而是要科学的设计每日饮食计划，来提供每日生理需要的能量及营养，将血糖、血脂、血压、体重控制在正常范围，预防和减缓糖尿病各类并发症的发生与发展，提高患者的生活质量。对于患有糖尿病的青少年人群，由于正处于生长发育阶段，在制订饮食计划过程中，应注意营养全面，不但要满足每日生理需要还要为生长发育提供足够的热量。

2. 饮食治疗的原则

（1）根据患者的身高、标准体重、每日活动量计算出每日所需热量，儿童、孕妇、乳母、营养不良或有消耗性疾病者应酌情增加，肥胖者酌减，使患者体重逐渐恢复至理想体重的±5%左右。

（2）糖尿病患者在合理控制总热量的基础上，三大营养物质中碳水化合物应占总热量的55%～65%，蛋白质占15%～20%，脂肪应≤全日总热量的30%，根据患者的饮食习惯，制定出每日的食谱。

（3）每日饮食定时定量，按时进餐，少量多餐，保证每日机体需要量，根据具体情况将每日所需热量按比例分配，如工作、活动时间过长，劳动强度增加应适当增加食物的摄入，防止低血糖反应的发生。

（4）合理饮食调配。少进糖食、根茎类蔬菜如：土豆、白薯、山药。要适当限制水果。增加粗纤维食物的摄入如：糙米、玉米、豆类、绿叶蔬菜、白菜、绿豆芽、黄瓜、芹菜、西红柿等。多食用精蛋白如：瘦肉、蛋、奶、鱼类。选用植物油，少进动物内脏类食物。

（5）糖尿病患者应熟练掌握食品交换量表，选择个人喜好的食物，以达到食谱多样化的目的。食物交换量表将谷薯类、蔬菜类、水果类、肉蛋类、乳品类、油脂类等食物按照每份90kcal进行分类，方便患者计算每日所摄入的热量。

3. 糖尿病患者饮食治疗的注意事项

（1）适当增加食物纤维的摄入：食物中的纤维分为水溶性与非水溶性两大类。水溶性纤维多存在于水果、蔬菜、海带、紫菜及豆类中，食用后不被吸收，在肠道形成凝胶，可减慢葡萄糖的吸收；非水溶性的纤维存在于粗粮（玉米、高粱、荞麦及燕麦等）、豆类的外皮，以及蔬菜的根茎中，食用后也不被消化道吸收，可延缓胃排空，使患者有饱腹感，不易饥饿，减缓葡萄糖在肠道的吸收，以降低餐后血糖。

（2）水果：水果的含糖量约为4%～20%，主要含有葡萄糖及果糖。同时还含有丰富的维生素、矿物质及果胶，食用后对患者具有一定的益处。但一些含糖量较高的水果，食用后会使血糖升高，因此应在血糖控制较好的情况下，在两餐之间食用，进食水果后应考虑减少部分主食。有条件者可在进食水果前后监测血糖，根据血糖的变化调整饮食。糖尿病患者不应进食含糖量高的水果，如荔枝、香蕉、菠萝、山楂、枣、葡萄等。

（3）食盐：盐是维持生命及新陈代谢必不可少的物质，但摄入过多过少都会对人体造成不良影响。正常人每日食盐摄入量以不超过10g为宜。糖尿病患者每日食盐量不宜超过6g，若出现高血压、肾功能不全等并发症时不应超过3g。

（4）酒精：酒精在体内代谢过程中不会转化为血糖，但可抑制糖的异生，如在饮酒时没有进食，可出现低血糖。糖尿病患者如少量饮酒应将酒精所产生的热量计入总热量，最好减少脂肪的摄入。妊娠糖尿病，糖尿病肾病等患者应当戒酒。

（二）运动护理

运动治疗是糖尿病治疗过程中的重要组成部分之一。适度的运动可以改善患者的心肺功能，增加胰岛素的敏感性，减少脂肪堆积，预防各类并发症的发生与发展。规律的体育锻炼不但适用于糖尿病患者，对于每个人都非常重要。流行病学研究结果显示，坚持规律运动12～14年的糖尿病患者死亡率显著降低。

1. 运动治疗的原则 因人而异，适可而止，循序渐进，持之以恒。

（1）运动治疗应根据每个人的不同情况制定不同的运动计划，不宜参加激烈的比赛和剧烈的运动，而应选择有一定耐力的中低强度的有氧运动，并将每日的运动量做好记录以便找到运动与血糖间的变化关系，做好糖尿病的自我管理。

（2）在运动治疗前应进行全面的体格检查，在医师指导下排除运动治疗的禁忌证，避免在运动过程中发生危险。

（3）运动中应掌握运动的强度，如运动后心率大于安全心率（170-年龄）次/分，则提示运动强度过大。适宜的运动强度应该是运动后休息15~30分钟脉搏、呼吸恢复至正常水平，运动第二日感到精力充沛，无疲乏感。

（4）运动治疗要持之以恒，可以将自己喜爱的运动项目列入运动计划以便于长期坚持。运动频率和时间为每周至少150分钟，如一周运动5天，每次30分钟。身体条件好运动频率可为每日一次。同时运动治疗减轻体重不应操之过急，要缓慢进行，每周减重400g为宜。

（5）在正式运动前应先进行5~10分钟的低强度热身运动，使骨骼、肌肉、心肺功能逐渐适应增加的运动强度；在即将运动结束时，再做5~10分钟的恢复整理运动，使心率逐渐下降，不要突然停止运动。

2. 运动治疗的注意事项

（1）运动前要选择舒适合脚的鞋子，避免足部受伤。运动后仔细检查双足，发现水疱、红肿、破溃应及时请专业人员协助处理。如在运动过程中出现头晕、心悸、出冷汗、视物模糊、面色苍白、呼吸困难等不适时应立即停止运动，必要时及时送至医院接受治疗。

（2）运动时间宜选择在餐后1小时左右进行，避开药物作用高峰。空腹运动易发生低血糖反应，餐后立即运动影响消化吸收，具体时间的选择可根据个人习惯进行计划。

（3）运动时间、运动强度要相对固定，切忌运动量忽大忽小。在日常生活中制定切实可行的运动计划，选择自己喜爱的运动方式，安排在空闲的时间内进行，最好是结伴运动，有利于运动计划的长期坚持。

（4）血糖>14~16mmol/L、明显的低血糖症状或者血糖波动较大、有糖尿病急性并发症以及各种心肾等器官严重慢性并发症者暂不适宜运动。

（5）运动过程中应随身携带含糖食品和糖尿病急救卡，卡上注明患者的姓名、年龄、家庭住址、家属的联系方式、疾病名称、急救措施。在运动过程中一旦出现意外可以得到及时的救治。

（6）注射胰岛素的患者在运动前不要将胰岛素注射在四肢部位，因为肢体的运动会加速胰岛素的吸收，最好是选择注射在腹部，可以预防低

血糖反应的发生。

（三）糖尿病患者的足部护理

糖尿病足的病变基础是糖尿病血管、神经病变，其最常见的后果是慢性溃疡，最严重的结局是截肢，从而可致残致死，严重影响患者的生活质量，给患者及其家庭带来巨大的痛苦和经济负担。

1. 糖尿病足部检查　糖尿病患者应每年至少检查足部一次，出现血管、神经病变等足病危险的患者要增加检查次数，这样可以有效的预防糖尿病足的发生。即使没有任何症状的足部，也应该定期进行足部检查，包括患者鞋袜的检查。

（1）足部外观的检查：观察足部的颜色、形态，是否有足部畸形（如鹰爪趾、榔头趾），趾甲的内嵌，是否有胼胝、感染、皲裂出现。

（2）触诊：足部皮肤温度、湿度、弹性及足背动脉搏动情况。还要进行深浅反射的检查，一旦出现跟腱反射减弱或消失说明周围神经损害严重。

（3）足部感觉测定：利用细针、音叉、棉絮、尼龙丝进行针刺觉、振动觉、触觉、压力觉的测定。

（4）其他辅助检查：跨皮氧分压、肌电图、血流图、动脉造影、微循环检查、X线检查等。

2. 日常足部护理　医护人员应加强对糖尿病患者足部护理的健康宣教，提高每日对足部护理的重视程度，对糖尿病足病进行早期诊断和积极的治疗，改善生活质量。

（1）每日用不超过37℃的温水洗脚，使用中性香皂清洗，尽量不泡脚。洗脚后使用浅色、柔软、吸水性强的毛巾轻轻沾干，特别是趾缝间的皮肤要注意擦拭干净。双脚彻底晾干后应使用润肤乳液按摩双脚，避免足部皮肤干燥，但不能将润肤乳用于趾缝之间。

（2）坚持每天检查足部，观察足部颜色、温度变化；是否出现胼胝、鸡眼、趾甲内陷、水疱、皲裂、破溃等足部问题，趾缝或足底不易观察的部位可以使用镜子进行检查或请家人协助完成。一旦出现任何足部问题应及时到医院就诊采取积极有效的治疗措施。

（3）学会正确修剪趾甲的方法，应该平剪，不要剪得过短，可以用指甲锉将趾甲边缘修圆滑。老年人或有视力障碍的患者要请家人帮助，避免足部损伤。

（4）糖尿病患者不要赤足行走，要坚持穿袜

子,冬季注意保暖,但不要用电热毯、热水袋防止烫伤。

（5）糖尿病患者应穿着一双鞋尖宽大、有足够的活动空间的鞋子,尽量选择透气性较好的布面或软皮面料的厚底平跟鞋。尽量在下午或黄昏时间购置新鞋,初次试穿时不应超过半小时,如果没有挤压或摩擦才可逐渐增加穿用时间。每日穿鞋前要认真检查鞋子是否破损或存在异物,以免造成足部皮肤损伤。

（6）糖尿病患者要养成穿袜子的习惯,坚持每日换洗保持清洁。日常生活中要选择吸水性好、透气性好,袜腰宽松、柔软的浅色棉质袜子。避免穿着破洞或有补丁的袜子。

（7）吸烟会加速大血管及微血管的病变,糖尿病患者特别是出现足部病变的糖尿病患者要严格戒烟,以免加速病情的进一步发展。

（8）糖尿病足是糖尿病常见的并发症之一,因此糖尿病足的不同阶段应选择不同的锻炼方式,Ⅲ～Ⅴ级糖尿病足患者应以坐位或床上运动为主,不宜站立时间过长。

（四）糖尿病患者的皮肤护理

皮肤感染是糖尿病最常见的并发症。血糖的增高使皮肤含糖量增高,给细菌在皮肤上的繁殖创造了良好的条件。

1. 常见皮肤病变的临床表现

（1）皮肤细菌感染:表现为疖、痈、毛囊炎等。

（2）皮肤真菌感染:表现为女性阴道炎与外阴炎,体癣、股癣及手足癣。

（3）皮肤瘙痒症:可分为泛发性和局限性瘙痒症。

（4）糖尿病性水疱病:常突发起病,可无任何症状,多见于四肢末端,大小不等,酷似烫伤水疱。

（5）糖尿病性坏疽:常见于下肢尤其是足趾,偶见于外生殖器。初期局部皮肤麻刺感,以后逐渐或突然发生坏疽。

（6）湿疹:多发生于外阴等摩擦处及皮质分泌较多的部位,表现为小丘疹、丘疱疹或小水疱。

（7）胫前色素斑:早期可发生胫前部位红斑、水疱或紫癜,以后逐渐形成不规则褐色萎缩斑,数目不等,独立或群集,分布于两侧。

（8）胡萝卜素沉着疹:常见于手心和脚心等角质层较厚的部位,呈黄色或橘黄色。

2. 糖尿病患者的皮肤护理

（1）保持皮肤清洁,勤洗澡,勤更换内衣,避免穿尼龙紧身内衣,应选择宽松、透气性好的棉质内衣,防止刺激皮肤引起瘙痒而诱发皮肤感染。

（2）皮肤瘙痒的患者避免搔抓皮肤,以免皮肤受损。

（3）洗澡时要使用温水,不可过热;要选择中性的浴液,不可碱性太强;注意经常用温水冲洗外阴。

（4）定期检查牙齿,保持口腔清洁,注意饭后漱口,早晚刷牙,防止口腔感染。

（5）注意勤剪指甲,不要剪得过短,避免伤到皮肤。

（6）如果皮肤出现真菌感染,要在医生的指导下给予抗真菌药物。

（7）如果出现皮肤的化脓性感染,如疖、痈等,不能自己挤压,要在医院就诊,进行换药,以免感染扩散。

（五）糖尿病患者的口腔护理

糖尿病口腔并发症主要是由于高血糖及高血糖导致的微血管病变所引起的。糖尿病与口腔病的关系密切,而且是相互影响的。未得到满意控制的糖尿病患者,本身对感染的抵抗力低,给细菌的侵袭造成有利条件,常并发口腔疾病。常见口腔并发症有蛀牙、齿龈脓肿、牙周炎、牙龈炎、颚部炎症等多种炎症,因此糖尿病患者要注意口腔卫生,做到饭后漱口,睡前晨起刷牙,尽量避免将全口牙齿拔除,保存几个健康有功能的牙齿有益于咀嚼,对于没有必要保留的牙齿需在血糖控制好的情况下才可拔除。

（六）戒烟

吸烟有害健康,吸烟与肿瘤、心血管疾病等多种疾病发生的风险增高相关。应劝诫每一位吸烟的糖尿病患者停止吸烟,这是生活方式干预的重要内容之一。

三、病情的自我监测

（一）血糖监测

血糖监测是糖尿病治疗与护理过程中的重要组成部分,通过血糖的监测可以反映出饮食、运动及药物治疗的效果及时调整治疗方案,同时还可以了解有无低血糖反应的发生。随着便携式血糖仪的问世与普及,糖尿病患者在日常生活中进行全血葡萄糖的监测已是糖尿病治疗的重要手段之一。

1. 血糖监测的方法　准备好用物(血糖仪、血糖试纸、采血笔、采血针、酒精消毒棉),用75%的酒精消毒手指两侧,调节穿刺深度,酒精待干后进行穿刺,避免用力挤压取血以免影响测量结果。

2. 自我血糖监测时间点

(1) 餐前血糖监测:适用于注射基础、餐时或预混胰岛素的患者。当血糖水平很高时应首先关注空腹血糖水平。在其他降糖治疗有低血糖风险时也应测定餐前血糖。

(2) 餐后血糖监测:适用于注射餐时胰岛素的患者、采用饮食控制和运动控制血糖者。

(3) 睡前血糖监测:适用于注射胰岛素的患者,特别是晚餐前注射胰岛素的患者。

(4) 夜间血糖监测:用于了解有无夜间低血糖,特别在出现了不可解释的空腹高血糖时应监测夜间血糖。

(5) 出现低血糖症状或怀疑低血糖时应及时监测血糖。

(6) 剧烈运动前后宜监测血糖。

3. 自我血糖监测方案

(1) 因血糖控制非常差或病情危重而住院治疗者应每天监测 4~7 次血糖或根据治疗需要监测血糖,直到血糖得到控制。

(2) 采用生活方式干预控制糖尿病的患者,可根据需要有目的地通过血糖监测了解饮食控制和运动对血糖的影响来调整饮食和运动。

(3) 使用口服降糖药者可每周监测 2~4 次空腹或餐后血糖或在就诊前一周内连续监测 3 天,每天监测 7 点血糖(早餐前后、午餐前后、晚餐前后和睡前)。

(4) 使用胰岛素治疗者可根据胰岛素治疗方案进行相应的血糖监测:①使用基础胰岛素的患者应监测空腹血糖,根据空腹血糖调整睡前胰岛素的剂量。②使用预混胰岛素者应监测空腹和晚餐前血糖,根据空腹血糖调整晚餐前胰岛素剂量,根据晚餐前血糖调整早餐前胰岛素剂量。③使用餐时胰岛素者应监测餐后血糖或餐前血糖,并根据餐后血糖和下一餐前血糖调整上一餐前的胰岛素剂量。

(二) 糖化血红蛋白监测

糖化血红蛋白是评价长期血糖控制的金指标,也是指导临床调整治疗方案的重要依据之一。标准的糖化血红蛋白检测方法的正常值范围是

4%~6%,在治疗之初建议每 3 个月检测一次,一旦达到治疗目标,可每 3~6 个月检查一次。对于患有贫血和血红蛋白异常疾病的患者,糖化血红蛋白的检测结果是不可靠的。

(三) 血压的监测

糖尿病患者的血压应控制在 130/80mmHg 以下。测量前需安静休息 5 分钟,在测量前 30 分钟内禁止吸烟和饮咖啡,排空膀胱;取坐位或平卧位,保持肘部、心脏、血压计在同一水平;将袖带紧贴缚在患者上臂,袖带下缘应在肘弯上 2.5cm;将听诊器的探头置于肘窝肱动脉处;测量时快速充气,气囊内压力应达到桡动脉搏动消失并再升高 30mmHg(4.0kPa),然后以恒定速率(2~6mmHg/s)缓慢放气,获取舒张压读数后快速放气至零;间隔 2 分钟后重复测量,取 2 次读数的平均值记录。

(四) 体重的监测

糖尿病患者应定期监测体重,选择清晨早餐前排空二便后进行测量,最好选择同一台体重计保证检测结果的可比性。成年人的标准体重计算方法是:标准体重(kg)= 身高(cm)−105。体重指数是目前最为常用的衡量肥胖的指标。计算方法是:BMI=体重(kg)/身高(m)^2 中国成人体重指数在 20~24 为宜,大于 24 为超重,大于 28 为肥胖。

(五) 腰围的测量

测量腰围是一种最简便的了解心血管病患病风险的方法。具体方法是:呼气时,在肋缘下和脐上之间的中点用软尺测量周长。在中国,女性腰围超过 80cm、男性腰围超过 90cm,就有患心血管病和糖尿病的危险。

四、胰岛素注射的护理

胰岛素治疗是糖尿病患者治疗方法中重要的方式之一。自胰岛素问世以来糖尿病患者的血糖得到了有效的控制,并发症的发生率明显降低,提高患者生活质量。与口服药治疗相比,胰岛素治疗涉及更多环节,如药物选择、治疗方案、注射装置、注射技术、自我监测血糖、根据血糖监测结果所采取的行动等。伴随着研究的不断深入,新型的注射器材将胰岛素的注射过程简单化,同时减少了注射的痛苦,在最大限度上消除或减少了患者对注射的恐惧感,使整个注射过程更加容易被患者接受,更加容易掌握。

1. 胰岛素注射的护理

(1) 对于使用胰岛素治疗的糖尿病患者应

该了解胰岛素的种类、剂型、作用时间,根据使用胰岛素的种类合理安排每天的日常生活。如注射短效胰岛素的患者应在注射 15～30 分钟后进餐,不宜过早也不宜过迟,在保证药物起效的同时还应避免由于延误或忘记进餐造成的低血糖的发生;速效胰岛素类似物在人体内吸收较快,皮下注射后要立即进餐。

（2）目前临床中常用的注射工具分为胰岛素专用注射器、胰岛素注射笔和胰岛素泵三种类型,可以根据患者的病情、年龄、认知能力、经济状况等不同情况选择适宜的注射工具。

（3）护理人员要充分了解患者及其家属的学习能力,指导患者进行正确的注射。有条件时可以让患者在医护人员的指导下独自进行注射,以便及时纠正操作中的不足,避免由于注射方法错误而影响对疾病的治疗。

（4）胰岛素应进行皮下注射,可以选择臀部、腹部、大腿的前侧和外侧、上臂外侧等部位。注射时应避开硬结、瘢痕处,将各个注射部位轮换交替注射,每次注射两点间距离至少 1cm。注射餐时胰岛素等短效胰岛素,最好选择腹部;希望胰岛素的吸收速度较缓时,可以选择臀部。臀部注射可以最大限度地降低注射至肌肉层的风险。给少儿患者注射中效或者长效胰岛素时,最好选择臀部或者大腿。

（5）选择较短（4mm 或 5mm）的针头时,大部分患者不需要捏起皮肤,并可 90°进针;选择较长（≥8mm）的针头时,需要捏皮或 45°角以降低肌内注射风险。最佳的注射步骤为:捏起皮肤形成皮褶;和皮褶表面呈 90°角进针后,缓慢推注胰岛素;当活塞完全推压到底后,针头在皮肤内停留 10 秒钟（采用胰岛素笔注射）;拔出针头;松开皮褶。捏皮时力度不得过大导致皮肤发白或疼痛;不能用整只手来提捏皮肤,以避免将肌肉及皮下组织一同捏起。

（6）注射器针头必须一次性使用,且粗细不一、长短不一,应根据患者情况选择合适的注射工具。使用后的针头应集中放在专门盛放尖锐物的容器内,放在儿童不易触及的地方,以防刺破手指。

2. 胰岛素注射患者应注意的问题

（1）未开启的胰岛素应放在 2～8℃温度下冷藏保存（不能冷冻）,可以保存两年。开启的瓶装胰岛素和安装好的胰岛素笔芯应放在 25℃的室温下,干燥通风避免阳光直射的地方保存。胰岛素开启后应 4 周内使用,避免药物过期影响药物疗效。

（2）常见的胰岛素分为专用于注射器抽取的每毫升 40U 的瓶装胰岛素和用于胰岛素注射笔使用的每毫升 100U 的笔芯胰岛素,在使用过程中要严格区分两种药物的浓度,避免混淆引起低血糖反应。

（3）部分胰岛素为混悬溶液,注射前应充分摇匀,不要用力过猛,直至胰岛素成均匀的白色混悬液,避免因混合不充分造成胰岛素成分改变影响治疗。如使用注射器抽取短效和中效（长）胰岛素进行注射时,应先抽取短效胰岛素再抽取中（长）效胰岛素。

（4）低血糖反应是胰岛素注射最严重的并发症之一。在患者使用胰岛素前要接受全面的健康指导,避免由于延误进餐、运动过量、操作错误等原因而导致低血糖反应的发生。同时注射胰岛素的患者应随身准备含糖食物在发生低血糖反应及时进餐缓解症状。

（5）使用胰岛素治疗的患者应进行规律的血糖监测并做好记录,对于易发生低血糖反应的时点要加强对血糖的监测,掌握血糖变化规律,为医生提供治疗依据,及时调整治疗方案控制血糖。

五、糖尿病患者心理护理

研究发现精神障碍在内分泌系统疾病中具有较高的发生率,糖尿病患者更容易受到精神、心理因素的影响,出现沮丧、烦恼、悲伤等抑郁情绪;实验证明,抑郁、愤怒、焦虑、紧张和恐惧等不良心理因素均可通过下丘脑释放某些神经递质且通过下丘脑-垂体-靶腺轴使血糖升高或激发糖尿病。同时,患者在紧张的状态下,体内激素分泌增加,使病情加重。因此,糖尿病患者的心理护理也是糖尿病治疗的重要环节。

（一）糖尿病患者发生心理问题的危险因素

1. 糖尿病病程　大多数糖尿病患者想到疾病将伴随终生心里很难过,表现为精神抑郁,心情不畅。特别是初次诊断糖尿病的患者心理存在抵触情绪,不愿接受患病的事实。或者在确诊后情绪焦虑紧张,严重的还会出现拒绝进餐等自残行为。

2. 糖尿病并发症　研究发现糖尿病合并有并发症者有 74% 可以下抑郁症的诊断。

3. 血糖变化　很多患者的情绪会随着每日血糖的变化而变化,时而自责时而内疚。

4. 年龄和性别　年轻的糖尿病患者及女性患者更易出现心理问题。

5. 社会因素　患者的家庭和社会支持系统、经济地位、教育水平等方面的内容均会使患者产生心理问题。

(二) 针对糖尿病患者不同心理问题提供个体化的心理护理

1. 初患糖尿病或新入院的患者,常由于对糖尿病缺乏认识,一般都存在不同程度的消极、疑惧、悲观等情绪,并希望医生、护士给予同情帮助,把自己的康复寄托在医生身上,常反复地询问自己的病情和治疗方案。此时医护人员要提供热情优质的服务,要恰当说明病情解释有关问题,介绍糖尿病知识,增加患者自我调节的能力。

2. 糖尿病患者情绪经常会受血糖变化及并发症的影响,产生急躁情绪。作为医护人员应注意倾听患者的主诉,帮助他们树立治疗的信心,让患者参与到整个治疗过程中,让他们了解糖尿病的基本知识,共同制定并实施治疗方案,使患者在治疗过程中占据主导地位,勇敢正确的面对疾病。

3. 很多患者由于未接受规律治疗直到出现严重的并发症才到医院就医,造成失明或截肢等不可挽回的后果。此时患者都存在较重的心理负担,认为自己患了不治之症,作为医护人员应积极地向患者介绍成功治疗的病例,组织患者之间进行经验交流,以减轻焦虑情绪,以乐观的态度积极配合治疗。

4. 不良的日常生活习惯会严重的影响患者每日的血糖,一部分患者在患病初期不能适应每日规律的生活,自暴自弃,不按时进餐,不进行规律运动,使病情加重。医护人员应及时向患者及家属介绍糖尿病的发生机制、治疗方法以及治疗效果,使患者放下思想包袱,排除干扰,配合医生的治疗。

5. 加强对患者家属的健康教育指导工作,使他们能够正确认识糖尿病,更好的配合患者的治疗。家属应多关心患者的病情及心理状况,督促并协助患者做好生活护理和病情监测,改变家庭生活中不良的生活方式,使患者的治疗计划顺利

实施。不要对患者置之不理,更不能施加压力,为患者创造一个充满温情的家庭生活氛围,共同战胜疾病。

6. 在临床工作中,医护人员应充分考虑患者的经济状况,选择适宜的治疗方案,避免因经济负担过重而促使患者产生焦虑情绪,影响患者的治疗及生活质量。

(田佳宁)

参 考 文 献

1. 中华医学会糖尿病学分会. 中国血糖监测临床指南. 中华糖尿病杂志,2011,1:13-21

2. Sherifali D,Nerenberg K,Pullenayegum E,et al. The effect of oral antidiabetic agents on A1C levels-A systematic review and meta-analysis. Diabetes Care, 2010, 33: 1958-1986.

3. Watts NB,D' Alessio DA. Type 2 diabetes,thiazolidinediones:bad to the bone? J Clin Endocrinol Metab,2006,91: 3276-3278.

4. 杨杰. 1698 例糖尿病患者感染因素分析. 中华医学感染学杂志,2008,18(5):629-631.

5. 徐敏. 护理干预对提高糖尿病患者控制饮食依从性的影响. 海峡药学,2009,21(9):96-97.

6. 陈小莉,孙全. 老年糖尿病患者的心理问题及护理干预. 基层医学论坛,2007,11(5):446-448.

7. 万焕云. 基础护理操作规程. 武汉:湖北科学技术出版社,2007:77-88.

8. 杨桂琼. 糖尿病的社区护理方式和存在问题的探析. 护理实践与研究,2009,6(17):125-126.

9. 张杰. 健康教育在糖尿病患者中的应用体会. 中华全科医学,2009,1(7):60-61.

10. 车映菊. 浅谈糖尿病患者的心理护理. 中国医学创新,2010,7(1):112-113.

11. 杨瑞芝. 糖尿病的饮食治疗. 实用糖尿学. 北京:人民卫生出版社,1992:111-122.

12. 刘国良. 糖尿病患者运动治疗与实施. 中国糖尿病杂志 1999,7(2):98-100.

13. 菜秀美. 糖尿病足的护理. 中国实用医学杂志,2003,6(3):12.

14. 朱小明. 糖尿病足 36 例护理体会. 浙江中西医结合杂志,2007,2:68.

15. 陈欣、赵英、杨保堂,等. 心理应激对胰岛素分泌的影响. 中国心理卫生杂志,2001,15(5):299-300.

第 35 章

控制糖尿病患者高血糖的联合治疗

控制糖尿病患者高血糖治疗的进程中,从只能采用"饥饿疗法"到目前综合防治,经历了几个里程碑式的发展过程。20世纪初期胰岛素的问世,挽救了不少糖尿病患者的生命;50~60年代,磺脲类和双胍类口服抗糖尿病药物的临床应用,使2型糖尿病患者的高血糖得以控制,延长了许多患者的生命;70年代,美国大学糖尿病研究(UGDP)结果发现,使用苯乙双胍(DBI)和甲苯磺丁脲(D_{860})可增加糖尿病患者心血管疾病的死亡率,从而将口服抗糖尿病药物与其安全性联系在一起,但后来该研究设计被证实缺乏一定的科学性;80年代流行病学研究,证实了糖尿病患者病死率与长期高血糖有关;90年代对1型(DCCT)和2型(Kumamoto、UKPDS)糖尿病患者的研究证实,强化降低血糖可预防、减少和延缓慢性并发症的发生与进展;80~90年代相继上市了疗效更好、副作用更少、服用更方便的抗糖尿病药物,如新型磺脲类药物(格列美脲、格列吡嗪控释片、格列齐特缓释片)、α-糖苷酶抑制剂、餐时胰岛素分泌剂(瑞格列奈、那格列奈)、胰岛素增敏剂(罗格列酮、吡格列酮)、人胰岛素及其类似物等,这些都使患者的血糖进一步得到控制;同时各种先进监测仪器的临床使用,使糖尿病患者的病情得到进一步了解和指导其治疗。由此可见,在20世纪,由于这些疗效好而副作用少的抗糖尿病药物以及先进仪器设备的临床应用,使得糖尿病患者的病情得到良好的控制,减少了慢性并发症的患病率,降低了糖尿病患者的致残率和病死率,从而提高了患者的生活质量与生存质量。

但是,要将糖尿病患者的血糖控制在理想水平,使诱发急、慢性并发症的危险因素控制在最低范围,必须采取综合治疗措施才能取得良好的效果。

控制糖尿病患者高血糖的综合措施有以下几方面。

一、控制糖尿病患者 高血糖的五大措施

传统的糖尿病治疗包括饮食调节、运动疗法和降糖药物等被称为"三驾马车"。但是,在临床实践中仅仅采用这三驾马车尚难以控制部分糖尿病患者的高血糖。因此,于20世纪90年代,国际糖尿病联盟(IDF)在三驾马车综合疗法的基础上,提出了糖尿病现代综合疗法的五大措施:糖尿病教育、饮食调节、运动疗法、药物治疗和病情监测等被称为"五驾马车"。经过这五大措施的实施,糖尿病患者的病情可以得到良好的控制,生活质量得到提高,可以像正常人一样的生活、工作、娱乐。

(一)对糖尿病患者的教育——动力

糖尿病是一种慢性终身性疾病,患者对糖尿病知识的全面了解及与医生的主动密切配合是全面控制好病情的重要环节。通过对糖尿病患者的教育,使他们了解有关糖尿病的知识,发挥主观能动性(即动力),做到自己治疗自己、自己管理自己,成为"自我保健的医生"。由此可见,通过对糖尿病患者的教育,除了能改善患者的代谢控制外,还能改善自我护理能力,提高生活质量,也降低了与糖尿病相关的医疗费用。

糖尿病教育的方式是多种多样的,可以组织集体讲座、定期宣传和个别讲解等灵活多样。

教育的内容包括:患者明确糖尿病是一种慢性终身性疾病;糖尿病病情长期控制不良的危害性;慢性并发症的诱发因素除了高血糖外,还有高血压、血脂异常、血液高凝状态、长期处于应激情况等;如何根据个人情况制定适合自己的治疗方案;非药物治疗措施(饮食调节、运动疗法、稳定情绪等)实施的重要性;抗糖尿病药物如何应用;低血糖的症状及其紧急情况的处理措施;饮食、运动和抗糖尿病药物三者之间如何协调;自我保健尤其是糖尿病足和皮肤的自我护理;自我监测血糖或尿糖及血压的时间选择及其正确方法;定期

检查有关慢性并发症或合并症各项指标的重要性等。

（二）饮食疗法——基石

饮食疗法是糖尿病患者病情控制良好的基础和需要长期坚持的措施。特别是肥胖的2型糖尿病患者通过饮食调节可减轻肥胖的体重，部分患者仅通过饮食疗法就可将病情控制的良好。因此，糖尿病患者饮食疗法是基石。

糖尿病患者的饮食疗法详见"糖尿病的营养治疗"一章，在此仅提出患者在饮食疗法实施过程中应注意的几个问题：①每日按时进三餐，每餐相对定量饮食，避免暴饮暴食；②热量供应以碳水化合物为主，不吃零食和甜食，必要时加餐；③肥胖的2型糖尿病患者，应减少含高热量食品（如肉类、过多植物油、油炸食品、高脂肪的干果食品等高脂肪食物含热卡9kcal/g及酒精含热卡7.5kcal/g）的摄入，而碳水化合物和蛋白质含热卡仅为4kcal/g。由此可见，又吃肉又喝酒的人尽管少吃或不吃粮食（即碳水化合物），致肥胖的危险性更高，程度更大。

（三）运动疗法——辅助

运动有助于改善血糖控制，还可减轻肥胖的体重及改善胰岛素抵抗而增强胰岛素敏感性，也可降低高血压和纠正异常血脂等益处。因此，运动是糖尿病患者治疗非常重要的一种疗法。但是，肥胖的2型糖尿病患者不控制饮食而仅靠运动降低高血糖的作用是不够的。因此，运动疗法只起到辅助作用。

适当的体力活动或体育锻炼要与饮食疗法和抗糖尿病药物的应用密切结合才能达到降低高血糖的目的。而不适当的运动也可导致血糖升高，甚至于诱发酮症或酸中毒。因此，糖尿病患者运动疗法必须掌握因人而异，循序渐进，持之以恒、适时适量和注意安全的原则。

（四）抗糖尿病药物的应用——必要

目前临床上用于糖尿病患者抗糖尿病药物主要有以下几类：①促胰岛素分泌剂，包括磺脲类（如甲苯磺丁脲、格列苯脲、格列吡嗪及其控释剂、格列喹酮、格列齐特及其缓释剂、格列美脲等）和餐时促胰岛素分泌剂（如瑞格列奈和那格列奈等）口服降糖药物两类，该类药物作用机制是对胰岛β细胞具有一定胰岛素分泌功能（空腹血糖<10mmol/L）的2型糖尿病患者，促使胰岛β细胞分泌胰岛素。②增强胰岛素敏感性的药物有

双胍类和噻唑烷二酮类口服抗糖尿病药物。双胍类包括苯乙双胍和二甲双胍，由于苯乙双胍易发生乳酸性酸中毒副作用而在多个国家和地区已停止使用，二甲双胍的作用机制主要是抑制肝脏葡萄糖的输出，还可抑制肠道对碳水化合物的吸收速率，并具有增强胰岛素敏感性作用而降低血糖，适用于2型糖尿病尤其是肥胖又无肝、肾功能明显异常的患者首选，也可用于使用胰岛素治疗的1型糖尿病患者加用二甲双胍可能增强其疗效。目前应用的噻唑烷二酮类包括罗格列酮和吡格列酮，其作用机制主要是激活过氧化物增殖体激活受体γ（PPARγ）的活性，促使脂肪组织的游离脂肪酸降低，还可使脂肪组织释放的肿瘤坏死因子α、抵抗素和瘦素降低及脂联素水平增加，从而降低外周组织的胰岛素抵抗，增加肌肉组织胰岛素介导的葡萄糖摄取，并可改善异常的血脂谱；该类药物主要用于具有胰岛素抵抗的2型糖尿病患者增强其胰岛素的敏感性。由于噻唑烷二酮类尤其是罗格列酮可引起水、钠潴留而导致水肿、血容量增加、贫血、体重增加等副作用，故在心功能Ⅲ至Ⅳ级（NYHA分级）的糖尿病患者不宜使用，也不主张与胰岛素合用。吡咯列酮长期（>2年）应用使膀胱癌发生的风险增加的报道尚无定论。③α-葡萄糖苷酶抑制剂包括阿卡波糖、伏格列波糖及米格列醇等。该类药物主要作用机制是在肠道竞争性地抑制小肠黏膜刷状缘上的α-葡萄糖苷酶，减低摄入碳水化合水解为单糖的速率，从而降低餐后高血糖。该类药物的作用必须有碳水化合物作为底物，不吃粮食时药物不影响餐后血糖；其副作用主要是胀气、便秘或腹泻等。④胰高血糖素样肽1（GLP-1）受体激动剂和二肽基肽酶-4（DPP-4）抑制剂。GLP-1以葡萄糖依赖的方式刺激β细胞释放胰岛素，抑制胃排空，减少食物摄入，增加饱食感和降低体重等，同样以葡萄糖依赖的方式抑制α细胞释放胰高血糖素，临床前的动物模型证实其有促进β细胞恢复的作用。GLP-1在体内很快被DPP-4水解，使其在血浆的$T_{1/2}$只有90秒而无法发挥正常的生理作用。GLP-1受体激动剂艾塞那肽（exenatide）和人GLP-1类似物（利拉鲁肽）克服了GLP-1 $T_{1/2}$短的缺点。DPP-4抑制剂通过抑制二肽基肽酶-4减少GLP-1在体内的失活，增加GLP-1在体内浓度。目前用于临床的DPP-4抑制剂（也称"列汀类"的制剂）有西他列汀（sitagliptin）、维格列汀（vildagliptin）、沙格

列汀（saxagliptin）、阿格列汀（alogliptin）和利格列汀（linagliptin）等。⑤胰岛素有动物胰岛素和人胰岛素两种制剂。胰岛素按作用时间可分为超短效类似物、短效、中效、长效及其类似物、超长效胰岛素等。临床上胰岛素主要应用于 1 型糖尿病患者控制高血糖状态，以及部分胰岛功能较差而胰岛素水平较低、对口服抗糖尿病药物原发或继发性失效而又不适合其他口服抗糖尿病药物、已患有较严重慢性并发症、心肝肾功能较差的 2 型糖尿病患者，一般需要长期使用胰岛素治疗；当 2 型糖尿病患者血糖持续较高、各类急性并发症、应激情况，暂时难以分型的患者，糖尿病合并妊娠或妊娠糖尿病患者，消瘦、精神抑郁的糖尿病患者等，可暂时注射一段时间胰岛素以控制高血糖状态，病情好转后是否继续应用酌情而定。胰岛素治疗的主要副作用是发生低血糖风险和体重增加等。各类抗糖尿病药物作用特点见表 35-1。

表 35-1　各种抗糖尿病药物的作用特点

	促胰岛素分泌剂	二甲双胍	TZD	α-糖苷酶抑制剂	GLP-1 激动剂和 DPP-4 抑制剂	胰岛素
有效性						
FPG/HbA1c	↓	↓	↓	↓	↓	↓
胰岛素	↑	↓	↓	−	↑	↑
胰岛素抵抗	−	↓/−	↓			
胰岛 β 细胞功能	−	−	↑	−	−	−
安全性和耐受性						
低血糖风险	+	−	−	−	+/−	+
体重增加	+	−	+	−	−	+
胃肠道反应	−	+	−	+	−	−
乳酸性酸中毒	−	+/−	−	−	−	−
水肿	−	−	+	−	−	+/−

注：↓代表水平降低；↑代表水平升高；−代表无变化；+代表相关副作用
FPG：空腹血糖；HbA1c：糖化血红蛋白 A1c；TZD：噻唑烷二酮类；
GLP-1：胰高血糖素样肽-1；DPP-4：二肽基肽酶-4

（五）糖尿病的病情监测——需要

为了解糖尿病患者病情控制如何，必须定期监测各方面的指标，获得有关患者体内代谢变化的信息，以便于及时调整治疗方案。所以，对糖尿病患者的病情监测非常需要。

糖尿病患者的病情监测一般包括以下几方面。

1. 自我监测　内容包括：①经常或定期测量体温（℃）、脉搏（次/分）、血压（mmHg）、呼吸频率（次/分）、身高（cm）、体重（kg）、腰围（W，cm）、臀围（H，cm），并计算腰/臀围比值（WHR）。②检查皮肤色泽、有无皮损和感染迹象，足背动脉波动、足部皮肤色泽及有无破溃，下肢和（或）足背部水肿等。③定期或必要时用血糖仪自测末梢微量血糖，检测频率视病情而定。每周 1~2 次监测空腹、三餐后 2 小时或餐前及睡前的血糖。若空腹血糖较高、血糖波动较大或夜间易发生低血糖的患者，应加测午夜 12 时或凌晨 2~4 时的血糖，以鉴别空腹血糖的升高是由于病情未控制好导致持续性的高血糖、Somogyi 效应或黎明现象所致，以便指导制订治疗方案。④当尿糖持续阳性时，可用尿糖试纸测定尿糖：每日测早餐后至午餐前、午餐后至晚餐前、晚餐后至睡前及夜间的 4 段尿糖；也可每日测空腹、三餐后 2 小时内（3 段）、三餐前 2 小时内（2 段）、睡前的 7 段尿糖。

2. 定期就诊　患者定期去医院看病，以每月一次为宜。就诊时除测量体重、血压、心率，检查皮肤色泽、足背动脉波动、浅反射和感觉等外，还应查尿糖、尿蛋白、尿酮体，空腹或餐后 2 小时血糖。

3. 若尿蛋白始终阴性的患者，可半年查一次尿微量白蛋白排泄率。

4. 根据病情需要，3~6 个月化验一次肝、肾功能，糖化血红蛋白 A1c（HbA1c）、糖化血清蛋白

（GSP）。

5. 半年检查一次血脂,包括血清低密度脂蛋白-胆固醇(LDL-C)、总胆固醇(TC)、甘油三酯(TG)、高密度脂蛋白-胆固醇(HDL-C),有条件者可测定血清载脂蛋白 AI(Apo-A1)、载脂蛋白 B(Apo-B)、脂蛋白(a)[LP(a)]等。

6. 每年检查一次眼底、皮肤微循环、四肢血流图、周围神经传导速度、胸片、心电图等。

7. 有必要时,做胰岛 β 细胞功能和胰岛自身免疫抗体测定,如胰岛细胞抗体(ICA)、谷氨酸脱羧酶抗体(GAD-Ab)、胰岛素自身抗体(IAA)等,以鉴别长时间血糖控制不理想的原因是由于情绪波动、饮食控制欠佳、运动量掌握的不合理或抗糖尿病药物使用不当等的客观因素所致,或糖尿病患者体内胰岛 β 细胞功能逐渐衰退或是 LADA 患者等的主观因素引起,以便于重新调整治疗方案。

二、调整影响糖尿病患者血糖波动的因素

由于糖尿病患者体内胰岛素的绝对或相对不足导致对糖代谢的调节能力降低或丧失;当机体对各种内外环境的变化(如气候变化、过度劳累、情绪波动、工作紧张、饮食不当、睡眠不佳、活动多少、应激情况等)也会引起血糖波动;其中情绪、饮食、运动和抗糖尿病药物等四者对血糖的影响较大(图 35-1)。因此,如何调整好它们之间的关系对稳定血糖很重要。

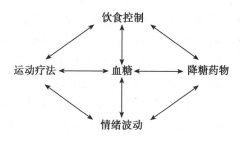

图 35-1 情绪、饮食、运动和降糖药物对血糖的影响

1. 当糖尿病患者情绪紧张或处于应激状态时,可导致胰岛素的拮抗激素,如儿茶酚胺、肾上腺素、糖类皮质激素、胰高血糖素等增多,促使血糖升高。因此,遇事要保持情绪稳定,尽量排除影响情绪波动的因素。若由于情绪波动导致血糖升高,首先排除干扰因素再观察 3～5 天,血糖仍不下降时,可适当增加餐前的抗糖尿病药物剂量或适当减少每餐的主食量或以少食多餐为主。

2. 糖尿病患者的饮食应保持相对恒定。由于偶尔进食过多或吃甜食导致血糖升高时,要及时纠正不合理的饮食,同时餐后 1.5～2 小时适当增加活动量。若高血糖持续不降者,应适当地增加餐前抗糖尿病药物剂量,并在原来饮食量的基础上适当减少主食量或少食多餐。

3. 当血糖控制比较满意而某些时候又增加了活动量时,为避免低血糖事件发生,可在进行体力活动前适当加餐或餐前适当减少抗糖尿病药物的剂量。

4. 当血糖控制欠佳尤其是空腹血糖很高时,患者不宜做剧烈活动。应以饮食控制和应用抗糖尿病药物治疗为主。否则,进行剧烈活动将导致胰岛素的拮抗激素进一步升高,使高血糖更难控制,有的患者甚至于可发生糖尿病酮症或酸中毒。

5. 由于某些原因导致患者进食减少,无论有或无发生低血糖反应,都应该及时减少餐前抗糖尿病药物的剂量并适当减少活动量。同时,鼓励患者尽快恢复原有计划的食谱用餐。随着患者用餐量的恢复,餐前的抗糖尿病药物剂量和运动量也可逐渐恢复。

6. 当糖尿病患者的餐后 2 小时血糖较高而下一餐前又易出现低血糖症状时,可将正餐主食量减少 1/3～1/4 留在两餐之间加餐,或者将餐前的抗糖尿病药物比原方案再提前 15～30 分钟使用。这样既避免了餐后的高血糖又可防止餐前低血糖的发生。

7. 空腹血糖高的糖尿病患者,应鉴别是由于持续性的高血糖、Somogyi 效应或黎明现象等所致。持续性高血糖患者,应在晚餐前服用作用时间较长的磺脲类药物(如格列苯脲、格列美脲、格列齐特缓释片或格列吡嗪控释片等),或在睡前注射中效胰岛素(如 NPH 或诺和灵 N)或长效胰岛素(如甘精胰岛素、地特胰岛素或 PZI)以控制基础尤其是夜间高血糖;Somogyi 效应导致空腹高血糖,应在睡前适当加餐或适当减少晚餐前的抗糖尿病药物剂量,以防止后半夜发生低血糖;若是由于黎明现象引起空腹高血糖的患者,应在睡前注射中效或长效胰岛素,以拮抗凌晨升高的生长激素所导致高血糖。

三、抗糖尿病药物的联合应用

抗糖尿病药物联合治疗主要是针对 2 型糖尿病患者而言,因为 1 型糖尿病患者需要依赖胰岛

素控制高血糖。尽管各类抗糖尿病药物单用初期可降低升高的血糖,但随着时间的延长,很少能使血糖达标。其原因是由于高血糖对胰岛 β 细胞的毒性作用而导致胰岛 β 细胞功能减退甚至处于衰竭状态;另外,随着 2 型糖尿病患者病程的延长,胰岛 β 细胞功能处于自然逐渐衰退过程。此时,使用二种或三种作用机制不同的抗糖尿病药物联合治疗,可以使降糖作用叠加,高血糖有进一步的下降,而且血糖越高的患者其降低幅度就越大。联合抗糖尿病药物还可减少用药剂量和降低药物发生副作用的几率。

在采取联合药物治疗 2 型糖尿病患者之前,首先要评估患者的身体状态,内容包括:①年龄是属于非老年、老年或高龄老年人;②高血糖程度;③胰岛 β 细胞功能状况;④是否存在胰岛素抵抗及其程度;⑤是否已有糖尿病慢性并发症及其程度;⑥患者重要脏器(包括心、肝、肾、肺、血管等)的功能情况;⑦患者已合并的疾病,如高血压、心血管疾病、血脂异常、血液黏稠度等及其程度;⑧患者的预期寿命等。

其次是根据对患者身体情况的评估,确定糖尿病患者治疗的目标。2013 年版《中国 2 型糖尿病防治指南》要求 2 型糖尿病血糖控制目标是 HbA1c<7.0%,空腹血糖 4.4 ~ 7.0mmol/L(80 ~ 126mg/dl),非空腹血糖≤10mmol/L(180mg/dl)。

对于老年 2 型糖尿病患者尤其是高龄老年患者血糖控制目标目前尚无统一标准,其血糖控制原则可根据患者的年龄、预期寿命、糖尿病病程、HbA1c 水平、糖尿病并发症和(或)合并症、低血糖发生频率、重要脏器损害程度等因素而定。如美国老年学会建议:无并发症及其他合并疾病的老年人 HbA1c<7.0%,机体状况较差或预期寿命<5 年的患者,HbA1c 控制在 8.0% 左右;美国退伍军人事务部建议:预期寿命>15 年又无重要疾病者 HbA1c<7.0%,若预期寿命在 5 ~ 15 年之间(机体状况一般)要求 HbA1c 在 8.0% 左右,若预期寿命<5 年并患有多种疾病的患者要求 HbA1c 在 9.0% 左右即可。

《中国 2 型糖尿病防治指南(2013 年版)》对控制高血糖的治疗路径是在生活方式干预的基础上血糖未达标又无禁忌证情况下,首选二甲双胍(一线治疗),若单用二甲双胍而血糖仍未达标或不适合使用二甲双胍治疗者,可加用或选用胰岛素促泌剂、α-糖苷酶抑制剂、DPP-4 抑制剂或 TZDs(二线治疗);仍未达标可采用两种口服药物联合治疗,仍未达标可加用胰岛素或采用三种口服药物联合治疗。胰高血糖素样肽-1(GLP-1)受体激动剂可用于三线治疗。如果胰岛素与口服药物联合治疗仍未达标应改为多次胰岛素治疗方案(四线治疗),此时停用胰岛素促泌剂。具体路径见表 35-2。

表 35-2　2 型糖尿病高血糖治疗路径

生活方式干预		
一线药物		
二甲双胍	胰岛素促泌剂或 α-糖苷酶抑制剂	
二线药物		
胰岛素促泌剂 或 α-糖苷酶抑制剂	TZD 或 DPP-4 抑制剂	
三线药物		
基础胰岛素 或 每日 1 ~ 2 次预混胰岛素	胰岛素促泌剂或 α-糖苷酶抑制剂或 TZD 或 DPP-4 抑制剂	GLP-1 受体激动剂
⬇ ⬇ ⬇		
四线药物		
基础胰岛素+餐时胰岛素 或 每日三次预混胰岛素类似物	⬅	基础胰岛素 或 每日 1 ~ 2 次预混胰岛素

注:①"楷体字为主要治疗路径";"宋体字为备选治疗路径"。
　　②若 HbA1c≥7.0%,进入下一步治疗方案。

在生活方式干预的基础上血糖仍未达标的2型糖尿病患者,需要抗糖尿病药物联合治疗的几种方式简述如下。

(一) 口服抗糖尿病药物的联合应用

1. 双胍类与磺脲类药物联合使用　需口服抗糖尿病药物治疗的2型糖尿病患者,肥胖而又无明显肝、肾功能异常患者首选二甲双胍,非肥胖者可首选磺脲类。当使用磺脲类药物血糖控制未达标或产生继发性失效时,加用二甲双胍后可使1/2～1/3患者血糖控制尚满意。使用二甲双胍其血糖控制不满意患者,也可加用磺脲类药物。当血糖较高的患者也可起始即选择二药联合应用,比单药治疗能更好地控制血糖,也使更多患者血糖达标(有报道可使80%患者的HbA1c <7.0%)。磺脲类与二甲双胍药物联合不仅增强了降糖疗效,其药物剂量较单用时也有所减少,还可降低药物副作用(如胃肠道反应及低血糖事件)的发生率。但磺脲类药物可导致肥胖2型糖尿病患者胰岛素水平更高及体重增加,然而临床上对肥胖患者较少使用磺脲类药物与二甲双胍联合,但二甲双胍与餐时促胰岛素分泌剂联合应用,其副作用发生的几率将可减少。当磺脲类与双胍类联合使用时,加用的另一种药物应从小剂量开始,以免两种药物疗效叠加发生低血糖反应,以后根据病情需要可逐渐增加用量。但当血糖很高时,由于高血糖对胰岛β细胞的毒性作用,可能需要1～2周才能使血糖控制较满意;否则,再考虑增加药物的剂量。当血糖控制比较理想而稳定时,要注意和防止低血糖的发生,此时要根据病情可适当地减少其中一种或两种药物的剂量。

2. 二甲双胍与α-糖苷酶抑制剂的联合使用尽管有学者们担心这两类药物联合使用可能使胃肠道的副作用"叠加"和可能对双胍类药物的药代动力学产生影响,也没有该两类药物联合应用临床对比研究的循证医学证据。但临床上对于肥胖而餐后血糖较高的患者使用该两类药物联合应用,其高血糖可得到较满意的控制,但要注意该两类药物的副作用,尤其是对胃肠道功能的影响。

3. 二甲双胍与噻唑烷二酮类的联合应用对于肥胖或胰岛素抵抗较明显的2型糖尿病患者,二甲双胍与噻唑烷二酮类联合应用是最佳的选择,有学者称为"珠联璧合"的组合。该种组合可明显改善胰岛素抵抗及增强胰岛素敏感性,使血糖得到更好的控制。有报告显示,二药联合应用可使41%的HbA1c≤6.5%,,而单用二甲双胍的患者仅有28%达到这一水平;该二药联合应用由于药物剂量减少,使其药物副作用发生的几率减少,并可提高患者的依从性。

4. 磺脲类与α-糖苷酶抑制剂的联合使用当使用磺脲类药物患者的血糖控制不满意或仅有餐后血糖升高时,加用α-糖苷酶抑制剂(如阿卡波糖或伏格列波糖等)餐时服用,可使餐后血糖下降50%左右,也可使血糖和胰岛素曲线下面积减少15%左右,说明这两种药物的联合应用可改善胰岛β细胞功能。该两类药物的联合应用未发现对磺脲类药物的药代动力学产生影响。

5. 餐时胰岛素分泌剂与α-糖苷酶抑制剂的联合使用　当2型糖尿病患者餐后血糖较高,单用α-糖苷酶抑制剂其餐后血糖仍难以控制达标时,可酌情加用餐时胰岛素分泌剂(如那格列奈或瑞格列奈)以增强降低餐后血糖的疗效。这两种药物的联合应用未见副作用增加,低血糖的发生率也未有明显的增加。

6. 磺脲类与噻唑烷二酮类的联合应用　使用磺脲类药物治疗其降糖疗效不佳时,加用噻唑烷二酮类对血糖可产生叠加效应。在一项为期2年的研究中,使用磺脲类药物治疗的同时,早期添加噻唑烷二酮类可延缓疾病的进展,血糖达标率的比例高于单用磺脲类药物剂量上调的患者,同时也减少了不良事件的发生率,还可节省医疗费用。

7. 磺脲类、双胍类和α-糖苷酶抑制剂三种药物联合应用　虽然临床上也经常有这三种药物联合应用治疗血糖控制未达标而又不愿意注射胰岛素的2型糖尿病患者,但其控制高血糖的疗效如何及其安全性,尚有待于进一步的基础和临床研究。对于高血糖难以控制达标的2型糖尿病患者,还是早期使用胰岛素治疗对控制高血糖状态以解除高糖毒性及防治并发症是有益的。

(二) 胰岛素和口服抗糖尿病药物的联合应用

1. 胰岛素与磺脲类的联合应用　对于磺脲类降糖药物继发性失效的2型糖尿病患者,加用或改用胰岛素治疗,可使血糖得到比较满意的控制。加用胰岛素是指在原磺脲类药物治疗的基础上,在睡前注射小剂量中效作用的胰岛素,如NPH或诺和灵N或优必林N 8～16U;或者在早或晚餐前注射长效作用的胰岛素或类似物,如

PZI、甘精胰岛素或地特胰岛素、德谷胰岛素 8～12U,这样可使夜间的高血糖得到较好的控制,以抑制肝糖输出,控制空腹高血糖,而白天服用磺脲类药物可增强进食诱导的内源性胰岛素分泌,有效地控制日间的餐后高血糖,使日间的血糖就比较容易控制,以后再逐渐调整胰岛素的剂量,直至空腹血糖控制达标。改用胰岛素是指停用磺脲类降糖药物,三餐前注射餐时作用的胰岛素或在睡前再注射中效作用的胰岛素,以后酌情调整胰岛素的剂量。有作者报道,对于口服格列苯脲继发性失效的 2 型糖尿病患者,若胰岛 β 细胞仍具有一定内源性胰岛素分泌功能者,加用胰岛素联合治疗,比单用胰岛素治疗的疗效较好,表现为血糖和糖化血红蛋白均明显下降,胰岛 β 细胞功能也有所好转。也有报告,胰岛素加第 2 代口服磺脲类降糖药物,对于还有一定胰岛 β 细胞分泌胰岛素功能的 2 型糖尿病患者联合治疗,有利于增强胰岛素的分泌及其敏感性,可以减少胰岛素的剂量和改善代谢的控制等。

2. 胰岛素与二甲双胍的联合应用　使用胰岛素治疗而血糖波动较大时,加用小剂量二甲双胍(如 0.25g tid),可使血糖控制的比较满意。二甲双胍与胰岛素的协同降糖作用可能是由于二甲双胍通过改善糖尿病患者残存的胰岛 β 细胞分泌内生胰岛素功能和外源性胰岛素在外周组织增强了胰岛素敏感性有关。

单用二甲双胍治疗的肥胖 2 型糖尿病患者血糖控制不满意时,一般首选与其他口服抗糖尿病药物联合使用,而不首选与胰岛素联合应用。因为肥胖的 2 型糖尿病患者使用胰岛素治疗会导致体重增加,而体重增加又加重了胰岛素抵抗,胰岛素抵抗的恶化可使胰岛素的需要量增加,这样又增加了体重,从而形成恶性循环。若口服抗糖尿病药物联合治疗仍不能使血糖控制满意者,可在此基础上,于早或晚餐前注射中效作用的胰岛素;或停用口服抗糖尿病药物,于早、晚餐前各注射一次预混胰岛素(如诺和灵 30R 或 50R,优必林 30% 或 50%);或一日注射四次短效作用的胰岛素。据观察,这四种治疗方案对血糖控制的疗效相似,但睡前注射一次中效作用的胰岛素与口服抗糖尿病药物联合治疗的方案对体重增加较少,形成高胰岛素血症的几率也较低。

3. 胰岛素与 α-糖苷酶抑制剂的联合应用当三餐前注射短效作用的胰岛素或早、晚餐前注射预混胰岛素或短效与中、长效作用的胰岛素混合使用,而餐后血糖仍很高的患者,可在三餐时加服 α-糖苷酶抑制剂,有利于餐后高血糖的控制,有时尚可能减少胰岛素的用量。这个方案尤其适合于伴有轻度心、肾合并症而又使用胰岛素治疗的糖尿病患者,当血糖控制不满意者的情况下加用 α-糖苷酶抑制剂联合治疗,不仅可有效的降低餐后高血糖,也可使并发症的进展缓慢。

现将糖尿病患者控制高血糖的治疗小结总结于图 35-2。

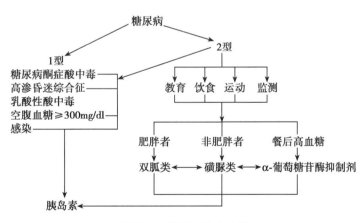

图 35-2　糖尿病治疗小结

（迟家敏）

参 考 文 献

1. University Group Diabetes Program. A study of the effects of hypoglycemic agents on vascular complications in pa-tients with adult-onset diabetes. Diabetes, 1970, 19 (Suppl 2):747-830.

2. DCCT Research Group. The effect of intensive treatment of diabetes on the development and progression of long-term

complications in IDDM. N End J Med,1993,329:977-982.

3. DCCT/EDIC Rearch Group. Effects of intensive therapy on the microvascular complications of type 1 diabetes mellitus. JAMA,2002,287:2563-2569.

4. OhkuboY,Kishikawa H,Araki E,et al. Intensive insulin therapy prevents the progression of diabetes microvascular complications in Japaneses patients with non-insulin-dependent diabetes mellitus:a randomized prospective 6-year study. Diabetes Res and Clin Pract,1995,28:103-117.

5. UK Prospective Diabetes Study(UKPDS)Group. Intensive blood-glucose control with sulphonylureas or insulin compared with conventional treatment and risk of complications in patients with type 2 diabetes(UKPDS 33). Lancet,1998,352:837-853.

6. Shichiri M,Kishikawa H,Ohkubo Y,et al. Long-term results the Kumamoto Study on optimal diabetes in type 2 diabetic patiants. Diabetes Care,2000,23(Suppl 2):B21-B29.

7. UK Prospective Diabetes Study(UKPDS)Group. Effect of intensive blood-glucose control with metformin on complications in overweight patients with type 2 diabetes. Lancet,1998,35:85-865.

8. UK Prospective Diabetes Study(UKPDS)Group. Tight blood pressure control and risk of macrovascular and microvascular complications in type 2 diabetes:(UKPDS 38). BMJ,1998,317:73-713.

9. Mazzuca SA,Moorman NH,Wheeler ML,et al. The diabetes education study:a controlled trial of the effects of diabetes patient education. Diabetes Care 1986;9:1-10

10. Renders CM,Valk GD,Griffin SJ,et al. Interventions to improve the management of diabetes in primary care,outpatients,and community settings:a systematic review. Diabetes Care,2001,24:1821-1833.

11. American Diabetes Association. Nutrition Recommendations and Interventions for Diabetes. Diabetes Care,2008,31:s61-s79.

12. American Diabetes Association. Third-party reimbursement for diabetes care,self-management education,and supplies. Diabetes Care 2000,23(Suppl 1):S111-S112.

13. Whelton S,Chin A,Xin X,et al. Effect of aerobic exercise on blood pressure:a meta-analysis of randomized,controlled trial. Ann Intern Med,2002,136:493-503.

14. Snowling NJ,Hopkins WG. Effects of different modes of exercise traning on glucose control and risk factors for complicantions in type 2 diabetic patients:a meta-analysis. Diabetes Care,2006,29:2518-2527.

15. Ashcroft FM. Mechanisms of the glycaemic effects of sul-fonylureas. Horm Metab Res,1996,28:456-463.

16. Fuhlendorff J,Rorsman P,Kofod H,et al. Stimulation of insulin release by repaglinide and glibenclamide involves both common and distinct processes. Diabetes,1998,47:345-351.

17. Levien TL,Baker DE,Campbell RK,et al. Nateglinide therapy for type 2 diabetes mellitus. Ann Pharmacother,2001,35:1426-1434.

18. Hundal RS,Krssak M,Dufour S,et al. Mechanism by which metformin reduces glucose production in type 2 diabetes. Didbetes,2000,49:2063-2069.

19. Olefsky JM. Treatment of insulin resistance with peroxisome proliferator-activated receptor γ agonists. J Clin Invest,2000,106:467-472.

20. Holman RR,Cull CA,Turner RC. A randomized double-blind trial of acarbose in type 2 diabetes shows improved glycemic control over 3 year. Diabetes Care,1999,22:960-964.

21. Garber AJ,Donovan DS,Jr,Dandona P,et al. Effecacy of glyburide/metformin tablets compared with initial monotherapy in type 2 diabetes. J Clin Endocrinol Metab,2003,88:3598-3604.

22. Rosenstock J,Goldstein BJ,Wooddell M,et al. Greater benefits of rosiglitazone(RSG)added to submaximal dose of metformin(MET)compared to maximizing dose in type 2 diabetes(T2DM)patients. Diabetes,2004,53(Suppl 2):A144.

23. Rosenstock J,Goldstrin B,Vinik AI,et al. Effect of early addition of rosiglitazone to sulfonylurea therapy in older type 2 diabetes patients(>60 year):the Rosoglitazone Early vs. SULfonylurea Titration(RESULT)study. Diabetes Obes Metab(doi:10.1111/j.1463-1326.2005.00541.x).

24. Baggio LL,Drucker DJ. Biology of incretins:GLP-1 and GIP. Gastroentroenterology,2007,132:2131-2157.

25. Drucker DJ,Nauck MA. The incretin system:glucagon-like peptide-1 receptor agonists and dipeptidyl peptidase-4 inhibitors in type 2 diabetes. Lancet,2006,368:1696-1705.

26. Hermansen K,Kipnes M,Luo E,et al. Efficacy and safety of the dipeptidyl peptidese-4 inhibitor, sitagliptin, in patients with type 2 diabetes mellitus inadequately controlled on glimepiride alone or on glimepiride and metformin. Diabetes Obes Metab,2007,9:733-745.

27. Amori RE,Lau J,Pittas AG. Efficacy and safety of incretin therapy in type 2 diabetes:systematic review and meta-analysis. JAMA,2007,298:194-206.

28. 曹国颖,李晓翠,赵楠,等. 二肽基肽酶-IV 抑制剂在治

　　疗 2 型糖尿病的临床研究进展. 中国新药杂志,2011,
　　20(6):497-502.

29. 刘敏,白桦,荆丹青,等. 艾塞那肽与胰岛素治疗肥胖 2
　　型糖尿病疗效对比观察. 中国医刊,2012,47(2):42-
　　46.

30. Nauck MA, Vilsholl T, Gallwitz B, et al. Incretin-based
　　therapies: viewpoints to the way to consensus. Diabetes
　　Care,2009,32:S223-S231.

31. 金俪媛,王玉俪,张士俊,等. 降糖新药 exenatide 的研
　　究进展. 中国新药杂志,2008,17(12):1081-1084.

32. Mohan V, Yang W, Son HY, et al. Efficacy and safecy of
　　sitagliotin in the treatment of patients with type 2 diabe-
　　tes in China, India, and Korea. Diabetes Res Clin Pract,
　　2009,83:106-116.

33. Dhillon S, Weber J. Saxagliptin. Drugs, 2009, 69:2103-
　　2114.

34. 刘艳君. 2011 美国医师协会院内强化胰岛素治疗控制
　　血糖管理指南解读. 中国医刊,2012,47(2):93-96.

35. Yang W, Chen L, Jio Q, et al. Liraglutide provide similar
　　glycemic control as glimepiride(both in combination with
　　metformin) and reduces body weight and systolic blood
　　pressure in Asian population with type 2 diabetes from
　　China, South Korea and India: a 16-week, randomized,
　　double-blind, active control trial. Diabetes Obes Metab,
　　2011,13:81-88.

36. 中华医学会糖尿病学分会. 中国 2 型糖尿病防治指南
　　(2013 年版). 中国糖尿病杂志,2014,22(8):2-42.

第 36 章

糖尿病的中医药治疗研究

中医药治疗糖尿病的报道从古至今记载于大量的医学文献中,由于历史的局限,中医药最初对糖尿病的认识仅限于简单的临床症状描述及朴素的病因病机证候阐释,干预治疗也相对模糊,虽经数千年的不断实践检验、归纳、总结,积累了大量宝贵的经验,并逐渐形成了独特的学术体系,但仍有诸多不足之处需补充、规范与发展。随着医学界对糖尿病认识的不断深入,现代先进技术手段的引进与应用,为中医药的研究开辟了广阔的领域。从 1978 年北京医院糖尿病研究小组进行了50 种中药的单味药煎剂或成药降血糖作用研究,结果提示桑白皮、桑葚、天花粉、五倍子等 11 种有显著降糖作用开始,之后又相继出现了众多单味药研究的报道。尽管单味药降糖作用的研究十分必要,但一味地追求单味药的有效成分及作用机制的研究又不完全符合中医基础理论,容易误导临床辨证论治,故 20 世纪 80 年代以来主要开展对复方中药降糖作用的临床与动物实验研究,随着研究的不断深入和广泛,研究重点又逐渐转移为对并发症和糖尿病前期的防治,并对中药的作用机制进行了多途径、多角度、多靶点的综合探究,并补充完善了针灸按摩等治疗手段和方法,确立了中医药防治糖尿病的优势和特色,取得了较大成果。

整体观念和辨证论治是中医学的两大特点,中医认为糖尿病的发生、进展、转归、预后都是整体内环境的失衡后所引发的局部表现,因此治疗上立足于辨证论治,注重整体调理,尽管降糖作用不如西药,但可以明显改善患者的自觉症状,而且毒副作用小,安全性高。此外,中医药可以针对不同的个体,不同病程过程中的不同证候表现,把众多具有不同药性特点的调节血糖的中药灵活巧妙地组合在一起,充分体现个体化诊疗的优势,同时还具有辅助调节血脂、血压、改善血液流变学等作用,对并发症和糖尿病前期的防治也显露出巨大的潜力。如果中西药能合理的结合应用,取长补

短,相信将会取得更满意的临床疗效,造福于广大糖尿病患者。

一、中医药防治糖尿病及其并发症的优势与特色

众多临床文献古籍证实中医药在糖尿病及其慢性并发症等各个阶段具有调节血糖,改善临床症状、体质因素和对慢性并发症的综合防治作用。中华中医药学会糖尿病专业委员会的同道们总结了近 20 年中医药的研究现状,在第 9 次中华中医药学会年会(2006 年 9 月)上明确指出了中医药防治糖尿病及其并发症的优势与特色。

(一) 中医药防治糖尿病及其并发症的优势

1. 调节血糖　目前糖尿病的治疗西药是主导,如何减少西药用量和种类,减少药物不良反应,增加控制血糖的效果,是中医临床医生面临的工作之一。临床常遇到一些患者,虽药物剂量和种类不断调整,血糖仍然不能控制,除了常见的药物因素(如继发性磺脲类药物失效等)、饮食因素(如饮食控制不严格或结构不合理等)、运动因素(如疾病等原因致运动量不足)以外,尚可找到一些严重干扰降糖的诱因,如失眠、便秘、情绪波动、月经不调、感染等。一旦找到,给予恰当的针对性治疗及处理,血糖往往能够下降,降糖药物剂量和种类也可随之减少。并且有些中药既可以使高血糖降下来,又可使低血糖恢复正常,没有造成低血糖的危险,中西医结合控制血糖,可增加血糖控制的效果。

2. 改善临床症状和体质,提高生活质量　中医治病强调阴阳整体调节。在中医理论指导下使用中药,可以明显改善症状,并对人体内分泌代谢功能起到双向调节,维持内环境平衡的作用。运用具有中医特色的个体化治疗是我们提高临床疗效的一大法宝。采取不同的治法和方药,因人而异的治疗可以明显改善不同患者的不同症状。根据糖尿病患者的不同体质,如痰湿体质、痰浊体

质、湿热体质、瘀血体质等,辨证施治,改善患者体质,从根本上改良糖尿病及其并发症发生的"土壤"。

3. 防治糖尿病并发症

(1) 中医药治疗糖尿病肾病(DN):病机基本特点为本虚标实,本虚为气阴两虚,标实为湿热浊瘀。所及脏腑以肾、肝、脾为主,病程较长。本病发病初期,阴虚为本,涉及肝肾;病之日久,阴损耗气,以致肾气虚损;后期阴损及阳,脾肾阳虚,水湿潴留;病至晚期,肾阳衰败,浊毒内停,水湿泛滥。临床上多根据益气养阴,活血化瘀通络,健脾滋肝补肾等方法采用专方专药、成药、单味药等进行治疗。中医药治疗各期 DN 不仅能改善临床症状,亦在临床实验室指标上体现了其疗效。

(2) 中医药治疗糖尿病视网膜病变(DR):根据病机演变为气阴两虚-肝肾亏虚-阴阳两虚的转化特点及瘀、郁、痰三个重要致病因素,中医临床分期大体可分为早、中、晚三期。①早期(气阴两虚):视力稍减退或正常,目睛干涩,或眼前少许黑花飘舞,眼底见视网膜少许微血管瘤、散在出血和渗出,视网膜病变多为 1～3 级;可伴神疲乏力,气短懒言,口干咽燥,自汗,便干或稀溏,舌胖嫩、紫暗或有瘀斑,脉沉细无力。②中期(肝肾亏虚):视物模糊或变形,目睛干涩,眼底见视网膜广泛出血、渗出及棉绒斑,或见静脉串珠,或伴黄斑水肿,视网膜病变多为 3～4 级,可伴头晕耳鸣,腰膝酸软,肢体麻木,大便干结,舌暗红少苔,脉细涩。③晚期(阴阳两虚):视物模糊或不见,或暴盲,眼底见新生血管、机化灶、增殖条带及牵拉性视网膜脱离,或玻璃体积血致眼底无法窥及,视网膜病变多为 4～5 级;可伴神疲乏力,五心烦热,失眠健忘,腰酸肢冷,手足凉麻,阳痿早泄,下肢水肿,大便溏结交替,舌淡胖少津或有瘀点,或唇舌紫暗,脉沉细无力。根据以上认识为基础指导的专方治疗取得了较好的疗效;中医药治疗 DR 的疗效主要体现在提高 DR 视力,延缓 DR 的发生、发展,促进眼底出血、渗出、水肿的吸收等方面。

(3) 中医药治疗糖尿病周围神经病变(DPN):病机有虚有实。虚有本与变之不同。虚之本在于阴津不足,虚之变在于气虚、阳损。虚之本与变,既可单独起作用,也可相互转化,互为因果;既可先本后变,也可同时存在。实为痰与瘀,既可单独致病,也可互结并见。临床上,患者既可纯虚为病,所谓"气不至则麻"、"血不荣则木"、"气血失充则痿";又可虚实夹杂,但一般不存在纯实无虚之证。虚实夹杂者,在虚实之间,又多存在因果标本关系。常以虚为本,而阴虚为本中之本,气虚、阳损为本中之变,以实为标,痰浊瘀血阻滞经络。DPN 以凉、麻、痛、痿四大主症为临床特点。其主要病机是以气虚、阴虚、阳虚失充为本,以瘀血、痰浊阻络为标,血瘀贯穿于 DPN 的始终。临证当首辨其虚实,虚当辨气虚、阴虚、阳虚之所在;实当辨瘀与痰之所别,但总以虚中夹实最为多见。治疗当在辨证施治、遣方择药前提下,酌情选加化瘀通络之品,取其"以通为补"、"以通为助"之义。本病除口服、注射等常规的方法外,灵活选用熏、洗、灸、针刺、推拿等外治法,内外同治,可提高疗效,缩短疗程。

(4) 中医药治疗糖尿病足:病机多认为先天不足,正气虚弱,寒湿之邪侵袭,瘀阻脉络,气血不畅,甚或痹阻不通而发。以初起肢冷麻木,后期趾节坏死脱落,黑腐溃烂,疮口经久不愈为主要表现。中医临床分期大体可分为早、中、晚三期。①初期:患肢麻木、沉重、怕冷、步履不便(间歇性跛行),即行走时小腿或足部抽掣疼痛,需休息片刻后才能继续行走。患足皮色苍白,皮温降低,趺阳脉(足背动脉)搏动减弱。相当于西医的局部缺血期。②中期:患肢疼痛加重,入夜尤甚,日夜抱膝而坐。患肢畏寒,常需厚盖、抚摩。剧烈静息痛往往是溃烂先兆。患足肤色暗红,下垂位明显,抬高立即变苍白,严重时可见瘀点及紫斑,足背动脉搏动消失。皮肤干燥无汗,趾甲增厚变形。舌质暗有瘀斑,苔薄白,脉沉涩。相当于西医的营养障碍期。③末期:患部皮色由暗红变为青紫,肉枯筋萎,呈干性坏疽。若遇邪毒入侵,则肿胀溃烂,流水污臭,并且向周围蔓延,五趾相传,或波及足背,痛若汤泼火燃,药物难解。伴有全身发热,口干纳呆,尿黄便结等症。经治疗后,若肿消痛减,坏死组织与正常皮肤分界清楚,流出薄脓,或腐肉死骨脱落,创面肉芽渐红,是为佳兆。反之,患部肿痛不减,坏疽向近端及深部组织浸润蔓延,分界不清,伴有发热寒战,烦躁不安。该病坏疽分为三级:一级坏疽局限于足趾或手指部位;二级坏疽局限于足跖部位;三级坏疽发展至足背、足跟、踝关节及其上方。此期相当于西医的坏死溃疡期。糖尿病足与湿、热、火毒、气血凝滞、阴虚、阳虚或气虚有关,为本虚标实之证。临证辨治分清标本,整体辨证与局部辨证相结合,内治与外治相结合,以扶正祛邪为基本治则,大大降低了糖尿病足的截肢率和致残率。

（二）中医药防治糖尿病及其并发症的特色

中医药治疗糖尿病的方法丰富,对糖尿病及其并发症的治疗提供了较多的选择余地,并且除中药外还有针灸、按摩、理疗、气功、心理疗法等治疗方法,因此治疗方法的多样性和个体化是中医药防治糖尿病及其并发症的主要特色,具体体现在以下几个方面。

1. 针灸治疗糖尿病及其并发症 采用毫针、针灸并用、针药结合、穴位注射、穴位贴敷、埋线等疗法治疗糖尿病本病及其并发症(如糖尿病周围神经病变),针灸刺激可影响下丘脑神经核团、改善胰岛素抵抗及胰岛功能等,从而有一定的降糖功效,而其对糖尿病周围神经病变的治疗则主要通过调节脂代谢,加快血液流速,改善微循环,从而改善了周围神经的供血供氧,促进受损神经的修复。针灸治疗糖尿病及其并发症取得的效果引起广泛关注,其整体调节,安全无害的优点越来越被广大糖尿病患所接受。

2. 熏蒸外洗治疗糖尿病足 采用温经活血通络,清热解毒等作用的中药煎汤外洗、浸泡、熏蒸治疗糖尿病足及糖尿病周围神经病变,是中医药治疗糖尿病的一大特色。

3. 基于中医药性理论的饮食治疗 中医学认为基于药性理论的平衡观是糖尿病食疗的基础,采用辨证施食,根据"医食同源","药食同源",选择相应的药膳,取得较好的疗效。中药食疗可以改善机体的不良代谢状况,对肥胖2型糖尿病患者血糖及血脂有较好的调节作用。现代医学认为平衡膳食是糖尿病饮食疗法的基础,西医饮食疗法注重分析食物的营养成分,侧重于食物物质方面的"共性";而中医饮食疗法强调辨证论治,注重食物的功能"个性",选用不同的食物"以平为期"。

4. 运用太极、气功、八段锦等养生运动疗法,心身同治 在糖尿病的防治上,隋·巢元方《诸病源候论》提出糖尿病患者应"先行一百二十步,多者千步,然后食。"王焘云:"消渴病人不欲饱食而卧,终日久坐……人欲小劳,但不可强所不能堪耳。"适度的活动对防治糖尿病有积极的作用。在运动形式上,通常采用太极拳、太极剑、保健气功等传统健身法,这是根据中医的阴阳、五行和经络脏腑学说,以及相应的导引、行气、存思、内丹技术建立的"动中求静,静中求动"协调身心的演练功法。与强化生活方式干预相比,中医运动养生法在我国有广泛的群众基础,而且更简单易行,具有较强的适应性和推广价值。

因此,可以看到中医药防治糖尿病具有整体调理,综合治疗,稳效低毒,注重个体化,辨证灵活,多靶点、多途径,并且能有效防治并发症,改善相关指标(血脂、血黏度、微循环、抗氧化等),有其独特的优势和广阔的应用前景。

二、中医病因病机认识

糖尿病属中医"消渴"病范畴,中医学认为消渴病病因多与素体阴津亏乏、先天禀赋不足有关;此外,人至老年,脏腑器官功能随年龄的增加相继渐衰且脆弱之自然生理变化过程也是不可忽视的原因。外因诸如饮食起居不节,过食肥甘厚味,形体肥胖,精神紧张,情志不畅,嗜啖烟酒、房事过度,外感六淫——风、寒、暑、湿、燥、火,思虑劳倦等是引发"消渴"病必要的外部条件。这些观点一直有效地指导中医临床实践。

对病机的传统认识是以阴虚为本、燥热为标,并以"三消"分而论之,也曾取得一定的临床疗效。随着对糖尿病认识和临床研究的进一步深入,发现许多糖尿病患者临床无典型的"三多一少"症状,而常有疲乏无力、轻度口渴、尿频、多汗、皮肤瘙痒等非特异性症状,且起病隐匿、程度轻微,常被忽视,部分患者是因健康检查或其他血管并发症原因就诊而发现,加之现代医学的早期干预、西药合理使用、介入治疗的推广应用、宣传教育的普及和民众防范意识的逐步提高等,导致传统消渴病机模式发生了极大转变。因此许多学者结合自己多年临床经验和实践体会,指出糖尿病的主要病机绝非单纯用阴虚燥热和"三消"所能解释清楚的,传统的理论已不能全面满足临床的需要,各地医家纷纷另辟新径,提出不同见解,概括为本虚标实,本虚包括:脾虚、气阴两虚、阳虚,标实包括:气滞、血瘀、痰浊、毒邪。刘铜华等总结如下:

1. 脾虚论 糖尿病的各种临床表现可归纳为代谢综合征及慢性病变。此二点与脾的运化及升清功能的降低有密切关系。糖尿病病理致变形式一是降出大于升入,二是升降无序,而脾气下脱是其病理改变的基本病机,并贯穿于整个病变过程,所以临床辨证以健脾为主制定方药,均有较好的疗效。

2. 气阴两虚兼血瘀论 高彦彬等对 558 例糖尿病患者病机特点进行分析,辨证以气阴两虚兼瘀最多见(占 46.9%)。童家罗认为气阴两虚兼瘀是消渴的病机。封俊言等亦认为糖尿病病机以气阴两虚兼瘀多见。大量临床报道证明,遵守气阴两虚兼瘀病机辨证用药每获良效。

3. 肝失疏泄论 张延群等的观察结果表明,糖尿病不仅与肺脾肾相关,而且与肝的病理变化密切相关。李小杵等认为糖尿病与肝脏功能失调密切相关,肝的消渴之亢,治亦疏肝理气,清肝泄火,养护肝体。王钢柱等认为本病病机正如清代医家黄坤载言"消渴之病,独责肝木"。治疗消渴必以疏利为法,选用逍遥散加减,对 245 例治疗观察一年,疗效满意。

4. 瘀血论 祝谌予于 1980 年对 30 例糖尿病患者进行观察发现,几乎全部病例均有舌暗或瘀斑,故首先提出糖尿病夹瘀之说。林兰等观察数百例糖尿病患者,显示糖尿病患者都有不同程度的血管并发症,舌多暗有瘀斑,舌下静脉青紫或怒张,血液流变学观察,有瘀血存在,提出血瘀是糖尿病的一个重要病机,糖尿病微血管病变与瘀血证密切相关,有共同的病理基础,加用活血化瘀药能较好地改善患者糖、脂肪代谢和血液高粘状态及血管神经并发症症状。熊曼琪等经过多年临床实践,认为瘀热互结是 2 型糖尿病的病机特点。

5. 痰论 王志学等从临床实践中总结出目前消渴患者"三多"症状不典型,多形体肥胖,表现为肢体麻木疼痛,胸闷,头痛,半身不遂,女子月经块多,面色晦暗,舌体胖大,舌质紫暗或有瘀斑,苔滑腻等痰瘀互结症状,认为痰瘀互结是消渴病的主要病机之一,是糖尿病诸多并发症的主要原因。盛梅笑等对 102 例糖尿病患者进行观察,发现痰湿可见于该病的整个过程,随着慢性血管病变的出现兼痰湿证者亦增多。

6. 毒邪论 糖尿病以热毒、湿毒、浊毒、瘀毒为主。在 1 型或 2 型糖尿病的病情加重期,多表现为多饮、多食、多尿、燥热、多汗、大便干、舌红少津等一系列热毒内盛之象,或是肝郁化火而致,或是阴虚火旺所成。总之,表现为一派热毒内盛之象,治宜清热解毒。还有一类患者,热象不明显,但血糖显著升高,舌苔厚腻,或黄或白,形体偏胖,属湿毒、浊毒。

7. 阳虚论 现代医家对阳虚之消作了初步探讨。王毅鄂研究发现,消渴也有因素体阳虚,初起即同时兼有气虚或阳虚者,并认为此时的上燥渴、下尿频之证乃腾水气所致。张弛在对糖尿病患者病因分析中发现,不但有素体阴虚,也有素体阳虚、阴阳两虚者。其中素体阴虚,素体阴阳两虚者多见于 2 型糖尿病,而素体阳虚者多见于 1 型糖尿病。

三、糖尿病的中医诊疗

为了进一步发挥中医药治疗糖尿病的特色与优势,规范糖尿病的诊疗行为,促进糖尿病中医药临床疗效提升,在 2007 年发布的《糖尿病中医防治指南》的基础上,中华中医药学会糖尿病学会整合、优化以往中医糖尿病标准方面的研究成果,结合临床实际,制定了糖尿病的中医诊疗标准。确定了糖尿病中医名为"消渴",对糖尿病的中医定义、临床表现、处理原则、辨证施治、成药治疗、辅助疗法、病情监测等分别进行阐述。

(一)定义

消渴是由体质因素加以饮食失节、情志失调、年高劳倦、外感邪毒或药石所伤等多种病因所致。是以多饮、多食、多尿、形体消瘦、尿有甜味为典型症状的病证,相当于现代医学的糖尿病。

(二)临床表现

以多饮、多食、多尿及原因不明之消瘦等症状为主要临床表现。也有多饮、多食、多尿症状不明显,以肺痿、眩晕、胸痹心痛、水肿、卒中、眼疾、疮痛等病症,或因烦渴、烦躁、神昏等病就诊,或无症状,体检时发现本病者。

(三)处理原则(图 36-1)

1. 基础干预

(1)控制饮食:坚持做到控制总量、调整结构、吃序正确;素食为主、其他为辅、营养均衡;进餐时先喝汤、吃青菜,快饱时再吃些主食、肉类。在平衡膳食的基础上,根据患者体质的寒热虚实选择相应的食物:火热者选用清凉类食物,如苦瓜、蒲公英、苦菜、苦杏仁等;虚寒者选用温补类食物,如生姜、干姜、肉桂、花椒做调味品炖羊肉、牛肉等;阴虚者选用养阴类食物,如黄瓜、西葫芦、丝瓜、百合、生菜等;大便干结者选黑芝麻、菠菜、茄子、胡萝卜汁、白萝卜汁;胃脘满闷者选凉拌苏叶、荷叶、陈皮丝;小便频数者选核桃肉、山药、莲子;肥胖者采用低热量、粗纤维的减肥食谱,常吃粗粮杂粮等有利于减肥的食物。针对糖尿病不同并发

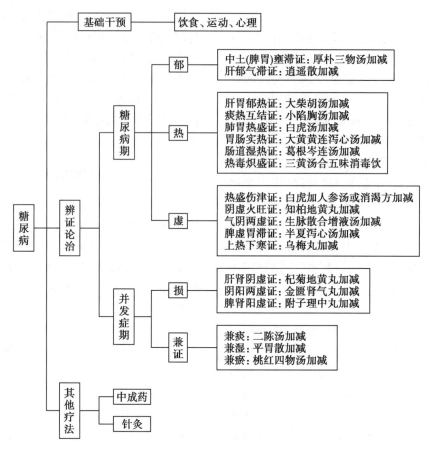

图 36-1　糖尿病中医治疗模式

症常需要不同的饮食调摄,如糖尿病神经源性膀胱患者晚餐后减少水分摄入量,睡前排空膀胱;合并皮肤瘙痒症、手足癣者应控制烟酒、浓茶、辛辣、海鲜发物等刺激性饮食;合并脂代谢紊乱者可用菊花、决明子、枸杞、山楂等药物泡水代茶饮。糖尿病患者可根据自身情况选用相应饮食疗法及药膳进行自我保健。当出现并发症时,按并发症饮食原则进食。

(2) 合理运动:坚持缓慢、适量的运动原则,应循序渐进、量力而行、动中有静、劳逸结合,将其纳入日常生活的规划中。青壮年患者或体质较好者可以选用比较剧烈的运动项目,中老年患者或体质较弱者可选用比较温和的运动项目,不适合户外锻炼者可练吐纳呼吸或打坐功;八段锦、太极拳、五禽戏等养身调心传统的锻炼方式适宜大部分患者;有并发症的患者原则上避免剧烈运动。

(3) 心理调摄:糖尿病患者应正确认识和对待疾病,修身养性,陶冶性情,保持心情舒畅,配合医生进行合理的治疗和监测。

2. 辨证论治　糖尿病多因禀赋异常、过食肥甘、多坐少动以及精神因素而成。病因复杂,变证

多端。辨证当明确郁、热、虚、损等不同病程特点。本病初始多六郁相兼为病,宜辛开苦降,行气化痰。郁久化热,肝胃郁热者,宜开郁清胃;热盛者宜苦酸制甜,根据肺热、肠热、胃热诸证辨证治之。燥热伤阴,壮火食气终致气血阴阳俱虚,则须益气养血,滋阴补阳润燥。脉损、络损诸证更宜及早、全程治络,应根据不同病情选用辛香疏络、辛润通络、活血通络诸法,有利于提高临床疗效。

(1) 糖尿病期

1) 郁

①脾胃壅滞证:症状:腹型肥胖,脘腹胀满,嗳气、矢气频频,得嗳气、矢气后胀满缓解,大便量多,舌质淡红,舌体胖大,苔白厚,脉滑。治法:行气导滞。方药:厚朴三物汤(《金匮要略》)加减。厚朴、大黄、枳实。加减:胸闷脘痞、痰涎量多加半夏、陈皮、橘红;腹胀甚、大便秘结加槟榔、二丑、莱菔子。

②肝郁气滞证:症状:情绪抑郁,喜太息,遇事易紧张,胁肋胀满,舌淡苔薄白,脉弦。治法:疏肝解郁。方药:逍遥散(《太平惠民和剂局方》)加减。柴胡、当归、白芍、白术、茯苓、薄荷、生姜。加

减:纳呆加焦三仙;抑郁易怒加丹皮、赤芍;眠差加炒枣仁、五味子。

2)热

①肝胃郁热证:症状:脘腹痞满,胸胁胀闷,面色红赤,形体偏胖,腹部胀大,心烦易怒,口干口苦,大便干,小便色黄,舌质红,苔黄,脉弦数。治法:开郁清热。方药:大柴胡汤(《伤寒论》)加减。柴胡、黄芩、半夏、枳实、白芍、大黄、生姜。加减:舌苔厚腻加化橘红、陈皮、茯苓;舌苔黄腻、脘痞加五谷虫、红曲、生山楂;舌暗、舌底脉络瘀加水蛭粉、桃仁。

②痰热互结证:症状:形体肥胖,腹部胀大,胸闷脘痞,口干口渴,喜冷饮,饮水量多,心烦口苦,大便干结,小便色黄,舌质红,舌体胖,苔黄腻,脉弦滑。治法:清热化痰。方药:小陷胸汤(《伤寒论》)加减。黄连、半夏、全瓜蒌、枳实。加减:口渴喜饮加生牡蛎;腹部胀满加炒莱菔子、槟榔;不寐或少寐加竹茹、陈皮。

③肺胃热盛证:症状:口大渴,喜冷饮,饮水量多,易饥多食,汗出多,小便多,面色红赤,舌红,苔薄黄,脉洪大。治法:清热泻火。方药:白虎汤(《伤寒论》)加减或桑白皮汤(《古今医统》)合玉女煎(《景岳全书》)加减。石膏、知母、生甘草、桑白皮、黄芩、天冬、麦冬、南沙参。加减:心烦加黄连,大便干结加大黄,乏力、汗出多加西洋参、乌梅、桑叶。

④胃肠实热证:症状:脘腹胀满,大便秘结难行,口干口苦,或有口臭,口渴喜冷饮,饮水量多,多食易饥,舌红,苔黄,脉数有力,右关明显。治法:清泄实热。方药:大黄黄连泻心汤(《伤寒论》)加减或小承气汤(《伤寒论》)加减。大黄、黄连、枳实、石膏、葛根、元明粉。加减:口渴甚加天花粉、生牡蛎;大便干结不行加枳壳、厚朴,并加大大黄、元明粉用量;大便干结如球状加当归、首乌、生地;口舌生疮、心胸烦热,或齿、鼻出血,加黄芩、黄柏、栀子、蒲公英。

⑤肠道湿热证:症状:脘腹痞满,大便黏腻不爽,或臭秽难闻,小便色黄,口干不渴,或有口臭,舌红,舌体胖大,或边有齿痕,苔黄腻,脉滑数。治法:清利湿热。方药:葛根芩连汤(《伤寒论》)加减。葛根、黄连、黄芩、炙甘草。加减:苔厚腐腻去炙甘草,加苍术;纳食不香、脘腹胀闷、四肢沉重加苍术、藿香、佩兰、炒薏苡仁;小便不畅,尿急、尿痛加黄柏、桂枝、知母;湿热下注,肢体酸重加秦皮、威灵仙、防己;湿热伤阴加天花粉、生牡蛎。

⑥热毒炽盛证:症状:口渴引饮,心胸烦热,体生疖疮、痈、疽或皮肤瘙痒,便干溲黄,舌红,苔黄。治法:清热解毒。方药:三黄汤(《千金翼》)合五味消毒饮(《医宗金鉴》)加减。黄连、黄芩、生大黄、银花、地丁、连翘、黄芩、栀子、鱼腥草。加减:心中懊恼而烦、卧寐不安者加栀子;皮肤瘙痒甚加苦参、地肤子、白鲜皮;痈疽疮疖焮热红肿甚加丹皮、赤芍、蒲公英。

3)虚

①热盛伤津证:症状:口大渴,喜冷饮,饮水量多,汗多,乏力,易饥多食,尿频量多,口苦,溲赤便秘,舌干红,苔黄燥,脉洪大而虚。治法:清热益气生津。方药:白虎加人参汤(《伤寒论》)或消渴方(《丹溪心法》)加减。石膏、知母、太子参、天花粉、生地、黄连、葛根、麦冬、藕汁。加减:口干渴甚加生牡蛎;便秘加玄参、麦冬;热象重加黄连、黄芩,太子参易为西洋参;大汗出,乏力甚加浮小麦、乌梅、白芍。

②阴虚火旺证:症状:五心烦热,急躁易怒,口干口渴,时时汗出,少寐多梦,小便短赤,大便干,舌红赤,少苔,脉虚细数。治法:滋阴降火。方药:知柏地黄丸(《景岳全书》)加减。知母、黄柏、生地、山萸肉、山药、丹皮。加减:失眠甚加夜交藤、炒枣仁;火热重加黄连、乌梅;大便秘结加玄参、当归。

③气阴两虚证:症状:消瘦,疲乏无力,易汗出,口干口苦,心悸失眠,舌红少津,苔薄白干或少苔,脉虚细数。治法:益气养阴清热。方药:生脉散(《医学启源》)合增液汤(《温病条辨》)加减。人参、生地、五味子、麦冬、玄参。加减:口苦、大汗、舌红脉数等热象较著加黄连、黄柏;口干渴、舌干少苔等阴虚之象明显加石斛、天花粉、生牡蛎;乏力、自汗等气虚症状明显加黄芪。

④脾虚胃滞证:症状:心下痞满,呕恶纳呆,水谷不消,便溏,或肠鸣下利,干呕呃逆,舌胖淡苔腻,舌下络瘀,脉弦滑无力。治法:辛开苦降,运脾理滞。方药:半夏泻心汤(《伤寒论》)加减。半夏、黄芩、黄连、党参、干姜、炙甘草。加减:腹泻甚易干姜为生姜,呕吐加苏叶、苏梗、旋覆花等,便秘加槟榔、枳实、大黄,瘀血内阻加水蛭粉、生大黄。

⑤上热下寒证:症状:心烦口苦,胃脘灼热,或呕吐,下利,手足及下肢冷甚,舌红,苔根部腐腻,舌下络脉瘀闭。治法:清上温下。方药:乌梅丸

317

(《伤寒论》)加减。乌梅、黄连、黄柏、干姜、蜀椒、附子、当归、肉桂、党参。加减:下寒甚重用肉桂;上热明显重用黄连、黄芩;虚象著加重用党参,加黄芪;瘀血内阻加水蛭粉、桃仁、生大黄。

(2)糖尿病并发症期:消渴日久可导致肝肾阴虚或肾阴阳两虚,出现各种慢性并发症,严重者发生死亡。

1)损

①肝肾阴虚证:本证主要见于糖尿病合并视网膜病变。症状:小便频数,浑浊如膏,视物模糊,腰膝酸软,眩晕耳鸣,五心烦热,低热颧红,口干咽燥,多梦遗精,皮肤干燥,雀目,或蚊蝇飞舞,或失明,皮肤瘙痒,舌红少苔,脉细数。治法:滋补肝肾。方药:杞菊地黄丸(《医级》)加减。枸杞、菊花、熟地、山萸肉、山药、茯苓、丹皮、泽泻、女贞子、墨旱莲。加减:视物模糊加芜蔚子、桑葚子,头晕加桑叶、天麻。

②脾肾阳虚证:本证主要见于糖尿病肾病。症状:腰膝酸冷,夜尿频,畏寒身冷,小便清长或小便不利,大便稀溏,或见水肿,舌淡胖大,脉沉细。治法:温补脾肾。方药:附子理中丸(《伤寒论》)加减。制附子、干姜、人参、炒白术、炙甘草。加减:偏于肾阳虚倍用肉桂;偏于肾阴虚重用知母,加生地;肾阳虚水肿甚加茯苓、泽泻利水消肿;兼心阳虚衰欲脱加山萸肉、肉桂,人参易为红参;水肿兼尿中大量泡沫加金樱子、芡实。

③阴阳两虚证:本证主要见于糖尿病肾病、糖尿病合并周围神经病变等的后期。症状:小便频数,夜尿增多,浑浊如脂如膏,甚至饮一溲一,五心烦热,口干咽燥,神疲,耳轮干枯,面色黧黑;腰膝酸软无力,畏寒肢凉,四肢欠温,阳痿,下肢水肿,甚则全身皆肿,舌质淡,苔白而干,脉沉细无力。治法:滋阴补阳。方药:金匮肾气丸(《金匮要略》)加减。制附子、桂枝、熟地、山萸肉、山药、泽泻、茯苓、丹皮。加减:偏肾阳虚选右归饮(《景岳全书》)加减,偏肾阴虚选左归饮(《景岳全书》)加减。

2)兼证:除以上证候外,痰、湿、浊、瘀是本病常见的兼证,兼痰主要见于肥胖糖尿病患者,兼湿主要见于糖尿病胃肠病变,兼浊主要见于糖尿病血脂、血尿酸较高的患者,兼瘀主要见于糖尿病血管病变。

①兼痰:症状:嗜食肥甘,形体肥胖,呕恶眩晕,恶心口黏,头重嗜睡,食油腻则加重,舌体胖大,苔白厚腻,脉滑。治法:行气化痰。方药:二陈汤(《太平惠民和剂局方》)加减。半夏、陈皮、茯苓、炙甘草、生姜、大枣。

②兼湿:症状:头重昏蒙,四肢沉重,遇阴雨天加重,倦怠嗜卧,脘腹胀满,食少纳呆,大便溏泄或黏滞不爽,小便不利,舌胖大,边齿痕,苔腻,脉弦滑。治法:燥湿健脾。方药:平胃散(《太平惠民和剂局方》)加减。苍术、厚朴、陈皮、甘草、茯苓。

③兼浊:症状:腹部肥胖,实验室检查血脂或血尿酸升高,或伴脂肪肝,舌胖大,苔腐腻,脉滑。治法:消膏降浊。方药:红曲、五谷虫、生山楂、西红花、威灵仙。

④兼瘀:症状:肢体麻木或疼痛,胸闷刺痛,或卒中偏瘫,语言謇涩,或眼底出血,或下肢紫暗,唇舌紫暗,舌有瘀斑或舌下青筋暴露,苔薄白,脉弦涩。治法:活血化瘀。方药:桃红四物汤(《医宗金鉴》)加减,以眼底或肾脏络脉病变为主者,宜抵当汤(《伤寒论》)加减。桃仁、红花、川芎、当归、生地、白芍、酒大黄、水蛭。

3.其他疗法

(1)中成药(见本章第6节):中成药的选用必须在辨证的基础上,根据不同证型选择合适的中成药,切忌盲目使用。

(2)针灸按摩

1)体针:糖尿病患者进行针法治疗时器具要严格消毒。针法调节血糖的常用处方:上消(肺热津伤)处方:肺俞、脾俞、胰俞、尺泽、曲池、廉泉、承浆、足三里、三阴交;配穴:烦渴、口干加金津、玉液。中消(胃热炽盛)处方:脾俞、胃俞、胰俞、足三里、三阴交、内庭、中脘、阴陵泉、曲池、合谷;配穴:大便秘结加天枢、支沟。下消(肾阴亏虚)处方:肾俞、关元、三阴交、太溪;配穴:视物模糊加太冲、光明。阴阳两虚处方:气海、关元、肾俞、命门、三阴交、太溪、复溜。

2)耳针:耳针、耳穴贴压以内分泌、肾上腺等穴位为主。耳针疗法取穴胰、内分泌、肾上腺、缘中、三焦、肾、神门、心、肝,配穴:偏上消者加肺、渴点,偏中消者加脾、胃,偏下消者加膀胱。

3)按摩:肥胖或超重糖尿病患者可腹部按摩中脘、水分、气海、关元、天枢、水道等。点穴减肥常取合谷、内关、足三里、三阴交。也可推拿面颈部、胸背部、臀部、四肢等部位用摩、揉、按、捏、拿、合、分、轻拍等手法。

四、单味中药对血糖的影响及作用机制

尽管西药降糖的效果有目共睹,由于不断出现的不良事件也愈加受到关注,近年来的临床和实验研究证实单味中药治疗糖尿病疗效稳定,不良反应少,且可改善临床症状和有效地防治并发症的发生进展,有着西药不可替代的作用。但中药降糖作用缓慢,力度较小;疗效虽好,但难于重复及推广。目前有关单味中药治疗糖尿病的基础研究尚少,虽揭示了一些可喜的苗头,但多为浅层次的低水平重复。故进一步运用现代科学技术手段加强方药作用的基础研究和中药有效成分的提取及相关药理研究,筛选疗效确切、起效快,经得起重复的单味中药是当务之急。

(一) 实验动物研究

2000年游龙等曾将影响血糖升降的65种中药总结发表于中国中医药信息杂志。具有降低血糖作用的54种中药分别是:麻黄、苍耳子、牛蒡子、桑叶、葛根、知母、天花粉、夏枯草、黄连、生地、玄参、赤芍、紫草、熊胆、地骨皮、大黄、威灵仙、防己、五加皮、苍术、茯苓、薏苡仁、附子、乌头、荔枝核、麦芽、藕节、虎杖、鬼箭羽、卷柏、桔梗、昆布、枇杷叶、灵芝、刺蒺藜、人参、黄芪、白术、麦门冬、石斛、玉竹、黄精、枸杞子、女贞子、银耳、山茱萸、蚕蛹、玉米须、丹皮、泽泻、五味子、三七、首乌、菟丝子。

具有升高血糖作用的11种中药分别为:紫苏、龙胆草、秦艽、娑罗子、三七、瓜蒌、贝母、全蝎、党参、刺五加、杜仲。

但其中降低血糖的单味药物并非临床所常用,我们查阅了1997年以来发表的关于单味药物或其提取物的降低血糖、改善糖尿病并发症的动物实验研究文献,现择其临床常用的部分药物列入表36-1。

表36-1 中药对血糖及并发症作用的动物实验研究

药名	制剂	动物	给药途径	血糖	并发症的研究	文献
白术	白术糖复合物	四氧嘧啶大鼠	皮下	↓↓		8
苍术	煎剂	STZ大鼠	灌胃	(−)		9
蟾衣粉	粉剂	四氧嘧啶小鼠	灌胃	↓↓		10
川芎	川芎嗪	STZ大鼠	灌胃	(−)	糖尿病视网膜病变	11
	川芎嗪	STZ大鼠	灌胃	(−)	糖尿病肾病	12~14
大黄	加三七粉剂	四氧嘧啶小鼠	灌胃	↓		15
	大黄酸	STZ大鼠	灌胃	↓↓	糖尿病肾病	16
	醇提取物	STZ大鼠	灌胃	↓	糖尿病肾病	17
丹参	煎剂	STZ大鼠	灌胃	(−)	糖尿病大血管病变	18
	煎剂	STZ大鼠	灌胃		糖尿病肾病	19
	丹参酮	STZ大鼠	肌注	(−)	糖尿病血管并发症	20
	丹参素	STZ大鼠	静注		糖尿病血管并发症	21~22
	丹参注射液	STZ大鼠	灌胃	(−)	糖尿病肾病	23
当归	当归多糖	STZ大鼠	灌胃	↓↓		24
	当归多糖	四氧嘧啶小鼠	灌胃	↓↓		25
地骨皮	不同组分	四氧嘧啶小鼠	灌胃	↓↓		26~28
	水提取物	四氧嘧啶小鼠	灌胃	↓↓		29
	煎剂	四氧嘧啶小鼠	灌胃	↓↓		30
地黄	地黄寡糖	STZ大鼠	灌胃	↓↓		31
	地黄寡糖	糖尿病孕鼠	灌胃	↓↓		32

续表

药名	制剂	动物	给药途径	血糖	并发症的研究	文献
蜂胶	水、醇提取液	四氧嘧啶大鼠	灌胃	↓↓	糖尿病肾病	33
	蜂胶软胶囊	STZ 小鼠	灌胃	↓↓		34
葛根	葛根素注射液	STZ 大鼠	腹腔	↓↓		35~40
	葛根素注射液	食物诱导 IR	腹腔	↓↓		41~42
	葛根素	STZ 大鼠	腹腔	(−)	糖尿病血管并发症	43
	葛根素	STZ 大鼠	腹腔	(−)	糖尿病肾病	44
鬼箭羽	煎剂	四氧嘧啶小鼠	灌胃	↓↓	糖尿病血管病变	45
黄精	黄精多糖	STZ 小鼠	灌胃	↓↓	糖尿病脑组织损伤	46
	黄精多糖	STZ 小鼠	灌胃	↓↓	糖尿病肾病	47~48
黄芪	黄芪多糖	食物诱发模型	灌胃	↓↓	糖尿病肾病	49~53
	黄芪多糖	NOD 小鼠	灌胃	↓↓	糖尿病肾病	54
	黄芪多糖	STZ 大鼠	灌胃	↓↓	糖尿病心、肾病变	55
	黄芪多糖	STZ 大鼠	灌胃	↓↓	糖尿病视网膜病变	56~57
	煎剂	STZ 大鼠	灌胃	↓↓	糖尿病肾病	58~59
	黄芪注射液	STZ 大鼠	灌胃	↓↓	糖尿病心、肾病	60
	野黄芪苷元	STZ 大鼠	灌胃	↓↓	糖尿病肾病	61
黄芩	黄芩苷	STZ 大鼠	灌胃	(−)	糖尿病肾病	62
姜黄	煎剂	STZ 大鼠	灌胃		糖尿病血管病变	63
绞股蓝	绞股蓝总皂苷	STZ 大鼠	灌胃		糖尿病脑损伤	64
	绞股蓝总苷	STZ 大鼠	灌胃	(−)	糖尿病心肌损伤	65
	绞股蓝总苷	STZ 大鼠	灌胃	↓	糖尿病肾病	66
桔梗	桔梗醇提物	STZ 小鼠	灌胃	↓		67
苦瓜	苦瓜醇提物	STZ 大鼠	灌胃	↓↓		68
	苦瓜皂苷	四氧嘧啶大鼠	灌胃	↓↓		69
	苦瓜多糖	STZ 小鼠	灌胃	↓↓		70
	苦瓜绞汁	四氧嘧啶家兔	灌胃	↓↓	糖尿病肝、肾损伤	71
荔核	荔核提取液	四氧嘧啶小鼠	灌胃	↓↓		72
	荔核水提物	STZ 大鼠	灌胃	↓↓		73
麦冬	麦冬多糖	四氧嘧啶小鼠	灌胃	↓↓		74
人参	二醇组皂苷	STZ 大鼠	灌胃	↓↓		75
	人参果皂苷	四氧嘧啶大鼠	灌胃	↓↓		76
	人参糖肽	STZ 大鼠	腹腔		糖尿病血管病变	77
	人参皂苷	STZ 大鼠	灌胃		糖尿病膈肌损伤	78
肉桂	煎剂	STZ 大鼠	灌胃	↓↓		79
	肉桂挥发油	四氧嘧啶小鼠	灌胃	↓↓	糖尿病周围神经病变	80

续表

药名	制剂	动物	给药途径	血糖	并发症的研究	文献
桑白皮	水醇提取物	STZ 大鼠	灌胃	↓↓		81
	桑白皮提取物	四氧嘧啶大鼠	灌胃	↓↓		82
桑叶	桑叶提取物	STZ 大鼠	灌胃	↓↓		83
	多糖肽复合物	STZ 小鼠	灌胃	↓↓		84～86
山药	煎剂	四氧嘧啶小鼠	灌胃	↓↓	糖尿病心、肾病变	87
	山药多糖	四氧嘧啶小鼠	灌胃	↓↓	糖尿病肾、血管病变	88
山茱萸	煎剂	四氧嘧啶小鼠	灌胃			89
	环烯醚萜总苷	STZ 大鼠	灌胃			90
	醇提物	STZ 大鼠	灌胃	↓	糖尿病肾病	91
石斛	石斛多糖	四氧嘧啶小鼠	灌胃	↓↓	糖尿病视网膜病变	92
水蛭	水蛭粉	STZ 大鼠	喂养			93
	水蛭粉	STZ 大鼠	喂养			94
五味子	五味子油	四氧嘧啶小鼠	灌胃	↓↓		95
	提取物	四氧嘧啶小鼠	灌胃	↓↓		96
仙鹤草	煎剂浸膏	四氧嘧啶小鼠	灌胃	↓↓		97～99
	仙鹤草颗粒	STZ 小鼠	静注	↓↓		100～102
血竭	超临界提取物	四氧嘧啶小鼠	灌胃	↓↓		103
	粉剂	四氧嘧啶大鼠	灌胃	↓↓		104
	乳剂	四氧嘧啶小鼠	灌胃	↓↓		105～107
玉米须	玉米须总皂苷	STZ 大鼠	灌胃	↓↓		108～109
玉竹	玉竹多糖	STZ 大鼠	灌胃	↓↓		110
	玉竹多糖	四氧嘧啶小鼠	灌胃	↓↓		111
	玉竹提取物 A	STZ 小鼠	腹腔	↓↓		112
泽泻	提取物	四氧嘧啶小鼠	灌胃	↓↓		113
知母	知母皂苷	四氧嘧啶小鼠	灌胃	↓↓		114
	知母多糖	四氧嘧啶家兔	灌胃	↓↓		115
	各组分提取物	多种动物模型	灌胃	↓↓		116
栀子	煎剂	四氧嘧啶小鼠	灌胃	↓↓		117
黄连	小檗碱	IR 大鼠	灌胃	↓↓		118
	小檗碱	IR 大鼠	灌胃	↓↓		119
蚕	蚕蛹粉	四氧嘧啶小鼠	灌胃	↓↓		120
	蚕茧	四氧嘧啶小鼠	灌胃	↓↓		121～122
蚂蚁	拟黑多刺蚁粉末	四氧嘧啶小鼠	灌胃	↓↓		123
	混悬液	高脂血症大鼠	灌胃	(-)	高脂血症	123
文蛤	水煎液	四氧嘧啶小鼠	灌胃	↓↓	高脂血症	124

续表

药名	制剂	动物	给药途径	血糖	并发症的研究	文献
泥鳅	泥鳅多糖	STZ 小鼠	灌胃	↓↓	高脂血症	125
		四氧嘧啶小鼠	灌胃		高脂血症	125
翻白草	提取物	四氧嘧啶小鼠	灌胃	↓↓		126
银杏叶	类黄酮	STZ 大鼠	灌胃	↓↓		127

（二）降血糖活性成分研究

1. 植物多糖类成分研究　从人参中分离到21 种人参多糖，其中 Panaxan A 降糖活性最高，从人参根中分离纯化出一种小分子均一多糖；从知母根茎中分离到 4 种知母多糖，东苍术中分离到3 种多糖，实验表明具有不同程度的降糖作用。山药多糖、黄芪多糖、麦冬多糖、瓜蒌多糖、冬虫夏草多糖、枸杞多糖、南瓜多糖、地黄多糖等也显示了其降糖活性。

2. 苷类成分研究　黄精螺（留）烷醇苷、三七皂苷、野葛糖苷、人参皂苷、苦瓜皂苷、夏枯草三萜皂苷等。

3. 具有抑制醛糖还原酶的成分　从苏木甲醇提取物分得的苏木查耳酮、从半夏块茎分得治疗糖尿病并发症的黄酮苷、黄芩苷和小檗碱可抑制醛糖还原酶。

4. 具有抑制蛋白质非酶糖基化作用的成分　葛根、柴胡、地黄、人参的醇提物对人血清白蛋白非酶糖基化有明显的抑制作用，对晶状体蛋白的非酶糖基化也有明显的抑制作用。

5. 具有改善血液流变性的降糖成分　月见草油乳静脉滴注，空腹血糖下降显著，血清胆固醇和甘油三酯下降，HDL-C 上升，对全黏度、血浆黏度、纤维蛋白原均有极显著下降，有望用于治疗糖尿病伴高脂血症患者。小檗碱不仅有显著的降血糖作用，而且对糖尿病患者伴有的合并症高血压、高血脂、血栓形成等有很好的防治作用。

6. 提高胰岛素受体敏感性的成分　玉竹甲醇提取物和番石榴叶中的黄酮苷主要是通过提高胰岛素敏感性而达到降血糖作用的。

7. 具有降血糖作用的植物成分　从中药植物中发现降糖成分有：萜类、胰岛素、肽和氨基酸类、黄酮类、多糖类、硫醚类、生物碱类、香豆精类和不饱和脂肪酸类等。

（三）机制研究

单味中药是复方组合的基本要素，且每味药具有多种组合相互呈现协同效果，它通过不同的途径和靶点在糖尿病综合治疗上发挥疗效，单味中药的作用机制报道众多，基本达成共识的有如下几点。

1. 保护胰岛 β 细胞，促进胰岛素分泌　人参中人参多糖和南瓜多糖对胰岛素释放有促进作用，人参皂苷既能抑制四氧嘧啶对动物胰岛 β 细胞的破坏，又能促进残存胰岛 β 细胞的分泌功能，而且停药后仍能维持降血糖作用 1～2 周；黄连、黄柏、三颗针等植物含有的小檗碱有显著的降糖作用，它能促进血清胰岛素水平升高和胰岛 β 细胞的修复；苦瓜素降糖缓慢持久，可刺激胰岛 β 细胞释放胰岛素；鬼箭羽也可促进胰岛 β 细胞释放胰岛素；冬虫夏草通过促进胰岛素分泌而降低血糖，临床加用百令胶囊要优于不给百令胶囊的磺酰脲类降糖药组；夏枯草能修复胰岛 β 细胞，使胰岛素分泌正常。

2. 拮抗胰高血糖素，抑制糖原分解，促进糖原合成　汉防己降血糖机制之一就是降低血浆胰高血糖素浓度；肾上腺素能促进肝糖原的分解而使血糖升高，人参、刺五加、黄连、黄柏、地黄、桑叶、桑皮、夏枯草、玉米须、高山红景天、麦冬等皆对抗肾上腺素，降低由肾上腺素引起的动物血糖升高；人参茎叶含有的多糖能明显降低四氧嘧啶模型小鼠高血糖；三七中的三七皂苷可促进糖尿病小鼠肝糖原成组降糖效果随着连续给药而增强；夏枯草醇提取物可增加肝糖原的合成；女贞子能明显增加糖尿病小鼠肝糖原含量而降低血糖。

3. 抑制糖原异生，促进外周组织对葡萄糖的利用，增加葡萄糖的分解　黄连、黄柏中的小檗碱能抑制糖原异生，促进外组织对葡萄糖的酵解，使血糖降低；宁夏枸杞醇提取物及地骨皮可使糖尿病大鼠显著持久地降糖，其根中胍衍生物有类似苯乙双胍提高周围组织对葡萄糖利用率的作用；荔枝核制成的浸膏能有效治疗非胰岛素依赖型糖尿病。

4. 增强胰岛素受体敏感性,增加胰岛素受体数目 大黄、黄连可提高胰岛素受体结合力,改善胰岛素抵抗;番石榴中的黄酮能促进胰岛素与受体结合,提高组织对葡萄糖的利用;玉竹可通过增强胰岛素敏感性以达到降糖目的。

5. 降低血脂,改善血液流变性 黄连能减低血清胆固醇,它和大黄可同时减低四氧嘧啶模型小鼠血清甘油三酯和胆固醇,而大黄本有活血化瘀的作用,可改善血液流变性;茶叶多糖除了能降血糖,还能降低血清中的甘油三酯和胆固醇;大蒜素可明显降低四氧嘧啶模型小鼠升高的血小板数和胆固醇含量;山茱肉能降糖,也能抑制血小板的凝集。

6. 清除自由基 某些含黄酮类中药如卷柏、番石榴有清除自由基,抑制脂质过氧化反应作用;刺五加注射液有显著减少过氧化脂质的作用;黄连可升高超氧化物歧化酶活性;绞股蓝不仅有降糖降脂作用,还能提高机体歧化酶活性而起抗氧化作用。

7. 抑制醛糖还原酶活性,抑制蛋白质的非酶糖基化 黄连中的小檗碱和黄芩苷均为醛糖还原酶抑制剂;槐米中的槲皮素和大蓟中的水飞蓟宾则为较强的醛糖还原酶抑制剂,此外还有甘草、丹参、黄芪、龙胆草等。

由此可见,中药的作用是通过不同途径、不同靶点调节血糖、防治慢性并发症的;单味药尚且如此,以单味药依据中医药理论所组成的复方中药更能体现中药的多途径、多靶点的综合作用,在此不再赘述。

五、治疗糖尿病的中成药

截止到 2009 年 12 月,我们查询的国家食品药品监督管理局审批颁布的治疗糖尿病中药共计 35 个品种,若将成分和功能主治相同,而剂型不一的药物合并后,尚有 28 种。涉及丸剂、胶囊、口服液、颗粒剂、片剂、注射液 6 种剂型。其中仅 1 种是从中药材中提取的有效成分,2 种为中西药并用,其余均为中药复方。经药理研究和临床试验证明:这些中药均具有降低血糖和(或)改善脂质代谢等作用。临床用于轻、中度 2 型糖尿病,证属气阴两虚、气虚内热、气阴两虚挟瘀、脾气不足、肾阳亏虚等,其组方均较好体现了中医辨证论治之长处,并兼顾了益气、养阴、补肾、健脾、清热、活血化瘀等整体观念。详见表 36-2。

表 36-2 治疗糖尿病的中成药

药 名	药 物 组 成	功 能 主 治
渴乐宁胶囊	黄芪、黄精(酒炙)、地黄、太子参、天花粉	益气、养阴、生津。适用于气阴两虚型消渴病,症见:口渴多饮、五心烦热、乏力多汗、心慌气短等
渴乐宁颗粒	黄芪、黄精(酒制)、地黄、太子参、天花粉	益气、养阴、生津。用于气阴两虚型消渴病。症见:口渴多饮、五心烦热、乏力多汗、心慌气短等
六味地黄软胶囊	熟地黄、山茱萸(制)、牡丹皮、茯苓、山药、泽泻	滋阴补肾。用于肾阴亏损,头晕耳鸣,腰膝酸软,骨蒸潮热,盗汗遗精,消渴
六味地黄颗粒	熟地黄、山茱萸(制)、牡丹皮、茯苓、山药、泽泻	滋阴补肾。用于肾阴亏损,头晕耳鸣,腰膝酸软,骨蒸潮热,盗汗遗精,消渴
六味地黄丸	熟地黄、山茱萸(制)、牡丹皮、茯苓、山药、泽泻	滋阴补肾。用于肾阴亏损,头晕耳鸣,腰膝酸软,骨蒸潮热,盗汗遗精,消渴
六味地黄口服液	熟地黄、山茱萸(制)、牡丹皮、茯苓、山药、泽泻	滋阴补肾。用于肾阴亏损,头晕耳鸣,腰膝酸软,骨蒸潮热,盗汗遗精,消渴
桂附地黄胶囊	肉桂、熟地黄、附子(制)、山茱萸、牡丹皮、茯苓、山药、泽泻	温补肾阳。用于肾阳不足,腰膝酸冷,肢体水肿,小便不利或反多,痰饮喘咳,消渴
参芪降糖颗粒	人参茎叶皂苷、五味子、黄芪、山药、地黄、枸杞子等	益气养阴、滋脾补肾。主治消渴症,用于 2 型糖尿病
参芪降糖胶囊	人参茎叶皂苷、五味子、黄芪、山药、地黄、覆盆子、麦冬、茯苓、天花粉、泽泻、枸杞子	益气养阴、滋脾补肾。主治消渴症,用于 2 型糖尿病

续表

药　名	药物组成	功能主治
芪蛭降糖胶囊	黄芪、生地、黄精、水蛭	益气养阴、活血化瘀。用于 2 型糖尿病,证属气阴两虚兼瘀者,症见:口渴多饮,多尿易饥,体瘦乏力,自汗盗汗,面色晦暗,肢体麻木,舌暗有瘀斑等
益津降糖口服液	人参、白术、茯苓、仙人掌	健脾益气、生津止渴,适用于气阴两虚型消渴病,症见:乏力自汗,口渴喜饮,多尿,多食善饥,舌苔花剥、少津,脉细少力,用于 2 型糖尿病
金芪降糖片	金银花、黄芪、黄连等	清热益气。主治气虚兼内热之消渴病,症见口渴喜饮,易饥多食,气短乏力等,用于轻、中度 2 型糖尿病
金芪降糖胶囊	金银花、黄芪、黄连等	清热益气。主治气虚兼内热之消渴病,症见口渴喜饮,易饥多食,气短乏力等,用于轻、中度 2 型糖尿病
人参糖肽注射液	人参糖肽	补气、生津、止渴。用于气阴两虚型轻、中度 2 型糖尿病,症见:气短懒言,倦怠乏力,自汗盗汗,口渴喜饮,五心烦热
金芪降糖颗粒	金银花、黄芪、黄连等	清热益气。主治气虚兼内热之消渴病,症见:口渴喜饮,易饥多食,气短乏力等,用于轻、中度 2 型糖尿病
消渴安胶囊	黄芪、葛根、麦冬、水蛭	具有益气养阴化瘀,通络之功效
消渴丸	葛根、地黄、黄芪、天花粉、玉米须、五味子、山药、格列本脲	滋肾养阴,益气生津。用于多饮,多尿,多食,消瘦,体倦无力,眠差腰痛,尿糖及血糖升高之气阴两虚型消渴症
消糖灵胶囊(消渴平胶囊)	黄芪、天花粉、白芍、丹参、沙苑子、枸杞子、知母、杜仲、五味子、黄连、人参、格列本脲	益气养阴,清热泻火,益肾缩尿的功能。用于糖尿病
糖尿乐胶囊	地黄、当归、柏子仁(霜)、酸枣仁(炒)、天冬、麦冬、五味子、大枣、人参、茯苓、丹参、远志、玄参、甘草、南蛇藤果、桔梗、琥珀、龙骨	育阴养血、补心安神。用于心血不足、怔忡健忘,心悸失眠,虚烦不安
糖尿灵片	天花粉、葛根、生地黄、麦冬、五味子、甘草、糯米(炒黄)、南瓜粉	养阴滋肾,生津止渴,清热除烦,降低尿糖。用于轻中型糖尿病
糖脉康颗粒	黄芪、地黄等	养阴清热,活血化瘀,益气固肾。用于气阴两虚血瘀所致的口渴喜饮,倦怠乏力,气短懒言,自汗,盗汗,五心烦热,胸中闷痛,肢体麻木或刺痛,便秘,2 型糖尿病及并发症见上述症状者
养阴降糖片	黄芪、党参、葛根、枸杞子、玄参、玉竹、地黄、知母、牡丹皮、川芎、虎杖、五味子	养阴益气,清热活血。用于糖尿病
十味玉泉胶囊	麦冬、人参、天花粉、黄芪、地黄、五味子、甘草、乌梅、茯苓	益气养阴,清热生津。用于气阴两虚之消渴病。症见:气短乏力,口渴喜饮,易饥烦热。可作为 2 型糖尿病的辅助治疗药
玉泉丸	葛根、天花粉、地黄、麦冬、五味子、甘草	养阴生津,止渴除烦,益气和中。用于治疗因胰岛功能减退而引起的物质代谢、碳水化合物代谢紊乱,血糖升高之糖尿病,肺胃肾阴亏损,热病后期
降糖甲片	黄芪、黄精(酒炙)、地黄、太子参、天花粉	补气益气,养阴生津。用于气阴两虚型消渴症(2 型糖尿病)

续表

药　名	药物组成	功能主治
降糖胶囊	人参、知母、三颗针、干姜、五味子、人参茎叶皂苷	清热生津,滋阴润燥。用于消渴症,多饮,多尿,多食,消瘦,体倦无力及全身综合征
降糖舒胶囊	人参、枸杞子、黄芪、刺五加、黄精、益智仁、牡蛎、地黄、熟地黄、葛根、丹参、荔枝核、知母、生石膏、芡实、山药、玄参、五味子、麦冬、乌药、天花粉、枳壳	滋阴补肾,生津止渴。用于糖尿病及糖尿病引起的全身综合征
山药参芪丸	广山药、西洋参、黄芪、天花粉、玉竹、地黄、北沙参、知母、山茱萸、麦冬、芒果叶、红花、丹参、荔枝核、番石榴叶、鸡内金、薄荷脑	益气养阴、生津止渴。用于消渴病,症见口干、多饮,精神不振,乏力属气阴两虚者
玉兰降糖胶囊	黄芩、桑叶、牛蒡子、蓝花参、半枝莲、假万寿竹根、青葙子	清热养阴,生津止渴。用于阴虚内热所致的消渴病,2 型糖尿病及并发症的改善
糖乐胶囊	枸杞子、山药、沙棘、麦芽、山楂等。	适用于气阴两虚所致消渴及 2 型糖尿病
通脉降糖胶囊	太子参、丹参、黄连、黄芪、绞股蓝、山药、苍术、玄参、水蛭、冬葵果、葛根、淀粉	益气养阴,清热活血。用于气阴两虚,脉络瘀阻所致的消渴病。证见:神疲乏力,肢麻疼痛,头晕耳鸣,自汗等
地骨降糖胶囊	郁金、地骨皮、紫苏子、龟甲(制)、地龙、水蛭、冬虫夏草	滋阴润燥,化瘀通络。用于阴虚血瘀所引起的消渴、2 型糖尿病患者
降糖宁胶囊	人参、山药、生石膏、知母、黄芪、天花粉、茯苓、麦冬、生地黄、地骨皮、玉米须、山茱萸、甘草	
人知降糖胶囊	知母、人参、黄柏、天花粉、生地黄、玄参、麦冬、黄芪、地骨皮、北沙参、石斛、玉竹、五味子、女贞子、枸杞子、山药、鸡内金、葛根	益气养阴,清热生津。用于缓解以下症状:倦怠乏力,气短懒言,口干口渴,五心烦热,自汗盗汗,多食易饥,便秘溲赤,心悸失眠,腰酸不适等。用于 2 型糖尿病属气阴两虚兼燥热伤津证的辅助治疗
消渴降糖胶囊	番石榴叶经加工制成的胶囊。	生津止渴,甘平养胃,涩敛固阴。用于多饮,多尿,多食,消瘦,体倦无力,尿糖及血糖升高之消渴症;轻度及中度成年糖尿病

六、中药的副作用及其禁忌证

中药不是绝对安全的,也有副作用,服用时应详细阅读说明书。应用中药制剂时需注意以下几种情况:

1. 中西药合用的药物如"消渴丸",其中有西药格列本脲成分,约 10 粒消渴丸中就有 1 片(2.5mg)格列本脲,若使用不当,可能会发生低血糖,老年患者和肾功能不全者应当慎用。

2. 有肝肾功能损害的患者应避免使用对肝肾功能有害的中成药。

3. 临床辨证错误可引发诸多副作用。

4. 对个别中成药中的某种药物过敏者禁用,如虫类药物、花粉类药物等。

5. 脾胃虚寒禁用苦寒类药物或以苦寒药为主的中成药。

6. 因某些中药具有堕胎、致畸作用妊娠期妇女不宜服用。

七、临床应用的注意事项

1. 凡药三分"毒",此"毒"泛指药物的偏性,也就是寒热温凉之药性,所以不主张长期大量服用一种药物。

2. 复方中成药的选择是依据临床证候来定的,而证候又受到不同个体的体质、不同的病程阶段、不同的季节、不同的地域环境、不同的饮食习惯等影响,具有动态变化的特点,因此临床应用时要充分考虑以上不同,结合病情,合理对证地选择,不能一成不变,也不能随意更改。

3. 同病异治是中医治病的特色治则之一,某种药物他人用之有效,便拿来服用,若对证也有效,若不对证则无效,还可能产生诸多不良反应而加重病情,甚至脏器的毒性作用,造成严重后果,所以不能人云亦云,应在医生指导下使用。

4. 不要盲目购买和使用没有国家食品和药品监督局正式批准的保健品和药品,有正式批准文号的相关中药保健品或药品中,其降血糖的作用往往较弱,不能达到如西药般立竿见影的效果。但由于利益驱使,市场上经常有打着中医药的幌子,出售所谓的纯中药保健品或药品,我院药学部曾对三种"纯中药"降糖药做了药物分析及鉴定,发现其中掺杂了二种甚或三种降糖西药,患者在不知情的情况下服用,极易造成严重低血糖而危及生命。

5. 有过敏体质的患者,尽量避免对有"保密处方"中成药的使用,因其中成分不公开,可能会引发过敏或加重病情。

6. 不建议在出现酮症酸中毒、高渗性昏迷时使用中药降糖。

7. 当空腹血糖持续高于11.1mmol/L时不建议单独服用纯中药制剂。

(李　怡)

参 考 文 献

1. 中华中医药学会. 糖尿病肾脏疾病中医诊疗标准. 世界中西医结合杂志,2011,6(6):548-552.

2. 中华中医药学会. 糖尿病视网膜病变中医诊疗标准. 世界中西医结合杂志,2011,6(7):632-637.

3. 中华中医药学会. 糖尿病周围神经病变中医防治指南. 中国中医药现代远程教育,2011,9(22):119-121.

4. 中华中医药学会. 糖尿病足中医诊疗标准. 世界中西医结合杂志,2011,6(7):618-624.

5. 刘铜华,王芬. 中医诊治糖尿病的研究概况. 国际中医中药杂志,2006,28(1):57-60.

6. 中华中医药学会. 糖尿病中医诊疗标准. 世界中西医结合杂志,2011,6(6):540-547.

7. 游龙,王耕. 影响血糖升降的65种中药. 中国中医药信息杂志,2000,7(5):32-35.

8. 单俊杰,田庚元. 白术糖复合物 AMP2B 的理化性质及降血糖活性的研究. 药学学报,2003,38(6):438-441.

9. 高斌,白淑英,杜文斌,等. 苍术降血糖作用的实验研究. 中国中医药科技,1998,5(3):162-165.

10. 曹莉,茅彩萍,顾振纶. 蟾衣粉降血糖作用的实验研究. 中国血液流变学杂志,2002,12(4):290-292.

11. 黄焱,陈少强,陈瑞华,等. 川芎嗪对糖尿病大鼠视网膜保护作用的机制. 中药药理与临床,2002,18(5):18-20.

12. 黄焱,陈少强,张更,等. 川芎嗪联合氨基胍对糖尿病大鼠肾脏血管内皮细胞生长因子表达的影响. 中西医结合学报,2004,2(1):72-73.

13. 张杰,陈世伟,张焱等. 藏边大黄复合剂对糖尿病小鼠血糖的影响. 现代预防医学,2006,33(8):1344-1345.

14. 艾智华,蔡红卫,张忠辉. 大黄酸治疗大鼠糖尿病肾病的实验研究. 第三军医大学学报,2004,26(4):304-306.

15. 龚伟,黎磊石,孙骅,等. 大黄酸对糖尿病大鼠转化生长因子 β 及其受体表达的影响. 肾脏病与透析肾移植杂志,2006,15(2):101-111.

16. 张学亮,郭啸华,刘志红,等. 大黄酸对低剂量链脲佐菌素肥胖糖尿病大鼠糖尿病肾病的影响. 中华内分泌代谢杂志,2005,21:(6):563-565.

17. 黄翠玲,李才. 大黄对糖尿病大鼠肾皮质和尿前列腺素及血栓素水平的影响. 中国中医药信息杂志,2003,10(12):23-24.

18. 吴忠杰. 丹参对实验糖尿病大鼠黏附分子 CD54. CD106. CD62p 的影响. 辽宁中医杂志,2006,33(6):758-759.

19. 王志刚,岳辉. 丹参对实验性2型糖尿病大鼠肾损害的保护作用. 牡丹江医学院学报,2005,26(1):20-21.

20. 王兰,李新荣,邓湘蕾,等. 丹参酮ⅡA 对糖尿病大鼠体内氧化应激的作用. 临床和实验医学杂志,2007,6(7):8-10.

21. 史丽谨,朱晓云,刘喜明. 丹参素对糖尿病脑梗塞大鼠 t-PA. PAI-I 含量及 mRNA 表达的影响. 临床药物治疗杂志,2007,5(4):40-44.

22. 柳刚,关广聚,亓同钢等. 丹参对糖尿病大鼠肾脏的保护作用及其机制研究. 中西医结合学报,2005,3(6):459-462.

23. 李成军,陈鹏. 当归多糖对 STZ 诱导的糖尿病大鼠的降血糖作用及其机制. 齐齐哈尔医学院学报,2007,28(10):1158-1161.

24. 李成军,张亚珍,孟文芳. 当归多糖对2型糖尿病大鼠的降糖机制. 齐齐哈尔医学院学报,2007,28(12):1422-1424.

25. 许莹,丁虹. 当归多糖对四氧嘧啶糖尿病小鼠的降血糖作用. 中国药师,2004,7(11):880-881.

26. 李康,毕开顺,司保国. 地骨皮中不同组分对四氧嘧啶糖尿病小鼠的降血糖作用. 中医药学刊,2005,23(7):1298-1299.

27. 高大威,刘志伟,刘智华,等. 地骨皮降血糖效果研究及成分分析. 燕山大学学报,2007,31(3):269-272.

28. 方志伟,刘非,付井成,等. 地骨皮降血糖作用的实验研究.中医药学报,2004,32(4):47-48.

29. 周晶,孟林,黄建安,等.地骨皮对四氧嘧啶糖尿病小鼠的降糖作用.中成药,2001,23(6):424-425.

30. 卫琼玲,石渊渊,任艳彩,等.地骨皮的降血糖机制研究.中草药,2005,36(7):1050-1052.

31. 曾艳,贾正平,张汝学,等.地黄寡糖在2型糖尿病大鼠模型上的降血糖作用及机制.中国药理学通报,2006,22(4):411-415.

32. 王晓莉,李妍芹,苏志红,等.地黄寡糖对妊娠期糖尿病大鼠血糖和胰岛素水平的影响.西北国防医学杂志,2007,28(3):204-206.

33. 胡福良,玄红专,陈民利,等.蜂胶对糖尿病SD大鼠的影响.浙江大学学报(农业与生命科学版),2004,30(2):205-209.

34. 魏高文,冯务群,夏晓凯,等.蜂胶软胶囊对小鼠糖尿病预防作用的实验研究.实用预防医学,2007,14(2):530-531.

35. 孙卫,徐秋玲,郑学芝,等.葛根素对2型糖尿病大鼠脂代谢的影响.中国医疗前沿,2007,2(8):16-17.

36. 宋春宇,毕会民.葛根素对大鼠胰岛素刺激下骨骼肌细胞膜GLUT4蛋白含量的影响.中国中药杂志,2004,29(2):172-175.

37. 茅彩萍,顾振纶,许夕慧,等.葛根素对糖尿病大鼠主动脉内皮形态功能的影响.中草药,2005,36(3):402-405.

38. 陈健,李强翔,刘志旗,等.葛根素对糖尿病大鼠主动脉硫酸乙酰肝素蛋白多糖影响的实验研究.中国现代医学杂志,2007,17(4):410-413.

39. 李强翔,钟惠菊,肖扬等.葛根素对糖尿病大鼠主动脉纤维连接蛋白表达及血脂的影响.中药药理与临床,2006,22(6):14-16.

40. 罗海燕,张卓,陈昌华,等.葛根素对实验性糖尿病大鼠主动脉Ⅳ型胶原基因表达的抑制作用.沈阳药科大学学报,2007,24(6):360-364.

41. 李强翔,钟惠菊,周敏,等.葛根素对糖尿病大鼠血脂和主动脉细胞间粘附分子-1表达的调控.中国行为医学科学,2006,15(11):981-983.

42. 李强翔,王彩云,欧玉兰,等.葛根素对糖尿病大鼠血脂和主动脉基膜粘连蛋白B1 mRNA表达的影响.中国临床药理学与治疗学,2006,11(8):883-887.

43. 李长天,陈雁飞.葛根素对糖尿病大鼠肾脏糖基化产物和转化生长因子-β1表达的影响.中国中医药信息杂志,2006,13(3):36-38.

44. 李强翔,贺金莲,王彩云,等.葛根素对糖尿病肾病大鼠8-异前列腺素F2α的影响.中国老年学杂志,2007,27(2):108-110.

45. 尚文斌,程海波,唐含艳,等.鬼箭羽对糖尿病小鼠血糖及全血粘度的影响.南京中医药大学学报(自然科

学版),2000,16(3):166-167.

46. 吴燊荣,李友元,邓洪波,等.黄精多糖对老年糖尿病小鼠脑组织糖基化终产物受体mRNA表达的影响.中华老年医学杂志,2004,23(11):817-819.

47. 吴燊荣,李友元,邓洪波,等.黄精多糖对糖尿病鼠的心和肾组织糖基化终产物受体mRNA表达的影响.中华急诊医学杂志,2004,13(4):245-247.

48. 郭鹏,欧阳静萍,毛先晴,等.黄芪多糖对2型糖尿病KKAy小鼠早期肾脏病理改变的影响.武汉大学学报(医学版),2007,28(1):74-76.

49. 陈蔚,俞茂华,刘芳.黄芪多糖对NOD鼠胰岛细胞因子基因表达的影响.复旦学报(医学版),2004,31(6):607-610.

50. 陈蔚,俞茂华,李益明.黄芪多糖对非肥胖糖尿病鼠胰岛超微结构及氧化凋亡因子表达的影响.复旦学报(医学版),2007,34(2):269-272.

51. 周云枫,吴勇,欧阳静萍.黄芪多糖对2型糖尿病大鼠肾组织胰岛素信号转导的影响.武汉大学学报(医学版),2005,26(2):139-142.

52. 毛先晴,欧阳静萍,吴勇.中药黄芪多糖对糖尿病大鼠心肌GLUT4表达的影响.武汉大学学报(医学版),2005,26(4):457-459.

53. 张朝云,叶红英,俞茂华,等.黄芪多糖对糖尿病大鼠心肌超微结构的影响.复旦学报(医学科学版),2001,28(6):476-478.

54. 吴朝妍,张莹雯.黄芪多糖对肾阳虚型糖尿病大鼠肾组织NF-κB.TGF2β1的影响.武汉大学学报(医学版),2006,27(3):381-384,388.

55. 张莹雯,吴朝妍.黄芪多糖对肾阳虚型糖尿病大鼠肾组织NF-κB及IκB的影响.中国中西医结合消化杂志,2006,14(6):365-368.

56. 王念,毛先晴,王沈,等.黄芪多糖减轻2型糖尿病大鼠内质网应激和增加胰岛素敏感性的实验研究.公共卫生与预防医学,2007,18(4):13-16.

57. 冯毅,冯烈.黄芪对糖尿病大鼠肾脏保护作用的机制.实用医学杂志,2006,22(21):2457-2459.

58. 阮耀,岳兴如,李晓明,等.黄芪对糖尿病大鼠心肌MDA及SOD,GSH-PX,Na+k+ATP酶活性的影响.时珍国医国药,2007,18(3):593-594.

59. 牟娜,张庆怡,倪兆慧,等.黄芪对高糖作用下肾间质成纤维细胞表达HGF的影响.中国中西医结合肾病杂志,2002,3(1):7-9.

60. 李英,吴文清,张益民,等.野黄芪甙原对糖尿病大鼠肾脏蛋白激酶C活性作用的研究.中华肾脏病杂志,2001,16(2):89-92.

61. 吴文清,李英,赵金彩,等.野黄芪甙元对实验性糖尿病大鼠肾脏的保护作用.中国中西医结合肾病杂志,2001,2(8):444-446.

62. 胡蜀红,张木勋.黄芩苷对 STZ 糖尿病大鼠肾脏的保护及其与 TGF-β1 的关系.中国医院药学杂志,2007, 27(3):290-293.

63. 褚伟,祁友松,邢燕玲,等.姜黄对实验性糖尿病大鼠血管内皮细胞功能的影响.中国中医基础医学杂志, 2007,13(4):275-276.

64. 包海花,郭新民,聂影,等.绞股蓝总皂甙对 2 型糖尿病大鼠脑神经生长因子基因表达的影响.中国康复医学杂志,2006,21(4):328-329.

65. 葛敏,刘彤,关宿东,马善峰,等.绞股蓝总苷对糖尿病心肌病大鼠心脏功能的影响.沈阳药科大学学报, 2007,24(6):355-359.

66. 郎志芳,董琦,韩继.绞股蓝皂甙对糖尿病大鼠肾脏氧化应激影响的研究.牡丹江医学院学报,2005,26 (4):5-8,

67. 郑杰,籍保平,何计国,等.桔梗醇提物对链尿菌素致糖尿病 ICR 小鼠血糖影响研究.食品科学,2006;27 (7):236-239.

68. 楚生辉,刘敏.苦瓜醇提物对糖尿病大鼠血糖、血脂的影响.中成药,2006,28(6):889-890.

69. 张平平,刘金福,甄润英,等.苦瓜皂甙纯品对糖尿病大鼠的降糖功效及急性毒性试验.营养学报,2007,29 (3):304-305.

70. 徐斌,董英,张慧慧,等.苦瓜多糖对链脲佐菌素诱导糖尿病小鼠的降血糖效果.营养学报,2006,28(5): 401-403.

71. 唐彦萍,杨贵忠,张庆军.苦瓜对糖尿病家兔血清 NO 和组织中 GSH-Px 活性的影响.四川中医,2001,19 (8):7-9.

72. 陈汉桂,郭厚基,覃艺,等.荔枝核提取液对糖尿病小鼠模型血糖、血脂等相关指标的干预效应.中国临床康复,2006,10(7):79-81.

73. 郭洁文,潘竞锵,邱光清,等.荔枝核增强 2 型糖尿病 2 胰岛素抵抗大鼠胰岛素敏感性作用.中国新药杂志, 2003,12(7):526-529.

74. 陈卫辉,钱华,王慧中,等.麦冬多糖对正常和实验性糖尿病小鼠血糖的影响.中国现代应用药学杂志, 1998,15(4):21-23.

75. 胡翠华,徐华丽,于晓风等.人参二醇组皂苷对实验性 2 型糖尿病大鼠血糖及血脂代谢的影响.吉林大学学报(医学版),2006;32(6):1004-1008.

76. 陈冬梅,睢诚,曲绍春,等.人参果皂苷注射液对实验性高血糖的影响.吉林大学学报(医学版),2007,33 (4):647-650.

77. 李才,李相军,苗春生,等.人参糖肽对糖尿病大鼠尾腱胶原交联的改善作用.中国中药杂志,2005,30(7): 545-547.

78. 王蕾,关宿东,邓松华.人参皂苷对糖尿病大鼠膈肌收缩特性的保护作用.安徽医科大学学报,2006,41(1): 35-37.

79. 徐洁,钟丽娟.肉桂对 2 型糖尿病大鼠肝糖原、肌糖原的影响.中国中医药科技,2007,14(3):171-172.

80. 胥新元,彭艳梅,彭源贵,等.肉桂挥发油降血糖的实验研究.中国中医药信息杂志,2001,8(2):26.

81. 钟国连,邱立明,高晓梅.桑白皮水-醇提取物对糖尿病模型大鼠血糖和血脂的影响.实验动物科学与管理,2003,20(2):24-25.

82. 马松涛.桑白皮提取物对防治糖尿病大鼠神经病变实验研究.中药药理与临床,2006,22(3.4):117-118.

83. 李卫东,刘先华,周安.桑叶提取液对糖尿病大鼠血糖及脂质过氧化作用的影响.广东药学院学报,2005,21 (1):42-43.

84. 薛长勇,滕俊英,邱继红,等.桑叶多糖-肽复合物的降血糖血脂作用.营养学报,2005,27(2):167-168.

85. 舒思洁,洪爱蓉,胡宗礼,等.山药对糖尿病小鼠血糖、血脂、肝糖原和心肌糖原含量的影响.咸宁医学院学报,1998,12(4):223-226.

86. 郜红利,肖本见,梁文梅.山药多糖对糖尿病小鼠降血糖作用.中国公共卫生,2006,22(7):804-805.

87. 胡宗礼,舒思洁,洪爱蓉,等.山茱萸对糖尿病小鼠组织过氧化脂质含量的影响.咸宁医学院学报,1999,13 (1):9-11.

88. 李丽华,许惠琴,时艳.山茱萸环烯醚萜总苷对糖尿病大鼠肾形态学及其 Na+,K+ATP 酶活性的影响.云南中医学院学报,2005,28(4):43-45.

89. 皮文霞,蔡宝昌,许惠琴,等.山茱萸环烯醚萜总苷对糖尿病血管并发症模型大鼠血清 SOD 的影响.中药新药与临床药理,2003,14(1):23-24.

90. 郝海平,许惠琴,朱荃,等.山茱萸环烯醚萜总苷对由链脲佐菌素诱导的糖尿病血管并发症大鼠血清 sICAM-1、TNF-α 的影响.中药药理与临床,2002,18 (4):13-14.

91. 钱东生,朱毅芳,朱清.山茱萸乙醇提取液对 NIDDM 大鼠骨骼肌 GLUT4 表达影响的实验研究.中国中药杂志,2001,26(12):859-862.

92. 陈云龙,何国庆,张铭,等.细茎石斛多糖的降血糖活性作用.浙江大学学报(理学版),2003,30(6):693-696.

93. 仝小林,周水平,李爱国,等.水蛭对糖尿病大鼠肾脏病变的防治作用及机理探讨.中国中医药信息杂志, 2002,9(6):21-23.

94. 周水平,仝小林,潘琳,等.水蛭对糖尿病大鼠视网膜微血管形态的影响.中国中医眼科杂志,2002,12(2): 79-82.

95. 柴可夫,覃志成,王亚丽,等.北五味子油对糖尿病小鼠抗氧化及葡萄糖转运蛋白 4mRNA 表达的影响.中医药学刊,2006,24(7):1199-1201.

96. 袁海波,沈忠明,殷建伟,等.五味子中 α-葡萄糖苷酶抑制剂对小鼠的降血糖作用.中国生化药物杂志,2002,23(3):112-114.

97. 范尚坦,李金兰,姚振华,等.仙鹤草降血糖的实验研究.医药导报,2004,23(10):710-711.

98. 王思功,李予蓉,王瑞宁,等.仙鹤草颗粒对小鼠血糖的影响.第四军医大学学报,1999,20(7):640-642.

99. 修姗姗,雍克岚,陈莉莉,等.血竭超临界提取物的降血糖作用及其机制研究.天然产物研究与开发,2005,17(16):766-768.

100. 张汝学,王金锐,吴春福,等.血竭对大鼠血糖.血浆胰岛素及血脂的影响.中药新药与临床药理,2002,13(1):23-25.

101. 冯晓帆,柳春.孙延娜,等.血竭乳剂对四氧嘧啶小鼠肝脏中糖原含量和糖原合成酶激酶活性的影响.辽宁中医药大学学报,2007,9(3):207-208.

102. 孙延娜,柳春,冯晓帆,等.血竭乳剂对四氧嘧啶造模糖尿病小鼠己糖激酶及苹果酸脱氢酶活性的影响.辽宁中医药大学学报,2007,9(3):89-90.

103. 冯晓帆,柳春,王艳杰,等.中药血竭乳剂对 DM 小鼠右后肢肌肉组织中 GSK-3β 表达的影响.辽宁中医杂志,2007,34(6):853-854.

104. 苗明三,苗艳,纪晓宁.玉米须总皂苷对链脲佐菌素致糖尿病大鼠肾脏.胰腺.胸腺组织细胞病变的影响.中国现代应用药学杂志,2007,24(3):171-173.

105. 苗明三,孙艳红,纪晓宁.玉米须总皂苷对四氧嘧啶加葡萄糖所致小鼠病因性糖尿病模型的影响.中华中医药杂志,2007,22(3):181-183.

106. 苗明三,孙艳红,史晶晶,等.玉米须总皂苷对糖尿病模型大鼠生化指标的影响.中药药理与临床,2006;22(3.4):80-81.

107. 丁登峰,向大雄,刘韶,等.玉竹多糖的提取及其对链脲佐菌素诱导糖尿病大鼠血糖的影响.中南药学,2005,3(4):222-224.

108. 季峰,魏贤勇,刘广龙,等.玉竹多糖降血糖作用的实验研究.江苏中医药,2006,27(9):70-71.

109. 金艳书,戴晋.玉竹提取物 A 对 1 型糖尿病小鼠的免疫干预作用.中国临床康复,2006,10(7):73-75.

110. 金艳书,庄晓燕,吴学敏,等.玉竹提取物 A 对 1 型糖尿病小鼠血糖及细胞因子的调控作用.数理医药学杂志,2006,19(1):30-32.

111. 陈莹,潘兴瑜,吕雪荣,等.玉竹提取物 A 对 STZ 诱导的 Ⅰ 型糖尿病小鼠血糖及死亡率的影响.锦州医学院学报,2004,25(5):28-30,34.

112. 杨新波,黄正明,陈红艳,等.泽泻不同溶剂提取物对糖尿病小鼠血糖及血液生化指标的影响.解放军药学学报,2006;22(6):419-421.

113. 杨新波,黄正明,曹文斌,等.泽泻提取物对正常及四氧嘧啶小鼠糖尿病模型的影响.中国实验方剂学杂志,2002,8(3):24-26.

114. 李春梅,高永林,李敏,等.知母皂苷对小鼠血糖的影响.中药药理与临床,2005;21(4):22-23.

115. 黄彩云,谢世荣,黄胜英.知母多糖对家兔血糖的影响.大连大学学报,2004,25(4):98-99.

116. 黄芳,徐丽华,郭建明,等.知母提取物的降血糖作用.中国生化药物杂志 2005,26(6):332-335.

117. 黄洪林,杨怀瑾,刘立超,等.栀子降血糖作用的实验研究.中药新药与临床药理,2006,17(1):1-3.

118. 崔琳琳,赵晓华,李丽,等.小檗碱对高脂膳食大鼠胰岛素抵抗的早期干预实验研究.中西医结合心脑血管病杂志,2005,3(3):230-231.

119. 高从容,张家庆,黄庆玲.小檗碱增加胰岛素抵抗大鼠模型胰岛素敏感性的实验研究.中国中西医结合杂志,1997,17(3):162-164.

120. 何家禄,易咏竹.家蚕蛹粉对高血糖动物模型的降血糖作用及试食试验.中国蚕业,2003,24(1):66-68.

121. 王自勇,毛水龙.蚕茧降血糖作用的实验研究.中国医药学报,2000,15(4):21-24.

122. 王自勇,毛水龙.蚕茧降血糖作用的机理研究.中国医药学报,2002,17(3):34-36.

123. 唐春萍,徐伟.拟黑多刺蚁对实验动物血糖和血脂的影响.中草药,1998,29(9):612-615.

124. 徐秀兰,李泰明.文蛤水解液降糖及降脂作用的实验研究.中国生化药物杂志,1999,20(6):298-300.

125. 钦传光,黄开勋.泥鳅多糖对实验性糖尿病小鼠血糖血脂的影响.中国药理学与毒理学杂志,2002,16(2):124-127.

126. 王琦,周玲仙,罗晓东,等.翻白草不同方法提取物对小鼠降血糖作用.中国公共卫生,2007,23(2):225.

127. 田中忍.银杏叶类黄酮对大鼠食后血糖升高的抑制作用.国外医学中医中药分册,2005,27(5):305.

128. 蔡仲德,吴杰,朱惠荣.中医药治疗糖尿病研究概况.中国实验方剂学杂志,2002,8(6):56-59.

129. 李弘,宋宝珠.糖尿病治疗及实验研究中单味中药的作用机理.时珍国医国药,2004,15(8):535-536.

第 37 章

胰岛移植治疗糖尿病研究的现状和发展趋势

糖尿病引发的心血管病变、视网膜病变、肾脏与神经病变常严重威胁糖尿病患者的健康和生命。据国外资料,约80%糖尿病患者直接因心血管疾患致死。糖尿病性微血管病变继发于糖代谢紊乱,若能纠正糖代谢紊乱,重建葡萄糖内稳态,可防止、延缓,甚至逆转糖尿病性微血管病变的发生与发展。但目前临床沿用的胰岛素治疗难以使糖代谢恢复内稳定,人工内分泌胰腺(Biostator)虽可使血糖浓度控制在允许的范围内,但由于整个装置体积较大,不便随身携带,只适用于糖尿病急症治疗,而且存在导管留置引发感染等诸多问题。胰岛素泵虽亦可使血糖保持正常,且可随身携带,但因缺乏葡萄糖传感器,使用不当仍有发生严重低血糖和酮症酸中毒的危险性。

长期研究强烈提示严格控制血糖可防止和延缓1型糖尿病慢性并发症进展,与传统胰岛素治疗相比,胰岛细胞替代(无论通过胰腺器官移植或分离胰岛移植)是获得稳定正常血糖状态和避免低血糖发作的唯一治疗方法。然而,这些获益的代价是需要具有潜在风险的免疫抑制治疗。近年来由于手术方法、免疫抑制治疗方法的改进,国内外胰腺移植成功率明显提高。目前临床上多做肾胰联合移植,包括胰肾同期联合移植(SPK)和肾移植后胰腺移植(PAK)。据报道,SPK受体1年与3年胰岛素不依赖者分别为75%与60%,单独胰腺移植(PTA)者,移植物1年存活率仅49%。由于胰腺移植需长期用免疫抑制剂,故1型糖尿病除非有末期糖尿病肾病已经或计划肾移植者适宜胰腺移植,对其余患者是否有胰腺移植的必要,许多糖尿病学家持有异议。根据2006年ADA建议,胰腺移植用于治疗1型糖尿病的指征为:①对已经或计划进行肾移植的糖尿病患者,胰腺移植是一种可接受的治疗选择。这类患者可以行SPK或PAK手术,其中SPK的胰腺存活率高于PAK;②PTA手术仅适于下列情况:胰岛素为基础的治疗一直不能防止反复的严重急性代谢并

发症(如低血糖和酮症酸中毒等)需要医学处理;对外源性胰岛素产生了严重的临床和情感问题而影响身心健康。

胰岛细胞移植不仅可使1型糖尿病患者获得胰岛素不依赖,而且比胰腺移植更简单、安全,是当今世界糖尿病治疗领域研究的主流方向之一,有望成为治疗1型糖尿病的根本途径。人胎胰移植物一般需短期应用免疫抑制剂,可在糖尿病的早期进行,更有利于防止其慢性并发症的发生及其发展。成人胰岛受体亦需长期免疫抑制治疗,但随着对免疫抑制方案的改进,其毒副作用尤其致糖尿病作用明显减少。今后采用供体胰岛免疫隔离技术,长期免疫抑制治疗可能不再需要。胰岛移植既能提供胰腺移植的作用,又大大降低手术风险。同时胰岛移植也存在胰腺移植无法具备的优点:如体外培养或基因治疗调节免疫原性、组织包囊免疫隔离、选择免疫特权(immune-privileged)部位植入、通过异种移植或干细胞移植解决供体不足问题。因而胰岛移植应是1型糖尿病较理想的治疗方法。加拿大Edmonton方案的成功应用和推广,将胰岛移植由实验推向临床,在胰岛移植临床应用中具有里程碑意义。成体胰岛干细胞研究、胰岛异种移植等新技术的发展,将解决胰岛供体来源不足,为胰岛移植带来曙光。

第1节 胰岛移植实验研究

早在1970年Younszai等首先报道了腹腔内移植成年大鼠胰岛使糖尿病状态暂时减轻。随后1972年Ballinger与Lacy将400~600个胰岛分别移植到近交系(自体移植)和非近交系(同种异体移植)糖尿病大鼠腹腔内,并获得持久作用,与对照组比较胰岛移植后大鼠糖尿病部分缓解,生存期延长。接着Richard等报告移植较大数量的胰岛,使糖尿病大鼠血糖完全恢复正常长达7个月之久。至今30余年间胰岛移植实验研究广泛深

入地开展,取得了很大的成果。胰岛移植步骤可以简单概括为供胰消化后胰岛分离纯化,体外培养,胰岛植入和受体免疫抑制和免疫耐受治疗以维持胰岛存活与功能。胰岛移植必须解决的技术关键包括:胰岛分离、培养、鉴定、保存;感染和自身免疫介导的移植排斥;血管再生;低移植量和高代谢需求的矛盾;临床广泛需求而胰岛供量有限的矛盾。目前胰岛移植的主要障碍是受体终生使用免疫抑制剂。一旦这一障碍得以克服,胰岛供量有限将成为主要矛盾。胰岛移植的实验研究发展对于推动胰岛移植的临床应用至关重要。

一、胰岛的分离与纯化

胰岛仅占胰腺体积的 1% ~ 4%。通过胰岛分离与纯化去除胰腺外分泌组织,可以提高移植物植入量、增加安全性、减少移植物免疫原性,免疫调节过程也需要胰岛纯化。由于胰岛细胞和胰腺外分泌组织细胞体积差异很小,早期的尼龙膜过滤、沉淀、离心洗涤、等速梯度离心等方法不能有效提高胰岛纯度。目前常用的方法为胶原酶消化后 Ficoll 密度梯度离心纯化胰岛。

(一) 啮齿类动物胰岛分离纯化

成年大鼠麻醉后,经肝门胆总管内插管,逆行注入 Hanks 液,充分膨胀胰腺后摘除胰腺组织剪碎,经 Hanks 液漂洗后通过胶原酶消化,Ficoll 间断密度梯度离心纯化胰岛,每只成年鼠一般可分离获得 200 ~ 400 个胰岛,得率约 5% ~ 10%。胡远峰等采用改良的胰管内灌注胶原酶溶液消化与 Ficoll 密度梯度离心法研究成年大鼠胰岛分离与纯化,胶原酶溶液中添加 7.5mmol/L $CaCl_2$,pH 7.8,(38 ± 1)℃水温内消化,可显著提高胰岛得率,同时避免产生胶样物造成胰岛损失;并采用中性红原位活体染色,以鉴别与计数胰岛,平均每个大鼠胰腺得率为 420 ~ 890 个,Ficoll 纯化后的胰岛平均收获量为 212 ~ 455 个,回收率约为 50%,纯度为 90%,胰岛活率在 90% 以上。胰岛呈猩红色细胞团,形态结构完整;胰岛素释放试验显示,纯化的胰岛具有良好的胰岛素分泌功能。

新生大鼠胰腺中的胰岛数量较多,胰岛素含量较高,外分泌酶含量低,仅用胶原酶消化分散,不需作胰岛分离即可移植。胎鼠胰腺中内分泌细胞发生早,当腺泡细胞尚未分化时,胰岛已能合成胰岛素与胰高糖素。Hegre 等将受孕 16 ~ 22 天的胎鼠胰腺作组织培养,所产生胰腺组织的 25% 由胰岛细胞构成,胰岛素含量为 17mU/mg 胰腺组织。胎胰胰岛发育的潜力与胰腺体外培养的时间密切相关,将已高度分化的胎鼠胰腺组织体外培养 8 天后,胰岛形态与数量均无明显变化,将分化较低的胎胰组织体外培养 4 天后,胰岛比例与胰岛素含量增高 10 倍。胚胎胰腺培养可促进腺管上皮细胞增殖,胰岛细胞选择性分化生长。

(二) 其他大动物胰岛分离纯化

由于大动物,如猪、狗等胰腺组织结构与成人相似,纤维组织均较丰富,用手工消化较困难,可参照 Ricordi 建立的成人胰腺消化分离方法,近来多为胰管内灌注胶原酶进行消化,Ficoll 密度梯度离心法分离胰岛。通过自动化装置使得胰岛在恒温消化过程中逐渐释出,避免了胶原酶对胰腺的过度消化,同时还由于人为干预少,大大降低了污染率,提高了胰岛收获率。该方法的关键是最小的机械损伤和持续胶原酶消化,胰岛释放而避免过度消化。

(三) 胰岛分离纯化方法的改进

消化酶现多用释放酶(liberase),它含有从溶组织梭状芽孢杆菌高度纯化的胶原酶Ⅰ、Ⅱ的异构体,以及从嗜热溶蛋白杆菌分离的嗜热菌蛋白酶,后者可以提高对细胞外基质成分的降解作用,从而有效提高胰岛分离。由于减少了裂解作用的酶活性,故可保护胰岛的完整性。释放酶的活力强、纯度高、毒性小,而且不同批号间酶活性相当稳定,用释放酶消化分离的胰岛不仅得率大大提高,而且胰岛的活性亦明显增加。释放酶目前亦已广泛用于大动物和啮齿类动物的胰岛分离。近来德国 Serva 研制一种用于成人胰岛分离的新型消化酶,称为 Serva 胶原酶 NB1(胶原酶 NB1 添加中性蛋白酶),胰岛得率与释放酶类似,而且用胶原酶 NB1 使得胰岛形态学得以改善,凋亡细胞比例减少,也没有批号间酶活性变异,被认为有望成为人胰岛分离的专用消化酶。

在密度梯度离心纯化胰岛方面,早期离体研究用非连续蔗糖梯度离心方法分离大鼠胰岛和外分泌组织,发现可能由于高渗损伤胰岛细胞脱水导致胰岛对高糖刺激无反应,而高分子聚蔗糖 Ficoll 梯度离心方法可以有效提高胰岛活性。一些研究表明其他介质,包括水溶性聚蔗糖 Euro-Ficoll、牛血清白蛋白、泛影酸钠-Ficoll、甲泛葡胺、泛影葡胺,进行密度梯度离心纯化胰岛,可不同程度提高胰岛得率。近有报道用葡聚糖 Dextran M70

或 Histopaque-1077 代替 Ficoll,可提高胰岛的活率和得率,Dextran M70 价格便宜,Histopaque-1077 较 Ficoll 能提供一个更好的渗透环境,更好地保护胰岛活性与功能,且纯化方法简便。

供胰的内源性蛋白酶和相应的抑制成分影响胶原酶的蛋白裂解活性、消化时间、胰岛得率和活率,因而对于胰岛消化过程非常重要。胰蛋白酶具有裂解胶原酶活性,消化过程中供胰的胰蛋白酶活性增加与胰岛得率和活率降低密切相关。广谱丝氨酸蛋白酶类抑制剂 4-(2 氨基乙烷)-氟氢氯酸苯(Pefabloc)可以抑制胰蛋白酶活性,提高胰岛得率和活率。有研究报道 Pefabloc 可提高冷缺血时间较长的胰岛得率,但未发现 Pefabloc 对消化时间的显著改变,提示其他蛋白酶可能也参与了胶原酶活性的改变。

实验室胰岛纯化研究进展包括 γ 射线辐照、抗腺泡细胞毒抗体、激光选择性破坏腺泡、低渗环境破坏腺泡、抗腺泡单抗磁珠筛选、流式细胞分选术等多种方法,都可以不同程度地提高胰岛得率。

二、胰岛细胞培养

胰岛细胞培养是体外保存胰岛的方法之一,且可使胰岛纯化、免疫原性降低。胰岛细胞培养需要解决一些特殊问题:首先由于胰岛细胞团体积较大,胰岛中心氧供不足可能发生坏死;其次胰岛培养与其他细胞培养技术的评估和比较不同;同时不同物种的胰岛培养技术和生物学行为不同。胰岛移植应避免污染,尽管胰岛污染与冷冻保存的胰岛有关,但胰岛移植前增加的任何步骤均可能增加胰岛污染的可能性。

(一)胰岛细胞培养方法

将已消化分离的胰岛按一定的密度接种于培养瓶或多孔细胞培养板中,培养液通常采用 RPMI1640 或 DMEM。氧浓度影响胰岛细胞的胰岛素释放,推荐胰岛培养液厚度大约 2mm 为宜。培养温度对于胰岛免疫原性和存活率均有影响。胡远峰等对人胎胰岛细胞单层培养作了研究,培养 24 小时后将胰岛转入另一个培养皿,48 小时后用新鲜配制的 2.5μl/ml 碘乙酸处理 5 ~ 6 小时,以去除成纤维细胞,必要时 2 ~ 3 日后重复碘乙酸处理。在细胞培养过程中定期用倒置显微镜观察细胞生长状况,醛复红与免疫酶标染色或电镜观察。生物学活性鉴定采用胰岛素释放试验与细胞内胰岛素含量测定。经胶原酶消化分离可得到分散较

好的细胞及其细胞团,活率在 85% 以上,平均细胞获得率为 0.6 ~ 1.2×10^5/mg。胰岛细胞比例因供体胎龄而异,一般含分泌颗粒细胞至少占 1/5,其中绝大多数为 β 细胞,培养 2 周胰岛细胞对高糖加茶碱刺激呈现良好的应答反应,表明人胎胰岛细胞单层培养方法不仅可以促进胰岛细胞的生长与纯化,而且可减低其免疫原性。

不同培养液影响胰岛细胞的存活与功能,有研究比较 TCM 199、RPMI 1640、CMRL 1066、MEM、Ham's F10 等不同胰岛培养液的效能,发现 F10 培养的胰岛细胞内胰岛素含量最高,而 RPMI 培养的胰岛细胞胰岛素合成率最高。RPMI 培养液中的烟酰胺和 11mmol/L 葡萄糖可能与此相关。另有研究认为 MEM 是大鼠胰岛最佳培养液,F12 是猪胰岛的最佳培养液,而 CMRL1066 是人胰岛的最佳培养液。

(二)胰岛细胞增殖分化研究

研究发现胰岛细胞与导管细胞共同培养比单纯胰岛细胞培养增殖率高。导管细胞释放的因子可能对胰岛细胞生长有促进作用。人生长激素、胰岛素样生长因子 I(IGF-I)和胰岛素样生长因子 II(IGF-II),转化生长因子 α(TGFα),表皮生长因子(EGF),烟酰胺等均对胰岛细胞增殖和分化有明显的促进作用。人生长激素可促进人胎胰岛细胞在体外培养中贴壁、铺展与细胞单层形成,^3H-TdR 掺入试验显示人生长激素可明显促进胰岛细胞 DNA 复制,有丝分裂指数从 2.36% 增加到 5.95%。人生长激素还能促进胰岛 β 细胞的胰岛素的合成与释放,并能增强胰岛 β 细胞对葡萄糖刺激的反应性。近期研究发现胰高血糖素样肽 1(GLP-1)、17β-雌二醇、烟酰胺等可能通过抑制氧化应激和致炎细胞因子机制对胰岛细胞生长有促进作用。

三、实验性胰岛移植

(一)移植部位与效果

实验动物多数用大鼠,少数用猪、猴或狗,一般采用链脲霉素(STZ)65 ~ 70mg/kg 或四氧嘧啶 40mg/kg 静脉注射或腹腔注射造成糖尿病动物模型。大动物亦可采用全胰切除制成糖尿病模型。Ballinger 等将 400 ~ 600 个同基因的胰岛移植于糖尿病鼠腹膜腔内,使糖尿病鼠持久缓解。Kemp 等报道门静脉是胰岛移植最有效的途径,应用相同方法制备,同等数量的胰岛腹膜腔内移植仅部

分糖尿病鼠有效,门静脉移植则获痊愈。Griffith 等对门静脉内胰岛移植物进行了组织学与超微结构随访检查,发现胰岛位于肝叶的包膜下与门脉分支间,β 细胞与肝细胞在相邻部位形成细胞内连接复合物。许多作者报道门脉内胰岛移植后,受体鼠胆红素、转氨酶、碱性磷酸酶与凝血酶原时间均保持正常,糖尿病已愈的受体鼠组织学检查为正常细胞结构,无肝充血,纤维化与血管阻塞现象,移植 6 周后门静脉压无变化。Steffes 将消化分散的新生鼠胰腺组织腹腔内移植,受体鼠的高血糖于 3 周内均恢复正常,葡萄糖耐量试验正常,对葡萄糖刺激能快速释放胰岛素,表明腹腔内胰岛移植可使糖尿病鼠恢复正常葡萄糖代谢。新生鼠胰岛组织腹腔内移植需 4 个以上供体胰腺才能获足量的胰岛组织。Brown 等认为肾包膜下为理想的移植部位,将交配后 16.5 ~ 17.5 日同基因胎鼠胰腺移植于肾包膜下,使受体鼠糖尿病完全逆转需要 4 个以上供体胰腺,交配后 18 日胎鼠胰腺在正常鼠肾包膜下生长了 3 周后,1 个胎鼠的胰腺即可使糖尿病状态完全纠正。

Mirkovitch 等用 7 只狗全胰切除后,将胰腺消化分散作脾脏内自体移植,术后 10 日开始血糖恢复正常,脾脏组织学检查显示胰腺组织分散在脾脏红髓或白髓内,镜检示外分泌与内分泌胰腺组织,胰岛内有 α 细胞与 β 细胞。Kretschmer 等在 34 只全胰切除狗中,21 只作脾髓内胰腺组织自体移植,其中 20 只狗血糖均恢复正常,10 只门静脉内移植,恢复正常血糖者不及半数。

移植部位影响移植物存活,肝脏、脾脏、腹腔网膜、睾丸、肾包膜下等均作为移植部位进行研究。腹腔移植多见于微囊化胰岛体积较大者。睾丸、肾包膜下免疫特权部位可以减少对移植物的免疫攻击。还有研究将 Sertoli 细胞与胰岛细胞共同培养后肾包膜下移植,获得无系统免疫抑制而长期存活。一项研究比较了脾脏和肾包膜下两部位移植效果,发现链脲霉素腹腔注射所致糖尿病大鼠模型肾包膜下移植可以获得更长久的血糖控制。研究认为多种因素参与免疫特权机制,主要认为免疫特权部位 Fas 配体表达增多,与移植部位 T 细胞表达的 Fas 相互作用,由 Fas-Fas 配体介导导致移植部位浸润细胞凋亡。

目前应用最为广泛的移植部位是肝脏门静脉胰岛混悬液注入。该部位损伤小、血供丰富、胰岛素的生成和代谢符合生理。

(二) 移植物的再血管化与微循环建立

在体胰岛血液灌注丰富,约占胰腺血供的 5% ~ 15%。胰岛分离纯化、体外培养过程中脉管系统受损,导致胰岛中心血流灌注不足。因此,移植物的再血管化与微循环建立影响移植物存活和移植后功能。许多实验研究表明适当的微血管血供对胰岛移植长期存活至关重要,游离的胰岛移植后 2 天显示有新生血管形成,表现为产生毛细血管芽并向外突出,在移植后 10 ~ 14 天,完成整个血管网的形成。分离胰岛的冷冻保存和培养似乎不影响再血管化过程。此外,免疫抑制药物,如环孢素 A、15-脱氧精胍菌素几乎不影响同基因胰岛移植物的再血管化,但也不能防止异种胰岛移植引起的再血管化障碍。而一些新型免疫抑制药(如 RS-61443)以及维生素 E 似可完全防止胰岛移植物毛细血管形成障碍。近期研究发现对于血管再生障碍可以通过血管生长刺激蛋白,如血管内皮生长因子(VEGF)包裹或体外转入血管内皮生长因子基因等技术刺激血管再生。

(三) 移植物对糖尿病并发症的作用

药源性糖尿病鼠 6 个月后进行胰岛移植,使肾脏病变明显减轻或稳定。当血浆胰岛素浓度增高,血糖浓度减低时,糖尿病已愈鼠肾小球系膜基质物质减少,IgG、IgM 与 C3 消失。未作移植的糖尿病鼠在糖代谢紊乱 8 个月后肾脏病变显著进展。Gray 等在引起糖尿病后对作痊愈性胰岛移植与未作胰岛移植的糖尿病动物比较研究了微血管病变的发生情况,在糖尿病形成 9 个月后,未作胰岛移植的糖尿病鼠均有肾脏病变,作胰岛移植的糖尿病鼠则未出现肾脏病变。此外,未作胰岛移植的糖尿病鼠伴有白内障和视网膜病变,可见胰岛移植可以防止实验性糖尿病动物继发性病变的发生与发展。

四、胰岛移植物排斥的机制

充分理解胰岛移植过程中免疫反应机制有助于理解应用免疫抑制剂、免疫调节剂和免疫耐受方法来改善移植预后。胰岛免疫排斥基础与其他器官移植免疫排斥基础基本相近。就异体抗原而言,移植物与受体的免疫距离显著影响免疫损伤的程度,决定移植物存活与预后。所以移植成功率,自体移植高于同种异体移植,后者又高于异种移植。与其他器官移植不同的是,自身免疫反应对胰岛存活、移植物移入、移植后功能的影响是双倍的,包括自身免疫反应再发和免疫排斥。由于1型糖尿病发病以胰岛细胞反应性自身抗体和T细胞免疫为特点,受体本身已存在针对胰岛细胞抗原决定簇和胰岛素的抗体和活化免疫细胞,将和针对异体抗原的局部浸润免疫细胞一起参与移植损伤。

很多学者认为胰岛移植的主要障碍是过路白细胞沾污胰岛组织,导致新鲜胰岛快速排斥。随着免疫学进展,对胰岛移植排斥机制了解有所发展。最近报道小鼠的主要组织相容性复合体(MHC)H-2区,具有与免疫反应相关的功能。该区的基因产物按其功能分为两类,即Ⅰ类抗原与Ⅱ类抗原。Ⅰ类抗原(相当于人类的HLA-A、B、C)为移植反应中的靶抗原,Ⅱ类抗原(Ⅰa抗原,相当于人类的HLA-DR)可控制细胞间相互作用,直接涉及各种异体移植物反应。朗罕胰岛表达Ⅰ类抗原,并无Ⅱ类抗原,细胞介导免疫在体外的刺激实验已证明依赖带有Ⅰa抗原的类淋巴细胞,如巨噬细胞或树突状细胞。Alejandro等进行的人类朗罕胰岛中HLA-DR的免疫细胞化学定位研究表明,胰岛中的HLA-DR主要呈现在内皮细胞表面,内分泌细胞则完全缺乏抗DR抗体结合。Faustman等报告新鲜的小鼠胰岛用特异性抗Ⅰa血清与补体处理后移植,不用任何免疫抑制剂,异体移植物在所有受体中存活均超过300天,证明Ⅰa阳性细胞(可能为树突状细胞)对移植物免疫性排斥的触发起主要作用。关于CD4(T辅助细胞Th)与CD8(T细胞毒/抑制细胞,Tc/S)表型在排斥反应中的作用尚有争论。排斥似由Th所启动,而由Th分泌细胞因子激活的Tc/S来完成此过程。

胰岛移植物排斥根据病因、严重程度、发生时间分为超急性、急性、慢性排斥反应三种。

超急性排斥反应发生于移植后数小时内,与受体体内已形成或预处理供体抗体有关。这一过程见于异种移植,α(1、3)半乳糖存在于动物组织细胞表面,进化过程中人类已丢失。这些已经预先存在的半乳糖抗体是异种移植中发生急性排斥反应的主要原因。移植后抗原抗体复合物形成,体液免疫反应导致补体聚集和血栓形成,发生在移植后的数分钟到小时,最终导致移植失败。由于异种移植损伤主要通过抗原抗体反应途径,预防性去除细胞抗原是异种移植生物技术的关键。

急性排斥反应多见于同种异体移植,与"自身"和"非自身"抗原分子识别及应答有关。炎性细胞浸润,局部抗原呈递细胞摄取、加工处理和呈递抗原给T细胞;效应Th1细胞识别抗原,释放多种细胞因子,导致炎症反应。免疫抑制剂可以阻断急性排斥反应过程。近期研究表明异体胰岛移植急性排斥反应,首先受体识别异体抗原,抗原递呈细胞(APC)摄取抗原并降解成小肽片段后,与MHCⅠ类和Ⅱ类分子结合,被转运到APC细胞表面。其中Ⅰ类MHC普遍表达于有核细胞表面,而Ⅱ类MHC仅表达于单核/巨噬细胞、DC细胞、激活T细胞表面。MHC肽分子复合物表达于APC表面供T细胞的表面受体TCR识别,同时需要APC细胞表达的协同刺激分子与T细胞表面相应配体结合,协同激活抗原特异性T细胞,产生免疫应答。T细胞协同激活包括两种途径:APC细胞表面CD40与T细胞表面CD40配体(CD154)(瞬时表达)协同刺激途径;APC细胞表面B7-1/2与T细胞表面CD28(持续表达)或CTLA-4(瞬时表达)协同刺激途径。如果缺乏协同刺激,异体抗原无法激活受体T淋巴细胞,受体T淋巴细胞凋亡。T细胞激活的多个途径均可以作为免疫抑制或免疫诱导的作用靶点,抑制急性排斥反应过程。

慢性排斥反应发生于免疫抑制过程中,以纤维化、移植物结构破坏为特点,最终导致移植失败。慢性排斥反应发生机制多种,包括创面愈合过程,延迟高敏反应,抗体介导体液反应,内皮细胞损伤等。

五、胰岛移植物排斥的防治

目前,尚无监测胰岛移植排斥的早期标志,血清C肽降低提示胰岛损害已不可逆转,故成人胰岛移植需长期应用强力的免疫抑制剂治疗以期防止排斥,这不仅增加感染与肿瘤发生的几率,且有肾和β细胞毒性。早期常用的免疫抑制剂为糖皮质激素、环孢素(CsA)和他克莫司(FK506),他们均可诱导糖尿病发生。近年来国外致力研究开发供体特异耐受性,可能避免受体长期应用的免疫抑制剂。

可以通过特定基因敲除动物模型等方法抑制异种移植的超急性免疫排斥反应,例如α(1、3)半乳糖或补体结合成分基因敲除或者补体抑制、补体消耗、血浆置换等方法去除抗体。急性排斥反应主要通过免疫抑制剂解决,而慢性排斥反应则通过免疫耐受方法解决。免疫抑制剂联合免疫耐受诱导是目前解决胰岛移植排斥的主要策略。近期研究进展主要集中在三方面：阻断 T 细胞识别抗原或抗原递呈细胞 MHC 复合物形成；阻断协同刺激促进针对抗原刺激的 T 细胞增殖反应；目标克隆激活或剔除达到抑制移植排斥目的。

（一）免疫抑制剂的应用和进展

全身免疫抑制剂使用是预防移植物排斥的经典方案。第一代药物包括硫唑嘌呤、糖皮质激素、抗淋巴细胞血清。硫唑嘌呤是钙调磷蛋白磷酸酶抑制剂。钙调磷蛋白磷酸酶是细胞内钙依赖性丝氨酸-苏氨酸磷酸酶蛋白，负责细胞内调节蛋白去磷酸化，然后进入细胞核发挥转录因子作用。钙调磷蛋白磷酸酶抑制剂可以抑制细胞因子包括 IL-2 和其他对 T 细胞激活起重要作用的基因产物。尽管有效，但毒性很大，3/4 的患者会出现肾毒性；副作用还包括高血压、肝毒性、神经毒性、多毛症、齿龈增生和胃肠道反应。其他常用的免疫抑制剂糖皮质激素，通过阻断 T 细胞增殖和细胞因子基因表达发挥作用，可进一步阻断 IL-2 合成，非特异性抗炎和抗黏附功能；长期使用的副作用包括溃疡、血糖升高、骨质疏松，并增加感染和肿瘤的可能性。抗淋巴细胞血清通过多克隆抗胸腺细胞球蛋白减少受体 T 细胞发挥作用。胡远峰等报道泼尼松能明显延长大鼠中胰岛异体移植物存活，与硫唑嘌呤联用并未能加强抗排斥作用，却更易并发严重感染。抗淋巴细胞球蛋白是较有效的抗排斥制剂，可使胰岛异体移植物存活显著延长。Lacy 等将大鼠胰岛 24℃ 培养 7 日，移植前给受体注射 1 次抗淋巴细胞血清，使异体移植物的存活显著延长。

第二代药物包括环孢素 A 和他克莫司等，多联合用药又称鸡尾酒疗法。环孢素 A 作用于 T 淋巴细胞和胞内受体蛋白形成异二聚体。环孢素是应用最广泛的免疫抑制剂，在治疗期间可使移植物保持存活，但停药后可发生排斥，它有肾毒性，对胰岛细胞亦有损害作用。他克莫司（FK506）是一种新的免疫抑制剂，已在许多动物模型中证明有抑制异体移植物排斥的作用。他克莫司和 T 淋巴细胞胞内另一种胞质蛋白结合，在体内测定 FK506 的机制中提示用该药阻断 T 细胞活性时的浓度只及环孢素的 1%。据 Hulle 等报告，任何浓度 FK506 对人胎胰组织均无毒性，然而 Lohmann 观察发现 32 例用 FK506 治疗的肝

移植患者，经 1～3 年随访 9 例发生糖尿病，5 例伴有 ICA 阳性，而环孢素 A 治疗的患者未发生糖尿病和 ICA 阳性，表明用 FK506 的免疫抑制治疗对抑制胰岛细胞的自身免疫可能无益，甚可诱发糖尿病。

环孢素 A、他克莫司和类固醇等免疫抑制剂均存在胰岛毒性，致糖尿病副作用。无胰岛毒性的新型免疫抑制剂成为研究热点。最近，在小鼠模型的研究显示辛伐他丁可减少抑制部位的非特异性炎症反应，并可防止早期的胰岛异体移植物功能丧失。其他相关的新型免疫抑制剂，如吗替麦考酚酯（MMF）及西罗莫司（rapamycin）能防止排斥，似不导致胰岛毒性，逐渐成为临床胰岛移植的常用免疫抑制药物。

随着免疫学研究进展，一些新型免疫抑制剂不断问世。T 细胞活化的重要步骤包括 APC 持续表达 CD40 与 T 细胞间断表达 CD40 配体或称 CD154 结合。CD154 与 CD40 的相互作用在移植物排斥中发挥重要作用。通过 CD154 单抗可以阻断该协同激活过程。Kenyon 在接受胰岛移植的狒狒应用抗人 CD154 单抗（hu5c8），以观察对移植物存活的影响，未用免疫抑制治疗及用 FK506 治疗的动物，胰岛移植无效，而在移植前 1 天、移植后第 3 天及第 10 天分别给予 hu5c8（20mg/kg）的 7 例模型，移植物功能存活明显延长，最长达 264 天，表明抗人 CD154 单抗可明显保护胰岛移植物功能。

CD3 分子存在所有 T 淋巴细胞表面，接近 T 细胞受体抗原识别复合物区域。抗 CD3 抗体（OKT$_3$）可以有效阻断免疫抗原诱导的 T 细胞活化。1995 年人抗 CD3 单抗问世，通过 FC 区域基因突变而缺乏 FC 受体结合活性。抗 CD3 单抗——莫罗单抗已成为目前器官移植治疗急性排斥反应的经典药物，与 T 细胞结合阻止参与免疫反应，并引起外周血中 T 细胞数目急剧下降。在啮齿类和灵长类动物及人试验中均证实胰岛移植中莫罗单抗可以导致 T 细胞对免疫刺激无反应应答。灵长类动物糖尿病模型研究发现联合使用抗 CD3 单抗、环孢素 A、甲泼尼龙 4 天，胰岛移植受体均获得移植后 18 个月的正常血糖控制。2004 年无 FC 受体结合能力的人抗 CD3 单抗 hOKT$_{3\gamma l}$（Ala-Ala）联合西罗莫司和他克莫司用于治疗胰岛移植糖尿病患者，6 例中 4 例血糖恢复正常，长期随访 CD4 淋巴细胞减少，CD4/CD8 比例倒置。

细胞黏附分子白细胞功能抗原 1（LFA-1）和其配体 ICAM，参与淋巴细胞运输、游走、炎症反应激活、免疫排斥。移植组织破坏过程中二者的主要作用是非特异性黏附 T 细胞，刺激 T 细胞浸润，与移植物作用导致排斥发生。Nicolls 等研究显示白细胞功能抗原 1 单抗可以延长不同窝大鼠间异体胰岛移植存活。预先用白细胞功能抗原 1 单抗处理 6 天的胰岛植于链脲菌素致糖尿病鼠肾包膜下，对照以 IgG 处理，处理组获得正常血糖控制而对照组高血糖未得到改善。以白细胞功能抗原 1 配体 ICAM-1 为目标的单抗同样可以预防免疫排斥。体外用 ICAM-1 单抗预处理人胰岛细胞可以延长人鼠异种移植移植物存活，淋巴细胞浸润明显减少，移植物存活延长，不伴有免疫耐受，提示 ICAM-1 单抗阻断的局部作用。

（二）改变移植物的免疫原性

供体组织预处理或移植前经体外培养，可以去除供体过路白细胞，降低移植物的免疫原性。供体胰岛在体外低温（24℃）培养 1 周，移植时注射 1 次抗淋巴细胞血清或巨大胰岛在体外高氧（95%）培养，可使异体与异种胰岛移植成功。徐静娟等报道，新生猪胰岛制备物经 24℃ 培养、冷冻保存、激光照射等体外预处理后，其胰岛淋巴细胞混合培养（MILCs）的 cpm 值，胰岛内 DR 阳性细胞数与淋巴样细胞数比未预处理对照组明显降低，提示上述预处理可明显降低胰岛制备物的免疫原性。胡远峰等报道了 37℃ 或 24℃ 培养与冷冻保存预处理对人胎胰岛免疫原性的影响，经 MILC 显示各种预处理后，人胎胰岛的刺激指数、人胎胰岛组织内 DR 阳性细胞数与 LCA 阳性细胞（主要为淋巴样细胞）数均比未预处理者显著减少（$P<0.001$）。Rabinovitch 等报告，组织培养可使大鼠胰岛中带 Ia 抗原的淋巴细胞，巨噬细胞与毛细血管内皮细胞减少，这可能与经培养的胰岛移植物免疫原性减少有关。小鼠胰岛用特异性抗 Ia 血清与补体预处理可使异体移植物长期存活，分离纯净的胰岛细胞提供移植亦是减低移植物致免疫性的一种合理的方法。已分离的胰岛经紫外线照射可使胰岛的致免疫性减低，而不影响胰岛功能。在胰岛组织培养液中加入抗树突状细胞单克隆抗体处理后，可使异体移植物存活明显延长。

最近，董维平等通过体外 MHC-Ⅱ 单抗预处理及 24℃ 培养成人胰岛细胞，可显著降低成人胰岛移植物的免疫原性，表现为胰岛-淋巴细胞混合培养（MILC）刺激指数较降低、HLA-DR 和 LCA 阳性细胞较对照组明显降低。但预处理组胰岛素释放试验的刺激指数、^{3}H-亮氨酸掺入指数和凋亡细胞数均无显著性差异，提示抗人 MHC-Ⅱ 单抗和 24℃ 培养能减少成人胰岛移植物中免疫原性，但对胰岛功能无明显影响。

（三）免疫隔离

通过选择性半透膜将胰岛与受体的免疫系统隔离，葡萄糖和胰岛素可以双向弥散，大分子量物质，如抗体或细胞不能通过。这种保护胰岛的物理性屏障包括微包囊等多种免疫隔离装置。由加拿大籍华人孙绵方等开发，将胰岛混悬于海藻酸盐微滴中，其外面包被一层聚赖氨酸。这种微包囊的主要问题是其稳定性与生物相容性，以后在其外再加一层海藻酸盐，使其生物相容性增高（即 APA 生物微胶囊）。孙氏等采用高压静电微囊成型仪生产的微包囊，大多包含 1 个 250～350μm 直径的胰岛，异种移植于自发性糖尿病猴，15 天后血糖恢复正常，停用胰岛素治疗已 800 多天。此外，中空纤维微囊由丙烯酸共聚物构成，其里面含渗透选择性膜，存在问题是胰岛聚集成团，导致中心坏死，短期内丧失功能。通过海藻酸盐包被胰岛，再放入中空纤维内，可避免上述现象发生。据报道将含 500 个大鼠胰岛的中空纤维植入糖尿病小鼠皮下，血糖恢复正常 60 天后，取出含胰岛的包囊，切片染色显示 β 细胞分泌颗粒良好，在囊外面仅有一薄层胶原，表明其生物相容性尚好。近年来这方面研究虽有较大的进展，但限制其临床应用的阻碍依然存在：对用于免疫隔离胰岛物质的纤维化反应，使半透膜变为不透膜，导致囊内胰岛失活；小分子量分子如移植部位免疫细胞激活而释放的小分子的致炎因子（IL-1，NO 等）仍能通过保护性半透膜损害包囊内的胰岛；此外微囊亦影响了移植胰岛的再血管化。故其生物相容性与稳定性尚需研究改进。

（四）免疫耐受诱导

早期观察到孕生动物由于在胎儿期共用母体胎盘循环，所以移植后不需要免疫抑制剂。这种移植耐受被归因于动物新生儿期间暴露于异体抗原。这种免疫系统选择性的免疫接受异体移植物被称为免疫耐受。耐受被定义为对免疫刺激特异性无免疫反应。临床和实验室常用于判断免疫耐受干预成功的标准是不需要免疫抑制而获得长久的移植物存活。研究表明组织学证据证明无慢性免疫排斥反应,对于判断免疫耐受干预成功也很必要。在免疫系统发育的不同阶段均可获得异体或异种移植的免疫耐受。干预方法以移植物、供体、受体为目标。根据干预机制,可分为移植免疫活性调节、去除过路白细胞、诱导移植物耐受几种。

异体移植排斥主要由T淋巴细胞介导。T细胞在胸腺成熟然后释放入血,并通过阳性和阴性选择识别自身和非自身抗原。在移植前将异体抗原直接注入胸腺,受体T细胞对胸腺外的异体胰岛移植产生免疫耐受,这种建立选择性移植物耐受是很有前景的方法。近亲交配的啮齿类动物在出生后不久即予注射供体种属骨髓诱导免疫耐受,可使胰岛异体移植物长期存活。在成年动物中诱导特异性免疫无反应性则较困难。据报道,在预先应用抗胸腺细胞球蛋白(ATG)的受体胸腺内植入供体细胞或抗原可以诱导供体特异性免疫耐受。Nazi等已证明可使啮齿动物异体移植物存活无限期延长,由于胸腺随年龄增长而萎缩,技术上难以准确地将供体细胞或抗原植入完整的胸腺组织内,因而,此方法临床应用的可能性尚有争议。由于异种移植排斥体液免疫占主导,所以该方法仅适用于同种异体移植,对于异种移植无效。研究发现小鼠同种异体间胰岛移植可以通过胸腺注射诱导免疫耐受延长存活,而小鼠与大鼠间异种移植胸腺内胰岛注射没有达到延长存活期的目的。

供体特异性移植免疫耐受可以通过模拟中心耐受(胸腺耐受)达到,导致受体接近完全且持续的供体特异性T细胞克隆消失。通过供体与受体混合多谱系造血嵌合体(multi-lineage haematopoietic chimaeras)动物模型成功获得长期的受体和供体特异性T细胞克隆消失。将供体骨髓或造血干细胞植入准备器官移植的受体建立嵌合体,受体外周免疫系统的供体特异性T细胞破坏,同时抑制胸腺T细胞迁出。动物模型基础研究中,获得供体造血细胞移植成功要求免疫抑制,但在造血嵌合体同种异体移植不需要免疫抑制治疗获得免疫耐受。该方法的最大优处是在恢复和保存其他免疫反应的同时得到免疫耐受。近年研究证明,给受体小鼠多次输注供体骨髓细胞能达到嵌合(chimerism),通过供体骨髓细胞输注和免疫抑制剂FK506短暂应用后能达到对大鼠胰岛受体

的耐受。临床上,对已停用免疫抑制治疗的长期人移植物受体的耐受已获得微嵌合(micro chimerism)的证据,故认为嵌合的建立对供体特异耐受性的诱导与维护可能是一种先决条件。受体组织分析显示有供体衍生的树突状细胞(DC)存在,因DC是体内最强力的APC,且早已被认为对排斥反应的直接激发有关,故认为不成熟的亲代DC对耐受产生过程(toleragenic process)是重要的。根据供体骨髓细胞输注可能增加嵌合产生的机会这种概念,在异体移植物包括人胰岛受体中验证此学说的临床研究正在进行,如证明可能建立免疫嵌合,诱导一种供体特异性耐受状态,而终止或明显减低长期免疫抑制治疗的剂量,那将对胰岛移植有深远的意义。

T淋巴细胞需要T细胞受体和一系列复合受体作用提供一些辅助和协同刺激信号,达到完全激活。如果阻断这些复合受体和协同刺激途径可以导致激活不全和免疫耐受。CD45是跨膜酪氨酸磷酸酶家族,与T细胞受体介导信号转导有关,CD45单抗可以阻断T细胞活化的协同激活过程。研究发现CD45单抗(huPBL)注射可以延长NOD-SCID小鼠异体胰岛移植存活。其他研究发现CD45单抗延长糖尿病小鼠模型肾包膜下异体胰岛移植移植物存活。细胞毒T淋巴细胞抗原4(CTLA4)是T细胞下调分子,与外周免疫耐受发育相关。CTLA4与免疫球蛋白(IgG)Fc域融合可延长半衰期。研究发现通过注射CTLA4-Ig诱导人小鼠异种胰岛移植免疫耐受,推测CTLA4-Ig阻断小鼠对人胰岛细胞的免疫排斥,是通过直接影响T细胞识别抗原递呈细胞的B7分子,CTLA4-Ig融合蛋白通过与抗原递呈细胞上的B7-1和B7-2分子竞争结合,干扰CD28或CTLA4介导协同刺激,抑制T细胞激活和抑制细胞免疫反应。

细胞因子参与胰岛移植排斥损伤和免疫调节作用。IL-1、TNF-α、IFN-γ等直接作用或激活参与移植物损伤,IL-4、IL-10、TGF-β等干扰移植物排斥。基础研究发现腺病毒转染胰岛细胞IL-1受体拮抗剂可以阻止IL-1诱导的胰岛损伤和功能丧失,IL-1受体拮抗剂不仅可以预防胰岛移植物损伤,而且可以预防胰岛炎发生和糖尿病发病。

由于免疫学进展,胰岛移植免疫抑制和耐受研究发展很快。尽管这些从不同层面、不同机制作用于免疫系统的多个方法是很有前景的,但单个方法的效果有限,所以多种方法联合。目前,尚

无监测胰岛移植排斥的早期标志,移植物存活时间和功能常作为治疗终点,免疫细胞浸润用于直接评价 T 细胞反应。

六、胰岛组织保存方法

(一) 组织培养

啮齿类动物的胰岛在组织培养中至少可保存1周,数周后仍能合成胰岛素,对适当的刺激有胰岛素分泌反应。在胎鼠或新生鼠胰腺组织培养中,胰岛可优先分化,复制 β 细胞。

(二) 冷藏

冷藏是最简单的保存方法。有报告,消化分散的胰岛组织于小量培养液中4℃可保持63小时,于大量培养液中可保存达101小时,移植给糖尿病大鼠可使糖尿病状态纠正。

(三) 冷冻保存

各种细胞或组织碎片在液氮(-196℃)中冻存数月或数年后仍能存活。移植物冻存的关键因素是冷却率与复温率,冷冻保存剂以及移去冷冻保护剂时发生的渗透性变化。用17.5日龄的胎鼠胰腺混悬于2mol/L 二甲亚砜中降温至-8℃,再以0.3℃/min 降至-70℃。在室温中融化,用0.75mol/L 蔗糖溶液缓慢地稀释防止渗透性休克发生。将已在-196℃冻存了13周的胎鼠胰腺移植至大鼠肾包膜下,30日内糖尿病状态纠正。张洪德等对新生大鼠、人胎胰组织碎片与胰岛冷冻保存方法作了研究,结果表明以1.5mol/L 二甲亚砜4℃渗透平衡30分钟或以上,以0.3℃/min 速率缓慢降温至-40℃以下,放入液氮中保存,复温采用38℃水浴快速解冻。用0℃ Hanks 液与培养液成倍稀释逐步透出二甲亚砜,可减少胰岛细胞损伤,提高胰岛细胞活率,并保持较好的功能状态。Rich 等用一种同基因移植模型比较研究了逆转糖尿病所需的最小量冻存胰岛与新鲜胰岛数量,并研究了冻存胰岛的功能与冻存中胰岛的丧失率,结果显示冻存中有21.5%胰岛丧失,根据逆转糖尿病所需的最小胰岛量来计算,冻存中总的胰岛功能丧失38%。可见目前如何减少冷冻与复苏过程对胰岛的损害尚有待于进一步探讨。

第2节 临床胰岛移植

胰腺疾病行全胰切除术后的自体胰岛移植术在20世纪70年代已经较为成熟,但同种异体胰岛移植直到90年代初期才获得成功。胰岛自动化分离技术显著提高胰岛得率,高纯度混合消化酶(liberase)的应用也进一步提高了胰岛得率和纯度。胰岛保存、分离纯化技术、免疫抑制和免疫耐受诱导以获得移植胰岛的长期存活研究,这些胰岛移植的实验研究发展对于推动胰岛移植的临床应用至关重要。

一、临床胰岛移植发展历史

国外于20世纪70年代中期开始应用胰岛移植治疗1型糖尿病,临床第一例胰岛移植始于1974年。在1981年底世界上有71例糖尿病患者作了胰岛移植,其中半数患者移植物采用成人胰岛组织,另半数采用新生儿或胎儿胰腺,这些患者的胰岛移植中曾试用 β 细胞腺瘤组织、已分离的成人胰岛、消化分散而未纯化的成人胰腺组织、消化分散的新生儿胰腺、胎儿胰腺以及胎胰组织碎片。移植部位包括门静脉内、腹膜腔内与肌肉内等,有些用新鲜组织,或经组织培养的组织,效果很不满意,仅4例在移植后胰岛移植物保持存活期间可以停用胰岛素。但胰岛移植过程简单安全,尚无患者因移植致死,亦无任何严重并发症。欧美国家因临床胰岛移植效果较差,80年代后临床胰岛移植处于停滞状态。据国际人胰腺和胰岛移植登记处资料,截至1984年7月世界上有166例1型糖尿病作了胰岛移植,移植后胰岛素需要量有不同程度减少,但无1例变为非胰岛素依赖。据 Bretzel 和 Federlin 报告,从1970至1988年2月底,全世界共有473例糖尿病作了胰岛移植,其中73例应用成人胰岛,400例采用胚胎胰岛组织异体与异种移植。

国内上海市第一人民医院从1978年起率先开展胰岛移植实验研究,并于1981年起首先开展了1型糖尿病异体胰岛移植治疗的临床研究,取得了良好的效果。胡远峰等(1986年)报道39例1型糖尿病患者应用经短期培养的人胎胰岛组织,7例经切口腹直肌内移植9~11个胎胰胰岛组织,32例腹膜腔(小网膜腔)内移植6~15个胎胰胰岛组织。移植后,所有病例均服用中药复方,并予 AHTG 30mg/kg 体重1次剂量静脉滴注,15例未用 AHTG,除1例无效外,38例均有效。有效者在移植后5~55天,平均(17.61±11.90)天开始见效,血糖明显下降,并出现不同程度的低血糖症状,胰岛素用量需相应递减。经随访观察

6.5～32个月,每日胰岛素用量比移植前平均减少61.34%。据全国胰岛移植协作组资料,截至1991年底全国已有939例1型糖尿病患者作了胰岛移植,其中835例有较完整的资料,移植物均为短期培养的人胎胰岛组织,移植后仅少数病例短期应用小剂量免疫抑制剂。835例中723例(86.59%)患者移植有效,胰岛素用量与血糖浓度均显著减少,空腹血清C-肽水平明显增高,其中59例停用胰岛素治疗,保持胰岛素不依赖历时1.5～86个月[(13.56±17.55)个月],这虽是世界上最大系列、效果较好的一组病例,但总体移植效果还不理想,究其原因,主要为移植物的质量与数量不足,未适当应用免疫抑制剂,与移植早期未积极控制受体的高血糖症等。上海市第一人民医院前些年对胰岛质量鉴定方法和多种体外预处理(37℃、24℃培养、冷冻保存)对人胎胰岛免疫原性的影响作了深入研究,从而对临床移植作了较大的改进:①胰岛移植物经质量监测筛查决定是否可供临床移植。②受体于临胰岛移植前与移植后至少2周应用胰岛素强化治疗,务使血糖控制保持接近正常。③移植后应用抗淋巴细胞球蛋白(ALG)或抗胸腺细胞球蛋白(ATG)短程治疗。按上述的改进,4例1型糖尿病患者应用人胎胰岛移植后,3例均停用胰岛素治疗,成为胰岛素不依赖,其中1例保持胰岛素不依赖已3年,另1例移植后胰岛素每日用量比移植前减少60%。

匹斯堡研究小组于1990年报道了最早的临床胰岛同种异体移植,同时由于无糖皮质激素免疫抑制剂方案的使用延长了胰岛素非依赖的时间。这一史无前例的结果刺激了该领域的研究热情;继之,米兰、迈阿密、埃德蒙顿、圣路易斯、明尼阿波利斯中心相继恢复临床同种异体移植研究。同期试验移植后肝活检,证明肝组织内胰岛细胞存活,提示异体移植胰岛细胞可以成功植入肝细胞微环境。90年代,胰岛移植的主要障碍是同种异体移植排斥反应和移植后胰岛自身免疫反应再度发生。移植第一年大约仅1/3的胰岛功能存在,胰岛素非依赖率大约10%左右。50%以上的胰岛在移植后两个月丧失功能,提示胰岛移植极其容易发生早期失功能(early graft loss)。

二、胰岛移植物的制备

胰岛纯化可以提高移植物植入量、提高安全性、减少移植物免疫原性、便于免疫调节。未纯化或部分纯化胰腺组织匀浆尽管在胰腺自体移植中获得胰岛素非依赖的成功,但在早期异体胰岛移植效果令人失望。研究表明未纯化人胰腺组织制备物含有90%以上的外分泌组织,植入后产生严重并发症,包括脾梗死、脾包膜撕裂、食管静脉出血、DIC、高血压、门静脉血栓形成、门脉高压、肝梗死、肝衰竭,甚至死亡。大量未纯化组织进入肝脏直接形成栓塞,同时外分泌组织消化后释放促凝血酶也可进一步促进栓塞形成,从而导致门脉压力增高。上述研究均表明植入未纯化人胰腺组织不安全,提示胰岛纯化对于提高胰岛植入量,减少移植物免疫活性非常必要。早期研究发现移植物制备过程中加入肝素和抑肽酶可以减少DIC的发生。研究表明胰岛纯化、浓缩移植胰岛细胞体积在10ml以内、小剂量肝素化、胰岛灌注时检测门脉压力可以减少门静脉血栓形成。

(一)供体组织来源

我国曾采用短期培养的人胎儿胰岛组织,胎儿均系合法终止妊娠,水囊引产,在分娩后1～2小时内即完成胎胰组织培养步骤。供体组织的来源与制备过程将直接影响可供移植的胰岛组织的质量,也是决定胰岛移植成败的关键。人胎胰岛组织丰富,腺泡组织分化差,不作胰岛分离亦可移植,移植后可保持其正常的生长发育能力,因此,人胎儿胰腺是胰岛移植较理想的供体组织。水囊引产是通过机械性与物理性刺激诱发妊娠子宫收缩而导致分娩,对胎儿组织无任何毒副作用,故对保证胎胰质量比任何药物引产为优越。胎胰组织培养不仅可促进胚胎胰岛发育成熟,腺泡组织快速退变,而且可使胰岛的免疫原性减低,并有利于供体组织的积聚与保存,以及进行无菌性、形态学与功能试验以及组织配型,故组织培养似为供体胰岛组织理想的制备方法。国外近来均采用纯化的成人胰岛作为供体。

(二)组织培养

将引产胎儿常规消毒后,在无菌条件下剖腹摘取胰腺,置于冰冷无菌的Hanks液中漂洗,仔细清除包膜、血管等胰外组织,称取胎胰重量。将胎胰剪成约1mm³大小碎片,置RPMI 1640培养液中(含葡萄糖11.1mmol/L),培养液内加有10mmol/L HEPES,20%新生牛血清与庆大霉素40U/ml,pH约7.2,在37℃恒温、95%空气、5%二氧化碳的湿化环境、二氧化碳培养箱内培养,隔日调换培养液。

人胎胰腺组织培养中,淀粉酶在第 5 日培养液内与胎胰组织内均已不可测得,胰岛素含量在培养第 4～10 日逐渐减少,胰岛素释放试验证明胰岛 β 细胞具有良好的分泌功能。组织学检查显示人胎胰组织在培养 1～2 日后腺泡细胞坏死退变、细胞核固缩、消失、细胞浆嗜酸、细胞分界不清,有时偶见细胞碎片。腺管样组织在培养 1～2 日已见形成,3～6 日逐渐增多,胰岛细胞团增大,胰岛细胞亦有散在或呈条索排列,免疫组织化学染色显示有胰岛素阳性细胞团与散在的胰岛素阳性细胞。

(三) 胰岛消化分离与培养

1. 人胎胰岛分离纯化　人胎和成人胰岛是目前国内外应用于临床胰岛移植最普遍的移植物材料。胡远峰等报道人胎胰组织经胶原酶分级消化,可获得分散较好的细胞与细胞团,细胞得率为 $0.6～1.2×10^5/mg$ 胎胰组织,活率 85% 以上,培养 24 小时后,胰岛细胞与胰岛样细胞团(ICC)疏松地黏附于成纤维细胞层上,收集 ICC 再培养,采用转皿与碘乙酸相结合的方法,消除成纤维细胞,可获得较纯净、成活、功能良好的人胎胰岛细胞,在体外可维持生长与功能 21 天以上。有报道,于培养第 3 天收集 ICC,置于含有牛角膜基质的培养皿中培养,即可建立富含 β 细胞而无成纤维细胞的单层。

2. 成人胰岛分离纯化　很多学者报道的成人胰腺胰岛分离方法,如撕碎、切细、用针抽吸及通过组织浸解器(macerator)等均易损伤胰岛,且终止消化一般仅凭主观估计,往往导致一部分胰腺消化不足,而另一部分则已消化过度。Ricordi 等 1988 年建立了成人胰岛自动分离法,通过自动化装置从成人胰腺分离胰岛,将胶原酶溶液通过胰管注入胰腺内,胰岛在恒温消化过程中逐渐释出,避免了胶原酶对胰腺的过度消化,同时还由于人为干预少,大大降低了污染率,胰岛获得率很高且对胰岛损伤作用很小,已从胰腺中游离出来的胰岛及时被分离出来,从而避免过度消化造成胰岛损伤。Ricordi 方法的关键是最小的机械损伤和持续胶原酶消化,胰岛释放而避免过度消化。之后,不少研究者对其作了一些改进,现已为成人胰岛分离的经典方法被广泛应用。主要是通过蠕动泵经胰管灌注胶原酶于胰腺后,放置在不锈钢消化室内分离,加入胶原酶溶液充满消化室,37℃ 恒温振荡消化。当消化样品中胰岛与外分泌腺分离,终止释放酶活性,通过冷却和加入人血清白蛋白终止消化酶反应。胰岛制备物的纯化采用 Ficoll 密度梯度离心法。组织沉淀放入连续密度梯度 Ficoll 液,Cobe 4℃ 1800 转/分离心 10 分钟,密度梯度分离结束后,组织分离成胰岛和外分泌不同比例部分。Ricordi 等采用上述方法,每个胰腺可获得 >400 000 个胰岛,同时用 Cobe 连续密度梯度离心机,极大地提高了纯化效率,纯度可达 90%～95%。基于 Ricordi 的连续消化策略,后人建立了自动化细胞提取系统(Automated Cell Extraction System),通过计算机系统控制灌注压力、胶原酶温度、酶释放的速率和一次性使用的管道系统,标准化控制消化过程,实时监控,调整消化温度和 pH 值等参数进一步提高胰岛得率。

由于胰岛分离后混有较多的外分泌腺体组织,纯化步骤至关重要。人类胰岛纯化难度非常大,因为无论是腺泡还是胰岛的密度与直径,个体差异很大。胰岛直径 15～500μm 不等,胰岛和腺泡组织直径与胰岛分离过程中胶原酶消化密切相关。由于组织大小的波动和重叠,无法用速度梯度沉淀离心方法分离胰岛,只能用等密度离心方法。腺泡组织密度受多种因素影响,腺泡细胞分泌状态,胰腺胶原酶消化后组织的集聚状态,细胞的肿胀和水肿。近期研究表明腺泡组织的肿胀和水肿是影响腺泡密度的重要因素。机械损伤、低温均可导致腺泡肿胀,胶原酶消化影响细胞膜通透性可导致细胞水肿。目前主要使用密度梯度离心法分离纯化。总体来说,优化密度梯度纯化的技术包括物理和化学两种方法。实验表明 BSA 纯化人胰岛在 4℃ 和 22℃ 无差异,而 4℃ 纯化在猪胰岛更有效,提示温度影响纯化。理论上连续密度梯度比非连续密度更为有利。可以通过 COBE 2991 建立大量的连续梯度密度纯化。研究表明 COBE 2991 连续梯度密度比非连续梯度密度提高胰岛得率 26%,同时也提高了胰岛活率。

啮齿类动物研究发现,在密度梯度离心之前将胰腺消化产物在 UW 液中洗涤,可以提高胰岛纯化。在人类胰岛分离研究中也发现如此,一些研究发现将胰腺消化产物 UW 液 4℃ 保存 1 小时以上,再密度梯度离心可以进一步提高纯化。UW 保存液的好处可能与细胞外的阴离子、乳糖醛酸盐、羟乙基淀粉胶体相关。羟乙基淀粉(HES)是从玉米淀粉中提取的的化合物同人体白蛋白相似,且克服了白蛋白的免疫原性和硅胶颗粒粗糙的缺点,可保证血管间隙不塌陷,结缔组织结构完整。UW 液早期用于胰腺保存,现在是多个中心进行腹腔多器官获取的经典灌注液。近几年,一些新研究方法,如 Celsior,去除胶体成分的组织间液,早期用于心脏保存,在欧洲逐渐成为腹腔多器官获取的经典灌注液。临床前期研究认为在肺、肝、肾移植 UW 液与 Celsior 液无差异,但对于胰岛移植尚存在争议。

目前最常用的人类胰岛分离密度介质是聚蔗糖液(Ficoll)、Euroficoll、Ficoll 泛影酸钠液和小牛血清蛋白。胰岛纯化的密度梯度离心介质进展将集中于如何通过生化复合物建立连续密度梯度离心介质,关键在于不影响胰岛得率和活率的前提下对腺泡组织肿胀影响最小。

尽管研究提高了消化酶、胰管酶输注、自动化分离操作系统和密度梯度离心技术,胰岛分离纯化依然费时、费力、困难重重。即使准备充足,胰岛分离依然仅获得胰岛的 20% ~ 50%。对于供体因素对胰岛分离影响的研究也有许多进展。临床研究表明年龄超过 20 岁、高体重指数、轻度血糖升高、无心脏停搏或严重低血压的供体可以获得较高的胰岛得率和活率。严格筛选供体,外科团队经验,供胰获取技术和最短冷缺血时间对于胰岛分离和移植后胰岛素非依赖均非常重要。

温缺血时间对胰岛组织损伤最大,应尽可能避免。供胰获取操作中尽快原位冷却以缩短热缺血时间和稳定内源性胰酶活性。同样冷缺血时间也应达到最短。在许多国家原位血管灌注 UW 液是供体器官移植手术的常规。UW 液可以保护胰岛,提高冷缺血时间,但冷缺血时间一般不超过 12 小时,尽快运输胰腺到胰岛分离实验室以缩短冷缺血时间。

冷缺血时间显著影响胰岛得量,因而加拿大艾伯塔大学用充氧全氟化炭和 UW 液双层充氧方法保存胰腺,明显增加延长冷缺血时间和胰岛得量,使 12 小时的冷缺血时间获得成功胰岛分离。双层充氧保存法通过增加供氧而减少冷缺血保存过程中细胞的损伤,已被作为胰腺供体保存的标准方案。全氟化炭是氟取代氢的碳氢化合物,可以溶解较高浓度氧而保持低氧结合,使氧释放比血红蛋白释氧快速。然而近有研究认为该方法作用有限,因为氧气对胰腺组织渗透性仅为 1cm(约为胰腺直径的 15%),一般认为仅在 8 小时内两层充氧方法保存明显增加胰岛得量和分离的成

功率。

3. 影响胰岛细胞生长的因素　胡远峰等对人胎儿胰腺组织培养中可能影响胰岛 β 细胞生长因素的研究资料显示在 RPMI 培养基中增加 6 倍氨基酸,人血清或人脐带血清代替新生牛血清等,均有利于人胎胰岛生长与 β 细胞功能的维护。不同培养方法和培养液比较结果表明胰腺组织气液界面培养较悬浮培养为佳,RPMI 1640 较 TCM 199 培养基为优。在培养液中添加人生长激素(hGH)或胰岛素样生长因子(IGF- I、II),均可促进人胎胰岛细胞 DNA 复制,增加胰岛素合成与分泌,增强葡萄糖介导的胰岛素分泌反应。在人胎胰岛细胞培养中添加烟酰胺(NAA),通过抑制多聚 ADP 核糖合成酶,可增加 ICC 的获得率与 β 细胞内胰岛素含量,使胰岛素阳性细胞倍增。

三、胰岛制备物质量监测

人胰岛质量是胰岛移植成功的关键。胰岛质控指标包括胰岛数量,胰岛纯度、活性与功能以及胰岛无菌性。移植前胰岛评估是临床使用前判断移植细胞质量的重要环节。除了排除内毒素、支原体、细菌污染的潜在可能性以外,还要判断胰岛细胞的活性和潜能。移植后功能预测也是目前研究致力发展的方向。

(一) 胰岛鉴别与纯度

双硫腙(dithizone,DTZ)染色是鉴别胰岛和评价胰岛纯度的一种简便方法。双硫腙是一种二价金属离子的螯合剂,可与锌、铜、铅等螯合,形成猩红色复合物。人和动物(豚鼠除外)的胰岛 β 细胞均含锌,因此 DTZ 可使胰岛 β 细胞着色,而其他胰岛细胞和非胰岛组织不着色,通过显微镜可直接进行计数或手挑,新鲜分离的胰岛和培养胰岛均可着色。DTZ 染色是目前应用最广的胰岛活体染色的方法。胰岛移植前质量评估要求胰岛纯度>80%。

(二) 胰岛数量与体积

健康成人胰腺重约 50g,包含大约 100 万个胰岛,经过分离和纯化,通常只能获得 20 ~ 50 万个胰岛,纯度 50% ~ 80%。移植的胰岛数量通常以胰岛当量(IE)表示,是胰岛细胞计数国际通用单位。一个 IE 相当于一个直径 150μm 的胰岛。采用 DTZ 染色,可正确计数胰岛。计数胰岛同时应考虑胰岛的大小,以成人胰岛为例,根据国际胰岛移植登记处资料:按胰岛直径类别计数染色的

胰岛,<50μm者不计,>350μm者不再细分,以各直径类别与换算指数换算成直径 150μm 的胰岛当量(IE)与平均体积(表 37-1)。

表 37-1　胰岛大小、体积与胰岛当量的换算

胰岛直径范围 （μm）	平均体积 （μm³）	换算指数
50～100	294.525	0.16
100～150	1145.373	0.66
150～200	2977.968	1.7
200～250	6185.010	3.5
250～300	11 159.198	6.3
300～350	18 293.231	10.4
>350	27 979.808	15.8

根据第 4 届国际胰腺与胰岛移植大会人胰岛质控研讨会的意见,临床胰岛移植的胰岛质控指标应符合下述最小的需要量,胰岛数量 8000IE/kg 体重,胰岛纯度>80%,活性>80%,终体积<7ml,胰岛葡萄糖灌流显示胰岛素分泌呈双相反应。

（三）胰岛活性与内分泌功能

1. 胰岛活性　胰岛活性是决定胰岛移植效果的关键因素,采用吖啶橙(AO)与碘丙啶(PI)荧光染色,不仅可以鉴别活性与无活性全胰岛,且可鉴别胰岛内活性与无活性成分。AO 为浸润性染料,可侵入活细胞发出绿色荧光;PI 为排斥性染料,不能进入活细胞,与已死亡或正在死亡的细胞的核酸结合,发出红色荧光。故 AO-PI 双色荧光染色对细胞活性的评估较常用的台盼蓝染色明显优越。胰岛移植前质量评估要求荧光染色鉴定活性>80%。

2. 胰岛分泌功能　胰岛素释放试验是常用的胰岛功能检测方法,现认为胰岛葡萄糖灌流试验是胰岛功能体外测定的标准方法,它可提供葡萄糖介导的胰岛素释放的动态改变,并计算刺激指数,鉴定其分泌能力。移植后功能预测的最佳实验是部分胰岛移植入无胸腺免疫缺陷糖尿病小鼠后糖尿病的改善。目前的研究致力于发展各种评估胰岛细胞的实验方法,包括凋亡、ATP 和氧的消耗、线粒体膜电位研究。

（四）胰岛无菌性

胰岛培养应排除内毒素和支原体、细菌等各种微生物污染。胰岛移植前质量评估要求革兰氏染色阴性。

四、病例选择与术前准备

（一）人胎胰岛移植病例选择

1 型糖尿病,病程至少 2 年以上,无严重的慢性并发症,胰岛素自身抗体(IAA)、胰岛细胞抗体(ICA)、谷氨酸脱羧酶抗体(GADA)及胰岛抗原抗体(IA-2A)阴性,且能合作定期随访者。

（二）术前准备

1. 检测空腹与胰高糖素刺激或餐后血清 C 肽水平,IAA、ICA、GADA、IA-2A,糖代谢指标(空腹与餐后血糖浓度,糖基化血红蛋白 HbA1c),慢性并发症(24 小时尿蛋白与白蛋白排泄量),作为基础数据。术后定期随访复查上述指标,以指导患者治疗与正确评价胰岛移植物功能存活情况。

2. 临移植前与移植早期须积极控制受体患者的高血糖状态。大量研究证明,正常糖环境有利于胰岛细胞生长,高糖环境不利于胰岛移植物存活与再血管化。因此,为了提供胰岛移植物一个良好的生长环境,在临移植前与移植早期须予患者强化胰岛素治疗,务使血糖控制接近正常,并至少持续至移植后 2 周。

五、最佳移植部位选择

移植部位可以影响胰岛移植物的存活。国内临床胰岛移植过去采用了多种移植部位,大多为腹膜腔内与肌内,少数为肝内、脑内、胰包膜下等,实践证明,肌内移植不利于移植物存活,应予废弃不用。脑室或蛛网膜下腔及睾丸组织中缺乏免疫活性细胞,免疫反应微弱,通常认为是"免疫特惠部位",是胰岛细胞移植的重要部位。国外也有将胰岛经背俞穴穴位注射进行胰岛移植的报道。王奋明进行了糖尿病大鼠不同部位胰岛细胞移植的实验研究,分为门静脉内移植组、胸腺内移植组、肾包膜下移植组,实验选用门静脉、胸腺和肾包膜下这 3 个具有免疫特惠或免疫弱反应性的部位进行研究,从实验结果看见这些"免疫特惠部位"均是相对、不完全的,从正常生理功能角度看门静脉内是作用最迅速的部位。目前成人胰岛移植选择门静脉。但因碎裂的胰岛在植入时可随门静脉血流丢失,移植于肝内的胰岛持续地遭受口服药物与从肠道吸收的营养物的影响,胰岛栖息于门静脉的远端分支内。可见,最佳的移植部位尚待研究开发。

六、免疫抑制剂应用

我国人胎胰岛移植仅少数病例应用小剂量 AHTG 或其他免疫抑制剂,大多数病例均未应用任何免疫抑制剂治疗。根据我院人胎胰岛体外预处理对其免疫原性影响的研究结果,经过预处理的人胎胰岛组织中 II 类抗原 APC 虽显著减少,但尚有少量残留,故移植后须应用抗人 ALG 或 ATG 短程治疗,以清除移植物中剩余的 II 类 APC,延长移植物存活。成人胰岛异体移植后,免疫抑制治疗一般采用 ALG 或 OKT$_3$ 诱导,然后以环孢素、硫唑嘌呤与糖皮质激素维持。最近,加拿大 Alberta 大学组报道完全不用糖皮质激素,采用西罗莫司、FK506 与噻尼哌(Zenapax,daclizumab)取得良好的移植效果。Lacy 与 Scharp 建议将成人胰岛制备物 24℃ 培养 1 周,再冷冻保存,可使胰岛内 MHC II 类 APC 几乎完全被清除,内皮细胞可被部分清除,在移植前将上述联合预处理的胰岛制备物与抗人 ALS 短期孵育,藉以包被胰岛制备物中剩余的淋巴样 APC。移植时,予受体抗人 ALS10 天,随后给予环孢素治疗,在 2~3 个月内递减剂量至停用。

此外,据国外报道,人胰岛异体移植物 1 个月失效率约为 40%,这种原发性无功能(primary nonfunction)的原因主要有免疫学因素(抗体、巨噬细胞、细胞因子与 NK 细胞)与非免疫学因素(供体冷缺血时间过长等)。在门静脉内移植时,肝内微环境亦可引起胰岛的原发性无功能,主要与肝巨噬细胞分泌的致炎症因子的损伤有关。据 Kaufman 等研究认为巨噬细胞是胰岛移植物原发性失效的效应器细胞。巨噬细胞分泌大量的细胞因子如肿瘤坏死因子-α、白介素-1,干扰素-γ、一氧化氮,均可损害胰岛功能。很多学者尝试使用各种药物去除或抑制巨噬细胞的功能,以减轻非特异性炎症反应。已知 15 脱氧精胍菌素(15-DSG)可抑制巨噬细胞功能,减低原发与继发性抗体反应,并可能对控制体液免疫反应特别有效。与 FK506 和环孢素不同,15-DSG 被证实对培养胰岛的胰岛素分泌无抑制作用。研究证明 15-DSG 联合 ATG 可有效地减低胰岛异体移植物原发性无功能的发生,而其他免疫抑制药物对原发性无功能防止无效。

七、胰岛移植效果评定

胰岛移植效果应从胰岛功能、糖代谢控制与糖尿病慢性并发症的发生发展等方面加以综合评定。

(一)胰岛功能

空腹血清 C 肽和胰高糖素刺激后(或餐后)血清 C 肽水平是胰岛功能与胰岛移植物功能存活的可靠指标。由于 C 肽试剂盒质量不够稳定,不能单凭个别检测数据,需有系列检测数据作为胰岛移植效果评定的依据。胰岛移植有效患者空腹与胰高糖素刺激后或餐后血清 C 肽水平应比移植前显著增高。移植后血清 C 肽水平明显增高的受体,在随访观察中,如血清 C 肽水平持续降低,提示胰岛移植物功能丧失。此外,受体胰岛素每日需用量亦可作为胰岛移植效果评定的一个指标。胰岛素每日需用量比移植前稳定地减少 50% 以上,糖代谢控制良好,提示胰岛移植有效。

(二)糖代谢控制

1. 空腹与餐后血糖浓度接近正常或保持在正常范围。

2. 糖基化血红蛋白 6%~7%。

上述指标表明糖代谢控制优良。

(三)糖尿病慢性并发症

对移植有效病例应予较长期密切随访观察其微血管病变如视网膜病、肾病与神经病变的发生与发展情况,是否达到延缓或减轻。

八、胰岛移植后的自身免疫再激活

胰岛移植可能招致自身免疫重新激活,而因移植物免疫破坏而致糖尿病的复发。Sibley 等报道接受同卵孪生者或 HLA 基因相同的一级亲属供胰移植有效的患者,在移植物功能丧失后活检显示移植物胰岛内单核细胞浸润与 β 细胞选择性破坏。Bosi 曾报道 25 例 1 型糖尿病患者接受未作 HLA 配型的尸胰移植后随访 6 年中,9 例 ICA 阳性(2 例移植前阳性,7 例移植后 1~42 个月出现阳性),其中 7 例移植物丧失功能。Gunnarsson 等观察 3 例胰岛移植患者,其中 1 例在移植后 120 天移植物功能丧失时测出胰岛细胞表面抗体(ICSA)。有人对 50 例胰肾同时移植作 ICA 和 GADA 随访,其中 5 例在移植后 ICA 转为阳性,GADA 仅 1 例转为阳性。晚近,Fernandez-Cruz 对 9 例平均病程 21 年的 1 型糖尿病患者进行了人胎胰岛组织移植,并未免疫抑制治疗,移植前 ICA 均阴性,7 例 GADA 阳性,而移植后 3 个月所有患者 ICA、GADA 变为阳性,同时在 4 例观察到对胰岛最大的外周血单核细胞反应,表明胰腺或胰岛移植后可唤醒体内针对胰岛细胞的自身免疫反应。因此,胰岛细胞相关抗体检测对胰岛或胰腺移植的适宜时间的选择及移植后移植物功能存活的监测均有重要意义。Djordjevic 最新研究显示人胎胰岛移植后 CD4/CD8 淋巴细胞比例升高与 C 肽水平同步,在 90 天表现显著,且一次移植和分次移植反应方式相类似。

第3节 胰岛移植现状和展望

一、成人胰岛移植

2004 年国际胰岛移植登记处(ITR)主任德国 Giessen 大学 Bretzel 教授报告了成人胰岛移植的登记资料,从 1974 年至 2003 年 6 月全球完成成人胰岛移植 705 例,其中 1990 至 2003 年 6 月在世界 14 个医疗机构进行 615 例成人胰岛移植。资料分析显示成人胰岛移植后 1 年,患者存活率为 97%,胰岛移植物具有功能者为 54%,而其间获得胰岛素不依赖者为 20%。然而,采用加拿大 Edmonton 方案者胰岛素不依赖的比例显著增高,可达 50%~80%。2006 年国际胰岛移植登记处(ITR)对 319 例糖尿病患者所做的 593 次移植进行了总结,1 年胰岛素不依赖为 46.6%,2 年为 33.3%。可见成人胰岛移植仍是充满希望的治疗方法,但仍有一些瓶颈问题。根据 2006 年 ADA 建议,目前认为成人胰岛移植仅适用于代谢极不稳定的糖尿病患者;或已进行另一个器官移植并已接受免疫抑制治疗的糖尿病患者。

(一) Edmonton 方案

进入 21 世纪后,加拿大 Alberta 大学外科 Shapiro 医生等采用释放酶(liberase)经导管灌注消化胰腺,在无异种蛋白环境中纯化胰岛,新鲜胰岛经门脉肝内移植,并使用不含糖皮质激素的免疫抑制方案,进行临床胰岛移植获得巨大成功,并形成了著名的 Edmonton 方案。该小组于 2000 年在《新英格兰医学杂志》报道了 7 例血糖极不稳定的脆性 1 型糖尿病患者移植 1 年后全部停用胰岛素,引起国际对胰岛移植广泛关注。7 例患者平均移植的胰岛数量为(11 546±1604)IE/kg 体重,其中 6 例患者接受 2 个供体胰腺,1 例接受 3 个供体胰腺。免疫抑制治疗使用非糖皮质激素其他抑制剂,如方案为西罗莫司(sirolimus),首次剂

量为 0.2mg/(kg·d)口服,随后 0.1mg/(kg·d),开始 3 个月血药浓度为 12~15ng/ml,随后维持 7~12ng/ml;他克莫司(tacrolimus,FK506),首次剂量为 1mg,一天 2 次口服,剂量调整使血药浓度维持在 3~6ng/ml;噻尼哌(Zenapax,daclizumab,一种 IL-2 受体阻滞剂),1mg/kg,静脉注射两周一次,共 5 次,若第二次移植在 10 周后进行,则需重复一次剂量。此外,尚需给予抗生素(万古霉素 500mg 和亚胺培南 500mg)、维生素(维生素 E 800IU/d、维生素 B 6100mg/d、维生素 A 25 000IU/d)、抗真菌(喷他脒 300mg/月吸入)及抗病毒(更昔洛韦 1g,一天 3 次)治疗。经 4.4~14.9 个月随访,7 例全部变为胰岛素不依赖,血糖水平维持正常。2001 年 4 月该研究小组再次报道了 12 例临床移植效果,平均随访 10.2 个月,11 例变为胰岛素不依赖,其中 4 例葡萄糖耐量正常,5 例为 IGT,3 例呈移植后糖尿病(2 例需用口服降糖药和小剂量胰岛素)。Edmonton 方案成功的关键包括:胰腺离体后尽量缩短冷缺血时间;无异种蛋白环境中纯化胰岛;胰岛移植量不少于 9000IE/kg(一般需要 2~3 个供胰提供);小剂量他克莫司、西罗莫司、噻尼哌且不含糖皮质激素的免疫抑制剂方案对胰岛功能和糖代谢无不良影响。

2003 年上海交通大学附属第一人民医院依照 Edmondon 方案,成功完成了国内首例 1 型糖尿病患者的成人胰岛移植,随后国内已有多家医院开展临床成人胰岛移植,获得了初步的疗效,但由于建立成人胰岛移植的技术体系的投资及难度较大,加之供体来源紧缺,整体进展较慢,有待于建立国家级临床胰岛移植研究中心,促进临床胰岛移植研究健康有序发展,以免造成资源的浪费。

此外,迈阿密大学对 Edmondon 方案作了一些改进,包括分离胰岛经体外短期培养及阻断 TNF-a 作用,对 16 例 1 型糖尿病患者在原免疫抑制方案的基础上随机选一半病例加用英利昔单抗(infliximab,一种肿瘤坏死因子-α 单克隆抗体),其中 14 例经 1 至 2 次胰岛素输注后达到胰岛素停用,在 1 年时 11 例不依赖胰岛素,18 个月时 6 例维持不依赖胰岛素,这些患者表现为正常的 HbA1c 和平均血糖漂移振幅(MAGE)值,与新鲜成人胰岛移植相比,培养的胰岛移植同样可出现较好临床效果,但加用英利昔单抗未显示更多的临床益处。

（二）单个供胰的胰岛移植

日本京都大学报道了首例单个亲属活体供胰采用 Edmonton 方案的胰岛移植获得成功。供体是 56 岁的母亲，接受者为患糖尿病 15 年的 27 岁女儿，其血糖极不稳定。从母亲节段供胰分离胰岛数量为 408 114 IE，立即移植给供体，随访 3 个月糖尿病女儿维持胰岛素不依赖，母亲于术后 18 天安全出院并恢复工作，提示活体供胰可能作为胰岛移植另一个选择。该研究表明了单个供胰分离的胰岛可满足临床移植获得胰岛素不依赖的可行性。鉴于胰岛移植技术尚存在一些不确定因素，目前并不提倡亲属活体供胰的胰岛移植。

（三）免疫抑制方案

有关胰岛移植免疫抑制药物选择面临巨大的挑战，因为首先需要克服自身免疫和异体免疫两大障碍，并需尽量避免对移植胰岛产生潜在毒性作用。早期方案主要参照器官移植的免疫移植方案，包括硫唑嘌呤、环孢素和糖皮质激素。采用此方案不到 10% 患者获得胰岛素停用。近年来 Edmonton 方案通过引入高效，低致糖尿病性及不用糖皮质激素的免疫抑制方案，显著改变了移植胰岛的临床效果，包括西罗莫司、小剂量他克莫司和噻尼哌。尽管恶性肿瘤、移植后淋巴瘤和败血症的风险目前已降很低或已排除，但接受胰岛移植的患者需长期应用免疫抑制治疗。2008 年 Diabetes 杂志报道了福州总医院 7 例 1 型糖尿病伴晚期肾病患者进行胰岛和肾脏移植并采用阿仑单抗诱导的不含糖皮质激素的免疫抑制方案。在 18.3 个月的随访中，4 个患者 1 年完全脱离胰岛素治疗，其他 3 个胰岛素用量比移植前减少至少 25%。数个以 T 细胞为靶向的制剂已应用于临床并显示出优异的效果。明尼苏达的研究组应用 anti-CD3 mAb［hOKT3c1（Ala-Ala）］防止对移植胰岛的排斥并取得良好结果，即使在单个供体胰岛移植中亦是如此。宾夕法尼亚大学研究组在灵长类动物模型中应用抗胸腺细胞球蛋白（anti-thymocyte globulin）联合使用 Rituximab（anti-CD20），并以西罗莫司（RAPA）单剂长期维持治疗明显延长了胰岛的长期存活时间；更重要的是，在某些情况下即使撤除西罗莫司后移植的胰岛仍保有良好的内分泌功能。今后研究重点将是对自身免疫和异体免疫反应的全面深入理解，最终将着眼于建立免疫耐受，这是在发病早期进行移植，或对儿童进行移植的必要的先决条件。

（四）5 年随访报告和 NIH 多中心协作研究

截至 2004 年 11 月加拿大 Edmonton 小组对 65 例胰岛移植病例作了总结，其中 52 例接受了 2 次移植，11 例接受了 3 次移植，胰岛数量为（799 912±30 220）IE［（11 910±469）IE/kg］，其中 44 例达到定义的胰岛素不依赖。平均随访 5 年时胰岛素停用率虽为 10%，但恢复胰岛素治疗的病例对标准餐负荷后的 C-肽反应较胰岛素不依赖的病例低下［（0.44±0.06）nmol/L vs.（0.76±0.06nmol/L），P<0.001］，但胰岛素剂量仅为移植前的一半，低血糖计分和血糖脆性指数明显改善。在 128 次手术中，15 例出血，5 例出现门静脉分支血栓。尽管大多数患者恢复使用胰岛素，但在移植后 5 年仍具有 C-肽分泌功能，表明胰岛移植能够缓解血糖的不稳定性和低血糖问题。

美国 NIH 组织了欧美地区 9 个科研中心对 Edmonton 方案的可行性和重复性进行研究。36 例 1 型糖尿病患者，完全按照 Edmonton 方案（包括尸胰供体、胰岛分离后不经过培养，2 小时内移植、免疫抑制剂方案相同）胰岛移植。其中末次移植后第一年达到定义的胰岛素不依赖被确定为主要终点事件，次要终点事件包括移植后随访期间胰岛素不依赖，糖化血红蛋白值的改善，平均血糖波动幅度改善，基础 C-肽和精氨酸刺激后 C-肽水平改善，与移植前比较胰岛素需求量减少。36 例中 16 例（44%）达到主要终点事件（即末次移植后第一年达到定义的胰岛素不依赖性），10 例（28%）胰岛素部分依赖，10 例（28%）移植胰腺失活。36 例中 21 例（58%）移植后随访期间获得胰岛素不依赖性（符合次要终点事件要求），21 例中的 16 例（76%）移植后第二年再度需要胰岛素治疗。末次移植后第一年达到定义的胰岛素不依赖的 16 例中有 5 例（31%）第二年仍保持胰岛素不依赖性。该临床研究肯定了 Edmondon 方案的有效性。

Edmonton 方案随访研究观察一些移植胰岛细胞难以长期维持胰岛素非依赖性，大约 1/4 受体病例移植后第 2～3 年需要额外外源胰岛素。部分胰岛移植后的慢性丧失功能的原因是目前研究的重点，可能与免疫排斥、自身免疫反应激活、长期服用致糖尿病的免疫抑制剂有关。Vantyghem 也报道了类似的结果：14 例胰岛移植患者在接受胰岛移植 3.3 年后有 57% 的患者保持胰岛素脱离，所有患者均可检测到 C-肽分泌。美国国际胰岛移植登记处（Collaborative Islet Transplant Registry，CITR）报道了 1999 至 2008 年 257 例接受异体胰岛移植患者的 3 年随访数据显示，有 27% 的受体可脱离外源性胰岛素，57% 患者可检测到 C-肽。上述结果表明，部分移植胰岛可长期保有功能，能够稳定控制血糖并减少外源性胰岛素用量。然而，由于常常存在移植胰岛功能持续降低及 C-肽浓度下降，使患者日益难以控制血糖，最终仍需要大量外源性胰岛素。成人胰岛移植虽是充满希望的治疗方法，仍需要进一步改进。

（五）挑战与希望

胰岛移植的主要障碍包括：胰岛分离过程中活性丧失；胰岛血管再生障碍；感染和自身免疫介导的移植胰岛排斥；低胰岛移植量和高代谢需求的矛盾；供胰缺乏等。针对这些方面的研究也是胰岛移植研究的关键和热点问题，目前的干预措施包括：改善消化酶、培养基、培养条件；血管生长刺激蛋白包裹或体外给予生长因子基因转入刺激血管再生；免疫隔离膜、免疫抑制剂、免疫耐受诱导、抗凋亡和免疫调节基因转入；优化胰岛移植量和移植部位；异种移植和胰岛干细胞移植。

胰岛移植要完成从临床研究到临床治疗的转变，就必须实现像胰腺移植那样用一个供体获得胰岛素不依赖。要实现这一目标，必须寻求如下策略：①提高分离胰岛细胞对代谢的调控能力（metabolic potency）、对炎症反应的耐受能力（inflammatory resilience）以及免疫攻击躲避能力（immune stealth）；②抑制血栓形成和针对胰岛移植物的炎症反应；③用较少致糖尿病副作用的方案获得免疫保护。长期维持胰岛素不依赖状态将是另一难题，主要需明确开始起效的异体胰岛移植物的功能丧失是否与下列因素有关：①免疫抑制方案控制自身免疫和异体免疫反应的失效；②在目前免疫抑制方案下胰岛再生（regeneration）能力丧失；③由于共同植入的前胰岛细胞数量和活力不足而致的胰岛新生（neogenesis）能力丧失。可见目前的胰岛移植技术远未完美，尚有不少瓶颈问题。因而，目前认为成人胰岛移植仅适应于极不稳定的糖尿病患者，或已进行另一个器官移植并已接受免疫抑制治疗的糖尿病患者。

二、猪胰岛异种移植

早在 20 世纪 80 年代前苏联医生尝试用胎猪 ICC 移植治疗 1 型糖尿病患者形式初步疗效，后来瑞典医生 Reinholt 将胎猪 ICC 放在肾移植糖尿病患者的肾包膜下，3 周后做肾穿活检显示胰岛超微结构正常并含有运输囊泡，表明胎猪 ICC 移植糖尿病患者后可以存活。成功的异种胰岛移植需要满足几种要求，其中足量功能良好及微生物学安全的胰岛。鉴于猪胰岛结构固有的变异性，有人建立猪胰岛活检记分法来决定每个胰腺用作胰岛分离可行性，记分包括 5 个指标：热缺血时间、胰腺的色泽、脂肪含量、胰岛大小及胰岛周围分界，可帮助提高胰岛得率和质量。

（一）长期随访报告

Groth 等报道，10 例 1 型糖尿病肾移植患者门静脉内或移植肾包膜下移植 20 万 ~102 万胎猪 ICC，所有患者均接受标准免疫抑制（环孢素+吗替麦考酚酯+来氟米特）治疗，在移植猪胰岛时加用 ALG 或 15-DSG。移植后，4 例尿中排泄少量猪 C-肽 200 ~400 天，胰岛素用量均无变化，病情稳定 15 ~35 个月，肝功能正常，移植肾功能稳定，1 例肾活检显示包膜下含胰岛素和胰高糖素活性细胞。在移植后 6 ~8 年随访，显示移植病例体内仍存在较移植前滴度升高的异种反应性抗体 IgM、IgG_1 和 IgG_2，并且针对猪外周血单核细胞表现为较高的细胞毒作用，提示这些病例继续产生针对异种抗原表位（Gal α 1,3Gal）异种反应性抗体 IgM 和 IgG_2，一些也产生针对非 Gal α 1,3Gal 表位的 IgG_1。在移植后 7 ~9 年植病例体继续产生 IgG_1 和 IgG_2，用抗体亚型特异性细胞毒实验进一步研究显示 IgG_1 针对猪胰岛 β 细胞反应，而 IgG_2 主要对猪非内分泌细胞反应，它们不对人胰岛细胞反应。表明异种猪胰岛移植后可长期激活针对异种的免疫反应。

（二）猪内源性反转录病毒

猪内源性反转录病毒（PERV）被认为是异种胰岛移植的主要感染性障碍，PERV 可在小鼠胰岛移植后感染并无症状。成年和胎猪胰岛体外培养可产生低水平的 PERV，移植后 1 ~3 天 PERV 表达水平达高峰，随后很快回到基础水平。另有研究观察了成年猪胰岛移植糖尿病裸鼠及免疫抑制的糖尿病大鼠，所有受体动物在移植后 48 小时内，糖尿病大鼠血糖维持正常为（66±28）天，在 75 天随访中裸鼠血糖维持正常，用实时 PCR 对所有受体动物的多种组织检测未发现 PERV 传播。

（三）免疫抑制方案

人们对异种猪胰岛移植的免疫抑制药物作了

探讨。一般认为环孢素+吗替麦考酚酯+来氟米特联合方案作为异种胰岛移植的标准免疫抑制。Wennberg 等将成年猪胰岛移植于糖尿病大鼠，一组用环孢素（CsA）、吗替麦考酚酯（MMF）和来氟米特（LEF）联合免疫抑制方案；另一组不用任何免疫抑制药物，未用免疫抑制药物的大鼠血糖正常维持（5.5±0.3）天，给予 CsA+MMF+LEF 处理的大鼠则维持（59.6±11.3）天，其中 3 例维持长达 101 天，CsA+MMF+LEF 具有较好的抗排斥作用。另有将胎猪 ICC 移植于糖尿病 Lewis 大鼠的肾包膜下，分组应用不同的免疫抑制方案，结果显示未用药物对照组移植物完全排斥，单用泼尼松（PRE）组仅有轻微抗排斥作用，单用他克莫司（TAC）组可防止排斥反应，但加用 PRE 后出现矛盾的有害作用。相比，CsA+15-DSG、CsA+噻尼哌（SIR）和 CsA+LEF 加用 PRE 后，免疫抑制作用轻度增强。与对照组比较，移植物中 IL-1b、IL-2、IL-4、IL-10、IFN-γ 和 TNF-α 的 mRNA 在 CsA 和 TAC 治疗组水平降低，尤其 IL-12p40 在单用 TAC 组被抑制，但其他各组均增高。提示 TAC 在猪到大鼠异种胰岛移植模型中发挥显著的免疫抑制作用，加入泼尼松后明显消除这种保护作用。有人尝试用转基因猪进行异种移植克服超急性排斥反应。Fallarino 等发现新生猪睾丸来源的 Sertoli cell（SC）具有重建免疫耐受及营养抗炎作用，能够有效的保护 NOD 糖尿病鼠的 β 细胞，但其安全性也引起了关注。近年来有关采用异种猪胰岛临床移植的报道极少，可见异种猪胰岛的临床移植尚有较长的路要走。

三、胰岛干细胞

目前胰岛移植面临主要问题是供体胰腺匮乏和胰岛分离产量较低（一般为 50%），来自胚胎干细胞和成体干细胞成为新的胰岛细胞替代来源，要使这些干细胞来源的胰岛素分泌细胞成为临床胰岛移植真正细胞来源，尚需克服多种实验障碍。首先，要建立一种获得与胰岛细胞功能接近的纯化的胰岛素分泌细胞的操作规程；其次，移植本身问题的解决，如免疫排斥、肿瘤发生、植入部位及生物安全性等。尽管生物工程干细胞移植仍较遥远，但让胰岛移植未来露出曙光。深入了解胰腺个体发生机制及干细胞定向分化为 β 细胞分子调控机制，将加快糖尿病细胞治疗的研究进展。

（一）胚胎胰腺发育诱导因素

胚胎胰腺的发生、发育过程是从由胰腺干细胞组成的胰腺原基逐渐增殖分化为由胰岛细胞、导管细胞及腺泡细胞为主要细胞形态的同源器官的过程。胰腺的发育实际上就是胰腺原始导管上皮的分化发育过程。胚胎发育中胰管始终为间充质包绕，间充质细胞分泌的因子为胰管上皮细胞的增殖、分化和胰岛细胞的形成提供了必要的条件，但迄今为止其诱导因素并无统一认识。对胰腺发育过程的增殖、分化、迁移机制的研究发现，胰岛细胞的分化发育与一系列转录因子基因调控和相应信号通路密切相关。

1. 胰十二指肠同源异型盒基因（pancreatic and duodenal homeobox-1, Pdx-1）　胰腺的发育起始于位于胃和十二指肠之间的腹胰和背胰原基的胰管上皮。研究发现胰腺原基表达胰、十二指肠同源异型盒蛋白，而胰腺的内分泌和外分泌细胞均起自于 Pdx-1 阳性的祖细胞。Pdx-1 表达促进胚胎胰腺组织的发育，目前研究认为 Pdx-1 是胰腺发育的决定基因，所有胰腺细胞均来源于 Pdx-1 表达的胰腺祖细胞。随着胰腺发育 Pdx-1 表达减弱，并局限于 β 和 δ 细胞。Pdx-1 缺失将导致胰腺无法形成。通过转基因导入 Pdx-1 能选择性地将肝脏细胞转化为胰腺内分泌前体细胞。

2. 神经原素 3（neurogenin3, Ngn3）　神经原素 3 是胰腺发育过程中 Pdx-1 阳性细胞向内分泌细胞分化的关键性转录调控因子。胰岛细胞的前体细胞 Ngn3 表达阳性，随着胰腺发育其表达减弱。Ngn3 通过调控细胞外 NOTCH 配体表达，激活 NOTCH 受体，参与胰腺发育。转染 Ngn3 的胰腺导管细胞能比对照组产生多 15 倍的胰岛素。

3. NK 同源结构域家族　NK 同源结构域家族与胰岛发育有关。Nkx2.2 表达于胚胎早期所有种类内分泌细胞，成年后其表达局限于胰腺的 β、α、PP 细胞。Nkx2.2 基因敲除小鼠出现胰腺 β 细胞成熟障碍，血糖明显升高。Nkx6.1 表达于早期胚胎胰腺，到胚胎中晚期其表达局限于胰岛素分泌细胞、散在导管细胞和管周细胞，成年后仅分布于胰岛素分泌细胞。Nkx6.1 功能缺陷导致胰岛 β 细胞生成障碍。目前研究认为 Nkx2.2、Nkx6.1 是 Pdx-1 下游的调控基因，保证定向分化的内分泌细胞形成和分泌胰岛素功能。

4. 其他转录因子　目前研究已知的与胰腺发育相关的其他转录因子包括 PAX4（paired box

gene 4)、PAX6、胰岛素基因增强结合蛋白(islet-1 或 ISL-1)、胰腺转录因子 1a(PTF-1a)、BETA2(β cell e-box transactivation 2)又称神经源分化因子(Neuro D)、MAF 家族(v-maf musculoaponeurotic fibrosarcoma oncogene homolog family)的 MAFA 和 MAFB。研究表明 PAX4 和 PAX6 特异性表达于胚胎胰腺,调节胰岛细胞的增殖与分化。PAX4 基因敲除小鼠胰岛 β 和 δ 细胞缺如。PAX6 基因敲除小鼠胰岛 α 细胞缺如。ISL-1 突变的小鼠胰岛缺如。PTF-1a 表达于胚胎早期胰腺导管、内分泌、外分泌细胞的前体细胞,支持三种细胞的定向分化。BETA2 参与激活胰岛素基因,BETA2 表达于胚胎早期胰腺上皮细胞,后期局限于胰岛细胞。BETA2 缺失小鼠表现胰岛异常和血糖明显升高,多死于出生后 3~5 天。MAFA 是胰岛素表达的关键激活因子,MAFB 特异性调节胰高血糖素表达,在胰腺发育阶段与胰岛素共同表达。MAF 家族与胰岛细胞的增殖与分化密切相关。这些转录因子参与调节胰腺发育过程的增殖分化、迁移,深入研究转录因子的表达和相应信号通路对于体外研究胰岛干细胞定向分化具有重要意义。

5. Shh 信号 Hebrok 等认为胚胎胰腺发育早期,脊索分泌的因子活化素 βB(activinβB)能够抑制 Hedgehog 信号通路中 Shh 信号分子的表达,而该信号调节胰腺干细胞从原肠上皮分化出来形成胰芽。Shh 通路的抑制决定了胚胎原始细胞向胰腺前体细胞分化的方向,是 Ngn3 基因表达的上游前提条件,而后者的活化是胰腺前体细胞向胰腺外分泌部及胰岛前体细胞分化的关键调控环节。

6. 维 A 酸信号 2002 年 Stafford 等对斑马鱼的胚胎发育研究发现,诱导突变和受体拮抗两种方法阻断维 A 酸信号系统,胚胎原始细胞向胰岛前体细胞分化障碍,提示维 A 酸信号系统对早期胚胰发育阶段具有重要意义。Micallef 等研究发现维 A 酸可诱导小鼠胚胎干细胞 Pdx-1 表达阳性,这群细胞分化为前肠内胚层,是胚胰萌发部位。Shi Y 等的研究则通过全反氏维 A 酸联合激活素 A 三步法诱导鼠胚胎干细胞分化为胰岛素分泌细胞,这些细胞亦可以使链佐星糖尿病模型鼠的血糖降至正常。深入研究维 A 酸信号通路对于体外研究胰岛干细胞定向分化具有重要意义。

(二)体外诱导剂诱导分化

为确定生长因子在胰腺发育过程中的作用,胎鼠胰岛样细胞培养在酸性 FGF(αFGF)、干细胞因子(SCF)、IGF-1、GH 及神经细胞生长因子(NGF)环境中,测定胰岛素及 DNA 含量,αFGF 及 GH 可刺激胰岛素释放,而 SCF 增加胰岛素含量及胰岛 DNA 含量,NGF 及 IGF-1 无作用。目前,体外用于胰岛干细胞的分化诱导剂有:Acitvin-βA、exendin-4、βFGF、干细胞因子(SCF)、肝细胞生长因子(HGF)及烟酰胺等。烟酰胺作为诱导剂广泛使用于胰岛 β 细胞诱导方案中,体外试验也证实了烟酰胺的抗糖尿病作用。烟酰胺可清除自由基,减少 β 细胞损伤及凋亡,抑制 β 细胞的 MHC Ⅱ 类抗原表达,抑制巨噬细胞渗透及 IL-1 对 β 细胞损伤,甚至可以降低 IL-12 及 TNFα 的表达。维 A 酸广泛用于神经细胞的体外诱导。最近有证据表明维 A 酸信号通路对早期内胚层的胰腺分化有促进作用,在体外可促进胰腺前体细胞的生成,研究发现全反氏维 A 酸与激活素 A 联合可促进细胞表达胰岛素。

(三)胰岛干细胞的分子标志

胰岛干细胞的分子标志对基础和临床研究均有重要意义,通过识别胰岛干细胞表面特异的分子标志,有助于鉴定、分离及纯化胰岛干细胞,同时对于研究胰岛干细胞膜内外信号转导机制、发育机制以及诱导过程有着重要意义。胚胎胰腺发育过程中的转录因子是目前研究使用的主要分子标记物,包括 Pdx-1、nestin、Ngn3 等多种分子标记物。

1. 胰十二指肠同源异型盒基因(Pdx-1) Pdx-1 又被称为胰岛素促进因子,是胰岛干细胞发育过程中表达的第一个分子标记。对早期胰腺即肠内胚层背侧及腹侧的胰腺萌芽的生长分化起重要作用。胰腺 β 和 δ 细胞均来源于 Pdx-1 表达的胰腺干细胞,胚胎早期胰腺细胞 Pdx-1 表达阳性,随着胰腺发育其表达减弱,Pdx-1 可以被某些生长因子如 GLP-1,Exendin-4 诱导激活进而发挥作用。

2. 神经巢蛋白(nestin) 巢蛋白是一种中间纤维蛋白,在神经发育的研究中被确定为神经干细胞的标志物。有报道指出在成年胰岛内存在 nestin 阳性细胞,其后研究发现 nestin 阳性细胞广泛存在于胚胎期和成年胰岛、胰导管及中心腺泡内。Zulewski 等在体外实验中发现,从胰腺胰岛分离出 nestin 阳性细胞可以向胰腺内分泌和外分泌细胞分化,还可以通过对鼠胚胎 nestin 阳性细胞进行诱导分化进而使其分泌胰岛素。Peters 等通过将表达有巢蛋白的胰腺导管未分化上皮样细胞诱导分化成胰岛细胞的一个亚群,证明巢蛋白是胰岛干细胞的分子标记物,可能起着促进胰腺内分泌干细胞分化的作用。nestin 是胚胎干细胞向胰岛细胞发育过程中的一个标志物,但不是特异性标志物。

3. 神经原素 3(Ngn3)　Ngn3 属于 bHLH 转录因子家族,Song 等报道神经原素 3 在胚胎最早期呈点状分布于背侧胰芽,即胰腺内分泌细胞起始发育的部位,从而认为它是胰岛干细胞标志之一。Ngn3 是胰腺发育过程中 Pdx-1 阳性细胞向内分泌细胞分化的关键性转录调控因子,胰岛细胞的前体细胞 Ngn3 表达阳性,转染 Ngn3 的胰腺导管细胞能比对照组产生多 15 倍的胰岛素。

4. 细胞角蛋白(cytokeratin,CK)　在胰腺的发育过程中,其内分泌细胞来自于角蛋白阳性的内胚层上皮细胞,胰腺的内分泌细胞中存在高水平的角蛋白表达。目前认为 CK-19 和 CK-20 可能是胰腺干细胞的表面标志物。Gmyr 等发现成人 CK-19 阳性细胞能在体外表达胰岛素促进因子(Pdx-1),表明人胰腺多能前体细胞的存在,也表明 CK-19 可能为胰腺前体细胞的分子标志之一。对大鼠的研究发现,胰腺起源于胚胎期第 10 天的原始前肠,能定向分化成内、外分泌细胞的原分化上皮细胞也于此时出现,这些原分化上皮细胞表达 CK-20,是成熟导管细胞的一个特异标志。说明 CK-20 也可作为胰岛干细胞或者始祖细胞的一个分子标志。

5. kit 基因　在胚胎期 13 天小鼠胰腺上皮以及 INS-1 阳性细胞中存在干细胞因子受体 C-kit,它在细胞迁移、增殖中发挥作用。C-kit 参与胰腺细胞外基质的内分泌细胞迁移过程,表明其在胰岛形成过程中起着重要作用。kit 基因在部分胰腺导管上皮细胞中呈高表达,提示其可能是 β 细胞亚群的标志物。

有关胰岛干细胞的其他表面分子标志物还有成纤维细胞生长因子Ⅲb、MSX-2、GLUT2、β-半乳糖苷酶、胰岛因子、肝细胞生长因子受体、酪氨酸羟化酶、胰腺转录因子 1(pancreas transcription factor-1,PTF-1a)等,这些分子标志物与胚胎胰岛发育相关,它们作为胰岛干细胞标志物的认识还

存在争议,需要进一步研究明确标志物的特异性,同时更多的标志物有待于发现。

(四) 胰腺干细胞研究

胰腺干细胞来源按发育阶段的不同,分为胚胎干细胞(ESC)和成体干细胞(ASC)。

1. 胚胎干细胞(embryonic stem cell,ESC)　是来源于囊胚内层细胞团或胚胎生殖嵴分离出来的全能干细胞,具有多向分化潜能,在适当的条件下可被诱导分化为多种细胞或组织。胚胎干细胞在体外分化首先产生拟胚体(embryoid body),之后再通过不同的培养环境,使之诱导分化为胰岛素分泌细胞。胚胎干细胞是目前在体外诱导分化为胰腺 β 细胞研究中最为深入的靶细胞。目前已有多项研究证实通过基因调控或条件诱导培养可以将大鼠和人类的 ESC 诱导分化为胰岛素分泌细胞。胚胎干细胞的全能性为人们研究糖尿病细胞治疗开辟了新的途径。

2000 年 Soria 等首次报道通过细胞陷阱(cell-trapping)基因调控的方法诱导小鼠 ES 细胞分化为胰岛素分泌细胞。2001 年 Lumelsky 等基于体外细胞培养用五步法将小鼠的胚胎干细胞诱导分化为能分泌胰岛素的类似于胰岛的结构,这些细胞在植入 12 天后发生血管化,其形态类似于胰腺的胰岛,并保持分泌胰岛素的能力。尽管这些细胞在植入糖尿病小鼠的皮下后没能纠正高血糖水平,但移植后糖尿病小鼠能够维持体重,并较对照糖尿病小鼠生存期延长。2004 年 Soria 研究小组报道应用含 Nkx6.1 启动子基因及新霉素耐药性基因质粒转染小鼠胚胎干细胞,抗生素筛选出 Nkx6.1 阳性细胞,通过应用外源因子诱导被转染细胞分化。实验证实 20% 细胞共表达胰岛素及胰十二指肠同源异型盒基因,经细胞筛选得到较纯的胰岛素阳性细胞群,而这些细胞移植入链佐星诱导的糖尿病大鼠可改善高血糖状态。证实小鼠胚胎干细胞经基因修饰及筛选培养诱导分化为胰岛素分泌细胞,且移植这些细胞于糖尿病大鼠体内可逆转高血糖状态。Shi 等报道了以激活素 A 联合全反式维 A 酸为诱导剂的三步法诱导鼠胚胎干细胞分化为胰岛素生成细胞,细胞外葡萄糖浓度可以调节胰岛素释放,这些细胞亦可以使链佐星糖尿病模型鼠的血糖降至正常。但近期 Soria 研究小组发现基因调控诱导胚胎干细胞分化形成的胰岛素分泌细胞增殖指标 5 溴脱氧尿苷(BrdU)标记率高达 50%,显著高于正常胰岛 β 细

胞0.2% BrdU 标记率,提示胚胎干细胞分化形成的胰岛素分泌细胞与正常胰岛β细胞的生物学行为不完全相同。

最近有更多证据表明人胚胎干细胞也可以分化为胰岛素分泌细胞。2001 年,Assady 等报道在体外培养和诱导人胚胎干细胞 H9,使其分化为具有β细胞特征的细胞,该细胞合成、分泌胰岛素,并且表达葡萄糖转运体 2 和葡萄糖激酶基因。2004 年 Segev 等建立一种从人胚胎干细胞诱导分化形成未成熟胰岛样细胞群方法。培养生成拟胚体后应用胰岛素、转铁蛋白、硒和纤维连接蛋白无血清选择性培养基(ITSF),加入 N2、B27 和碱性成纤维细胞生长因子诱导分化,然后去除碱性成纤维生长因子,在低葡萄糖浓度培养基中添加烟酰胺诱导,悬浮培养形成细胞群,其胰岛素分泌和持续时间均显著高于单层贴壁生长细胞。该细胞群同时表达胰高血糖素和生长抑素,与未成熟胰腺细胞相似。2006 年 D'Amou 模拟体内胰腺发生环境诱导人胚胎干细胞表达内分泌激素,从定型内胚层(definitive endoderm)到肠管内胚层(gut-tube endoderm),再到胰腺内胚层(pancreatic endoderm),最后到胰岛前体细胞。得到的胰岛素表达细胞功能与胎儿β细胞相似,分泌胰岛素、胰高血糖素、生长抑素、胰多肽等,对多种内分泌刺激反应性释放胰岛素 C 肽。

但是 ESC 来源胰岛素分泌细胞存在致瘤作用、分泌胰岛素水平低、分化细胞类型不纯、免疫排斥强等问题有待解决。同时由于 ES 细胞资源具有伦理方面的考虑,近年来研究主要集中在成人胰岛干细胞的分离。

2. 人增殖性胰岛细胞　近来用人类来源的增殖性胰岛细胞经基因改造可产生胰岛素分泌细胞株,来自于持续性婴儿高胰岛素性低血糖症(PHHI)患儿的胰岛细胞,体外将所缺陷的基因——SUR-1(Kir6.2)导入产生一种细胞系,显示在正常范围内的葡萄糖敏感性胰岛素分泌。然而要用于临床尚需全面了解其生物学行为。

3. 胰腺干细胞　理论上,胰腺干细胞可能存在于胎胰或成年胰腺组织(胰腺导管上皮细胞)中,也可来源于胚胎干细胞的进一步分化。但成年胰腺组织中是否存在胰腺干细胞仍然存在争议。许多成人胰腺再生实验模型提示成人胰腺内的β细胞在损伤时可能会存在限制性的再生。因此有理由相信,和其他组织一样干细胞/前体细

胞也存在于胰腺体内参与胰腺的再生与修复过程。与胚胎干细胞相比,成体干细胞具备分化潜能较弱,更易向特定的组织细胞分化的优点,从而备受瞩目。目前认为存在两种胰腺成体干细胞:一种来源于胰腺导管上皮细胞,包括导管细胞和腺泡细胞,表达 CK-19 和 Pdx-1,该群细胞可以增殖分化形成内分泌细胞;第二种细胞来自胰岛来源干细胞,研究发现链脲霉素完全破坏鼠胰岛β细胞后,胰岛又生成胰岛素分泌细胞,证明胰岛来源干细胞的存在。

最近的许多研究支持成年小鼠胰腺组织中存在胰腺干细胞,并且在体外可诱导分化为胰岛素分泌细胞。2001 年 Zulewski 等研究发现成年大鼠和人胰岛和胰管上皮中都存在 nestin 阳性细胞,其具有干细胞的特性,体外培养可分化为胰腺内分泌细胞、外分泌细胞以及肝细胞。证明人及鼠的胰管上皮及胰岛中存在胰腺干细胞,并且可以在体外向胰岛细胞分化。Ramiya 从成年糖尿病前期的 NOD 小鼠分离胰腺导管干细胞(PD-SC),体外持续培养并不断传代 3 年以上,细胞数增殖近 1 万倍,可呈现较典型的胰岛样结构,并对高浓度葡萄糖有胰岛素释放应答反应,免疫组织化学染色证实有胰岛素和胰高糖素的表达,RT-PCR 显示这些细胞能表达许多胰岛细胞的标志性基因,如胰岛素基因、胰高糖素、生长抑素、GLUT-2 及谷氨酸脱羧酶 67 等。将分化成熟的胰岛细胞移植 NOD 小鼠可完全逆转其糖尿病状态。Bonner 等在体外分离出人胰腺导管细胞,经培养诱导分化为含导管细胞和内分泌细胞的胰岛样细胞团,在葡萄糖刺激下分泌胰岛素,且胰岛素分泌量随糖浓度的升高而增加。通过免疫组织化学和超微机构分析确定这一细胞群包含胰岛各种内分泌细胞。

2004 年 Melton 研究小组报道,成年期小鼠和胰腺切除术后小鼠的胰岛β细胞主要来自原有的β细胞自我复制,而不是多能胰腺干细胞的分化。结果提示体内β细胞保持明显的增殖能力,对成体干细胞的意义产生疑问。该报道在学术界引发了关于成体胰腺中是否存在胰腺干细胞的激烈争论。2007 年该组研究提示成体胰岛所有β细胞增殖能力相同,胰岛β细胞群是均质的,通过已分化的β细胞自我复制维持胰岛数目,进一步怀疑成体干细胞的存在。

近来某些研究显示成人干细胞的功能可塑性

可能比预想的大得多,成人干细胞的应用将摆脱捆扰胚胎干细胞的伦理问题,且可进行自体移植。总体来说,扩增及诱导胰腺干细胞分化是获得 β 细胞替代物的更直接的途径。但所得到的 β 细胞产生的胰岛素量还未达到正常成熟胰岛 β 细胞水平。目前应用胰腺干细胞还需解决胰腺干细胞的特异性标记、最佳的分离、扩增及诱导方案等问题。

4. 肝干细胞　在胚胎发育过程中,肝与腹胰起源于内胚层的同一群细胞,故其分享许多维持表型的转录因子,这些细胞所处的位置及微环境中的生长因子、黏附分子的不同决定了它们最后发育成胰腺还是肝脏。目前已有研究成功地将胎肝细胞在体外诱导分化为胰岛素分泌细胞,为体外诱导分化出胰岛 β 细胞的研究提供了新的途径和方法。通过转染 Pdx-1 或 Beta2/NeuroD,肝细胞增殖并分化的细胞能表达胰岛细胞分化相关的转录因子 PAX-4、PAX-6、NKx2.2、NKx6.1,表达胰岛特异的胰岛素、胰高血糖素及生长抑素基因。诱导分化的细胞植入糖尿病免疫缺陷大鼠肾包膜下时可改善高血糖状态延长其生存时间。肝干细胞的分化潜能为糖尿病患者采用自体干细胞移植提供了一个可能的途径。以肝干细胞为胰岛细胞源泉同样需要解决很多问题,如诱导微环境、诱导细胞胰岛素分泌功能和调节功能、致瘤可能性等。

5. 骨髓间充质干细胞(bone marrow mesenchymalstem cell,BMMSC)　骨髓来源的间充质干细胞可以产生支持造血细胞生长和增殖的细胞因子,发挥功能性基质的作用。间充质干细胞具有典型的干细胞增殖特点,在特定的条件诱导作用下,骨髓来源的间充质干细胞可以定向分化为骨、软骨、脂肪细胞,甚至跨胚层分化为神经细胞。骨髓干细胞分化为胰岛样细胞的潜能,为糖尿病患者采用自体干细胞移植提供了另一个可能的途径。研究显示骨髓间充质干细胞可在体外及体内诱导为胰岛素表达细胞。体外诱导分化实验证实通过骨髓间充质干细胞诱导分化为胰岛素分泌细胞,分离出的胰岛素分泌细胞可以纠正糖尿病鼠的高血糖,延长生存时间。李艳华等早期报道间充质干细胞通过分阶段诱导分化为 nestin 阳性细胞,然后再进一步诱导分化为胰岛样细胞团,表达胰岛素、胰高血糖素、生长抑素等内分泌激素。2007 年该组和 Karnieli 等先后报道体外研究转染

Pdx-1 使人间充质干细胞诱导分化为胰岛素分泌细胞,低浓度葡萄糖刺激下可以分泌胰岛素,植入 STZ 致糖尿病小鼠,可以维持正常血糖。近年来,在骨髓间充质干细胞与胰岛细胞共移植治的动物模型实验中获得了较好的血糖改善效果。对于骨髓间充质干细胞分化为胰岛细胞的机制,以及如何能够长期有效稳定控制血糖均是以后研究中的重点。更新的研究着手于神经干细胞、胎儿脐带血、脐血间充质干细胞、脂肪间充质干细胞及胎盘多潜能细胞神经干细胞等定向分化,以寻求更多的细胞来源应用于细胞替代疗法。

6. 目前存在的问题　干细胞是近年来生物学上最具有挑战性也是最令人瞩目的领域之一。目前应用干细胞治疗糖尿病研究处于动物实验阶段,但各种干细胞定向分化为胰岛 β 细胞的可能性研究为糖尿病患者点燃新的希望。深入了解胰腺个体发生机制及干细胞定向分化为 β 细胞分子调控机制,将加快糖尿病细胞治疗的研究进展。目前研究有待解决的问题包括:由干细胞诱导分化而来的胰腺 β 细胞分泌的胰岛素不足,虽然在糖尿病小鼠的实验中取得了明显的效果,但是目前不能满足临床的需要;成体胰腺组织中胰腺干细胞含量少,很难分离和纯化,且数量随年龄增长而降低和基因技术导致植入物瘤变的可能性增加等因素都限制了胰腺干细胞的应用;间充质干细胞诱导分化为胰岛细胞的研究还处于起步阶段,寻找间充质干细胞的特异性标记、进一步探索优化的诱导分化条件和构建细胞外基质及诱导出的胰岛素细胞的胰岛素分泌水平等问题都有待进一步研究;胰岛 β 细胞的功能和形态评价指标;1 型糖尿病患者自身体内存在针对胰岛细胞的免疫反应,植入后的胰岛可能会受到攻击等问题。

综上所述,胰岛移植仍是 1 型糖尿病理想的治疗,但目前胰岛主要从尸胰分离而获得。在美国,据器官共享联合网络统计每年不足 6000 个供体胰腺可以使用,且一个移植受体常需多个供胰分离的胰岛。国际糖尿病联盟(IDF)预计每年新诊断的 1 型糖尿病超过 3 万人,我国的组织器官供体更加匮乏。由此可见,对于广大的 1 型糖尿病患者依靠成人胰岛来源可谓是杯水车薪。正如加拿大 Alberta 大学 Lakey 教授所说:"我们的计划实际上受获得'胰岛'细胞能力所制约"。临床移植效果虽有较显著提高,但如何长期维持胰岛移植物功能仍是亟待解决的问题。此外,胰岛或

干细胞移植的理念提供了众多诱人的前景,这样胰岛细胞的获得将不再受限,甚至不再需要终身免疫抑制治疗。相信随着胰岛移植的基础和临床研究进一步的进展,临床胰岛移植效果必将进一步提高,有望造福于广大 1 型糖尿病患者。

(彭永德　孙海燕　胡远峰)

参 考 文 献

1. Hu YF,Zhang H,Zhang HD,et al. Culture of human fetal pancreas and islet transplantation in 24 patients with type 1 diabetes mellitus. Chin Med J,1985,98:236-243.

2. Hu YF,Ding YM,Wang YF,et al. Effect of human growth hormone on the proliferation of human fetal islet cells in vitro. Chin Med J,1992,105:721-715.

3. 胡远峰,王煜非,丁一明,等.人胎胰胰岛细胞单层培养的研究.中华器官移植杂志,1990,11:158.

4. 彭永德,陈家伦.成人胰岛分离纯化的研究进展.国外医学(内分泌分册),1999,19:23-25.

5. Bucher P,Mathe Z,Morel P,et al. Assessment of a novel two-component enzyme preparation for human islet isolation and transplantation. Transplantation,2005,79:91-97.

6. Hu YF,Gu ZF,Zhang HD,et al. Fetal islet transplantation in China. Transplant Proc,1992,24:1998-1999.

7. American Diabetes Association. Pancreas and Islet Transplantation in Type 1 Diabetes. Diabetes Care,2006,29:935.

8. Sutherland DE,Gruessner R,Kandswamy R,et al. Beta-Cell Replacement Therapy(Pancreas and Islet Transplantation) for Treatment of Diabetes Mellitus:An Integrated Approach. Transplant Proc,2004,36:1697-1699.

9. Robertson RP:Islet transplants as diabetes treatment:a work in progress. N Engl J Med,2004,350:694-705.

10. Pavlakis M,Khwaja K. Pancreas and islet cell transplantation in diabetes. Curr Opin Endocrinol Diabetes Obes,2007,14:146-150.

11. Paget M,Murray H,Bailey CJ,et al. Human islet isolation:semi-automated and manual methods Diabetes Vasc Dis Res,2007,4:7-12.

12. Narang A. S,Mahato R. Biological and Biomaterial Approaches for ImprovedIslet Transplantation Pharmacol Rev,2006,58:194-243.

13. Hermann M.,Margreiter R.,Hengster P. Molecular and cellular key players in human islet transplantation. J Cell Mol Med,2007,11:398-341.

14. Papas KK,Hering BJ,Gunther L,et al. Pancreas oxygenation is limited during preservation with the two-layer method. Transplant Proc,2005,37:3501-3504.

15. Djordjevic PB,Lalic N,Bumbasirevic V,et al. Human fetal islet transplantation in type 1 diabetics:comparison of immunological effects between multiple implantation regimens. Transplant Proc,2005,37:4440-4445.

16. 盛正妍,王煜非,胡远峰,等.胰岛素样生长因子 I 和 II 对体外培养人胎胰岛细胞的增殖作用.中华器官移植杂志,1996,17:186.

17. 张洪德,钟胜荣,胡远峰,等.新生大鼠胰岛冷冻保存方法的研究.中华器官移植杂志,1991,12:71.

18. 董维平,陈向峰,彭永德,等.降低成人胰岛移植物免疫原性的研究.中华器官移植杂志,2006,27:145-148.

19. Menger MD,Yamauchi J,Vollmar B. Revascularization and microcirculation of freely grafted islets of Langerhans. World J Surg,2001,25:509-515.

20. Lohmann T,List C,Lamesch P,et al. Diabetes mellitus and islet cell specific autoimmunity as adverse effects of immunsuppressive therapy by FK506/tacrolimus. Exp Clin Endocrinol Diabetes,2000,108:347-352.

21. Bretzel RG,Eckhard M,Brendel MD. Pancreatic islet and stem cell transplantation:new strategies in cell therapy of diabetes mellitus. Panminerva Med,2004,46:25-42.

22. Shapiro AMJ,Lachey JRT,Ryan EA,et al. Islet transplantation in seven patients with type 1 diabetes mellitus using a glucocorticoid-free immunosuppressive regimen. New Engl J Med,2000,343:230-238.

23. Shapiro AM,Ricordi C,Hering BJ,et al. International trial of theEdmonton protocol for islet transplantation. N Engl J Med,2006,355:1318-1330.

24. Ryan EA,Lacket JRT,Rajotte RV,et al. Clinical outcomes and insulin secretion after islet transplantation with the Edmonton protocol. Diabetes,2001,50:710-919.

25. Ryan EA,Paty BW,Senior PA et al. Five-Year Follow-Up After Clinical Islet Transplantation. Diabetes,2005,54:2060-2069.

26. 李永翔,李戈,董维平,等.腺病毒载体转染人 HO-1 基因增强成人胰岛细胞抗凋亡和胰岛素释放功能的研究.中华医学杂志,2006,86:915-918.

27. Froud T,Ricordi C,Baidal DA,et al. Islet transplantation in type 1 diabetes mellitus using cultured islets and steroid-free immunosuppression:Miami experience. Am J Transplant,2005,5:2037-2046.

28. Matsumoto S,Okitsu T,Iwanaga Y,et al. Insulin independence of unstable diabetic patient after single living donor islet transplantation. Transplant Proc,2005,37:3427-3429.

29. Nanji SA,Shapiro AM. Islet transplantation in patients with diabetes mellitus:choice of immunosuppression. BioDrugs,2004,18:315-328.

30. Ryan EA, Paty BW, Peter A, et al. Five-year follow-up after clinical islet transplantation. Diabetes, 2005, 54:2060-2069.

31. Hering BJ. Achieving and maintaining insulin independence in human islet transplant recipients. Transplantation, 2005, 79:1296-1297.

32. Gazda LS, Adkins H, Bailie JA, et al. The use of pancreas biopsy scoring provides reliable porcine islet yields while encapsulation permits the determination of microbiological safety. Cell Transplant, 2005, 14:427-439.

33. Lindeborg E, Kumagai-Braesch M, Tibell A, et al. Biological activity of pig islet-cell reactive IgG antibodies in xenotransplanted diabetic patients. Xenotransplantation, 2004, 11:457-470.

34. Schmidt P, Forsman A, Andersson G, et al. Pig islet xenotransplantation: activation of porcine endogenous retrovirus in the immediate post-transplantation period. Xenotransplantation, 2005, 12:450-456.

35. Goto M, Maeda A, Elfman L, et al. No transmission of porcine endogenous retrovirus after transplantation of adult porcine islets into diabetic nude mice and immunosuppressed rats. Xenotransplantation, 2004, 11:340-346.

36. Valdes-Gonzalez RA, Dorantes LM, Garibay GN et al. Xenotransplantation of porcine neonatal islets of Langerhans and Sertoli cells: a 4-year study. Eur J Endocrinol, 2005, 53:419-427.

37. Wennberg L, Song Z, Bennet W, et al. Diabetic rats transplanted with adult porcine islets and immunosuppressed with cyclosporine A, mycophenolate mofetil, and leflunomide remain normoglycemic for up to 100 days. Transplantation, 2001, 71:1024-1033.

38. Krook H, Wennberg L, Hagberg A, et al. Immunosuppressive drugs in islet xenotransplantation: a tool for gaining further insights in the mechanisms of the rejection process. Transplantation, 2002, 74:1084-1089.

39. Roche E, Reig JA, Campos A, et al. Insulin-secreting cells derived from stem cells: Clinical perspectives, hypes and hopes. Transpl Immunol, 2005, 15:113-129.

40. Zulewski H, Abraham EJ, Gerlach MJ, et al. Multipotential nestin-positive stem cell isolated from adult pancreatic islet differentiate ex vivo into pancreatic endocine, exocrine, and hepatic phenotypes. Diabetes, 2001, 50:521-533.

41. Ramiya VK, Maraist M, Arfors KE, et al. Reversal of insulin-dependent diabetes using islets generated in vitro from pancreatic stem cells. Nat Med, 2000, 6:278-282.

42. 黄海霞, 黄心智, 陈新宇, 等. 人胎胰巢蛋白阳性细胞的异种体内移植研究. 实验生物学报, 2003, 36:185-190.

43. 彭永德, 胡远峰. 胰岛干细胞移植: 未来 1 型糖尿病治疗的希望. 中华器官移植杂志, 2002, 23:380-381.

44. Pileggi A, Cobianchi L, Inverardi L, et al. Overcoming the Challenges Now Limiting Islet Transplantation A Sequential, Integrated Approach Ann. N. Y. Acad. Sci, 2006, 1079:383-398.

45. Lakey RTJ, Burridge PW, Shapiro AMJ. Technical aspects of islet preparation and transplantation Transpl Int, 2003, 16:613-632.

46. Nanji SA, Shapiro AMJ. Advances in pancreatic islet transplantation in humans Diabetes, Obesity and Metabolism, 2006, 8:15-25.

47. Bonner-Weir S, Toschi E, Inada A, et al. The pancreatic ductal epithelium serves as a potential pool of progenitor cells. Pediatr Diabetes, 2005, 5:16-22.

48. Bonner-Weir S, Weir GC. New sources of pancreatic β-cells. Nat Biotechnol, 2005, 23:857-861.

49. Habener JF, Kemp DM, Thomas MK. Minireview: Transcriptional regulation in pancreatic development. Endocrinology, 2005, 146:1025-1034.

50. Segev H, Fishman B, Ziskind A, et al. Differentiation of human embryonic stem cells into insulinproducing clusters. Stem Cells, 2004, 22:265-274.

51. Brolen GK, Heins N, Edsbagge J, et al. Signals from the embryonic mouse pancreas induce differentiation of human embryonic stem cells into insulin-producing beta-cell-like cells. Diabetes, 2005, 54:2867-2874.

52. Uchida T, Nakamura T, Hashimoto N, et al. Deletion of Cdknlb ameliorates hyperglycemia by maintaining compensatory hyperinsulinemia in diabetic mice. Nat Med, 2005, 11:175-182.

53. Gershengorn MC, Hardikar AA, Wei C, et al. Epithelial-to-mesenchymal transition generates proliferative human islet precursor cells. Science, 2004, 306:2261-2264.

54. Paris M, Bernard-Kargar C, Berthault MF, et al. Specific and combined effects of insulin and glucose on functional pancreatic beta-cell mass in vivo in adult rats. Endocrinology, 2003, 144:2717-2727.

55. Kulkarni RN, Jhala US, Winnay JN, et al. PDX1-1 haploinsufficiency limits the compensatory islet hyperplasia that occurs in response to insulin resistance. J Clin Invest, 2004, 114:828-836.

56. Seaberg RM, Smukler SR, Kieffer TJ, et al. Clonal identification of multipotent precursors from adult mouse pancreas that generate neural and pancreatic lineages. Nat Biotechnol, 2004, 22:1115-1124.

57. Ber I, Shternhall K, Perl S, et al. Functional, persistent,

and extended liver to pancreas transdifferentiation. J Biol Chem,2003,278:31950-31957.

58. Hansson M,Tonning A,Frandsen U,et al. Artifactual insulin release from differentiated embryonic stem cells. Diabetes,2004,53:2603-2609.

59. Hyun JP,Jeffrey RM,Michael JL. Sequestration and synthesis:The source of insulin in cell clusters differentiated from murine embryonic stem cells. Stem Cells,2005,23:862-867.

60. Blyszczuk P,Czyz J,Kania G,et al. Expression of Pax4 in embryonic stem cells promotes differentiation of nestin-positive progenitor and insulin-producing cells. Proc Natl Acad Sci,2003,100:998-1003.

61. Miyazaki S,Yamato E,Miyazaki J. Regulated expression of pdx-1 promotes in vitro differentiation of insulin-producing cells from embryonic stem cells. Diabetes,2004,53:1030-1037.

62. Tang DQ,Cao LZ,Burkhardt BR,et al. In vivo and in vitro characterization of insulin-producing cells obtained from murine bone marrow. Diabetes,2004,53:1721-1732.

63. Xu X,Kahan B,Forgianni A,et al. Endoderm and pancreatic islet lineage differentiation from human embryonic stem cells. Cloning Stem Cells,2006,8:96-107.

64. D'Amour KA,Bang AG,Eliazer S,et al. Production of pancreatic hormone-producing endocrine cells from human embryonic stem cells. Nat Biotechnol,2006,24:1392-1401.

65. Micallef SJ,Janes ME,Knezevic K,et al. Retinoic acid induces Pdx1-positive endoderm in differentiating mouse embryonic stem cells. Diabetes,2005,54:301-305.

66. Shi Y,Hou L,Tang F,et al. Inducing embryonic stem cells to differentiate into pancreatic β cells by a novel three-step approach with activin A and all-trans retinoic acid. Stem Cells,2005,23:656-662.

67. Leon-Quinto T,Jones J,Skoudy A,et al. In vitro directed differentiation of mouse embryonic stem cells into insulin-producing cells. Diabetologia, 2004,47:1442-1451.

68. Lumelsky N,Blondel O,Laeng P,et al. Differentiation of embryonic stem cells to insulin-secreting structures similar to pancreatic islets. Science,2001,292:1389-1394.

69. Dor Y,Brown J,Martinez OI,et al. Adult pancreatic beta-cellsare formed by self-duplication rather than stem-cell differentiation. Nature,2004,429:41-46.

70. Karnieli O,Izhar-Prato Y,Bulvik S,et al. Generation of insulin-producing cells from human bone marrow mesenchymal stem cells by genetic manipulation. Stem Cells,2007,25:2837-2844.

71. Li Y,Zhang R,Qiao H,et al. Generation of insulin-producing cells from PDX-1 gene-modified human mesenchymal stem cells. J Cell Physiol,2007,211:36-44.

72. Bonner-Weir S,Taneja M,Weir GC,et al. In vitro cultivation of human islets from expanded ductal tissue. Proc Natl Acad Sci USA,2000,97:7999-8004.

73. 谌剑飞,何兴伟. Ⅱ型重度糖尿病穴位内胰岛移植临床疗效观察. 中国针灸,1999,19:647-650.

74. 王奋明. 糖尿病大鼠不同部位胰岛细胞同种移植的实验研究. 内蒙古:内蒙古医学院,2009:1-27.

75. Tan J,Yang S,Cai J,et al. Simultaneous islet and kidney transplantation in seven patients with type 1 diabetes and end-stage renal disease using a glucocorticoid-free immunosuppressive regimen with alemtuzumab induction. Diabetes,2008,57:2666-2671.

76. Van der,Windt DJ,Bottino R,et al. Long-term controlled normoglycemia in diabetic non-human primates after transplantation with hCD46 transgenic porcine islets. Am J Transplant,2009,9:2716-2726.

77. Liu C,Noorchashm H,Sutter JA,et al. B lymphocyte-directed immunotherapy promotes long-term islet allograft survival in nonhuman primates. Nat Med,2007,13(11):1295.

78. Vantyghem MC,Kerr-Conte J,Arnalsteen L,et al. Primary graft function metabolic control and graft survival after islet transplantation. Diabetes Care,2009,32:1473-1478.

79. Rockville MD. The EMMES Corporation. 2007 update on allogeneic islet transplantation from the Collaborative Islet Transplant Registry (CITR). Cell Transplant, 2009, 18(7):753-767.

80. Weiss EH,Lilienfeld BG,Müller S,et al. HLA-E/human beta2-microglobulin transgenic pigs:protection against xenogeneic human anti-pig natural killer cell cytotoxicity. Transplantation,2009,87:35-43.

81. Fallarino F,Luca G,Calvitti M,et al. Therapy of experimental type 1 diabetes by isolated Sertoli cell xenografts alone. J Exp Med,2009,206:2511-2526.

第 38 章

胰腺及胰腺联合肾移植治疗1型糖尿病

胰腺及胰腺联合肾移植是指将有活力带血管的全胰腺或胰体尾,或与肾联合移植给另一接受者个体,使接受患者获得其所缺乏的胰岛 β 细胞内分泌功能,以治疗糖尿病和(或)其并发的肾衰竭。根据胰腺和胰腺联合肾移植的时间分别有:单独胰腺移植、单独肾移植、胰腺移植后肾移植(P-A-K)、肾移植后胰腺移植(K-A-P)、胰腺肾同时联合移植(S-P-K)。

Mering 和 Minkowski 于 1889 年切除狗的全部胰腺制成糖尿病的动物模型;Heden 于 1892 年完成切除狗全胰腺并将带血管的胰腺移植于狗的自体皮下,实验狗的血糖可维持正常,而切除移植胰腺后其血糖很快升高发生高血糖;这两个实验为胰腺移植治疗糖尿病提供了实验理论根据。Kelly 和 Lillehi 于 1966 年 12 月 17 日在美国明尼苏达进行了第一例临床胰腺移植,由此启动和推进了临床胰腺移植的产生及其发展。在中国,1982 年原同济医科大学夏穗生教授首次开展我国第一例临床胰腺移植。目前胰腺移植在临床大器官移植的数量中仅次于肾、肝和心脏移植之后位居第四位。

一、胰腺移植的适应证和禁忌证

1 型糖尿病是胰腺分泌胰岛素不足导致高血糖,以致引发全身性特有的微血管病变、动脉硬化性疾病和周围及自主神经病变的疾病。1 型糖尿病患者成功地接受胰腺移植后,移植胰腺的胰岛 β 细胞可分泌胰岛素,维持正常的糖代谢。而 2 型糖尿病则不同,2 型糖尿病是胰岛素的靶器官对胰岛素的敏性减低所致。因此胰腺移植只能治疗 1 型糖尿病,而不能治疗 2 型糖尿病。

目前胰腺联合其他大器官移植主要为胰腺联合肾移植。其适应证是:①1 型糖尿病并发终末期肾衰竭;②单独肾移术后肾衰竭的 1 型糖尿病患者;③1 型糖尿病患者视网膜病变已达到失明的危险;④出现难以控制的特殊状态,如血糖波动很大并且难以控制的 1 型糖尿病,长期皮下注

射胰岛素引起皮下组织增生或脂肪萎缩且难以继续注射胰岛素的状态,全身和(或)肢体并发难以忍受的疼痛等;⑤全胰切除术后产生的糖尿病。

胰腺移植的相对和绝对禁忌证包括:①目前胰腺移植 3 年成功率仅是 50% ,且胰腺移植后需长期使用免疫排异药物,如环孢素 A,该类药物可造成肾功能损害;因此,胰腺移植不适用于早期无并发症的 1 型糖尿病患者;②患者伴有精神异常、严重感染和恶性肿瘤是胰腺植移的禁忌证;③糖尿病患者出现肢体坏死、心功能衰竭、肝功能及呼吸功能不全时不宜胰腺移植。

胰腺移植后,存活的胰腺不仅分泌胰岛素,也分泌胰液,胰液中含有大量消化酶必须加以适当处理,如胰腺移植后胰液处理不当可能并发如胰腺炎、胰瘘、腹膜炎等严重并发症,其发生率亦较高;胰腺移植术的手术复杂,难以普遍开展;胰腺供体来源有限,难以达到需求。因此,胰腺移植治疗糖尿病的临床应用仍有一定限制。鉴于以上胰腺或联合肾移植的诸多难题,近些年来单纯胰岛移植术因手术简单,无胰液遗漏,安全有效等特点,可达到与胰腺移植治疗糖尿病相同的效果而受关注并应用于临床。

二、胰腺移植术式

目前临床已应用的胰腺移植术式有:①胰体尾节段移植+胰管阻塞术;②胰体尾节段移植+胰管开放;③胰体尾节段移植+胰管胃引流术;④胰体尾节段移植+胰管空肠 Roux-en-Y 引流术;⑤胰体尾节段移植+胰管输尿管引流术;⑥胰体尾节段移植+胰管膀胱引流术,其中以胰体尾节段移植+膀胱引流术临床报道最多。

胰腺联合其他器官移植主要是胰腺联合肾移植,目前以胰腺同时联合肾移植临床效果最好,5 年胰腺存活率为 61.8% ;而胰腺移植后肾移植(P-A-K)5 年胰腺存活率为 22.6% ;单独肾移植只能暂时解决肾衰竭的问题,不能阻止 1 型糖尿

病的发展,还会损害移植肾的功能,因此实施单独肾移植手术后还需行胰腺移植。

三、胰腺移植的术前准备

（一）受者一般术前准备

1. 术前数日糖尿病病情控制良好。合理的糖尿病饮食调整,血糖值在 11.2mmol/L 以下。餐后尿糖不超过++,酮体阴性。

2. 血液生化指标检查,如肝功（AST、AL、Bil、AKP、ALP 等）、肾（Cr、BUN 等）功、血脂等;全套凝血功能检查;全套胰腺功能检查,包括内（胰岛 β 细胞分泌的激素）、外（胰酶、淀粉酶等）分泌功能相关指标。

3. 肝、肾、心、肺功能及神经功能检查及其相关的影像学检查,如 B 型超声波、X 线片、CT、MRI 等。

4. 术前 12 小时静脉应用环孢素 A。

5. 术前清洁灌肠,备血。

（二）供、受者免疫学准备

供、受两者 ABO 血型相同,HLA-6 位点配型,淋巴毒试验阴性或 10% 以下。

（三）供者一般准备

1. 意外脑死亡胰腺供者年龄不宜超过 40 岁,供者生前无高血压、恶性肿瘤、肺结核等,无动脉粥样硬化病史和无明显感染病变史。

2. 活体胰腺供者其要求与脑死亡者相同,但为保证供者安全,术前应按腹部大手术准备,术前应行胰腺功能和影像学检查。

四、胰腺移植手术

1. 全胰十二指肠段膀胱移植术　目前首选胰腺移植的术式是全胰十二指肠段膀胱引流术。手术方法如下:

（1）供胰切取:腹部大十字切开,切开后腹膜,游离腹主动脉,行腹腔原位降温灌洗,整块切除带血管的十二指肠及全胰腺、脾、肝及双肾和部分小肠。游离双肾及输尿管。切开胃结肠韧带与后腹膜游离十二指肠及胰腺后方,提起脾,自脾和胰体尾后方游离胰腺,切开十二指肠外侧腹膜游离十二指肠及胰腺,整块切除胰腺、十二指肠、部分空肠、双肾、输尿管及脾,并将切取的器官置入 Collins 类液中低温保存以备移植用（图 38-1）。

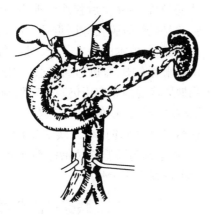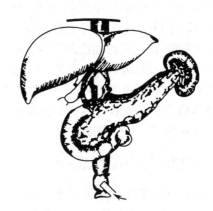

图 38-1　器官动脉和静脉灌注

（2）供胰及十二指肠和血管修整:如只行胰腺和部分十二指肠移植而不同时行肾移植,切除脾,结扎胰腺与脾间的动静脉,在胰十二指肠上结扎肝动脉,胃左动脉,胆总管。沿腹腔动脉和肠系膜上动脉开口切开腹主动脉修整以备移植时吻合用。在胰十二指肠下缘结扎肠系膜上、下动静脉,修整十二指肠并缝闭十二指肠残端（图 38-2）。

（3）供胰植入:通常将胰腺移植于右髂窝,将胰十二指肠所带的腹主动脉与髂外动脉吻合,胰门静脉与髂外静脉吻合,十二指肠与膀胱底吻合。胰尾及十二指肠膀胱吻合处分别作闭式引流,如同时行胰肾联合移植时,胰腺移植在右髂

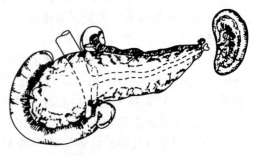

图 38-2　供胰及其血管修整

窝,供肾移植在左侧,先行胰腺移植,再行左侧肾移植。其他胰腺移植术与上述胰十二指肠移植基本相同,主要不同是胰管引流的部位不同。供胰植入应注意供胰动静脉血管与髂外动静脉血管吻合时应无张力,吻合血管要避免成角(图 38-3、图 38-4)。

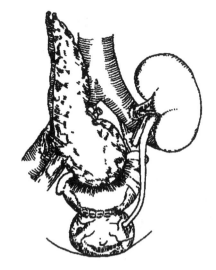

图 38-4　全胰联合肾移植

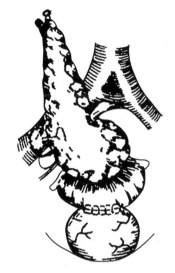

图 38-3　全胰十二指肠段膀胱引流术

2. 胰管空肠引流术

(1) 供体胰切除与准备与全胰十二指肠段膀胱引流术相同。

(2) 按通常法行 Roux-en-Y 空肠吻合,取出节段胰并找到主胰管,将 2mm 内径的引流管插入主胰管固定,用空肠套入节段胰,引流管经空肠由腹壁引出,以观察胰液引流情况(图 38-5)。

供胰血管与腹腔动脉及门静脉系吻合。

3. 管阻塞法节段胰腺移植术(图 38-6)

(1) 供体胰切取节段胰方法与全胰十二指

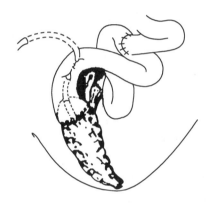

图 38-5　胰管空肠引流术

肠段膀胱引流相同。

(2) 供胰血管处理主要带脾静脉的门静脉及腹主动脉,再分别与门静脉和腹动脉吻合。

(3) 在节段胰的断端找到胰管,向胰管内注入硅胶或其他黏合剂,结扎胰管,胰断端包埋缝合。

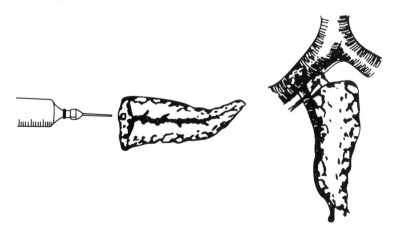

图 38-6　胰管阻断法节段胰移植术

五、胰腺移植术后处理

1. 一般术后处理 生命体征监测,维持水电解质平衡。

2. 术后特殊处理 监测血糖、血清胰岛素、尿糖、尿淀粉酶、血淀粉酶;检查 OGTT;痰、尿、大便、引流物及伤口拭作细菌培养和药敏试验,以便有效应用抗生素。

3. 术后免疫学处理 排斥反应的诊断与免疫抑制剂的应用。

(1)急性排斥反应的早期监测:尿淀粉酶的动态测定,血糖监测,移植胰组织活检。如发生尿淀粉酶下降和血糖升高,应考虑急性排斥反应的可能。进一步明确可行移植胰腺组织活俭。

(2)免疫抑制剂的应用:目前免疫抑制剂多采用以环孢素 A 为主的三联或四联治疗方法。三联是以环孢素 A 为主加硫唑嘌呤和类固醇,四联治疗方法是三联基础上加 ALG 200mmg/d。

4. 胰腺移植术后特殊并发症

(1)供胰血管血栓形成:供胰血管血栓形成是胰腺移植失败的重要原因之一。其形成原因是供胰血管内血液淤滞,胰腺组织水肿,手术损伤激活凝血系统并消耗抗凝血酶Ⅱ,糖尿病患者的血小板功能亢进,许多凝血因子增多使血液呈高凝状态而容易发生血栓形成使供胰坏死,其防治主要应用肝素和右旋糖酐,也有人主张加用尿激酶以防血栓形成和溶新形成的血栓。

(2)植入性胰腺炎:植入性胰腺炎的发生与手术损伤,胰腺缺血与再灌注损伤及排斥反应有关,其治疗主要是应用生长抑素。

(3)高钾血症:高钾血症的发生为排斥反应及胰腺炎组织坏死,大量细胞内钾外溢所致,并可能发生心搏骤停。其防治包括抑制排斥反应,抑制胰液分泌,有效引流胰液等。

六、胰腺移植的展望

胰腺移植虽取得一定临床效果,特别是对 1 型糖尿病尿毒症患者,胰腺肾联合移植是首选有效方法,但胰腺移植术是十分复杂的腹部手术,技术要求高,手术风险大,3 年移植胰的有效存活率仅是 50%,且供胰来源困难,随着胰岛移植的发展,胰腺移植的临床应用可能减少。

(贺修文 曹金铎)

参 考 文 献

1. Stratta RJ, Larsen JL, Weid LG, et al Solitary pancreas transplantation experience with 62 consecutive cases. Diabetes Care,1997,20:362-368.

2. Robertson P, Holohan TV, Gemuth S. Therapeutic controversy pancreas transplantation for type I diabetes. JCE&M,1998,83:1868-1874.

3. Sutherland DER, Gruessner RWG. Current status of pancreas transplantation for type I diabetes melitus. Clin Diabetes,1997,15:152-156.

4. 钟守先.胰腺外科.长沙:湖南科学出版社,1997:750-757.

5. 田雨霖.胰腺外科手术学.沈阳:沈阳出版社,1995:364-397.

第 39 章

2型糖尿病外科治疗

糖尿病是一种古老的内科疾病,传统的治疗方法包括饮食控制、适当运动锻炼、口服抗糖尿病药物及(或)注射胰岛素治疗等,然而这些治疗措施不能从根本上治愈糖尿病,也不能从根本上阻止糖尿病各种急、慢性并发疾病的发生和发展。严格的饮食控制和反复的血糖水平波动对患者造成持续的精神压力,并影响着生活质量。因此,医务人员及患者均迫切需要一种能良好控制糖尿病及其并发症的治疗手段。

糖尿病通常与肥胖并存,约40%～60%的2型糖尿病患者伴有肥胖或是体重超重。近些年来随着减重外科手术在国内外的蓬勃发展,越来越多的肥胖患者接受减重外科手术,并取得了良好的减重效果。然而,令人惊奇的是,这些减重手术在减轻患者体重的同时,也有效地改善了大部分患者并存的血糖代谢紊乱。一些肥胖患者术前所并存的糖尿病在接受外科手术后得到临床缓解甚至是临床完全缓解。甚至,越来越多的研究及证据表明,这些胃肠外科手术即使对体重正常的糖尿病患者也会有较好的治疗效果。

一、2型糖尿病外科治疗发展史

糖尿病的外科治疗伴随着肥胖症的外科治疗进展而发展。肥胖症的外科治疗最早起源于20世纪50年代。Kremen在1954年首先介绍了1例空回肠短路手术,方法是将上段的小肠直接吻合到下段小肠,通过旷置大部分的小肠,从而减少营养物质的吸收。此后,胃肠外科医师们基于限制食物摄入和减少食物吸收的目的而设计出了多种多样的减重术式,这其中有一些后来被证明是对人体有害的,例如空肠结肠短路术(jejunocolic bypass,JCB)、空回肠短路术(jejunoileal bypass,JIB)等,这些术式之后被淘汰。而另一些实践证明是安全有效的术式被保留并不断改良完善。20世纪80年代腹腔镜技术被引入肥胖外科治疗后,给减肥手术的发展带来了关键性的影响。

随着外科减重技术的不断进步,胃肠外科医师们逐渐发现,除了为患者减重以外,治疗单纯脂肪过剩引起的合并症(如代谢紊乱综合征)也逐渐成为治疗肥胖症患者的关键。西方国家大量的临床资料已经表明,许多类型的减重手术均具有非常明显的治疗代谢紊乱综合征的效果,对血糖的控制效果甚佳,甚至可以治愈伴发的2型糖尿病。1980年美国北卡罗来纳大学的外科医生Pories在治疗病态肥胖症时偶然发现3例肥胖合并严重2型糖尿病患者施行胃旁路手术后患者术后血糖水平明显下降,不再需要任何降糖措施来治疗。1995年他在Ann Surg上发表文章,报道了对146例2型糖尿病患者行消化道流转手术(GBP)后14年的随访结果,其中121例(83%)2型糖尿病被治愈,由此他提出了2型糖尿病外科治疗的概念,引发了医学界对各类减重手术治疗2型糖尿病的广泛深入研究。

研究认为,在十二指肠和近端空肠可能存在抗肠促胰岛素因子,起着协调平衡促胰岛素效应的作用,推测2型糖尿病的发生可能是由于抗肠促胰岛素因子过分活跃引起的失衡,导致对吸收碳水化合物的迟发性胰岛素反应和糖不耐受反应。而一些减肥手术使十二指肠和近端空肠被排除在肠胰岛素轴外,可直接治疗糖尿病。正是基于减重手术在治疗代谢性疾病中的良好效果及独特地位,美国肥胖症外科协会(American Society for Bariatric Surgery,ASBS)已正式更名为美国代谢疾病与肥胖症外科协会(American Society for Metabolic and Bariatric Surgery,ASMBS)。鉴于手术对于肥胖合并症,尤其是2型糖尿病的良好治疗效果,该组织主席也特别建议大家思考是否可以将外科手术推广到轻度肥胖合并糖尿病的治疗中去。2007年在意大利罗马举行了第1届"全球胃肠外科手术治疗2型糖尿病研讨会",对胃肠外科手术治疗2型糖尿病进行了评估并对临床应用做出建议。如今,国内的研究重点也逐渐从单纯关注患者的减重到追求患者的高血糖、高血压、高血脂等代谢紊乱综合征的缓解和治疗效果上,特别是对于2型糖尿病的治疗效果。国内也有越来越多的单位逐渐开展胃肠外科手术治疗糖尿病,并取得了一定的成果。为了更好地规范国内糖尿病的手术治疗,促进糖尿病外科的发展,目前由中华医学会外科学分会内分泌外科学组等提议的"中国糖尿病外科治疗专家指导意见"也已陆续制定出台。

二、外科治疗2型糖尿病的机制

目前对手术治疗肥胖症合并2型糖尿病的病理生理机制尚无定论,存在较多假说和争议。随着外科治疗的发展,相关基础和临床研究逐渐深入,对此类疾病的认识水平已经上升到全消化道神经内分泌功能的层面。

1. 饮食减少,体重下降 减少胃容积术式可明显减少进食量,减慢消化道排空速度,减少营养物质吸收,明显降低体重,改善病态肥胖。肥胖症中的游离脂肪酸异位沉积对非脂肪细胞产生脂毒性,引起胰岛素抵抗,故肥胖状态的改善有利于消除胰岛素抵抗从而改善胰岛素敏感性,促使糖尿病患者的血糖改善。但也有报道显示,部分患者接受减重手术后血糖水平在近期内即有明显下降,而体重却在术后12个月左右才有明显改善,提示手术治疗纠正糖代谢异常的机制不仅仅是体重下降。

2. 脂肪-胰岛轴 脂肪细胞具有复杂的分子生物学功能,分泌包括瘦素、脂联素、酰化刺激蛋白和抵抗素等多种细胞因子,参与调节葡萄糖和脂质代谢,在能量维持、心血管功能和内环境稳定、免疫应答等方面发挥重要作用,故脂肪细胞因子与肥胖症及其糖尿病等并发症有密切联系。例如,脂联素可增加胰岛素敏感性已被许多研究证实,故低脂联素血症与胰岛素抵抗密切相关;酰化刺激蛋白可通过旁分泌和自分泌形式促进脂肪细胞摄取葡萄糖,也可直接作用于胰岛β细胞增加胰岛素释放;瘦素抵抗及其受体敏感性下降可导致胰岛素过度分泌而发展成糖尿病。故减重手术达到的显著减重效果可能是通过消除病理性脂肪储积,从而明显改善糖尿病的高血糖状态及其他肥胖症而导致的并发疾病。

3. 消化道内分泌功能改变 消化道也是人体最大的内分泌器官,含有种类繁多和数量巨大的内分泌细胞,对各种外来刺激作出特征性反应,并存在互相促进或制衡的链式反馈通路,形成庞大而复杂的效应、强度、时相网络,共同维持机体神经内分泌功能平衡。具体到消化道转流手术治疗肥胖症合并2型糖尿病的机制,目前多认为,十二指肠和近端空肠受内容物刺激后会分泌肠促胰素(incretins),现在认识较多的有胰高血糖素样肽-1(glucagon-like peptide-1,GLP-1)和葡萄糖依赖性促胰岛素多肽(glucose-dependent insulintropic polypeptide,GIP)。肠促胰素可促进胰岛β细胞分泌胰岛素(肠-胰岛轴),此作用的异常活化将导致产生过多胰岛素而形成胰岛素抵抗。而远端回肠分泌的重要激素GLP-1可抑制胃排空和胰高血糖素(glucagon)的分泌,促进胰岛β细胞增生,促进糖原合成和脂肪分解,增加胰岛素基因表达和前体合成,从而促进胰岛素合成。GLP-1可被视为一种厌食信号肽,具有葡萄糖依赖性的降糖作用。各种消化道转流手术的主要目标即是旷置十二指肠和近端空肠,使未经充分消化的食物和消化液混合物加快进入远端回肠,改变了胃肠道内分泌激素的功能和时相特征,既避免了近端小肠内分泌过度活化导致的胰岛素抵抗,又加强了刺激远端回肠的降糖作用,从而达到减肥和治疗2型糖尿病的效果。大量研究提示,消化道内分泌功能改变是手术治疗此类疾病的重要机制。

4. 另有假说认为,小肠上段受食物刺激后会分泌抑制胰岛素分泌的激素,而小肠远段受食物刺激后可分泌促进胰岛素分泌的激素。现代生活的饮食非常精细,大部分在近段小肠已经消化吸收,对远段小肠刺激很小,故不能充分释放其降低血糖的内分泌功能,这可能是糖耐量升高和糖尿病发生的重要原因。消化道转流手术消除了食物对近段小肠的刺激,却大大增加了对远段小肠的刺激,从而改变小肠内分泌状况,达到治疗糖尿病的目的。

三、2型糖尿病外科治疗的
适应证及禁忌证

(一)适应证

1. BMI≥35kg/m² 的有或无合并症的2型糖尿病的亚裔人群中,可考虑行减重/胃肠代谢手术。

2. BMI 30~35kg/m² 且有2型糖尿病的亚裔人群中,生活方式和药物治疗难以控制血糖或合并症时,尤其具有心血管风险因素时,减重/胃肠代谢手术应是治疗选择之一。

3. BMI 28.0 ~ 29.9kg/m² 的亚裔人群中,如果2型糖尿病并有向心性肥胖(女性腰围>85cm,男性腰围>90cm)且至少额外符合两条代谢综合征标准:高甘油三酯血症、低高密度脂蛋白-胆固醇水平或高血压。对上述患者减重/胃肠代谢手术应也可考虑为治疗选择之一。

4. 对于 BMI≥40kg/m² 或≥35kg/m² 伴有严重合并症;且年龄≥15 岁、骨骼发育成熟,按Tanner 发育分级处于 4 或 5 级的青少年,在患者知情同意情况下,腹腔镜可调节胃束带术或RYGB 也可考虑为治疗选择之一。

5. BMI 25.0 ~ 27.9kg/m² 的 2 型糖尿病患者,应在知情同意情况下进行手术,并严格按研究方案进行。但是这些手术的性质应该被视为纯粹只作为伦理委员会事先批准的试验研究的一部分,而不应广泛推广。

6. 年龄<65 岁或身体一般状况较好,手术风险较低的2型糖尿病患者。

(二) 禁忌证

1. 滥用药物、酒精成瘾或患有难以控制的精神疾病的患者,及对代谢手术风险、益处、预期后果缺乏理解能力的患者。

2. 明确诊断为 1 型糖尿病的患者。

3. 胰岛 β 细胞功能已基本丧失的 2 型糖尿病患者。

4. 合并有出凝血异常疾病、心肺功能无法耐受手术者。

5. BMI<28kg/m² 且药物治疗及使用胰岛素能够满意控制血糖的糖尿病患者。

6. 妊娠糖尿病及其他特殊类型的糖尿病患者,暂不在外科手术治疗的范围之内。

四、2 型糖尿病外科治疗的术式

(一) 减少胃容积术式

1. 腹腔镜可调节胃束带术(laparoscopic adjustable gastric banding,LAGB)(图 39-1) LAGB由美国的 Kuzmak 医师于 1983 年提出,属于单纯胃减容术式。比利时的 Belachew 医师在 1993 年首先尝试用腹腔镜手术完成其改良型术式。

LAGB 目前在欧洲使用最多,其原理是利用可控制的束带使胃近端形成一个小囊,并通过小的束带出口(直径约 12mm)排出食物,以减少进

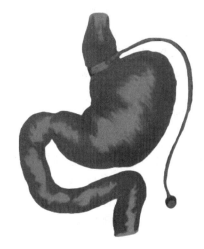

图 39-1 腹腔镜可调节胃束带术(LAGB)

食量,并减慢食物进入下游胃肠道的速度,从而达到减肥和治疗合并症的目的。LAGB 的近期减重效果较缓慢,但远期效果与 GBP 相当。目前LAGB 已由早期的胃周游离式改进为经肝胃韧带透明膜部术式,其减小胃容积的效果更好,同时也降低了胃小囊扩张、束带移位、胃脱垂等并发症的发生率。LAGB 的主要步骤为经肝胃韧带透明膜部无血管区切开,利用"金手指"经此切口进入胃小弯后壁,在胃后向贲门切迹方向分离,从贲门左缘穿出,建立"胃后隧道",将胃束带导入腹腔后,在"金手指"引导下经"胃后隧道"环绕贲门下近端胃后对扣锁定,在胃前壁束带上下作浆肌层缝合固定,束带导管引出腹腔后与注水泵连接,后者固定于腹外斜肌腱膜表面。注水泵与束带内的环形水囊相通,可调节束带出口直径。

2. 腹腔镜袖状胃切除术(laparoscopic sleeve gastrectomy,LSG)(图 39-2) 经必要的胃大弯侧

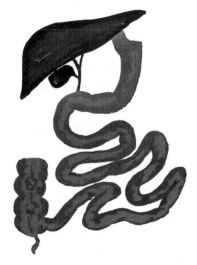

图 39-2 腹腔镜袖状胃切除术(LSG)

和胃后分离后,用直线切割闭合器沿着靠近胃小弯处切割闭合胃体,在切除约60%大弯侧胃体的同时,保留袖状(或称管状)的胃小弯胃体。LSG可明显减少胃容积,同时去除了胃的大部分分泌和消化功能,减少了营养物质的消化吸收,效果更优于单纯减容手术。

3. 垂直束带胃成形术(vertical banded gastroplasty,VGB)(图39-3) 在贲门下靠近小弯处贯穿胃前后壁切开,经此"窗口"垂直钉合胃前后壁至His角,将胃底部与贲门流入道分开,并经"窗口"将流入道用聚乙烯网片缝合约束,要求约束带周长4.5~5.5cm,这样就形成了一个近端小胃囊(容积不应超过20ml),从而达到限制进食量的目的。该术式操作虽不复杂,但具体的容量和位置指标较难把握,故胃排空不良和钉合线破裂等并发症的发生率较高,现已逐渐被弃用。其改良术式有Michael长型胃成形术,束带改为3条,不需开窗,在近端胃贲门流入道形成直径12mm、长22mm的狭窄出口。

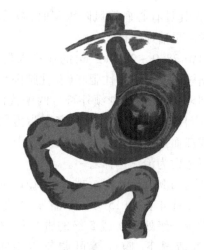

图39-4 经胃镜向胃腔置入球囊的胃减容方法

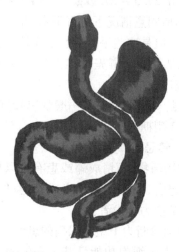

图39-5 腹腔镜Roux-en-Y胃旁路术(LRYGBP)

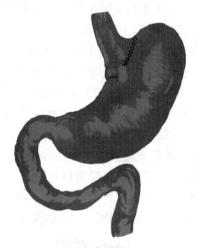

图39-3 垂直束带胃成形术(VGB)

4. 经胃镜向胃腔置入球囊的胃减容方法(图39-4) 球囊容积400~700ml,多采用装有0.9%氯化钠溶液的硅胶软球。球囊可减少胃容积并延缓胃排空,可反复取出和置入,每次可保留6个月。

(二)消化道流转术式(GBP)

1. 腹腔镜Roux-en-Y胃旁路术(laparoscopic Roux-en-Y gastric bypass,LRYGBP)(图39-5) 是目前美国治疗肥胖症的标准术式,其胃肠吻合技术相对复杂,耗时较长,吻合口瘘等并发症发生率也较高。LRYGBP的主要步骤是首先切开小网膜,分离胃体上部胃后壁,用直线切割闭合器在距贲门约4cm处横行切割闭合胃底,从而形成一个约20ml的小胃囊,旷置远端大部分胃体。在距Treitz韧带60cm处切断空肠,上提远端空肠至胃小囊,用切割闭合器与之吻合。近端空肠与胃肠吻合口远端90cm处小肠吻合。LRYGBP近期减肥效果好,对糖尿病、高血压、高胆固醇血症等肥胖相关并发症的治疗效果良好,其中糖尿病治愈率可达83%。但LRYGBP使食糜不再经过远端胃和十二指肠,导致维生素B、铁、钙等微量元素吸收不良,术后可能发生慢性贫血和骨质疏松,需针对性补充相关物质。

2. 腹腔镜迷你胃旁路术(laparoscopic minigastric bypass,LMGBP)(图39-6) LMGBP由Rutledge于2001年首先报道,是LRYGBP的改良术式。方法是靠近胃小弯自胃窦至His角切割闭合胃体,形成容积30~60ml的管状小胃囊,旷置其余大部分胃体,将小胃囊与距 Treitz 韧带 40 ～200cm 之间的小肠吻合,吻合位置根据 BMI 选择。LMGBP 减少了一个小肠吻合口,简化了手术操作,缩短了手术时间,且小胃囊血供良好,降低了术后吻合口瘘的发生率。LMGBP 对肥胖症合并 2 型糖尿病的治疗效果满意,其术后并发症主要是边缘性溃疡和反流性食管炎。

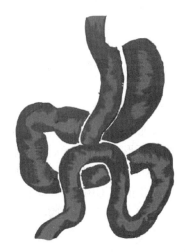

图 39-6　腹腔镜迷你胃旁路术(LMGBP)

3. 胆胰转流术(biliopancreatic diversion,BPD)(图 39-7)　行远端胃大部切除术,保留 200 ～500ml 容积的近端胃囊,在距回盲瓣 250cm 处切断小肠,远端与保留胃囊吻合,近端在距回盲瓣 50cm 处与回肠端侧吻合。这一术式使胆汁、胰液和食物加快进入回结肠,明显减少了营养物质的消化和吸收。BPD 的改良式是胆胰转流-十二指肠转位术(biliopancreatic diversion with duodenal switch,BPD-DS)(图 39-8),将远端胃大部

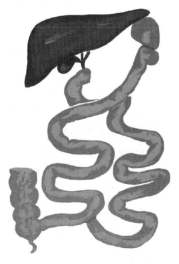

图 39-7　胆胰转流术(BPD)

切除改为管状胃切除,进行保留幽门的肠道重建。还有将肠肠吻合口改至距回盲瓣 100cm 处,同时保留可运行食物的旁路肠袢 250cm,以降低术后营养不良的发生率。这些手术都可以在腹腔镜下完成,其超重患者的体重可下降 70.1%。有报道 BPD-DS 和可调节胃束带术联合与 Roux-en-Y 胃旁路术疗效相当。

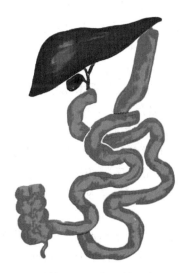

图 39-8　胆胰转流-十二指肠转位术(BPD-DS)

4. 回肠转位术(ileal transposition,IT)(图 39-9)　该术式在距回盲瓣 5 ～15cm 处截取一段 10 ～15cm 的回肠,保留其血供和神经支配,将距 Treitz 韧带 5 ～10cm 处空肠切断,将远端回肠段插入吻合。IT 最初是为评估末端回肠在减肥手术中的作用而设计的实验术式,它使营养物质很快接触远端回肠,从而提前发挥神经内分泌调节功能,进而影响和改变消化道神经内分泌特性,达

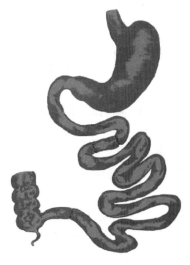

图 39-9　回肠转位术(IT)

到治疗效果。IT 保留了完整的肠道,术后少有营养不良发生。IT 需进行 3 处小肠端端吻合,若在腹腔镜下进行操作难度较大。

五、2 型糖尿病外科
治疗的手术风险

美国减肥外科手术协会认证的 272 个减肥手术治疗中心的数据显示,GBP 术后 30 天和 90 天死亡率分别为 0.29% 和 0.35%。Buchwald 等对减肥手术总死亡率进行了荟萃分析,LAGB 术后 30 天死亡率为 0.1%,GBP 术后 30 天死亡率为 0.5%。因此,虽然减肥手术死亡风险较一般手术风险低,但仍然存在一定的死亡率。

(一) 近期并发症

国内一项对 172 例单纯性肥胖患者进行腹腔镜下可调节束带术后随访发现,术后早期并发症包括埋泵处切口感染 4 例(2.3%);远期并发症包括 2 例迟发性埋泵部位感染,2 例(1.2%)调节泵皮下翻转,1 例因术后减重明显致调节泵外露,发生不愈性溃疡,7 例(4.1%)胃小囊扩张,1 例术后 1 年出现慢性肠梗阻症状,1 例(0.6%)轻度脱发。因此,术后近期、远期并发症是代谢手术治疗 2 型糖尿病不可忽视的问题。

1. **肠梗阻**(intestinal obstruction)　开放性的胃肠旁路手术术后发生肠梗阻的风险为 1.3% ~ 4.0%,而在腹腔镜手术后发生风险高达 1.8% ~ 7.3%;其中可调节胃束带术后,继发于腹内疝的小肠梗阻的发生率为 2.6% ~ 5.0%,且这种并发症往往发生在术后远期。胃肠旁路手术后并发肠梗阻的原因主要为肠粘连、腹内疝、胃肠结石出血、嵌闭性腹疝或肠套叠。美国一项调查表明,应用加利福尼亚健康护理系统对接受减肥手术的患者随访 3 年,这些患者到医院就诊的频率明显增加,每年就诊频率从 9% 增加至 18%,就诊的首要原因是肠梗阻症状。

2. **吻合口漏**　吻合口漏是 GBP 最常见的并发症,发生率为 1.5% ~ 5.5%,源自吻合口和 U 形钉周边的瘘最危险。患者会出现心动过速和脓毒血症的各种表现,可在术后立即发生或手术第 7 ~ 10 天后发生。

3. **肺栓塞**　肺栓塞是减肥手术中严重性仅次于吻合口漏的急性并发症之一,发生率为 1% ~ 2%,但其死亡率高达 20% ~ 30%。术前、术后经常卧床的患者其发生率会大大增加。

4. **深静脉血栓**　对于中度肥胖患者,尤其是术前缺乏运动者,任何减肥手术后均易发生深静脉血栓。

5. **门静脉损伤**　减肥手术发生门静脉损伤并发症较罕见。但一旦发生,其死亡的风险大大增加。国外文献报道在减肥手术后并发门静脉损伤 3 例,行肝移植手术后,患者仍然死亡。

6. **呼吸系统并发症**　减肥手术最常并发呼吸系统疾病,这可能与术后患者所处的社区管理方式有关。少数临床中心报道减肥术后应用持续性正压通气(CPAP)可降低术后发生肺不张、肺炎的风险。

(二) 术后远期并发症

1. **消化系统疾病**　减肥手术后,由于体重快速下降,导致胆石形成,因此术后合并胆石症的发生率为 3% ~ 30%。行 GBP 后可并发倾倒综合征。据调查,70% 的行 GBP 患者均有不同程度的胃轻瘫,主要表现为餐后腹胀、腹痛。

2. **营养不良**　营养不良是任何一种减肥手术后都可能发生的并发症。故术后应由营养师指导并终生随访。

减肥手术后远期营养不良最常见于下列几种类型:

(1) 缺铁性贫血、叶酸缺乏:一项关于 GBP 的前瞻性研究发现,36% 的女性和 6% 的男性术后出现贫血,50% 的女性和 20% 的男性有体内铁的减少,18% 的患者存在叶酸储备量的减低。回顾性的研究也发现了铁和叶酸缺乏的相似结果,月经期的妇女水平更低。

(2) 维生素 B_{12} 缺乏:据报道,术后维生素 B_{12}(Vit B_{12})缺乏的发生率可高达 70%。早期认为 GBP 术后 Vit B_{12} 的缺乏是因为内因子减少引起,目前认为是由于胃酸度降低和饮食中 Vit B_{12} 释放减少所致。一项观察了 9413 例 GBP 患者的荟萃分析显示,术后营养不良和贫血发生率为 6%,术后 10 年死亡率只有 0.98%。营养缺乏主要继发于胃肠道旁路段的吸收不良。有可能由于营养摄入的减少,或因为患者不耐受,在术后不能进食富含某种营养素的食物。

(3) 钙和维生素 D(Vit D)缺乏:钙和 Vit D 缺乏主要来自肠旁路旷置段钙和 Vit D 吸收不良,而 Vit D 的吸收不良又进一步导致钙的吸收不良。随着钙的相对缺乏,甲状旁腺素(PTH)水平增加,这又导致了钙从骨的释放,增加了骨质疏

松发生的危险。

六、糖尿病外科治疗的随访

手术治疗后需终生随访。随访的目的主要是掌握患者肥胖及 2 型糖尿病的控制情况,是否仍然需要饮食或药物的辅助治疗,监测患者是否有糖尿病的相关并发症出现,手术后糖尿病的病情是否有改善。同时,监测是否有手术并发症的发生,有无营养物质、维生素或矿物质的缺乏,以便及时作出治疗上的调整。对于患者的一些不适,还需进行必要的药物治疗和心理疏导,所有的随访内容应详细确切,并及时归档。

通常在术后的第一年里,至少要进行三次门诊随访(分别为术后第一个月、第三个月和术后半年时)以及更多的电话或其他方式的随访。随访的主要内容包括血糖、糖化血红蛋白、胰岛素、C 肽,以及体重、体成分、营养状况(血常规、维生素 B_{12}、叶酸、血清铁等)、精神状况等。之后无特殊情况则每年随访一次即可。

七、小　　结

胃肠外科手术对肥胖症合并 2 型糖尿病的良好疗效已经得到肯定,在欧美国家已广泛开展。至近几年,美国每年开展胃旁路手术达 12 万~15 万例。近 5 年来国内开展此类手术的单位逐渐增多,积累了一定的经验和病例数,但外科治疗肥胖症合并 2 型糖尿病在国内推广还需要一个转变观念、提高患者接受度的过程。大宗病例统计显示,单纯减少胃容积手术术后 30 天内的死亡率仅为 0.1%,GBP 为 0.5%,BPD 或 BPD-DS 为 1.1%。事实上用腹腔镜实施这些治疗术式,在明显降低手术创伤的同时,还可进一步降低并发症发生率,患者恢复快、痛苦少。与肥胖症合并 2 型糖尿病的长期困扰相比,腹腔镜胃肠道手术的创伤、风险和治疗费用,已经降至患者可以接受的程度,腹腔镜手术的优势可以有力促进肥胖症合并 2 型糖尿病外科治疗的发展,而今后非常重要的一项工作是加强普及相关知识。

虽然我们讨论的是肥胖症合并 2 型糖尿病的外科治疗,但对这类疾病的认识不能非内科即外科这样简单片面。事实上肥胖症及其合并症,包括糖尿病、高血压、高脂血症等都是内分泌和生化代谢异常在各系统的不同表现,无论是临床内科、外科治疗,还是基础研究,都是深入认识这些疾病本质的不同路径,事实上各个领域的研究成果是紧密联系、互相印证和互相启发的。胃肠道手术治疗不但对肥胖症合并 2 型糖尿病效果良好,已有研究证明它对非肥胖的 2 型糖尿病也有明显疗效,虽然目前还缺少更大样本的临床研究的循证医学证实,但这提示了胃肠道手术治疗 2 型糖尿病机制的复杂性,也预示了外科治疗代谢性疾病的更大发展空间。目前的大样本临床研究(22 094 例,Buchwald)显示,外科手术治疗不仅对肥胖症合并 2 型糖尿病效果良好,对其他肥胖合并症也有令人欣喜的效果,如高脂血症 70% 以上可改善,高血压 61.7% 治愈,78.5% 显著改善,睡眠呼吸暂停综合征 85.7% 治愈。近年来 2 型糖尿病药物治疗也有重大进展,如 GLP-1 受体激动剂及其 DPP-4 抑制剂的开发使用,它们具有葡萄糖依赖性的降糖作用,不会引起低血糖发生,降糖作用迅速高效,并可改善胰岛 β 细胞功能、减轻体重和降低收缩压,且用药方案简单(每周只需注射 1 次)。肥胖症合并 2 型糖尿病,包括其他肥胖相关疾病的外科治疗因其优良的疗效,目前有逐渐占据主导地位的趋势,但内科药物治疗、生物治疗也可能在将来获得重大突破,故内科和外科治疗必然呈现共同发展、互相修正、互相补充的态势。临床资料的丰富和基础研究的进展,将使制订更加全面、合理、精确、高效的治疗方案成为可能。

(宋京海)

参 考 文 献

1. 中华医学会糖尿病分会,中华医学会外科学分会. 手术治疗糖尿病专家共识. 中华糖尿病杂志,2011,3(3):205-208.

2. Yang WY,Lu JM,Weng JP,et al. Prevalence of diabetes among men and women in China. N Engl J Med,2010,362(12):1090-1101.

3. 郑成竹,张鼎宇. 2 型糖尿病的外科治疗. 中华胃肠外科杂志,2009,12(6):545-548.

4. Ferchak CV,Meneghini LF. Obesity,bariatric surgery and type 2 diabetes-a systematic review. Diabetes Metab Res Rev,2004,20(6):438-445.

5. Arterburn D,Schauer DP,Wise BE,et al. Change in predicted 10-year cardiovascular risk following laparoscopic Roux-en-Y gastric bypass surgery. Obes Surg,2009,19(2):184-189.

6. Dixon JB,O'Brien PE,Playfair J,et al. Adjustable gastric

banding and conventional therapy for type 2 diabetes: a randomized controlled tria. JAMA, 2008, 299 (3): 316-323.

7. Hoerger TJ, Zhang P, Segel JE, et al. Cost-effectiveness of bariatric surgery for severely obese adults with diabetes. Diabetes Care, 2010, 33 (9): 1933-1939.

8. Bariatric Surgical and Procedural Interventions in the Treatment of Obese Patients with Type 2 Diabetes. A position statement from the International Diabetes Federation Taskforce on Epidemiology and Prevention, 2011-Mar-28.

9. Hughes G, Pratt GM, Sugerman H, et al. Outcomes Longitudinal Database (BOLD): a national uniform database for quality control of bariatric surgery. Phoenix AZ: The Obesity Society Annual Scientific Meeting, 2008: Poster.

10. 季新荣, 陈丹磊, 郑成竹, 等. 172 例单纯性肥胖患者行腹腔镜可调节胃束带术后随访结果分析. 中华胃肠外科杂志, 2009, 12 (6): 551-553.

11. Rogula T, Schauer Y. A complication of Roux-en-Y gastric bypass: intestinal obstruction. Surg Endosc, 2007, 21 (11): 1914-1918.

12. Edward H. Livingston, Complications of Bariatric Surgery. Surg Clin N Am, 2005, 85 (4): 853-868.

13. 丁丹, 郑成竹. 手术治疗肥胖症及糖尿病——在共识与争议中发展. 中国实用外科杂志, 2011, 31 (1): 59-62.

14. Makary MA, Clarke JM, Shore AD, et al. Medication utilization and annual health care costs in patients with type 2 diabetes mellitus before and after bariatric surgery. Arch Surg, 2010, 145 (8): 726-731.

15. Lee WJ, Chong K, Lee YC, et al. Effects of obesity surgery on type 2 diabetes mellitus Asian patients. World J Surg, 2009, 33 (9): 1895-1903.

16. Rubino F, Kaplan LM, Schauer PR, et al. The Diabetes SurgerySummit Consensus Conference, Recommendations for the Evaluation and Use of Gastrointestinal Surgery to Treat Type 2 Diabetes Mellitus. Ann Surg, 2010, 251 (3): 399-405.

17. Buchwald H, Estok R, Fahrbach K, et al. Weight and type 2 diabetes after bariatric surgery: systematic review and meta-analysis. Am J Med, 2009, 122 (3): 248-256.

18. Hall TC, Pellen MG, Sedman PC, et al. Preoperative factors predicting remission of type 2 diabetes mellitus after Roux-en-Y gastric bypass surgery for obesity. Obes Surg, 2010, 20 (9): 1245-1250.

19. Schauer PR, kashyap SR, Wolski K, et al. Bariatric Surgery versus intensive medical therapy in obese patient with diabetes. N Engl J Med, 2012, 366 (17): 1567-1576.

第 40 章

糖尿病患者的病情监测

在糖尿病的治疗过程中,无论是预防糖尿病并发症的出现,还是减少已发生的糖尿病并发症的进展,病情监测均非常重要,只有通过血糖监测才能做到早发现慢性并发症,也才有可能做到早期治疗其并发症和(或)合并症。

一、糖尿病患者病情监测的临床意义

临床上2型糖尿病在确诊前已存在多年的糖代谢异常(大约平均7年左右的时间),并可能已有器官组织的损害等慢性并发症。糖尿病治疗的目的就是全面控制病情,将血糖控制在允许或接近允许的范围内,以预防、减少或延缓各种急、慢性并发症的产生和进展,提高患者的生活质量和生存质量。为此,经常监测患者病情变化的各项指标,如血糖、血压、血脂、血液黏稠度等,以及慢性并发症的早期指标,如眼底检查、尿微量白蛋白测定、下肢神经传导速度测定等,对早期控制慢性并发症的危险因素和及时治疗慢性并发症都是非常重要的。

糖尿病患者病情监测的内容很多,既有使用血糖仪自我监测指尖微量血糖、测量体重、血压等这些家中自行完成的项目,也有诸如心电图检查、血液生化指标测定、糖化血红蛋白、尿微量白蛋白定量和(或)其排泄率、彩色多普勒血管超声等这些在医院进行的常规项目,也包括动态血糖监测、荧光素眼底血管造影、磁共振血管显像、左心导管检查等复杂的专科检查项目。只有顾及到糖尿病所涉及的方方面面,才能得到良好的病情监测效果。

二、血糖监测

(一) 糖化血红蛋白(HbA1c)

HbA1c是反映血糖控制水平的主要指标之一,也是指导临床治疗方案调整的重要依据之一。在治疗初期至少每三个月检查一次,达到治疗目标后可每三到六个月检查一次。患有血红蛋白异常性疾病的患者,HbA1c的检测结果是不可靠的,可用血糖、糖化血清白蛋白或糖化血清蛋白来评价。一般情况下,HbA1c的控制目标应小于7%,但血糖控制目标应个体化。预期寿命较长、病程较短、没有并发症、未合并心血管疾病的2型糖尿病患者在不发生低血糖的情况下,应使HbA1c水平尽可能接近正常水平。对于儿童、老年人、有频发低血糖倾向、预期寿命较短以及合并心血管疾病和严重的急、慢性疾病的患者,血糖控制目标宜适当放宽,但应注意避免因过度放宽控制标准而出现急性高血糖症状或与其相关的并发症。在治疗调整中,可将HbA1c≥7%作为2型糖尿病启动临床治疗或需要调整治疗方案的重要判断标准。

(二) 自我血糖监测

由于血糖仪的问世,自我血糖监测(self-monitoring of blood glucose,SMBG)成为可能,并在某些地区较为普及。使用血糖仪监测血糖其特点是简便、快速、实用和用血量少等,此项检查既可用于探讨糖尿病患者的糖代谢紊乱状态,也可评价糖尿病的治疗效果及指导危重患者的血糖调控。

1. 血糖监测方法及其临床意义 血糖监测的时间点根据病情需要可选择测定随机血糖(不受时间限制)、空腹血糖(空腹8小时以上)、餐后2小时血糖、餐前血糖、夜间3am血糖。常用的有四点法:即三餐前+睡前;五点法:空腹+三餐后2小时+睡前;也有建议采用七点法:三餐前+三餐后2小时+睡前,必要时尚需加测清晨3时血糖,以防止夜间低血糖。

睡前血糖的监测对预防夜间低血糖很有价值。发现1次睡前低血糖症,能预示未来三天内发生夜间低血糖症的风险增加(OR 2.37)。每天注射1~2次胰岛素的患者,若睡前血糖<6mmol/L(110mg/dl),则提示夜间发生生化性低血糖的可能性为80%;1型糖尿病儿童睡前血糖低于7.5mmol/L(135mg/dl),即预示夜间发生低血糖

症的风险增加,建议睡前少量加餐。

监测夜间 3 点的血糖,发现 1 次 3am 血糖≤ 4mmol/L(72mg/dl),预示未来 3 天内发生夜间低血糖的风险增加(OR 4.60)。

监测空腹血糖,发现空腹血糖偏低患者,强烈提示前一夜间零点后可能有低血糖发生。

出现低血糖症状或怀疑低血糖时应及时监测血糖,剧烈运动后也宜监测血糖。

2. 血糖监测的频率 应根据具体情况而定:初始治疗(尤其是应用胰岛素或长效磺脲类药物者)、血糖控制差或不稳定者应该每日监测;血糖控制好而稳定者可 1~2 周监测 1 天,血糖持续控制较好者可再进一步减少监测频率;病重、剧烈活动前后及同时患病时,如发热、腹泻或其他疾病及情绪波动时,应增加测定次数。而且当血糖大于 20mmol/L(360mg/dl)时,除监测血糖外,还应检查尿酮体;病情稳定者,可选择易发生高血糖或低血糖的时间点进行每周分段、分时测定 2~4 次血糖。

3. 血糖监测的注意事项 使用血糖仪进行自我血糖监测时应注意:①血糖仪要每年请专业人员校正 1~2 次,或经常用标准试纸条或质量控制溶液进行测试,尤其当检测结果与 HbA1c 或病情不符时更有必要。②对患者检测技术的培训,要求患者严格按仪器说明书进行操作,采血要求有一定的深度以保证血量充分,切忌用力挤压导致组织液外渗使微量血稀释,导致测定血糖值偏低。③末梢血与静脉血糖对照时,时间要同步,应先测定末梢血后再抽静脉血,以免抽血时因疼痛刺激造成末梢血糖值应激性增高。④测定末梢血糖前,首先要核对血糖仪显示的代码与试纸条代码一致及试纸条在有效期内,血糖仪的电量要充足。⑤采血前先用温水清洁双手并擦干,再将要取血的手指下垂 30 秒以便血液充分流到手指。⑥皮肤用酒精消毒后,待酒精挥发干后再行采血。⑦定期清洁血糖仪的血渍、灰尘、纤维、杂物等。⑧定期测定 HbA1c,HbA1c 为 6% 时的平均血糖值在 7.0mmol/L(126mg/dl)左右,HbA1c 在 7% 时其平均血糖值可能在 8.6mmol/L(155mg/dl)左右,这样既可校正血糖仪测定的准确性,又可以了解总体血糖控制的情况。

此外,使用血糖仪时,应注意血糖仪检测的数据与生化仪测定的静脉血糖数据有一定差异,可能原因有:①通常血糖仪测定的末梢血是动-静脉混合血的血糖,而生化仪测定的是静脉血浆或血清血糖。在空腹时两种血标本的血糖含量接近,而餐后或服糖后前者的血糖含量要高于后者 0.4~3.4mmol/L(7.0~60mg/dl),这是造成差异的一个原因。②操作不当,如未按要求正确使用血糖仪、采血操作不规范、消毒皮肤的酒精未干就采血、血量不充分、局部过度积压等均可使测定数据偏低。③试纸条受潮或失效。④采取静脉血后等待送检时间过长,由于葡萄糖分解而造成生化仪测定的数据偏低。

(三) 其他血糖监测

除了患者的自我血糖监测,还有一些其他的血糖监测方法以弥补自我血糖监测的不足。

1. 血糖测定也可以使用大型生化仪测定静脉血清或血浆血糖,对于无条件开展血糖自我监测的患者,应定期门诊查空腹和餐后 2 小时血糖。

2. 动态血糖监测(continuous glucose monitoring,CGM) 动态血糖监测是指通过葡萄糖感应器监测皮下组织间液的葡萄糖浓度而反映血糖水平的监测技术,可以提供连续、全面、可靠的全天血糖信息,了解血糖波动的趋势,发现不易被传统监测方法所探测的高血糖和低血糖情况。

患者进行 SMBG 是血糖监测的基本形式,而 HbA1c 是反映长期血糖控制水平的金标准。但无论是 HbA1c 还是 SMBG,自身都存在一定的局限性。HbA1c 反映的是过去 2~3 个月的平均血糖水平,因此对于调整治疗后的评估存在“延迟效应”;同时 HbA1c 不能反映低血糖的风险,也不能反映血糖波动的特征。SMBG 无法完整反映患者的全天血糖谱,存在监测的“盲区”。动态血糖监测主要的优势在于能发现不易被传统监测方法所探测到的高血糖和低血糖状况,尤其是餐后高血糖和夜间的无症状性低血糖,因此,动态血糖监测成为传统血糖监测方法的有效补充,并逐渐在临床上得到推广和应用。动态血糖监测主要适用于以下患者或情况,包括:①1 型糖尿病;②需要胰岛素强化治疗(例如每日 3 次以上皮下胰岛素注射治疗或胰岛素泵强化治疗)的 2 型糖尿病患者;③在 SMBG 的指导下使用降糖治疗的 2 型糖尿病患者,仍出现无法解释的严重低血糖或反复低血糖、无症状性低血糖、夜间低血糖;无法解释的高血糖,特别是空腹高血糖;血糖波动大;出于对低血糖的恐惧,刻意保持高血糖状态的糖尿病患者;

④妊娠期糖尿病或糖尿病合并妊娠;⑤帮助患者了解运动、饮食、应激、抗糖尿病药物治疗等导致的血糖变化,促使患者选择健康的生活方式,提高患者依从性,促进医患双方更有效的沟通。

动态血糖监测可按以下操作进行:①首先选择探头植入的合适位置,一般将探头置于患者腹部皮下组织,习惯侧卧的患者要注意避开受压侧。②酒精消毒皮肤待晾干后,将血糖监测仪的探头安装在助针器(引导针)上,再将探头植入皮下,固定好探头后即可拔出引导针,然后连接探头和血糖监测仪记录器,用胶布固定探头和电缆连接处。③动态血糖监测开始时一般需要将仪器的芯片初始化,初始化结束后,需要测定一次指血血糖并在5分钟内输入。④动态血糖监测过程中所发生的一些变化,如吃饭、注射胰岛素、运动、情绪变化等需输入仪器,以利于监测完成后的血糖分析。⑤72小时血糖监测结束后,下载记录器保存的信息输入可分析这些信息的计算机软件进行分析,并打印结果分析结果。

在动态血糖监测过程中,要注意以下几方面:①动态血糖监测过程中需输入指血血糖作为校正值,要用同一个血糖仪测量,每天至少输入四次指血血糖数值,且指血血糖监测间隔时间要小于12小时,否则动态血糖监测会自动中断;②佩戴动态血糖监测仪时禁止进入强磁场区域;③尽量不要洗澡;④不要选择正在抗凝治疗的患者行此检查。

总之,动态血糖监测作为新型的血糖监测技术,较传统的监测方法能提供更多的血糖变化信息。不仅能提升我们对血糖波动特征及控制目标的认识,还能使目前的血糖管理更为科学、更为精细。

(四) 糖尿病患者血糖控制目标

血糖控制应根据自我血糖监测的结果以及HbA1c水平综合判断。中国2型糖尿病防治指南(2013年版)提出的糖尿病血糖控制目标见表40-1。

表40-1　糖尿病的血糖控制目标

检测指标	目标值
空腹血糖(mmol/L)	4.4~7.0
非空腹血糖(mmol/L)	≤10.0
HbA1c(%)	<7.0

三、其他心血管疾病风险因子的监测

2型糖尿病患者常合并代谢综合征的一个或者多个组分的临床表现,如高血压、血脂异常、肥胖等。伴随着血糖、血压、血脂等水平的增高及体重的增加,2型糖尿病并发症的发生风险、发展速度以及其危害等将显著增加。血压和血脂的控制对于减少糖尿病慢性并发症的发生风险具有重要作用,血压和血脂是两个重要而且可以干预的心血管疾病风险因子,对其进行监测和控制达标与血糖的监测和控制达标同等重要。糖尿病患者每年应至少检查一次血脂各指标,用调脂药物者还应在用药后定期评估疗效和副作用。在患者每次就诊时均应测量血压,指导糖尿病患者在家中自我监测血压的正确方法并记录。BMI也同样需要控制,糖尿病患者BMI的目标值为<24kg/m^2。

四、糖尿病慢性并发症及合并症的病情监测

糖尿病患者日常生活中除前述应定期监测血糖、血压、血脂外,还要定期监测其他有关慢性并发症和合并症危险因素的相关指标,这是糖尿病病情监测的重要组成部分。

(一) 微血管并发症

1. 糖尿病肾病　糖尿病肾病是糖尿病常见的慢性微血管并发症之一,与之相关的肾脏病包括糖尿病性肾小球硬化症、肾小管上皮细胞变性、动脉-微小动脉硬化症、肾盂肾炎及肾乳头坏死等。狭义的糖尿病肾病是指糖尿病性肾小球硬化症,一种以微血管损害为主的肾小球病变。

糖尿病肾病的发病机制与其他慢性并发症一样,是复杂的、多因素性的。这些因素可包括:血糖控制不佳、生化改变、遗传因素、摄入过量蛋白质、高血压、生长激素和胰高糖素分泌过多、脂肪代谢异常、血小板功能亢进、肾脏血流动力学异常、结构异常及吸烟等。

糖尿病肾病的病情监测包括:①尿白蛋白与肌酐比值:尿白蛋白与肌酐比值与金标准24小时尿白蛋白排泄率有很好的相关性,结果稳定,费用花费较少,特别有利于在门诊对糖尿病肾病患者进行早期发现和治疗随访。控制目标为男性<2.5mg/mmol,女性<3.5mg/mmol。②24小时尿微量白蛋白测定:尿蛋白增加是糖尿病肾病的临床

特征之一,也是糖尿病肾病的主要诊断依据。早期主要监测尿微量白蛋白,若半年内连续两次尿微量白蛋白排泄率(UAER)在30～300mg/24h之间,在排除其他可能引起尿微量白蛋白排泄增加的原因外,即可诊断早期糖尿病肾病;若持续监测尿常规中的蛋白阳性,尿蛋白定量>0.5g/24h,尿白蛋白排出量>300μg/24h,排除其他可能的肾脏疾病外,可确定为临床糖尿病肾病。③其他检查:包括监测血、尿 β_2-微球蛋白,血肌酐、尿素氮,24小时尿肌酐清除率,核素肾图等,还有报道检测尿液中一些胶原蛋白片段可以预测糖尿病肾病的风险。

2. 糖尿病视网膜病 糖尿病在眼部的并发症较为广泛,常见的并发症有糖尿病性视网膜病变、白内障、视神经损害、黄斑部病变、急性眼内感染、玻璃体积血、继发性青光眼等,其他不在此赘述,仅就糖尿病视网膜病变作进一步介绍。

糖尿病视网膜病变是一种主要的致盲眼病,也是糖尿病患者最常见的眼部并发症之一。本病主要由于视网膜血管,尤以微血管系统损害,导致视网膜的一系列病理改变。

糖尿病视网膜病变的病情监测包括:①严密监测眼底,至少每半年检查一次,注意有无微血管瘤、渗出物及新生血管生成等眼底特征性改变。②荧光素眼底血管造影:可动态观察视网膜微循环和血管病变,糖尿病视网膜病变的发现率较检眼镜发现率高。③多焦视网膜电图是一项新的视觉电生理测量方法,能在较短的时间内测量整个测视野中许多细小部位的视网膜电图,可以反映局部视网膜的功能,对于糖尿病视网膜病变的早期诊断具有重要的价值,并且能够定量地监测糖尿病视网膜病变的进展情况,判断疗效和预后。

3. 糖尿病性心肌病变 糖尿病心肌病变是完全独立于冠心病或高血压的心肌病变,主要指糖尿病本身心肌微血管病变所致心脏病,由于心肌微血管壁增厚,管腔狭窄,心肌表现有广泛缺血、变性、坏死和纤维化,但没有特异性病理改变。糖尿病心肌病变的最主要特点是心功能不全,临床上也可有心绞痛、急性心力衰竭、休克、心律失常甚至猝死,常不容易与冠心病鉴别。

糖尿病性心肌病变的病情监测:①患者无特异性改变。有较长期的糖尿病病史和心绞痛症状,但多数患者因有神经受损,表现为无痛性或不典型心肌梗死。②临床重点监测心电图和心率变

异性检查;由于糖尿病心肌病变和间质纤维化可出现早期左心室功能异常,尤以舒张功能异常,表现为左心室舒张末期内径减小,峰充盈率低下。

4. 糖尿病与耳聋 糖尿病性耳聋主要表现为毛细血管基底膜增厚,引起微循环障碍。内耳微血管损害是引起听力减退以至耳聋的主要因素。临床多见于60岁以上老年糖尿病患者。属感觉神经性耳聋。

糖尿病性耳聋的病情监测:①重点监测纯音测听检查,表现为双耳高频骨导、气导都下降。②听力曲线测定表现为高频陡降型,有些患者从低频到高频都下降,高频下降更明显。③言语测听检查发现,言语识别率较正常人差;声导抗检查,纯音听阈与声反射之差小于60dB,为重振阳性,糖尿病性耳聋患者重振试验阳性。

5. 糖尿病足 糖尿病足是糖尿病慢性致残性并发症。主要由于下肢中、小血管及微循环障碍,周围神经病变并发感染所致。临床以肢体麻木、感觉减退、肢端发凉、疼痛、溃疡及坏疽为特征。

糖尿病足的病情监测包括:①主要针对下肢中、小血管及微循环功能和神经功能监测。②微循环检测,可测定血管袢形态,血管走行,血流形态及速度,有无出血、淤血、渗出等病变。③神经电生理检测,肌电图或诱发电位测定仪检测双侧胫后神经、腓神经的感觉及运动神经的波幅和传导速度、潜伏期时间等。④下肢血流图测定,方便、快速、经济,可作为早期筛查方法。⑤肢体血管彩色脉冲多普勒超声显像,可测定下肢各段动脉,显示动脉结构及功能异常。⑥足部X线片作为常规检查,可显示蹠间动脉、足背动脉弓硬化或钙化、骨质破坏、骨髓炎、骨关节病变,以及软组织肿胀、脓肿、气性坏疽等征象。⑦下肢动脉造影可确切显示动脉管腔内病变。

6. 糖尿病与皮肤病变 糖尿病合并皮肤病变是糖尿病最为常见的并发症之一。其特点是病变范围广、种类多,损害全身任何部位的皮肤,可发生于糖尿病各个时期。

糖尿病皮肤病变的病情监测包括:注意观察皮肤颜色、弹性、皮肤温度、感觉异常、出汗情况、皮疹、皮损等。

(二)大血管并发症

1. 糖尿病与脑血管病 糖尿病是脑血管病的独立危险因素。亚洲人种,卒中是脑血管疾病

的最常见表现,其中主要是多发性腔隙性脑梗死;而糖尿病缺血性卒中的基本病理基础是动脉粥样硬化和血管基底膜增厚、糖原沉积、脂肪样变和透明样变。常见的受累血管是颈内动脉系统、椎-基底动脉系统。与欧洲人相比,亚洲人的血压与卒中的相关性更明显。

糖尿病并发脑血管病的病情监测包括:①应用经颅彩色多普勒超声,健侧颅内外血管血流动力学情况。②正电子发射脑断层扫描(PET),检测脑血流、氧耗量并可成像。③单光子发射断层扫描(SPECT),通过扫描后重建图像,适用于大面积脑梗死者。④CT 和 MRI,可确定病灶部位、大小、性质(出血或缺血),MRI 可更早,能更好的显示病灶。⑤磁共振血管显像(MRA)可发现闭塞血管及侧支循环情况。⑥数字减影血管造影(DSA),可发现阻塞血管的部位、范围(长度)、程度及侧支循环情况。⑦此外,还有脑电图、诱发电位等检查。

应用于临床检测,以多普勒超声和 MRI、MRA 为首选,后者缺点是价格较贵,患者经济负担较重。

2. 糖尿病与心血管疾病　心血管疾病是糖尿病患者的主要健康威胁之一,糖尿病患者的心血管病变往往更广泛、更严重、发病年龄更早、预后更差。

糖尿病合并心血管病的病情监测包括:①糖尿病确诊后,至少应每年评估心血管疾病的风险因素,包括年龄、既往史、血脂异常、吸烟、有无腹型肥胖,对于有明显家族史、高血压、血脂异常、吸烟等情况的患者应做进一步检查。②静息及运动负荷试验心电图,静息心电图有时发现不了冠脉缺血的情况,需结合其他检查,其中运动负荷试验心电图是最常用的诊断冠心病的方法。③动态心电图,连续记录 24 小时或 24 小时以上的心电图,可以从中发现 ST-T 改变和各种心律失常。④静息和负荷心肌灌注显像,可以查到缺血区不显影的"冷点",结合负荷试验,可查到静息时无明显缺血的患者。⑤CT 检查,近年发展迅速的多排螺旋 CT 冠状动脉造影,能建立冠状动脉三维成像,并可显示管壁上的斑块,已被广泛的用于无创性的诊断冠状动脉病变。⑥左心导管检查,是有创性检查方法,可以准确的反映冠状动脉狭窄的程度和部位。

3. 糖尿病合并下肢动脉硬化闭塞症　糖尿病合并下肢动脉硬化闭塞症(DLASO)是糖尿病常见的大血管并发症,主要病理改变是动脉粥样硬化,管壁增厚、管腔狭窄以及血栓形成,最终导致动脉闭塞,局部组织缺血。

糖尿病合并下肢动脉硬化闭塞症的病情监测包括:①日常生活中注意观察下肢皮肤颜色、温度及动脉搏动等,主要以腘动脉、胫后动脉、足背动脉为主,应注意双侧肢体对照比较,以期发现异常。②注意健侧下肢动脉的通畅性,可通过踝/肱血压指数检查,测定跛行时间和距离,测定静脉充盈时间,皮肤温度测定及反应性充血试验等检查,了解下肢动脉血管的狭窄、闭塞程度。③影像学检查可应用肢体血流图,检测动脉波型、弹性、阻力、血流量;肢体多普勒超声显像,观测血管外形、走向、血管壁和管腔的变化,了解有无血栓形成和血流频谱形态,该检查可准确定位,敏感性高,重复性好,无创伤,简便;下肢核素示踪剂肌肉血流灌注显像,利用核素检测动脉供血区的血流动力学变化;X 线片用于发现下肢动脉有不规则斑点状分布的钙化阴影;下肢动脉造影可显示动脉闭塞型病变的部位及范围,并可了解下肢动脉系统的病变及侧支循环情况。

上述检查多难以发现早期动脉病变。这就要求患者在日常生活中注意严格控制血糖、血脂、血压等指标。

(三) 糖尿病与神经病变

糖尿病性神经病变是糖尿病最常见的并发症之一,可累及中枢神经和周围神经,尤以后者最为常见。

糖尿病性神经病变的病情监测包括:糖尿病性神经病变除根据临床表现进行监测和诊断外,还可以通过相关检查帮助诊断。

常用的监测措施包括以下几种检查:①神经电生理检查,包括针电极肌电图(EMG),一般糖尿病患者肢体远端肌肉以神经源性损伤为主,肢体近端肌肉以肌源性损伤为主;神经传导速度(NCV)主要用于糖尿病周围神经病变的诊断,其中感觉神经传导速度(SCV)较运动神经传导速度(MCV)减慢出现更早,且更为敏感;诱发电位(EP)检查,包括视神经诱发电位(VEP)、脑干听觉诱发电位(BAEP)、躯体感觉诱发电位(SEP)、运动诱发电位(MEP)等。②对于心血管自主神经功能检查,常用瓦氏动作比值、呼吸差、30/15比值等,监测副交感神经功能障碍;用卧立位血压差监测交感神经功能障碍;通过胃肠钡餐检查了解胃肠道自主神经功能紊乱。③其他如头颅 CT、磁共振成像(MRI)和血管成像(MRA)等监测中枢神经病变及其功能异常。

(四) 糖尿病与其他脏器病变

糖尿病可引起多脏器功能病变,但有些检查不具有特异性,如糖尿病导致自主神经受损,引起食管、胃、肠功能紊乱,造成胃肠动力学异常,表现为收缩无力、蠕动减慢,出现胃轻瘫、腹泻便秘交替;同样糖尿病造成肝功能代谢异常,出现脂肪肝;引起胆囊炎、胆囊结石等。

由于长期血糖升高,糖尿病患者可发生骨质疏松及糖尿病性骨关节病。

长期血糖控制不良的糖尿病患者,可伴有镁代谢异常,引起低血镁和尿镁增加。

口腔疾病尤以牙周疾病亦是糖尿病的重要并发症之一,糖尿病患者牙龈炎和牙周炎的发病率增高,病情也较严重,甚至发生牙周脓肿。

由于血糖的持续增高,糖尿病患者中阳痿的发生率也有所增加,多由于自主神经病变所致。

糖尿病并发感染的发病率较高,尤以创伤和应激情况下更易发生感染,而呼吸道感染发生率最高,如肺炎、慢性支气管炎合并感染、肺脓肿等,此外,糖尿病合并肺结核亦不少见。其他如泌尿系统感染,如尿路感染、肾盂肾炎、前列腺炎、阴道炎等,而女性患者泌尿系统感染高于男性;各种皮肤黏膜和软组织感染,如疖、痈、坏疽和蜂窝织炎亦较常见;胆囊炎、胆道感染及术后感染等在糖尿病患者中也较多见,在日常生活和临床工作中,提醒我们要时刻注意防范。

(周雁　汪耀)

参 考 文 献

1. 中华医学会糖尿病学分会. 2010 年版中国 2 型糖尿病防治指南. 中华内分泌代谢杂志,2010,27:增录 12b-1-增录 12b-36.

2. Boutati EI,Raptis SA. Self-monitoring of blood glucose as part of the integral care of type 2 diabetes. Diabetes Care,2009,32 (Suppl 2):S205-210.

3. Polonsky WH,Fisher L,Schikman CH,et al. Structured self-monitoring of blood glucose significantly reduces A1C levels in poorly controlled,noninsulin-treated type 2 diabe-tes:results from the Structured Testing Program study. Diabetes care,2011,34(2):262-267.

4. 中华医学会糖尿病学分会. 中国动态血糖监测临床应用指南(2009 年版). 中华医学杂志,2009,89(48):3388-3392.

5. 贾伟平. 信息改变认知:动态血糖监测在临床中的应用. 中华医学杂志,2009,8(10):649-650.

6. Garg SK,Voelmle MK,Beatson CR,et al. Use of continu-ous glucose monitoring in subjects with type 1 diabetes on multiple daily injections versus continuous subcutaneous insulin infusion therapy:a prospective 6-month study. Dia-betes Care,2011,34(3):574-579.

7. Kuenen JC,Borg R,Kuik DJ,Zheng H,et al. Does glucose variability influence the relationship between mean plasma glucose and HbA1c levels in type 1 and type 2 diabetic patients? Diabetes care,2011,34(8):1843-1847.

8. Huang ES,O'Grady M,Basu A,et al. The cost-effective-ness of continuous glucose monitoring in type 1 diabetes. Diabetes Care,2010,33(6):1269-1274.

9. Klein R,Klein BE. Are individuals with diabetes seeing better? a long-term epidemiological perspective. Diabetes,2010,59(8):1853-1860.

10. Zhang X,Chen C. A new insight of mechanisms,diagnosis and treatment of diabetic cardiomyopathy. Endocrine,2012,41(3):398-409.

11. Rosenson RS,Fioretto P,Dodson PM. Does microvascular disease predict macrovascular events in type 2 diabetes? Atherosclerosis,2011,218(1):13-18.

12. 李光伟. 关注血糖达标与低血糖风险之间的平衡. 中华内分泌代谢杂志,2012,28(1):1-3.

13. So WY,Raboca J,Sobrepena L,et al. Comprehensive risk assessments of diabetic patients from seven Asian coun-tries:The Joint Asia Diabetes Evaluation (JADE) pro-gram. J Diabetes,2011,3(2):109-118.

14. Yang ZJ,Liu J,Ge JP,et al. Prevalence of cardiovascular disease risk factor in the Chinese population:the 2007-2008 China National Diabetes and Metabolic Disorders Study. Eur Heart J,2012,33(2):213-220.

15. 吕庆国,童南伟. 糖尿病重要临床进展回顾. 中华内分泌代谢杂志,2012,28(4):271-275.

16. Handelsman Y,Mechanick JI,Blonde L,et al. American Association of Clinical Endocrinologists Medical Guide-lines for Clinical Practice for developing a diabetes melli-tus comprehensive care plan. Endocr Pract,2011,17(Sup-pl 2):1-53.

第 41 章

糖尿病的防治原则和治疗中的误区

糖尿病是一种慢性终身性疾病。糖尿病患者除了由于高血糖引起多尿、多饮、多食和消瘦的"三多一少"典型症状或仅有口干、疲乏无力、餐前饥饿感等不适外,当病情长期控制不良,可导致糖尿病各种急、慢性并发症而影响到患者的生活质量和生存质量;持久、全面地控制好病情,可防止病情恶化和急性并发症发生,也可减少或延缓慢性并发症的发生与进展,使患者像正常人一样地生活、学习和工作,也可具有同龄健康人一样的寿命;儿童和青少年糖尿病患者病情控制良好,同样可维持他们的正常生长、发育。

糖尿病患者全面控制好病情,应遵循"一、五、十"防治原则。但是,目前患者在治疗过程中出现不少误区,从而延误了良好控制病情的时机,随着病程的延长,导致糖尿病某些慢性并发症或合并症发生的几率增加,给患者身体和精神上带来了极大痛苦,也增加了不必要的经济负担。因此,在日常治疗糖尿病过程中,避免这些误区是医生和患者共同的责任和义务。

一、防治糖尿病应遵循 "一、五、十"防治原则

防治糖尿病的"一、五、十"原则,即糖尿病治疗的一个目的,五大措施和十项监测指标。

"一"是指糖尿病治疗的一个"目的"。控制高血糖不是糖尿病治疗的最终目的,而全面、良好地控制糖尿病的病情,预防、减少和延缓糖尿病急、慢性并发症及合并症的发生和进展,提高患者的生活质量,使患者具有与同龄人相似的寿命才是最终目的。众所周知,对糖尿病患者最大的威胁是并发症,尤其是糖尿病血管病变是致残和致死的主要原因。WHO统计资料显示,糖尿病并发增殖性视网膜病变是20~74岁成年人新发失明的主要原因(病程在40年以上的糖尿病患者,将有62%由于增殖性视网膜病变而失明),致盲率比一般人群高20~30倍;终末期肾病患者中几乎

50%是糖尿病所致,糖尿病导致肾衰竭的患者比非糖尿病人多17倍;Rochester等对糖尿病神经病变研究中,1型糖尿病患者神经病变患病率为54%,2型糖尿病患者为45%;糖尿病患者高血压发生率是非糖尿病者的2倍左右;2型糖尿病患者心血管疾病的相对危险性比普通人群增加2~4倍;病程5年以上的2型糖尿病患者患脑血管病比非糖尿病者高5倍左右;下肢缺血性病变是导致非创伤性截肢的主要原因(>60%)。2007年对北京地区糖尿病慢性并发症调查中,2077例2型糖尿病患者平均年龄(62±12)岁,病程(8.2±6.6)年,已确诊的慢性并发症及合并症患病率见表41-1。

表 41-1　北京地区 2 型糖尿病慢性并发症及合并症患病率

并发症或合并症	患病率(%)	确诊时间(年)
高血压	60.8	11.2
冠心病	26.5	8.2
脑梗死	14.5	5.5
脑出血	1.7	5.8
下肢血管病变	16.4	
糖尿病足	2.9	2.9
神经病变	21.8	2.5
糖尿病肾病	23.7	2.0
糖尿病眼底病变	19.3	2.8
血脂异常	52.2	4.1
脂肪肝	39.1	
胆石症	8.9	

糖尿病慢性并发症威胁着患者的生命安全,预期寿命较同龄的非糖尿病者明显减少,男性平均减少9.1年,女性缩短6.7年。几项荟萃分析评估糖尿病患者死于心血管疾病的危险性男性为2.58,女性为1.85。我国糖尿病患者死亡原因排列顺序依次是心血管病、感染性疾病、酮症酸中

毒、全身衰竭和尿毒症等;其中 3/4 是心、脑血管疾病尤其是冠心病所导致的死亡。所以,要全面控制好病情就必须对产生这些并发症和合并症的危险因素进行全面的干预,包括控制好血糖、调节异常血脂、降低高血压、肥胖者要降低体重以减低胰岛素抵抗、戒烟、限酒、减低血液高凝状态等一系列措施,并要求各项指标控制达标。

《中国 2 型糖尿病防治指南》(2013 年版)对 2 型糖尿病各项指标的控制目标见表 41-2。

表 41-2　中国 2 型糖尿病各项代谢指标控制目标

检测指标	达标值
血糖* mmol/L(mg/dl)	
空腹	4.4 ~ 7.0(80 ~ 126)
非空腹	≤10.0(180)
HbA1c(%)	<7.0
血压 mmHg	<140/80
血脂 mmol/L(mg/dl)	
TC	<4.5(174)
LDL-C	
未合并冠心病	<2.6(100)
合并冠心病	<1.8(70)
TG	<1.5(133)
HDL-C	
男性	>1.0(40)
女性	>1.3(50)
BMI(kg/m²)	<24.0
尿白蛋白/肌酐比值(mg/24h)	
男性	<2.5(22mg/g)
女性	<3.5(31mg/g)
或	
尿白蛋白排泄率[μg/min(30mg/24h)]	<20.0(30.0mg/g)
主动有氧运动(分钟/周)	≥150

* 毛细血管血糖;HbA1c:糖化血红蛋白 1c;LDL-C:低密度脂蛋白-胆固醇;TG:甘油三酯;HDL-C:高密度脂蛋白-胆固醇;BMI:体重指数;血压:1mmHg=0.133kPa

"五"是指糖尿病治疗的"五大措施",即对患者进行有关糖尿病知识的宣教,合理的饮食调节,适当的活动和运动,必要抗糖尿病药物应用和病情监测等糖尿病综合治疗措施的五驾马车。这些内容在"控制糖尿病患者血糖的联合治疗"一章中已有解读,在此就不赘述。

"十"是指糖尿病患者检测病情的"十大指标",即血压、体重、血糖[空腹和(或)餐后 2 小时血糖]、尿蛋白(包括尿微量白蛋白或微量白蛋白/肌酐)、糖化血红蛋白 A1c(HbA1c)或糖化血清白蛋白(GSP)、血脂[包括血清总胆固醇(TC)、低密度脂蛋白-胆固醇(LDL-C)、甘油三酯(TG)、高密度脂蛋白-胆固醇(HDL-C)等]、眼底(必要时做眼底造影检查)、肢体神经传导速度、心电图及胸部 X 线片等十项检查;必要时测定血管内中膜厚度(IMT,包括颈动脉、下肢动脉等)、皮肤微循环或四肢血流图等。另外,服用双胍类药物的患者尤其是老年或肾脏功能有损害的糖尿病患者,必要时应检测血乳酸浓度,以防高乳酸血症和乳酸性酸中毒的发生。

根据病情需要,糖尿病患者应定期或不定期监测上述指标以了解病情变化,为及时修订治疗方案提供依据。

二、糖尿病患者治疗过程中的十大误区

有部分糖尿病患者在治疗过程中存在一些误区,这些误区既影响到患者治疗措施的实施,又妨碍了各项指标的达标。

(一) 对糖尿病的危害性认识不足

糖尿病是一种慢性终身性疾病,也就是说是目前尚不能治愈的一种疾病,为此部分患者对患糖尿病产生担忧甚至有一种恐惧感。患病初期相当重视,依从性良好,能遵医嘱认真执行各项治疗方案。经饮食调节及适当运动一段时间后,使肥胖者体重下降而胰岛素抵抗减轻从而增强了胰岛素敏感性,异常糖代谢逐渐得到纠正;也有部分患者确诊 2 型糖尿病时血糖很高而经过胰岛素强化治疗后,缓解了高糖对胰岛 β 细胞毒性作用而使其功能得到一定恢复,当停用抗糖尿病药物后病情控制地仍较稳定,部分患者就认为糖尿病已经治愈,即开始放松了饮食调节和运动疗法等措施的实施,使病情逐渐恶化,加上胰岛 β 细胞功能的自然减退,促使血糖进一步升高。此时单纯依靠非药物治疗措施已不能纠正恶化的糖代谢异常,必须使用抗糖尿病药物甚至于胰岛素治疗;否则,长期处于高血糖状态或血糖波动易产生急性和(或)慢性并发症,此时即使血糖控制良好也为

时已晚。这就是对糖尿病危害性认识不足出现的"担忧"-"放松"-"后悔"三部曲。由此可见,合理的饮食调节及适当运动疗法等非药物治疗措施是糖尿病患者血糖控制良好的基础,它是糖尿病患者必须终生坚持的措施。因此,广大医务工作者及患者必须对这一误区有充分的认识。

产生这一误区的原因仍然是患者对糖尿病知识的掌握、理解不够。所以,全科医生和从事糖尿病工作的临床医务工作者,要不厌其烦地向患者宣传糖尿病的危害性,使患者在糖尿病治疗过程中发挥主观能动性,始终如一的、毫不放松地严格控制好糖尿病病情,使患者自己逐渐成为"自我保健医生"。

(二) 没有不适症状,就认为血糖控制良好

糖尿病患者出现典型"三多一少"症状是由于患者体内含糖浓度很高的血液流经肾脏时产生渗透性利尿作用而出现"多尿";由于多尿促使体内水分丢失而导致缺水引起口干而"多饮";随着体内糖份的大量丢失,能量供应不足易产生饥饿感而"多食";同时,由于糖份丢失导致能量供应不足,使体内代谢处于负平衡状态,造成体重逐渐减轻而"消瘦"。由此可见,高血糖是产生这些典型症状的根本点,也就是说从尿中排出糖量的多少是否产生这些症状的主要原因。当血糖很高时,从尿中排出的糖份越多症状就越明显。一般而言,当血糖水平超过肾糖阈值[正常人的肾糖阈值是血糖 ≥8.9 ~ 10.0mmol/L(160 ~ 180mg/dl)]时才会出现尿糖,一般24小时从尿中排出葡萄糖的量>25g时,就可产生典型的"三多一少"症状。

但是,有部分糖尿病患者虽然血糖浓度升高但还未达到肾糖阈值的水平,当然不会出现"三多一少"症状;还有部分患糖尿病肾脏病变或老年人肾动脉硬化者可使肾糖阈值升高,有时血糖超过13.9mmol/L(250mg/dl)才会出现尿糖;也有部分人的肾糖阈值降低(如妊娠糖尿病等),即使血糖低于正常肾糖阈值水平,也可出现尿糖阳性。由此可见,临床上不出现糖尿病的典型症状,并不意味着血糖不高或血糖控制良好;尿糖阴性也不能说明血糖控制满意,此时只能通过检测血糖了解其控制程度,以便于指导调整治疗方案。

按照《中国2型糖尿病防治指南》(2013年版)血糖达标要求是 HbA1c<7.0%,空腹血糖(毛细血管血糖)4.4 ~ 7.0mmol/L(80 ~ 126mg/dl),非空腹血糖≤10.0mmol/L(180mg/dl)。

(三) 只注意血糖控制,忽视了其他慢性并发症危险因素的治疗

糖尿病患者的高血糖状态不仅可发生急性并发症,也是慢性并发症尤其是微血管病变的危险因素。因此,为预防、减少和延缓糖尿病患者急、慢性并发症的发生与进展,降低高血糖非常重要。同时,还要纠正产生糖尿病慢性并发症尤其是大血管病变的其他危险因素,如控制高血压、纠正异常血脂、减轻肥胖者体重、降低血液高黏稠状态、戒烟等。英国前瞻性糖尿病研究(UKPDS 23)分析了2693例新发2型糖尿病无大血管病变患者,入选时年龄在25 ~ 65岁之间,中位数8年随访,其首发冠状动脉疾病事件有280例(10.4%),根据产生心血管疾病的危险因素进行逐步选择(经年龄、性别调整后),影响心血管病危险因素强弱的顺序依次是:血浆 LDL-C($P<0.0001$)、HDL-C($P=0.0001$)、HbA1c($P=0.0022$)、收缩压($P=0.0065$)和吸烟($P=0.056$)(P 值是与对照组比较),在以上诸多产生大血管病变危险因素中,调节异常血脂、控制高血压、戒烟与降低高血糖具有同等重要的作用。

但是,临床中有部分糖尿病患者只关心血糖的控制,而忽略了对其他诸多危险因素的监测和治疗。有的患者整年不测量血压,即使发现高血压甚至高达 180/110mmHg 也不愿使用降压药物,其理由是没有不适感觉就没有必要用药物控制高血压。也有部分患者不重视血脂的监测,即使发现血脂异常也不进行饮食调节和必要的调脂药物治疗。还有一些肥胖的2型糖尿病患者也不注意减轻体重,把肥胖尤其是腹部肥胖即"将军肚"当成一种健康的标志,而不注意饮食调节和适当的活动。由于高血糖、血脂异常等因素可促使血液黏稠度增加,但有些患者在无禁忌证的情况下也不愿意服用小剂量阿司匹林以降低血液高凝状态。还有一些糖尿病患者存在不良生活习惯,如吸烟、酗酒、生活没有规律、暴饮暴食、喜吃甜食等。长期下去,增加发生糖尿病大血管病变的风险。

因此,在糖尿病患者的治疗过程中,首先要评估患者易产生慢性并发症或合并症尤其是大血管病变的危险因素,再对这些危险因素制定一套合理的诊疗方案,最后选择合适的措施控制这些危险因素并应达标。

（四）糖尿病患者是否血糖控制越低越好？

循证医学显示,无论是 1 型或 2 型糖尿病患者经过强化降糖治疗,尽量使血糖接近正常水平（HbA1c<7.0%）,可预防、减少或延缓微血管并发症的产生或进展；同时,DCCT、UKPSD 等的后续延伸研究也证实了经过强化降糖治疗后,可减少大血管并发症的发生。在 DCCT 后续的 EDIC 研究中再随访 7～9 年,原 DCCT 强化与常规治疗两组的 HbA1c 均接近 8% 左右,但原强化治疗组的心血管病死亡、非致死性心肌梗死、脑卒中、心绞痛及其冠脉血管重建的风险下降了 42%。在 UKPDS 研究结束后 1 年在强化和常规治疗两组间血糖水平已无差异,HbA1c 在后续 10 年随访中也相似。与对照组比较,原采取强化治疗组患者微血管并发症发生率仍有显著性下降（RR = 0.76,95% CI 0.64～0.89,P=0.001）；心血管并发症、糖尿病相关终点事件、相关死亡、全因死亡等发生率也显著下降,发生心肌梗死的风险明显降低（RR = 0.85, CI 0.74～0.97,P=0.01）。提示糖尿病患者早期控制血糖达标可使微血管和大血管病变均收益。

在糖尿病治疗过程中不仅要采取措施降低高血糖,预防和减少并发症,改善生活质量,延长患者寿命才是最终目的。因此,全面关注糖尿病治疗的安全性非常重要,特别是抗糖尿病药物的安全性主要体现在发生低血糖、心血管疾病及肿瘤等的风险,尤其老年糖尿病患者更应该注意以上三种风险。2008 年在 2 型糖尿病治疗领域的 AC-CORD、ADVACE 和 VADT 三项研究结果提示,强化降糖使低血糖发生率增加 2～3 倍（表41-3）。从 ACCORD 研究结果可见,尽管主要心血管终点事件降低了 10%,但与对照组无差异（P=0.16）,全因和心血管死亡却较对照组明显增加（分别 P=0.04 和 P=0.02）。VDAT 研究结果显示,强化治疗组的主要心血管终点事件较对照组下降了 13%,但未达到统计学差异（HR = 0.868,P=0.12）；而与常规治疗组相比,强化治疗组的全因和心血管死亡分别增加了 6.5% 和 25%,也无统计学差异。从以上两项研究结果可见,强化治疗未使患者在预防心血管病方面获益。分析其原因主要是未控制影响心血管疾病的危险因素,包括年龄、心血管病史（如心脏病、卒中、冠状动脉或下肢血管分流术等）、糖尿病病程、高血压、HbA1c、血脂异常、低血糖等,其中低血糖的发生使心血管病死亡风险增加了 4 倍,甚至高于心血管病史、年龄、高血压、HbA1c、血脂异常等对心血管死亡风险的影响。

表41-3　ACCORD、ADVANCE 和 VIDT 研究结果

研　究	ACCORD	ADVANE	VADT	P 值
例数	10 251	11 140	1791	
随访时间（年）	平均 3.5		5～7	
强化组低血糖发生率	16.2（%）	2.7%	21.1%	<0.001
常规组低血糖发生率	5.1（%）	1.5（%）	9.9（%）	<0.001
主要心血管终点事件	↓10% （P=0.16）	↓6%[*] （P=0.12）	↓13% （P=0.12）	
全因死亡	↑22%[#] （P=0.04）	↓7% （P=NS）	↑6.5% （P=NS）	
心血管死亡	↑35% （P=0.02）	↓12% （P=NS）	↑25% （P=NS）	

注：[*] 微血管终点：↓14%,P=0.015；[#]大血管和微血管终点：↓10%,P=0.013

当前有些糖尿病患者认为血糖控制的越低越好,血糖接近正常范围即可减少并发症的产生,尤其是部分老年 2 型糖尿病患者,HbA1c 超过允许范围 0.1 个百分点就认为血糖控制的不理想,就要千方百计使血糖正常,可血糖太低付出的代价是发生低血糖的几率增加,而低血糖又促使心血管疾病发生的风险增加,这样周而复始会影响到患者健康。对于每例糖尿病患者血糖达标非常重要,但必须个体化治疗尤其是对老年患者。老年 2 型糖尿病患者血糖控制的目标与非老年患者有

所不同,要根据个人的年龄、预期寿命、糖尿病病程、糖尿病慢性并发症和(或)合并疾病及其程度、脏器功能状况、HbA1c 水平、认知功能、饮食控制情况、活动能力、低血糖发生的频率、血糖监测情况等而定。如一例 90 岁患者有多种疾病,其预期寿命在 5 年之内,HbA1c 在 9.0% 左右即可;而一例 75 岁患者又无严重合并疾病,预期寿命在 15 年左右,HbA1c 在 7% 为达标。

（五）只控制主食,而忽略了副食尤其是脂肪类食品的控制

有一部分糖尿病患者在控制饮食的理解上,只是单纯控制主食而忽略了副食的管理,在短时间内血糖尤其是餐后 2 小时血糖可能无明显升高,因为不同食物餐后血糖持续升高时间各异,如碳水化合物可持续 2～3 小时、混合餐 3～5 小时、脂肪餐 8～10 小时;但晚餐进食脂肪类较多可能使空腹血糖升高。长期持续这样的饮食结构至少有两方面的潜在危险,其一是长期碳水化合物摄入减少导致身体的热量供应不足,促使体内自身调节而动员脂肪脂解供应能量以满足身体的需要,导致肝糖异生增强也可使血糖升高;其二是食物中含热量较高的脂肪摄入过多,体内总热量也随之增加,不利于减轻体重又可导致胰岛素抵抗增强,诱发血糖升高。

因此,糖尿病患者在控制饮食时,热量的来源必须以碳水化合物为主,每天主食的摄入量应占总热量的 55%～65%,而且每日三餐均要吃主食,食物要清淡(钠摄入量<4～6g/d),多食一些含膳食纤维素(25～35g/d)食品,如绿色蔬菜 400～500g/d、粗粮等。

关于糖尿病患者是否可以吃水果,要根据血糖水平而定,如餐后血糖<8～10mmol/L(145～180mg/dl),可以选择一些含糖量较低、维生素丰富和膳食纤维较多的水果吃;而空腹血糖>8mmol/L(145mg/dl)或餐后 2 小时血糖>11mmol/L(199mg/dl)的患者,还是暂时不吃水果为妥,维生素可从蔬菜中获得。国际上按照食品进入人体 30 分钟后造成血糖升高的程度可分为三类,用糖生成指数(GI)表示。GI 小于 55 为低糖生成指数食品,GI 在 55～75 之间为中等糖生成指数食品,GI>75 为高糖生成指数食品,葡萄糖的 GI 为 100。当糖尿病患者餐后 2 小时血糖<10mmol/L(180mg/dl)时,可以选择 GI<55 的水果,如青苹果、柚子、西红柿、黄瓜等。吃水果的时间最好选择在餐前半

小时或两餐之间,而且量不宜过多。某些患者吃香蕉、白薯、红枣(尤其是干枣类食品)、葡萄干等可能使血糖升高。

针对糖尿病患者的饮食调节,有六项健康饮食建议:①每天食用一定量健康的碳水化合物,即含膳食纤维多的粮食(如粗粮、全麦面包等),并要多吃蔬菜、豆类(肾功能良好者)和低脂乳制品;②饱和脂肪酸摄入量不超过全部脂肪的 7%;③降低反式脂肪酸摄取量(<2g/d);④饮食中胆固醇<200mg/d;⑤每周至少吃两次鱼,但不建议吃煎鱼;⑥烹调仍以少油(小于 25g/d)为主;在限制脂肪摄入的基础上,以多价不饱和脂肪酸(MUFA)的食用油为主。

针对部分老年糖尿病患者控制饮食不太严格的特点,制订饮食方案要个体化,应注意几个方面:①照顾到患者原来的饮食结构,纠正不利于控制血糖的饮食习惯;②控制全天总热量的摄入;③选择免糖、低脂、低盐,含适量优质蛋白质、适当增加膳食纤维的食谱,膳食中适当补充含微量元素的食品;④选择易消化、清淡的食物;⑤进行有关饮食方面知识教育。

（六）运动中的误区

糖尿病尤其是 2 型糖尿病患者适当活动可降低血糖;运动可减轻肥胖的体重并有益于身体脂肪的重新分布,减低胰岛素抵抗和高胰岛素血症,提高胰岛素的敏感性;运动还可纠正异常血脂,降低高血压;运动使心、肺功能得到锻炼,也可防止骨质疏松;运动还可陶冶情操,培养生活情趣,放松紧张情绪,从而提高生活质量,对身体的各个组织器官系统及精神调节都有益处。适当的体力活动是糖尿病治疗的基本疗法之一,有相当一部分 2 型糖尿病患者仅仅通过饮食调节和适当运动等非药物治疗的实施,就可使病情控制满意,各项代谢指标均能达标。

家务劳动是活动方式,但不全面。因为家务劳动是一种机械的单纯重复动作,做某一种家务劳动仅能使某一部分的肌肉得到锻炼,而另一部分肌肉仍处于休闲状态。因此,糖尿病患者除了做一些家务劳动外,还应安排适当时间参加一定量的体育活动。

部分糖尿病患者参加活动或运动时,认为活动量越多及运动强度越大越有益于健康,减肥效果越好,这是一个误区。研究表明,体内脂肪的减少取决于锻炼时间的长短,而不是锻炼的强度。

因为各种锻炼开始时,首先消耗的是体内葡萄糖,当葡萄糖消耗后才开始消耗脂肪。剧烈运动在消耗葡萄糖后已筋疲力尽,难以继续坚持锻炼,因而脂肪消耗不多,达不到减肥的目的。只有持久坚持中等强度有氧运动才能消耗多余的脂肪,因为这种强度运动时肌肉主要利用氧化脂肪酸获取能量,脂肪消耗得快。一般运动半小时后才动员脂肪的消耗。

通过适当活动可降低高血糖,但要掌握活动时机。当血糖很高(如空腹血糖>20mmol/L)时进行剧烈运动,不仅不能降低血糖,反而使血糖升高,有的甚至于发生酮症或酸中毒。这是因为剧烈活动使机体处于应激状态,促使体内拮抗激素(如肾上腺皮质激素、生长激素、肾上腺素、去甲肾上腺素等)升高拮抗胰岛素的作用而促使血糖上升。另外,活动量过大对已患有心、脑血管及下肢血管疾病的患者不利。

晨练比暮练好的概念也有其弊端。因为早晨体内血液黏稠度较高易导致血栓形成,此时也是心脏病易发作的高峰期,空腹晨练易诱发低血糖的发生,故早晨锻炼问题颇多。黄昏是锻炼较理想的时间段,因为此时人的心率、血压最平稳,嗅觉、听觉、视觉、触觉最敏感,应激能力是一天中的最高峰,体内化解血栓的能力也达到最佳水准。所以,下午 3～5 时或晚餐后 1～2 小时进行锻炼是值得提倡的时间段。糖尿病患者应把清晨到上午 9 时作为自己的"警戒区",在此段时间内情绪要保持稳定,也不要参加较大运动量的活动。

糖尿病患者参加活动的原则是循序渐进、持之以恒、因人而异、注意安全。运动之前应该进行体格检查,便于医生评估适合参加何种活动及其活动量。一般而言,每周消耗 8370kJ(2000kcal)热量的低度运动有益于健康。

通过测定心率可有效掌握有氧运动:有氧运动时的适当心率=(220-年龄)×(60%～85%)(该公式适用于没有明显疾病的人);年龄>50 岁者,运动中适宜的心率=(170-年龄)×(60%～85%)。

运动强度的掌握:每次有氧运动强度达到适当心率后,至少持续 20 分钟以上,逐渐延长运动时间至 30 分钟到 1 小时为宜;运动后主观感觉是全身轻松,轻微出汗,食欲不减为感觉良好。

（七）注射胰岛素就是对胰岛素的依赖或成瘾吗?

胰岛素是人体内唯一可降低血糖的激素。1型糖尿病患者由于胰岛 β 细胞遭到免疫性破坏致体内胰岛素的绝对缺乏,患者必须终生注射胰岛素治疗以控制血糖。2 型糖尿病患者由于胰岛素抵抗导致敏感性下降而使其作用降低;同时,随着自然病程的进展,胰岛 β 细胞逐渐衰退而导致胰岛素分泌不足。因此,对于初发 2 型糖尿病患者除了血糖很高需暂时使用胰岛素治疗以降低高血糖并保护胰岛 β 细胞功能外,绝大多数患者可暂时不需要胰岛素治疗。但当 2 型糖尿病患者出现急性并发症,处于应激状态,糖尿病合并妊娠或妊娠糖尿病,消瘦明显患者,合并活动性结核病或肝病等可以使用胰岛素治疗一段时间,再根据病情酌情处理;对于已患有较严重糖尿病慢性并发症或合并症者,某些继发性糖尿病(如胰腺切除术后、肝源性、内分泌源性等),临床上怀疑成人隐匿性自身免疫型糖尿病(LADA)或难以分型的患者等,使用胰岛素治疗才能控制好病情。

由此可见,2 型糖尿病患者使用胰岛素治疗是病情需要,而不存在对胰岛素依赖或成瘾问题。至于有部分患者认为注射胰岛素麻烦,惧怕低血糖发生,长期使用胰岛素易产生高胰岛素血症等的思想顾虑可以理解,相信通过医生的正确指导及经过临床实践的摸索,一定能消除这些不必要的思想顾虑,病情需要就愉快地按医嘱执行,一定能将病情控制的良好。

（八）不重视足的保护

当糖尿病患者因下肢大、小血管病变及神经病变使肢体血液供应减少及营养障碍,再合并感染的足称为糖尿病足,其发生途径见图 41-1。糖尿病足是糖尿病患者严重并发症之一,可导致下肢功能障碍,严重者要截肢,若并发菌血症或败血症可引起急性心、肾衰竭或全身衰竭而危及生命。因此,糖尿病患者必须重视足部的保护,平日很好地护理自己的足。

但是,有相当多的糖尿病患者不太注意对自己脚的保护,没有养成每天洗脚的习惯,患了脚癣也不及时治疗,足部皮肤损伤也没有及时、合理的处理而造成足部感染,导致糖尿病足的发生,最后无法控制病情而不得不截肢。假设平日加强对足部的护理,这些事件都是可以避免的。

糖尿病足的护理应采取以下措施:①养成每天用温水洗脚的习惯,洗后用吸水性较强的软布擦干,特别要擦干趾间的皮肤,再用一些植物油或护肤品擦拭足部,防止足部皮肤干燥皲裂,尤其是

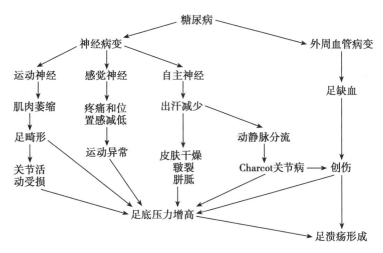

图 41-1　导致糖尿病足的途径

皮肤容易干裂的老年患者更为重要。②修剪趾甲时避免损伤足部甲沟皮肤，若有皮肤破损及时处理，以免发生感染。③穿合适、柔软、舒服的鞋袜，避免穿硬性皮鞋和紧口袜，以防擦伤足部皮肤。④避免足部皮肤烫伤，如使用过热的洗脚水、热水袋、物理热疗等。⑤避免足部外伤。⑥寒冷季节注意足部保暖和防止脚部冻伤，必要时穿保暖、柔软的袜子和棉鞋。⑦及时治疗足部胼胝体、鸡眼以及真菌感染。⑧走路时间不要过长、过多、过急。⑨自己和家人经常察看足部的皮肤，发现皮肤有损伤或感染的征象应及时处理。⑩吸烟可加重微血管痉挛以及大血管病变，影响足部血液供应，易导致糖尿病足的发生，糖尿病患者应戒烟。

糖尿病足的筛查包括以下几项措施：①每年检查有关发生糖尿病足的危险因素，并及时处理；②检查神经性足溃疡发生风险最简易方法是用 5.07/10g Semmes Weinstein 单尼龙丝检测足部皮肤的感觉，足部任何部位对尼龙丝感觉丧失提示神经性溃疡发生的风险增加；③轻度神经病变可用标准临床评估方法监测；④触诊足部动脉搏动（包括足背和胫后动脉）是识别周围动脉疾病的最简单的方法；⑤检查皮肤皲裂、感染、趾甲的情况及胼胝体（反复受压的征象），足部是否变形以及鞋、袜是否合适。

（九）不重视精神因素对血糖的影响

正常人血糖稳定在 4.5 ~ 6.7mmol/L（80 ~ 120mg/dl）这一狭小范围是受内分泌激素和神经系统共同调节的结果。胰岛素是唯一降低血糖的激素，与拮抗胰岛素的激素相互作用促使血糖得以维持在一定范围内。糖尿病患者在应激情况下，如精神创伤时拮抗激素明显升高以拮抗胰岛素的作用，而使血糖升高；此时血压也会升高。因此，糖尿病患者必须重视精神因素对稳定病情重要性，尤其是对血糖的影响。

糖尿病患者易患心理障碍性疾病。日本一项研究发现，糖尿病患者患心理障碍性疾病比例是非糖尿病患者的 3 倍，其中以抑郁症患病率较高。国外研究发现，糖尿病患者患抑郁症是非糖尿病人群的 2 倍，大约 30% 的糖尿病患者存在不同程度的抑郁症症状，其中超过 10% 患者有重度抑郁症状；我国有报道，糖尿病患者抑郁症患病率为 30% ~46.5%。糖尿病患者易患抑郁症的原因主要与心理负担过重有关，如对糖尿病尤其是慢性并发症的恐惧感，使患者长期处于精神紧张或忧虑状态；疾病给患者带来生活上的不便，身体和精神上的痛苦又增加了悲观情绪；疾病可能给工作带来一定的影响，害怕丢掉工作而下岗；治病又增加医疗费用开支，在经济上负担过重又给家庭带来困难；担心糖尿病遗传给后代而影响子女健康；当饮食控制时，感觉被剥夺了自由饮食的权利而沮丧；影响到夫妻性生活而烦恼等。这些精神因素必然促使体内激素不平衡而导致血糖升高。

因此，对糖尿病患者的诊治不仅要指导患者控制高血糖，还要关注他们的心理健康，进行心理障碍方面的疏导，其中主要是对引起精神障碍的应激因素和应激导致精神障碍的反应两方面进行调整。这样才有利于消除精神因素对病情的影响。必要时患者可去看精神科医生进行心理咨询以帮助解除心理障碍，需要时予以药物治疗。但抗精神病的药物可能不利于血糖的控制，临床医师应予以重视。

（十）糖尿病患者不重视病情监测

在糖尿病治疗过程中，对各项代谢指标进行监测，为及时调整治疗方案提供信息非常重要。但部分患者不重视病情监测，尽管每天按医嘱用药治疗，可几个月不监测血糖，看病时医生动员测定血糖怕痛；主动给他测血压，又认为没有不适症状而拒绝，检查又嫌麻烦；医生要求检查尿常规，他却认为没有必要。长期下去医生缺乏对病情的了解，又不能根据病情变化及时调整治疗方案，从而失去早期使病情控制达标的机会，导致慢性并发症发生的风险增加。

因此，建议患者要经常监测自己的病情变化。具体监测项目及其需要监测时间在前文已有详细的叙述。

（迟家敏）

参 考 文 献

1. Ritz E, Orth SR. Nephropathy in patients with type 2 diabetes mellitus. N Engl J Med,341:1127-1133.

2. Dyck PJ, Kratz KM, Kames JL, et al. The prevalence by staged severity of various types of diabetic neuropathy,retinopathy,and nephropathy in a population-based cohort:the Rochester Diabetic Neuropathy Study. Neurology, 1993, 43:817-824.

3. Levery AS,Coresh J,Balk E,et al. National Kidney Foundation. National Kidney Foundation practice guidelines for chronic kidney disease:evaluation,classification,and stratification. Ann Inter Med,2003,139:137-147.

4. KDOQI. Clinical Practice Guidelines and Clinical Practice Recommendations for Diabetes and Chronic Kidney Disease. Am J Kidney Dis,2007,49:S12-S154.

5. Morrish NJ,Wang SL,StevensLK,et al. Mortality and causes of death in the WHO Multinational Study of Vascular Disease in Diabetes. Diabetologia,2001,44:S14-S21.

6. Lu B,Gong W,Yang Z,et al. An evaluation of the diabetes kidney disease definition in Chinese patients diagnosed with type 2 diabetes mellitus. J Int Med Res,2009,37:1493-1500.

7. Lu B,Song X,Dong X,et al. High prevalence of chronic kidney disease in population-base patients diagnosed with type 2 diabetes in downtown Shanghai. J Diabetes Complicat,2008,22:96-103.

8. Lee WL,Cheung AM,Cape D,et al. Impact of diabetes on coronary artery disease in women and men:a meta-analysis of prospective studies. Diabetes Care,2000,23:962-968.

9. Buse JB,Ginsberg HN,Bakris GL,et al. Primary prevention of cardiovascular diseases in people with diabetes mellitus:a scientific statement from the American Heart Association and the American Diabetes Association. Diabetes Care,2007,30:162-172.

10. Grundy SM,Howard BH,Smith S Jr,et al. Prevention Conference VI:Diabetes and Cardiovascular Disease executive summary:conference proceeding for healthcare professionals from a special writing group of the American Heart Association. Circulation,2002,105:2231-2239.

11. 迟家敏,吴青,秦明照,等.北京地区 2077 例 2 型糖尿病患者治疗达标调查. 北京医学,2008,30(8):513-515.

12. 中华医学会糖尿病学分会. 中国 2 型糖尿病防治指南（2013 年版). 中国糖尿病杂志,2014,22(8):s1-42.

13. 迟家敏. 糖尿病患者控制高血糖的四大要素——有效、早期、平稳、全面. 中国医刊,2010,45(1):9-11.

14. Gaede P,Lund-Andersen H,Parving HH,et al. Effect of a multifactorial intervention on mortality in type 2 diabetes. N Engl J Med,2008,358:580-591.

15. Turner RC,Millns H,Neil HAW,et al. Risk factors for coronary artery disease in non-insulin dependent diabetes mellitus:United Kingdom Perspective Diabetes Study (UKPDS 23). BMJ,1998,316:823-828.

16. DCCT Research Group. The effect of intensive treatment of diabetes on the development and progression of long-term complications in IDDM. N End J Med,1993,329:977-982.

17. DCCT/EDIC Rearch Group. Effects of intensive therapy on the microvascular complications of type 1 diabetes mellitus. JAMA,2002,287:2563-2569.

18. Holman RR,Paul SK,Bethel MA,et al. 10-year follow-up of intensive glucose control in type 2 diabetes. N Engl J Med,2008,359:1577-1589.

19. Weng JP,Li Y,Xu W,et al. Effect of intensive insulin therapy on beta-cell function and glycemic control in patients with newly diagnosed type 2 diabetes:a multicentre randomized parallel group trial. Lancet,2008,371:1753-1760.

20. Skyler JS,Bergenstal R,Bonow RO,et al. Intensive glycemic control and the prevention of cardiovascular events:implications of the ACCORD,ADVANCE,and VT diabetes trials:a position statement of the American Diabetes Association and a scientific statement of the American College of Cardiology Foundation and the American Heart Association. Diabetes Care,2009,32:187-192.

21. American Diabetes Association. Position statement:nutrition recommendations and principles for people with diabetes mellitus. Diabetes Care,2001,24(Spple 1):44.

22. 崔军,高志敏. 糖尿病营养治疗中的一些问题. 中国医刊,2012,47(3):30-32.

23. 王若平,高犄旎,张俊蕾,等.低血糖生成指数饮食对糖尿病患者血脂的影响.中国医刊,2012,47(3):58-59.

24. 中华医学会糖尿病学会分会,中国医师协会营养医师专业委员会.中国糖尿病医学营养治疗指南,2010.

25. Boule NG,Haddad E,Kenny GP,et al. Effects of exercise on glycemic control and body mass in 2type diabetes mellitus:a meta-analysis of controlled clinical trials. JAMA,2001,286:1218-1227.

26. American Diabetes Association. Standards of medical care for patients with diabetes mellitus. Diabetes Care,2004,27(Suppl 1):S15-S35.

27. Snowling NJ,Hopkins WG. Effects of different modes of exercise training on glucose control and risk factors for complications in type 2 diabetic patients:a meta-analysis. Diabetes Care,2006,29:2518-2527.

28. American Diabetes Association. Preventive foot care in diabetes. Diabetes Care,2004,27:S63-S64.

29. 国际糖尿病足工作组.糖尿病足国际临床指南.许樟荣,敬华,译.北京:人民军医出版社,2004.

30. Schaper NC. Diabetic foot ulcer classification system for research purposes:a progress report on criteria for inclu-ding patients in research studies. Diabetes Metab Res Rev,2004,20:S90-S95.

31. 王静,姚丹林,刘常海,等.糖尿病患者踝臂指数与冠状动脉狭窄程度的相关性研究.中国医刊,2010,45(10):43-44.

32. 胡泓,李红,郑芬萍,等.不同神经病变评分系统在无症状糖尿病周围神经病变筛查中的临床评价比较.中华内科杂志,2012,51(1):13-17.

33. American Diabetes Association,American Psychiatric Association,American Association of Clinical Endocrinologists,North American Association for the study of obesity. Consensus development conference on antipsychotic drug and obesity and diabetes. Diabetes Care,2004,27:596-601.

34. De Hert MA,van Winkel R,van Eyck D,et al. Prevalence of the metabolic syndrome in patients with schizo treated with antipsychotic medication. Schizophr Res,2006,83:87-93.

35. Gabriela B,Stewart TD,Whitehead R,et al. Metabolic adverse events in patients with mental illness treated with antipsychotics:a primary care perspective. Prim Care Companion J Clin Psychiatry,2008,10:15-241.

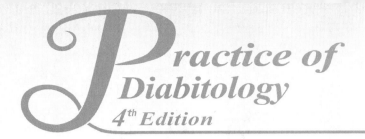

第7部分
糖尿病急症及急性并发症

第 42 章

糖尿病酮症酸中毒

大约30%糖尿病患者同时存在糖尿病酮症酸中毒(DKA)和糖尿病高渗状态(HHS),因此DKA和HHS有时合称为"高血糖危象"(hyperglycemic crisis)。DKA/HHS,共同特点是绝对或相对的低胰岛素血症,不同之处仅仅是脱水、酮症和酸中毒等严重程度的不同。

一、DKA 的病理生理

DKA发生的两大主要原因是:胰高血糖素(glucagon)水平升高和胰岛素水平降低。引起高血糖的五大激素的其他三种激素(糖皮质激素、儿茶酚胺、生长激素)则决定患者应激性高血糖和黎明现象高血糖的发生。

如果无呕吐、脱水、间断发病,则糖尿病的DKA常不严重;门诊2型糖尿病常常仅有酮症(diabetic ketosis),而无代谢性酸中毒(diabetic ketoacidosis)。

(一) DKA 的血生化异常

1. 血糖、血酮和酸中毒的关联性 ①典型者,血糖>16.7mmol/L(300mg/dl),多为16.7～27.8mmol/L(300～500mg/dl)之间,出现明显尿酮和血酮体阳性以及相应程度的酸中毒。②偶可出现严重酮尿和酸中毒,而血糖仅轻度升高在11.1～22.2mmol/L(200～400mg/dl)。③严重高血糖,只是轻度酮血症和酸中毒。DKA时血糖可高过33.3mmol/L(600mg/dl)甚至达55.6mmol/L(1000mg/dl),此时常伴随糖尿病高渗状态。

2. 关于酮体 因为难以定量测定 β-羟丁酸和乙酰乙酸,临床上测定血、尿酮体的方法是血清稀释梯度,用硝普盐反应试纸条或粉、片剂测定酮体。须注意的是 β-羟丁酸根本不与试剂反应,丙酮与硝普盐(亚硝酸铁氰酸盐:Na或K)反应很弱。所以,可能出现酮酸中毒严重而硝普盐所示酮体不严重。只有乙酰乙酸与硝普盐起"强酮体反应",DKA治疗期间,随访测定酮体时并不推荐硝普盐(硝基氢氰酸盐)方法。理由是:经治疗病

情好转过程中,β-羟丁酸(BOHB)转变为乙酰乙酸增多,乙酰乙酸被硝基氢氰酸盐酮体测定法检测出强阳性酮体,误导为酮血症病情加重。新方法是直接测定 β-羟丁酸(BOHB),该法能够显示经治疗病情好转过程中酮血症减轻。患者正在服用含有巯基(硫氢基)的药物时,例如卡托普利(甲巯丙脯酸),能够和硝基氢氰酸盐发生反应,给予酮症假阳性结果。

有下述现象要注意:①在DKA时因为出现细胞内酸中毒,血中 β-羟丁酸浓度常远高于乙酰乙酸,前者却不能被检测出酮体;②并存的乳酸性酸中毒,常常进一步使得乙酰乙酸血中浓度降低,它所代表的酮症程度低,而酮酸总体所引起的代谢性酸中毒的程度严重。相反,一旦胰岛素治疗开始,尽管酸中毒逐步好转乃至纠正,但硝普盐反应法所测得的酮体常常持续阳性,给人以酮症持续多小时或几天的假象。其原因是:①相当量的 β-羟丁酸(酮体反应阴性)转化为乙酰乙酸(酮体反应强阳性);②非酸的丙酮(酮体反应弱阳性)从体内清除缓慢。

小结:可以从血气显示出酮症酸中毒的严重程度,但血、尿的硝普盐法酮反应(主要是乙酰乙酸)轻微;或相反,于胰岛素治疗若干小时或几天,酮体反应阳性持续存在,但血气的代谢性酸中毒轻微或缺如。尿酮轻、中度阳性,也应查血气 BE 和 HCO_3^-。

一种现象叫做"无高血糖的酮酸中毒"("ketoacidosis without hyperglycemia"),其特点是:①血糖中等度升高,但酮症酸中毒明显,比如血糖13.9～16.7mmol/L(250～300mg/dl),但酮体持续上升。其原因是:血浆胰岛素浓度在10μU/ml、20μU/ml、30μU/ml 时分别抑制糖原分解、糖异生、脂肪分解(生酮),在较低血胰岛素浓度时可阻止血糖升高,但却不能抑制脂肪分解和酮体生成。②若供给更多的主食糖或静脉滴注葡萄糖,以便升高血胰岛素浓度达到抑酮浓度(30μU/

ml),则有利于纠正酮症。主食应大于150g/d。单纯静滴糖者,每小时应达5~12.5g(选定某滴速不变),另一通道滴注短效胰岛素3~7U/h,调节胰岛素滴速使血糖在11.1mmol/L(200mg/dl)左右,便于防止血糖过高或过低——这是"双通道糖和胰岛素静滴消酮法"。

3. DKA期间其他生化异常 ①血钠降低(一般<135mmol/L),血钠可以正常或偶可升高(>145mmol/L)。校正血清钠水平的方法是:血糖超过5.6mmol/L(100mg/dl)者,每超过5.6mmol/L血糖,应该增加血清Na 1.6mmol/L。②因脱水而发生肾前性氮质血症,DKA治愈后则恢复正常。③血淀粉酶升高。16%~25%的DKA患者出现血淀粉酶升高,原因包括pH降低、渗透压升高、脂肪分解酶升高。该淀粉酶常常来自腮腺、而非胰腺,可误诊为胰腺炎。④DKA就诊时的血钾、磷、镁浓度可正常、升高或降低;但总体血清钾、磷和镁均由于渗透性利尿所致的明显缺失,只在经治疗而纠正脱水后才能发现缺钾、缺磷和缺镁。⑤血浆渗透压可达330mOsm/L。

(二)血液学异常

1. 白细胞升高 尽管无感染,可以有白细胞增高伴中性粒细胞升高。这使得是否选用抗感染治疗发生疑问。糖尿病患者易发生感染,而感染升高白细胞和酮症酸中毒升高白细胞有时甚难以区别。此时,仍宜结合临床选用抗生素,尤其是不经肾排出的青霉素和氧哌嗪青霉素可用于肾功能受损者。DKA和HHS期间均可出现白细胞升高,大于25000/μL者,提示并发感染。DKA和HHS以及胰岛素诱发的低血糖期间,也可出现白细胞升高。这些是急性应激反应性白细胞升高,来源于应激期间出现的血清儿茶酚胺、糖皮质激素、促炎症细胞因子(如TNF-α)等的升高。酮症酸中毒可能引起短时间的低热(≤38℃),当酮症酸中毒纠正后则低热消失,低热并不一定提示感染。

2. 弥散性血管内凝血 甚少见,发生原因常为感染、酸中毒、缺氧。临床可表现为出血,肾、肺微血栓所致的肾衰竭和呼吸窘迫综合征。

3. 深部静脉血栓形成 见于下肢静脉,脑动脉也可发生血栓形成。静脉血栓脱落可引起动脉栓塞。血栓形成原因是:脱水所致血液浓缩,凝血倾向增高。业已证明DKA病程中存在血清水平明显升高的促炎症细胞因子、脂质过氧化标记物、促凝血因子(纤溶酶原激活物抑制物:PAI-1等)和C反应蛋白等;这些均可见于相关高血糖危象(DKA、HHS)期间血栓形成倾向升高,也可见于胰岛素治疗和纠正脱水后恢复正常。

(三)心脏、血管和肾脏

1. 心脏 DKA就诊时的改变如下

(1)心率:即便脱水严重,心率可以正常,约80次/分;一旦血压<90/60mmHg呈休克时,心率可达100~120次/分。经合理补液血压恢复正常后可在短时间维持心率110次/分左右,并可在约24小时后心率恢复正常。

(2)心律:DKA患者的水、电解质及pH紊乱严重者,可诱发心律失常(尤其原来有心脏病者)。但DKA就诊时血钾可以无严重紊乱,因此常不诱发心律失常。

(3)儿茶酚胺的受体效应:DKA就诊时血中交感胺浓度升高,受体效应见于血管收缩者,表现为血容量虽不足但血压暂时尚不见休克;受体效应见之于心脏刺激者,开始可无心率加快,以后在血压进一步下降等条件时可表现为心率达110~120次/分。

(4)补液过多、过快诱发心力衰竭:原来有基础心脏病者,尤其老年人原有高血压、冠心病、糖尿病性心脏病(冠状动脉病或心肌微血管病),一旦补液过多、过快,可导致心力衰竭。

(5)成人呼吸窘迫综合征(ARDS):DKA期间肺泡毛细血管和其他部位毛细血管通透性升高。浆液的漏出倾向一旦重叠出现肺炎、输液过多过快、氧中毒等,可能并无左心衰发生,而胸片呈现ARDS的肺泡性水肿征象,临床呈现ARDS表现。应用治疗左心衰的强心、利尿、扩血管等方法治疗ARDS效果不好,需上呼吸机和其他治疗。

2. 血管

(1)动脉血压:脱水严重以致血容量不足,而代偿适应性细胞内液和细胞间液调节能力、心脏调节以及血管收缩能力不能充分代偿时,则出现低血压或休克。治疗原则是纠正血容量不足,严重休克危及生命器官灌注不足者,临时应急措施是输血浆和应用血管活性药(多巴胺为主,辅以间羟胺)。

(2)血栓形成和弥散性血管内凝血:深静脉(如下肢深静脉等)、器官内动脉(如脑内动脉等)可出现血栓形成。感染、休克、酸中毒、缺氧等可诱发微血管的弥散性血管内凝血。以上凝血与血栓形成倾向,似源于脱水时血浓缩、高血糖时血黏度升高、凝血倾向增高。深静脉血栓栓子脱落可引起肺栓塞。高血糖危象和血栓形成之所以相关,在于脂质过氧化标记物、促凝血因子(纤溶酶原激活物抑制物:PAI-1)和 C 反应蛋白水平升高,均于胰岛素治疗和纠正脱水后恢复正常。

(3) 微血管通透性增强:表现于颜面部呈现轻度水肿和唇舌干燥所代表的脱水未纠正,二者呈明显反差。表现于肺泡毛细血管者,开始不能发现,一旦叠加流体静压上升(输液相对的多、快)、胶体渗透压降低、其他损害微血管壁因素(肺炎、氧中毒)等,则可出现 ARDS。

(4) 脑水肿:脑水肿首发部位或起病部位是脑内微血管而不是脑细胞。脑水肿启动于脑微血管内的糖和钠浓度降低,低于("低渗"或"稀薄")脑主质细胞和脑间质细胞内的糖和钠浓度,同时必然出现脑微血管内"水含量"高于脑主质细胞和脑间质细胞:因此"水"从脑微血管血浆转移进入脑主质细胞和脑间质细胞,达到二者渗透压平衡。机制是:血-脑屏障作用阻碍了糖、钠(基本不阻碍"水")等物质在脑细胞和脑微血管之间的快速平衡。脑微血管管壁("血")及血管周围的脑神经胶质细胞膜("脑")共同构成的"血脑"屏障对于血管内和血管外糖和钠等的平衡有屏障作用,表现为葡萄糖、钠(而不是"水")等物质在脑微血管内和微血管外之间平衡缓慢("水"的转移基本正常)。脑内微血管包括直径约为 $10\mu m$ 的毛细血管、直径小于 $100\sim300\mu m$ 的微动脉和微静脉。脑"微循环"中血糖浓度下降过快(胰岛素剂量过大、胰岛素输注速度过快)、血钠浓度下降过快(应用低渗 NaCl 快速输注)等,则在脑微血管外葡萄糖或者钠来不及平衡,以致脑主质细胞、间质细胞和脑脊液内的糖、钠的浓度高于微血管内,形成脑微血管外脑主质细胞、间质细胞和脑脊液内的渗透压高、脑微血管内渗透压低(糖钠浓度低、水含量高)。结果是脑微循环血管内的水(微血管内外的水的转移平衡速度比葡萄糖和钠转移快)进入脑细胞和脑脊液内,引起脑主质和间质细胞以及脑脊液的水量增加,即"脑水肿"和颅内压力升高。预防:严重高血糖的降血糖过程中宜维持血糖在 13.9mmol/L(250mg/dl)左右,并持续若干小时(儿童须持续 24 小时以上),小心不使血钠下降太快(慎用或不用低渗溶液,如

0.45% NaCl)。

3. 肾脏　宜尽早发现急性肾衰竭所致少尿、无尿。凡少尿者或不能自主排尿者,能被叫醒患者,可劝其排尿,如果患者不能自主排尿,宜及时下导尿管,定时记录尿量。一则可依少尿或无尿及早诊断肾衰,二则参考尿量来决定输液的速度和入量,三则定时测定尿酮、尿糖。DKA 就诊时发生急性肾衰的原因:①DKA 发生前,原已患有肾盂肾炎(尤其女性)、肾动脉硬化(高血压,老年人)、糖尿病肾病(长期尿白蛋白排泄率≥20μg/min);②DKA 就诊时脱水、低血压所致肾前性肾功能损害(BUN 上升比血肌酐上升严重);③入院后应用肾毒性药物(抗生素有肾毒性者、吲哚美辛等解热止痛药、含有木通的中成药,等)。

(四) 急性胃扩张

DKA 损害胃黏膜和胃的自主神经,早期厌食、恶心、呕吐。后期发生胃扩张时重症呕吐,中上腹膨胀,须插胃管与补液。

二、DKA 的诱因

1 型糖尿病并无应激也易于发生 DKA。2 型糖尿病的 DKA 有两类:大多数常常存在感染、外伤、精神创伤等应激因素诱发;少数或者个别患者为酮症倾向 2 型糖尿病(ketosis-prone type 2 diabetes),其特点包括:肥胖常见,糖尿病家族史明显,β 细胞自体免疫标志少见,首次 DKA 发病后的 10 年内 40% 患者仍然属于 2 型糖尿病。1 型糖尿病发生 DKA 是由于永久性 β 细胞功能衰竭,有别于 2 型糖尿病急性一过性 β 细胞功能衰竭,后者的可能原因包括:葡萄糖毒性、脂毒性、严重应激反应等。

能同时引起高血糖和高血酮者,为严重胰岛素分泌不足伴随"应激反应"所致胰岛素拮抗激素分泌过多,不仅葡萄糖转化为能量、氨基酸和脂肪酸减少、合成糖原减少,而且肝脏把来自肌肉的氨基酸、乳酸盐、丙酮酸盐,以及来自脂肪的游离脂肪酸、甘油等转化为葡萄糖或者酮体。糖和酮体释放入血的速率大大超过组织利用它们的能力,其结果是高血糖>16.7mmol/L(300mg/dl)、高血酮、代谢性酸中毒、渗透性利尿所致脱水和电解质丢失。

诱发 DKA/HHS 形成的最常见的促进因素是:胰岛素应用剂量不够或方法不适当,感染,其他包括心脑血管事件、肺栓塞、酗酒、药物(包括

引起脱水的药、皮质激素、精神病用药、拟交感神经药、利尿剂等）。1 型糖尿病的 DKA 的诱发因素为胰岛素应用不足或失败；而 2 型糖尿病的 DKA 的诱发因素常为感染、应激反应和胃肠功能紊乱相关的脱水。

1. 应激　①最常见为感染：呼吸道、泌尿系（尤其女性）最常见，可为皮肤化脓、胃肠、胰腺、胆系感染，败血症等。②其他急性严重疾病的应激包括：外伤、脑出血、急性心肌梗死等。③严重持久精神损伤、严重失眠所致应激反应。

2. 胃肠道功能紊乱及相关的脱水　DKA 典型病史常为糖尿病病情恶化数天，厌食者肝脏糖异生加速，促进游离脂肪酸（FFA）→乙酰辅酶 A（Acyl-CoA）→乙酰乙酸（$CH_3CO \cdot CH_2COOH$）、β-羟丁酸（$CH_3CHOH \cdot CH_2COOH$）和丙酮 $[(CH_3)_2CO]$等酮体。原发病和酮症均可引起腹痛、厌食和呕吐，使经口摄液来代偿高血糖、高血酮的渗透性利尿的功能发生障碍。因此，很快于数天引起脱水、肾功损害、代谢紊乱加重。呕吐的威胁性甚大，应引起患者和医师的高度重视。同理，有高热大汗、腹泻表现者，厌食和脱水容易诱发 DKA。

三、DKA 的诊断

诊断须完全具备三条，每条有若干细节应注意：①糖尿病的诊断，②酮症的诊断，③代谢性酸中毒的诊断。

1. 糖尿病的诊断　静脉血浆葡萄糖（简称血糖）（葡萄糖氧化酶法）符合以下任一条：①有典型糖尿病症状者，任意时间（random）血糖 ≥ 11.1mmol/L（200mg/dl）可确诊。②空腹（过夜 overnight fasting，不是餐前的所谓"空腹"血糖）血糖≥7.0mmol/L（126mg/dl），至少两次不同时间证实则确诊。空腹血糖，不同日子测定的变异较小，非特异的影响糖代谢的诸因素对空腹血糖影响小，故比较稳定可靠。③空腹血糖值 > 6.1mmol/L（110mg/dl），但 < 7.0mmol/L（126mg/dl）者诊断为空腹血糖受损（IFG，美欧的诊断切点不是 6.1 而是 5.6mmol/L），宜按 WHO 标准选作 OGTT（75g 无水葡萄糖，等于 82.5g 市售葡萄糖），2 小时血糖值≥11.1mmol/L（200mg/dl）者，诊断糖尿病。但要排除以下损害糖耐量、引起假阳性的情况：①全天主食<3 两，连续三天；②卧床休息数天，或明显体力活动减少历数周；③内、外

科疾病引起应激；④OGTT 检查期内抽烟或恐惧针刺抽血；⑤药物：服糖皮质激素、β 受体阻滞剂等。因此，在不同时间所得 OGTT 测定值常有变化，口服糖耐量试验结果欠稳定，容易发生假阳性的情况。

专家经验所诊断糖尿病的两种情况是：OGTT 1 小时血糖>9.4～10.0mmol/L 伴有 OGTT 1 小时尿糖阳性者；或者任意时刻血糖>10.0mmol/L，伴有该时刻尿糖阳性者。

附 1：口服葡萄糖耐量试验方法：5 个时点抽血是 0（空腹）、（服葡萄糖后）0.5、1、2、3 小时；每个时点检查的 4 个指标是血糖、尿糖、血 C-肽和胰岛素。

附 2：血糖正常值：空腹血糖为 3.9～6.1mmol/L（70～110mg/dl），餐后两小时血糖<7.8mmol/L（140mg/dl）。75g 口服葡萄糖耐量试验美欧人群正常值：1 小时血糖（为血糖峰值，以后逐渐降低）6.7～9.4mmol/L（120～170mg/dl），90 分钟血糖值 5.6～7.8mmol/L（100～140mg/dl），120 分钟血糖为 3.9～6.7mmol/L（70～120mg/L）。

附 3：排除糖尿病的条件：空腹血糖 < 5.6mmol/L（100mg/dl），随意血糖 < 7.8mmol/L（140mg/dl），75g OGTT 的 2 小时血糖<7.8mmol/L（140mg/dl）。

附 4：DKA 时血糖常为 16.7～27.8mmol/L（300～500mg/dl）左右。非糖尿病患者下述情况一般达不到 300mg/dl 这样高的水平：①静滴 10% 葡萄糖，从另一肢体抽血测血糖，血糖多为 13.9mmol/L（250mg/dl）左右或 < 13.9mmol/L；②一般的应激情况，如急性心梗、脑血栓形成等，血糖可以明显上升，大多<13.9mmol/L，且一般于应激消失后二周左右血糖可以恢复至正常范围。

2. 酮症的诊断　依靠血酮阳性（最好用不同稀释度血液测血酮）和（或）尿酮明显（尿酮定量法高限为≥80mg/dl，<15mg/dl 者有时可为假阳性）。血酮阳性者，少数病例可以尿酮阴性（肾酮阈升高）。因此最好血酮、尿酮都送检，不能只送检尿酮阴性而完全排除酮症。酮酸中毒时可以因为乙酰乙酸浓度低而呈酮体阴性。

3. 代谢性酸中毒的诊断　依靠动脉血气检查的碱过剩（BE）<-3.0mmol/L。深大呼吸时呼出 CO_2 过多，则血中 CO_2 减少，即呼吸性碱中毒，

使 pH 上升。因此,pH 不如血气 BE 指标可靠。血 HCO_3^- 浓度也受呼吸的影响。BE 虽如此重要,但是只有 pH≤7.0 时才实施补碱治疗,补碱只看血 pH,不看血气 BE。

小结:①符合以上三条者才诊断 DKA。须鉴别两型:能吃能喝不脱水型和厌食脱水型。②以上三条中 BE 正常者,诊断为糖尿病酮症,而不是糖尿病酮症酸中毒。③仅仅血糖升高者,要鉴别急性心梗、脑血管意外等所致"应激性高血糖"。

4. DKA 的主要临床类型和鉴别诊断　与 DKA 临床谱或检验谱的某一重要特点类似,但临床谱和检验谱主要指标的综合结果明显不同的鉴别诊断疾病还有:酒精性酮症酸中毒、饥饿性酮症酸中毒、高阴离子间隙酸中毒(乳酸中毒、尿毒症、水杨酸中毒等)。DKA 典型患者有 1 型糖尿病病史,或 2 型糖尿病伴有感染、外伤等应激史。

严重 DKA 有以下就诊类型:

(1) 脱水和休克型:患者突出表现为脱水、低血压或休克,要鉴别其他原因的脱水、休克。

(2) 意识障碍型:DKA 非昏迷患者以下指标明显低于昏迷患者,差异有统计学意义。包括:年龄(岁)差异为(36±4)vs(50±7);血糖(mg/dl)差异为(578±43)vs(988±175);HCO_3(mmol/L)差异为(8.6±7.2)vs(6.1±0.9);BUN(mg/dl)差异为(24.1±1.2)vs(54.4±5.2);血渗透压(mOsm/kg)差异为(314±2)vs(365±15)。二者间的差异无统计学意义的指标包括血 pH 值和血酮水平。DKA 昏迷患者要鉴别低血糖昏迷、乳酸性酸中毒、脑血管意外。

(3) 急腹痛型:要鉴别胰腺炎、胆囊炎。

(4) 代谢性酸中毒型:要鉴别乳酸性酸中毒。血浆乳酸盐正常值<2.0mg/dl(2.2mmol/L);>4~5mmol/L 者符合乳酸性酸中毒。

(5) 血或尿酮体阳性:要鉴别饥饿性酮症和仪器误差。饥饿性酮症的诊断要点是有或无糖尿病病史,尿酮可达轻、中度而相应的血糖正常和尿糖阴性;常有糖(多糖即淀粉)饥饿的病史(全天主食<150g,消耗过多脂肪);工作劳累、疾病、应激等。常须全天进醣150g 以上,有时需联合补充胰岛素和糖或醣类才可纠正饥饿性酮症。

四、DKA 防治总则

1. 治疗内容　包括补充液体、注射胰岛素、纠正诱因和并发症治疗。换言之,包括水(恢复血容量)、电(钠与钾)、酸(纠正代谢酸中毒)、糖-酮(胰岛素降糖、抑酮)、诱因、并发症治疗。对于 DKA,胰岛素疗法和液体疗法同等重要,前者甚至比后者更重要;但对糖尿病高渗昏迷,液体疗法重要性超过胰岛素疗法。

2. 关键时机　前 4~6 小时,生理盐水中加入胰岛素静滴,控制高血糖和恢复血容量;再 8~12 小时,液体疗法与胰岛素双通道疗法的巧妙掌握;在输糖过程中消除酮体,进一步纠正脱水,为挽救生命在水、电、酸、糖、酮等代谢紊乱的纠正上取得良好效果,尽可能避免治疗的并发症。

3. 老年患者、原有心脏病患者　须在补液速度、入量方面十分小心,最好测定中心静脉压指导补液,以防左心衰和成人呼吸窘迫综合征(ARDS)。重症休克的补液,宜适量补血浆,尤其血压<80mmHg 者。

4. 氯化钾　对于低血钾见尿补钾患者,如果每小时补入 20mmol 以上氯化钾时,须心电图监测,T 波尖耸是高血钾兆头,P-R 延长和 QRS 增宽为险情。

5. 氯化钠　血 Na^+>155mmol/L、血浆渗透压>350mOsm/L 且血压正常者,可给 0.45% 氯化钠,须谨防血浆渗透压下降速度快、幅度大所致脑水肿等不良反应。

6. 病情监测　危重患者入院前 4 小时,每半小时测血压、心率,4 小时后每小时测血压、尿量、心率。治疗过程中每 2~4 小时抽血测定糖、酮、钾、钠、CO_2 结合力、BUN,据病情需要复查血气和床头胸片、心电图。

7. 肝素的应用　老年、血浆渗透压升高者考虑皮下注射小剂量肝素的适应证和禁忌证。

8. 脑水肿　对于高血糖危象(HHS、DKA)、细胞内严重高血糖和细胞外液高渗患者,如果胰岛素"太快"纠正细胞外高血糖,或者应用低张氯化钠太快纠正细胞外液高渗,则可能诱发脑细胞水肿;可见于<20 岁患者尤其儿童应该警惕。

9. 两条要点　截至 2007 年,美国糖尿病学会(ADA)认为以下两条具有最高等级的科学证据:①应用 ADA 方案规定的小剂量胰岛素静脉输注控制高血糖;②应用 ADA 方案规定的液体治疗恢复血管内外的血容量、恢复肾脏的血流灌注。

五、胰岛素治疗

血钾>3.3mmol/L 患者一般并不担心应用胰岛素诱发低血钾。当前仍然推荐首先静脉推注 0.1U/kg 的短效胰岛素(RI),然后继以静脉滴注 0.1U/(kg·h)的短效胰岛素。有报道应用人胰岛素类似物 aspart 和 lispro 皮下注射治疗 DKA,但是应用不广泛,严重患者、休克患者不宜应用皮下注射治疗。血糖降低太快可能诱发脑水肿,理想的降低血糖速度为 50~70mg/h,治疗 1 小时疗效欠佳者,考虑剂量加倍[静脉滴注 0.2U/(kg·h),宜注意适应证和禁忌证];血糖到达 11.1mmol/L(200mg/dl,DKA 患者)或 16.7mmol/L(300mg/dl,HHS 患者)时,胰岛素宜降到 0.05U/(kg·h),同时改用 5% 葡萄糖。力争应用微型输液泵提高胰岛素剂量调节的精确度,以便维持血糖在 8.3mmol/L(150~200mg/dl,DKA),或者血糖维持在 13.9~16.7mmol/L(250~300mg/dl,HHS 患者),直到酸中毒、高血渗、神志障碍等恢复正常。高血糖恢复快,而酮血症和酮尿症恢复缓慢;高血渗恢复快,而神志障碍恢复慢。DKA 纠正过程中,一旦患者能够进食,则给予皮下 1 日多次胰岛素注射(三餐前短或速效胰岛素、睡前注射胰岛素 NPH 或 glargine)或连续皮下胰岛素泵输注,剂量依据个体化原则选择。但是皮下注射胰岛素的前 1~2 小时要继续静脉滴注胰岛素,以防复发高血糖和酮症。不能进食者,应该继续静脉胰岛素输液。

(一) 基本理论和临床应用

正常人和酮中毒患者的血胰岛素浓度和其效应的关系,见表 42-1、表 42-2。图 42-1 是某患者的治疗过程。

表 42-1　内源和外源胰岛素浓度和半寿期 $T_{1/2}$

	空腹(最低)	餐后(最高)	$T_{1/2}$
正常人	5~10μU/ml	50~100μU/ml	4~8 分钟
静滴 1U/h	20μU/ml		20 分钟
静滴 3U/h	60μU/ml		20 分钟
静滴 5U/h		100μU/ml	20 分钟

表 42-2　外周静脉胰岛素浓度、效应、治疗方法

INS 浓度 (μU/ml)	效　　应	静滴成人 [U/(kg·h)]
体外实验		
10	抑制糖原分解	
20	抑制糖异生	
30	抑制脂肪分解(抑酮生成)	
50~60	促进肌肉的脂肪摄取和糖利用	
>100	促进钾进入细胞内	
人体内观察酮中毒患者		
24	抑制酮生成最高速度的 1/2	0.02
120	抑制酮体生成	0.1

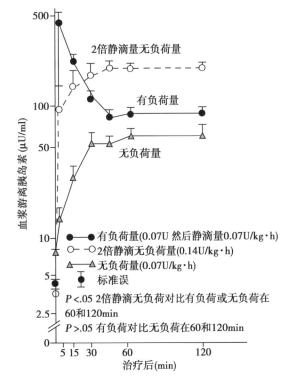

图 42-1　某患者血浆游离胰岛素浓度解读

DKA 小剂量胰岛素疗法并非一定需要启动负荷剂量

结合表 42-1、表 42-2 和图 42-1 来理解临床消除酮症:

1. 糖尿病酮症酸中毒时宜在生理盐水中输注胰岛素 5U/h,血糖到达 11.1~13.9mmol/L(200~250mg/dl)时,仍然可以为重症酮症。要想消酮,必须外源滴入糖 5~12.5g/h,选择某滴速固定不变;另一静脉通道或经肌注给予短效胰岛素 3～7U/h。为达到维持血糖在 11.1mmol/L（200mg/dl）左右的目标，宜调节短效或速效胰岛素滴速。但希望短效或速效胰岛素在 2～3U/h 左右，调节滴糖速度来保证维持血糖 11.1mmol/L 左右的目标，同时维持有效的血胰岛素浓度（见表 42-2）来消酮。

2. 全天主食大于 3 两有助于预防饥饿性酮症。糖尿病酮症酸中毒患者尚未能进食者，每小时输糖 6～8g 左右有类似 3 两（150g）主食的作用。短时间每小时输 8g 糖可提高短效或速效胰岛素的消酮作用，必要维持血糖浓度在 11.1mmol/L 左右。这种较高的短效或速效胰岛素浓度有助于抑酮。这时常须输 10% 的葡萄糖。有证据显示：滴注短效或速效胰岛素的同时滴注 10% 葡萄糖，比 5% 葡萄糖能更快地消酮，乃因控制血糖 13.9mmol/L（250mg/dl）所需短效或速效胰岛素血浓度有所提高。

3. 葡萄糖与短效或速效胰岛素二者的输注由不同通道输入或注入，才有利于固定一个的速度，调整另一个的速度。若同一瓶中的葡萄糖与短效或速效胰岛素共输则非常不便于糖与胰岛素的分别调节以维持短效或速效胰岛素滴注 2～3U/h 时的血糖达到 11.1mmol/L 左右。

（二）短效或速效胰岛素的应用

国内外各家对糖尿病酮症酸中毒患者胰岛素的应用，至今仍然选用小剂量 RI 法。但细节存在差别，各有优点，介绍如下。

1. Kitabchi（1994 年 Joslin） ①一旦糖尿病酮症酸中毒确诊，RI 负荷量为每千克体重 0.3～0.4U，一半静注一半肌注。每小时静滴 RI 为 5～7U，直到血糖达 11.1mmol/L。同样剂量可以肌注（疗效不好者改肌注为静滴）。若血糖降低值（未说第几小时测定：编者）小于开始血糖值的 10%，则每小时重复负荷剂量，直到见效。②血糖达 11.1mmol/L 时，静滴 5% 葡萄糖于 0.45% 盐水中，每小时 100～250ml 滴量（即 5～12.5g 糖/小时），伴每小时 3～7U RI 静滴或肌注或皮下注射，以维持血糖在 8.3～11.1mmol/L（150～200mg/dl），直到血气 HCO_3^->15mol/L，pH>7.3。

2. Sherwin（1996 年） ①典型安排：负荷量 RI 0.1U/kg，继静滴 0.1U/（kg·h），低血压时静滴法最可靠。希望每小时下降血糖约 5.6mmol/L（100mg/dl），所以每小时测血糖。血糖下降太快，尤于儿童，可引起脑水肿。血糖早期下降原因

是尿排出糖，次要的是胰岛素引起的糖利用。②一旦血糖降达 13.9～16.7mmol/L（250～300mg/dl）应输糖。

3. Olefsky（1992 年） ①在人体，胰岛素达 $200\mu U/ml$ 时其效应几乎最大，浓度再增高，几乎没有进一步疗效。胰岛素 $T_{1/2}$ 为 7 分钟，必须每 30～60 分钟静注才能维持最大浓度。而静滴则好，10U/h，输至 30 分钟时可达到 $200\mu U/ml$ 浓度。选静滴法者，应静注 10～20U 作为负荷量。②极少患者效差，原因是败血症或胰岛素抗体。前几小时 RI 静滴，如无明显糖代谢改善（未指出血糖下降值：编者），则静注 20～30U，继以静滴更多的胰岛素。③血糖降到约 13.9mmol/L（250mg/dl）时，加 5% 葡萄糖静滴。④治疗开始后 4 至 6 小时，儿童或青年 DKA 患者神志变坏甚至昏迷者，通常是由于高血糖与渗透压下降太快。为数不多的尸检证明，这是由于脑水肿。

4. Marshall（1992 年） ①用输液泵保证 6U/h 胰岛素输注，胰岛素血浓度达约 $100\mu U/ml$ 可抑酮；②血糖降达约 13.9mmol/L 时用 10% 葡萄糖代替盐水输注，同时胰岛素滴注 4U/h。每小时测血糖以便调节并维持合适血糖水平。③滴注胰岛素 2 个小时而血糖下降不满意的原因有：液体补充不充分，未保证滴入 6U/h 胰岛素。应该改滴 12U/h 胰岛素。④肌注法也很好。负荷注射 20U，随后每小时肌注 6～10U。若 2 小时后血糖下降不满意，而并非由于血压低，则肌注量加倍或改为静滴法。⑤酸中毒和酮症的纠正比高血糖的纠正更慢。所以血糖达约 13.9mmol/L 时，应该滴入葡萄糖以便继续给充分的胰岛素。选 10% 葡萄糖而不是 5% 葡萄糖静滴，能相应提高 RI 滴速，故能更快地消除酮体。⑥滴注葡萄糖的同时，经静脉或肌注给胰岛素应该持续进行，直到患者能进食，同时以皮下注射胰岛素代替静滴或肌注。

5. Alberti ①肌注：20U 即刻，以后 5U/h，上臂较好。如 2 小时后血糖不降，改为静滴。②静滴 RI 5U/h，2 小时无效可加大剂量。血糖降至 13.9mmol/l 后，RI 降至 3U/h 静滴或 6U/2h 肌注，同时开始静滴 5% 葡萄糖（每升加 1.5g 氯化钾）。继续转为常规治疗。

6. 综合各家 见于上述基本理论和临床应用中所说，①把高血糖控制到 13.9mmol/L 的方法，似宜遵照 Kitabchi 和 Joslin 的方案。②血糖降达 13.9mmol/L 时，Joslin 倡导输葡萄糖 5～

12.5g/h 伴 RI 3～7U/h。糖与 RI 宜两个通道,以便在保证消酮所需 RI 滴速 2～3U/h 左右的条件下,调节输糖速度使血糖达 11.1～16.7mmol/L(200～300mg/dl)左右,直到血气正常。Marshall倡导输 10% 葡萄糖,必须以 Joslin 方法为基础。

所以 Joslin 的观点最值得借鉴。把 Joslin 和 Marshall 的经验糅合为一,于消酮有益。

(三)酮症消除且能进食后的胰岛素治疗

1. 短效和速效(超短效)胰岛素的不同和选择(表 42-3)。

表 42-3　短效和速效胰岛素的制剂及其效应时间的不同

胰岛素[*]	起效	峰效	有效时间
速效 (lispro,aspart)	5～15min	30～90min	4～5h
短效 (人 regular)	30～60min	2～3h	5～8h
中效			
含精蛋白:NPH	2～4h	4～10h	10～16h
含锌:lente, Humilin L/Novolin L	2～4h	4～12h	12～18h
长效			
含锌:ultralente	6～10h	10～16h	18～24h
甘精胰岛素 glargine(Lantus)	2～4h 稳定	无峰	20～24h
预混胰岛素			
70% NPH/30% regular	30～60min	双聚[**]	10～16h
50% NPH/50% regular	30～60min	双聚	10～16h
75% NPL[#]/25% lispro	5～15min	双聚	10～16h
70% NPA[#](APS)/30% aspart	5～15min	双聚	10～16h

注:[*]起效和有效时间变异大,因人而异,同一人因时而异,尤其因注射部位而异。表内时间为每次注射量 0.1～0.2U/kg。人胰岛素剂量大时,可以形成皮下贮存,疗效持续时间变长而且难于预计。但是胰岛素类似物甚少发生这类问题。Lispro 可能上调胰岛素受体。

[#] Lispro 和 aspart 结合鱼精蛋白的结晶物,形成中性鱼精蛋白 lispro 和中性鱼精蛋白 aspart,简称 NPL 和 NPA(APS),它们不能如同 NPH 那样的单独应用,仅分别用于 lispro 和 aspart 的预混液中,在功能上相同于胰岛素 NPH 的吸收缓慢和作用缓慢,而且效应力度也"有峰"。锌结晶和精蛋白结晶后均减慢胰岛素吸收。

[**] 中效胰岛素的峰效作用和 RI 的峰效作用互相重叠,使 NPH 和 RI 预混的胰岛素的峰效时间后延 1 小时,峰效幅度增加。

短效胰岛素为重组人胰岛素(人 regular insulin:人 RI),缺此药则应用动物胰岛素代替(动物 regular insulin:动物 RI,其商品名有称为"中性胰岛素"者,极易与"中效胰岛素 NPH"混淆。速效胰岛素是速效人胰岛素类似物,包括赖脯胰岛素(lispro),天冬胰岛素(aspart)。

对于"非 DKA/非 HHS"(非酮症酸中毒或非高血糖高渗状态)和非妊娠患者,选择皮下注射速效胰岛素类似物,其药物动力学类似胰岛素生理作用,发生低血糖可能性减少,优于短效胰岛素。文献证明,对于 DKA/HHA 患者,速效胰岛素类似物皮下注射有时可以应用,但是一般仍然选择短效胰岛素静脉滴入。妊娠糖尿病仍然提倡应用已经积累充分经验的基因重组制备的短效人胰岛素。2001—2003 年,有作者观察 60 例次 DKA发病患者,符合 DKA 诊断:①血糖≥16.6mmol/L

(300mg/dl);②静脉血 pH<7.3 和(或)HCO₃⁻<15mmol/L,或者尿酮>++者(原文如此:尿酮(++)竟然代替代谢性酸中毒指标)。30 例皮下 lispro0.15U/kg 每 2 小时注射;30 例常规胰岛素静脉滴入 0.1U/(kg·h)。血糖恢复到 13.8mmol/L(248mg/dl)时,静脉滴入组需要 6 小时,皮下组需要 12 小时;两组均达到 DKA 恢复标准,均未发生并发症。其中 1 例 40 岁腹型肥胖的 2 型糖尿病患者,静脉滴注胰岛素、DKA 病情稳定后,转为皮下胰岛素治疗。出院时的胰岛素方案:睡前使用 85U(剂量如此大:编者)甘精胰岛素(glargine),三餐前注射 30U aspart 速效胰岛素类似物皮下注射。

速效胰岛素类似物和短效重组人胰岛素作用时间不同,见表 42-3。

2. **胰岛素一日注射次数**　高血糖治疗主要

包括 2 种：三餐后（肠源的糖吸收）高血糖的治疗和空腹（肝源的肝糖输出包括糖异生和肝糖原分解）高血糖的治疗。提倡模仿胰岛素 24 小时小量基础分泌和餐后胰岛素冲击量分泌的生理机制治疗高血糖。

3. 餐后高血糖的治疗，生理机制在于餐时胰岛素冲击量分泌，临床模仿治疗则进行 3 餐前短效、速效胰岛素注射。被称为"3 短"注射。3 餐后高血糖的改善、"糖毒性"的消除，能够带动夜间肝糖输出异常的逐渐好转。"3 短"对于各类严重患者餐后高血糖疗效均好，而且剂量调整方便。它的衍生治疗方法是省略午餐前注射、便于外出不带胰岛素注射设备，仅仅早晚餐前注射，称为"2 短+午餐口服降糖药"：①口服降糖药多使用二甲双胍或阿卡波糖或胰岛素促泌剂短效型。②把 NPH 等中效胰岛素混入早餐前短效胰岛素中构成"预混胰岛素"进行早餐前 1 次注射。

空腹高血糖（黎明激素引起夜间肝糖输出过多入血，称为"黎明现象"高血糖）的治疗，模仿生理机制的 24 小时基础胰岛素分泌。生理状态的胰岛素分泌，基础分泌量平均大约每小时 1U，全天大约 24U；大于 3 餐平均每餐冲击分泌量 5U 的总和 15U。临床模仿治疗则有 2 种。其一，中效胰岛素 NPH 的应用：进行 10pm 睡前中效胰岛素 NPH 注射，控制黎明期 4am ~ 8am（或 3am ~ 9am）的高血糖。联合早餐前 7am NPH 注射则控制 11am ~ 5pm 的高血糖。其疗效是，夜间高血糖和糖毒性的改善，而且由此进而能够带动 3 餐后高血糖的逐渐好转。不提倡把本该睡前 10pm 注射的中效胰岛素 NPH 混入晚餐前短效胰岛素提前到晚餐前 6pm 注射。其理由：虽然简便了，但是对于多数患者不仅难于控制黎明激素高血糖，而且易于发生夜间低血糖。其二，长效胰岛素类似物的甘精胰岛素和地特胰岛素的应用：提倡选择"时效线"平缓低峰、甚少发生低血糖的甘精胰岛素（glargine）或地特胰岛素，一日 1 次睡前或早晨注射均可，总量分为 2 次注射也可。但是它们不可与其他胰岛素混合，需要单独注射，目前还存在价格昂贵问题。

小结：胰岛素治疗可以单独"餐前 3 短"（1 日 3 次）治疗餐后高血糖，依靠白天糖毒减轻诱导黎明现象减轻；也可以单独 1 次"睡前 NPH"（1 日 1 次；白天应用口服降糖药）治疗夜间黎明现象高血糖（表现为空腹高血糖）。难治高血糖患者常一日 4 次（3 短+睡前）注射；一日 2 次（早晚 70/30 或 50/50 预混胰岛素注射，较少应用"3 短"减掉午餐前的短效胰岛素，必要时联合口服降糖药，便于不携带胰岛素注射器具）。

（1）1 日 4 次注射（3 短+睡前 NPH/insulin glargine/insulin detemir）：严重病例，存在黎明现象高血糖者，睡前加注胰岛素 NPH 或 Glargine/detemir。

（2）1 日 3 次注射：3 餐前速效或短效胰岛素的注射剂量，开始小量试探 3 餐前剂量分别（6-4-5，8-6-7 或 10-6-8 单位等，依病情决定）；然后测定餐前血糖并结合患者本餐食欲，调整本餐餐前短效胰岛素剂量，并于本餐后 2 小时测定血糖来检验所调整的剂量合适程度。胰岛素类似物 lispro、aspart 于餐前甚至餐时注射均比 RI 更好地模仿进餐后内源性胰岛素作用的时相曲线，及时控制餐后高血糖，且减少迟发的下一餐前低血糖风险。

（3）一日 2 次注射：最常用的方案是应用预混胰岛素，一日 2 次注射。包括：速效的赖脯 lispro 胰岛素、门冬 aspart 胰岛素（诺和锐）与其对应配制的中效胰岛素预混制剂（诺和锐 30 等），常规人胰岛素 RI 与 NPH 预混制剂（诺和灵 30R，诺和灵 50R，优泌林 70/30），两种药作一次注射，可早和（或）晚一天 1 ~ 2 次注射。NPH 是中效，所含胰岛素和鱼精蛋白的量相等（也是中性），所以同一厂商的 NPH 和 RI 可以混合，减少一次注射。已经上市预混制剂有：Novolin、Humulin 30R（70/30）胰岛素，均为 30% RI 和 70% NPH。

把国产 RI 和 PZI 混合时，因为 PZI 中过量的鱼精蛋白能结合接近等量的 RI，从而清除该 RI 的快速作用，PZI 和 RI 均变成类似 NPH 的中效胰岛素。例如制备 NPH 类似物和 RI 的混合剂的方法如下：PZI 4 ~ 8U+RI 4 ~ 8U（另外增加独立作用的短效胰岛素 RI 剂量，比如 6 ~ 8U RI 用以治疗本餐后高血糖）在注射器内带着气泡反复颠倒混匀 8（PZI 4+RI 4＝8）~ 16U（PZI 8+RI 8＝16）NPH 类似物和 6 ~ 8U RI 的混合剂。尽管各胰岛素制剂有不同的公认的作用开始时间与持续时间，但面对所治疗的具体病例，个体差异明显，甚至同一病例在不同日期也变异甚大。

（4）1 日 1 次基础胰岛素注射治疗黎明现象高血糖，餐后高血糖用口服降糖药控制。黎明期（3am ~ 9am 或 4am ~ 8am）激素分泌增多者，包括糖皮质激素、生长激素、儿茶酚胺等均升高血糖，被称为"黎明激素"。糖尿病患者胰岛素分泌减少的同时胰岛素敏感性降低，所以不能平衡"黎明激素"的血糖升高作用，发生后半夜和空腹高血糖，称为"黎明现象高血糖"。诊断上，夜 3 时血糖不低（>6mmol/L）、空腹血糖升高>7～8mmol/L 者，基本可排除夜间低血糖引起代偿性升糖激素分泌所致后半夜和空腹高血糖（Somogi 现象），同时可基本诊断黎明现象高血糖。针对黎明现象高血糖，于睡前小吃、注射 NPH 或甘精胰岛素可奏效。NPH 胰岛素的时效线不平坦、有峰类似抛物线，低血糖发病率高于时效线平坦低峰的甘精胰岛素。二者的剂量可以小到 4～6U 开始，依据夜 3 时血糖不低（>6～7mmol/L）、空腹血糖>7～8mmol/L 者，增加 2U，直到空腹血糖达到 6～7mmol/L，总量随病情而异，范围是 6～16U，个别病例可达 26U。

4. 剂量调节　依据自我血糖监测来调整胰岛素剂量。每 2～3 天或 4～5 天可增加全天剂量 2～8U，直到达到并非最好、但可以接受的血糖控制目标：①空腹血糖降到 7.8mmol/L（140mg/dl）左右；②餐前和睡前血糖降到 7.8～10mmol/L（140～180mg/dl）左右；③餐后 2 小时血糖降到 180～200mg/dl 左右。24 小时尿糖宜定期测定，<5g/d 为优良。随着葡萄糖毒性的解除，血糖将进一步改善。剂量调节举例如下：

（1）餐前血糖升高的处理：若出现餐前高血糖，而且患者本餐并不厌食或食量不降低，则需要调整本餐短效胰岛素剂量。比如午餐前血糖>10～11mmol/L（180～200mg/dl），午餐食欲相同于昨天午餐食欲，则本餐短效胰岛素剂量宜在昨天午餐前短效胰岛素剂量的基础上适当增加。餐前剂量增加后是否合适，宜测定本餐后 2 小时血糖。

（2）餐后血糖升高：比如昨天午餐后 2 小时高血糖不能接受，而且今日午餐食欲食量与昨天午餐食欲食量相同，则增加今日午餐前的短效胰岛素剂量。又比如昨天晚餐后血糖过高，今日晚餐前如果要增加 RI 剂量，必须今日晚餐食量相同于昨日晚餐。

（3）关于早餐前注射中效胰岛素 NPH 来控制午餐后高血糖的问题尤需注意：①若午餐后 2 小时血糖仍超高，应增加早餐前中效胰岛素 NPH，但是疗效不肯定。甘精胰岛素 24～32 小时的时效期间呈现低峰或无峰，强力控制夜间和空

腹血糖的同时，协助控制餐后高血糖。②若空腹血糖仍高，但晚餐前血糖<7.8mmol/L（140mg/dl），则不可增加早餐前的中效胰岛素（反而可减少 10%～15% 剂量），否则可引起晚餐前低血糖。③矛盾的是：早餐前中效胰岛素剂量足以控制午餐后 2 小时高血糖时，这个剂量常常引起晚餐前低血糖，所以必须用午餐分餐法在午餐和晚餐之间加餐来解决这个矛盾。甘精胰岛素上市后，可以应用甘精胰岛素代替 NPH 解决上述矛盾。

5. 基础胰岛素的药效学　目前临床常用的基础胰岛素包括甘精胰岛素、地特胰岛素和胰岛素 NPH。以下正常血糖高胰岛素钳夹实验，加深了医生的理解、指导医生灵活调整胰岛素临床应用。

（1）胰岛素钳夹（高胰岛素正糖钳夹）实验基础知识

1）不同胰岛素或其他降糖药的药效动力学比较，包括胰岛素分泌增加/减少和胰岛素受体敏感性升高/降低的 2 方面。这里的药效学，并未进行葡萄糖负荷后胰岛素分泌增加/减少的研究；而是进行胰岛素受体肝、骨骼肌、脂肪的胰岛素敏感性增加/减少的研究，金指标是高胰岛素正常血糖钳夹实验。钳夹实验的胰岛素输注速率［GIR：mg/（kg·min）］越大则胰岛素敏感性越高，血糖降低越明显，疗效越好。

2）钳夹实验的 GIR：输注的葡萄糖剂量与血糖水平负相关，图 42-4 显示 GIR 是胰岛素敏感性金指标，它提示胰岛素降糖效应。GIR 的相关因素包括：①血糖合成为糖原：促进和抑制的平衡有利于血糖降低；②肝、肌糖原分解：糖原分解和合成的平衡有利血糖降低；③葡萄糖转化为能量的抑制；④葡萄糖异生为脂肪和蛋白的抑制。

3）胰岛素药效动力学研究，金标准是应用正糖钳夹实验观察胰岛素治疗 1 个疗程后的 GIR。静脉滴入和钳夹法维持固定高水平的胰岛素血清浓度；同时静脉滴入葡萄糖和钳夹法反复随时调节血糖水平正常，而且正常血糖稳定一定时间后测定 GIR，进行肝、骨骼肌、脂肪的胰岛素敏感性增加/减少的研究。以钳夹实验的 GIR 为核心，同时检查糖脂代谢各指标，如血清葡萄糖、内源葡萄糖产生、全身葡萄糖利用、游离脂肪酸、β 羟丁酸水平等与之对照，总体评估胰岛素受体的敏感性。

（2）NPH 胰岛素的高胰岛素正糖钳夹实验

1）经 7 天睡前 3 种基础胰岛素轮替治疗,进行药效学对比性研究。进入研究日的正常血糖高胰岛素钳夹静滴实验(静滴持续 24 或 32 小时)。在 32 小时钳夹期间,仅仅给予午餐及午餐前速效胰岛素注射。研究日,3 种基础胰岛素(NPH,glargine 或 detemir)交替在同一人分别进行研究。第一种胰岛素钳夹实验完成后,洗脱期 2 周,然后开始第二种胰岛素钳夹实验。于睡前 10pm 皮下注射每一种基础胰岛素剂量均为 0.4U/kg 以后,在 32 小时基础胰岛素药效学(24 小时用于短效/速效胰岛素)研究期间,进行高胰岛素正常血糖钳夹试验,即同时静脉输注的葡萄糖(剂量变化不定,反复调节以便维持恒定的正常血糖),对抗静脉胰岛素泵输注的恒定浓度的高胰岛素水平可能引起的低血糖。

2）NPH 胰岛素的 32 小时 GIR 时效曲线解读:午餐及其餐前速效胰岛素引起图 42-4 的 NPH 治疗组的午餐前速效胰岛素 GIR 巨大高峰,它不是 NPH 的时效性反应,可以忽略它。仅仅研究 NPH 的自身作用 GIR 的第一峰:它的升起、直到返回基线,在 2 型糖尿病患者大约继续 8 小时(8 小时后的 4 小时效度低下),顶峰在第 4 小时,其前后各 2 小时。峰底和峰顶 GIR 数值相差的倍数 3 种基础胰岛素的数据如下:NPH,3.2 倍;甘精胰岛素,3.4 倍;地特胰岛素,2.9 倍。

3）NPH 胰岛素血糖钳夹试验曲线解读(图 42-2 的上半图):对比正糖钳夹 GIP 曲线(图 42-2 的下半图),时效方面基本对应一致,而且二者的负相关,也符合规律。NPH 胰岛素只有睡前于 10 ~ 11pm 皮下注射,临床上才见到黎明现象高血糖(空腹高血糖)得到治疗,这同时也可以对照 NPH 的 GIR 第一峰的时相宽度大约 8 小时得到印证。GIR 第一峰的前半时相可能引起低血糖,需要睡前加餐。它的睡前皮下注射不能直接改善早餐后的高血糖,临床所见早餐后血糖改善,是间接通过空腹血糖的改善到达改善早餐后血糖。它的预混制剂 70% 含量,早餐前皮下注射可能控制 4 小时后的午餐的餐后高血糖;但是晚餐前注射

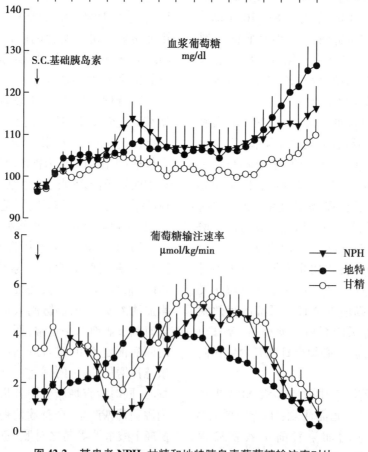

图 42-2　某患者 NPH、甘精和地特胰岛素葡萄糖输注率对比
(引自 P. LUCIDI,2011)

则难于控制晚餐后的高血糖,反而担心它引起前半夜低血糖,需要睡前加餐。

4)葡萄糖输注率(GIR)3 种基础胰岛素图形对比解读:时间指标的上午 11:30 午餐前注射速效胰岛素以后的 GIR 基本与 NPH 无关,可见它的基础作用仅仅 12 小时左右,远远短于地特胰岛素,更不如甘精胰岛素。甘精胰岛素的 GIR 曲线包括 3 种:午餐进食促进 2 型糖尿病患者分泌胰岛素,午餐前注射速效胰岛素,钳夹实验输注胰岛素的反应则受到内源性胰岛素的干扰。因此,评估地特胰岛素和甘精胰岛素药效动力学应该选择 1 型糖尿病。

(3)1 型糖尿病甘精胰岛素对比地特胰岛素的高胰岛素正糖钳夹实验

1)方法和结果的可信度:1 型糖尿病患者入院后经历 4 周清洗期,继而接受标准的三餐时速效胰岛素组间匹配治疗,达到共同的血糖靶值。

1 型糖尿病剔除了进餐引起的内源性胰岛素分泌,完全接受外源速效胰岛素替代达到共同匹配的餐后血糖靶值,也减少外源速效胰岛素对于"甘精胰岛素对比地特胰岛素"的影响,剩下的是:对比每天 7pm 注射甘精胰岛素和地特胰岛素历时 2 周所形成的胰岛素受体敏感性方面的疗效(即高胰岛素正糖钳夹实验的 GIR 曲线)。这样,图 42-5 的 GIR 曲线相当有效的反映了地特胰岛素和甘精胰岛素的真实区别。

2)甘精胰岛素对比地特胰岛素,图 42-3 中葡萄糖输注率、血浆葡萄糖、胰岛素活性的 24 小时动态曲线的符合程度达到要求。

3)甘精胰岛素的 GIR 峰值时段(4 小时±3 小时)比地特胰岛素(8 小时±3 小时)提前 4 小时,GIR 曲线下面积甘精胰岛素大于地特胰岛素。和早餐前注射比较,10pm 睡前注射甘精胰岛素可以更好地控制黎明现象高血糖。

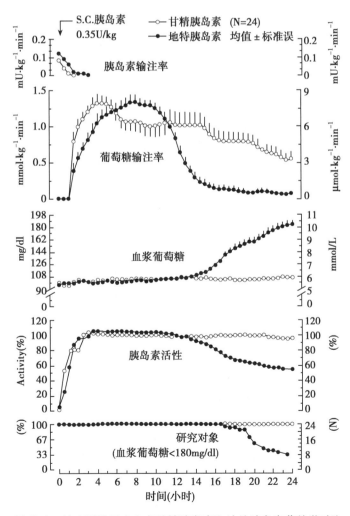

图 42-3 某 1 型糖尿病患者甘精胰岛素和地特胰岛素药效学对比
(引自 F. PORCELLATI,2007)

（4）如黎明现象空腹高血糖已确诊欲控制它,宜在睡前加餐粮食制品后注射甘精胰岛素或地特胰岛素。传统应用中效胰岛素 NPH（有的病例,尤其 1 型糖尿患者,可能须晚餐前注射中效胰岛素 NPH）,从小剂量 4～6U 开始,每 2～3 天监测夜间 3 时和空腹血糖鉴别黎明现象和 Somogyi 现象来调节剂量:黎明现象需要增加剂量,但是 Somogyi 现象应该减少剂量。每次调节幅度一般宜大约 2U。有效剂量常常为 6～16U,有的病例高达 26U。

（5）若应用预先混合型胰岛素（70% NPH/30% RI；50% NPH/50% RI）早、晚各一次,则早餐前占 2/3 剂量。但有的患者应用预混胰岛素时需要较多的 RI,则可改为分别抽取 NPH 和 RI 的灵活方法。所以治疗要个体化。

（6）总体说来胰岛素需要量为每天每千克体重 0.5～1.0U,有明显胰岛素抵抗者的需要量>1.0U/（kg·d）。肥胖患者常需要大剂量,偶尔可>150U/d。联合应用胰岛素和口服降糖药,可减少胰岛素剂量,并减轻高胰岛素血症所致动脉硬化。

（7）正常人（无胰岛素分泌减少和胰岛素敏感性降低,无升糖激素增加）24 小时胰岛素输出量约为 35～40U,正常体重的 1 型糖尿病患者（几乎无胰岛素抵抗）开始用胰岛素时,全日总量 20U 开始,隔几天上调一次。中等肥胖的 1 型糖尿病患者开始剂量比 20U 要增加 5～10U。2 型肥胖糖尿病患者因有胰岛素抵抗,全天总量可为 60～90U 或更高。

6. 血糖昼夜波动 5 个周期及其临床应用早餐后的上午（7am～12am）,午餐后的下午（12am～6pm）,晚餐后直到睡前（6pm～11pm 前）,可简称为三餐后的高血糖时间段;加上前半夜（10pm～3am,又名低血糖敏感期）、后半夜（3am～8am,又名“血糖相关的黎明期高血糖”）共 5 个血糖波动期,各有特点。哈佛大学学者定义“糖代谢相关的的黎明期”为 4am～8am；耶鲁大学学者把 3am～9am,定义为“糖代谢相关的黎明期”。在黎明期内,胰岛素拮抗激素（胰升糖素、糖皮质激素、生长激素等）呈现昼夜周期性分泌的高峰期,它引起肝糖输出增加。非糖尿病患者的胰岛素分泌和胰岛素敏感性均正常,不会出现糖尿病患者常常出现的所谓“黎明期血糖升高”。糖尿病患者则因为胰岛素分泌减少和胰岛

素敏感性降低,常常出现“黎明现象高血糖”。多数糖尿病患者于 10pm～11pm 睡眠,在夜间 3 时以前,黎明现象高血糖出现前,既缺少足够的肝糖输出,又于夜间 11 时,已经无肠道糖吸收,因此容易出现低血糖;称为“糖尿病患者夜间 3 时前低血糖敏感期”。提倡 10pm～11pm 睡眠前进食晚餐分餐的少量主食。这样,上午、下午、睡前（晚餐至 10pm～11pm）前半夜、后半夜共 5 个血糖波动期,各有特点。

宜遵照糖尿病患者可能出现前半夜低血糖、后半夜高血糖、三餐后高血糖的特点,设计胰岛素和口服降糖药的应用,分析低血糖的原因。血糖昼夜波动 5 个周期的临床应用,举例如下。

（1）前半夜（10pm～3am）若无睡前小吃粮食制品的有力保护,可因口服降糖药或晚餐前 NPH 的作用,发生低血糖,以及低血糖后反弹性高血糖,称为 Somogyi 现象。所以,糖尿病患者宜养成习惯用晚餐分餐法,在睡前加餐。

（2）后半夜黎明现象的空腹高血糖,常不能被糖尿病患者的内源性胰岛素降糖作用抗衡,表现为黎明期高血糖（空腹高血糖为代表）。测定并比较夜间（2～3am）和空腹（7～8am）血糖,有助于鉴别 Somogyi 现象和黎明期空腹高血糖。晚餐前注射 NPH,尽管睡前小吃（饼干等多糖,而不是水果等二糖）有防止前半夜低血糖作用,但它对黎明期高血糖的控制力度不足。最常应用的方法是,睡前（而不是晚餐前）小吃前皮下注射中效胰岛素 NPH,它的作用时效,对大多数糖尿病患者来说,正好控制黎明期高血糖。

（3）三餐后高血糖的处理广为人知,三餐前 RI 针对本餐后高血糖治疗效果好。RI 改为 Lyspro 针对餐后血糖高峰的疗效更好,餐前低血糖更少。

（4）α-糖苷酶抑制剂对餐中醣量较大的餐后高血糖的针对性强,比分餐法（三餐变五、六餐,少食多餐）疗效更好。二甲双胍于三餐前口服对三餐后高血糖的针对性还比较好,睡前用药有抑制黎明现象高血糖的作用,疗效不如睡前 NPH。

（5）磺脲类餐前用药对本餐后高血糖的针对性尚待探究。甲磺丁脲和格列奎酮（糖适平）可三餐前 30～40 分钟口服,餐前用药尚可针对本餐后高血糖。格列吡嗪（美比达）的作用时效,有人说类似糖适平,可三餐前 30～40 分钟口服来控

制本餐后高血糖。格列苯脲(格列本脲)、格列齐特(格列齐特)的降糖作用时间长(格列本脲服药后作用高峰从 4 小时开始),许多人主张早上一次给药,剂量较大时分早、晚两次给药。因此,这二种药餐前服药对本餐后高血糖针对性不理想,据三餐后血糖值调整磺脲类药物时宜注意这点。

7. 胰岛素中效 NPH 或短效 RI 的选择方面,下述几种偏误非常值得重视,因为实际上有资深糖尿病专科医生还存在这方面的疏漏。

(1) 有糖尿病医生至今仍习惯于长期应用午餐前皮下注射短效胰岛素,而不选择有适应证的病例力争在早餐前注射中效胰岛素 NPH 代替它。那样,则会使患者中午外出、上班或探亲访友也必须带着胰岛素及注射用具,故应避免。1 型糖尿病患者常常需中午注射短效胰岛素,2 型糖尿病患者则不必一概如此,宜在早餐前注射中效胰岛素 NPH 代替午餐前皮下注射短效胰岛素。

(2) 有糖尿病医生还在中午餐前注射中效胰岛素 NPH,使患者中午外出也必须带着胰岛素及注射用具。中午餐前注射中效胰岛素 NPH 的治疗目的令别人费解:午餐前 NPH 目的是控制晚餐后高血糖的,而晚餐后高血糖完全可以在患者下班回家于晚餐前注射短效胰岛素 RI 来得到更好的控制。中效胰岛素不应该也不必要在午餐前注射。

(3) 对于黎明现象的空腹高血糖,还有糖尿病医生在午夜 12 时或夜间 3 时叫醒患者注射短效胰岛素来治疗。这是多年前中效胰岛素 NPH 问世前的做法,不宜再用。图 42-4 显示,睡前注射中效胰岛素 NPN 恰好控制黎明现象(4am ~ 8am)高血糖;而晚餐前注射中效胰岛素 NPH,则其最强作用落在前半夜,易引起低血糖。有糖尿病医生对于黎明现象的空腹高血糖,习惯于在晚餐前注射中效胰岛素 NPH,仍担心在睡前注射中效胰岛素 NPN 引起夜间低血糖,反倒不担心睡前不加餐的患者于晚餐前注射中效胰岛素 NPH,可能发生夜间低血糖。现在对糖尿病,尤其 2 型糖尿病的黎明现象的空腹高血糖,应该首先选择中

效胰岛素在睡前皮下注射(少数病例须晚餐前注射 NPH),同时一定嘱患者睡前小吃粮食制品(比如几片饼干等)。

(4) 对于黎明现象的空腹高血糖,应用睡前胰岛素注射时,有糖尿病医生还选择预混制剂 R30/N70 作睡前注射。该病例睡前血糖约 7mmol/L,睡前仅吃几片饼干,并非正餐,睡前选用短效胰岛素 RI 的目的性受到质疑。结果夜间 3 ~ 4 时发作低血糖,主要是短效胰岛素 RI 引起,以及低血糖后反弹性空腹高血糖(睡前 NPH 不能控制这种低血糖后反弹性空腹高血糖)。对糖尿病的黎明现象的空腹高血糖本身,若在睡前皮下注射胰岛素,则只能选择中效胰岛素 NPH,不能同时应用短效胰岛素 RI。

(5) 对糖尿病酮症病例(尿酮 ≥80mg/dl):有糖尿病医生在首诊时不查血气,不劝患者去急诊科或开胰岛素处方让患者去注射室或邻近医疗单位注射短效胰岛素,不开住院证,只给口服降糖药。再诊时病情加重,虽开住院证但无病床,仍不查血气,仍不送患者去急诊科或注射室或邻近医疗单位注射短效胰岛素,仍只给口服降糖药。致使第三次来诊时已出现神志异常(急诊住院后急救成功)。这种患者首诊时就应该送急诊科或注射室注射短效胰岛素。如果患者和家属在得到医生的耐心忠告后仍拒绝注射胰岛素,则医生一定请其在病历的有关文字下方签字。

8. 中效胰岛素 NPH 临床应用的 8 种常见方法(表 42-4)如下

(1) 睡前(偶可晚餐前)皮下注射中效胰岛素 NPH:以便控制黎明现象高血糖。白天三餐后高血糖用口服降糖药控制。2 型糖尿病患者如果联合口服降糖药在种类和剂量上已调整得没有余地,非降糖药的饮食控制、体力活动、避免各种"应激"等三项均已做到,而明显空腹高血糖已排除 Somogyi 现象确诊黎明现象高血糖,那么睡前小吃前应该加用少量(4U 开始,逐渐增量)NPH 或 glargine。一旦控制夜间高血糖毒性,则可逐渐发现白天口服降糖药(OHA)剂量需适当减少。

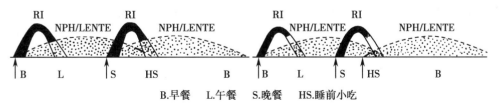

B.早餐　L.午餐　S.晚餐　HS.睡前小吃

图 42-4　中效胰岛素 NPH 晚餐前和睡前注射的不同时效

表42-4　中效胰岛素NPH用法8种类型

	N:1次/天	N:2次/天	N/R混合				
早餐前	N	N	N/R	N/R	R	R	R
中餐前					R		R
晚餐前			N/R	R		R	R
睡前	N	N		N	N	N	N

注:1. 胰岛素:N(NPH)中效胰岛素或甘精/地特长效胰岛素:①早餐前皮下注射NPH控制午餐后高血糖;②睡前小吃(少数人晚餐前)前注射NPH控制黎明现象高血糖。甘精胰岛素/地特长效胰岛素另见。
　　胰岛素:R(RI)短效/速效胰岛素:餐前注射控制本餐后高血糖。尽量取消午餐前短效/速效胰岛素注射,以便中午外出工作不带胰岛素。和人短效胰岛素比较,门冬/赖脯胰岛素降糖力度增加,低血糖事件减少,餐前10~刚刚就餐均可注射。
　　2. 联合口服降糖药:①三餐后高血糖空白处/薄弱处可填补以:诺格列奈(诺和龙)/那格列奈(唐力)/格列喹酮(糖适平)餐前30分钟服用,二甲双胍、阿卡波糖(拜糖平)/伏格列波糖(培欣)。②黎明现象高血糖空白处:可于睡前小吃时,试行0.25~0.5g二甲双胍。

睡前宜小吃。

(2) 早餐前皮下注射NPH:目的是控制午餐后高血糖。开始剂量比晚餐前或睡前NPH剂量大,理由是针对中午进餐,而且白天患者并非因睡眠而难于发现低血糖。监测剂量是否过大方法之一是看"尾段"作用的晚餐前有无低血糖。对于白天或夜间尚不能控制的高血糖,可用合适的口服降糖药,或后半夜高血糖应用睡前注NPH。

(3) NPH睡前和早餐前各注射一次。

(4) NPH和RI联合应用,见图42-2。RI控制本餐餐后高血糖,同一针注射的早餐前NPH控制午餐后高血糖。睡前或晚餐前NPH控制黎明现象高血糖。Novolin N(NPH)和Novolin R是同一厂家制造,溶液的各参数不会相互矛盾而影响RI与NPH各自发挥疗效。国产单峰RI和进口的诺和灵N在同一针管注射时,仅个别病例发现不能维持原来RI和NPH的疗效。

(5) NPH和RI联合应用的疗效,在许多病例已能满足病情需要。对于部分病例白天餐后血糖仍高者,可选用基本只作用于本餐的口服降糖药,如双胍类、D860或餐前30分钟服用的格列喹酮(糖适平)或葡萄糖苷酶抑制剂。

(6) 对于晚餐前需注射RI,而且睡前需注射中效胰岛素者,二次注射痛苦增加,希望注射一次。Lente的峰时为第6~7时至第15小时,比NPH峰时(第4~12时)略为向后移动,有人用lente和RI在同一针管于晚餐前注射获得疗效,不必把NPH放在睡前注射,可试用。

(7) 睡前小吃(HS:Bedtime snack)为晚餐的分餐,可防止夜间低血糖。适合各型糖尿病患者,适合用各种降血糖药者,国内外广泛提倡。

9. 预防低血糖　低血糖能够引起血管痉挛、心脑血管缺血,对于老年人和心血管病患者应该严格预防低血糖。

(1) 血糖控制目标合理和个体化:血糖正常或接近正常容易发生低血糖。对于应用胰岛素治疗的2型糖尿病患者,如果设定的血糖目标为空腹血糖7mmol/L左右、餐后血糖10mmol/L左右、平均HbA1c7%左右时,严重低血糖发生率相当低。尽管无对照的临床试验所报告的严重低血糖发生率相对高(属于经验性资料),如果目标不是血糖接近正常、而是平均HbA1c 7%左右,此时的严重低血糖可以低到"0~5次发作/10万患者年";所用治疗药物和方案包括中效和长效胰岛素,或中效和速效胰岛素联合,胰岛素联合口服降糖药。对于HbA1c>8.5%的患者,提倡及早选择降低血糖更有效的药物(例如胰岛素)。2007年仍然认为,餐后高血糖对于糖尿病并发症的意义仍未确立。老年糖尿病难治患者的血糖目标,空腹平均血糖可为6、7、8mmol/L,餐后平均血糖可为9、10、11mmol/L;24小时尿量1500~2500ml。

(2) 随身携带食物。

(3) 分餐:3餐分为6餐,大约于上午10时、下午3时、下午10~11时(睡前)分别进食早、午、晚餐所分餐出的少许食品。尤其睡前进食少许粮食制品有利于预防夜间低血糖。

(4) 及时复诊可以预防血糖过高、过低。

(四) 酮症消除且能进食后的胰升糖素样肽(GLP-1)种类和特点

1. GLP-1受体激动剂　上市的利拉鲁肽和艾塞那肽具有独特疗效,但是均为皮下注射,而且自付全部药费,推广受限。

2. DPP酶抑制剂　包括西格列丁、沙格列丁、维格列丁、阿格列丁等,虽然作用机制有别于传统降糖药,目前仍然为二线降糖药,等待进入医疗保险。

六、补液恢复血容量

见下一章"高血糖高渗状态"。

七、补 钾

各家治疗方法如下,宜取长补短,仔细体会。

1. Kitabchi(1994 年 Joslin) ①入院后只要血钾<5.5mmol/L 同时尿量适当,就可开始补钾。②若开始血钾<3.3mmol/L,则表示钾缺失严重,应该在液体中加入终末浓度为 40mmol/L 的钾。40mmol/L 不是最大浓度的 KCl,浅静脉输入可以不引起疼痛。此后,浓度可降为 20～30mmol/L,同时尽可能动员口服钾盐。DKA 治愈后,口服补钾需数天。③监测:开始每 2 小时监测血钾,维持血钾 4～5mmol/L。④2/3 为 KCl,1/3 为 K_3PO_4。

2. Sherwin(1996 年) ①就诊时有严重血钾丢失,约每千克体重丢失 5mmol,但测到的血钾则是低、正常、高均可。高者乃由于酸中毒或者肾衰所致。②一旦补液和静滴胰岛素则血钾迅速下降。③入院血钾很低者需要迅速以 30～40mmol/h 的速度补钾。④入院时血钾正常者,则应先保证适当尿量,然后开始以 20mmol/h 的速度补钾。⑤凡是因给利尿剂或胃肠失钾而有钾丢失者,所供钾量应更大。⑥休克或有肾功损害者,常不能接受大量钾。⑦ECG 可直接测试细胞内钾的浓度:T 波平坦或倒置者提示低血钾,尖峰 T 波则为高血钾。⑧肾小管细胞内缺钾进一步促进肾排钾,可历数天、数周。

3. Olefsky(1992 年) ①补钾极受重视。②一旦酸中毒和高血糖纠正,血钾下降十分明显。胰岛素促使细胞摄取糖,同时钾转入细胞内。③一旦血容量恢复,肾灌注和排尿量适当,就应该补钾以防低血钾。④40mmol 钾在 1000ml 液体中(3gKCl 在 1000ml 液体中),可予磷酸钾。

4. Marshall(1992 年) ①DKA 治疗过程中一定出现血钾低,低血钾是常见的又可预防的 DKA 的死因。②低血钾原因:细胞内、外脱水纠正,胰岛素使钾转入细胞内,纠正酸中毒,排尿后从尿失钾。③开始补钾的时机有争论:血钾测值回报后和排尿后补钾? 不等上述两条立即补钾?

④Marshall 认为,宁可一旦胰岛素治疗开始就开始小心补钾(速度为 20～30mmol/h),以后则视血钾浓度、排尿量、ECG 监测来调整补钾速度。⑤总体钾缺失为 300～1000mmol。

5. Alberti ①开始补钾速度为 13mmol/h,与胰岛素、补液同用。血钾必须于入院 1 小时内测定;②根据所测得血钾的浓度,给予不同补钾速度:血钾＜4mmol/L 给 KCl 26mmol/h;血钾＜3mmol/L 给 KCl 39mmol/h;血钾 5～6mmol/L 给 KCl 6.5mmol/h 或停 1 小时测血钾再决定;血钾＞6mmol/L 暂停补钾。③补钾至少 5～7 日,能进食时改口服氯化钾缓释剂。

6. 钟氏(1989 年) ①首日补钾量可达100～200mmol。②给 $NaHCO_3$ 者失钾较多,首日补钾量多者尿排钾多。首日可有 70% 补充的钾从尿中排出。③血钾<3mmol/L,每小时可补 26～29mmol 钾,用 ECG 监测并测血钾。血钾为 4mmol/L 时,每小时滴入 13～26mmol,血钾 5mmol/L 则以 6.5～13mmol/h 滴入。血钾>5.5mmol/L 则暂停补钾而取血测血钾。>6.0mmol/L 停补钾。④钾进入细胞内较慢,补钾至少 5～7 日方能纠正失钾。

7. 低钾血症的治疗原则和方法

(1) DKA 患者的血钾测定值:①刚入院时血钾正常(4mmol/L)者,也指征给予 26～13mmol/h 的钾,这是开始治疗后 4～6 小时期内的特点。②经4～6 小时治疗,由于补液充分后排尿失钾、胰岛素促钾进入细胞、补碱纠正酸中毒后钾进入细胞内等,血钾值迅速下降。因此,提倡早在入院时酌情补钾。③治疗 4～6 小时、纠正高血糖和重症酸中毒之后的血钾值 4mmol/L,并不指征补钾,故意义不同于入院当时的血钾值 4mmol/L。

(2) 糖尿病酮症酸中毒患者开始补液、胰岛素治疗约 6 小时左右、血压和血糖以及血 pH 等指标达到要求后,同样的血钾测定值 4mmol/L 所指征的临床意义明显不同于入院时相同的血钾值。此时,只在血钾<3.0mmol/L,尤其约 2.5mmol/L 时,才宜认真预防心(严重室性心紊)、肺(呼吸肌麻痹)、肠(肠麻痹)的严重异常,力争在数小时内将血钾水平升达>3.0mmol/L,最好接近 3.5mmol/L。作者曾见到,血钾值<3.2mmol/L 时,尤其约 2.5mmol/L 时,数小时后呼吸肌麻痹,后经上呼吸

肌抢救成功。

（3）重症低血钾的首日最大补钾量，国内外都提倡不超过 200mmol（KCl 74.5mg 等于 1mmol KCl），相当于约 15g KCl。大多数病例，还是宜遵照：重症低血钾的首日最大补钾一般不超过 150mmol（11g），第二日及以后的全天补钾量逐渐减少。补钾至少 5 ~ 7 天才能纠正失钾，细胞外钾进入细胞的最大速度为 50mmol/d。KCl 1g＝13mmol 钾，3g KCl＝40mmol 钾，1.5g KCl＝20mmol 钾。

（4）关于补钾速度，取决于低血钾程度和心、肾、肠严重并发症情况。一般说，①最快补钾速度 26 ~ 39mmol/h（即 KCl 2 ~ 3g/h），是极个别情况，慎行之，而且一定要心电图监测，T 波尖耸是高血钾严重信号。②快速补钾，13 ~ 26mmol/h（相当于 KCl 1 ~ 2g/h）。在 DKA 患者已经治疗 6 ~ 10 小时，血 pH>7.1，血糖降达 250mg/dl，血压正常和尿量充分后，若血钾水平 2.5mmol/L 左右或血钾<3.0mmol/L，可选择 13 ~ 26mmol/h 补钾速度。但宁可选 10 ~ 20mmol/h 补速，经 4 ~ 6 小时，常可将血钾升达 3.2mmol/L 左右。③普速补钾 6.5 ~ 13mmol/h（KCl 0.5 ~ 1g/h），适于血钾大于 3.0mmol/L，小于 3.5mmol/L 时的补充缺钾。

（5）监测：①快速补钾宜 ECG 监测；②开始补钾时每 2 小时抽血监测血钾，待血钾稳定后每 6 小时测血钾，维持血钾 4 ~ 5mmol/L。③尿量充分则安全，DKA 时见尿才补钾的原则仍宜应用。

（6）补液的血钾浓度：考虑的因素有：①浅静脉通道者宜小于 1.5g KCl/500ml，否则疼痛难忍。浓度更大者可于深静脉插管滴入。②需快速补钾，但不允许快速补液（液体多则心衰）者，只得提高补钾浓度。作者曾于 1000ml 液体中加入 15% KCl 30ml（4.5g KCl/1000ml，即 60mmol/L）于 5 小时滴完，所用静脉为深静脉，每小时滴入 KCl 0.9g，只是快速补钾的下限速度。中国规定溶液中最高补钾浓度为 60mmol/L。

（7）钾制剂选择：①理想者，2/3 为 KCl，1/3 为 K_3PO_4。②但我国常不易得到 K_3PO_4 的静滴制剂，单给 KCl 则易进入过多 Cl，不利于酸中毒纠正，而且缺磷未能纠正。③Alberti 方案中只选用 KCl，得到国内外广泛赞同。我们自己的经验也显示 KCl 输入常不引起高血氯性酸中毒。为避免氯离子而选用谷氨酸钾，在中国已合法，185mg 谷氨

酸钾含 1mmol 钾，但很少应用。

八、碱性药的应用

1. Kitabchi（1994 年）　①$NaHCO_3$ 输入很可能无益，如果过量则有害。②pH < 6.9，输入 89mmol $NaHCO_3$（约 84mg×89 = 7.7g $NaHCO_3$）；pH 6.9 ~ 7.0 静滴 46mmol 的 $NaHCO_3$（84mg×46 = 3.9g $NaHCO_3$）；pH>7.0 不予 $NaHCO_3$。上述 8g 或 6g $NaHCO_3$ 均同时补入 1g KCl（15mmol KCl）。每 2 小时给药，直到 pH>7.0。

2. Sherwin（1996 年）　①大部分 DKA 患者于补液与胰岛素治疗后酸中毒消失，碱性药（$NaHCO_3$）不必给。原因是胰岛素抑制脂肪分解，进入肝的游离脂肪酸减少，生酮则减少。剩余的酮被氧化产生 HCO_3^-。②严重酸中毒的有害作用：心肌收缩力减弱，血管扩张。③供碱不当的有害作用：血钾减低，促进心律失常，氧合血红蛋白解离曲线迅速左移，可损害组织供氧。④pH<7.0 ~ 7.1（严重酸中毒），宜 $NaHCO_3$ 小剂量缓慢静滴（每 1 ~ 2 小时给 44mmol 即 3.5g $NaHCO_3$），一旦 pH 升达大约 7.1 则停止供碱。

3. Olefsky（1992 年）　①严重酸中毒（pH<7.0）给 $NaHCO_3$。②1 安瓿 $NaHCO_3$ 为 44mmol（约 3.6g $NaHCO_3$），放入 1000ml 液体中静滴，适时复测 pH。③共 3 ~ 4 个 44mmol $NaHCO_3$ 常常将 pH 升达>7.0。④过量 $NaHCO_3$ 的严重危害，一是低血钾，二是反弹性的中枢神经酸中毒。在中枢神经微循环的血-脑屏障部位，血管内 CO_2 比 HCO_3^- 易于通过血-脑屏障，引起细胞内酸中毒。理由：进入脑细胞的 CO_2 代表酸，即 H^+：CO_2+H_2O =H_2CO_3 产生 H^+、pH 值下降。因此，当补碱后外周血 pH 上升时，中枢神经细胞内的 pH 反而下降、反弹性的中枢神经酸中毒。代谢指标改善的同时，意识状态反而恶化。

4. Marshall（1992 年）　①酸中毒有害性：急性肌无力和心肌收缩无力，外周血管扩张，中枢神经抑制，靶细胞对胰岛素抵抗。②大多数病例，只需补液和应用胰岛素，则酸中毒自发纠正。③$NaHCO_3$ 的应用并非无危险：低血钾，脑脊液和脑细胞酸中毒反常性加重，氧合血红蛋白释氧障碍。④只是严重酸中毒（pH<7.0）才给 $NaHCO_3$。即便如此，给 $NaHCO_3$ 的益处尚属可疑。Marshall

宁可 pH<6.9 才经 45 分钟给 100mmol NaHCO₃（8.4g NaHCO3），同时给 20mmol 的钾（1.5g KCl），必要时重复给药直到 pH>7.0。⑤为减轻令患者痛苦的过度通气，可给 50mmol NaHCO₃。

5. Alberti ①若 pH≤7.1，给 50mmol NaH-CO₃+13mmol KCl，予 30 分钟滴完。②血 pH<7.0，给予 100mmol NaHCO₃+26mmol KCl 于 45 分钟滴完。③滴完 30 分钟后复查血 pH，若 pH>7.1，暂停用 NaHCO₃。

6. 钟氏（1989 年） ①同意 Marshall 所述酸中毒有害性和补充 NaHCO₃ 的有害性。②同意 Alberti 的补碱方案。

7. 酸中毒的治疗原则和方法 ①给碱指标，主要为 pH 而不是血气 BE，同时参考心肌无力、血管扩张、中枢抑制、胰岛素抵抗。pH 6.9～7.0 输 NaHCO₃ 只给 4g，30～60 分钟输完。pH=6.8 或更低则输 8g NaHCO₃，1 小时输完。以上均伴 1g KCl 输完。pH=7.1 或以上不输 NaHCO₃。②可以 1 小时后或更久（比如 2～3 小时），看临床血压及神志情况，胰岛素有效性）复查血气 pH，必要时复给 NaHCO₃，达到 pH=7.1 为止。③警惕 NaHCO₃ 三大危害：低血钾，中枢神经反常性酸中毒（意识障碍），氧合血红蛋白释氧障碍。

九、酮症酸中毒的两期或两型

早期糖尿病酮症酸中毒时，患者的饮食基本正常，尚无脱水与低血压；晚期糖尿病酮症酸中毒时，患者出现厌食继而厌饮，约数天可发生明显脱水甚至低血压或休克。

（一）无脱水型酮症酸中毒：酮症酸中毒伴进食和饮水正常

1. 病例 男性，60 岁，1997 年 2 月 12 日门诊：多尿多饮一个月。数月来消瘦 7～8kg，目前进食和饮水正常，尿量正常。既往：1993 年 10 月空腹血糖 6.6mmol/L（118mg/dl）；1997 年 1 月 22 日空腹血糖 22.1mmol/L（397mg/dl）。查尿糖>1000mg/dl，尿酮 40mg/dl。由门诊转急诊科静滴胰岛素 5U/h，4 小时后 3U/h×4 小时，尿酮转阴。2 月 13 日入院时血糖 38.1mmol/L（686mg/dl），BUN 27mg/dl，尿糖 500mg/dl，尿酮 40mg/dl。血气：pH 7.40，血气 BE 为-4.9mmol/L，HCO₃⁻ 为 21.2mmol/L。血钾为 4.57mmol/L。体重 70kg，

身高 170cm。诊断：糖尿病酮症酸中毒，非脱水型，饮食正常。

2. 处理原则与方法 ①无脱水，能吃能饮，血压 140/70mmHg，无少尿，故不必静滴补充血容量。②用短效胰岛素（RI）改善糖代谢：N.S. 500ml+RI 16U 于 4 小时滴完，滴至 4 小时（8pm）血糖 19.5mmol/L（351mg/dl），拔针后 2 小时血糖 14.4mmol/L（259mg/dl）。同时三餐前皮下注射 RI 12U、8U、10U，作为试探剂量。次日 11am 血糖 32.5mmol/L（585mg/dl），尿糖>1000mg/dl，酮阴性。又立即予 N.S. 500ml 中 26U RI 于 5 小时滴完（5U/h），静滴过程中进午餐，午餐后 2 小时血糖 16.4mmol/L（296mg/dl）。5pm 滴完时尚未进晚餐，血糖 11.9mmol/L（215mg/dl）。10pm 血糖 15.1mmol/L（271mg/dl），夜 2am 血糖 15.8mmol/L（285mg/dl），次晨 7am 血糖 15.5mmol/L（279mg/dl）。证明黎明现象所致后半夜高血糖需要注射中效胰岛素 NPH。调整三餐前 RI 分别为 16U、10U、12U，睡前 NPH 7U，两天以后平均血糖约 11.1mmol/L（200mg/dl）。

（二）脱水、低血压型 DKA：酮症酸中毒伴厌食少饮

1. 病例 女性 47 岁，发现糖尿病 5 年，厌食少饮 48 小时，于 1997 年 2 月 3 日 4:30pm 入院。自 1997 年 1 月 1 日起加班工作劳累，继患上呼吸道感染，于 1 月 25 日检查尿糖>1000mg/dl，尿酮≥80mg/dl，尿蛋白（-），血压 135/90mmHg，心率 96/分，空腹血糖 18.1mmol/L（326mg/dl）。当时处理：动员住院但无床，予阿卡波糖 50mg tid，暂观察，休病假 5 天。一直工作，直到 1 月 31 日仍能坚持上班。2 月 1 日上午就诊：空腹血糖 10.9mmol/L（196mg/dl），尿糖>1000mg/dl，尿酮≥80mg/dl，尿蛋白 30mg/dl，血压 120/80mmHg，心率 100 次/分。当时处理：开住院证，口服药拜糖平和糖适平各一片，一日三次。2 月 1 日午餐尚能进食，能饮水，晚餐不进，夜间呕吐 5～6 次。2 月 2 日全天卧床不起，不能进食，嗜睡，完全不能记事，仍呕吐，但能饮水，尿多。2 月 3 日病情渐重，下午 4:30 住入医院时：BP 90/60mmHg，R 21 次/分，P 76/分，T 正常，口唇干裂，舌呈毛刺状，嗜睡至昏睡，不能辨认住处，叫醒后能认出部分亲人。血糖 646mg/dl，BUN 48mg/dl，血 Cr

1.5mg/dl,血气:pH 6.89,BE-30mmol/L,PCO₂ 为 13.3mmHg,PO₂ 为162mmHg。

2. 处理　下午4:30～10:30共6小时内补入生理盐水2400ml,RI头2小时5U/h,再2小时10U/h,又改为5U/h治疗8小时血糖降达14.4mmol/L(260mg/dl)。从当日下午10:30开始的10小时又补入液体1400ml。经导尿,入院后16小时总尿量1100ml,入量减尿量后净补量为2700ml。血压曾降达75/45mmHg,并于此后心率渐增到110～120次/分,尽管补液后血压稳定于135/75mmHg左右,历约22小时后心率才降达80次左右/分钟。小结:①6小时补入 N.S. 2400ml,BP达105/75mmHg,再8小时补入液体约1400ml,BP稳定于140/80mmHg,入院14小时入超2700ml。②血 pH 6.89时静滴4% NaHCO₃ 共计100ml(稀释后)于2小时滴完。补液治疗18小时复查血气:pH 7.26,BE-14mmol/L。③胰岛素5U/h于 N.S. 中静滴2小时后血糖下降<10%原血糖值,改为10U/h静滴共2小时血糖明显下降则恢复5U/h,直至治疗第8小时开始,双通道同时静滴糖和胰岛素。④尿酮入院时≥80mg/dl,第1、2个24小时尿酮变化大,由可疑到40mg/dl,但血酮一直阳性共4天。有时尿酮阴性但血酮阳性。关于血钾:①2月3日4:30pm入院至次日8am见尿补钾共3.0g KCl,补完血钾达4.5mmol/L。②2月4日8am～次日8am:呋塞米20mg iv本身利尿约1500ml,次日血钾3.15mmol/L,当日静滴补钾6g KCl。③2月5日8am～次日8am共静滴补氯化钾7.5g,但次日血钾2.8mmol/L并进一步降为2.4mmol/L。④2月6日下午于5小时内静滴5g KCl,后血钾由2.4mmol/L升达3.17mmol/L,当日共补氯化钾10.5g静滴。⑤以后,进食明显好转,尿量降达1000～1300ml/d,血钾正常。

十、预后和流行病学

美国高血糖危象(DKA和HHS)死亡数,1985年为2989例,2002年为2459例。该期成人糖尿病患者群经年龄调节的高血糖危象的年死亡率,1985年为42.4/10万,降低到2002年的23.8/10万;年龄分层≥65岁者死亡率降低最显示,由71.4/10万降低到19.7/10万。高血糖危象死亡

的1/5病例死于家中,应该警惕。

美欧资料显示,每1000次糖尿病住院大约有4～8次DKA;HHS的住院次数低于DKA。年龄调整的每10万美国糖尿病患者群的DKA死亡率,1980年为32例,2001年降低到20例。当DKA死亡率已经降低到低于5%时,HHS死亡率仍然大于15%。有报道DKA死亡率为1%～10%;HHS死亡率为40%～70%。HHS死亡率高的原因有HHS的严重脱水、老年患者及并存其他疾病。

高血糖危象死亡率下降的原因包括:①高血糖危象发病率降低,发病住院后生存率改善;②相关的因素是血糖自我监测率增加,相关检查方便,尤其是血液酮体测定选用β羟丁酸法,加快DKA诊断和治疗速度;③DKA的胰岛素治疗选用静脉滴注小剂量胰岛素,液体疗法方面统一和规范了纠正液体和电解质丢失的各个关键问题。

观察1985年到2002年的变化,尽管不能区分DKA和HHS的统计学数据,依据昏迷的年代间变化倾向发现,DKA/HHS昏迷患者死亡率降低80%(每10万糖尿病患者群从37.6降低到7.6例),年龄≥65岁糖尿病患者群非昏迷DKA死亡率降低64%(每10万糖尿病患者群的死亡数,由33.8例降低到12.1例)。1型和2型糖尿病之间的"type 1.5 DM"(1型半糖尿病)的新诊断病例,常常主要表现为或者首发表现为DKA,易于漏诊DKA,应该警惕。

(金世鑫　金泽宁)

参 考 文 献

1. 糖尿病治疗专题座谈会. 糖尿病酮症酸中毒治疗参考方案. 中华医学杂志,1984,64:178.

2. 钟学礼. 临床糖尿病学. 上海:上海科学技术出版社,1987:194.

3. Samos LF, Roos BA. Diabetes mellitus in older persons. Med Clin North Am,1998,82:791.

4. Wang J, Williams DE. Declining death rates from hyperglycemic crisis among adults with diabetes, U.S., 1985-2002. Diabetes Care,2006,29:2018-2022.

5. Nathan DM, Buse JB, Davidson MB. Management of hyperglycemia in type 2 diabetes:a consensus algorithm for the initiation and adjustment of therapy. Diabetes Care,2006,29:1963.

6. Hirsch IB, Bergenstal RM, Parkin CG. A Real-world approach to insulin therapy in primary care practice. Clinical Diabetes,2005,23:78-86.

7. Kwon KT, Tsai VW. Metabolic emergencies. Emerg Med Clin North Am,2007,25(4):1041-1060.

8. Davis SN, Umpierrez GE. Diabetic ketoacidosis in type 2 diabetes mellitus-pathophysiology and clinical presentation. Nat Clin Pract Endocrinol Metab,2007,3:730-731.

9. Dhatariya KK. Diabetic ketoacidosis. BMJ, 2007, 334: 1284-1285.

10. Porcellati F, Rossetti P, Busciantella NR, et al. Comparison of pharmacokinetics and dynamics of the long-acting insulin analogs Glargine and Detemir at steady state in type 1 diabetes. *Diabetes Care*,2007,30:2447-2452.

11. Lucidi P, Porcellati F, Rossetti P, et al. Pharmacokinetics and pharmacodynamics of therapeutic doses of basal insulins NPH, Glargine, and Detemir after 1 Week of daily administration at bedtime in Type 2 diabetic subjects. Diabetes Care,2011,34:1312-1314.

12. Kitabchi AE, Murphy MB, Spencer J, et al. Is a priming dose of insulin necessary in a low-dose insulin protocol for the treatment of diabetic ketoacidosis? Diabetes Care, 2008,31:2081-2085.

第 43 章

高血糖高渗状态

2004 年《希氏内科学》命名本病为"高血糖高渗状态"("hyperglycemic hyperosmolar state", HHS),其特点是严重高血糖(血糖>33mmol/L)所致高渗状态,有别于"高血钠(血钠>160mmol/L,血糖<10mmol/L)高渗状态"(hypernatremic hyperosmolar state)。从曾经应用的"糖尿病非酮症高渗昏迷"、"糖尿病高渗昏迷"、"糖尿病非酮症高渗综合征"等命名中删除"昏迷"2 字,是因为患者常无昏迷(有昏迷病例可<10%),而常表现为较轻的中枢神经系统功能障碍;删除"非酮症",是因为许多病例存在不同程度的亚硝基铁氰化物检测法发现的酮症。大约 30% 患者同时存在糖尿病酮症酸中毒(DKA)和 HHS;因此,DKA 和 HHS 有时合称为"高血糖危象"(hyperglycemic crisis)。

一、病 理 生 理

高血糖基本原理是肝糖异生过多,肌肉、脂肪等外周组织的糖利用和储存过少,形成血糖过高和渗透性利尿。血容量明显不足,伴老年人的口渴中枢不敏感所致摄入不足,使脱水更严重。

(一) 高渗的病理生理

正常时体液中溶质(分子、离子)和水相平衡,变异范围甚小,渗透压正常。此时,细胞内液和细胞外液(细胞间液、血浆)的渗透压相等,跨细胞膜的水流出量等于水流入量,故跨细胞膜的水净流量(net water flux)为零。体液的渗透性物质中,有临床意义者包括:①能自由通过细胞膜、自由进出细胞的物质,如尿素和乙醇;②相对不渗透的物质,如葡萄糖(在缺乏胰岛素时)、钠、钾、和甘露醇。正常时细胞内液和细胞外液的渗透压相等。如果向细胞外液加入大量能自由渗透的分子(如尿素),由于它能自由地进出细胞,血清渗透压虽然上升,但细胞膜两侧的细胞内、外液的渗透压相等,跨膜渗透压梯度为零,不存在水的流入细胞或流出细胞的失衡。因此,所形成的血清(血浆)高渗透压并不会引起细胞内的容积改变(脑细胞内容积也正常不变),也不会引起脑功能状态的改变。

临床计算的血清有效渗透压(effective osmolarity)或血清张力(tonicity)比总渗透压(表 43-1)的临床意义大。

表 43-1 总渗透压和有效渗透压的计算

总渗透压	有效渗透压
2×(Na+K)+糖/18+BUN/2.8	2×(Na+K)+糖/18

注:①尿素自由通过细胞膜,不影响有效渗透压。因此,高血糖高渗状态病例不计算尿素的渗透压。②有效渗透压正常值为 275～295mOsm/L(<320mOsm/L 的患者不出现意识障碍),比总渗透压低约 5mOsm/L。③单位:Na 和 K 为 mmol/L,糖和 BUN 为 mg/dl。

血清有效渗透压大小(跨毛细血管内皮细胞膜的渗透压梯度大小,细胞膜内外压力差大小)靠什么形成? 有什么功能? 跨细胞膜渗透压梯度(血清有效渗透压),不靠像尿素那样自由进出细胞的分子和离子,而靠相对不透过细胞膜的血管内物质,如葡萄糖(在缺乏胰岛素时)、钠、钾和甘露醇的分子和离子的个数多少:血管内不透膜的糖、钠、钾和甘露醇的分子和离子的个数越多,则血清有效渗透压越大,则透过细胞膜从细胞内摄取水或剥夺水进入血管内的力量和能力越大,则其结果同时出现血管内血容量增加和脑皮肌细胞内脱水和功能障碍的程度越大。因此,血清有效渗透压大小的功能是决定细胞外液和细胞内液之间水的净流动量(the net flux of water)和流动方向。如果向细胞外液加入大量不渗透分子,比如葡萄糖,它们不能像尿素那样自由进出细胞,潴留在细胞外液(血浆)的葡萄糖使血浆有效渗透压增加(血浆的跨细胞膜渗透压梯度增加)。细胞外液有效渗透压的上升引起水从细胞内流到细胞外(血浆)(图 43-1),细胞内容积变小,细胞皱缩。脑细胞脱水皱缩后,出现脑功能状态的异常。总之,"血浆有效渗透压升高"的分子和离子基础是血浆葡萄糖、甘露醇、钠、钾浓度升高,这种浓度升高能够从细胞内液剥夺自由水进入血浆,结果是血管内容量扩张、主质细胞和间质细胞脱水,脑细胞脱水可能引起意识障碍和抽搐。反之,"血浆有效渗透压降低"的分子和离子基础是血浆葡萄糖浓度降低(胰岛素输注剂量过大或输注速度过快)、钠浓度降低(0.45% NaCl 输注剂量过大),这种浓度降低能够引起主质细胞和间质细胞内的相对高浓度葡萄糖或相对高浓度钠,这种主质细胞和间质细胞内的相对高浓度葡萄糖或相对高浓度钠能够从血浆液剥夺自由水进入主质细胞和间质细胞,结果是细胞内容量扩张(脑水肿肺水肿)、血浆脱水甚至低血压。

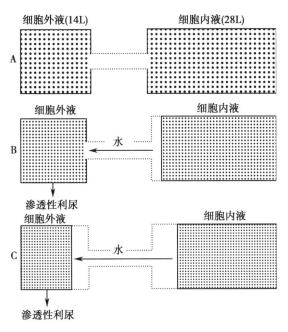

图 43-1 糖尿病高渗的液体平衡
A. 正常血糖和细胞内、外液体平衡;B. 早期:渗透性利尿所致细胞外液高渗,引起细胞内液自动向细胞外液转移,主要是细胞内脱水;C. 晚期:持续的渗透性利尿引起细胞内、外液二者均脱水,高渗,血容量不足和细胞皱缩(引自 Mc-Curdy DK)

图 43-1 显示:细胞外液丢失低渗液体(比如糖尿病的渗透性利尿),血渗透压升高,并使细胞内的水流出到细胞外液。此时细胞内液和细胞外液均丢失水分。最终达到渗透压平衡时,各自丢失水分的量符合各自占总体水的比例。举例说,人体细胞外液约占 14L,细胞内液占 28L,为 1:2 的比例。若总体丢失 1L 水分,667ml 来自细胞内液,333ml 来自细胞外液,其结果是细胞内、外液渗透压相等,不再有跨细胞膜的水转移净差。血

清有效渗透压升高决定脑功能状态的异常。肾功能不全时血尿素氮升高,使血清总渗透压上升,但有效渗透压并不上升。因此,它并不影响脑功能状态。如果有效血清渗透压上升,则常常出现中枢神经异常状态。

(二) 糖尿病患者血清高渗的形成

血糖控制差者,存在两个原因所致有效血渗透压升高:①血中不能渗透的溶质葡萄糖过高;②尿中排出糖丢失水,这种渗透性利尿是低张性的。

如图 43-1 示:血清高渗时,细胞内、外液均丢失。但在早期细胞内液丢失的比例更大。细胞外液容量之所以相对地接近正常,是由细胞外液高血糖维持。这有助于严重脱水期生命器官的有效灌注。如果此时给胰岛素降低血糖而不同时补液,则高血糖保护细胞外液容量的效应丧失,水分向细胞内流动,致使细胞外和血管内容积减少,且得不到输液的补偿,久之则出现低血压和休克。所以这种患者应用胰岛素等药降血糖时,应该同时补充液体。

1. 临床血清有效渗透压升高的原因分析

(1) 单纯失水(free water loss):见于尿崩症,甚少出现血容量降低的临床表现,原因是所丢失的水仅仅 1/12 来自血管的容积。

(2) 单纯获取溶质(pure solute gain):可见于心脏复苏时所用高张 $NaHCO_3$,腹膜透析,高蛋白鼻饲等。

(3) 混合性血液有效渗透压升高(血液高张):糖尿病患者出现的 HHS,是最常见的混合性血液高张。单纯血糖高不会引起临床有意义的血液高张,原因是血糖每升高 90mg/dl,血浆渗透压只增高 5 个 mOsm/L。但血钠每升高一个 mmol/L,则引起血浆渗透压 2 个 mOsm/L 的升高(第 2 个 mOsm/L 来源于相应的阴离子)。血糖高达 600mg/dl,只增加 33mOsm/L 到总血渗透压中。因此,仅高血糖不可能引起临床有意义的高血渗。要引起高血渗,血糖应明显高于 600mg/dl,或伴高血钠。

2. 不脱水的正常成人血糖浓度(也就是肾小管液的糖浓度)达到约 180mg/dl(10mmol/L)以上时,肾小管液中不被吸收的葡萄糖表现为尿糖,才引起低张性渗透性利尿。所生成的尿是低张的:仅含有 50 ~ 70mmol/L 钠,远低于血清钠(135 ~ 145mmol/L);尿中钙、磷、镁、尿素和尿酸等含量增高,不能平衡尿钠低。渗透性利尿的尿

为低渗,对应的血清为高渗。

3. 继续丢失钠和水引起血容量收缩,葡萄糖的滤过量减少,血糖进一步升高,最终发生 HHS。在年轻的糖尿病患者,由于口渴中枢敏感、及时饮水,能维持正常血容量和肾小球滤过率,尿糖排出使血糖不致太高。因此,年轻人血糖达到约 16.7mmol/L(300mg/dl)峰值后,逐渐进入新的稳定状态。老年人肾小球滤过率下降,肾小管的葡萄糖重吸收阈值升高。因此,老年糖尿病患者血糖需更高才开始出现渗透性利尿。

（三）不出现酮症酸中毒的病理生理

1. HHS 患者肝内胰岛素浓度大于 DKA 患者;相对多的内源性胰岛素储备能抑制脂肪分解。

2. 高渗可抑制脂肪溶解。因此,缺乏足够游离脂肪酸在肝内形成酮体。

3. 胰岛素拮抗激素,如生长激素、胰升糖素、肾上腺素和皮质醇水平虽也升高,但低于 DKA 患者。DKA 患者胰升糖素/胰岛素比值更高,导致 DKA 酮症发生;而 HHS 患者胰岛素/胰升糖素比值更高,导致 HHS 患者不发生酮症。HHS 和 DKA 这两种病互相重叠,临床上可见 HHS 和 DKA 的混合型。

（四）HHS 的特点

有脱水、严重高血糖和高血渗透压。脱水包括血容量不足和脱水。脑细胞脱水引起脑功能状态异常。高血渗状态能抑制脂肪溶解,只是动物实验证实,并不能在人体应用,原因是 DKA 患者和 HHS 患者的血游离脂肪酸浓度相似,提示这两种病态时脂肪溶解速率相似。在人体已证实,严重高血糖状态下葡萄糖利用减少。老年糖尿病患者不能发觉口渴和对饮料的需要,最常见到的是血渗透压越来越高,呈恶性循环,甚至摄入高糖饮料。肝脏加速输出葡萄糖,可超过 1kg/d,使高血糖更严重。肾小球滤过率减少,一则由于高龄,二则由于脱水。高血糖引起渗透性利尿,结果是血容量不足,表现为心动过速和低血压。HHS 发病期间,在尿中丢失的不仅是糖,还有大量电解质丢失,如:钠(7mg/kg)、氯(5mmol/kg)、钾(10mmol/kg)、磷(70~140mmol)、钙(25~50mmol)和镁(25~50mmol)。122 例糖尿病酮酸中毒患者的脑功能状态和血液平均渗透压呈正相关,资料整理见表 43-2。

表 43-2　血渗透压和脑功能状态的关系

	51 例	48 例	17 例	6 例
血渗透压(mOsm/L)	316~322	324~332	333~347	347~>360
意识	清醒	嗜睡	木僵	昏迷

比较 DKA 有昏迷和无昏迷患者资料发现,昏迷患者为老年人,高血糖程度更重,脱水程度更明显(血尿素氮更高,血压更低),血渗透压更高。昏迷组与不昏迷组之间,在血 pH、酮体程度、血皮质醇水平、胰升糖素血水平等方面并无显著区别。

二、发病率和死亡率

目前缺乏中国大系列 HHS 发病率和死亡率资料。美国 NIH 1979—1981 年统计,每 10 万总人口中 HHS 发病率为 10 例。孟非斯城医学中心 1981—1989 年 HHS 作为主要诊断者,在全部糖尿病住院患者中占 0.05%。人们一致认为,HHS 死亡率比 DKA 高得多,约为 40%~70%,而 DKA 死亡率为 1%~10%。田纳西大学 1981—1989 年统计,HHS 死亡率为 35%,DKA 死亡率为 2.7%。孟非斯城 1981—1989 年的 8 年内糖尿病平均每年收入院治疗情况:①糖尿病:第一诊断 225 例/年,第二诊断收入别的科室 801 例/年,共计 1026 例。②DKA:第一诊断为 64 例/年,死亡率为 2.7%。第二诊断 14 例/年,死亡率 9.3%。③HHS:第一诊断为 10 例/年,死亡率为 34.9%,第二诊断为 3.5 例/年,死亡率 33%。不容忽视的是,急诊科诊治而未收住院的 HHS 病例多于收住院的病例数。原因是:病房住满,多数 HHS 病例在不能及时收住院期内,轻症病例治愈出院,重症病例在头 3 天内死亡。

三、诱　　因

多为感染尤其是肺部感染、尿路感染、脓肿、胃肠炎、败血症等,占约 2/3。以前不知道有糖尿病而延误治疗、老年人因别的病,如心肌梗死、脑卒中等,加重糖尿病而住院者占约 1/3。少数病例找不到诱因。往往是老年患者,单独居住或家属未能及时送患者就医者易发生 HHS。

四、临床表现

1. 病史 多尿多饮症状缓慢加重,脱水症状发展可历3~7天,甚至长达3周。约1/3患者过去未发现糖尿病。已知患有糖尿病者约1/4病例降糖药治疗不恰当。常有肺部或尿路感染症状并作为糖尿病高血糖高渗状态诱因。许多病例并无症状。这要求医生对任何反应迟钝的老年就诊患者均要检查有无糖尿病高血糖高渗状态。

2. 查体 糖尿病高血糖高渗状态常有脱水征象,如黏膜干燥、皮肤弹性差、腋部无汗。感染征象有心率快、低热、低血压。可有肺炎、胃组织细胞内失水所致胃肌麻痹性胃扩张(恶心、呕吐、胃痛、上腹膨隆)。血容量不足所致肾灌注不足者尿量少、血压低、代偿性心率快。

3. 神经系统表现 从脑髓质到脑皮质,脑的各级水平均可出现功能紊乱。从局灶神经表现到明显昏迷均可出现。发病机制不明,设想有:脑细胞脱水,神经递质的改变,微血管缺血等。反应迟钝、嗜睡等轻度神志异常较为常见,可以神志正常。昏迷则远不如以前想象的那么多,属少见,且伴随有效渗透压明显大于350mOsm/L。HHS的高血渗与高血钠的相关性,大于它与高血糖的相关性。而DKA的高血渗更常源于高血糖。

局灶性神经学异常表现偶见于DKA,但常见于HHS。病变位于脑血管缺血部位或陈旧瘢痕部位。在纠正血浆高渗透压高血渗后,局灶性神经学异常得以完全恢复,故属非器质性病变。表现可有:①抽搐,可为局灶性,可为全身性,对抗惊厥治疗效差,纠正高血渗有效。②一侧瘫痪或半侧感觉缺失。③一侧反射性过强。④Babinski征阳性。⑤肌张力局部增强或减弱。⑥眼斜视。⑦自主神经异常所致通气过度和高血压。⑧失语症状。⑨同向偏盲。

4. 实验室所见(表43-3) 渗透性利尿导致低张体液丢失,即电解质丢失量大约相当于水丢失量的1/2,其结果是血钠升高。据265例HHS报告,入院时实验室所见为(平均值):血钠143mmol/L,钾5.0mmol/L,HCO_3^- 水平21.6mmol/L;血糖998mg/dl,计算的血清总渗透压(包括尿素)373mOsm/L,BUN 65.8mg/dl,阴离子间隙23.4mol/L,肌酐2.9mg/dl。血 HCO_3^- 和pH变化范围大,原因是组织灌注不足及其所致乳酸性酸中毒的影响。HHS患者的肝转氨酶、乳酸脱氢酶和CPK-MM均

升高。常见到血甘油三酯升高,它所干扰的实验室结果有:①血钠假性降低;②假性升高的有白蛋白、淀粉酶、胆红素、钙、总蛋白、ALT、AST和血尿素氮。由于应激和脱水,WBC可升高到12~15×10⁹/L,偶达20×10⁹/L,RBC和血细胞比容升高。

表43-3 HHS和DKA患者住院时的生化资料

	正常值	HHS	DKA
血糖(mg/dl)		930±83	616±36
Na⁺(mmol/l)	136~145	149±3.2	134±1.0
K⁺(mmol/l)	3.5~5.0	3.9±0.2	4.5±0.13
BUN(mg/dl)	2.8~7.9	61±11	32±3
Cr(mg/dl)		1.4±0.1	1.1±0.1
pH		7.3±0.03	7.12±0.04
HCO₃⁻(mmol/L)		18±1.1	9.4±1.4
β-羟丁酸(mmol/L)	<0.3	1.0±0.2	9.1±0.85
总渗透压(mOsm/L)	<300	380±5.7	323±2.5
C-肽(nmol/L)		1.14±0.1	0.21±0.03
FFA(nmol/L)	0.4~0.7	1.5±0.19	1.6±0.16
人GH(ng/ml)		1.9±0.2	6.1±1.2
皮质醇(ng/ml)		570±49	500±61
胰岛素(nmol/L)		0.27±0.05	0.09±0.01
胰升糖素(pg/ml)	50~100	689±215	580±147
儿茶酚胺(ng/ml)	0.150~0.750	0.28±0.09	1.78±0.4
生长素(ng/ml)		1.1	7.9
△Gap(阴离子间隙-12)(mmol/L)		11	17

5. 死亡原因 就诊72小时内死亡者明显多于72小时后死亡者,前者死因更常为败血症、进行性休克、诱发HHS的原发疾病。72小时后死亡原因常有血栓栓塞、治疗过程的并发症。HHS的并发症有血栓与栓塞、吸入性肺炎、横纹肌溶解等,甚少见到急性肾衰和脑水肿。HHS和DKA均可发生横纹肌溶解症,发生率可高达50%:轻症仅仅是无症状性血清CK水平升高,少数严重者CK水平明显升高伴有急性肾衰竭,甚至需要血透析。临床可见疲劳、活动后加重、肌痛。病变肌肉ATP产生不足,其他机制不明。

五、诊 断

1. HHS通用的诊断标准是糖尿病患者血糖≥33mmol/L(600mg/dl),血浆有效渗透压≥

320mOsm/L，可伴酮症但罕见酮酸中毒。宜注意：①血浆有效渗透压正常值为 275~295mOsm/L。从正常血浆有效渗透压上限 295mOsm/L 升到 320mOsm/L，意味着不仅血糖由正常上限 10mmol/L 上升到 33mmol/L，从而高血糖提供 23mOsm/L；同时血钠从平均值上升 1mmol/L，从而提供 2mOsm/L。这样，总血浆渗透压 = 295 + 23 + 2 = 320mOsm/L。糖尿病的高血糖仅仅 ≥33mmol/L 时才是血浆有效渗透压达到"糖尿病高渗状态"诊断要求的 320mOsm/L，才能排除单纯血浆脱水的"高钠血症高血浆渗透压状态"（血钠 ≥ 153mmol/L，正常血钾 = 4mmol/L、正常血糖 = 6mmol/L 时，计算的有效血渗透压 = 320mOsm/L）。②高血浆有效渗透压 325~350mOsm/L 时，出现轻、中度的高血浆有效渗透压的神志障碍，包括反应迟钝，有时有嗜睡、木僵，甚难出现昏迷。昏迷患者的高血浆有效渗透压常常达到 350~>360mOsm/L。

2. 更严格的糖尿病高血糖高渗状态的定义是严重高血糖，>800mg/dl 和严重高血浆有效渗透压>350mOsm/L。举例：以前述 265 例 HHS 病例入院平均化验值计算，血钠、钾分别为 143 和 5mmol/L，血糖 998mg/dl，计算出的血浆有效渗透压为 351mOsm/L。这些病例符合 HHS 的严格定义，常伴明显的神志障碍，见表 42-2。

3. 血糖小于 600mg/dl，但血钠明显增高所引起的高渗血症不能诊断为 HHS；考虑为单纯脱水"高血钠高渗状态"。

4. HHS 和 DKA 并存现象　DKA 和 HHS 同为高血糖危急病症谱的两个极端，不少病例处于这两种代谢异常谱的过渡状态。因此在 DKA 病例中可出现轻度 HHS 作为第二诊断；也可在 HHS 病例中出现轻度 DKA 病例。两种病症的交叉混合型文献称之为酮症高渗状态（"ketotic hyperosmolar state"）。HHS 和 DKA 的临床对比和诊断标准分别如表 43-4 和表 43-5。

表 43-4　糖尿病高血糖高渗状态和糖尿病酮症酸中毒的对比

	糖尿病高血糖高渗状态 HHS	糖尿病酮症酸中毒 DKA
发病率	少见	发病率比 HHS 高 6 倍
年龄	多为老年人	任何年龄，也可见于老年人，年轻人常较健康
诱因	老年人患心、肺、脑慢性病，服多种药（利尿剂等），感染、腹泻、呕吐、间发严重慢性病	感染、胰岛素应用不当
糖尿病病史	漏诊糖尿病可达 50%	几乎无漏诊糖尿病
类型	2 型糖尿病，成人发病	1 型 2 型均可
前驱期	几天或更久	1 天或更短
查体	脱水严重，无酸中毒。常发热，昏迷比 DKA 多见，无深大呼吸，无醋酮气味，常有腹痛	酸中毒严重，脱水轻。可以低体温，偶有昏迷。Kussmaul 深大呼吸、烂苹果气味，少有腹痛
神经系统检查	脑卒中常为初期诊断 抽搐可达 15% 可有局灶体征，类似肿瘤	
已有肾或心血管病	常达 80%	可达 15%
脱水占体重	10% 左右，可>10%，可达 15%	10% 左右，可<10%
血有效渗透压	>320mOsm/L	<320mOsm/L
代谢性酸中毒	无	有
治疗原则	液体疗法至关重要	胰岛素治疗联合液体疗法
死亡率	40%~70%	1%~10%

表 43-5　DKA/HHS 的诊断标准

	DKA			HHS
	轻度	中度	重度	
血浆葡萄糖(mg/dl)	>250	>250	>250	>600
动脉 pH	7.25 ~ 7.30	7.00 ~ <7.24	<7.00	>7.30
血清 HCO_3^-(mmol/l)	15 ~ 18	10 ~ <15	<10	>15
尿酮[*]	阳性	阳性	阳性	少许
血清酮[*]	阳性	阳性	阳性	少许
有效血清渗透压[†](mOsm/L)	变化不定	变化不定	变化不定	>320
阴离子间隙[‡]	>10	>12	>12	不定
意识状态	清醒	清醒/嗜睡	昏睡/昏迷	昏睡/昏迷

注:[*] 亚硝基铁氰化物法;[†]计算:2(血清 Na+K)(mmol/L)+血糖(mg/dl)/18;[‡]计算:$Na^+ - (Cl^- + HCO_3^-)$(mmol/L)

六、防治总则

1. 治疗内容包括液体治疗和胰岛素治疗,诱因和并发症治疗。换言之,包括:水(恢复血容量)、电(血钠与钾异常)、酸(纠正代谢酸中毒)、糖(胰岛素降糖)、诱因、并发症。HHS 时,液体治疗的重要性超过胰岛素治疗,甚至单用液体治疗可治愈患者。

2. 最关键的是头 4 ~ 6 小时生理盐水静滴,纠正少尿和低血压。重症休克(BP<80mmHg 者)的补液,宜适量补胶体液如血浆等。再 8 ~ 12 小时液体疗法,应能初步纠正脱水,稳定血压和维持正常尿量。以后的 12 ~ 24 小时内补足液体丢失。尽可能避免液体治疗的并发症,如:心衰、ARDS 和脑水肿。

3. 心脏储备功能差者,如老年患者、原有心脏病患者,须在补液速度、总入量方面十分小心,必要时测中心静脉压指导补液,以防左心衰和成人呼吸窘迫综合征。

4. 血 Na^+>155mmol/L、血渗>350mOsm/L 且血压正常者,可给 0.45% NaCl 液。

5. 掌握适应证适量补钾。补钾速度多选择 10mmol/h。特殊病例需补入 20mmol/h KCl 者,须 ECG 监测,T 波尖耸是高血钾征兆,P-R 延长和 QRS 增宽为险情。

6. 治疗过程中密切观察血流动力学指标和器官灌注状态,如血压、心率、尿量和末梢循环状态。据病情每 2 ~ 4 小时抽血测定糖、酮、钾、钠、肾功,定期复查血气和床头胸片、心电图。

7. 老年、高渗者考虑皮下注射小量肝素。

8. 危重患者入院头 4 小时每半小时测血压、心率,4 小时后每小时测血压、尿量、心率。

七、补液不足或过量

DKA 和 HHS 的全身性水和电解质的缺失总量见表 43-6。在"水电酸糖酮"五大代谢紊乱的纠正上,最困难的最易引起治疗不足或过度等并发症者(不足:急性肾功衰、休克;过度:左心衰、成人呼吸窘迫综合征、脑水肿)是血容量补充。

表 43-6　DKA 和 HHS 的全身性水和电解质的缺失总量

	DKA	HHS
总体水丢失(L)	6	9
水 (ml/kg)	100	100 ~ 200
Na^+(mmol/kg)	7 ~ 10	5 ~ 13
K^+(mmol/kg)	3 ~ 5	4 ~ 6
PO_4^{3-}(mmol/kg)	5 ~ 7	3 ~ 7
Mg^{2+}(mmol/kg)	0.05 ~ 1	0.05 ~ 1
Ca^{2+}(mmol/kg)	0.05 ~ 1	0.05 ~ 1

(一) 补入液体的三大主要去向和主要临床血流动力学指标(图 43-2)

脱水、补液适当、补液过度等的相应血流动力学和临床表现见表 43-7。

脱水性休克相关的 5 因素:①水调节库缺水程度;②血管内容量减少程度;③肾:代偿性少尿;④心:代偿性搏血增加;⑤血管:代偿性张力增加等(肾、心、血管的代偿能力)。

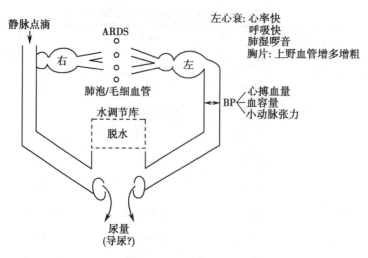

图 43-2　补入液体的三大去向是血容量、水调节库和尿量。水调节库由细胞间液和细胞内液构成。补液过多过快引起左心衰和 ARDS

表 43-7　脱水、补液适当、补液过度的血流动力学和临床表现

	脱水	补液适当	补液过多过快
补液三去路			
1. 水调节库	细胞内液、间液脱水	水量逐渐正常	存水过多
2. 血容量	血容量不足	血容量逐渐正常	血容量过多
3. 排尿	尿量少或无	尿量逐渐正常	可代偿性多尿
临床表现			
1. 血压	血压下降或休克	血压逐渐恢复	可血压上升
2. 心、肺	心率快	心率逐渐正常	左心衰、ARDS

补入液体的三大去向是:补充不足的血容量,补充细胞间、细胞内的脱水,维持一定的尿量。这三部分液体在神经内分泌的调节下,作为整体维持一定的血压和尿量。

关于细胞间和细胞内的水相调节作用:

1. 总体液的 66% 为细胞内水,25% 为细胞间液,8% 为血浆。由细胞间液和细胞内液组成的水调节库,有强大能力调节血容量的改变:血容量不足时水调节库供给适量的液体,血容量过多时水调节库储存适量的液体,最终维持适当的血容量。

2. 临床上出入量不平衡时水调节库的代偿调节能力:①出量>入量时,呈脱水过程。脱水速度、程度不剧烈者,数天内仍呈现为机体代偿:心脏、血管和血容量(水调节库和尿量所调节的血容量)等三者共同维持血压正常,器官灌注正常。

超过这个限度则血压与尿量失代偿,呈现低血压和少尿。②细心观察所记录的患者出入量结果,可发现:总入量大于尿、粪、吐、汗、不显性失水(皮肤蒸发、呼吸蒸发减去内生水)时,入超量可高达一日 1000ml 左右,竟不出现血容量过多机体失代偿所引起的心力衰竭。而且类似入超量连续 2~3 天,也未出现左心衰竭。可能的解释是:心脏正常,非老年人,无高血压、冠心病,尚未发生糖尿病性心脏病;机体的水调节库发挥调节能力。

(二) 脱水时的临床血流动力学

如图 43-2 示:轻、中度脱水时,尽管水调节库缺水,血容量也降低,心(速率与搏血量增加)、肾(尿量减少)和血管(儿茶酚胺的血管收缩效应)三者联合代偿效应,结果是血压在正常低限,脉压正常,保证生命器官灌注。脱水程度和血容量减少程度逐渐加重,到达该患者的某个转折点,就出现心-肾-血管-水调节库综合代偿能力不足,血容量明显不足,出现休克。因此,休克发生否的 5 个要素:水调节库缺水程度,血容量减低程度,心-肾-血管综合代偿能力。

(三) 补液过多过快的临床血流动力学变化

1. 轻、中度补液过多过快时,水调节库潴留液体、排尿可能增加,达到一定限度则必然血容量增加。因 DKA 和 HHS 时血中儿茶酚胺浓度增加,靠血管扩张来缓冲血容量膨胀,程度甚为有限。最终效应是心脏负荷增加。右心的后负荷是肺循环的低阻力,30/15mmHg 平均 20mmHg;但左心的后负荷是体循环的高阻力,120/80mmHg 平均 100mmHg。所以主要是左心负荷增加,易发生

左心衰竭。

2. 发生左心衰的条件是：①血容量增加的速度和程度超过患者的承受限度；②原有高血压、冠心病、糖尿病心肌病、老年人等。

3. 发生成人呼吸窘迫综合征的条件是：①DKA引起肺泡毛细血管中毒性通透性增强，②血容量增加的程度尽管不引起左心衰，但可诱发成人呼吸窘迫综合征；③肺炎或氧中毒损害毛细血管。

（四）补液的监护

1. 病情严重者应收入重症监护室，留在普通病房抢救者应有熟悉 HHS 和 DKA 抢救的护士。

2. 生命征的监测：头 4 小时内每半小时测一次，4 小时后每 1 小时测一次，在生命征平稳以后每 2～4 小时测一次。

3. 准确记录尿量，每小时测一次尿量。不能按时排尿者应插导尿管。

4. 如果是老年人或有心脏病，插导管测中心静脉压（CVP）对指导补液有用。

5. 确诊胃扩张者插胃管。胃管的另一用途尚不能获得广泛承认：鉴于心脏病和老年人静脉补液速度和静滴量受到限制，故胃管补入液体。反对者：插入 CVP 导管，小心补液，既防止心衰，又保证静脉补液防治休克的可靠性。

6. 补钾速度快（比如>20mmol/h）时须心电图监护。

7. 治程中每 2～4 小时抽血测：血糖、酮体、K^+、Na^+、Cl^-、肾功、CO_2 结合力，示病情查血气。

八、补液恢复血容量，防治休克

（一）总体液丢失量、补液速度，各家经验差别大，以下资料很值得参考

1. Kitabchi（1994 年，Joslin） 严重脱水有休克者，头 1 小时给生理盐水 1L 并等待化验回报，几乎总是合适的。以后视脱水情况，生理盐水 200～1000ml/h。每小时监测血压、尿量、神志、组织灌注。以后（血压恢复正常）血糖降达 200mg/dl 时，选用 5% 糖水含 0.45% NaCl，100～250ml/h（每小时输入糖 5～12.5g），液体内含 RI，每小时输 RI 3～7U，或等量 RI 肌注或皮下注射。即：滴糖 5～12.5g/h，相应时间 RI 3～7U/h 静滴、肌注或皮下注射，能大致稳定血糖为 150～200mg/dl，直到血 pH、HCO_3^-、BE 等正常。

如何理解 Kitabchi 经验？①抗脱水、休克的快速补液，头一小时补入量高达 1L，最高限速为

头一小时 1000ml，可以不到 1L。②0.45% NaCl 液 200～1000ml/h，依脱水程度而定，监测血压、尿量、神志等。这里 200～1000ml/h 则证明确有病例，因无休克而允许慢慢补液，因心脏功能、肾功能不好（尤其老人）而不允许快快补液。即使平均补入速度低至 200ml/h，全天（24 小时）仍然可以补入达到 4800ml。③静滴糖量 5～12.5g/h，而 RI 可能肌注或皮下注射，每小时 3～7U，不与糖在同一静脉通道更方便。这就便于分别调节糖滴速和 RI 滴速，达到维持血糖 150～200mg/dl。④依脱水情况，先输注 200～1000ml/h，血糖下降到 200mg/dl 后的补速应该调为 100～250ml/h。监测血压和尿量恢复到正常后，不允许继续多或快补液以防超过心、肾调节功能，引起心衰。依经验从 200～1000ml/h 选择一个合适滴速甚难，以后从 100～250ml/h 范围选择滴速应该比较容易了。Carroll 资料似可帮助我们从 200～1000ml/h 范围作选择。他说，头 4 小时快速补液对 HHS 抢救非常重要：头 4 小时<300ml/h 者生存率 26%，300～1000ml/h 者生存率 58%，>1000ml/h 者生存率 18%。他的病例是 HHS 患者，脱水比 DKA 严重。作者抢救 DKA 严重脱水，收缩血压 90mmHg，并倾向再降低的患者，生理盐水滴速为 400ml/h，×6 小时＝2400ml，先快些可 500ml/h，后慢些。4～6 小时共输入 2000～2500ml 生理盐水。血容量缺失程度减轻，血容量的两个根本指标即血压和尿量，均好转，收缩血压达 100～105mmHg，尿量达 50～70ml/h。

2. Sherwin（1996 年）的经验 ①DKA 和 HHS 二者的治疗开始阶段最重要的是恢复血容量和纠正低灌注。此时，总的体液缺失为 5～12L，钠缺失 5～10mmol/kg 体重。②缺水重于缺钠，但开始应该用生理盐水补充，以加快恢复血管内血容量的速度。③补液方案各种各样，通常于头半至 1 小时滴入 1L 生理盐水，接着另 1L 生理盐水在第二小时静滴。接着的 6 小时及其以后时间，输液速度调整的依据是头两小时左右 2L 生理盐水输入后疗效反应（血压上升，尿量增加，神志好转，灌注好转）的程度，以及对输液速度的限制因素，如原有心脏疾病的心功耐受和肾疾病的少尿。选生理盐水或 0.45% 盐水，通常每小时 0.5L。

3. Olefsky（1992 年） ①DKA 通常体液缺失 5～8L 或更多。②要害是迅速扩充血管内容量。

方法:开始于头1至2小时输1~2L生理盐水。对此的反指征是:原有心脏病,原有少尿性肾病。③在开始的快速输注后,以后输速要慢下来,将估计的失液量于16~24小时补足。这既要看限液限速的因素即原有心脏病、原有少尿的肾病;又要看患者脱水程度的需要。

4. 严氏(1993年) ①DKA常有重度脱水,失水量可达体重10%以上。②通常输生理盐水以防渗透压下降过快引起脑水肿。③如无心功能不全,开始补液速度应较快,在2小时内输入1000~2000ml,较快补充血容量,改善肾功能。④以后据血压、每小时尿量、心率、必要时CVP,决定输液量和速度。第三至第六小时约输入1000~2000ml。即:头2小时静滴1~2L,再4小时静滴1~2L。⑤第一天输液总量约4000~5000ml,严重失水者可达6000~8000ml。⑥治疗前已有低血压或休克者,若快速输液不能有效升高血压,应输入胶体液并采用其他抗休克措施。

5. Alberti 1小时:生理盐水1~1.5L;2小时:1L;3小时:1L;4小时:1~0.5L;5小时以后:视病情需要,约0.5L/h,8小时后再调。如血Na^+≥155mmol/L或者血渗>350mOsm/L可给0.45% NaCl液。老年心脏病者须测CVP后酌情补液,休克重者可考虑补血浆。

6. 钟氏(1989年) ①一般较重患者失水5~6L;②除非血Na^+≥155mmol/L,应先给生理盐水。③补液量和补液速度须视患者心血管功能。对较重患者,头半至1时可静滴1L,以后每1~2小时再补1L,逐渐减慢至每8小时补1L,视血压、尿量、心功状态而定。④一般第一日补液大约3000~8000ml,多数约3000~5000ml已能纠正脱水。有心脏病者宜据CVP决定输液量和速度。

7. 钱氏(1984年) ①糖尿病高渗昏迷失水量占体重的12%~15%。②头2小时补入1~2L,头4小时补入1/3失水量。③头12小时补入1/2失水量加尿量。④再24小时补足其余的失水量。钱氏指的是糖尿病高渗昏迷,失水比DKA严重,但快速、中速、慢速补足失水的原理可供HHS和DKA治疗的参考。

8. Marshall(1992年)

(1)总体液丢失为5~8L低张盐。

(2)貌似应补给低张盐,但若如此则易发生休克和脑水肿。所以多数专家推荐:开始时选用154mmol/L的NaCl(等张液,0.9%),只在血钠浓度大于155mmol/L时才改为74mmol/L(0.45%)NaCl或以葡萄糖液代替。

(3)与过去相比,我们现在补液更谨慎。原因是:补液并发症,如左心衰肺水肿、脑水肿、成人呼吸窘迫综合征的教训甚多。总结教训后,通常的补液安排是3个2L的补液原则:①头2L生理盐水于头4小时输完;②再2L于继8小时输完;③以后每8小时输1L。即:第三个2L液体于继后的16小时输完;此后依病情决定共计输注几个每8小时1L液体。

显然上述基本模式应按病情和中心静脉压(如果插CVP导管的话)作一定修正。

(4)几乎不可避免血钠稍上升,但有好处:有利于血压维持;在血糖下降过程中稍高的血钠保证渗透压下降不会太快,从而防止脑水肿和肺泡水肿。

(5)血糖降达约250mg/dl时,应给10%糖水、并继续用RI维持血糖250mg/dl。若仍然脱水则同时给盐水。

(6)就诊时有低血压(收缩压小于90mmHg)者,在输入2L生理盐水后,血压通常会有一定程度恢复。若收缩压仍然小于90mmHg,则输1~2L胶体液,常可迅速改善血压。

如何理解Marshall的经验?可从四方面考虑。

第一,作为基本模式供作个体化修正的输液方式是:2L生理盐水于头4小时静滴,再2L盐水于继后的8小时内静滴,以后则于每8小时输入1L液体。这个经验强调就诊后需要2L生理盐水较快输入,希望收缩血压恢复到或不致再低于90mmHg,大于90mmHg则更好。2L生理盐水输入后收缩压小于90mmHg者,Marshall提出输1~2L胶体液。这证明许多病例的低血压和休克,在输第二个2L液体时,需要8小时内前快后慢地滴注以便维持收缩压大于90mmHg。甚至可以说,就诊血压<70~80mmHg者,应基本参照钱氏、Olefsky、Sherwin等人意见:①头2L生理盐水不是Marshall提出的4小时输完,而是头2小时输完(不存在心衰、少尿威胁的话)。②以后的6小时(Sherwin)或以后的4小时(钱氏)输液速度酌情减慢。

第二,头2L生理盐水具有纠正或减轻低血压、休克的主要作用。钱氏、Sherwin、Olefsky、Marshall等人均强调头2L生理盐水的这种作用,但静滴速度安排则4位专家有别,概视以下二者的平衡结果:①就诊时脱水、低血压程度需要快补;②原有心脏病和少尿病的不准快补。头2L在头2小时输完有利抢救休克,头2L在头4小时输完有利防止肺水肿、脑水肿和ARDS。危重病情的补液,医生掌握个体化补液,要根据经验和理论修养的结合,依托ICU的条件和助手的帮助,还须亲临第一线,才能针对病情的变化随时作适当调整。这样,HHS的死亡率常能降低。

第三,第一个2L生理盐水快补所得净补量(补入减尿量等于净补量)约1500ml。继8小时尿量约400～600ml,这第2个2L静滴减去尿量所保留在体内的液量约1400～1600ml,可以稳定初步恢复正常的血压和尿量。这个时期净补约1.5L的任务,钱氏用8小时,Marshall用8小时。入院头12小时共约净补3000ml生理盐水。多数HHS失液量为5～8L(Marshall和Olefsky的经验均为5～8L,钟氏为5～6L)。头4L生理盐水于快速补入和中速补入后,已补足总失液量的1/2甚至3/5,严重脱水转变为轻、中度脱水。此时的血管内容量轻、中度不足,在机体水调节库、心、肾、血管的综合调节下常并不引起严重低血压和休克,为以后12～24小时完全补足血容量奠定了基础。

第四,头12小时,约补入4L生理盐水或净补2.5～3L(头12小时应该准确计算入量减尿量与其他出量,求得净补值);从此时起开始计算,几乎相等的净补量的补入所需时间则大约是12小时2倍,为24小时了。于36小时补足脱水,这正是钱氏的安排。

（二）补液指征和反指征

1. 快速、大量补液指征(需要)　①脱水严重:收缩压<90mmHg,尿少(肾前性少尿);②继续脱水:高热、腹泻、尿量大。

2. 快补反指征(快补禁忌,即:慢补、少补的指征):原有心脏病,尤其老人;原有肾脏病(肾性少尿)。

（三）补液以恢复血容量的两阶段:血压、尿量、器官功能的初步恢复和完全恢复

1. 血容量缺失的约1/2得到补充后,可望血压和尿量恢复到正常范围或低限。但由于仍有轻、中度脱水,病因未去除,心、肾、血管还处于代偿,血压和尿量仍可降至低于正常的水平。约头8～12小时合理补液,先快后慢,可能完成这项任务。这约8～12小时补液总量和速度,随入院时脱水严重程度和心、肾功能而异。

2. 欲达到血压和尿量由正常低限上升到正常,并稳定下来,并且各组织器官血流灌注恢复到正常(即:神志逐渐正常,肾功能BUN恢复正常,代偿性心率增快恢复正常等),应在头12小时后的12或24小时完全补足液体缺失。

（四）HHS就诊时脱水严重程度和补液方案的选择

根据脱水程度不同、是否老年、心功能和肾功能状况,实施个体化补液原则。

1. 极严重脱水,以致就诊时收缩血压测不到,或50mmHg左右者,若补液速度不够快、量不够、胶体液不能适时补入,则1小时、2小时或数小时的时机的丢失或抓住,可成为后续抢救成功与否的决定因素。这就是为什么钱氏强调头2小时补入1～2L,头4小时补入失水量的1/3;Sherwin强调头1.5～2时补入2L;Olefsky要求头1～2小时补入1～2L;Carroll强调头4小时快速补液的重要性(<300ml/小时者生存率仅26%);Alberti要求头4小时输入近4L,休克重症要输血浆。所以,宜在心、肾允许时抓紧头4小时内,按HHS就诊时失水占体重的约10%左右,或5～8L(Marshall,Olefsky)或5～6L(钟氏),补入总失水量的1/3(钱氏)或近1/2(Albertti)。宜每半小时观察生命体征共4小时,4小时后每小时观察生命体征。宜每小时观察尿量。正是依靠头4小时内的4次尿量测量,8次血压测定来随时了解治疗效果和治疗并发症(急性肾衰、肺水肿、ARDS等),以便调整补液并决定是否给、何时给、给多少血浆,甚至血管活性药(多巴胺,甚至间羟胺)。头4小时补液疗效至少是收缩压达到90mmHg左右,后续抢救才可望成功。而且脉压应大于30mmHg,尿量改善或达到50ml/h,才有希望抢救成功。第5至第12小时输液量可为头12小时的尿量加上大约15%的估计失水量(钱氏)的总和,一边补液一边观察每小时血压和尿量是否指征脱水,同时观察肺水肿、ARDS等是否指征过多过快输液。从第13小时开始的12～24小时内补足计算的失水总量(24小时补足法和36小时补足法)。

2. 中重度脱水,就诊时收缩血压可90mmHg左右,可伴尿少、唇干裂、舌呈毛刺状。可考虑Marshall法,做一定修正:头4小时2L,再8小时2L,以后每8小时1L。

九、胰岛素治疗、补钾和补碱

同 DKA 的相应治疗。

（金世鑫　金泽宁）

参 考 文 献

1. 池芝盛. 内分泌学基础与临床. 北京:北京科学技术出版社,1987:563.

2. 张蕙芬. 糖尿病非酮症高渗综合征//蒋国彦,张蕙芬. 实用糖尿病学. 北京:人民卫生出版社,1992:194.

3. 钱荣立. 非酮症性高渗性糖尿病昏迷的治疗. 中华医学杂志,1984,64:138.

4. Keanney T,Dang C. Diabetic and endocrine emergencies. Postgrad Med J,2007,83:79-86.

5. Kitabchi AE,Nyenwe EA. Hyperglycemic crises in diabetes mellitus:diabetic ketoacidosis and hyperglycemic hyperosmolar state. Endocrinol Metab Clin North Am,2006,35:725-51.

6. Nugent BW. Hyperosmolar hyperglycemic state. Emerg Med Clin North Am,2005,23:629-48.

7. Wang J,Williams DE,Narayan KMV,et al. Declining death rates from hyperglycemic crisis among adults with diabetes,U. S.,1985-2002. Diabetes Care,2006,29:2018-2022.

8. Chiasson JL,Aris-Jilwan N,Bélanger R,et al. Diagnosis and treatment of diabetic ketoacidosis and the hyperglycemic hyperosmolar state. CMAJ,2003,168:859-866.

9. Nathan DM,Buse JB,Davidson MB. Management of hyperglycemia in type 2 diabetes:a consensus algorithm for the initiation and adjustment of therapy. Diabetes Care,2006,29:1963.

第 44 章

糖尿病与低血糖

一、糖尿病性低血糖的定义

糖尿病主要是以血液中含葡萄糖过高为特征的代谢性疾病,而低血糖(hypoglycemia)则相反,是由各种原因引起的血糖下降到低于正常水平。一般人群低血糖症的定义是血糖≤2.8mmol/L(50mg/dl);对于糖尿病患者,血糖≤3.9mmol/L(70mg/dl)就定义为低血糖症,可伴有或不伴有一系列交感神经兴奋和中枢神经系统功能紊乱的症候群,严重者可引起昏迷,甚至危及生命。

糖尿病患者发生低血糖需区分几个概念,低血糖症是有临床低血糖的症状而生化指标测定符合低血糖的定义;低血糖是仅有生化指标达到低血糖的标准而无临床症状;低血糖反应是指仅出现临床低血糖的症状而无低血糖的定义指标。

2009 年对中国 27 个省市自治区 149 家医院住院的糖尿病患者进行低血糖状况调查,共收集血糖数据 1 381 790 个。各时点低血糖发生率为 1.53%;严重低血糖发生率为 0.29%,占低血糖总量的 18.9%。低血糖的高发时点是夜间、午餐前和睡前;夜间低血糖发生密度是空腹的 2.4 倍,是平均水平的 2.0 倍;午餐前低血糖,无论绝对发生频次或发生密度均较高。

本章重点阐述糖尿病患者中的低血糖现象。

二、正常血糖的调节

正常情况下中枢神经系统(CNS)依赖葡萄糖氧化作为主要的能量来源,当葡萄糖缺乏时会导致大脑功能失调(神经性低糖症),而长时间的低血糖可导致神经细胞不可逆性损伤和死亡。健康成年人大脑葡萄糖的需求量约为 1mg/(kg·min),相当于一位体重70kg的人每天需要葡萄糖 100g。GluT1 和 GluT2 两种葡萄糖转运因子参与中枢神经系统对葡萄糖的摄取,两者均不受胰岛素调节。

1. 正常人血糖在空腹和餐后波动在 3.3 ~ 8.9mmol/L(60 ~ 160mg/dl)这一狭窄的范围内,虽然受饮食、运动、劳动、饥饿、创伤、精神因素等多种因素的影响,但血糖很少超出上述范围,称之为血糖内环境的稳定性。这种稳定性有赖于消化道、肝、肾、内分泌腺体及神经等多器官功能的协调而保持。葡萄糖是机体重要的能源之一,但人体中储存的肝糖量并不多,进食后,作为储存形式的肝糖原含量仅达肝重的 5%,共约 70 ~ 100g,肌糖原仅占肌肉重量的 1% ~ 2%,约 200 ~ 400g,体内糖原的储存总量约为 500g。如果停止糖供应一昼夜,肝糖原几乎消耗殆尽。

2. 血糖的主要来源

(1) 空腹时的葡萄糖生成有赖于糖原分解和糖异生所需的底物和代谢机制;葡萄糖利用则取决于胰岛素刺激的葡萄糖摄取以及其他部位的能源利用,特别是肌肉组织。同样,空腹时大脑可以利用酮体(β-羟丁酸和乙酰乙酸)作为替代能源,大脑摄取酮体与其血浓度成比例。当循环中酮体水平升高时,酮体氧化才能作为重要的能量来源。

(2) 进食后血糖主要来自食物的消化吸收,膳食中碳水化合物是混合存在单糖及多糖复合物,被水解后在小肠内以单糖形式(葡萄糖、果糖及半乳糖各占80% 、15% 、5%)吸收,吸收的单糖由门静脉进入肝脏,大部分在肝内各种酶的作用下,以糖原的形式储存在肝内,其他进入体循环,供组织利用。

(3) 进食间期(食后 3 ~ 4 小时)、夜间和饥饿时,血液中75% ~ 80%的葡萄糖来自肝糖原的分解,20% ~ 25%来自肝内糖异生。糖异生是由甘油、乳酸及氨基酸(主要是丙氨酸)生成糖原。糖异生主要在肝脏内进行,很小部分由肾脏供应(约<10%)。禁食 72 小时后,血糖几乎全部来自糖异生,并且肾脏的糖异生比例随着禁食的延长而增加,最多可达总糖异生的 50%。肾脏糖异生主要利用谷氨酰胺。胰升糖素通过刺激肝糖原分

解和糖异生来防止低血糖的发生；儿茶酚胺通过促进肝脏和肾脏二者的糖异生以及促进脂肪分解，抑制肌肉对葡萄糖的摄取和直接抑制胰岛素分泌；皮质醇和生长激素可促进肝糖异生和脂肪分解；生长激素同时还抑制外周组织对葡萄糖的利用。上述综合因素，保证了有效的血糖浓度，而不致发生低血糖。

3. 血糖的去路

（1）餐后吸收的葡萄糖如以上所述部分在肝脏经过一系列酶的作用合成糖原储存在肝内。

（2）经血液循环到各组织器官（脑、肌肉、肾和红细胞等），先进入细胞内，再在细胞内进行分解代谢，通过 6-磷酸葡萄糖的生成、糖的无氧酵解、糖的有氧氧化和磷酸戊糖通路等一系列由多种酶系统参加的代谢后，释放能量供组织利用。

4. 激素对血糖的调节　体内对血糖起调节作用的激素共有 5 种，胰岛素、胰升糖素、肾上腺激素、生长激素、糖皮质激素。其中，胰升糖素和儿茶酚胺属于快速作用激素；生长激素和糖皮质激素属于慢作用激素。

（1）胰岛素：胰岛素是人体内唯一使血糖下降的激素。主要作用的靶器官为肝脏、脂肪组织和肌肉组织。其生物作用：①促进葡萄糖向细胞内主动转运，增加细胞膜的通透性，加速细胞内葡萄糖的磷酸化，刺激糖原生成，调控糖原合成的酶系、底物与辅酶之间的转换率；②促进氨基酸由细胞外进入细胞内，促进信使核糖核酸的翻译能力，从而增加蛋白质合成的速率，影响细胞的增殖、生长及分化；③促进碳水化合物转化成脂肪，使葡萄糖转变成脂肪酸和甘油三酯，增加脂肪的储存量，抑制从脂肪组织动员脂肪酸进入血液。

（2）胰升糖素：主要由胰岛 α 细胞分泌，其他胰外的胃肠道、颌下腺亦有胰升糖素分泌。靶器官是肝、脂肪、心肌细胞。其生物作用为：①主要作用是迅速使肝脏中糖原分解，促进肝葡萄糖产生和输出，增加血液中葡萄糖水平；②促进氨基酸转化为葡萄糖——糖异生作用；③促进脂肪组织中脂肪水解成游离脂肪酸和甘油，并阻碍蛋白合成；④在应激情况下，胰升糖素大幅度增高，胰岛素水平明显下降，使肌肉、脂肪组织处于低葡萄糖利用状态，节省下的能源供大脑维持其功能。

（3）儿茶酚胺类：儿茶酚胺可作用于肝细胞膜上的 α 受体，通过 Ca^{2+}-蛋白激酶体系，促进丙酮酸激酶磷酸化，抑制丙酮酸激酶的活性。近年来发现肾上腺素还能作用于肝细胞 β 受体，使磷酸果糖激酶-1 活性降低及果糖二磷酸酶活性升高。这些都有利于糖异生作用。

（4）肾上腺皮质激素：肾上腺皮质激素能促进肝外组织蛋白分解，使氨基酸进入肝脏增多，并诱导糖异生有关的各种关键酶的合成，成为加强糖异生作用的激素。

（5）生长激素：生长激素有对抗胰岛素作用，主要通过抑制肌肉及脂肪组织利用葡萄糖，同时促进肝脏中的糖异生作用及糖原分解，从而使血糖升高。生长激素还通过促进肾上腺皮质分泌糖皮质激素而引起高血糖。血糖对生长激素的水平亦有调节作用，当血糖降低时（如胰岛素引起的低血糖），生长激素分泌增加；当血糖水平恢复正常时，生长激素水平也随着恢复。生长激素对脂肪代谢的调节作用也间接调节了血糖，例如生长激素促进脂肪分解，使血中游离脂肪酸升高，进入肝脏的脂肪酸增多，脂肪酸氧化使酮体生成增多。如血糖下降时，生长激素分泌即增多，使血中葡萄糖利用减少，而脂肪的利用就增高，此时血中的葡萄糖及游离脂肪酸含量上升。

儿茶酚胺（肾上腺素和去甲肾上腺素）可进一步抑制胰岛素释放，同时直接促进肝、肾糖异生，刺激脂肪分解及抑制外周组织对葡萄糖的利用。脂肪分解不仅为糖异生提供了甘油作为底物，而且也为肌肉提供了替代能源（脂肪酸和酮体）。胰升糖素主要促进肝糖生成，对外周糖利用和肾糖生成几乎或完全没有影响，尽管胰升糖素促进脂肪分解和酮体生成，但是从脂肪动员为糖异生提供底物的作用很小。儿茶酚胺类和胰升糖素的作用是各自独立的，但二者均为适当的血糖调节反应所必需，任一种激素失衡都会显著削弱对低血糖的调节反应。

三、糖尿病患者中低血糖的病因

（一）外源因素性低血糖

1. 药源性低血糖　糖尿病患者使用多种降糖药物与低血糖症有关，其中有些尚未证实存在因果关系。发生药源性低血糖症的易感因素包括：年龄过大或过小，肝、肾功能不全及营养不良等。药物引起低血糖症的机制如下：①增加胰岛素分泌，可以是激活胰岛素分泌装置或对胰岛素有直接毒性作用而引起非调节性胰岛素释放；

②增加外周组织对葡萄糖的摄取和利用;③减少肝糖生成;④此外,药物还可与磺脲类及胰岛素相互作用而增强它们的降糖作用,在这种情况下,很难评价单一药物在低血糖症发生中的作用。

降糖治疗是一把双刃剑,控制糖尿病患者心血管危险行动(ACCORD)中严格控制血糖组死亡率反而增加,美国退伍军人糖尿病研究(VADT)的研究者坦然承认是低血糖增加了该人群的死亡数。所以,目前并不提倡一刀切的严格控糖方案,医生必须认真查找原因,高度重视在降糖过程中有可能出现的低血糖事件。

(1) 用外源性胰岛素治疗期间产生低血糖的原因:①胰岛素剂量过大,或病情好转时未及时减少胰岛素剂量。②注射长-短效混合胰岛素时,长-短效胰岛素的比例不当,长效胰岛素比例过多时,易出现夜间或清晨低血糖;短效胰岛素过多时,易出现餐前低血糖。③注射胰岛素的部位对胰岛素的吸收不好,或皮下脂肪萎缩使胰岛素吸收时多时少致低血糖。④注射胰岛素后没有按时进餐,或因食欲不好未能吃够规定的饮食量。⑤脆性糖尿病患者,病情不稳定,胰岛素剂量稍少易出现酮症酸中毒;而胰岛素剂量稍增即出现低血糖。⑥糖尿病患者肾功能减退,使胰岛素降解缓慢,排泄迟缓,如不及时减少胰岛素剂量即可能出现低血糖。⑦用胰岛素强化治疗达标标准过于严格时低血糖发生率高,DCCT研究中对1型糖尿病患者采用一日多次注射胰岛素或用胰岛素泵进行强化治疗,发生低血糖的危险较常规治疗增加2~3倍。英国前瞻性研究(UKPDS)一项大样本2型糖尿病6年治疗观察报告,胰岛素强化治疗组低血糖发生率累计为76%,为磺脲类药物治疗组的1.5倍(45%),单纯饮食治疗组的25倍(3%);严重低血糖发生率2.3%,为磺脲类的3倍(0.7%),单纯饮食治疗的70倍(0.03%)。

(2) 口服降糖药物引起低血糖:在2型糖尿病的治疗过程中,磺脲类降糖药使用不当常出现低血糖。有作者复习报告了由于药物诱发低血糖者1418例,而磺脲类药物占3/4(70%),特别是作用时间长的磺脲类药物,还有人报道格列本脲低血糖的发生率为3%左右。老年人服磺脲类降糖药发生低血糖者比非老年者为多。营养不良、年老、肝肾功能不全或同时服水杨酸盐、磺胺药、β-肾上腺素受体阻滞剂均可加强磺脲类药物的降糖作用而引起低血糖。产生低血糖的机制是通过过多释放胰岛素和抑制肝糖原的输出。

口服降糖药还有双胍类及α-葡萄糖苷酶抑制剂(如阿卡波糖),它们在单独应用时很少引起低血糖,如与胰岛素或磺脲类药物同用时亦可能发生低血糖反应。

胰岛素增效剂(如噻唑烷二酮类)药物主要作用机制是增加脂肪组织和骨骼肌对葡萄糖的摄取并降低它们对胰岛素的抵抗。由于增强周围组织对胰岛素的敏感性,未促进胰岛素分泌,鲜有低血糖的报告。

二肽基肽酶-4(DPP-4)抑制剂通过增加活性肠促胰岛激素的水平而改善血糖控制,代表药物为西格列汀。在西格列汀单药治疗或与二甲双胍或吡格列酮进行联合治疗的临床试验中,接受西格列汀治疗的患者报告的低血糖发生率与安慰剂组相似。与磺酰脲类药物联合使用时可发生低血糖。

(3) 其他降糖药物所致低血糖:人胰高糖素样肽-1(GLP-1)类似物可有低血糖出现,大部分确认的低血糖事件均为轻度,重度低血糖比较罕见,主要发生在与磺脲类药物联用时,磺脲类药物之外的口服抗糖尿病药物合用时所观察到的低血糖事件非常少。

2. 剧烈运动 运动是发作性低血糖的重要原因,运动对血糖水平的影响可以分为产生急性(运动中的肌肉利用葡萄糖)、亚急性(若运动剧烈或持续时间达18~24小时)以及慢性(在某种意义上肌肉比脂肪对胰岛素更敏感,健康机体比缺乏运动的机体对胰岛素更敏感)的影响。

运动的即刻降糖作用可以通过减少胰岛素用量来处理,有计划的运动时也应减少胰岛素的用量。在运动中或运动后及时补充碳水化合物也是应对运动性低血糖的一个办法。正确的家庭血糖监测可以帮助患者估测自己在设定的运动强度下胰岛素的需要量。

剧烈或者长时间体力活动消耗肝脏和肌肉糖原,重新补充这些储备池的葡萄糖至少需要24小时。间歇运动者,不论是非常剧烈还是超长时间运动,当晚甚至第二天的胰岛素需要量都会显著减少。运动期间胰岛素的需要量,包括基础需要量可能减少30%~50%。

3. 酒精的影响 酒精饮料常常含有葡萄糖,饮酒尤其是饮啤酒和苹果酒的即刻作用常常是血糖升高,但啤酒的高血糖反应很轻微,酒精抑制糖原异生,这一作用可能导致迟发性低血糖。因为正常情况下机体需要空腹几小时后才能激活糖原异生。比如,夜间饮酒后可能产生严重的清晨低血糖,这种效应呈剂量依赖性。虽然一两杯酒通常不会有较大的低血糖效应,但是强化血糖控制的患者及其亲友需要知道这种风险。如果患者在饮酒(即使不过量)的同时又运动,发生低血糖的风险可能性极大。

4. 导致低血糖反应的其他药物还有以下几类:

(1) 能在磺脲类与血浆蛋白结合部位发生竞争置换,使磺脲类游离而增强降血糖作用的药物有:水杨酸类、保泰松、吲哚美辛、磺胺类、青霉素、丙磺舒、双香豆素、甲氨蝶呤等。

(2) 能抑制磺脲类在体内灭活有关的酶活性系统药物:氯霉素、保泰松、双香豆素、多种单胺氧化酶抑制剂。

(3) 能从肾小管分泌和氯磺丙脲等发生竞争抑制磺脲类排泄的药物,如丙磺舒、保泰松、双香豆素等加强磺脲类降糖作用。

(4) 能抑制儿茶酚胺、胰升糖素促进肝糖原分解与糖异生的药物,如胍乙啶(神经节阻滞剂)、β-肾上腺素受体非选择性阻断剂。

(5) 其他:如雄性类固醇激素(或合成代谢类固醇类)可加强磺脲类及外源性胰岛素作用而加重低血糖反应,其机制不明。

(二) 内源因素性低血糖

1. 肝脏疾病引起继发性糖尿病或先有糖尿病后患肝病都能使肝糖原贮存减少,易引起空腹和饥饿时低血糖。正常肝脏生成葡萄糖的能力很强,只有在肝实质广泛破坏(肝细胞破坏>80%)、功能衰竭的患者易造成糖原储备不足及糖原代谢的酶系功能缺陷(失常或不足)导致肝糖异生障碍,或葡萄糖利用增加时才出现低血糖症。有报道低血糖症可见于中毒性肝炎、暴发性病毒性肝炎、脂肪肝、酒精性肝炎或胆管炎等所致严重肝功能衰竭。胆管炎时胆管阻塞合并脓毒血症可促进低血糖症发生,有报道肝肿瘤(癌)伴低血糖症发生率为 4.6% ~ 30%。

2. 肾衰竭时可发生低血糖症。其机制包括糖异生底物供应不足,胰升糖素作用不敏感以及糖异生受抑制。此外,肾衰竭时胰岛素清除率减慢亦可发生低血糖症。

3. 脓毒血症患者常发生低血糖症。脓毒血症时葡萄糖利用增加,主要表现为富含巨噬细胞的组织如肝、脾、肺等葡萄糖利用增加,肌肉和脂肪细胞对葡萄糖利用增加的作用不大。脓毒血症时细胞因子如白介素-1、白介素-6 和肿瘤坏死因子-α 释放,可增加胰岛素分泌,刺激葡萄糖转运,导致葡萄糖生成和利用之间不平衡,其中有些因子也引起胰岛素抵抗。

4. 糖尿病患者同时伴有其他内分泌疾病时,如腺垂体功能低下、肾上腺皮质功能不全、甲状腺功能减低时,对胰岛素及口服降糖药非常敏感。稍有剂量不当,即可诱发严重低血糖症。

5. 免疫功能影响　体内产生胰岛素抗体或胰岛素受体抗体时,内源性或外源性胰岛素与胰岛素抗体或受体抗体结合形成复合物,使胰岛素用量增大,如果一旦复合物解聚,使血浆胰岛素浓度突然增高而引起低血糖。

6. 相对性低血糖　即在治疗糖尿病时,患者原血糖较高,经用胰岛素后在短时间内使血糖下降过快或下降幅度过大,患者出现心慌、出汗、手抖、饥饿感等低血糖反应症状。实际测量时血糖仍在正常范围或稍高于正常水平。

四、低血糖的病理生理

(一) 低血糖对神经系统的影响

低血糖对机体的影响以神经系统为主,尤其是脑部或/及交感神经。正常状态下,血糖的产生和利用率大约是 0.1mmol(2mg)/(kg·min),而其中大约 60% 是供中枢神经系统利用。脑组织的能量来源几乎完全由血中葡萄糖提供,脑细胞贮存葡萄糖的能力极有限,仅能维持正常脑组织活动 5 ~ 10 分钟的能量供应,中枢神经系统大约需要葡萄糖 100mg/mim(即 6g/h),而肝糖原储量约 70 ~ 100g 左右,其完全分解后亦只能维持饥饿状态下正常血糖浓度约 8 ~ 10 小时。因此低血糖的早期表现常以刺激交感神经及肾上腺髓质释放儿茶酚胺的症状为主。如果血糖下降到 2.5 ~ 2.8mmol/L(45 ~ 50mg/dl),此时葡萄糖的利用率下降到 0.051(1mg)mmol/(kg·min),血浆胰岛素水平下降,脂肪利用率增加,血浆游离脂肪酸和酮体增加,此时肌肉和其他组织更多地利用游离脂肪酸和酮体作为能源,以保证大脑的需要。当葡萄糖继续得不到补充时,就出现低血糖的神经症状,最初表现为大脑皮层受抑制,继而皮层下中枢,最终中脑及延髓活动受影响。当波及延髓时已进入严重的昏迷阶段,其受损程度与顺序与脑部发育进化过程相关,细胞愈进化对缺糖缺氧愈敏感。动物实验证明低血糖使脑组织的细胞皱缩和核浓缩,神经元肿胀,胞浆附近有空泡,但很少累及胶质。多次反复的低血糖发作,可使患者的记忆力下降,智力减退,反应迟钝,性格变异,甚至痴呆,留下终身后遗症。急性低血糖症可诱发癫痫发作。

(二) 低血糖对心血管系统的影响

低血糖时因交感神经受刺激,分泌大量的儿茶酚胺,肾上腺素作用于心血管系统等受体,促使周围血管收缩、心动过速、心律失常;在原有冠心病的患者,特别是老年患者,导致心脏的供能、供氧受到障碍,可产生心绞痛,甚至心肌梗死,原有心衰的患者,可使心衰加重。

(三) 低血糖时激素的调节

激素对血糖的调节在上述正常血糖调节段中已述及(表 44-1)。低血糖时,升糖激素有胰升糖素、肾上腺素、去甲肾上腺素、生长激素和糖皮质激素等。它们的作用机制和升糖效果各不相同(表 44-1 和表 44-2)。

表 44-1　葡萄糖内环境稳定中的激素调节

	增加肝糖原异生	增加肝糖原分解	减少末梢糖利用	增加脂肪分解	增加肌肉氨基酸释放	减少胰岛素释放
糖皮质激素	+		+	+	+	
肾上腺素		+	+	+		+
胰升糖素	+	+		+		
生长激素			+			+

表 44-2　各种激素对低血糖的反应

	分泌开始	作用开始
肾上腺素	迅速	迅速
胰升糖素	迅速	迅速
糖皮质激素	延迟	延迟
生长激素	延迟	延迟

例如:当患者注射胰岛素后血糖下降至1.1~1.7mmol/L(20~30mg/dl)时,胰升糖素和儿茶酚胺释放即增加。儿茶酚胺虽使外周糖利用减少,肝糖原分解增加,但胰升糖素是恢复血糖的主要激素,它能促进糖原分解和异生。生长激素有对抗胰岛素的作用,皮质醇降低外周糖利用,在缺乏这些激素时,血糖即不能迅速恢复正常。

低血糖时使胰岛素的对抗激素(肾上腺素、胰升糖素、肾上腺皮质激素、生长激素等)分泌增加而引起反应性高血糖,即 Somogyi 反应,对糖尿病的控制产生不良的影响。这是 50 多年前,Somogyi 提出的假说并一直为广大临床医生所接受。

五、糖尿病患者发生低血糖的临床表现和分类

糖尿病患者低血糖发生时,低血糖症通常依据其临床表现来界定。急性低血糖症(acute hy-poglycemia)有症状,表现为 Whipple 三联症,具体有:①由于低血浆葡萄糖浓度引起的症状;②血浆葡萄糖浓度降低[糖尿病患者血糖≤3.9mmol/L(70mg/dl)];③纠正低血糖后症状迅速或部分缓解。但也有患者表现为无感知低血糖(hypoglyce-mia unawareness)。一般来说,低血糖的症状和体征是非特异性的,对于可疑的低血糖症患者,首先应证实出现自发症状时血糖浓度降低,进食或服用葡萄糖后血糖水平升高及症状缓解。

有学者研究血浆葡萄糖水平<3.3~3.9mmol/L(60~70mg/dl)时,可以发现体内相反调节激素水平有升高;血糖在<2.8~3.3mmol/L(50~60mg/dl)即开始伴有临床肾上腺能的症状;血糖<2.8mmol/L(50mg/dl)时,会出现意识障碍。实际上,低血糖的程度和出现临床症状的轻重个体差异很大。此外,尚与糖尿病的病程、是否合并神经病变、年龄、血糖下降的速度、同时服某些掩盖低血糖症状的药物(例如 β-肾上腺素受体阻滞剂)和患者的感知功能有关。病程较长,又有神经病变,老年人感知功能较差和血糖逐渐下降者症状较轻,甚至无症状。

低血糖症的临床症状基本可分为两大类:第一类为肾上腺素能引起的症状,包括软弱无力、出汗、心慌、面色苍白、四肢颤抖、饥饿感、恶心呕吐、烦躁等。此类症状在糖尿病初期的患者及口服降

糖药或胰岛素治疗早期的患者尤为明显。但随着糖尿病病程的延长或患有自主神经病变,或服用肾上腺素受体阻滞剂(如阿替洛尔)时,其反应会逐渐变迟钝。在老年患者发生低血糖时,肾上腺素样作用的表现常不够典型或没有肾上腺素样的临床表现,容易被忽视而延误诊断。第二类为中枢神经功能障碍,包括意识蒙眬、定向力和识别力逐渐丧失、头痛、头晕、言语障碍、恐惧、慌乱、幻觉、狂躁、易怒、精神病样发作、痴呆、癫痫发作、局灶神经病变的症状、偏瘫、昏迷、去大脑强直、各种反射消失、呼吸浅弱,血压下降,瞳孔缩小等,见表44-3。

表44-3 成人急性低血糖症临床症状分类

肾上腺素能性	中枢神经功能障碍性	其他
震颤	头昏眼花	饥饿
流汗	意识模糊	虚弱
焦虑	疲倦	视物模糊
恶心	言语困难	-
暖和	注意力不集中	-
心悸	困倦	-
颤抖	-	-

此外,对于老年糖尿病患者,要格外关注。因为老年人感知迟钝,肾上腺素等对抗激素的反应减退,特别伴有神经病变,又有肾功能不全,对口服药及胰岛素降解排泄减慢,而产生严重低血糖症。由此提醒临床医师,糖尿病患者,特别是老年患者在有意识改变或偏瘫时,在注意脑血管病的同时,一定要检查血浆葡萄糖水平,除外由于低血糖症引起的症状,以免延误诊断及治疗。

对于糖尿病低血糖,ADA 提出如下分类法:①严重低血糖:发生低血糖后,患者不能自救,需要他人协助才能恢复神志。②症状性低血糖:低血糖症状典型而明显,血糖≤3.9mmol/L(70mg/dl)。③无症状性低血糖:无典型低血糖症状,但血糖≤3.9mmol/L。④可疑症状性低血糖:有低血糖症状,但未检测血糖。⑤相对性低血糖:有低血糖症状,但血糖≥3.9mmol/L。

六、糖尿病合并低血糖症的 诊断和鉴别诊断

详细地询问病史对正确诊断至关重要,包括患者的职业,患者本人是否患糖尿病及家庭中是否有使用磺脲类或胰岛素治疗的糖尿病患者,酗酒史,相关疾病史和服药史。此外,应询问患者症状发作的频率和持续时间,症状出现的时间(空腹或餐后),是否有神经系统低血糖症状和(或)自主神经系统症状,服糖后症状是否能缓解等。仅在餐后出现的低血糖可能是特发性反应性低血糖,但其他引起低血糖的疾病(包括胰岛素瘤)也可表现为餐后低血糖,需要进一步评价。

(一)诊断

1. 患有糖尿病并用胰岛素或口服降糖药物治疗中,有运动量增加而饮食量不够等诱因或现患有胃肠道疾病等病史者。

2. 有交感神经和肾上腺素能的症状和体征,如心慌、出汗、乏力、饥饿等。

3. 急查静脉血浆葡萄糖水平≤3.9mmol/L。

4. 口服或静脉注射葡萄糖症状立即好转或消失者。

5. 查血浆胰岛素水平增高或肾功能减退。

(二)鉴别诊断

1. 在老年糖尿病患者,特别是意识丧失、昏迷、偏瘫等症状时,要与急性脑血管病和糖尿病高血糖高渗状态或昏迷相鉴别。

2. 对肥胖的 2 型糖尿病患者,用胰岛素时常出现空腹低血糖,除注意用长效、中效胰岛素的用量是否适合外,要查空腹血浆胰岛素及 C-肽水平和血糖水平。如胰岛素/血糖比值>0.4 要与胰岛细胞瘤相鉴别。

3. 在某些消瘦的 2 型糖尿病患者,用降糖药剂量很小,亦缺乏引起低血糖的诱因,要警惕有无某些肿瘤如小细胞肺癌、肝癌等异位分泌胰岛素样类似物而引起低血糖。

4. 要鉴别是真性低血糖还是相对性低血糖。后者血糖在正常范围,只是因血糖下降过快和(或)下降幅度过大而出现交感神经兴奋等引起的低血糖症状,两者的治疗方法各异。此时应及时检测血浆葡萄糖水平加以鉴别。

七、糖尿病合并低血糖的防治

(一)治疗

最重要的治疗原则是防重于治。

1. 及时发现,有效治疗 若发现有以下临床表现者则应高度怀疑低血糖症的存在:

(1)有较为明显的低血糖症状。

(2)惊厥或发作性神经精神症状。

（3）不明原因的昏迷。

（4）相同环境条件下，如禁食、体力活动或餐后数小时出现类似的综合性症状。

（5）有发生低血糖症的危险者，如用胰岛素或口服促胰岛素分泌降糖药治疗的糖尿病患者及酗酒者等。

2. 急症处理　用于有急性低血糖症或低血糖昏迷者。

（1）补充葡萄糖：最快速有效，轻者可适量口服葡萄糖水或水果汁、糖水、糖块。重症意识障碍无法口服葡萄糖者，则采用静脉补充治疗。一般给予50%葡萄糖50ml静脉注射，用药后大多数低血患者的症状很快得到改善，重者可能需要重复注射或10%葡萄糖溶液静脉点滴维持，但要注意的是在患者清醒后，常需继续10%葡萄糖液静脉点滴维持数小时，将其血糖维持在较高的水平，如11.1mmol/L（200mg/dl）左右。如果是磺脲类药物或长效胰岛素所致低血糖昏迷者，更要根据病情维持输注葡萄糖2～3天，使血糖维持在5.5mmol/L（100mg/dl）以上，避免短期内再次出现低血糖。

（2）胰升糖素：可用于低血糖治疗，成人常用剂量为0.5～1mg皮下、肌肉或静脉注射。肌注20分钟后产生效果，但维持时间较短，以后必须让患者进食或静脉给予葡萄糖，其副作用主要为恶心呕吐、头昏、头痛等。

（3）糖皮质激素：地塞米松具有稳定脑细胞膜，减少脑水肿，促进糖异生作用，对于昏迷时间5～12小时的患者应及时应用地塞米松，有利于减少脑功能的损害。

（4）病因治疗：及时确定病因或诱因对有效解除低血糖状态并防止病情反复极为重要。

（二）预防

1. 健康教育　对糖尿病患者及家属和周围人员应进行健康科普教育，使他们了解糖尿病低血糖的起因和临床表现，患者和家属应学会监测血糖。定时定量服药，情绪稳定，生活规律，定期到医院复查，养成良好的生活习惯，忌烟酒，外出时必须备些饼干、糖果，以便发生低血糖时服用，随身带病情卡（包括姓名、年龄、家庭地址、亲属的联系电话、合同医院、病历号），写明自己意识不清时，请他人将口袋内的备用糖放到嘴内并立即送医院急诊室抢救并请联系相关亲属。

2. 饮食调理　低血糖症患者应少食多餐，多进食低糖、高蛋白、高脂食物，以减少对胰岛素分泌的刺激作用，避免低血糖的发生。必要时加餐是防止1型糖尿病患者低血糖的有效手段。

3. 治疗个体化　糖尿病治疗中严格控糖低血糖发生率高已经被糖尿病控制与并发症试验（DCCT）、英国前瞻性糖尿病研究（UKPDS）等临床试验证明是一条铁律。这就意味着要达标就要承受更多的低血糖症发生的风险。2010年版《中国2型糖尿病防治指南》中已将血糖达标值定为HbA1c≤7%，中华医学会内分泌学分会《中国成人2型糖尿病HhA1c控制目标的专家共识》中指出，不主张笼统推荐成人2型糖尿病固定的HbA1c控制目标，考虑到临床实践过程的实用性，从病情分层和社会因素的差异建议较合理的个体化的HbA1c，分层管理。该共识强调对糖尿病的治疗要个体化，严格掌握降糖药物的适应证。该共识强调降糖药的低血糖和体重增加是特殊的不良反应，健康需求和医疗保障条件是HbA1c控制目标的重要影响因素，依不同个体HbA1c，从接近正常至<9%均可作为控制目标，对预期寿命<5年、低血糖高危人群、超高龄、老年独居、老年痴呆等特殊群体最重要的是不要发生低血糖，但又应避免糖尿病症状、高血糖危象及增加感染机会。美国内分泌医师协会的糖尿病综合管理计划也大力提倡治疗的个体化达标方案。

4. 合理应用降糖药物　使用中、长效降糖药是发生低血糖的重要危险因素，建议老年、病程长者应尽量不用或慎用中、长效降糖药。胰岛素类似物的临床应用可使血糖变得更平稳，如超长效的地特胰岛素、甘精胰岛素或德谷胰岛素，超短效的赖脯胰岛素和门冬胰岛素。胰岛素泵也可减少低血糖的发生率。

一次严重低血糖可能抵消数年血糖达标带来的好处，在糖尿病的血糖达标治疗中，要牢牢把握一个"度"字，尽量避免糖尿病患者低血糖事件的发生。

（周雁　汪耀）

参 考 文 献

1. Mitka M. Guidelines ease up on glycemic control for some patients with type 2 diabetes. JAMA, 2012, 307（21）: 2243-2244.

2. Yudkin JS, Richter B, Gale EA. Intensified glucose control in type 2 diabetes-whose agenda? Lancet, 2011, 377

(9773):1220-1222.

3. 中华医学会糖尿病学分会.2010年版中国2型糖尿病防治指南.中华内分泌代谢杂志,2010,27:增录12b-1-增录12b-36.

4. 中华医学会内分泌学分会.中国成人2型糖尿病HbA1c控制目标的专家共识.中华内分泌代谢杂志,2011,27:371-374.

5. Pampel SL. Increased risk of hypoglycemia in the elderly and frail. Steep decrease of HbA1c is not always advisable. MMW Fortschr Med,2011,153(29-31):20.

6. Eledrisi M. Comments on the AACE/ACE statement on glycemic control for patients with type 2 diabetes mellitus. Endocr Pract,2010,16(1):130-132.

7. Ismail-Beigi F. Clinical practice. Glycemic management of type 2 diabetes mellitus. N Engl J Med,2012,366(14):1319-1327.

8. Mitka M. Aggressive glycemic control might not be best choice for all diabetic patients. JAMA,2010,303(12):1137-1138.

9. Pietraszek A,Gregersen S,Hermansen K. Alcohol and type 2 diabetes. Nutr Metab Cardiovasc Dis,2010,20(5):366-375.

10. Karalliedde J,Gnudi L. ACCORD and ADVANCE:a tale of two studies on the merits of glycaemic control in type 2 diabetic patients. Nephrol Dial Transplant,2008,23(6):1796-1798.

11. 李光伟.糖尿病达标治疗中的低血糖不容忽视.中华内科杂志,2009,48(1):2-3.

12. Handelsman Y,Mechanick JI,Blonde L,et al. American Association of Clinical Endocrinologists Medical Guidelines for Clinical Practice for developing a diabetes mellitus comprehensive care plan. Endocr Pract,2011,17(Suppl 2):1-53.

13. Blonde L. Current antihyperglycemic treatment guidelines and algorithms for patients with type 2 diabetes mellitus. Am J Med,2010,123(3 Suppl):S12-18.

14. Taubes G. Paradoxical effects of tightly controlled blood sugar. Science,2008,322(5900):365-367.

15. Garber AJ. Hypoglycaemia:a therapeutic concern in type 2 diabetes. Lancet,2012,379(9833):2215-2216.

16. Campbell RK. Recommendations for improving adherence to type 2 diabetes mellitus therapy--focus on optimizing insulin-based therapy. Am J Manag Care,2012,18(3 Suppl):S55-61.

17. Munshi MN,Maguchi M,Segal AR. Treatment of type 2 diabetes in the elderly. Curr Diab Rep,2012,12(3):239-245.

18. Zhao Y,Campbell CR,Fonseca V,et al. Impact of hypoglycemia associated with antihyperglycemic medications on vascular risks in veterans with type 2 diabetes. Diabetes Care,2012,35(5):1126-1132.

第 45 章

糖尿病与感染

在同样的环境中,与非糖尿病人群相比较糖尿病患者感染的风险明显增高。糖尿病患者容易合并多种类型的感染,糖尿病与感染性疾病之间相互影响,感染既可以加重糖尿病病情,也是促进糖尿病发生,诱发糖尿病急性并发症的重要原因。

糖尿病合并感染时发病较急、病情较重,但是临床症状却不典型,易造成漏诊或误诊,一方面糖尿病患者罹患感染时,感染的病情较重不易控制,容易引起脓毒血症,甚至导致感染中毒性休克,在治疗感染中易发生二重感染,或者病灶迁延不愈形成慢性感染。另一方面感染也是糖尿病的发病因素之一,多项研究证实 1 型糖尿病的发病与人类巨细胞病毒(HCMV)感染相关。感染时糖尿病的病情加重,感染是糖尿病酮症酸中毒或非酮症性高渗昏迷最常见的诱发因素。因此,糖尿病合并感染时,感染和糖尿病的病情均变得更复杂,治疗更困难。在胰岛素和抗菌药物问世之前,糖尿病合并感染是糖尿病患者死亡的主要原因。

糖尿病合并感染的流行病学资料结果相差很大,但是有一点是一致的,糖尿病是感染最常见危险因素,糖尿病合并感染是患者预后不良的重要因素,良好的血糖控制是糖尿病患者预防和治疗感染的重要前提。一项对糖尿病患者尸检分析显示,糖尿病患者合并感染的病例数超过肿瘤,也超过心肌梗死和脑卒中的病例,其中肺部感染最多,其次为泌尿系感染和结核病。在抗生药物广泛使用的今天,感染仍然是糖尿病最常见的合并疾病,也是糖尿病患者死亡的主要原因之一。

一、糖尿病合并感染的病因

糖尿病患者存在多种易合并感染的相关因素,细菌在高血糖和尿糖环境中具有良好的生长繁殖倾向,血糖越高细菌感染几率越高。如果患者合并了各种糖尿病的慢性并发症,如糖尿病性外周神经病变、微血管病变、神经性膀胱、视网膜病变或皮肤病变等,利于细菌入侵及生长繁殖。

糖尿病患者合并酮症酸中毒、非酮症性高渗昏迷或合并其他急性疾病应激状态时,机体抵抗力明显下降,感染更容易发生。另外,糖尿病患者各种侵入性的检查及治疗机会增多,如频繁检测血糖、注射胰岛素、终末期肾病需要腹膜透析或血液净化,均可以增加感染的几率。

长期血糖控制不良的糖尿病患者,可导致血白细胞功能受损,多核及单核细胞的趋化、黏附、吞噬、杀菌功能均下降,抗体生成减少,细胞免疫和体液免疫功能均下降;红细胞的携氧功能减退,酸碱失衡影响氧解离,导致组织缺氧;长期高血糖导致负氮平衡,组织的修复能力减低,组织抵抗感染的能力下降;如果合并糖尿病微血管病变,血管和组织之间的氧弥散功能下降,更加重组织缺氧,在抗感染治疗过程中影响抗菌药物的吸收、分布及局部发挥作用。

糖尿病背景是糖尿病患者比非糖尿病人群易感染的重要危险因素,老年糖尿病患者因增龄、糖尿病病程的延长,机体的抵抗能力进一步下降,住院次数增加、住院时间延长、各种侵入性检查和治疗的增加,都增加了医院感染的机会,血糖控制不好的糖尿病老年患者感染发生率明显升高。

糖尿病患者合并感染的病原类型比较复杂,如铜绿假单胞菌易形成慢性难治性感染,是糖尿病患者医院感染的常见细菌。而血糖控制不好的糖尿病是肺炎球菌型疾病最常见的危险因素;金黄色葡萄球菌是糖尿病患者皮肤疖、痈、足感染的常见细菌;有别于非糖尿病人群,糖尿病患者合并肝脓肿以肺炎克雷伯等 G^- 杆菌多见。除常见病原细菌外,某些条件致病菌、特殊病原感染和混合感染在糖尿病患者均可以见到。由于广谱抗菌药物的使用,治疗中出现的二重感染、真菌感染、耐药细菌甚至多重耐药细菌感染和复杂感染,糖尿病患者均较非糖尿病人群多见。近年来泛耐药细菌引起危重症感染,已成为世界性的感染治疗难题。

另需指出的是,我国是结核病负担最大的国家之一,糖尿病是结核病最主要的危险因素之一,糖尿病患者结核病的患病明显高于非糖尿病人群,糖尿病患者合并结核病易形成迁延不愈,甚至全身播散,并且在人群间的传播中起了重要作用。

二、临床表现

糖尿病患者罹患感染的部位非常广泛,包括呼吸系统、泌尿系统、消化系统、皮肤、足及外科手术伤口等最易合并感染。另外一些常见的医院获得性感染,如呼吸机相关性肺炎、导管相关性感染也多见于糖尿病患者。血糖控制不佳的糖尿病患者,在外伤或手术时伤口不易愈合且容易合并感染。

糖尿病合并感染的类型临床表现复杂多样,菌血症、化脓性感染、感染性心内膜炎、脑膜炎、真菌病、结核病均比非糖尿病人群高发,某些特殊感染,如鼻腔毛霉菌病、气肿性肾盂肾炎、气肿性胆囊炎、糖尿病性坏疽、糖尿病性角膜感染等多发于甚至只见于糖尿病患者。糖尿病合并感染时缺少感染的典型临床表现,可能只表现为糖尿病及其并发症的症状加重,或合并糖尿病酮症酸中毒、非酮症高渗昏迷或其他急性疾病的应激表现,血糖更加难以控制,感染的症状表现不明显容易被忽视,导致漏诊或误诊。感染可能是部分糖尿病患者的病因,或者因为感染显现糖尿病的临床症状而获诊糖尿病。

长期血糖控制不良或合并糖尿病各种慢性并发症的糖尿病患者,反复感染或慢性感染,反复使用抗菌药物,合并真菌感染或耐药细菌感染的几率增加。同时糖尿病及其慢性并发症,长期使用多种治疗药物,糖尿病患者脏器功能存在不同程度的损害,感染可能导致或加重多脏器功能不全的几率,给治疗带来困难。

1. 呼吸系统感染　呼吸系统感染是糖尿病患者最常见的感染部位,长期血糖控制不佳的糖尿病患者,血管病变使肺部氧弥散功能受损,肺间质病变氧交换减低,呼吸功能及肺部的抗感染能力下降。社区获得性肺炎以肺炎球菌多见,医院内感染比较复杂,铜绿假单胞菌、鲍曼不动杆菌、金黄色葡萄球菌和真菌等是常见的病原菌。

临床表现与感染的病原体、患者的年龄、糖尿病病程、血糖控制情况、全身状况等因素有关。长期血糖控制不佳的患者、高龄患者、糖尿病病史

长、合并糖尿病慢性并发症的患者在呼吸道感染时,往往缺少呼吸道感染的典型症状,比如发热、咳嗽、咳痰、胸痛、气短的症状不明显,致使延误诊断及治疗,感染时出现化脓性感染、菌血症、败血症、感染性休克、呼吸衰竭等严重并发症明显高于非糖尿病人群,治疗中出现二重感染、真菌感染、耐药细菌感染的几率明显高于非糖尿病的其他患者。经过适当的抗生素和胰岛素治疗后,感染好转,血糖得到控制后,却反而出现发热、咳嗽、咳痰等症状。所以要认识糖尿病患者合并感染的特殊性,认真查体,鉴别诊断,避免因为缺少症状或症状轻微而忽略感染的存在。检查痰涂片革兰氏染色、痰找细菌、痰培养,血白细胞检查,胸部 X 线检查等有助于诊断,痰培养加药敏试验可以指导抗生素药物治疗。

糖尿病是肺部真菌感染的重要危险因素之一,无论是原发性还是继发性肺部真菌感染,糖尿病患者明显高于非糖尿病人群,肺部真菌感染时的症状和体征没有特异性,不能以此诊断,X 线检查除典型的肺曲菌球以外,大多数肺真菌感染缺少特异 X 线征,病原微生物检查敏感性不高,这些都使肺真菌感染诊断很困难,所以危险因素在诊断上具有重要意义。

糖尿病肺结核的患病率是非糖尿病人的数倍,多见于年轻的糖尿病患者,结核中毒症状多不典型,缺少发热、咯血、盗汗等特异性临床表现,有些只表现为糖尿病的症状比较重,血糖波动大不易控制,甚至无临床症状。老年糖尿病患者和长期血糖控制不佳的患者可以表现为全身状况衰竭。老年糖尿病患者结核感染的危险因素增加,长期血糖控制不佳的患者结核发病率更高,陈旧结核病复发率增高,症状隐匿,对感染的反应能力更差,易导致结核播散或形成慢性纤维空洞,多叶、多段、多种性状病灶共存,病灶可出现于少见部位,耐药结核菌多见。提高对结核病的警惕性,对可疑患者及时 PPD 试验、痰查结核菌、血沉化验、胸部 X 线检查是必要的。

2. 泌尿系统感染　泌尿系统是糖尿病患者最常见的感染部位之一。由于糖尿病患者血糖升高和尿糖、蛋白尿,特别是在糖尿病合并神经性膀胱、尿潴留、肾功能不全、男性糖尿病患者合并前列腺增生、女性糖尿病患者合并阴道炎等,细菌易于在泌尿系统生长繁殖。糖尿病合并泌尿系统感染以膀胱炎、肾盂肾炎多见,重症可以肾脓肿、肾

周围脓肿、肾乳头坏死等。糖尿病患者的多饮、多尿、外阴瘙痒症状，部分掩盖泌尿系感染时的尿频、尿急、尿痛症状，部分老年女性糖尿病患者，长期无症状性菌尿、脓尿。

气肿性肾盂肾炎是一种少见的泌尿系统感染性疾病，主要见于糖尿病患者，多数由大肠埃希菌感染所致，也可见于混合型感染，病原细菌利用尿中葡萄糖产生二氧化碳和氢气，这些气体滞留在肾盂和肾组织产生气肿。女性多见，临床表现为突然发病，畏寒、发热、恶心、呕吐等非特异性症状，腹部 X 线片可见肾组织内有气体出现，左侧肾脏受累多于右侧。

3. 胆道系统感染　胆道系统感染是糖尿病患者感染好发部位之一，以慢性胆囊炎和胆管炎最多见，平时无症状或仅有上腹不适，急性感染或胆道梗阻时可表现为上腹疼痛伴恶心、呕吐、发热、黄疸等，部分糖尿病患者早期只有上腹不适，食欲下降，发热、黄疸症状并不明显，容易合并化脓性感染，肝脓肿、感染性休克等。

少见的气肿性胆囊炎也可见于糖尿病患者，多由梭状杆菌感染所致，细菌在胆囊或胆道内产生气体并且扩散到胆囊邻近组织，临床所见男性多于女性，重症患者易形成胆囊穿孔或坏疽，腹部立位 X 线片可见胆囊区有气体阴影。

4. 皮肤感染　皮肤感染是糖尿病患者最常见的感染部位，部分患者因为反复皮肤感染或女性患者外阴瘙痒而获诊糖尿病。各种类型感染都很常见，如毛囊炎、疖、痈、蜂窝织炎、脓肿、丹毒、甲沟炎、肛瘘、足感染等，真菌感染如体癣、甲癣、手癣、足癣、女性患者真菌性阴道炎等发病率很高。控制不良的糖尿病，感染发生时感染灶不易局限，病变进展快，感染迁延或反复感染，修复困难，易形成化脓性感染，菌血症、败血症等。糖尿病足是糖尿病严重并发症，感染和缺血是糖尿病足患者致残致死的最主要原因。

5. 糖尿病相关少见感染　除上述气肿性肾盂肾炎、气肿性胆囊炎外，糖尿病患者还可罹患坏死性筋膜炎、非梭状芽胞杆菌气性坏疽、鼻腔毛霉菌病、恶性外耳道炎等少见感染，这些特殊类型感染尽管发生率低，但是病情重、恶性程度高、进展快、凶险，若不及时诊断和治疗，预后不良。为提高对这些特殊感染性疾病的认识，对这些少见的

特殊感染简述如下。

（1）坏死性筋膜炎：坏死性筋膜炎是指任何沿着组织筋膜扩散的坏死性软组织感染，常见于肢体感染特别是下肢，可累及会阴部、腹壁、肛周等部位。早期症状是发热、全身不适、感染部位有不同程度的疼痛，皮温高有触痛，当病情未得到及时有效控制，可以发展为皮下组织坏死及血管内血栓形成，出现皮肤变色、感觉消失、皮肤水疱、大泡、坏死和破溃，病情进一步恶化可出现全身中毒症状。严重者可出现高热、血压下降、感染中毒性休克、昏迷等严重并发症而危及生命。

（2）非梭状芽胞杆菌气性坏疽：非梭状芽孢杆菌气性坏疽常见致病细菌为厌氧链球菌和类杆菌混合感染，致病菌在糖尿病患者体内高糖环境中发酵，产生气体并导致组织气性坏疽，感染部位多见于压疮破溃处及会阴处，糖尿病合并外周血管病变时增加感染几率。

（3）鼻腔毛霉菌病：长期血糖控制不良的糖尿病患者，糖尿病酮症酸中毒、系统性应用糖皮质激素治疗、机体免疫功能明显下降，是鼻腔毛霉菌病的危险因素，感染部位从鼻腔部开始迅速向眼眶及中枢神经系统蔓延，可以累及动脉形成血栓。感染初期除发热、全身不适、头痛、嗜睡、精神欠佳等非特异症状外，可以出现眼部或面部疼痛，视物模糊不清，鼻腔内出血或有血腥味，少数患者可以从鼻腔内排出黑色坏死组织；局部检查可发现眼部周围水肿，眼部或鼻部蜂窝织炎，上额窦压痛，鼻窦皮肤肿胀，鼻黏膜有坏死性溃疡出现；随着病情进展，出现眼痛、眼球突出、眼结膜和眼睑肿胀或出血，硬腭和鼻中隔穿孔；当感染从眼眶向海绵窦、颈内动脉及脑部迅速扩展，引起局部组织化脓坏死；若侵犯脑血管，形成阻塞性血栓可发生惊厥、昏迷甚至死亡。

诊断要点是结合临床特点，X 线片可见鼻窦部呈云雾状，鼻窦内黏膜出现结节样增厚，头部 CT 或 MRI 可以确定颅骨骨质破坏的部位和范围，软组织被侵袭的范围、脓肿、空洞及是否存在动静脉栓塞，中枢神经系统受累等情况。组织活检涂片用 Gonori 甲胺银染色可发现典型的毛霉菌丝。

（4）恶性外耳道炎：恶性外耳道炎是铜绿假单胞菌等引起慢性外耳道感染，多见于高龄的糖

尿病患者,首先累及外耳道和软骨关节处,造成该处的软组织和软骨坏死,随着病情进展,病变扩散到中耳、颞骨、腮腺、颞与下颌连接处直至颈部软组织,严重者扩散到颅底损害脑神经。临床表现除发热、全身不适外,外周血白细胞升高、血沉加快外,可以有局部肿胀、局部疼痛并且范围逐渐扩大,耳道可见脓性分泌物,外耳道检查可见颗粒状或息肉状结构,当病变累及脑神经时,可导致脑神经麻痹或颅底骨髓炎,重症可出现广泛组织坏死、脑脓肿、脑膜炎等导致死亡。可疑病例行专科检查和局部 MRI 检查对诊断是必要的。

三、治 疗 原 则

糖尿病患者合并感染的处理原则是预防为主,早期发现,及时治疗。

1. 预防为主　首先是加强对糖尿病患者的教育,鼓励患者平衡饮食、适当运动,严格控制血糖,积极治疗糖尿病的慢性并发症。糖尿病患者各部位均可发生感染,发生感染时病原体种类繁杂,因此,培养良好的卫生习惯很重要,增强体质,学会保持皮肤、口腔、外阴、肛周的清洁卫生,注意饮食卫生、多饮水、定时排便排尿。注意足部护理,每天自我检查足部,预防外伤。糖尿病患者应注射肺炎疫苗,每年注射流感疫苗。对卧床的老年糖尿病患者更需加强护理,尽量减少侵入性的检查和治疗,警惕各种感染的发生。对于准备手术的糖尿病患者,医生要认真手术前准备,控制血糖,清洁皮肤,注意保温,合理使用抗菌药物。糖尿病教育还包括提高糖尿病患者对感染的认识,出现感染的早期症状就应该及时就诊,不要自己"抗病",也不要自己滥用抗生药物,以免延误诊断治疗。

2. 早期发现　首先医生要认识到糖尿病是任何感染的高危因素,糖尿病患者合并感染时,感染的临床表现不典型,特别是在感染初期,可能只表现为糖尿病的病情加重或非特异的一些症状。因此,警惕糖尿病是各种感染的危险因素很重要,对糖尿病患者合并感染的各种早期症状要有足够的认识,对可疑症状要鉴别是否存在感染,及时行必要的检查。对于感染的糖尿病患者要明确感染的部位、性质、疾病的严重程度等,为进一步的检查和治疗提供临床依据。

辅助检查包括:病原微生物学检查是必要的,分泌物、排泄物涂片检查,血液及分泌物排泄物的细菌培养和药敏试验。获得细菌学证据需要比较长的时间和技术条件,部分患者可以检测病原的抗原、抗体及各项炎症指标,常用的炎症指标如血白细胞、血沉、C 反应蛋白、降钙素原等,有些炎症指标难以区别感染性炎症或非感染性炎症,联合检查各项炎症指标并动态观察可以提高其诊断价值。影像学检查包括 X 线检查、CT、磁检查、B 超、超声心动图等,对于不同部位和性质的感染有重要诊断价值。

3. 及时治疗　糖尿病合并感染时控制血糖和抗感染治疗同等重要,强调及早治疗,综合治疗。对于重症感染的糖尿病患者,胰岛素的使用非常必要,对于一般情况比较差的患者,加强护理,保证热量、积极支持治疗,纠正水、电解质、酸碱代谢紊乱,尽量减少侵入性的检查和治疗。

尽可能在得到病原学检查结果后有针对性的选择高效、敏感的抗菌药物,明确感染的病原学检查是正确治疗的基础。在药敏试验结果出来之前,经验性治疗时,首先应区分患者是社区感染还是医院内感染,结合患者罹患感染的地点和当地的流行病学资料以及患者所合并的危险因素、病情严重程度等经验性选择抗菌药物,原则上是安全、有效的抗菌药物,非轻症患者宜静脉途径给药,原则上避免大剂量、长期、联合多种抗菌药物,特别是广谱抗菌药物,以避免治疗期间出现二重感染。高龄、糖尿病病程长、血糖控制不好、长期使用多种药物治疗的糖尿病患者,警惕其可能潜在肝肾功能损害,避免使用对肝肾功能有损害的药物,特别要注意磺胺类抗菌药物与磺脲类口服降糖药之间的相互作用。

对于特殊感染,除抗菌药物治疗外,多数需要外科介入治疗。气肿性肾盂肾炎可能需要切开引流,气肿性胆囊炎一经诊断需要外科手术切除胆囊治疗,坏死性筋膜炎、非梭状芽胞杆菌气性坏疽、鼻腔毛霉病、肺曲菌球、恶性外耳道炎等均需及早手术清除坏死组织及病变,有时需要多次清除,以避免感染范围进一步扩展。

(王　 湔)

参 考 文 献

1. 吴晋兰,朱健铭,姜如金,等.活动性巨细胞病毒感染与糖尿病的相关性研究,中华糖尿病杂志,2004,12(2):129-130.

2. 宋福林,刘新民,唐谊海,等.36 例糖尿病尸检病理分析,中国糖尿病杂志,2001,9(3):163-166.

3. 唐光敏,余叶菩,王艳丽,等.华西医院 1996—2004 年住院成人糖尿病患者死亡率及死因分析,中国糖尿病杂志,2008,16(10):598-600.

4. 陈灏珠.实用内科学.第 2 版.北京:人民卫生出版社.

5. 陈茜,杜振亚.老年糖尿病患者医院感染相关因素分析,中华老年医学杂志,2004,21(6)447.

6. 冉兴无,贾学元,谢艳,等.糖尿病并发肝脓肿的临床特点及治疗对策,中国糖尿病杂志,2001,9(3):167-170.

7. 中华医学会呼吸病学分会感染学组,中华结核和呼吸杂志编辑委员会.肺真菌病诊断和治疗专家共识.中华结核和呼吸杂志,2007,30(11):821-834.

8. 马学毅,荆丹清,胡景胜,等.81 例糖尿病足患者 13 年前瞻性研究,中华糖尿病杂志,2004,12(5):310-331.

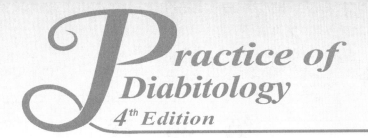

第8部分
糖尿病慢性并发症

第 46 章

糖尿病并发症的生物化学基础与机制研究

糖尿病是一种慢性代谢障碍性疾病,其所形成的持续性高血糖症可以导致一些组织器官功能及形态上损伤,是"糖毒性"作用的具体体现,最容易受到损害的是心血管及神经系统,由此产生的大、小血管并发症是糖尿病最严重的后果。因此,如何防止和延缓糖尿病并发症的发生与发展需要解释高血糖如何造成机体组织损伤的途径与机制,本章将介绍与糖尿病并发症发生相关的生化基础及有关的研究工作。

一、蛋白质的非酶糖化反应机制

20 世纪 60 年代初糖化血红蛋白的发现使糖尿病的基础生化方面的研究取得了重要进展,开始注意到机体内过高的血糖水平与蛋白质之间产生的非酶糖化反应及其产物具有不可忽视的病理生理意义。糖化蛋白的测定很快地建立了起来,并成为一种准确稳定监测糖尿病病情控制程度的有效手段。

(一)蛋白非酶糖化反应

很久以来,食品学家就注意到食物在加工及长期保存的过程中会产生一些棕黄色物质并使食品营养价值下降。1912 年,Maillard 证实氨基酸和还原糖可生成稳定的 Amadori 产物。Maillard 并提出这类反应产物可能在糖尿病并发症中起作用。1948 年,Patton 和 Hili 指出,还原糖和蛋白质上的游离氨基在不需要蛋白酶催化的直接反应中可产生蛋白质糖化终末产物(AGE)。这一非蛋白酶催化的直接糖化反应亦称为 Maillard 反应。Maillard 反应发生在体外或体内蛋白质等物质的氨基与糖的醛基上,是一个极为复杂的过程。主要可分为三步(图 46-1)。

1. 生成 Amadori 产物 首先形成 Shiff 碱和 aidosylamine 的平衡产物,继之重排形成比较稳定的酮胺化合物——Amadori 产物。这一步反应是非酶糖化反应中最重要的一步。因为:①形成的 Amadori 产物的可逆性很低;②这一反应生成 Amadori 产物是所有终产物的前体。

2. 继发产物的生成 Amadori 产物可进一步烯醇化被脱水或裂解生成继发产物。这步反应也是非酶催化下自动发生的,继发产物的反应活性

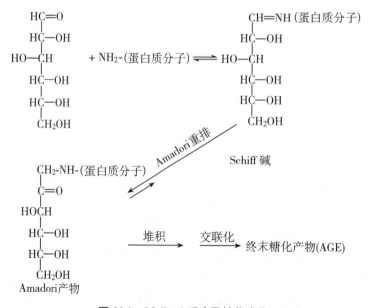

图 46-1 Mailard 反应及糖化产物

较其前体更活跃。

3. 多聚体生成 继发产物由交联所致多聚体生成，产生棕黄色的糖化终末产物。整个反应中生成的产物分成两大类即 melanoidins 与 premelanoidins。melanoidins 指 Maillard 反应中产生的不溶于水的产物；而 premelanoidins 指整个反应中除 melanoidins 之外的所有产物。整个 Mailiard 反应的速率与反应环境中底物的结构、浓度、温度及 pH 值相关。除底物浓度和反应温度外，底物的结构对反应速率很重要。蛋白质氨基不同其反应活性就不一样，如胰岛素 α-氨基团较 ε 氨基团更为活跃。

体外实验表明应用 0.3mmol[14C] acetaldehyde 与 2mmol 人血白蛋白，室温 20 分钟后可见糖化产物生成。糖化产物生成占总反应物的 30%。当 2mmol 甘氨酸与 2mmol 葡萄糖一起加热至 90℃ 时，Amadori 还原产物开始形成并在加热 1 小时达到高峰。蛋白质等物质的氨基无所不在，但在常见糖中仅部分配有醛基，加上这些糖是否配有醛基也是变化不定的。因此，AGEs 的产生就不像想象的那么频繁。在常见的五、六碳糖中，与氨基反应活性依次如下：核糖＞阿拉伯糖＞甘露糖＞半乳糖＞葡萄糖。从化学性质上讲，葡萄糖是最不活跃的可与氨基起反应的六碳糖。但在人体内，特别是在患糖尿病的情况下，由于血糖水平显著升高，使 Maillard 反应倾向产物生成方向，AGEs 大大增加，例如已被人熟知的糖化血红蛋白等。AGEs 的化学反应过程表示他的生成条件简单，是非特异性的。AGEs 可在体内、外环境下自然生成。蛋白质糖化反应进行得较为缓慢，在机体中那些更换期长的蛋白质，如晶状体蛋白、胶原蛋白质、弹性蛋白质及髓鞘蛋白质等的糖化就显得更为明显，其相关联的组织中，AGEs 的增多和堆集，造成组织结构的形态发生了改变，生理功能上也起了变化。研究工作表明，那些更换期短的蛋白质、脂质的一些组成部分、核酸等都能发生 Mailard 反应而被糖化。例如磷脂酰乙醇胺、磷脂酰氨酸分子中都有游离氨基，均可被糖化生成 AGEs。AGEs 的稳定性表示它可在体内长期存留。蛋白糖化反应和其产物的两条特性提示我们注意：①非酶蛋白糖化反应是蛋白自发损伤的一种类型，在糖尿病血糖控制不佳状态时，这一反应加重而致蛋白损伤增加；②AGEs 作为一种修饰蛋白质具有功能受损和对机体产生某些致病作用的

可能性，特别是在其过量生成的情况下。

4. 非酶糖化反应中的氧化反应 在蛋白质非酶糖化反应的同时也伴有氧化-还原的反应过程，它与糖化反应之间关系密切，也相互影响，从而使糖化产物的结构变得多样化，促进分子间的交联反应的进行。在葡萄糖与蛋白质进行糖化反应时，其 Amadori 产物中的碳水化合物部分发生着多种变化，可以脱氢变为烯二醇，进一步断裂出二碳或三碳的小分子，也可以变为二碳化物，继续进行酮氨缩合，而且在有氧的条件下，还可以释放出氧自由基，参与体内广泛的氧化过程。如这些氧自由基在超氧化歧化酶的作用下，可以转变为过氧化氢，进一步演变为更具氧化活性的羟自由基，进入氧化反应系统及脂质的氧化过程。但它们同时也受到体内的抗氧化系统及自由基清除物的制约。

非酶糖化过程中的这种氧化反应在体外的试验中可得到证实。果糖胺是一种初级蛋白质糖化产物，在测定糖尿病患者血中果糖胺的含量时，就能受到超氧化歧化酶的抑制；在试管中将葡萄糖与低密度脂蛋白共同保温孵育，随着时间的延长，试管中的糖化荧光产物及过氧化脂质的含量都相应的增加。作者实验室也报道过银杏叶中提取的抗氧化物质可在体外抑制糖化白蛋白的生成。说明糖化及氧化反应是同时进行的。糖化-氧化反应的进行需要两个基本条件，一是必须有氧参加，二是需要有能转移电子的金属离子，如铁、铜离子等的存在。抗氧剂及金属络合剂都可以使反应受到抑制（图 46-2）。由于糖化-氧化反应所需的两种条件体内均具备，蛋白质糖化过程中又同时存在氧化过程，因而在高血糖状态下，体内氧自由基的水平升高，氧化反应增强，导致氧化-抗氧化系统的平衡受到破坏，引发病理生理方面的改变。通常糖尿病患者有较高的氧化低密度脂蛋白水平；高水平的氧自由基还可加速脂质的过氧化和对血管内皮细胞的直接损伤。另外，目前普遍认为氧化的低密度脂蛋白是引起血管硬化的病理生理基础，氧化的低密度脂蛋白生化反应性降低，易于被巨噬细胞吞噬，导致泡沫细胞的形成和堆积，使血管内膜受到破坏。但另一方面，糖化反应能够被抗氧化及金属络合剂所抑制，也为糖尿病并发症的预防和治疗提供了一条新的研究途径。已有不少的抗氧剂、自由基清除剂及金属络合剂，如硫辛酸、丙丁酚、卡维地洛、去铁蹄星等用于实验

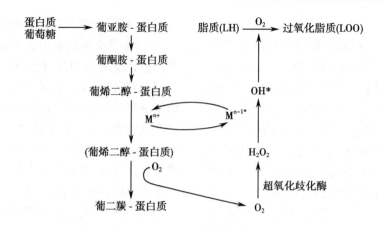

图 46-2　蛋白质的糖化氧化反应

性糖尿病血管及神经病变方面的实验研究及临床观察,并取得一定效果。由此,可认为糖尿病并发症的发生与发展与糖化和氧化反应损伤均有关系。

(二) 蛋白非酶糖化反应产物——蛋白糖化终末产物

除蛋白非酶糖化-氧化反应本身可以造成机体器官形态功能的损伤外,这一反应的产物——蛋白糖化终末产物(advanced glycation end products,AGEs)也是参与糖尿病并发症发生的重要物质。本节将介绍 AGEs 在体内生成后所经历的一系列过程与作用。

1. AGEs 在体内清除及再循环过程　像体内大多数物质一样,即使是稳定的蛋白糖化产物也有一个被降解清除的过程。进入体内的外源性非酶糖化产物主要通过消化道及肾脏排出。^{14}C 葡萄糖和酪蛋白生成的可溶于水的 premelanoidins 可被层析分为大分子及小分子物质。30% ~ 40% 的小分子物质可被吸收并以 CO_2 形式经尿液排出。仅 5% ~ 10% 大分子物质可被吸收,其余 89% ~ 96% 经肠道排出。这一研究不仅在食品科学中对评价非酶糖化食品营养价值具有意义,因其可被吸收进入体内转化,还需特别引起临床工作者在指导患者饮食方面的注意。在体内生成或吸收入体内的 AGEs 可由特异 AGEs 受体系统及非特异系统降解清除。AGEs 受体由一完整的膜蛋白和一 Lactoferrin 样多肽非共价结合组成,有 V 字形下接两个 C 字形细胞外区域,为免疫球蛋白大家族中一新成员。这一蛋白质具有高度生物保守性。牛和人之间有 90% 同源性。人类 AGEs 受体基因定位于 6 号染色体 P21.3 附近,免疫组织化学研究表明 AGEs 受体系统存在于循环系统中的

巨噬细胞、单核细胞、红细胞、血管内皮和肌细胞、肾小球的细胞膜、心、肝脏、肺、肌肉、子宫及脑组织上,其中以骨骼肌细胞上最为丰富。AGEs 在和这些细胞上受体结合后可激活细胞内一系列反应而被分解成小分子量的可溶性 AGEs 多肽,再经细胞外基质成分中蛋白水解作用变成一组小分子量的 AGEs 修饰物质进入循环系统,经肾脏排出。实验表明血液循环中 AGEs 多肽水平与肾脏功能有关。AGEs 是一类很稳定的物质,机体内存在这样一个特异 AGEs 受体系统可以便于有效清除这类物质,保证组织器官功能正常。这些被分解的 AGEs 小分子量的多肽产物中,可能有一类具有高活性的中间产物可与血管壁上或血管内的蛋白靶点结合,如胶原蛋白、脂蛋白导致生成第二代 AGEs。这一过程称为 AGEs 再循环。AGEs 再循环被认为与糖尿病并发症中血管病变有密切联系(详见后)。目前认为在体内组织器官上广泛存在的 AGEs 受体系统,其主要功能为清除体内生长过程中自然产生的 AGEs。有关 AGEs 受体系统存在的生理学意义仍在探索之中。其病理生理意义将在本文后部讨论。

可以这样认为,AGEs 可以是在生物发育、生长、衰老过程中产生的一类自然产物,但当其在体内蓄积过多或者当机体处在某些病理生理状况下过量产生时,则成为一类有害物质,如衰老过程中,糖尿病血糖持续升高时可使 AGEs 增加。这些 AGEs 及 AGEs 代谢修饰物可和体内细胞上的成分直接或间接发生作用,甚至是长时间的作用,影响组织器官形态与功能而致病。向正常动物体内注入 AGEs 可以诱发与糖尿病或衰老类似的病理改变。这使得人们对 AGEs 所致的病理生理过程更感兴趣。

2. AGEs 的理化、免疫原特性及毒性

（1）理化及免疫原性质：AGEs 是一类稳定的棕色物质。其中一些类型有荧光性。小部分不溶于水。在结构上其形态为多样性。迄今为止，已有数个化学结构被确定，如 2-(2-呋喃甲醛)-L(5)-(2-呋喃)-1-氢-咪唑（FFI）、烷基-甲酰-二乙醛基吡咯（AFGP）、羟甲赖氨酸（CML）和戊糖素。

糖化血红蛋白的结构也已为人知。体外试验中亦曾获得过两个赖氨酸相互交联并掺入两个碳水化合物的结构，称之为 A 交联和 B 交联。但这样结构从未在体内发现过。AGEs 作为一类可能与机体病变有密切关系的修饰蛋白质，它的免疫测定研究一直受到重视。应用葡萄糖、6-磷酸葡萄糖、果糖和 RNA 酶在体外制备的 AGEs 来免疫动物，其抗血清可和体内生成的 AGEs 产生交叉反应。表明不同蛋白质被糖所修饰后可能存在某一相同结构，拥有共同的抗原决定簇。但应用此类抗血清不能与上述已知结构的化学 AGEs 产生交叉反应。这也表明自然产生的 AGEs 与化学物质在免疫结构上的不同。现仍采用多克隆的抗血清来检测循环中 AGEs 水平。直至目前为止，除糖化血红蛋白、糖化血清蛋白检测方法较为人们熟悉外，还没有商品化的 AGEs 检测试剂盒问世。

（2）外源性 AGEs 的毒性作用：非酶糖化反应可发生在食品加工及储藏的过程中，产生的 AGEs 可随食品进入人体。AGEs 也可直接在生物体内产生。它所造成的影响是多方面的。如果糖化反应发生在食品储藏过程中，它可以使食品本身营养价值下降。蛋白质可消化程度、氨基酸和碳水化合物的活性及蛋白质生物价值均有所下降。鸡蛋白蛋白在 37℃ 情况下与等量的葡萄糖共同作用 40 天后，用以评价营养价值的赖氨酸水平下降 57%。另一项指标，蛋白效率比（protein efficiency ratio，PER）指食物可维持生长的能力，在发生非酶糖化反应一天后下降 33%，10 天后下降 63%，在第 40 天几乎不存在。用这种低 PER 食物所喂饲的大鼠可以生存，但发育不良，各器官功能欠佳。这一状态并不能完全被在此之后所补充的非糖化食物所纠正。

用含 10% 糖化的鸡蛋白蛋白喂食大鼠一年，可致大鼠体重明显低于对照组大鼠体重。大鼠体内与糖代谢有关的酶，如乳糖酶、煎糖酶及麦芽糖酶活性均下降。血糖、血氨、血清转氨酶及酸性磷酸酶活性上升，提示肝脏损伤。免疫组织化学染色发现，静脉注射糖化白蛋白至非糖尿病兔体内可致兔主动脉粥样硬化损伤。这些作用不能单用食物营养成分减低来解释。用添加了必需氨基酸的糖化食物喂食大鼠同样出现上述病变。这种作用被称为非酶糖化产物的毒性作用。这一毒性作用的强弱与糖化反应时间的长短、棕色产物颜色的深浅没有固定关系。

（三）体内非酶糖化反应本身及其产物在糖尿病并发症发生中的作用

体内外实验表明，非酶糖化反应本身及其产物可能通过以下几个方面造成损伤。

1. 糖化-氧化损伤　既往认为，非酶糖化反应产物 AGEs 是其可能造成机体损伤致病的原因。非酶糖化反应仅发生在蛋白质氨基与糖之间，而且半衰期较长的蛋白质易被糖化。最近的研究表明，这种非酶糖化反应不仅可发生在半衰期较长的蛋白质，而且半衰期较短的蛋白质，如载脂蛋白（apoprotein）和低密度脂蛋白（LDL）也可和糖反应生成 AGEs。糖化反应时还伴有氧化反应，可生成超氧化物。氧化反应及产物是公认的造成机体组织损伤的机制之一。脂质糖化终末产物生成速率与糖、脂浓度有关。糖尿病患者 ApoB-AGEs 水平较正常人高出 2 倍，Lipid-AGEs 水平高出 4 倍。糖尿病患者有很高的白内障发生率。晶状体蛋白质是一个更换期很长的蛋白质，在长期高血糖的影响下，晶状体蛋白质的糖化氧化反应缓慢进行着，AGEs 的堆集交联化使晶状体逐渐的混浊棕化，厚度及硬度不断增加，导致白内障的形成和发展。晶状体蛋白质糖化与白内障的生成过程可以在体外进行复制，如果把牛的晶状体放在葡萄糖的溶液中，使溶液的 pH 值符合体内生理条件，在 37℃ 保温，10 个月后可以看到与葡萄糖共同保温的晶状体蛋白的颜色及光学性质与糖尿病白内障晶状体几乎完全一致。这也间接的证实了白内障与糖化氧化反应的密切关系。值得注意的是，非糖尿病的老年性白内障，也有类似的晶状体蛋白质的糖化过程，例如人的晶状体中也有 AGEs 存在，而且随着年龄的增加逐渐增多，晶状体蛋白质上存留的赖氨酸逐渐减少。晶状体蛋白质上的赖氨酸是进行糖化反应的底物，在白内障发展的过程中减少得更为明显。随着年龄的增加，晶状体中的葡萄糖及 6-磷酸葡萄糖的含量也在不断增加。在晶状体中的 AGEs 的堆集，可出现在外囊、皮层及内核，尤以外囊更为明显。这些情况都说明不论是糖尿病性或老年性白内障的生成过程中都有晶状体蛋白质糖化的因素存在。

关于红细胞的糖化已有较多的研究报道。糖化血红蛋白的测定已作为糖尿病控制一个指标广泛应用。血红蛋白-AGE 的生成可使血红蛋白的氧结合率明显降低（大约可降低 50%），潜在性的影响氧的交换。除了血红蛋白外，红细胞膜蛋白也能被糖化，生成 AGE 结合物，其结果可以造成红细胞的变形性及膜流动性均减小，氧释放量及酶活性的降低。Fleeha 等报道，糖尿病患者的红细胞膜蛋白糖化后，可使膜中的 Ca^{2+}-ATP 酶活性降低，导致细胞内钙量的积蓄及膜的硬化，由于细胞内渗透压增大，使细胞发生肿胀，体积增大，当然这些对微循环都可以产生潜在影响。作者也曾报道过 169 例糖尿病患者，他们的红细胞膜蛋白糖化与一些临床指标，如尿素氮、肾病变、听力变化等的关系，表明在糖化红细胞膜蛋白超常的情况下，临床上患者的肾脏、视网膜、周围神经的病变及老年患者听力减退的发生率都明显增加，特别是通过追随观察还发现，当患者的糖化红细胞膜蛋白由正常转为超常的增高时蛋白尿、周围神经病变和听力减退的发生率有明显增加。进一步说明当糖尿病患者血糖控制不良而造成红细胞的血红蛋白及膜蛋白的糖化显著增高时，肾脏、视网膜及周围神经都能出现不同程度损伤。

以低密度脂蛋白（LDL）及极低密度脂蛋白（VLDL）升高为特征的高脂血症及血管硬化，不仅见于大多数糖尿病患者，而且他们因血管硬化而导致的心肌梗死及卒中的发生率也显著增高。严重的糖尿病患者血浆 LDL 及载脂蛋白 B（Apo-B）中的 AGEs 水平都成倍的高于正常人群，而且这些脂蛋白中脂质部分的 AGEs 也有同样程度的增高。LDL、Apo-B 中 AGEs 的生成无疑对血管硬化产生影响。但很难区分糖尿病患者的血管硬化是由于糖化还是氧化机制所促成的。除了 LDL 被糖化外，高密度脂蛋白（HDL）也能被糖化，研究表明 HDL 糖化以后与细胞膜上特异受体的结合率大大降低，直接影响了由受体介导的胆固醇由细胞内向外转运，使细胞内胆固醇向外转运率可降低 25%～40%。HDL 糖化后的这种功能异常也可能是糖尿病患者血管硬化加速的一个因素。酶及其辅助因子中的蛋白质及氨基酸也能受到糖化反应影响，使活性降低，例如抗凝血酶Ⅲ的糖化，可以降低对肝素的亲和力，使凝血酶抑制作

用显著降低。纤维蛋白溶酶的糖化，可以使纤维蛋白降解率减少，导致糖尿病患者常见到过多纤维蛋白堆积的现象。此外，溶菌酶及乳铁蛋白分子中的半胱氨酸都容易被 AGEs 结合，使它们的抑制细菌的活性降低，从而影响了糖尿病患者的抗感染能力。

关于核酸的糖化问题也有报道，核酸与蛋白质及氨基酸之间的关系非常密切，构成核酸中的嘌呤碱及嘧啶碱都是由氨基酸合成的，有的碱基部分就有游离氨基，有的核酸中还有蛋白质部分，因此核酸也能被糖化，也有 AGEs 结合物。糖化后的核酸可以使遗传物质发生相关的变化，包括染色体的改变、DNA 链断裂以及 DNA 的修复、复制、转录能力降低等，有的报道中认为糖尿病时能加快细胞的衰老过程，可能与此有关。关于核酸的糖化及可能造成的影响已引起广泛的注意。

2. 对血管内皮的损伤　胶原蛋白是广泛存在于人体结缔组织、各种大小血管及全部基底膜的蛋白质，有较长的更换期，是最容易受到糖化影响的蛋白质之一。胶原蛋白质的糖化堆集和交联使蛋白质的溶解度及对酶的敏感度降低，影响了它的代谢、修复及更换。AGEs 的堆集也使组织的厚度及硬度增加，弹性减少，显然这对心、肺、动脉等重要器官的生理功能将产生影响。Vlassara 将生理量的 AGE-兔血清白蛋白给予正常兔输注 4个月，其中一些动物同时给予富于胆固醇的食物喂养 2 周，可以清楚地看出这些兔的主动脉上均有 AGEs 的堆集，并有内膜改变、细胞粘连及脂质沉积的病变。而未给予 AGE-白蛋白的对照组动物则未见有这种动脉血管的病变发生；同时给予胆固醇饮食动物病变更为严重，动脉内膜出现含有泡沫细胞增厚的斑块及块状脂肪沫等。证明了 AGEs 堆集与动脉硬化的关系。在高血糖的影响下，胶原蛋白可以形成网状的 AGEs 堆集物，在血浆中的一些蛋白质分子，如白蛋白、免疫球蛋白、脂蛋白等渗入到血管外层时，能够与这些网状的 AGEs 堆集物结合，交织地附着在糖化了的胶原蛋白分子上，造成基底膜不断增厚及毛细血管和肾小球的阻塞，同时在细胞免疫系统的作用下，还构成对细胞的损害。

AGE-胶原蛋白结合物对血管内皮细胞的作用，还直接干扰 NG 内皮舒张因子（DERF）反应系统，并同时使 NO 的抗细胞增殖机制受到抑制，造成血管平滑肌舒张不良和内膜病变。国内、外实

验室都报道了 AGEs 通过抑制 NO 生成在血管内皮损伤中的作用。虽然 AGEs 抑制 NO 生成的机制尚不清楚,这对研究糖尿病微血管病变机制及 AGEs 在并发症中作用提供了一定的实验室依据。关于 AGEs 与血管紧张素转换酶的关系研究,也从另一个角度阐述了 AGEs 对血管张力的影响。

3. 形成修饰蛋白质所造成的损害　AGEs 的形成改变了蛋白质结构的完整性。

（1）直接损害被糖化的蛋白质功能:血红蛋白糖化后可致氧输送能力减低;胶原蛋白、细胞外基质成分糖化交联可改变结构造成血管壁通透性改变,甚至直接导致血管壁增厚,管腔狭窄而产生大、小血管病变而导致心肾脑等器官损害;脂蛋白本身的氧化及修饰可使其清除速率减慢,造成血胆固醇水平升高,从而在动脉粥样硬化发生中起作用;髓鞘蛋白糖化可致神经传导速度减慢及发生其他神经病变;晶状体蛋白糖化是白内障发生的原因之一;糖化反应还可直接影响激素蛋白的结构而使包括胰岛素在内的激素活性下降。

（2）修饰蛋白质成为自身抗原,对机体免疫系统产生影响:既往探讨 AGEs 致病的病理生理机制时多涉及因 AGEs 形成改变蛋白质结构,使蛋白质功能本身受到影响,较少涉及因 AGEs 修饰蛋白质结构而使体内蛋白质成为自身抗原,刺激机体免疫系统造成损伤。近年来,2 型糖尿病及其并发症发生原因与免疫系统的关系不断地被提及。特别是循环血中免疫细胞分泌细胞因子形成为炎症状态与血管损伤的关系。这些细胞因子对体内脂质代谢、内皮功能都有影响。有人推测,这些细胞因子通过其对脑、肝、脂肪及血管内皮细胞的作用参与了代谢综合征以及糖尿病及其并发症的发生与发展。其中 TNF-α、IL-6 已被认为与机体多种病理生理过程相关。IL-6 是特异抗原免疫反应及炎症反应中的多效应物质,同时也是机体急性反应中的重要生物介导物质。TNF-α 更是通过其多方面效应,抑制机体抗凝,促进血栓形成,刺激垂体分泌 ACTH,甚至可以直接抑制酪氨酸激酶活性。所有这些作用均被视为与胰岛素抵抗和 2 型糖尿病并发症发生发展有关。作者实验室应用自行制备的 AGEs 产物,分别与正常人及糖尿病患者外周血淋巴细胞共同培养 24 小时后发现:①AGEs 确实可以刺激人体外周血淋巴细胞产生包括 TNF-α 和 IL-6 在内的细胞因子。②将受试者对 AGEs 刺激反应与对非特异性抗原 PHA

刺激反应进行比较。无论以 TNF-α 产生还是以 IL-6 产生为指标,糖尿病患者表现出对 AGEs 刺激较敏感的状态;这不仅表现在正常人与糖尿病患者外周血淋巴细胞 TNF-α 分泌平均数量的显著性差异上,也表现在患者中高敏反应者的比例为正常者的 5 倍以上。糖尿病患者对 AGEs 刺激高敏反应与性别、病程、体重及血糖水平等指标无关。通过这一方法可获知糖尿病患者个体免疫系统对 AGEs 刺激的反应状况。糖尿病患者中所表现出的高敏反应现象有可能是糖尿病并发症发生的危险因素,AGEs 刺激后细胞因子测定也有可能成为预测糖尿病并发症发生的一个指标。但为证实这一可能,首先需要确立细胞因子产生与糖尿病患者血尿生化、病理改变及并发症发生的相关性。这将是一项大规模的前瞻性工作。

4. AGEs 与 AGEs 受体的作用　体内多种细胞存在有 AGEs 受体,实验表明这一系统存在与 AGEs 的清除有关。这从某种意义上表明 AGEs 是机体需要及时有效清除的物质。一旦 AGEs 生成过多或清除不利,在体内堆积过高,可能会引起病理改变。一些实验及临床证据提示 AGEs 受体与血管病变关系。糖尿病或其他原因所致血管病变患者,血管内皮中 AGEs 受体蛋白质含量及 AGEs 受体 mRNA 水平明显增高。AGEs 与细胞壁上的 AGEs 受体结合激活细胞内信号转导系统,刺激细胞因子分泌,产生不同的生物效应。AGE 受体蛋白质的分子大约 10～90kD,它们的数目可以随循环中胰岛素的增多而减少。值得注意的是具有 AGEs 受体蛋白质的一些细胞与 AGEs 蛋白质结合后,可促使细胞内许多细胞因子的合成与释放,如 TNF-α、IL-1α、胰岛素样生长因子-IA（IGF-IA）、血小板衍生生长因子（RDGF）及 INF-γ 等。这些细胞因子除了可以促进及参与 AGEs 的分解外,还可干扰周围组织细胞的若干功能,如细胞的趋化性、黏附性、增殖与分化、活性化以及凝固和屏障功能等,引起组织的炎性反应、免疫功能异常及循环障碍等的发生,这些作用发生在血管内皮细胞时将与糖尿病大、小血管并发症的发生与发展密切关系。众多已知的细胞因子和生长因子被认为在机体体液调节中发挥着越来越重要的作用。TNF-β、IL-1、IGF-IA、PEGT 这些已知可由 AGEs 诱导产生的细胞因子均可刺激血管内皮细胞增殖。作者曾观察到 AGEs 对血管内皮细胞增生的影响,AGEs 可直接刺激血管内皮细胞的增殖,这一作用较单纯葡萄糖更为明显。

5. 直接参与基因调控表达 AGEs 是一类合成后修饰蛋白,它的蛋白修饰与基因突变无关。但 AGEs 可在体内对基因表达发生作用。正常小鼠接受 AGEs 腹腔内注射 4 周,可使小鼠 glomerular extracellular matrix d(Ⅳ)collegen、laminin B1、tranforming growth factor β1 mRNA 上升 1～2 倍。这些因子被认为与糖尿病肾病发病有关。于这些因子基因上调表达的同时,小鼠伴有肾小球肥大的病理改变。

(四) 抑制糖化反应和 AGEs 生成及对糖尿病并发症可能的治疗意义

既然 AGEs 与血管病变的发生有一定关系,人们很自然想到寻找减少其生成的物质。近年来总结出的抗 AGEs 物质有以下数种:①经典抗 AGEs 物质氨基胍(aminoguanidine);②传统的降糖药物:如二甲双胍、丁二胍,通过胍类结构模拟氨基胍的作用以及吡格列酮等;③血管紧张素受体阻滞剂和血管紧张素转换酶抑制剂;④具有抗炎症和血管内皮保护功能的己酮可可碱;⑤金属离子螯合剂,如去铁敏和青霉胺;⑥抗氧化剂(维生素 C、E);⑦氨基捕获剂(如阿司匹林),阿司匹林具有明显的抑制蛋白质糖化反应的作用,它可能通过与葡萄糖竞争蛋白质分子中同一个赖氨酸的氨基,使赖氨酸乙酰化而阻止糖化反应的进行;⑧Amadori 产物去糖化酶(Amadoriases);⑨解除蛋白 α-双碳酰交联的物质如 PTB 和 PTB 的稳定衍生物苯基-4,5-二甲基噻唑氯嗡盐 ALT-711(Alagebrium);⑩芳香基酰脲和芳香基苯氧异丁酸衍生物。此外,中药提取物,国内上海、北京、辽宁等地的实验室都开展过中药或中药有效成分抑制体外 AGEs 生成的实验研究。结果显示人参、地黄、葛根等中医经典治疗糖尿病的药物具有抗糖化产物生成的作用。本实验室的工作也显示从五味子、大黄中提取的产物可以抑制 AGEs 所诱导的人外周血淋巴细胞释放肿瘤坏死因子;银杏叶提取物可在体外直接抑制 AGEs 的生成。国内文献上报道的具有抗糖化产物生成的中药或中药成分还有柴胡、柿皮素等。在开展中药或中药成分抗糖化作用研究时应注意与氨基胍作用比较,这样有阳性对照的结果将更有说服力。

可以抑制 AGEs 产生的亲核性化学物质——氨基胍(aminoguanidine,AG)报告于 1986 年,并将其用于干预 AGEs 所致的病理损伤。氨基胍是一类亲核联胶化合物。碳上的两个氨基有较低的 Ka 值,容易与羰基缩合,这种理化性质使它在蛋白质糖化反应中有较强的竞争性,从而阻止 AGEs 的生成。通过磁共振、质谱及 X 线衍射等的分析证实,氨基胍抑制 AGEs 的生成的主要机制是氨基胍能与蛋白质糖化过程中的中间产物 3-去氧葡萄糖腙结合,生成 3-氨基-5-三嗪或是 3-氨基-6-三嗪,阻止了糖化反应的进行和 AGEs 生成。氨基胍还可能具有阻断 AGEs 再循环的作用。目前实验室体内研究表明:氨基胍本身并不具有降糖、降血压等作用,但它确实可以将体内产生的 AGEs 水平降低 30%,同时将脂蛋白降低 12.8%,总胆固醇降低 19%,改善糖尿病肾病时的肾脏功能。也可有效抑制与糖尿病有关的视网膜血管内皮细胞增殖,减少毛细血管微动脉瘤的产生。糖尿病大鼠应用氨基胍 8 周后可改善脑血流,增加神经传导速度。氨基胍对已形成的 AGEs 无效。最近报道氨基胍还具有抑制以碳酰基作为辅酶的酶活性。这类酶包括一氧化氮合成酶(nitric-oxide synthase,NOS)和半二肼羰敏感的儿茶酚胺氧化酶(semicarbazide-sensitive amine oxidase,SSAO),后者所催化的反应与心血管病相关。

而另一些实验表明,AGEs 交联裂解剂(AGEs cross-link breaker),如 N-phenacyl-4,5-dimethylthiazolium bromide(DMPTB),可以裂解已经形成交联的晶体蛋白。联合应用血管紧张素转换酶抑制剂 ramipril 和抗 AGEs 物质 alagebrium 治疗糖尿病肾病具有一定的协同效应,两者都在肾素系统通路上发生作用。AGEs 抑制剂 ALT-946 具有一定的肾脏保护作用。可改善糖尿病肾病动物的肾小球硬化,减轻蛋白尿并在形态学上减少免疫标记的 AGEs。ALT-946 在以上各方面的作用优于氨基胍。虽然实验室研究取得了令人鼓舞的结果,但氨基胍的临床试验结果并不如此理想。美国在一项 690 名 1 型糖尿病患者中开展的 Pimagedine(氨基胍商品名)随机双盲对照研究表明,每天应用 Pimagedine 150～300mg 2～4 年,虽然血肌酐水平成倍增加的比例小于安慰剂组,但没有统计学差异;在肾小球滤过率改变以及微量蛋白尿的程度上应用 Pimagedine 并未见明显的作用。这一 AGEs 抑制剂的临床研究结论为未见到 Pimagedine 具有明显延缓 1 型糖尿病肾脏病变的作用,但这毕竟首次提供了关于这一物质临床应用的信息。

此外,严格控制糖尿病患者的血糖水平是减少自发糖化反应的基本途径。另外一些可以分解 AGEs 产物的蛋白酶也在成为研究开发的对象。

随着我们对蛋白质修饰在疾病发病机制及过程中作用的研究不断深入,非酶糖化反应及其在糖尿病并发症中的机制将会越来越清楚。这样的研究不仅为我们有效地控制与治疗并发症开辟一个新的方向,而且还会对我们认识合成后蛋白质修饰在疾病及生命过程中的作用开辟一个新的领域。

二、多元醇通道假说

1. 多元醇通道活性增加与 myo-肌醇储备耗竭　多元醇通道是葡萄糖代谢的一种途径,葡萄糖在磷酸葡萄糖氧化系统及还原型辅酶 E(NAD-PH)的参与下,经醛糖还原酶催化转变为山梨醇,再通过山梨醇脱氢酶在辅酶 I (NAD)的参与下氧化为果糖。这个过程还涉及若干酶系统及氧化还原系统,比较复杂。从目前的研究结果来看,通道的前半部即由葡萄糖转变为山梨醇的阶段比较重要,因为它涉及谷胱甘肽的氧化还原过程、NO 合成酶及 myo-肌醇-磷酸肌醇代谢系统。除了葡萄糖外,其他醛糖如半乳糖,也能被醛糖还原酶催化转变为半乳糖醇。后半部山梨醇转变为果糖过程中,有辅酶 I 参加,随着反应的进行,还原型辅酶 I (NADH)增加,NADH/NAD 的比值增大,它在高血糖假性缺氧 (hypergiycemic pseudohypoxia) 中起着关键性的作用。此外,果糖比葡萄糖更容易被氧化,产生更多的 AGE(图 46-3)。

高血糖状态时,多元醇通道活性增加,导致细胞内山梨醇的增多,细胞膜上 Na^+-K^+ ATP 酶活性降低,并使细胞外液中 myo-肌醇(以下简称肌醇)进入细胞受到抑制,细胞内肌醇储备逐渐耗竭,尿

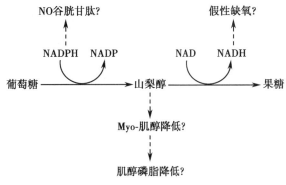

图 46-3　多元醇通道及其影响

中肌醇排出量增多。肌醇是构成肌醇磷脂的主要成分。肌醇磷脂是一个非常重要的信息传递者,主要将细胞膜上得到的信息转到细胞内。

图 46-4 大致表达了这一过程。当细胞上的受体接受信息后,激活了磷酸酶酶 C,在它的作用下,二磷酸肌醇磷脂分解为二酰甘油及三磷酸肌醇,前者可以激活蛋白激酶 C,与广泛的蛋白质磷酸化过程相联系;后者可以启动钙库,促进钙的释放。在这两方面反应的协同作用下,引起生理反应。肌醇主要来源于食物,血浆中肌醇到达细胞外液后再转运进入细胞内。这是一个主动转运过程,因为细胞内肌醇的浓度要高出细胞外液数百倍。多元醇通道活性增加,可抑制这一转运过程(图 46-5)。

在细胞内肌醇及肌醇磷脂都有一定的储备库,可能是维持正常生理功能的物质基础,它们的减少与耗竭显然会对生理功能造成影响。目前还不清楚究竟有哪些生理功能会受到影响,以往一直认为 Na^+-K^+ ATP 酶活性降低及神经传导速度减慢与此有关,然而近几年的一些研究结果与这种看法并不一致。例如以 myo-肌醇喂饲糖尿病鼠,使其神经组织中肌醇含量得以纠正,但神经传

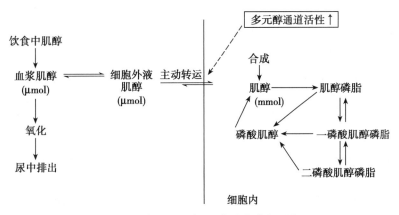

图 46-4　肌醇代谢示意图(虚线代表抑制作用)

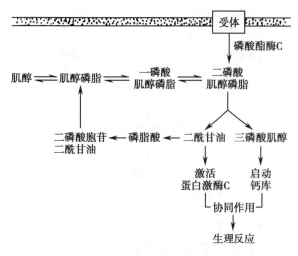

图 46-5　肌醇-肌醇磷脂与生理反应

导速度并不能恢复。Loy 等曾测定了实验性糖尿病兔角膜各个组织层、主动脉肌内膜、左心室及窦房结、视网膜及肾脏中的葡萄糖、山梨醇及肌醇含量，发现在角膜、主动脉肌内膜中肌醇的水平不是下降而是升高，在视网膜及肾脏中，也不是每一个解剖部位组织中的肌醇量是降低的：视网膜色素上皮层中肌醇量是降低的，但脉络膜血管层的肌醇量并没有改变，肾小球的肌醇量降低，但肾乳头的肌醇量却升高。从多年的糖尿病患者的神经穿刺取样的标本中，也未见到肌醇量有所改变。这些实验结果说明，多元醇通道及 myo-肌醇耗竭的假说，还存在不少需要澄清的问题，仍然有待进一步的研究工作予以阐明。

2. 多元醇通道活性增加与组织损伤　早在 30 多年前，就发现糖尿病鼠的晶状体中有过多的山梨醇堆积。此后的研究工作陆续报道了实验性糖尿病动物的外周神经、视网膜微血管基底膜、晶状体及红细胞等都有较高的山梨醇水平及低水平的肌醇，与此同时，动物的神经传导速度减慢，并有白内障及微血管病变发生。还有实验表明，如果以半乳糖喂饲动物产生高半乳糖血症时，也能使狗或大鼠发生白内障，视网膜毛细血管基底膜增厚及周边细胞消失等病变；在神经组织中有半乳糖醇蓄积，也会引起神经传导速度减慢。所有这些组织损伤及功能减退的情况都与糖尿病患者所表现的症状相似。在研究多元醇通道与组织损伤的关系中发现，通道的前半部似乎更为重要，因为使用醛糖还原酶抑制剂，可以使糖尿病鼠的神经传导速度减慢得以改善，并能增加神经内膜的血流供应，提高细胞 Na$^+$-K$^+$ATP 酶的活性；而使

用山梨醇脱氢酶抑制剂则不能显示这些效果。另一方面，用高半乳糖血症鼠的实验结果也说明了这一点。半乳糖可以通过通道的前半部，而生成半乳糖醇，但它却不能通过后半部，因为半乳糖醇不是山梨醇脱氢酶的底物，所以高半乳糖血症鼠的神经传导功能仍然可以受到影响。研究工作还发现，糖尿病神经病变主要是由于神经的血液供应不良所造成，因为血管扩张药可以增加糖尿病鼠的神经血流供应，也能改善神经传导功能的损伤。醛糖还原酶抑制剂所具有的改善糖尿病动物神经病变的作用，也与它能改善神经内膜的血流供应有关。这是因为在葡萄糖转变为山梨醇的过程中需要有 NADPH 参与，NADPH 不仅是多元醇通道中醛糖还原酶催化反应的辅酶因子，而且也是 NO 合成酶的辅助因子。在高血糖状态时，多元醇通道活性增高，加快了葡萄糖的转化过程，同时也消耗了较多的 NADPH，竞争性的使 NO 合成受到抑制，NO 生成的减少造成血管收缩，组织缺血及神经传导速度减慢。醛糖还原酶抑制剂使葡萄糖转化受阻，同时也减少了与 NO 合成酶之间对 NADPH 的竞争，使血管及神经功能的改变得以恢复。另一方面，如果在应用醛糖还原酶抑制剂以后，再应用 NO 合成酶抑制剂，则糖尿病动物由醛糖还原酶抑制剂改善的神经功能，如神经传导速度加快及 Na$^+$-K$^+$ATP 酶活性的增加等，又再度受到抑制，但神经细胞中的山梨醇及肌醇的含量则未受到影响，进一步证实了山梨醇通道与 NO 合成酶之间的关系。NADPH 还涉及另一个酶系统，即谷脱甘肽氧化还原的酶系统。NADPH 是谷脱甘肽还原酶的辅助因子，在 NADPH 的辅助下，谷脱甘肽由氧化型转变为还原型（GSH），后者是消除体内氧自由基的重要物质。已经知道氧自由基对血管内皮及 NO 均有直接作用，除了能降低 NO 对血管平滑肌的松弛作用外，还能直接损伤血管内皮细胞。在内皮细胞培养实验中可以看到，在高浓度的葡萄糖条件下，谷脱甘肽的氧化还原系统受到影响，致使 GSH 及 NADPH 都明显减少。还有的研究证明糖尿病鼠在给予 GSH 后也能增加神经内膜的血流量，并使神经传导速度减慢也获得改善。

3. 醛糖还原酶抑制剂　在多元醇通道假说中，醛糖还原酶抑制剂的应用不仅对糖尿病所造成的组织损伤给予理论上的说明，而且也证实了它能有效地改善糖尿病动物所造成的血管及神经

病变。醛糖还原酶抑制剂用于临床已有多年的历史,常用的品种有 Ponalmstat、Alrematin、Sorbinil、Tolrestat、Epalmstat 等,它们大都是羧酸类衍生物。这些药物开始广泛用于糖尿病患者的神经、肾脏及视网膜病变,也有用于白内障及角膜愈合等的治疗,但效果并不满意。近几年来大多数临床试验集中在用于糖尿病神经病变方面的观察。试验设计多考虑到随机、双盲及对照等原则,观察时间大都在一年以上。从这些临床报告看,结果各有所异。有的报告认为患者应用药物后,可以使疼痛、震颤阈以及感觉、运动神经传导速度均有所改善,明显的优于对照品。但也有不少否定的报告。因此还不能完全肯定药物的有效性,仍有待进一步肯定。Pfeifer 等认为在临床试验中应该注意一些容易忽视的问题,这对得到一个明确的药物评价非常重要。①在病例选择上应考虑病变的严重程度,以中度的、诊断明确的神经病变为宜。②有较长的观察时间可以观察到治疗及对照组都有一明显的病情变化过程。③要有能够进行统计学处理的足够病例及观察数据。④在实验方法学上需要规范化,并注意监测的质量。⑤对所用药物应有药代动力学的资料,特别是要了解药物在神经组织中的分布情况。

(张铁梅　南国柱)

参 考 文 献

1. Mailiard LC. Reaction generale des acides amines Sur les sucres zses consequences biologiques. CR Acad-Sci,1912,154:66-68.

2. Mohammad A,Leonrah HF,Olcott HS. The "browning" reaction of protein with glucose. Arch Biochem Biophys,1949,24:157-178.

3. Lee TC,Pintauro SJ,ChiChester CO. Nutritional and toxicology effects of nonenzymatic maillard browing. Diabetes,1982,31(suppl 3):37-46.

4. Abmed AU,Thorpe SR,Baynes JW,et al. Identification of N′-Carboxymethyllysine as a degradation product of fructose-lysine in glycated protein. J Biol Chem,1986,261:4889-4894.

5. Fleetm FL,Bermudez MC,Cedola BV,et al. Decreased Ca-ATPase activity after glycosylation of erythrocyte membranes in vivo and vitro. Diabetes,1990,39:707-711.

6. Loy A,Lurk KG,Ghost A,et al. Diabetes and myo-inositol paradox. Diabetes,1990,39:1305-1312.

7. Kihara M,Schmelzer JD,Poduslo JF,et al. Aminoguanidine effects on nerve blood flow,vascular permeability,electrophysiology, and oxygen free radicals. Proc Natl Acad-Sci USA,1991,882:6107-6111.

8. Baynes SW. Role of oxidation stress in development of complication in diabetes. Diabetes,1991,402:405-412.

9. Horiuchi S,Araki N,Morino Y. Immunochemical approach to characterize advanced glycation end products of the maillard reaction. J Biol Chem,1991,266:7329-7332.

10. Richard B,Keven JT,Anthony C,et al. Advanced glycosylation end products quench nitric oxide and mediate defective endothelium dependent vasodilation in expertmetal diabetes. J Clin Invest,1991,87:432.

11. Vlassarh H,Fuh H,Makita Z,et al. Exogenous advanced glycosylation end products induce complex vascular dysfunction in normal animals:A model for diabetic and aging complications. Proc Natl Acad-Sci USA 1992,89:12043-12047.

12. Edelstein D,Brownlee M. Aminoguanidine ameliorates albuminuria in diabetic hypertensive rats. Diabetologia,1992,35:90-91.

13. Matitb Z,Vlassara H,Rayfield E,et al. Hemoglobin-AGE:A circulation marker of advanced glycosylation. Science,1992,258:651-653.

14. Neeper-M,Schmidt AM,Brett J,et al. Cloning and expression of a cell surface receptor for advanced glycosylation end products. J Biol Chem,1992,267:14998.

15. Brett J,Schmidt AM,Yan SH,et al. Survey of the distribution of a newly characterized receptor for advanced glycation end products in tissues. Am J Pathol,1993,143:1699-1712.

16. Bucala R,Makita Z,Koshinsky T,et al. Lipid advanced glycosylation Pathway for lipid oxidation in vivo. Proc Natl Acad-Sci USA,1993,90:6434-6438.

17. Brownlee M. Glycation and diabetic complications. Diabetes,1994,43:836-841.

18. Yang CW,Vlassarh H,Peten EP,et al. Advanced glycation end products upregulate gene expression found in diabetic glomerular disease. Proc Natl Acad-Sci USA,1994,91:9436-9440.

19. Vlassarh H,Striker LJ,Telchberg S,et al. Advanced glycation end products induced glomerular sclerosis and albuminuria in normal rats. Proc Natl Acad-Sci USA,1994,91:11704-11708.

20. Ritthaler U,Deng Y,Zhang Y,et al. Expression of receptors for advanced glycation end product in peripheral occlusive vascular disease. Am J Pathol, 1995, 146(3):688-694.

21. 于国华,邹定,南国柱.红细胞膜蛋白对非酶性糖化与糖尿病慢性并发症的联系.中华内分泌杂志,1996,

122:206-208.

22. Pickup JC, Crook MA. Is type Ⅱ diabetes mellitus a disease of the innate immune system? Diabetologia, 1998, 41:1241-1248.

23. 段有金, 王韶颖, 三轮一智, 等. 五种中药对蛋白质非酶糖基化的抑制作用. 中国糖尿病杂志, 1998, 6:227.

24. 韩彩和, 张铁梅. 非酶糖化蛋白对体外培养血管内皮生长的影响. 中国糖尿病杂志, 1999, 72:89-90.

25. 张铁梅, 张延, 韩彩和, 等. 糖化蛋白终末产物诱发糖尿病患者外周血淋巴细胞分泌 TNF-α、IL-6 的研究. 中国糖尿病杂志, 2001, 9:72-75.

26. 张铁梅, 韩彩和. 碧萝芷体外抑制糖化终末产物生成作用的研究. 中国药理学通报, 2003, 19:437-440.

27. Bolton WK, Cattran DC, Williams ME, et al; ACTION I Investigator Group. Randomized trial of an inhibitor of formation of advanced glycation end products in diabetic nephropathy. Am J Nephrol, 2004, 24(1):32-40.

28. Wautier JL, Schmidt AM. Protein glycation: a firm link to endothelial cell dysfunction. Circ Res, 2004, 95(3):233-238.

29. Goldin A, Beckman JA, Schmidt AM, et al. Advanced glycation end products: sparking the development of diabetic vascular injury. Circulation, 2006, 114(6):597-605.

30. Desai K, Wu L. Methylglyoxal and advanced glycation end products: new therapeutic horizons? Recent Patents Cardiovasc Drug Discov, 2007, 2(2):89-99.

31. Kazachkov M, Chen K, Babiy S, Yu PH. Evidence for in vivo scavenging by aminoguanidine of formal dehydeproduced via semicarbazide-sensitive amine oxidase-mediated deamination. J Pharmacol Exp Ther, 2007, 322(3):1201-1207.

32. Coughlan MT, Thallas-Bonke V, Pete J, et al. Combination therapy with the advanced glycation end product cross-link breaker, alagebrium, and angiotensin converting enzyme inhibitors in diabetes: synergy or redundancy? Endocrinology, 2007, 148(2):886-895.

33. Price CL, Knight SC. Advanced glycation: a novel outlook on atherosclerosis. Curr Pharm Des, 2007, 13(36):3681-3687.

34. Ahmed N, Thornalley PJ. Advanced glycation endproducts: what is their relevance to diabetic complications? Diabetes Obes Metab, 2007, 9(3):233-245.

第 47 章

代谢控制与糖尿病慢性并发症

糖尿病治疗目的是预防急性并发症以及预防、减少或延缓慢性并发症的发生与进展,使患者具有健康的体魄,像正常人一样地生活、学习、工作和娱乐,有与同龄健康人同样的寿命和生活质量(如结婚、性生活、生育、家庭等)。为此,患者应长期控制导致并发症的各项代谢异常指标达标。

1 型糖尿病患者在确诊 4~5 年内,较少有慢性并发症的发生,而大部分 2 型糖尿病患者在确诊之前就已经有慢性并发症发生。英国糖尿病前瞻性研究(UKPDS)中发现有半数新诊断的 2 型糖尿病患者中已有一种或多种慢性并发症;有些患者因为某些慢性并发症才发现了糖尿病,如高血压、心脑血管病、下肢缺血性血管病以及视网膜病变或肾脏病变等。甚至于糖尿病并发症已处于较晚期阶段。

2007 年对北京地区抽样调查了 2077 例 2 型糖尿病患者的结果发现,平均病程 8.3 年的患者已患有慢性并发症或合并症的患病率为:高血压 60.8%、冠心病 26.5%、脑梗死 14.5%、脑出血 1.7%、下肢血管病变 16.4%;眼底病变 19.3%、肾脏病变 23.7%、神经病变 21.8%;同时还发现脂肪肝 39.1%、胆结石 8.9%。

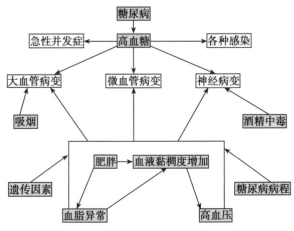

图 47-1　糖尿病慢性并发症或合并症的诱发因素

糖尿病患者慢性并发症产生的危险因素是复杂和综合性的,主要的可分为不可改变和可改变危险因素两部分(图 47-1)。

一、糖尿病慢性并发症或合并症不可改变的危险因素

所谓不可改变危险因素就是在目前的医疗条件下,还不能通过各种干预措施改变这些危险因素。

1. 遗传因素　无论糖尿病患者的病情控制如何或病程长短,临床上却有部分糖尿病患者并不出现糖尿病慢性并发症或合并症;相反,有部分 2 型糖尿病患者即使病情控制的良好,在较短时间内即出现了慢性并发症。因此,遗传因素可能在糖尿病慢性并发症发生中起到一定的作用。在"糖尿病控制和并发症试验(DCCT)"研究中,发现一些志愿者家族中有多人也患了糖尿病,同时发现这些家族中视网膜病变也呈多发现象,其机制可能与遗传因素有关。

2. 糖尿病病程　随着糖尿病病程的延长,产生慢性并发症或合并症的危险性、严重程度的几率都将增加。例如,在没有视网膜病变的 2 型糖尿病患者中,25%~30% 在确诊后 5 年内将发生糖尿病视网膜病变。已患有糖尿病早期肾病的患者,约有 80% 的 1 型糖尿病和 20% 的 2 型糖尿病在 5~10 年内可进展到大量临床蛋白尿阶段;此后,大约在 1 型糖尿病患者有 50% 于 10 年、75% 于 15 年、90% 于 20 年内和 2 型糖尿病患者有 20%~30% 在 20 年内进展到终末期肾病而需要透析治疗或肾移植。2 型糖尿病于发病 10 年后出现持续性白蛋白尿的患者中,大约有 11% 将发生慢性肾衰竭。有报道,糖尿病确诊 10 年后,多发性神经病变的发病率为 41.9%,而对照组仅为 5.8%,两组有显著差异。随着糖尿病病程的延长,其大血管病变发生率增加。有一组研究显示,在 21 岁之前确诊的 1 型糖尿病患者随访 20~40

年,冠状动脉疾病(包括冠状动脉疾病所致死亡)到 55 岁时累计发生率大约为 50%;2 型糖尿病患者的死亡率明显高于非糖尿病的对照组,其差异随着病程的延长而增加。由此可见,病程是糖尿病患者发生慢性并发症不可改变的危险因素。

3. 年龄 糖尿病慢性并发症或合并症随着年龄增长而增加,尤其是大血管病变,其原因是多方面的。在一般人群,随着年龄的增长动脉粥样硬化性疾病发生率就增加;而糖尿病患者的高血糖,合并有高血压、血脂异常、肥胖、血液黏稠度高等都是易产生动脉粥样硬化性疾病的危险因素。糖尿病患者具备的这些综合危险因素,其危害性可以起到协同或叠加的作用。

代谢综合征就是这些危险因素聚于一体的患者。美国有一项研究显示,对代谢综合征随访 9 年,心肌梗死的发病率是没有代谢综合征的 2 倍。代谢综合征的高血糖、高血压、肥胖、血酯异常等成分与心血管病发生具有量效关系,其相对危险度在有 1 个组分者为 1.48,2 个组分者为 2.14,3 个组分者为 2.59,4 个组分者为 3.75,5 个组分者就是 5.67。也就是说,在这些代谢综合危险因素中,若有 1 个危险因素的患者心血管病危险性就增加 48%,2 个因素就增加 114%,5 个因素同时存在就增加 467%。所以,糖尿病患者发生大血管疾病比非糖尿病者高 2～5 倍。

4. 性别 正常成年人,绝经前女性由于雌激素对心血管的保护作用,发生心血管疾病的危险性低于男性;但糖尿病女性患者的心血管保护效应减低。有研究显示,糖尿病男性和女性患致死性缺血性心脏病发病率相似,发生心血管疾病的危险性较非糖尿病男性和女性的个体分别增加了1.9 倍和 3.3 倍;Framingham 队列 20 年随访研究,观察到糖尿病对女性心血管病的影响较明显;护士健康研究随访 20 年的亚组分析显示,糖尿病

的年轻女性(<55 岁)与同龄非糖尿病女性比较,发生致死性冠心病的相对危险度高达 9.19。糖尿病女性患者心血管保护功能丧失的原因还不十分清楚,可能源于糖尿病女性与男性患者相比,女性患者的血清 TG 水平升高及 HDL-C 降低有关;另外,正常绝经前女性比男性有更强的内皮依赖性血管舒张功能,而绝经前的糖尿病女性其内皮依赖性血管舒张功能损害更明显有关。

二、改变可变危险因素以减少 糖尿病慢性并发症产生

所谓可改变的危险因素,就是通过各种干预措施,降低这些危险因素对糖尿病慢性并发症发生的风险,避免或阻止慢性并发症或合并症的发生和进展。

糖尿病患者发生慢性并发症和合并症的可改变危险因素主要包括:高血糖、高血压、血脂异常、肥胖及胰岛素抵抗、血液高凝状态、不良生活习惯等。

(一) 控制高血糖

当糖尿病患者长期处于慢性高血糖状态时,可通过多种途径导致体内蛋白质的糖基化增强,活化多元醇旁路以及致微循环高灌注等而引起组织的病理改变,使血管壁上皮细胞舒张功能异常及神经组织受损,产生眼底病变、肾脏病变和神经病变等微血管慢性并发症,以及动脉粥样硬化、高血压、冠心病、缺血性脑血管病和下肢缺血性血管病变等慢性并发症或合并症危险性大为增加(图 47-2)。

循证医学证据显示,无论是 1 型或 2 型糖尿病患者经过强化降糖治疗,使血糖接近正常(HbA1c<6.0%)水平,可预防、减少或延缓微血管并发症的产生和进展。糖尿病控制和并发症试验研究组(DCCT)及英国前瞻性糖尿病研究(UK-

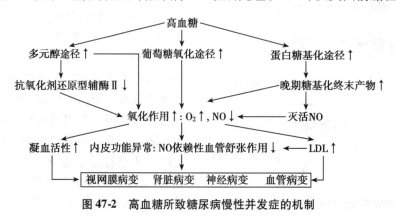

图 47-2 高血糖所致糖尿病慢性并发症的机制

PDS）等及其后续延伸研究（表 47-1）均证实了经过强化降糖治疗后，可减少大血管并发症的发生。Kumamoto 研究是一项随机、对照、前瞻性对 2 型糖尿病患者使用胰岛素强化治疗 6 年的研究，结果显示经过强化降糖治疗，能够预防和延缓糖尿病性视网膜病变、肾脏病变和神经病变的发生和进展。从本研究中提示，预防糖尿病性微血管病变发生和恶化的血糖阈值为 HbA1c<6.5%，空腹血糖<6.1mmol/L（110mg/dl），餐后 2 小时血糖<10mmol/L（180mg/dl）。

表 47-1　DCCT 和 EDIC 的研究结果

与常规治疗组比较,强化治疗组并发症下降(%)		
并发症	DCCT 期间 （随访 6.5 年）	EDIC 期间 （后续随访 4.5 年）
视网膜病变		
3 级进展	76	77
增殖性病变	64	76
黄斑水肿	46	72
激光治疗	56	71
肾脏病变		
微量白蛋白尿	35	53
白蛋白尿（≥30mg/24h）	56	87
神经病变	60	

近些年研究发现，餐后高血糖与糖尿病心血管并发症或合并症的产生密切相关。DECODE 研究其目的是评估降低餐后血糖的临床益处，共有 25 384 例（其中 1275 例已确诊糖尿病）研究对象，随访 10 年（中位数 7.3 年）研究结果显示，经年龄、性别、医院、总胆固醇、BMI、收缩压、吸烟等校正后，比较空腹血糖及 OGTT 的 2 小时血糖与总死亡率相对危险度发现，当空腹血糖<7.0mmol/L（125mg/dl）而 2 小时血糖升高，危险性增高；即使空腹血糖<6.1mmol/L（110mg/dl）而 2 小时血糖>200mg/dl 的人群中，危险度呈跳跃式地增高了 2 倍。该研究证实，OGTT 的 2 小时血糖比空腹血糖可更好地预测心血管疾病导致的死亡。在亚洲一项相似的 DACODA 研究，共 17 666 例年龄 30～89 岁的血糖异常患者研究结果显示，血糖异常与全因死亡、心血管死亡危险呈正相关；与空腹血糖比较，2 小时血糖是全因死亡、心血管死亡危险更有效的预测因子；经过对空腹血糖校

正后,负荷后高血糖是上述两种死亡率独立危险因素;而对 2 小时血糖进行校正后,空腹血糖水平与全因死亡率、心血管死亡率无关。此外,糖尿病干预治疗（Diabetes Intervention Study,DIS）、巴黎前瞻性研究（Paris Prospective Study）等均证实餐后血糖与糖尿病大血管病变密切相关。赫尔辛基警察研究（Helsinki Policemen Study）还显示糖尿病患者冠心病死亡率与 OGTT 的 1 小时高血糖状态相关。

餐后高血糖易引起糖尿病患者心血管并发症的机制尚不十分清楚。有研究表明,较高的餐后血糖可能对血管壁的内皮细胞具有毒性作用而导致血管内皮细胞结构及功能异常,从而引起血管壁通透性增加,使循环血液中的物质（如脂肪等）向血管壁内流入增加,这将加重动脉粥样硬化性病变的发生。餐后高血糖同样还可以使凝血酶的产生增加及其活性增强,同时促使发生血栓性病变的危险性增加;此外,餐后血糖水平的迅速增高可激活内皮细胞中的蛋白激酶 C（PKC）尤其是蛋白激酶 C-α,而这一激活过程可刺激内皮细胞表面上黏附分子的表达,使黏附分子-I（CAM-1）水平迅速上升,将使白细胞与内皮细胞之间黏附增强,这正是动脉粥样硬化病变形成的第一步。

另外,糖尿病患者血糖漂移（波动）也与糖尿病血管并发症密切相关。有一组研究比较使用 NPH 每天注射 2 次的常规治疗组与基础加餐前短效胰岛素强化治疗组的 1 型糖尿病患者发生视网膜病变的风险,经过 9 年的随访,常规治疗组 HbA1c 波动幅度较大（7%～9%）,强化治疗组 HbA1c 波动幅度较小（7%～8%）,两组平均 HbA1c 按 9% 统计,视网膜病变的发生率前者是后者的 2.5 倍。另外一项多中心、回顾性研究中,共纳入 7049 例糖尿病危重患者,采取 168 337 个血糖值观察血糖漂移度对死亡率影响的研究中发现,血糖漂移度与死亡率呈正相关。在体外试验中,使用人脐静脉内皮细胞分别在正常葡萄糖（5mmol/L）、高葡萄糖（20mmol/L）及高（20mmol/L）与低（5mmol/L）每 24 小时交替 1 次的波动性高葡萄糖环境下培养 7 天和 14 天,观察细胞的凋亡情况发现,在高葡萄糖漂移条件下,对细胞的毒性作用大于稳定高血糖状态。血糖漂移对肾脏病变影响的研究发现,血糖漂移对肾小管间质的毒性作用大于稳定性高血糖状态。血糖漂移产生血管并发症的机制可能与血管内皮细胞暴露于漂移

性高葡萄糖环境,通过蛋白激酶 C 依赖的激活系统,导致 ROS 过度产生,增强氧化应激和前炎症因子,从而引发血管损伤的发生。

由此可见,无论从流行病学和基础研究或从临床实践都证实,控制高血糖接近稳态的正常水平,同时尽量避免低血糖的发生,可降低糖尿病慢性并发症或合并症。

(二) 严格控制高血压

据 WHO 报告,糖尿病患者高血压患病率为 20%~40%,约为一般人群高 2~3 倍,单纯收缩期高血压更为常见。UKPDS 报告新诊断的 2 型糖尿病患者高血压占 50%;国内一份调查 2 型糖尿病 1595 例高血压患病率为 45%,其中新诊断的 2 型糖尿病 966 例高血压患者占 21%(同期非糖尿病人群为 8.3%)。对 1072 例 1 型糖尿病患者长期随访,约 53% 发展为高血压;有明确糖尿病肾病患者 100% 有高血压;Chritlieb 等对 21 岁以前发病的 1 型糖尿病进行研究结果表明:高血压发病率明显增多,而且以女性居多;Moss 证实在儿科糖尿病患儿中,从青春期开始收缩压就可升高。

糖尿病合并高血压可加速糖尿病大、小血管病变发生与进展而导致血管疾病的病死率增加,如冠心病死亡率为正常血压的非糖尿病人群的 4.69 倍,视网膜渗出性病变患病率为正常血压者的 2 倍。因此,美国国家高血压预防、检测、评估和治疗联合委员会(JNC)把伴糖尿病的高血压患者与存在临床证实的心血管疾病的高血压患者作为等危症。糖尿病合并高血压的患者应进行抗高血压治疗以控制高血压所带来的危害性,即使血压正常偏高患者也是如此。

UKPDS 在"严格控制血压与 2 型糖尿病大血管、微血管并发症危险因素的关系"研究中证实,将血压控制在允许的范围内,可减少大血管和微血管并发症发生的危险性。选择新诊断的 2 型糖尿病合并高血压患者 1148 例,平均血压 21.3/12.5kPa(1kPa=7.5mmHg)。随访中位数为 8.4 年,结果证实,严格控制伴高血压的 2 型糖尿病患者血压,可降低与糖尿病有关的死亡、视网膜病变进展和视力恶化。由此可见,在糖尿病防治过程中,除控制高血糖外,早期检出和控制高血压将有利于阻止糖尿病慢性并发症的发生和发展,减少糖尿病尤其是 2 型糖尿病患者的致残率和病死率。

糖尿病合并高血压控制的目标在各个国家、地区、种族或组织有所不同,但其原则是在不影响重要器官血流灌注的前提下,尽量将血压降至接近正常范围。WHO 提出以 18.7/12kPa 为血压上限,ADA 推荐血压以 17.3/11.3kPa 为目标值,英国建议 21.3/12kPa 作为治疗的血压阈值,亚洲-太平洋地区 2 型糖尿病政策组要求血压<17.3/10.7kPa,《中国 2 型糖尿病防治指南》(2013 年版)要求血压目标<18.7/10.6kPa。不同年龄糖尿病合并高血压患者,降压治疗的目标血压应有所区别,如无并发症的年轻患者血压为 16/10.7kPa,40 岁左右为 18.7/12kPa,50~60 岁为 20/12kPa,60 岁以上在 21.3/12kPa 即可。ADA 指南提出,糖尿病合并高血压伴有肾脏病变患者,若尿蛋白>1g/24h 时,应控制血压<16.6/10.0kPa。

糖尿病患者合并高血压的可能机制见图 47-3 表示。

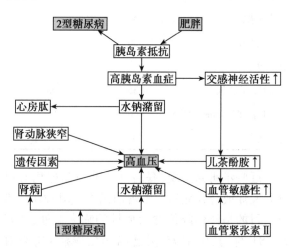

图 47-3　糖尿病患者合并高血压的可能机制

糖尿病患者合并高血压的降压治疗,可分为非药物治疗和降压药物联合阶梯式治疗两个阶段。

非药物治疗是指对糖尿病合并高血压患者在行为和生活方式的优化,应成为治疗的基础和早期高血压的干预措施。血压在 17.3~18.5/10.7~11.9kPa 时,应该以非药物干预至少 3 个月。措施包括:①减轻体重,超过标准体重 10% 以上患者至少减肥 5kg;②限制钠盐摄入量≤5~6g/d;③戒烟;④限酒,酒精摄入量男性为 20~30g/d,女性为 10~20g/d;⑤适当体力活动;⑥生活要有规律,注意劳逸结合;⑦缓解心理压力,心胸开阔,保持乐观心态。

第 47 章　代谢控制与糖尿病慢性并发症

非药物治疗 3 个月血压仍未达标者,应在非药物措施实施的基础上选择适当的抗高血压药物。目前临床上常用的抗高血压药物及其适应证、禁忌证和副作用见表 47-2。

表 47-2　临床上常用抗高血压药物的适应证、禁忌证和副作用

药物分类	适应证	禁忌证	副作用
血管转换酶抑制剂(ACEI)	心力衰竭 左心室功能不全 心肌梗死后 糖尿病肾病	妊娠 双侧肾动脉狭窄 高血钾	干咳 电解质紊乱
血管紧张素 II 受体拮抗剂(ARB)	对 ACEI 有咳嗽反应者 余同 ACEI	同 ACEI	
钙通道阻滞剂(CCB)	心绞痛 老年人 收缩期高血压 外周血管病变	心脏传导阻滞(维拉帕米或地尔硫䓬) 心力衰竭	下肢水肿 重度心衰(维拉帕米或地尔硫䓬)
利尿剂	心衰 老年 收缩期高血压	痛风	葡萄糖和血脂异常 阳痿 电解质紊乱
β-受体阻滞剂	心绞痛 心肌梗死后	哮喘、慢阻肺 心动过缓或传导阻滞	血脂异常 外周血管供血不足
α-受体阻滞剂	前列腺肥大 心力衰竭	双侧肾动脉狭窄 高血钾	体位性低血压

糖尿病合并高血压患者药物以 ACEI 和 ARB 为优先选择。该类制剂不仅降低血压,也可延缓大血管病变的发生、逆转心室肥厚、改善心脏功能;改善早期糖尿病肾病患者尿白蛋白排泄率和临床糖尿病肾病患者肾小球滤过率下降速度,并可延缓肾衰竭进程;而且可减少血浆蛋白渗出及微血管瘤的形成,改善糖尿病患者视网膜毛细血管血流动力学异常,减缓单纯性视网膜病变向增殖性病变的进展;动物实验发现,ACEI 可改善糖尿病大鼠神经内膜的缺血、缺氧,预防神经传导速度的下降速率。对于 1 型糖尿病合并高血压患者,ACEI 可延缓肾脏病变的肾衰竭速率,减少可能发展到终末期肾病的几率。该类制剂与小剂量利尿剂合用是糖尿病患者高血压首选的一线药物配方。另外,钙离子阻滞剂降压效果稳定,且对糖尿病患者的大、小血管均具有一定保护作用。高血压最佳治疗研究(HOT)显示服用二氢吡啶钙离子拮抗剂,使糖尿病患者心肌梗死发生的风险下降。所以,钙离子拮抗剂也是首选的抗高血压药物之一。

糖尿病合并高血压患者,采用一种药物治疗的降压效果往往不理想,而采用二种或三种药物联合应用不仅增强降压疗效,也使心血管事件的发生率低于任何一种单药治疗的效果。

糖尿病合并高血压的阶梯式治疗小结如图 47-4。

（三）纠正异常血脂

糖尿病患者合并血脂代谢异常血脂谱的特点是血清 TG 及富含 TG 的脂蛋白（VLDL-TG）和 sLDL 升高,有时 CM 也升高;TC、LDL-C、APO-B、APO-E、APO-C$_{\mathrm{III}}$ 可轻至中度升高或正常;HDL-C、APO-A 及 APO-C$_{\mathrm{I}}$/APO-C$_{\mathrm{III}}$、APO-C$_{\mathrm{II}}$/APO-C$_{\mathrm{III}}$ 比值降低,LP(a) 浓度也有改变。

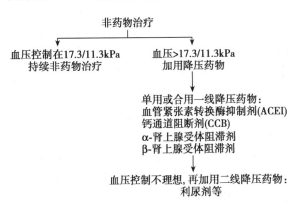

图 47-4　糖尿病合并高血压的阶梯式治疗小结

445

血脂异常是糖尿病患者发生动脉粥样硬化性疾病重要脂类危险因素。UKPDS(23)总结了2型糖尿病首发冠心病危险因素,纳入了研究开始无冠状动脉疾病的2693例2型糖尿病患者,平均年龄25~65岁,随访中位数7.9年。其中发生冠状动脉疾病的280例(10.4%),非致死性或致死性心肌梗死192例(7.1%)。经逐步选择(经年龄、性别调整后)进行影响因素排序,无论是冠状动脉疾病或非致死性或致死性心肌梗死,LDL-C升高($P<0.0001$)影响因子最大,其次影响因素排序依次分别是 HDL-C($P=0.0001$)、HbA1c($P=0.0022$)、舒张压($P=0.0065$)、吸烟($P=0.056$)和收缩压($P=0.0074$)、吸烟($P=0.025$)、HDL-C($P=0.026$)、HbA1c($P=0.053$)。LDL-C 每升高 1mmol/L(40mg/dl)冠心病危险性增加57%,每下降1mmol/L 发生冠心病危险性降低36%;HDL-C 每升高 0.1mmol/L(4mg/dl),冠心病危险性降低15%;收缩压每增加10mmHg,发生冠心病危险性增加15%;HbA1c 每升高1%,发生冠心病的危险性增加11%。由此可见,血脂异常是糖尿病患者产生大血管并发症的重要危险因素。

糖尿病患者合并血脂代谢异常易产生大血管病变的可能机制有以下几方面:

1. 糖尿病患者长期处于高血糖状态时 LDL被糖化后,通过亲和机制使巨噬细胞摄取结构改变了的 LDL 增多,造成细胞内胆固醇堆积形成泡沫细胞,再加上胶原组织被糖化的产物能捕捉更多的 LDL,加速脂质沉积于动脉血管壁上而促使动脉粥样硬化性病变形成。

2. 糖尿病患者的高血糖和血浆 TG 浓度升高,使单核细胞释放大量自由基,且蛋白质的糖化中间产物也可释放自由基。当自由基浓度增多使脂质的过氧化作用增强,可产生一系列的变化:①LDL过氧化不易被 LDL 受体识别,使 LDL 受体通道代谢受阻,导致血液中 LDL 增多;②过氧化脂质可增强单核细胞的趋化性,使巨噬细胞摄取氧化 LDL 作用增强,造成脂质在细胞内堆积形成泡沫细胞;③脂质和 LDL 的过氧化又可直接影响血小板功能,使血小板易于黏附于受损的血管内皮细胞并释放出生长因子而刺激血管内皮细胞及平滑肌增殖,引发动脉粥样硬化过程的加速;④过氧化脂质还可影响前列环素和凝血因子的活性,促使血栓形成。

3. HDL-C 降低和 LP(a)改变,也是动脉粥样硬化形成过程的重要脂类危险因素。

4. 糖尿病患者空腹及餐后 TG 升高导致 LDL-TG 增多,促使小而密的 LDL(sLDL)占优势具有更强的致动脉粥样硬化作用。其机制:①sLDL颗粒中的 APO-B 等结构改变,不易被 LDL 受体识别,与 LDL 受体的亲和力下降,使 sLDL 从血浆中清除速率减慢,在血液循环中滞留时间延长,sLDL 有更多机会进入动脉壁。②由于 sLDL颗粒中的唾液酸含量较低,所带负电荷较少,表面极性成分减低,使其与动脉壁内膜的蛋白多糖亲和力增强,其结合能力与 sLDL 的浓度成正比。sLDL 的这种特性可促使其容易黏附于血管壁上,在动脉壁潴留,进而进入血管内皮细胞导致胆固醇沉积,形成动脉粥样硬化斑块。③sLDL 颗粒较小,易于透过动脉壁的内皮细胞进入内皮下间隙,沉积于该处产生粥样硬化斑块。④sLDL 通过非受体途径的清除增加,通过清道夫受体被巨噬细胞摄取,脂类的堆积而转变成泡沫细胞,沉积于动脉内膜下,形成动脉粥样硬化斑块。⑤sLDL 抑制血管内皮细胞通过 NO 调控血管张力的作用加大,促进内皮细胞合成血栓烷的作用增强,从而导致血管收缩、血液黏稠度增加和血栓形成,管腔变小。

通过调脂降低异常血脂可明显降低糖尿病患者大血管病变的发生或进展。阿托伐他汀糖尿病协作研究(CARDS)是选择2838例40~75岁的2型糖尿病患者,并至少具有高血压、视网膜病变、蛋白尿或吸烟之一的危险因素,血浆 LDL-C <4.14mmol/L(140mg/dl),TG<6.78mmol/L(600mg/dl),随机、双盲分为二组,分别给予阿托伐他汀10mg/d 或安慰剂,随访 4 年。研究结果显示,重要终点事件下降37%,卒中减少48%,总死亡率减少27%。糖尿病粥样硬化干预试验(DAIS)是选择418例糖尿病患者伴轻度血脂异常,试验前经冠状动脉造影至少有一支病变;随机分组分别给予非诺贝特或安慰剂治疗,随访3年结束后造影复查,治疗组冠状动脉病变发展比对照组减少42%,管腔缩小程度减少40%。辛伐他汀生存研究(4S)亚组分析结果显示,冠心病(心肌梗死或心绞痛病史)伴糖尿病患者给予辛伐他汀(每日20~40mg)治疗5.4年后,降低血浆 TC 后使患者主要冠心病和其他动脉粥样硬化事件的危险性分别降低55%和37%,死亡率降低43%。Helsinki

心脏研究是一项随机、对照为期 5 年的冠心病一级临床试验,其亚组分析显示,用吉非贝齐调节异常血脂后,主要冠心病事件(包括冠心病死亡或非致死性心肌梗死)发生率(3.4%)明显低于对照组(10.5%)。ACCORD 血脂试验是一项前瞻性、多中心、随机、安慰剂对照、2×2 析因试验,纳入 5518 例具有心血管病高危的糖尿病患者,在辛伐他汀 20～40mg/d 基础上随机加用非诺贝特(54～160mg/d)或安慰剂,随访 4.7 年的研究结果显示,合并致动脉粥样硬化性血脂异常[TG≥2.3mmol/L(204mg/dl)及 HDL-C≤0.88mmol/L(34mg/dl)]的糖尿病患者,非诺贝特组进一步减少主要终点事件 31%。通过该研究的启示,他汀类干预糖尿病患者血脂异常仍存在剩留心血管风险,即 77% 的心血管事件不能被他汀类预防,他汀类与非诺贝特联用可有效减少糖尿病患者大血管和微血管的剩留风险。由于糖尿病患者具有较高的冠心病事件复发及其他动脉硬化事件的绝对危险性,故降低异常血脂带来的绝对临床受益度明显高于非糖尿病的冠心病患者。

(四) 控制体重至理想水平

体内热量摄入大于消耗促使能量正平衡,将剩余的热量转化为脂肪积聚于体内,导致体重超常的病态即肥胖症。肥胖的产生是一个缓慢积累的过程,若每天能量仅以 1% 的正平衡,1 年内可积累 10 000kal 的热量,使体脂增加 1kg 以上。肥胖可分为单纯性肥胖和继发性肥胖,单纯性肥胖症是无明显诱因可寻者,又可分为体质性肥胖(幼年起病型)和获得性肥胖(成年起病型);继发性肥胖是由于某些内分泌疾病(如:下丘脑、垂体、肾上腺、甲状腺、性腺、胰腺等)、自主神经功能紊乱或其他疾病等所致的肥胖。本节主要讨论单纯性肥胖症对人体的影响。

肥胖尤其是中心型肥胖可导致体内胰岛素抵抗增强和高胰岛素血症,不仅是 2 型糖尿病的诱发因素,也是糖尿病患者大血管病变重要危险因素(图 47-5)。

中心型肥胖促使腹腔内脂肪(称门脉脂肪)堆积增多以及该类人群尤其是女性体内睾酮水平增加,激活腹腔内 β-肾上腺能受体活性,使儿茶酚胺的脂解作用增强;加上肥胖者的脂肪细胞增大,动员脂肪激素的活性增强,这两方面均可使门脉脂肪的脂解作用加强而产生过多游离脂肪酸(FFA),经血液循环流经门脉系统到达肝脏的

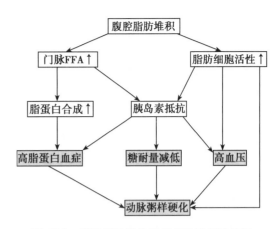

图 47-5　腹腔脂肪增多引起多种疾病的机制

FFA 增加。

FFA 增加是导致 2 型糖尿病的脂类危险因素。其机制包括:①中心型肥胖者 FFA 氧化加快和激活肝内的丙酮酸羧激酶,使糖原异生增强而导致肝糖输出增加;②FFA 增加产生胰岛素抵抗,使肝脏、脂肪和骨骼肌等组织摄取葡萄糖能力下降;③肝内 FFA 增加,使肝细胞表面的胰岛素受体数目减少并与胰岛素结合能力下降,胰岛素作用减慢,促使糖代谢能力下降。这几方面的综合原因可使血糖升高而发生 2 型糖尿病。

血中 FFA 水平升高,也是产生动脉粥样硬化性疾病的危险性增加,其可能的机制:①血液中 FFA 增加,使肝内合成更多的内源性 TG 和 VLDL,使 sLDL 增加而 HDL 降低;②肥胖导致的胰岛素抵抗可诱发多种动脉粥样硬化性疾病危险因素产生,如高血压、血脂异常、凝血酶原激合物抑制因子-1 活性升高等(表 47-3),而且胰岛素抵抗持续时间与病变相关;③胰岛素抵抗促使肾小管对钠和水的重吸收增强而使血容量增加,并兴

表 47-3　糖尿病和胰岛素抵抗相关的心血管危险因素

代谢因素	凝血和炎症因素	血管相关因素
高血糖	纤溶酶原激活物抑	高血压
胰岛素抵抗	制物-1 增加	内皮依赖性血管舒
高胰岛素血症	血小板活化增强	张功能损伤
高甘油三酯血	纤维蛋白原增加	动脉钙化增加
症	P 选择素、VCAM-1、	动脉顺应性下降
低 HDL-C	ICAM-1 增加	
sLDL 升高	组织因子和 Ⅶ 因子	
高同型半胱氨	增加	
酸血症	NO 生物利用度降低	
	C-反应蛋白增加	

奋交感神经使心脏排血量增加和血管收缩,导致血管壁细胞内钠和钙离子浓度升高而提高了对血管加压物质的反应性,促使血压升高;④高胰岛素血症刺激动脉血管壁的平滑肌、结缔组织及其他细胞增生,促使血管壁增厚;⑤糖尿病患者血糖升高以及血脂异常,导致血液黏稠度增加而促使动脉血管壁斑块形成。以上诸多因素导致动脉粥样硬化而引发冠心病、脑动脉硬化、下肢动脉硬化和肾动脉硬化等。

肥胖症所引发人体的健康问题见表 47-4。

表 47-4　肥胖症引发的健康问题(WHO 1998 年)

明显增加 (RR>3)	中度增加 (RR=2~3)	轻度增加 (RR=1~2)
2 型糖尿病 胆囊疾病 血脂异常 代谢综合征 胰岛素抵抗 气喘 睡眠呼吸暂停综合征	冠心病 高血压 骨关节炎(膝关节及髋关节) 高尿酸血症及痛风 脂肪肝	癌症(绝经后妇女乳腺癌、子宫内膜癌、结肠癌) 男性前列腺癌,结直肠癌 性激素异常 多囊卵巢综合征 生育功能障碍 后背痛 麻醉风险 增加胎儿缺陷

注:RR 为相对危险度

我们曾分析了 217 例患者,其中中心型肥胖者的血清胰岛素水平明显高于体重正常者和周围性肥胖者(分别 $P<0.001$ 和 $P<0.01$),提示中心型肥胖者体内存在胰岛素抵抗和高胰岛素血症,其高血压、冠心病、2 型糖尿病、IGT、高甘油三酯血症及 HDL-C 低下者的患病率也是中心型肥胖者为最高(分别 $P<0.01$ 和 $P<0.05$)。

全身和局部体脂含量测定及评估的方法很多。比较精确的测定方法包括双光子吸收、磁共振、CT 或生物电阻测定(BIA)等诊断技术。流行病学调查或较大样本研究时可采用测量体重、身高、腰围(W)及臀围(H)等数值,再计算体质指数(BMI),可评估总体脂的全身性肥胖程度;腰围与臀围比值(WHR)用于评估腹部脂肪增多的中心型肥胖程度。

肥胖症的诊断标准在不同国家、地区、种族、生活习惯等因素其差异很大。2002 年,《中国肥胖问题工作组汇总分析协作组》根据我国成人体重指数和腰围对相关疾病危险因素异常的预测价值,制定了适宜我国成人体重指数和腰围切点,提出了肥胖病的诊断标准,见表 47-5 和 47-6。中华医学会糖尿病学分会建议 BMI 为 $24kg/m^2$ 和 $28kg/m^2$ 分别为超重和肥胖诊断的切点,腰围男性 85cm 和女性 80cm 为中心型肥胖诊断的切点。

表 47-5　中国肥胖问题工作组建议的超重和肥胖诊断分割点

	BMI(kg/m^2)
体重过低	<18.5
正常	18.5~23.9
超重	24.0~27.9
肥胖	≥28.0

表 47-6　中国人 BMI 和腰围与肥胖相关疾病相对危险度的关系

BMI(kg/m^2)	腰围(cm)	
	男性≤85 女性≤80	>85 >80
<18.5		
18.5~23.9		增加
24.0~27.9	增加	高
≥28.0	高	极高

注:相对危险度是指与 BMI 及腰围正常者比较,2 型糖尿病、高血压和心血管疾病的危险度

对于儿童和青少年超重和肥胖的诊断标准,一般是按照背景人群 BMI 年龄分布曲线上,年龄 BMI 的 85 百分位点或以上及 95 百分位点或以上分别定为超重和肥胖的切点。

脂肪细胞大小及数目测定可直接反映体内脂肪储积的状态,测定仅用于肥胖症的基础或临床研究工作。测定方法是测定者前一天晚餐后禁食。次晨空腹用针抽出三角肌、腹部脐旁及臀部外上限的脂肪,经处理计算三个部位脂肪细胞的平均大小,同时以核素法测定体内脂肪的总含量,最后计算脂肪细胞数 = 总体脂÷脂肪细胞平均大小。一般认为,一个人的脂肪细胞数从出生后到成年是随着年龄增长而逐步增加,但成年后则基本数目保持不变。因此,幼、少年期肥胖患者其脂肪细胞数目及大小均有增加,成年后肥胖者则主要是脂肪细胞变大,而数目无明显增加。正常中年人体内脂肪细胞数约有 8.1×10^{10},每个脂肪细胞含 0.50~0.60μg 脂肪,直径约为 60μm。极度

肥胖者体内脂肪细胞数可达$(10\sim20)\times10^{10}$。一般可用以上的参考数值,估计肥胖者的脂肪细胞数目。

肥胖症患者的治疗主要是饮食调节和体育锻炼两个方面;在非药物疗法仍不能减轻体重情况下,可辅助以减肥药物,个别超肥胖患者还可采用手术治疗。

饮食疗法主要是调节饮食结构,使膳食中热量达到负平衡,主要是减少高热量饮食摄入的习惯。热量高的食物包括:①脂肪含热量最高为9kcal/g;含脂肪高的食物有肉类(限制100g/d)、炒菜用油(<250g/d)、油炸食品(不吃)、某些干果类零食(不吃)等。②酒精含热卡为7.5kcal/g。有饮酒嗜好的肥胖者,要减少饮酒量。③碳水化合物和蛋白质含热量仅有4kcal/g,在营养素中属于热卡最低的。因此,肥胖者要控制饮食还应该以吃粮食为主,碳水化合物摄入量200g/d左右即可满足身体热卡的需要。

体力活动或体育锻炼要根据个人的具体身体状况及条件而定,活动要持之以恒、因人而异、循序渐进、注意安全四大原则,活动的目的就是消耗体内过多的脂肪,达到减肥的目的。

在非药物的措施实施后,仍不能减少体内过多脂肪的情况下,可在非药物疗法基础上,取得医生的指导,选择适合自己的减肥药物辅助减肥。奥利司他(orlistat,赛尼可,Xenical)是目前临床上唯一使用的辅助减肥药物。它是一种胃肠道脂肪酶抑制剂,通过减少饮食中脂肪的吸收,未被吸收的脂肪直接通过肠道排出体外而杜绝脂肪的过度堆积而减轻体重。奥利司他几乎没有全身性不良反应,但可出现稀油便;建议服药同时,补充一些脂溶性维生素。奥利司他在多项肥胖者(688~892名)参与的为期2年研究表明,在第1年末,由安慰剂改服奥利司他后,血浆TC、LDL-C下降,第2年末分别下降6.1%和7.9%;反之,由奥利司他改服安慰剂后,两者分别上升5.2%和8.6%。在我国超重和肥胖者的应用,经过24周的治疗与安慰剂组相比,奥利司他可明显降低肥胖伴血脂异常患者的血清TC及LDL-C($P<0.01$)。

2012年6月27日,FDA批准减肥药lorcaserin(商品名:Belviq)上市。该药的主要成分是绿卡色林盐酸盐,适用于BMI>27kg/m²的成年超重或肥胖者,且至少患高血压、糖尿病和高胆固醇等与超重相关疾病中的一种。患者须同时减少日常热量摄入并辅以锻炼。它能激活大脑内5-羟色胺2C受体,在进食较少时就产生饱腹感而起到减肥作用。其安全性和有效性在近8000名超重或肥胖者参与的3项临床试验中得到验证。临床试验是安慰剂对照研究。一年后的数据显示,服药者体重减轻约6%,安慰剂者体重减少2%~3%。试验还显示,其副作用主要有头痛、疲劳、口干等,糖尿病患者还容易引起低血糖。

生活方式干预减肥措施对某些肥胖者或过度肥胖者其疗效并不理想,而且饮食调节及长期的运动也是难以坚持的。因此,减重手术是一项更为有效的措施之一,但减肥手术也存在一定的弊端,如手术承担一定的风险,手术效果如何,手术费用昂贵等。对于需要手术减肥者要酌情考虑。

2007年10月,中华医学会外科学分会内分泌外科学组根据国人身体特征和发病特点,发布了我国肥胖患者手术适应证:①确认出现与肥胖相关的代谢紊乱综合征且预测减重可有效治疗,如2型糖尿病、心血管疾病、脂肪肝、脂代谢紊乱、睡眠呼吸暂停综合征等。②腰围:男性≥90cm,女性≥80cm。血脂异常:TG≥1.70mmol/L和(或)空腹血清HDL-C男性<0.9mmol/L,女性<1.0mmol/L。③连续5年以上稳定或稳定增加体重,BMI≥32kg/m²。④年龄16~65岁。⑤经非手术减肥治疗措施1疗程以上疗效不佳或不能耐受保守治疗者。⑥无乙醇或药物依赖性及严重精神、智力障碍。⑦患者了解减重手术的术式,理解和接受手术潜在的并发症风险;理解术后生活方式、饮食习惯改变对术后恢复的重要性,并有承受能力,能积极配合术后随访。

有以上①~③之一者,同时具备④~⑦情况者,可考虑外科减肥手术治疗。

各种减肥措施的综合评价见表47-7。

表47-7　各种减肥方法的评价

治疗方法	平均下降体重(占总重量的%)	五年有效率
安慰剂	4%~6%	0
饮食/行为	8%~12%	0
药物治疗	10%	10%
减重手术	25%~50%	可达100%

减肥不等于减轻体重而是减掉多余的脂肪。

减肥目标是减掉原体重的 10% ~ 15% 达到健康体重的目的。减肥措施要逐步实施,减肥速度是在 6 ~ 12 个月内减轻体重 7% ~ 10%。减肥 6 个月是减肥维持的平台期,此时继续坚持有效的减肥措施并保持减肥成效非常重要。减肥必须坚持原则个体化,因人而异。

(五) 降低血液高凝状态

糖尿病患者合并血管病变与血液高凝状态有着密切关系,而血液高凝状态与血小板的功能异常相关。

由于血小板膜上胶原纤维葡萄糖苷转移酶活力增强,促使血小板与胶原纤维相互黏附;因生长激素的影响刺激血管内皮细胞释放第 VIII 因子中 vWF 因子而在血液中浓度增多,促使血小板易于黏附于已损伤的血管内皮下层,并使对 ADP 及肾上腺素产生的血小板聚集反应增强;糖尿病患者存在内皮细胞损伤使内皮素产生增加、NO 及前列环素合成减少;血小板功能亢进使血栓素 A_2 (TXA_2) 合成增强,血小板第 IV 因子、α 颗粒蛋白-140 及 β-血小板球蛋白释放增多;糖尿病患者纤维蛋白溶解酶原激活物释放减少,使纤维蛋白溶解酶原生成纤维蛋白溶解酶降低,则血管内防止凝血作用下降,易于形成血栓;红细胞黏附性增强和变形能力降低以及凝血酶活性增强而抗凝血酶 III 活性降低等综合因素,促使糖尿病患者血液黏稠度增强而处于高凝状态。

所以,降低血液高黏稠度状态的抗血小板药物应用非常重要,其中小剂量阿司匹林是目前临床上常用的一种较安全、有效而又廉价的抗血液高凝状态的药物。阿司匹林是一种环氧化酶抑制剂,它使该酶第 530 位的丝氨酸残基乙酰化,破坏了酶活化中心,从而阻断了 TXA_2 的合成。阿司匹林使用的剂量问题一直存在争论,由于抑制 TXA_2 所需的阿司匹林浓度低于 PGI_2,其原则是选择一种对 PGI_2 形成影响最小而又能抑制 TXA_2 形成的阿司匹林剂量,以提高其抗血栓作用而减轻副作用。

《中国 2 型糖尿病防治指南》(2010 年版) 抗血小板治疗推荐指征为以下几方面:

1. 具有心血管疾病病史的糖尿病患者应用阿司匹林 75 ~ 150mg/d 作为二级预防措施。

2. 在评估整体心血管病风险的基础上,可使用阿司匹林 75 ~ 150mg/d 作为一级预防措施:①具有高危心血管病风险,包括糖尿病、心血管病风险增加但无心血管病病史,无明显出血倾向的成年人;②具有中危心血管病风险(有 1 个或多个危险因素年龄男性<50 岁或女性<60 岁的中青年患者,或无危险因素年龄男性>50 岁或女性>60 岁的老年患者,或 10 年心血管病风险 5% ~ 10% 患者);③对于低危心血管病风险指男性<50 岁或女性<60 岁且无其他心血管危险因素,或 10 年心血管病发生风险<5% 的成年糖尿病患者,不推荐常规使用阿司匹林。

3. 由于 21 岁以下人群应用阿司匹林可能与发生 Reye's 综合征增加具有相关性,故不推荐在此人群中常规使用阿司匹林治疗。

4. 已患有心血管病而对阿司匹林过敏的糖尿病患者,可使用氯吡格雷 75mg/d 替代治疗。

5. 发生急性冠脉综合征的糖尿病患者,可应用阿司匹林+氯吡格雷治疗 1 年。

6. 对于阿司匹林过敏、有出血倾向、接受抗凝治疗、近期胃肠道出血、活动性肝病等患者,可选择其他抗血小板药物。

荟萃分析显示,应用阿司匹林可使心肌梗死死亡率降低 30%,卒中降低约 20%(表 47-8)。在一定范围内阿司匹林的抗血栓作用不随剂量增加而增加,但药物对消化道的损伤作用却随剂量而增加。

表 47-8　阿司匹林抗血小板作用血管事件发生率

	对照组	阿司匹林组	P 值
非糖尿病患者	3612/20 954(17.2%)	2874/20 910(13.7%)	<0.00001
糖尿病患者	545/2321(23.5%)	434/2247(19.3%)	<0.01

(六) 改变不良的生活习惯

1. 吸烟　吸烟的危害性众所周知,吸烟是产生动脉粥样硬化性疾病的主要危险因素之一。糖尿病患者吸烟不仅可加速和加重动脉粥样硬化性疾病的发生和进展,而且慢性吸烟可使 2 型糖尿病患者的胰岛素敏感性降低,从而使血糖难以控制达标。

Facchini 等于 1992 年就报道长期慢性吸烟的健康人体内存在胰岛素抵抗。Targher 等的研究证实长期慢性吸烟的 2 型糖尿病患者胰岛素敏感性降低和胰岛素抵抗加重,对 40 例 2 型糖尿病患者中的 28 例吸烟者与 12 例在性别、年龄、BMI、WHR、酒精摄入量、体力活动、糖尿病病程、治疗措施和血糖水平相匹配的非吸烟者进行 OGTT 的结果表明,两组血糖水平无明显差异,但吸烟组的胰岛素和 C-肽水平显著高于非吸烟组;采用正常血糖高胰岛素钳夹技术,并结合核素^{3}H 标记葡萄糖灌注和间接热量计量方法对葡萄糖代谢进行分析的结果显示,长期慢性吸烟的 2 型糖尿病患者胰岛素介导的葡萄糖处理较非吸烟组减少大约 45%,并与每日吸烟量呈依赖性关系,其中葡萄糖的氧化代谢和非氧化利用分别减少了 36% 和 43%。

吸烟导致和加重胰岛素抵抗的可能机制是:①尼古丁和一氧化碳及各种多环类碳氢化合物均可影响胰岛素的敏感性,但以尼古丁最为重要;②吸烟导致胰岛素的拮抗激素水平增高,如儿茶酚胺释放增多、生长激素升高,从而拮抗胰岛素的作用;③吸烟者腹部脂肪增多,WHR 增大,增强了胰岛素抵抗;④吸烟者常伴有饮酒和不愿活动的习惯;⑤慢性吸烟者易于患动脉粥样硬化性疾病而导致肌肉血流量减少,促使胰岛素介导的周围葡萄糖摄取减少;⑥尼古丁对胰腺组织有直接的毒性作用。

因此,对于每一位糖尿病患者,无论女性或男性,也无论老年人或年轻人,都要让他们知道:糖尿病患者吸烟的危害性比非糖尿病大的多。奉劝每一位吸烟的糖尿病患者,为了您的健康而戒烟吧。

2. 饮酒 糖尿病患者是否可以饮酒,各家学者的意见不完全一致。一般不推荐糖尿病患者饮酒,若适量饮酒要将酒精量所含的热量(7.5kcal/g 酒精)计算在每天摄入的总热量内。适量饮酒是指每日不超过 1~2 份标准量(1 份标准量为:啤酒 285ml,清淡啤酒 375ml,红酒 100ml,白酒 30ml,1 份约含酒精 10g)。

但是,酗酒对糖尿病患者肯定是有害而无益的。因为酗酒可使体内的热量增加和造成血脂代谢异常,加重胰岛素抵抗,血压升高,使病情难以控制以及已有的并发症和合并症加重。慢性酒精中毒对神经系统具有较大的危害,可使小脑变性萎缩、引发痴呆、周围神经病变和肌病。糖尿病患者在易发生周围神经病变的基础上,长期饮酒可产生慢性酒精中毒更易引发周围神经病变,其原因是酒精神经毒性作用和维生素 B_1 利用障碍,同时伴发的营养不良、其他维生素(如 B_2、B_6、B_{12}、叶酸、烟酸、泛酸)缺乏和代谢障碍等因素可引起周围神经轴突变性、脱髓鞘和神经纤维缺失等。

为预防、减少和延缓糖尿病患者某些并发症或合并症的发生与进展,必须全面控制好病情,使各项代谢指标均要达标。这样才能使糖尿病患者与健康人具有同样健康的体魄,与健康人具有同样的生活、工作及寿命。

(迟家敏)

参 考 文 献

1. KleIn R. Hyperglycemia and microvascular and macrovascular disease in diabetes. Diabetes Care, 1995, 18: 258-263.

2. Yang WY, Lu JM, Weng JP, et al. Prevenlence of diabetes among men and women in China. N Engl J Med, 2010, 362: 1090-1101.

3. Kamaaua AM, Grady D, Barrett-Connor E. Explaining the sex difference in coronary heart disease mortality among patients with type 2 diabetes mellitus: a meta-analysis. Arch Intern Med, 2002, 162: 1737-1745.

4. DCCT Research Group. The effect of intensive treatment of diabetes on the development and progression of long-term complications in IDDM. N End J Med, 1993, 329: 977-982.

5. Diabetes Control and complications Research Group. Clustering of long-term complications in families with diabetes in the Diabetes Control and Complications Trial. Diabetes, 1987, 36: 1829-1839.

6. Krolewski AS, Kosinski EJ, Warram JH, et al. Magnitude and determinants of coronary artery disease in juvenile-onset, insulin-dependent diabetes mellitus. Am J Cardial, 1987, 59: 750-755.

7. Hu FB, Stampfer MJ, Solomon CG, et al. The impact of diabetes mellitus on mortality from all causes and coronary heart disease in women 20 years of follow-up. Arch Intern Med, 2001, 161: 1717-1723.

8. Steinberg HO, Paradisi G, Cronin J, et al. Type II diabetes abrogates sex differences in endothelial function in premenopausal women. Circulation, 2000, 101: 2040-2046.

9. Colwell J. Pathogenesis of vascular disease. Diab Obesity Metabol, 2000, 2 (suppl 2): S19-S24.

10. DCCT/EDIC Rearch Group. Effects of intensive therapy on the microvascular complications of type 1 diabetes mellitus. JAMA,2002,287:2563-2569.

11. UK Prospective Diabetes Study(UKPDS 33) Group. Intensive blood-glucose control with sulphonylureas or insulin compared with conventional treatment and risk of complications in patients with type 2 diabetes(UKPDS 33). Lancet,1998,352:837-853.

12. UK Prospective Diabetes Study(UKPDS) Group. Effect of intensive blood-glucose control with metformin on complications in overweight patients with type 2 diabetes,Lancet,1998,35:85-865.

13. Ohkubo Y,Kishikawa H,Araki E,et al. Intensive insulin therapy prevents the progression of diabetic microvascular complications in Japanese patients with non-insulin dependent diabetes mellitus:a randomized prospective 6-year study. Diab Res and Cli Prac,1995,28:103-117.

14. Duckworth W,Abraira C,Moritz T,et al. Glucose control and vascular complications in veterans with type 2 diabetes. N Engl J Med,2009,360:129-139.

15. DECODE study group. Glucose tolerance and mortality:comparison of WHO and American Diabetes Association diagnostic criteria. The DECODE study group. European Diabetes Epidemiology Group. Diabetes Epidemiology:Collaborative analysis of Diagnostic criteria in Europe. Lancet,1999,354(9179):617-621.

16. Nakagami T. DECODA Study Group. Hyperglycaemia and mortality from all causes and from cardiovascular disease in five population of Asian origin. Diabetologia,2004,47:385-394.

17. Quagliaro L,Piconi L,Assaloni R,et al. Intermittent high glucose enhances apoptosis related to oxidative stress in human umbilical vein endothelial cells:The role of protein kinase C and NAD(P)H oxidase activation. Diabetes,2003,52:2795-2804.

18. Buse JB,Ginsberg HN,Bakris GL,et al. Primary prevention of cardiovascular diseases in people with diabetes mellitus:a scientific statement from the American Heart Association and the American Diabetes Association. Diabetes Care,2007,30:162-172.

19. 亚洲-太平洋地区2型糖尿病政策组.2型糖尿病实用目标和治疗. 第4版. 北京:2006.

20. 中国糖尿病防治指南编写组. 中国2型糖尿病防治指南(2010年). 北京:北京大学医学出版社,2011.

21. UK Prospective Diabetes Study(UKPDS 38)Group. Tight blood pressure control and risk of macrovascular and microvascular complications in type 2 diabetes:(UKPDS 38). BMJ,1998,317:73-713.

22. Sowers JR,Epstein M,Frohlich ED. Diabetes,hypertension,and cardiovascular disease:an update. Hypertension,2001,37:1053-1059.

23. Siragy HM. Major outcomes in high-risk hypertensive patients randomized to angiotension-converting enzyme inhibitor to calcium channel blocker vs diuretic. The Antihypertensive and Lipid-Lowering Treatment to Prevent Heart Attack Trial (ALLHAT). Curr Hypertens Rep,2003,5:293-294.

24. Lindholm LH,Ibsen H,Dahlof B,et al. Cardiovascular morbidity and mortality in patients with diabetes in the Losatan Intervention for Endpoint. Lancet,2002,359:1004-1010.

25. Tuomilehto J,Rastenyte D,Birkenhager WH,et al. Effects of calcium-channel blockade in older patients with diabetes and systolic hypertension. Systolic Hypertension in Europe Trial Investigators. N Engl Med,1999,340:677-684.

26. Estacio RO,Jeffers BW,Hiatt WR,et al. The effects of nisoldipine as compared with enalaoril on cardiovascular outcomes in patients with non-insulin-dependent diabetes and hypertension. N Engl J Med 1998,338:645-652.

27. Sacks FM,Svetkey LP,Vollmer WM,et al. Effects on blood pressure of reduced dietary sodium and the Dietary Approaches to Stop Hypertension (DASH) diet. DASH-Sodium Cpllaborative Research Group. N Engl J Med,2001,344:3-10.

28. Cooper-Dehoff RM,Habdbering EM,et al. Tight blood pressure control and cardiovascular outcomes among hypertensive patients with diabetes and coronary artery disease. JAMA,2012,304:61-68.

29. Law MR,Morris JK,Wald NJ,et al. Use of blood pressure lowering drugs in the prevention of cardiovascular disease:meta-analysis of 147 randomised trials in context of expectation from prospective epidemiological studes. BMJ,2009,338:b 1665.

30. Gradman AH,Basile JN,Carter BL,et al. Combination therapy in hypertension. J Am Soc Hypertens,2010,4:42-50.

31. Austin MA,King MC,Vanizan KM,et al. Atherogenic lipoprotein phenotype. A proposed genetic marker for coronary heart disease. Circulation,1990,82:495-499.

32. Turner RC,Millns H,Neil HAW,et al. Risk factors for coronary artery disease in non-insulin dependent diabetes mellitus:United Kingdom Prospective Diabetes Studu (UKPDS23). BMJ,1998,316:823-828.

33. Colboum HM,Betteridge DJ. Durrington PN,et al. Primary prevention of cardiovascular disease with atorvastatin

in type 2 diabetes in the Collaborative Atorvastatin Diabetes Study (CARDS): multicentre randomized placebo-controlled trial. Lancet, 2004, 364(9435): 685-696.

34. Diabetes Atherosclerosis Intervention Study Investigators. Effects of fenofibrate on progression of coronary artery disease in type 2 diabetes: the Diabetes Atherosclerosis Intervention Study, a randonmized study. Lancet, 2001, 357(9260): 905-910.

35. Pyorala K, Olsson AG, Pedersen TR, et al. Cholesterol lowering with simvastatin improves prognosis of diabetic patients with coronary heart disease. A subgroup analysis of the Scandinavian Simvastatin Survival Study(4S). Diabetes Care, 1997, 20(4): 614-620.

36. Koskinen P, Manttari M, Manninen V, et al. Coronary heart disease incidence in NIDDM patients in the Helsinki Heart Study. Diabetes Care, 1992, 15: 820-825.

37. ACCORD Study Group. Ginsberg HN, Elam MB, Lovato LC, et al. Effects of combination lipid therapy in type 2 diabetes mellitus. N Engl J Med, 2010, 362: 1563-1574.

38. 中国肥胖问题工作组数据汇总分析协作组. 我国成人适宜体重指数和腰围对相关疾病危险因素异常的预测价值. 中华流行病学杂志, 2003, 23(6): 5-10.

39. 中国肥胖问题工作组数据汇总分析协作组. 我国成人适宜体重指数切点的前瞻性研究. 中华流行病学杂志, 2003, 23(6): 431-434.

40. Mun E, Blackburn G, Matthews J. Current status of medical and surgical therapy for obesity. Gastroenterology, 2001, 120: 669-681.

41. 中华医学会糖尿病学分会, 中华医学会外科学分会. 手术治疗糖尿病专家共识. 中华糖尿病杂志, 2011, 3: 205-208.

42. Dixon JB, Zimmet P, Alberti KG, et al. Bariatric surgery: an IDF statement for obese type 2 diabetes. Diabet Med, 2011, 28: 628-642.

43. Flum DR, Belle SH, King WC, et al. Perioperative safety in the longitudinal assessment of bariatric surgery. N Engl J Med, 2009, 361: 445-454.

44. Despres JP, Lamarch B, Mauriege P, et al. Hyperinsulinemia as an independent risk factor for ischemic heart disease. N Engl J Med, 1996, 334: 952-957.

45. Haffner SM, Mykkamen A, Festa A, et al. Insulin-resistant prediabetic subjects have more athrogenic risk factors than insulin-sensitive prediabetic subjects implications for preventing coronary heart disease during the prediabetic state. Circlation, 2000, 101: 975-980.

46. Ogawa H, Nakayama M, Morimoto T, et al. Low-dose aspirin for primary prevention of atherosclerotic events in patients with type 2 diabetes: a randomized controlled trial. JAMA, 2008, 300: 2134-2141.

47. Pignone M, Alberti MJ, Colwell JA, et al. Aspirin for primary prevention of cardiolvacsular events in people with diabetes: a position statement of the American Diabetes Assocation, a scientific statement of the American Heart Association, and an expert consensus document of the American College of Cardiology Foundation. Diabetes Care, 2010, 33: 1395-1402.

48. 抗血小板药物消化道损伤的预防和治疗中国专家共识组. 抗血小板药物消化道损伤的预防和治疗中国专家共识. 中华内科杂志, 2009, 48: 607-611.

49. Mcquaid KR, Laine L. Systematic review and meta-analysis of adverse events of low-dose aspirin and clopidogrel in randomized controlled trials. Am J Med, 2006, 119, 624-638.

第 48 章

糖尿病患者餐后高血糖的危害性

糖尿病是目前严重危及人们生命健康的慢性疾病,而糖尿病的血管病变是导致许多糖尿病患者死亡与致残的重要原因。对于糖尿病患者来说餐后血糖的升高具有特别重要的临床意义。餐后高血糖(postprandial hyperglycemia)是指正常餐或标准试餐后食物在消化吸收过程中的血糖升高值超过正常范围。餐后血糖水平受到餐后胰岛 β-细胞功能(主要是早期时相胰岛素分泌功能)、靶组织及器官(主要是肌肉、脂肪组织及肝脏)对胰岛素的敏感性、胃肠道消化和吸收等功能,以及进食量及成分、食物烹调方法、摄食速度等多种因素的影响。英国糖尿病前瞻性研究(UKPDS)显示,餐后血糖的升高早于空腹血糖的升高。因此,对于延缓或阻止糖尿病病程的进展,控制餐后血糖至关重要,而其危害性尤应引起高度重视。

糖尿病患者餐后高血糖的危害性主要从以下几个方面叙述。

一、餐后高血糖与心脑血管性疾病

(一) 餐后高血糖与心血管疾病

糖尿病是心血管病(CVD)主要的独立危险因素。糖尿病人群心血管病患病率的增加主要来自冠状动脉粥样硬化的速度加快。与非糖尿病个体相比,糖尿病患者发生冠状动脉粥样硬化的年龄更早,进展成临床心血管事件更快。餐后血糖占全天血糖的 60% ~ 70% ,餐后血糖升高可导致全天的血糖升高,持续时间延长。餐后高血糖是心血管疾病的独立危险因素。多项临床研究提示负荷后高血糖较空腹血糖能更好的预测心血管事件。欧洲糖尿病流行病学及诊断标准研究(DE-CODE):观察到在任何空腹血糖水平,心血管死亡的危险性随负荷后 2 小时血糖水平升高而上升。负荷后血糖水平是心血管死亡和全因死亡的独立预测因素;而空腹血糖对心血管死亡和全因死亡的预测能力取决于其伴随的负荷后血糖水平。结论为负荷后 2 小时血糖预测全因死亡及心血管疾病的能力优于空腹血糖。亚洲糖尿病流行病学及诊断标准研究(DECODA):认为在该研究的亚洲人群中,负荷后 2 小时血糖预测全因及心血管死亡的能力优于空腹血糖。美国国家老年研究所等机构组成的巴尔的摩纵向老年研究(BL-SA):认为同时测定空腹血糖及负荷后 2 小时血糖较之单纯测定空腹血糖能更精确地判定受试者糖代谢的分类,同时可更有效地判定预后。空腹血糖预测全因死亡的能力,随其伴随的餐后 2 小时血糖而加强。

餐后高血糖可伴发一系列病理生理变化,造成血管损害,最终导致动脉粥样硬化,促发心血管事件,临床研究中已观察到 2 型糖尿病患者,甚至正常人,在餐后可出现多种促动脉粥样硬化的危险因素。可能的机制如下:

1. 内皮功能障碍 2 型糖尿病患者在早期即已出现内皮细胞功能障碍,在负荷后或餐后高血糖时尤为明显,表现为对刺激后出现的反应性血管扩张、血流增加的反应明显减弱。此种血流介导的血管扩张反应与 NO 的生成有关。急性高血糖可造成内皮细胞的氧化应激状态,造成内皮细胞型 NO 合成酶表达,使 NO 的生成减少,导致血管的舒张功能障碍。餐后高血糖导致内皮功能障碍的作用是独立于血脂异常以外的。

2. 脂质过氧化 氧化型低密度脂蛋白(ox-LDL)在动脉粥样硬化形成过程中起重要作用,Tsai 等观察到在血糖控制欠佳的 1 型糖尿病患者中,LDL 对氧化修饰的敏感性明显增强。在 2 型糖尿病患者中同样能观察到餐后 LDL 氧化增强,且与高血糖的程度密切相关。

3. 高凝状态 血糖剧烈波动时,在正常人及糖尿病患者中可观察到纤维蛋白原半衰期缩短,纤维蛋白肽 A 升高,凝血酶原片段、因子Ⅶ及血小板聚集增多等,表明凝血系统已被激活。同时,也有文献报道,糖尿病患者餐后高血糖可诱发凝血酶过量产生,且与血糖升高的程度紧密相关。

4. 黏附因子水平升高 黏附因子调节内皮与白细胞之间的相互作用,参与了动脉粥样硬化的形成。黏附因子的高表达意味着白细胞(特别是单核细胞)黏附于内皮增加,这是动脉粥样硬化的早期表现之一。在各类黏附因子中,细胞间黏附因子-1(ICAM-1)最受关注,研究证实,在血管病变和糖尿病患者中,都伴有细胞间黏附因子水平升高,不管这些糖尿病患者是否存在血管病变;急性高血糖均可引起糖尿病和正常对照者循环血中 ICAM-1 水平升高。

5. 炎症因子分泌增加 动脉粥样硬化是一种炎症性疾病早已达成共识。糖尿病也是如此。研究发现,高糖钳夹试验或餐后阶段的急性高血糖均可促进血浆白介素-6(IL-6)、肿瘤坏死因子-α(TNF-α)、IL-18 的分泌,加速动脉粥样硬化性疾病的发生与进展。

6. 氧化/氮化应激增强 Brownlee 指出餐后高血糖诱导线粒体超氧化物活性氧簇(ROS)生成过多致组织细胞损伤是导致糖尿病慢性并发症的基础。并认为糖尿病并发症涉及多元醇通路、蛋白激酶 C(PKC)、晚期糖基化终末产物(AGEs)、己糖胺 4 种途径的激活均由上述机制所诱发。抗氧化剂能阻断高血糖所致内皮功能受损、高凝状态、血浆 ICAM-I 和白介素水平的升高;餐后血糖越高,抗氧化剂活性下降越明显,降低餐后血糖能改善内皮功能、减少氧化应激均强烈支持上述观点。血糖剧烈波动(漂移)较慢性高血糖更能诱发氧化应激。

尽管糖尿病控制和并发症试验(DCCT)和英国前瞻性糖尿病研究(UKPDS)的结果显示 1 型和 2 型糖尿病患者强化控制血糖能减少心血管并发症,但是目前标准化使用胰岛素和控制血糖治疗并不能根除糖尿病对心血管系统的不利影响。由于胰岛素抵抗、2 型糖尿病和 CVD 可能来自共同的遗传、代谢、炎症和激素的前体,减缓糖尿病患者过重的 CVD 负担的治疗策略需要针对代谢综合征的根本原因。糖尿病和胰岛素抵抗引起全身和血管内代谢、氧化、炎症、激素及细胞因子作用异常的聚集,这些异常可以致动脉粥样硬化和致血栓形成。除了对高血糖,血脂异常和胰岛素作用的强化治疗外,另外延缓或者逆转糖尿病患者心血管病发病的靶点包括以下策略:保护内皮功能,抑制血管炎症,减轻血管内氧化应激,以及使代谢伴随的信号级联反应正常化。这些治疗的

最佳应用应该开始于血管重塑和冠心病临床症状出现之前。鉴于肥胖、胰岛素抵抗和 2 型糖尿病不断增高的患病率,这些疾病越来越多地发生于青少年,这些个体的心血管健康防护战略应该开始于他们人生的前几十年。

(二) 餐后高血糖与卒中

颈动脉内膜中层厚度(CIMT)通常被视为卒中的独立预测指标。RIAD(Risk Factors in Impaired Glucose Tolerance for Atherosclerosis and Diabetes)研究显示,餐后 2 小时血糖与 CIMT 的关系强于空腹血糖。在非糖尿病患者中餐后高血糖同样是 CIMT 的独立危险因素。空腹血糖与 CIMT 之间仅存在微弱的联系。因此餐后高血糖是卒中的危险因素。DECODE 亚组分析显示,餐后 2 小时血糖预测缺血性卒中的效果优于空腹血糖;芬兰和日本的研究均显示 IGT 者卒中发生率高于糖耐量正常者。

餐后高血糖是卒中复发的危险因素。荷兰的一项研究结果显示,在 2.6 年的随访中,IGT 是既往 TIA 患者卒中复发的危险因素。另外一项前瞻性队列研究入选 19 019 例男性,最长随访 38 年,当 50g 葡萄糖负荷 2 小时后血糖>4.6mmol/L 时,血糖每升高 1mmol/L,卒中死亡危险增加 17%。在卒中患者中餐后高血糖同样多见,一项调查显示卒中患者中 IGT 占 29.3%。因此应该加强卒中患者餐后血糖的管理。

二、餐后高血糖可以引起运动与感觉神经传导速度减慢

运动神经与感觉神经病变是糖尿病最常见的慢性并发症之一,发生率约为 30% ~ 45%。糖尿病性神经病变的发生机制可能是多因素的,其中高血糖是所有发病机制的中心环节。目前有充足的实验与研究数据证明遗传因素、神经缺氧/缺血、氧化应激、多元醇旁路过度活跃、晚期糖化终末产物增加、γ-亚麻精酸缺乏、蛋白激酶 C,特别是 β-同工型增加,生长因子缺乏,异常的免疫机制等与慢性高血糖介导的效应相关。餐后高血糖引起神经病变的主要原因是糖尿病患者并发的微血管病变和代谢异常;微血管病变可能在引起和加重糖尿病神经病变方面起重要作用,其中黏附分子(AMs)与神经病变关系尤为重要。循环黏附分子(cAMs)与循环白细胞和内皮细胞的相互作用,使高表达的 cAMs 可增强内皮细胞"黏着"到

血流细胞成分特别是单核细胞上,单核细胞暴露在糖尿病患者高水平的血浆细胞因子中而被激活,引起损伤内皮细胞的生长因子、细胞因子和氧自由基表达增加,造成血小板黏附、血栓形成,并刺激血管平滑肌细胞增生;微血管阻塞,继以周围神经缺血、缺氧,导致运动神经和感觉神经病变而使传导速度减慢;从而使患者肌肉萎缩,足畸形,足底压力分布异常;以及失去对外界刺激和损伤的防御反应。

近15年来,更多的发病机制研究得以证实葡萄糖是一种神经毒素,严格的血糖控制可以预防靶器官出现病变;众多发病机制之间存在相互关联作用,不再是简单的代谢或血管影响的假说;在治疗糖尿病神经病变的各种方法之间明显存在协同作用:抗氧化剂和ARI、γ-亚麻酸和抗氧化剂之间存在协同作用;葡萄糖毒性作用的主要的靶器官可能是DRG神经元、Schwann细胞和神经末端。

三、餐后高血糖加重肾脏与视网膜的微血管病变

许多研究证实,餐后血糖的迅速升高,增加了葡萄糖对组织的毒性,加重肾脏与视网膜的微血管病变,持续高血糖状态可造成多方面的血管损害。其可能原因包括以下几个方面。

1. 糖尿病患者血管内皮细胞层通透性增强,使血液循环内物质如白蛋白漏出,于大血管可引起间质水肿,而微血管内皮细胞增大,含电子密度内容物,其von Willebrand因子和Ⅷ因子血浓度的增高,同样反映其内皮细胞的损害,细胞的增殖和基质产生增多。

2. 影响血管舒缩的因子不平衡,舒血管的NO释放减少,缩血管的内皮素分泌增多,促使血管收缩,即舒/缩血管的物质比值倾向于使血管收缩。

3. 内皮细胞抗血栓形成能力、纤溶作用皆减弱,即血管内血凝作用加速。

4. 内皮细胞表面黏附物质的表达增多,即高糖和高脂浓度可促进黏附分子的表达,黏附分子可以黏附在白细胞和血小板上,加上血液循环中单核细胞的改变,致后者在血管壁的黏附作用增强。

5. 基质蛋白质如Ⅳ型胶原、纤维结合素表达和分泌增多。近年国内外研究报道,血管损害的

细胞内机制关键是蛋白激酶C(PKC)的激活。

高血糖引起血管内皮损伤的细胞内机制,近年备受关注的是信号转导系统的激活。高血糖促进不依赖胰岛素的组织对葡萄糖的摄取,细胞内高浓度葡萄糖使二酰甘油生成增加,后者与细胞内游离钙一起激活蛋白激酶C(PKC)。PKC为一重要的调节蛋白,与高血糖状态下血管细胞功能异常有关,包括内皮细胞通透性增高、细胞收缩、基质膜增多、细胞增殖,以及一些生长因子及激素信号的传导[转化生长因子β(TGF-β)、血管内皮生长因子(VEGF)、血管紧张素、内皮素等]。

此外,糖利用异常而致2,3-DPG的生成减少,明显降低红细胞释放氧的功能。微循环缺氧,使得内皮细胞受损,血管壁通透性增强,蛋白性物质渗出,促使毛细血管壁基底膜增厚。同样脂代谢异常、高胰岛素血症等危险因子的参与,均可引起肾脏和视网膜等微血管的病变。

餐后高血糖对糖尿病微血管并发症的影响已在多项临床试验中得到证实。美国国家健康和营养监测调查的数据显示,尽管空腹血糖水平正常,餐后2小时血糖为10.8mmol/L的糖尿病患者视网膜病变的发生率较正常人增加了3倍。糖尿病控制和并发症研究(DCCT)结果也证实,随HbA1c升高,糖尿病视网膜病变发生和发展的危险性增加,而控制餐后高血糖使HbA1c降低0.5%~1.0%,则糖尿病视网膜病变的发病率降低45%。

Mohan等通过对病程超过25年的2型糖尿病患者糖尿病并发症的长期观察发现,餐后血糖水平与糖尿病肾病相关。肾小球高滤过是糖尿病肾病的前驱症状,而对Pima印第安人的研究证实糖耐量异常(IGT)的患者肾小球高滤过发生率增加。由此可见,餐后高血糖是糖尿病微血管并发症的危险因素,有效控制餐后高血糖对降低微血管并发症的危险至关重要。

综上所述,餐后高血糖对心脑血管病变和微血管病变都有显著的相关性,有效的控制餐后高血糖,减少血糖波动对于预防糖尿病并发症至关重要。

(李慧 汪耀)

参 考 文 献

1. 英国糖尿病前瞻性研究(UKPDS)的意义. 中国糖尿病杂志,1999,7(3):185-188.

2. The UKPDS Group. Intensive blood-glucose Control with sulphonylureas or insulin compared with conventional treatment and risk of complication in patients with type 2 diabetes. Lancet,1998,352(9131):837-853.

3. DECODE Study Group,the Europe Diabetes Epidemiology Group. Glucose tolerance and cardiovascular mortality: comparison of fasting and 2-hour diagnostic criterial. Arch Intern Med,2001,161(3):397-405.

4. Nakagami T;DECODA Study Group. Hyperglycaemia and mortality from all causes and from cardiovascular disease in five populations of Asian origin. Diabetologia,2004,47: 385-394.

5. Soukin JD,Muller DC,Fleg JL,et al:The relation of fasting and 2-h postchallenge plasma glucose concentrations to mortality,Data from the Baltimore Longitudinal study of aging with a critical review of the literature. Diabetes Care,2005,28:2626-2632.

6. Marfella R,Esposito K,Giunta R,et al. Circulating adhesion molecules in humans:role of hyperglycemia and hyperinsulinemia. Circulation,2000,101:2247-2251.

7. Plutzky J. Inflammation in atherosclerosis and diabetes mellitus. Rev Endocr Metab Disord,2004,5:255-259.

8. Esposito K,Nappo F,Marfella R,et al. Inflammatory cytokine concentrations are acutely increased by hyperglycemia in humans:role of oxidative stress[J]. circulation,2002, 106:2067-2072.

9. Nappo F,Esposito K,Cioffi M,et al. Postprandial endothelial activation in healthy subjects and in type 2 diabetic patients:role of fat and carbohydrate meals. I Am coll Cardiol,2002,39:1145-1150.

10. Brownlee M. Biochemistry and molecular cell biology of diabetic complications. Nature, 2001, 414 (6865): 813-820.

11. Title LM,Cummings PM,Giddens K,et al. Oral glucose loading acutely attenuates endothelium-dependent vasodilation in healthy adults without diabetes:a effect prevented by vitamin C and E. J Am coll cardiol, 2000, 36: 2185-2191.

12. Beckman JA,Goldfine AB,Gordon MB,et al. Ascorbate restores endothelium-dependent vasodilation impaired by acute hyperglycemia in humans. Circulation,2001,103: 1618-1623.

13. Ceriello A,Cavarape A,Martinelli L,et al. The post-prandial state in type 2 diabetes and endothelial dysfunction: effects of insulin aspart. Diabet Med,2004,21:171-175.

14. Ceriello A,Quaglaro L,Catone B,et al. Role of hyperglycemia in nitrotyrosine postprandial generation. Diabetes care,2002,25:1439-1443.

15. Monnier L,Mas E,Ginet C,et al. Activation of oxidative stress by acute glucose fluctuations compared with sustained chronic hyperglycemia in patients with type 2 diabetes. JAMA,2005,295(14):1681-1687.

16. Shishehbor MH,Aviles RJ,Brennan ML,et al. Association of nitrotyrosine levels with cardiovascular disease and modulation by statin therapy. JAMA, 2003, 289:1675-1680.

17. Ceriello A,Motz E. Is oxidative stress the pathogenic mechanism underlying insulin resistance,diabetes,and cardiovascular disease? The common soil hypothesis revisited. Arterioscler Thromb Vasc Biol, 2004, 24:816-823.

18. Ceriello A,Quagliaro L,Piconi L,et al. Effect of postprandial hypertriglyceridemia and hyperglycemia on circulating adhesion molecules and oxidative stress generation and the possible role of simvastatin treatment. Diabetes,2004,53:701-710.

19. Enc FY,Imeryuz N,Akin L,et al. Inhibition of gastric emptying by acarbose is correlated with GLP-1 response and accompanied by CCK release. Am J Physiol Gastrointest Liver Physiol,2001,281(3):G752-763.

20. Bell Ds. Importance of postprandial glucose control. Southern med J,2001,94(8):804-809.

21. Hyvärinen M,Tuomilehto J,Mähönen M,et al. Hyperglycemia and Incidence of Ischemic and Hemorrhagic Stroke-Comparison Between Fasting and 2-Hour Glucose Criteria. Stroke,2009,40:1633-1637.

22. Kaar isalo MM,Räihä I,Arve S,et al. Impaired glucose tolerance as a risk factor for stroke in a cohort of non-institutionalised people aged 70 years. Age Ageing,2006, 35:592-596.

23. Oizumi T,Daimon M,Jimbu Y,et al. Impaired glucose tolerance is a risk factor for stroke in a Japanese sample—the Funagata study. Metabolism,2008,57:333-338.

24. Vermeer SE,Sandee W,Algra A,et al. Impaired glucose tolerance increases stroke risk in nondiabetic patients with transient ischemic at tack or minor ischemic stroke. Stroke,2006,37:1413-1417.

25. Batty GD,Kivimäki M,Davey Smith G,et al. Post-challenge blood glucose concentration and stroke mortality rates in non-diabetic men in London:38-year follow-up of the original Whitehall prospective cohort study. Diabetologia,2008,51:1123-1126.

26. 章成国,曾桄伦,张国华,等.佛山市急性脑血管病住院患者糖代谢异常调查.中华神经科杂志,2008,12: 824-827.

第 49 章

血糖波动的危害性

糖尿病的主要危害性在于慢性并发症,其导致的心脑血管疾病、下肢血管病变、肾脏病变、视网膜病变以及神经病变是患者致死、致残的主要原因之一。控制血糖达标是糖尿病慢性并发症防治的关键因素。长期以来,空腹血糖、餐后血糖和糖化血红蛋白(HbA1c)被认为是反映糖尿病患者血糖情况的主要指标。糖尿病控制和并发症试验(DCCT)和英国前瞻性糖尿病研究(UKPDS)证实严格控制血糖可以延缓糖尿病慢性并发症的发生、进展。UKPDS 研究发现 HbA1c 每降低 1%,糖尿病相关终点事件发生风险可以降低 21%,心肌梗死发生风险降低 14%,微血管并发症降低 37%。但血糖和 HbA1c 并不能解释血糖水平与糖尿病慢性并发症的全部关系。DCCT 研究发现,在同样的 HbA1c 水平下,视网膜病变风险在强化治疗组明显低于常规治疗组。Hirsch 等认为,强化治疗组采取每天多次注射胰岛素的方法,全天血糖波动较小;而常规治疗组每天注射两次胰岛素,血糖没有得到良好控制,血糖波动较大。因此,血糖波动可能是导致两组间并发症的风险差异较大的原因。近年来,随着动态血糖监测系统(continuous glucose monitoring,CGM)评估技术的发展,血糖的过度波动对发生糖尿病并发症危险性的作用日益受到关注,血糖波动已经成为糖尿病防治研究领域的一个新热点。

一、血糖波动概念

血糖波动是指体内血糖在高峰与低谷之间波动的不稳定状态,是人体为适应环境在体内神经、内分泌和肝脏系统调节下的一种生理反应。正常人血糖通常维持在 3.9 ~ 7.8mmol/L 之间,空腹血糖在 3.9 ~ 5.6mmol/L,餐后血糖一般在进餐 10 分钟左右开始上升,血糖峰值及达峰时间与进餐的时间、种类和数量等多种因素有关,多于餐后 1 小时左右达峰值,一般不超过 7.8mmol/L,2 ~ 3 小时内恢复到餐前水平。全天血糖最高多见于早

餐后 1 小时,而凌晨 2 点到 3 点胃肠道很少储存有碳水化合物,体内各种升糖激素又都处于低水平,所以血糖达到低谷。黎明时因各种升糖激素的分泌,肝脏葡萄糖的输出又形成一个小的高峰。正常人日内血糖波动幅度小于 2 ~ 3mmol/L,频率为 5 次/日,而日间血糖波动幅度一般不超过 0.8mmol/L。对于 2 型糖尿病患者,除了整体血糖水平升高外,还表现为日内及日间血糖波动幅度明显增大,分别为 6mmol/L 和 2mmol/L,分别是正常血糖调节人群的 3 倍和 2.5 倍,但日内血糖波动频率差异无显著性。早在糖调节受损(impaired glucose regulation,IGR)阶段,血糖波动特征已经开始发生变化:正常人血糖波动幅度小,频率高;而糖尿病患者餐后血糖波动幅度大,有效波动频率低;IGR 者则介于两者之间。

二、血糖波动的评估方法

有多种方法可以评估血糖波动,包括血糖水平的标准差,血糖波动于某一范围的时间百分比、曲线下面积,最大血糖波动幅度,平均血糖波动幅度,日间血糖平均绝对差,日平均风险范围等。无论何种评估参数,均是对血糖测定值进行统计学转换和计算而得出,各种评估参数有其自身的特点及适用的范围,临床应用中应根据不同的评估目的进行针对性的选择,目前尚未有一种被公认为"金标准"的指标。

1. 血糖水平的标准差(standard deviation of blood glucose,SDBG) 可作为评估血糖稳定性的简易参数,它反映了血糖测定值偏离平均血糖的离散程度,该法简便易行,但不能区分主要的和细小的血糖波动,同时也不能分析血糖波动的频率。

2. 血糖变异系数(coefficient of variation,CV) 血糖标准差与平均血糖比值所得百分数。计算公式:$SD/\bar{X}$。与 SD 相似,易于计算,可评价总体偏离平均血糖的程度,但不能区分主要的、细小的波动。

3. 血糖波动于某一范围的时间百分比、曲线下面积 通过设定需要观察的血糖范围,以评估1天内高血糖和低血糖的持续时间百分比和面积,但不能反映真正的波动幅度。

4. 最大血糖波动幅度(largest amplitude of glycemic excursion,LAGE) 日内最大和最小血糖值之差,仅能反映糖尿病患者日内单一的最大血糖波动。

5. 平均血糖波动幅度(mean amplitude of glycemic excursions,MAGE) 是目前能真正反映血糖波动的程度而不是离散特征的指标。此概念由Service首先提出,直到动态血糖检测技术的开展才被广泛使用。先根据患者血糖监测值计算患者24小时内血糖值的 SD,每次血糖波动的波峰和波谷之差称为血糖波动幅度(amplitude of glucose excursion,AGE),只有当血糖波动上升支或下降支的 AGE 大于1个 SD 时被认为是有效 AGE;以第1个有效的 AGE 方向为准,来计算各个有效AGE 的值,最后计算所有 AGE 的均数,即 MAGE。由于在糖耐量正常者中只有与进餐相关的血糖波动大于1 SDBG,所以有效血糖波动的阈值通常选择1 SDBG,也可以根据需要具体设定阈值。计算公式为:$\sum \frac{\lambda}{x}$(当 $\lambda > \nu$),λ 为每次有效血糖波动的最大值和最小值之差;x 为有效波动的次数;ν 可以根据研究目的而定,一般取 24 小时平均血糖的1SD。优点在于其变化不依赖于血糖的整体水平,相似的 HbA1c 值,其 MAGE 可能差别很大。

6. 日间血糖平均绝对差(mean of daily differences,MODD) 指连续2天血糖谱相匹配血糖间的绝对差的均值,不依赖日内血糖的波动程度,因而可精确评估日间血糖波动。

7. 日平均危险范围(average daily risk range,ADRR) 糖尿病患者需要2~4周每天不少于3次自我监测的血糖数值以构建计算公式,每一个血糖数值都要被转换,$f(BG) = 1.509 \{[\ln(BG \times 18)]^{1.084} - 5.381\}$;然后转换成的血糖值要再次被转换成风险值 $r(BG) = 10 \times f(BG)^2$,当 $f(BG) < 0$ 时,$rl(BG) = r(BG)$,当 $f(BG) > 0$ 时,$rh(BG) = r(BG)$;最后得出公式:

$$ADRR = \frac{1}{M} \sum_{i=1}^{M} [LR^i + HR^i]$$

其中 $LR^i = \max[rl(xli), \cdots, rl(xni)]$,$HR^i = \max[rh(xli), \cdots, rh(xnl)]$;i 为天数,n 为每日监测血糖次数。无论对于低血糖还是高血糖事件,AD-RR 都是最佳的预测方法。在所有的评估方法中,发现 ADRR 在可能的低血糖中增高6倍,在可能的高血糖中增高3.5倍,而且这种预测能力与糖尿病的分型无关。

8. 低血糖指数(low blood glucose index,LB-GI) 用于准确评估严重低血糖的风险。严重低血糖定义为因低血糖导致昏迷、癫痫样发作或意识不清并且必须依靠别人帮助才能恢复。低血糖指数的计算方法如下:$\text{Trans}(BG) = 1.794 \times \{[\ln(BG)]^{1.026} - 1.861\}$。BG 的范围为 $1.1 \sim 33.3\text{mmol/L}$。根据 $\text{Trans}(BG)$ 计算血糖的风险值,若 $\text{Trans}(BG) < 0$,$\text{Risk}(BG) = 10[\text{Trans}(BG)]^2$;若 $\text{Trans}(BG) \geq 0$,$\text{Risk}(BG) = 0$。LBGI 为所有 $\text{Risk}(BG)$ 的平均值。可根据 LBGI 将糖尿病患者分为低风险(LBGI < 2.5)、中等风险(LBGI 2.5~5)、高风险(LBGI > 5)三组,其在随后6个月内相应的严重低血糖事件分别是 0.6、2.3、5.2。

三、血糖波动与糖尿病慢性并发症

临床研究发现,糖尿病的预后及慢性并发症的发生、发展不仅与血糖水平、HbA1c 密切相关,也与血糖波动程度密切相关。

(一)血糖波动与大血管并发症

糖尿病患者血糖波动主要是由于进餐、药物以及胰岛 β 细胞功能受损等多方面因素的共同作用所致,主要表现为餐后高血糖和严重低血糖。由于进餐对血糖影响时间较长,可达4小时甚至更长时间,早期关于血糖波动的研究多是针对餐后高血糖展开。

尽管数据来源于尚未诊断糖尿病的患者,一些研究发现,餐后血糖可以预测将来的心血管事件。同样在2型糖尿病患者中,有证据表明餐后血糖峰值与颈动脉内中膜厚度相关,也与心血管的终点事件相关。欧洲糖尿病诊断标准协作分析(DECODE)研究揭示了餐后高血糖增加心血管疾病死亡的风险。Nakamura 等对空腹血糖小于5.6mmol/L 的40例冠状动脉支架植入术后患者观察发现,餐后高血糖促进支架术后血管新生内膜的增生和再狭窄。这些证据表明,餐后高血糖是血管并发症的重要危险因素。

最重要的是,降低餐后血糖对患者益处优于单独降低空腹血糖。88例服用瑞格列奈的2型糖尿病患者与87例服用格列苯脲的患者相比,虽然 HbA1c 有相同幅度的下降,但前组颈动脉内中膜厚度减轻更为明显,表明降低餐后血糖波动可能对于控制心血管并发症进展具有重要意义。预防非胰岛素依赖型糖尿病(STOP-NIDDM)研究中,在平均 3.3 年的随访发现,服用阿卡波糖300mg/d 的 1386 例糖耐量异常患者不仅被阻止向糖尿病进展,而且降低静息性心肌梗死的发生率达 91%,任意心血管事件风险下降 49%。而对于 2 型糖尿病患者,另一项关于服用阿卡波糖 1年以上的 7 项研究荟萃分析——MeRIA(Meta-analysis of Risk Improvement under Acarbose)发现,降低餐后高血糖可使 2 型糖尿病患者的任意心血管事件降低 35%,心肌梗死降低 64%。

严重低血糖的危害性比餐后高血糖更为严重,低血糖是血糖控制难以达标的重要障碍。Cry-er 等提出,一次严重低血糖或由此诱发的心血管事件可抵消一生维持血糖在正常范围所带来的益处。UKPDS 研究中,强化达标治疗是以低血糖为代价的。在对 548 例肥胖糖尿病患者 6 年的随访中,强化治疗组的各种药物均增加低血糖的发生,二甲双胍组发生率为 2.4%,磺脲类药物为3.3%,胰岛素组发生率为 11.2%,而 DCCT 研究中 65% 的 1 型糖尿病患者经历了严重的低血糖事件。Fisman 等对 14 670 例冠心病患者进行 8年随访,发现低血糖是冠心病患者全因死亡率的重要危险因素。

在 1 型糖尿病患者中,血糖波动与大血管并发症的证据较少,Prince 等认为血糖波动可能是 1型糖尿病患者大血管并发症的危险因素。

目前认为,波动性高血糖通过急性和慢性作用引发和加重心血管并发症的发生风险。急性作用为瞬间血糖高峰或者血糖波动引起血管内皮、动脉壁急性损害,或经氧化应激直接发挥破坏作用;而慢性作用则是通过升高 HbA1c 和晚期糖基化终末产物(advanced glycation end products,AGEs)水平,促进动脉粥样硬化的发生与进展。

(二)　血糖波动与视网膜病变

人们寻找血糖波动是否是糖尿病微血管病变危险因素的一个重要原因源自对 DCCT 数据的原始分析。在 HbA1c 无差别的情况下,强化治疗组糖尿病视网膜病变(DR)发病率低于常规治疗组,传统治疗组 HbAc 在 8% 的患者视网膜病变风险不低于强化治疗组 HbA1c 在 9% 患者视网膜病变水平,作者分析后认为这可能是由于传统治疗组

患者由于注射胰岛素次数较少而具有较高的血糖波动所致。有学者认为:DCCT 研究尽管单因素分析发现血糖波动与视网膜病变和肾脏病变相关,但是,这也可能是由于血糖波动大的患者同时也具有较高水平的平均血糖。Kilpatrick 等对 DC-CT 原始数据重新进行多元回归分析,发现只有平均血糖而不是血糖波动可以预测视网膜病变和肾脏病变的风险,进一步随访研究发现,虽然每日餐前及餐后 7 点血糖波动与糖尿病视网膜病变的发生、进展无明显相关,但 HbA1c 的波动(HbA1c 的标准差)可以预测视网膜病变风险,说明长期的血糖变化与糖尿病微血管并发症相关。

Mohsin 等对 1 型糖尿病患者随访 12 年发现,即使在 HbA1c 水平变化不大的情况下,视网膜病变发病率出现下降,可能是由于在这段时间内患者调整治疗为多次胰岛素注射,降低血糖波动,出现上述视网膜病变的改善。另一项研究则发现在相同 HbA1c 水平下,空腹血糖波动可独立预测130 名 2 型糖尿病患者的视网膜病变。

(三)　血糖波动与糖尿病肾病

糖尿病肾病(diabetic nephropathy,DN)是糖尿病的重要微血管并发症之一。Jones 等研究了间断性高血糖(血糖波动)、持续高血糖对人肾小管细胞和皮质成纤维细胞的影响,血糖波动组细胞较血糖稳定高血糖组表现为腺苷摄取增多(意味着细胞外基质、蛋白合成增多),更多胶原蛋白合成;许多局部致肾病的内分泌激素或细胞因子水平异常,血糖波动组激活更多的转化生长因子-β1(TGF-β1)和胰岛素样生长因子(IGF)结合蛋白-3,意味着胶原合成增多,细胞凋亡增多,IGF-Ⅰ 水平升高,它们在糖尿病肾病的进展中起着重要作用。

(四)　血糖波动与神经病变

糖尿病神经病变是糖尿病患者的常见并发症,许多研究显示血糖波动参与了糖尿病神经病变发生、进展。动物实验发现,血糖迅速变化可引起痛觉过敏,同时有神经传导速度和神经血流量的异常。Oyibo 等对合并痛性神经病变的 1 型糖尿病患者进行 CGM 监测,与无痛神经病变组相比,该组血糖整体控制水平较差,血糖波动次数更多,认为病变的严重程度与血糖波动有关。也有观点认为,血糖波动是糖尿病患者中诸多加速大脑老化的因素之一,降低餐后血糖波动,有益于延缓认知能力的减退。Bragd 等前瞻性研究了 100

名1型糖尿病患者,通过收集他们11年来自我血糖监测数据,发现血糖波动与周围神经病变的发生有着密切相关。

四、血糖波动引起糖尿病慢性并发症的可能机制

一些临床研究证实了血糖波动与糖尿病慢性并发症的相关性。在基础研究方面,血糖波动导致糖尿病慢性并发症的可能机制错综复杂,目前已知包括以下几个方面。

（一）氧化应激

氧化应激被认为是糖尿病慢性并发症发生、进展最重要的因素,线粒体呼吸链中活性氧簇（reactive oxygen species,ROS）产生过多可导致氧化应激。由于ROS存在时间非常短暂,不能直接进行检测,通常是通过间接检测其与蛋白质、脂类和DNA等形成的各种氧化产物来间接反映氧化应激。血糖波动大者其氧化应激的相应产物浓度增加,增加了糖尿病慢性并发症的风险。Piconi等研究发现,波动性高血糖能使反映内皮细胞氧化应激的重要指标——硝基酪氨酸水平显著增加。Monnier等采用24小时尿8-异前列腺素F2α（8-isoPGF2α）排泄率作为评估氧化应激的指标,用平均血糖波动幅度（MAGE）衡量血糖波动的程度,研究发现尿8-isoPGF2α与MAGE呈显著正相关（$r=0.86$,$P<0.001$）,而与平均血糖、空腹血糖和HbA1c无关。

（二）对内皮功能的损伤

血管内皮损伤是糖尿病血管并发症的始动因素,研究表明异常血糖波动可以诱导血管内皮的损伤。Quagliaro等分别给予人脐静脉内皮细胞正常葡萄糖浓度（5mmol/L）、稳定高糖浓度（20mmol/L）和波动性糖浓度（5mmol/L和20mmol/L每24小时交替）的培养环境,2周后波动性高糖组较稳定高糖组蛋白激酶C（protein kinase C,PKC）活性显著增加,与细胞凋亡相关的基因Bcl-2表达明显降低,Caspase-3表达明显增加,促进内皮细胞的凋亡和血管内皮细胞的损伤,提示波动性高糖较稳定高糖更能增加PKC的表达,激活丝裂原活化蛋白激酶通路,诱导细胞内氧化应激反应,损伤内皮细胞。波动性高血糖组细胞间黏附分子（ICAM）-1、血管细胞黏附分子（VCAM）-1、E-选择素含量和mRNA表达明显增加,说明血糖波动对血管内皮细胞损伤的同时,对内皮功能也产生影响。

（三）炎症反应

炎症反应的多种成分都受核因子-κB（NF-κB）的调控。Schiekofer等研究了健康志愿者外周血单个核细胞NF-κB在不同血糖水平的活性,血糖从5mmol/L升高到10mmol/L,2小时后细胞NF-κB的活性增加,说明急性血糖变化可激活NF-κB,引起炎症反应的发生。高血糖钳夹或餐后急性血糖升高可以诱发血浆白介素6（IL-6）、肿瘤坏死因子α（TNF-α）和IL-18等炎性因子生成增加。血糖异常波动的患者血清中P-选择素的水平明显升高,其他炎症因子如E-选择素、ICAM-1、VCAM-1等也升高。

简而言之,血糖波动可能是通过不同代谢途径产生的活性氧,诱导细胞内产生氧化应激反应,激活NF-κB、黏附分子等多种细胞因子,导致血管内皮损伤、凋亡,内皮细胞功能异常,从而启动了并发症的发生,加速并发症进展。

五、关于血糖波动的争议

（一）大血管并发症方面的争议

近期的一些研究并不能重复证实餐后高血糖是重要的心血管风险因素这一结论。在社区动脉粥样硬化风险的研究中,6888名研究对象没有糖尿病和心血管疾病,IGT同IFG一样并不能预测心血管事件。而在10 428名参与者的澳大利亚糖尿病、肥胖和生活方式研究中,IFG似乎可以预测心血管疾病的死亡率,而IGT则并不能预测。

以餐后血糖为干预目标的研究也没有显示出益处。HEART2D研究对象为心肌梗死后3周内入选的患者,接受餐时胰岛素或者基础胰岛素治疗,以观察降低餐后血糖是否可以降低未来心血管事件的发生率。研究中两组患者获得了相同的HbA1c水平（7.6%）,但两组患者餐后血糖的差异与心血管事件结局并无相关性。研究中血糖波动虽然没有被单独评估,但可以明显观察到平均血糖水平所表现出的血糖波动,并没有在改善心血管事件结局中体现出来。

许多既往的研究,如糖尿病心血管风险控制行动（ACCORD）研究、退伍军人糖尿病研究（VADT）,都提示控制血糖降低HbA1c可以明显改善大血管并发症。因此,在HEART2D研究中心血管事件风险并没有降低,主要在于两组获得了相同的HbA1c。尽管DCCT和UKPDS努力去

证明控制高血糖对心血管并发症的益处,但二者虽然发现有这种趋势,但并没有统计学的差异。只有随访的时间足够长,如 EDIC 研究和 UKPDS 的 10 年随访研究发现,强化治疗组的大血管获益才显现出来。同样地,HEART2D 研究也可能需要更长的时间去观察降低餐后血糖、降低血糖波动对心血管并发症的益处。

(二) 微血管并发症方面的争议

DCCT 研究在 1995 年的统计结论认为,血糖波动与微血管病变的发生有关。在同样的 HbA1c 水平,传统治疗组较强化治疗组具有更高微血管并发症(尤其是视网膜病变)风险。然而 Kilpatrick 等对 DCCT 数据重新分析,发现围绕患者平均血糖的血糖波动与 1 型糖尿病患者的视网膜病变、肾脏病变进展并没有相关性。10 余年以后,DCCT 研究组的统计者们纠正了以前的结论,否认血糖波动与微血管病变之间的相关性,与短期的血糖波动不同,长期的血糖波动(HbA1c 波动)可能与 DCCT 患者微血管病变相关。

Bragd 等针对 100 例 1 型糖尿病患者进行一项前瞻性的研究,监测血糖 4 周,结果并未发现短期血糖波动(SD)与微血管并发症之间的相关性,但是却发现,血糖波动与周围神经病变明显相关,并可预测其发生,说明神经系统可能对血糖波动较为敏感。然而,最近关于 DCCT 的后续研究分析并没有发现血糖波动与周围神经和自主神经之间的相关性。

(三) 氧化应激的争议

尽管氧化应激已被认为是糖尿病并发症发生、进展的重要因素,但是,目前尚未有关于人体干预氧化应激的研究,以明确氧化应激与微血管和大血管病变之间的因果关系,每日补充抗氧化剂并不能降低糖尿病患者心血管事件和微血管病变发生的风险。无论高血糖诱导氧化应激的证据如何充分,血糖波动在氧化应激中的作用目前仍有争议。尽管在体外、动物研究中间断高血糖有诱发氧化应激的证据,但是,在人群中进行的一些研究结论并不一致,并不是所有的研究都表明血糖波动一定可以导致自由基损伤的标记物升高。

Ceriello 等在正常胰岛素高血糖葡萄糖钳夹实验中,观察了血糖波动、氧化应激(3-硝基酪氨酸和 24 小时游离 8-iso-PGF2α 排泄率)以及内皮功能(血流介导的血管扩张),研究对象为 2 型糖尿病和健康对照者,发现血糖波动较稳定高血糖具有更为明显的血管内皮功能损害和更高的氧化应激水平。Monnier 等在 2 型糖尿病患者发现血糖波动和氧化应激具有明显相关性。与上述研究不同的是,Wentholt 等在 1 型糖尿病患者中并没有发现这种相关性,该研究尽管采用了相同的实验方法,而且采用了更为特异的方法测量尿 8-iso-PGF2α 排泄率,研究对象样本量更大,血糖波动幅度更大,并未发现所期望的血糖波动与氧化应激之间的相关性。为此,一项针对 2 型糖尿病患者的研究,同样未发现血糖波动与氧化应激之间的相关性。而另一项干预研究观察了降低血糖波动对氧化应激的影响,研究中 2 型糖尿病患者采用基础胰岛素和餐前胰岛素注射的方法降低血糖波动,采用 CGMS 监测血糖,血糖波动与 24 小时 8-iso-PGF2α 排泄率之间没有相关性,并没有发现血糖波动与氧化应激之间的相关性。

六、血糖波动是严重低血糖症的预测因素

低血糖是糖尿病治疗过程中常见的并发症,然而严重低血糖可以导致严重后果,例如癫痫发作、意外事故、昏迷甚至死亡。控制血糖越严格,低血糖发生几率越高。降低血糖是糖尿病治疗的一个重要目标,所以低血糖是非常常见的一个问题。如果能够预测低血糖,则可以避免许多严重的伤害。不幸的是,仅有很少比例的将要发生的低血糖事件可以根据低血糖风险认知或者严重低血糖史而得以预防。

血糖波动可能是低血糖症发生原因的一个候选预测因子,因为低血糖症会由于血糖紊乱而加重,低血糖的减少同时伴有较低水平的血糖波动。Cox 等认为血糖波动较 HbA1c 更能预测将要出现的严重低血糖症,在这项研究中,研究对象为 87 例易于出现严重低血糖症的 1 型糖尿病患者,在 2~3 周时间内收集 50 次的自身血糖监测,而严重低血糖症的发生则出现在 6 个月之后。

Kilpatrick 等利用 DCCT 数据建立模型以观察平均血糖或者血糖波动能否预测 1 型糖尿病患者发生低血糖的风险。这是目前唯一一项在测量 SMBG 后预测 24 小时内低血糖风险的一项研究。

在这一模型中,以 SD 和 MAGE 计算血糖波动性,能够像平均血糖一样独立预测低血糖。考虑到夜间低血糖事件,每一天最后一段时间的血糖波动可以预测夜间低血糖,这意味着困惑于这一并发症的患者应当着重降低血糖波动,而不是为了避免低血糖症而刻意保持夜间睡眠时高血糖。退伍军人糖尿病结局研究(DOVES)认为降低血糖波动可能是降低严格控制血糖时出现的低血糖风险的一个可能方法。

综上所述,反复发生低血糖,甚至严重低血糖症患者的血糖波动性通常较大。血糖波动可能是严重低血糖症的一个预测因子,但是很难明确血糖波动是否未来发生低血糖的一项独立预测因素。对于那些阻止平均血糖和 HbA1c 升高而同时又反复发生低血糖的糖尿病患者,努力降低血糖波动应当是有益的。

七、血糖波动与危重症患者

在危重症患者中也针对血糖波动进行了研究。三项回顾性研究将血糖波动作为 ICU 患者死亡的预测因素,以 SD 作为指标,血糖波动是独立于疾病严重性之外的危重症患者死亡的一个显著的预测因素,即使是在不同的平均血糖水平,死亡率在血糖波动条件下显著升高,这意味着血糖波动是独立于平均血糖水平以外死亡率的预测因素。Egi 等针对糖尿病患者的一个亚组进行分析研究的结果发现,与不是糖尿病患者相比,以 SD 和平均血糖为指标的血糖波动与患者的生存并无相关性。这样的结果可能是由于糖尿病患者已经习惯于血糖水平的波动,从而使血糖波动的破坏性下降。

不但在成人 ICU,在儿童 ICU 患者中也进行了两项不同的关于血糖波动影响的研究。Wintergerst 等回顾性分析 1 年的所有非糖尿病的 PICU 患者($n = 1094$),血糖波动按照单位时间内连续血糖值绝对差值均值计算。Hirshberg 等则研究了 PICU 1 年中住院时间超过 24 小时、年龄小于 18 岁、无糖尿病的患者($n = 863$),血糖波动指患者高血糖($\geqslant 8.3$ mmol/l)和低血糖($\leqslant 3.3$ mmol/l)的发生率为 6.8%。两项研究均印证了成人研究中的结论,血糖波动与死亡率相关,延长住院时间,血糖波动与高血糖相比较表现出更

强的相关性。

van den Berghe 等在 2001 年发表了一项里程碑式研究,在外科 ICU 患者中,血糖控制在 4.4 ~ 6.1mmol/L 组较血糖在 9.9 ~ 11.0mmol/L 组相比,死亡率下降 42%。然而最近,在 ICU 中严格控制血糖的益处正在受到挑战。NICE-SUGAR 研究发现,严格控制血糖组(4.5 ~ 6.0mmol/L 与 < 10mmol/L 组)升高 ICU 患者死亡率。这两种相互矛盾的研究结果的一种可能是由于血糖波动在不同的研究中影响不同所致。van den Berghe 研究中强化治疗组与传统治疗组相比,晨间血糖 SD 明显降低(19mg/dl vs 33mg/dl);而在 NICE-SUGAR 研究中,两组中的晨间血糖波动 SD 则基本相同(25mg/dl vs 26mg/dl)。

八、血糖波动的治疗

随着对血糖波动危害认识的逐渐加深,近年来国际上有人提出了糖尿病血糖控制要兼顾"HbA1c、空腹血糖、餐后血糖和血糖波动"四位一体的概念,在严格控制 HbA1c、空腹血糖、餐后血糖达标的同时,又要尽量减少血糖波动。

对于易发生血糖波动的糖尿病患者,可采取下列措施加以防治:

1. 教育　加强对糖尿病患者有关糖尿病知识,尤其是导致血糖波动诱发因素的教育,在治疗过程中尽量防止血糖的波动。

2. 加强血糖监测　减少血糖异常波动的前提是发现异常血糖波动。监测空腹血糖、餐后血糖及 HbA1c,必要时可采用动态血糖监测了解全天血糖波动情况,为个体化治疗方案的制订与调整提供依据。

3. 合理膳食,改善生活方式　根据血糖波动的个体特点,选取血糖指数较低的食物,实行少量多餐、分次进餐的方法,调节饮食中葡萄糖的肠道吸收和入血速度。适当锻炼,控制体重。

4. 合理选择药物　α-糖苷酶抑制剂、格列奈类药物均可有效降低餐后高血糖,避免血糖的波动。尤其是 α-糖苷酶抑制剂可以通过延缓消化道的碳水化合物吸收,在降低餐后血糖高峰的同时,能够填补下一餐前的血糖低谷,降低低血糖的风险,维持血糖相对平稳,减轻血糖波动。二肽基肽酶(DPP-4)抑制剂和胰高血糖素

样多肽（GLP-1）类似物可以保护 β 细胞功能，按需促进胰岛素分泌，抑制内源性葡萄糖生成，降低餐后血糖，减少血糖波动，而 GLP-1 受体兴奋剂艾塞那肽能在降低相同 HbA1c 的同时降低血糖波动。各种不同的胰岛素类似物在减轻血糖波动方面也发挥着重要作用。速效胰岛素类似物能模拟生理性胰岛素第一分泌时相的作用，有效降低餐后高血糖，显著减少低血糖事件的发生；而长效胰岛素类似物能够很好地模拟人基础胰岛素分泌，作用平稳而持久，没有明显的血药浓度高峰与低谷，低血糖发生的危险性低，较好地降低了空腹血糖波动性。

近年来，随着胰岛素给药技术的长足进步，持续胰岛素泵结合动态血糖监测的双"C"治疗模式已运用于临床，其可以模拟生理性胰岛素分泌，在血糖得以良好控制的同时，在降低血糖的波动方面有着无可替代的优势。

（牟忠卿）

参 考 文 献

1. Stratton IM, Adler AI, Neil HA, et al. Association of glycaemia with macrovascular and microvascular complications of type 2 diabetes(UKPDS 35): prospective observational study. BMJ, 2000, 321(7258): 405-412.

2. Hirsch IB, Brownlee M. Should minimal blood glucose variability become the gold standard of glycemic control? J Diabetes Complications, 2005, 19(3): 178-181.

3. American Diabetes Association. Postprandial blood glucose. Diabetes Care, 2001, 24(4): 775-778.

4. 康怡, 陆菊明. 血糖波动: 糖尿病治疗的新靶点. 国际内分泌代谢杂志, 2009, 29(3): 193-196.

5. McCall AL, Cox DJ, Brodows R,, el al. Reduced daily risk of glycemic variability: comparison of Exenatide with insulin glargine. Diabetes Technol Ther, 2009, 11(6): 339-344.

6. Lowe L, Liu K, Greenland P, et al. Diabetes, asymptomatic hyperglycemia, and 22-year mortality in black and white men. The Chicago Heart Association Detection Project in Industry Study. Diabetes Care, 1997, 20(2): 163-169.

7. Balkau B, Shipley M, Jarrett R, et al. High blood glucose concentration is a risk factor for mortality in middle-aged nondiabetic men. 20-year follow-up in the Whitehall Study, the Paris Prospective Study, and the Helsinki Policemen Study. Diabetes Care, 1998, 21(3): 360-367.

8. De Vegt F, Dekker JM, Ruhe HG, et al. Hyperglycaemia is associated with all-cause and cardiovascular mortality in the Hoorn population: the Hoorn Study. Diabetologia, 1999, 42(8): 926-931.

9. Esposito K, Ciotola M, Carleo D, et al. Post-meal glucose peaks at home associate with carotid intimamedia thickness in type 2 diabetes. J Clin Endocrinol Metab, 2008, 93(4): 1345-1350.

10. Hanefeld M, Fischer S, Julius U, et al. Risk factors for myocardial infarction and death in newly detected NIDDM: the Diabetes Intervention Study, 11-year follow-up. Diabetologia, 1996, 39(12): 1577-1583.

11. Cavalot F, Petrelli A, Traversa M, et al. Postprandial blood glucose is a stronger predictor of cardiovascular events than fasting blood glucose in type 2 diabetes mellitus, particularly in women: lessons from the San Luigi Gonzaga Diabetes Study. J Clin Endocrinol Metab, 2006, 91(3): 813-819.

12. Tuomilehto J. Is the current definition for diabetes relevant to mortality risk from all causes and cardiovascular and noncardiovascular diseases? Diabetes Care, 2003, 26(3): 688-696.

13. Nakamura N, Yuji U, Yasuko T, et al. Isolated post-challenge hyperglycemia in patients with normal fasting glucose concentration exaggerates neointimal hyperplasia after coronary stent implantation. Circ J, 2003, 67(1): 61-67.

14. Esposito K, Giugliano D, Nappo F, et al. Regression of carotid atherosclerosis by control of postprandial hyperglycemia in type 2 diabetes mellitus. Circulation. 2004, 110(2): 214-219.

15. Zeymer U, Schwarzmaier-Dassie A, Petzinna D, et al. STOP-NIDDM Trial Research Group. Effect of acarbose treatment on the risk of silent myocardial infarction in patients with impaired glucose tolerance: results of the randomized STOP-NIDDM trial electrocardiography substudy. Eur J Cardiovasc Prey Rehabil, 2004, 11(5): 412-415.

16. Hanefeld M, Cagatay M, Petrowitsch T, et al. Acarbose reduces the risk for myocardial infarction in type 2 diabetic patients: meta-analysis of seven long-term studies. Eur Heart J, 2004, 25(1): 10-16.

17. Cryer PE, Davis SN, Shamoon H. Hypoglycemia in diabetes. Diabetes Care, 2003. 26(6): 1902-1912.

18. Fisman EZ, Motro M, Tenenbaum A, et al. Is hypoglycaemia a marker for increased long-term mortality risk in patients with coronary artery disease? An 8-years Follow-

up. Eur J Cardiovasc Prev Rehabil, 2004, 11（2）: 135-143.

19. Prince CT, Becker DJ, Costacou T, el al. Changes in glycaemic control and risk of coronary artery disease in type 1 diabetes mellitus: findings from the Pittsburgh Epidemiology of Diabetes Complications Study（EDC）. Diabetologia, 2007, 50（11）: 2280-2288.

20. The relationship of glycemic exposure（HbA1c）to the risk of development and progression of retinopathy in the diabetes control and complications trial. Diabetes, 1995, 44（8）: 968-983.

21. Kilpatrick ES, Rigby AS, Atkin SL. The effect of glucose variability on the risk of microvascular complications in type 1 diabetes. Diabetes Care, 2006; 29（7）: 1486-1490.

22. Kilpatrick Es, Rigby AS, Atkin SL. A1c variability and the risk of microvascular complications in type 1 diabetes: data from the Diabetes Control and Ccmplications Trial. Diabetes Care, 2008, 31（11）: 2198-2202.

23. Mohsin F, Craig ME, Cusumano J, et al. Discordant trends in microvascular complications in adolescents with type 1 diabetes from 1990 to 2002. Diabetes Care, 2005, 28（8）: 1974-1980.

24. Gimeno-Orna J, Castro-Alonso F, Boned-Juliani B, et al. Fasting plasma glucose variability as a risk factor of retinopathy in Type 2 diabetic patients. J Diabetes Complications, 2003, 17（2）: 78-81.

25. Jones SC, Saunders HJ, Qi W, et al. Intermittent high glucose enhances cell growth and collagen synthesis in cultured human tubulointerstitial cells. Diabetologia, 1999, 42（9）: 1113-1119.

26. Esposito C, Liu ZH, Striker GE, et al. Inhibition of diabetic nephropathy by a GH antagonist: a molecular analysis. Kidney Int, 1996, 50: 506-514.

27. Flyvbjerg A, Orskov H. Kidney tissue insulin-like growth factor I and initial renal growth in diabetic rats: relation to severity of diabetes. Acta Endocrinol（Copenh）, 1990, 122: 374-378.

28. Saini AK, Arun KH, Kaul CL, et al. Acute hyperglycemia attenuates nerve conduction velocity and nerve blood flow in male Sprague-Dawley rats: reversal by adenosine. Phamacol Res, 2004, 50（6）: 593-599.

29. Oyibo SO, Prasad YD, Jackson NJ, et al. The relationship between blood glucose excursions and painful diabetic peripheral neuropathy: a pilot study. Diabet Med, 2002, 19（10）: 870-873.

30. Abbatecola AM, Rizzo MR, Barbieri M, et al. Postprandial plasma glucose excursions and cognitive functioning in aged type 2 diabetes. Neurology, 2006, 67（2）: 235-240.

31. Bragd J, Adamson U, Backlund LB, el al. Can glycaemic variability, as calculated from blood glucose self-monitoring, predict the development of complications in type 1 diabetes over a decade? Diabetes Metab, 2008, 34（6 Pt 1）: 612-616.

32. Brownlec M. Biochemistry and molecular cell biology of diabetic complications. Nature, 2001, 414（6865）: 813-820.

33. Piconi L, Quagliaro L, Da Ros R. Intermittent high glucose enhances ICAM-1, VCAM-1, E-selectin and interleukin-6 expression in human umbilical endothelial cells in culture: the role of poly（ADP-ribose）polymerase. J Thromb Haemost, 2004, 2（8）: 1453-1459.

34. Monnier L, Mas E, Ginet C, et al. Activation of oxidative stress by acute glucose fluctuations compared with sustained chronic hyperglycemia in patients with type 2 diabetes. JAMA, 2006, 295（14）: 1681-1687.

35. Quagliaro L, Piconi L, Assaloni R, et al. Intermittent high glucose enhances ICAM-1, VCAM-1 and E-selectin expression in human umbilical vein endothelial cells in culture: the distinct role of protein kinase C and mitochondrial superoxide production. Atherosclerosis, 2005, 183（2）: 259-267.

36. Quagliaro L, Piconi L, Assaloni R, et al. Intermittent high glucose enhances apoptosis related to oxidative stress in human umbilical vein endothelial cells. The role of protein kinase C and NAD（P）H-oxidase activation. Diabetes, 2003, 52（11）: 2795-2804.

37. Schiekofer S, Andrassy M, Chen J, et al. Acute hyperglycemia causes intracellular formation of CML and activation of ras, p42/44 MAPK, and nuclear factor kappaB in PBMCs. Diabetes, 2003, 52（3）: 621-633.

38. 陆菊明. 血糖波动与糖尿病慢性并发症的关联性. 中华糖尿病杂志, 2009, 1（1）: 9-11.

39. Bnur E, Zoppini G, Zamboni C, et al. Glucose instability is associated with a high level of circulating P_selectin. Diabetes Care, 2001, 24（9）: 1685.

40. Pankow J, Kwan D, Duncan B, et al. Cardiometabolic risk in impaired fasting glucose and impaired glucose tolerance: the Atherosclerosis Risk in Communities Study. Diabetes Care, 2007, 30（2）: 325-331.

41. Barr E, Zimmet P, Welborn T, et al. Risk of cardiovascular and all-cause mortality in individuals with diabetes mellitus, impaired fasting glucose, and impaired glucose

tolerance:the Australian Diabetes, Obesity, and Lifestyle Study. Circulation,2007,116(2):151-157.

42. Raz I, Wilson PW, Strojek K, et al. Effects of prandial versus fasting glycemia on cardiovascular outcomes in type 2 diabetes: the HEART2D trial. Diabetes Care, 2009,32(3):381-386.

43. The Action to Control Cardiovascular Risk in Diabetes Study Group. Effects of intensive glucose lowering in type 2 diabetes. N Engl J Med,2008,358(24):2545-2559.

44. Duckworth W, Abraira C, Moritz T, et al. VADT Investigators. Glucose control and vascular complications in veterans with type 2 diabetes. N Engl J Med,2009,360(2): 129-139.

45. The Diabetes Control and Complications Trial/Epidemiology of Diabetes Interventions and Complications (DCCT/EDIC) Study Research Group. Intensive diabetes treatment and cardiovascular disease in patients with type 1 diabetes. N Engl J Med,2005,353(25):2643-2653.

46. Holman R, Paul S, Bethel M, et al. 10-year follow-up of intensive glucose control in type 2 diabetes. N Engl J Med,2008,359(15):1577-1589.

47. The Diabetes Control and Complications Trial Research Group. The relationship of glycemic exposure(HbA1c) to the risk of development and progression of retinopathy in the diabetes control and complications trial. Diabetes, 1995,44(8):968-983.

48. Kilpatrick ES, Rigby AS, Atkin SL. Variability in the relationship between mean plasma glucose and HbA1c:implications for the assessment of glycemic control. Clin Chem,2007 53:897-901.

49. Lachin JM, Genuth S, Nathan DM, et al. Effect of glycemic exposure on the risk of microvascular complications in the Diabetes Control and Complications Trial-Revisited. Diabetes,2008,57(4):995-1001.

50. Siegelaar SE, Kilpatrick ES, Rigby AS,et al. Glucose variability does not contribute to the development of peripheral and autonomic neuropathy in type 1 diabetes: data from the DCCT. Diabetologia,2009,52(10):2229-2232.

51. Jay D, Hitomi H, Griendling KK. Oxidative stress and diabetic cardiovascular complications. Free Radic Biol Med,2006,40(2):183-192.

52. Lonn E, Yusuf S, Hoogwerf B, et al. Effects of vitamin E on cardiovascular and microvascular outcomes in high-risk patients with diabetes:results of the HOPE Study and MICRO-HOPE Substudy. Diabetes Care,2002,25(11): 1919-1927.

53. Ceriello A, Esposito K, Piconi L, et al. Oscillating glucose is more deleterious to endothelial function and oxidative stress than mean glucose in normal and type 2 diabetic patients. Diabetes,2008,57(5):1349-1354.

54. Wentholt IM, Kulik W, Michels RP, et al. Glucose fluctuations and activation of oxidative stress in type 1 diabetes patients. Diabetologia,2008,51(1):183-190.

55. Siegelaar SE, Barwari T, Kulik W, et al. No relationship between glucose variability and oxidative stress in type 2 diabetes patients. Program of the 45th Annual Meeting of the European Association for the Study of Diabetes, Vienna,2009 (Abstract 179).

56. Siegelaar SE, Kulik W, van Lenthe H, et al. A randomized controlled trial comparing the effect of basal insulin and inhaled mealtime insulin on glucose variability and oxidative stress. Diabetes Obes Metab,2009,11(7):709-714.

57. Kovatchev BP, Cox DJ, Farhy LS, et al. Episodes of severe hypoglycemia in type 1 diabetes are preceded and followed within 48 hours by measurable disturbances in blood glucose. J ClinEndocrinol Metab, 2000, 85 (11): 4287-4292.

58. Kudva YC, Basu A, Jenkins GD, et al. Glycemic variation and hypoglycemia in patients with well-controlled type 1 diabetes on a multiple daily insulin injection program with use of glargine and ultralente as basal insulin. Endocr Pract,2007,13(3):244-250.

59. Cox DJ, Kovatchev BP, Julian DM, et al. Frequency of severe hypoglycemia in insulin-dependent diabetes mellitus can be predicted from self-monitoring blood glucose data. J Clin Endocrinol Metab,1994,79(6):1659-1662.

60. Kilpatrick ES, Rigby AS, Goode K, et al. Relating mean blood glucose and glucose variability to the risk of multiple episodes of hypoglycaemia in type 1 diabetes. Diabetologia,2007,50:2553-2561.

61. Murata GH, Hoffman RM, Shah JH, et al. A probabilistic model for predicting hypoglycemia in type 2 diabetes mellitus:the Diabetes Outcomes in Veterans Study(DOVES). Arch Intern Med,2004,164(13):1445-1450.

62. Dossett LA, Cao H, Mowery NT, et al. Blood glucose variability is associated with mortality in the surgical intensive care unit. Am Surg,2008,74(8):679-685.

63. Egi M, Bellomo R, Stachowski E, et al. Variability of blood glucose concentration and shortterm mortality in critically ill patients. Anesthesiology,2006,105(2):244-252.

64. Krinsley JS. Glycemic variability: a strong independent

466

predictor of mortality in critical ill patients. Crit Care Med,2008,36(11):3008-3013.

65. Wintergerst KA,Buckingham B,Gandrud L. Association of hypoglycemia, hyperglycemia, and glucose variability with morbidity and death in the pediatric intensive care unit. Pediatrics,2006,118(1):173-179.

66. Hirshberg E,Larsen G,Van Duker H. Alterations in glucose homeostasis in the pediatric intensive care unit:hyperglycemia and glucose variability are associated with increased mortality and morbidity. Pediatr Crit Care Med,2008,9(4):361-366.

67. van den Berghe G,Wouters P,Weekers F,et al. Intensive insulin therapy in critically ill patients. N Engl J Med,2001,345(19):1359-1367.

68. Finfer S,Chittock DR,Su SY,et al. The NICE-SUGAR Study Investigators. Intensive versus conventional glucose control in critically ill patients. N Engl J Med,2009,360(13):1283-1297.

69. Monnier L,Colette C,Owens DR. Integrating glycaemic variability in the glycaemic disorders of type 2 diabetes: a move towards a unified glucose tetrad concept. Diabetes Metab Res Rev,2009,25(5):393-402.

70. Dewitt DE,Hirsch IB. Outpatient insulin therapy in type 1 and type 2 diabetes mellitus:scientic review. JAMA,2003,289(17):2254-2264.

71. Weissberg-Benchell J,Antisdel-Lomaglio J,Seshadfi R. Insulin pump therapy:a meta analysis. Diabetes Care,2003,26(4):1079-1087.

第 50 章

糖尿病与血脂代谢异常

糖尿病合并动脉粥样硬化性疾病是患者致残和致死的主要原因。临床研究和尸检材料均证实糖尿病患者患心血管病远远高于非糖尿病人群，而且累及多支冠脉发生病变，病损严重，管壁脂肪条纹范围扩大，病变伴纤维斑块形成、钙化和管腔狭窄，患冠心病的糖尿病患者预后更差。糖尿病患者患动脉硬化性疾病的原因是糖尿病本身易诱发多种心血管病的危险因素，如高血糖、高血压、脂质异常、肥胖、胰岛素抵抗、高胰岛素血症、血液高凝、低度炎症状态、氧化应激等。UKPDS证实无心血管病的新发2型糖尿病患者，在8年时间内发生冠状动脉疾病10.4%，非致死性或致死性心肌梗死7.1%。经危险因素逐步选择(经年龄、性别调整后)进行影响因素排序，无论是冠状动脉疾病或非致死性或致死性心肌梗死，LDL-C升高($P<0.000\ 1$)影响因子最大。由此可见，糖尿病患者合并血脂代谢异常是产生大血管病变的一个重要危险因素。通过调节糖尿病患者的异常血脂，可降低冠心病事件发生的风险。因此，在糖尿病防治过程中，纠正患者的异常血脂非常重要。

一、血 脂 简 介

血脂是血液中脂质的总称。正常人血脂成分包括一大类脂溶性物质，主要有胆固醇[其中1/3为游离胆固醇(free cholesterol,FC)，2/3为胆固醇酯(cholesterol ester,CE)，统称为总胆固醇(total cholesterol,TC)]、甘油三酯(triglyceride,TG)、磷脂(phospholipid,PL)及游离脂肪酸(free fatty acid,FFA)等。它们不溶于水，在血液中与血浆中的某些蛋白质结合成脂蛋白(lipoprotein,LP)的形式才能运转和代谢；其中FFA与血浆中的白蛋白相结合，其余均与α或β球蛋白相结合。不同成分和比例的血脂与蛋白质结合成为不同种类的脂蛋白，用超速离心或脂蛋白电泳方法可将脂蛋白分为五类或六类：高密度脂蛋白(high density lipoprotein,HDL,又称α脂蛋白)、低密度脂蛋白(low density lipoprotein,LDL,又称β脂蛋白)、中间密度脂蛋白(intermediate density lipoprotein,IDL,又称VLDL残粒)、极低密度脂蛋白(very low density lipoprotein,VLDL,又称前β脂蛋白)和乳糜微粒(chylomicron,CM)；另外，还有一种被称为脂蛋白(a)[lipoprotein(a),LP(a)]。各种脂蛋白又可分为各种不同亚组分，如HDL至少可分为HDL$_2$和HDL$_3$亚组分等，它们的代谢过程、生理功能和临床意义也不尽相同；在病理情况下，血浆中又可出现一些异常的脂蛋白，如脂蛋白X等。脂蛋白运转代谢包括两部分，其一是运转来自食物中含有的脂肪经消化，从小肠吸收进入血液循环的外源性脂质；其二是运转来自

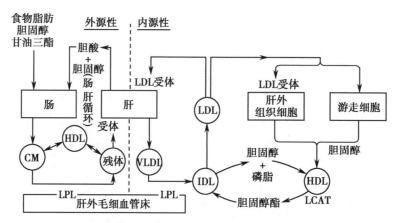

图 50-1　血浆脂蛋白的转运示意图

肝脏和小肠等组织合成的内源性脂质(图 50-1)。

脂蛋白的作用是把脂质由合成部位转运到各组织,供其利用、储存、代谢或降解。各种脂蛋白的理化特性见表 50-1。

脂蛋白中的蛋白质部分称载脂蛋白(apolipoprotein,APO),主要有 A、B、C,其他还有 D、E、F、G、(a)等,已发现 20 多种。各种载脂蛋白又可

分为许多亚型,如载脂蛋白 A 可分为 A_I、A_{II}、A_{IV},载脂蛋白 B 可分为 B_{100} 和 B_{48} 等。载脂蛋白的主要生理功能是维持脂蛋白的结构和密度,转运脂质,参与各种酶活性的调节,识别和介导脂蛋白与各组织或器官细胞膜上脂蛋白受体结合并被摄入细胞内进行分解代谢。各种载脂蛋白的主要生理功能见表 50-2。

表 50-1　正常人血浆脂蛋白的物理特性和化学组成

分类	电泳	密度	直径 (nm)	浊度	P (%)	TG (%)	FC (%)	CE (%)	APO
HDL_3	α	1.125~1.21	7~8.5	—	56	5	3	12	A_I、A_{II}、C_{III}
HDL_2	α	1.063~1.125	8~10	—	41	5	6	18	A_I、A_{II}、C_{III}
LDL	β	1.019~1.063	20~25	—	21	10	8	37	B_{100}
IDL	慢前 β	1.006~1.019	25~30	±	11	40	8	27	B_{100}、E、C_{III}
VLDL	前 β	0.95~1.006	30~80	+	8	50~70	7	12	C_{III}、B_{100}、E
CM	原点	<0.950	80~500	++++	1~2	80~90	1~3	2~4	A_I、A_{II}、B_{48}

注:P 为蛋白质,TG 为甘油三酯,FC 为游离胆固醇,CE 为胆固醇酯

表 50-2　血浆载脂蛋白的主要生理功能

APO	分子量	功　　能	合成部位	降解部位
A_I	28 000	激活 LCAT;细胞胆固醇外流,与 HDL 受体结合	肠、肝	肝、肾
A_{2II}	17 000	抑制 LCAT;与 HDL 受体结合	肠、肝	肝、肾
B_{100}	549 000	内源性 TG 的转运;结合 B/E 受体	肝	末梢组织及肝
B_{48}	246 000	外源性 TG 转运;乳糜微粒的构成/清除	肠	末梢组织及肝
C_I	6300	激活 LCAT	肝	肝及末梢组织
C_{II}	8800	激活 LPL	肝	肝及末梢组织
C_{III}	8800	抑制 LPL	肝	肝及末梢组织
D	22 100	CE 转运;激活 LCAT	肝	
E	33 000	识别 LDL 受体;结合 B/E 和残粒受体	肝	肝及末梢组织

脂蛋白代谢过程中有几种酶起重要作用,包括脂蛋白脂肪酶(lipoprotein lipase,LPL)、肝甘油三酯脂酶(hepatic triglyceride lipase,HTGL)或称肝脂酶(hepatic lipase,HL)、卵磷脂-胆固醇酰基转移酶(licithin-cholesterol-acetyl-transferase,LCAT)、胆固醇酯转运蛋白(cholesteryl ester transfer protein,CETP)。这些脂酶的来源及其功能见表 50-3。

参与脂蛋白代谢过程主要有载脂蛋白、细胞受体和脂酶,其中细胞受体及其功能见表 50-4。

成熟的脂蛋白颗粒多呈球形,它主要由两大部分组成,表面由亲水性单层的载脂蛋白和磷脂构成,核心或内层为脂溶性的甘油三酯和胆固醇酯,其间有游离胆固醇。脂蛋白结构示意图见图 50-2。在脂蛋白代谢过程中,除 APO-B 外,载脂蛋白可不断地改变与脂质的结合关系。所以,各种脂蛋白以及同一种脂蛋白颗粒间的内核和外壳中的各种成分是不断地进行交换,并且各种脂蛋白自身也是很不均一的,这就形成了有些载脂蛋白具有不同多态性。

表 50-3　调节脂蛋白代谢的几种酶

酶的名称	主要来源	功　能
脂蛋白脂肪酶(LPL)	脂肪组织、肌肉、心脏	水解 CM 和大 VLDL 中的 TG 和磷脂
肝脂酶(HL)	肝脏	水解小的 VLDL 和 HDL 中的 TG 和磷脂
卵磷脂胆固醇酰基转移酶(LCAT)	肝脏	酯化游离胆固醇转化为胆固醇酯
胆固醇酯转运蛋白(CETP)	肝脏	在脂蛋白和细胞之间转运胆固醇酯和胆固醇

注:①肝素可增强 LPL 的活性;②APO-C$_{II}$可激活 LPL 的活性;③禁食可使脂肪组织的 LPL 活性下降;④胰岛素可提高 LPL 的合成率和 mRNA 表达,增加脂肪细胞表面 LPL 含量和促进 LPL 自发性释放率

表 50-4　参与脂蛋白代谢的细胞受体及其功能

受体	细胞	配体	功　能
B/E(LDL$_R$)	肝脏	LDL	清除血浆中的 LDL
	外周细胞		摄取胆固醇,以供细胞膜合成或胆汁分泌
			VLDL 清除
		VLDL 残粒	使 VLDL 向 LDL 转换
LRP	肝脏	乳糜微粒残粒	胆固醇聚集,泡沫细胞形成
SRA	外周细胞*	氧化的 LDL	清除 TG 和残粒
SRB$_1$(CLA$_1$)	肝脏	HDL	选择性摄取 HDL-C
	外周细胞*	HDL	选择性 HDL 外流
CD-36		修饰的 LDL	聚集胆固醇-形成泡沫细胞
ABC$_1$	外周细胞*	修饰的 LDL	聚集胆固醇-形成泡沫细胞
HDL$_R$	外周细胞*	HDL	细胞胆固醇外流
	肾脏	HDL	分泌 HDL
			合成固醇激素

注:B/E 为 apoB/E 受体;LDL$_R$为 LDL 受体;LRP 为 LDL 受体样蛋白;SRA 为 A 型清道夫受体;SRB$_1$ 为 B$_1$ 型清道夫受体;CLA$_1$ 指人受体;CD-36 为共轭二烯脂质过氧化氢;ABC$_1$ 为 ATP 结合盒 1;HDL$_R$ 为 HDL 受体

* 特指血管壁的巨噬细胞

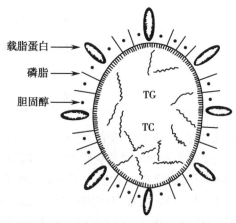

载脂蛋白

磷脂

胆固醇

TG

TC

图 50-2　脂蛋白颗粒示意图

各种脂蛋白的代谢及其功能简述如下。

1. CM 的代谢　当摄取食物中的脂肪在小肠腔内被水解并吸收后,在小肠壁黏膜内形成新生的 CM,经淋巴管进入血液循环,接受从 HDL 供给

的 APO-C 和 APO-E,丢失 APO-A$_I$ 和 APO-A$_{IV}$;同时,CM 中含的 TG 被周围组织的血管内皮细胞表面 LPL 水解,颗粒变小,其表面的磷脂和 APO-C 转移到 HDL 上,这种变小的 CM 称为 CM 残体。肝细胞膜表面具有对 CM 残体高度亲和力的受体,可识别 APO-E,肝脏能摄取 CM 残体并将其清除。CM 的颗粒最大而密度最低,含外源性 TG 80%~95%。CM 中的 APO 主要是 APO-A$_I$ 和 APO-C,其次是少量 APO-A$_{II}$、APO-A$_{IV}$、APO-B$_{48}$ 和 APO-E。主要的功能是运送外源性 TG,并参与调节体内胆固醇的合成。正常人空腹 12 小时后血浆中的 CM 均被清除。餐后及在某些病理情况下(如 LPL 活性减低或缺乏 APO-C$_{II}$ 等)血浆中含有大量的 CM 时,因其颗粒大在光照折射下发生散射,血浆外观呈混浊。将富含 CM 的血浆置 4℃ 过夜后观察血清外观性状,由于 CM 密度小而自

动漂浮到血浆表面,上层出现乳白色的"奶油层"。这是检查有无 CM 存在最简单而实用的方法。CM 在血浆中的半寿期为 5 ~ 15 分钟。

2. VLDL 的代谢 VLDL 由肝脏合成进入血液循环后,接受由 HDL 供给的 APO-C_{II},其表面含有 APO-B_{100}、APO-C_{II} 和 APO-E。当 VLDL 被 LPL 水解其中的 TG,使 VLDL 丢失表面的磷脂和 APO-C,成为颗粒较小的 IDL(又称 VLDL 残体)。VLDL 颗粒较 CM 小而密度较高,正常人空腹 12 小时以上的血浆是清澈透明的,只有当空腹血浆 TG 水平超过 3.4mmol/L(300mg/dl)时,放置 4℃ 冰箱过夜血清外观可呈乳状色或均匀混浊。VLDL 主要含内源性 TG 为 50% ~ 70%。VLDL 中 APO 含量约 10%,其中有 40% ~ 50% 为 APO-C_{III}、30% ~ 40% 为 APO-B_{100}、10% ~ 15% 为 APO-E 等。它的生理功能主要运送内源性 TG,供给身体所需的能量并把剩余 TG 存储起来。VLDL 在血浆半寿期为 6 ~ 12 小时。正常 VLDL 的代谢途径见图 50-3。

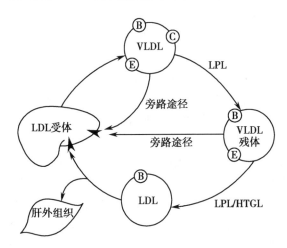

图 50-3 正常 VLDL 和 LDL 的代谢

CM 和 VLDL 都是富含 TG 为主的脂蛋白,所以这两种脂蛋白统称为富含甘油三酯脂蛋白(triglyceride-rich lipoprotein,TRL)。

3. IDL 的代谢 IDL 是 VLDL 转化为 LDL 过程的中间体,又称为 VLDL 残体(VLDL remant)。IDL 内胆固醇的含量比 VLDL 增加。正常情况下,血浆中 IDL 含量很低。含有 APO-E 和 APO-B 的 IDL 与能识别并与 APO-B、E 的 LDL 受体结合,通过 LDL 受体直接转移 VLDL 和 IDL 称为旁路代谢途径。在肝脏有 50% 的 IDL 转化为 LDL,其余部分在肝内被清除。目前对 IDL 有不同的认识,有学者将其归于 VLDL,也有人认为 IDL 是大颗粒的 LDL,命名为 LDL_1。最新的研究结果表明,IDL 是一种有其自身特点的脂蛋白,应将其与 VLDL 和 LDL 区分开。IDL 中的载脂蛋白以 APO-B_{100} 为主(约 60% ~ 80%),其次是 APO-C(10% ~ 20%)和 APO-E(10% ~ 15%)。

4. LDL 的代谢 LDL 主要由 VLDL 不断水解而来。通过 LPL 和 HTGL 作用,将 TG 从 VLDL 残体脂解形成 LDL 颗粒。在这个过程中,LDL 主要含 APO-B_{100},与含 B、E 受体(LDL 受体)结合后,膜的结合部位内陷形成内摄小泡,小泡在胞浆内移动,最后与溶酶体融合。LDL 与各种溶酶体酶接触,蛋白质被水解,CE 被水解成 FC。FC 对纤维细胞内在环境的稳定性具有关键调节作用:①抑制 β-羟-β-甲戊二酰辅酶 A(HMG-CoA)还原酶的活性,减少胆固醇的合成;②抑制 LDL 受体合成,从而阻止对 LDL 的摄取;③为肾上腺和卵巢细胞提供合成类固醇激素;④通过 LCAT 作用,FC 被酯化,FC 可激活 LCAT 活性。这一系列的步骤称为 LDL 代谢途径(图 50-4)。在正常情况下,细胞摄取 LDL 有一定限度,LDL 途径决定血浆 LDL 水平。LDL 通过与肝脏和肝外组织的 LDL 受体结合,使 LDL 逐渐从血液中清除;仅小部分通过巨噬细胞和其他单核-吞噬细胞系统细胞的非受体途径加以清除。LDL 颗粒较 VLDL 小而密度增高,含胆固醇 40% ~ 50%。APO 主要是 B_{100}(达 95% 以上),仅含微量 APO-E 和 APO-C。LDL 的主要功能是运送内源性胆固醇,在血浆中含量增加时其血清仍为澄清透明。LDL 在血浆的半寿期为 2 ~ 4 天。血浆中胆固醇约有 65% 以上存在于 LDL 内,故 LDL 被称为富含胆固醇的脂蛋白。

5. HDL 的代谢 HDL 由肝脏和小肠合成,也可来自 CM 的代谢产物。新生的 HDL 颗粒呈盘状,在血浆及 HDL 上的 LCAT 被 APO-A_1 激活,使 FC 酯化为 CE。当 HDL 中的胆固醇增加时,其颗粒由盘状变为球状成为成熟的 HDL 颗粒,体积小而密度大。HDL 至少有 HDL_2 和 HDL_3 两种形式,HDL_2 颗粒较 HDL_3 大而密度小于 HDL_3;HDL_2 中的 APO-A_I/APO-A_{II} 比值高于 HDL_3。血浆中 HDL 水平的变化主要取决于 HDL_2 浓度。HDL_2 和 HDL_3 化学结构的主要差异是 HDL_2 中胆固醇酯的含量较多,而载脂蛋白含量较少。HDL 水平与 LPL 的活性有关,LPL 活性增高时,CM 和 VLDL 分解代谢增强,其表面成分转移到 HDL 多,HDL 水平增高。HDL 可从周围组织摄取 FC,在 LCAT 作用下将 FC 酯化为 CE,CE 从 HDL 传递到

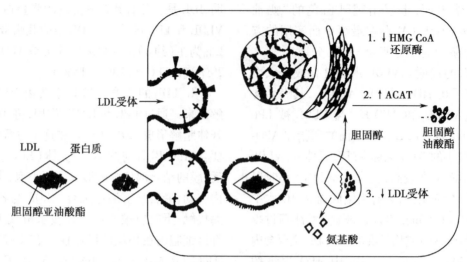

LDL结合 ⟶ 摄入细胞 ⟶ 在溶酶体水解 ⟶ 微粒体酶调节
(ACAT：乙酰辅酶 A 胆固醇乙酰转移酶)

图50-4　LDL 的代谢途径

VLDL 和 LDL 上,后者经肝脏代谢的分解产物从胆道随胆汁排出,故 HDL 有抗动脉粥样硬化作用。最近的研究认为 APO-A$_I$ 对预测冠心病的发生较 HDL 优越。中国人冠心病患病率较西方人低,其 HDL 尤其是 APO-AI 水平显著高于西方人可能是一个重要原因之一。HDL 颗粒最小而密度增高,含胆固醇 20% ～30% 和磷脂 30% 左右。载脂蛋白主要有 APO-A$_I$占 65% ,其他尚有 APO-A$_{II}$(10% ～23%)、APO-C(5% ～15%)、APO-E(1% ～3%),还有微量 APO-A$_{IV}$。HDL 主要功能是可逆向从周围组织转运胆固醇至肝脏加以清除。HDL 在血浆的半寿期为 3～5 天。

6. LP(a)　LP(a)的脂质成分与 LDL 相似,但所含载脂蛋白除了一分子 APO-B$_{100}$外,还含有另一 APO(a),两个载脂蛋白以二硫键共价结合。APO(a)是一高度糖基化的蛋白质,具有异质性,它与血浆纤维蛋白溶解酶原有高度的同原性。它

可能由肝脏合成。LP(a)不是其他脂蛋白的产物,也不能转化为其他脂蛋白。LP(a)在血浆的浓度存在种属差异,在白种人和东方人群中呈偏态分布,黑人呈钟形正态分布。但在个体中的血液浓度是相当恒定。LP(a)在血浆的半寿期为 3.0～3.5 天。

根据各种血脂和脂蛋白成分的不同可将血脂异常进行分型。主要有:①根据病因可分为原发性和继发性。继发性血脂异常是由于多种原因所致,疾病如糖尿病、肾病综合征、甲状腺功能减退症或亢进症、肝脏疾病、系统性红斑狼疮、骨髓瘤、糖原累积症、脂肪萎缩症、急性卟啉病、多囊卵巢综合征等;药物如噻嗪类利尿剂、β-受体阻滞剂、糖类皮质激素等。排除继发因素可诊断为原发性血脂异常,其原因可为先天性基因缺陷或原因不明引起。②高脂蛋白血症的表型分型法。WHO 将高脂蛋白血症分为 6 型(表50-5)。该分型对指导临床具有一定意义,但分型过于复杂,且有部

表50-5　高脂蛋白血症的 WHO 分型

表型	名称	TC	TG	CM	VLDL	LDL
I	乳糜微粒血症	↑→	↑↑	↑↑	↑↑	↓→
II a	家族性高胆固醇血症	↑↑	→	→	→	↑↑
II b	高胆固醇和高甘油三酯血症	↑↑	↑↑	→	↑	↑
III	阔 β 脂蛋白血症	↑↑	↑↑	→	↑	↑
IV	高甘油三酯血症	↑→	↑↑	→	↑↑	→
V	乳糜微粒和高甘油三酯血症	↑	↑↑	↑↑	↑↑	↓→

注:"↑"示血清浓度升高;"→"示血清浓度正常;"↓"示血清浓度降低

分血脂异常的内容尚未包括在内,如 HDL-C、APO 等异常。③根据血脂异常的不同成分可分为高胆固醇血症、高甘油三酯血症、混合性高脂血症和低高密度脂蛋白血症。④基因分型法。从基因水平发现,相当一部分血脂异常存在单基因或多基因的缺陷,血脂异常具有明显的家族聚集性和遗传倾向,临床上通常称为家族性血脂异常,其分型见表 50-6。

表 50-6　家族性血脂异常分型

疾病名称	血清 TC 浓度	血清 TG 浓度
家族性高胆固醇血症	中至重度升高	正常或轻度升高
家族性 apo-B 缺陷症	中至重度升高	正常或轻度升高
家族性混合型高脂血症	中度升高	中度升高
家族性异常 β 脂蛋白血症	中至重度升高	中至重度升高
多基因家族性高胆固醇血症	轻至中度升高	正常或轻度升高
家族性脂蛋白(a)血症	正常或升高	正常或升高
家族性高甘油三酯血症	正常	中至重度升高

二、糖尿病患者血脂代谢异常的特点

糖尿病患者合并血脂异常的血脂谱特点是血清(或血浆)TG、VLDL 及 sLDL 升高;TC、LDL-C、APO-B、APO-E、APO-C$_{III}$ 或 CM 也升高;HDL-C、APO-A$_1$ 水平及 APO-C$_1$/APO-C$_{III}$、APO-C$_{II}$/APO-C$_{III}$ 比值降低。

糖尿病患者血清 TG 和 VLDL 升高主要是胰岛素对 TG 合成和分解代谢作用不平衡的结果。由于肥胖 2 型糖尿病患者胰岛素抵抗所致糖代谢障碍,导致脂肪动员增加;1 型和病情严重的 2 型糖尿病患者胰岛素缺乏,促使胰高血糖素升高,从而动员脂肪分解代谢相应增强。以上两方面的结果使血液 FFA 升高,FFA 通过血液循环到达肝脏,为肝脏提供丰富原料合成 VLDL(主要为内源性 TG)。正常人 VLDL 清除随着其合成而加快,而糖尿病患者 VLDL 的分解代谢是较复杂的,肥胖的 2 型糖尿病患者虽然 LPL 活性基本正常,但 VLDL 中的 APO-C$_1$/APO-C$_{III}$、APO-C$_{II}$/APO-C$_{III}$ 比值降低以及各自成分发生改变,促使 VLDL 的分解代谢减低;在胰岛素缺乏的糖尿病患者,胰岛素缺乏不能激活 LPL 使其活性减低,导致 VLDL 分解代谢减少;此外,糖尿病患者血液中 VLDL 转

化为 LDL 的途径被破坏,使 VLDL 及其残体可直接通过旁路途径转移,促使 VLDL、TG 浓度增加,有时 CM 浓度也增加。

糖尿病性脂血症是一种综合征,其特点是 TRL 的 CM 和 VLDL 在血浆中大量堆积,通常血浆 TG 在 22.58mmol/L(2000mg/dl)以上。这类患者的亲属中常有患糖尿病倾向。该综合征也可见于脂肪萎缩性糖尿病。

血液中的 LDL 是胆固醇的主要载体,约有 67%~80%胆固醇以 LDL-C 的形式存在;还有一定量胆固醇以 HDL-C 形式存在于 HDL 中。正由于血浆中胆固醇组成的不均一性,故在致动脉粥样硬化的关系上 LDL-C 比胆固醇更有意义。VLDL 是 LDL 的主要前身物质,VLDL 升高为 LDL 合成提供更多原料,使 LDL 合成增加。LDL 的合成与分解代谢也与血浆中胰岛素浓度有关,轻型或肥胖的 2 型糖尿病患者由于胰岛素抵抗产生高胰岛素血症,可激活肝内的 HMG-CoA 还原酶活性而合成更多胆固醇;在 1 型或重型的 2 型糖尿病患者由于胰岛素缺乏,使人体组织细胞(如小成纤维细胞)表面的 LDL 受体数量减少及活性降低,使 LDL 与其受体结合减少,LDL 分解代谢减低。控制不良的糖尿病患者由于高血糖使 LDL 被糖化并易被氧化,促使 LDL 与其受体的结合能力下降,血浆中的 LDL 分解代谢和清除减少。以上原因可使血清 LDL 和 TC 浓度升高(图 50-5、图 50-6)。

LDL 是密度不同 LDL 粒子的总称。根据 LDL 分子大小和密度不同,用不同方法可分成各种血脂谱型和许多亚组分。临床上主要可分成三种亚组分,即 LDL$_1$、LDL$_2$ 和 LDL$_3$,其中 LDL$_1$ 为

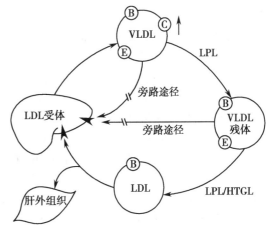

图 50-5　轻型的 2 型糖尿病患者 VLDL 和
LDL 的代谢

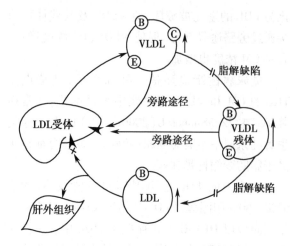

**图 50-6　1 型和严重的 2 型糖尿病
患者的 VLDL 和 LDL 的代谢**

大而轻的 LDL（larger buoyant LDL，lLDL），LDL_3 为小而密的 LDL（small dense LDL，sLDL），LDL_2 相当于 LDL_1 和 LDL_3 中间型。

sLDL 生成有两条途径：①来自血液中的 $VLDL_1$：当肝脏合成 VLDL 增多时，由肝脏释放入血液中的 VLDL 颗粒较大而含 TG 也较多，称为 $VLDL_1$；血液循环中 $VLDL_1$ 在 LPL 作用下水解后丢失 TG 时，主要转变成 sLDL。②血浆 TG 浓度对 LDL 颗粒大小的影响：正常情况下，血清中各种脂蛋白的脂类不断进行代谢和相互交换，使血液中的脂质处于一个动态平衡状态。当血中 TRL 含量超过 1.5mmol/L（133mg/dl）时，LDL 总量不变，但在 CETP 作用下产生脂质交换，LDL 内的 CE 转移至 VLDL 上，而 VLDL 中的 TG 转移到 LDL 上。当 LDL 中的 TG 增加到一定程度时，LDL 内的 TG 被肝脂酶水解，净的结果是 LDL 颗粒变小，胆固醇含量减少，大而轻的 LDL 及中间 LDL 转变成小而密的 LDL 增多；TG 浓度越高，VLDL 与 LDL 的脂类交换越活跃，生成 sLDL 就越多。血清中 sLDL 形成受几方面因素的影响：①CETP 的活性：有 CETP 遗传缺陷的患者，该酶活性降低，其介导的脂质交换作用也就减少，产生 sLDL 就减少。②血清 VLDL 和 LDL 的清除速度：当 VLDL 和 LDL 在血液中滞留时间越长，CETP 介导的脂质交换越完全，形成的 sLDL 越多。③血清 TG 浓度：血清中 TG 水平较高，sLDL 浓度就越偏高。由此可见，血清 TG 浓度对 sLDL 形成的影响最为显著。决定 sLDL 形成的血清 TG 水平阈值在 1.07～1.47mmol/L（95～130mg/dl）之间，血清 TG 大于 1.5～2.3mmol/L（133～200mg/dl）者的 LDL 分布以 sLDL（即 LDL_3）居多；当

LDL_3 在 TG 小于 1.5mmol/L 时，LDL_3 浓度低于 100mg/dl，当 TG 大于 1.5mmol/L 时，LDL_3 浓度明显上升，此 LDL_3-血清 TG 曲线表明 1.5mmol/L 是一个切点。TG 水平对 sLDL 浓度的这一阈值效应产生的机制尚不十分清楚，目前认为当血清 TG 达到一定水平时，才有足够的 TG 转移到正常大小的 LDL 颗粒上，其颗粒中的 APO-B 才会达到新的稳态而发生结构变化，而 APO-B 作为 LDL 受体主要配基对代谢特性有决定性影响，故此构型改变而暴露某些关键位点后，LDL 颗粒变成肝脂酶较合适底物，易经后者脂解形成 sLDL。sLDL 比大而轻的 LDL 更容易渗透入血管壁内膜下，并被氧化及糖化，然后被巨噬细胞识别并吞噬，导致动脉粥样硬化性病变的形成。

病情控制不良的糖尿病患者血清 HDL 尤其是 HDL_2 和 APO-AI 浓度降低。其机制：①血清 HDL 除来源于肝脏和小肠合成和分泌外，VLDL 和 CM 的分解代谢产物也是 HDL 合成的原料，糖尿病患者 VLDL 和 CM 分解代谢降低而使 HDL 合成减少。②LPL 是调节 VLDL 和 CM 分解代谢的关键酶，肝脏内的内皮细胞酶（HEL）是调节 HDL 在肝内分解代谢的关键酶，此二酶的活性与血液内胰岛素浓度呈正相关。在肥胖的糖尿病患者由于胰岛素抵抗，促使胰岛 β 细胞分泌过多胰岛素，通过胰静脉到达肝脏，在肝脏部分胰岛素被利用和灭活而到达周围组织的胰岛素浓度减少。这样肝内胰岛素浓度较高，易激活 HEL 的活性使 HDL 在肝内的分解代谢增加；而周围组织胰岛素浓度较低，激活 LPL 的作用减弱，使其活性下降而导致 VLDL 和 CM 分解代谢降低，从而使 HDL 的合成原料减少，这就是所谓的"肝内效应"，使 HDL 分解代谢增加而合成减少，最终使 HDL 浓度降低。胰岛素缺乏的糖尿病患者其"肝内效应"更明显而 HDL 的浓度更低。此外，糖尿病患者 HDL 组成成分中的载脂蛋白被糖基化也可使 HDL 浓度下降和功能减低。

综上所述，血清中 TRL 水平与 sLDL 浓度呈正相关，与 HDL 呈负相关。TRL、sLDL 和 HDL 常合并存在，代谢上紧密联系、相互影响。其中 TRL 在这三者的代谢中起主导作用，TRL 水平可直接决定和影响 sLDL 和 HDL 的浓度。当 TRL 浓度升高、HDL 浓度降低以及 sLDL 浓度增多被称为致粥样硬化脂蛋白表型（atherogenic lipoprotein phenotype，ALP）。

糖尿病患者 LP（a）特点报道不一。LP（a）在 1 型糖尿病变化：①血清 LP（a）浓度可能升高；

②糖尿病肾病时其浓度升高；③糖尿病并发增殖性视网膜病变时 LP（a）浓度可能无变化；④糖代谢控制程度与 LP（a）浓度有一定关联。2 型糖尿病血清 LP（a）特点：①与正常人相比，LP（a）浓度无差异（或升高？）；②糖尿病并发肾病时 LP（a）升高，LP（a）水平与肾功能损害程度呈正相关；③糖尿病合并冠心病患者 LP（a）升高；④糖尿病并发视网膜病变 LP（a）浓度可能升高；⑤糖尿病合并血脂代谢异常时，LP（a）浓度可能升高；⑥糖尿病的代谢控制程度与 LP（a）浓度无关联。我们的临床研究资料显示，2 型糖尿病患者血清 LP（a）浓度与正常对照组无明显差异；并发微血管病变（肾或视网膜病变）和合并高血压、大血管病变（包括冠心病、脑血管病或下肢缺血性血管病变）者 LP（a）浓度明显升高。

三、糖尿病合并血脂代谢异常的诊断

（一）糖尿病合并血脂代谢异常的控制目标

流行病学调查表明，各人群中血脂水平相差悬殊，不同种族、国家和地区有显著差别，因年龄、性别而异，与生活方式、劳动强度、生活习惯、文化水平及遗传因素等有关。正常与异常血脂的划分是人为的，一般认为血脂水平异常与动脉粥样硬化性疾病危险性增加的关系和是否需要治疗两方面因素确定血脂异常的划分标准。我国于 2007 年颁布了《中国成人血脂异常防治指南》，该指南提出了我国正常成人血脂异常危险分层（表 50-7）及我国正常成人血脂水平分层标准（表 50-8）。

2007 年《中国成人血脂异常防治指南》结合我国人群的循证医学证据及根据不同危险人群的分层，制定了开始治疗血脂异常的血清 LDL-C 水平以及 LDL-C 治疗的目标值（表 50-9）。合适的血清 TG < 1.70mmol/L（150mg/dl），HDL-C ≥ 1.04mmol/L（40mg/dl）。对于特殊类型的血脂异常，如轻、中度 TG［2.26 ~ 5.63mmol/L（200 ~ 500mg/dl）］升高，仍以 LDL-C 达标为主要目标；非 HDL-C（非 HDL-C = TC-HDL-C）达标为次要目标，目标值为 LDL-C 目标值+0.78mmol/L（30mg/dl）；而重度高甘油三酯血症［≥5.65mmol/L（500mg/dl）］的患者，为了防止急性胰腺炎发作，首先应该积极降低血清 TG。

表 50-7　我国血脂异常危险分层方案

危险分层	TC 5.18 ~ 6.19/mmolL（200 ~ 239mg/dl） LDL-C 3.37 ~ 4.12mmol/L（130 ~ 159mg/dl）	TC≥6.22mmol/L（240mg/dl） LDL-C≥4.14mmol/L（160mg/dl）
无高血压且其他危险因素数<3	低危	低危
高血压或其他危险因素数≥3	低危	中危
高血压且其他危险因素数≥1	中危	高危
冠心病及其等危症	高危	高危

注：其他危险因素包括：年龄（男性≥45 岁，女性≥55 岁），吸烟，低 HDL-C，肥胖和早发缺血性心血管病家族史

表 50-8　我国正常成人血脂水平分层标准

分层	TC	LDL-C	HDL-C	TG
合适范围	<5.18mmol/L（200mg/dl）	<3.37mmol/L（130mg·DL）	≥1.04/mmolL（40mg/dl）	<1.7mmol/L（150mg/dl）
边缘升高	5.18 ~ 6.9mmol/L（200 ~ 239mg/dl）	3.37 ~ 4.12mmol/L（130 ~ 159mg/dl）		1.70 ~ 2.25mmol/L（150 ~ 199mg/dl）
升高	≥6.22mmol/L（240mg/dl）	≥4.14/mmolL（160mg/dl）	≥1.55mmol/L（60mg/dl）	≥2.26mmol/L（200mg/dl）
降低			<1.04mmol/L（40mg/dl）	

表50-9 血脂异常患者开始调脂治疗的血清 TC 和 LDL-C 值及目标值

危险等级	TLC 开始	药物治疗开始	治疗目标值
低危： 10 年危险性<5%	TC≥6.22mmol/L （240mg/dl） LDL-C≥4.14mmol/L （160mg/dl）	TC≥6.99mmol/L （270mg/dl） LDL-C≥4.92mmol/L （190mg/dl）	TC<6.22mmol/L （240mg/dl） LDL-C<4.14mmol/L （160mg/dl）
中危： 10 年危险性5%~10%	TC≥5.18/mmolL （200mg/dl） LDL-C≥3.37mmol/L （130mg/dl）	TC≥6.22mmol/L （240mg/dl） LDL-C≥4.14mmol/L （160mg/dl）	TC<5.18mmol/L （200mg/dl） LDL-C<3.37mmol/L （130mg/dl）
高危： 冠心病或冠心病等危症，或 10 年危险性10%~15%	TC≥4.14mmol/L （160mg/dl） LDL-C≥2.59mmol/L （100mg/dl）	TC≥4.14mmol/L （160mg/dl） LDL-C≥2.59mmol/L （100mg/dl）	TC<4.14mmol/L （160mg/dl） LDL-C<2.59mmol/L （100mg/dl）
极高危： 急性冠状动脉综合征，或缺血性 心脏病合并糖尿病	TC≥3.11mmol/L （120mg/dl） LDL-C≥2.07mmol/L （80mg/dl）	TC≥4.14mmol/L （160mg/dl） LDL-C≥2.07mmol/L （80mg/dl）	TC<3.11mmol/L （120mg/dl） LDL-C<2.07mmol/L （80mg/dl）

注:TLC:富含 TG 的脂蛋白

糖尿病是冠心病的等危症。从表 50-9 可见，糖尿病患者属于高危人群，其血脂控制目标为：血清 LDL-C<2.59mmol/L（100mg/dl），TC<4.14mmol/L（160mg/dl）；若糖尿病合并冠心病的患者属于极高危人群，其血脂控制目标值为：LDL-C<2.07mmol/L（80mg/dl），TC<3.11mmol/L（120mg/dl）。糖尿病患者控制 TG<1.7mmol/L（150mg/dl），HDL-C≥1.04mmol/L（40mg/dl）为合适范围。

（二）实验室检查

血脂实验室的监测结果是诊断血脂代谢异常的主要依据，检查有以下几方面。

1. 观察血清外观 将血清放置在 4℃冰箱过夜观察血清外观，当血清 TRL 的 CM 和（或）VLDL 含量增多时，由于 CM 或 VLDL 颗粒直径较大，其折光性强，在光线照射下血清可呈均匀混浊，称脂浊试验。当血清 CM 增多其比重较轻而上浮，上部可出现乳白色的"奶油层"时，称为乳糜微粒试验。若血清中 TRL 的 CM 和 VLDL 浓度正常，则血清是清澈透明的。

2. 血脂测定 主要是测定血清 TC、TG、HDL-C 等，有条件者还可测定血清 LDL-C、APO-A I、APO-A II 及 LP（a）等。

若只能测定血清 TC、TG、HDL-C，而血清 TG 浓度又低于 4.5mmol/L（400mg/dl）时，可按照

Friedewald 公式计算 LDL-C 值，其计算公式为：

①若以 mmol/L 为单位，其计算方法是：LDL-C=TC−（HDL-C+TG/2.2）；

②以 mg/dl 为单位，其计算方法是：LDL-C=TC−（HDL-C+TG/5）。

血脂测定的前日晚餐进食宜清淡，不要饮酒。禁食 8 小时以上取静脉血后，及时分离血清测定或放置 4℃冰箱保存。

3. 根据放置 4℃冰箱过夜血清外观性状和血脂测定的结果可将高脂蛋白血症初步进行分型（表50-10）。

表50-10 高脂蛋白血症初步进行分型

放置4℃冰箱过夜的 血清外观	TC	TG	分型
清澈透明	—	—	正常
	↑↑	—	IIb 型
混浊			
均匀	—	↑↑	IV 型
	↑	↑	IIb 型或III型
上部出现"奶油层"下 部清澈透明	—↑	↑↑	I 型
下部混浊	—↑	↑↑	V 型

从表 50-10 可见，根据这种简单分型，只有 IIb 型和III型高脂蛋白血症还难以鉴别。

4. 脂蛋白电泳　脂蛋白电泳是将血清放置于琼脂凝胶电泳板上,根据脂蛋白在电泳板上移动的位置不同,可将脂蛋白依次分为 α 带即HDL、前 β 带即 VLDL、β 带即 LDL、停留在原点的为 CM。当血清中某种脂蛋白含量增多时,在相应的区带浓集或深染。脂蛋白电泳尽管是一种半定量的测定方法,但在分析某些高脂蛋白血症时仍有一定的价值。如Ⅲ型高脂蛋白血症可见脂蛋白电泳中的前 β 带和 β 带之间出现一连在一起的特异性的阔 β 带。当然,此种阔 β 带有时也可见于Ⅱb 型和 V 型高脂蛋白血症患者。因此,当考虑为Ⅲ型高脂蛋白血症时,最好是测定 APO-E 表型或基因型,或采用超速离心法进一步分析鉴定。

5. 注射肝素后测定 LPL 活性　LPL 是清除血清中 TRL 的限速酶,主要水解 CM 和 VLDL 中的 TG,使 TG 上的 1 位和 3 位酯键断裂。肝素可将 LPL 从细胞硫酸乙酰肝素蛋白多糖的结合位点上置换出来,从细胞表面释放入血后,更容易与TRL 反应,从而增强了 LPL 活性;肝素还能抑制细胞内 LPL 的降解。细胞表面硫酸乙酰肝素蛋白多糖与分泌型 LPL 的反应可能对 LPL 在内皮细胞内的结合和转运产生影响,从而参与了 LPL 的翻译后调节。所以,注射肝素后可激活 LPL 活性,使含 CM 血清出现的"奶油层"消失;若缺乏LPL 或 LPL 活性很低,则注射肝素后其血清中的CM 仍然存在。

6. 其他检查　血清 TG 含量增高伴肥胖者多数存在胰岛素抵抗和高胰岛素血症,必要时做OGTT 以除外糖尿病或糖调节受损。此外,要定期测定血尿酸。

（三）临床表现

糖尿病长期伴有血脂代谢异常患者,可出现某些临床表现。

1. 各种皮肤黄色瘤　糖尿病合并家族性高胆固醇血症患者,由于长期 TC 升高可出现皮肤扁平和肌腱黄色瘤,在Ⅲ型高脂蛋白血症患者多见于由于 CM 和 VLDL 残粒增加所致掌纹黄色瘤、结节发疹性黄色瘤。结节性黄色瘤和发疹性黄色瘤可见于长期 VLDL 升高患者。

2. 跟腱增粗　常见于家族性高胆固醇血症患者。由于长期升高的 TC 沉着于跟腱部位引起钙化而增粗,在足部侧位 X 线片上可见跟腱影增粗至 9mm 以上(正常范围为 6.3mm±1.2mm)。

3. 老年环　40 岁以前出现眼部角膜环者,提示长期 LDL 升高。

4. 长期 TRL 升高可有腹痛或急性胰腺炎反复发作,肝、脾肿大。

5. 血清 TG 长期升高往往伴有肥胖。

6. 严重血清 TG[可达 11.29 ~ 22.58mmol/L(1000 ~ 2000mg/dl)以上]长期升高者,可出现脂性视网膜病变,其特点为眼底视网膜的动脉与静脉呈鲑鱼网样粉红色和番茄酱样改变。

四、糖尿病合并血脂代谢异常患者的处理

纠正糖尿病患者合并血脂代谢异常其目的是预防和延缓糖尿病并发大血管和微血管并发症的发生和发展,甚至于逆转动脉粥样硬化斑块的进展。因此,在采取防治措施之前,应对易导致动脉粥样硬化性疾病的危险因素进行全面评估。2007年《中国成人血脂异常防治指南》提出我国心血管病综合危险因素除了血脂异常及冠心病等危症外,还包括下列具有独立作用的主要危险因素:①高血压[血压 ≥18.7/12kPa(140/90mmHg)或正在接受降压治疗者];②吸烟;③低 HDL-C 血症[HDL-C<1.04mmol/L(40mg/dl)];④肥胖[体重指数(BMI)≥28kg/m²];⑤早发缺血性血管病家族史(一级男性亲属发病时<55 岁、女性<65 岁);⑥年龄(男性 ≥45 岁,女性 ≥55 岁)。此外,对于继发性血脂异常患者应首先治疗引起血脂异常的原发疾病和(或)同时进行调脂治疗。

糖尿病合并血脂代谢异常的治疗措施包括非药物治疗和调脂药物的临床应用两个方面。

（一）健康的生活方式

糖尿病合并血脂代谢异常的非药物治疗措施包括:合理饮食,科学活动,生活规律,消除紧张情绪,戒烟,不过度饮酒等,其中合理膳食是首选和最重要措施。根据异常血脂的成分选择不同的方案治疗 2 ~ 3 个月,必要时可调整方案。

（二）控制高血糖

糖尿病患者控制高血糖对于调节异常血脂很重要,而且可减少脂蛋白的糖基化。有报道,HbA1c 每下降 1 个百分点,可降低血浆 TG 大约8%,降低 TC 可达 2.2%。

（三）调节血脂药物的选择

糖尿病伴血脂代谢异常应用调脂药物的指征:①经非药物治疗措施的实施 2 ~ 3 个月血脂仍

未达标,又无其他诱因导致血脂异常;②糖尿病合并冠心病或其他动脉粥样硬化性疾病,或已施行冠状动脉腔内成形术或冠状动脉旁路移植术后;③无合并冠心病但已有 2 个或以上危险因素的糖尿病患者;④血清 TC>7.78mmol/L(300mg/dl),或 TG>5.65mmol/L(500mg/dl)易诱发急性胰腺炎发作,在实施非药物治疗措施的同时,应选择调脂药物治疗。

血脂调节剂大致从五个途径发挥作用(图 50-7):①阻滞脂质在肠道的吸收;②阻滞排入肠道的胆汁酸的再吸收;③抑制肝脏内脂质的合成;④加速脂质的排泄;⑤激活脂质代谢有关酶的活性。

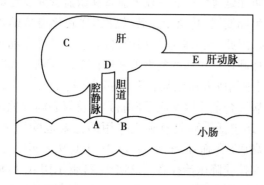

图 50-7　血脂调节剂的作用途径
A. 脂质吸收阻滞剂;B. 胆汁酸再吸收阻滞剂;C. 脂质合成抑制剂;D. 血脂排泄促进剂;E. 脂酶激活剂

血脂调节剂有以下几类:

1. 以降低血清 LDL-C 为主的药物

(1) 3-羟基-3-甲基戊二酰辅酶 A(HMG-CoA)还原酶抑制剂(又称他汀类):该类药物在体内竞争性抑制肝内胆固醇生物合成较早阶段的限速酶——HMG-CoA 还原酶活性而抑制胆固醇的合成,而且通过反馈调节机制增加肝细胞表面 LDL 受体数目和增强其活性,从而摄取更多 LDL-C 加以清除。可降低血清 TC 为 18% ~ 34%,LDL-C 为 25% ~ 44%,TG 达 7% ~ 31%,升高 HDL-C 为 4% ~ 15%。此外,他汀类药物还可通过增加 NO 的合成而改善血管内皮功能,抗氧化作用,降低 C 反应蛋白起到抗炎作用,稳定血管壁粥样硬化斑块,抑制血管壁平滑肌细胞的增殖和迁移,通过改善凝血机制减少血栓形成、红细胞变形和降低 PAI-1 及纤维蛋白原水平等预防或延缓动脉粥样硬化性疾病的发生和进展;有报道对造影剂引起的对比剂肾病有预防作用;抑制器官

移植的排斥反应发生率。动物实验发现对骨质疏松也有预防作用等调脂以外的益处。

他汀类制剂有:① 洛伐他汀(lovastatin),20mg/片,20 ~ 80mg/d。② 辛伐他汀(simvastatin),有 10mg/片和 20mg/片,10 ~ 40mg/d。③普伐他汀钠(pravastatin),20mg/片,20 ~ 40mg/d。④氟伐他汀钠(fluvastatin),40mg/片,40 ~ 80mg/d。⑤ 阿托伐他汀钙(atorvastatin),10mg/片和 20mg/片,10 ~ 80mg/d。⑥瑞舒伐他汀钙(rosuvastatin),10mg/片,5 ~ 20mg/d。⑦ 匹伐他汀钙(pitavastatin),2mg/片,1 ~ 4mg/d。由于 HMG-CoA 还原酶在肝内合成胆固醇于凌晨 3 ~ 5am 最旺盛,要求药物在小剂量时睡前服用一次,大剂量时可早、晚两次餐后服用。

循证医学的证据证实,使用他汀类治疗使血清 LDL-C 降低 30% ~ 40% 可显著减少心血管疾病的发生。达到 LDL-C 降低这一幅度所需要各类他汀制剂的剂量见表 50-11。

表 50-11　降低血清 LDL-C 30% ~ 40% 所需各种他汀类制剂的标准剂量*

他汀类制剂	剂量 (mg/d)	LDL-C 降低幅度 (%)
阿托伐他汀	10**	39
洛伐他汀	40	31
普伐他汀	40	34
辛伐他汀	20 ~ 40	35 ~ 41
氟伐他汀	40 ~ 80	25 ~ 35
瑞舒伐他汀	5 ~ 10	39 ~ 45

注:* 估计 LDL-C 降低数据来自各药物的说明书;** 从标准剂量起剂量每增加 1 倍,LDL-C 水平大约降低 6%

他汀类药物副作用发生率相当低,各种他汀类引起的不良反应相似。少数患者可能发生较严重的不良事件,如横纹肌溶解症可导致急性肾衰竭;血清 ALT≥正常上限 3 倍发生率约为 0.5% ~ 2.0%,且呈剂量依赖性,多为一过性;持续性 ALT 升高<1.2%;导致停药者大约为 0.7%。少数患者也可有胃肠道反应,皮疹、轻度蛋白尿,关注他汀类对糖代谢的影响等。导致他汀类药物产生副作用的影响因素包括:与药物剂量有关,高龄人群(>80 岁患者),年老体弱的妇女,有多系统脏器疾病者,肝、肾功能异常,同时合并甲状腺功能减退,糖尿病合并慢性肾功能不全,大手术围术期,酗酒者等;同时应用某些药物,如贝特类(尤其是吉非

贝齐)、烟酸(罕见)、环孢素、伊曲康唑和酮康唑、大环内酯类抗生素、红霉素和甲基红霉素、HIV蛋白酶抑制剂、Nefazodone(抗抑郁剂)、维拉帕米、胺碘酮等。

(2) 血脂康胶囊:血脂康是从中药红曲中提炼精制而成的纯生物制品,主要有效成分包括13种天然他汀、不饱和脂肪酸、20余种氨基酸、γ-氨基丁酸、麦角甾醇、生物碱、黄酮类物质、微量元素(镁、硒等)等。血脂康胶囊是一种既有效调节异常血脂而毒副作用又较低的血脂调节剂。常用剂量为血脂康胶囊2个胶囊(0.3g/胶囊)/次,2次/日。它可降低TC为23%、LDL-C大约为28.5%、TG可达36%,并升高HDL-C为19.3%左右;有研究报告血脂康胶囊可降低餐后6小时内TG曲线下面积。还有临床研究报告显示,血脂康胶囊可降低2型糖尿病患者空腹血糖7.6%~10.8%,餐后2小时血糖12.2%~14.1%,HbA1c 6.3%~11.0%;可减少早期糖尿病肾病微量白蛋白尿排泄率;还可增强胰岛素敏感性。由此可见,血脂康胶囊可作为糖尿病合并血脂代谢异常的首选药物之一。血脂康胶囊的副作用有服药后中上腹不适感,个别患者ALT或CK升高,至于有否其他不良反应以及长期应用的调脂疗效,有待进一步的临床观察。

(3) 肠道胆固醇吸收抑制剂——依折麦布(ezetimibe):依折麦布口服后迅速吸收,在肠道通过与小肠刷状缘膜小囊泡上膜蛋白结合,抑制小肠对饮食中和经胆汁输送到肠道胆固醇的吸收,降低血清和肝脏中的胆固醇。它不影响胆固醇酯、其他甾类(如牛黄胆酸)、TG和脂溶性维生素的吸收。药理作用与乙酰辅酶A-胆固醇乙酰转移酶(ACAT)的抑制及LDL受体的表达与否无关。依折麦布被吸收后在肝脏与葡糖醛酸结合后经肝肠循环,几乎特异地定位于小肠黏膜细胞。依折麦布还可抑制植物固醇的吸收,成为首个治疗罕见的遗传性植物固醇血症的药物。依折麦布10mg/d,约降低LDL-C达18.5%,升高HDL-C约3.5%,降低TG的趋势达4.9%。

依折麦布与他汀类或贝特类(非诺贝特)合用可取得药效协同作用,其耐受性和安全性良好,未见临床意义的药物间药代动力学的相互作用,不良反应与安慰剂类似。与他汀类合用可通过抑制肠道胆固醇的吸收和抑制肝内胆固醇的合成两条途径共同降低TC和LDL-C更显著。此外,依折麦布对特异性细胞色素P450酶的活性也不产生明显影响,表明该药与经P450代谢的其他药物发生相互作用的风险很小。最常见的副作用是头痛、恶心,CK和ALT、AST升高超过正常上限3倍以上仅有个别患者。考来烯胺可使该药的曲线下面积增大50%,故两者不宜同时服用,必须合用时须在服用考来烯胺前2小时或后4小时服此药。环孢素可增高此药的血药浓度,两药不宜合用。

(4) 胆酸螯合剂:这类药物包括树脂类、新霉素类、β-谷固醇以及活性炭等。

目前临床应用主要是树脂类,它是一种碱性阴离子交换树脂,口服后在肠道不被吸收而与肠道内的胆酸呈不可逆的结合,使含胆固醇的胆酸从肠道的回吸收减少而随粪便排出增多,这样一方面促使肝细胞增加胆酸合成而使胆固醇的消耗增加,另一方面在肠道由于胆酸减少而对胆固醇的乳化作用降低,使胆固醇在肠道的消化吸收减少,从而降低TC;并通过反馈调节机制,刺激肝细胞膜加速合成LDL受体,使其数目增多和活性增强,摄取更多LDL运送到肝脏进行分解代谢。树脂类药物可降低TC 10%~20%,LDL-C约15%~25%,HDL-C也可能有中等量增加;TG稍有增加或无明显变化,故糖尿病合并TG升高患者应慎用。树脂类药物主要的副作用是味道欠佳及便秘,影响叶酸、地高辛、华法林、普罗布考、贝特类、他汀类及脂溶性维生素等在肠道的吸收,罕见的副作用有腹泻、脂痢、严重腹痛或肠梗阻等。

树脂类主要制剂有考来烯胺(cholestyramine,又名消胆胺),4~5g/次,1~6次/日,总量不超过24g/d。药物可从小剂量开始,1~3个月内达到最大耐受量。考来替泊(colestipol,又名降胆宁),10~20g/次,1~2次/日。

(5) 普罗布考(probucol,又名丙丁酚):该药的作用机制不十分明确,可能抑制APO-B合成而减少LDL生成,同时促使LDL的分解并促进血液中胆固醇进入胆汁随粪便排出体外,降低LDL-C 5%~15%,TC 9%~20%。该药可抑制APO-AI的合成而使HDL-C降低25%左右。它可通过改变脂蛋白的结构,使之不依赖于LDL受体而易于被细胞摄取发挥作用,故也可用于一些LDL受体活性低下的患者而降低TC。该药又是一种强烈的抗氧化剂,能抑制LDL的氧化,可防治动脉粥样硬化性疾病的发生和发展。常用剂量为0.5g/次,2次/日。普罗布考的副作用可有恶心、腹痛、腹泻,较少见的尚有头疼、多汗、头晕、感觉异常等,也可引起嗜酸性细胞增多及血尿酸升高,长期服用时可有心电图 Q-T 间期延长,故有室性心律失常及 Q-T 间期延长的患者慎用或禁用。

2. 以降低血浆 TG 为主的药物

(1)苯氧芳酸类(又称贝特类):该类药物通过激活过氧化物酶增殖体活化受体 α(PPARα),增强 LPL、APO-A$_I$ 和 APO-A$_{II}$ 基因活性以及抑制 APOC$_{II}$ 的基因表达,而加速 VLDL 的分解代谢,使肝脏合成 VLDL 减少,通过逆向转运促使 HDL 摄取胆固醇增加,还可减轻胰岛素抵抗而改善血浆 VLDL 和 HDL 水平,部分患者可增加 LDL 的清除,并使 LDL 亚型由小而密的颗粒向大而疏松颗粒转变。该类制剂可降低 TG 大约 22%～43%,TC 为 6%～15%,LDL-C 有 15%～25%,升高 HDL-C 可达 10%～20%。此外,该类药物除调节异常血脂外,还可使纤维蛋白原含量及血浆黏稠度降低,纤溶活性增强,增加抗凝剂效力。贝特类是糖尿病合并 TG 升高患者治疗的首选药物。贝特类药物易产生胆结石。

贝特类常用的制剂有:

1)苯扎贝特(bezafibrate)0.2g/片,0.2g/次,3 次/日;缓释片 400mg/片,每日 1 片。该药不仅能降低 TG、TC 和升高 HDL-C,还可降低 LP(a)。另外,苯扎贝特可改善胰岛 β 细胞的胰岛素释放功能,可降低糖尿病患者血糖。常见副作用有食欲缺乏、恶心和胃部不适等胃肠道症状,通常是短暂的,不需停药。此外,偶有皮肤瘙痒、皮疹、脱发、失眠等服药早期可见,且症状较轻,继续服药可自行缓解。个别患者可有肝、肾功能损害及肌炎样肌痛,服药期间应定期检查 ALT、BUN、Cr、CK 等。

2)非诺贝特(fenofibrate)0.1/片,0.1g/次,3 次/日。该药除调节异常血脂外,还可减少血清尿酸。新型制剂是微粒化胶囊(力平脂 200M)是一种控释片,口服后更易吸收并更好地维持血药浓度,每粒胶囊含微粒化非诺贝特 200mg,1 粒/天。该药副作用有口干感、食欲减退、大便次数增多、湿疹,少数患者可见 ALT、BUN 或 Cr 升高,停药后可逐渐恢复正常。故长期服用者要定期随访肝、肾功能。

3)吉非贝齐(gemfibrozil)0.6g/次,2 次/日。有研究认为每日服用吉非贝齐 1200mg 和 900mg 的调脂疗效相似。常见的副作用有中上腹不适等

消化道症状,偶有皮疹、肌肉疼痛、胆结石,也可有一过性 ALT、CPK 升高,还有个别糖尿病患者服用可使血糖升高。所以,在服药过程中要定期复查肝、肾功能及血糖和 HbA1c。

4)益多酯(etofylline clofibrete)0.25g/次,2～3 次/日。该药调节血脂作用较轻,但副作用也较少,常见副作用有轻度的消化道症状,一过性 ALT、BUN 和尿酸升高,白细胞减少。治疗过程中应经常检查肝、肾功能,复查白细胞计数。

(2)烟酸及其衍生物:

1)烟酸(nicotinic acid,NA):烟酸属于 B 族维生素,是一种体内代谢过程中的辅助因子。大剂量烟酸(如每天 1g 或更大剂量)可有调节血脂作用。常用剂量为 1～2g/次,3 次/日。为减少药物反应,开始服药 3～7 天内,剂量为 0.1～0.5g/次,4 次/日,以后逐渐增加剂量。烟酸调节血脂的作用机制不十分清楚,可能是抑制 cAMP 的形成,导致甘油三酯酶活性降低,脂肪组织中的脂解作用减慢,血中非酯化脂肪酸(NEFA)浓度下降,肝脏合成 VLDL 减少,进一步使 IDL 及 LDL 也减少。另外,烟酸能在辅酶 A(CoA)的作用下与甘氨酸合成烟尿酸,从而阻碍肝细胞利用 CoA 合成胆固醇。烟酸使 HDL-C 升高的机制不明,可能与烟酸增加 APO-A$_I$ 和 APOA$_{II}$ 的合成有关。该药可降低 TG 为 20%～50%,TC 约 10%,LDL-C 可达 5%～25%,升高 HDL-C 为 10%～20%。它也可以增强降压药物的扩血管作用而协同降低血压。常见的副作用是在开始服药的第 1～2 周内,可出现面部和皮肤潮红,皮肤瘙痒、皮疹,恶心、腹胀、腹泻等胃肠道反应,继续服药后副作用可逐渐减轻甚至于消失;也可出现一过性 ALT、AKP 升高。严重的副作用有消化性溃疡加重,血尿酸增高甚至于引起痛风性关节炎的急性发作,加重糖尿病病情使血糖难以控制。故糖尿病伴发血脂代谢异常患者烟酸不是首选药物。

2)阿昔莫司(acipimox,又名氧甲吡嗪):是一种人工合成的烟酸衍生物。0.25/片,0.25g/次,3 次/日。它比烟酸具有以下优点:①无初效反应,半衰期较长;②抗脂解作用持续时间较长,效能较强,无非酯化脂肪酸反跳现象;③能明显改善葡萄糖耐受性,可降低空腹血糖 15% 左右,不与口服抗糖尿病药物发生交互作用;④对血尿酸代谢无影响;⑤对肝功能损害较少;⑥出现面部潮红及皮肤瘙痒症状比烟酸明显减少。所以,阿昔莫司可

作为糖尿病合并血脂代谢异常患者治疗的一线药物。副作用可见轻微的皮肤血管扩张及中上腹部不适感,多在服药后几天可自行减轻或缓解。

3) 烟酸肌醇(inositol hexanicotinate):是由 1 分子肌醇与 6 分子烟酸结合而成的酯。口服后在体内逐渐水解成烟酸和肌醇而发挥作用,它可缓和而持久地扩张血管,改善异常脂质代谢,但调节异常血脂作用比其他的烟酸衍生物较差。0.2g/片,0.2~0.6g/次,3 次/日。毒副作用较少见。

(3) Omega-3(ω-3)脂肪酸:以深海鱼油含量最为丰富。有效成分是二十碳五烯酸(EPA)和二十二碳六烯酸(DHA)。作用机制是有效成分抑制肝内脂质和脂蛋白的合成及促进胆固醇从粪便中排出而调节异常血脂。另外,它还能扩张冠状动脉,降低血压,减少血栓形成,延缓动脉粥样硬化进程。由于这种高度不饱和的 ω-3 脂肪酸极易氧化成致动脉粥样硬化的有害物质,故在加工过程中加入了一定量的抗氧化剂,但过期的制剂就不要服用了。常用剂量是 5~10g/次,2 次/日。可降低 TG 约 20%,TC 可达 12%,升高 HDL-C 为 5% 左右;也可与贝特类或他汀类合用治疗严重高甘油三酯血症或混合型血脂异常患者。

用于临床的制剂有:①多烯康胶丸 1.8g (0.48g/胶丸)/次,3 次/日。②脉乐康胶丸 0.45~0.9g(0.45g/胶丸)/次,3 次/日。③鱼油烯康 1g(0.25g/粒)/次,3 次/日。

常见副作用为鱼腥味所致恶心,服用 1~3 周后可逐渐消失,其他副作用有消化不良、腹胀、便秘等,少数患者有 ALT、CK 轻度升高,偶尔可见出血倾向。

3. 降低血浆 LP(a) 的药物　主要有非诺贝特、苯扎贝特、烟酸、鱼油制剂、新霉素、雌激素等。这些药物的确切疗效有待于临床进一步研究和观察。

目前临床上常用的糖尿病合并血脂代谢异常患者调节血脂药物的疗效总结见表 50-12。

表 50-12　常用的糖尿病合并血脂异常调脂药物的疗效

| 药物类型 | 脂蛋白成分(%) | | | TG |
| | 胆固醇 | | | |
	TC	LDL-C	HDL-C	
他汀类	↓25~30	↓30~60	↑5~15	↓20~45
贝特类	↓10~25	↓5~25*	↑10~35	↓20~50
胆汁酸螯合剂	↓10~25	↓15~30	↑0~5	↓0~15#
血脂康胶囊	↓15~23	↓20~30	↑5~19	↓15~36
依折麦布	↓15	↓20	↑5	↓5~10
烟酸及其衍生物	↓10~25	↓20~30	↑10~35	↓30~50
鱼油制剂	↓12	↓15	↑5	↓20

注:* 在接受吉非贝齐治疗的高 TG 血症患者的 LDL-C 水平可能升高;# 在原有高 TG 患者其 TG 可升高

4. 调脂药物的联合应用　糖尿病以合并混合型血脂代谢异常为主要特点,单用一种调脂药物治疗往往难以达标,而选择不同作用机制的调脂药物联合治疗可提高各项血脂指标达标率,减少药物使用剂量及不良反应。由于他汀类药物作用肯定,不良反应较少,并有调脂以外的多效性作用,联合调脂药物的方案多由他汀类与其他类调脂药物组成的联合方案。

(1) 他汀类与贝特类联合应用:此种联合适合糖尿病合并混合型血脂代谢异常患者的治疗。此种联合可改善各种异常血脂谱的全面达标。该两类药物均有导致潜在肝功能损害及发生肌病的风险增加。因为他汀类药物抑制胆固醇合成,使肌细胞膜的稳定性损伤,同时减少线粒体辅酶 Q10 使细胞能量生成障碍,最终导致细胞凋亡或死亡;贝特类(尤其是吉非贝齐)药物在肝脏可抑制他汀类药物的葡糖醛酸化作用,降低了他汀类在体内的清除,从而加重他汀类引起肌肉病变的风险。因此,当血清 Cr>2mg/dl,正在使用环孢素、抗忧郁药、大环内酯类抗菌药物、酮康唑类、维拉帕米、胺碘酮、钙离子拮抗剂等,年龄>80 岁患者,有肝脏疾病、甲低、全身状态衰竭等疾病,外伤、手术等应激情况的患者最好不用或慎用该两类药物联合。没有以上情况可考虑两药联合使用,但应注意的事项:①联合该两类药物的起始剂量从低剂量的治疗量;②采用不同服药时间,如贝特类上午服用,他汀类晚上服用,可避免两药血药浓度峰值的重叠;③注意监测药物副作用的指标,如 ALT、AST、CK、LDH 等;④他汀类尽量不要与吉非贝齐联用,而与非诺贝特联用的副作用较小。

(2) 他汀类与依折麦布联合应用:当糖尿病合并高胆固醇血症单用他汀类又不能使 TC 和 LDL-C 达标时,可采用此联合治疗方案。此两类药物联合可通过双重作用抑制胆固醇的合成(他汀类)与吸收(依折麦布)而降低 LDL-C 及 TC。有研究显示,单纯使用他汀类降低 TC 未达标者,将他汀类剂量加倍其疗效也只能再降低 TC 约 6% 左右,而在使用原剂量他汀类基础上加用依折麦布可再降低 TC 达 25%。而且该两类药物联合应用未见明显的副作用,患者耐受性良好。

(3) 他汀类与烟酸类联合应用:此种联合可进一步升高 HDL-C 及降低 TG、TC 和 LDL-C。烟酸类可增加他汀类的生物利用度,但有增加肌病发生的风险,临床观察未发现他汀类与阿昔莫司联合应用增加肌病和肝损害的危险性。两类药物联合使用有升高血糖的风险,糖尿病患者应用此种联合时要加强血糖的监测频率。

(4) 他汀类与 Omega-3 脂肪酸联合应用:他汀类与鱼油制剂联合治疗混合型血脂异常患者,可进一步降低 TC、TG 水平,且安全性和耐受性良好。但长期大剂量服用鱼油制剂有增加出血倾向,且由于热卡的增加而不利于减低肥胖 2 型糖尿病患者的体重。

(四) 其他措施

1. 血浆净化疗法　经非药物和药物治疗后异常血脂仍未达标的糖尿病患者,将血浆通过仪器进行净化,过滤掉血浆中的脂质,再将血浆送回体内的净化疗法,也可达到治疗的目的。但要定期进行,且有并发感染的风险,尤其是对糖尿病患者更应慎重考虑。

2. 手术治疗　糖尿病合并纯合子家族性高胆固醇血症患者,可先施行门-腔静脉吻合术后,再服用血脂调节剂,可能获得一定的疗效。

五、调脂的困惑与注意事项

20 世纪 90 年代发表的北欧辛伐他汀生存研究(4S)、西苏格兰冠心病预防研究(WOSCOPS)、胆固醇和冠心病复发事件试验(CARE)、普伐他汀对缺血性心脏病的长期干预(LIPID)和空军/德克萨斯冠状动脉粥样硬化预防研究(AFCAPS/TexCAPS)等 5 项具有里程碑意义的临床研究,证实了积极调节异常血脂可有效降低心血管病事件;而且使用他汀类强化调脂的原则是早干预早受益,长期干预长期受益。但在贯彻执行强化调脂原则的过程中也产生一些困惑,如强化调脂的疗程需要多久才能获得临床益处? 强化调脂是否适用于所有患者? 常规剂量调脂药物应用对冠心病防治的益处及安全性? 东方人群调脂治疗循证医学证据给我们带来了哪些启示? 减少"血脂剩余危险因素"应该如何处理? 过低的血脂对临床是否具有危害性? 等诸多问题,需要更多循环医学的证据等待回答!

在调脂过程中应注意的事项包括:①明确调脂治疗的目的是预防、降低或延缓动脉粥样硬化性疾病的发生与进展;②分析异常血脂产生的原因是原发性或继发性所致,继发性血脂异常患者需要首先治疗继发性因素或同时加用调脂药物;③治疗异常血脂达标标准应该采取个体化的原则,过低的 TC 可能导致非心血管疾病发生增加;④血脂异常治疗的步骤,除了异常血脂过高外,一般首先进行生活方式干预 2 ~ 3 个月后异常血脂仍未达标者,在非药物干预基础上,同时选择适当的调脂药物;⑤调脂药物的使用原则是长期坚持,长期受益,不要随意停药,否则前功尽弃;⑥重视调脂药物的安全性,定期监测药物不良反应的相关指标,如 ALT、AST、Cr、BUN、CK、AKP、LDH、血糖、HbA1c、尿酸等。

(迟家敏)

参 考 文 献

1. Assmann, G. Lipid metabolism and atherosclerosis. 1st ed. Stuttgart: Schattauer Verlag, 1982: 67-75.

2. Turner RC, Millns H, Neil HAW, et al. Risk factors for coronary artery disease in non-insulin dependent diabetes mellitus: United Kingdom Prospective Diabetes Study (UKPDS23). BMJ, 1998, 316: 823-828.

3. He J, Gu DF, Wu XG, et al. Major causes of death among men and women in China. N Engl J Med, 2005, 353: (11): 1124-1134.

4. Diabetes Drafting Group. Prevalence of small vessel and large vessel disease in diabetic patients from 14 centers.

The Worlt Health Organization Multinational Study of Vascular Disease in Diabetics. Diabetologia, 1985, 28 (suppl):615-640.

5. Curtiss LK, Witzyum JK. Plasma apoprotein in AⅠ, AⅡ, B, C-I, E are glucosylated in hyperglycemic diabetic subjects. Diabetics, 1985, 34:452-461.

6. 潘孝仁, Cheung M, Warnike GR. 中国 NIDDM 病人血浆和 VLDL 中 APO-CⅠ、CⅡ、CⅣ组成的异常. 中华内分泌代谢杂志, 1986, 2(1):47-48.

7. Austin MA, Krauss RM. Genetic control of low density lipoprotein subclasses. Lancet, 1986, 2:592-594.

8. Howard BV, et al. Intergrated study of low density lipoprotein metabolism and very low density lipoprotein metabolism in non-insulin-dependent diabetes. Metabolism, 1987; 36:870-877.

9. Lamarchhe B, Tchernof A, Moorani S, et al. Small, dense low density lipoprotein particles as a predictor of the risk of ischemic heart disease in men: prospective results from the Quebec cardiovascular study. Circulation, 1997, 95 (1):69-75.

10. Lue G, Bard JM, Arveiler D, et al. Lipoprotein(a) as a predictor of coronary heart diseas: The PRIME study. Athrosclerosis, 2002, 163(2):377-384.

11. Laakso M, Ronnemaa T, Lehto S, et al. Does NIDDM increase the risk for coronary heart disease similarly in both low-and high-risk populations? Diabetologia, 1995, 38:487-493.

12. Laakso M. Epidemiology of diabetic dyslipidemia. Diabetes Rev, 1995, 3:408-422.

13. Koskinen P, Manttari M, Manninen V, et al. Coronary heart disease incidence in NIDDM patients in the Helsinki Heart Study. Diabetes Care, 1992, 15:820-825.

14. Superko HR. What can we learn about dense low density lipoprotein and lipoprotein particles from clinical trials? Curr Opin Lipidol, 1996, 7(6):363-368.

15. 迟家敏, 唐蔚青, 孙美珍, 等. 脂蛋白(a)与非胰岛素依赖型糖尿病. 中华内科杂志, 1996, 35(4):246-248.

16. Tanfani F, Galeazzi T, Curatola G, et al. Reduced beta-strand content in apoprotein B100 in smaller and denser low-density lipoprotein subclasses as probed by Fourier-transform infrared spectroscopy. Biochem J, 1997, 322 (pt 3):765-769.

17. 《中国成人血脂异常防治指南》制订联合委员会. 中国成人血脂异常防治指南. 北京: 人民卫生出版社, 2007.

18. 王振杰, 武阳丰, 周北凡. 高脂血症的膳食治疗. 中国慢性病预防与控制, 2003; 11(6):286-289.

19. Brown L, Rosner B, Willett WW, et al. Cholesterol lowering effects of dietary fiber: a meta-analysis. Am J Clin Nutr, 1999, 69(1):30-42.

20. 诸骏仁. 正确认识合理使用调脂药物. 中华心血管病杂志, 2001, 29(12):705-706.

21. Baigent C, Keech A, Kearney PM, et al. Efficacy and safety of cholesterol-lowering treatment: prospective meta-analysis of data from 90056 participants in 14 randomized trials of atatins. Lancet, 2005, 366:1267-1278.

22. Kearney PM, Blackwell L, Collins R, et al. Efficacy of cholesterol-lowering therapy in 18686 people with diabetes in 14 randomized trials of statins: a mata-analysis. Lancet, 2008, 371:117-125.

23. Pyorala K, Olsson AG, Pedersen TR, et al. Cholesterol lowing with sivastatin improves prognosis of diabetic patients with coronary heart disease. A subgroup analysis of the Scandinavian Simvastatin Survival Study(4S). Diabetes Care, 1997, 20(4):614-620.

24. Grag A, Grandy SM. Treatment of dyslipidemia in non-insulin-dependent diabetes mellitus with lovastatin. Am J Cardiol, 1988, 62:44j-49j.

25. 孙美珍, 迟家敏, 沈志卫. 舒降脂对非胰岛素依赖型糖尿病合并高胆固醇血症的治疗效果. 中华内科杂志, 1994, 33(9):624-626.

26. 迟家敏, 孙美珍. 脉乐康和多烯康治疗非胰岛素依赖型糖尿病合并高脂血症的疗效评价. 首都医药, 1997, 4(8):28-30.

27. 孙美珍, 田林华, 迟家敏. 血脂康对Ⅱ型糖尿病糖、脂代谢的影响. 中华内科杂志, 1998, 37(6):374-376.

28. LaRosa JG, Grundy SM, Waters DD, et al. Intensive Lipid Lowering with Atorvastatin in Patients with stable coronary disease. N Engl J Med, 2005, 352(14):1425-1435.

29. Serruys PW, de Feyter P, Macaya C, et al. Fluvastatin for prevention of cardiac events following successful first percutaneous coronary intervention. JAMA 2002, 287(24):3215-3222.

30. Colhoun HM, Betteridge DJ, Durrington PN, et al. Primary prevention of cardiovascular disease with atorvastatin in type 2 diabetes in the Collaborative. Atorvastatin Diabetes Study (CARDS): multicenter randomized placebo-controlled trial. Lancet, 2004, 364(9435):685-696.

31. American Diabetes Association. Dyslipidemia management in adult with diabetes. Position statement & ADA statement. Diabets Care, 2006, 29(Suppl 1):75-77.

32. American Diabetes Association. Standards of diabetes 2006. Position statement. Diabetes Care. 2006. 29(S 1):4-42.

33. The Scandinavian Simvastatin Survival Study Group. Randomized trial of lowering in 4444 patients with coronary

heart disease: the Scandinavian Simvastatin Survival Study(4S). Lancet,1994,344:1383-1389.

34. The Long-Term Intervention with Pravastatin in Ischaemic (LIPID) study group. Prevention of cardiovascular events and death with pravastatin in patients with coronary heart disease and a broad range of initial choslerol level. N Engl J Med,1998,339:1349-1357.

35. Downs JB,Cleafield M,Wies S,et al. Primary prevention of acute coronary events with lovastatin in men and women with average cholesterol levels:results of AF-CAPS/Tex CAPS Air Force/Texas Coronary Atherosclerosis Prevention Study. JAMA,1998,299:1615-1621.

36. Goldberg RB,Mellies MJ,Sacks FM,et al. Cardiovacsular events and their reduction with pravastatin in diabetes and glucose-intolerant myocardial infarction survivors with average cholesterol levels:subgroup analyses in the cholesterol and recurrent events（CARE）trial. ,Circulation,1998,98:2513-2519.

37. Shepherd J,Cobbe SM,Ford I,et al. The West of Scotland Coronary Prevention Study. N Engl J Med,1995,333:1301-1307.

38. LaRosa JC,Grundy SM,Waters DD,et al；for the Treating to New Targets（TNT）Investigators. Intensive lipid lowering with atorvastatin in patients with stable coronary disease. *N Engl J Med*,2005,352:1425-1435.

39. ACCORD Study Group；Ginsberg HN,Elam MB,Lovato LC,et al. Effects of combination lipid therapy in type 2 diabetes mellitus. N Engl J Med,2010,362:1563-1574.

第 51 章

2型糖尿病与高尿酸血症

一、高尿酸血症流行病学

尿酸是嘌呤代谢的终产物,高尿酸血症(hyperuricemia)是由于嘌呤代谢异常导致的一种全身性代谢性疾病,严重者可以导致痛风(gout)。高尿酸血症和痛风见于世界各地区,各民族,有着和人类文明一样古老的历史。因历史上痛风和富裕的生活、富含肉类和酒精过多的饮食习惯有关,又被称为"帝王病"。

近几十年,随着经济的发展和生活水平的提高,代谢性疾病如肥胖、代谢综合征、2 型糖尿病等的患病率增高,高尿酸血症的患病率亦逐年升高。高尿酸血症在欧洲和北美地区的患病率约 2% ~18%,近年部分地区高达 24%。2004 年山东沿海地区流行病学调查显示高尿酸血症的患病率为 23.14%。

二、血尿酸水平与 2 型糖尿病发生的相关性

胰岛素抵抗和胰岛 β 细胞胰岛素分泌功能受损是发生 2 型糖尿病的两个最重要的病理生理学因素,在大多数 2 型糖尿病患者胰岛素抵抗是始动因素。研究提示血尿酸的变化和胰岛素抵抗、高胰岛素血症相关。健康人群的血尿酸与血糖水平正相关,随着胰岛素抵抗的增加,尿酸的清除减少,出现高尿酸血症,高尿酸血症的出现常常早于肥胖、高胰岛素血症和糖尿病,是高胰岛素血症和糖耐量异常(IGT)的特征。

近期,在意大利、土耳其等进行的横断面研究提示血尿酸水平和 2 型糖尿病发病率正相关;荷兰鹿特丹研究是一项大型前瞻性队列研究,研究随访了 4536 例年龄大于 55 岁参与者的血尿酸水平与 2 型糖尿病的发生情况,平均随访时间 10.1 年,参与者的血尿酸范围是 107 ~756μmol/L,研究提示随着血尿酸水平的增加,2 型糖尿病的发病率增加,血尿酸水平是 2 型糖尿病发生的强独立危险因素。2004 年,中国台湾地区人群中进行的研究显示,在女性人群中,基线时的高尿酸血症是糖尿病发生的独立预测因子,其相对危险度(OR)为 1.44(95% CI:1.13 ~2.25)。另一个在 2690 例中国台湾人中进行的前瞻性研究发现,基线高尿酸血症是 2 型糖尿病发生的独立预测因子,其 OR 为 1.40(95% CI:1.02 ~1.92)。日本进行的横断面研究提示血尿酸增高仅与日本女性糖耐量异常和 2 型糖尿病的发生有关。

三、2 型糖尿病合并高尿酸血症流行病学及其对并发症的影响

血尿酸增高是高胰岛素血症的特征,糖耐量异常和早期糖尿病患者血尿酸升高,晚期糖尿病患者血尿酸水平低于正常,这也许与晚期糖尿病胰岛 β 细胞分泌缺陷为主时,血胰岛素水平低,肾脏滤过减少有关。2006 年鹿斌等对上海市中心城区 1008 例 30 岁以上 2 型糖尿病患者的研究显示,高尿酸血症患病率为 10.0%,其中男性 11.1%,女性 9.4%,女性高尿酸血症的患病率随年龄增长而增加。

尿酸在机体内的作用具有双重性:一方面,尿酸是体内氧自由基的清除剂,是循环中的主要抗氧化物质,对细胞起保护作用;另一方面,尿酸可产生促氧化作用,促进 LDL 氧化,增加脂质过氧化、氧自由基生成等,可以在许多细胞中诱发氧化应激,包括血管平滑肌细胞,由此导致心血管疾病的进展。研究提示糖尿病合并高尿酸血症者出现糖尿病慢性并发症的机会增高,尤其肾脏和心血管合并症,而血内尿酸过少与晚发明显的肾脏合并症有关。

四、2 型糖尿病患者血尿酸增高的原因和机制

(一)尿酸的体内代谢及转运过程

1. 尿酸的来源　尿酸主要由细胞代谢分解

的核酸和其他嘌呤类化合物以及食物中的嘌呤经酶的作用分解而来,是嘌呤代谢的终产物。人体内尿酸的来源包括内源性和外源性:由体内氨基酸磷酸核糖及其他小分子化合物合成和核酸分解而来的属内源性,约占体内尿酸总量的80%;从富含嘌呤或核蛋白的食物中核苷酸分解而来的属外源性,约占体内尿酸总量的20%,这部分可通过低嘌呤饮食减少其来源。对于高尿酸血症的发生,内源性代谢紊乱较外源性因素更为重要。

2. 尿酸的合成途径　人体内尿酸合成有两条途径:

主要途径:从非嘌呤基的前体磷酸核糖,经过一系列步骤合成次黄嘌呤核苷酸,而后转换成腺嘌呤核苷酸或鸟嘌呤核苷酸,最终生成尿酸(图51-1)。

补救途径:直接从肝脏中来的嘌呤碱基合成嘌呤核苷酸,再通过进一步代谢形成尿酸。

ATP亦参与了嘌呤的代谢。ATP为细胞内的能量物质,参与生命中许多代谢过程,形成ADP或AMP。一部分AMP会进一步分解形成IMP(次黄嘌呤核苷酸)或腺苷,最后通过嘌呤的代谢形成次黄嘌呤、黄嘌呤而生成尿酸。当体内大量消耗ATP,可导致尿酸生成增加。

3. 尿酸的转运　正常人每天产生的尿酸与排泄的尿酸量保持平衡状态,血尿酸值在正常范围。人体对尿酸的排泄约2/3是以游离尿酸盐形式由肾脏经血液排泄,另1/3由肠道排出,或在肠道内被细菌分解。肾脏对尿酸的转运主要在近端肾小管内进行,经过肾小球滤过、近端肾小管的重吸收、分泌和分泌后再吸收四个步骤,最终尿酸的排泄量仅占肾小球滤过量的6%～12%。

正常人尿尿酸排泄量随血尿酸浓度升高而增加,随着膳食中嘌呤含量的变化,24小时尿尿酸排泄量可波动于数百毫克至一千余毫克。在一般膳食情况下,每日尿酸平均排泄量为700mg左右。

4. 影响肾脏对尿酸转运的因素　初生儿对尿酸的重吸收功能尚未完善,血尿酸极低,随年龄增长,肾功能逐渐完善,至成人时期对尿酸的排泄分数(FE)达正常水平,为7%～12%。

$$FE = \frac{(U/P)\,urate}{(U/P)\,Cr} \times 100$$

注:Cr为肌酐,urate为尿酸,U为尿,P为血清。

成年人肾脏对尿酸的转运受多种因素影响,包括细胞外液量、pH值、内分泌激素、药物等。细

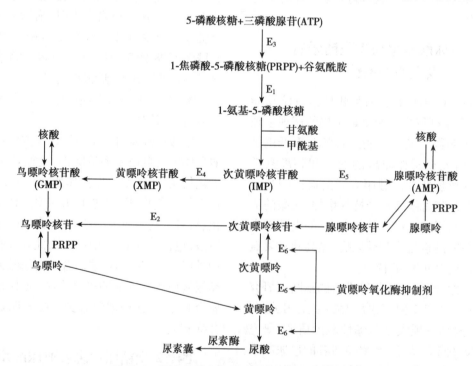

图51-1　嘌呤合成和代谢途径及其反馈调节机制
E_1:磷酸核糖焦磷酸酰胺转换酶;E_2:次黄嘌呤-鸟嘌呤磷酸核糖转换酶;E_3:磷酸核糖焦磷酸合成酶;E_4:次黄嘌呤核苷-5′-磷酸脱氢酶;E_5:腺苷酸代琥珀酸合成酶;E_6:黄嘌呤氧化酶

胞外液量多时,尿酸排出量增加,反之,尿酸排出量减少。尿 pH 低时,尿酸易于沉积于尿路,形成结石。女性激素使尿酸排泄增加,故绝经前女性血尿酸较男性低,绝经后女性激素分泌减少,使血尿酸排泄减少,血尿酸升高达到与男性相同的水平。小剂量水杨酸、吡嗪酰胺、呋塞米、乙醇可抑制肾小管对尿酸的分泌,使尿酸排出减少。噻嗪类利尿剂、甘露醇通过促进肾小管对尿酸的重吸收,使尿酸排出减少。

（二）高尿酸血症的发生机制

在 37℃ 时,血中尿酸溶解度的上限,即血中尿酸的饱和度,被定义为血尿酸浓度的上限,尿酸酶法为 $420\mu mol/L$（7mg/dl）,如血尿酸长期持续超过这个值,则称为高尿酸血症。高尿酸血症的产生原因包括下述两个方面:

1. 肾脏对尿酸的排泄减少　尿酸排泄障碍是引起高尿酸血症的重要原因。肾小球滤过率降低、近端肾小管对尿酸的重吸收增加、近端肾小管对尿酸的分泌功能减退以及单钠尿酸盐(monosodium urate, MSU)结晶沉积,导致肾脏对尿酸的排泄减少。80% ~90% 的原发性痛风具有尿酸排泄障碍,以肾小管分泌减少为主。

2. 嘌呤代谢紊乱致其终产物尿酸生成过多,见于下述情况:①嘌呤代谢过程中酶的活性异常或缺乏;②核酸分解过度;③摄入富含嘌呤的食物过多。

2 型糖尿病合并高尿酸血症以肾脏对尿酸排泄减少为主,其主要机制是:①高胰岛素血症:胰岛素能促进肾脏对尿酸的重吸收,高胰岛素血症会使肾脏排泄尿酸减少,由此导致血尿酸增高;②糖尿病患者黄嘌呤氧化酶活性增加,加速次黄嘌呤代谢为尿酸;③增龄、糖尿病肾病、高血压、肾动脉硬化致肾功能减退,肾小球滤过率下降,或肾小管缺血、缺氧致肾小管排泄尿酸能力减退;④糖酵解途径的关键酶三磷酸甘油酸脱氢酶在 2 型糖尿病患者中的活性下降,糖酵解途径受抑,结果导致尿酸增高;⑤某些药物:阿司匹林(>2g/d)、噻嗪类利尿剂、吡嗪酰胺、乙胺丁醇、酒精、烟酰胺、环孢素、左旋多巴等,通过影响肾脏尿酸排泄升高血尿酸。高尿酸血症多发生于 2 型糖尿病的以下情况:①2 型糖尿病早期,胰岛素抵抗和高胰岛素血症比较显著而血糖尚未明显升高;②血糖得到较好的控制且存在肾脏排泄尿酸的能力减弱;③严重的糖尿病肾病、肾功能不全。

饮酒的糖尿病患者容易合并高尿酸血症,酒类导致高尿酸血症的原因既有尿酸生成过多,亦有尿酸排泄减少:①酒类可提供嘌呤原料。②乙醇促进嘌呤核苷酸分解而使血尿酸增多。③乙醇代谢使血乳酸浓度增高,乳酸抑制肾脏对尿酸的排泄。

此外,糖尿病患者在手术、外伤、剧烈运动及病情危重时,由于消耗大量 ATP 可导致尿酸生成增加。

五、临床表现

糖尿病合并高尿酸血症常与代谢综合征伴发,患者表现高血压、血脂紊乱、胰岛素抵抗等临床表现。病程较长者和血糖控制较差者可伴发糖尿病慢性并发症和急性并发症。

高尿酸血症和痛风的自然病程包括下列四个阶段:①无症状高尿酸血症;②急性痛风性关节炎;③发作间期痛风;④慢性痛风石性痛风。近 1/3 的患者可累及肾脏引起慢性间质性肾炎和尿酸性尿路结石形成。

（一）无症状高尿酸血症

患者血尿酸水平增高,但未出现痛风性关节炎、痛风石和尿酸性肾结石等表现,称为无症状高尿酸血症。高尿酸血症患者大多数终生无症状,随着血尿酸浓度的增高,临床痛风发生风险增加。如出现急性关节炎或尿酸性肾结石表现,则进入临床痛风阶段。原发性痛风从高尿酸血症发展到临床痛风多数患者至少需要 20 年。

（二）急性痛风性关节炎

男性患者首次出现急性痛风性关节炎的年龄通常在 40 ~60 岁,而女性通常大于 60 岁,常有家族遗传史。首次痛风发作年龄小于 25 岁的患者提示下述可能性:①嘌呤代谢特异酶缺陷导致尿酸产生过多;②罕见肾脏疾患导致尿酸排泄减少;③环孢素治疗。

患者常于深夜或清晨被关节疼痛惊醒,疼痛为撕裂样、刀割样或咬噬样,进行性加剧,6 ~12 小时左右达到高峰,受累关节呈红、肿、热、痛和功能障碍,以单侧踇趾和第一跖趾关节最常见,其余依次为踝、膝、腕、指和肘关节。肩、髋、脊柱、骶髂、肩锁和颞下颌关节不易累及。初次发作 85% ~90% 累及单个关节,3% ~14% 累及多个关节,常为自限性,很少伴随全身症状。随后的发作倾向于累及多个关节,且常有发热、白细胞增多、红细胞沉降率增快等全身伴随症状。此期注意与蜂窝织炎、丹毒、感染化脓性关节炎、创伤性关节炎、反应性关节炎、假性痛风等相鉴别。

未经治疗的急性痛风性关节炎自发缓解的时间长短不一,轻者数小时至数天,重者数天至数周,缓解的患者无症状,进入痛风发作间歇期。

（三）发作间期痛风

发作间歇期是急性痛风发作之间的无症状期,此期患者无明显关节症状,可有关节表面皮肤色素沉着、脱屑、刺痒等。多数患者第二次急性发作出现在首次发作的六个月至两年期间,也有许多患者多年后出现第二次急性发作。未经治疗的患者随着时间延长,发作频率增加。最初,关节炎持续时间短,且为自限性,不用特殊治疗可完全缓解。随着时间进展,关节炎复发间期逐渐缩短,持续时间逐渐延长,不能完全缓解,成为慢性关节炎。后期的发作起病不急骤、疼痛不剧烈、易累及多关节、持续时间长、逐渐缓慢缓解,最终当发作不能完全缓解时,进入慢性痛风性关节炎阶段。

（四）痛风石及慢性关节炎

从第一次痛风急性发作进展到慢性痛风石性关节炎的时间存在很大差异,据报道3～40年不等,平均时间为11.6年。在首次痛风发作10年时,半数患者没有明显的痛风石,另外半数患者可能只有极微小的痛风石沉积的证据,此后,痛风石的发展稳步增长。痛风石沉积引起多骨广泛破坏。

痛风石是体内尿酸池扩展的结果,可以累及任何关节,主要累及肢体远端关节,常见的痛风石沉积部位包括前臂尺侧、鹰嘴滑囊、跟腱、耳轮。虽然痛风石周围间或出现急性炎症,但痛风石通常是不痛的,其表面皮肤薄并且有光泽感,可以破溃挤出成分为MSU结晶的白垩样物质,表面破溃并继发感染的痛风石少见。痛风石沉积可引起神经和脊髓压迫症,痛风石也可沉积在心肌膜、心脏瓣膜和心肌传导系统。

痛风石沉积的速度随着高尿酸血症的严重性和持续时间、肾脏疾病的严重性、利尿剂的使用而增加。血尿酸浓度超过$535\mu mol/L(9mg/dl)$时,痛风石的年化发病率为4.9%。

慢性痛风性关节炎没有疼痛缓解的发作间歇期,炎症缓慢进展引起关节破坏,导致关节变形和活动受限,可以出现病情急性加重。其引起的多

骨广泛破坏和痛风石的沉积有关。这一时期的痛风性关节炎临床表现容易和其他慢性炎症性关节炎如类风湿关节炎、强直性脊柱炎、银屑病关节炎、骨关节炎和骨肿瘤等相混淆。

（五）肾脏病变

痛风患者约1/3有肾脏损害,表现为下述三种形式:

1. 慢性尿酸盐肾病　起病隐匿。由于MSU结晶沉积于肾间质-肾小管,使肾小管功能受损,严重者可引起肾小球缺血性硬化。早期表现为轻度腰痛及轻微蛋白尿,以小分子蛋白尿为主,可间歇性或持续性出现。尿呈酸性,出现尿浓缩稀释功能障碍表现为夜尿增多,低比重尿。晚期肾小球滤过功能下降,出现肾功能不全表现,随着血肌酐及尿素氮升高,尿蛋白排出减少,尿酸排泄亦减少,终末期呈尿毒症临床表现,此期应与肾脏疾病引起的继发性痛风相鉴别。

2. 尿酸性尿路结石　尿中尿酸浓度增加呈过饱和状态,在泌尿系统沉积并形成结石所致。痛风患者尿酸性尿路结石的发生率在20%以上,可出现在关节症状之前。高尿酸尿症、酸性尿及脱水尿浓缩是原发性高尿酸血症形成尿路结石的三个危险因素。小的结石可随尿排出;大的结石可引起肾绞痛及肉眼血尿;较大的结石梗阻尿路致尿液引流不畅,引起继发感染,呈肾盂肾炎的临床表现;巨大结石压迫肾盂肾盏使之变形,或引起肾盂积水,压迫肾实质使肾功能恶化。

单纯性尿酸结石X线片上不显影,静脉肾盂造影、B型超声检查有助于发现尿酸性结石。混合性结石中含有草酸钙和磷酸钙成分,在X线片上可显影。

3. 急性尿酸性肾病　多见于肿瘤及骨髓增殖性疾病放疗、化疗后,大量细胞坏死形成严重的继发性高尿酸血症时;也可见于严重的原发性高尿酸血症患者服用增加尿液尿酸排泄的药物后。大量MSU结晶沉积于肾间质及肾小管内,肾小管腔被堵塞,导致少尿型急性肾衰竭。急性尿酸性肾病起病急骤,如不及时治疗,可以致死。

六、实验室检查和辅助检查

（一）血清尿酸盐测定

不同的检测方法结果不一,以尿酸酶法应用最广。成年男性血尿酸值约为3.5～7mg/dl$(1mg/dl=59.4\mu mol/L)$,女性约为2.5～6mg/dl,

绝经后接近男性。不分年龄、性别,血中尿酸饱和度为420μmol/L(7mg/dl),超过此值即为高尿酸血症。痛风患者都伴有血尿酸盐的增高,但由于血尿酸受多种因素影响而波动,需要反复测定以避免漏诊。部分患者痛风急性发作时血尿酸水平正常或偏低,原因是由于肾上腺皮质激素分泌增多,利尿酸作用加强,以及大量饮水利尿和药物等因素影响。

(二) 尿液尿酸测定

多采用尿酸酶法检测,可了解尿酸排泄情况,根据24小时尿总尿酸检测将高尿酸血症分为尿酸生成过多型和尿酸排泄减少型,初步判定其生化分型,对选择治疗药物、评估结石的危险性及判断结石的性质有帮助,对于诊断急性关节炎帮助不大。某些痛风患者,尤其是有家族史的年轻痛风患者(年龄<25岁)或有肾结石者,应行尿液尿酸排量测定。

正常饮食情况下,24小时尿酸排泄量以800mg进行区分;低嘌呤饮食5天后,24小时尿酸排泄量以600mg进行区分。

(三) 尿酸盐检查

MSU晶体在偏振光显微镜下表现为双折光的针状或杆状结晶,有诊断意义。在急性发作期肿胀关节的滑囊液中、痛风石的抽吸物中,可见白细胞内、外的MSU晶体。多数情况下可以在第一跖趾关节发现MSU晶体,膝关节虽然在急性痛风发作时不常被累及,但也可以找到MSU结晶。在发作间歇期,进行曾受累关节的穿刺检查也可发现MSU晶体。关节滑囊液最好在关节腔穿刺术6小时内检测。普通显微镜也可用来观察,但检查阳性率仅是偏振光显微镜的50%左右。

(四) 影像学检查

早期急性关节炎表现为受累关节非对称性软组织肿胀,关节显影正常,发作间歇期的放射学改变不典型。慢性痛风性关节炎典型的放射学改变是囊性变、边界清楚,即穿凿样溶骨性病变伴周围骨性边缘,伴软组织钙化,有助于鉴别诊断,但对早期或急性痛风的确诊无帮助;重者可使关节面破坏,造成关节半脱位或脱位,甚至病理性骨折;也可破坏软骨,出现关节间隙狭窄以及继发退行性改变、局部骨质疏松等。

单纯性尿酸结石可透过X线,故X线片上不显影,静脉肾盂造影、B型超声检查有助于诊断。

混合性结石在X线片上可见到结石阴影。

七、诊　断

虽然高尿酸血症发病机制明确,且降尿酸治疗措施应用于临床已有40余年历史,但临床上对其处理仍存在延误诊断、用药不适当、患者依从性差等问题,导致高尿酸血症的临床结局一直不让人满意,痛风相关残疾和生活质量下降进行性增加。

在此背景下,2006年欧洲抗风湿病联盟(EULAR)以研究设计为基础,推出了痛风各临床阶段的诊断治疗指南。历经5年的临床实践,2011年11月美国风湿病学会(ACR)以证据为基础,对2006年EULAR痛风指南进行了修订。同年6月中华医学会风湿病学分会发布了原发性痛风诊断和治疗指南。原发性痛风的诊断应排除继发性因素。

下面详述ACR和ARHP修订后指南关于诊断部分的推荐意见:其中证据质量分级:高级(A),中等(B),低(C),非常低(D);推荐强度分级:强(1级),弱(2级)。

1. 累及下肢的急性发作的单关节炎,表现为快速发生的严重疼痛、肿胀和压痛,6~12小时达高峰,尤其是皮肤表面发红,虽对痛风诊断无特异性,但高度提示晶体性炎症(1B)。推荐力度和95%的可信区间分别为93和91~94。

2. 虽然只有在关节滑囊液和痛风石抽吸物中发现MSU晶体可明确诊断痛风,但对于典型的痛风单纯临床诊断是合理准确的(1B)。推荐力度和95%的可信区间分别为90和89~91。

3. 作为痛风最重要的危险因素,血尿酸的高低不能证实或排除痛风,因为许多高尿酸血症患者不发展为痛风,且在痛风急性发作期,血尿酸水平可正常(2C)。推荐力度和95%的可信区间分别为80和79~81。

4. 对于没有明确诊断的炎症性关节炎,如已取得关节滑囊液样本,建议常规寻找MSU晶体(2D)。推荐力度和95%的可信区间分别为82和81~82。

5. 当诊断有疑问时,发作间期无症状关节MSU晶体鉴定可能有助于明确诊断(2D)。推荐力度和95%的可信区间分别为85和84~86。

6. 痛风与败血症可同时存在,故怀疑化脓性关节炎时,即使证实有MSU晶体存在,也应行革兰氏染色和滑液培养（1D）。推荐力度和95%的可信区间分别为92和91～93。

7. 痛风患者很少需要进行肾脏尿酸排泄情况测定。在下列患者中需要进行该项检查：年轻发作痛风（发病年龄<25岁）或家族中有年轻发作痛风者（2D）。推荐力度和95%的可信区间分别为87和86～88。

8. 痛风患者肾结石发生率高，所以有结石的患者应进行结石相关检验（2D）。推荐力度和95%的可信区间分别为88和87～89。

9. 虽然放射线有助于鉴别诊断，且可显示痛风的典型特征，但对早期或急性痛风的确诊没有帮助。只有怀疑骨折的患者才建议行该项检查（2D）。推荐力度和95%的可信区间分别为91和90～92。

10. 应评估痛风危险因素，包括代谢综合征的特征（肥胖、高血糖、血脂异常和高血压）、CKD、服药情况、家族史和生活方式。只有CKD、利尿剂（1B）和其他结果（2B）是已分级的证据质量。推荐力度和95%的可信区间分别为97和96～98。

2011年6月，在ACR和ARHP痛风指南发表之前，中华医学会风湿病学分会发布了原发性痛风诊断和治疗指南，指南中推荐采用1977年美国风湿病学会（ACR）的分类标准进行诊断（表51-1）。

表51-1　1977年ACR急性痛风性关节炎分类标准

1. 关节液中有特异性尿酸盐结晶，或
2. 用化学方法或偏振光显微镜证实痛风石中含尿酸盐结晶，或
3. 具备以下12项（临床、实验室、X线表现）中6项
　　①急性关节炎发作>1次
　　②炎症反应在1天内达高峰
　　③单关节炎发作
　　④可见关节发红
　　⑤第一跖趾关节疼痛或肿胀
　　⑥单侧第一跖趾关节受累
　　⑦单侧跗骨关节受累
　　⑧可疑痛风石
　　⑨高尿酸血症
　　⑩不对称关节内肿胀（X线证实）
　　⑪无骨侵蚀的骨皮质下囊肿（X线证实）
　　⑫关节炎发作时关节液微生物培养阴性

EULAR指南调查了在痛风诊断中各项因素所占百分比，其中危险因素、尿尿酸、临床症状位居前三位，指南同时推荐仅在年轻发作痛风或家族中有年轻发作痛风者推荐进行肾脏尿酸排泄情况测定，可见对于痛风的诊断，危险因素评估和临床症状所占比例较大。

比较几个指南，中华医学会风湿病学分会的指南推荐采用1977年ACR标准进行诊断，指出具备12临床症状中6项即可诊断，简单明了，可操作性强。2006年EULAR指南和2011年ACR和ARHP修订后指南，进一步细化并规范了痛风诊断中常见问题的处理措施，丰富了痛风的诊断推荐。临床实践中需要依据患者具体情况，综合参照上述指南建议诊断痛风。

八、治　　疗

高尿酸血症最佳治疗方案需药物和非药物治疗手段相联合，并根据特殊危险因素、一般危险因素、临床分期等情况调整。特殊危险因素包括血尿酸水平、既往急性痛风性关节炎病史、放射学征象等；一般危险因素包括年龄、性别、肥胖、饮食习惯、饮酒情况、是否应用升高血尿酸药物、药物相互作用、肾功能、伴发和合并疾病情况等。治疗措施包括下述四个方面：①控制急性痛风性关节炎发作；②纠正高尿酸血症，促进组织中沉积的MSU晶体溶解，并防止新的晶体形成；③避免关节炎急性发作的诱因；④伴发疾病的治疗。

（一）非药物治疗

1. 饮食控制　适当调整饮食结构是长期治疗的基础。①避免高嘌呤饮食：限制红肉及含嘌呤高的食物，如动物内脏、海产品、浓肉汤等，肝脏、牡蛎及酵母提取物应严格控制；鱼虾、肉类、豆类也含一定量的嘌呤（表51-2）。限制过量蛋白质摄取，肉类含嘌呤多且使尿呈酸性，不利于治疗。各种谷类、蔬菜、水果、牛奶、鸡蛋含嘌呤少，且新鲜蔬菜及水果在体内产物是碱性的，有利于治疗。②肥胖者建议低热量平衡膳食，但应避免高蛋白及低碳水化合物饮食，同时增加运动量，以恢复理想体质量。③严格戒饮各种酒类，尤其啤酒：酒精可使血乳酸含量增高，乳酸对肾小管排泄尿酸有竞争性抑制作用。

2. 多饮水　每日饮水量至少2000ml以上有助于尿酸的排泄，对于有尿路结石的患者稀释尿液可延缓结石增长速度。

表51-2 食物中嘌呤含量

食物名称	嘌呤（mg/100g）	食品名称	嘌呤（mg/100g）	食品名称	嘌呤（mg/100g）
肉类		内脏类		蔬菜	
牛肉	40.0	肝	95.0	白菜	5.0
羊肉	27.0	肾	80.0	胡萝卜	8.0
猪肉	48.0	肺	70.0	绿葱	4.7
鸡肉	31.0	舌	55.0	黄瓜	3.3
鸽肉	80.0	粮食类		番茄、茄子	4.2
火腿	55.0	大米	18.0	菠菜	23.0
鱼类		小米	6.1	水果类	
沙丁鱼	118.0	面粉	2.3	苹果	0.9
鲱鱼	69.0	豆类		梨	0.9
草鱼	140.3	扁豆	54.0	橙子	1.9
白带鱼	391.6	豌豆	18.0	葡萄	0.5
牛奶	1.4	大豆	27.0	花生米	32.0
鸡蛋	0.4	茶类	2.8	核桃仁	8.4

3. 慎用抑制尿酸排泄的药物 如阿司匹林、噻嗪类利尿剂、吡嗪酰胺、乙胺丁醇、酒精、烟酰胺、环孢素、左旋多巴等。小剂量阿司匹林（75～150mg/d）对血尿酸无明显影响，可用于心血管疾病的预防。国内认为阿司匹林>2g/d可影响尿酸排泄，英国风湿病协会2007年痛风指南认为0.6～2.4g/d可干扰尿酸排泄，应避免使用。当痛风与使用利尿剂有关时，如有可能停止使用利尿剂。

4. 避免诱发因素 如过度劳累、紧张、饮酒、受冷、受湿及关节损伤等。

（二）急性痛风性关节炎期的治疗

卧床休息，抬高患肢，受累关节制动，关节疼痛缓解72小时后方可恢复活动。此期最主要的治疗是应用抗炎药物，根据患者年龄和并发症情况选用秋水仙碱、非甾体抗炎药或糖皮质激素。药物应及早、足量使用，见效后逐渐减停。及早治疗可使症状迅速缓解，延迟治疗则炎症不易控制，及早治疗比选择何种药物更重要。急性发作期不开始进行降尿酸治疗，已服用降尿酸药物者发作时不需停用，以免引起血尿酸波动，延长发作时间或引起转移性发作。

1. 非甾体抗炎药（NSAIDs） 这类药物品种众多，各种NSAIDs均可有效缓解急性痛风症状，现已成为一线用药。NSAIDs通过抑制环氧化酶以减少花生四烯酸代谢为前列腺素、前列环素、血栓素等炎性介质，从而改善关节、滑膜的炎症反应，控制关节疼痛。NSAIDs可加重肾功能不全，肾功能不全者慎用。NSAIDs还可影响血小板功能，久服后会引起肾间质损害。非选择NSAIDs由于也抑制胃黏膜前列腺素的合成，可出现胃肠道不良反应，甚至胃穿孔、出血。活动性消化性溃疡者禁用。几种常用NSAIDs用法如下：①吲哚美辛：初始剂量75～100mg，随后每次50mg，6～8小时1次。②布洛芬：1.2～3.2mg/d，分3～4次服用，芬必得是其缓释剂型，300mg，每天2次。③双氯芬酸：75～150mg/d，分3次服用。④罗非昔布：25mg/d。症状缓解NSAIDs减量，5～7天停用，禁止同时服用两种或多种非甾体抗炎药。

选择性环氧化酶（COX）-2抑制剂缓解急性痛风性关节炎效果与非选择性NSAIDs等同，且胃肠道反应少见，耐受性好，可替代非选择性NSAIDs，但应注意其心血管系统的不良反应。

2. 秋水仙碱 通过抑制中性粒细胞、单核细胞释放炎症因子，同时抑制炎症细胞的变形和趋化，而缓解炎症。对缓解急性痛风性关节炎有特效，是治疗本病的传统用药。

一般首次剂量1mg，随后0.5mg/h或1mg/

2h,肾功能正常的患者用药至关节症状缓解、出现胃肠道不良反应或总量达6mg时停用,肾功能减退者24小时总量不超过3mg。症状缓解后0.5mg,每天2~3次,维持数天后停药。不良反应为恶心、呕吐、腹泻等胃肠道不良反应,还可以引起骨髓抑制和脱发。

对于胃肠道反应剧烈者,可静脉用药,用法为1~2mg溶于20ml生理盐水中,5~10分钟内缓慢静脉注射,根据病情需要4~5小时后重复注射1mg,24小时不超过4mg。静脉用药可产生严重不良反应,如骨髓抑制、肾衰竭、肝坏死、弥散性血管内凝血甚至死亡,国内极少静脉给药。

本药通过肾脏排泄,不能通过透析清除。他汀类药物、红霉素和环孢素会影响秋水仙碱的清除,增加副作用发生风险。

如在痛风发作最初几小时内即服用秋水仙碱,有效率高达90%,随起始用药时间延长,有效率降低,如超过24小时用药,治疗效果无法预测。及时用药后患者没有任何临床反应,需质疑急性痛风性关节炎的诊断。

3. 糖皮质激素　糖皮质激素或ACTH短程治疗,用于不能耐受NSAIDs、秋水仙碱或肾功能不全者,疗效显著。可口服、肌内注射或静脉使用中小剂量的糖皮质激素。泼尼松0.5~1mg/(kg·d),口服,3~7天后迅速减量或停用,疗程不超过2周;ACTH 50U溶于葡萄糖溶液中缓慢静滴。该类药物起效快,缓解率高,但停药后容易出现症状"反跳",为避免"反跳",停药时可加用小剂量秋水仙碱或NSAIDs类药物。应用环孢素和糖皮质激素维持治疗的患者需要较大剂量的糖皮质激素方能缓解关节症状。

（三）发作间歇期和慢性期的治疗

1. 降尿酸治疗　经饮食控制血尿酸浓度仍在417~476umol/L（7~8mg/dl）以上者,急性痛风反复发作者,有痛风石或尿酸盐沉积的X线证据者,有肾结石或肾功能损害者,均有应用降尿酸药物的指征。治疗目标是使血尿酸<6mg/dl,此浓度低于尿酸盐细胞外液的饱和度,利于沉积的MSU晶体溶解。

目前临床应用的降尿酸药物主要有抑制尿酸生成药和促进尿酸排泄药。根据患者肾功能和24小时尿酸排泄量决定选用何种药物。此两类药物均无消炎止痛作用,且在使用过程中因血尿酸值波动,有诱发急性关节炎发作的可能,因此应

在急性发作缓解至少2周后使用。在开始用药时,同时服用低剂量秋水仙碱或NSAIDs至少1个月,可起到预防急性关节炎复发的作用。从小剂量开始,逐渐加量,根据降尿酸的目标水平在数月内调整至最小有效剂量并长期甚至终身维持。在单一药物疗效不好、血尿酸明显升高、痛风石大量形成时可两类药物合用,有使血尿酸进一步下降和加快痛风石消退的作用。

（1）促尿酸排泄药:主要通过抑制肾小管重吸收,增加尿酸排泄,从而降低血尿酸。主要用于尿酸排泄减少型,以及对别嘌醇过敏或疗效不佳者。适合肾功能良好者,当内生肌酐清除率<30ml/min时无效,24小时尿酸盐排泄量>3.57mmol（600mg）时不宜使用。慎用于已有尿酸盐结石形成,或慢性尿酸盐肾病的患者,急性尿酸性肾病禁用。

尿酸为弱有机酸,在碱性环境中溶解度高,且痛风患者的尿pH常低于健康人,不利于尿酸排出,因此在服用排尿酸药物期间,需碱化尿液。常用药物为碳酸氢钠,3~6g/d,定期监测尿pH值,使之保持在6.5~6.8之间,同时多饮水,保持尿量,以利尿酸排出。

常用排尿酸药物有以下几种:①丙磺舒（probenecid,羧苯磺胺）:初始剂量为0.25g,每日2次,渐增至0.5g,每日3次,每日最大剂量2g。5%的患者出现胃肠道症状、皮疹、药物热、肾绞痛及激发急性关节炎发作等副作用。对磺胺过敏者禁用。②苯溴马隆（benzbromarone,立加利仙）:为强有力的排尿酸药。初始剂量25mg/d,渐增至50~100mg,每日1次。根据血尿酸水平调节至维持剂量,并长期用药。本药毒副作用轻微,不影响肝肾功能。不良反应较少,主要为胃肠道症状、肾绞痛及激发急性关节炎发作,罕见严重的肝毒性作用。③磺吡酮（sulfinpyrazone）:苯磺唑酮,是保泰松的衍生物。排尿酸作用强于丙磺舒。初始剂量50mg,每日2次,渐增至100mg,每日3次,每日最大剂量为600mg。此药对胃黏膜有刺激作用,有轻度水钠潴留作用,溃疡病和慢性心功能不全者慎用。主要不良反应有胃肠道症状、皮疹、粒细胞减少等,偶见肾毒性反应。

（2）抑制尿酸合成的药物:通过抑制黄嘌呤氧化酶,阻断次黄嘌呤、黄嘌呤转化为尿酸,从而降低血尿酸水平。广泛用于原发性及继发性高尿酸血症,尤其是尿酸产生过多、尿酸结石形成或晚

期肾功能不全者。

目前我国使用的抑制尿酸合成药物只有别嘌醇(allopurinol)一种。用法:初始剂量100mg,以后每2~4周增加100mg,可增加至200mg,每日3次。别嘌醇的半衰期为1~3小时,在体内经肝脏代谢转化为活性代谢产物奥昔嘌醇(oxypurinol),后者药理作用和疗效与别嘌醇相似,经肾脏排泄,半衰期为12~17小时,所以如别嘌醇日剂量<300mg,可1次服用。肾功能不全者达到预期治疗效果的别嘌醇剂量小于肾功能正常者,需根据肾小球滤过率减量使用(表51-3)。

表51-3 根据肌酐清除率调整别嘌醇用量

肌酐清除率(ml/min)	别嘌醇维持量
0	100mg/3d
10	100mg/2d
20	100mg/d
40	150mg/d
60	200mg/d
80	250mg/d
100	300mg/d
120	350mg/d
140	400mg/d

胃肠道症状和皮疹是最常见的不良反应,其他不良反应包括药物热、肝酶升高、骨髓抑制等,停药及给予相应治疗一般均能恢复。用药期间因血尿酸值变化,可出现尿酸转移性痛风发作。严重的超敏反应综合征罕见,表现为高热、嗜酸细胞增高,毒性上皮坏死及剥脱性皮炎、进行性肝肾衰竭等,可导致死亡。

(3)新型降尿酸药:①奥昔嘌醇:本品是别嘌醇氧化的活性代谢产物,其药物作用和疗效与别嘌醇相似,但不良反应较少。适用于部分对别嘌醇过敏的患者,但二者之间仍存在30%左右的交叉反应。奥昔嘌醇口服吸收率低限制了其临床使用。②非布索坦(febuxostat):是近期FDA批准的新型非嘌呤类降尿酸药物,与别嘌醇和奥昔嘌醇的区别是没有嘌呤样的结构,通过选择性抑制氧化型及还原型黄嘌呤氧化酶发挥作用。疗效优于别嘌醇,适用于对别嘌醇过敏的患者。非布索坦同时在肝脏代谢和肾脏清除,不完全依赖肾脏排泄,可用于轻、中度肾功能不全的患者。不良反应主要为肝功能异常,其他有腹泻、头痛、肌肉骨骼系统症状等,大多为一过性轻、中度反应。③尿酸酶(uricase):人类缺少尿酸酶,无法将尿酸进一步氧化为更易溶解的尿囊素等排出体外。生物合成的尿酸氧化酶从这一机制上降低血尿酸。目前主要有重组黄曲霉菌尿酸氧化酶(rasburicase)和聚乙二醇化重组尿酸氧化酶(PEG—uricase)两种药物。二者均可快速、强力的降低血尿酸浓度,可用于短期预防以及治疗淋巴增殖性疾病和骨髓增殖性疾病患者化疗相关的高尿酸血症。不良反应有待观察。

2. 其他治疗 关节活动困难者予以理疗和锻炼,必要时可选择剔除痛风石,对残毁关节进行矫形等手术。痛风石破溃成瘘管者应予以手术刮除。

(四) 无症状高尿酸血症的处理原则

无症状高尿酸血症应以非药物治疗为主,一般不推荐使用降尿酸药物。但在经过饮食控制血尿酸浓度仍高于9mg/dl,可进行降尿酸治疗。有家族史的患者,或伴发相关疾病的患者,当血尿酸浓度高于8mg/dl时,可进行降尿酸治疗。如患者存在尿酸肾病发生风险,或合并获得性尿酸产生增多的情况(如血液系统恶性肿瘤化疗)时,可进行降尿酸治疗。

(五) 伴发疾病的治疗

伴发代谢综合征者,应积极进行降压、调脂、改善胰岛素抵抗等综合治疗。对于有高血压和血脂异常的患者可分别考虑有轻度排尿酸作用的氯沙坦、氨氯地平、非诺贝特和阿托伐他汀。

(张凤丽 周迎生)

参 考 文 献

1. Bo s, Cavallo-Perin P, Gentile L, et al. Hypouricemia and hyperuricemia in type 2 diabetes:two different phenotypes. Eur J Clin Invest,2001,31(4):318-321.

2. Onat A, Uyarel H, Hergenc G, et al. Serum uric acid is a determinant of metabolic syndrome in a population-based study. Am J Hypertens,2006,19(10):1055-1062.

3. Dehghan A., van Hoek M., Sijbrands E.J., et al. High serum uric acid as a novel risk factor for type 2 diabetes. Diabetes Care,2008,31(2):361-362.

4. Dai CY, Chuang WL, Ho CK, et al. High serum uric acid as a novel risk factor for type 2 diabetes:response to Dehghan et al. Diabetes Care, 2008, 31(9):e67. doi:10. 2337/dc08-0038.

5. Lin KC, Tsai ST, Lin HY, et al. Different progressions of hyperglycemia and diabetes among hyperuricemic men and women in the kinmen study. J Rheumatol, 2004, 31 (6): 1159-1165.

6. Chien KL, Chen MF, Hsu HC, et al. Plasma uric acid and the risk of type 2 diabetes in a Chinese community. Clin Chem, 2008, 54 (2): 310-316.

7. Chien KL, Chen MF, Hsu HC, et al. Plasma uric acid and the risk of type 2 diabetes in a Chinese community. Clin Chem, 2008, 54 (2): 310-316.

8. Yamada T, Fukatsu M, Suzuki S, et al. Elevated serum uric acid predicts impaired fasting glucose and type 2 diabetes only among Japanese women undergoing health checkups. Diabetes Metab, 2011, 37 (3): 252-258.

9. Bo S, Cavallo-Perin P, Gentile L, et al. Hypouricemia and hyperuricemia in type 2 diabetes: two different phenotypes. Eur J Clin Invest, 2001, 31 (4): 318-321.

10. 鹿斌, 董雪红, 杨叶虹, 等. 上海市中心城区成人 2 型糖尿病患者高尿酸血症患病率及其相关危险因素分析. 中国临床医学, 2006, 2 (13): 243-244.

11. Zoppini G, Targher G, Negri C, et al. Elevated serum uric acid concentrations independently predict cardiovascular mortality in type 2 diabetic patients. Diabetes Care, 2009, 32 (9): 1716-1720.

12. Miric DJ, Kisic BB, Zoric LD, et al. Xanthine oxidase and lens oxidative stress markers in diabetic and senile cataract patients. J Diabetes Complications, 2013, 27 (2): 171-176.

13. Nieto FJ, Iribarren C, Gross MD, et al. Uric acid and serum antioxidant capacity: a reaction to atherosclerosis? Atherosclerosis, 2000, 148 (1): 131-139.

14. Saag KG, Choi H. Epidemiology, risk factors, and lifestyle modifications for gout. Arthritis Res Ther, 2006, 8 Suppl 1: S2.

15. Mikuls TR, Farrar JT, Bilker WB, et al. Suboptimal physician adherence to quality indicators for the management of gout and asymptomatic hyperuricemia: results from the UK General Practice Research Database (GPRD). Rheumatology, 2005, 44: 1038-1042.

16. Chang HY, Pan WH, Yeh WT, et al. Hyperuricemia and gout in Taiwan, Results of the Nutritional and Health Survey in Taiwan. J Rheumatol, 2001, 28 (7): 1640-1646.

17. Arromlee E, Michet CJ, Crownson CS, et al. Epidemiology of gout-is the incidence rising? J Rheum, 2002, 29: 2403-2409.

18. Harrold LR, Yood RA, Mikuls TR, et al. Sex differences in gout epidemiology, evaluation and treatment. Ann Rhewn Dis, 2006, 65: 1368-1372.

19. Choi HK, Atkinson K, Karlson EW, at al. Obesity, weight change, hypertension, diuretic use and risk of gout in men. Arch Intern Med, 2005, 165: 742-748.

20. Whelton A. Current and future therapeutic options for the management of gout. Am J Ther, 2010, 17 (4): 402-417.

21. 陈灏珠, 林果为. 实用内科学. 第 13 版. 北京: 人民卫生出版社, 2009: 2766-2772.

22. Lipkowitz MS. Regulation of uric acid excretion by the kidney. Curr Rheumatol Rep, 2012, 14 (2): 179-188.

23. Jordan KM, Cameron JS, Snaith M, et al. British Society for Rheumatology and British Health Professionals in Rheumatology guideline for the management of gout. Rheumatology, 2007, 46 (8): 1372-1374.

24. Lee SJ, Hirsch JD, Terkeltaub R, et al. Perceptions of disease and health-related quality of life among patients with gout. Rheumatology (Oxford), 2009, 48: 582-586.

25. 中华医学会风湿病学分会. 原发性痛风诊断和治疗指南. 中华风湿病学杂志, 2011, 15 (6): 410-413.

26. W Zhang, M Doherty, E Pascual, et al. EULAR evidence based recommendations for gout. Part I: Diagnosis. Report of a task force of the standing committee for international clinical studies including therapeutics (ESCISIT). Ann Rheum Dis, 2006, 65: 1301-1311.

27. Max hamburger, MD Herbert S. B. Baraf, MD Thomas C. Adamson III, et al. 2011 Recommendations for the diagnosis and management of gout and hyperuricemia. Phys Sportsmed, 2011, 39 (4): 11-36.

28. W Zhang, M Doherty, T Bardin, et al. EULAR evidence based recommendations for gout. Part II: Management. Report of a task force of the EULAR Standing Committee For International Clinical Studies Including Therapeutics (ESCISIT). Ann Rheum Dis, 2006, 65: 1312-1324.

第 52 章

糖尿病与高血压

糖尿病患者高血压的患病率明显增高,具有与一般高血压不同的特点,如高血糖、大血管和微血管病变、肾脏病变、自主神经病变等,降压治疗过程中易出现水、电解质失衡,所以在降压药物的选择上也具有特殊性。高血压又与糖尿病肾病密切相关,高血压可加速糖尿病肾病的发展及肾功能减退,有效的抗高血压治疗可防止糖尿病肾病的进展,并可延缓尿毒症的发生。因此,早期诊断及有效控制糖尿病患者的高血压非常重要。

一、糖尿病合并高血压的流行现状

近几十年,全球糖尿病患者人数正以惊人的速度迅猛增长,据国际糖尿病联盟(IDF)发布的最新统计数据显示,2011 年全球糖尿病人口已经达到 3.66 亿,预计 2030 年将达到 5.52 亿。2007—2008 年,中华医学会糖尿病分会发起的对全国 14 省市 46239 例年龄≥20 岁的成年人开展的糖尿病/代谢综合征流行病学调查显示,我国年龄标化的总糖尿病患病率为 9.7%,糖尿病前期患病率为 15.5%。高血压是糖尿病患者极其常见的合并症,1 型糖尿病(T1DM)和 2 型糖尿病(T2DM)患者,高血压患病率不尽相同。T2DM 人群中高血压的患病率是非糖尿病人群的 1.5~3 倍,其患病高峰比正常人群提早 10 年发生。据世界卫生组织(WHO)报道,在糖尿病患者中,高血压的患病率为 20%~40%;英国前瞻性糖尿病研究(UKPDS)显示,新诊断的 T2DM 患者高血压患病率为 38.1%;糖尿病高血压研究(HDS)发现,45 岁左右的糖尿病患者 40% 患有高血压,在 75 岁左右的糖尿病患者中这一比例上升至 60%;Freedman 报道的老年住院糖尿病患者的高血压患病率达到了 100%。国内新近报道,在 2 型糖尿病及其并发症预警干预的研究(CDCPS)Ⅰ期研究中,年龄 50~75 岁新发 T2DM 患者合并高血压的患病率为 48.4%。

二、糖尿病合并高血压的特点

糖尿病患者高血压发病早,患病率随年龄的增长以及糖尿病病程的延长而增高。糖尿病患者以单纯收缩压升高更为常见,这可能与糖尿病大动脉硬化、弹性下降,降低了血管的依从性有关。50 岁以上的患者,收缩压是比舒张压更为重要的心血管疾病危险因素。此外,由于糖尿病患者往往合并自主神经功能紊乱,造成血压调节受损,站立时体内静脉血管容量增加,易发生体位性低血压。动态血压监测更易反映出糖尿病伴自主神经功能异常患者血压的昼夜节律紊乱,表现为夜间交感神经张力增高,昼夜收缩压差值缩小,24 小时平均动脉压、夜间平均动脉压升高。

糖尿病和高血压均可引起心、脑、肾及眼底等靶器官的损害,两者同时存在可使大血管及微血管并发症的危险性显著增加。HDS 研究对 T2DM 合并高血压患者为期 4.6 年的随访结果显示,血压平均升高 14mmHg,脑卒中危险性可增加 200%,心肌梗死危险性增加 50%。脑血管病和心血管病收缩期高血压老年人计划(SHEP)和高血压最佳治疗研究(HOT)表明,合并高血压的糖尿病患者心血管疾病发病率与死亡率是不合并高血压患者的 2 倍以上,是非糖尿病正常血压人群的 4 倍以上;血压增高可加速糖尿病肾病的发生和发展,使发生视网膜病变的危险性明显增加。

三、糖尿病合并高血压的病因
与发病机制

T1DM 和 T2DM 的高血压发病情况不同,T1DM 高血压往往出现在蛋白尿后,T2DM 高血压常与糖尿病并存或两者间存在共同易感性。

T2DM 和高血压都是多基因遗传因素加环境因素影响的代谢紊乱综合征,在病因学上密切联系且常同时存在,两者均是心脑血管疾病的重要危险因素。目前,T2DM 合并高血压的病因及发

病机制尚未完全阐明,除了一些公认的因素,比如年龄、性别、吸烟、体质量指数(BMI)、血脂代谢异常、血液流变学改变、某些电解质改变、肾素-血管紧张素系统异常外,其发病机制已被认为不单纯是由于血流动力学的异常,而同时是与许多物质代谢异常有关。

(一) 高血糖

高血糖可致特异性的组织损伤,广泛引起全身微血管、大血管、肌肉、脂肪、胰岛 β 细胞等功能和结构改变。糖尿病患者由于高血糖引起高血压的机制可以归纳如下:①促进糖在近曲小管重吸收,同时伴随钠的重吸收,增加体内钠的含量(约增加 10%),使细胞外液容量增加导致高血压;②升高血浆晶体渗透压,导致血容量增加;③持续高血糖可与体内结构蛋白和功能蛋白发生非酶促糖基化反应,形成糖基化终末产物(AGEs),AGEs 与其受体结合,通过改变细胞内信号转导、诱导炎症反应、增强氧化应激等作用,引起血管内皮细胞功能紊乱、细胞外基质增生和平滑肌细胞增殖,导致血管收缩增强并加重血管动脉粥样硬化;④血管壁内被灌注的葡萄糖可增加血管平滑肌细胞对交感神经的反应性,使血管收缩,血压升高;⑤导致内皮细胞形态改变、分泌活性改变,抑制内皮细胞增殖,促进内皮细胞凋亡;⑥引起胰岛素抵抗和胰岛素分泌缺陷。

(二) 胰岛素抵抗(IR)和高胰岛素血症(HIS)

IR 是 T2DM 的主要病理生理特征,IR 引起的继发性 HIS 被认为是重要的机制之一。空腹或糖负荷后血浆胰岛素水平与血压,特别是与收缩压水平呈正相关。HIS 主要通过促进肾小管钠的重吸收、增强交感神经兴奋性、刺激血管平滑肌细胞增殖、调节钙离子转运升高细胞内钙离子浓度等途径使血压升高。

(三) 血清一氧化氮(NO)和一氧化氮合酶(NOS)

NO 是 NOS 催化左旋精氨酸和分子氧反应生成,由内皮细胞释放,具有强大的舒张血管、抑制血管平滑肌细胞增殖和抗血栓形成的作用。内皮细胞持续释放 NO 可以维持血压稳定。葡萄糖毒性是促成内皮功能障碍的机制之一,内皮细胞损伤后,它所释放的许多活性物质如凝血酶、二磷酸腺苷、三磷腺苷、5-羟色胺等,舒血管作用变为缩血管作用,从而影响内皮素-1(ET-1)/NO 的协调

状态,导致内皮依赖性舒张功能下降,血管壁结构发生变化,导致血压升高,而高血压又会加重内皮细胞损伤,使得收缩因子和舒张因子更趋不平衡,形成恶性循环,加重高血压。

(四) 钙与甲状旁腺

高血压和糖尿病患者均存在钙代谢异常,低血钙参与了糖尿病、高血压的发病。细胞外钙有连接细胞、稳定细胞膜并抑制细胞收缩的功能;而细胞内钙一方面启动蛋白系统增加心肌和血管的收缩,另一方面作为第二信使参与去甲肾上腺素、醛固酮和肾素的释放。糖尿病患者普遍存在由于饮食控制和高血糖引起的渗透性利尿而导致的细胞外钙摄入、吸收、动力不足及丢失过多的现象,而 HIS 又会增加血管平滑肌细胞 Ca^{2+} 内流,增加细胞内钙,促使高血压发生。补充钙剂,血钙浓度升高,细胞膜通透性维持稳定,Ca^{2+} 内流减少,血管平滑肌兴奋性下降,血管舒张;血钙又增加尿钠排泄,对抗高钠所致的尿钾排泄,而钾可以稳定细胞膜。

糖尿病患者的低血钙状态,会刺激机体甲状旁腺激素(PTH)继发性分泌增加。一种可引起血压延迟性升高的因子被称为甲状旁腺高血压因子(PHF),起源于甲状旁腺,它通过 L 型钙通道增加血管平滑肌细胞的 Ca^{2+} 内流,Ca^{2+} 内流过多引起血管收缩,PTH 减少可减小其对血管的收缩作用。补充钙剂可以抑制 PTH 的分泌,使细胞内钙离子水平降低,改善血管平滑肌舒缩功能障碍,减少外周血管阻力。

四、糖尿病合并高血压的分型

(一) 不伴糖尿病肾病的高血压

多属于原发性高血压,常见于中老年糖尿病尤其伴肥胖的患者,与胰岛素抵抗有较强的相关性。

(二) 伴糖尿病肾病的高血压

在糖尿病肾病进展过程中出现的高血压称为糖尿病性高血压。糖尿病肾病分为五期:Ⅰ期和Ⅱ期,尿微量白蛋白尚在允许范围内,尿蛋白阴性,肾小球滤过率(GFR)呈高值,此时血压在正常范围内。糖尿病肾病处于Ⅳ期和Ⅴ期阶段,尿蛋白阳性,GFR 低下,是临床糖尿病肾病的后期,此时常伴有高血压。Ⅲ期属糖尿病肾病早期,也可出现血压升高。

（三）伴糖尿病性动脉硬化的高血压

糖尿病患者常发生脂代谢异常，再加上高血糖、血液黏稠度增加等因素易造成动脉硬化，即使尚未出现肾脏病变，也会发生高血压，这种血压升高是由动脉硬化，血管顺应性减低，血管外周阻力增加所致。如果肾动脉进一步硬化，会造成肾动脉狭窄，使 RAAS 活性增强，引发肾血管性高血压。在高龄和糖尿病病程长的患者，若出现血压急剧增高，应考虑到这种情况，需注意腹部有无血管杂音，必要时可行肾动脉造影及血浆肾素-血管紧张素-醛固酮测定。对于肾功能低下患者，应注意造影剂诱发急性肾衰竭的问题。

（四）伴糖耐量异常的内分泌性高血压

可见于嗜铬细胞瘤、Cushing 综合征、异位 ACTH 综合征、肢端肥大症、原发性醛固酮增多症等，引起继发性糖耐量异常及高血压。

（五）伴体位性低血压的卧位高血压

多认为由糖尿病自主神经功能障碍所致，正常的循环反射消失，站立时末梢血管收缩性减低，心率代偿性加快，产生体位性低血压。

五、糖尿病合并高血压的降压治疗

（一）降压目标

糖尿病与高血压均为心血管系统最重要的危险因素，当糖尿病患者伴发高血压时，死亡风险将增加 7.2 倍，因此，在降糖治疗的同时应该积极干预高血压，以最大限度降低患者发生心血管并发症的危险性。UKPDS 研究显示，糖尿病合并高血压患者收缩压每下降 10mmHg，可以使糖尿病相关的并发症、全因死亡、心肌梗死、微血管病变下降 10% 以上，严格控制血压可使心肌梗死下降 44%。培哚普利和吲达帕胺固定复方对大血管和微血管事件的影响研究（ADVANCE）显示，平均血压降低 5.6/2.2mmHg，微血管或大血管事件发生率降低 9%，心血管死亡率降低 14%，肾病和新发微量白蛋白尿发生率降低 21%，心血管死亡率降低 18%，全因死亡事件相对危险性减少 14%。2007 年欧洲高血压学会（ESH）/欧洲心脏病学学会（ESC）高血压防治指南将糖尿病合并高血压患者列为"高危"或"极高危"人群，强调"降压达标"的核心理念，提倡高危/极高危人群血压处于正常高值时（130～139/80～89mmHg）即应启动药物治疗。对所有高血压伴糖尿病患者的总体目标是 <130/80mmHg，如果蛋白尿>1g/d，理想血压应控制到 <125/75mmHg。然而，新近结束的控制糖尿病患者心血管风险性行动（ACCORD）研究表明，在控制血糖和其他风险因子基础上，强化降压（收缩压目标值<120mmHg）与标准降压（收缩压目标值<140mmHg）相比，并未明显减少总体心血管事件，反而增加了严重低血压和高血钾等并发症的发生。2009 年 ESH/ESC 高血压指南再评估提出，对于血压正常高值的糖尿病患者，尚缺乏充分的证据显示此类患者是否应该降压，但是若伴有微量白蛋白尿则推荐对其进行降压治疗。不过，对 ACCORD 研究二级终点进一步分析显示强化降压可使脑卒中发生率降低，鉴于我国人群脑卒中发生率显著高于欧美国家，降低脑卒中的致死、致残率是我国高血压防治的主要内容，严格控制血压对我国 T2DM 患者可能具有更为重要的意义，所以 2010 中国高血压防治指南推荐：一般糖尿病患者降压目标是<130/80mmHg；老年或伴严重冠心病的糖尿病患者血压目标是<140/90mmHg。

（二）非药物治疗

非药物治疗主要指生活方式干预，改变不良生活方式（戒烟、限酒、限盐、适当运动等）和对肥胖、脂质代谢异常进行干预等都应被视为高血压防治的重要组成部分，以期达到预防高血压发生和保护心、脑、肾等靶器官，杜绝或减少心肌梗死、脑卒中等终点事件的目标。2010 年发表的《糖尿病患者多重心血管危险因素综合管理中国专家共识》指出，积极有效的纠正不良生活方式是改善包括 T2DM 患者在内的所有心血管高危人群心血管预后的重要措施。其主要内容包括合理饮食、适量运动、控制体质量、限制饮酒、戒烟以及对不良情绪的矫正。对于超重（BMI≥24kg/m²）/肥胖（BMI≥28kg/m²）的 T2DM 患者，应以低碳水化合物、低脂肪饮食为主，以减少总热量摄入、改善胰岛素抵抗并降低血糖水平。坚持规律性中等强度有氧运动（太极拳、快步行走、自行车运动等），以运动后心率达到最大心率的 50%～70% 为宜。通过合理饮食和适量运动，努力将 T2DM 患者体质指数控制在 19.0～23.9kg/m²。限制钠盐，每日氯化钠≤6g。对饮酒嗜好者，每日酒精摄入量应控制在男性≤25g，女性≤15g。对吸烟者采取健康咨询、技术指导以及必要的药物干预等综合措施帮助其戒烟。将精神状况检查（量表测评）作为 T2DM 患者病情评估的常规内容，对存在焦虑/抑郁心理疾患及疾病相关性精神紧张者予以非药物或药物干预。

合理的非药物治疗可以使收缩压下降 10 ~ 15mmHg 左右,2009 美国糖尿病学会(ADA)指南和 2010 中国高血压防治指南均建议,收缩压在 130 ~ 139mmHg 或者舒张压在 80 ~ 89mmHg 的糖尿病患者,可以进行不超过 3 个月的非药物治疗,如血压不能达标,应采用药物治疗。

(三)药物治疗

对于所有血压 ≥ 140/90mmHg 的糖尿病患者,均应在改善生活方式的基础上,积极启动药物治疗;伴微量白蛋白尿的患者,应直接使用药物治疗。

药物治疗原则:应遵循以下 4 项原则,即小剂量开始,优先选择长效制剂,联合应用及个体化治疗。初始治疗时采用较小的有效剂量,根据需要逐步增加剂量,不主张超常规加量;尽量使用一天一次给药的长效药物,以有效控制夜间和晨峰血压;在低剂量单药治疗疗效不满意时,采用两种或以上降压药物联合治疗,对血压 ≥ 160/100mmHg 或中危及以上患者,起始即可采取小剂量两种药联合治疗,或用小剂量固定复方制剂;根据患者的具体情况,选择适合患者的降压药物。

目前常用的降压药物包括血管紧张素转换酶抑制剂(ACEI)、血管紧张素受体拮抗剂(ARB)、钙通道阻滞剂(CCB)、利尿剂与 β 受体阻滞剂五类,以及由上述药物组成的固定复方制剂。

1. 肾素血管紧张素系统抑制剂　依据大量的临床试验证据,ACEI 和 ARB 类药物被认为是治疗 T2DM 合并高血压的基石药物,在有效降压的同时,它们还能改善血管内皮功能、减少尿中微量白蛋白、延缓肾脏损害的进展,并对糖、脂代谢发挥有益的影响,因而这两类药物被推荐为 T2DM 患者的首选降压药物。新的指南指出,糖尿病合并高血压患者,特别是伴有微量白蛋白尿或糖尿病肾病,起始治疗时必须包括 ACEI 或 ARB,当需要联合用药时,也应当以其中之一作为基础。

ACEI 类药物的作用机制是抑制血管紧张素转换酶(ACE)阻断肾素血管紧张素系统发挥降压作用。常用药物包括卡托普利、依那普利、贝那普利、赖诺普利、雷米普利、培哚普利、西拉普利、咪达普利、福辛普利等。众多临床试验证实 ACEI 类药物对于糖尿病患者具有降压作用以外的多重效应。心脏后果预防评估研究(HOPE)评价了雷

米普利对高危患者心血管事件的影响,该研究对 9541 名患者(其中糖尿病患者 3577 名)随访了 4.5 年,结果显示在糖尿病患者中,雷米普利组的平均血压较安慰剂组降低 2.4/1.0mmHg,而首要复合终点事件(心肌梗死、脑卒中、冠心病死亡)的相对危险却降低了 25%;此外雷米普利可使糖尿病前期人群发展为糖尿病的相对危险性降低 34%。培哚普利是唯一一种针对糖尿病患者、脑卒中后患者和稳定性冠心病患者均进行了大规模终点研究(ADVANCE、PROGRESS、EUROPA 试验)的 ACEI,对 3 项试验的荟萃分析结果证实,对包括糖尿病在内的多重心血管危险因素的高危患者,以培哚普利为基础的治疗,可以显著降低心脑血管事件的发生率,且基线血压升高的患者获益(降低心血管死亡、心肌梗死、脑卒中发生率)最为明显。糖尿病肾病是糖尿病常见的微血管并发症,HOPE 研究的亚组分析 MICRO-HOPE 评价了雷米普利对糖尿病患者微血管病变的影响,结果显示对合并有微量白蛋白尿的 T2DM 患者,雷米普利可以显著降低其发展为临床糖尿病肾病,相对风险降低 24%,综合微血管事件相对风险降低 16%。ACEI 降低尿蛋白的作用独立于降压作用之外,其机制可能是 ACEI 抑制血管壁 Ang Ⅱ 的产生,使肾小球出球小动脉扩张,降低肾小球毛细血管压力,降低细胞膜对白蛋白的通透性,阻碍 Ang Ⅱ 引起的肾小球肥大及肾小球基质的聚集,从而防治或延缓糖尿病肾病的进展。ACEI 类药物降压作用明确,对糖脂代谢无不良影响,限盐或加用利尿剂可增加其降压效应。ESC/ESH 2007 高血压指南批准的 ACEI 类降压药物的适应证包括:慢性心力衰竭、心肌梗死病后伴左室功能不全、左室肥厚、颈动脉粥样硬化、心房颤动、代谢综合征、糖尿病、蛋白尿/微量白蛋白尿、非糖尿病肾病。对于重度主动脉瓣狭窄和二尖瓣狭窄、血流量减少、严重肾功能不全患者应当慎用,禁忌证为双侧肾动脉狭窄、高钾血症及妊娠妇女。

ARB 类药物的作用机制是通过高度选择性阻断血管紧张素 Ⅱ 1 型受体发挥降压作用。常用药物包括氯沙坦、缬沙坦、厄贝沙坦、替米沙坦、坎地沙坦、奥美沙坦等。ARB 的降压疗效在大量临床研究中得到肯定,荟萃分析显示,ARB 的降压效果(12.3/6.5mmHg)与 ACEI(10/5.7mmHg)相似。虽然 ARB 与 ACEI 具有相似的作用机制,但是迄今在 T2DM 的降压治疗与并发症(特别是糖

尿病肾病)防治方面,ARB 类药物具有更为充分的证据,推荐首先选用。厄贝沙坦治疗 2 型糖尿病肾病研究(IDNT)和血管紧张素受体拮抗剂氯沙坦减少非胰岛素依赖型糖尿病终点事件研究(RENAAL)均显示,厄贝沙坦和氯沙坦均能明显减少 T2DM 患者的蛋白尿、延缓血清肌酐倍增时间、降低终末期肾病和死亡率。对于高血压合并微量白蛋白尿的 T2DM 患者,缬沙坦减少微量白蛋白尿研究(MARVAL)和厄贝沙坦微量白蛋白尿 II 研究(IRMA II)均显示,缬沙坦和厄贝沙坦显著降低 T2DM 患者尿白蛋白排泄率,显著减慢其从微量白蛋白尿到临床肾病的进程,且该效应与降压作用无关。此外,就改善糖代谢而言,多种 ARB 拥有循证证据:氯沙坦干预降低高血压患者终点事件研究(LIFE)显示,氯沙坦较阿替洛尔显著减少高血压合并左心室肥厚患者新发糖尿病;缬沙坦长期抗高血压治疗评估研究(VALEU)也证实对于心血管事件高危者,与氨氯地平比较,缬沙坦使新发糖尿病风险降低 23%;厄贝沙坦对代谢的影响前瞻性研究显示,厄贝沙坦有助于改善伴有高血压的 T2DM 患者的 HbA1c 和血糖指标并对血脂代谢产生有益影响。基础研究表明 ARB 可能是通过增加骨骼肌血流和葡萄糖摄取,同时改善胰岛素抵抗来减少新发糖尿病的。ARB 类药物适应证包括:糖尿病肾病、尿蛋白/微量白蛋白尿、冠心病、心力衰竭、左心室肥厚、心房颤动预防、代谢综合征、ACEI 引起的咳嗽。双侧肾动脉狭窄、妊娠妇女、高钾血症者禁用。

2. 钙通道阻滞剂 钙通道阻滞剂(CCB)的作用机制是通过阻断血管平滑肌细胞上的钙离子通道发挥扩血管降压作用。分为二氢吡啶类 CCB 和非二氢吡啶类 CCB。大样本的降压临床试验多以二氢吡啶类 CCB 作为研究用药,并证实以其为基础的降压治疗可显著降低高血压患者脑卒中发生风险。常用药物主要包括氨氯地平、硝苯地平、非洛地平、拉西地平、尼卡地平、尼群地平、乐卡地平等。大量临床试验表明新型的长效二氢吡啶类 CCB 对糖、脂代谢无不利影响,不会激活交感神经,特别适合于包括糖尿病高血压的老年收缩期高血压患者的治疗,在降压以外还有抗动脉粥样硬化作用。国际硝苯地平控释片抗高血压干预研究(INSIGHT)和抗高血压和降脂治疗预防心脏病发作试验研究(ALLHAT)均发现,硝苯地平控释片和氨氯地平在长期治疗高血压的过程中有极低

的新发血糖增高的几率,在高血压糖尿病亚组中血糖增高的比例及发生肾脏损害加重的比率明显低于利尿剂组,并证实在降压中不影响糖代谢、脂代谢。欧洲收缩期高血压试验(Syst-Eur)和中国收缩期高血压试验(Syst-China)均证明,应用二氢吡啶类 CCB 对糖尿病患者和老年收缩期高血压患者进行强化降压可以降低糖尿病相关的心血管事件以及卒中发生的危险。二氢吡啶类 CCB 不仅对糖代谢没有影响,有研究还表明其对肾脏具有保护作用,能够维持和增加肾血流,预防肾脏肥大。日本 2 型糖尿病高血压研究显示,与依那普利相比,硝苯地平缓释片对糖尿病合并高血压患者的尿白蛋白排泄率、正常尿向微量白蛋白尿的转化率以及微量白蛋白尿向临床白蛋白尿的转化率无明显差异,说明二氢吡啶类 CCB 用于糖尿病合并高血压治疗时,与 ACEI 相当,具有肾脏保护作用,能够延缓糖尿病肾病的进展。二氢吡啶类 CCB 可以与其他 4 类降压药物联合应用,尤其适用于老年高血压、单纯收缩期高血压、伴稳定型心绞痛、冠状动脉或颈动脉粥样硬化及外周血管疾病患者,无绝对禁忌证,心动过速与心力衰竭患者慎用。

3. β 肾上腺素能受体阻滞剂 β 肾上腺素能受体阻滞剂的作用机制是通过抑制过度激活的交感神经活性、抑制心肌收缩力、减慢心率发挥降压作用。分为非选择性(β_1、β_2 受体阻滞剂):普萘洛尔等;选择性(β_1 受体阻滞剂):阿替洛尔、美托洛尔、比索洛尔等;α_1、β 受体阻滞剂:卡维地洛、拉贝洛尔、阿罗洛尔等。β 受体阻滞剂单用或与利尿剂合用,能够显著降低高血压患者的长期临床转归,包括降低死亡率、减少脑卒中和心力衰竭的发生。瑞典老年高血压研究(STOP-H)、卡托普利预防计划(CAPPP)和 UKPDS 等临床试验为此提供了充分的证据。但是,不同类型 β 受体阻滞剂的特点和对代谢的影响差异较大,水溶性的阿替洛尔虽然有较高的 β_1 选择性,但是其选择性呈剂量依赖性,在血药浓度较高时会增加对 β_2 受体的阻滞作用,造成对糖、脂代谢的不利影响。在盎格鲁-斯堪地纳维亚心脏终点试验降压分支研究(ASCOT-BPLA)和 LIFE 研究中,阿替洛尔的临床疗效不如利尿剂、ARB 和 CCB。美托洛尔的 β_1 选择性虽然略逊于阿替洛尔,但由于是脂溶性制剂,而且琥珀酸美托洛尔是缓释剂型,其优良的药代动力学特性和选择性保证了它良好的临床疗

效,美托洛尔高血压一级预防试验(MAPHY)显示,美托洛尔较氢氯噻嗪在降压程度相似的情况下,总死亡率降低22%、冠心病事件减少24%、心血管病死亡率降低27%。卡维地络在阻滞β受体的同时还阻滞α_1受体,可以舒张外周血管,增加骨骼肌血流,促进骨骼肌对葡萄糖的利用,提高胰岛素敏感性,有利于血糖控制和代谢。卡维地络与美托洛尔对2型糖尿病高血压患者代谢影响的研究(GEMINI)显示,在ACEI/ARB基础上加用卡维地络较加用美托洛尔在改善血糖、改善血脂、减少新发微量蛋白尿、降低尿白蛋白/肌酐方面优势更为明显。2009年中国《β肾上腺素能受体阻滞剂在心血管疾病专家共识》中指出:鉴于一些β-受体阻滞剂对糖脂代谢有不利影响,β-受体阻滞剂不是高血压伴糖尿病或代谢综合征患者的最佳选择,但糖尿病并不是β-受体阻滞剂的禁忌证。高血压合并糖尿病患者发生心血管事件的危险显著升高,使用β-受体阻滞剂的获益明显超过风险。采用选择性的β_1阻滞剂或兼有α受体阻滞扩血管作用的β-受体阻滞剂,可减少或避免对糖、脂代谢的不利影响。β受体阻滞剂特别适用于伴快速心律失常、冠心病心绞痛、慢性心力衰竭、交感神经活性增高以及高动力状态的高血压患者。高度心脏传到阻滞、哮喘患者为禁忌证。

4. 利尿剂　利尿剂的作用机制是通过利钠排水、降低高血容量负荷发挥降压作用。主要包括噻嗪类利尿剂、袢利尿剂、保钾利尿剂与醛固酮受体拮抗剂等几类。长期以来,噻嗪类利尿剂在降压治疗中一直占有重要地位,我国、美国、欧洲高血压指南中均明确指出,噻嗪类利尿剂是最基本的降压药,应作为多数高血压患者的初始用药,但长期应用噻嗪类利尿剂特别是剂量偏大时,会影响血糖、血脂、尿酸代谢。ALLHAT试验证实用小剂量利尿剂氯噻酮治疗高血压,与ACEI和长效二氢吡啶类CCB病死率相似,预防脑卒中发生优于ACEI,预防心力衰竭优于CCB,但新发糖尿病、血脂升高、肾小球滤过率下降的情况在利尿剂组显著增多。因此目前不推荐尿剂作为糖代谢异常高血压患者的首选治疗药物。循证医学证实,此类药物对于老年和高龄老年高血压、单纯收缩期高血压、高血压合并心力衰竭、冠心病高危患者、预防脑卒中复发等均有良好疗效。具有保钾作用的醛固酮受体拮抗剂如螺内酯不仅适用于心力衰竭,对陈旧性心肌梗死也有良好疗效。对于高尿酸血症以及明显肾功能不全患者应慎用利尿剂,如必须使用则应选择袢利尿剂。禁用于痛风患者。

5. 降压药物的联合应用　与一般高血压相比,T2DM合并高血压的患者目标血压应更低,而且要求严格达标,然而统计显示实际血压达标比例仅占20%～25%。高血压心血管转归研究的综合分析显示,对合并糖尿病的高血压患者平均需服用3.5种降压药物方能降压达标。ARB和ACEI是T2DM合并高血压患者降压治疗的基石,若无禁忌证应将其作为首选药物。ADVANCE研究结果显示,糖尿病患者采用包含两种降压药物(培哚普利2mg/吲达帕胺0.625mg)的固定复方制剂百普乐的降压治疗与常规降压治疗相比,血压进一步下降5.6/2.2mmHg,显著降低大血管和微血管联合终点事件9%。ASCOT-BPLA研究结果表明,氨氯地平和培哚普利(需要时加用)治疗组在减少心脑血管病终点事件上优于阿替洛尔和苄氟噻嗪(需要时加用)治疗组。在降压问题上,患者的依从性至关重要,固定剂量联合制剂往往具有合理的最佳剂量配伍,达到较大的效益和较少的不良反应,从而使联合治疗方案更优化。有研究表明,固定剂量联合处方比临时联合提高了约20%的长期治疗持续性。联合治疗预防高血压患者心血管事件试验(ACCOMPLISH)是当前最大的关于复方制剂降压的降压试验,采用贝那普利+氨氯地平和贝那普利+氢氯噻嗪两种联合用药方式,降压达标率从研究之初的37.7%提升至接近80%,最终的结果显示贝那普利联合氨氯地平能够明显降低的心脑不良事件和死亡的发生率。

由肾素血管紧张素系统抑制剂(特别是ARB)与小剂量噻嗪类利尿剂或长效CCB组成的固定复方制剂在我国临床应用日益广泛。《糖尿病患者多重危险因素综合管理中国专家共识》中指出,此类药物不仅能显著增强降压作用,还可有效提高患者依从性,保证血压持久达标,因而可首选用于需要联合用药的高血压T2DM患者。对于存在交感张力增高、心动过速、冠心病和心力衰竭的患者,可考虑在ARB/ACEI基础上加用具有血管扩张作用的β受体阻滞剂;若无上述强适应证,但经过ARB/ACEI、CCB、噻嗪类利尿剂联合治疗后血压仍未达标者,也可以联合应用β受体阻滞剂。ARB与ACEI联合治疗不会进一步改善疗效,但可增加不良反应发生率,故不推荐这两类药物联用。β 受体阻滞剂与利尿剂均对糖、脂代谢具有不良影响,应尽量避免长期大剂量联合使用此二类药物。

(李晶　孙美珍)

参 考 文 献

1. Yang WY, Lu JP, Weng JP, et al. Prevalence of diabetes among men and women in China. N Engl J Med,2010,362 (12):1090-1101.

2. 朱海清,杨文英. 亚洲人群糖尿病患病情况:现状和未来. 中华流行病学杂志,2011,32(11):1065-1067.

3. UK Prospective Diabetes Study Group. Tight blood pressure control and risk of macrovascular complications in type 2 diabetes:UKPDS 38. BMI,1998,317:703-713.

4. Hypertension in diabetes Study(HDS):I. Prevalence of hypertension in newly presenting type 2 diabetic patients and the association with risk factors for cardiovascular and diabetic complications. J Hypertens,1993,11:309-317.

5. 潘长玉,龚燕平. 老年糖尿病患者的血压管理. 中华保健医学杂志,2012,12(6):421-423.

6. 邱蕾,孙明晓,汪耀,等. 中老年新发 2 型糖尿病患者合并高血压的现状和治疗. 中华保健医学杂志,2011,13 (2):98-101.

7. 杨雪静. 2 型糖尿病合并高血压的研究进展. 职业与健康,2010,26(17):2014-2016.

8. 李淑英,冀秋娣. 2 型糖尿病合并高血压与内皮损伤关系的研究进展. 临床荟萃,2009,24(9):814-816.

9. 陈秀梅,李凤英. 糖尿病合并高血压的胰岛素抵抗治疗进展. 医学综述,2010,16(15):2348-2349.

10. Patel A, ADVANCE Collaborative Group. Effects of a fixed combination of perindopril and microvascular outcomes in patients with type 2 diabetes mellitus(the AD-VANCE trial):a randomised controlled trial. Lancet, 2007,370(9590):829-840.

11. The ACCORD Study Group. Effects of intensive blood-pressure control in type 2 diabetes mellitus. N Engl J Med,2010,362(17):1575-1585.

12. Mancia G, de Backer G, DOMINICZAK A, et al. 2007 ESH-ESC Guidelines for the management of arterial hypertension:the task force for the management of arterial hypertension of the European Society of Hypertension (ESH) and of the European Society of Cardiology (ESC). Blood Press,2007,16:135-232.

13. Mancia G, Laurent S, Agabiti-Rosei E, et al. Reappraisal of European guidelines on hypertension management:a European society of hypertension task force document. J Hypertens,2009,27:2121-2158.

14. 中国高血压防治指南修订委员会. 中国高血压防治指南 2010. 中华高血压杂志,2011,19(8):701-743.

15. American Diabetes Association. Standards of medical care in diabetes-2009. Diabetes Care,2009,32:S13-S61.

16. Yosuf S, Sleight P, Pogue J, et al. Effects of an angiotensin-converting-enzyme inhibitor, ramipril, on cardiovascular events in high-risk patients. The Heart Outcomes Prevention Evaluation Study Investigators. N Engl J Med 2000,342:145-153.

17. Heart Outcomes Prevention Evaluation Study Investigators. Effects of ramipril on cardiovascular outcomes in people with diabetes mellitus:results of the HOPE study and MICRO-HOPE substudy. Lancet, 2000, 355: 253-259.

18. 潘长玉. 从循证医学看糖尿病伴高血压患者的血压管理策略. 中华内分泌代谢杂志,2010,26(1):1-5.

19. 严晓伟. 血管紧张素转换酶抑制剂应广泛用于心血管高危患者. 中华高血压杂志,2009,17(11):968-969.

20. Lewis EJ, Hunsicker LG, Clarke WR, et al. Renoprotective effect of the angiotensin-receptor antagonist irbesartan in patients with nephropathy due to type 2 diabetes. N Engl J Med,2001,345:851-860.

21. Bakris GL, Weir MR, Shanifar S, et al. Effects of blood pressure level on progression of diabetic nephropqthy:results from the RENAAL study. Arch Intern Med,2003, 163:1555-1565.

22. 潘长玉. 高血压合并糖代谢异常患者的降压选择:是否所有血管紧张素受体拮抗剂都疗效等同. 中华高血压杂志,2011,19(5):404-408.

23. Viberti G, Wheeldon NM. Microalbuminuria reduction with valsartan in patients with type 2 diabetes mellitus:a blood pressure-independent effect. Circulation,2002,106 (6):672-678.

24. Berl T, Hunsicker LG, Lewis JB, et al. Irbesartan diabetic nephropathy trial collaborative study group. cardiovascular outcomes in the irbesartan fiabetic nephropathy trial of patients with type 2 diabetes and overt nephropathy. Ann Intern Med,2003,138(7):542-549.

25. Lindholm LH, Ibsen H, Dahlof B, et al. Cardiovascular morbidity and mortality in patients with diabetes in the Losartan Intervention For Endpoint reduction in hypertension study(LIFE):a randomized trial against atenolol. Lancet,2002,359:1004-1010.

26. Andre. VALUE:analysis of results. Lancet, 2004, 364 (9438):932-933.

27. ALLHAT Officers and Coordinators for the ALLHAT Collaborative Research Group. Major outcomes in high-risk hypertensive patients randomized to angiotensin-conver-

ting enzyme inhibitor or calcium channel blocker vs diuretic: The Antihypertensive and Lipid-Lowering Treatment to Prevent Heart Attack Trial(ALLHAT). JAMA, 2002,288:2981-2997.

28. Rothwell PM,Howard SC,Dolan E,et al. Effects of beta blockers and calcium-channel blockers on within-individual variability in blood pressure and risk of strock. Lancet Neurol,2010,9:469-480.

29. 孙宁玲.优化降压治疗方案在高血压治疗中的意义——ASCOT-BPLA 研究解读.中国实用内科杂志,2007,27(6):416-418.

30. 孙宁玲.从降压药物的一些争议到关注高血压药物安全性.中华内科杂志,2010,49(11):907-908.

31. 孙宁玲.正确理解英国 NICE 指南定位 β 受体阻滞剂在高血压治疗中的作用.中华高血压杂志,2007,15(1):4-6.

32. 糖尿病患者多重心血管危险因素综合管理中国专家共识.中华高血压杂志,2010,18(12):1177-1183.

33. Jamerson K,Weber MA,Bakris GL,et al. Benazepril plus amlodipine or hydrochlorothiazide for hypertension in high-risk patients. N Engl Med,2008,359(23):2417-2428.

第 53 章

糖尿病与心脏病

第1节 糖尿病与冠心病

糖尿病是危害人民健康的重要疾病之一。在美国,估计已有诊断的糖尿病患者1千7百万,其中2型糖尿病患者多于1千万,并有约6百万多人还没有被诊断。国家世界卫生组织(WHO)的预测,全球糖尿病的患病率至2030年时达6.4%,与1995年比较增加60%,与2000年比较增加39%,美国糖尿病患者的人数从2000年到2025年将增加165%。到2030年时糖尿病患者数最多的国家将包括中国、印度及美国。2007年到2008年我国流行病学调查了20～70岁人群,自己报告糖尿病诊断或标准的75g葡萄糖耐量试验,发现男女人群糖尿病患病率分别为10.6%与8.8%,总的患病率为9.7%,其中城镇和农村分别为11.4%和8.2%,而糖尿病前期患病率为15.5%,由此推测我国糖尿病患者有9千2百万人,其中60%的糖尿病未诊断,城市糖尿病患病率高于乡村,但是糖尿病前期在男性分别为15.5%与14.3%,共约为有1亿4千8百万人,值得高度重视,加强相关宣教及生活习惯改变。世界糖尿病联盟公布我国已经成为糖尿病患者最多的国家。糖尿病人群的增加主要是由于2型糖尿病患者增加所致,90%的糖尿病与肥胖相关。

糖尿病是心血管疾病的主要危险因素,心血管疾病的发病率、患病率及死亡率均明显增加。非糖尿病患者比较,冠心病的风险增加2～4倍。研究中诊断冠心病的方法不同,糖尿病人群中冠心病的发生率相差很大,最高达55%,非糖尿病人群在2%～4%。糖尿病患者死亡率,在男性高于非糖尿病患者高2.2倍,女性高4.7倍。糖尿病伴冠心病时,冠状动脉粥样硬化更为广泛严重,左心功能障碍及心脏事件的发生率高,预后也更差。糖尿病伴有冠心病患者的首发症状可能就是急性心肌梗死,甚至是猝死。研究提示,糖尿病伴

有冠心病患者与没有冠心病的糖尿病患者心肌梗死的发生率相似。糖尿病患者7年间首次心肌梗死或死亡的发生率为20%,而在非糖尿病患者为3.5%;再梗或心血管死亡在糖尿病组为48%,非糖尿病者为18.8%。目前公认糖尿病是冠心病的等危症,糖尿病在心血管疾病的防治中的地位可见一斑。

一、发病因素与病理生理

糖尿病患者心血管疾病发病率的原因是多因素的:胰岛素抵抗、高胰岛素血症、高血糖等,亚临床动脉硬化、心力衰竭及急性冠脉综合征及终末期肾病等多种因素的作用,发病机制极其复杂,是多种危险因素综合作用的结果,具体机制尚不明确。

1. 高糖血症　高糖血症与心血管疾病的关系仍然有争议。高血糖可以通过糖基化氧化、蛋白激酶C激活等过程对组织造成损害。动脉硬化形成过程中单核细胞向内皮黏附与内皮下迁移是很重要的启动机制。高血糖激活细胞核因子 κB(NF-κB),增加内皮细胞、单核细胞及平滑肌细胞不同基因的表达,包括黏附分子,后者促进单核细胞向内皮的黏附。黏附分子的表达可能源于NO的产生受损,因为增加黏附分子产生的物质减低黏附分子的表达,葡萄糖及糖基化终末产物(advanced glycation end products,AGEs)调节的内皮NO产生受抑制与内皮依赖的松弛相关,这是血管受损的早期表现。蛋白质及脂质在高浓度葡萄糖环境中产生AGEs及小分子量物质,引起过氧化物增加,调节血管细胞壁细胞的表达。葡萄糖增加过氧化物产生,损伤动脉壁,进而促进LDL氧化,但是在糖尿病患者的临床研究中没有特异性的标记物支持糖尿病患者普遍存在氧化应急存在。

2. 胰岛素分泌异常　胰岛素抵抗(insulin resistance)是心血管疾病的危险因素。机制包括胰岛素抵抗与高血糖促进AGEs产生,后者通过与

其受体的作用,直接促进动脉硬化的发生,AGEs可以直接与内皮细胞表面的糖蛋白结合,引发一系列炎症反应,并通过内膜到达中膜,对胶原和细胞外质产生不良影响,导致细胞增长并加速动脉硬化的发生和发展。腹型肥胖及胰岛素抵抗患者血脂代谢异常的特点是脂蛋白 B(apo B)及低密度脂蛋白胆固醇(LDL-C)升高,低高密度脂蛋白胆固醇(HDL-C)及甘油三酯(TG)水平升高为临床特点,增加心血管疾病危险。引起血脂及脂质代谢异常的机制包括游离脂肪酸从脂肪组织向肝脏内流增加,游离脂肪酸促进增高的甘油三酯在肝脏的合成,从而导致极低密度脂蛋白合成增加,肝脏细胞内脂质代谢产物的积累导致胰岛素抵抗。低高密度脂蛋白胆固醇在胰岛素抵抗患者甚至多于高甘油三酯血症。胰岛素抵抗时胆固醇酯酶转运蛋白调节胆固醇从高密度脂蛋白胆固醇向含脂蛋白的 apo-B 的转运,另外,肝脏酯酶及内皮酯酶等上调,促进 HDL 的高代谢。胰岛素抵抗引起血管内皮一氧化氮的产生减少,一氧化氮对于血管内皮的的舒张功能及内皮功能均有重要作用;胰岛素抵抗还与高血压发生相关,后者是已知的心血管疾病的危险因素。

3. 脂代谢异常 2 型糖尿病患者脂蛋白代谢异常主要表现为高甘油三酯、高 LDL-C 和低 HDL-C。健康人群中研究发现,无论是小的或大的 LDL 均与动脉粥样硬化及心血管疾病相关。2 型糖尿病患者群调查发现,LDL 水平不比非糖尿病患者明显高,但小而密的 LDL 浓度升高。每一个 LDL 颗粒含有一个 Apo B,LDL 能够快速进入动脉壁,对内皮细胞具有毒性作用。糖尿病使脂蛋白糖化与氧化,脂蛋白表面成分改变,并易于沉积在血液循环中形成免疫复合物,在异常的 LDL 作用下,加速单核细胞转变为巨噬细胞和泡沫细胞,并在动脉壁沉积,形成动脉粥样硬化斑块。脂肪组织的过度释放和骨骼肌的摄取减少,循环中的游离脂肪酸水平升高,肝脏通过增加极低密度脂蛋白(VLDL)的产生和胆固醇酯的合成而影响循环中自由脂肪酸的量,富含甘油三酯的蛋白质产物增加,经脂蛋白酯清除减少,引起高甘油三酯血症。动物实验中证实,富含甘油三酯脂蛋白促进内皮细胞的凋亡,增加单核细胞肿瘤坏死因子 α(TNF-α)及黏附受体的表达,促进胆固醇由高密度脂蛋白向 VLDL 转化,减低 HDL 的浓度。2 型糖尿病患者中还存在 HDL-C、载脂蛋白 A$_1$(Apo A$_1$)降

低,特别是 HDL 中的亚组 HDL$_2$ 的明显下降,HDL$_2$ 的降低使患者容易发生动脉粥样硬化。血浆中脂蛋白(a)[LP(a)]在糖尿病患者中高于非糖尿病者。现认为 LP(a)与动脉粥样硬化性疾病的发病呈正相关。血 HDL-C 降低和 TG 升高,同时伴高 LDL-C 血症是冠心病的决定性危险因素,其意义大于单纯血总胆固醇及 LDL-C 升高。

4. 高血压 糖尿病患者中 75%的心血管疾病的发生与高血压有关。2 型糖尿病患者高血压的患病率明显高于非糖尿病人群,在欧美国家达 30% ~80%,国内资料显示为非糖尿病者的 2 ~4 倍,1 型糖尿病占 25%。高糖血症增加肾小球滤过率,刺激近曲小管对钠的重吸收,高胰岛素血症也增加钠的回吸收。高血压使血容量增加 10%,还增加外周血管阻力,加快 2 型糖尿病大血管及微血管并发症的发生,多数糖尿病并发症与高血压有关,而 2 型糖尿病死因中心血管并发症占 75%。高血压加剧了糖尿病心血管的损害,对靶器官的损伤更为明显。

5. 自主神经病变 糖尿病患者心血管自主神经病变(cardiovascular autonomic neuropathy,CAN)的发病率明显增高,表现为心率调节障碍及冠脉血流动力学改变等一系列异常表现。早期为心率变异性(heart rate variability,HRV)降低,心脏的副交感神经功能减低或交感神经活性增强,导致致命性心律失常发作。糖尿病自主神经病变的发生与年龄及糖尿病的类型无关,血糖控制不良是发病的重要因素,强化治疗可能延缓自主神经病变的发生与发展。心血管自主神经病变时由于无症状性心肌缺血及患者 QT 间期延长而容易引起致命性心律失常,猝死增加。副交感神经功能受损时,出现静息心动过速,如合并交感神经功能受损,心脏呈现去神经支配状态,心率不能随运动等应急而增加,表现为较快的固定心率,心输出量也不能相应增加,运动耐量减低。左室功能障碍,特别是舒张功能障碍的发生率高。交感神经功能受损,体位改变时反射性周围血管收缩能力降低,部分患者表现为体位性低血压,从仰卧位变为直立时,收缩压下降>30mmHg 或舒张压下降>10mmHg。心脏传入神经纤维功能障碍及痛阈的改变,心脏缺血时常无胸痛发作,即使发生心肌梗死也可无胸痛症状,造成易漏诊或误诊,延误治疗,死亡率增加。

6. 其他因素 脂蛋白基因的遗传变异和基

因多态性与糖尿病患者血糖、血脂水平以及血管并发症的发生率有一定的关系,具体机制及在糖尿病发生心血管并发症中的作用尚需进一步研究。糖尿病时血小板功能及凝血功能异常,纤溶功能障碍,血小板聚集增加;冠状动脉血流储备降低等。胰岛素抵抗的增加,内皮素-1(ET-1)活性增高,氧化 LDL-C 的生成增加,同时其他内皮衍生的缩血管和血管收缩物质的产生,以上多个因素都不同程度参与冠状动脉粥样斑块发生,并为斑块不稳定的驱动因素。内皮细胞释放的细胞因子减少血管平滑肌细胞胶原的合成,同时增加基质蛋白酶的产生,使胶原分解,斑块纤维帽变薄,容易发生斑块破裂出血,触发血栓形成,最终导致冠脉事件发生。

二、临床表现和辅助检查

(一) 临床表现

糖尿病合并冠心病患者的临床表现多样,包括稳定型心绞痛、急性冠脉综合征、急性心肌梗死、心力衰竭、猝死等。患者可以表现为其中的一种,或多种表现形式先后或同时存在。

1. 心绞痛(angina pectoris) 心绞痛是冠心病的常见临床表现,表现为劳力时出现的一过性的胸闷、胸痛,发作时间常为数分钟,休息或口含硝酸甘油可以缓解,严重时也可以持续 10 ~ 20 分钟。稳定型心绞痛患者的发作诱因常较为相似。糖尿病患者由于冠脉病变复杂、严重,常伴糖尿病并发症及伴发病等因素,患者可以表现为心力衰竭等症状、不典型的心绞痛,甚至无临床症状,致使诊断困难,易漏诊或误诊,延误治疗。

2. 急性冠脉综合征(acute coronary syndrome, ACS) 冠状动脉粥样斑块发生破裂、出血,内膜下胶原暴露,血小板激活黏附、聚集,形成富血小板的血栓,导致冠脉血管狭窄甚至闭塞,引起一系列的临床表现。临床表现为胸痛时间延长、程度加重、不容易缓解或诱因不明确等特点,为不稳定型心绞痛,如未能得到及时正确治疗,部分患者可以发展为成为急性 ST 段抬高性心肌梗死(STEMI),心电图表现为相应导联 ST 段抬高;部分患者心电图无心电图 ST 段抬高,但血肌钙蛋白 T 或肌钙蛋白 I 升高,提示存在心肌细胞坏死,为急性非 ST 段抬高性心肌梗死(NSTEMI),以上三种情况临床上统称为 ACS。

糖尿病患者发生心肌梗死的几率明显高于非糖尿病患者,无痛性心肌梗死患者较非糖尿病患者多30% ~ 40%。急性心肌梗死发病前常先表现为不稳定型心绞痛,时间可长达数周或数天,甚至仅数小时。除急性心肌梗死的典型症状外,伴糖尿病患者时临床症状可不典型,表现为呕吐、恶心、呼吸困难、无力等非特异性症状。心电图变化也不典型时,应动态观察心电图的变化及血清肌钙蛋白检测协助诊断。心肌梗死后心律失常、心力衰竭、肺水肿及心源性休克的发生也较非糖尿病患者多。住院早期死亡率可达 28%,女性高于男性 2 倍。

3. 心力衰竭(heart failure) 糖尿病急性心肌梗死患者由于心肌坏死,导致心肌收缩力下降,导致心力衰竭出现,以收缩性心力衰竭为主。无心肌梗死病史者,临床上也可有出现心力衰竭表现,可能与冠心病多部位心肌缺血,致使心肌舒缩力减低,特别是多支血管病变时,如果心脏的负荷进一步增高,可以诱发心力衰竭的发生。糖尿病患者由于心肌肥厚,心肌纤维间的间质纤维化及灶性心肌坏死,心肌内微血管基底膜增厚等,心肌存在缺氧,心室壁僵硬,心室的顺应性降低,表现为收缩功能及(或)舒张功能障碍,早期以舒张性心力衰竭为主。无论男女糖尿病患者,心力衰竭的发生均较非糖尿病患者多,近 30% 的糖尿病患者死于心力衰竭。

4. 猝死(sudden death) 糖尿病患者发生心肌梗死后死亡率增加,但是糖尿病是否增加了心源性猝死却有争议。对于猝死的定义、定义猝死的方法学不同,各研究所报道的猝死的百分率也差异很大。糖尿病的定义也存在差异。虽然如此,长期的对大量患者的随访研究结果支持糖尿病与心源性猝死存在正相关。Framingham 研究提示,所有年龄的糖尿病发生心源性猝死的危险明显增加,女性高于男性。糖尿病患者出现包括室颤和猝死在内的心律失常发生率高,与以下因素可能有关:①动脉粥样硬化;②糖尿病微血管病变引起心肌缺血发生,易发心律失常;③自主神经病变导致异常反射及心脏神经分布,影响了心脏电活动的不稳定。以上因素的共同作用导致了糖尿病心脏结构及功能异常。

(二) 辅助检查

1. 心电图 冠心病患者静息心电图的表现多种多样,包括心电图正常。心电图表现为 ST 段压低,T 波倒置,可以是持续性或是一过性的。陈旧心肌梗死患者可以有异常 Q 波存在。运动心电图对于冠心病的诊断有一定的临床意义,运动诱发的心肌缺血表现为运动时心电图 ST 段压低,运动诱发的心绞痛等表现,与非糖尿病患者相似。运动心电图诊断冠心病的敏感性和特异性,变异性大,敏感性约 70%(变异范围可在 23% ~ 100%),特异性平均 77%(变异范围在 17% ~ 100%)。

2. 超声心动图 根据临床需要行静态或运动负荷或药物负荷试验情况下经胸超声心动图检查,了解心脏的瓣膜结构、左室质量及室壁厚度,心室整体运动幅度及室壁节段运动情况,心室整体及局部射血分数及心脏舒张功能测定。冠心病伴糖尿病时心肌缺血或心肌梗死时存在不同程度的收缩性或(及)舒张性心功能异常,表现为室壁节段性运动异常,左室内径扩大,射血分数降低,左室舒张速度下降等。多巴酚丁胺负荷超声心动图表现为心肌缺血患者远期心源性死亡危险增加。超声心动图检查,特别是负荷超声心动图检查,不但提高在冠心病诊断中的价值,对预后判断也有重要意义。

3. 放射性核素检查 用 ^{99m}TC 或 ^{201}铊作为示踪剂进行单光子衍射心肌断层显像(SPECT),临床广泛用于判断心肌缺血及心脏功能状态。由于冠脉病变导致相应心肌血液供应减少,或在运动时不能够有效的增加,表现为心肌部分区域的核素放射性减低或缺损。目前负荷试验的方法包括运动试验、多巴酚丁胺试验、ATP 或腺苷负荷试验及双嘧达莫负荷试验等多种形式,诊断冠心病的敏感性及特异性 80% ~ 90%。负荷试验的形式不同,所研究的人群不同,诊断的敏感性与特异性也有差别。SPECT 提示存在心肌缺血的糖尿病患者,均较非糖尿病冠心病患者远期预后差,死亡率高。女性糖尿病患者,SPECT 阳性者的年心脏死亡或心肌梗死的发生率为 10%,而非糖尿病患者为 6%,而且女性患者的预后较男性更差。SPECT 是否用于无症状的糖尿病患者的筛选试验目前尚无定论,主要是费用较高及缺乏试验证实其筛查意义。通过放射性示踪剂标记交感神经或副交感神经类似物,SPECT 或正电子发射计算机断层成像(PET)技术能够观察心肌组织对于示踪剂摄取的减少程度,估计交感神经或副交感神经对心脏各节段的失神经支配程度。目前常用交感神经类似物如 ^{123}I-间碘苄胍(^{123}I-MIBG)来定量测定糖尿病患者交感神经病变,用于早期、定量、定位诊断心血管自主神经病变。

4. 冠状动脉 CT 扫描造影(CTA) 冠状动脉 CT 扫描检查对于冠状动脉病变的判断有重要价值,特别是 128 排及更高的多层螺旋 CT 的开发与应用,结合对比剂静脉注射,进行冠状动脉成像,为明确冠脉病变解剖,判断冠脉血管病变程度、心室结构及心肌灌注及功能评价提供了新的非创伤性的手段。除判断冠脉钙化程度外,还能够了解升主动脉及降主动脉的结构及钙化。该技术已广泛应用于临床,是介入性冠脉造影的"守门者",对冠状动脉病变情况进行筛选。

冠脉粥样硬化的发展过程中,冠脉钙化是其中表现之一。CT 冠脉钙化积分虽然不能准确定位狭窄或易损病变,但可以对心血管事件做出整体的预测。任何程度的冠脉钙化对于冠脉粥样硬化的诊断都具有 100% 的特异性,阻塞性或非阻塞性病变的血管内膜都可能出现钙化。糖尿病患者存在冠脉钙化者的心原性死亡及心肌梗死的发生较非糖尿病患者高。冠脉钙化积分 >400 时,48% 糖尿病患者有静息性心肌缺血存在,钙化积分 >1000 时,静息性心肌缺血者高达 71%。冠脉钙化积分越高,其发生冠心病事件的相对危险度也越大。轻度冠脉钙化积分(积分在 1 ~ 112)发生冠心病事件的相对危险度为 1.9,中度冠脉钙化积分(积分在 100 ~ 400)的相对危险度为 4.3,重度钙化(积分在 400 ~ 1000)及严重冠脉钙化(积分 >1000)时的相对危险度分别为 7.2 与 10.8,随访 3 ~ 5 年冠心病死亡和心肌梗死的发生率为 4.6% 与 7.1%。无症状糖尿病患者中的高危患者进行冠脉 CT 扫描,如果冠脉钙化积分 >400 者,需进一步进行负荷核素心肌灌注显像,明确冠脉病变的存在与否。冠脉钙化积分在 400 以上时,10 年内冠心病危险与糖尿病或周围血管疾病患者相当。

多层螺旋 CT 用于诊断冠心病的敏感性和特异性分别为 90% 及 90% ~ 95%。冠脉近、中段病变诊断的敏感性高于远段病变。严重冠脉钙化、心室率过快或严重心律不齐者较难获得高质量的图像,128 排及速度更快的 CT 设备的扫描速度更快,图像采集的速度快,受心率的影响较小,能够部分解决以上问题。金属支架植入后冠脉 CT 成像对于支架部位的血管内部结构的观察有局限性。

5. 心脏磁共振成像 心脏磁共振成像（cardiac magnetic resonance，CMR）可以观察心脏的结构、舒缩功能状态，心肌灌注情况，心肌梗死后室壁瘤的形成。对于判断心脏的结构及功能具有重要价值，心脏功能判断的准确性优于超声心动图。通过注射对比剂可以观察心肌灌注及心肌血流储备，特别是与双嘧达莫药物负荷心肌灌注检查配合使用，可以检测心肌缺血的存在，进一步推断冠脉病变的部位延迟扫描，检测缺血心肌细胞结构受损的心肌组织，判断梗死的范围与透壁情况，为制定治疗措施与对判断预后有重要意义。通过对不同断面梗死面积的判断，然后按毫米的厚度计算出梗死的体积，根据心肌密度为 $1.05g/cm^3$，计算出梗死心肌的重量，以及估测梗死心肌的重量占左室总重量的百分比。CMR 能够显示冠状动脉的左主干，左前降支及右冠状动脉，对于回旋支有时显示不清，二级动脉显示效果欠佳，对于诊断冠状动脉病变的临床研究宜取得了初步经验，但方法学尚需不断改进，缩短检查时间，不断提高诊断的准确性。最近一项有关 SPECT、CMR 及 PET 对于冠心病诊断的荟萃分析显示，敏感性分别为 88%、89% 及 84%，特异性为 66%、76% 及 81%，其中 SPECT 的文献资料最多，临床根据客观条件选用。

6. 选择性冠脉造影术 冠状动脉造影术是诊断冠心病的"金标准"。通过桡动脉或股动脉穿刺技术，经导管直接向冠脉内注射造影剂进行冠状动脉造影，明确冠状动脉的病变部位、狭窄程度、长度、钙化程度、血管远段血流情况及侧支循环血流存在与否等信息，结合药物试验可以研究冠脉生理功能。左室造影能够判断左室大小、收缩功能及二尖瓣反流情况。合并糖尿病的冠心病冠脉造影病变表现，常为多支血管受累，多处弥漫性性病变，此外，左主干病变、远端小血管病变和完全闭塞发生率高，冠脉侧支循环的形成也相对减少，病变部位血管扩大能力下降。冠脉血管除了粥样硬化斑块更大外，斑块富含酯质，纤维帽薄，容易破裂出血，纤维化和钙化病变也多见。另外，合并糖尿病的冠心病对左室顺应性影响较大，表现为较明显的室壁节段性异常，出现左室室壁瘤、心衰或射血分数较低。

7. 血管内超声 血管内超声（intravascular ultrasound，IVUS）是将特殊的超声导管送到冠脉内病变部位，对冠脉血管进行连续扫描，并连续记录图像。通过分析测量血管内径、动脉粥样硬化斑块的大小及体积、斑块的成分、病变的长度等重要参数，获得最小血管内径及最小血管面积，可以弥补冠脉造影由于体位关系对病变判断的不足。同一部位不同时间的检查可以比较冠脉内斑块变化，为药物疗效判断提供更可靠参数。冠脉介入治疗中，IVUS 在左主干等复杂冠脉病变的介入治疗中有重要指导价值。

8. 冠脉血流分数测定（FFR） 冠脉内弹丸性注射或静脉持续注射腺苷或 ATP，使冠脉微血管充分扩张，将一个特殊的压力导丝送到冠脉血管病变远端，测定冠脉病变以远的压力，通过计算与主动脉的压力比，判断远端血流情况。FFR 为测定的病变远端的压力与理论上无冠脉病变时血流压力的比值，理论上 FFR 应为 1，当 FFR≤0.75 表示血流显著下降，应行冠脉血运重建治疗。

9. 心脏自主神经检查 心血管自主神经病变（cardiovascular autonomic neuropathy，CAN）的临床表现较隐匿，缺乏特异性表现，容易被糖尿病的其他临床症状所掩盖。心血管自主反射试验，检测指标包括：①静息状态下 R-R 间距变异系数或 HRV 高频（high frequency，HF）；②HRV 极低频域分析；③ HRV（low frequency，LF）频域分析；④深呼吸时 HRV 分析：平卧位每分钟深呼吸 6 次，记录单次深呼吸及深呼吸时心电图，计算最大与最小的 R-R 间期，计算深吸与深呼时每分钟心率的差，正常人<50 岁呼吸差>15 次/分，>60 岁者>10 次/分，以小于 10 次/分为异常；⑤30/15（立/卧位心率改变）：立位后第 30 次与第 15 次心搏 R-R 间期比值，正常人≥1.03，糖尿病有自主神经病变时，特别是伴有迷走神经病变者，比值≤1.0；⑥乏氏动作比值（Valsalva 动作）：深呼吸后掩鼻闭口做呼气动作 15 秒，放松后再做自然呼吸 10 秒，过程中同时记录心电图，测定在乏氏动作后最大的 R-R 间期，并与乏氏动作时最小的 R-R 间期之比值，称为乏氏动作反应指数。正常人反应比值≥1.21，以≤1.0 为异常。该比值是反应心血管自主神经功能异常的早期指标。正常人用力呼气时，由于胸腔内的压力升高，静脉回流减少，心搏出量降低，此时，迷走神经抑制交感神经兴奋，心率增快，R-R 间期也随之缩短。乏氏动作结束后，胸腔内的压力降低后，回心血量增加，心搏出量也明显增高，心率反射性地减慢，R-R 间期延长；⑦体位性低血压：从卧位起立时，如果收缩压下降>30mmHg,舒张压下降>20mmHg,为体位性低血压。糖尿病伴有自主神经功能异常者常见。非糖尿病的老年人也可见体位性低血压。

糖尿病患者有以上指标≥3 项异常者可以诊断为心血管自主神经病变,特异性为 100%;≥2 项者,诊断为临界心血管自主神经病变,特异性高达 98%;其中后 4 项为必要指标,必须有≥2 项异常者方能诊断。

24 小时动态心电图频域分析可以观察交感-副交感神经平衡状态。正常人白天 LF 成分占优势,夜间 HF 成分显著增加,从白天到夜间 LF/HF 比值明显减小。糖尿病伴有心血管自主神经病变时,LF 与 HF 频谱异常,夜间 HF 频谱增加不明显,LF/HF 比值增大。

三、诊断与鉴别诊断

(一) 诊断

活动后出现典型的胸闷、胸痛症状,结合发作时的心电图心肌缺血改变,临床诊断通常不难。伴糖尿病自主神经病变时,临床表现无症状或仅为胸闷、气短、心悸或乏力等。疑诊冠心病者可行负荷心电图、超声心动图或核素心肌灌注显像等检查,提高冠心病诊断的准确性。多层螺旋 CT 冠脉成像技术可以准确的显示冠脉狭窄的部位、程度及冠脉钙化情况,具有较高的敏感性及特异性,目前临床使用广泛,但是否适合用于冠心病的筛查尚不清楚。冠状动脉造影检查是金标准,除确定冠脉病变存在与否,还能明确病变的程度、部位及侧支循环的情况。急性心肌梗死的诊断主要依靠典型的临床症状,结合特征性的心电图变化,在病程的不同阶段出现心电图 T 波高尖,继而出现 ST 段抬高,并随病程不同而发生动态改变,血心肌酶学检查,特别是心肌特异性高的肌钙蛋白 T 或肌钙蛋白 I 升高,明显提高诊断正确率,并且与其他的疾病相鉴别。根据发病时心电图 ST 段的变化分为 ST 段抬高性心肌梗死及非 ST 段抬高性心肌梗死,其临床处理及预后均有不同。

(二) 鉴别诊断

冠心病患者需要与肺栓塞、心包炎及食管炎等消化系统疾病进行鉴别。肺栓塞时常伴有低氧血症,呼吸困难,咳嗽,甚至咯血痰,血 D-二聚体水平升高,超声心动图及肺部增强 CT 可以协助诊断。心包炎时常有发热病史,然后出现气短,胸痛,心电图可有普遍的低电压及非特异性 ST-T 改

变,超声心动图检查可以明确。心力衰竭出现胸闷、气短、呼吸困难等症状者,需要与其他原因引起的心力衰竭进行鉴别,特别是同时伴有高血压、糖尿病肾病时,诊断与鉴别诊断将更为复杂。呼吸系统疾病包括哮喘及肺心病等也需要鉴别,根据长期咳嗽、咳痰、喘息等病史及胸片及肺部 CT 及肺功能检查可以协助鉴别。急性心肌梗死出现恶心、呕吐、上腹部疼痛等症状时,需要与胆结石、胆囊炎及胃溃疡等消化系统疾患相鉴别,后者多有消化道症状,心电图多表现正常,腹部 B 超及 CT 扫描可以协助胆道系统疾患的诊断,血生化检查有肝酶及胆红质升高。冠心病低血压及休克的患者要与其他严重疾病如主动脉夹层等区别,既往高血压病史及必要的影像学检查多可明确诊断。

四、治　疗

糖尿病伴冠心病患者的治疗中,除了糖尿病本身的治疗外,冠心病的治疗包括非药物治疗,药物治疗,冠脉血运重建术等方法。由于糖尿病是一种全身性的疾病,它影响的脏器是多方面的,对于心脏的影响,除累及冠状动脉系统外,对心肌的结构及功能也有明显的影响,引起糖尿病心肌病(见有关章节)。糖尿病对冠心病的影响程度与血糖水平、病程长短及其他心血管危险因素密切相关。首先是糖尿病本身的治疗,包括非药物措施、口服药物及胰岛素等。为了减少冠心病血管病变的发生及病变进展,降低心血管事件,血糖的控制非常重要,冠心病的其他危险因素,包括戒烟,他汀类调制药物及血压的控制同样重要。

(一) 非药物治疗

糖尿病是一种全身性的疾病,累及心血管系统、肾脏、神经系统等身体的多个系统。增加动脉粥样硬化的发生,进而引起冠心病、脑卒中、周围动脉血管疾病、心力衰竭等心血管疾病。美国心脏病学会与美国糖尿病协会分别发表了糖尿病患者心血管疾病以及预防的科学公告。包括糖尿病患者心血管疾病危险程度的判断、生活方式的干预、血压、血脂、血糖的控制等。

生活方式治疗包括饮食治疗及有氧运动,这些均可以达到调节血脂水平、降压,降低体重及血糖水平,是糖尿病治疗的重要组成部分。目前认为,糖尿病患者生活方式的干预应该重点关注 2 型糖尿病患者的血糖控制及控制心血管其他主要危险因素,而不单是减轻体重。

针对患者的教育包括选择健康的食物,强调规律运动的重要性,并且要定期进行危险因素的评估与进行行为干预以增加依从性,可能是改善长期预后的最为有效的途径。

规律的体力活动不但可以降低血糖水平,减轻体重并维持体重。一般可以每日快走 30 分钟以上,并且增加日常家务活动,运动时间的分配为每周至少 3 次,避免连续 2 天不运动。每周至少 90 分钟的高强度有氧运动。高强度的有氧运动对于减轻及维持体重有帮助,在高强度运动实施前,要评估患者的状态,决定是否避免某些类型的运动。在此之前是否一定进行负荷运动试验,要因人而异,目前还无统一的结论。

减轻体重可以减少肥胖患者与 2 型糖尿病相关的所有心血管危险因素,改善血糖水平,降低血压。短期内达到理想体重往往并不现实,未能减轻体重要比体重增加要好。合理的饮食搭配,规律的运动,适当减轻体重一般并无问题,低糖饮食虽然短期效果好,但是长期效果并不更好。糖尿病患者生活方式干预或减轻体重对于患者的心血管终点的临床研究尚缺乏。对于高甘油三酯血症、低 HDL-C 患者可以通过改善血糖控制,适当运动以减轻体重,限制食物种不饱和脂肪的摄入,增加体育运动而受益。如果要降低 LDL-C 水平,饱和脂肪酸的摄入应低于总热量的 7% ,胆固醇的摄入应小于 200mg/d,反式脂肪酸的摄入应低于总热量的 1% 。

三大营养物质的最佳组合对于预防心血管危险的方案并不存在,过低的糖水化合物并不推荐于糖尿病患者。高血压患者通过低盐饮食,可以有效的改善血压水平。限制进食不饱和脂肪酸、胆固醇和反式脂肪酸,增加纤维摄入及单不饱和脂肪酸和多聚不饱和脂肪酸含量。纤维素的摄入要不少于 100cal 中占 14g。饮酒者要减少饮酒量,女性限制每天一杯以内,男性 2 杯以内,每杯为啤酒约 355ml,葡萄酒约 118ml,或白酒约 44ml,乙醇增加热量摄入,对于减轻体重者要控制饮酒的量。对于抗氧化剂,维生素 E、叶酸剂 B 族维生素的摄入对心血管有益与否未得到临床验证。

（二）药物治疗

1. 冠心病心绞痛的治疗　治疗的目标是缓解心绞痛症状,预防发作,改善生活质量,减少心肌梗死等严重心脏事件,最终是为了降低死亡率。

（1）抗血小板治疗:冠脉病变的发生与发展中血小板发挥作用,特别是在 ACS 的发病中更为重要。通过抑制血小板功能可以减少急性心肌梗死及猝死的发生,改善预后。临床上常用的抗血小板药物包括阿司匹林(aspirin)、噻氯吡啶(ticlopidine)、氯吡格雷(clopidogrel)、普拉格雷(prasugrel)及替格雷洛(ticagrelor)等。

1）阿司匹林是临床最为常用的抗血小板药物。通过抑制血小板的环氧化酶,抑制前列腺素(PG)的合成,进一步抑制了血栓素 A_2(TXA_2)的合成,而后者有强有力的血小板聚集刺激作用及缩血管作用,对血小板的黏附无明显抑制作用。阿司匹林对于血小板的抑制作用是不可逆的,因为血小板不能合成环氧化酶,血小板被抑制后要等到新的血小板生成并进入血液循环后,其凝血功能才能恢复正常。一次口服阿司匹林后,其抗血小板作用持续 5 ~ 7 天。大剂量时也可抑制血管内皮细胞环氧化酶,使 PG 过氧化物合成减少,影响血管壁前列环素(PGI_2)的合成,但内皮细胞具有合成环氧化酶的作用,阿司匹林对内皮细胞环氧化酶的抑制作用较短暂,约 1.5 天。阿司匹林进入体循环前,在肝肠循环时就发生脱乙酰作用,使血小板环氧酶乙酰化而失活。所以,阿司匹林的抗血小板作用与其生物利用度并无相关性。

阿司匹林口服后大部分在小肠吸收,血浆浓度在 1 ~ 2 小时达峰,血浆半衰期为 15 ~ 20 分钟。吸收后迅速被水解为水杨酸。水杨酸是主要代谢产物,它对血小板聚集性及环氧化酶的活性均无作用,但能阻止阿司匹林对血小板环氧化酶的作用。常用剂量 75 ~ 325mg/d。稳定型心绞痛及不稳定型心绞痛患者的最低有效剂量为 75 ~ 100mg/d。大剂量时疗效并不优于小剂量,副作用却增加。常见的副作用为消化道症状,例如:恶心、呕吐、消化不良、消化道出血。荟萃分析提示,各种原因引起的出血的发生率为 8% ~ 9% ,严重出血 1.7% ~ 2.5% ;严重的消化道出血为 0.71% ;颅内出血为 0.49% 。剂量在 100 ~ 325mg/d,出血并发症的发生并无差别。偶有过敏性皮疹。

2）噻氯吡啶抑制 ADP 诱导的血小板 GP Ⅱb/Ⅲa 受体纤维蛋白原结合部位的暴露,同时抑制其他血小板诱导剂所引起的纤维蛋白原与血小板膜 GP Ⅱb/Ⅲa 的结合。抑制作用为不可逆性。口服后 80% 迅速吸收,口服 250mg 后血浆浓度 2 小时达峰,半衰期为 8 ~ 12 小时。连续服用 250mg,每日 2 次,2 ~ 4 天有抗血小板作用,8 ~ 11

天作用达最强。临床上用于心血管疾病的二级预防,减少心肌梗死的发生,用于稳定型及不稳定型心绞痛的治疗。FDA 批准的适应证包括:阿司匹林过敏或抵抗时降低卒中前兆或已经卒中患者缺血性卒中的发生,也可以用于冠脉内支架植入后与阿司匹林联合应用减少血栓形成。目前对于稳定型心绞痛患者不主张阿司匹林与噻氯吡啶合用。噻氯吡啶的主要不良反应为中性粒细胞减少(2.4%)、血栓性血小板减少性紫癜(TTP)(0.05%)、肝脏毒性(4%)、皮疹(5%)及腹泻(22%)等。中性粒细胞减少多发生在服药开始的 3 ~ 6 周内,3 个月后少见。所以,在开始的 3 个月内要每 2 周检测一次血常规。由于以上不良反应及新型的抗血小板药物的研发使用,该临床上很少使用。

3)氯吡格雷的作用机制与噻氯吡啶相似,通过抑制血小板 ADP 受体 P_2Y_{12},抑制血小板聚集,对于阿司匹林过敏或不良反应不能耐受者,可以考虑使用氯吡格雷替代。临床上与阿司匹林联合用于冠脉支架植入术后最为常见。口服氯吡格雷,起效时间快,健康人服用氯吡格雷 375mg,1 小时后可以抑制血小板活性的 55%,300mg 的负荷剂量在 5 小时内能够抑制血小板活性的 80%。每日口服 75mg,其抗血小板作用在 5 ~ 8 天达最大,常用剂量为 75mg/d。稳定型心绞痛患者,口服阿司匹林就可以达到抗血小板的作用,不需联合使用氯吡格雷治疗。不稳定型心绞痛患者,联合阿司匹林及氯吡格雷可以较低死亡和急性心肌梗死的发生。FAD 批准的氯吡格雷的临床适应证为:近期心肌梗死、卒中、确诊的外周血管病、非 ST 段抬高的心肌梗死、冠脉介入治疗者。氯吡格雷较噻氯吡啶副作用少,长期使用易耐受,但氯吡格雷引起的血小板减少也有报道,多数发生在用药后 2 周内,应当注意。氯吡格雷与他汀类药物间的相互作用曾经引起人们的关注,最近研究提示,两者间无明显的相互作用。氯吡格雷抵抗是目前引起临床关注的另一个问题,是指常规口服氯吡格雷后不能起到有效抗血小板作用,发生心血管临床事件。引起氯吡格雷抵抗的原因包括患者依从性、用药剂量、药物相互作用、ADP 释放增加及血小板激活的其他途径等。

4)普拉格雷是新一代的抗血小板药物。2009 年 FDA 批准上市。口服后吸收快,抗血小板作用较氯吡格雷快。在中高危的 ACS 患者中,普拉格雷 60mg 负荷剂量后 10mg/d 口服与氯吡格雷 300 ~ 600mg 负荷剂量后 75mg/d 维持剂量,普拉格雷降低心血管死亡、非致死性心肌梗死或非致死性卒中相对风险 19%,出血风险增加。FDA 建议既往有脑卒中或 TIA 病史者慎用,年龄 ≥75 岁,体重 <60kg 均不能从普拉格雷中获益。ESC 2012 年指南已经将其推荐在 STEMI 及 NSTEMI 直接冠脉介入治疗时应用。

5)替格雷洛也是新一代抗血小板药物之一,FDA 于 2011 年 6 月批准上市。已有的临床试验结果显示,使用阿司匹林的 ACS 患者,无论是否接受了冠脉介入治疗,负荷剂量 180mg 后,90mg 一天 2 次治疗 12 个月,与氯吡格雷比较,显著降低心血管死亡、心梗或卒中等综合终点,死亡、心梗及支架内血栓等也明显降低,出血并发症并未增加。部分患者出现无症状性心动过缓及呼吸困难,但很少停药及引起严重后果。

(2)抗凝治疗:稳定型心绞痛患者不需要常规进行抗凝治疗,除非合并心房纤颤等情况。ACS 患者如果没有禁忌,应当进行抗凝治疗。普通肝素静脉注射可以产生即刻的抗凝作用,需要监测血 APTT 时间,维持在 60 ~ 90 秒,使用时间为 3 ~ 5 天,停用后出现反跳现象。低分子肝素的可以减少心血管事件的发生,使用方便,效果优于普通肝素,不需要监测凝血,使用方便,患者易接受,是抗凝治疗的首选药物。

(3)硝酸酯类药物:硝酸酯类药物通过在内皮细胞内转化成一氧化氮(NO),而后者认为是内皮细胞活化因子(EDRF),通过使 cGMP 增加,调控细胞内钙,使血管平滑肌松弛,起到扩张血管作用,硝酸酯类药物还有抗血小板及抗血栓作用。通过扩张静脉及动脉血管,减低心脏前后负荷,扩张冠状动脉,使冠脉血流重新分配,有利于缺血心肌的血流灌注。

1)硝酸甘油是最为常用的硝酸酯类药物。舌下含服后,通过口腔黏膜快速吸收。通常含服后 1 ~ 2 分钟起效,维持 20 ~ 30 分钟。在肝脏通过谷胱甘肽-有机硝酸酯还原酶还原为二硝酸代谢产物,单硝酸代谢产物,后者也有扩血管作用。所以,口服后小剂量的硝酸甘油在肝脏迅速代谢,难以达到疗效。不稳定型心绞痛患者可以持续静脉点滴硝酸甘油或单硝酸异山梨酯可以缓解心肌缺血症状,但是硝酸酯类药物的使用并未证明可以降低死亡率及防止心肌梗死发生。硝酸甘油气雾剂,30秒钟起效,比舌下含服更快,起效快,使用方便,安全可靠。每喷相当于0.5mg的硝酸甘油。

2)硝酸异山梨酯(消心痛),每次5~10mg,每日3次。单硝酸异山梨酯等长效硝酸盐制剂能够降低心绞痛发作的频率和严重程度,可以增加活动耐量。目前有多种剂型可以选择,均可以每日1次口服。

硝酸酯类的副作用多为因为其血管扩张作用的结果,常见的有面红、反射性心率增快、波动性头痛,后者为血管扩张,颅内压升高引起,随着用药时间的延长,这些不良反应可以适当减轻。还可诱发青光眼。部分患者可以出现体位性低血压,可以从小剂量开始,体位变化时要动作缓慢。硝酸酯类可以很快发生耐药性,停药后又可以迅速逆转。机制可能为血管平滑肌细胞巯基缺乏,而巯基与NO相互作用后形成亚硝基硫醇,激活平滑肌细胞中的鸟苷酸环化酶,生成cGMP,缺乏巯基后产生耐药性。解决方法包括:间歇用药,补充巯基供体例如N-乙酰半胱氨酸等措施。避免大剂量给药和无间歇使用缓释剂以防发生耐药性。

(4)β受体阻滞剂:通过阻断儿茶酚胺兴奋β受体,减慢心室率,减弱心肌收缩力及速度,降低血压,降低心肌耗氧量。β受体阻滞剂对于治疗稳定型心绞痛及不稳定型心绞痛均有效,可以减少症状发作,防止运动及情绪激动诱发的心绞痛,改善患者的生活质量。根据美国心脏病协会2012年关于稳定型心绞痛治疗指南中指出,除非有禁忌证,心肌梗死或ACS患者,左室射血分数正常者β阻滞剂最少使用3年;而左室射学分数<40%的心肌梗死史或心衰者,除非有禁忌证,均应给予β受体阻滞剂,并且选用卡维地洛、美托洛尔或比索洛尔,这些均已证实可以降低死亡率。稳定型心绞痛患者可以考虑使用β受体阻滞剂。β受体阻滞剂与钙拮抗剂联合使用治疗心绞痛是安全的,它与长效的钙拮抗剂在治疗心绞痛是等效的。选择性β受体阻滞剂可以选择性阻断心脏的β$_1$受体,而对内脏及肌肉等部位的β$_2$受体作用小,副作用相对少见。根据心绞痛症状可以适当调整β受体阻滞剂的剂量,必要时心率可以控制在50~60次/分。对于β受体阻滞剂治疗仍然不能控制症状的稳定型心绞痛患者,可以考虑β受体阻滞剂与长效的钙拮抗剂联合,或长效的

硝酸酯类药物联合倍他受体阻滞剂。

1)阿替洛尔对β$_1$受体的选择性与普萘洛尔相似,但对于β$_2$受体作用甚微。口服2小时血浓度达峰,生物半衰期为5~9小时,作用持续24小时。不通过肝脏代谢,直接通过肾脏排泄。常用开始剂量为6.25~12.5mg,每日两次。根据需要增加到一日50~200mg。治疗3个月后达到最大抗心绞痛作用。临床证据缺乏,临床使用少。

2)美托洛尔为选择性β$_1$受体拮抗剂。剂量增大时β$_1$受体的选择性消失。半衰期为3~7小时。以代谢产物形式从肾脏排泄,少数原型排泄。每日剂量为25~50mg,每日2次。美托洛尔缓释剂,95~190mg,每日1~2次。

3)富马酸比索洛尔是高度选择性的β$_1$受体阻滞剂,β$_1$受体选择的亲和力要比β$_2$受体大11~34倍,是阿替洛尔的4倍。一次服药后1~3小时血浆浓度达峰。药物半衰期为10小时。50%在肝脏代谢成无活性代谢产物,50%原型肾脏排出。可以经透析或腹膜透析清除。常用剂量在2.5~10mg,每日1次。对于有支气管哮喘的患者也可以使用。用于心绞痛的治疗。

4)卡维地洛:为非选择性β受体阻滞剂,同时具有α、β受体阻断作用,β受体阻断作用是普萘洛尔的4倍。代谢半衰期为2小时,代谢产物主要经胆汁经粪便排出,清除半衰期为6~16小时。起始剂量为12.5mg,2次/日,逐渐增加剂量到25mg,2次/日,可每2周调节一次剂量,最大剂量为100mg/d。

β受体阻滞剂的副作用有肢端冰冷和症状性窦性心动过缓,疲乏,性功能障碍等。长期使用时,避免突然停药,应在2周内逐渐减量停药。β受体阻滞剂的主要禁忌证有三点:①二度Ⅱ型以上的房室传导阻滞,心室率<50次/分;②有哮喘史,尤其是近年来有哮喘发作者;③急性心衰发作,血压偏低者,有低心排出量者。

(5)ACEI及ARB类药物:ACEI及ARB在高血压病、心力衰竭及糖尿病肾脏保护治疗中的地位已经明确。对于合并高血压、糖尿病、心力衰竭、无症状心功能不全和陈旧性心肌梗死的稳定型心绞痛患者,使用ACEI或ARB治疗,降低心血管危险。临床上常用的ACEI有短效的卡托普利、依那普利、雷米普利和福辛普利等,可以每日一次。ARB类的药物有氯沙坦、厄倍沙坦、坎地沙坦、替米沙坦等多种选择。ACEI的主要副作用

包括干咳、低血压、血管神经性水肿、白细胞减少、味觉异常、肾功能不全、高钾血症及低钠血症等可见。ARB 出现咳嗽者很少。对于存在双侧肾动脉狭窄或单侧肾动脉狭窄伴有肾功能障碍者（血肌酐>265mmol/L 或>3mg/dl）禁用，妊娠妇女禁用。主动脉狭窄及左室流出道梗阻及血管神经性水肿者慎用。使用前要检测肾功能及血电解质水平，使用期间及调整剂量后要定期检测肾功能、血电解质及蛋白尿等指标。

（6）钙通道拮抗剂：通过阻断钙离子通道起到扩张冠状动脉及其他外周动脉的作用，减少心排出量，同时还有扩张冠状动脉作用，具有抗冠脉痉挛的作用，部分钙通道拮抗剂还有负性肌力作用，负性传导及负性频率作用。钙通道拮抗剂是治疗变异性心绞痛相对有效的药物。临床用于 β 受体阻滞剂绝对禁忌，不良反应明显者，或 β 受体阻滞剂不能缓解的心绞痛发作者。研究显示，钙通道拮抗剂在缓解心绞痛和改善运动耐量的有效性与 β 受体阻滞剂相同。二氢吡啶类与非二氢吡啶类钙拮抗剂的作用相似。二氢吡啶类钙通道拮抗剂具有强的血管选择性，主要引起周围小动脉和冠脉扩张，快速的动脉扩张导致发射性心动过速，不适合于 ACS 患者；非二氢吡啶类药物的血管选择性较差，但有较强的抑制窦房结、房室结及心肌收缩力的作用，对于严重心动过缓、高度房室传导阻滞及病态窦房结综合征患者不宜使用。临床研究显示，氨氯地平与安慰剂比较，能够有效地抗心绞痛，降低心绞痛患者再住院率。

钙拮抗剂与 β 受阻滞剂的抗缺血效应与抗心绞痛效应有相加作用。对于不能耐受 β 受体阻滞剂的患者，可以考虑选用减慢心率的钙离子通道阻滞剂替代 β 受体阻滞剂，但没有证据表明在无其他伴随情况下的稳定型心绞痛，应用钙离子通道拮抗剂能够改善预后。

常用的钙拮抗剂包括氨氯地平：长效钙通道拮抗剂，口服后本药清除半衰期为 35 小时。肝脏代谢，主要在肾脏排泄。起始剂量 5mg/d，最大剂量为 10mg/d。非洛地平：口服后起效时间为 1 小时，最大作用时间为 2 ~ 4 小时，持续时间 6 ~ 9 小时。缓释片作用维持时间 24 小时。起始剂量 5mg/d，最大剂量 10mg/d。地尔硫䓬：普通剂型口服后 2 ~ 3 小时血浓度达峰，有强的肝脏首关效应。起始剂量为 30 ~ 60mg，3 ~ 4 次/日；增至 360mg，分次口服。缓释剂型：90mg，2 次/日。

钙通道拮抗剂的副作用包括头痛、面红、发热感、下肢水肿、便秘、低血压、心动过速等。非二轻吡啶类的可以引起房室传导阻滞，心动过缓，窦房结功能障碍等。短效的二氢吡啶类药物因存在增加心血管意外的危险，所以尽量避免使用，特别是在 ACS 患者。

（7）钾通道开放剂：主要药物有尼可地尔，它有钾通道激动作用，又有部分硝酸酯类活性，类硝酸盐效应，但不会出现硝酸盐类药物的交叉耐药性。可以明显减少稳定型心绞痛患者的主要冠脉事件的发生，但对于心源性死亡及非致死性心肌梗死所致危险性降低不明显，治疗效果尚有争议。使用方法：口服，20mg，2 次/日。

（8）其他药物：曲美他嗪，改善心肌能量代谢，有抗心绞痛的作用。临床已使用多年，但是并未在多数国家批准使用。能否改善稳定型心绞痛的临床预后，尚未确定。使用方法：口服，20mg，3 次/日。

2. 糖尿病急性心肌梗死的治疗　与非糖尿病患者急性心肌梗死的原则相似。治疗目标：降低死亡率，改善预后，治疗各种并发症。STEMI 早期最主要的治疗措施是尽快开通闭塞的冠状动脉血管，即再灌注治疗。

（1）一般治疗：包括卧床休息、吸氧、镇静、保持大便通畅，仍然有胸痛者可以给予吗啡 5mg 静脉注射，必要时重复给予 5mg，注意患者血压及呼吸情况，特别是老年人及呼吸系统疾病患者，防止呼吸抑制。

（2）再灌注治疗：STEMI 再灌注治疗包括静脉溶栓治疗及直接冠脉介入治疗两种主要方法。急性心肌梗死的发病机制是由于冠状动脉粥样硬化斑块破裂出血，局部血栓形成，冠脉闭塞，导致相应的心肌发生缺血性坏死。所以开通闭塞的冠状动脉血管最为重要，直接影响到近远期预后。伴糖尿病的 STEMI 患者静脉溶栓治疗后病死率下降 21%，而非糖尿病者仅下降 15%，糖尿病患者获益更大。

1）静脉溶栓治疗　适应证包括：根据 2011 年 ESC STEMI 治疗指南建议：对于发病 12 小时内的 STEMI，如果没有经验丰富的介入医师在 120 分钟内进行直接冠脉介入治疗，应该尽快采取静脉溶栓治疗，发病 2 小时来诊的患者，如果不能在 90 分钟内实施直接冠脉介入治疗，患者为低出血风险时，也应进行静脉溶栓治疗。最好选择组织特异性的溶栓药物阿替普酶或瑞替普酶。溶栓治疗的绝对禁忌证包括:既往任何时间颅内出血史或原因不清的卒中;中枢神经系统的损伤或肿瘤或动静脉异常;1 个月内的消化道出血史;已知的活动性出血;主动脉夹层;24 小时内的不能压迫的穿刺,例如肝脏活检等。

尿激酶:非选择性的溶栓剂,没有抗原性,直接激活纤溶酶原变为纤溶酶。半衰期为 14 ~ 20 分钟,作用持续到 12 ~ 24 小时。使用方法:150 万单位于 100ml 液体中静脉注射,30 分钟内注射完毕。90 分钟再通率约 60%,TIMI-3 级血流达 30%。

链激酶:不直接激活纤溶酶原,通过与纤溶酶原结合成链激酶-纤溶酶原复合物,然后间接激活纤维蛋白溶解系统。半衰期为 23 ~ 29 分钟。使用方法为 150 万单位入 100ml 液体中,30 分钟静脉注射。具有抗原性,约 4% 发生过敏反应。90 分钟再通率约 60%,TIMI-3 级血流也接近 30%。临床试验并未证实普通肝素作为链激酶溶栓的辅助用药比单纯链激酶溶栓更有效,所以不推荐此时常规使用肝素治疗。

组织型纤溶酶原激活剂(rt-PA):药物与血栓局部的纤维蛋白结合后进一步使纤维蛋白原变为纤维蛋白。半衰期短,5 ~ 8 分钟。使用方法为:15mg 静脉推注后,用 50mg 于 100ml 液体中静脉注射 30 分钟,然后 35mg 于 100ml 液体中静脉注射维持 60 分钟,总共时间为 90 分钟,最大剂量不超过 100mg。由于 rt-PA 的出血并发症相对高,提出了 rt-PA 的半量方案。具体方法为:8mg 静脉注射,然后 12mg 静脉点滴维持 30 分钟,30mg 静脉维持 60 分钟,总量 50mg。90 分钟再通率达80%,TIMI-3 级血流可达 50% 以上。半量方案在小规模的临床试验中取得了较好的疗效,再通率也近 80%。由于该药的半衰期短,再闭塞率较高,约 15% ~ 20%。应同时给予静脉肝素或低分子肝素 3 ~ 5 天,以防再闭塞。

静脉溶栓再通的判断指标包括:胸痛症状完全或基本缓解,抬高的 ST 段回落≥50% 以上,血清心肌酶学指标(CK 或 CK-MB)峰值前移,出现再灌注心律失常等,具有两项可以临床判断再通。其中心肌酶学及心电图指标为主要指标,而临床症状缓解及再灌注心律失常则为次要指标,仅有两项次要指标不能判断再通。

静脉溶栓治疗的主要并发症为出血,其中颅内出血 0.9% ~ 1%,其他部位严重出血 4% ~

13%。高危人群包括:高龄、女性、使用 rt-PA、高血压及低体重者。

2)直接冠脉介入治疗(primary coronary intervention):虽然静脉溶栓治疗具有良好的临床效果,但是患者冠脉病变仍然存在,仍有相当一部分患者没有再灌注,药物的出血并发症等缺点。近年来,对于 STEMI 直接进行冠脉造影及介入治疗已经证实效果优于静脉溶栓。手术后冠脉再通率高达 95%。2012 年 ESC STEMI 指南建议:发病12 小时内的 STEMI,如果就诊于能够进行急诊冠脉介入治疗的医院,并且能够在 60 分钟内开通相应的冠脉血管,应该首选直接冠脉介入治疗;就诊于不能进行急诊冠脉介入治疗的医院,如果在120 分钟内能够转运到有条件进行急诊冠脉介入治疗的医院,然后进行急诊介入治疗,也应考虑转运患者。STEMI 伴有严重心力衰竭或心源性休克患者,也应尽快进行直接冠脉介入治疗(Ⅰ类推荐,B 类证据),对心肌梗死后仍然有临床或心电图持续性心肌缺血表现者,或 STEMI 患者静脉溶栓禁忌而缺血症状在 12 小时内者,均应尽快进行冠脉造影及介入治疗。对于冠脉内支架的植入是裸支架或药物支架问题,主要取决于是否能够耐受长期双抗血小板药物治疗,如果可以,则建议植入药物洗脱支架,能够降低再狭窄率。

严重多支血管病变,内科治疗无效或伴有急性二尖瓣索断裂或室间隔穿孔需要外科手术时,同时进行急诊冠脉搭桥手术。

(3)抗血小板治疗:抗血小板药物通过抑制血小板黏附、聚集及凝血因子的释放,起到防止血栓形成作用。急性心肌梗死服用阿司匹林可以降低心血管事件发生。剂量为阿司匹林 300mg/d。近年来研究结果提示,在阿司匹林的基础上加用氯吡格雷可以进一步减少心血管事件。ACS 患者无论是否行冠脉介入治疗均应给予双抗血小板治疗。支架植入者按照指南给予不少于 12 个月。

(4)抗凝治疗:急性心肌梗死的主要机制是血栓形成,而凝血酶是使纤维蛋白原转变为纤维蛋白的关键环节。肝素通过抑制活化的凝血因子 X 及直接灭活已形成的凝血酶。肝素是急性心肌梗死的辅助治疗措施,主要是 rt-PA、rPA 及 TNK-tPA 溶栓治疗的辅助用药。普通肝素的使用方法:静脉推注 5000U 后,以 1000U/h 的速度静脉点滴维持,每 4 ~ 6 小时测定一次 APTT,保持凝血时间维持在对照的 1.5 ~ 2 倍。一般使用时间为

2~3 天。普通肝素的不良反应包括出血、血小板减少等。低分子肝素分子量在 4000~6500 之间，抗因子 Xa 的作用是普通肝素的 2~4 倍，抗 IIa 的作用弱。主要通过肾脏排泄，肾功能不全者生物半衰期延长。预防血栓形成的作用优于普通肝素，临床使用方便，不用监测凝血时间，临床已广泛使用，多数情况下可替代普通肝素。不稳定型心绞痛及 NSTEMI 患者，低分子肝素与普通肝素比较，死亡和心肌梗死的危险降低 15%。STEMI 患者，低分子肝素作为抗凝血制剂优于普通肝素。伊诺肝素是最常用的低分子肝素。磺达肝癸钠是一种人工合成的 Xa 因子抑制剂，不抑制 IIa 因子。2.5mg/d，不需监测凝血及调整剂量。NSTEMI 及 ACS 患者，磺达肝癸钠皮下注射与伊诺肝素比较，死亡及心肌梗死发生相似，但出严重血并发症明显减少。直接冠脉介入治疗的 STEMI，导管相关血栓增加，不推荐使用。静脉溶栓者减少再闭塞率，降低死亡率，特别是在链激酶溶栓者。

（5）ACEI 及 ARB：ACEI 在急性心肌梗死中的地位已经有随机、双盲、安慰剂对照临床试验结果证实，可以降低死亡率及主要心血管事件的发生率。对于左室功能不全或症状性心力衰竭，并且也已证实在心肌梗死后 12 小时内也有效，长期使用效果更佳。已经证实的药物有卡托普利、雷米普利、群多普利等药物均可以降低心肌梗死高危患者的死亡率达 26%。缬沙坦是血管经张素受体拮抗剂，它具有卡托普利相似的降低急性心肌梗死死亡率及心血管事件发生率的作用。在 ACEI 治疗的基础上增加 ARB 的临床试验结果提示，缬沙坦与卡托普利联合应用治疗急性心肌梗死，并未显示出能够进一步降低死亡率或心血管事件发生率。

（6）血脂治疗：糖尿病合并急性心肌梗死患者是极高危人群，ATP-III 血脂治疗指南的建议，不管患者的基础胆固醇水平如何，均应常规给予他汀类药物强化降脂治疗，使 LDL-C 水平降低到 80mg/dl（我国 2007 年血脂治疗指南建议）或 70mg/dl（ATP-III 建议），强化降脂治疗可以进一步降低心血管事件的发生率及死亡率。急性心肌梗死作为高危患者，强调应当尽早给药，使用较大剂量，例如阿托伐他汀 80mg/d，辛伐他汀 40mg/d，并且要坚持维持治疗，降低死亡率及再次心血管事件。他汀类药物降低心血管事件除了其降脂作用外，还与其抗炎、改善内皮功能及稳定动脉硬化斑块等作用机制有关。

（三）冠脉血运重建术

冠脉血运重建术（coronary revasculization）是冠心病治疗的重要内容，也是近年来冠心病治疗领域的重要进展。冠脉血运重建主要包括冠脉介入治疗（PCI）及冠脉旁路搭桥术（CABG）两种方法。近年来，外科 CABG 与内科 PCI 联合进行治疗复杂冠心病的杂交手术（hybrid）在一些大的心脏中心开展，适应于部分患者，达到最佳治疗。

经皮冠状动脉腔内成形术（PTCA）自 1977 年 Andreas Gruenzing 医生开展以来，已从简单的球囊冠脉血管成形术发展到以冠脉内支架植入术（coronary stenting）为主要手段的介入治疗技术，治疗的病变也从开始的简单病变到现在的复杂病变。PCI 的临床适应证逐渐拓宽，但仍然有许多问题仍未解决。

1. 冠状动脉内球囊扩张术　球囊 PTCA（BPTCA）是通过球囊扩张狭窄局部病变，通过挤压，使管腔扩大，达到管腔内径变大，改善血流的目的。由于单纯的球囊扩张后，血管腔内膜及中层的弹力纤维的弹性回缩作用，在扩张后即刻出现管腔的弹性回缩现象，扩张后直径狭窄程度（残余狭窄）小于 50%，并且无明显的夹层形成、血栓等手术并发症，术后无急性心肌梗死、急性闭塞、死亡及需急诊血管重建者为手术成功。主要急性并发症为夹层形成，导致急性闭塞，引起急性心肌梗死，在无支架年代需要急诊外科手术，现在植入支架就能解决，所以目前急诊外科手术的使用已经很少。BPTCA 的主要远期预后的问题是术后局部的再狭窄（restenosis）。发生机制尚不清楚，目前认为主要是由于血管的弹性回缩、内膜增殖、中层平滑肌的增殖与迁移及血栓形成等有关。糖尿病患者是冠心病球囊 PTCA 术后再狭窄的主要独立危险因素，无糖尿病患者的术后再狭窄率一般在 20%~40%，但是冠心病合并糖尿病患者的再狭窄率高达 35%~70%，这也是影响糖尿病患者介入治疗预后的重要因素。再狭窄及闭塞的机制可能是多样的。糖尿病患者体内存在高凝状态明显增加了扩张局部血栓形成的机会，糖尿病本身存在的血管内皮功能障碍也是导致血管痉挛及血管内血栓形成的内在因素，此外，胰岛素的多种作用，激发一些生长因子例如胰岛素生长因子-1、转移因子-β 及碱性成纤维细胞生长因子，导致血管壁平滑肌细胞的迁移与增生，促进细胞外基质的形成，导致再狭窄的形成及病理生理改变。糖尿病患者冠脉成形术后再狭窄的独立预测因素包括：①大隐静脉桥成形术；②术后血管残余狭窄程度；③分叉病变；④术前靶血管血流小于 TIMI-Ⅲ级。预测冠脉靶血管术后发生闭塞的独立因素包括：①正在接受胰岛素治疗；②大隐静脉桥成形术；③术前靶血管血流小于 TIMI-Ⅲ级血流；④成形术后残余狭窄的程度。

BARI 是一项最大的 CABG 与 PTCA 的随机对照试验中，糖尿病亚组分析，CABG 治疗者 7 年存活率为 76.4%，而 PTCA 组为 55.7%。CABG 组中，内乳动脉（IMA）搭桥术的患者的存活率比接受大隐静脉搭桥的高。其他临床试验的结果也支持以上观点，无论是口服降糖药物还是胰岛素治疗者，均是 CABG 效果优于 BPTCA。

2. 金属裸支架植入术（bare mental stent，BMS） Paul 于 1986 年在法国首先将裸金属支架植入人冠状动脉内，开创了介入治疗的新纪元。裸金属支架植入技术在冠心病中的应用，解决了球囊扩张后血管的弹性回缩及急性夹层形成引起的血管闭塞问题，明显提高了 PTCA 的临床成功率，减少了急诊 CABG 及再次冠脉介入治疗的可能性。STRESS 试验比较了 BMS 与 BPTCA 的效果，随访 1 年两组的再狭窄率分别为 31.6% 与 42.1%；随后的 BENESTENT 试验中再狭窄率分别为 10% 与 21%，所以，BMS 植入使得再狭窄率减低了 40%~50%，但两个试验中死亡率在两种治疗组相似。在 BPTCA 时代，糖尿病患者由于再狭窄率高，是治疗的禁忌证。STRESS 试验糖尿病亚组分析发现，金属裸支架植入组较单纯求囊扩张组的手术成功率高，冠脉造影随访 6 个月时再狭窄率为 24%，而球囊扩张组为 60%，随访到 1 年时的死亡及心肌梗死的发生率在两组相似。糖尿病患者支架植入后，死亡率、非致死性心肌梗死和紧急 CABG 的复合终点的发生率为 0.7%~6.75%，与非糖尿病患者群体相同。中长期随访结果发现，糖尿病患者支架植入后 1 年的无心脏意外事件的生存率低于非糖尿病患者，支架闭塞率及再狭窄率均明显高于非糖尿病者，多因素回归分析显示，糖尿病是支架植入后临床事件和再狭窄的独立危险因素。胰岛素依赖型糖尿病患者术后有较高的靶病变血运重建率，明显高于非胰岛素依赖型糖尿病和非糖尿病患者。胰岛素依赖型糖尿病是远期预后不好的独立危险因素。

冠心病患者裸金属支架植入术与 CABG 的随机对照试验结果提示，术后随访 1 年两组死亡率及主要不良事件（MACE）相似，支架组再次血运重建率高于 CABG 组，5 年时两组死亡、卒中或心肌梗死等组间无差别，但支架组 MACE 发生率明显高于 CABG 组。支架植入组再次血运重建率高于 CABG 组，而 CABG 组卒中高于支架植入组。糖尿病患者再次血运重建率高的原因之一是支架内再狭窄（ISR），而糖尿病并小血管是支架内再狭窄的独立预测因素，再狭窄率高达 40%~70%。相同的血管直径的患者中，糖尿病者支架内再狭窄的发生率是非糖尿病患者的 2 倍。支架内再狭窄的处理包括再次球囊扩张、植入药物洗脱支架、冠脉旋磨术、血管内放射治疗及外科搭桥术等，根据再狭窄程度及其他部位血管病变程度等选择。

3. 药物洗脱支架植入术 药物洗脱支架（DES）的研制及临床使用，明显降低了 BMS 再狭窄的发生率。第一代 DES 有西罗莫司（sirolimus）药物洗脱支架（SES）和紫杉醇（pacilitaxel）药物洗脱支架系统（PES）。与 BMS 比较，无论是简单病变还是复杂病变，DES 虽然没有改善生存率，但再狭窄的发生和重要心脏不良事件明显减少，支架内血栓的发生率类似。冠心病伴 2 型糖尿病患者，第一代的 DES 明显降低目标血管再次血运重建、主要心脏事件，长期随访结果显示，DES 虽然减少了主要心脏事件（MACE）的发生，但是 DES 与 BMS 的远期随访结果发现，两者对于死亡率及心肌梗死的影响相似。PES 支架所做的一系列研究的荟萃分析结果提示，PES 对所有糖尿病患者均能有效降低再狭窄率和目标病变血管重建率（TLR），显示了其在糖尿病中的优越性。至于 SES 与 PES 两种药物洗脱支架在糖尿病患者中，哪种效果更好，目前的临床试验结果有不一致的报道。紫杉醇洗脱冠状动脉支架系统获得了糖尿病适应证的 CE 标志认证。胰岛素治疗的老年糖尿病患者，无论植入了 BMS 或 DES，预后差于非胰岛素治疗者。

既往的临床试验中 SES 治疗的多支血管病变患者资料与普通金属裸支架以及接受 CABG 的患者进行历史性比较，结果显示，SES 与 CABG 者 1 年无事件生存率和总的死亡率相似，两者均优于普通金属裸支架植入治疗。DES 在糖尿病患者中与 CABG 比较的临床试验分析显示，第一代药物洗脱支架与 CABG 对于死亡率的影响相同,但是 DES 组再次血运重建明显增多。在 SYNTAX 研究中,SYNTAX≤22 分者,随访期两组 MACE 相似,而 SYNTAX≥33 分者,支架植入组 MACE 增加,3 年时死亡率增加。CARDia 研究是第一个在糖尿病多支血管病变者随机对照比较 PCI 与 CABG 疗效的研究,主要终点为死亡、心肌梗死及卒中,随访 1 年综合终点分别为 10.0% 与 10.5%,死亡率均为 3.2%;DES 支架植入与 CABG 比较,死亡、心肌梗死、卒中或再次血运重建分别为 12.4% 与 11.6%;研究结果提示,PCI 的临床疗效不差于 CABG,但长期疗效需要更大试验长期随访验证。

除支架内再狭窄以外,DES 晚发血栓也是影响预后的重要因素。DES 与 BMS 比较,晚发血栓的发生率增加,促使人们研制更加安全有效的药物支架系统。新一代药物洗脱支架,例如依维莫司洗脱支架(EES)及佐他莫司药物洗脱支架(ZES)采用了新的药物和更加安全的多聚物,更加优化的输送系统及平台。短期及长期的临床试验,包括与 PES 及 DES 等第一代支架平台的比较,结果显示,其心肌梗死、死亡等均与第一代支架相似,支架内再狭窄更低,支架内血栓相似,晚期血栓的发生明显减少。EES 支架系统在 3 个月时停用双抗血小板药物后支架内血栓的发生并无明显增加,欧洲建议在植入 EES 支架后可以服用双抗血小板药物 3 个月,但 2012 年欧洲及美国相应的指南中仍建议使用 12 个月。

ZES 支架系统在糖尿病患者群体中,各主要临床指标均与非糖尿病患者相似,欧洲建议在糖尿病患者支架植入时,推荐使用 ZES 支架。EES 与 ZES 两种第二代支架的比较研究中,无论是简单病变或是复杂病变,2 年的随访期间有效性及安全性均相似。

根据目前临床试验结果,对于合并糖尿病多支血管病变的冠心病患者的临床策略选择建议包括:左主干病变、弥漫性的三支病变、严重左心功能不全、病变特征不适合接受 PCI 时,应首先考虑采用 CABG,特别是 STNTAX 积分≥33 分者;两支血管病变及病变在不同部位者适宜 PCI,有实现完全血运重建可能、既往有 CABG 术史、外科高危不适合外科手术时,可以首先考虑行 PCI 治疗,选用 DES 植入治疗,或内科支架植入与外科微创搭桥的 Hybrid 策略,降低手术风险,提高临床效果。

4. 可降解多聚物或无多聚物的药物洗脱支架　目前认为第一代药物洗脱支架上的多聚物引起局部炎性反应,是晚期支架内血栓的原因之一。可降解的多聚物药物洗脱支架与 SES 比较,临床疗效相似。无多聚物的普罗布考支架与 ZES 比较,临床效果不劣于新一代的药物洗脱支架 ZES。

5. 完全可降解药物洗脱支架　是一类不同可吸收的材质作为支架平台,支架在植入冠脉血管内后,逐渐吸收,所以局部没有金属结构遗留,没有晚期局部炎症发应,如果需要日后也不影响外科搭桥手术。目前临床使用的有雅培公司的 BVS 支架系统(BVS)。在欧洲等地 CE 认证上市。近期观察临床结果与金属支架平台的 DES 相似。

6. 药物洗脱球囊(DEB)　将紫杉醇药物涂在球囊上,局部扩张时将药物释放在病变部位,达到减少再狭窄的作用。初步临床试验结果提示,其效果与药物洗脱支架相似,主要优点是局部没有金属遗留,不影响日后外科手术及术后磁成像检查等,缺点为血管弹性回缩及局部夹层形成,需要植入 BMS。不同的药物洗脱球囊的临床研究结果不尽相同,不存在类效应。目前主要用于支架内再狭窄,包括药物洗脱支架内再狭窄的治疗,小血管病变及分叉病变等。

(四) 干细胞移植及基因治疗

美国生物科学家从流产胎儿和经体外受精技术得到的多余胚胎中分离出多能性干细胞,并且成功在体外进行培养,这些干细胞在体外具有无限或较长期进行自我更新和多向分化的潜能。动物实验结果表明,细胞移植可以促进新生血管形成,改善心功能。自 2001 年干细胞移植治疗缺血性心脏病技术应用于临床研究以来,骨髓单个核细胞、骨髓间质细胞、外周血干细胞等进行了临床试验。过去的 10 年众多的临床试验表明:干细胞移植能够有效改善心功能,提高射血分数,缩小心室大小。急性心肌梗死患者中的研究结果不同,有阴性甚至负面的结果,原因包括移植的方法不同,移植的时机、干细胞的数量及次数等,患者年龄及疗效评价手段等因素。数项临床研究表明干细胞移植对于亚急性心肌梗死及缺血性心衰者有益。冠脉内骨髓移植可以提高缺血性心脏病心功能,提高生活质量,改善死亡率。干细胞移植的机制尚不清楚,一般认为干细胞移植可以增加一些因子的释放,例如血管内皮生长因子(VEGF)的释放增加,促进缺血区域新生血管的形成,减少心肌细胞凋亡,改善心肌灌注及冬眠心肌和顿抑心肌功能,减轻心室重构。移植细胞的选择包括胚胎干细胞、新生儿和胎儿的心肌细胞、胎儿的平滑肌细胞、骨骼肌细胞和骨髓细胞等。骨骼肌成肌细胞的研究显示虽然有病理上的骨骼肌细胞的存活,但是其可能引起心律失常的安全性及功能的恢复等尚不清楚。骨髓干细胞移植的途径包括心外膜直接心肌注射、经心内膜心肌注射、静脉注射和经冠状动脉导管注射四种细胞移植途径。自体干细胞移植后未见肿瘤及心律失常增加、冠脉病变加重,未发现炎症的证据,也未记录到手术过程及干细胞相关的不良后果。移植最佳时间的选择是一个复杂的问题,它直接影响到移植干细胞的存活。移植过早可能导致大量移植细胞的死亡,过晚则局部损伤已经不可逆,心室重构已经完成,现在的研究多在心肌梗死后 8～14 天进行。自体干细胞移植不存在伦理问题。

(五)心力衰竭的治疗

糖尿病合并冠心病者,无论开始的临床表现如何最后都可能出现急性或慢性心力衰竭,部分患者是以心力衰竭为首发表现,特别是老年人。一旦出现心力衰竭,远期预后差,2 年死亡率高达30%。治疗原则为降低死亡率,改善生活质量。

糖尿病患者严格的血糖控制可以减少微血管病变的发生与发展。冠心病存在心肌缺血或冬眠心肌时,通过冠脉介入手段或外科手术达到血运重建,缓解大血管病变引起的心肌供血不足,恢复心肌的收缩及舒张功能。不能进行冠脉的血运重建治疗,可以通过药物治疗改善冠脉血管的血流供应及减少心肌耗氧。

减轻心脏前后负荷,改善心力衰竭症状。如果有肢体水肿或肺部淤血等钠水潴留表现,给予静脉或口服利尿剂,减轻心脏负荷。袢利尿剂或噻嗪类利尿剂均可以根据病情选用。注意监测血电解质水平,特别是血钾及血镁水平。低钾及低镁血症者容易诱发室性心律失常,同时补钾治疗或与保钾利尿剂联合使用而避免。保钾型利尿剂螺内酯不但有保钾利尿作用,还能够改善心力衰竭患者预后,降低死亡率。硝酸酯类药物可以通过降低前后负荷,能够改善患者的心力衰竭的症状,长期使用对预后有益。

血管紧张素转换酶抑制剂(ACEI)与血管紧张素受体拮抗剂(ARB)在充血性心力衰竭患者治疗中的地位已经得到充分的肯定,是一线治疗药物。心力衰竭时肾素-血管紧张素-醛固酮系统激活,引起外周阻力增加,钠水潴留,交感神经系统激活。长期使用可以降低患者的死亡率,减少因心衰而再住院。根据血压水平逐渐增加剂量,达到最大耐受量。ACEI 对有肾脏保护作用,减轻微量白蛋白尿常用的 ACEI 药物均可以使用。ARB 通过对血管紧张素 Ⅱ 受体的拮抗作用,起到降压作用,可以降低后负荷,减缓心室肥厚,改善心功能,提高射血分数,死亡率降低,同时也有肾脏保护作用,减少患者蛋白尿,并且没有 ACEI 常见的咳嗽等副作用,剂量也要从小剂量开始,逐渐增加到最大耐受量。常用的 ARB 有氯沙坦、缬沙坦、坎地沙坦及依贝沙坦等多种可供选择。

β 受体阻滞剂在慢性心力衰竭的治疗已有大量临床试验所证明。关于心力衰竭治疗指南中,明确了 β 受体阻滞剂的治疗地位,可以降低死亡率,改善预后,减少再住院率及提高运动耐量。常用的有美托洛尔、比索洛尔及卡维地洛等。小剂量开始,根据患者的心力衰竭症状,血压水平、心率等逐渐增加剂量,一般每 2 周调整一次,如果增加剂量后心衰症状加重或血压下降,可以减量至以前的剂量,必要时停药观察,根据需要重新从小剂量开始。

洋地黄类药物曾经是治疗心力衰竭的主要药物,通过增强心肌收缩力,改善患者心衰症状。临床试验并未发现死亡率降低,但心衰再住院率下降。需要定期检测血浆地高辛浓度,特别是老年人及肾功能不全者,预防洋地黄中毒发生。

慢性心衰的非药物治疗包括心脏同步化(CRT)及植入式心脏除颤装置(ICD)。心力衰竭时心脏扩大,心脏收缩不同步,导致心排出量下降,植入三腔起搏器进行 CRT 治疗可以改善心脏不同步问题,明显改善患者死亡及心功能情况,再住院减少30%,死亡降低24%～36%。2012 年美国有关指南更新中建议:对于收缩性心力衰竭患者,LVEF≤35%,窦性心律或左束支阻滞 QRS 宽度≥150ms,心功能 Ⅱ 级以上为 Ⅰ 类推荐,其中心功能 Ⅲ 及 Ⅳ 级为 A 类证据。对于心功能 Ⅰ/Ⅱ 级的轻度心衰患者,心脏同步化治疗也能达到降低死亡率、再住院,提高左室射血分数的效果。国内外的指南中对于 ICD 的适应证为缺血性心肌病者,心肌梗死史,心功能在 Ⅱ～Ⅲ 级,LVEF≤35%者。

（六）危险因素的控制

1. 血脂异常　无论是否伴有糖尿病，冠心病患者的调脂治疗均非常重要。糖尿病患者血脂治疗的目标为 LDL-C < 100mg/dl 或降低 30%～40%，甘油三酯 < 150mg/dl，HDL-C > 40mg/dl。糖尿病高危患者 LDL-C 需降至 70mg/dl 以下。胆固醇升高为主者，治疗首选他汀类药物，混合型血脂异常者，如果甘油三酯 < 500mg/dl 者，主要还是以他汀类药物治疗；如果甘油三酯 > 500mg/dl，发生胰腺炎的危险增加，首先降低甘油三酯水平，使用贝特类药物使甘油三酯降低到理想水平后再换用他汀类药物降低胆固醇。他汀类与贝特类药物的联合使用可增加肝脏损伤及肌溶解的发生，目前尚无统一的合用方案，连用时要特别注意监测副作用。他汀类药物在冠心病及糖尿病患者中的使用是安全有效的，对于心脑肾均有保护作用，个别药物临床试验中观察到新发糖尿病增加，并不影响临床使用。

2. 高血压　约75%的2型糖尿病患者有高血压，与无高血压的糖尿病患者群比较，男性糖尿病患者发生心血管病的危险增加约2～3倍，女性增加3～5倍。高血压合并糖尿病与无高血压的糖尿病患者比较，心血管事件、心血管死亡率和全因死亡率均成倍增加。因此，糖尿病合并高血压的患者要同时控制血压及血糖水平。该类人群的降压目标也更为严格，JNC-7 指南中指出，合并糖尿病的高血压患者血压应控制在 130/80mmHg 以下；AHA 及 ADA 发布的糖尿病患者心血管疾病预防指导中指出，糖尿病患者应每次接诊时测量血压，一旦发现患者收缩压≥130mmHg 或舒张压≥80mmHg，应当复查确认。血压在 130～139/80～89mmHg 时开始调整生活习惯方式，包括控制体重、增加运动、限制乙醇的摄入、减少钠盐、增加蔬菜及低脂乳品摄入，单纯的生活方式干预时间为 3 个月，血压如果没有达标，应当进行药物治疗。

高血压是冠心病的重要危险因素。对于高血压合并糖尿病患者降压并达到安全的最低水平以减少心血管不良事件发生，而不是将降压药物的功效等级排名，并且大多数患者需要两种以上的药物联合使用才能将血压降至 130/80mmHg 以下，进一步降低收缩压至 120mmHg 以下，并不能进一步较少心血管时间，当收缩压 < 115mmHg，舒张压 < 65mmHg 时，死亡率升高。噻嗪类利尿剂、β受体阻滞剂、ACEI 及 ARB 以及钙拮抗剂均有利于降低糖尿病患者心血管疾病的发生。高血压合并糖尿病时优先采用 ARB 或 ACEI 作为初始药物。临床试验荟萃分析结果显示 ACEI 与 ARB 类药物与传统的降压药物 β 受体阻滞剂和噻嗪类利尿剂比较，可使高血压患者新发糖尿病的风险降低约 20%，而钙拮抗剂可以使风险降低 16%。β 受体阻滞剂存在引发低血糖和减少胰岛素分泌的危险，但能够降低再梗死及心脏死亡危险，且也未增加 2 型糖尿病合并症。阿替洛尔与噻嗪类利尿剂治疗显著升高新发糖尿病的风险，这并不依赖于其他危险因子而独立存在，伴有代谢综合征时，应当避免 β 受体阻滞剂与利尿剂的合用。

3. 血糖控制　严格控制糖尿病患者的血糖水平可以减少微血管并发症，但严格的血糖控制能否减少大心血管事件及血糖到底控制到何水平最佳？临床流行病学研究提示，HbA1c 每增加 1%，1 型及 2 型糖尿病患者的心血管的相对危险性分别增加 15% 与 18%，HbA1c 的降低，心血管风险也有下降趋势，但是目前并无临床试验可以提供确凿证据证明干预血糖可以降低心血管疾病的危险。ACCORD 研究是一项随机对照研究，对于 2 型糖尿病患者伴有细血管疾病或有心血管疾病危险因素者，分为强化治疗组，糖化血红蛋白 < 6% 或标准治疗组糖化血红蛋白在 7%～7.9%，强化治疗时间 3.7 年，随访 5 年，强化治疗降低 5 年的非致死心肌梗死，但死亡率增加 21%，在停止强化治疗后，糖化血红蛋白从 6.2% 提高到 7.2%，低血糖及其他不良事件相似。对于容易发生低血糖患者，例如老年人血糖水平的控制不能太低。1 型糖尿病患者的总体心血管风险要低于 2 型糖尿病患者，部分原因为 1 型糖尿病患者更年轻，心血管危险因素的发生率更低，对于 1 型糖尿病患者的建议与 2 型糖尿病相同适用。

五、预　　防

我国正处在糖尿病及心血管疾病发病的上升阶段，如何有效控制发病率，是我们面临的严峻任务。糖尿病患者心血管疾病的预防包括多个方面。美国心脏病协会与美国糖尿病协会分别对心血管疾病的预防提出了指南。80% 的糖尿病患者可能死于大血管并发症。对于无冠心病史的糖尿病患者，心血管事件的发生与冠心病患者相似。过去十多年时间里，糖尿病患者心血管事件的发生率似有下降,但是预防策略的具体实施仍有很多工作需要进行。

生活方式的干预是糖尿病心血管疾病预防的重要内容。包括饮食习惯的改变,减少脂肪和总热量的摄入,增加纤维素摄入。减轻和控制体重。坚持有规律的体力活动,对于控制血糖水平及减轻并保持理想的体重均有益。

阿司匹林是预防糖尿病患者心血管疾病的最为经济有效的手段。对于糖尿病伴有心血管危险性高的患者,包括年龄在 40 岁以上、高血压、吸烟、血脂异常及冠心病史等危险因素时,应该给予阿司匹林 75 ~ 162mg/d 作为一级预防措施。阿司匹林在心血管疾病患者的二级预防中,降低近期死亡及再次心肌梗死的发生。

吸烟能够增加心血管疾病的危险已经达成共识,如果伴有糖尿病,心血管疾病的危险将进一步增加。戒烟可以降低死亡率,心血管疾病死亡率有下降趋势。对于所以糖尿病患者均应该询问吸烟病史,对患者进行戒烟的教育与戒烟指导,制订计划,精神鼓励,定期随访,必要时使用药物帮助戒烟,新的戒烟药物不久将进入临床使用。

高血压及血脂代谢异常均是心血管疾病的重要危险因素,并且常与糖尿病并存,严格治疗高血压及高脂血症对于降低糖尿病心血管并发症非常重要,其重要性不亚于糖尿病本身的治疗。

糖尿病对包括心血管系统在内的全身多数脏器都有不同的影响,严格血糖控制虽然减少微血管并发症,减缓动脉硬化的发展,降低心血管事件发生的危险,但是对于降低心血管事件的血糖水平是多少,尚不十分清楚。

(孙福成　赵迎)

第 2 节　糖尿病与心肌病

随着糖尿病病程的进展,糖尿病并发症增加,心血管并发症包括:冠心病、心房纤颤、心力衰竭、心源性猝死等。根据所并发的心血管疾病不同,临床表现各异,心力衰竭是常见的临床表现之一。1973 年 Rubler 首先报道了 4 例糖尿病心力衰竭的病例,这些患者既无高血压,也无明显冠心病表现或其他心血管疾病的证据,临床表现为心力衰竭,由此提出了糖尿病心肌病这一诊断。流行病学、临床及实验研究均证实了糖尿病心肌病的存在,并认识到糖尿病是心力衰竭的常见原因。

Framingham 心脏研究显示,男性糖尿病患者心力衰竭的发生是同年龄非糖尿病者的 2.4 倍,在女性为 5.1 倍,在控制年龄、高血压、血脂及冠心病等因素后,这种关系依然持续存在。其他人群中的研究也得出类似的结论。来自社区的 1 型及 2 型糖尿病患者群,采用血流及组织多普勒技术评判舒张功能,高达 40% ~ 60% 的糖尿病患者存在舒张功能异常。北京医院一组资料提示,51 例老年糖尿病患者有 68.6% 出现心力衰竭,而对照组仅 31.6%。另一项研究提示年龄在 45 ~ 74 岁患者中,男性糖尿病患者心力衰竭的发生率为年龄相匹配的正常对照组的 2 倍,而女性糖尿病心力衰竭发生率是正常对照的 5 倍,30% 以上的糖尿病患者死于心力衰竭。临床研究提示,舒张性心力衰竭患者的死亡率与收缩性心力衰竭者相似。虽然临床上糖尿病心力衰竭患者不少见,但是临床上做出糖尿病心肌病诊断的少。Mayo Clinic 总结了从 1996 年到 2006 年的糖尿病住院患者 44 555 名,诊断为糖尿病心肌病者仅 19 人,其中 18 例进行了超声心动图检查,15 例(83%)有左室射血分数下降,19 名患者中仅 6 人(31%)无冠心病、高血压、瓣膜病或先天性心脏病。由此可见,临床诊断的糖尿病心肌病病例很少。

一、病　　理

解剖研究发现部分糖尿病患者虽然在生前诊断为冠心病,但并无主要冠状动脉狭窄或仅为轻微狭窄性病变存在,难以解释其死因,但是发现有肌内冠状小动脉以及微血管病变,冠状动脉壁内有较为多的脂肪及钙盐的沉积,微动脉内皮细胞增生,心脏体积增大,由于病变存在于肌内微动脉,大的冠状动脉并无粥样硬化存在,大体解剖时也容易被遗漏。糖尿病心肌病的临床诊断较为困难,缺乏确切的发病率。糖尿病心肌病定义为:患者存在心室功能异常,其特点为舒张功能异常为主。它独立于冠心病与高血压之外,如果存在高血压或心肌缺血时更为明显。

糖尿病心肌病的病理基础包括:肌内动脉的改变,与其他器官的动脉相似,动脉血管内膜增殖,内膜下增厚,毛细血管基底膜增厚及毛细血管瘤形成,弹力纤维改变,血管周围纤维化,动脉壁纤维化及黏多糖增加导致肌内小动脉变细。间质中 AGEs 聚集,包括胶原纤维、弹力纤维及其他结缔组织蛋白,心肌纤维化。Ⅰ型及Ⅲ型胶原见于心外膜及血管周围,而Ⅳ型胶原见于心内膜层。刘冬戈等报道了一组 40 例老年糖尿病患者的尸解结果,发现 90% 的糖尿病患者存在微小心肌细胞坏死,92.5% 伴有心肌间微小的纤维瘢痕灶形成,均明显较非糖尿病者常见。心肌间微小动脉壁明显增厚。心肌纤维堆积的机制包括:胶原纤维的降解减少而非合成增加,间质的异常可以解释舒张末期的僵硬度及左室体积增加,导致舒张功能异常。超声心动图检查发现的舒张功能异常可能是因为胶原结构的改变,特别是胶原横向连接增加有关。糖尿病伴有高血压时,心肌间质纤维化、心肌细胞坏死较单纯糖尿病或高血压者明显。糖尿病心肌病的机制仍然不很清楚,它与糖尿病的病程、类型、严重程度间的关系尚不明确。糖尿病的病理诊断应首先排除引起心肌病变的其他疾病,再根据有长期的糖尿病病史,病理观察到微小心肌细胞坏死,心肌间有微小纤维瘢痕灶形成,肌间小动脉壁增厚等,据此做出病理诊断。

二、发病因素及机制

糖尿病心肌病的发病机制尚不清楚。可能机制包括高血糖及胰岛素抵抗,心肌细胞代谢异常,离子失衡,结构蛋白改变,小动脉及微动脉病变引起心肌缺血、缺氧,氧化应激及肾素血管紧张素系统激活等多种机制的作用,继而引起心肌营养障碍及心肌间质纤维化等改变。

1. 高血糖与胰岛素抵抗　高血糖可以引起微血管内皮细胞及心肌细胞的异常,导致舒张功能异常。高血糖是糖尿病并发症发生与发展的主要决定因素。高血糖时可以引起多种生化改变,包括心肌细胞内的非酶糖分解、蛋白激酶 C 激活(PKC)及游离脂肪酸代谢等多种生化变化。除高血糖外,2 型糖尿病患者还有高胰岛素血症及高脂血症,包括糖转运障碍,心肌对脂肪酸摄取增加及钙摄取的改变,这些改变导致血管及心肌的结构改变,例如基底膜(BM)增厚、细胞外基质沉积、心肌纤维化、心肌细胞肥厚及坏死。由于胰岛素的相对缺乏,蛋白质的合成相对减少,细胞利用葡萄糖的能力障碍,引起脂肪的氧化增加,以提供能量供应,而脂肪在氧化过程中所产生的代谢产物抑制细胞内酶的活性,导致细胞内钙离子增加,引起心肌细胞的收缩与舒张障碍。离体及活体动物实验研究中,采用导管测压或超声心动图技术测定左室功能参数,发现糖尿病及胰岛素抵抗

Zucker 肥胖小鼠心脏舒张功能异常与收缩功能减低,并存在心室肥厚;胰岛素抵抗小鼠对缺血损伤的易感性增加,缺血后功能的恢复异常。

2. 代谢底物改变　正常情况下心脏能量代谢的底物包括游离脂肪酸、葡萄糖及乳酸,非应急状态下 70% 的能量来自游离脂肪酸,而应急时转为葡萄糖为主,游离脂肪酸的代谢效率较葡萄糖低,产生相同的 ATP 时需要更多的氧气。糖尿病心肌代谢底物的改变与能量代谢改变在其发病机制中起重要作用。虽然心脏游离脂肪酸的摄取增加超过其代谢速率,引起心肌游离脂肪酸的堆积,脂质的代谢产物可以引起心肌细胞凋亡增加,从而引起心肌功能异常。问题是这些代谢底物改变是否与糖尿病的心肌功能异常相关。胰岛素治疗有两个重要的作用,首先是逆转了心肌细胞内的脂肪中毒,其次是糖的利用增加。最新研究发现,糖尿病鼠模型心肌游离脂肪酸利用增加时氧耗量增加,因而,糖尿病时心肌的效率降低,心肌效率的下降使得糖尿病心脏在心肌缺血或再灌注时容易发生血流动力学应激反应,而此时心肌氧耗与 ATP 的产生的匹配异常重要。在人体的研究也支持以上观点,糖尿病患者游离脂肪酸的摄取增加,血浆游离脂肪酸浓度升高,心肌氧耗增加。

3. Ca^{2+} 失衡　细胞内 Ca^{2+} 在心肌细胞收缩中起重要作用,心肌细胞内的 Ca^{2+} 是通过细胞膜上的电压依赖性 L 型 Ca^{2+} 通道调节肌浆网内钙离子的释放到胞浆中,然后弥散到收缩蛋白部位,引起一系列的反应,发生心肌细胞收缩,然后通过细胞膜 Na^+-Ca^{2+} 交换及膜 ATPase 使 Ca^{2+} 恢复到舒张水平。糖尿病心肌细胞 Ca^{2+} 外流降低,Ca^{2+} 通过 Na^+-Ca^{2+} 交换增加,通过肌浆网 Na^+-Ca^{2+} 交换的速度受抑制。Ca^{2+} 交换受损引起糖尿病心脏功能受损。

4. 肾素血管紧张素系统激活　肾素血管紧张素系统的激活在糖尿病心肌病中的作用已被充分认识到。已知糖尿病者心脏的血管紧张素 Ⅱ 受体及 mRNA 的表达增加。RAS 系统的激活可以引起糖尿病心脏氧化应激反应增加,心肌细胞及内皮细胞的凋亡与坏死。阻断 RAS 系统可以降低钙超负荷及减轻氧化应激反应,对糖尿病动物心脏具有保护作用。动物实验中,卡托普利治疗 4 个月可以预防糖尿病鼠收缩压及冠脉灌注压升高以及心肌间质和围血管纤维化的发生。依那普利可以使心肌糖化正常化,并降低左室壁的僵硬

度,这些作用部分与抗氧化作用有关。

5. 氧化应激 活性氧产物(ROS)在糖尿病心肌病的发生及发展中起重要作用。当 ROS 的产生与降解失衡导致增加时,ROS 会引起细胞损伤或细胞功能异常。已知 1 型与 2 型糖尿病患者均存在 ROS 的产生增加。ROS 主要在线粒体中产生,糖尿病时来自线粒体的 ROS 增加。ROS 的产生增加影响细胞信号传递而导致细胞死亡,并且与细胞凋亡也有关。ROS 导致心肌细胞的死亡增加可能促进心肌的异常重构,引起与糖尿病心肌病有关的特征性的形态与功能改变。除此之外,ROS 还通过其他途径引起心脏功能异常,例如,增强由于高血糖引起的蛋白酶 C 同工酶的激活,增加 AGEs 产生等。

6. 线粒体功能异常 糖尿病引起线粒体结构与功能异常。动物实验显示,糖尿病小鼠线粒体呼吸降低,氧化磷脂化成分蛋白的表达减少,这些都影响心肌的能量代谢。此外,还存在肌酸磷脂活性降低。卡托普利可以改善动物心肌线粒体的合成,改善能量代谢。

7. AGEs 与糖尿病心肌病间的关系 虽然糖尿病引起冠状动脉硬化的表现常见,但是糖尿病心肌病是一种以心衰为主要表现的独特现象,患者并无明显冠脉血管病变。糖尿病心肌病患者后期表现为心脏收缩功能减低,心输出量下降及舒张功能异常,其实临床前状态时已有心脏舒张功能的障碍。已知糖尿病心脏的基因表达异常,但引起这种改变的机制不清。糖转运到细胞内后产生很多代谢产物,它们在多个途径干预了细胞信息的传递。糖尿病患者脂肪酸代谢异常,影响细胞过氧化增殖因子相关元素基因的表达。

8. 血管内皮功能障碍 血管内皮细胞是高糖诱发损害的首要目标。内皮功能异常的早期表现为通透性增加及血流速度减慢,这些改变与血管活性因子有关,包括内皮素-1 表达增加,NO 的生物利用度降低,导致血管收缩与舒张功能障碍。研究证明,糖尿病的靶器官心脏、眼及肾脏中内皮素-1 上调。正常成人体组织中,与心肌细胞比较,内皮素的表达主要在血管内皮细胞中。研究也证明,糖尿病患者血清内皮素-1 水平增高。血流动力学研究提示,糖尿病患者存在内皮依赖的血管扩张作用受损,虽然发现 NO 的合成及 NO 合成酶表达改变,但是确切机制尚不清楚。NO 合成酶(NOS)具有产生过氧自由基的能力,而所有的 NOS 同工酶产生过氧自由基的可能性正在研究中。高血糖状况下的内皮细胞的长期损伤包括:细胞丢失、血流减慢、缺氧与缺血等。糖尿病诱发的内皮素调节的胶原沉积可能引起毛细血管内皮基底膜增厚与心肌纤维化。

低氧引起糖尿病患者体内微环境改变,导致心脏间质及(或)围血管心肌的纤维化与心肌细胞的坏死。心肌纤维化与心肌细胞坏死的结果表现为心室肥厚与舒张功能障碍。多数舒张功能障碍的患者是亚临床的,并且没有糖尿病并发症的证据,除非到了终末期。随着糖尿病病情的进展,心脏舒张功能障碍表现为舒张功能受损,并且容易发生心肌缺血。舒张功能异常与细胞外基质沉积直接相关;AGEs 诱导的胶原间横向连接也引起舒张功能障碍。收缩功能减退发生在糖尿病的后期,心脏收缩功能的改变可能是由于心脏血管内皮细胞功能异常、心肌纤维化与心肌细胞坏死的结果,所以治疗策略也应着重于纠正心脏血管血流灌注下降与基质蛋白的沉积增加。

三、临床表现

(一) 临床症状

年轻的糖尿病患者在发病后 8 年出现心脏舒张性功能异常,而收缩性功能异常在发病后 18 年才出现。糖尿病心肌病的主要临床表现为心力衰竭,早期为舒张性心力衰竭,随着病程的进展,后期出现收缩性心力衰竭。

舒张性心力衰竭者出现活动后胸闷、气短、运动耐力下降。应激时可以出现急性肺水肿,表现为呼吸困难,端坐呼吸,不能平卧,低氧血症;胸腔积液较收缩性心力衰竭更常见,老年人、女性、高血压、房颤患者更多见。

(二) 体格检查

根据患者病情的严重程度临床表现变化很大,所以体检时发现的体征也有很大不同。明显心力衰竭症状时体检可见呼吸困难、发绀;颈静脉充盈;肺水肿时肺部呼吸音减低,双肺可以闻及干湿性啰音,开始以下肺部明显,随着病程进展全肺均可以出现,也可以有哮鸣音;早期心界大小正常,后期心脏扩大,心率增快,可闻及奔马律,心尖部可以闻及收缩期杂音。肝脏肿大,下肢水肿。

(三) 实验室检查

1. 心电图 常规心电图检查多数并无特殊表现,可有非特异性 ST-T 改变,如果伴有高血压,可有左室肥厚表现。

2. 生化检查　除了血生化等常规检查外，B型脑钠肽（BNP）的检测对于诊断心力衰竭具有重要意义。心腔内压力增高时，心室肌产生BNP增加，检测血中的BNP和N-Pro-BNP的浓度是判断左心室心功能不全和容量负荷过重的一个重要指标，后者与心衰的严重程度似乎较前者更优。BNP>100pg/ml对心衰诊断有重要价值，特别是未经治疗的心力衰竭，也有学者认为，BNP的个体差异很大，特别是老年人升高的常见。除心衰之外，冠心病、瓣膜病及房颤时BNP均可升高。

3. X线胸片　临床应用最为广泛简便的判断心功能的方法，能够提供可靠的心衰证据。心脏大小可以正常，特别是糖尿病心肌病的早期阶段，后期出现心脏扩大；肺部有淤血、肺水肿、胸腔积液，舒张性心衰时胸腔积液较收缩性心衰时更为明显。了解肺部其他情况，为鉴别诊断提供帮助。多次胸片检查有助于评断治疗效果。

4. 超声心动图　糖尿病心肌病的早期表现为左室壁增厚，左室质量指数增加，与年龄相关的射血分数下降及舒张期左室内径增加。二维超声心动图检查心脏收缩与舒张功能正常者，多普勒或组织多普勒成像技术能够发现总体收缩与舒张功能异常，可见运动时心脏的变时性降低，随着糖尿病病程的进展，出现休息时局部室壁运动障碍及整体收缩功能异常。

心肌舒张功能异常是指心脏在舒张期心肌的舒张能力异常。舒张功能异常原因包括心脏被动的心肌舒张顺应性降低，或者是心肌的主动舒张能力降低。超声心动图检查可以提供左室的大小、室壁运动幅度、整体射血分数、心脏瓣膜关闭与开启情况。当左室收缩功能异常时，左室整体或局限性室壁运动异常，左室容积增加，左室射血分数降低。负荷超声心动图检查能够发现潜在的心肌缺血存在。

5. 放射性核素心室造影及心肌灌注显像　核素心室造影同样可以测定左室容积，心室快速充盈时间，等容舒张时间，快速充盈占整个舒张充盈的相对比例，但是不能评价心充盈舒张和充盈期左室压力和容积变化；能够测定左室射血分数，室壁运动幅度，明确室壁异常。心肌灌注显像可以发现心肌缺血及心肌梗死，评价存活心肌，进而判断冠心病的存在与严重程度。

6. 磁共振成像（MRI）　磁共振成像可以测定左室容积、射血分数、舒张功能及心肌血流灌注情况。对于判断心肌结构及功能判断非常有帮助，在心功能某些方面的判断优于超声心动图。此外，磁共振心肌标测可以测定左室心肌的旋转和移位。收缩时，心尖部心肌呈逆钟向旋转，心底部心肌呈顺钟向旋转，可以用于评价心肌松弛和舒张早期充盈。

7. 心导管检查　心导管检查可以测定心腔内的压力及容积，还可以测定左室dp/dt，测定左室充盈时间，它依然是诊断心脏舒张功能的"金标准"，但是它具有一定的创伤性。舒张时间常数是目前测定舒张速率的唯一可靠方法；等容舒张时间，最大负性dp/dt受心率、最大收缩压等因素影响，不能真正反映左室舒张。左心室造影检查可以明确左室收缩功能，测定左室射血分数，判断室壁运动情况，二尖瓣反流与否，为鉴别舒张性心力衰竭与收缩性心力衰竭提供依据。

四、诊断与鉴别诊断

糖尿病心肌病的临床诊断首先要结合患者糖尿病病史，在没有冠心病、高血压病及瓣膜病等基础上，患者存在心力衰竭临床表现，心力衰竭可以是舒张性或（和）收缩性，据此临床可以考虑糖尿病心肌病的诊断。由于收缩性心力衰竭的临床诊断较为容易，而舒张性心力衰竭较困难，早期以舒张性心力衰竭为主。根据典型患者典型心衰的临床表现，结合X线胸片及超声心动图等辅助检查结果可以做出舒张性心力衰竭的临床诊断。血BNP升高可以协助诊断及与其他原因引起的呼吸困难进行鉴别。

欧洲心脏病学会提出的舒张性心力衰竭诊断标准包括：①存在充血性心力衰竭的症状及体征，例如劳累性呼吸困难、奔马律、肺部湿啰音等；②左室收缩功能正常或轻度减低，左室舒张末期容积及容积指数正常；③存在左室松弛异常的证据，包括左室舒张末压增高等。ACC/AHA关于临床舒张性心力衰竭的诊断标准是：存在典型的心力衰竭的症状和体征，左室射血分数正常，超声心动图检查没有瓣膜性心脏病的征象。

Vasan和Levy提出了舒张性心力衰竭肯定、很可能和可能的诊断标准，并且需要排除瓣膜病、肺心病及容量负荷过重等引起的心力衰竭。肯定的舒张性心力衰竭标准包括：有明确的症状、胸片变化、对利尿剂的治疗反应等，发生心力衰竭事件的3天内左室射血分数≥50%,并且有舒张功能障碍的客观依据。很可能舒张性心力衰竭的诊断标准包括,明确的心力衰竭的临床表现及发病3天内左室收缩功能正常,但缺乏左室舒张功能异常心导管检查的客观证据。可能的舒张性心力衰竭的诊断标准包括:有明确的心力衰竭的临床表现,发生事件的3天内左室收缩功能正常,无左室舒张功能异常的心导管检查客观证据,但这些标准过于复杂,不适合临床使用。也有人认为,只要患者满足一下条件即可诊断舒张性心力衰竭,充血性心力衰竭的症状与体征,左室射血分数≥50%,即可以不用测定舒张功能指标,就可以做出舒张功能异常的诊断。

糖尿病心肌病的舒张性心力衰竭时,临床上需要与其他原因引起的胸闷、呼吸困难等进行鉴别,特别是其他原因的心脏病进行鉴别。如果出现胸腔积液,还应当与其他原因的胸腔积液进行鉴别。

糖尿病心肌病患者出现收缩性心力衰竭时需要与其他原因引起的心力衰竭进行鉴别,例如冠心病、高血压及老年性心脏瓣膜病变引起的心力衰竭,而临床实践中以上疾病又常与糖尿病相伴随,所以临床鉴别存在一定的困难,有时也难以完全分开,要根据冠脉造影结果,结合超声心动图表现,进行综合分析,仔细甄别,或者判断是以哪种疾病为主,一旦出现了收缩性心力衰竭,治疗原则与其他原因引起的心力衰竭基本相似。

五、治　疗

由于糖尿病心肌病患者的心力衰竭以舒张性心力衰竭为主,这里重点叙述舒张性心力衰竭的治疗,而对于收缩性心力衰竭的治疗则与其他原引起的相似。近年来,收缩性心力衰竭的死亡率已经下降,但舒张性心力衰竭的总体死亡率仍保持不变。舒张性心力衰竭的治疗尚缺乏充足的临床试验证据,无症状性的舒张性心力衰竭的治疗是否有益尚不明确。症状性舒张性心力衰竭的治疗也仅是建立在临床经验及有限的临床试验结果的基础上进行。舒张性心衰的治疗原则包括:①对症治疗:减少左室容积及心室率,降低左室舒张末期压力;②基础病的治疗:糖尿病的治疗。

(一) 非药物治疗

舒张功能障碍时对容量负荷比较敏感,所以要限制盐与水的摄入。通过限制摄入的液体量,可以有效的降低循环容量及左室舒张末期压力,降低肺淤血程度。急性期适当休息,缓解后适当的运动,能够增加运动耐量,改善舒张功能,缓解症状。

(二) 药物治疗

1. 利尿剂　利尿剂通过减少循环血容量及左室舒张末期压力,使左室压力-容量曲线下移,减轻肺静脉淤血与渗出,缓解呼吸困难症状。根据病情严重程度选择使用袢利尿剂或噻嗪类利尿剂。呋塞米 20～40mg/d,口服;双氢克尿噻 12.5mg～25mg/d,口服。病情严重时可以给呋塞米 10～20mg 静脉注射。多数舒张性心力衰竭者的收缩功能在正常水平,对利尿剂的敏感性高,从小剂量开始,根据需要增加剂量,避免过度利尿引起低血压及心衰症状加重,多数不需要长期使用利尿剂治疗。常见副作用包括低钾血症、低钠血症、低镁血症、低血压等。螺内酯类保钾利尿剂可以与呋塞米联合使用。收缩性心力衰竭中,螺内酯可以明显降低死亡率及住院率,但对于舒张性心力衰竭的作用待研究。常用剂量:20～40mg/d,口服,副作用有高钾血症、男性乳房发育等。

2. 硝酸酯类　硝酸酯类药物通过扩张小动脉及小静脉,减少回心血量及后负荷,降低左室舒张末期压力,降低心肌耗氧量。急性期可以静脉点滴硝酸甘油,稳定后改为口服长效硝酸酯类药物,长期使用引起产生耐受性。

3. β 受体阻滞剂　通过阻断心脏的 β 受体,减慢心室率,延长心室舒张期,降低血压,减轻心室肌肥厚。用于舒张性心衰的治疗,特别是伴有高血压、房颤及冠心病患者。控制基础心室率在 60～70 次/分。使用的剂量通常比收缩性心力衰竭的要大。常用的药物包括:酒石酸美托洛尔 12.5～50mg,2 次/日;琥珀酸美托洛尔 47.5～90mg,2 次/日;比索洛尔 2.5mg～5mg/d;或卡维地洛 12.5～25mg,2 次/日。

4. ACEI 及 ARB　肾素-血管紧张素-醛固酮系统(RAS)在心力衰竭时激活,引起钠水潴留,心室肥厚,细胞外间质纤维化,在舒张性心力衰竭中起重要作用。心力衰竭时心肌组织中局部 RAS 系统也被激,RAS 系统拮抗剂通过阻断循环中的 RAS 系统,降低血压,还对组织局部的 RAS 系统具有抑制作用,达到减轻左室肥厚,改善心室舒张功能的目的。在血压降低程度相同的条件下,ACEI 及 ARB 在减轻心室肥厚程度方面优于其他类型的抗高血压药物。常用 ACEI 药物包括：卡托普利、贝那普利、福辛普利及西拉普利等，根据血压水平调整剂量。

5. 钙离子通道拮抗剂　钙离子通道拮抗剂通过减少细胞肌浆网内 Ca^{2+} 浓度，改善心肌的舒张功能，减轻后负荷及心室肥厚，对舒张性心力衰竭有利。维拉帕米及地尔硫草均可以减慢心室率，改善心肌的舒张功能，用于治疗舒张性心力衰竭患者，控制心室率过快，一般将基础心室率控制在 60～70 次/分。根据临床需要选用，并调整剂量。

6. 洋地黄类及其他正性肌力药物　舒张性心力衰竭治疗中一般不需要洋地黄类药物，除非患者有快速性心房纤颤。心房纤颤时由于心脏舒张期缩短，心室率增快等因素，患者常难以耐受，应尽快转复为窦性心律。舒张性心力衰竭患者由于其射血分数多数正常或仅轻微降低，正性肌力药物所起的作用有限，此时临床很少使用。

7. 代谢调节剂　曲美他嗪（trimetazidine）通过抑制游离脂肪酸 β 氧化酶发挥作用。口服后改善心机 ATP/磷酸肌酸水平。心衰患者服用后可以改善 LVEF、生活质量及心功能分级，对于非缺血性心肌病较缺血性心肌病效果更好。目前临床用于心衰治疗及缓解冠心病心绞痛的治疗。

六、预　防

首先是血糖的控制，降低糖尿病对心肌的影响，对于糖尿病合并冠心病急性冠脉综合征患者，血糖控制可以减少心力衰竭的发生。长期口服降糖药物对于糖尿病心肌病的影响的研究较少，既往的临床研究也是注重于心血管事件等。伴有高血压的糖尿病患者，要严格控制血压水平，研究提示，ACE Ⅰ 类及 ARB 药物治疗可以改善患者舒张功能，能否延缓糖尿病心肌病的发展，尚不清楚。

（孙福成　赵迎）

参 考 文 献

1. Yang WY, Lu JM, Weng JP, et al for the China national diabetes and metabolic disorders study group. Prevalence of diabetes among men and women in China. N Engl J Med, 2010, 362:1090-1101.

2. 刘冬戈, 乔旭柏, 杜俊, 等. 糖尿病心肌病的组织病理学观察. 中华病理学杂志, 2007, 369(12):801-804.

3. Bucciarelli-Ducci C, Wu E, Lee EC, et al. Contrast-enhanced cardiac magnetic resonance in the evaluation of myocardial infarction and myocardial viability in patients with ischemic heart disease. Curr Probl Cardiol, 2006, 31(1):128-168.

4. Jaarsma C, Leiner Y, Bekkers SC, et al. Diagnostic Performance of Noninvasive Myocardial Perfusion Imaging Using Single-Photon Emission Computed Tomography, Cardiac Magnetic Resonance, and Positron Emission Tomography Imaging for the Detection of Obstructive Coronary Artery Disease. A Meta-Analysis. J Am Coll Cardiol, 2012, 59:1719-1728.

5. The ADVANCE Collaborative Group. Intensive blood glucose control and vascular outcomes in patients with type 2 diabetes. N Engl J Med, 2008, 358:3560-3572.

6. The ACCORD Study Group. Effects of intensive blood-pressure control in type 2 diabetes mellitus. N Engl J Med, 2010, 362:1575-1585.

7. The ACCORD Study Group. Long-Term Effects of Intensive Glucose Lowering on Cardiovascular Outcomes. N Engl J Med, 2011, 364:818-828.

8. Mazzone T, Chait A, Plutzky J. Cardiovascular disease risk in type 2 diabetes mellitus: insights from mechanistic studies. Lancet, 2008, 371:1800-1809.

9. Greason KL, Schaff HV. Myocardial revascularization by coronary arterial bypass graft: past, present, and future. Curr Probl Cardiol, 2011, 36:325-368.

10. Stone GW, Rizvi A, Newman W, et al for the SPIRIT IV Investigators. Everolimus-eluting versus paclitaxel-eluting stents in coronary artery disease. N Engl J Med, 2010, 362:1663-1674.

11. Berry C, Tardif JC, Bourassa MG. Coronary heart disease in patients with diabetes. Part I: Recent advances in prevention and noninvasive management. J Am Coll Cardiol, 2007, 49(2):631-642.

12. Kirtane AJ, Ellis SG, Dawkins KD, et al. Paclitaxel-eluting coronary stents in patients with diabetes mellitus. Pooled analysis from 5 randomized trials. J Am Coll Cardiol, 2008, 51(7):708-715.

13. Sozzi FB, Elhendy A, Rizzello V, et al. Prognostic significance of myocardial ischemia during dobutamine stress echocardiography in asymptomatic patients with diabetes mellitus and no prior history of coronary events. Am J Cardiol, 2007, 99(9):1193-1195.

14. 2012 ACCF/AHA/ACP/AATS/PCNA/SCAI/STS Guideline for the diagnosis and management of patients with stable ischemic heart disease. JACC, 2012, 60:1-121.

15. ESC Guidelines for the management of acute myocardial

infarction in patients presenting with ST-segment elevation. The Task Force on the management of ST-segment elevation acute myocardial infarction of the European Society of Cardiology (ESC). Eur Heart J,2012,33:2569-2619.

16. Stefanini GG,Serruys PW,Silber S,et al. The impact of patient and lesion complexity on clinical and angiographic outcomes after revas-cularization with zotarolimus-and everolimus-eluting stents. A substudy of the RESOLUTE All Comers trial (a randomized comparison of a zotarolimus-eluting stent with an everolimus-eluting stent for percutaneous coronary intervention). J Am Coll Cardiol,2011,57:2221-2232.

17. Hong YJ,Jeong MH,Choi YH,et al. Plaque characteristics in culprit lesions and inflammatory status in diabetic acute coronary syndrome patients. J Am Coll Cardiol Img,2009,2(3):339-349.

18. Lee MS,Yang T,Dhoot J,et al. Meta-Analysis of studies comparing coronary artery bypass grafting with drug-eluting stenting in patients with diabetes mellitus and multivessel coronary artery disease. Am J Cardiol,2010,105:

1540-1544.

19. Kapur A,Hall RJ,Malik IS,et al. Randomized comparison of percutaneous coronary intervention with coronary artery bypass grafting in diabetic patients. 1-year results of the CARDia (Coronary Artery Revascularization in Diabetes) trial. J Am Coll Cardiol,2010,55:432-440.

20. Valenti R,Migliorini A,Parodi G,et al. Clinical and angiographic outcomes of patients treated with everolimus-eluting stents or first-generation paclitaxel-eluting stents for unprotected left main disease. J Am Coll Cardiol,2012,60:1217-1222.

21. Boudina S,Abel ED. Diabetic cardiomyopathy revisited. Circulation,2007,115(26):3213-3223.

22. Witteles RM,Fowler MB. Insulin-resistant cardiomyopathy:clinical evidence, mechanisms, and treatment options. J Am Coll Cardiol,2008,51(2):93-102.

23. From AM,Chen HH. Diagnosis of Diabetic Cardiomyopathy in a Tertiary Institution from 1996-2006:Diagnostic Criteria,Patient Characteristics and Therapy. J Cardiac Fail,2007,13(6)suppl 2:S153.

第 54 章

糖尿病与脑血管病

一、流行病学研究

世界上许多神经病学专家和神经流行病学专家对糖尿病与脑血管疾病之间的关系进行了不少的研究。目前对脑血管病的危险因素已有大致的了解,其中重要的危险因素有高血压、心脏病和糖尿病等。美国明尼苏达的 Rochester 研究发现糖尿病与缺血性脑卒中的发生有密切关联,发病率高于该地区人群同性别、同年龄者的 1.7 倍。并提出与糖尿病有关的脑卒中的病因学是与过度糖基化和氧化、内皮细胞功能障碍、血小板聚集增加、纤维蛋白溶解障碍和胰岛素抵抗增高有关。Soucek M(2003 年)报告缺血性脑卒中的患病率在糖尿病患者中比非糖尿病患者高 3 倍。其卒中后糖尿病患者的预后差,同时容易再次卒中复发。Burchfiel(1994 年)等在夏威夷对 7549 位 45~68 岁既往无冠心病或卒中史日裔予以口服 50g 葡萄糖,根据一小时血糖的变化分组观察 22 年。发现糖尿病患者发生血栓栓塞事件的发病率最高,其次为高血糖组,正常低限组最少。出血性卒中则各组无差别(图 54-1)。

从危险因素来看,糖尿病患者常伴有高血压,这是代谢综合征的重要组成部分。Nagata K(2003 年)等认为相对年轻而不伴有高血压的糖尿病患者腔隙性脑梗死和脑动脉硬化较对照组高($P<0.05$),这说明糖尿病本身能促进脑部的动脉硬化。Griorde CB(2007 年)等在对 14 432 例糖尿病患者的 DAI 研究结果中表明年龄和先前的卒中是发生卒中的主要基础。我国上海 1987—1989 年的队列研究也证实糖尿病患者发生缺血性脑卒中的相对危险性为 6.88,丹麦的队列研究相对危险性则为 12,但糖尿病与出血性脑卒中的关系尚不肯定。国内糖尿病合并脑血管病的患病率为 4.6%~11.4%。北京医院神经科在 400 例 CT 证实的脑卒中病例中研究了脑卒中的危险因素:高血压、心脏病和糖尿病,其构成比高血压占首位,共 263 例,占 65.8%;心脏病 76 例,占 19.0%;糖尿病 43 例,占 10.7%;还观察了 400 例中高血压和糖尿病发生脑卒中的时间关系。从两者的病史时间来看,有糖尿病的患者多数在 19 年内就发生脑卒中,占 96.2%,而有高血压的患者在 19 年内发生的脑卒中,仅占 33.5%。此外,尚有不同的意见。对糖尿病作为脑卒中的一个独立危险因素的认识尚存在争议,其理由是:①已有的观察资料并未证明控制糖尿病可降低脑卒中的发病率和死亡率;②已有的观察资料并未证明糖尿病的患病率的分布与脑卒中的分布差异相一致,认为可能糖尿病与高血压等危险因素混杂在一

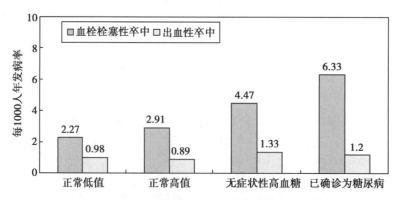

图 54-1　夏威夷日裔糖耐量与卒中的发病率 22 年随访
(引自:Stroke 1994,25:951)

起。另外,北京医院神经科观察了50例非卒中伴静止性梗死,其病因中冠心病占70.0%,高血压占56.0%,高脂血症46.0%和糖尿病占34.0%。

脑梗死患者的性别与患糖尿病的差异率的比较:共观察了脑梗死患者869例,其中男631例,女238例。糖尿病患者的差异率男为5.24,女为8.00,差异率的95%置信区间男为2.59~9.34,女为2.38~21.45,用χ^2来统计,男为39.86,女为23.56,P值男<0.001,女<0.001,这说明统计学意义上,男性和女性脑梗死者有糖尿病和无糖尿病之间都有明显差异。Emerging Risk Factor Collaboration(2010年)综合分析102篇前瞻性流行病学研究,确认糖尿病是缺血性脑卒中也是出血性脑卒中中的危险因素。

许多临床试验表明在卒中患者中有20%患有糖尿病,糖尿病对卒中的预后有明显的不良作用,并可使致残率和病死率明显增高。糖尿病也是短暂性缺血发作的早期卒中和晚期复发卒中的独立危险因素。Lakovits等从病理解剖证实糖尿病患者易患小动脉病变和腔隙性脑梗死,同时糖尿病是大动脉粥样硬化阻塞性疾病的危险因素。

欧洲糖负荷试验流行病学调查表明,女性糖尿病患者导致卒中死亡的相对危险度为4.57,这提示糖尿病是卒中死亡的重要危险因素。但在男性中无这种关联。

二、糖尿病和脑梗死的病因学关系

糖尿病与缺血性脑血管病之间的关系可能与以下的几种情况有关:①高血糖引起内膜损伤;②高血糖引起血乳酸累积;③高血糖破坏血-脑屏障;④高血糖促进兴奋性氨基酸聚集等。临床上多次发作的急性缺血性脑卒中患者中有10%~30%有糖尿病。伴发于糖尿病的急性脑梗死的病死率较无糖尿病者增高2倍或2倍以上。伴发糖尿病的急性脑梗死患者的病情也往往较无糖尿病者为重。这不仅为动物实验所证实,同时也为临床观察所证实。北京医院神经内科研究了糖化血红蛋白(HbA1c)在急性脑卒中应激性和糖尿病性高血糖鉴别中的应用,发现162例患者中出现空腹血糖升高者共69例,占42.6%,而其中HbA1c正常者37例,占22.8%,后者经随访发现血糖均恢复正常,考虑系脑卒中所引起的应激性血糖升高;另32例(19.9%)HbA1c升高组脑卒中前已诊断糖尿病患者18例,占11.1%,脑卒中后确诊

为糖尿病者10例,占6.2%,未确诊者1例,占0.6%,3例死亡,占1.9%。发现脑卒中急性期出现血糖升高者较多,而最后确诊为糖尿病的只占17.3%,所以不能仅根据急性期血糖升高而诊断为糖尿病。HbA1c对急性脑卒中鉴别血糖升高是应激还是糖尿病具有较好的参考价值,急性脑卒中时糖尿病或应激性血糖升高对预后有较重要的影响。根据Stead LG等(2010)及Ntaios G等(2010)的研究卒中患者高血糖或糖尿均为预后不良因素。这可能是因为缺氧,同时血糖升高,使无氧酵解增加,酸性产物堆积,使细胞内外酸中毒加重,进一步损伤了脑组织的能量代谢过程。因此在脑卒中急性期必须了解血糖升高,若血糖浓度>140~185mg/dl时应及时控制高血糖,同时应鉴别患者是否患有糖尿病抑或应激性血糖升高。糖尿病并发急性脑卒中的患病率高,而且预后也差的原因是由于糖尿病不仅可引起微小血管病变,而且可导致大血管病变如主动脉、颈动脉颅内或颅外段、大脑中动脉、椎-基底动脉等。

(一)大血管病变

糖尿病引起的动脉粥样硬化首先是损及动脉的内皮细胞,若同时存在高血压、内分泌、免疫和代谢障碍则进一步促使内皮细胞损伤。糖尿病患者的胰岛细胞抗体及胰岛素治疗患者胰岛素抵抗增高,被认为是免疫障碍引起内皮细胞损伤的证据。糖尿病患者的血小板聚集性增高,其原因与一种血浆蛋白质即遗传性假血友病因子(Ⅷ R:WF)有关。Ⅷ R:WF的活性与Ⅷ因子相关抗原(Ⅷ R:Ag)的活性相平行。现已证明糖尿病患者中血浆Ⅷ R:WF活性和Ⅷ R:Ag的水平都增高。这说明血小板聚集性增高可能是间接通过Ⅷ R:WF因子的活性升高所引起的。这样血小板在内皮细胞损伤处聚集,形成血小板块和白色血栓,继之出现释放反应,释出一系列的物质如二磷酸腺苷、5-羟色胺、儿茶酚胺、花生四烯酸、前列腺素G_2,并合成血栓烷A_2(TXA_2)。上述物质能使血小板聚集能力增强、动脉收缩,容易形成血栓。另外糖尿病患者容易引起脑卒中的因素是糖尿病患者空腹时血浆脂蛋白可升高30%~40%,其结果是血浆甘油三酯和总胆固醇增高,同时血浆低密度脂蛋白(LDL)和极低密度脂蛋白(VLDL)也增高。其原因可为遗传的,或由于胰岛素缺乏,或由于糖耐量异常或胰岛素相对过多。胰岛素过多和缺乏都是不利的。若胰岛素相对过多可作用于脂

肪细胞,促使甘油三酯存积,促进肝脏内 VLDL 的合成,同时胰岛素还可刺激肝内羟甲基戊二酰辅酶 A 还原酶(HMG CoA reductase),增加 LDL 和 VLDL 的合成,因而使血浆 LDL 和 VLDL 的水平增高。另外糖尿病患者的血浆高密度脂蛋白也明显降低。上述各种因素都能促使动脉粥样硬化和脑血管病的发生。

(二) 微血管病变

糖尿病患者常出现微血管病变的基本变化是 PAS 阳性物质沉着于内皮下而引起毛细血管基底膜增厚,其中糖尿病视网膜病变和糖尿病肾病具有重要的临床意义。以上两种病变主要为血管性病变,即小动脉玻璃样变性。

上述糖尿病并发的大血管和微血管病变,特别是前者使血液处于高凝状态,是引起动脉粥样硬化、急性脑供血不足和急性脑梗死的病理基础和发病原因。

三、常见糖尿病并发脑卒中的临床症状

(一) 主动脉弓综合征

颈总动脉自主动脉弓分出处阻塞时出现主动脉弓综合征。是否出现颈内动脉阻塞的症状和体征视颅底动脉环和椎-基底动脉供血情况而定。常出现的症状和体征有颈动脉和桡动脉搏动消失,起床时出现晕厥,反复发作性意识丧失、短暂性偏瘫、记忆力减退、耳鸣和视神经障碍等。

(二) 颈内动脉狭窄阻塞时的临床症状

颈总动脉交叉区和颈内动脉的粥样硬化病变,常常是一次小卒中或短暂性脑缺血发作为先兆。颈内动脉发生阻塞时发现交叉性瘫痪,在阻塞侧突然出现视力减退和对侧上下肢轻瘫,称为"交叉性视神经-锥体束综合征"。颈内动脉虹吸部阻塞时可出现眼睑下垂、复视,其卒中后糖尿病患者的预后差,同时容易再次卒中复发。从危险因素来看,糖尿病患者常伴有高血压,这是代谢综合征的重要组成部分。

(三) 大脑中动脉主干发生阻塞时的临床症状

大脑中动脉主干发生阻塞时的临床症状为阻塞对侧上、下肢瘫痪,同时有感觉障碍和偏盲。优势半球病变时出现运动性失语或音韵障碍。

(四) 基底动脉发生阻塞时的临床症状

1. 基底动脉主干发生阻塞时在临床上最先出现的症状是意识障碍,逐渐进入昏迷,同时出现四肢弛缓性瘫痪,但不久变成痉挛性,常伴有脑神经麻痹如面神经、展神经和三叉神经,有时迷走、舌咽和舌下神经也发生麻痹。预后不良,往往高热、胃肠道出血而导致死亡。

2. 基底动脉顶部综合征　为基底动脉远端部引起的中脑、丘脑,甚至引起大脑后动脉供应的枕叶和颞叶的供血障碍。临床表现为动眼神经障碍、瞳孔异常、觉醒和行为障碍、记忆力和意志缺失。

3. 闭锁综合征为基底动脉部分闭塞所引起,表现为四肢瘫痪,呈去大脑强直姿势,但保留眼球垂直动作外,无其他主动动作。患者呈缄默,但意识清楚,病变为脑桥腹侧广泛软化等所引起。

4. 延髓外侧综合征　主要为同侧椎动脉阻塞所引起。临床发病情况可分为两种,一种是突然出现眩晕,伴有恶心、呕吐,类似梅尼埃病;另一种是突然起病,表现为声音嘶哑,吞咽困难。神经系统检查见患侧霍纳综合征(眼睑小及瞳孔缩小)和面部痛、温觉减退,病变对侧肢体和半身痛、温觉也减退。

(五) 内听动脉发生阻塞时的临床症状

内听动脉阻塞时的症状往往是椎-基底动脉系统病变最先出现的症状。由于内听动脉是终末动脉,且半规管对缺血特别敏感,当全身血压降低或供应内听动脉的血流量不足时就产生平衡障碍而引起的恶心、呕吐和眩晕。同样,耳蜗血流减少时,听力可突然消失。两者同时出现时,表现为类梅尼埃病。

(六) 大脑后动脉皮质支发生阻塞时的临床症状

大脑后动脉皮质支阻塞时可出现偏盲,优势半球侧阻塞时有失读症和感觉性失语。此外,视其某一分支受累而出现某一症状,如优势半球顶颞动脉阻塞时引起视觉失认症;舌回动脉阻塞时可导致精神性失明和对颜色失认,矩状动脉阻塞时引起皮质性偏盲。大脑双侧顶枕部病变时出现 Balint 综合征,表现为精神性注视麻痹、视觉性运动失调和视觉性注视障碍。

(七) 锁骨下动脉盗血综合征

锁骨下动脉盗血综合征盗血的方式可以分为以下三种。

1. 左侧锁骨下动脉在椎动脉分出以前发生狭窄或阻塞时,当阻塞侧的手臂活动时血液自椎-基底动脉反流入上肢血液循环,有时出现活动手

臂的发麻和刺痛以及椎-基底动脉供血不足的症状如晕厥、眩晕、枕部头痛等。同时检查病变侧桡动脉脉搏迟缓,锁骨下动脉处有血管杂音,两上肢血压相差 20mmHg。称为典型的锁骨下动脉盗血综合征。

2. 右侧锁骨下动脉盗血综合征即无名动脉近端阻塞或狭窄时引起的锁骨下动脉盗血综合征。

3. 左锁骨下动脉和右无名动脉同时阻塞或狭窄时引起的锁骨下动脉盗血综合征。

(八) 腔隙性梗死

腔隙性梗死是指发生在大脑半球深部白质和脑桥的基底部,直径 15 ~ 20mm 以下的缺血性梗死。腔隙性梗死主要由高血压以及糖尿病促发微小动脉玻璃样变性和动脉硬化所致,多发生于深穿支动脉及其分支,多表现为单一的症状。临床上较常见的腔隙性梗死有以下几种。

1. 纯感觉性卒中 这是一种常见的腔隙性梗死,表现为病变侧面部、上下肢麻木,而无肢体力弱、偏盲、失语等症状。客观检查可有感觉障碍,也可无客观体征。

2. 纯运动性轻偏瘫也为常见的腔隙性梗死,即病变对侧面部和上下肢无力,呈不完全性或完全性瘫痪,但不合并感觉障碍、视野缺失和皮质功能障碍。椎-基底动脉系统引起的脑干腔隙性梗死,无眩晕、耳鸣、听力减退、小脑性共济失调和眼震等。

3. 同侧共济失调性轻偏瘫 表现为病变对侧的纯运动性轻偏瘫和小脑性共济失调,瘫痪以下肢为重,也可有构音不全和眼震。这是由于基底动脉的旁正中动脉阻塞而使脑桥的基底部上 1/3 与下 2/3 交界处腔隙性梗死所引起。

4. 构音不全-手笨拙综合征 患者有严重的构音不全、吞咽困难、单侧中枢性面神经和舌下神经麻痹,手轻度无力伴有动作缓慢笨拙,尤以精细动作如书写更为困难;指鼻试验不准,步态不稳,腱反射亢进和病理反射阳性。也为基底动脉旁正中动脉阻塞所引起。

5. 感觉运动性卒中 以偏身感觉障碍起病,继而出现轻偏瘫。这是由于丘脑腹后核并累及内囊后肢的腔隙性梗死所引起。

(九) "低血糖性卒中"

例. 赵××,男 88 岁。因上呼吸道感染于 1994 年 12 月 26 日入院。患者原患有高血压、冠心病,心房纤颤、心功能不全、糖尿病、糖尿病肾病及周围神经病。上呼吸道感染经治疗后好转。空腹血糖一般 150 ~ 160mg/dl,口服格列喹酮(糖适平)治疗。1995 年 1 月 10 日中午拟进餐时,突然言语不清,对他人讲话似不能理解。神经科急会诊检查:血压 180/95mmHg,睁眼不语,对指令不能理解配合,右侧不全瘫,腱反射均低,双侧病理反射可疑。急做 CT 未见颅内出血,急查血糖,血糖 27mg/dl。即静脉注射 50% 及 25% 葡萄糖各 20ml。约一小时左右患者睁眼,对指令能配合,右侧不全瘫恢复。

神经细胞的能量来源基本上来自循环血中的葡萄糖,脑细胞贮存葡萄糖能力极有限,大概仅能维持脑组织正常活动 5 ~ 10 分钟。因此低血糖时先大脑皮质,继之皮质下中枢活动受到影响,先意识淡漠继之昏迷。本例高龄,有脑动脉硬化,有潜在供血不足的领域,也可能先被累及,因而表现有偏瘫。但常常如本例同时会有全脑症状。因此老年人有潜在低血糖危险者,如出现偏瘫,尤其伴有全脑症状时应排除低血糖的可能,以免延误治疗造成不可逆的损害。

(十) 血管性认知障碍

"卒中性痴呆"原应用于脑出血后突然出现的认知障碍。20 世纪 60 年代 Fish CM 提出多发性皮质或皮质下梗死可导致痴呆。以后 Hachinski 又提出多发梗死性痴呆。诊断要点包括卒中发作史,局灶性神经病学体征及阶梯样认知下降。由于影像学的进步发展使我们对血管性痴呆有进一步的认识,血管性痴呆不仅可见于单个大面积梗死或多个梗死病灶较小,如总体积够大的患者。血管性痴呆也可见于梗死灶虽然不大,但发生于重要部位,如海马、丘脑等。也可见于并无明显大的梗死但有弥散性缺血性白质损害患者,如 Binswanger 病及低灌注痴呆。O'Brien 等(2003 年)提出血管性认知障碍得到广泛的应用。脑血管病也降低了临床出现认知障碍的阈值,使得会导致认知障碍的其他病理变化,更容易出现痴呆。糖尿病也是血管性认知障碍的危险因素。

(蒋景文 王新德)

参 考 文 献

1. 王新德. 老年人脑血管病的研究. 临床内科杂志,1992,9:135.

2. 国红,张晓燕,王新德. 糖化血红蛋白在急性脑卒中应激性和糖尿病性高血糖鉴别中的应用. 中华老年医学杂志,1995,14:207-210.

3. 王新德. 我国老年人脑血管疾病研究概况. 人民军医, 2002,45(6):337-340.

4. 高娜,赵铁耘,李秀钧. 糖尿病是卒中的独立危险因素. 中国卒中杂志,2007,2:594-596.

5. Burchfiel CM,Curb JD,Rodriguez BL,et al. Glucose Intolerance and 22-years stroke incidence. The Honolulu Heart Program. Stroke,1994,25:951-957.

6. Biesscls GJ. Cerebral complication of diabetes: Clinical findings and pathogenic mechanisms. Net J Med,1999,54: 34-45.

7. Nagata K,Sasaki E,Goda K,et al. Cerebrovascular disease in type 2 diabetic patients without hypertension. Stroke, 2003,34:232.

8. Lee KR,Walters MR. Acute stroke and diabetes. J Cerebrovasc Dis,2005,20:8-14.

9. Soucek M. Diabetes mellitus and cerebrovascular disease. Vnitr Lek,2003,49:916.

10. Giorde CB,Avogaro A,Maggini M. et al._Incidence and risk factors for stroke in type 2 diabetic patients. The DAI study. Stroke,2007,38:1148-1153.

11. Sarwar N,Gao P,Seshasai SR,et al. Diabetes mellitus, fasting blood glucose concentration, and risk of vascular disease:a collaborative meta-analysis of 102 prospective studies. Lancet,2010,375:2215-2222.

12. Gupta AK,Dahlof B,Sever PS,et al. Metabolic syndrome,independent of its components,a risk factor for stroke, and death but not for coronary heart disease among hypertensive patients in the ASCOT-BPLA. Diatetes Care,2010,33:1647-1651.

13. Reeves MJ,Vaidya RS,Fonarow GC,et al. Quality of care and outcomes in patients with diabetes hospitalized with ischemic stroke:findings from Get With the Guidelines-Stroke. Stroke,2010,41:e409-e417.

14. Kwon HM,Kim BJ. Park JH,et al. Significant association of metabolic syndrome with silent brain infarction in elderly people. J Neurol,2009,256:1825-1831.

15. Marso SP. Kennedy KF,House JA. et al. The effect of intensive glucose control on all-cause and cardiovascular motility,myocardial infarction and stroke in persons with type 2 diabetes mellitus:A systematic review and meta-analysis. Diab Vasc Dis Res,2010,7:119-130.

16. Fuentes B,Ortega-Casarrubios MA,Sanjose B,et al. Persistent hyperglycemia >155mg/dL in acute ischemic stroke patients:how well are we correcting it? Implications for outcome. Stroke,2010,41:2362-2365.

17. Yong M,Kaste M. Dynamic of hyperglycemia as a predictor of stroke outcome in the ECASS-Ⅱ trial. Stroke, 2008,39:2749-2755.

18. Ntaios G,Egli M,Faouzi M,Michel P. J-shaped association between serum glucose and functonal outcome in acute ischemic stroke. Stroke,2010,41:2366-2370.

19. Stead LG,Gilmore RM,Bellolio ME. et al. Hyperglycemia as an independent predictor of worse outcome in nondiabetic patients presenting with acute ischemic stroke. Neurocrit Care,2009,10:181-186.

20. Solfrizzi V,Scafato E,Capurso C,et al. Metabolic syndrome and the risk of vascular dementia:the Italian Longitudinal Study on Aging. J Neurol Neurosurg Psychiatry, 2010,81:433-440.

第 55 章

糖尿病与神经病变

一、流 行 病 学

神经病是指周围神经系统的神经受到损害，并不少见，据统计一般人口中可达 2%，40 岁以上可达 15%。而引起神经病最常见的病因为糖尿病。而糖尿病又是一种常见病。如根据斯德哥尔摩郊区 156 例 2 型糖尿病患者的研究，患者年龄 40～70 岁，平均（61.7±7.2）岁，平均病程为（7.0±5.7）年。发现 66% 合并有神经病，其中自主神经病 43%，对称性多发性神经病 23%，感觉神经病 32%，运动神经病 16%。英国根据社区调查，发现糖尿病患者发生痛性糖尿病神经病可达 34%，2 型患者患病率比 1 型为高。总的看来，糖尿病患者在其病程中发生神经病的发生率可达 30%～50%。糖尿病性神经病的危险因素根据欧洲的研究，与血糖控制不好及病程有关。此外高血压、吸烟、超重均为重要危险因素，高血脂、维生素 D 缺乏也有不利影响。

二、发 病 机 制

糖代谢对神经系统非常重要，神经元能量的获得依赖葡萄糖。糖尿病时出现的细胞代谢异常，不可避免地也会影响神经系统。因此糖尿病神经病变是糖尿病很常见的合并症，有人统计糖尿病性神经病变的发生率可达 30%～50%。近年通过对动物和人糖尿病时细胞代谢异常的研究，发现糖尿病时周围神经中有肌醇的减少及山梨醇的积存。肌醇来源于食物及肾脏合成。因细胞的钠及能量依赖摄取系统的作用，神经细胞中肌醇的浓度比血清中约高 100 倍。高血糖及高山梨醇水平均抑制此种摄取，因而减低肌醇水平。肌醇为多磷酸肌醇的前体，后者为神经细胞膜的组成成分。肌醇的减少会影响神经膜的功能，改变 Na^+/K^+ 三磷酸腺苷酶的活性，从而影响兴奋细胞的传导性。另外高血糖时神经元的山梨醇通路活性增加，山梨醇和果糖积存。而这些物质通透

性不好，因此渗透压发生变化，使神经内膜液体增加，施万细胞皱缩，对神经产生一定影响。也有人发现糖尿病患者有脂质代谢异常，导致神经的脂质合成异常和组成髓鞘的脂质比例异常，但尚未得到一致的认识。此外糖尿病患者还有蛋白代谢的紊乱。近年有人发现糖尿病动物的神经轴索早期即有逆行传送障碍。除了代谢机制外，糖尿病患者有大血管和微血管的改变。大血管的改变可能是通过促进动脉粥样硬化造成，因而促使脑缺血性疾病的发生率增加。微小血管的改变，如累及供养神经的微血管，则可发生单神经病变或多发性神经病变。近来对微血管病变在多发性神经病变中所起的作用由于得到实验室的证据而更加强调。因此很可能代谢机制和血管机制都是发生糖尿病神经系统合并症的重要原因。

此外，还发现有蛋白酶的不足，蛋白代谢的紊乱。但何者为引起糖尿病性神经病的主要机制尚未得到一致的认识。既往对肌醇的研究主要依据糖尿病动物。近年 Dyck 等对临床有神经病变的糖尿病患者、无神经病变的糖尿病患者以及对照组的神经活检结果进行研究，发现糖尿病患者神经内膜的肌醇并未减少。山梨醇沉积的问题，十余年来应用山梨醇还原酶抑制剂治疗糖尿病神经病变并未取得显著的成功，可能能延缓末梢性对称性多发性神经病的进展，但似未能逆转。近来则有不少证据提示神经的血供不足是引起神经病变的重要发病因素。通过改善供血可以使神经病变有所好转；如与山梨醇还原酶抑制剂（ARI）合用，则进一步提高疗效。另外还发现多元醇通路的改变，如多元醇通路的活跃，使烟酰胺腺嘌呤磷酸二核苷（NADP）减少，这影响了谷胱甘肽氧化还原功能，从而影响细胞对氧自由基的自我保护作用，导致血管内皮细胞受到损害。氧自由基也会中和氧化氮。因而削弱氧化氮介导的神经营养血管的扩张作用。也有人发现 ARI 的作用与氧化氮介导的血管松弛作用有关。如糖尿病鼠予以

531

氧化氮合成酶抑制剂,可以完全阻断 ARI 改善神经传导速度(NCV)和血循的作用。

糖尿病常伴有大血管及微血管的改变。大血管的改变可能是通过血管内膜的损伤,促进动脉粥样硬化造成,微小血管病变可能与糖化作用产物(晚期糖基化终末产物,AGEs)及自由基等有关。微血管病变是发生单神经病变及多发性神经病变的基础,已有不少实验室及病理学的证据。近年也有人发现多灶性糖尿病性神经病变有血管炎性改变。因此很可能代谢机制和血管机制都是发生神经系统合并症的重要原因。尤其近年有不少学者明确提出:血管内膜的损伤,导致神经微循环的障碍,是发生糖尿病神经病的重要机制。由此也可能因而改变我们对糖尿病神经病变治疗的策略。

高血糖促使内皮细胞及大动脉等的甘油二酯增加,激活蛋白激酶 C 等,导致花生四烯酸释放及前到腺素 E_2 生成增加。而这些对钠、钾离子及 ATP 酶均有抑制作用,导致神经传导速度减慢。高血糖的过多的糖酵解,还导致线粒体电子传送链的过载,产生反应性氧化物,增加氧化压力。

近年研究发现,2 型糖尿病的血脂异常、维生素 D 的缺乏也与神经病的发生有一定的关系。

遗传因素在糖尿病神经病的发生可能起一定作用,即"易感性"。有的控制并不好的严重糖尿病患者,多年不出现神经病变。而有的轻症糖尿病患者却出现神经病变。提示可能有遗传因素在起作用。

总的看来糖尿病性神经病不是单一发病机制引起,而是遗传因素,神经缺氧/缺血,氧化应激,多元醇旁路过度活跃,晚期糖基化终末产物增加,γ-亚麻酸缺乏,蛋白激酶 C 增加,生长因子缺乏,及免疫异常等因素综合引起(图 55-1)。

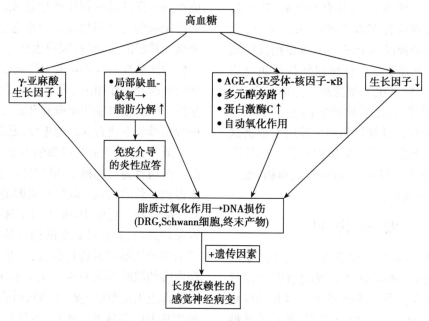

图 55-1　糖尿病性神经病变发病机制示意图
AGE,晚期糖基化终末产物;DRG,背侧根神经节

三、分　类

糖尿病性神经病变包括了一组在糖尿病基础上发生的神经系统损害,广义的包括中枢神经的损害,甚至包括了一些脑血管病。狭义主要指周围神经受损,包括神经根、脑神经及自主神经等。其分类法迄今尚未完全一致,有的偏重于解剖,有的偏重于病理基础,有的根据病程分。有的分得非常详细,有的则相当简单。总的趋势倾向简单实用,常常两种以上情况出现在同一患者。

Bolton 等人将 Thomas 的糖尿病神经病分类改为较为简单实用的分法:①全身性对称性多发性神经病,又可分为急性感觉性神经病、慢性感觉运动神经病及自主神经病。②局灶性或多灶性神经病,又分为颅、躯干、局部肢体及近端运动神经病(糖尿病性肌萎缩)。还包括了与 CIDP 并存的糖尿病神经病。

参照 Asbury 和 Brown(1984)、Dyck(1985)、Thomas(1997)及美国糖尿病联合会(2005)等的分类法,建议糖尿病神经病可简化分为:

①周围性多发性神经病;②自主神经病;③单神经病及多发性单神经病(脑神经、躯干、肢),包括糖尿病性肌萎缩;④亚临床神经病。在多数情况下已够用,当然还可细分,如周围性多发性神经病可分为急性或慢性,以运动为主或感觉(包括痛性)为主。自主神经病变还可分为心血管、胃肠、泌尿生殖系统等。同一患者可以有两种以上情况。

也可以将糖尿病性神经病分为躯体神经病及自主神经病。躯体神经病再分为周围性多发性神经病,单神经病及多发性单神经病。目前的证据多认为周围性多发性神经病主要由于代谢机制引起,单神经病及多发性单神经病多由于血管机制所致。

糖尿病的神经系统合并症,除上述外还包括:脊髓综合征、高渗性昏迷、酸中毒性昏迷,局灶性癫痫发作以及低血糖等。

四、病 理

高血糖症可以引起代谢改变,是因为代谢改变而直接影响神经而发生病理改变、抑或代谢改变致使血管改变,因而使神经发生病理改变。糖尿病患者神经改变的主要所见有两个方面:一是营养神经的小血管改变,二是神经本身的改变。血管的改变主要表现有血管腔变窄、玻璃样变性及内膜下有 PAS 阳性物质的积存。电镜发现有毛细血管内膜和细胞周围基膜增生。基膜增生为糖尿病微血管病变的早期表现,与神经病变的严重程度相一致。另外有血小板的凝聚增加,因血小板的聚集或纤维素的沉积使微血管狭窄或闭塞,因而使神经发生缺血性改变。多发性神经病变的神经的改变有沃勒变性、局部的轴索肿胀(包括神经丝、轴索萎缩)及原发的脱髓鞘。这些改变既影响粗的和细的有髓鞘纤维,也影响无髓纤维,各人侧重可以不同,但是髓鞘受累在先抑或轴索病变在先则有不少争论。单神经病变一般多认为由于神经的缺血性梗死引起,如曾在坐骨、股、闭孔神经的近端发现有多发的微梗死。近年有人对糖尿病患者的坐骨神经的不同水平的横切面进行研究,发现有多灶性损害,结合他们对腓总神经的研究认为多发性神经病变也是以缺血改变为基础。1 例 44 岁男性糖尿病神经病患者腓肠神经活检。显示粗细神经纤维均有轴索受损(图55-2)

对老年人的糖尿病性局灶性及多发局灶性神经病的受累神经的病理研究,发现有较高比例的

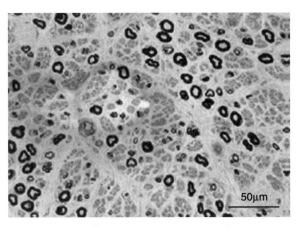

50μm

图 55-2　糖尿病神经病腓肠神经活检的病理

神经内膜出血及炎细胞浸润。提示血管炎性改变可能在发病机制中也起一定的作用。

1 型 2 型糖尿病患者的上述改变是相同的。有疼痛表现与无疼痛表现的糖尿病患者的病理所见亦无明显区别。

五、糖尿病性神经病变

(一) 糖尿病性周围神经病

1. 周围性感觉性多发性神经病为糖尿病神经病变的最常见的类型,常伴有自主神经受累。末梢的运动障碍往往很轻,感觉障碍一般为对称的,从足趾开始,随着病程进展发展至足以及小腿,上肢一般较晚才累及,呈典型的短袜及手套型感觉障碍。晚期躯干也可累及,从中线开始、往两侧发展,有人称为"糖尿病性躯干多发性神经病变"。如受累以粗纤维为主,则表现为末梢感觉丧失(主要是触觉、压觉、振动觉和关节位置觉),腱反射往往消失。由于本体感觉的障碍,往往出现感觉性共济失调,主要影响下肢。如为小纤维受累则常有不同程度的疼痛及感觉障碍,但疼痛的程度并不一定与神经病变相平行。疼痛的性质可以多种多样,如烧灼痛,绞扭痛,针刺痛以及闪痛等。局部皮肤触之可有触觉异常及自觉发凉或发热等温度感觉异常。一般都伴有自主神经障碍,男性患者往往有阳痿。检查时痛觉及温度觉常呈短袜或手套型障碍,足轻触时可有疼痛不适。关节位置、振动觉及运动功能相对受累很轻。腱反射往往存在。电诊断可以发现大纤维受累很少,腓肠神经感觉电位存在,但波幅低些,运动神经受累很轻,运动传导速度轻度减慢。也有人认为小纤维受累是一种早期现象,早于大纤维受累。小纤维病变不一定伴有疼痛或明显的自主神经症状。

急性痛性神经病：有人认为是一种独立的综合征。现多数人认为系糖尿病感觉运动神经病的一种类型。发病率不高，但很不舒服。此种情况可见于控制不太好的1型或2型糖尿病患者。常伴有体重明显减轻，有严重的持续的烧灼样疼痛，脚多感觉肿胀。往往以足底最重，也可累及整个下肢，偶包括手。除持续带烧灼感的疼痛外，可有间歇的炙热样的刺痛，从足往上放射至小腿，晚上较剧。皮肤也常常有感觉异常。感觉障碍的范围常小于自觉症状的区域，一般无运动障碍，但部分患者可有跟腱反射消失。如症状重而客观检查变化很轻，可进行皮肤活检，也可结合免疫组织化学对神经末梢进行评价。皮肤活检（图55-3）可采用皮肤打孔技术（skin-punch biopsy）。

治疗诱导的糖尿病神经病：少数患者开始用胰岛素治疗时反而出现感觉性神经病，有人称为"胰岛素性神经病"，表现为末梢性感觉异常，甚至疼痛，主要发生于下肢。有人认为可能这些病例原已有隐匿的神经病变，胰岛素治疗改善了高血糖的情况，轴索开始再生。这些新生神经纤维发生的异常的冲动导致了感觉异常。神经活检支持这种解释。

糖尿病足：糖尿病足溃疡并不罕见，有人统计在糖尿病患者有生之年中发生机会可达15%。可见于主要是小纤维受累的神经病变（假性脊髓空洞症性神经病变）患者，也可见于大小纤维均受累的患者。溃疡的发生主要与患者的痛、温觉丧失有关，多由于压迫及外伤引起。也可能与伴有的自主神经病变有关。神经病变引起的足溃疡

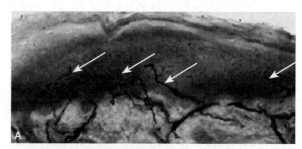
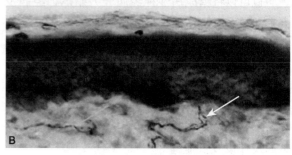

图55-3　皮肤活检
A. 正常；B. 糖尿病神经病变患者（引自 Diabetes Metab Res Rev,2011,27:678.）

需与缺血引起的坏死相区别。应早期诊断，积极治疗，防止进展，以避免发生截肢等可以避免的后果。神经性关节病（夏科关节）不多见（图55-4），与疼痛感丧失有关，常伴有自主神经病变。感觉性共济失调，腱反射消失，加上神经病变性足溃疡和关节病变常称为糖尿病性假性脊髓痨。这类患者由于有自主神经病变也往往有瞳孔的异常，但与脊髓痨影响近端关节不同。糖尿病性关节病以足的关节受累为主，有人统计109例中占91例，累及膝关节只有5例，踝关节12例。

2. 对称性运动神经病　可分以下两型：

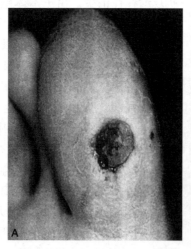
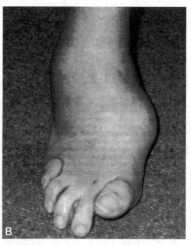

图55-4　糖尿病足
A. 足溃疡；B. 神经性关节病（引自 Boulton AJM,Cavanagh PR,Rayman G. The Foot in Diabetes. 4th ed. London:Wiley,2006）

（1）近端对称性运动神经病：发病率尚不清楚，常见于 50 岁以上患者。症状出现于控制不好及体重减轻时。偶为糖尿病的首发症状。症状常开始为腿上部及下背部疼痛，以后逐渐出现进行性肌无力，以一侧或双侧大腿为明显。在很不对称时易误认为股神经病变。无力可以缓慢进行达数周至数月，以致站起困难，走路蹒跚。神经系检查时可以发现有髂腰肌和股四头肌力弱。还可累及大腿内收肌、臀肌及腘绳肌。肩胛带受累很罕见。膝腱反射一般减低或消失，除可能同时存在的末梢性感觉障碍外，一般无腰皮肤节段的感觉障。肌电图主要表现为神经源性损害，但由于神经再生早期出现的短时限多相波需与肌源性损害相鉴别。股神经运动传导速度可能轻度减慢和不对称，但对诊断帮助不大。末梢运动传导减慢及感觉电位波幅减低可能由于同时存在的末梢神经病变。脑脊液蛋白可能增加，但无特异性。病程总的来讲是比较良性的，经胰岛素控制后一般进展停止，在治疗 3 个月内将会出现进步好转。病变部位有人认为系脊髓前角病变所致，也有人发现可能由于近端肌肉的末梢神经病变引起。

（2）远端运动神经病：末梢肌肉无力可见于有感觉丧失的末梢性多发性神经病变患者。偶有些患者运动障碍明显突出。近年有些病例神经活检报告为微血管病变，包括血栓形成及由于内皮细胞增生导致血管腔闭塞。临床上需与其他原因引起的神经病变鉴别。

（二）单神经病及多发单神经病

1. 脑神经单神经病 多见于 50 岁以上患者，以单脑神经病为多，多条脑神经病变很罕见。脑神经病变以动眼神经受累最为常见。一般均为突然起病，一部分患者一天或数天前起有先兆症状如上唇小针刺感或发麻，有的患者感到眼球后面或眼球上面疼痛，也有的感到同侧额部疼痛。但有约一半患者无此种先兆痛。动眼神经受累，有明显的眼睑下垂及眼球运动障碍，但瞳孔一般豁免。如动眼神经部分或完全性受损，表现有瞳孔受累，应首先想到动脉瘤的可能，应及时检查排除。糖尿病性动眼神经麻痹，多在一天或数天内眼运动障碍达到高峰、持续数周然后逐渐恢复。一般均在 3～5 个月内完全恢复。发病机制现一般认为由于微血管病变引起动眼神经缺血所致，由于支配瞳孔的纤维位于动眼神经的周边部位，对缺血的影响比中心部位为轻，因此多数豁免。

其他易发生脑神经病变的有展神经及面神经等，单独的滑车神经受累很罕见。

2. 近端运动神经病 有的作者建议用"糖尿病性肌萎缩"来概括这一类病。可以是对称的，也可以不对称。发病机制可能是供养神经的微血管病变引起的神经多发微梗死，上述观点已有病理支持。不对称的病例多见于 50 岁以上男性患者，病程较久，糖尿病也较重的患者。少数病例糖尿病也可以很轻，甚至没有察觉。发病一般较急（1～2 天内）或呈亚急性发病。肌肉萎缩明显，先感无力，根据病情轻重，2～3 周出现明显萎缩，一般均主要累及股四头肌群、髂腰肌及大腿内收肌。膝腱的改变与肌肉受累的程度有关。屈组肌群如臀肌、腘绳肌及腓肠肌则较少受累。运动症状主要为受累侧膝关节不稳，站立及行走困难，特别上台阶困难。疼痛一般患者均有，为深部的持续的钝痛，晚上为重，也可以呈烧灼样痛。皮肤无明显的感觉异常。疼痛开始于受累侧下背或臀部，或从髋扩展至膝。直腿抬高试验常为阴性，一般无腰皮肤节段的感觉障碍，如有也很轻。可以同时伴有末梢性对称性（主要是感觉）多发性神经病，伴有末梢性多发性神经病变的患者发病似较慢些，有时出现在给予胰岛素后或体重明显减轻时。有些病例有跖反射阳性反应，个别作者报告可达约 50%，但多数作者认为并不多见。电诊断可以看到股神经传导速度减慢，肌电图主要为神经源性改变，也可以看到相应脊旁肌肉的失神经表现。也有人发现有些肌病的特征。

鉴别诊断主要与腰椎间盘突出及腹膜后肿瘤伴腰骶神经丛的浸润鉴别。预后一般是好的，有报告追随 12 例平均 4 年半，除 1 例外均有进步。其中 7 例功能恢复良好，其他 5 例也有不同程度的进步。但恢复过程可能较慢，可能长达 12～24 个月。疼痛均逐渐消失。

3. 躯干神经病 即胸腹部神经病或胸腹部神经根病。临床表现：多见于 50 岁以上长期糖尿病患者。绝大多数患者不伴有糖尿病性视网膜病变或肾病变，但一半以上患者同时表现有末梢性多发性神经病。可以突然发病，疼痛和感觉异常可能是最早的症状。疼痛常为深部的钝痛，也可以为钻痛，也有描述为烧灼样痛，刺痛。一般均为单侧或主要为一侧。因此易与心绞痛、肺部的或胃肠道病变的症状混淆。有的痛呈根性分布。夜间最重，一般咳嗽用力无影响。痛可出现于一个或数个皮肤节段。从症状开始到高峰一般为几天。但有时可经数周扩散至邻近节段。多数患者有明显的体重减轻。可以与近端不对称性运动神经病及脑神经病同时发生。检查时可以发现于疼痛最重的节段对针刺有感觉异常，一般于胸、腹的前部为明显。有时仅有轻度的感觉过度。可能有同侧的腹肌力弱，由于腹肌的松弛，导致局部的膨出。肋间肌的力弱比较难发现。但对受累肌肉及脊旁肌进行针电极肌电图检查，可以在多数病例中发现有失神经现象。有人报告 21 例中 15 例阳性。有的病例表现为腹部有菱形感觉障碍，随病情进展往两侧及往上发展。

对发病机制一般认为由于神经根病变或多神经根病变所致。但有的病例肌电图仅见到前支支配的肌肉的失神经现象而无脊旁肌的异常，因此病灶也可能局限于脊神经的前支或后支。引起神经病变的原因可能为缺血性。治疗时首先是很好的控制血糖，其次是控制疼痛，有时苯妥英钠或卡马西平可以减轻疼痛。也可试在睡前服阿米替林 25～100mg。

4. 缩窄性神经病　糖尿病患者发生腕管综合征的机会与同年龄人相比男性要高 2.5 倍，女性要高 2.2 倍。肘管综合征，糖尿病患者要比一般人为多，常与糖尿病周围性多发性神经病变同时存在。尺神经病变多为主侧，因此也可能与慢性损伤有关。但不论腕管或肘管综合征，其治疗方法与一般人并无区别。

（三）糖尿病性自主神经病

糖尿病患者有自主神经受累是相当常见的。据多数文献报道患病率约为 17%～40%，主要是通过心脏血管自主神经功能测试统计。个别作者报告患病率达 72% 及 80%。可能与测试手段及标准不同有关。但可以清楚地看到自主神经受累在糖尿病患者中是很常见的。其中相当一部分患者并无症状，仅通过自主神经检查发现有自主神经受累。一部分患者仅一或两个系统受累，也有不少患者有多系统的自主神经受累。

1. 心血管系统

（1）心率异常：主要有两种表现：一是安静时心动过速，二是固定心率。固定心率比较少见，固定是相对的，指对各种刺激时心率的变化明显比常人为少。也有的糖尿患者表现有夜间心率减慢不明显。

（2）体位性低血压：指由卧位改变为站立位时收缩压下降超过 4kPa（30mmHg）。有体位性低血压并不一定有症状。有人报告 73 例糖尿病自主神经病变患者中 23 例有症状性姿势低血压，还有 10 例站立时血压下降超过正常但并无症状。症状包括姿势性无力、头晕，视力障碍，甚至晕厥。如同时服用利尿剂、血管扩张剂及三环类抗忧郁药可促使症状加重。胰岛素治疗也有可能促使症状加重。体位性低血压发生的机制主要是反射性代偿性血管收缩机制有障碍，可以发生于传入部分也可由于传出部分受累。还可伴有运动时心脏搏出的增加减少及站立时心率增加减少。

2. 胃肠系统　自主神经病变可累及胃肠道任何部分，但一般即使放射学检查可以看到异常，临床上也常无症状。如有症状也常常非特异而且多变。

（1）食管改变：主要表现有食管及咽部吞咽后的蠕动减少，下部的食管括约肌张力减低。症状有吞咽困难，胸骨后不适以及胃灼热等。但临床上常无症状。

（2）胃无张力：有胃排空减慢，有人报告无症状的糖尿病患者中 22% 有胃潴留的放射学证据，但多数患者没有症状。症状有食欲不好，上腹部饱满感。由于食物的潴留，影响糖尿病的控制，容易发生低血糖。偶尔导致恶心、呕吐。有人认为是迷走神经神经病变所致，当然交感神经也可能同时受累。

（3）胆囊：表现为胆囊增大，收缩不好。放射学及超声检查均能发现，但一般无症状。

（4）小肠：主要为近端小肠蠕动紊乱。最常见的症状为腹泻，有人认为系由于小肠停滞引起细菌过度繁殖，也有人认为系胆盐吸收不好所致。因此有人用广谱抗生素治疗，约一半患者有好的疗效。也有人对顽固的病例用肾上腺素 α2 受体激动剂如可乐亭等进行治疗。

（5）大肠：结肠无张力，为最常见的糖尿病自主神经病变的症状，主要表现便秘。检查发现胃、结肠对进食的反应消失。

（6）直肠、肛门：某些糖尿病性神经病变表现为肛门括约肌失控制，特别于睡眠时；如同时有腹泻则症状更突出，外括约肌常仍正常。

3. 泌尿生殖系统　当骶副交感神经，胸腰交感神经及骶躯体神经受损害时可累及多处泌尿生殖系统的不同的结构。

（1）膀胱功能异常：常无症状，表现为膀胱增大，残余尿增多。近代的尿流动力学检查可发现有膀胱张力低下，容量增大，敏感度降低。可能与内脏传入感觉通路受累有关。因而减少反射性逼尿肌的收缩。

患者早期常无症状，只表现为排尿间隔增长，清晨尿量增大。以后则可能有逼尿肌受累，尿流变弱，排尿时间延长，排尿时需要更用力，以及出现排不干净，滴沥等现象。晚期则出现尿潴留及溢出性失禁。这种情况会加重肾功能的减退。应鼓励患者白天每3～4小时排尿一次，并可在排尿时于耻骨上部加压。

（2）男性性功能障碍：为男性糖尿病患者自主神经病变的最常见症状之一。包括勃起能力，射精及性欲的改变。其中阳痿常为自主神经病变的首发症状，常逐渐起病，缓慢进行。与其他器质性阳痿患者仍保留性欲不同，一部分糖尿病性阳痿患者性欲也消失。

射精障碍可见于约一半的糖尿病性阳痿患者，包括有逆行射精及虽达高潮仍不射精。女性患者性功能障碍一般轻微得多。

4. 体温调节　皮肤的交感神经及支配受累时出汗能力丧失及微动脉失去对外界环境变化的反应。

（1）出汗异常：糖尿病自主神经病变患者可出现足甚至腿以及躯干下部出汗减少，甚至无汗，而上半身可能出现出汗过多，此外还可能出现味觉性出汗。

（2）血管运动异常：由于失神经，因而在自主神经病变时微动脉对温度改变进行收缩或扩张的功能丧失。一般下肢为明显，可能是血管收缩功能异常，也可能是血管扩张功能异常。因而有的患者感到足冷。有的患者由于血管异常的扩张，导致动静脉短路，使静脉压增加，因而出现下肢静脉扩张及水肿。

5. 低血糖　正常血糖降低时会出现轻度的副交感反应，继以交感反应。因而患者会感知低血糖，加以纠正以避免发生低血糖昏迷。而副交感反应可通过迷走神经使胰高血糖素释放；交感反应使肾上腺素释放，使肝糖原分解，提供正常拮抗机制。而自主神经病变患者可能丧失早期的交感反应，因此出现低血糖而不自觉，可以无症状而突然进入低血糖昏迷。也由于上述拮抗功能的不足，血糖可以降得比较低。

此外，有瞳孔的异常，呼吸系统的改变，胃肠内分泌及儿茶酚胺反应的异常等。为明确有无自主神经受累，可进行自主神经功能检查。其中以心血管自主神经功能检查应用得比较多，如安静时的心率，心率在深呼吸的变化，站起时心率的反应，持续用力时舒张压的变化，倾斜台以观察血压（主要观察收缩压）的改变，站立时30：15比例，以及Valsalva试验等。3516例糖尿病患者和205正常人测试深呼吸时心率的变化、Valsava试验及站起时30：15比例的敏感性和特异性都相当好，都达到90%以上。这些检查约15分钟即可完成（表55-1）。

表55-1　心脏血管自主神经病的诊断试验

试　　验	异常值
休息时心率	>100次/分
深呼吸时的心率变化：用心电监测，仰卧深呼吸每分钟6次。测试前及晚上未饮咖啡，无低血糖发作	心率差<10次/分，或呼气：吸气R-R比>1.17
心率在站起的变化：测量站起时第15次与第30次心跳的R-R间期（正常先出现心跳加快，继以反射性心率减慢）	30：15比>1.03
Valsalva操作法时的心率反应：患者通过有压力计的嘴管呼氧，维持压力40mmHg 15秒	最长和最短的R-R间期比<1.2
立卧位血压：测量仰卧位及站起2分钟时的收缩压	下跌>30mmHg（10～29为边缘）
等长运动时的舒张压反应：按最大握力计值30%持续5分钟	对测手臂舒张压增加<16mmHg
ECG QT/QTc 间期	QTc 间期>440ms

引自：Little AA，Edwards JL，Feldman EL. Diabetic neuropathies. Pract Neurol,2007,7:82-92

（四）亚临床糖尿病性神经病

亚临床神经病根据神经电生理检查，如神经传导速度（NCV）测定（包括传导速度减慢或波幅降低），定量感觉检查及自主神经功能检查等判定。发现糖尿病患者有亚临床神经病时，应对患者进行教育，帮助指导预防并发症，如足的外伤、溃疡等。以免发生一些可以避免出现的情况，甚至不得不截肢等。

六、电生理检查

神经电生理检查对诊断糖尿病性神经病变是一种很灵敏和很重要的检查手段，还可用作为观察疗效的指标。在人和动物的实验性糖尿病的早期血糖增高时即可发现有神经传导速度的减慢，但如高血糖得到控制，传导速度恢复正常，是可逆的。一般讲肌电图和神经传导速度的异常多见于年龄大于 50 岁，糖尿病控制不好和病程较久的人。有人报告肌电图很敏感，可以看到纤颤电位或正相电位等失神经电位。但一般讲神经传导速度和波幅的改变出现得更早，阳性率更高。神经传导速度（NCV）的改变一般下肢比上肢为多，感觉神经传导速度（SCV）的异常机会比运动神经传导速度（MCV）可能更多。有人报告最早的变化为感觉神经电位波幅的降低和体感诱发电位（SEP）潜伏期的延长。有人报告，在那些神经传导速度正常的糖尿病患者中已可见到为 F 波和 M 波的波幅比的减小。也有人认为神经反拗期的延长最为敏感。

我们比较了糖尿病患者的视觉诱发电位（VEP），脑干听觉诱发电位（BAEP）SEP，上、下肢的 MCV 及 SCV 等。发现以下肢胫、腓神经的 MCV 和正中神经的 SCV 异常率较高，另外正中神经 SEP N9 的异常率也很高。这些变化在糖尿病患者中控制不好的发生率要高些，与哪一型并无关系。在那些并无临床症状或体征的糖尿病患者中异常率（超过均值 ±2.5SD）仍可高达 1/5 以上。

有的神经电生理实验室应用微神经图（microneurography）技术，以微钨丝电极（1~3μm）插入神经记录神经电位。发现糖尿病神经病变时感觉传入冲动多数正常，而肌肉传入活动常消失，一半以上的交感神经活动未能测出。与其他类型的神经病变比较，交感神经受累的机会更要多些。

七、糖尿病性神经病的治疗

（一）针对发病机制的治疗

临床上多发性或单神经病并不少见，很多药物，尤其是抗癌药很容易引起神经病变。很多疾病可以有神经病变的发生，如维生素 B_{12} 缺乏、甲状腺功能低下、尿毒症等。糖尿病患者可以伴有炎性脱鞘多神经病（CIDP）。这些都可以引起多神经病。因此诊断糖尿病神经病变要谨慎，要除外其他原因引起的神经病变。因为有的治疗方法是不同的。糖尿病神经病变的发病机制还未完全清楚。有代谢机制、血管机制及自身免疫损伤等假说，都有一定的实验证据。目前对多发性神经病及自主神经病变多倾向于综合机制引起。局灶性及多发性局灶性神经病多倾向于血管机制及与神经对缩窄的易感性有关。不同类型的糖尿病神经病变其发病机制有所不同，因此需要不同的治疗方法。糖尿病神经病与血糖的关系很复杂，有的糖尿病很轻即有明显的神经病变，有的血糖控制很差，却没有神经病变的证据或神经病变的症状很轻。但总的来讲年龄大的，血糖控制不好的，病程长的发生糖尿病神经病变的机会多。自然史也变异很大，如有的症状很重，经过若干个月好转了。有的神经病变症状轻微，但可持续数年不变。因此影响对疗效的判断。

1. 高血糖的控制　总的来讲，糖尿病神经病变与高血糖有关，即使是短期出现的高血糖症，仍可使神经传导速度减慢。高血糖纠正及时，传导速度的减慢很快恢复，因此治疗糖尿病神经病变的基本原则是控制好高血糖症。有的糖尿病患者表面看来血糖控制良好，但实际上一日之间血糖波动仍较正常人为大。有人曾经试用胰岛素泵连续皮下给予胰岛素，发现可使运动神经传导速度和振动感觉阈得到改善，疼痛减轻。因此需要严格的控制高血糖情况。Ismail-Beigi 等 2010 年分析了 5500 例 2 型糖尿病患者以糖化血红蛋白作为指标经过半均 3.7 年的观察，严格组糖尿病神经病的发生要减少 7%，但尚不够有统计学的意义。

2. 维生素　虽然维生素 B_1、B_6 等的缺乏，可发生神经病变，但糖尿病患者这些 B 族维生素或其有关代谢物的血浓度，或尿中排出量均未发现降低。试用维生素 B_1、B_6 及 B_{12} 治疗均未发现对糖尿病性神经病变有效。因此补充维生素用作治疗或预防均无根据。1976 年有人发现维生素 B_{12} 的衍生物甲基钴酰胺(methylcobalamine)可以通过甲基转送刺激施万细胞蛋白合成,动物实验发现可改进糖尿病鼠的神经传导速度。因此近年有人用以治疗糖尿病神经病变。甲基钴酰胺并不能减少神经组织中山梨醇的存积。其确实疗效尚有待于积累更多的资料。

3. 中肌醇 由于发现实验动物患糖尿病时,多元醇通路活性增加,而导致神经的中肌醇减少。因此有些人试补充中肌醇以治疗糖尿病性神经病,剂量分别用 500～2000mg,每日 3 次,疗效没有实验动物那样令人鼓舞,有待进一步探索。

4. 醛醣还原酶抑制剂(ARL) 糖尿病时由于肌醇通路活性增加,糖尿病患者和糖尿病动物的神经中山梨醇的存积增加。有人认为由于这些改变导致神经病变。因而研究以醛醣还原酶抑制剂(如 Sorbinil)治疗糖尿病性神经病。多数报告虽有一定疗效,但改进是微小的。近年有几篇双盲对照的研究,其结果多数是否定的,或仅对早期病例有数。因此也有待于进一步肯定。

5. 血管扩张剂及改善微循环治疗 由于对神经血管效应的重视,血管扩张药用以治疗糖尿病神经病变得到广泛的研究。发现有不少药物对实验性糖尿病动物的 NCV 及神经血循均有所改善。如与 ARI 合用则效果更好。还有人用能改善血流流变学的药物己酮可可碱(pentoxifylline)

治疗糖尿病多发性神经病变的剧烈疼痛获得成功,但只是个例报告。

6. 抗氧化剂 对实验性糖尿病动物予以抗氧化剂治疗可以防止神经功能异常的出现。有两组多中心的验证,一组静脉注射 α-硫辛酸,剂量为 600mg 及 1200mg。19 天后症状评分比对照组下降。另一组口服 α-硫辛酸每日 800mg,4 个月,心率变异性等 4 项参数中两项有所改善。

7. 神经营养因子及其他 实验性糖尿病动物发现有神经生长因子(NGF)减少,导致逆行性轴索传送的 NGF 减少,影响对 NGF 依赖的感觉神经元的支持;NGF 也影响神经肽的表达。予以外源性 NGF 可导致与剂量相关的水平增高。可以增加感觉神经传导速度。因此校正 NGF 的减少,也可能是糖尿病神经病治疗的另一种策略。在此后较大规模的 3 期试验,治疗 48 周未得到预期的疗效。此外在目前此种治疗还是比较昂贵。

近年也有人用神经节苷脂治疗糖尿病性神经病。对照研究发现对症状可有轻微改善,也有的研究报告无效。另外有个例报告神经节苷脂可导致急性炎性脱鞘性多发性神经病(GBS)。近年有人用血管紧张素转换酶抑制剂预防糖尿病性神经病,并取得一定成功,提供了线索。但可能还要更多的实验结果。

现将上述针对发病机制治疗的现况概括如表 55-2。

表 55-2 基于目前被认可的糖尿病神经病的发病机制的治疗

异常性	药物	治疗目的	随机临床试验状态
多元醇通路活跃	醛醣还原酶抑制剂	减少神经山梨醇	
	Sorbinil		停用(AE)
	Tolrestat		停用(AE)
	Ponalrestat		无效
	Zopolrestat		停用(疗效不肯定)
	Zenarestat		停用(AE)
	Lidorestat		停用(AE)
	Fidarestat		随机临床试用有效,继续试验
	AS-3201		随机临床试用有效,继续试验
	Epalrestat		日本已上市
肌醇减少	肌醇	增加神经中肌醇	疗效不肯定
氧化压力增加	α-硫辛酸	减少氧自由基	随机临床试用有效,继续试验

续表

异常性	药物	治疗目的	随机临床试验状态
神经缺氧	血管扩张剂	增加神经血流	
	ACE 抑制剂		随机临床一组试用有效
	前列腺素类似物		随机临床一组试用有效
	phVEGF$_{165}$基因转移	促使血管生成	随机临床试验继续进行
蛋白激酶 C 增高	蛋白激酶 C-β 抑制剂（ruboxistaurin）	增加神经血流	随机临床试验继续进行
C-肽减少	C-肽	增加神经血流	研究继续进行
神经营养作用减低	神经生长因子（NGF）	促进神经再生	无效
	BDNF	促进神经再生	无效
LCFA 代谢降低	乙酰左旋肉毒碱	降低 LCFA 积存	无效
GLA 合成降低	γ-亚麻酸（GLA）	增加 EFA 代谢	停用
NEG 增加	胺基胍	降低 AGEs 积存	停用

注：AE，副作用；AGEs，晚期糖基化终末产物；EFA，主要脂肪酸；LCFA，长链脂肪酸；引自：Diabetic neuropathies. A statement by American Diabetes Association. Diabetes Care,2005,28：956-962.

（二）症状性治疗

痛性糖尿病神经病在糖尿病患者中发生率可达 16%，严重影响生活质量。一般止痛药效果不好，而麻醉性止痛药虽有效但会上瘾，因此一般不宜使用。对锐痛及闪痛以普瑞巴林（pregabalin）、卡马西平（carbamazepine）和加巴喷丁（gabapentin）较有效。但对钝痛疗效并不显著。三环类抗忧郁药不论是否合用吩噻嗪类药物对慢性疼痛一般有效。常用的有阿米替林（amitriptyline）、丙米嗪（imipramine）等，剂量不一定大，晚上服用，有利于睡眠，但有较强的抗胆碱能副作用。如伴有忧郁时，大概需要服用数周，疼痛和忧郁才会缓解。多数选择性的 5-羟色胺（5-HT）和去甲肾上腺素（NE）再摄取抑制剂如 Duloxetine 等也有较好的止痛作用。有人用肉毒素皮下注射治疗糖尿病神经痛，取得一定的成功，减轻了疼痛，改善了睡眠。但肉毒素可引起肌无力，要控制剂量，谨慎使用。对烧灼性疼痛，穿弹力袜也可能有助。有人用辣椒碱霜（0.075% Capsaicin cream）局部外用于疼痛区域，每日涂抹 4 次，不论对疼痛强度或缓解率均比对照为优。对痛性糖尿病神经病常用的口服治疗药物见表 55-3。这些药物均有一定的疗效，但也有不少副作用。

糖尿病自主神经病变治疗是困难的，体位性低血压可以采取机械、扩容和血管收缩办法。卧床时床头抬高 15°～20°，使下肢血管床充盈。弹力裤袜疗效比较好，但穿着比较麻烦。扩容药物

表 55-3　用于痛性糖尿病神经病的常用对症口服治疗药物（经 AAN、AANEM 及 AAPM&R 建议）

建议级别	建议用	不建议用
A	Pregabalin 300～600mg/d	Oxcarbazepine
B	Gabapentin 900～3600mg/d	Lamotrigine
	Valporate 500～1200mg/d	Lacosamide
	Venlafaxin 75～225mg/d	Clonidine
	Duloxetine 60～120mg/d	Pentoxifyline
	Amitriptyline 25～100mg/d	Mexiletine
	Doxetromethorphan 400mg/d	磁刺激
	Morphine sulphate 渐增量至 120mg/d	低频激光治疗
	Tramadol 210mg/d	Reiki 治疗
	Oxycodone 平均 37mg/d，最大 120mg/d	
	Capsaicin 外用，qid	
	Isosorbide dinitrate 喷液	
	电刺激，经皮神经刺激 3～4 周	

注：AAN，美国神经病学会；AANEM，美国神经肌肉及电诊断医学联合会；AAPMR，美国物理医学及康复学会；建议级别"A"资料来源于多篇随机临床试验结果，"B"资料来源于个别随机对照临床研究或非随机对照临床研究（引自 Neurology,2011,76：1758-1762）

以 9-α 氟氢可的松为好。促进血管收缩的常用药物有双氢麦角胺、甲氧胺福林（midodrine）等。甲氧氯普胺（胃复安）和多潘立酮（domperidone）对胃肠蠕动不好有助，前者因易通过血-脑屏障，服用稍久即有可能引起锥体外系并发症，不宜多用。糖尿病性腹泻可以短期试用减少肠蠕动药物如复方地芬诺酯（diphenoxylate Co）、氯苯哌酰胺（loperamide)等,应警惕成瘾性。膀胱功能障碍可试用胆碱能药物,但往往不太理想。对 Chareot 型关节病主要是减轻负荷,避免损伤。糖尿病足主要是因周围神经和自主神经病变所引起,动脉硬化性闭塞性血管病在发病机制中是次要的。因为存在动静脉旁路所引起的症状和供血不足,弹力袜有助,当然也要避免外伤。勃起功能障碍是男性糖尿病患者中比较常见的症状,有报告发生率为30%~75%。可能是自主神经病变的早期症状,也可能有血管、激素以及心理因素,治疗比较困难。近年有人用5型磷双酯酶抑制剂类(PDE5-Is)药物治疗(如 vardenafil、sildenafil 等)取得一些成功。

总的看来糖尿病性神经病变的多数类型的预后是好的,但常常需要3~6个月甚至2年才会有所好转恢复。遗留永久性的功能障碍不多。单神经病变中以尺神经病变恢复比较差。通过很好的控制糖尿病,避免外伤,对症治疗,前途并不悲观。

(三)其他疗法

近年有人用非药物方法治疗糖尿病性神经病的疼痛也取得一定的成功,如用近红外线光照治疗、低强度激光治疗、磁场治疗、频率调节电磁神经刺激治疗,经皮电刺激以及脊髓植入电极刺激治疗等。都报告有一定的疗效,但尚未得到公认,需要多中心进一步研究。

中药与针灸国内有多篇报道对糖尿病性神经病的疼痛症状有效。国外亦有相似报告,按传统穴位用针刺治疗,46例经过10周6个疗程,34例(77%)明显进步,追随18~52周,67%可停止或减少用药。这些研究的设计虽然也有个别是随机对照的,但总的看来不是非常缜密。

近年也有人用外周神经减压术治疗糖尿病性神经病,发现可使多数患者减轻疼痛,恢复感觉,神经传导速度亦有一定改善。但例数均比较少,有待进一步观察总结。

八、糖尿病时神经系统的其他合并症

(一)糖尿病酮症酸中毒

为糖尿病的重要合并症,占糖尿病患者死亡原因的9%~10%。临床表现有高渗性利尿及意识障碍。发病的机制还不十分清楚,多数认为高渗为主要原因。其他有酸中毒、脑血流改变、血管内弥漫凝血、溶血卵磷脂和游离脂肪酸的毒性、缺氧和脑碳水化合物代谢障碍等假说。由于高渗导致脑细胞皱缩,促使细胞为平衡进入可透过的渗透性物质,如游离氨基酸、钾离子等,从而影响神经细胞的应激能。由于内皮细胞的皱缩,血-脑屏障被破坏,使脑的内在环境发生变化,因而发生脑病。

总的来看,酸中毒不是主要矛盾,由于血-脑屏障的保护,早期脑脊液的 pH 仍正常。当情况进一步恶化,由于血-脑屏障的破坏,脑脊液 pH 也可以降低,因而影响意识。但意识状态与脑脊液的 pH 并不平行,意识与酮体的水平关系亦不十分密切。有人认为溶血卵磷酸和未游离的脂肪酸起了不好的作用,与急性胰腺炎时所起的作用相似。由于血液浓缩,容易出现血栓栓塞疾患,心脏、脑、肾、肠系膜均可能发生梗死。

治疗时可能出现低钾及低磷血症。可能由于严重酮中毒时呼吸受到抑制,也可由于输液过快发生肺水肿,均可导致缺氧。由于细胞受 2,3-二磷甘油酸酯的抑制,血红蛋白与氧的分离曲线左移也加重了缺氧。

治疗过程中如出现明显脑水肿,尤其发生于年轻患者,则死亡率很高。发生的原因还不十分清楚,可能由于渗透压不平衡,纠正过快或过头,产生"自身源性渗透压"。因此治疗校正速度不宜快。

(二)高血糖高渗状态

高渗性昏迷时一般渗透压常超过 350mOsm/L,血糖常超过 44.8mmol/L(800mg/dl)。因为患者往往仍有少量胰岛素,因而可以防止肝产酮过程的活化。有时也可伴有某种程度的酸中毒(乳酸或其他未鉴别的阳离子),有时也可有少量酮酸。高血糖高渗状态不仅见于糖尿病患者,尚可见于类固醇治疗、噻嗪类利尿剂治疗、肾透析以及严重烧伤及日射病,要注意鉴别。虽然血糖很高,补充液体后发生的脑水肿不如酮症昏迷严重,胰岛素需要量也少。但糖尿性非酮症性高渗综合征死亡率仍很高,可达 40%~50%,往往死于继发感染及脑水肿。

病例介绍:绪××,女,64 岁。因低烧、意识淡漠 2 周,昏迷 2 天入院。患者因低烧,意识淡漠在附近就诊,因发现有轻度右侧力弱,按脑缺血性疾病治疗。因病情无好转,来本院经急诊入院。急诊检查患者浅昏迷,右侧似有力弱,颈软,克匿格征阴性。腰穿脑脊液压力不高,细胞、蛋白正常,糖 33.9mmol/L(606mg%)。血糖为 96.32mmol/L

（1720mg%）。血钠 144mmol/L。尿酮体阴性。诊断高渗性昏迷，经治疗后意识好转，一个半月后死于合并感染。

（三）脑血管病

糖尿病促进动脉粥样硬化，因此脑血管病发病率要增加 2 ~ 6 倍。发生高血压的也增加1.5 ~ 3 倍。据统计糖尿病患者 25% 死于脑血管病。有些人发生脑血管意外时会有暂时性血糖增高，可能为一种应激反应。一般脑血管病好转时血糖恢复正常。

（四）糖尿病性癫痫

关于糖尿病和癫痫的关系，各家的意见尚不一致。有人认为纯系耦合，但也有注意到局限性癫痫患者有较高的糖尿病发病率。也有人注意到非酮症高血糖患者中有相当高的持续性的局限性癫痫的发病率，因此认为糖尿病与癫痫之间有某些内在联系，建议使用"糖尿病性癫痫"的诊断名称。

病例介绍：李××，男，64 岁。1973 年患糖尿病，1982 年 12 月 2 日频繁发作短暂讲话不清，头眼向右扭转，眼向右凝视，右上肢抽动。每天发作十余次，每次 5 ~ 15 秒，发作间期除反应迟钝外神经系统未见重要异常。血糖 16.6mmol/L（296mg/dl）。尿酮体阴性经胰岛素及口服降糖药物治疗并口服苯妥英钠 0.3g/d。血糖降至 5.88 ~ 8.79mmol/L（105 ~ 157mg/dl）。12 月 16 日发作停止。1984 年 7 月 20 日又开始频繁发作意识丧失，双眼向右凝视，右侧上下肢抽搐，每日发作数十次，每次 10s ~ 1min。血糖 22.4 ~ 12.77mmol/L（400 ~ 228mg/dl），尿素氮正常，尿酮体阴性。头部 CT（增强）未见异常。加服卡马西平，9 月中旬发作停止。1986 年 6 月中又有上述频繁发作，测血糖 22.4mmol/L（400mg/dl）。复查 CT 仍未见异常。予以胰岛素治疗及严格饮食控制，7 月中旬发作停止。渐停抗癫痫药，卡马西平 7 月 28 日停完，苯妥英钠 8 月 6 日停完，只用胰岛素治疗糖尿病，追随两年未再有发作，但发现患有糖尿病多发性神经病。

关于此种癫痫的发病机制尚不十分清楚，有人认为与脑的血管功能不全或微梗死有关，有人认为与糖代谢紊乱或渗透压的变化有关，但都不足以清楚地解释其临床特点。1986 年 Matthey 等报告一例糖尿病患者并发局灶性癫痫，发现低血镁，经纠正后抽搐停止。糖尿病患者易并发低

镁及低钙，是否此种类型癫痫的发病基础均因低镁？有待今后观察。

（五）低血糖症

糖尿病患者因胰岛素等降糖药物的使用不当当然也可以发生低血糖。另外由于食物的摄入不足或因自主神经病变引起胃潴留，影响食物的及时吸收均可以发生低血糖。正常人低血糖时有交感反应，患者有饥饿、心慌、出汗等感觉。一般都能警觉而由自体（肾上腺素刺激肝脏）及外源得到及时的补充，以免低血糖的进一步发展。但如合并有自主神经病变则此种交感反应减弱、消失，因而出现低血糖而不自知。另外拮抗机制也受到影响，可能比较快地进入深度低血糖昏迷，从而对神经系统造成损害。低血糖时如同时脑内有潜在局灶性缺血，可能出现类似急性脑血管病的症状如不全偏瘫等，因而误诊为脑卒中。但此类患者往往有全脑症状，如意识淡漠等，但这些全脑症状很难以脑局灶损害能解释。

（六）脊髓病变

早年认为糖尿病性肌萎缩，由于脊髓病变所致，现在否定。病理也曾发现有的糖尿患者脊髓后柱有变性。现一般认为这些脊髓的改变是由于病变累及神经节或根引起的逆行性变性所致。但也有人发现有的糖尿病患者脊髓的体感诱发电位传导速度减慢。当脊髓血管受累时，如脊髓前动脉闭塞或狭窄，可以出现脊髓前 2/3 的症状，主要是受累节段的及其以下运动及痛温觉障碍，触觉受累较轻，本体感觉基本完整。

（七）脑毛霉菌病

毛霉菌是一种条件致病菌，环境中虽然大量存在，但正常情况下并不致病。当机体抵抗力极度下降时有可能侵入人体而发生毛霉菌病。毛霉菌喜略带酸性环境。因此糖尿病控制不好有酸血症时有可能感染毛霉菌。毛霉菌病分两型，一型是鼻眼脑型，另一型是全身型。全身型多见于免疫功能极度低下的患者，如恶性肿瘤晚期、AIDS 患者等。鼻眼脑型 90% 见于糖尿病酸血症患者。毛霉菌从鼻黏膜侵入，喜侵入血管导致血管炎及血管闭塞，并沿血管发展至眼至脑，引起缺血性坏死，发生偏瘫昏迷等。病情充分发展后死亡率极高。因此必须早期诊断，如将鼻咽部的坏死组织，一般为黑痂，用氢氧化钾处理后镜检找菌丝以明确诊断。应控制糖尿病，纠正酸中毒，积极抗真菌治疗，如两性霉素 B、氟康唑等，单独或联合应用，

最好配合手术清除病灶才会有抢救成功的可能。

病例介绍：储××，男，55 岁。因左眶疼痛 6 天，左眼睑下垂两天，左眼失明 6 小时急诊入院。患者有糖尿病病史 8 年，控制不好。在外院因上述主诉诊断为眶尖综合征及视网膜中央动脉闭塞转来我院。入院后有低烧，左眼活动受限，体温逐渐增高。第四天左眼球稍凸出，左眼睑呈灰黑色，并发现上颚有黑痂。第五天右眼球活动亦受限。曾做左眼球摘除以明确病原体，病理检查为干性坏死，未发现病原菌。按厌氧菌感染积极进行治疗。第二次脑脊液检查白细胞 $400/mm^3$，糖的 CSF/血比值有所降低。CT 发现左额叶、颞极有大片低密度灶。入院第九天右侧全瘫，第十二天死亡。病理检查主要大体所见为左额、颞叶大面积梗死，颅底及脑内均有出血，颈内动脉、眼动脉闭塞。镜检发现在所累及动脉内及邻近脑组织，左眶内残留组织内均有大量毛霉菌菌丝。诊断鼻眼脑型毛霉菌病。

（蒋景文）

参 考 文 献

1. Kärevestedt L, Martensson E, Grill V, et al. The prevalence of peripheral neuropathy in a population-based study of patient with type 2 diabetes in Sweden. J Diabetes Complications, 2011, 25: 97-106.

2. Callaghan B, Cheng HT, Stables CL, et al. Diabetic neuropathy: clinical manifestations and current treatment. Lancet Neurol, 2012, 11: 521-534.

3. Brill V. Treatment for Diabetic Neuropathy. J Peripher Nerv Syst, 2012, 17 (supp): 22-27.

4. Shehab D, Al-Jarallah K, Mojiminiyi A, et al. Does Vitamin D deficiency play a role in peripheral neuropathy in type 2 diabetes? Diabetic Med, 2011.

5. Tesfaye S, Steenkiste AR, Dorman JS, et al. Epidemiologilcal correlates of diabetic neuropathy. Report from Pittsburgh Epidemiology of Diabetes Complications Study. Diabetes, 1989, 38: 1456-1461.

6. Abott CA, Malik RA, vanRossER, et al. Prevalence and characteristics of painful diabetic neuropathy in a large community-based diabetic population in the U. K. Diabetes care, 2011, 34: 2220-2224.

7. Vicent AM, Callaghan BC, Smith AL, et al. Diabetilc neuropathy: cellular mechanisms as therapeutic targets. Nat Rev Neurol, 2011, 7: 573-583.

8. Said G, Lacroix C, Lozeron P, et al. Inflammatory vasculopathy in multifocal diabetic neuropathy. Brain, 2003, 126: 376-385.

9. Duran-Jimenez B, Dobler D, Moffatt S, et al. Advanced glycation end products activation injures primary sensory neurons via oxidative stress. Endocrinology, 2007, 148: 548-558.

10. Vincent AM, Hinder LM, Pop-Busui R, et al. Hyperlipidemia: a new therapeutic target for diabetic neuropathy. J Periphjer Nerv Syst, 2009, 14: 257-267.

11. Tesfaye S, Boulton AJ, Dyck PJ, et al. Diabetic neuropathies: update on definitions, diagnostic criteria and estimation of severity (The Tronoto Expert Group Meeting 2009). Diabetes Care, 2010, 33: 2265-2293.

12. Thomas PK. Classification, differentia diagnosis, and staging of diabetic peripheral neuropathy. Diabetes, 1997 46 (Suppl 2): S54-S57.

13. Boulton AJM, Vink AI, Arezzo JC, et al. Diabetic neuropathies, a statement by American Diabetes Association. Diabetes Care, 2005, 28: 956-962.

14. Gibbons CH, Freeman R. Treatment-induced diabetic neuropathy: a reversible painful autonomic nneuropathy. Ann Neurol, 2010, 67: 534-541.

15. Dyck PJ, Overland CJ, Davies JL. Does impaired glycemia cause polyneuropathy and other diabetic complications? J Peripher Nervous Soc, 2011, 16 (suppl 3): 30-31.

16. Vinik AI, Mehrabyan A. Diabetic neuropathies. Med Clin N Am, 2004, 88: 947-999.

17. Boulton AJM, Malik Ram Arezzo JC, et al. Diabetic somatic neuropathies (Technical Review). Diabetes Care, 2004, 27: 1458-1486.

18. Boulton AJM, Cavanagh PR, Rayman G. The foot in diabetes. 4th ed. London: Wiley, 2006.

19. Vinil AI, Maser RE, Mitchell BD, et al. Diabtic autonomic neuropathy (Technique Review). Diabetes Care, 2003, 26: 1553-1579.

20. 王贵平. 糖尿病周围神经病的神经电生理及病理研究进展. 临床神经电生理杂志, 2007, 16: 44-48.

21. May O, Arildsen H. Simple function tests for autonomic neuropathy have a higher predictlive value on all-cause motility in diabetes compared to 24-h heart rate variabilty. J Diabetes Complications, 2012, 26: 246-250.

22. Fagius J, Brattberg A, Jameson S, et al. Limited benefit of treatmlent of diabetic polyneuropathy with an aldose reductase inhibitor: a 24-week controlled trial. Diabetologia, 1985, 28: 323-329.

23. Ismail-Beigi F, Craven T, Banerji MA, et al. Effect of intensive treatment of hyperglycemia on microvascular outcomes in type 2 diabetes: an analysis of the ACCORD randomized trail. Lancet, 2010, 376: 419-430.

24. Zieger D, Nowak H, Kempler P, et al. Treatment of symptomatic diabetic polyneuropathy with the antioxidant alpha-lipoic acid: a meta-analysis. Diabetet Med, 2004, 21: 114-121.

25. Apfel SC, Schwartz S, Adornato BT, etal. Efficacy and safety of recombinant human nerve growth factor in patients with diabetic polyneuropathy: a randomized controlled trial. JAMA, 2000, 284: 2215-2221.

26. Capsaicin Study Group. Treatment of painful diabetic neuropathy with topical capsaicin. A multicenter, double-blind, vehicle-controlled study. Arch Intern Med, 1991, 151: 2225-2229.

27. Bril V, England J, Franklin GM et al. Evidence-based guideline: treatment of painful diabetic neuropathy: report of the American Association of Neurology, the American Association of neuromuscular and Electrodiagnostic medicine, and the American Academy of Physical Medcine and Rehabilitation. Neurology, 2011, 76: 1758-1765.

28. Dworkin RH, O' connor AB, AudetteJ, et al. Recommendations for the pharmacologic management of neuropathic pain: an overview and literature update. Mayo Clin Proc, 2010, 85 (suppl 3): S3-14.

29. Tesfaye S, Vileikyte L, Rayman G, et al. Painful diabetic peripheral neuropathy: consensus recommendations on diagnosis, assessment and management. Diabetes Metab Res Rev, 2011, 27: 629-638.

30. Tuan Ry, Sheu JJ, Yu JM, et al. Botulinum toxin for diabetic neuropathic pain: a rancomized double-blind crossover trial. Neurology, 2009, 72: 1473-1478.

31. Freeman R. Treatment of orthostatic hypotension. Semin Neurol, 2003, 23: 435-442.

32. Kuehl M, Stevens MJ. Cardiovascular autonomic neuropathies as complications of diabetes mellitus. Nat Rev Endocrinol, 2012, 8: 405-416.

33. Burakgazi AZ, Alsowaity B, Burakgazi ZA, et al. Bladder dysfunction in peripheral neuropathies. Muscle Nerve, 2012, 45: 2-8.

34. GatopoutonA, Papanas N, Maltrezos E. Diabetic gastrointestinal autonomic neuropathy: current status and new achievements for every clinical practice. Eur J Intern Med, 2012, 23: 499-505.

35. Kempler P, Amarenco G, Freman R, et al. Management strategies for gastrointestinal, erectile, bladder, and sudomotor dysfunction in patients with diabetes. Diabetes Mwtab Rs Rev, 2011, 27: 665-677.

36. Leonard DR, Farooqil MH, Mayers S. Restoration of sensation, reduced pain, and improved balance in subjects with monochromatic near-infrared treatment. Diabetes Care, 2004, 27: 168-172.

37. Zinman L, Ngo M, Ng ET, et al. Low-intensity laser therapy for painful symptoms diabetic sensorimotor polyneuropathy: a controlled trial. Diabetes Care, 2004, 27: 921-924.

38. Weintraub MI, Wolfe GI, Barohn RA, et al. State magnetic field therapy for symptomatic diabetic neuropathy: a randomized, double-blind, placebo-controlled trial. Arch Phys Med Rehabil, 2003, 84: 736-746.

39. Bosi E, ContiM, Vermigli C, et al. Effectiveness of frequency-modulated electromagnetic neural stimulation in the treatment of painful diabetic neuropathy. Diabetologia, 2005, 48: 817-823.

40. Reichstein L, Labtrnz S, Ziegler D, et al. Effective treatment of symptomatic diabetic polyneuropathy by high-frequency external muscle stimulation. Diabetologia, 2005, 48: 824-828.

41. Daousi C, Benbow SJ, MacFarlane IA. Electrical spinal cord stimulation in the long-term treatment of chronic painful diabetic neuropathy. Diabet Med, 2005, 22: 393-398.

42. Chen B, ZhaoX, GuoY, et al. Assessing the quality of reports about randomized controlled trials of acupuncture treatment on diabetilc peripheral neuropathy. PLoS One, 2012, 7: e38461.

43. Dellon AL. Diabetic neuropathy: review of a surgical approach to restore sensation, relieve pain, and prevent ulceration and amputation. Foot Ankle Int, 2004, 25: 749-755.

44. 姚勇, 王任直, 张波. 应用外周神经减压术治疗痛性糖尿病神经病。中华神经外科杂志, 2005, 21: 550-552.

第 56 章

糖尿病下肢动脉病变

下肢动脉性病变(peripheral artery disease, PAD)又称为下肢动脉闭塞性病变,是指下肢血管的动脉粥样硬化而导致的动脉狭窄、闭塞、下肢远端组织缺血坏死。糖代谢异常与 PAD 的关系密切,糖尿病患者是 PAD 的高危人群,糖尿病患者中 PAD 发生率为 8.0% ~ 38.0% ,远高于普通人群的 3% 。糖尿病合并 PAD 是导致糖尿病足部溃疡和下肢截肢、特别是高位截肢和再次截肢的主要原因,同时 PAD 作为全身动脉硬化的一个标志,常与其他大血管并发症共存,PAD 并发心脑血管疾病的危险是普通人群的 3 ~ 4 倍。

一、糖尿病合并下肢动脉性病变特点及临床表现

糖尿病合并 PAD 具有病变更为常见,发病年龄更小,没有性别差异,进展速度快,多个节段发生病变,病变发生在更远端的特点。

糖尿病合并 PAD 存在高发病率、高致残率和高病死率状况,其临床表现各异。这些患者大多数并不主动就诊,或没有意识到症状出现;对于无症状患者,临床医师没有意识到其可能罹患PAD,未进一步检查,造成漏诊。这些因素造成该病低诊断率、低治疗率和低知晓率。

按 Foutaine 分期方法,PAD 临床表现可以划分为 4 个阶段。

第 1 阶段:无临床症状的阻塞性动脉病变。多在体检时发现有血管狭窄,由于病变程度轻或侧支循环的代偿而没有症状。

第 2 阶段:间歇性跛行(IC)。其定义为在走路或锻炼时诱发的腓肠肌疼痛,常被迫停止行走或运动,休息后缓解,可继续行走或锻炼。如 Reiber 所述,股深动脉远侧与膝周围动脉间形成侧支代偿的能力减弱,因此病变早期即出现缺血表现。这是 PAD 的最早的和最常见的临床表现。糖尿病患者的间歇性跛行期较短,很快进入第 3 阶段。

第 3 阶段:缺血性静止性疼痛。随着疾病的发展,血流不足以维持组织代谢的需要而成为静息痛,呈持续性烧灼样疼,程度剧烈,尤其是夜间,可因体位改变而减轻症状,腿抬高时加重,站立时减轻。在神经病变尚不甚严重时,可表现为症状很重。一旦周围神经病变加重,自觉麻木感明显时,因足失去知觉,反而症状减轻。休息痛和夜间夜间痛则为 PAD 最严重的临床表现。

第 4 阶段:溃疡/坏疽期。在 PAD 晚期,组织灌注不良、多于外伤后(长期卧床、过紧的鞋、烫伤)发展到缺血性溃疡和坏疽,是由于下肢缺血病程进展,局部供血少,不足以维持肢体最低代谢要求而发生的。超过 1/3 以上的患者最终需要大截肢。典型溃疡的发病部位是肢体远端溃疡,尤其在创伤后,常不能愈合。

二、糖尿病合并 PAD 流行病学资料

各项研究报道的 PAD 患病率变异很大,主要是受检查、评估方法的影响。

依据临床症状,应用 Rose 问卷以 IC 情况调查 PAD 的患病率在 0.4% ~ 14.4% 。中华医学会糖尿病学会组织全国 30 个省、市、自治区对 1991—2000 年内分泌科住院患者糖尿病相关情况进行回顾性分析,通过症状和体征诊断糖尿病PAD 的患病率是 5.0% 。通常情况下,使用 IC 症状进行诊断标准会大大低估 PAD 的患病率,因为研究显示 PAD 患者中 70% 没有症状。

下肢动脉触诊是简便的、传统的,也是有临床价值的方法。Boulton 报道大约 50% 的糖尿病患者不能触及足部动脉搏动。王爱红等对 4675 例糖尿病患者调查显示通过足背动脉触诊进行诊断,PAD 患病率为 24.9% 。但足背动脉、胫后动脉搏动的缺乏分别可见于 8.1% 和 2.0% 的健康人,由此通过下肢动脉触诊方式往往会高估 PAD 的患病率。

踝肱指数（ABI）即踝部收缩压与前臂收缩压比值。正常的 ABI≥0.9，ABI<0.9 提示 PAD。以 ABI<0.9 为诊断标准，北美及欧洲有 2700 万 PAD 患者，其中美国有 800～1200 万。美国的研究显示在>40 岁糖尿病患者中，PAD 患病率是 20%，>50 岁时 29%。一项法国心脏病专家调查了 100 429 患者，PAD 患病率为 10%。中国台湾、印度等地区的研究显示糖尿病 PAD 的患病率在 6.5%～10%。管珩等以踝肱指数（ankle brachial index，ABI）小于 0.9 为诊断标准，报告中国内地 7 个城市 15 家医院对年龄 50 岁及其以上且有一个或多个危险因素的 2 型糖尿病患者的 PAD 患病率 19.5%。糖尿病患者下肢动脉血管中膜钙化较突出，怀疑有动脉钙化者应查趾肱指数（TBI）。Kallio 等采用 ABI 与 TBI 联合诊断，2 型糖尿病患者合并 PAD 的发生率为 16%，随访 11 年新出现 PAD 的发生率为 24%。也有高达 30.6% 的报道。

彩色多普勒超声是一种灵敏度高、重复性好、无禁忌证的早期检测手段。北京地区 5 所医院随机选择门诊随诊 1 年以上、发病年龄≥40 岁、病程≥5 年的 2 型糖尿病患者 393 例患者进行超声检查发现有 PAD 者占有 90.8%，其中重度以上占 43.3%。

尽管下肢动脉造影是诊断 PAD 金标准，而 MRA 诊断价值与其相等，但受检测条件和经济水平限制，MRA 和下肢动脉造影不能作为常规检测方法，故没有大规模临床研究显示根据这两项检查的 PAD 患病率的报道。

三、糖尿病合并 PAD 的危险因素

糖尿病合并 PAD 与非糖尿病 PAD 病理改变相似，即动脉粥样硬化，它是全身动脉粥样硬化的局部表现，动脉粥样硬化时相继出现脂质斑点和条纹、粥样和纤维粥样斑块、复合病变三类变化。胆固醇在血管壁内的蓄积是动脉粥样硬化发生的重要步骤。在这一过程中，先形成致密的斑块，这些斑块溃破继而形成血栓，血栓使血管狭窄并阻塞血管使血流减少，周围组织的灌注压降低。这一病理过程是阶段性的，常为动脉远端的某些节段，如胫动脉或足动脉。动脉阻塞之后，局部的微循环血流就发生改变。

糖尿病合并 PAD 的危险因素与其他动脉粥样硬化病变的危险因素是相同的，包括：高龄、男性、吸烟、高血糖、高血压、血脂异常等。

1. 年龄　PAD 的发病率随年龄的增加而增长。年龄小于 50 岁的男性，IC 的发病率 1%～2%，而年龄大于 50 岁的男性，发病率增加到 5%；在女性中有同样的趋势。Stoffers 报告 45～54 岁 IC 的发病率为 0.6%、55～64 岁为 2.5%、65～74 岁为 8.8%，而用踝肱指数（ABI）小于 0.95 作为诊断指标，45～74 岁的 PAD 发病率为 6.9%，但其中只有 22% 的患者有 IC 症状。Rotterdam 研究是一项人群为基础的研究，分析了 7715 名患者，55～60 岁组 IC 的发病率是 1%，80～85 岁组为 4.6%；而以 ABI 低于 0.90 作为诊断指标，年龄超过 55 岁的男性和女性中分析中分别为 16.9% 和 20.5% 发病率。

2. 性别　大于 50 岁女性的间歇性跛行发病率为 2.5%，仅为男性的一半，而 70 岁以上的男女的发病率无差异。

3. 高血糖　大量研究显示糖尿病与下肢动脉病变相关。一项研究显示，行下肢动脉血管重建术的患者中 25% 为糖尿病。糖耐量受损的男女发展为 IC 的危险性分别增加 2 倍、4 倍。UKPDS 报道 HbA1c 每升高 1%，PAD 的患病危险增加 28%。

4. 吸烟　吸烟是动脉粥样硬化致病性危险因素之一。吸烟者与不吸烟者比较，动脉粥样硬化的发病率和病死率增高 2～6 倍，且与每日吸烟的支数成正比。主动吸烟和动脉粥样硬化之间具有相关性，被动吸烟已被证实与心血管疾病有关。Howard 等研究经 3 年随访观察，50% 吸烟者动脉粥样硬化有所发展。吸烟是心血管疾病独立危险因素。但 Gordon 的研究显示吸烟与 PAD 的相关性要远远强于与心血管的关系。早在 1911 年 Erb 就报道，吸烟者发生 IC 的危险性增加 3 倍。几乎所有关于下肢动脉病变的流行病学研究显示吸烟的是 PAD 的强的危险因子，相对危险度 1.7～7.5。此外，吸烟者下肢远端动脉病变的诊断较非吸烟者早十余年。

5. 高血压　一些研究表明高血压发生 PAD 的危险性增加。Framingham 数据显示，高血压人群中发展为 IC 中有性别差异，女性的相对危险度接近 4，男性约为 2，但也有研究显示，高血压男性发展为 PAD 的危险性增加，而女性则无增加。UKPDS 报道收缩压每升高 10mmHg，PAD 的危险性增加 25%。

6. 血脂异常　血脂异常也与下肢阻塞性动

脉疾病的发病率增加有关,约50%的PAD患者有脂代谢紊乱。血总胆固醇浓度是重要的独立的危险因素,Kannel 等报道,空腹胆固醇大于 7mmol/L,IC 的发生率加倍;降脂治疗可延缓外周动脉粥样硬化的进程,降低 IC 的发生率。高甘油三酯血症和载脂蛋白 a 是 PAD 的独立的危险因素。HDL 与总胆固醇比值是更好的预测指标。4S 亚组研究显示降低胆固醇水平能减少 38% 有症状 IC 的新发或恶化。

7. 其他危险因素 高同型半胱氨酸血症:同型半胱氨酸在动脉硬化的过程中起着作用,30% 的早发的 PAD 患者有高胱氨酸血症。纤维蛋白原和血细胞比容增加与周围动脉硬化有关。

多种危险因素并存于一个患者,急剧地增加了 PAD 危险性。在 Basle 纵向性研究中,在有 1 个、2 个或 3 个危险因素(吸烟、糖尿病、收缩性高血压)的患者中,PAD 的相关危险性分别从 2.3 增加到 3.3 到 6.3。

四、PAD 的诊断

糖尿病合并 PAD 起病多隐匿,在临床中容易被忽视。专家推荐,对于 50 岁以上的糖尿病患者,应该常规进行 PAD 的筛查。伴有 PAD 发病危险因素(如合并心脑血管病变、血脂异常、高血压、吸烟或糖尿病病程 5 年以上)的糖尿病患者更应该每年至少被筛查一次,旨在溃疡出现之前就能明确诊断。这样具有更好的卫生经济学效益。而对于有足溃疡、坏疽的糖尿病患者,不论其年龄,应该进行全面的动脉病变检查及评估。

PAD 诊断不复杂,且大多属于无创诊断。

(一) 病史和查体

1. 询问病史 IC 为 PAD 的典型表现,询问 IC 的病史有助于 PAD 诊断。爱丁堡跛行问卷(ECQ)诊断 IC 的特异性 99%,敏感性 91%。Criqui 等报道,IC 预测 PAD 的敏感性为 9.20% ~ 20%,特异性为 95.9% ~99%。

2. 体征 严重缺血的潜在体征:足抬高时苍白,下垂时红紫。

3. 肢体抬高试验(Buerger's test) 双下肢抬高 30°以上,持续 30 秒,然后放回水平位,10 秒之内有毛细血管充盈为正常,如 10 秒之后不恢复提示下肢缺血。

4. 静脉充盈时间(VFT) 患者仰卧,抬高下肢 45° 1 分钟,然后坐起并下垂下肢,计算足背静脉充盈时间,即 VFT。正常 VFT ≤ 20 秒,如果 VFT>20 秒,则提示动脉灌注不足。

5. 毛细血管再灌注时间(CRT) CRT 的检查方法为:指压蹬趾跖面皮肤 5 秒后,计算毛细血管血流再灌注时间,超过 5 秒即属异常,也反映动脉灌注不足。

VFT 和 CRT 检测方法简便,特异性较高,但敏感性低。

6. 下肢动脉检查 正常成人应该能触及搏动的足部动脉为足背脉和胫后动脉,但大约 10% 的人由于先天解剖变异而不能触及足背动脉搏动。可以通过触诊,扪及足背动脉和(或)胫后动脉搏动来了解足部血管病变,如果足部动脉搏动消失,应该检查腘动脉和股动脉搏动。有报道足背和胫后动脉搏动存在与否是最重要的观察指标。如果足部动脉搏动不能触及,就可以推测有动脉阻塞性疾病存在。足背动脉、胫后动脉搏动两者同时缺乏强烈预示存在 PAD。但用普通触摸的方式检查足部动脉的搏动受室内温度和检查者技术的影响。

(二) 辅助检查

由于病史和临床检查的不确定性,通常需要更加客观地测定,常用的技术包括踝肱指数(ABI)、趾部血压和经皮氧分压($TcPO_2$)、下肢动脉造影等测定。

1. 踝肱指数(ABI) 它是一项非常有价值的量化指标,是反映下肢血压与血管状态,文献报道 ABI 敏感性达到 95%,特异性达到 99%。ABI 具有价廉、简便、可重复性高和特异性强的优点,因此常被用作 PAD 筛查。正常情况下,踝动脉收缩压超过肱动脉收缩压 10 ~ 20mmHg,或相等于肱动脉收缩压,正常的 ABI ≥ 0.9,男性 ABI 通常较女性为高,胫后动脉 ABI 通常较足背动脉 ABI 为高。ABI 正常参考值定义为 1.00 ~ 1.30,0.91 ~ 0.99 为临界状态,ABI>1.30 或更高通常提示由于血管钙化、动脉弹性受损。ABI ≤ 0.90 被定义为 ABI 异常可接受的截点;0.71 ~ 0.90 为轻度动脉病变,0.41 ~ 0.70 为中度动脉病变,<0.40 为重度动脉病变。有研究提示 ABI 为 0.5 ~ 0.8,临床表现为间歇性跛行;ABI < 0.5,提示有严重的 PAD,临床多表现为静息痛;ABI<0.3,意味着需要血管外科治疗或下肢截肢。Kornitzer 等对 2023 个 40 ~ 55 岁无症状的工作男性作 ABI 和其他冠心病危险因素相关关系调查发现:单变量分析中,

ABI<0.9 与年龄、血总胆固醇、BMI、吸烟和糖尿病病程显著相关;多变量分析中 ABI<0.9 与糖尿病病程、年龄、血甘油三酯($P=0.073$)和吸烟($P=0.088$)显著相关。

Stoffers 等发现反复多次测量 ABI 较单次测量更具有价值,如果一次测量 ABI<0.8 或三次 ABI 平均<0.9 诊断 PAD,诊断符合率大于 95%;若一次测量 ABI>1.1 或三次 ABI 平均>1.0,排除 PAD,符合率达 99%。

ABI 测定分为静息 ABI 和运动后 ABI。运动后 ABI 异常的阳性率较静息状态下 ABI 为高。在一些轻度动脉狭窄的患者,ABI 可以是正常的,这时可以使用运动试验来增加试验的敏感性。运动后 ABI 均比静息 ABI 下降,故>0.8 为正常,<0.8 为严重动脉狭窄,当 ABI<0.6 时患者会因动脉功能不全而极易发生下肢溃疡。Taylor 等选取了 32 个静息时血压指数相似的受试者作极量运动实验(maximal exercise testing)发现所有运动后 ABI 均较静息 ABI 下降,所有运动后出现运动诱发的下肢痛(exercise-induced leg pain)的患者进一步作下肢动脉造影均证实其下肢血管有狭窄或其他病变。

但踝部血压可因有动脉钙化而增高,因此某些有明显 PAD 的糖尿病患者可以出现正常的 ABI,这种情况最多可见于 30% 的糖尿病患者。如果出现 ABI 异常增高,可行 X 线检查加以证实,这种有严重钙化的患者也属 PAD 的高危人群。如果 ABI>1.30 对动脉钙化的预测价值为 100%。

2. 足趾收缩压(TSBP)　通常认为,足趾动脉是不会钙化的,因此,怀疑有动脉钙化者应查 TSBP。TSBP 对判断足部溃疡的预后有很大价值,正常的 TSBP≥50mmHg。Orchard 研究发现 TSBP≥30mmHg,足部病变愈合率为 92%;2/3 TSBP<30mmHg 的糖尿病患者最终下肢截肢。TSBP<20mmHg 者足部病变愈合率仅为 29%;如果 TSBP<30mmHg,足部溃疡几乎没有愈合的可能,这是考虑血管外科治疗的一个指标。

3. 经皮氧分压($TcPO_2$)　$TcPO_2$ 反映皮肤微循环状态,进而反映周围动脉灌注情况。正常 $TcPO_2$≥40mmHg,如果 $TcPO_2$<30mmHg,提示周围动脉灌注不足,并预示足部有发生溃疡的危险;$TcPO_2$<25mmHg,足部溃疡不愈合的危险性增加 39 倍;$TcPO_2$<20mmHg 者溃疡几乎没有愈合的可

能,应考虑血管外科治疗。Reiber 等报道,如果膝以下和足背 $TcPO_2$<20mmHg,其下肢截肢的危险性较 $TcPO_2$≥30mmHg 者增加 161 倍。影响 $TcPO_2$ 的因素较多,包括全身因素如血氧浓度,局部因素如皮肤厚度、水肿、炎症等。$TcPO_2$ 的改变也可能与神经因素有关,自主神经病变导致微循环功能异常。Takolander 和 Graaff 均证实 $TcPO_2$ 不如 ABI 重复性好、可信度高。

4. 多普勒超声扫描　下肢动脉的超声检查包括肢体动脉的形态学观察、频谱分析,还可显示动脉内斑块。正常肢体动脉的多普勒波形具有典型的高阻血流的特征,通常为三相波或双相波。动脉狭窄 30%～49% 时动脉狭窄处收缩期流速峰值 150～200cm/s,狭窄 50%～74% 时流速为 200～400cm/s,狭窄 75%～99% 大于 400cm/s。下肢动脉病变严重,特别是有明显狭窄(超过 70%)或阻塞性病变时,多普勒检查具有重要意义。但如果存在异常反流或血流中断则给诊断造成困难。阻塞性病变时多普勒对主-股动脉病变诊断效果较好。彩超可以显示动脉管壁情况,如增厚、动脉硬化斑块及钙化程度,如管腔狭窄、彩色血流明显充盈缺损,或动脉已经闭塞,则即可诊断 PAD。据 Baur 等报告彩色多普勒超声检查 PAD 与动脉造影比较,敏感性为 91%,特异性为 85%,总准确率为 89%～96.6%,尤其对腘动脉以下病变,优于动脉造影。

5. 增强磁共振(CE MRA)　Steffens 等对 50 例有跛行症状的 PAD 患者行 CE MRA 扫描与 X 线数字减影血管造影(DSA)比较认为 CE MRA 对于>50% 的 PAD 有极高的诊断敏感性及特异性,分别为 99.5% 及 99.8%,其诊断价值与 DSA 相等同,这个结果与 Meaney(敏感性 95%,特异性 98%)及 Ruehm(敏感性 92%,特异性 96.6%)的研究结果类似。Cronberg 等对 35 例有腿部动脉粥样硬化临床表现的患者的下肢及足部进行了 CE MRA 及 DSA 检查后认为 CE MRA 对于膝以下血管及足部动脉弓的显示相对是准确的,但是若完全取代常规 DSA 检查还有待于进一步提高图像质量及空间分辨率。作为一种无创的检查手段,在临床上它可以用于评价因肾功能不全而无法行 DSA 检查的患者的远端动脉情况。

6. 数字减影血管造影(DSA)　为有创检查,经股动脉或肱动脉穿刺,注入造影剂可明确显示病变动脉的部位、范围、狭窄阻塞程度、侧支循环

以及阻塞远端的再通情况,可以提供详细的信息以指导选择介入治疗或架桥手术方案,对截肢患者也提供截肢平面的血运情况。但 DSA 费用昂贵,造影剂可引起血管痉挛、可诱发肾功能不全,对于糖尿病肾病患者如果需要血管造影则应尽可能使用小剂量造影剂。DSA 长期被视为下肢动脉诊断的金标准,但 Cronberg 等对足部动脉图像分析时发现,CEMRA 显示 38 段血管明显狭窄而 DSA 仅为轻度或无狭窄,重度狭窄或闭塞前的 20 段动脉血管 CEMRA 显示为轻度狭窄,而 DSA 却没有显示出这些慢速血流的血管,这对于 DSA 是否可作为判断所有血管病变程度的金标准提出了质疑。

五、糖尿病合并 PAD 的治疗

2007 年跨大西洋周围动脉诊疗的多学会专家共识及 2010 年中国 2 型糖尿病防治指南均指出:PAD 的治疗目的包括改善患者下肢缺血症状以及降低患者发生心血管事件的风险。PAD 的药物治疗一方面要针对心、脑血管疾病危险因素进行全面干预,另一方面,对于体力活动明显受限的患者,治疗的主要目标是缓解症状,改善运动耐量。

PAD 治疗包括控制心血管危险因素、运动锻炼、内科药物、外科血管重建、干细胞治疗。

(一) 控制心血管危险因素

PAD 最重要的意义是它作为全身动脉硬化的一个标志,常与其他大血管并发症共存,由 PAD 带来的截肢危险远低于 PAD 并发心脑血管疾病引起死亡的危险。ADA 建议对糖尿病患者需要加强 PAD 危险因素治理,如戒烟、控制血糖使 HbA1c < 7.0%、控制血压使血压 < 130/80mmHg、治疗血脂异常使 LDL-C<00mg/dl 及抗血小板治疗。

对于有症状的 PAD 患者,或 10 年心血管危险因素>10% 的患者,建议应用小剂量阿司匹林,阿司匹林的剂量建议为 75 ~ 100mg/d;对于已有血管疾病且对阿司匹林过敏和(或)有溃疡病史的患者,可考虑使用氯吡格雷(75mg/d)作为替代治疗。与安慰剂相比较,抗血小板药物能降低间歇性跛行患者的全因死亡率和心血管死亡率,但并不能降低总的心血管事件的发生;与阿司匹林比较,氯吡格雷与吡考他胺能显著降低患者全因死亡率和心血管事件发生。

PAD 患者应用他汀类药物不仅能降低血管事件发生的危险,而且还能改善与 PAD 相关的临床症状,且该作用独立于胆固醇水平和其他潜在的混杂因素。最新的研究表明,他汀类调脂药治疗的 PAD 患者获益最大,最大步行距离平均增加约 160m。因此,对于 PAD 患者,如果 LDL-C 不达标(<2.59mmol/L),都应该考虑使用他汀类药物。

PAD 患者服用 ACEI 类药物雷米普利治疗后平均无痛行走时间、最大步行时间明显增加。服用 ARB 类药物替米沙坦治疗 12 个月后,最大步行距离较对照组增加 26%,血流介导的血管扩张增加 40%,ABI 增加 11% 以及生活质量评分均较对照组有统计学意义。但新近的系统评价结果显示 ACEI 的使用并不能改善症状性下肢动脉疾病患者无痛性步行距离和提高 ABI,也不能提高总的治疗效果。

如上所述,对于 PAD 患者,抗血小板药物、他汀类药物、ACEI 或 ARB 类药物及三种药物的联用非常重要。因此,对于临床上筛查出的 PAD 患者,应该常规给予抗血小板药物、他汀类药物、ACEI 或 ARB 类药物治疗,以改善患者下肢运动功能,并减少心血管事件发生和降低死亡率。

(二) 运动锻炼

对于 IC 患者,应该给予运动治疗处方。运动锻炼能显著增加患者最大步行时间和步行距离,但对 ABI 没有影响。在运动锻炼方式方面,每周 3 次规律的运动锻炼,对患者步行距离的改善具有统计学意义和临床意义。在运动场所方面,研究显示以康复中心为基础的运动在改善行走距离和延长间歇性跛行的时间方面优于以家庭为基础的运动锻炼;但是以家庭为基础的运动锻炼其患者依从性(68%)优于以康复中心为基础的运动(36%),尤其是长期坚持锻炼方面。

(三) 扩血管药物治疗

主要用于病变早期和轻度的患者以及无法行下肢血管重建的患者,可以提高患者生活质量,减轻间歇跛行的严重程度,提高肢体的生存能力。

1. 己酮可可碱　甲基黄嘌呤的衍生物,1982 年第一个被美国 FDA 认可治疗 IC 的药物,早期研究显示服用己酮可可碱 24 周,能改善无痛行走距离 45%,最大行走距离 32%,但近期大量试验的完成显示了己酮可可碱对于 IC 改善效果很小。

2. 西洛他唑　选择性磷酸二酯酶Ⅲ抑制剂,可抑制 cAMP 的降解,从而提高体内 cAMP 的浓度,cAMP 能够抑制血小板的聚集,并有扩张血管的功能,另外,cAMP 增多还可抑制 TXA_2、5-HT 等物质的释放。1999 年被美国 FDA 认可用于治疗 IC,能增加最大行走距离的 41%,而且能改善血脂,增加高密度脂蛋白胆固醇 HDL-C 约 10%,减低 TG 水平约 15%,对于基础 TG 水平高的患者效果更明显。北美的针对 8 项随机、安慰剂对照荟萃分析研究显示服用西洛他唑 12 ~ 14 周,研究组患者无痛行走距离和最大行走距离分别增加了 50% 和 67%,接受该药的男性或女性、糖尿病或非糖尿病的、老年或中年的 IC 患者,行走距离增加明显增加。北京多中心的应用西洛他唑 12 周治疗糖尿病合并 PAD 患者 51 例,与双嘧达莫对照组比较,IC 改善率增加 26.5%,静息痛改善率增加 22.4%,而患者下肢麻木、冷感、沉重感有效率达 92.9% ~ 100%。西洛他唑推荐剂量为 50 ~ 100mg,2 次/天。

3. 沙格雷酯　一种 5-HT$_{2A}$ 受体拮抗剂,通过选择性地抑制血小板及血管平滑肌上的 5-HT$_{2A}$ 受体,抑制血小板的聚集及平滑肌收缩。5-HT 为一种单胺类神经递质,可促进 ADP、TXA_2 等物质对血小板的聚集,也可作用于血管平滑肌,引起血管收缩。一项荟萃分析 4 项对照研究显示,沙格雷酯组最大行走距离增加 71m,而己酮可可碱组最大行走距离增加 43.8m。王玉珍等报道,应用沙格雷酯治疗 12 周,与阿司匹林对照组比较,最大行走距离及无痛行走距离均显著增加。沙格雷酯未被美国 FDA 批准用于治疗 IC,但在欧洲的 IC 治疗指南中推荐此药。其推荐剂量为 100mg,3 次/天。

4. 前列腺素 E_1　基本结构是前列烷酸,是目前最强的内源性扩张血管药物。具有强烈扩张血管、使部分僵硬红细胞易于通过毛细血管、抑制血小板凝集以及改善末梢血液循环作用,但由于一个肺循环能灭活 80% 的前列腺素 E_1,因此以往该药难以应用于临床。脂微球包裹的前列腺素 E_1（凯时）的半衰期明显延长,药物能选择性的聚集在损伤的血管和炎症部位起作用。缓慢地释放而延长药效。日本的研究报道,应用这种脂微球包裹的前列腺素 E_1 治疗 3 ~ 4 周,麻木感和无知觉症状改善最为明显,症状改善至少持续 6 个月。国内研究显示,凯时使 IC 患者的无痛行走距离及最大行走距离分别增加了 67.7% 和 56.7%,改善 PAD 的自觉症状,而且排除调脂药物的作用后,

凯时治疗还可降低胆固醇的水平。一项多中心、随机、开放、活性药物对照国产的脂微球技术包裹的前列腺素 E_1 制剂与凯时相比的研究显示国产制剂在改善行走距离上也取得了良好的效果。脂微球包裹前列地尔的剂量根据患者病变程度推荐为 10 ~ 20μg,1 次/天,静脉滴注,疗程 14 ~ 21 天。

前列腺素 E_1 疗效确切,但因为静脉注射限制了其应用。1992 年,日本药学专家改变了前列环素的化学基团,发明了贝前列素钠,成为世界首个口服的前列环素衍生物。贝前列素钠化学性质很稳定,口服进入体内后,其药理作用和前列环素完全相同,而且避免了静脉应用时降低血压的副作用。一项 519 例 IC 患者参加的随机研究证实,服用贝前列素钠组较安慰剂组最大行走距离增加 30%。王爱红等的研究证实,贝前列素钠治疗组中 90% 的患者下肢麻木、冷感、下肢疼痛等症状好转,无痛行走距离增加 31.7%,最大行走距离增加 55.9%,较传统的抗血小板药物阿司匹林组（分别增加 7.1% 和 6.4%）均显著提高。停药后 12 周再次随访,与阿司匹林组比较,贝前列素钠组患者无痛及最大行走距离增加值亦均显著增加。荟萃分析结果显示,贝前列素钠组的无痛步行距离的加权均数差为 69m,最大步行距离的加权均数差为 119m,而西洛他唑组无痛步行距离的加权均数差仅为 39.75m,最大步行距离的加权均数差仅为 52.19m。可见,贝前列素钠对无痛及最大步行距离的改善均显著优于西洛他唑。此外还有研究显示,长期服用贝前列素钠可以有效的预防患者心脑血管事件的发生,安慰剂组的严重心血管疾病发生率为 8.9%,而贝前列素钠组仅为 4.8%,同时可显著改善患者生活质量。贝前列腺素钠的剂量根据患者病变程度推荐为 20 ~ 40μg,2 ~ 3 次/天。

5. 丁咯地尔　能够适度改善 PAD 患者的无痛性行走距离。新近 Leizorovicz 等研究发现在服用阿司匹林的基础上联用丁咯地尔,平均随访 33 个月,与安慰剂相比,丁咯地尔治疗能显著减少严重心血管事件发生;使 ABI 增加,具有较好的耐受性。

6. 左旋-肉毒碱　在欧洲研究中显示可以改善 PAD 患者骨骼肌的异常,一项小规模的随机、双盲、安慰剂对照研究显示,左旋-肉毒碱组增加最大行走距离 73%,而对照组仅有 46%。但此药尚未获得美国 FDA 批准应用于 PAD 治疗。

7. 左旋-精氨酸　诱导 NO 形成,改善内皮依赖性的血管扩张。一项小型($n=39$)前瞻性、随机、安慰剂对照研究显示,静脉予以左旋-精氨酸治疗可使 IC 患者的最大行走距离增加 155%。

8. 抗衣原体治疗　一项随机、双盲、安慰剂对照研究对 40 例 PAD 合并肺炎衣原体阳性的患者应用罗红霉素每天 300mg,连续应用 30 天,随访 2.7 年发现,罗红霉素组仅 20% 患者进行了血管重建治疗,而对照组高达 45%;PAD 进展度在罗红霉素组为 20%,而对照组为 65%;这种感染与动脉硬化间的关系正在进一步研究中。

(四)外科治疗

严重的糖尿病合并的 PAD 在合理保守 6 周后仍不见好转,则应考虑手术治疗。由于糖尿病下肢动脉病变为多节段,近年来多主张及时作患肢远端动脉转流术或多节段动脉重建术。多节段系列架桥术有髂股、股腘、胫腘动脉架桥术,髂动脉支架植入术加股腘胫动脉人工血管架桥术等,以改善肢体远端的供血。此术适用于大多数糖尿病足合并外周血管病变者。据 Reiber 报道血管架桥术 3 年通率为 87%,救肢率为 92%,5 年救肢率为 87%。Citterio 报告用腔内或架桥术行膝关节上下原位大隐静脉再建术后,糖尿病性严重下肢缺血五年救肢率可达 92%。

腔内血管成术(PTA)是经皮穿刺将带球囊的导管插入动脉腔内,到达病变部位后,充盈球囊反复扩张狭窄段至接近正常。近年来多结合支架植入术。即动脉狭窄部位扩张完毕后,将有支撑作用的金属支架置于该处,以使 PTA 的疗效更加巩固和持久。Hartemann-Heutier 等前瞻性地评价了伴有严重 PAD 的糖尿病足溃疡患者进行 PTA 的预后,3/4 的这类患者可以施行 PTA,但有效率只有 50%。

(五)干细胞移植

尽管目前血管腔内介入技术和外科技术发展很快,但仍有一部分患者不符合介入或外科手术治疗指征,且目前无有效的药物治疗,这部分患者被称为"无治疗选择"的患者。可考虑进行自体干细胞移植治疗,Tateishi-Yuyama 报道了对 47 例患者应用骨髓单核细胞移植治疗周围血管病引起下肢缺血的随机对照临床试验,B 组 22 例患者一侧肢体注射骨髓单核细胞,另一侧肢体注射外周血单核细胞作为对照。移植治疗 4 周后,与对照组相比,ABI、经皮氧分压显著提高,静息痛好转,无痛行走时间显著增加,24 周后仍有相同结果。A 组 25 例患者采用一侧肢体腓肠肌注射骨髓单核细胞,另侧肢体注射生理盐水作为对照,与 B 组相比,患者也有同样结果,明显改善了下肢缺血。作者认为,由于骨髓自身能提供内皮祖细胞和分泌多种血管生成因子和细胞分裂素,促进了血管的生成。干细胞移植作为目前国内外治疗 PAD 的一项新技术是,通过沿着闭塞的血管注入经过处理和提取的干细胞。这些细胞形成新生的血管和改善侧支循环,来挽救肢体,近期效果较好,但远期效果待进一步观察。虽然这种治疗方法仍处于探索研究之中,但仍是未来的治疗方向之一。

六、小　结

糖尿病合并下肢动脉病变是全身动脉粥样硬化的表现,病理改变与动脉粥样硬化过程相似,其危险因素包括年龄、性别、血脂、血压、血糖等。通过足背动脉触诊、ABI 测定、下肢动脉超声、下肢动脉造影可明确诊断。糖尿病合并 PAD 治疗包括控制心血管危险因素,运动锻炼,内科药物、外科血管重建、干细胞治疗。我国糖尿病合并 PAD 总体上处于发病率高、致残致死率高与认知率低、规范化治疗率低的现状,迫切需要普及 PAD 防治知识,提高总体诊疗水平。

(王爱红　许樟荣)

参 考 文 献

1. Adler AI,Stevens RJ,Neil A,et al. UKPDS 59:hyperglycemia and other potentially modifiable risk factors for peripheral vascular disease in type 2 diabetes. Diabetes Care,2002,25(5):894-899.

2. Beks PJ,Mackaay AJ,de Neeling JN,et al. Peripheral arterial disease in relation to glycaemic level in an elderly Caucasian population:the Hoorn study. Diabetologia,1995,38(1):86-96.

3. Jude EB,Eleftheriadou I,Tentolouris N. Peripheral arterial disease in diabetes—a review. Diabet Med,2010,27(1):4-14.

4. Espinola-Klein C,Rupprecht HJ,Bickel C,et al. Different calculations of ankle-brachial index and their impact on cardiovascular risk prediction. Circulation. 2008,26,118(9):961-967.

5. Foster A. An evaluation of NICE guidelines on foot care for patients with diabetes. Nurs Times,2004,100(22):52-53.

6. Hirsch AT, Criqui MH, Treat-Jacobson D, et al. Peripheral arterial disease detection, awareness, and treatment in primary care. JAMA, 2001, 286 (11): 1317-1324.

7. Hirsch AT, Murphy TP, Lovell MB, et al; Peripheral Arterial Disease Coalition. Gaps in public knowledge of peripheral arterial disease: the first national PAD public awareness survey. Circulation, 2007, 116 (18): 2086-2094.

8. Lovell M, Harris K, Forbes T, et al; Peripheral Arterial Disease Coalition. Peripheral arterial disease: lack of awareness in Canada. Can J Cardiol, 2009, 25 (1): 39-45.

9. Balkau B, Vray M, Eschwege E. Epidemiology of peripheral arterial disease. ardiovasc Pharmacol, 1994, 23 (Suppl 3): S8.

10. 中华医学会糖尿病学分会慢性并发症调查组. 1991~2000 年全国住院糖尿病患者慢性并发症及相关大血管病变回顾性分析. 中国医学科学院学报, 2002, 24: 447-451.

11. DormandyJA, Rutherford RB. Management of peripheral arterial disease (PAD). TASC Working Group. Trans Atlantic Inter-Society Concensus (TASC). Vasc Surg, 2000, 31: S1-S296.

12. Boulton AJM. The pathogenesis of diabetic foot problems: an overview. Diabetic Med, 1996, 13: S12.

13. 王爱红, 许樟荣, 王玉珍, 等. 足背动脉搏动消失的糖尿病患者有更高的大血管病危险性. 第四军医大学学报, 2005, 26(12): 1137-1139.

14. American Diabetes Association. Peripheral Arterial Disease in People with Diabetes. Diabetes Care, 2003, 26: 3333-3341.

15. Belch JJ, Topol EJ, Agnelli G, et al. Critical issues in peripheral arterial disease detection and management: a call to action. Arch Intern Med, 2003, 163: 884-892.

16. Stoffers HE, Rinkens PE, Kester AD, et al. The prevalence of asymptomatic and unrecognized peripheral arterial occlusive disease. Int J Epidemiol, 1996, 25: 282-290.

17. Meijer WT, Hoes AW, Rutgers D, et al. Peripheral arterial disease in the elderly: The Rotterdam Study. Arterioscler Thromb Vasc Biol, 1998, 18: 185-192.

18. Thomas GN, Critchley JA, Tomlinson B, et al. Peripheral vascular disease in Type 2 diabetic Chinese patients: associations with metabolic indices, concomitant vascular disease and genetic factors. Diabet Med, 2003, 20: 988-995.

19. Premalatha G, Shanthirani S, Deepa R, et al. Prevalence and risk factors of peripheral vascular disease in a selected south indian population the chennai urban population study. Diabetic Care, 2000, 23: 1295-1299.

20. Tseng CH. Prevalence and risk factors of peripheral arterial obstructive disease in Taiwanese type 2 diabetic patients. Angiology, 2003, 54: 331-338.

21. 管珩, 刘志民, 李光伟, 等. 50 岁以上糖尿病患者群周围动脉闭塞性疾病相关因素分析. 中华医学杂志, 2007, 87(1): 23-27.

22. Kallio M, Forsblom C, Groop PH, et al. Development of new peripheral arterial occlusive disease in patients with type 2 diabetes during a mean follow up of 11 years. DiabetesCare, 2003, 26 (4): 1241-1245.

23. CasadeiA, FloreaniM, Fanolla A, et al. Peripheral arterial disease in a population of type 2 diabetic patients: its correlation with diabetic microangiopathy and laboratory parameters. Minerva Cardioangiol, 2003, 51 (3): 3232-3281.

24. 潘长玉, 高妍, 袁申元, 等. 2 型糖尿病下肢血管病变发生率及相关因素调查. 中国糖尿病杂志, 2001, 9 (6): 323.

25. Dormandy J, Mahir M, Ascady G, et al. Fate of the patient with chronic leg ischemia. J Cardiovasc Surg(Torino), 1989, 30: 50-57.

26. Vogt MT, Wolfson SK, Kuller LH. Lower extremity arterial disease and the aging process. J Clin Epidemiol, 1992, 45: 529-542.

27. Stoffers HE, Kaiser V, Knottnerus JA. Prevalence in general practice//Fowkes FGR. Epidemiology of peripheral vascular disease. London: Springer-Verlag, 109-115.

28. Meijer WT, Hoes AW, Rutgers D, et al. peripheral arterial disease in the elderly: the Rotterdam study. Arterioscler Thromb Vasc Biol, 1998, 18: 185-192.

29. Widmer LK, Biland L, Dasilva A. Risk profile and occlusive periphery artery disease//Proceedings of the 13th International Congress of Angiology. 1985: 28.

30. Stout RW. Diabetes, atherosclerosis and aging. Diabetes Care, 1990, 13(suppl 2): 20-23.

31. Gordon T, Kannel WB. Predisposition to atherosclerosis in the head, heart, and leg: the Framinghan study. JAMA, 1972, 221: 661-666.

32. Farkouh ME, Rihal CS, Gersh BJ, et al. Influence of coronary heart disease on morbidity and mortality after lower extremity revascularization surgery: a population-based study in Olmsted County, Minnesota (1970-1987). J Am Coll Cardial, 1994, 24: 1290-1296.

33. Criqui MH, Browner D, Fronek A, et al. periphery arterial disease in large vessels is epidemiologically distinct from small vessel disease: an analysis of risk factors. Am J Epidemiol, 1989, 129: 1110-1119.

34. Adler AI, Stevens RJ, Neil A, et al. UKPDS 59: hyperglycemia and other potentially modifiable risk factors for pe-

ripheral vascular disease in type 2 diabetes. Diabetes Care,2002,25:894-899.

35. Glantz SA,Parmley WW. Passive smoking and heart disease. Mechanisms and risk. JAMA. 1995 Apr 5;273（13）:1047-53.

36. Wells AJ. Passive smoking as a cause of heart disease. J Am Coll Cardiol,1994,24（2）:546-554.

37. Howard G,Wagenknecht LE,Burke GL,et al. Cigarette smoking and progression of atherosclerosis:The Atherosclerosis Risk in Communities（ARIC）Study. JAMA,1998,279（2）:119-124.

38. Erb W. Klinische Beitrage zur Pathologie des Intermittierenden Hinkens. Munch Med Wochenschr,1911,2:2487.

39. Gofin R,Kark JD,Friedlander Y,et al. peripheral vascular disease in a middle-aged population sample:the Jerusalem Lipid Research Clinic Prevalence Study. Isr J Med Sci,1987,23:157-167.

40. Gown AM,Tsukada T,Ross R. Human atherosclerosis,II:immunocytochemical anlysis of the cellular composition of human atherosclerotic lesions. Am J Pathol,1986,125:191-207.

41. Kannel WB,Mcgee DL. Update on some epidemiological features of intermittent claudication. J Am Geriatr Soc,1985,33:13-18.

42. Kannel WB,Shurtleff D. The Framingham Study:cigarettes and the development of intermittent claudication. Geriatrics,1973,28:61-68.

43. Kannel WB,Skinner JJ,Schwaartz MJ. Intermittent claudication:incidence in the Framingham Study. Circulation,1970,41:875-883.

44. Duffield RG,Lewis B,Miller NE,net al. Treatment of hyperlipideaemia retards progression og sympotomatic femoral atherosclerosis:a ranomised controlled trial. Lancet,1983,2:639-642.

45. The Lipid Research Clinics Coronary Primary Prevention Trial results. I:reduction in incidence of coronary heart disease. JAMA,1984,251:351-364.

46. Smith I,Franks PJ,Greenhalgh RM,et al. The influence of smoking cessation and hypertriglyceridaemia on the progression of peripheral arterial disease and onset of critical ischacmia. Euro J Vasc Endovasc Surg,1996,11:402-408.

47. Cheng SW,Ting AC,Wong J. Lipoprotein（a）and its relationship to risk factors and severity of atherosclerotic peripheral vascular disease. Euro J Vasc Endovascular Surg,1997,14:17-23.

48. Clarke R,Daly L,Robinson K,et al. Hyperhomocystinaemia:an independent risk factor for vascular disease. N Engl J Med,1991,324:1149-1155.

49. Handa K,Takao M,Nomoto J,et al. Evaluation of the coagulation and fibrinolytic systems in men with intermittent claudication. Augiology,1996,47:543-548.

50. Quriel K. Peripheral artery disease. Lancet,2001,358:1257-1264.

51. Rooke TW,Hirsch AT,Misra S,et al;2011 Writing Group Members;2005 Writing Committee Members ACCF/AHA Task Force Members. 2011 ACCF/AHA Focused Update of the Guideline for the Management of patients with peripheral artery disease（Updating the 2005 Guideline）:a report of the American College of Cardiology Foundation/American Heart Association Task Force on practice guidelines. Circulation,2011,124（18）:2020-2045.

52. Leng GC,Fowkes FGE. The Edinburgh Claudication Questionnaire:an improved version of the WHO/Rose Questionnaire for use in epidemiological surveys. J Clin Epidemiol,1992,45:1101-1109.

53. Criqui NH,Fronek AR,Klauber MR,et al. The sensitivity,specificity and predictive value of traditional clinical evaluation of peripheral arterial disease:results from noninvasive testing in a difined population. Circulation,1985,71:516.

54. Boyko EJ,Ahroni JH,Davignon D,et al. Diagnostic utility of the history and physical examination for peripheral vascular disease among patients with diabetes mellitus. J Clin Epidemial,1997,50:659.

55. Orchard TJ,Strandness JD. Assessment of peripheral vascular disease in diabetes. Diabetes Care,1993,16:1199.

56. Norgren L,Hiatt WR,Dormandy JA,et al. Inter-Society Consensus for the Management of Peripheral Arterial Disease（TASC Ⅱ）. J Vasc Surg,2007,45 Suppl S:S5-67.

57. Khan NA,Rahim SA,Anand SS,et al. Does the clinical examination predict lower extremity peripheral arterial disease? JAMA,2006,295（5）:536-546.

58. Dachun Xu,Jue Li,Liling Zou,et al. Sensitivity and specificity of the ankle--brachial index to diagnose peripheral artery disease:a structured review. Vasc Med,2010,15（5）:361-369.

59. 中华医学会糖尿病学分会.中国2型糖尿病防治指南（2010年版）.北京:北京大学医学出版社,2011.

60. Takolander R,Rauwarda JA. The use of non-invasive vascular assessment in diabetic patient with foot lesions. Diabetic Med,1996,13:S39.

61. Kornitzer M,Dramaix M,Sobolski J,et al. Ankle/arm pressure index in asymptomatic middle-aged males:an independent predictor of ten-year coronary heart disease

mortality. Angiology,1995,46（6）：917-921.

62. Stoffers HE,Kester AD. The diagnostic value of the measurement of the ankle-brachial systolic pressure index in primary health care. J Clin Epidemial, 1996,49（12）：1401-1405.

63. Taylor AJ,George KP. Ankle to brachial pressure index in normal subjects and trained cyclists with exercise-induced leg pain. Med Sci Sports Exerc,2001,33（11）：1862-1867.

64. Ogren Mats,Hedblad BO. Plethysmographic pulse wave amplitude and future leg arteriosclerosis. Asrteriosclerosis. 1995,113（1）：55-62.

65. Reiber GE,Pecoraro RE,Koepsell TD. Risk factors for amputation in patients with diabetes mellitus：a case-control study. Ann Int Med,1992,117：97.

66. Graaff JC,Ubbink DT. Interobserver and intraobserver reproducibility of peripheral blood and oxygen pressure measurements in the assessment of lower extremity arterial disease. J Vasc Surg,2001,33（5）：1033-1040.

67. 文晓蓉,吕霞飞,刘春乘,等. 糖尿病足病患者下肢动脉病变超声影像学特点. 四川大学学报（医学版）. 2012,43（5）：739-742.

68. Baur GM,Zupan TL,Gates KH,et al. Bloodflow in the common femoral artery,evaluation in a vascular laboratory. AmJ Surg,1983,145：585.

69. Steffens JC,Schafer FK,Oberscheid B,et al. Bolus-chasing contrast-enhanced 3D MRA of the lower extremity. Comparison with intraarterial DSA. Acta Radiologica,2003,44：185-192.

70. Meaney JF,Ridgway JP,Chakraverty S,et al. Stepping-table gadolinium-enhanced digital subtraction MR angiography of the aorta and lower extremity arteries：preliminary experience. Radiology,1999,211：59-67.

71. Ruehm SG,Hany TF,Pfammatter T,et al. Pelvic and lower extremity arterial imaging：diagnostic performance of three-dimensional contrast-enhanced MR angiography. AJR,2000,174：1127-1135.

72. Cronberg CN,Sjoberg S,Albrechtsson U,et al. Peripheral arterial disease. Contrast-enhanced 3D MR angiograph of the lower leg and foot compared with conventional angiography. Acta Radiologica,2003,44：59-66.

73. Alonso-Coello P,Bellmunt S,McGorrian C,et al；American College of Chest Physicians. Antithrombotic therapy in peripheral artery disease：Antithrombotic Therapy and Prevention of Thrombosis,9th ed：American College of Chest Physicians Evidence-Based Clinical Practice Guidelines. Chest,2012,141（2 Suppl）：e669S-690S.

74. Sudlow CL,Mason G,Maurice JB,et al. Thienopyridine derivatives versus aspirin for preventing stroke and other serious vascular events in high vascular risk patients. Cochrane Database Syst Rev,2009,（4）：CD001246.

75. Wong PF,Chong LY,Mikhailidis DP,et al. Antiplatelet agents for intermittent claudication. Cochrane Database Syst Rev,2011,（11）：CD001272.

76. Coppola G,Novo S. Statins and peripheral arterial disease：effects on claudication, disease progression, and prevention of cardiovascular events. Arch Med Res,2007,38（5）：479-488.

77. Pollak AW,Kramer CM. LDL lowering in peripheral arterial disease：are there benefits beyond reducing cardiovascular morbidity and mortality? Clin Lipidol,2012,7（2）：141-149.

78. McDermott MM,Guralnik JM,Greenland P,et al. Statin use and leg functioning in patients with and without lower-extremity peripheral arterial disease. Circulation,2003,107（5）：757-761.

79. Ahimastos AA,Lawler A,Reid CM,et al. Brief communication：ramipril markedly improves walking ability in patients with peripheral arterial disease：a randomized trial. Ann Intern Med,2006,144（9）：660-664.

80. Zankl AR,Ivandic B,Andrassy M,et al. Telmisartan improves absolute walking distance and endothelial function in patients with peripheral artery disease. Clin Res Cardiol,2010,99（12）：787-794.

81. Shahin Y,Mazari F,Chetter I. Do angiotensin converting enzyme inhibitors improve walking distance in patients with symptomatic lower limb arterial disease? A systematic review and meta-analysis of randomised controlled trials. Int J Surg,2011,9（3）：209-213.

82. Watson L,Ellis B,Leng GC. Exercise for intermittent claudication. Cochrane Database Syst Rev,2008,（4）：CD000990.

83. Bendermacher BL,Willigendael EM,Teijink JA,et al. Supervised exercise therapy versus non-supervised exercise therapy for intermittent claudication. Cochrane Database Syst Rev,2006,（2）：CD005263.

84. Ashworth NL,Chad KE,Harrison EL,et al. Home versus center based physical activity programs in older adults. Cochrane Database Syst Rev. 2005；（1）：CD004017.

85. Strano A,Davi G,Avellone G,et al. Double-blind,cross-over study of the clinical efficacy and the hemorheological effects of pentoxifylline in patients with occlusive arterial disease of the lower limbs. Angiology,1984,35：459-466.

86. Schainfeld RM. Management of peripheral arterial disease and intermittent claudication. J Am Board Fam Pract,2001,14：443-450.

87. Thompson PD, Zimet R, Forbes WP, et al. Meta-analysis of results from eight ramdomized, placebo-controlled trails on the effect of Cilostazol on patients with intermittent claudication. Am J Cardiol, 2002, 90: 1314-1319.

88. 袁戈恒、高妍、冯琦, 等. 西洛他唑治疗糖尿病合并下肢血管病变的临床观察. 中国临床药理学杂志, 1999, 15(6): 421-424.

89. GirolamiB, BernardiE, PrinsMH, et al. Treatmen to fintermittent claudication with physical training, smokingcessation, pentoxifylline, ornafronyl: a meta-analysis Arch Intern Med, 1999, 159: 337-345.

90. 王玉珍, 李翔, 许樟荣, 等. 沙格雷酯与阿司匹林治疗糖尿病下肢血管病变的随机对照临床研究. 中华内分泌代谢杂志, 2009, 25(6): 595-597.

91. Akahori H, Takamura T, Hayakawa T, et al. Prostaglandin E1 in lipid microspheres ameliorates diabetic peripheral neuropathy: clinical usefulness of Semmes-Weinstein monofilaments for evaluating diabetic sensory abnormality. Diabetes Res Clin Prac, 2004, 64: 153-159.

92. 王爱红, 许樟荣, 许永杰, 等. 前列腺素 E 脂微球载体制剂治疗糖尿病下肢动脉病变的临床观察. 中华老年多器官疾病杂志, 2005, 4: 22-25.

93. 王爱红, 姬秋和, 徐向进, 等. 前列地尔注射液治疗 2 型糖尿病并发下肢动脉闭塞症的临床研究-多中心、随机、双盲、阳性药平行对照研究. 中华内分泌代谢杂志, 2009, 25(6): 608-609.

94. Reiter M, Bucek R, Stumpflen A, et al. Prostanoids for intermittent claudication. Cochrane Database Syst Rev, 2004, 1: CD000986.

95. 王爱红, 程玉霞, 牛文芳, 等. 贝前列素钠治疗 2 型糖尿病下肢动脉病变的随机对照研究. 中华糖尿病杂志, 2011, 3(4): 301-304.

96. Hashiguchi M, Ohno K, Saito R. Studies on the effectiveness and safety of cilostazol, beraprost sodium, prostaglandin E1 for the treatment of intermittent claudication. Yakugaku Zasshi, 2004, 124(6): 321-332.

97. Lièvre M, Morand S, Besse B, et al. Oral Beraprost sodium, a prostaglandin I(2) analogue, for intermittent claudication: a double-blind, randomized, multicenter controlled trial. Beraprost et Claudication Intermittente (BERCI) Research Group. Circulation, 2000, 102(4): 426-431.

98. de Backer TL, Bogaert M, Vander Stichele R. Buflomedil for intermittent claudication. Cochrane Database Syst Rev, 2008, (1): CD000988.

99. Limbs International Medicinal Buflomedil (LIMB) Study Group, Leizorovicz A, Becker F. Oral buflomedil in the prevention of cardiovascular events in patients with peripheral arterial obstructive disease: a randomized, placebo-controlled, 4-year study. Circulation, 2008, 117 (6): 816-822.

100. Brevetti G, Perna S, Sabba C, et al. Propionyl-L-carnitine in intermittent claudication: double-blind, placebo-controlled, dosetitration, multicenter study. Jam Coll Cardio, 1995, 26: 1411-1416.

101. Schainfeld RM. Management of peripheral arterial disease and intermittent claudication. Jam Board Fam Pract 2001; 14: 443-450.

102. Boger RH, Bode-Boger SM, Thiele W, et al. Restoring vascular nitric oxide formation by L-arginine improves the symptoms of intermittent claudication in patients with peripheral arterial occlusive disease. J Am Coll Cardio, 1998, 32: 1336-1344.

103. Wiesli P, Czerwenka W, Meniconi A, et al. Roxithromycin treatment prevents progression of peripheral arterial occlusive disease in Chlamydia pneumoniae seropositive men: a randomized, double-blind, placebo-controlled trial. Circulation, 2002, 105: 2646-2652.

104. Reiber GE, Vileikyte L, Boyko EJ, et al. Causal pathways for incident lower-extremity ulcers in patients with diabetes from two settings. Diabetes Care, 1999, 22(1): 157-162.

105. Citterio F, Castagneto M. Lower limb revascularization in diabetics. Rays, 1997, 22(4): 603-611.

106. Tateishi-Yuyama E, Matsubara H. Therapeutic angiogenesis for patients with limb ischaemia by autologous transplantation of bone-marrow cells: a pilot study and a quinesed controlled trial. Lancet, 2002, 360 (9331): 427-435.

107. 中华医学会糖尿病学分会. 中华医学会糖尿病学分会关于干细胞治疗糖尿病周围动脉病变的立场声明. 中华糖尿病杂志, 2010, 2 (6): 404-409.

第 57 章

糖尿病足病

一、糖尿病足病流行病学与经济负担

糖尿病足定义是与局部神经异常和下肢远端外周血管病变相关的足部感染、溃疡和(或)深层组织破坏。糖尿病是许多国家截肢首位原因,美国每年实施 6 万多例非创伤性手术中 50% 为糖尿病患者。最近的调查显示,我国三甲医院非创伤性截肢患者中约有 1/3 为糖尿病所致。在发展中国家,足溃疡和截肢很常见,发现比较晚,常合并广泛的感染。我国糖尿病足病患者中合并感染率高达 70%。

糖尿病足溃疡造成的经济负担严重。据估计,2001 年在美国,足溃疡和截肢花费了 109 亿美元。采用相类似的方法,英国估计糖尿病足病并发症的年花费是 2 亿 5200 万英镑。需要注意的是,流行病学比较费用数据,不仅要注意方法学的问题,还需要了解这种费用是否包括直接费用还是间接费用。然而,很少有人估算糖尿病足病和(或)截肢患者长期随访的费用。

来自美国最新的数据说明,2007 年,美国花费在足溃疡的费用是 189 亿美元,花在下肢截肢上是 117 亿美元,估计 2007 年糖尿病足病的总的医疗费用是 306 亿美元。我国糖尿病患者的平均住院费用为 2.4 万元,平均截肢费用为 3.4 万元。造成糖尿病截肢的最主要原因是足溃疡,75%～80% 的足溃疡是可以预防的,降低糖尿病截肢率的最关键一环是预防和及早科学治疗糖尿病足溃疡。预防糖尿病足溃疡和预防截肢有很高的费-效比。

国际糖尿病联盟高度关注糖尿病足病,2005 年在全球范围内提出"Put Feet First"的口号,强调在全球范围内,截肢是一个常见的问题。该年的国际著名杂志 Lancet 杂志出了糖尿病足的专刊,指出在世界范围内,每 30 秒钟就有 1 例因为糖尿病而失去肢体的患者。在糖尿病足病和截肢方面,以下的信息十分重要。①糖尿病患者发生

足溃疡很常见。约有 25% 的糖尿病患者会在其一生的某个时候发生足溃疡。②超过 85% 的下肢截肢是由足溃疡引发的,糖尿病是西方国家内非创伤性截肢的最重要的原因。③预防是防止糖尿病足病变和降低截肢率最重要的一步。高达 85% 的糖尿病截肢是可以预防的。④只有当包括患者及其家属在内的所有的有关方面人员都认识到这点,截肢率方可下降。糖尿病神经病变患者失去痛觉就容易发生足溃疡,这些患者常常在足溃疡合并严重的感染时仍在继续行走。⑤预防足溃疡的战略是具有很好的疗效花费比值,可以节省医疗费用,重点是针对那些已经合并有危险因素将要发生足病的患者实施教育与管理。⑥糖尿病是西方国家夏科神经关节病最常见的原因,在我国糖尿病合并夏科关节病也并非十分罕见。

二、糖尿病足病病因学

了解足溃疡发生发展的危险因素,非常重要。足溃疡的发生是许多导致损伤因素共同作用的结果。其发生前存在许多预示溃疡发生的征兆或危险因素。糖尿病合并足溃疡并不是必然的结果,足溃疡无例外地发生于下肢特殊病因与环境危险因素作用情况下。糖尿病足的破坏传统地被认为是周围血管病变(PVD)、周围神经病变和一些创伤共同作用的结果。在此基础上,还有一些其他的因素。

(一) 周围血管病变

周围血管病变主要指下肢动脉闭塞性病变(PAD)。糖尿病合并的 PAD 最常累及的是远端血管,患者的年龄相对要年轻一些。PAD 是糖尿病足溃疡形成的主要因素,是截肢的主要原因。在足溃疡形成过程中,PAD 很少是独立地引起溃疡,常常是联合轻度的创伤,最终导致溃疡(图57-1)。轻度的创伤和随之而来的感染更增加了超出了周围循环能力的血供需要,缺血性溃疡和截肢风险随之而至。近些年,神经缺血性溃疡和

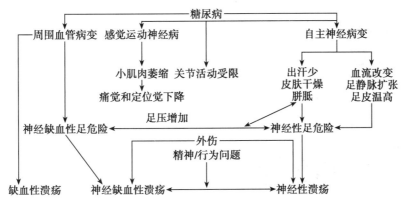

图 57-1 糖尿病足溃疡的形成机制

PAD 存在于同一患者,联合着创伤因素,这些已经越来越常见于足病临床。

(二) 糖尿病神经病

糖尿病神经病是最为常见的糖尿病慢性并发症,影响着神经系统的各个部分,具有广泛的不同的临床表现。最常见的神经病变是慢性感觉运动性远端对称性多支神经病和自主神经病。感觉运动神经病和周围自主神经病联合,成为足溃疡发生的重要病因。

1. 感觉运动神经病 这种神经病变非常常见,大约有高达 50% 的老年 2 型糖尿病患者合并此症,临床检查中有感觉缺失或明显减退的证据,这些患者处于无感觉的足损伤的高度危险之中,患者常常有袜套样的感觉缺失和小肌肉的萎缩。一些患者可有典型的神经病症状例如烧灼感、针刺感、麻木和夜间加重。另一些患者有感觉缺失,无任何症状。还有一些患者可以有"疼痛-无痛的"的足、一种自然的继发于神经病症状的不舒适,但是,在检查时,这些患者同时有小、大神经纤维的感觉缺失,这些患者更容易发生无痛的糖尿病足病。

神经病变的患者临床表现各异,一部分患者表现为剧痛,另外一些患者则表现为无痛。两种患者都有明显的感觉缺失。最具有临床挑战性的是那些感觉缺失且无症状的患者,因为无不适而不意识到他们处于发生足病的高度危险之中,这些患者很难做到定期的足病筛查。重要的信息是,神经病变的症状与感觉缺失相关很差,症状的缺乏绝不意味着不发生足病。因此,评估足病风险应该总是包括让患者脱鞋脱袜进行仔细的检查,而与有否神经病变病史无关。

对于感觉缺失的患者,医患双方都应该认识到,双足失去感觉就意味着丧失了警报信号——痛觉,失去痛觉就是失去了足保护的功能。对于那些没有得到过专业培训的人而言,关注失去感觉的足是个挑战。有时很难理解,一位患者会购买过小的鞋子,以至于穿鞋后出现由于鞋子不适当引起的足溃疡。实际上,解释很简单,这就是感觉减退,非常紧的鞋子压迫神经末端。英国的前辈教授 Brand 曾经作为外科医生和传教士在南印度工作,他将疼痛描述为是上帝赐予人类的礼物。他给他的学生强调,任何有足底溃疡走进诊所时没有跛行的患者肯定合并有神经病变。

2. 周围交感自主神经病 下肢交感自主神经病导致出汗减少、引起皮肤干燥以致更容易开裂;动静脉短路以致局部血流增加引起局部皮温升高(如果没有大血管堵塞的话)。神经病变与其他致病因素作用的相互复杂性见图 57-1

图 57-2、图 57-3 是典型的糖尿病神经病变足,由于神经病变导致的肌肉萎缩,引起足趾、足弓变形,足底压力增加发生胼胝,足趾呈现爪形

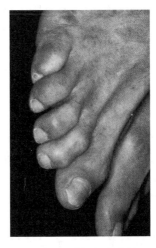

图 57-2 趾间肌肉萎缩

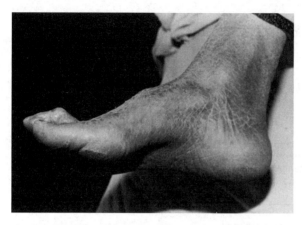

图57-3 肌肉萎缩、高弓足、爪形趾、胼胝

趾,足底和趾背容易发生溃疡。

(三) 其他危险因素

其他危险因素中,足溃疡既往史很重要。许多研究发现,足溃疡患者中约50%以上为复发的足溃疡。足病危险因素有:周围神经病包括感觉和自主神经病、周围血管病、既往足溃疡病史、慢性并发症(如终末期肾衰、视力缺失等)、足底胼胝、足畸形、水肿、体力劳动者、经济条件差和文化水平低等。

有其他糖尿病晚期并发症的患者,特别是肾病,足溃疡的危险性明显增加。最大风险性的患者是那些因为终末期肾病开始做透析的患者。必须牢记,那些接受肾脏移植或近期内肾脏-胰腺联合移植的患者通常处于发生足溃疡的高度危险中,即使胰腺移植后血糖已经处于正常,他们发生足病危险性并不下降。

1. 足底胼胝 胼胝的形成是由于干燥的、不敏感和反复地在局部皮肤承受压力的结果。其作用如同异体压力作用于局部,容易引起溃疡。没有感觉或感觉减退的足底有胼胝,这就提醒医生该患者有发生足溃疡的风险,应该有足医或者受过专业训练的人员除去胼胝。

2. 增高的足压 许多研究已经证实,异常的压力在足溃疡形成过程中起着病因学的作用。

3. 足畸形 运动神经病、手关节病变和步态异常被认为是神经病足高危因素,患者往往合并有鹰爪样足趾、跖骨头突起、高足弓和小肌肉萎缩。

4. 社会因素和性别 男性较女性发生足溃疡的风险性增加1.6倍。来自欧洲的数据说明,足溃疡更好发于欧洲人,例如美国西北糖尿病足研究显示,年龄调整的糖尿病足溃疡患病率在欧洲人、南亚人和非洲-加勒比人群中分别为5.5%、

1.8%和2.7%。有关这些种族差别的理由还需要进一步研究。相比较而言,南部美国的足溃疡更多见于拉丁裔和土著美国人(相比较于祖先来自欧洲的美国人)。然而,最近的数据证实,拉丁裔的这种风险性增加,但他们的足底压力实际是下降的。总体上,糖尿病足溃疡好发于社会地位低、文化程度差、经济条件差和医疗卫生保健能力差的患者,尤其是老年患者。

三、足溃疡形成的过程

通常是两个以上的危险因素组合最终引起糖尿病足溃疡(见图57-1)。Pecoraro 等和以后的 Reiber 等已经采用 Rothman 模式应用于糖尿病的截肢和溃疡形成。这种模式是来自于一种概念,单一的因素(如神经病)不足以导致足溃疡。但是,当这种因素联合其他因素时就容易引起溃疡。应用这种模式,许多病因学的因素被识别。最常见的是病因学上的三联症,这见于约2/3的病例,即神经病、畸形和创伤。水肿和缺血也是常见的病因。其他的简单的两种因素的组合是失去感觉和机械创伤如钉子刺伤、鞋子太小不合适或神经病和烫伤。神经病和化学伤也可以引起溃疡,临床上可以见到有的糖尿病患者因为足部有水疱,处理不当而使溃疡发生发展,乃至最后截肢。这种模式可应用于神经缺血性溃疡,这种溃疡发病过程中往往三种因素即缺血、创伤和神经病。

四、糖尿病足溃疡的预防

(一) 筛查

许多糖尿病足溃疡都是可以预防的。预防的第一步是识别高危人群。包括中华医学会糖尿病学分会在内的许多国家的糖尿病专业学会都通过了对糖尿病患者施行年度并发症筛查的原则,每例糖尿病患者至少每年筛查1次糖尿病并发症,其中包括足病危险因素的筛查。这种筛查可以在社区中心举行,也可以在医院完成。

美国糖尿病学会强调在广泛的糖尿病足检查(" comprehensive diabetic foot examination, CDFE")中应该包括什么。该学会强调,在循证医学的基础上,总结了文献和精要地指出在成年人糖尿病中 CDFE 中应该包括什么。简单的病史十分重要,足的仔细检查如估计神经功能、血管状态是必需的。强有力的证据说明,使用简单的器具即可预测足溃疡的危险因素。CDFE 的关键点

见表 57-1。该表中每项简单的神经病学检查都有益处和不利处。10g 单尼龙丝检查有较好的证据被应用于评估神经病。评估神经病的一个可能的试验是振动觉阈值。虽然这是半定量的检测方法，但其已经在欧洲和美洲得到广泛应用，在国内也被介绍用于临床神经病的诊断。尽管在表 57-1 中，振动阈值检查不是必需的，但强有力的证据支持，振动阈值测定有很好的预测糖尿病足溃疡的价值。

表 57-1　糖尿病足病检查的关键点

检查
　有否既往足溃疡的证据
足外形
- 有否跖骨头突起或爪形趾
- 踇外翻
- 肌肉萎缩
- 夏科畸形

皮肤改变
- 胼胝
- 红斑
- 出汗异常

神经
10g 尼龙丝检查双足底，每个足底检查 4 个点，再加上以下一种检查
- 28Hz 音叉检查振动觉
- 针刺感觉
- 踝反射
- 振动阈值测定（可采用振动阈值测定仪测定）

血管
足动脉搏动
踝肱动脉压指数

至于血管方面的检查，ABI 已经被广发推荐，尽管在初级保健网中一般不做这项检查。

（二）高危患者的干预

上述筛查时发现的任何异常都意味着患者处于发生足溃疡的危险之中。以下讨论干预措施，其中最重要的还是教育。

（三）糖尿病足病及其危险因素的预防教育

以往的研究已经发现，有足溃疡危险因素的患者往往缺乏知识和技能，以至于不会适当的自我保健护理。医务人员需要告诉患者感觉缺失或减退足的危险性，这些患者需要定期的自我检查、保持足卫生干净和必要时请求足医和矫形医生的帮助，并应该知道一旦出现足损伤应该采取何种措施。由 Vilekyte 等总结的研究指出，患者常常误解神经病变，将神经病变看作为循环问题，并将

神经病变直接与截肢相联系。因此，如果患者并不认识到足溃疡先于截肢而存在，这种降低截肢率的教育计划注定是要失败的。显然，需要做许多教育工作来降低足溃疡的发生，从而降低截肢率。

有较少的报告评估教育干预的作用，更多的是单中心的研究。在最近发表的研究中，尽管实施教育并在教育后有行为的改善，但并没有证据说明，这种目标教育与足溃疡的下降有关。通过视诊和与他人比较，可以帮助患者理解为什么这些患者的足是不同于他人的。这可以包括采用一些检查，例如 Neuropad 贴片，将该贴片放到足部时，如果足部能正常出汗，贴片的颜色会由蓝色变为粉红色；如果不出汗，就不会有颜色改变，这可以使患者体会到他的足与他人不一样。类似的视觉辅助检查还有 PressureStat（Podotrack），这是简单的价廉的半定量的足印检查，可以借此了解足压力是否增高。压力越高，足印足部的颜色就越黑。这可以用以糖尿病教育，让患者认识到他们足的特殊区域处于容易发生足溃疡的危险之中。

糖尿病足病的筛查应根据病情的类型和程度而定。例如，足底有溃疡的患者复诊应勤，可以 1~3 周复查一次；足部感觉缺失的患者可以每 3 个月复诊一次。对于有足病危险因素的患者，应加强糖尿病足病预防的教育，同时安排糖尿病足病专业或相关专业人员对于足病危险因素做出评估，以便采取个体化的教育管理措施。

糖尿病足病的防治中预防更重于治疗。许多足病如足溃疡、足坏疽往往是治疗上相当困难，医疗费用巨大，但是预防则十分有效。国外的经验证明，贯彻预防为主的理念和采取专业化处理、多学科合作的做法，可以使糖尿病截肢率下降 50% 以上。

要注意提醒所有的糖尿病患者：

1. 任何时候，不要赤足行走，以免足部皮肤受损。

2. 洗脚时，先用手试试水温，避免水温高而引起足的烫伤。洗脚后应该用毛巾将趾间擦干。糖尿病神经病变在足表现得更严重，许多患者足的感觉减退，而手的感觉则是正常的。

3. 穿着干净舒适的棉袜，袜子太紧会影响足部血液循环。

4. 鞋子宜宽大一些，透气要好一些。穿鞋前应看看鞋子里不可有异物。鞋跟不可过高。

5. 剪足趾甲时，应该平剪，不可为了剪趾甲

而损伤甲沟皮肤,甚至引起甲沟炎。

6. 足部皮肤干燥时,可以用油脂。

7. 足底如有胼胝(过度角化组织,又叫鸡眼),不要自己处理,应请专业人员修剪。

8. 如果足底的问题,自己看不见,不妨定期用镜子看看。

9. 就医时,提醒医生检查一下您的脚。

10. 如果自己检查足有困难,可以借用镜子来看足底有否胼胝、皮肤破溃等。

11. 戒烟。吸烟可以引起血管收缩,吸烟严重者容易有周围血管病变。

12. 尽可能将血糖和血压控制好。

糖尿病足病的预防和降低糖尿病患者截肢率的关键是尽早识别出有糖尿病足高度危险因素的患者,预防糖尿病足溃疡、合理地治疗足溃疡并防止溃疡复发。对有足溃疡危险因素的患者加强糖尿病教育和定期筛查是保证这些预防措施行之有效的前提。糖尿病足病护理教育在预防溃疡形成中十分关键,尽管还缺少随机对照的研究来支持这点。这方面急需进一步的研究。

(四) 足医

由足医(podiatrist)或糖尿病足病专科护士定期修剪趾甲和皮肤保护对于预防高危的神经病变足是必需的。有报告,一些病例自我处理引起溃疡,因此,不鼓励患者自己处理胼胝。足医和矫形医生应该加入足病防治队伍,教育患者如何处理足病。全球有 18 个国家设有专门培养足病师的学院(podiatrist college)。但在亚洲各国没有这样的学院,因此,培养具有医学专业背景的足病护理专业人员至关重要。

(五) 鞋袜和矫形器具

不适当的鞋袜是常见的引起感觉丧失或减弱的足发生溃疡的常见原因。好的鞋袜确实能够降低足溃疡的发生。文献中有足够的证据支持使用特殊的鞋袜降低足压和保护高危的神经病变的足。

(六) 自我监测皮温

有时,在足溃疡形成或皮肤破坏之前,受累及的足局部温度因为炎症而升高。Lavery 等随机有神经性足溃疡的患者进入 3 组,主要的干预是自我监测双足的皮肤温度。该研究清楚地显示,那些监测皮温和到足病临床随访的患者显著地降低了足溃疡的复发率(8% 对 30%)。因此,红外线皮温家庭检测仪有助于识别溃疡前的高危足和允许在发生急性皮肤破坏前给予干预。更新的研究

已经进一步支持这点。

(七) 注射液体聚硅酮(silicone)

在糖尿病足高压区域注射液体聚硅酮已经在美国应用多年,并受到随机对照试验的支持,这些试验证实,接受活性物质的患者降低了足压和增加了前足高压区域的皮下组织。这种治疗已经在欧洲一些国家开展。随访研究证实,注射的矫形方法疗效持续 2 年,虽然注射的剂量可能需要多次。

五、足溃疡的诊断和治疗

(一) 足溃疡的分类

对于尽早识别和预防足溃疡高危患者的教育已经日益受到重视,但足溃疡仍然是糖尿病处治中的重要问题,可以是 2 型糖尿病的表现特点之一。处理的原则取决于仔细评估危险因素、是否存在感染、神经病变和(或)缺血的程度。在讨论特殊类型足溃疡处理之前,重要的是认识如何进行足溃疡分类。已经提出多种足溃疡分类系统,但这里仅仅介绍几种。

最广泛使用的足溃疡分类系统是 Meggitt-Wagner 分级,如表 57-2。尽管该系统被广泛使用,但该系统缺乏特异性,没有涉及神经病变、血管病变或溃疡的感染状态。

表 57-2　糖尿病足的 Meggitt-Wagner 分级法,由 Oyibo 等修改

分级	临床表现
0 级	没有足溃疡,但有足溃疡高危因素
1 级	表面溃疡
2 级	较深的溃疡,可累及肌腱,但没有累及骨组织
3 级	深度感染,伴有骨组织病变、骨髓炎
4 级	局限性坏疽(例如趾坏疽)
5 级	全足坏疽

UT 系统要比 Meggitt-Wagner 系统在判断预后方面更为准确,该分类系统既包括了反映足溃疡深度的解剖学变化,也反映了足溃疡的致病因素即神经病、血管病和感染的严重程度,因此更科学。两个更新的分类系统 S(AD)SAD(size,(area, depth), sepsis, arteriopathy and denervation)和 PEDIS(perfusion, extent, depth, infection, sensation)系统似乎要较早些的分类系统更有好处,但尚没得到广泛应用。以下是 UT 系统的足溃疡分类描述(表 57-3)。

表 57-3　The University of Texas 大学
糖尿病足溃疡分类系统

分级：		分期：	
1	高危,无溃疡史	A	高危足,无感染、缺血
2	表浅溃疡	B	感染
3	深及肌腱	C	缺血
4	骨、关节	D	感染并缺血

（二）糖尿病足创面愈合

创面愈合是组织对于创伤的反应,通过炎症、趋化、细胞增殖、细胞外基质沉积,最后使创面重塑和瘢痕形成。糖尿病可以从许多方面影响足创面愈合,包括周围血供受损、白细胞功能改变、细胞因子和肽酶类以及慢性高血糖本身。因此,糖尿病患者的足溃疡由于细胞和分子学的异常,愈合很困难。与正常的急性创伤比较,慢性足溃疡常常停顿在慢性炎症期,肉芽组织生成困难。关键问题是糖尿病引起创面的基础损害。那么什么是分子/细胞损伤和这些是否在糖尿病足慢性创面有特异？许多研究已经报告在糖尿病足溃疡中细胞因子和组织生长因子的异常。最近,已经提出蛋白激酶（MMP）是重要的预测创面愈合可能的指标,高水平的 MMP-1 似乎是为创面愈合所必需。

另外一个引起糖尿病创面的因素是创面的反复受压。减压对于创面的愈合至关重要。只要用全接触石膏支具（TCC）减压,神经性足底溃疡能够愈合很好。TCC 处理的原则是将足压减轻,但这种支具难以脱下,强迫患者坚持治疗。许多随机对照试验已经比较了 TCC 与其他可移动的足底减压装置,愈合最为迅速的还是 TCC 治疗。可移动的支具步行器（RCW）可以使足底压力重新分布,其作用类似于 TCC,然而,问题依然是 TCC 总是被证明是最好的促进创面愈合的方法。最可能的解释还是 TCC 增加了患者对治疗的坚持。后来的随机对照试验证明,修改后的不可移动的 RCW 可以得到 TCC 一样的治疗效果。

Piaggesi 等报告了适当减压对神经病足溃疡组织学的影响。这些作者证实,适当减压可以使得创面更像急性创面,具有修剪过的样式,有血管生成和成纤维细胞增殖和有肉芽组织。比较而言,来自以往没有减压过的创面的活检标本证实有高度角化的组织、纤维化和慢性炎症。这些观察无疑提示适当减压伴有神经性足溃疡的组织学改变,包括炎症及其反应成分减轻,促使创面愈合。

情感痛苦（如忧郁和焦虑）对于创面愈合有直接的和间接的影响。直接的作用包括改变儿茶酚胺和皮质醇分泌,加之细胞因子类失衡,这些直接影响创面愈合。间接的是,有忧郁的患者更不容易坚持治疗,例如在行走的任何时候都穿 RCW。临床医生以往忽略了这些,如果任何一个足底溃疡的患者接受穿 RCW 治疗但没有愈合的征象,这时要考虑穿不可移动的 RCW 的顺从性问题。

从上述讨论中,可以得出结论,减压是处治神经性足溃疡的必需的一环。这将包括 UT1A 和 2A 溃疡。石膏支具可用于神经性足溃疡合并足部感染者。有证据支持,使用减压器具处理神经缺血性溃疡,但是,这仅仅用于没有临床感染的情况下。

对于那些接受不可移动的支具助行器的患者,每周 1 次除去支具助行器以评估创面、清创和清洁。通常在穿支具 6～12 周后,创面可以愈合。强烈建议,在足底溃疡愈合后,支具再继续穿 4 周并逐渐过渡到适当的鞋袜,这种鞋袜需要额外的深度或在严重畸形的患者,需要定制。

包扎:包扎和绑带有时会给医务人员一种错觉,相信这些措施能够治愈溃疡。影响足溃疡愈合的三个最重要的因素是免除受压、免除感染和良好的血液循环。包扎的目的是防止创面进一步受伤、降低感染的风险性和准备良好的创面愈合环境,在多数情况下这是一种湿性的环境。支持选择任何敷料有特效的依据都非常不够,很少有这方面的试验,即使有,也都是小样本的、不适当的比较和很差的实验设计。几乎没有什么证据能够说明任何特别的敷料明显地影响着创面的愈合。这点已经在国际糖尿病足工作组有关创面愈合的指南中被强调。

（三）感染的处理

处理感染的第一步是了解是否确实存在感染。必须记住,所有的足溃疡都应该被取样做细菌培养。这点已经被国际糖尿病足工作组接受,但是,感染的诊断和处理仍然是依靠临床。因此,有临床感染征象如脓性渗出、红肿、局部温度升高和水肿,则说明需要适当的治疗。

1. 临床上非感染的溃疡　溃疡没有合并感

染,如神经性溃疡(UT 分级 1A、2A),不需要用抗生素。Chantelaud 等已经指出,随机临床试验说明,只要处理创面得当,全身用不用抗生素没有差别。在处理神经性溃疡方面,清创、去除胼胝和减压是必需的。如果有感染的征象,就需要用抗生素。对于缺血性溃疡,患者往往没有明显的感染征象,这部分患者中大多数需要抗生素治疗,因为糖尿病足患者的缺血与感染并存很常见,最终可以导致截肢。

2. 临床感染的溃疡　在国外,非威胁肢体的足溃疡感染(UT1B、1D;2B、2D)一般在门诊治疗、根据药敏结果口服广谱抗生素。但在国内大多数医院,足溃疡合并感染往往住院治疗,这一方面是为了更好地控制好糖尿病及纠正其他因素如低蛋白血症、贫血、血脂异常等,另一方面是为了方便清创和减压处理。继 2011 年国际糖尿病足工作组发表有关创面愈合、周围血管病等指南后,Lipsky 等起草的有关糖尿病足溃疡感染的国际指南已经发表并翻译成中文和得到解读。这些新近指南的一个重要内容是定义糖尿病足感染的分类和严重程度。一般而言,轻度的感染是表浅和局限的;中度的感染是累及较深部组织;严重感染往往伴有全身感染征象和代谢紊乱。任何有临床感染证据的溃疡都应该被取样送做细菌培养和药敏。虽然常用表面拭纸取样的方法,但深部组织取样做细菌培养为首选以明确诊断。大多数足溃疡感染是多种细菌,常常混合有厌氧菌和需氧菌。遗憾的是,有关糖尿病足溃疡感染的文献复习说明,只有很少的合适的经过设计的随机对照研究。因此,很难说明哪种抗生素更适合哪个感染。然而,只要怀疑有骨髓炎(足趾有香肠样的特征或者探针能探及骨组织),都应该接受 X 线检查,甚至进一步的检查。临床上有感染的但不威胁肢体的没有骨髓炎的感染应该根据组织培养的药敏选抗生素。如果已经知道药敏结果,那就可以选用窄谱的抗生素。一旦确诊临床有感染时,在等待细菌培养时应该尽快开始适当的广谱抗生素治疗,包括克林霉素或阿莫西林-克拉维酸联合治疗。

3. 威胁肢体的感染　威胁肢体的感染通常有全身症状和体征,需要住院治疗和静脉用抗生素。应该做深部组织取样和血液培养,采用非创伤性方法评估周围血供,常需要静脉胰岛素滴注控制高血糖。部分病例需要尽早外科清创,最初

用的抗生素应该是广谱的直到获得细菌培养结果。最早的抗生素应用包括:克林霉素、环丙沙星或氟氯西林、氨苄西林和甲硝唑。一个重要的问题是分离出的细菌是否是真正的感染细菌。PCR方法在识别致病菌方面更有效。法国的研究说明,使用这种新技术能够迅速区分定居菌还是致感染的细菌。

抗生素抵抗的细菌例如耐甲氧西林青霉素的金黄色葡萄球菌(MRSA)是糖尿病足临床的一个问题。在多数病例,MRSA 是伴随长时期广谱抗生素治疗而来的定居菌。如果 MRSA 成为致病菌,一些新的药物是有效的,如利奈唑胺是有效抗这类细菌的药物,可以口服也可以静脉用。在清除糖尿病足创面合并感染的 MRSA 方面,蛆治疗也是有效的。

4. 骨髓炎　骨髓炎的诊断是有争议的话题。一些诊断试验已经被推荐。在这些试验之中,"探针探及骨组织"有相对高的预测价值,而 X 线片在骨髓炎的早期诊断中是不敏感的。然而,在大多数病例,最终的诊断还是由足的 X 线片决定(图 57-4)。溃疡面积超过 $2cm×2cm$、探针能探及骨组织、血沉快和 X 线检查异常在诊断糖尿病足合并骨髓炎方面是最有帮助的,而 MR 阴性则有可能排除骨髓炎。有关这方面的最近的文献复习说明,临床和实验室结合能明显地改善糖尿病足骨髓炎诊断的正确性。溃疡深并有血清炎性标志似乎是特别敏感的。与传统的教科书不一样,一些局部的骨髓炎可能需要长时间(10 ~ 12 周)抗生素治疗,然而,在适当抗生素治疗后去除局部的骨组织仍然是最常用的方法。那些骨髓炎局限在一根骨且没有关节累及和没有周围血管病变的骨

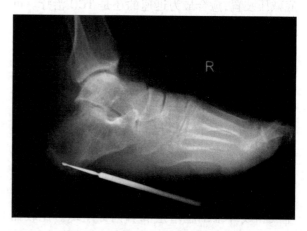

**图 57-4　探针经过溃疡探及骨组织,
基本明确骨髓炎诊断**

髓炎对于抗生素治疗反应良好。必须强调指出的是,有关骨髓炎治疗选择的随机有对照的试验非常有限,急需进一步研究。

（四）辅助治疗

近20年来,一些新的方法可以促使糖尿病足溃疡的愈合。以下仅讨论一部分,更多的已经由国际糖尿病足工作组的有关糖尿病足的文献复习所讨论。

1. 生长因子 许多生长因子和其他类似物质被用于修复创面床或其周围组织的生物化学异常。但这些并没有被普遍接受用于日程医疗工作中,正如在共识中的地位一样。另外一个例子是血小板衍生生长因子(PDGF),该因子已经在一些国家应用于临床,我国华西医院糖尿病足病中心在这方面已经取得很好的经验。有一些随机的临床研究支持该因子的使用,但由于其价格昂贵和大多数神经性溃疡在减压后即可愈合,因此PDGF使用范围很局限。PDGF和其他一些局部用的因子如表皮生长因子等都缺乏随机对照的较大样本的研究来支持其常规用于日常的医疗工作中。

2. 高压氧 高压氧(HBO)应用于难愈性足溃疡的愈合已经多年,尤其是在美国。但许多这方面的研究设计很差或无对照,影响到这种治疗的推广应用。但有一些小样本的设计很好的随机对照研究评估了HBO在缺血性糖尿病足溃疡的疗效。国际糖尿病足工作组的文献系统复习认为,HBO是可以接受的,因为有一些支持该疗法的证据。显然,仍然需要大样本对照的研究,不仅仅证实其疗效,而且还需要阐明了什么创面能从这类昂贵的治疗中获得最大效益。

3. 创面负压治疗 近年来,利用辅助的真空闭合负压的创面负压治疗(NPWT)已经较为普遍地应用于治疗复杂的糖尿病足溃疡。以往的研究已经发现,该疗法能改善创面的血供,减轻局部水肿,除去过多的液体和炎症前的渗出液。已经有对照的临床研究支持糖尿病足术后局部用该疗法。这种治疗能够促进肉芽组织生长,但其花费限定其应用与复杂的糖尿病足创面和对常规治疗无效的创面。

4. 生物工程皮肤替代品 一些证据支持在非感染的神经性足溃疡使用生物工程皮肤替代品,但价格问题限定了其使用。但系统文献复习认为仍需要更多的文献来进一步评估其使用,在现阶段临床上并不推荐。

六、夏科神经关节病

夏科神经关节病(CN)是发生于供血良好的没有感觉的非感染的关节病。CN的确切发病机制仍不清楚,近10年来对于其病因和发病机制的了解已经有所进步。急性CN的发病机制经典有神经创伤和神经营养学说。如果前种学说正确,那么CN应该更为常见,且应该是对称的;但比较而言,急性CN在神经病变患者是相对少见的病变,而且通常是不对称的。虽然,在CN患者,存在对侧关节发病危险性增加。

CN发生于供血很好的无感觉的足。典型的患者表现出温暖的、水肿的足,可以伴有疼痛或至少累及关节的不舒服。病变的患者倾向于更年轻。尽管可以有外伤病史,但这种外伤病史往往不足以解释临床检查中发现的严重的异常病变(图57-5)。

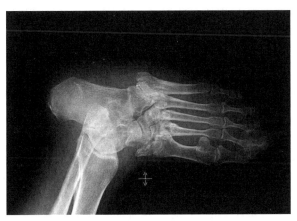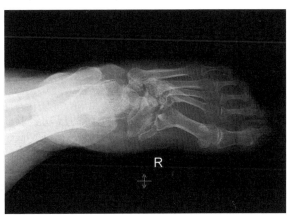

图57-5 右足X线检查

右足跗跖关节结构紊乱,关节面欠规整、硬化、毛糙,关节间隙变窄,中间及外侧楔骨骨质结构不清,部分消失,内侧楔骨形态异常,呈一条块状,第1跖骨基底部骨质连续性欠佳,余跖骨基底部骨膜增厚,余组成诸骨位如常,骨质密度减低,骨小梁稀疏,周围软组织未见明显异常密度影

CN 的特点是局部骨吸收增加,这种情况的确切的细胞学发病机制仍然不明确。最近提出了假设,核因子 κB 受体活化因子配体(RANKL)是破骨细胞形成和激活的主要介导物。RANKL 和骨保护素(OPG)通路在急性 CN 的发生过程中起着重要的作用。业已证实,从 CN 患者分离所得的周围血单核细胞放在巨噬细胞种植刺激因子中培养可以增加破骨细胞形成。这些观察提示,RANKL 介导的破骨细胞吸收发生于急性 CN。因此,RANKL 依赖的通路在急性 CN 的发病过程中是重要的,在将来,抑制 RANKL 可能是有用的治疗手段。

治疗 CN 的足取决于诊断时疾病处于什么阶段。在急性期,通过采取石膏支具对病变足的减压是最为有效的治疗,可以降慢病变发展和局部的炎症。石膏支具应该被继续应用,直到水肿和皮温高都已经被消除,皮肤温度差小于 1℃。此时,可以定制适当的鞋。双磷酸盐有较强的抑制破骨细胞活性的作用。急性 CN 时应用静脉的帕米膦酸二钠可缓解急性 CN。但仍然需要较大的随机对照试验来证实之。

伴有骨畸形的进展性 CN 的处理需要重建外科医生。

七、结　　论

尽管我们努力去早发现早预防和积极治疗糖尿病足病变,但糖尿病足的发病率将在未来的数十年内持续增加,这是因为 2 型糖尿病的的发病率剧增。糖尿病足不仅仅是致残率问题,而且增加死亡率。Armstrong 等指出,糖尿病足病要比许多癌症更可怕。李翔等报告,糖尿病患者截肢后 5 年的死亡率为 45.8%,平均生存时间为 5.38 年。糖尿病足病的预后取决于是否存在缺血,Wagner 或 UT 分级越高或程度越严重,截肢的可能性更高。神经性溃疡的愈合通常很好,而严重缺血的更可能需要血管外科医生的帮助。

国外糖尿病足防治和截肢率下降的成功经验告诉我们,在糖尿病足防治中应该贯彻三条基本原则,即专业化处治、多学科合作和预防为主。

专业化处治指的是处治糖尿病足溃疡的医务人员要特别专业,要对糖尿病足病患者全身基础和溃疡局部的评估和处治。

糖尿病足溃疡的处理和预防必须体现多学科协作的理念。内分泌科的医生在严格控制血糖、血压上发挥主导作用,与心血管科医师的协作可以使血压保持在理想水平和减少心血管事件率;与整形外科和骨科合作可以降低截肢水平,保证手术成功;选择适当的时机进行血管介入或外科治疗可以促使足溃疡的愈合和降低截肢率或降低截肢平面。对于大的创面,有时还需与烧伤科、创面外科或矫形外科合作进行植皮或皮瓣移植手术。对于合并感染的糖尿病足溃疡患者,尤其是溃疡合并耐甲氧青霉素酶金黄色葡萄球菌的感染,在抗菌药物的选用上需要感染科医生的指导和帮助。糖尿病足溃疡的处治是由多学科协作的团队来完成的,这是国际糖尿病足工作组和许多从事糖尿病足及其相关学科的专业人员共同强调的。

糖尿病足病既是糖尿病全身并发症的局部表现,也是可以表现为十分严重、直接危害生存的一种急性并发症,临床处治中应该抓住最突出的问题,分阶段处理。威胁生命的严重感染,必须刻不容缓地首先处理。一般情况下,在解决周围血液供应基础上的清创和抗感染治疗才能获得更好的效果。

对于非糖尿病足病专业的医务人员,了解何时何种糖尿病足应该及时转诊或会诊是有必要的。一旦出现以下情况,应该及时转诊给糖尿病足病专科或请相关专科会诊:皮肤颜色的急剧变化、局部疼痛加剧并有红肿等炎症表现、新发生的溃疡、原有的浅表的溃疡恶化并累及软组织和(或)骨组织、播散性的蜂窝织炎、全身感染征象、骨髓炎等。及时转诊或会诊以及外科医生的及早介入有助于降低截肢率和减少医疗费用。

糖尿病足病治疗困难,但预防很有效果,且能明显减少患者的医疗花费。预防的基础在于识别糖尿病足病的高危因素。对于这类患者加强足病防治知识的教育和管理甚为重要。由于超过 85% 的截肢是起因于糖尿病足溃疡,因此预防和及早治疗糖尿病足溃疡是降低糖尿病截肢率的关键。

(许樟荣)

参　考　文　献

1. 王爱红,许樟荣,纪立农. 中国城市医院糖尿病截肢的临床特点及医疗费用分析. 中华医学杂志,2012,92(4):224-227.
2. 王爱红,赵湜,李强,等. 中国部分省市糖尿病足调查及医学经济学分析. 中华内分泌代谢杂志,2005,21(6):496-499.
3. Driver VR,Fabbi M,Lavery LA,et al. The costs of diabetic foot:the economic case for the limb salvage team. J Am Po-

diatr Med Assoc,2010,100(5):335-341.

4. Boulton AJM. Foot problems in patients with diabetes∥Holt RIG,Cockram CS,Flyvbjerg A,Goldstein BJ. Textbook of diabetes. 4th ed. Oxford:Blackwell,2010:727-742.

5. 姜鹏,费军,姜玉峰,等.糖尿病夏柯足临床特点分析.中国全科医学,2012,15(5C):1741-1743.

6. Boulton AJM,Armstrong DG,Albert SF,et al. Comprehensive foot examination and risk assessment. Diabetes Care,2008,31:1679-1685.

7. 王玉珍,许樟荣.振动感觉阈值检查在糖尿病神经病变诊断中的应用.国际内分泌代谢杂志,2007,27(1):47-49.

8. Vileikyte L. Psychosocial and behavioural aspects of diabetic foot lesions. Curr Diab Rep,2008,8:119-125.

9. Lavery LA,Higgins KR,Lanctot DR,et al. Skin temperature monitoring reduces the risk for diabetic foot ulceration in high-risk patients. Am J Med,2007,120:1042.

10. Jeffcoate WJ,Game FL. The description and classification of diabetic foot lesions:systems for clinical care,research and audit∥Boulton AJM,Cavanagh PR,Rayman G. The foot in diabetes. 4th ed. Chichester:John Wiley & Sons,2006:92-107.

11. Armstrong DG,Lavery LA,Harkless LB. Validation of a diabetic wound classification system. The contribution of depth,infection,and ischemia to risk of amputation. Diabetes Care,1998,21:855.

12. Muller M,Trocme C,Lardy B,et al. Matrix metalloproteinases and diabetic foot ulcers:the ratio of MMP-1 to TIMP-1 is a predictor of wound healing. Diabet Med,2008,25:419-426.

13. Piaggesi A,Viacava P,Rizzo L,et al. Semi-quantitative analysis of the histopathological features of the neuropathic foot ulcers:effects of pressure relief. Diabetes Care,2003,

26:3123-3128.

14. Vileikyte L. Strss and wound healing. Cin Dermatol,2007,25:49-55.

15. 李翔,许樟荣.2011年国际糖尿病足工作组特别指南介绍.中华糖尿病杂志,2011,3(4):353-354.

16. Lipsky BA,Berendit AR,Cornia PB,et al. 2012 Infectious diseases society of America clinical practice guideline for the diagnosis and treatment of diabetic foot infections. CID,2012,54(12):1679-1684.

17. 许樟荣,王玉珍.美国感染性疾病学会2012年糖尿病足溃疡合并感染的临床诊治指南介绍.国际内分泌代谢杂志,2012,32(7):302-305.

18. Sotto A,Richard J-L,Jourdan N,et al. Miniaturised oligonucleotide arrays:a new tool for discriminating colonization from infection due to Staphylococus aureus in diabetic foo ulcers. Diabetes Care,2007,30:2819-2828.

19. Jeffcoate WJ,Lipsky BA,Berendt AR,et al. Unresolved issues in the management of ulcers of the foot in diabetes. Diabet Med,2008,25:1380-1389.

20. 李兰,王椿,王艳,何利平,等.自体富血小板凝胶治疗糖尿病慢性难愈合皮肤溃疡的住院时间和住院费用分析.四川大学学报(医学版),2012,5:762-765.

21. 牛文芳,许樟荣.封闭式负压引流促进糖尿病足溃疡愈合的研究进展.中国糖尿病杂志,2012,20(3):229-231.

22. 石鸿雁,许樟荣.糖尿病夏科足国际专家共识介绍.中华糖尿病杂志,2012,4(4):252-254.

23. 李翔,肖婷,王玉珍,等.139例糖尿病足溃疡患者的死亡率及伴有并发症分析.中华内分泌代谢杂志,2011,27(2):128-133.

24. 牛文芳,姜玉峰,刘志国,等.难愈性糖尿病足的临床应对——4例典型病例与治疗体会 中华内分泌代谢杂志,2012,28(4):340-343.

第 58 章

糖尿病与眼部疾病

21 世纪糖尿病在全球呈流行趋势。2011 年全球糖尿病患病人数已达 3.66 亿;我国糖尿病患者 9240 万,居全球第一位。1980 年,全国糖尿病研究协作组对 14 省市 30 万全年龄人群进行的流行病学调查结果显示,糖尿病患病率仅为 0.67%;2002 年则上升至 4.5%,2007 至 2008 年我国糖尿病流行病学调查结果显示 20 岁以上人群糖尿病患病率为 9.7%,2010 年北京市 20 岁以上居民的糖尿病患病率已达 10.15%。糖尿病已经日渐成为全球性危害人类健康的严重问题。人们生活水平及生活方式的改变,遗传以及还有不为现代医学所了解的原因都是使糖尿病患病率增加的原因。在眼部,糖尿病可以引起多种并发症,严重者可以致盲,严重影响了糖尿病患者的生活质量。

一、糖尿病性视网膜病变

糖尿病患者约有 70% 出现全身小血管病变,糖尿病视网膜病变(DR)是糖尿病微血管病变中最严重的并发症之一,具有特异性的眼底改变,在发达国家 DR 已成为成年盲人的首要致盲原因。在我国也是引起劳动年龄人口的视力残疾的最主要原因之一。流行病学调查表明,大约有 75% 血糖控制不良的糖尿病患者,在发病 15 年内可导致糖尿病性视网膜病变的发生。

(一) 患病率

随着糖尿病的患病率的持续增加,DR 的患病率也明显增加。美国报道糖尿病患者中 DR 发病率为 40%。2010 上海居民 60 岁以上糖尿病患者中 DR 患病率为 25.05%,我国 2010 年的在农村地区筛查糖尿病视网膜病变的患病率为 26.3% ~ 37.46%。2012 年广东省公务员的 DR 患病率为 7.1%。DR 发生率的差别与不同地区、不同人群中对糖尿病的认知程度有关。随着我国人民生活水平改善和生活方式的转变及人口老龄

化的来临,DR 患病率将会进一步增加。

(二) 危险因素

1. **病程** 病程是 DR 发生的独立相关因素。美国 Wisconsin 糖尿病视网膜病变流行病学的调查(Wisconsin Epidemiologic Study of Diabetic Retinopathy,WESDR)显示,1 型糖尿病 DR 患病率病程 5 年者为 13%,10 ~ 15 年占 90%;2 型糖尿病病程 5 年为 24% ~ 40%,病程 10 ~ 19 年为 53% ~ 84%。Kempen 等报道糖尿病病程 15 年以上的 1 型和 2 型糖尿病人群中,DR 患病率分别为 98% 和 78%。我国糖尿病人群中,DR 患病率为 16% ~ 43.1%;发病 10 ~ 19 年,DR 患病率增加到 54%。有学者的研究显示 2 型糖尿病患者在初次诊断即有 25% 患者已有视网膜病变。2004 年冯启芳报道一组 DR,糖尿病病程少于 5 年者 DR 患病率占 42.02%,5 年以上发病率是 88.52%,其中增生型 DR 为 21.31%。2006 年邹海东等报道确诊 DR 的患病率为 27.29%,其中单纯型的患病率为 22.99%,增生型 4.3%。2010 年上海 60 岁以上糖尿病病程在<5 年中患病率为 42%。有报道在糖耐量异常阶段的患者就可能有 DR 发生。

2. **糖尿病类型** 1 型糖尿病较 2 型糖尿病患者 DR 发生早、病情重。其原因尚不清楚,可能与 1 型糖尿病多发生于青少年,其血浆中类胰岛素生长因子 1(IGF-1)高,促进细胞的有丝分裂有关。

3. **血糖水平** 血糖较高或波动较大时可促使 DR 的发生和进展。大多数临床流行病学调查发现,血糖控制不良与 DR 的出现和严重程度有关。田俊华等报道糖尿病患者中有 DR 者 HbA1c 水平较非 DR 者高,且随着 HbA1c 水平增高 DR 发生呈增高趋势。提示 HbA1c 与 DR 的发生、发展有密切关系。糖尿病控制和并发症研究组(diabetes control and complications trial,DCCT)对 1 型糖尿病患者血糖控制与 DR 发生的关系进行研

究,血糖控制良好者(平均 HbA1c ≤ 6. 87%)DR发病率为 9.8%,而血糖控制不良者(平均 HbA1C ≥ 9.49%)的 DR 发生率为 57%,表明随着平均 HbA1c 的增高,DR 的发生率增加,平均 HbA1c 增高是 DR 发生、发展的危险因素;HbA1c 降低 1%可使 DR 发生风险减少 35%。2004 年冯启芳报道一组糖尿病患者血糖水平与 DR 的关系发现,眼底正常组平均 HbA1c 为 9.13%,单纯型 DR 组平均 HbA1c 为 10.41%,增生型 DR 组平均 HbA1c 为 13.17%,表明血糖控制不良与 DR 的出现和严重程度有关。HbA1c 控制在多少以下可起到预防作用有不同的建议,有作者报道为7.0%,也有人提出在 9.0% 以下即可起到预防或减少 DR 的发生与进展。

血糖波动与胰岛 β 细胞的功能有关。血糖波动越大,刺激活性氧及自由基产生,通过蛋白激酶 C 增加氧化应激反应,激发异常血管反应和血液的高凝反应,增加血管内皮细胞的炎症,促进内皮细胞的凋亡,加速 DR 的发生。

4. 高血压　高血压是糖尿病性视网膜病变发生的危险因素。大多数研究认为血压与 DR 有相关性,糖尿病患者中有高血压者更容易发生DR,而且更严重。正常人视网膜对血压增高有自我调节和保护机制使血流量保持恒定。糖尿病患者血压增高可影响视网膜血流,导致视网膜血管的高灌注,损伤视网膜毛细血管内皮细胞加重DR。英国前瞻性糖尿病研究组(United Kingdom-Prospective Diabetes Study,UKPDS)对此进行了随机对照研究,严格控制组的血压小于 150/85mmHg,控制不良组的血压小于 180/105mmHg,随访 9 年后前者较后者的 DR 发生风险减少34%。

5. 眼部因素　糖尿病患者进行眼部手术可促进 DR 的发生且加快其发展,白内障手术中如果发生后囊膜破裂,或者玻璃体视网膜手术,均可能造成视网膜屏障功能的损害,使 DR 加速进展。有报道称,青光眼及高度近视的糖尿病患者 DR患病率降低或病变程度较轻,其机制尚不清楚。有学者发现,视网膜和脉络膜的血流减低与近视程度成正比,认为高度近视眼中血流量的减少降低了 DR 的发生及降低了严重程度;另外,高度近视眼的玻璃体后脱离较正常屈光眼发生的早,也可能减轻了 DR 的发生和严重程度。

6. 遗传因素　关于遗传因素与糖尿病患者视网膜病变发生、发展的报道较多。Rand 等研究发现,HLA 抗原和糖尿病性视网膜病变的发生及其发展关系密切,其中 HLA-DR 表现型 4/0、3/0 和增殖性视网膜病变的发生尤为紧密。美国 DCCT研究小组也曾报道,发现家族性糖尿病成员中严重视网膜病变(包括黄斑水肿)也呈家族性群集发生。另有学者报道基因位置异常可能和糖尿病并发症的遗传易感性有关。以上结论虽然有待于进一步证实,但均说明进一步探讨遗传因素与糖尿病性视网膜病变病理机制的关系极为重要。

7. 其他因素　包括妇女在妊娠期、蛋白尿及微量蛋白尿均可促进 DR 的发生。

(三) 发病机制

DR 是糖尿病微血管病变在眼底特定的环境中的改变,长期慢性高血糖是发病的基础,高血糖症和全身新陈代谢、内分泌及血流变因素的影响,引起组织缺氧发生的一系列改变。从临床过程和多数已有的研究结果提示视网膜微血管损害可引起视网膜的缺血、缺氧及新生血管形成等一系列病理改变。目前认为主要是高血糖诱发的一系列生化代谢异常,有多种假说:①多元醇通路激活学说:多元醇通路是组织细胞葡萄糖代谢的途径之一,血糖浓度升高超过葡萄糖代谢通路的运转负荷,过量的葡萄糖在醛糖还原酶的作用下转变成山梨醇和果糖,山梨醇和果糖不易通过细胞膜向外扩散而聚集于细胞内,致使细胞破裂,组织水肿。②糖基化终末产物的过量生成:细胞内和细胞外基质某些重要蛋白的非酶性糖基化,在糖尿病的并发症中起重要作用。持续高血糖下,葡萄糖与赖氨酸的 E-氨基酸结合为酮氨,与蛋白质交链成为异常稳定的糖基化终末产物(AGEs)。AGEs 大量堆积可直接改变视网膜微血管内皮细胞中蛋白质的结构和功能、信号传递途径,特异性受体改变细胞基因表达等病理改变,导致内皮细胞功能紊乱和毛细血管周细胞凋亡。糖基化反应依赖于葡萄糖的浓度,糖化血红蛋白与氧的亲和力增强,氧的释放和扩散减少,加重了视网膜组织缺氧。③蛋白激酶 C 通路的激活:高血糖使细胞内二酯酰甘油(DAG)显著升高,升高的DAG 导致蛋白激酶 C(PKC)活性升高。PKC 是许多血管活性物质和细胞因子的共同信号转导途径,从而进一步影响微血管细胞中包括生化代谢和基因调节在内的多个通路,进而促进DR的发展。④氨基己糖途径活性增强:但是目前关于氨基己糖途径在DR发生发展过程中发挥作用的研究较少。

高血糖也干扰肌醇磷脂的代谢,导致细胞内多种代谢紊乱,改变了毛细血管周细胞的生理作用,使毛细血管收缩力丧失,自身调节失常造成血液循环障碍。李维业等实验研究证实,视网膜毛细血管周细胞选择性丧失是DR最早期的组织学改变。国外学者也有报道,这种变化在其他视网膜血管性病变中未曾发现。周细胞的功能具有收缩性,可以调节通过该区与毛细血管床的血流量,由于周细胞的凋亡,引起区域性视网膜血流量调节作用丧失并破坏毛细血管的完整性,还可引起内皮细胞的增生失控。毛细血管基底膜增厚也是糖尿病早期病理改变。基底膜的主要功能之一是分子滤过作用,基底膜异常可导致滤过作用改变和血清分子的异常通过,结果使血-视网膜屏障破坏。DR血管损害集中在血管壁,静脉以及直径为$25\sim50\mu m$的动脉血管均扩张,毛细血管闭塞及其所致的血管畸形扩张,导致微血管瘤形成。又因毛细血管闭塞,引起血管周围视网膜缺血,而缺血本身就可能作为刺激新生血管增殖的因子。

从血液流变学研究,糖尿病患者糖化血红蛋白增高,血液呈高凝状态,血液黏稠度增加。血小板聚集功能随DR的发生和发展有不断加强的趋势,并与生长激素水平增高导致血中第Ⅷ因子水平上升有较大关系。第Ⅷ因子由血管内皮分泌,与红细胞凝集有关,还可促进血小板的集结和黏附作用,导致微循环功能紊乱、血流减少、微血栓形成,缺血引起组织氧化作用降低,影响视网膜的代谢。视网膜的血管反应是独特的,DR原发性刺激不在血管内,而存在于紧邻血管周围的神经和神经胶质组织内,它们比身体其他组织具有更高的代谢率,因此对血流和组织氧化作用需求更高,即血液供应和氧化作用稍微降低,也将引起视网膜缺血及新生血管形成。最近有研究认为红细胞脂质过氧化,膜脂质成分改变是糖尿病性视网膜病变的病理基础之一。

生长激素分泌增多可抑制糖代谢,导致细胞内山梨醇积聚,增加糖尿病血管中糖蛋白和黏多糖的沉积,并加速血管硬化,促使视网膜血管微血栓形成而引起视网膜病变,故年轻糖尿病患者DR发展快且较严重。

微量元素镁、锌不足对DR也有影响。机体缺镁离子可影响视网膜组织的正常代谢,而致ATP生成减少。缺锌可影响红细胞代谢,使红细胞脆性增加,易于聚集形成微血管病变;缺锌也可使胰岛素合成与分泌更加不足,促使视网膜病变的发生与发展。

关于新生血管生长因子对DR影响的研究发现,视网膜新生血管始于毛细血管无灌注区的边缘,故认为新生血管生长因子从缺血区产生,这是糖尿病性视网膜病变新生血管形成的重要机制。VEGF被认为是目前最强的新生血管生长因子,是各种新生血管性视网膜病变的核心作用因子,各种致病因子都是通过VEGF促进新生血管形成的,而VEGF又能刺激各种细胞因子或生长因子的表达。参与新生血管生长的因子还有肝素结合生长因子(HBGF)、肿瘤坏死因子(TNF),转化生长因子(TGF)、成纤维细胞生长因子(FGF)、血小板衍生生长因子(IGF)、胰岛素样生长因子(IGF)等。这些因子能刺激血管内皮细胞增生和迁移,促使细胞外基质的黏附及纤维血管膜的形成。

近年来,人们从分子水平进一步揭示DR的发病机制,肾素-血管紧张素(RAS)与DR的关系日益受到人们的广泛关注,并取得了一定的进展。眼部组织具有独立合成肾素-血管紧张素的能力,RAS参与了DR的发生发展过程。

(四)临床表现

在DR初期,视力一般不受影响,无眼部自觉症状。病情进展,可引起不同程度的视力减退、视物变形,或眼前有黑影飞动,眼前闪光感,如果病变到增生期可有新生血管大量出血至玻璃体甚至失明。

部分患者因视力障碍首诊于眼科发现DR后而经内分泌科确诊糖尿病。

(五)眼底所见

见文末彩图58-1~58-9,详见第19章"糖尿病眼底血管造影"。

(六)糖尿病性视网膜病变的分期和分型

国外有多种不同的分期方法,我国中华医学会眼科学会于1984年第三届年会上通过了我国DR分期标准,将DR分为非增殖性或背景性和增殖性两型6期(表58-1)。

表 58-1 我国糖尿病性视网膜病变分期标准

分型	检眼镜所见	
背景型	Ⅰ期微血管瘤或合并小出血；	（+）较少易数
		（++）较多不易数
	Ⅱ期 硬性渗出合并Ⅰ期改变	（+）较少易数
		（++）较多不易数
	Ⅲ期棉絮样斑合并Ⅰ或Ⅱ期病变	（+）较少易数
		（++）较多不易数
增殖型	Ⅳ 眼底有新生血管或合并玻璃体积血；	
	Ⅴ 眼底有新生血管和纤维血管增生；	
	Ⅵ 眼底有新生血管和纤维血管增生；并发牵拉性视网膜脱离	

2002 年经国际上 16 个国家包括眼科和内分泌学科的 31 位学者，主要依据两个重要的循证医学临床研究：美国糖尿病视网膜病变早期治疗研究协作组（Early Treatment Diabetic Retinopathy Study Research Group，ETDRS）和 Wisconsin 糖尿病视网膜病流行病学研究组共同制定了 DR 严重程度分级和糖尿病性黄斑水肿（diabetic macular edema，DME）的严重程度分级，分为非增生性 DR 和增生性 DR。严重程度分级见表 58-2 和表 58-3。

表 58-2 糖尿病视网膜病变严重程度分级

病变严重程度	散瞳后检眼镜下所见
无明显 DR	无异常
轻度非增生性 DR	仅有微血管瘤
中度非增生性 DR	不仅有微血管瘤。但病变程度轻于重度非增生 DR
重度非增生性 DR	具有下列任何一项： ①4 个象限中任何一个象限有 20 个以上的视网膜内出血点 ②2 个以上象限有明确的静脉串珠样改变 ③1 个以上象限有明确的视网膜内微血管异常，无增生性 DR 体征
增生性 DR	具有下列一项或多项： ①新生血管形成 ②玻璃体积血/视网膜前出血

表 58-3 糖尿病视网膜病变严重程度分级

病变严重程度	检眼镜下所见
DME 不明确存在	后极部无明显视网膜增厚及硬性渗出
有 DME 时分为三级	
轻度 DME	后极部有一定程度视网膜增厚及硬性渗出，但距黄斑中心较远
中度 DME	后极部有一定程度视网膜增厚及硬性渗出，接近黄斑中心但未累积中心
重度 DME	视网膜增厚及硬性渗出累积黄斑中心

（七）糖尿病视网膜病变的眼底影像学改变

1. 荧光素眼底血管造影技术（fundus fluorescein angiography，FFA） 详见 19 章"糖尿病眼底血管造影"。

2. 吲哚菁绿血管造影术（indocyanine green angiography，ICGA） 详见 19 章"糖尿病眼底血管造影"。

3. 光学相干断层成像术（optical coherence tomography，OCT） 光学相干断层成像是近些年新出现的医学影像技术，具备非侵入性、非接触和高分辨率等特点，使用 820nm 的红外线作为探测光，穿透性强，垂直分辨率可达 10μm。最新的 OCT 由于采用了傅里叶技术处理反射光信号，扫描速度可以大幅度提高，使其纵向分辨率达到 10μm 以下，形成可以与病理切片相媲美的精细影像。不仅在眼底病中得到广泛应用，也用于青光眼等眼科领域，特别在黄斑部疾病上有其独特的优势。目前国际上已经将光学相干断层扫描作为诊断黄斑水肿的必要工具之一。

DME 时,视网膜失去原有的透明性,在水肿区视网膜色素上皮和脉络膜结构显得模糊不清。DME 在直接检眼镜下可以看到,如果在裂隙灯前置镜下,由于看到的视野范围大,又有裂隙灯的双目镜下检查,有立体感,因此视网膜厚度的层次感更容易把握,而且可以看到是否有黄斑囊样水肿。如果存在轻度黄斑水肿时,肉眼下不易分清。Shahidi 等证明,非接触性裂隙灯活体显微镜检查不能检测出平均厚度为正常 1.5 倍区域的视网膜水肿。因此,对于早期的 DME 用前置镜检查往往容易忽视,需要借助于荧光造影检查,但是 FFA 不能对黄斑水肿进行定量检查。OCT 对黄斑水肿的检查从形态上可以表现为:弥漫性神经上皮水肿、视网膜层间高反射(渗出)、囊样腔隙改变以及视网膜前膜及伴有牵拉等。通过 OCT 可以发现在前置镜和 FFA 下所难以发现的增厚的后部玻璃体对黄斑部的牵引,提示了增厚的后部玻璃体对黄斑部机械性的牵引也是糖尿病性黄斑水肿产生的原因之一,为手术治疗 DME 提供了理论依据。姚宜等研究显示,糖尿病早期 FFA 显示无DME 改变时,黄斑区视网膜厚度已经较正常人增加,认为 DR 初期阶段,糖代谢异常,刺激谷氨酸或乳酸释放,导致细胞内水肿有关。OCT 检查发现视网膜层间高反射的硬性渗出多位于视网膜感觉层内,但同时也可见部分硬渗在视网膜下,有的发生视网膜浆液性脱离。OCT 显示这样的水肿时,视力预后较差,视力下降一般低于 0.1,这种不可逆的视力下降与黄斑视细胞数减少,视细胞密度下降。通过 OCT 图像分析软件的储存和分析,能够对黄斑水肿进行追踪观察,并能够在黄斑水肿的治疗后进行复查以检测治疗效果。

(八)眼电生理学的研究

1. 图形视网膜电流图(pattern electroretinogram,P-ERG) P-ERG 反映后极部视网膜神经细胞的功能。Coupland 认为 b 波振幅在 DR 背景期即较正常眼低。

2. 多焦视网膜电图(multi-focal electric retinogram,m-ERG) 我们的研究发现 m-ERG 的 P波潜伏期和振幅密度在非增生性 DR 和增生性DR 有明显差异,表明视网膜的循环障碍加重,造成视网膜的功能下降。在存在黄斑水肿时,由于相对的缺血缺氧的存在,视网膜对光刺激的反应

及电的传导减缓,也表现出潜伏期的延迟及振幅的下降。

3. 图形视觉诱发电位(pattern evoked potential,P-VEP) 在 DR 的血管形态发生改变之前,即可出现光感受器和视神经系统功能异常,DR 早期即可出现节细胞和神经纤维层变性,蓝色 P-VEP 的 P 波峰潜时延长与血糖浓度和病程均呈显著正相关。

4. 振荡电位(oscillatory potentials,OPs) 波起源于内层视网膜,与视锥、视杆细胞的功能有关。由于它对视网膜循环障碍特别敏感,当早期眼底及荧光血管造影尚未发现病变时,明适应OPs 总波幅在 DR 前期即开始降低,而暗适应 OPs总波幅在出现 DR 后降低。OPs 波能早期发现DR,又能反映 DR 的进行性损害。

(九)治疗

1. 全身治疗

(1)积极的控制糖尿病是治疗和预防糖尿病性视网膜病变的根本办法。能与医生密切配合,进行合理的药物治疗、适量的运动及严格控制饮食的患者,经长期随访,DR 不加重,或者好转。有高血压及高血脂的患者适当药物治疗,对 DR及黄斑水肿特别是有黄斑硬性渗出患者有积极治疗作用。

(2)羟基苯磺酸钙能降低糖尿病患者血液的黏滞性,改善微循环,长期或按疗程服用对 DR的微血管瘤、毛细血管的渗漏,有一定疗效。北京地区的协和医院、人民医院和北京医院进行国产羟苯磺酸钙与导升明的临床验证中,其毛细血管和微血管瘤的渗漏在服药 3~6 个月后有明显减轻,治疗非增生性 DR 有一定效果。

(3)国外学者报道糖尿病晚期肾病患者严重贫血,用红细胞生成素治疗,可使视网膜病变的部分硬性渗出吸收,减轻黄斑部水肿,提高视力。

(4)抗炎药物阿司匹林的临床应用。阿司匹林属非甾体抗炎药,其主要作用是消炎、止痛。在动物实验中发现阿司匹林可以预防早期的视网膜病变,但还没有大量的临床研究证实。有研究表明每日服用阿司匹林既不能增加也不能减少人类 DR 的发生和发展,同时与糖尿病患者玻璃体积血或黄斑水肿增加也无关。

(5)糖代谢异常调节药物。高血糖引起的糖基化终末产物(AGEs)大量堆积导致视网膜毛细血管周细胞凋亡,从而导致 DR 的产生。氨基

胍可以阻断 AGEs 的产生,还具有抑制毛细血管基底膜增厚和血管通透性增加的作用。

(6) 降脂药物。最近研究发现,辛伐他汀可以延缓伴有高脂血症糖尿病患者视网膜病变的发展。血脂异常的 2 型糖尿病患者,口服阿托伐他汀显示可以降低临床显著黄斑水肿的硬性渗出及中心凹下脂质迁移,但是视力无明显改善。国外的研究结果显示,非诺贝特与安慰剂比较,使 DR 需要首次进行激光治疗的例数减少了 70%,减缓病情进展,但并不能阻止 DR 和黄斑水肿、硬性渗出的发生及视力恶化。非诺贝特联合辛伐他丁治疗可以减少 DR 进展 40%,且这种作用独立于血糖的作用。

(7) 蛋白激酶 C(PKC)抑制剂。血糖升高时,PKC 受体活性增加,引起组织缺氧导致 VEGF 表达增加,进而引起血管内皮细胞增殖,导致新生血管形成,促使血-视网膜屏障破坏,引起黄斑水肿。最近,有人随机选择了 685 例糖尿病患者,并做了 34 个月的随访,发现口服 Ruboxistaurinmesylate(LY333531,一种 PKCβ 的特异性抑制剂)可以有效减轻 DR 患者的视力下降和黄斑水肿。

(8) 肾素血管紧张素系统抑制剂(包括血管紧张素酶抑制剂和血管紧张素 Ⅱ 受体阻滞剂)DR 坎地沙坦实验(DIRECT)的研究结果发现,坎地沙坦对 1 型糖尿病不伴有 DR 的患者,可防止 DR 的发生,用于 2 型糖尿病伴早期 DR 患者,可以防止 DR 进展。

2. 脑垂体部分切除术　根据 DR 与生长激素有关的论点,对部分患者减轻视网膜病变的血管病变有一定作用,可以减少视网膜出血、水肿,导致新生血管萎缩,缓解血管病变。也可用放疗或电凝等方法破坏腺垂体达到治疗目的,但必须慎用。对少数全身病情及眼底情况而不宜作光凝治疗者可考虑选用。

3. 眼部治疗

(1) 激光治疗:激光治疗是当今治疗 DR 最有效的措施。激光不仅能被眼底的色素吸收,还能被血红蛋白吸收。非增生性 DR 局部光凝治疗水肿和渗出,增殖前期行全视网膜光凝以稳定病情,增殖期出现新生血管时必须做全视网膜光凝。

1) 局部光凝(focal photocoagulation):用 100nm 的光斑直接激光渗漏的微血管瘤和毛细血管,适用于局部微血管瘤或毛细血管渗漏的黄斑水肿。

2) 格栅光凝(grid photocoagulation)或称棋盘格光凝:用 100～150nm 光斑,间隔 1～2 个光斑直径,曝光时间短,轻度光斑反应,适用于黄斑部弥漫性水肿病变。

3) 播散性光凝(panretinal photocoagulation, PRP):PRP 是应用最广泛的治疗 DR 的方法,是增生性 DR 的常规激光治疗方案,应分次进行。根据眼底情况进行轻型 PRP、标准 PRP、超全 PRP,光凝量分别为 450～600 点、800～1500 点和大于 2000 点以上,分 2～4 次进行。

近年来各种新的激光设备应用于 DME 的光凝治疗,如多波长激光技术的应用。多波长激光中的 568.2nm 的氪黄激光成为 DME 激光的主要选择,氪黄激光的波长因不被黄斑部的叶黄素吸收,对视网膜神经上皮有保护作用。另外,将半导体二极管 810nm 微脉冲技术用于黄斑水肿的光凝治疗,由于是选择性视网膜色素上皮(RPE)光凝,应用在黄斑水肿治疗中与传统激光技术相比,具有有效而较少的副作用,对中心视力有良好的保护作用。其优点在于,只要存在黄斑水肿和(或)临床有意义的黄斑水肿就可以实施光凝治疗而不需要顾及在有 DME 时视力的好坏。810nm 激光是红外光,因此光凝治疗中没有光的刺激,又有微脉冲波的特点,功率输出呈间断性,很少产生痛感,增加了患者的耐受性,患者易接受并可重复治疗。近年还有多点矩阵激光、瀑式多波长激光等新型激光设备,提供了多种激光治疗模式,不仅使治疗持续时间更短,曝光时间明显缩短,减少激光带来的不适症状及减少激光治疗的并发症。

(2) 曲安奈得(triamcinoloneacetonide, TA):在玻璃体腔注射后可以起到抑制炎症反应,减轻血管渗漏。Larsson 等比较了双眼患增生性 DR 的患者中一眼先行玻璃体内注射 TA 4mg 然后进行全视网膜光凝,而另一眼作为对照组单纯进行全视网膜光凝,经过 9～12 个月的随访,玻璃体注射 TA 眼的荧光渗漏面积、黄斑水肿都比单纯进行光凝眼轻,视力比治疗前轻度提高,而对照组则比治疗前有所下降。单独使用 TA 玻璃体内注射治疗黄斑水肿也获得了明显效果。TA 玻璃体内注射的并发症主要有眼压升高、玻璃体积血、眼球穿通、视网膜动脉阻塞、白内障、视网膜脱离等,其中眼压升高最常见,通过局部和口服降眼压药物后一般能得到缓解。TA 也可经 Tenoen 囊或球侧注射,也可以得到同样的效果。

（3）抗血管内皮生长因子（VEGF）单克隆抗体 Bevacizumab（Avastin）：是近年来出现的第二代人源化的抗新生血管内皮生长因子重组鼠单克隆抗体片段,对人 VEGF 所有亚型都具有特异性和亲和力。在 DR 的应用主要在几个方面：①糖尿病顽固性黄斑水肿的治疗,有学者进行了一项前瞻性的研究,51 例局部光凝无效的弥漫性黄斑水肿的增生性 DR 患者在玻璃体腔注射 Avastin 后 12 周,平均视网膜厚度从 $501\mu m \pm 163\mu m$ 降至 $377\mu m \pm 117\mu m$,视力有所提高。②虹膜和视网膜新生血管的治疗,在一项 45 例的回顾性研究中,在 26 例视盘新生血管渗漏的病例中有 19 例完全消退,在 11 例虹膜新生血管的病例中有 9 例完全消退。③玻璃体积血的治疗,玻璃体内注射 Avastin 使新生血管消退从而促进积血吸收。④在玻璃体切割术前一周使用,使新生血管消退减少术中增殖性血管膜的出血。

Ranibizumab（Lucentis）治疗：Lucentis 是 Avastin 的部分抗体衍生而来的合成的人单克隆抗 VEGF 抗体片段,能够与所有亚型的 VEGF 结合。Lucentis 今年已经在中国成功上市,商品名为诺适德。美国 FDA 已经批准 Lucentis 治疗 DME。治疗后可以降低 DME 的视网膜厚度和提高患者的视敏度。由于 Lucentis 在眼内代谢时间为 1～3 个月,需要反复多次进行注射。为减少多次玻璃体腔注射的风险和副作用,减少注药次数和间隔时间,可以 TA 和抗 VEGF 药物联合注射,水肿减轻或消退及时行黄斑局部或格栅光凝。

（4）玻璃体视网膜手术：对不易吸收的玻璃体积血、视网膜脱离、进行性纤维血管增殖、黄斑水肿或因机化牵拉发生黄斑移位、黄斑部水肿及大量硬性渗出等患者玻璃体切割清除玻璃体积血,恢复屈光间质的透明,松解增殖膜对视网膜特别是黄斑部的牵拉,使视网膜复位,改善视功能。

（5）视网膜冷凝疗法：对 DR 继发的新生血管性青光眼,没有条件进行抗 VEGF 和激光治疗,可以行视网膜冷凝或睫状体光凝。视网膜冷凝术后,能加重血-视网膜屏障的破坏,能加重玻璃体视网膜的增殖反应,可引起一系列炎症表现,因此冷凝术要注意掌握冷凝时间和冷凝量。

（十）预后

据统计增生性 DR 玻璃体积血后一年内有 1% 的眼失明,1/3 的眼永久性视力损害。50% 患者在一眼失明后对侧眼一年内也可能进展至失明。Fong 等报道 5 年随访视力严重丧失的主要原因是玻璃体积血,视网膜前出血;其次是黄斑水肿及色素改变,最后是视网膜脱离和新生血管性青光眼。

张承芬等认为糖尿病病史 20 年以上血糖控制良好者,可长期保持正常眼底或 I 期 DR。近年上海的 DR 的长期追踪观察中,非增生性 DR 的患者,其中 90% 以上病情稳定无进展。另外,预后与发病年龄和是否合并有大血管病变有关,糖尿病发病年龄较大者、有大血管病变者,增增性糖尿病性视网膜病变的患病率较低。

二、糖尿病性视神经病变

糖尿病性视神经病变（diabeitic optic neurophathy,DON）在 DR 各期及无视网膜病变的糖尿病患者均可发生,但视神经病变与视网膜病变的发生是否具有一致性或相关性尚无定论。有研究显示：糖尿病性视神经病变的总体发生率与 DR 的严重程度无明显正相关性,但通过对各分型的统计分析发现,DON 的发生率随着 DR 的严重程度和病程延长而增加。糖尿病性视神经病变主要包括：糖尿病性视乳头病变、缺血性视神经病变、视盘新生血管形成。根据目前的报道,糖尿病性视神经病变在临床上并不少见,有的学者报道,糖尿病患者视神经发生病变的患病率为 1%～23.2%,包括激光治疗后的视神经萎缩。

（一）糖尿病性视盘病变

视盘病变可以发生在 1 型或 2 型糖尿病,平均年龄为 43 岁,75% 的患者双眼受累,无任何自觉症状或阵发性视物模糊;眼底检查从仅有轻度视乳头水肿到伴有明显的毛细血管扩张、视乳头周围线状出血、渗出到累及黄斑。FFA 动脉期视盘表层辐射状毛细血管扩张,晚期视盘及其周围染色呈强荧光;视野正常或生理盲点扩大。其发病机制尚不清楚,糖尿病导致的视盘表面和周围的毛细血管缺血损伤可能是导致视盘病变的原因。国外学者对 10 020 例糖尿病患者平均随访了 4.9 年,发现双侧视盘病变患者在 3 个月内的 HbA1c 平均最大降幅达 2.5%,认为血糖下降过快可能是糖尿病视盘病变的致病因素之一。视乳头水肿大多在 6 个月内自行消失,预后较好。

（二）缺血性视神经病变（见文末彩图 58-10）

缺血性视神经病变（ischemic optic neuropathy,ION）分为前部缺血性和后部缺血性视神经病变。其发病机制为巩膜筛板和筛板前的血管梗死为前部缺血性视神经病变；如果发生在筛板后到视交叉前的缺血称为后部缺血性视神经病变。临床上以前部缺血性视神经病变最常见。

糖尿病时出现微循环障碍致使视神经前端的小血管循环异常，由于视神经供血不足，造成缺氧，毛细血管的通透性增高而出现视乳头水肿。糖尿病的缺血性视神经病变可造成患者视功能严重减退，严重影响糖尿病患者的生活质量，因而应引起临床医师的足够重视。缺血性视神经病变可以发生在 DR 的各期，糖尿病病程长、糖尿病控制不良及老龄患者更易发病。临床可能容易仅对DR 作出诊断而忽略视神经的病变。

1. 临床症状　视力突然下降，一般患者可以明确说明视力下降的时间，有的自觉上半部或下方看不清楚，似有东西挡住，多为单眼发生，也有双眼相隔数月、数年后发生。

2. 眼底检查　视盘颜色稍淡，呈节段状或扇形水肿，视盘周围有浅层线状出血，视网膜动脉细或反光增强。同时可伴有或不伴有 DR 改变。经过数周后，视乳头水肿消退后发生局部或整个视神经颜色淡黄色或苍白，发生继发性或局限性视神经萎缩。后部缺血性病变发病时，眼底检查视神经表现正常，2～4 周后可以见到视神经颜色逐渐变淡到苍白萎缩。诊断后部缺血性视神经病变需要排除颅内病变或其他导致视力下降的原因后才能诊断。

3. 荧光素眼底血管造影　荧光造影早期表现为脉络膜背景荧光充盈迟缓，缺血的视盘相应区域荧光充盈迟缓或缺损，晚期视盘代偿性扩张的毛细现象渗漏荧光而呈强荧光。

4. 视野检查　与生理盲点相连的上半、下半视野缺损或扇形视野缺损。视野缺损为永久性，但缺损的密度和范围经治疗可以部分改善。视力则依照视神经缺血部位及范围而定，有的可保留较好的中心视力，严重的可导致失明。

5. 治疗　积极控制血糖、治疗伴随的全身性疾病，如高血压、高血脂。根据全身情况，进行肾上腺皮质激素冲击治疗，减轻视神经水肿；局部用扩张血管药物及全身用神经营养性药物等。多中心应用复方樟柳碱患眼球侧或颞浅动脉处皮下注射（15 天一个疗程）治疗原发和继发性视神经视网膜脉络膜病变，取得 87.0%～77.5% 以上的疗

效而对照组仅有 35.19%～37.9% 的疗效，两组比较有显著差异。

三、糖尿病性虹膜病变和新生血管性青光眼

糖尿病患者虹膜红变患病率为 0.5%～10%，其中增殖性视网膜病变患者中 43%～65% 发生虹膜红变，22% 发生新生血管性青光眼。内眼手术如白内障、玻璃体视网膜手术后更易发生新生血管性青光眼，主要与原先的 DR 及视网膜缺氧有关。白内障手术发生后囊膜破裂、玻璃体视网膜手术中同时晶状体摘除特别是没有保留后囊膜时新生血管性青光眼的发生率提高。

Salus 首次描述糖尿病患者虹膜上有新生血管，以后称为虹膜蔷薇疹或虹膜红变（rubeosis iridis），是指虹膜表面和前房角小梁网表面新生的纤维血管膜。这些新生血管使虹膜与小梁和角膜后壁粘连，引起继发性房角关闭，导致眼内压升高，称新生血管性青光眼。

（一）临床表现及检查所见

裂隙灯检查：虹膜组织模糊不清，呈暗红色，瞳孔缘有新生血管连成花环状，虹膜周边部也有新生血管呈网状，暗红色，瞳孔开大，对光反射消失，由于新生纤维血管膜收缩，而使瞳孔缘色素上皮外翻。虹膜周边部新生血管伸向前房角，故房角小梁有新生血管，虹膜、小梁与角膜后壁发生周边前粘连，致使房水排出障碍，导致眼内压升高；本病眼内压难以控制到正常范围，且逐渐加重，最终患眼怕光、流泪、充血及疼痛难忍、角膜水肿，常导致失明。

（二）病理

虹膜色素上皮层有水肿、脱离及坏死，同时色素上皮层有糖原变性，广泛侵犯实质层，尤以瞳孔括约肌及瞳孔扩大肌、睫状肌更为明显。

（三）治疗

1. 预防　对严重的非增生前期或已进入到增生期的患眼及早行全视网膜光凝（PRP）预防。

2. 激光治疗　发生虹膜新生血管时，如果糖尿病视网膜病变患者的屈光间质清晰，能够完成PRP 者，应尽量先行 PRP，一般需要超强的 PRP，光凝点数在 2000～4000 个，分次进行。

3. 抗青光眼药　α 肾上腺受体激动剂如酒石酸莫尼定，每日 2～3 次；β 肾上腺受体阻滞剂如阿替洛尔、噻吗洛尔，每日 2 次；碳酸酐酶抑制

剂如布林佐胺,每日 2~3 次;抗青光眼药物根据眼压情况一种或 2 种以上联合应用。

4. 抗 VEGF 单克隆抗体玻璃体腔注射　对于虹膜新生血管或已发生新生血管性青光眼患者行 Avastin 1.25mg 或 Lucentis 0.5mg 经睫状体平部玻璃体腔注射后 48 小时后虹膜新生血管开始消退。新生血管消退后联合激光或抗青光眼手术可取的良好的疗效。

5. 手术治疗

(1) 青光眼滤过性手术:对早期较轻的新生血管性青光眼患者可行此类手术,有时眼内压在术后能得到控制,新生血管退行甚至消失,手术获得成功。但早期患者多无自觉症状,故早期发现较少。治疗糖尿病性新生血管性青光眼常规小梁切除术的远期效果较差,一般疗效在 30%~50%。为了建立有效的滤过通道,减少瘢痕形成,术中或术后联合抗代谢药物应用可以提高临床疗效。术前用抗 VEGF 抗体治疗或前部视网膜冷凝使虹膜新生血管消退后再进行滤过手术能明显提高疗效。

(2) 前部视网膜冷凝术:对于屈光间质不清无法进行 PRP 的患者,如视网膜前出血,玻璃体积血,眼底无法查见,同时新生血管性青光眼晚期,眼内压升高,角膜水肿,有时还有白内障等。已经失明的新生血管青光眼,为解除患者痛苦,行全视网膜冷凝术,冷凝后 7~14 天虹膜新生血管减轻或消退,眼内压下降。

(3) 青光眼减压阀植入:在抗青光眼术后眼压失控的新生血管青光眼,可以用人工引流装置如青光眼减压阀植入术。

(4) 睫状体光凝或冷凝术:对已经失明的新生血管青光眼,可以用睫状体光凝或冷凝术破坏睫状体的房水分泌,降低眼压。

四、糖尿病与白内障

糖尿病患者白内障的患病率高于非糖尿病患者。典型的糖尿病性白内障,常见于年轻而严重的糖尿病患者,白内障发展快,晶状体皮质呈雪花样白色混浊。糖尿病患者的老年性白内障,其发展过程较年轻患者糖尿病性白内障慢,可以长期停留在晶状体后囊混浊阶段,有时单眼先发生,以后为双眼白内障形成。糖尿病患者的老年性白内障,发病年龄较正常人群提前约 10 年,其白内障从初发期至成熟期经过时间较一般老年性白内障

短,同时与糖尿病的病程有关。有研究认为,糖尿病病程在 5~10 年的白内障患病率增高。糖尿病白内障的危险因素分析表明,白内障与病程、糖化血红蛋白水平有关以及糖尿病视网膜病变有关联。

(一) 白内障的发病机制

幼年患者白内障的形成主要与糖代谢紊乱有关。血糖增高时,房水内葡萄糖含量也明显增高,房水内的葡萄糖迅速扩散渗透进入晶状体,在晶状体内醛糖还原酶的作用下,将进入晶状体内的葡萄糖还原为山梨醇。山梨醇不能穿透晶状体囊膜而聚集于晶状体,造成晶状体高渗状态,使房水被吸入高渗的晶状体皮质纤维内,致使皮质纤维肿胀、混浊形成白内障。

老年糖尿病白内障患者发生的原因,除年龄因素外还有糖代谢紊乱,促使发病年龄较老年性白内障提前,且病程进展较快。

有学者报道积极治疗糖尿病,即降低血糖维持在正常范围内,则位于晶状体后囊下的混浊可以消退。但已有老年性白内障的患者,晶状体混浊一般是不可逆的,只能延缓其进展。

(二) 白内障发展的过程

糖尿病性白内障早期主要表现为前后囊膜下发生弥漫性致密的混浊,其发展形式为首先出现晶状体纤维细胞水化、肿胀,然后皮质部有空泡形成及密集的小点状混浊、水裂隙等。而老年性白内障早期多开始于皮质深层,特别是晶状体周边部皮质中发生点状、片状混浊,其他发展经过与一般老年性白内障相同。

(三) 治疗

早期糖尿病性白内障是可逆的,因此严格控制糖尿病的高血糖十分必要。醛糖还原酶抑制剂如 Sorbinil 可使葡萄糖或半乳糖还原为相应的糖醇,内服可阻止大鼠糖尿病性白内障的发生,可使早期半乳糖性白内障逆转,局部用药也具有同样的作用,但目前尚未用于临床。白内障的手术时机掌握,不仅仅以视力为手术指征,如果眼底没有 DR 改变,视力下降至影响患者生活和工作,视力下降至 0.3~0.5 即可手术。如眼底已有 DR 改变,白内障以影响眼底的检查和如激光治疗的进行时,可以早期手术。手术前后一定要严格控制高血糖,使血糖稳定在允许的范围内(8mmol/L 以下),且术后仍需长期严格执行治疗糖尿病,并定期复查视力及眼底等。

白内障超声乳化术因其切口小、术后反应轻、视力恢复快等优点被广泛用于白内障治疗，尤适合糖尿病白内障。大多数有活动性或非活动性 DR 患者能很好耐受手术，而且在相当长的时间内能保持良好的视力。手术前应对可能存在的视网膜病变作全面的检查，以便术前与患者更好的沟通，包括手术目的，术后视力的改善预期等。

（四）预后

不伴有明显 DR 患者行白内障超声乳化吸出联合人工晶体植入术可明显改善术后视力，其术后视力的提高与一般患者相比无显著差异。临床上观察到术后视力低下主要原因为眼底出血、渗出累及黄斑部，黄斑囊样水肿，增生性糖尿病视网膜病变。

五、糖尿病性眼肌麻痹

糖尿病眼肌麻痹约占糖尿病并发症的 0.4% ~ 7%。是糖尿病神经病变的表现，随年龄增长而增加。以动眼神经麻痹最多见，其次是展神经，滑车神经受累较少，统计的糖尿病性眼肌麻痹中，累及动眼神经、展神经和滑车神经的比例分别为 47%、33%、11%，另有 9% 为复合性神经麻痹，好发于中老年患者，与糖尿病病程无关，为神经源性麻痹。

（一）病因

可能为高血糖引起的多发性神经炎，或因出血或血栓等影响所致。Hopf 等认为糖尿病性动眼神经麻痹，主要是由于中脑小梗死灶所致。

（二）发病机制

发病机制目前尚未完全阐明，多认为与糖尿病特有的微血管病变导致神经缺血、缺氧以致变性有关，尤其是累及了供养脑神经的微血管，引起脑神经的缺血性病变是发生眼肌麻痹的病理基础。除了血管性病变外，糖尿病患者出现的糖、蛋白质、脂肪及 B 族维生素代谢异常影响了神经肌肉组织的正常代谢有关。眼肌麻痹的发生与糖尿病病程及出现眼肌麻痹时的血糖水平无明显相关性。老年糖尿病患者常合并高血压，高血压患病率可高达 40% ~ 80%，明显高于非糖尿病人群，所以高血糖、高血压、高血脂均可促使和加重动脉硬化，而动脉硬化、微血管病变被认为是导致神经缺血缺氧以致变性的病理基础。

（三）临床表现

复视是常见的首发症状，少数患者可有先兆性患眼疼痛及同侧头疼，继之突然感到眩晕，不能行走，必须遮盖一眼，或患眼睁不开。体征：眼位正常或偏斜，受累眼肌的运动受限，根据受累神经不同，分别表现为内直肌、外直肌、上直肌、下直肌、下斜肌运动受限，动眼神经麻痹可有上睑下垂出现，但眼内肌受累极少即无瞳孔反射异常。

（四）治疗

积极治疗糖尿病，控制血糖，注意血糖浓度的波动情况。

药物方面可以口服或肌内注射维生素 B_1、B_6 及 B_{12}。也可服血管扩张剂、神经营养剂、复方樟柳碱等药物。

六、糖尿病患者与屈光改变

Horner（1873 年）首次描述糖尿病患者可以出现屈光度的改变，以后相继有不少学者进行研究。

糖尿病患者突然出现双眼视力减退，这种变化常与血糖浓度急剧变化有一定关系，一般多发生在 50 岁以后的患者。在糖尿病急性初发期或所谓的复发期，血糖浓度急剧升高可以出现近视性屈光不正，往往是在短时期内出现。一般持续约 10 天左右，当得到适当治疗后，血糖浓度下降，此时又可出现远视性屈光不正，一般持续约 10 天至 3 周，屈光度的改变约 1 ~ 4 屈光度，也有报告达 -14 屈光度。不论近视或远视常伴有散光，散光度可高达 -6 屈光度和 +9 屈光度，同时可伴有完全或不完全的调节麻痹。

屈光度改变的原因有多种学说：主要与晶状体和眼内房水渗透压的改变有密切关系。当血糖升高时，血中 Na^+、K^+ 等电解质紊乱致晶状体囊膜渗透性改变，晶状体内由于山梨醇蓄积，形成高渗透压，房水中大量水分渗入晶状体皮质纤维内，使晶状体增厚变凸，增加其屈光度，形成近视，即看不清远处事物。当血糖浓度降低时，则可引起相反的渗透压改变，房水从晶状体经晶状体囊膜渗出，晶状体厚度变薄，则成为相对的远视，即远近事物均不清晰。待病情好转，血糖浓度稳定在正常范围内，屈光度异常改变可以恢复。如果近视持续不恢复，视力逐渐下降，则应详细检查有无晶状体混浊，即是否有糖尿病性白内障的发生。糖尿病患者的这种视力变化有时有自觉症状，即看远处不清楚，来要求配眼镜，故如果一个中年人，视力有反复的变化来要求配眼镜时，需经过详细的检查,有无糖尿病? 如发现血糖不正常,说明屈光不正的改变可能是暂时的,不需要急于配镜,待治疗后,当血糖浓度恢复正常时,屈光不正的现象也会逐渐恢复。

七、糖尿病性眼表疾病

自 Schultz 1981 年首先提出并命名了糖尿病性角膜病变,多年来人们进行了大量的研究,证明糖尿病眼表疾病主要表现为:角膜敏感度下降、泪液质量异常、泪液分泌减少、结膜鳞状化生、杯状细胞减少甚至丢失。

糖尿病性眼表疾病主要包括:①角膜上皮糜烂,与干眼症有关。②内眼手术特别是玻璃体手术中角膜上皮及实质层容易发生水肿。当手术中去除水肿的角膜上皮后,角膜上皮的愈合能力明显差。除上皮愈合能力差外角膜内皮细胞的密度,六角形细胞比例也低,变异系数有增高趋势。从而进一步解释了这些患者经过玻璃体切割及其他内眼手术后角膜水肿不易恢复的原因。③容易发生丝状角膜炎。④角膜营养不良性上皮病变。

糖尿病患者角膜知觉下降引起眼表面干燥感减退,从而降低对泪腺的刺激,患者瞬目减少,反射性泪液分泌量减少,角膜上皮失去泪液的润泽及营养,脆性大,易脱落。同时因为角膜上皮的完整性受损,结膜杯状细胞丢失产生黏液减少,导致泪膜稳定性下降。陆剑英的研究显示,糖尿病与正常对照组间比较糖尿病组较对照组结膜上皮细胞鳞状化生级别增加杯状细胞密度下降。

糖尿病眼表病变及糖尿病角膜病变的机制至今仍不十分清楚。有的学者认为糖尿病患者的眼表改变与血糖的控制情况及周围神经病变有关。也有学者提出糖尿病患者泪液分泌的减少与自主神经功能异常有关,认为糖尿病角膜上皮病变是糖尿病多发性神经病变和高糖状态下角膜上皮和基底膜代谢异常的结果。可能与持续高血糖引起血液流变学和微血管结构功能改变,血浆和组织蛋白非酶糖化以及多元醇代谢障碍等因素导致的结膜组织缺氧、水肿、代谢障碍有关,使结膜上皮对这些损伤性刺激的适应性降低。近来有关糖尿病氧化应激学说认为糖尿病时活性氧蓄积,自由基反应明显增强,不但引起眼表病变,也是视网膜病变发生的可能机制之一。张日佳等检查糖尿病组与正常对照组的角膜敏感度,Schirmer I 试验、泪膜破裂时间、角膜荧光素染色检查等,两组之间均有显著性差异。而且,糖尿病患者中其视网膜病变的程度越重,其角膜敏感度减低越显著,基础泪液分泌量越低,泪膜稳定性下降更显著,角膜上皮的完整性受损,结膜退变及坏死细胞增多。由此推测,糖尿病导致的整个眼表的神经血管营养障碍可能直接造成三叉神经末梢的损害,是引起干眼症的主要原因。

(师自安　张尧贞)

参 考 文 献

1. 钱荣立.控制糖尿病,刻不容缓——2010 年联合国糖尿病日,中国蓝光行动.中国糖尿病杂志.2010,18:12-13.

2. Yang W, Lu J, Weng J, et al. Prevalence of diabeties among menand women in China. N Eng J Med,2010,362:1090-1101.

3. Xie XW, Xu L, Jonas JB, et al. Prevalence of diabetic retinopathy among subjects with known diabetics in China:the Beijing Eye Study. Eur J Ophthalmol,2009,19:91-99.

4. 迟家敏.实用糖尿病学.第 3 版.北京:人民卫生出版社,2009:493-507.

5. 黄晓波,邹海东,王宁,等.上海市北新泾街道 60 岁及其以上居民糖尿病视网膜病变患病率情况调查.中华眼底病杂志,2010,26:105-108.

6. 王红波,孙凤仙,张勤,等.山西省长治东部农村地区糖尿病视网膜病变的流行病研究.中华眼底病杂志,2010,26:109-112.

7. 舒相汶,王玉,范传峰,等.山东省农村人群糖尿病视网膜病变的流行病学调查.中华眼底病杂志,2010,26:113-115.

8. Klein R. KIein BEK, Moss SE, et, al. The Wisconsin epidermiologic study of diabetic retinopathy. Prevalence and risk of diabetic retinopathy when age at diagnosis is over or more years. Arch. Ophthalmol,1984,102:527.

9. Kempen JH, Ocolmain BJ, LeskeMC, et al. Prevalence of diabetic retinopathy among adults in the United States. Arch Ophthalmol,2004,122:552-563.

10. Miyaza ki M , Nakamura H , Kubo M. Prevalence and risk factors for retinopathy with diabetes and impaired glucose tolerance in a Japanese population-The Hisayama Study. Invest Ophthalmol Vis Sci,2003,44:3095.

11. Klein R,Klein BE,Moss SE,et al. The Wisconsin Epidemiologic Study of Diabetic Retinopathy. XVII. The 14-year incidence and progression of diabetic retinopathy and associated risk factors in type 1 diabetics. Ophthalmology,1998,105:1801-1815.

12. 李棣,张惠成,徐永宁,等.吲哚菁绿血管造影对增殖前期糖尿病视网膜病变的研究. 中国中医眼科杂志,2004,14(13)131-133.

13. 卢欣阳,陈晓隆. 肾素-血管紧张素系统在糖尿病视网膜病变中的研究进展. 国际眼科杂志,2011,11(11):1941-1944.

14. 樊小娟,张小玲. 糖尿病视网膜病变发病机制中 VEGF 与 PEDF 的研究进展. 国际眼科杂志,2007,7(2):485-488.

15. 郑志. 糖尿病视网膜病变临床防治:进展、挑战与展望. 中华眼底病杂志,2012,28:209-214.

16. Couplend SG. A comparison of oscillary potential and pattern eletroretinogram measures in diabetic retinopathy. Dac. Ophthalmology,1989,66:207.

17. 师自安,戴虹,崔宝华,等. 糖尿病性视网膜病变的多焦视网膜电图与眼底荧光血管造影改变. 临床眼科杂志,2002,10(3):202-204.

18. 钱钧,徐慧琴,盖庆宪,等. 振荡电位在糖尿病视网膜病变中的诊断价值. 国际眼科杂志. 2004.4(4):645-647.

19. 韩梅,赵堪兴,陈松,等. 糖尿病视网膜病变黄斑区视网膜厚度与 mERG 的观察研究眼科研究. 2005,23(6):636-639.

20. Takaya K,Suzuki Y,Mizutani H et al. Longterm results of vitrectomy for removal of submacular hard exudates in patients with diabetic maculopathy. Retina,2004,24(1):23.

21. 马进,吴德正,高汝龙,等. 糖尿病性黄斑水肿患者玻璃体手术后黄斑区视功能的转归. 中华眼科杂志,2005,41:13.

22. 王志军,金鑫,姚毅,等. 糖尿病视网膜病变伴弥漫型黄斑水肿和大片硬性渗出的手术治疗. 解放军医学杂志,2006,31(2):156-158.

23. Fong DS,Ferris FL,Davis MD,et al. Causes of severe visual loss in the early treatment diabetic retinopathy study,ETDRS report No. 24. Am J Ophthamol,1999,127:137-141.

24. 张承芬,赵强,叶俊杰,等. 增殖前期和增殖期糖尿病视网膜病变的长期随诊. 中华医学杂志,1989,69(6):348-349.

25. Hendello F,Hrencato R,Lattanzic R,et al. Relation between iridopathy and retinopathy in diabetes. J Ophthalmo1,1994,78(7):542.

26. 潘敏敏,刘保松,高岩. 老年糖尿病患者白内障术后视网膜病变的连续观察. 眼科新进展. 2007,27(2):140-141.

27. 郭晓平,高岩. 糖尿病患者白内障摘除及人工晶体植入与糖尿病性视网膜病变的关系. 中华眼科杂志,1995,31(6):440.

28. 林晓东. 老年人糖尿病性动眼神经麻痹. 中华老年医学杂志,1994,13:206.

29. 汪芳润. 糖尿病性近视//李凤鸣. 眼科全书. 北京:人民卫生出版社,1996:2672.

30. 孟岩,袁春燕,丁玉枝. 近视性屈光不正与糖尿病视网膜病变的关系. 青岛大学医学院学报,2007,43:55-56.

31. 张日佳,陈剑,徐锦堂. 等. 糖尿病性眼表病变的临床研究. 中国实用眼科杂志,2006,24(3):254-257.

32. 李冰,马静,闫爱珍. Ⅱ型糖尿病性视网膜病变患者角膜内皮细胞结构变化的研究. 临床眼科杂志,2002,10(1):19-20.

33. 路剑英. 糖尿病患者角结膜上皮稳定性的改变. 医学信息,2006,19(3):465-467.

第 59 章

糖尿病肾脏病变

糖尿病肾脏病变主要为糖尿病自身微血管病变引起的糖尿病肾脏疾病，尚包括肾脏继发感染、肾小动脉硬化、肾乳头坏死、肾衰竭等。

第1节 糖尿病肾脏疾病

Contunnius(1764 年) 和 Rolls(1798 年) 最早认识糖尿病肾病(diabetic nephropathy, DN)，它是糖尿病的主要并发症之一，也是糖尿病致残和致死的重要原因之一。Bright(1893 年)提出蛋白尿是糖尿病的并发症。1936 年 Kimmelstiel 和 Wilson 认为肾小球毛细血管间结节病变为糖尿病肾脏疾病的基本病变。美国肾脏病基金会(National Kidney Foundation)于 2007 年 2 月公布了《糖尿病及慢性肾脏病的临床实践指南》(下称"指南")。其中指出既往常用的"糖尿病肾病"(DN)这一专业术语应被"糖尿病肾脏疾病"(diabetic kidney disease, DKD)所替代。糖尿病肾脏疾病是指糖尿病自身微血管病变引起的肾脏损害，临床上以糖尿病患者出现持续性蛋白尿为主要标志，其肾脏病理改变以肾小球系膜区无细胞性增宽或结节性病变，肾小球毛细血管基底膜增厚为特征。

一、糖尿病肾脏疾病患病率

近些年来，糖尿病患病率迅速增加，特别是在发展中国家。目前全世界糖尿病患者已达到 1 亿 7 千 1 百万，美国糖尿病患者已达到 2100 万(占美国人口总数的 7%)，其中 5% ~ 10% 为 1 型糖尿病患者。1958—2000 年，美国糖尿病患病率增加了 8 倍，其中 2 型糖尿病患病率的增加起到了主导作用。我国糖尿病的患病率也在迅速增加，1979 年我国糖尿病的患病率为 1%，1989 年增至 2.02%，1996 年 1 型糖尿病发病率达到 0.57/10 万，2 型糖尿病患病率上升到 3.21%，目前全国糖尿病患者总数约为 4000 万。患病率的增加与很多因素相关，包括：心血管事件死亡率的降低，不良生活方式(运动的减少)，诊断标准的改进，公众健康意识的增强，肥胖发生率的增加等。

随着糖尿病患病率的增加，糖尿病肾脏疾病日益增多，在西方国家其已成为导致慢性肾衰竭的最主要原因。1997 年美国新诊断的终末期肾脏病(ESRD)患者中 44% 为糖尿病肾脏疾病(其中 80% 以上为 2 型糖尿病)；日本 ESRD 患者中糖尿病肾脏疾病也高达 28%；我国香港、台湾地区糖尿病肾脏疾病患者占 ESRD 患者的 20% 以上；在国内大陆地区为 5% ~ 10%，但其发病率有显著增加趋势。

1 型糖尿病患者糖尿病肾脏疾病的患病率为 33% ~ 40%，2 型糖尿病患者为 20% ~ 25%。1 型糖尿病易并发糖尿病肾脏疾病，但在青春期前或病程 5 年以下的患者发生糖尿病肾脏疾病的可能性较小，以后逐年上升，约每年以 3% 左右的速度增加；病程 15 ~ 17 年后达高峰；20 ~ 25 年患病率最高，达到 40% 左右，以后逐年下降。2 型糖尿病患者糖尿病肾脏疾病的患病率低于 1 型糖尿病患者，但由于 2 型糖尿病的患病率较 1 型糖尿病高，故 2 型糖尿病所致的糖尿病肾脏疾病临床上更多见。2 型糖尿病患者其肾病患病率也随年龄和病程而增加，病程小于 5 年其患病率为 7% ~ 10%，病程 20 ~ 25 年的患病率 20% ~ 35%，病程大于 25 年的患病率高达 57%。

二、糖尿病肾脏疾病的发病机制

糖尿病肾脏疾病的确切发病机制至今尚未阐明。长期的高血糖、糖基化终末产物、多元醇通路活性的增高、蛋白激酶 C 活性增高、肾小球内压的升高、多种生长因子及细胞因子以及遗传基因易感性等因素在糖尿病肾脏疾病的发病机制中起着重要作用。

(一) 与高血糖相关的生化代谢成分及其功能异常

由胰岛素代谢障碍而致长期高血糖是糖尿病

肾脏疾病发生的最关键原因,葡萄糖本身代谢异常及高血糖造成肾脏血流动力学改变所致的一系列后果是造成糖尿病肾脏病变的基础,众多生长因子、细胞因子被激活则是糖尿病肾脏病变形成的直接机制。

1. 糖基化终末产物 糖尿病患者长期高血糖可与血液循环中游离氨基酸和组织中的蛋白质非酶性结合。早期葡萄糖游离醛基和蛋白质氨基酸上的一个氨基基团相结合生成 Schiff 碱基,后者经缓慢生化重组,形成稳定的可逆的糖蛋白复合物,即 Amadori 产物,晚期 Amadori 及其降解具有高度活性多种羧基化合物,与其他游离氨基酸基团反应,最终形成晚期糖基化终末产物(AGEs)。AGEs 形成的多少与葡萄糖的浓度及其蛋白质与高浓度葡萄糖接触的时间有关。糖尿病患者持续的高血糖可产生大量的 AGEs。AGEs 是不可逆的,一旦形成,即使降低血糖含量也无法阻止其交联过程和病变继续进展。

人体组织中 AGEs 的积聚,可促进肾小球系膜增殖和肾小球基底膜增厚,其机制为:

(1)AGEs 与系膜细胞的特异性受体结合,促使肾小球系膜细胞产生和释放细胞外基质(ECM),其成分如纤维连接蛋白、Ⅳ型胶原纤维、Lamin 和硫酸肝素糖蛋白等,ECM 成分经非酶糖基化,具有抗基质降解酶的能力,以致在体内降解减少。这些物质堆积可引起肾小球基底膜增厚,系膜扩张,肾小球肥大和硬化。新近研究显示与基质降解有关的酶主要有基质金属蛋白酶(MMPs)、纤溶酶、半胱氨酸酶以及天冬氨酸酶等,特别是 MMPs 是最近研究的热点。MMPs 由系膜细胞、滤过膜内皮细胞及肾小囊壁层上皮细胞、肾小管上皮细胞、浸润的巨噬细胞、中性粒细胞等合成和分泌,以非活性潜酶的形式存在于细胞周围。无活性的 MMPs 可被其他的 MMPs 或纤溶酶激活,活化了的 MMPs 可通过与特异的金属蛋白酶组织抑制剂(TIMP)结合而失活。高糖培养基中培养的系膜细胞 MMPs 表达减弱,TIMPs 表达增强,提示糖尿病肾脏疾病时高血糖引起的 ECM 降解减少可能是通过影响系膜细胞 MMPs/TIMPs 的表达而实现的。而在 MMPs/TIMPs 变化之前即可测到转化生长因子-β(TGF-β)表达增强,提示高糖引起的 MMP/TIMPs 的变化可能是通过 TGF-β 的分泌介导的。

(2)AGEs 具有化学趋化作用,促使单核-吞噬细胞向 ECM 迁移,并引起单核巨噬细胞、内皮细胞和系膜细胞分泌细胞因子,如 TNF-α、IL-1α、IGF-1A、PDGF 等,导致肾小球增殖性病变。

(3)基底膜上 AGEs 可经交联活性,"捕捉"血液循环中蛋白、免疫球蛋白等,并于基底膜上发生反应,促使基底膜增厚以及尿蛋白排出增多。

(4)与血管内皮细胞 AGEs 受体结合,使血管壁通透性增加,减少内皮细胞表面抗凝酶的表达,增加前凝血因子的活性,加速微血管病变的形成。

(5)沉积的 AGEs 可捕捉低密度脂蛋白,促进肾小球的硬化。

(6)AGEs 与肾素-血管紧张素系统有着不容忽视的联系。近来研究表明 ACEI 可能通过抑制氧化应激的途径减少 AGEs 在糖尿病患者体内的积聚。氧化应激可能是 AGEs 诱导损伤的主要途径,因为其可被抗氧化途径所削弱,另一个有利证据是现在已经清楚 AGEs 可促进活性氧(ROS)的产生。在未来的糖尿病治疗中抑制 AGEs 的形成将可能是一个很重要的部分,与传统方法一起防治肾损伤。

2. 多元醇代谢通路活化 长期高血糖激活醛糖还原酶,并使葡萄糖转化为山梨醇和果糖。山梨醇和果糖的积聚,导致细胞内渗透压增加,细胞肿胀和受损,最终造成细胞结构的破坏。同时,细胞内山梨醇的积聚抑制了肌醇转运系统,使细胞内肌醇储备耗竭。肌醇是磷脂酰肌醇合成的主要原料,磷脂酰肌醇又是细胞内信号转导通路的重要环节,磷脂酰肌醇合成减少造成细胞信号转导障碍,引起细胞功能的异常。观察实验糖尿病鼠的肾脏,发现肾小球滤过率增加时,肾小球中的山梨醇含量增多,肌醇含量降低。动物实验还证明醛糖还原酶抑制剂可以使这些异常发生逆转。

3. 蛋白激酶 C(PKC)活性升高 肌醇和磷脂肌醇的降解,使细胞膜 Na^+-K^+-ATP 酶活化和细胞内 NAD/NADH 降低,从而使细胞内二酯酰甘油(DAG)合成增多,进而激活蛋白激酶 C 及多种细胞内信号转导系统。其中 DAG-PKC-ERK(细胞外信号调节激酶)的激活被认为是糖尿病肾脏疾病发生、发展的重要分子机制之一。该途径的激活可引起细胞浆磷脂酶 A_2($cPLA_2$)活化,活化后的 $cPLA_2$ 能特异性水解磷脂的长链脂肪酸,最终提高前列腺素 E_2(PGE_2)的水平,从而扩张肾小球入球小动脉,引起肾小球高滤过。动物实验已发现应用特异性 PKC 抑制剂可以减轻这些改变。

PKC 活化尚可激活细胞内一些转录因子,使 ECM 合成增加。另外,PKC 尚能调节血小板的黏附、聚集与分泌功能,促使血管性假血友病因子(Von-Willebrand,VWF)生成,增加血浆和组织中纤溶酶原活化物抑制剂-1(PAI-1)的含量和活性,从而导致高凝状态,并促进糖尿病血管病变。

(二) 血流动力学变化

肾脏血流动力学异常是 DN 早期的重要特点,表现为高灌注[肾血浆流量(RPF)过高]状态。糖尿病对肾血流动力学的影响包括两个方面:其一是系统性高血压直接传导至肾小球引起肾小球内压力升高;其二是肾脏内局部机制引起的肾小球内压升高。导致高灌注的原因有:①扩张入球小动脉的活性物质(包括前列腺素、一氧化氮、心钠素等)过多或作用增强;②肾小管、肾小球反馈失常;③肾髓质间质压力过低。近来认为,近端肾小管中的钠、葡萄糖协同转运过强使钠盐在该处过度重吸收是发病的关键。由于这种过度重吸收使鲍曼囊压力降低,肾小球滤过被迫增多;与此同时又使到达致密斑的氯化钠减少,肾小管、肾小球反馈的抑制作用减弱;同样的机制又使髓质间质的压力改变,反馈性地使入球小动脉过度扩张。导致近端肾小管对钠重吸收过强的原因不明,可能与血管紧张素Ⅱ在该处的作用过强有关。不少学者在糖尿病肾脏疾病(主要在1型糖尿病)动物模型或患者中发现,与健康对照相反,其肾小球滤过率(glomerular filtration rate,GFR)和肾血浆流量在低盐时不仅不下降,反而更上升,即摄盐与肾血浆流量改变呈矛盾现象。推测摄盐减少,肾素-血管紧张素系统更兴奋,近端肾小管摄盐更多,启动增加 RPF 的机制更明显。

肾小球高灌注、高滤过对于肾小球的固有细胞的功能均会造成不同程度的影响。血管内皮细胞在长期承受毛细血管内高压情况下,促使其形态和功能均随之发生一系列变化,包括细胞内 pH 的变化、血管活性因子的释放与合成以及血管反应性的改变等。肾小球内高压使球内毛细血管处于扩张状态,对于系膜区具有牵张力,在这牵张力作用下系膜细胞和上皮细胞增加细胞基质合成,以致系膜区增宽和肾小球基底膜增厚。另外,肾小球内毛细血管张力的升高可直接造成毛细血管内皮细胞以及肾小球上皮细胞损伤,肾小球滤过膜受损,血液内大分子物质可透过滤过膜,系膜细胞无法完全清除这些大分子,使系膜区细胞外基质逐渐堆积;大分子蛋白进入肾小管,可以诱发肾小管间质的炎症反应,造成肾小管间质损伤。

(三) 生长因子及细胞因子的作用

据近些年来的研究可知糖尿病肾脏疾病的发生和发展可能与一些细胞因子及生长因子密切相关。内皮细胞、系膜细胞、上皮细胞以及肾小管上皮细胞和间质细胞可以合成和分泌多种生长因子或细胞因子。糖尿病患者这些细胞受到多种因素的刺激,使得它们异常地表达许多生长因子及细胞因子。目前研究提示与糖尿病肾脏疾病发生、发展相关的生长因子及细胞因子有:转化生长因子 β_1(TGFβ_1)、生长激素(GH)、胰岛素样生长因子-1(IGF-1)、结缔组织生长因子(CTGF)、细胞黏附因子(ICAM)、血小板源生长因子(PDGF)、血管内皮细胞生长因子(VEGF)、白介素(IL)、肿瘤坏死因子-α(TNF-α)等。血管紧张素Ⅱ(ANGⅡ)、内皮素-1(ET-1)、血栓素2(TXA$_2$)等血管活性物质也起着类似细胞因子的作用,甚至被称为"促纤维化因子"。

在生长因子及细胞因子中作用最为突出的则是 TGF-β,因为它不仅能促进肾细胞的增殖而且还能刺激细胞外基质的分泌,而这两点是糖尿病肾损伤的基本病理生理学机制。高糖环境可导致细胞的增殖和基质的过度生成,高血糖时 TGF-β 生成也增加,且尿中 TGF-β 水平升高常与临床表现恶化伴随。高糖所导致的细胞增殖效应以及细胞外基质刺激效应都可因给予抗 TGF-β 的抗体而被预防,这个抗体疗法还可以逆转糖尿病肾脏疾病已形成的损伤。而肾小管的 TGF-β 活动增强可能刺激小管上皮细胞和间质成纤维细胞产生过多的 ECM。在糖尿病肾脏疾病的发生发展中,TGF-β 系统介导了肾细胞的增殖,肾小球硬化和间质的纤维化。

糖尿病患者 GH-IGF 轴功能紊乱,胰岛素水平低下,血糖升高抑制肝脏合成 IGF-1;同时 GH 负反馈降低,GH 结合蛋白减少,GH 水平增高,导致血糖进一步增高,刺激肾小球基底膜增殖,促进糖尿病肾脏病发生。

Wahab NA 等人发现 CTGF 是使人肾小球系膜细胞肥大的重要原因,CTGF 刺激肾小球系膜细胞循环周期从 G_0 相进入活跃的 G_1 相,诱导蛋白合成,使肾小球系膜细胞肥大。

巨噬细胞的积聚、细胞黏附因子尤其是细胞黏附因子-1(ICAM-1)的过度表达和化学趋化作用在糖尿病肾脏疾病发生中起重要作用。单核细胞浸润和肾小球细胞增殖导致的肾小球增大是糖尿病的早期病理生理学特点。在糖尿病肾脏疾病患者 ICAM-1 水平升高。有人研究表明高血糖可能通过蛋白激酶 C（protein kinase C，PKC）-NF-κB 途径上调 ICAM-1 蛋白和及其 mRNA 在肾小球膜细胞中的表达。ICAM-1 的增长促进肾小球处白细胞的黏附加速，以此加速肾小球的损伤。

PDGF 是一种主要来源于血小板，并对多种细胞具有生长促进作用的肽类细胞活性因子。PDGF 可直接作用于系膜细胞，刺激其 DNA 合成和分裂增殖，增加细胞外基质。在代偿性肾肥大及 DN 的发生机制中，PDGF 及其受体表达均增强，促使系膜细胞持续增生，促进肾小球肥大。

VEGF 是一种具有很强微血管渗透性的血管源性因子，在肾脏主要由足细胞产生。VEGF 可以增加肾小球滤过屏障对蛋白的通透性；可诱导内皮细胞产生一氧化氮（NO），从而促进血管扩张和肾小球高滤过；还可刺激足细胞产生胶原Ⅳ的 α3 链，后者是构成基底膜的基本成分，从而促进基底膜增厚。

肾组织中多种细胞因子表达增强，合成和分泌增加，如 IL-1、IL-6、IL-8、TNF-α 等。导致系膜细胞增殖、细胞外基质增加、肾小球基底膜增厚和系膜区扩张，促进 DN 发生。IL-6 是一种较 IL-1 和 PDGF 更强的肾小球系膜细胞增殖诱导剂。TNF-α 可诱导血管内皮细胞 PAI-1 的表达和合成，使系膜细胞超氧阴离子和过氧化氢的合成增多，导致肾小球内血栓形成及纤维素样坏死。TNF-α 尚可增加 IL-6、IL-8 的 mRNA 表达，刺激系膜细胞增殖，增加合成 PG 和细胞外基质。

在糖尿病肾脏疾病的进展中，血管紧张素Ⅱ（AngⅡ）在肾内的浓度常明显增加。肾小管上皮细胞有 AngⅡ 的受体 AT₁ 和 AT₂。AngⅡ 可以通过这些受体产生一系列生物学效应，如促进 TGF-β 的转录和合成，促进Ⅳ型胶原合成，并使其限制性分布在基底侧，并刺激使其产生 PDGF。Gessialdo 等发现 AngⅡ 可以在近端肾小管上皮细胞（PTC）表面代谢产生 Ang Ⅳ，它可作用于其在 PTC 上的受体，使 PAI-1 产生增加，从而抑制细胞基质降解。Bernadet-Monrozies 等从 ACEI 在防止糖尿病肾组织纤维化的保护作用证明了 AngⅡ 的促间质纤维化作用。

ET-1 是一种具有强烈缩血管作用和促细胞增殖的多肽，循环中 ET 主要由血管内皮细胞合成和分泌。肾脏多种组织表达 ET-mRNA，合成和分泌 ET，尤其是 ET-1，同时拥有 ET 受体，ET 与多种肾脏疾病，包括 DN 的发生、发展有关。ET 可致肾小球尤其出球小动脉收缩，升高肾小球内压力；刺激系膜细胞增殖、合成胶原Ⅰ、Ⅲ、Ⅳ及层连蛋白；释放 TNF-α、PDGF 等细胞因子并刺激肾髓质产生超氧阴离子和过氧化氢等。

（四）遗传因素

糖尿病肾脏疾病仅在部分糖尿病患者中发生，流行病学调查显示约 30% 的糖尿病患者发生糖尿病肾脏疾病，其余患者无论血糖控制如何都不会发展为糖尿病肾脏疾病。有研究发现在 1 型糖尿病患者中糖尿病肾脏疾病的先证者，其兄弟姐妹发生糖尿病肾脏疾病的可能性显著高于无糖尿病肾脏疾病家族史的 1 型糖尿病患者。2 型糖尿病患者肾病的发生率也存在显著的种族差异，美洲土著印第安人糖尿病肾脏疾病的发病率显著高于其他人种。这些现象均提示遗传基因易感性在糖尿病肾脏疾病的发生中起很重要的作用。

应用各种基因筛选方法对 DN 患者进行基因多态性的检测，结果不一。在 2 型糖尿病肾脏疾病患者中，比较被重视有多态改变的基因包括：血管紧张素转换酶（ACE）、血管紧张素元（AGT）、载脂蛋白 E、肝脏细胞核因子（HNF1）、IL 受体 1 拮抗物（IL-1RN）及血浆舒缓素（KLK3）、基质金属蛋白酶 9 等。有报告显示，在 1 型糖尿病肾脏疾病患者中，应用多态性方法筛出的与本病相关基因主要有Ⅳ胶原（COL4A1）、IL21（IL21BX2）、心钠素（ANP Hpa11）、醛糖还原酶（ALDR1）、G 蛋白亚单位（GNB3）、转化生长因子（TGF）β1（Thr263 ILe）、血管紧张素系统（AGTT235）、血管紧张素Ⅱ受体（AGT1R C1166）、载脂蛋白 E、内皮素 A 受体及 β₂ 肾上腺素能受体（Trp6Arg）等，但尚未得出一致公认的结果。易感基因携带者是否发病还与环境因素有关，易感基因并不是疾病的决定因素，往往受到其他基因背景的影响，并且必须在环境因素的作用下才可发病。

（五）氧化应激的作用

在正常情况下，肾脏的抗氧化系统和氧化能力之间保持着相对的动态平衡。在糖尿病早期患者体内，由于氧化应激反应和脂质过氧化反应，消耗部分谷胱甘肽抗氧化物质和酶（GSH、SOD、过氧化氢酶等），抗氧化能力下降，致使脂质过氧化反应恶性循环,结果引起糖尿病早期肾损害。氧化应激被认为是糖尿病肾脏疾病的主要致病因素。肾组织内的氧化产物——活性氧(reactive oxygenspecies,ROS)可能通过信号转导作用或直接导致氧化损伤而促进糖尿病肾脏疾病的发生。在非巨噬细胞包括成纤维细胞、血管平滑肌细胞、内皮细胞、肾系膜细胞和小管细胞中一种多组分的巨噬细胞类型的 NADPH 氧化酶是 ROS 的主要来源。在生理情况下,非巨噬细胞的 NADPH 氧化酶的活性呈低水平。但是生长因子、细胞因子、高血糖、高血脂等的刺激可使其酶的活性增强。Ang Ⅱ能上调 NADPH 氧化酶的作用。其产物过氧化阴离子 O^{-2} 与 NO 相互作用生成过氧亚硝基阴离子(ONOO⁻)在糖尿病肾病的肾损伤中起到重要作用,可导致肾小球基底膜增厚和间质的纤维化。

三、糖尿病肾脏病变的病理学特点

糖尿病导致肾损伤的病变多种多样,如肾小球肥大、肾小球基底膜和肾小管基底膜增厚、肾小球系膜基质增多、肾小球无细胞性结节状硬化、肾小囊玻璃滴状病变、肾小球毛细血管祥的纤维素样或类脂样帽状病变、肾小球毛细血管微血管瘤形成、肾小球入球小动脉和出球小动脉玻璃样变、小动脉硬化、急性和慢性肾盂肾炎或泌尿道感染、肾乳头坏死等。

糖尿病肾脏疾病泛指由于糖尿病导致的肾小球病变,基本病理改变是肾小球毛细血管基底膜增厚和毛细血管间质(系膜区)扩张引起的肾小球硬化,所以又称糖尿病肾小球硬化症。

1. 大体表现　糖尿病肾脏病变早期和中期肾脏体积增大,皮质增厚而苍白,质硬韧;晚期出现严重血管病变时,可出现颗粒样改变,但不如高血压细动脉硬化肾脏改变那样体积缩小的颗粒性萎缩肾。

2. 免疫病理学检查　IgG 沿毛细血管基底膜细线状沉积,可伴以白蛋白、纤维蛋白原或少量 IgA,但无补体成分,系非特异性吸收,非免疫反应所致。增宽的系膜区、玻璃样变的小动脉、肾小囊玻璃滴状变和肾小球毛细血管祥的纤维素样或类脂样帽状病变区可见 IgM 沉积,为血浆蛋白的非特异沉积。

3. 光镜检查　糖尿病肾脏疾病主要有三种病理变化:

(1)弥漫性病变:最常见,系膜基质增生,仅有少量系膜细胞增生,明显有别于其他肾小球疾病多伴有细胞增生的病理改变。PAS 染色阳性的均质蛋白性物质逐渐增多,继而肾小球基底膜弥漫性增厚称为弥漫性糖尿病肾小球硬化症。肾小球基底膜增厚可伴以肾小管基底膜和肾小球球囊壁增厚,最早可于糖尿病 1.5～2.5 年出现,系膜扩张是 1 型糖尿病患者肾功能不全的主要原因。

(2)结节性病变:病变肾小球的系膜基质重度增生,形成结节状硬化,该结节在 PASM 染色下呈同心圆状排列,称 K-W 结节。K-W 结节主要位于肾小球毛细血管祥中心区,体积大小不一,愈到后期体积愈大,常与微血管瘤相邻,并挤压毛细血管腔。具有上述病变时称为结节性糖尿病肾小球硬化症,具有较特异的诊断价值。经连续观察,结节性糖尿病肾小球硬化症可能是弥漫性糖尿病肾小球硬化症的进一步发展。不是所有糖尿病肾脏疾病都有 K-W 结节,80% 显性糖尿病肾脏疾病可无此结节。

(3)渗出性病变:较少见,血浆蛋白包括白蛋白、免疫球蛋白、补体、纤维蛋白等以及脂质渗出,沉积于肾小球不同部位。位于肾小囊基底膜和壁层上皮细胞之间,呈嗜伊红滴状蛋白物质沉积为肾小囊滴状病变(capsular drop),肾小囊玻璃滴状病变见于进展期糖尿病肾脏疾病,是糖尿病肾小球硬化症的特异性病变;位于毛细血管祥内皮细胞下间隙者为纤维素样帽状病变(fibrin cap),严重时可导致毛细血管腔狭窄或肾小囊粘连。肾小球毛细血管祥纤维素样帽状病变不仅见于糖尿病肾小球硬化症,尚可见于局灶节段性肾小球硬化症、反流性肾病、细动脉硬化性肾病、狼疮性肾炎等。肾小囊玻璃滴状病变和肾小球毛细血管祥纤维素样帽状病变 PASM 染色呈黑色,PAS 和 Masson 染色呈红色。一般认为这两种病变是糖尿病肾小球硬化症进展的表现。

肾小球毛细血管微血管瘤形成,病变肾小球的毛细血管节段性扩张,多见于结节硬化部位的邻近部分,这是由于病变系膜的副系膜区与毛细血管分离,或部分系膜溶解,毛细血管失去支撑,导致管腔扩张。

肾小动脉和细动脉硬化主要由于血浆沉积和凝固于小动脉中层和内皮下层造成的,虽然也见于各种原因导致的高血压,但糖尿病肾脏疾病的发生率极高,显然与糖尿病患者的糖代谢障碍进而诱发的蛋白和脂类代谢障碍有关。

糖尿病肾脏疾病时,肾小管间质病变日益受到重视。糖尿病早期即可发生,肾小管基底膜增厚,小管间质的扩张,以近曲小管部位较明显。随着糖尿病肾小球硬化症的进展,可随之出现肾小管萎缩,肾间质出现纤维化及单核细胞和淋巴样细胞浸润。小管间质病变程度与肾小球病变,肾功能受累程度相平行。

4. 电镜检查特点　主要表现为GBM均质性增厚和系膜基质增多。正常的GBM厚约300～400nm,早期糖尿病肾脏疾病的GBM可略显增厚,甚至可达1200nm,进展期可10倍于正常GBM,增厚的GBM呈均质状,有时可见细颗粒状物质,无电子致密物。系膜基质增多,甚至呈结节团块状,晚期可见胶原纤维出现,系膜细胞极少,足细胞足突广泛融合。肾小囊玻璃滴状病变、肾小球毛细血管祥纤维素样帽状病变以及小动脉壁的玻璃样物质呈高密度电子密度沉积物,伴有类脂性小滴。

糖尿病肾脏病变的临床表现与肾脏病理变化不完全相应。糖尿病伴以微量白蛋白尿者肾脏病理改变可以从正常到肾硬化不等,后者多伴以高血压,内生肌酐清除率下降;也有报告糖尿病伴以蛋白尿经2年随访,GFR稳定,但经重复活检,病理已显示为肾小球硬化,系残存肾单位代偿性肥大,高灌注以致GFR代偿性增加,以弥补受损的肾单位之不足,故GFR仍较稳定。

由于糖尿病患者的抵抗力下降和免疫功能异常,伴发其他类型的肾小球肾炎是可能的。文献统计表明,毛细血管内增生性肾小球肾炎、膜性肾病、新月体性肾小球肾炎、狼疮性肾炎、IgA肾病、乙肝病毒相关性肾炎、冷球蛋白肾病、肾小管间质肾病等,均可在糖尿病肾脏疾病基础上再发生。合并其他肾小球肾炎时,2型糖尿病肾脏疾病的基础病理变化不如1型糖尿病患者明显。

四、糖尿病肾脏疾病的分期及其临床表现

(一)糖尿病肾脏疾病的分期

Mogensen分期将1型糖尿病肾脏疾病分为5期,2型糖尿病肾脏疾病分期尚缺少统一意见,有人主张可参照1型糖尿病肾脏疾病的分期,也有人提出2型糖尿病肾脏疾病仅分为4期,因2型糖尿病肾脏疾病患者发病初期不存在体积增大和GFR增加的现象。

1. Ⅰ期又称肾小球高滤过期　①肾体积增大20%,肾小球滤过率增加40%,肾血浆流量增加,GFR≥150ml/min;②尿微量白蛋白阴性;③肾脏组织学仅有肾小球肥大或无改变;④血压正常。

某些研究表明GFR升高同血糖相关,随着血糖控制正常,大部分患者的GFR恢复正常,约25%患者虽然血糖得以控制但GFR不能恢复正常,此类患者最终进展到DN典型损害的危险远高于GFR可恢复正常者。本期常出现在1型糖尿病病程0～2年,GFR≥150ml/min可作为本期糖尿病肾脏疾病诊断指标。

本期2型糖尿病肾脏疾病可能合并高血压,但非肾病引起。病程不足5年者,或有时在诊断糖尿病时即有此改变,其中40%～50%经5～10年进展为微蛋白尿期。

2. Ⅱ期又称间断微量白蛋白尿期　①Ⅰ期的超滤状态依然存在,GFR仍≥150ml/min;②无临床蛋白尿,尿微量白蛋白排泄率(UAER)正常,但运动后有UAER升高。具体符合方法可采取踏车运动使心率达到同年龄人群最大心率的75%,持续20分钟后测定1小时的UAER>200μg/min为升高;③肾小球结构损害:病程18～24个月出现基底膜轻度增厚,2～3年肾小球系膜基质开始增加,3.5～5年肾小球基底膜增厚明显;④无高血压;⑤约30%患者眼底可见视网膜微血管瘤、硬性渗出等。

本期2型糖尿病肾脏疾病也可能伴有高血压、高血脂或代谢综合征。此期于糖尿病确诊后数年,多于5年后,有的甚至2年后即发生,可持续数年甚至延续数10年。

3. Ⅲ期又称持续微量白蛋白尿期(隐匿性肾病期或早期糖尿病肾脏疾病)　①初期GFR可以增加,后期降低;②本期初期UAER在20～70μg/min,白蛋白排出呈间歇性,可由高血压、高血糖、运动、尿路感染和蛋白负荷增加而促进或诱发,随病情发展UAER升高并逐渐固定,后期UAER在70～200μg/min,尿常规蛋白多阴性;③肾小球基底膜电荷屏障损伤。正常肾小球基底膜和血浆白蛋白都带负电荷,虽然白蛋白分子(直径约3.6nm)小于肾小球滤膜孔(直径约4～8nm),由于肾小球滤过膜的负电屏障作用的阻挡,白蛋白不能滤过,但当构成肾小球基底膜成分的硫酸肝素、唾液酸减少时,则负电荷相应减少,电荷屏障破坏,白蛋白排出增加;④初期血压正常,后期血

压升高;⑤糖尿病视网膜病变的发生率和严重度随尿白蛋白排出增加而显著增高和加重,Parving等报告215例Ⅲ期DN患者80%伴糖尿病视网膜病变,其中28%为增殖性视网膜病变。

本期一般出现在1型糖尿病病程5～15年后,在新诊断的2型糖尿病患者中20%～37%已有固定的UAER升高。此期病变仍为可逆性,但如果不积极治疗,经3～7年可进入显性蛋白尿期。若微量蛋白尿发生较晚,如延迟到糖尿病发病后15～20年以后,则显性蛋白尿发生率低,仅18%。如20年后仍无蛋白尿,则糖尿病肾脏疾病发率仅为每年1%。

4. Ⅳ期又称临床糖尿病肾脏疾病期或显性蛋白尿期 ①本期大多数患者GFR下降,下降速度约为每月1ml/min,蛋白尿越严重,肾功能障碍越严重;②本期尿蛋白持续存在,UAER≥200～300μg/min(300～500mg/d),24小时尿蛋白>0.5g,UAER升高速度为每年2500μg/min,肾病综合征常见,在血浆白蛋白水平还高于其他原因肾病时就出现水肿,低白蛋白血症时水肿常很严重,且对利尿剂反应差;③本期有典型病理改变,多表现为弥漫性小球硬化,K-W结节样硬化仅见于一半的患者;④高血压多见,约80%～90%的2型糖尿病肾脏疾病和60%的1型糖尿病肾脏疾病合并高血压;⑤常合并其他微血管并发症,视网膜病变常见,蛋白尿严重者99%伴糖尿病视网膜病变,其中58%为增殖性病变。周围神经病变,特别是由于膀胱自主神经病变而引起尿潴留、梗阻性肾病等会加重肾损害。本期较晚时常合并冠心病、脑血管病和周围血管病变。

本期患病高峰在1型糖尿病病程的15～20年,此时约有80%1型糖尿病患者进入该期。2型糖尿病中有10%～15%的患者可在诊断糖尿病同时就有大量蛋白尿存在,甚至肾功能不全。本期病变为不可逆性,血糖控制不能阻止其进入终末期。

5. Ⅴ期又称终末肾衰竭期 ①终末肾衰竭期患者的GFR<10ml/min,出现尿毒症表现,但肾脏体积多无缩小;②蛋白尿不随GFR下降而减少,反随肾功能减退而增加,但亦可因肾小球进行性损害而减少;③本期病理为肾硬化症;④本期特点是肾衰竭的同时存在多种严重的合并症,尤其是2型糖尿病患者合并高血压、高血脂严重,冠心病发生率可达90%,脑血管病发生率可达25%以

上,60%发生心功能不全,糖尿病足溃疡也较平常见,几乎100%有不同程度视网膜病变。

(二) 临床表现特殊性

与非糖尿病肾脏疾病相比,尤其肾衰竭时,可有以下几个特点:

1. 蛋白质糖基化后,更易透过滤过膜,故尿蛋白多较显著。

2. 低蛋白血症较非糖尿病肾脏疾病者显著,系与糖尿病神经营养障碍及尿中丢失大量蛋白质有关。

3. 体液潴留较显著。肾衰时高度水肿、腹水及胸水者较多见,往往因顽固性高度水肿、心衰而提前进行透析。高龄患者多合并冠心病,故低排出量心衰、水肿者也多见。

4. 糖尿病肾脏疾病时可以抑制肾素原分解为肾素,以致低肾素低醛固酮血症较多见,此类患者即使尿量在每日1000ml以上,并发高钾血症仍多见。

5. 消化道等尿毒症的症状,如厌食、恶心、呕吐等于空腹或清晨时较明显,可在肾衰竭早期即出现,且于透析后不像非糖尿病肾脏疾病者那样易缓解,历时多较长,糖尿病易并发自主神经功能障碍,可伴以腹胀、腹泻或便秘。

6. 神经系统尤其周围神经病变较常见。有时区别是由糖尿病还是尿毒症所致较为困难,尿毒症患者的周围神经病变症状经透析较易消失;糖尿病时腱反射多迟钝或消失,而尿毒症时则多亢进。

7. 糖尿病时多有自主神经功能障碍,除消化道症状外,尚易伴发尿潴留,血压波动大,卧位时高血压和体位性低血压,血透血容量改变较大时,血压波动更显著。

8. 心血管并发症常见。糖尿病肾脏疾病微蛋白尿的出现,多提示已并发冠状动脉硬化,老年2型糖尿病患者尤为多见,冠心病常为致死原因。

9. 糖尿病肾脏疾病多伴有糖尿病的其他并发症,如视网膜病变导致失明、肌力低下、运动障碍、肢体溃疡、闭塞性脉管炎而截肢等,其生活质量较非糖尿病者更差。

10. 在严重的糖尿病肾脏疾病患者中贫血较常见,这可能与营养不良和肾脏受损导致红细胞生成素产生减少有关。

11. 肾糖阈升高。严重的糖尿病肾脏疾病肾糖阈常升高,尿糖常减少;而且血糖波动大,易发生低血糖。可能的原因包括:①食欲下降,进食量减少;②肾脏对胰岛素的代谢清除能力以及肾脏

糖异生能力下降;③肾小球滤过率下降;④肾小球功能损害比肾小管为重,使滤过的葡萄糖较多的被重吸收。

五、筛查与诊断

(一) 糖尿病肾脏疾病的筛查

糖尿病患者同时存在慢性肾脏病时,并非均为糖尿病肾脏疾病。在确诊之前应进行常规筛查。《糖尿病及慢性肾脏病的临床实践指南》指出初筛时间应为:①1 型糖尿病在确诊 5 年后进行初筛;②2 型糖尿病确诊后应该立即开始筛查。筛查内容包括:随机尿白蛋白/肌酐(albumin-cre-atinine ration,ACR)、血清肌酐、GFR。新诊断的 1 型糖尿病患者常有急性代谢紊乱所致的暂时性白蛋白尿增多,但血糖控制后白蛋白尿水平可恢复正常。大量纵向队列研究结果发现在发病 5 年后微量白蛋白尿的发生率急剧增加,因此 1 型糖尿病患者可以在发病 5 年后开始每年筛查。UKPDS研究发现新诊断的 2 型糖尿病患者中有 6.5%尿白蛋白浓度超过 50mg/L,且 2 型糖尿病患者在确诊之前的平均血糖增高时间为 8 年左右,因而对 2 型糖尿病确诊时筛查糖尿病肾脏疾病十分必要。

指南明确提出了白蛋白排泄异常的定义,见表 59-1。由于尿蛋白的排泄存在一定的变异性,因此 3~6 个月内至少检查 2 次(最好为晨尿),异常应考虑诊断早期糖尿病肾病。24 小时内剧烈运动、感染、发热、充血性心衰、严重高血压及血糖、妊娠、泌尿系感染、血尿等可增加尿蛋白的排泄。大量蛋白尿患者的肾功能和血压会较快的恶化,而微量蛋白尿患者的肾功能相对稳定,但发展至大量蛋白尿及肾衰竭的风险仍较大。但是,近来的观察发现部分微量蛋白尿患者尿蛋白可转阴,1 型糖尿病患者 DKD 的病理严重程度不同,2 型糖尿病患者 DKD 的病理存在异质性。糖尿病的患病时间与 DKD 之间的关系密切,特别是 1 型糖尿病。因此,若糖尿病患病病程较短,尿白蛋白阳性应考虑到非 DKD 的可能。虽然降压治疗能减少尿蛋白,但目前没有充分的证据表明能同时改善肾脏病理的改变,短期停用降压药物会使尿蛋白再次出现。由此看来,单纯使用微量白蛋白尿来作为 DKD 的评价指标尚不够全面。蛋白尿的形成机制是复杂的,目前尚未证实对于蛋白尿的早期干预和治疗能阻止患者进入 CKD 的 5 期

或降低死亡率。

表 59-1　白蛋白排泄异常的定义

种类	随机尿 (mg/g 肌酐)	24 小时尿 (mg/24h)	计时尿 (μg/min)
正常白 蛋白尿	<30	<30	<20
微量白 蛋白尿	30~300	30~300	20~200
大量白 蛋白尿	>300	>300	>200

(二) 糖尿病肾脏疾病的诊断

指南指出 DKD 是指临床考虑由糖尿病引起的肾脏病变,如进行肾脏穿刺病理证实则称为糖尿病肾小球病变(diabetic glomerulopathy)。临床上,由于 RAS 阻断剂的应用可能会使患者的尿蛋白量减少,影响评价的准确性。因此,治疗前患者的数据更适合作为评价指标。由于糖尿病患者早期 GFR 多升高,当 GFR<90ml/min 时往往提示肾功能已受损,此时肾穿病理多有 DKD 表现。血糖控制不佳、高血压、病程长、视网膜病变、偏高的尿蛋白水平、非白色人种、高血压家族史、心血管疾病、2 型糖尿病等是 DKD 的高危因素。GFR 下降但尿蛋白正常的 1、2 型糖尿病患者临床也有报道,此类患者肾穿病理往往已有 DKD 表现;但若无病理证实,应考虑是否同时患有糖尿病和慢性肾脏病。

1. 微量白蛋白尿和 eGFR 是筛查 DKD 的重要指标。尿蛋白的检测方便、易操作、价格低廉。尿液浓缩情况对尿蛋白水平的影响及计时尿留尿过程的复杂性,均可能影响结果的准确性,因此指南更推荐使用 ACR(特别是晨尿)来作为评价指标。但白蛋白和肌酐测量方法的不同也会影响测量值。另外 ACR 是否会受到性别的影响目前还存在争议,因为女性尿肌酐浓度低于男性,甚至有些学者建议将女性的 ACR 标准设定高于男性。图 59-1 为 ADA 推荐的微量白蛋白尿的筛查流程。MDRD(the Modification of Diet in Renal Dis-ease)公式是广泛应用的 eGFR 公式,但此公式仅在小样本的糖尿病研究中证实有效,目前更为准确有效的公式还在研究过程中。尽管微量白蛋白尿和 eGFR 适用于大多数 DKD 的诊断,但并非适用于所有患者。有些 DKD 患者肾脏损害已十分严重,但尿白蛋白和 eGFR 均正常,尿白蛋白正常

而 GFR 下降的患者肾小球损害可能更为严重。因此,有些情况下肾穿病理检查是必要的。由于尿蛋白会受到酮症、高血糖、剧烈运动状态、蛋白质的摄入、泌尿系感染、利尿剂的应用等多种因素的影响,指南建议在尿微量白蛋白阳性的随后 3～6 个月再复查 2 次,若 3 次中的 2 次均阳性则考虑诊断。

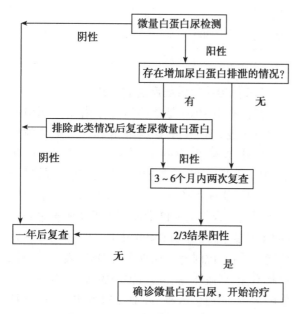

图 59-1　微量白蛋白尿筛查流程图

2. 指南指出大部分糖尿病患者在以下情况基本可诊断 DKD:①大量白蛋白尿患者或微量白蛋白尿患者合并糖尿病视网膜病变;②1 型糖尿病病程超过 10 年且出现微量白蛋白尿。

大量蛋白尿或血压控制不佳的 DKD 患者,其 GFR 下降速度为每年 10ml/min;血压得到有效控制的 DKD 患者 GFR 下降速度为每年 1～4ml/min。1 型糖尿病患者尿蛋白量越多病理损害越严重,而 2 型糖尿病这一关系并不明确。40% 的 2 型糖尿病且伴有微量白蛋白尿的患者病理表现为典型的糖尿病肾小球病变,30% 病理表现基本正常,另 30% 则表现为严重的小管间质、血管和(或)与典型糖尿病肾小球病变无关的肾小球硬化。在 2 型糖尿病患者中,有典型糖尿病肾小球损害患者其 GFR 的下降速度、尿微量白蛋白、尿蛋白均高于其他患者。

糖尿病视网膜病变有利于 2 型糖尿病 DKD 的诊断。大量蛋白尿患者糖尿病视网膜病变对典型糖尿病肾小球病变的阳性预测值为 67%～100%,阴性预测值为 20%～84%。微量蛋白尿

患者其阳性预测值为 45%,阴性预测值接近100%。由此可见,有视网膜病变的 2 型糖尿病患者,若同时存在大量蛋白尿强烈提示 DKD 的存在;无视网膜病变的 2 型糖尿病患者,若存在微量白蛋白尿则提示非 DKD 的存在。

1 型糖尿病患者病程的长短与 DKD 的发生密切相关,病程大于 10 年的患者其微量蛋白尿和大量蛋白尿的发生率增加。青春期前的糖尿病病程对 DKD 的影响程度小于青春期后的病程,但这一观点还存在争议。由于 2 型糖尿病多隐匿起病,病程不易确定,其病程与 DKD 的发生关系并不密切。一项在印度进行的研究经过了系统的筛查,较为准确的确定了糖尿病患者的病程,该研究发现 2 型糖尿病患者的病程同样与 DKD 的发生密切相关。

3. 出现以下情况时应该考虑合并其他慢性肾脏病:①无糖尿病视网膜病变;②GFR 很低或迅速降低;③蛋白尿急剧增多或肾病综合征;④顽固性高血压;⑤尿沉渣活动表现;⑥其他系统性疾病的症状或体征;⑦ACEI 或 ARB 治疗开始后 2～3 个月内 GFR 下降超过 30%。若糖尿病患者的肾损害没有其他明确的、可治疗的原因,则建议按 DKD 治疗。

部分患者可能需要经过肾活检病理来明确诊断。DKD 患者接受经皮穿刺肾活检出现并发症的风险不高于其他 CKD 患者。常见的并发症为镜下血尿、肉眼血尿、肾周血肿、动静脉瘘等。出血并发症多见于女性、青年、GFR 下降、高血压及凝血异常的患者。穿刺的针数(特别是大于 4 或 5 次时)也会增加出血的风险。可通过以下方法减少肾穿刺活检的出血风险:①评估患者及其家族的出血素质;②停用抗凝药,术前 1 周停用阿司匹林,术前停用非甾体抗炎药(停用至少 4～5 个半衰期),手术前夕停用华法林换用肝素,术前停用肝素;③评价凝血功能;④评价肾功能(eGFR);⑤对于出血功能异常、GFR 下降的患者,可术前使用去氨加压素;⑥手术当日严格控制血压。

六、治　疗

(一) 非 ESRD 糖尿病肾脏疾病的防治

糖尿病肾脏疾病的主要防治目标是防止 DKD 的发生和发展,重在预防。一级预防是指防止正常白蛋白进展到微量白蛋白尿的防治措施;二级预防是指防止微量蛋白尿进展到临床

DKD 的防治措施;三级预防是指防止肾衰竭的发生与发展。对 DKD 应特别强调早期预防,一旦进入临床 DKD,其病变往往呈不可逆发展。治疗的目的主要是延缓其发展,降低病死率。根据指南的框架,宏观上 DKD 的治疗原则如下:①严格控制高血糖:达到糖化血红蛋白(HbA1c)<7.0%;②积极控制高血压:CKD1~4 期糖尿病患者血压控制目标是低于 130/80mmHg。一般用 ACEI 或 ARB,可联合利尿剂治疗;③适当调节异常血脂:CKD1~4 期糖尿病患者 LDL-C 应低于 2.6mmol/L(100mg/dl);④降低尿白蛋白:无论血压正常与否,均推荐使用 ACEI 和 ARB;⑤充足的营养摄入:适宜的营养摄入能延缓 CKD 的进程,对于 CKD1~4 期糖尿病患者推荐蛋白质摄入量(RDA)为 0.8g/(kg·d);⑥维持适宜体重:罹患糖尿病的 CKD 患者的目标体重指数应处于正常范围内(18.5~23.9kg/m^2);⑦特殊情况特殊对待:对于青少年、老年、孕产妇等特殊群体,应采取特殊治疗方案;⑧倡导健康生活方式:包括各层次各阶段的健康卫教及适宜的运动等。

1. 严格控制高血糖　美国糖尿病协会(ADA)、国际糖尿病联盟(IDF)、中华医学会糖尿病学分会等组织均将糖尿病患者血糖控制的目标定为 HbA1c<7%。美国"糖尿病控制与并发症实验研究"(DCCT)的结果表明,使用胰岛素强化治疗使血糖长期控制在接近正常水平能够减少 1 型糖尿病患者肾病的发生率和延缓其发展。"英国前瞻性糖尿病研究"(UKPDS)显示,长期严格控制高血糖,同样可减少 2 型糖尿病患者 DKD 的发生。对于 1 型或 2 型糖尿病患者,DCCT、UKPDS 等大规模临床研究提示严格的血糖控制(HbA1c<7.0%)可以降低微量蛋白尿的产生以及微量蛋白尿进展至大量蛋白尿的风险和 GFR 下降的速度。近 5 年有 3 三项新的研究(ADVANCE、AC-CORD、VADT)发现 2 型糖尿病患者强化血糖控制,即 HbA1c 于 6.4%~6.9% 范围内,能够延缓蛋白尿的进展,但尚未证实能够降低 GFR 下降的速度。糖尿病强化治疗易伴发低血糖。一组经降糖治疗,当 HbA1c 为 5.5% 和 10.5% 时,低血糖发生率分别为 105 次/(100 患者·年)与 7.5 次/(100 患者·年)。糖尿病肾功能不全时更易发生低血糖,且多无典型低血糖症状的表现,可以仅有意识淡漠,局限性肢体瘫痪、抽搐,甚至昏迷等。血糖的控制水平应根据患者的受教育程度、年龄、是否可经常检测血糖和对低血糖的自我救护能力等情况综合考虑后再做出恰当的决定。最近一项在 1 型或 2 型糖尿病合并 CKD 患者进行的研究显示:HbA1c 和死亡的风险成 U 形关系,在随访 4 年多的时间内,HbA1c 低于 6.5% 和高于 8% 的患者死亡率明显升高。NKF 在 2012 年更新的 KDOQI 糖尿病和慢性肾脏病临床实践指南(以下简称 KDOQI 指南(2012))指出,以下患者不宜将 HbA1c 降至 7% 以下:①应用胰岛素、磺脲类降糖药和(或)有 4、5 期 CKD 这些存在低血糖风险的患者(推荐级别 1B);②存在严重心血管并发症或高龄等预期寿命不长的患者(推荐级别 2C)。

一旦临床确诊为 DKD,为避免口服抗糖尿病药物对肾脏的不良反应,一般主张应使用胰岛素控制血糖,如有困难且 GFR 尚高于 30ml/min 者,也可使用格列喹酮(糖适平),因其主要从胆道排泄,仅 5% 由肾脏排泄。α-糖苷酶抑制剂主要竞争性抑制小肠内多糖分解为单糖,适用于餐后高血糖,尤其有反复低血糖发作的患者。另外,一些小规模的短期临床试验提示与饮食控制、磺脲类降糖药、双胍类降糖药物相比,噻唑烷二酮类抗糖尿病药物能降低尿蛋白,但这是否得益于噻唑烷二酮类药物能更好的血糖、血压控制,还需要更大规模的临床试验证实。

严格控制 HbA1c<7.0% 的主要风险是发生低血糖,特别是使用胰岛素治疗的 1 型和 2 型糖尿病患者。另外,UKPDS 研究使用磺脲类降糖药也会带来低血糖发生的风险。CKD 4~5 期的患者有更高的低血糖风险,这主要是由于胰岛素和口服抗糖尿病药物在肾脏清除率下降及肾脏糖异生功能受损两方面原因造成的。1/3 的胰岛素在肾脏降解,肾功能的损害会导致胰岛素半衰期的延长。1 型糖尿病使用胰岛素治疗的患者,当血肌酐水平升高(平均 2.2mg/dl)时,其发生严重低血糖的风险增加 5 倍。另外,肾脏糖异生功能的降低,使患者抵抗由于相对过多的应用胰岛素或口服抗糖尿病药物所造成低血糖的能力随之降低。因此,针对此类患者应加强血糖监测,根据病情及时调整药物剂量。第一代磺脲类降糖药(包括氯磺丙脲、甲磺氮草脲、甲苯磺丁脲)的原药及其活性代谢产物均通过肾脏代谢,药物在 CKD 患者体内代谢半衰期延长,药物蓄积及发生低血糖的风险大大增加。在第二代磺脲类降糖药(格列吡嗪、格列齐特、格列本脲、格列美脲)中,格列吡

嗪和格列齐特在体内无活性代谢产物且不易增加低血糖的风险,CKD患者可以适当的选用。格列奈类药物中那格列奈在CKD患者体内的活性代谢产物增加,而瑞格列奈则无此现象。但当GFR≤30ml/(min·1.73m²)时,瑞格列奈会在体内蓄积,因此餐时服用瑞格列奈应从0.5mg起,并逐渐加量。同样那格列奈也应从60mg起用,逐渐加量。

二甲双胍类药物应避免应用于SCr≥1.5mg/dl(男)或SCr≥1.4mg/dl(女)的患者,因其主要依靠肾脏清除,CKD患者体内二甲双胍药物蓄积会造成乳酸性酸中毒。但对于何种GFR水平下停用二甲双胍尚无定论。目前一个建议是GFR<45ml/(min·1.73m²)需再次评价后应用,GFR<30ml/(min·1.73m²)时要停用,这个建议已被英国国家处方手册和日本肾脏病协会采纳。噻唑烷二酮类药物中,吡格列酮和罗格列酮主要通过肝脏代谢,CKD患者其剂量不用调整,但由于他们存在水钠潴留副作用,不能在严重心衰合并CKD患者中应用。α-糖苷酶抑制剂阿卡波糖经肠道吸收较少,但是随着肾功能下降,其血清水平和代谢产物明显增加。米格列醇经肾脏排泄。因此在GFR<26ml/(min·1.73m²)时,阿卡波糖和米格列醇都需要停用。

二肽基肽酶(DDP-4)抑制剂(西他列汀、沙格列汀、利拉利汀、维格列汀)通过降低糖促胰岛素如胰高糖素样肽-1(GLP-1)的降解,来改善空腹和餐后血糖水平。CKD患者可以应用这类药物,但是沙格列汀和维格列汀需要依肾功能调整剂量。

艾塞那肽和利拉鲁肽是可注射的肠促胰岛素类似物,能够降低胰高糖素分泌,延缓胃排空,增加饱腹感。艾塞那肽通过肾脏排泄,当GFR<30ml/(min·1.73m²)时要停用。并且有个案报道艾塞那肽可导致急性肾损伤或加重CKD患者的肾功能进展。利拉鲁肽在体内其他部位完全降解,肾脏不是主要排泄器官。但目前无此药长期应用的数据,药商推荐的是GFR<60ml/(min·1.73m²)时需停用。

普兰林肽是一种注射用的糊精类似物,可以作为胰岛素的补充治疗,一般情况下在餐时给药。在CKD4期以上,不推荐应用该药。

甲磺酸溴隐亭是多巴胺激动剂,主要在肝脏代谢,2%~6%经尿液排出。目前无GFR下降评价服用此药的安全性研究,因此在CKD患者中要小心应用。

胰岛素类药物应根据血糖检测的结果调整用量,并不单纯依靠肾功能水平进行调整。另外,临床上还应注意抗糖尿病药物与其他药物(如调脂药物、抗心律失常药物、镇静药物、抗凝药物等)的相互作用,酌情调整剂量。

有一些因素可能会影响DKD患者HbA1c测量的准确性。红细胞寿命的缩短、溶血、铁缺乏均可过低估计实际HbA1c水平,而血红蛋白的氨甲酰化和酸中毒会过高估计实际HbA1c水平。因此,肾衰竭患者与肾功能正常患者体内糖化血红蛋白与血糖水平间的关系并不完全一致,血液透析和腹膜透析均会影响HbA1c水平。在CKD4、5期患者中,与HbA1c相比,果糖胺或糖化白蛋白与血糖的相关性报道不一。最近的一项前瞻性研究显示在伴有糖尿病的透析患者中,糖化白蛋白能反映2周内血糖控制的水平,比HbA1c能更好预测患者的病死率和住院率。HbA1c仍然是反映血糖长期控制水平的最好的临床指标,特别是在联合进行血糖自我监测的糖尿病和CKD患者中。此外,其他的指标诸如反映短期内血糖控制水平的糖化白蛋白也是进展期CKD患者预测临床预后的较好指标。维持性透析的患者,严格控制血糖的目的并非延缓肾功能的恶化,而是延缓视网膜病变、神经病变、大血管病变的进展。良好的血糖控制能提高血透、腹透患者的生存率。表59-2是ADA推荐的针对血糖控制的评估标准。

2. 积极控制高血压　绝大多数DKD患者均患有高血压,JNC 7指南认为,糖尿病及CKD患者血压高于130/80mmHg即为高血压,血压水平越高,肾脏恶化速度越快,与舒张压、脉压相比,收缩压的升高程度更为重要。

高血压是加速肾衰竭进程的最重要危险因素,抗高血压治疗在DKD早期可减少蛋白尿和延缓GFR下降。一般认为,糖尿病患者血压应控制在130/80mmHg以下,进入临床肾病期的患者更应注意严格控制血压,当蛋白尿>1.0g/24h时,血压控制应<125/75mmHg。UKPDS在专文分析中指出,降血压治疗与降血糖相比,成本低而效益高。美国一项2型糖尿病比较强化血糖控制、强化高血压控制及降低血清胆固醇费用-效益分析也显示,按年生活质量改善指标计算,降脂费用最高,降压费用最低。

表 59-2　评估血糖控制的 ADA 标准

检测指标	监测频率	目标值
糖化血红蛋白	已达标的稳定患者每年监测 2 次,未达标或治疗方案调整中的患者每 3 个月监测 1 次	<7.0%
餐前末梢血糖	多次胰岛素注射治疗:≥3 次/天 单次胰岛素注射、口服药物或饮食控制治疗:1 次/天	90~130mg/dl (5.0~7.2mmol/L)
餐后末梢血糖	适用于胃轻瘫患者和使用餐前短效胰岛素治疗患者调整剂量	<180mg/dl (<10.0mmol/L)

循证医学已证实,ACEI 和 ARB 在 DKD 患者控制高血压,减少蛋白尿,延缓肾功能进展中的作用。在 DKD 降压中,ACEI 或 ARB 应作为首选药物。综合大量临床试验(CGS、RENAAL、IDNT、ALLHAT 等)的结果,NKF 指南(2007 年)认为:①伴有高血压的 1 型和 2 型糖尿病合并微量蛋白尿患者,ACEI 及 ARB 均能延缓 DKD 进展至大量蛋白尿;②伴有高血压的 1 型糖尿病合并大量蛋白尿患者,ACEI 能延缓 DKD 进展和肾衰竭的发生,ARB 可能有类似的作用;③伴有高血压的 2 型糖尿病患者合并大量蛋白尿,ARB 能延缓 DKD 进展和肾衰竭的发生,ACEI 可能有类似的作用。将 ACEI 和 ARB 合用,其降尿蛋白的作用大于单用其中的任何一种,特别是持续表现为大量蛋白尿或 ACR 大于 500mg/g 的患者。需要指出的是,对于血压正常且无蛋白尿的糖尿病患者,KDOQI 指南(2012)不推荐应用 ACEI 或 ARB 来预防糖尿病肾病(1A)。

目前 ACEI 制剂类型很多,根据在肝脏活化或代谢可分为三种类型:①不需活化又不代谢者,如赖诺普利;②需先激活为活性药物并经肝脏代谢者,如依那普利;③经肝脏代谢的活性药,如卡托普利。按结构所含成分不同来区分者:①含 SH 基者,如卡托普利;②含 COOH 基者,如赖诺普利、依那普利、贝那普利;③含磷酰基者,如福辛普利。其中福辛普利、贝那普利均具有双通道排泄功能,在肾功能不全时可经肝脏排泄,不易发生蓄积作用。

ACEI 的副作用:①肾功能降低:ACEI 可使肾小球内灌注压下降,对于肾功能不全者可进一步恶化。JNC 认为 SCr<3mg/dl 时可安全使用,如 SCr>1.5mg/dl 时需减量使用,并定期观察肾功能变化,患者如并发肾动脉硬化和狭窄时需慎用。②干咳:发生率为 0.1%~33%,ACE 被抑制后,缓激肽不能被降解而在体内蓄积,严重干扰生活质量者需停药。③急性间质性肾炎、膜性肾病:表

现为蛋白尿加重,应用含 SH 基 ACEI 时易并发。④高钾血症:发生率 0.1%~0.7%,糖尿病时多合并低肾素低醛固酮血症,在肾功能不全、合用保钾利尿剂、β-受体阻滞剂、吲哚美辛等时更易发生,必要时需监测血钾浓度。⑤血管神经性水肿:发生率 0.1%,严重者可发生咽喉水肿,甚至窒息。⑥低血糖反应:可使耐胰岛素的糖尿病患者敏感性增强,而诱发低血糖反应。⑦味觉异常、皮疹、血白细胞升高:应用含 SH 基制剂时易发生。⑧血透时如应用带负电荷的透析器,可吸附较多的缓激肽,并诱发过敏反应。

ARB 可与血管紧张素 Ⅱ 受体 1 亚型特异性结合,因而具有与 ACEI 同样的降低血管紧张素 Ⅱ 活性的降压作用,且不干扰缓激肽的降解,而无干咳和皮下水肿的副作用。而血管紧张素 Ⅱ 受体 2 亚型不受影响,能有效抑制心、肾细胞的增殖,有利于心、肾等器官重构效应。

利尿剂可有效降低高血容量性高血压,且能增加 ACEI 降压效果。在限制饮食中水分和钠盐后仍有持续性水肿的患者应适当使用利尿剂,但需除外心力衰竭和局部原因造成的水肿。使用中应从小剂量开始,逐渐加量。利尿剂,特别是噻嗪类利尿剂可加重糖尿病患者的糖、脂代谢紊乱,故利尿剂不作为糖尿病患者高血压的首选药物。DKD 患者,特别是已出现肾功能不全或水肿者,高血压较顽固,多需联合用药,才能达到 130/80mmHg 的降压目标。NKF 指南(2007 年)认为大多数此类患者应在 ACEI 或 ARB 治疗的基础上合用利尿剂。另外,螺内酯还具有降低蛋白尿的作用,其机制可能为拮抗醛固酮,从而降低 TGF-β₁、胶原 Ⅰ 和纤维结合蛋白的表达,减轻肾脏微血管壁损伤,但高血钾的风险增加。

对糖尿病合并高血压患者,也可选用钙通道阻滞剂,但其肾脏保护作用目前还有争论。非二氢吡啶类钙离子拮抗剂在降低尿蛋白方面优于二氢吡啶类钙离子拮抗剂,可延缓尿蛋白大于

300mg/d 的 DKD 患者肾功能的下降,降低心血管事件的发生率。但近来 BENEDICT 研究显示单独使用非二氢吡啶类钙离子拮抗剂并没有降低 2 型糖尿病伴高血压患者微量蛋白尿的产生,在与 ACEI 合用时也没有增加其减少微量蛋白尿的作用。大量研究显示 DKD 患者使用二氢吡啶类钙离子拮抗剂降低尿蛋白的作用弱于 ACEI、ARB 及非二氢吡啶类钙离子拮抗剂。IDNT 试验显示,二氢吡啶类钙离子拮抗剂氨氯地平延缓肾脏疾病进展的作用低于 ARB 的依贝沙坦,其作用类似于利尿剂和 β 受体阻滞剂。因此,NKF 指南(2007年)认为 DKD 患者可将二氢吡啶类钙离子拮抗剂和 ACEI 或 ARB 联合使用,而不建议单独使用。

一般认为,β-受体阻滞剂可能影响血脂代谢、加重外周血管病、降低胰岛素敏感性和抑制低血糖反应的临床症状,还可能增加糖尿病的发生率。然而,UKPDS 研究未能发现卡托普利和阿替洛尔在减少微量蛋白尿和延缓肾功能恶化方面差异有统计学意义。在另一项对 1 型糖尿病合并高血压及蛋白尿的患者进行的短期研究中发现,阿替洛尔和依托普利均可以显著降低白蛋白尿,但前者却不能抑制 GFR 的下降。可见选择性 β_1 受体阻滞剂可适用于 DKD。因此,ADA 推荐 β-受体阻滞剂作为治疗 DKD 的二线降压药之一。然而,由于 UKPDS 研究人群中 DKD 的患病率较低,该研究是否有足够样本量来说明两类药对肾保护作用的差异尚难以定论。GEMINI 试验显示,2 型糖尿病合并高血压患者将卡维地洛与 ACEI 或 ARB 合用后,能稳定血糖水平、改善胰岛素抵抗,优于美托洛尔,而且微量蛋白尿的新发率比美托洛尔组低 48%。

DKD 患者血压的控制水平是十分重要的,NKF 指南(2007 年)认为持续大量蛋白尿的 DKD 患者(ACR>500mg/g)收缩压应控制在 130mmHg 以下,而高于 110mmHg。表 59-3 为该指南推荐的 DKD 患者血压控制目标及药物的选择。降压药物(包括 ACEI、ARB)应逐渐加量,直至血压达标。表 59-4 和 59-5 为指南推荐的降压治疗的随访计划。GFR 下降的危险因素包括使用肾毒性药物(非甾体抗炎药,包括 COX-2 抑制剂、氨基糖苷类抗生素、两性霉素 B、静脉用含碘的造影剂、环孢素、他克莫司),血容量不足,肥胖,睡眠呼吸暂停,吸烟,酗酒及临床心血管病包括脑、心、腹部、下肢。

表 59-3　DKD 患者血压控制目标及药物的选择

临床评估	目标血压		推荐药物 (治疗 CKD)		其他药物(减少 CVD 风险 并达到目标血压)	
血压≥130/80mmHg	<130/80mmHg	B	ACEI 或 ARB	A	首选利尿剂,其次 β 受体阻滞剂或钙通道阻断剂	A

注:阴影内字母代表推荐强度

表 59-4　开始或改变降压治疗后的血压随访间期

随访间期	<4 周	4~12 周
收缩压(mmHg)	≥140 或<120	120~139
GFR[ml/(min·1.73m²)]	<60	≥60
血清钾(mmol/L)		
服用 ACE 抑制剂或 ARB 时	>4.5	≤4.5
服用利尿剂时	≤4.5	>4.5

表 59-5　血压已经达标且药物剂量稳定时的随访间期

随访间期	1~6 个月	6~12 个月
GFR[ml/(min·1.73m²)]	<60	≥60
GFR 下降[ml/(min·1.73m²)/y]	≥4	<4
急性心血管疾病或 GFR 下降危险因素	有	无

3. 调节异常血脂　血脂异常在糖尿病和CKD 患者中很常见,在这些人群中心血管事件的发生率明显升高,80% 的糖尿病患者会进展为或死于心血管疾病。根据美国国家胆固醇教育计划(NCEP)成人治疗组第 3 次指南(ATPⅢ),糖尿病已被视为冠心病的等危症,此类患者应按高危人群进行治疗。糖尿病和CKD 患者通常高密度脂蛋白-胆固醇水平降低,甘油三酯水平升高,小而密的低密度脂蛋白颗粒增加,易导致动脉硬化。伴有微量蛋白尿或大量蛋白尿的 2 型糖尿病患者,其心血管事件的发生率是尿蛋白阴性患者的 2~4 倍。因此,CKD 可被认为是心血管事件的危险因素。

KDOQI 糖尿病和慢性肾脏病指南依据WOSCOP、4S、CARDS、HPS 等大规模临床试验的结果,提出降低低密度脂蛋白-胆固醇(LDL-C)能够减少糖尿病和CKD 患者主要的动脉粥样硬化事件。著名的 SHARP 研究也为糖尿病和CKD 患者通过降低 LDL-C 而降低心血管事件增添了新的证据。KDOQI 指南(2012)建议:应用降低LDL-C 的药物,如他汀类或他汀/依折麦布合剂,降低糖尿病和CKD 包括接受肾移植的患者主要的动脉粥样硬化事件风险(1B 级)。

但是在进入透析的糖尿病患者这一特定人群中降脂治疗似乎不能带来同样的获益。4D、AURORA 研究显示无论在全部入组的患者还是在糖尿病亚组患者中,他汀类治疗没有降低主要的心血管事件预后(包括心脏死亡、非致死性心肌梗死和致死或非致死性脑卒中)。AURORA 研究对患有糖尿病的患者进行析因分析,结果发现用瑞舒伐他汀明显降低了再定义的终点事件——心脏死亡或非致死性心肌梗死达 32%,但是出血性脑卒中的风险增加了 5 倍。这和 4D 研究中糖尿病患者应用阿托伐他汀致死性脑卒中增加 2 倍的结论相同。最近 4D 研究中析因分析发现,当 LDL-C大于 3.7mmol/L(145mg/dl)时致死和非致死性心源性事件明显减少。SHARP 研究结果发现,用辛伐他汀/依折麦布合剂治疗各期 CKD 患者除死亡外,主要的动脉粥样硬化事件降低。但是在 3000例进行透析的亚组中结果无统计学意义。鉴于4D、AURORA 和 SHARP 研究结论,NKF 工作组在KDOQI 指南(2012)中建议:在接受透析的糖尿病患者中,不推荐起始应用他汀治疗(1B 级);曾经应用他汀治疗的患者进入透析后是否继续使用尚无相关研究。

综合目前大规模临床试验(WOSCOP、CARE、LIPID 等)的结果,NKF 工作组认为糖尿病和CKD1~4 期患者均应进行降低 LDL-C 治疗,当 LDL-C大于 2.60mmol/L(100mg/dl)开始治疗。根据美国糖尿病学会的推荐,DKD 患者当 LDL-C > 3.38mmol/L(130mg/dl),TG>2.26mmol/L(200mg/dl)时应开始治疗。治疗目标为 LDL<2.60mmol/L(100mg/dl),TG < 1.70mmol/L(150mg/dl)。对LDL-C 处于 2.60~3.38mmol/L 者,加强生活方式干预。对 LDL-C≥3.38mmol/L 者,同时加强生活方式干预及应用降 LDL-C 药物。药物首选他汀类,次选结合胆酸树脂或非诺贝特。LDL-C 已达标,而 TG>5.70mmol/L(500mg/dl),为了防止出现胰腺炎发作,应先用贝特类或烟酸类以降低TG,待 TG<5.70mmol/L,再转向降低 LDL-C 治疗。近来 TNT 研究结果显示,阿托伐他汀强化治疗(80mg,Qd)组,其平均 LDL-C 水平降低为2.0mmol/L(77mg/dl),对于稳定性冠心病患者的获益显著高于阿托伐他汀常规治疗(10mg Qd)组。因此,NKF 工作组建议高危人群(包括 2 型糖尿病和 CKD 1~4 期患者)LDL-C 的治疗目标为 1.82mmol/L(70mg/dl)。部分调脂药物应用于 CKD 患者时应根据肾功能水平调整剂量(表59-6)。

血脂异常能影响肾脏局部血流动力学,促进肾小球硬化,且糖尿病血脂异常可加速 DKD 的进展。但调脂治疗是否能延缓 DKD 进展目前尚无定论,还需要大规模的双盲、随机、对照临床试验证实。因此,预防心血管事件仍是目前糖尿病和CKD 患者评价和调整血脂治疗的主要原因。大量关于他汀类药物和安慰剂的对照研究证实,不需要常规监测肝功能和肌酶,除非患者存在以下情况:①出现临床症状;②合并肌病;③基础肝功能异常;④同时服用其他增加他汀类药物副作用的相关药物。

因高剂量辛伐他汀增加肌病风险,美国 FDA在 2011 年 6 月发表了限制辛伐他汀最高剂量不超过 80mg/d 的通告。80mg/d 辛伐他汀仅用于服用此剂量一年或一年以上而无肌损伤的患者,不能用于新患者的起始治疗。此外,FDA 正在修改辛伐他汀的使用说明书,拟增加新的禁忌证即禁止合用环孢素或吉非贝齐,及合用如钙离子拮抗剂或胺碘达隆等其他药物时的限制剂量。洛伐他

表59-6 CKD患者降脂药物的剂量调整

药物分类	非CKD或CKD 1~2期	CKD 3期	CKD 4~5期	肾移植
他汀类(mg/d)				
阿托伐他汀	10~80	10~80	10~80	10~20
氟伐他汀	20~80	20~80	10~80	10~80
洛伐他汀	10~80	10~80	10~40	10~40
普伐他汀	10~40	10~40	10~20	10~20
瑞舒伐他汀	5~40	5~20	5~10	5
辛伐他汀	5~40	5~40	5~20	5~20
胆汁酸螯合剂(g/d)				
考来替泊	5~30	5~30	5~30	5~30
考来烯胺	4~16	4~16	4~16	4~16
考来维仑	2.6~3.8	2.6~3.8	2.6~3.8	2.6~3.8
纤维酸衍生物(mg/d)				
氯苯丁酯	1000~2000	500	500	停用
非诺贝特	96	48	停用	停用
吉非贝齐	1200	1200	600	600
其他(mg/d)				
依折麦布	10	10	10	不清楚
烟酸	2000	2000	1000	不清楚

汀的说明书已被修改,增加了新的禁忌证和合用某些能增加肌病风险的药物时的限制剂量;此外,同样因为增加肌病发生风险的缘故,FDA禁止辛伐他汀、洛伐他汀和人类免疫缺陷病毒及丙肝病毒蛋白酶抑制剂合用。

NKF指南(2007年)推荐CKD 1~4期患者至少每年检测一次血脂水平(包括总胆固醇、高密度脂蛋白-胆固醇、甘油三酯、低密度脂蛋白-胆固醇、非高密度脂蛋白-胆固醇),治疗方案调整或临床情况改变时每2~3个月监测一次。

4. 降低尿蛋白 动物实验和临床证据均表明,控制血糖、降低血压是预防和治疗DKD蛋白尿的基础。许多证据也显示,ACEI不仅能降压,而且可以降低DKD患者的尿蛋白,这个作用是独立于降压之外的作用。此外,ACEI和ARB还有保护血管内皮细胞功能,减轻肾组织病变,延缓肾功能不全进展的作用。氯沙坦减少2型糖尿病肾病终点研究及依贝沙坦糖尿病肾病研究(IDNT)两项大型多中心临床研究显示,氯沙坦及依贝沙坦能减少糖尿病肾病患者的显性蛋白尿,延缓2型糖尿病肾病的进展。依贝沙坦对2型糖尿病微量蛋白尿影响的研究(IRMA2)证实,依贝沙坦能减少早期2型糖尿病肾病进展至显性糖尿病肾病

的机会。2002年的缬沙坦减少微量蛋白尿研究(MARVAL)证实,无论是否伴有高血压,缬沙坦均能有效减少2型糖尿病肾病的微量蛋白尿,说明ARB对DKD具有独立于降压外的肾脏保护作用。NKF指南(2007年)建议,血压正常的糖尿病患者出现大量白蛋白尿时应该使用ACEI或ARB治疗;减少白蛋白尿应定为糖尿病肾病的一个治疗目标。目前小样本研究表明罗格列酮可降低2型糖尿病患者的蛋白尿,但有待进一步研究证实。

此外,有研究显示蛋白尿的排泄与血、尿肿瘤坏死因子-α(TNF-α)呈正相关,血、尿TNF-α可以作为DKD病情活动的一项重要指标。己酮可可碱(PTX)能降低血、尿TNF-α,减少DKD蛋白尿的排泄,且短期内对肾功能无影响,可延缓肾功能损害的进程。PTX可扩张肾血管,增加肾脏血流,改善糖尿病的血液高凝状态,从而减少尿蛋白,改善肾脏的功能,但缺乏大样本、多中心的研究证实。

5. 充足的营养摄入 大量蛋白质的摄入,可增加肾小球灌注,促使肾功能恶化;然而过度控制蛋白质,胰岛素分泌减少,且蛋白质分解代谢增加,促进负氮平衡,导致营养不良。传统观念只注重血糖控制,限制蛋白摄入对合并CKD1~4期糖尿病患者同样重要。低蛋白饮食能降低肾功能恶

化和尿蛋白增加的风险,特别是 1 型糖尿病肾病患者。低蛋白饮食治疗还可减轻胰岛素抵抗,改善糖、脂肪、蛋白质三大物质代谢,降低血浆肿瘤坏死因子和瘦素水平。研究显示高蛋白饮食(大于每日总热量的 20%)会增加肾功能恶化和尿蛋白增加的风险。

ADA 及《中国 2 型糖尿病防治指南》(2010 年版)推荐 DKD 患者蛋白质摄入量为 0.8g/(kg·d);在 GFR 下降后,蛋白质摄入量应进一步限制至 0.6g/(kg·d)。NKF 指南(2007 年)建议,每天蛋白质的摄入小于每日总热量的 20%,每天每千克体重(理想体重)摄入 0.8g 蛋白质食物蛋白,其中 50% ~ 70% 应以高生物利用度的优质蛋白为主(包括瘦型家禽、鱼类、大豆、蔬菜来源的蛋

白质)。在限制蛋白质的同时应适量增加碳水化合物(低糖指数食物为主)和(或)脂肪(ω-3 单不饱和脂肪酸)摄入以保证足够的热量。ADA 推荐碳水化合物应主要来源于谷类、水果、蔬菜和脱脂、低脂乳制品,这些低糖指数食物能降低餐后血糖,从而改善整体血糖水平。另外,膳食纤维有利于糖类和脂类的代谢。糖尿病和 CKD 患者的饮食较为复杂,每日所需营养素包括蛋白质、碳水化合物、脂肪、钾、钠、磷等。鼓励患者接受经过专业培训的注册营养师指导,对饮食中各种营养成分进行个体化配比。表 59-7 为 DASH(Dietary Approaches to Stop Hypertension)和 NKF-KDOQI CPGs(Clinical Practice Guideline)推荐每日营养素的摄入量。

表 59-7　CKD 患者每日营养素摄入量

营养	CKD 分期		
	1 ~ 2	1 ~ 4	3 ~ 4
钠(g/d)		<2.3	
总脂肪(% 热量)		<30	
饱和脂肪(% 热量)		<10	
胆固醇(mg/d)		<200	
碳水化合物(% 热量)		50 ~ 60	
蛋白质[g/(kg·d),% 热量]			
不伴糖尿病	1.4(~18)		0.6-0.8(~ 8-10)
伴糖尿病	0.8(~10)		0.6-0.8(~ 8-10)
磷(g/d)	1.7		0.8 ~ 1.0
钾(g/d)	>4		2.4

6. 维持适宜体重　NHANES(National Health and Nutrition Examination Survey)显示 31% 的美国人属于肥胖人群(BMI>30kg/m²)。肥胖是糖尿病、高血压、心血管疾病的高危因素。现在越来越多的证据表明肥胖也是 CKD 的高危因素,它是否独立于糖尿病、高血压或其他因素目前还无定论。肥胖与慢性肾脏病相关的可能机制包括:①内脏肥胖直接压迫肾脏;②RAS 激活;③高胰岛素血症;④交感神经系统激活;⑤营养过剩;⑥肾小球高滤过;⑦蛋白尿相关性肾脏损害;⑧血压升高。

糖尿病和慢性肾脏病患者的目标体重指数(BMI)控制在正常范围(18.5 ~ 23.9kg/m²)能降低发生 CKD 及 CVD 的风险。体重减轻应主要通过合理膳食和适当运动来实现。

7. 特殊情况特殊对待　对特定群体糖尿病

和慢性肾脏病的治疗原则与普通人群相同,但在处理儿童、青少年、老人和孕妇时有特别注意事项。

随着儿童、青少年肥胖发生率的增加,其 2 型糖尿病的发病率也逐年增加。在美国,2 ~ 5 岁儿童肥胖率大于 10%,6 ~ 19 岁青少年肥胖率大于 15%。同时,5 岁以下儿童 1 型糖尿病的发病率也在增加。由于糖尿病的患病时间是 DKD 的危险因素,儿童、青少年糖尿病发病率的增加必然会导致 DKD 发病率的增加。由于此类人群低血糖的风险及生长发育的特殊性,ADA 推荐儿童和青少年的 1 型糖尿病和 CKD 患儿的血糖控制目标不同于成人,见表 59-8。对于 2 型糖尿病患儿,生活方式的干预是首要的,若生活方式的干预仍不能使糖化血红蛋白小于 7%,则需要药物治疗。

虽然 ADA 推荐口服药物是儿童、青少年 2 型糖尿病的一线治疗,但目前只有二甲双胍通过了 FDA 的认证,而且只能用于 10 岁以上的青少年。有糖尿病和 CKD 的患儿应避免使用二甲双胍类药物,而噻唑烷二酮类药物由于其肝毒性不推荐使用。NKF 指南(2007 年)推荐儿童、青少年糖尿病和 CKD 患者血压的控制目标为相同年龄、性别、身高的儿童及青少年血压的第 90 百分位数或 130/80mmHg 中较低的一个。虽然还没有通过 FDA 的认证,NKF 和 ADA 推荐使用 ACEI 为糖尿病患儿的降压药,若不能耐受可选用 ARB。使用 ACEI 或 ARB 治疗的青春期少女应注意避孕,一旦怀疑妊娠立即停药。在严格控制血糖和改善生活方式后血脂水平仍很高(甘油三酯>5.6mmol/L,低密度脂蛋白-胆固醇>4.1mmol/L)应药物治疗。烟酸衍生物是治疗高甘油三酯血症的有效药物,但目前还未被 FDA 批准应用于儿童和青少年。他汀类药物是降低低密度脂蛋白-胆固醇的首选药物,阿托伐他汀已被 FDA 认可应用于儿童和青少年家族性高胆固醇血症患者。ADA 推荐儿童和青少年糖尿病患者低密度脂蛋白-胆固醇的治疗目标为 2.6mmol/L(100mg/dl)。同样,使用他汀类治疗的青春期少女应注意避孕,一旦怀疑妊娠立即停药。儿童和青少年糖尿病和 CKD 患者应接受经过专业培训的注册营养师指导,避免过高蛋白饮食(蛋白质大于总热量的 20%),但考虑到生长发育的需要,同时要避免过低蛋白饮食(蛋白质小于总热量的 10%)。

表 59-8　ADA 推荐儿童和青少年 1 型糖尿病和 CKD 患儿血糖控制目标

年龄	餐前血糖(mg/dl)	夜间血糖(mg/dl)	糖化血红蛋白(%)	原　　理
<6 岁	100~180	110~200	≤8.5(但≥7.5)	极易发生低血糖
6~12 岁	90~180	100~180	<8	存在低血糖风险 青春期前并发症风险低
13~19 岁	90~130	90~150	<7.5	低血糖风险,发育和心理问题

老年糖尿病和 CKD 患者往往存在许多并发症,特别是心血管疾病,同时易出现低血糖、低血压。此类患者降糖、降压、调脂药物的应用应从小剂量开始,逐渐加量,严密观察疗效和副作用。老年糖尿病患者尿蛋白的增加不一定与肾功能进展相关,GFR 可能是更特异的评价 DKD 的指标。

患有 1 型糖尿病伴微量蛋白尿的孕妇,其先兆子痫和早产的风险将增加至 8 倍,若出现大量蛋白尿其风险将增至 30 倍;同时,围生期的死亡率也会增加。妊娠前 3 个月较高的糖化血红蛋白水平,可导致分娩畸形儿的可能。因此,患有糖尿病和 CKD 的孕妇应按高危人群进行检测和治疗。虽然 2 型糖尿病孕妇的相关数据目前尚欠缺,NKF 指南(2007 年)仍建议与 1 型糖尿病孕妇采用相同的处理原则。

NKF 指南(2007 年)建议针对糖尿病和慢性肾脏病孕妇的降糖、降压、降脂及营养治疗进行调整,见表 59-9。

表 59-9　糖尿病和慢性肾脏病孕妇的治疗

危险因素	治疗	目标	注意事项
高血压	甲基多巴 拉贝洛尔 肼屈嗪 长效钙拮抗剂	①血压高于 140~160/90~105mmHg 时开始治疗;②目标为 130/80mmHg;③避免低血压	①孕前使用 RAS 抑制药物可改善胎儿和母亲的预后,但确定妊娠后必须马上停药;②妊娠前三个月使用阿替洛尔可导致畸形及生长发育迟缓;③除非有高血压且无先兆子痫表现,否则避免使用利尿剂
高血糖	胰岛素	糖化血红蛋白尽量接近正常值	过度低血糖
高血脂	无		在停经或妊娠试验阳性后停用他汀类和其他降脂药物
营养	自由摄入蛋白,1.0~1.2/(kg·d)(孕前体重)		

8. 倡导健康的生活方式　针对多种行为的自我控制策略是多途径治疗方案的关键组成部分,包括监测和控制血糖、血压、营养、戒烟、运动和坚持服药。由于糖尿病和慢性肾脏病行为自我管理方案的复杂性,患者的依从性往往很差,且不能通过说教式教育改善。医生可以给患者设定治疗目标,帮助解决实际问题,并逐步纠正不良生活方式。

9. 糖尿病肾病治疗展望　近来越来越多的学者参与了 DKD 的基础和临床研究,新的治疗靶点和药物相继推出。

(1) 改善肾小球通透性:舒洛地特(sulodexide)可通过抑制凝血因子(主要是 Ⅹ a)和血小板聚集、激活循环中和血管壁的纤溶系统发挥作用。该药口服具有较长的半衰期。它能有效降低 DKD 患者的蛋白尿,其机制可能是通过恢复肾小球基底膜结构和电荷选择性,最终改善肾小球通透性。2002 年,欧洲四国进行了糖尿病患者应用舒洛地特降低尿蛋白的临床试验。该研究共纳入1 型和 2 型糖尿病患者,结果表明舒洛地特可显著降低尿蛋白。

(2) 抗肾小球纤维化:吡非尼酮(pirfenidone)是一种新型广谱抗纤维化药物,具有抗肺、肝、肾、心和腹膜纤维化的作用。动物实验证实其具有可以减轻博来霉素和环磷酰胺引起的肺纤维化。其作用机制可能包括抑制脂质过氧化,减少 TGF-β 和血小板源性生长因子的生成,从而减轻炎症反应。TGF-β、结缔组织生长因子均为促进肾脏纤维化进程的重要因子。目前重组 TGF-β 抗体治疗特发性肺纤维化已进入临床研究阶段,而用于 DKD 的研究只进行到 Ⅰ b 期。抗结缔组织生长因子似乎也能改善肾脏功能。

(3) 糖基化终末产物抑制剂:目前认为糖基化终末产物是 DKD 发病的主要因素之一。吡哆胺(pyridoxamine,维生素 B_6)可抑制糖基化终末产物的生成,目前该药用于 DKD 已进入 Ⅱ 期临床研究。另外,研究表明 DKD 患者近端肾小管上皮细胞凋亡与 CD_{36} 密切相关,而糖基化终末产物可增加 CD_{36} 表达,因此,CD_{36} 抑制剂可能也是一种具有潜力的 DKD 治疗方法。

(4) 蛋白激酶 C 抑制剂:蛋白激酶 C 激活可促进肾小球毛细血管基底膜增厚,细胞外基质进行性积聚,血管通透性增加,从而促进 DKD 的发展。甲磺酸水合物(ruboxistaurin)是一种口服的蛋白激酶 C 抑制剂,目前在 DKD 研究中的应用已完成了 Ⅱ 期临床研究,表明该药在 2 型糖尿病患者中具有明显降低尿蛋白及延缓 eGFR 下降的作用。

(5) 过氧化物酶体增殖因子活化受体 γ 激动剂:既往研究表明噻唑烷二酮药物可降低胰岛素抵抗,改善糖尿病患者高血糖及脂代谢异常,从而间接改善 DKD 中肾小球功能异常,延缓 DKD 的发生和发展。而最近研究表明,噻唑烷二酮药物还具有不依赖于胰岛素增敏的直接肾脏保护作用。它通过激活过氧化物酶体增殖因子活化受体 γ,发挥改善内皮功能、抗增殖、抗炎、影响 RAS、减少细胞内脂质聚集、降低内皮素-1 等多种功能,是一类作用广泛、潜力巨大的药物。许多动物实验和临床研究提示此类药物能减少 DKD 尿蛋白排泄率,延缓肾脏病变的发生及发展,但目前还缺乏有力的循证医学证据。

(6) 肠促胰岛素:1979 年,Greutzfeldz 将肠促胰岛素(incretin)定义为葡萄糖依赖性、促进胰岛素分泌、起源于肠道的内分泌激素,在营养物特别是碳水化合物刺激下能释放入血,即当血糖升高时会促进胰腺分泌胰岛素。现已证明肠促胰岛素包括葡萄糖依赖性促胰岛素分泌多肽和胰高糖素样肽-1。肠促胰岛素对 2 型糖尿病具有良好的治疗作用,且有助于治疗肥胖症。然而外源性的肠促胰岛素在体内易被二肽基肽酶-4 很快降解,二肽基肽酶-4 抑制剂将延长肠促胰岛素的体内半衰期,真正起到治疗作用,目前这类药物已应用于临床。

(二) 糖尿病肾病伴 ESRD 的替代治疗

对 DKD 伴 ESRD 的治疗目前倾向于早期透析,如有较严重的水钠潴留、高血压或左心功能不全经保守治疗疗效不佳,或出现恶心、呕吐和乏力,或出现精神症状如睡眠-觉醒节律障碍或昏迷,或有高分解代谢等均为开始透析的指征。非糖尿病肾病可待 GFR 降至 5 ~ 10ml/min 才开始透析;而 DKD 对肾衰竭的耐受性较差,早期透析能提高患者的生活质量和改善预后,故 GFR 降至15ml/min 或 Scr 6mg/dl 左右时应开始透析治疗。

目前认为,腹膜透析超滤持续缓慢进行,超滤平稳,早期疗效较好,与患者尚有残存肾单位有很大关系。DKD 伴 ESRD 患者进行腹膜透析的适应证为:①适合血管条件较差、建立动静脉瘘有困难或堵塞者;②适合血流动力学不稳定者。但随着残存肾功能的下降,腹膜透析疗效受到一定影响。血液透析适合于:①糖尿病视网膜病变致视力下降,无法自行操作者;②糖尿病腹膜高转运者(腹膜葡萄糖吸收快)常见,这时不适合腹膜透析;③腹膜透析技术失败者(腹膜炎等导致腹膜透析无法进行);④腹膜丢失的蛋白量多,有不能纠正的严重低蛋白血症者。临床医生应根据患者的具体情况决定透析方式。目前,血液透析的 1 年存活率已从 15 年前的 22% 上升至 80% 以上,5 年存活率达到 45%,接近于非糖尿病患者的水平。腹膜透析的 1 年及 4 年存活率也分别达到 92% 和 40% 左右。

由于 DKD 患者常合并全身病变,特别是心血管并发症,肾脏移植成功率低于非糖尿病肾病患者,病死率较高。同时,糖尿病患者进行肾移植还要进行免疫抑制剂治疗,又要积极控制糖尿病;既要减少皮质激素剂量,又要预防器官排斥,治疗糖尿病;既要保护移植肾的功能,又要保护心、脑、血管等靶器官均给患者治疗带来极大的困难。不过,接受肾脏移植的 DKD 患者的病死率明显低于透析患者,生活质量也显著提高。DKD 肾衰竭患者透析 5 年的存活率为 28.1%,而肾脏移植者为 64.7%(尸体供肾)和 75.3%(活体供肾)。因此,有条件者仍应考虑肾移植。国外还进行胰、肾联合移植同时治疗糖尿病和肾衰竭也能延长患者的寿命。

第 2 节　肾 脏 感 染

泌尿系感染(UTI)在感染性疾病中仍占有重要地位。急性泌尿系感染是败血症和感染导致死亡的主要原因之一,是最常见的细菌感染性疾病之一。20%~50% 的妇女一生中至少有过一次泌尿系感染。广义的泌尿系感染中包括了尿道炎(urethritis)、前列腺炎(prostatitis)、膀胱炎(cystits)以及肾脏感染性疾病(renal infectious diseases),后者又包括肾盂炎(pyellitis)、肾盂肾炎(pyelonephritis)、肾脓肿(renal abscess)、脓肾(pyonephrosis)、肾周围炎(perinephritis)。泌尿系感染分为非复杂性和复杂性泌尿系感染。非复杂性泌尿系感染常发生于年轻健康女性并且易于治疗;复杂性泌尿系感染(complicated urinary tract infection)是泌尿系感染时合并有泌尿系的器质性和(或)功能性的异常,通常引起尿流不畅或有尿路

异物存留,如结石、肿瘤或留置导尿管。另外,在某些人群中(如 65 岁以上老年人,应用免疫抑制剂的患者,HIV 感染者以及糖尿病患者)常会发生复杂性泌尿系感染,不易治疗且容易反复发作。

糖尿病是常见的内分泌疾病,糖尿病患者由于免疫功能常有缺陷,加之尿糖阳性,利于细菌生长,是泌尿系感染的高危险人群。曾有尸解报告显示,大约 20% 的糖尿病患者合并严重的泌尿系感染,该数据明显高于非糖尿病人群的 5 倍。尽管不同的研究显示泌尿系感染的发生率不同,但几乎所有研究都表明糖尿病女性无症状性菌尿的发生是非糖尿病女性的 3~4 倍。糖尿病合并泌尿系感染除有的表现为典型的肾盂肾炎外,多数患者无症状,往往仅在尸解时发现,且多见于老年患者,多并发肾功能障碍,需早期发现早期治疗。此外,由于糖尿病患者抵抗力差,常表现为特殊类型的泌尿系感染,如气肿性肾盂肾炎、急性局灶性细菌性肾炎以及肾脓肿、肾周脓肿、肾乳头坏疽等。

一、气肿性肾盂肾炎

气肿性肾盂肾炎是一种可危及生命的急性凶险性泌尿系感染。病理学上为一在肾软组织和(或)肾周围组织伴有气体产生的急性坏死性肾脏感染。此病主要分为两型,1 型为急性暴发型,主要表现为进行性广泛坏死、血管内血栓形成、微脓肿及气体形成,该型死亡率可高达 70%~90%,幸存者肾脏通常丧失功能;2 型为亚急性进展型,主要表现为肾及肾周围组织中带有气性分隔的液性聚集,该型死亡率大约 20%。

气肿性肾盂肾炎好发于老年人、糖尿病、免疫功能低下、尿路化脓性梗阻、吸毒、长期患有慢性衰竭性疾病以及应用葡萄糖透析液行腹膜透析的患者。大约 87% 的气肿性肾盂肾炎患者同时患有糖尿病,非糖尿病患者气肿性肾盂肾炎几乎常常伴有输尿管梗阻。男女发病之比为 1:1.8。大约 93% 的患者发病多为单侧,左侧多见,亦有双肾发病者,双肾病变者大多数存在有尿路梗阻,并且不可避免的需要长期透析治疗。气肿性肾盂肾炎患者中有 68% 的病例由大肠杆菌引起,9% 由克雷白伯杆菌引起,少数也可由其他厌氧菌引起。细菌分解肾脏收集系统内的坏死物质及葡萄糖,在短时间内即产生 H_2 和 CO_2,造成肾实质及肾周组织坏死及气体蓄积。

大多数患者表现为典型的泌尿系感染症状而

无特异性的临床表现,如常有寒战、高热、腹痛、恶心、呕吐,严重者可有全身衰竭、神志蒙眬及脓血尿等症状。影像学检查(腹部平片、静脉肾盂造影、B超,尤其是CT检查)具有重要的诊断意义。在腹部平片上可显示患肾内及其周围组织有气体聚积,患肾体积增大,若感染扩散至肾外,则膈及腰肌周围也可见积气。在CT上可见肾脏增大,肾内有多个含气的脓腔存在,有时还可产生液面现象。严重时气肿性化脓病变还可扩散到邻近脏器,如胰腺、肝脏、肠管等处。这种肾形态改变的发生率约占14%。肾感染区气体吸收较慢,有时可存在较长时间。此病在影像诊断上较易确定,较少与其他型肾盂肾炎混淆。

此病病情发展迅速,若治疗不及时,其死亡率可高达50%以上。内科治疗包括积极控制糖尿病,选择适当的广谱抗生素抗感染治疗,保持液体平衡,纠正休克状态及营养支持疗法;外科治疗包括去除梗阻,切开引流及肾切除等。由于此病少见,临床常易漏诊,要使本病病死率趋于下降,得益于早期作出诊断,及时的内、外科联合治疗措施。

二、急性局灶性细菌性肾炎

急性局灶性细菌性肾炎(acute focal bacterial nephritis,AFBN)系指由急性细菌性感染而引发的非液化性、局限性肾脏炎症性疾病。因本病多局限于一个或多个肾小叶,故又称为急性大叶性肾炎、严重急性肾盂肾炎、局灶或化脓性肾盂肾炎、肾蜂窝织炎等。Caplan于1967年首先报道了本病,当时被称为肾脏炎症性占位性病变,1976年Rosenfield才将该病正式命名为AFBN,目前国内已有多例报道。

(一)病因及发病机制

本病的致病菌以大肠杆菌为代表的革兰氏(G)阴性菌为主,占67%~92.3%,少见链球菌等感染。感染途径以上行感染多见,患者多伴有泌尿系统畸形或尿流反流。血行感染多发生于免疫功能低下的患者,尤以儿童多见,以金黄色葡萄球菌多见。G阳性细菌经淋巴道感染和邻近组织感染少见。关于AFBN发病原因,目前有两种观点:其一是Rosenfield等认为该病一般为泌尿系上行感染所致,并成功建立了膀胱输尿管反流的动物模型(猪),使之产生与AFBN相同的病变。感染范围是由反流到肾脏的叶或多个叶所决定,也称急性叶性肾炎,病因、病理与急性肾盂肾炎相同;

其二是Kuligowsks等认为部分AFBN由血行感染所致,以G阳性细菌如金黄色葡萄球菌为主。国内刘利权等报道8例急性局灶性细菌性肾炎患者,2例有尿频、尿急,尿常规检查白细胞(++)~(+++),1例排尿期膀胱尿道造影,证实有膀胱输尿管反流,支持泌尿系上行感染;4例发病前有上呼吸道感染史,2例有皮肤疖肿病史,其中1例引流脓液作细菌培养,为金黄色葡萄球菌感染,支持血行感染;6例患者均无尿路感染症状,尿常规检查及培养均为阴性。所以尿路上行感染及血行感染均可导致AFBN。

(二)易感因素

本病发病与泌尿系梗阻及机体免疫功能低下有关,存在代谢性疾病亦使本病发生率增加。Huang等分析87%的患者伴以全身性或其他疾病,以糖尿病最常见占60%,其次为反流或梗阻性肾病10%,肝硬化7%,其他还有多囊肾、感染性心内膜炎等。Uehling等回顾分析16例儿童(6个月~9岁),通过临床症状和放射学检查诊断为AFBN,16例患者均有易患因素,包括膀胱输尿管反流(7例),膀胱憩室(1例),肾和直肠周围脓肿(2例),尿路或膀胱结石(2例),肾肿物伴憩室(1例),1例有多发肾盏憩室,1例有Himan综合征,1例有白细胞增多症。作者认为尿路畸形患者AFBN发生率高。

(三)病理学

肉眼所见,肾脏体积增大,病变多呈锲形,尖端指向髓质,受累组织充血,肿胀和伴有少许脓性分泌物。镜下所见,病变区大量的中性粒细胞浸润,小球部可见球囊腔缩窄。小球内毛细血管扩张,小管上皮细胞肿胀、坏死和脱落,严重时可伴有广泛的出血。

(四)临床表现

本病好发于青壮年,起病急,常有前驱感染,潜伏期大约在1~6周。多由泌尿系感染、上感和皮肤疖肿引起。

临床症状常见寒战、发热、恶心及呕吐,部分患者伴有间断肉眼血尿、尿频、尿急等症状。局部症状及体征包括:患侧腰痛、腹痛及胁肋区痛,肋膈角触痛和叩痛,有时触及肿大的肾脏。Huang等报道,AFBN临床表现中,97%有发热;83%患侧腹痛,多剧烈,局部压痛叩击痛明显;67%排尿困难或尿频;77%有脓尿;67%患者多有尿频和(或)尿急,排尿不适;16.7%无疼痛,多见于糖尿病患者。Frosch 描述 4 例儿童临床和超声波证实 AFBN 及合并败血症的患者,呈急性肾实质性肾炎临床表现,患者很快病情恶化、体重减轻、胁腹部疼痛明显、脓尿而细菌培养阴性,甚至没有细菌学的证据,但应用敏感抗生素治疗后,临床症状可在几天内改善,然而影像学好转需要 2~4 周。

(五) 实验室检查

1. 一般实验室检查

(1) 血常规检查:白细胞升高,严重者可达到 $20 \times 10^9/L$ 以上,中性粒细胞左移达 90% 以上,少数患者可发生轻度的贫血。血沉快,达 35~53mm/h,CRP 增高。

(2) 尿常规检查:可发现大量白细胞,严重者可达 50~60/HP(高倍)或有脓球,红细胞亦较常见,但肉眼血尿较为少见。

(3) 细菌学检查:未经治疗的患者血培养阳性率较高,可达 95% 以上。Nosher 等报道血培养阳性率 45.5%~54.9%,以 G 阴性杆菌常见,如大肠杆菌、克雷伯杆菌,偶见布氏杆菌,还有链球菌。但因本病在早期多经过抗生素治疗,因此实际血培养的阳性率较低,在所有发病者中阳性率仅有 10% 左右。少数患者血培养可发现真菌。该病尿培养阳性率不等,Nosher 等报道尿培养阳性率为 50%~89.2%,以大肠杆菌、克雷伯杆菌、肠杆菌属、变形菌属、假单胞菌属和链球菌属等多见。

(4) 肾功能检查:多数患者的肾功能可保持正常,但可因感染使机体处于应激状态,表现为分解代谢率增加或因感染中毒使 BUN 轻度增加。如果原有肾功能损伤,AFBN 可使肾功能损害进一步加重。

2. 影像学特点

(1) CT 检查:AFBN 表现为局灶性非液化感染,之后由于组织密度改变 CT 高分辨率,是当前诊断该病最有价值的方法,且可用以观察其演变和判断疗效。Huang 等根据加强 CT 所见报道 28 例 AFBN,CT 影像特点可分为三型:Ⅰ型有 7 例(23%)条状或楔形低密度区(局灶或弥散),系机体对于细菌内毒素发生反应,并释放肾素,引起肾内阶段性动脉和叶间动脉或入球动脉不规则收缩,导致集合管辐射状缺血,但包膜不受累;Ⅱ型有 13 例(43%)团块状样低密度区,系由于局灶炎症反应、水肿较明显,以及局部血管收缩有关,因此多成小叶性分布;Ⅲ型有 9 例(30%)弥漫或

多灶性肿块样低密度区,系与严重间质水肿、细胞浸润,甚至伴以微小脓肿形成有关。临床特点:严重程度多与 AFBN 类型有关,且 AFBN 类型越重,合并糖尿病者越多,各型合并糖尿病分别为Ⅰ型 43%、Ⅱ型 50% 和Ⅲ型 78%,且与临床表现严重程度相关,糖尿病酮症并发率依次为 14%、42% 及 44%,败血症发生率为 29%、47% 及 100%,休克发生率为 0%、33% 及 67%,急性肾衰发生率为 0%、8% 及 33%。临床结果Ⅰ型与以前报道的无合并症的急性肾盂肾炎极为相似,对抗生素反应良好;Ⅱ型大多数病例应用抗生素治疗有效,但是比Ⅰ型病程延长,临床改善缓慢;Ⅲ型中 8 例 AFBN 患者 CT 检查结果和临床表现(包括体温、末梢血白细胞计数、热程、胁腹痛、脓尿、感染休克、糖尿病酮中毒和急性肾衰竭以及预后)有极好的相关性,其中 33% 死亡。有时 AFBN 与肾脓肿较难鉴别,Thomalla 等指出 AFBN 的 CT 影像特点,阴影呈锲形,边缘不整齐,回声密度不均;而脓肿 CT 特点为阴影呈圆形,边缘光滑,密度极低的回声区。

(2) 超声波:超声波检查灵敏度及特异性均较 CT 差,多示患侧肾脏体积明显增大,病变呈团块状,回声明显减低,肾盂边缘结构清晰,有时病变沿血管分布区域呈分叶状团块阴影,整个病变区域无液化性病变。但文献报道 B 超检查亦有一定的误差,有时会将肾脓肿误诊为本病。B 超对于各型检查的灵敏度分别为 14%、23% 和 89%,Ⅰ型多无特异性改变,Ⅱ型和Ⅲ型特异性改变阳性率各为 38% 和 56%。由于超声波检查价格便宜,操作方便,可作为初选手段,对于临床可疑者,需做 CT 检查以确诊。

(3) 静脉肾盂造影:主要用于本病与急性肾盂肾炎的鉴别,AFBN 为局灶性病损,病变肾盂边缘清晰,无瘢痕挛缩、无狭窄等形态改变,而急性肾盂肾炎则表现所有肾盂受累,肾盂边缘不清、有瘢痕形成等改变。

(4) 血管造影、γ-闪烁扫描:血管造影检查以及 γ-闪烁摄影亦可用于肾脓肿和肿瘤性疾病与 AFBN 的鉴别诊断。

(六) 鉴别诊断

1. 黄色肉芽肿性肾盂肾炎 黄色肉芽肿性肾盂肾炎是慢性细菌性肾盂肾炎的一种特殊类型,其特征是肾实质破坏,出现肉芽肿、脓肿,多累及一侧肾脏,病变区有大量充满类脂质巨噬细胞

存在,并伴有出血、坏死、小动脉炎、肉芽肿内含铁血黄素沉着,故病变区呈黄色。肾实质及肾周广泛受累,常合并结石形成,积脓、积液、瘘道形成。另有一种类型称局部黄色肉芽肿肾盂肾炎,病灶局限,范围较小。极少数的病例病程很长,最终可合并癌变。由于黄色肉芽肿性肾盂肾炎致病因素复杂,与肾脏感染和尿路梗阻的诱发,以及机体自身代谢和免疫功能改变等综合因素有关,故一般抗感染治疗难以奏效。临床表现与 AFBN 极其相似,主要表现为长期发热与腰痛、腰部肿块,局限性肉芽肿形成,膀胱刺激征少,或间断性多于肾区疼痛后出现,可有贫血,但无恶病质,多伴上尿路结石。X 线片显示肾轮廓不清,有肿块隆起;静脉肾盂造影因肾功能受损常不显影,逆行肾盂造影可见肾盂肾盏有不同程度的扩张、不规则形狭窄或压迫变形。CT 检查可见肾组织内类圆形低密度占位,边界不清,可突入肾盂腔内,由于其内含有大量脂质泡沫状细胞,CT 增强扫描不增强,CT 值可为负值,与肾肿瘤及 AFBN 的 CT 检查征象有差别,有助于 AFBN 与局限型黄色肉芽肿的鉴别。在 MRI 上所见与 CT 类似,肾外形不整齐,T_1WI 为混杂的低信号,T_2WI 则为不规则的高信号,Gd-DTPA 增强可显示脓肿壁为不规则的强化,坏死区则不强化。血管造影可见血管变形,呈细长形,肿块区血管稀疏。

2. 肾脏肿瘤　本病易误诊为肾癌,尤其是小肾癌合并感染病例。Kumar 等指出,AFBN 酷似肾脏新生物,患者可有低热,血和尿细菌性检出阴性,细针穿刺不能排除肾癌,但手术探查可证实。肾肿瘤多为慢性病程,发热的时间较长,且热型不规则,多无明显的感染诱因,鉴别主要依靠影像学检查。CT 可见肾脏实质的结构紊乱,包块可使肾脏严重变形;血管造影可见明显的血管增生和排列紊乱。此外,抗生素对发热治疗无效亦高度提示肿瘤的存在。

3. 肾脓肿　AFBN 临床表现与肾脓肿极相似,但超声波检查回声极低的液性区,穿刺可鉴别脓肿和肿瘤。

(七) 治疗

1. 抗感染治疗　治疗以抗感染治疗为主,应反复多次进行血培养,以明确致病菌以及敏感的抗生素。应选用第三代头孢菌素、氨基糖苷类或加酶的青霉素类抗生素治疗,疗程一般需 3 ~ 6周。治疗过程中应定期复查 B 超及 CT,观察治疗效果。若抗生素选择得当,发热可在 7 ~ 14 天内消退,3 ~ 4 周后肾脏炎症可得到较为彻底的控制。同时,应警惕炎症进展后形成肾内或肾周脓肿,若发现脓肿已经形成,则应行脓肿引流处理。对难以控制的感染可考虑病肾切除。

2. 预防全身炎症反应综合征(SIRS)的发生　早期使用抗氧化治疗,降低氧化应激状态,密切监测血内毒素水平、C-反应蛋白及其他炎症指标并积极处理,均对疾病的恢复和预后有裨益。

3. 去除诱因　应尽量寻找致病诱因,去除本病的易患因素十分重要,其中包括应用胰岛素控制糖尿病患者血糖,及时治疗糖尿病与 AFBN 合并症,如糖尿病酮症、败血症、休克、急性肾衰等;手术纠正尿液反流、矫正泌尿系畸形、调整机体的免疫状况等。

(八) 预后

本病预后与本病分型、基础病及合并症严重程度有关。在肾脏感染性疾病之中,由于本病的发病率低,因此其预后尚无较完整的大样本统计,但少数病例的观察多提示经足量有效抗生素治疗本病的预后良好,但应警惕糖尿病患者患本病时部分病例可以发展为肾脓肿,甚至败血症等严重合并症而导致死亡。若易患因素不能去除,则本病也较易复发。

第3节　其他肾脏损害

一、肾乳头坏死

糖尿病肾乳头坏死并发率较高,尸解资料为4.4%,Mandel(1952 年)认为其病发率达 50%。一项回顾性研究显示,血肌酐正常的 76 例 1 型糖尿病患者中,经泌尿系造影显示肾乳头坏死者占 24%,女性尤其是反复尿路感染者尤多见。Mujais(1984 年)提出长期糖尿病双肾受累者占65%,若为单侧损害,经数年双肾多相继受累。

(一) 发病机制

肾髓质血流量较少,仅占肾血流量 10% ~15%,愈近肾乳头区血流量更少,因而易发生缺血坏死。当合并严重缺血、缺氧时,如小血管或微血管病变(如糖尿病)时,及尿路梗阻,肾盂内压力增高等更易并发。肾乳头缺血时易合并感染,后者炎症和水肿反应可进一步加重肾乳头缺血。

（二）临床表现

临床表现与坏死部位、范围和进展速度有关。临床上可有二种类型：①急性型：起病急，重症者可有寒战、高热，腰部剧痛，尿路刺激征及肉眼血尿，甚至排出血块及（或）坏死组织。输尿管梗阻时可有肾绞痛。双肾受累，尿量减少，甚至急性肾衰竭。感染重者可继发败血症。②慢性型：可毫无症状，或反复尿路感染及（或）肾绞痛，常有蛋白尿，多为中度（<2g/d）。

持续性蛋白尿在肾乳头坏死病发率并不比无蛋白尿者高。也有镜下血尿、脓尿及（或）菌尿，肾功能进行性减退，甚至并发尿毒症。

泌尿系造影检查，可显示乳头区有杵状或斑点状充盈点、空洞或肾小盏呈虫蚀样破坏和环形阴影，甚至整个乳头区缺损，及（或）经病理证实尿中有肾组织块，即可确诊。

（三）治疗

首先须积极控制糖尿病及感染，并尽可能解除梗阻。忌用非激素类抗炎药，尿毒症时须进行透析治疗。

二、神经源性膀胱

由于发病隐袭，难以统计其确切病发率，早期统计约 1%～26%，而根据尿动力学检查，长期糖尿病患者病发率可达 40%。

（一）发病机制

排尿是一种协同动作，膀胱逼尿肌的收缩和尿道内、外括约肌的松弛必须协同进行。糖尿病患者由于长期处于高血糖状态，导致大动脉粥样硬化和微血管病变，血管基底膜增厚，管腔变窄，血流缓慢，神经营养血管通透性改变，神经轴索血运障碍。膀胱主要受骶髓 2、3、4 三条副交感神经及胸髓第 11、12 神经与腰髓 1、2 神经中 4 条交感神经所调节和支配。当糖尿病神经病变累及上述神经时，出现节段性脱髓改变和神经传导障碍。副交感神经受损时引起膀胱收缩力减弱。内脏感觉传入神经受损引起排尿反射异常；交感神经受损时影响三角肌和内括约肌，增加排尿阻力以致引起尿潴留。膀胱过度充盈，容量超过 1000ml 则发生溢出性尿失禁。糖尿病患者并发以上大、小血管病变和神经病变是神经源性膀胱的发生机制。

（二）临床症状

早期多无临床症状。首先传入神经纤维受累，而有感觉障碍，以致膀胱膨胀感减弱，夜尿和排尿次数减少，尿频减轻，因此可误认为病情好转。继之副交感神经受累，膀胱肌收缩减弱，且交感传出神经相继受累，以致膀胱三角区和膀胱-输尿管连接处功能降低，排尿时内括约肌不能完全松弛，而残余尿增加，膀胱潴留胀大，甚至输尿管积尿，尿流细，排尿不随意中断及溢出性尿失禁。因膀胱排空不完全及（或）尿液反流，而有反复或持续性尿路感染。

B 超可发现残余尿增加，增大的膀胱，以及尿流动力学检测有助于早期发现。

（三）治疗

定时排尿，可以每隔 3～4 小时排尿，反复排尿或耻骨上加压排尿，直至近乎排空。并用拟副交感神经药如甲氨酰甲基胆碱，可减轻膀胱膨胀感和促进逼尿肌功能恢复。对于逼尿肌-尿道协调障碍可选用中枢性肌肉松弛药或 α-受体阻滞剂。酚妥拉明可对抗肾上腺素和去甲肾上腺素的作用，可直接作用于血管平滑肌，使血管扩张，尤其是小动脉和毛细血管，增加组织血流，改善微循环，恢复滋养血管功能，使支配膀胱的受损神经病变逐渐恢复。尿潴留可采用间歇性或留置导尿。抗生素控制继发感染。必要时采用尿道内括约肌切开术，膀胱颈切除术或膀胱容量减少术等。

三、急性肾衰竭

糖尿病并发急性肾衰竭（ARF）可有几种原因：

1. 造影剂　使用大剂量造影剂易并发，且与肾功能有关。肾功能正常者不易发生，血肌酐为 200μmol/L 发病率为 50%，进行性肾衰者使用造影剂并发急性肾衰竭者大约为 90%～100%；2 型糖尿病老年患者也较易多见。较年轻的 1 型糖尿病患者不易并发。脱水为常见诱因。

目前因采取相应措施如积极控制糖尿病，造影前及过程充分水化，减少造影剂剂量等，可降低 ARF 病发率。近年来采用非离子造影剂以减少其病发率，但仍有发生 ARF 的报告。故肾功能不全时使用造影剂尤应谨慎。

2. 糖尿病酮症酸中毒。

3. 高血糖高渗状态和（或）昏迷　由于严重脱水，加以横纹肌溶解症可诱发 ARF。

4. 横纹肌溶解症　见于严重低血糖性惊厥、糖尿病酮症酸中毒、高血糖高渗状态及某些调脂药，如他汀类药物均可诱发。

5. 急性肾乳头坏死。

6. 重症上尿路感染。

7. 肾动脉粥样硬化及狭窄,应用 ACEI 后诱发。

8. 合并其他急进性肾炎。

(毛永辉 李天慧 何雪梅 赵班)

参考文献

1. 林善锬. 糖尿病肾病. 中华内科杂志,2005,44:229-231.

2. 刘志红. 糖尿病肾病:深入研究,全面认识,推进临床. 中华肾脏病杂志,2006,22:519-520.

3. 邹万忠. 糖尿病导致肾损伤的病理变化. 医师进修杂志(内科版),2004,27:1-3.

4. 朱本章. 糖尿病肾病各期的临床表现. 临床内科杂志,2005,22:145-146.

5. National Kidney Foundation:KDOQI Clinical Practice Guidelines and Clinical Practice Recommendations for Diabetes and Chronic Kidney Disease. Am J Kidney Dis,2007(SUPPL 2),49:1-179.

6. National Kidney Foundation:KDOQI Clinical Practice Guideline For Diabetes And CKD:2012 Update. Am J Kidney Dis,2012,60(5):850-886.

7. American Diabetes Association. Standards of medical care in diabetes 2011. Diabetes Care,2011,34(Suppl 1):S11-S61.

8. 中华医学会糖尿病学分会. 2010 年版中国 2 型糖尿病防治指南. 中华内分泌代谢杂志. 2010,27:增录 12b-1-增录 12b-36.

9. Baigent C,Landray MJ,Reith C,et al. The effects of lowering LDL cholesterol with simvastatin plus ezetimibe in patients with chronic kidney disease(Study of Heart and Renal Protection):a randomised placebo-controlled trial. Lancet,2011,377(9784):2181-2192.

10. Wanner C,Krane V,Marz W,et al. Atorvastatin in patients with type 2 diabetes mellitus undergoing hemodialysis. N Engl J Med,2005,353(3):238-248.

11. Holdaas H,Holme I,Schmieder RE,et al. Rosuvastatin in diabetic hemodialysis patients. J Am Soc Nephrol,2011,22(7):1335-1341.

12. National Kidney Foundation:K/DOQI Clinical Practice Guidelines on Hypertension and Antihypertensive Agents in Chronic Kidney Disease. Am J Kidney Dis, 2004(suppl 1),43:1-290.

13. Engelgau MM,Geiss LS,Saadine JB,et al. The evolving diabetes burden in the United States. Ann Intern Med,2004,140: 945-950.

14. Adler AI,Stevens RJ,Manley SE,et al. Development and progression of nephropathy in type 2 diabetes:The United Kingdom Prospective Diabetes Study(UKPDS 64). Kidney Int,2003,63: 225-232.

15. Chan JC,Ko GT,Leung DH,et al. Long-term effects of angiotensin-converting enzyme inhibition and metabolic control in hypertensive type 2 diabetic patients. Kidney Int,2000,57:590-600.

16. Poggio ED,Wang X,Greene T,et al. Performance of the Modification of Diet in Renal Disease and Cockcroft-Gault equations in the estimation ofGFR in health and in chronic kidney disease. J Am Soc Nephrol,2005,16:459-466.

17. Baldwin AD,Root HF. Infections of the upper urinary tract in the diabetic patient. N Engl J Med,1940,223(7):244-250.

18. Zhanel GG,Harding GK,Nicolle LE. Asymptomatic bacteriuria in patients with diabetes mellitus. Rev Infect Dis,1991,13(1):150-154.

19. Geerlings SE,Stolk RP,Camps MJL,et al. Asymptomatic bacteriuria may beconsidered a complication in women with diabetes. Diabetes Care,2000,23(6):744-749.

20. Ajay K,John H,Turney Aleck MT,et al. Unusual bacterial infections of the urinary tract in diabetic patients-rare but frequently lethal. Neph Dial Transplant,2001,16:1062-1065.

21. Mokabberi R,Ravakhah K. Emphysematous urinary tracte infections:Diagnosis,treatment and survival(case review series). Am J Med Sci,2007,333(2):111-116.

22. Rosenfield AT,Glickkman MG,Taylor KJW,et al. Acute focal bacterial nephritis(atute lobar nephronia). Radiology,1979,132:553-561.

23. McDonough WD,Sandler CM,Benson GS. Acate focal bacterial nephritis:focal pyelonephritis that may simulate renal abscess. J Urol,1981,126:670-673.

24. 林俊,张玉海. 急性局灶性细菌性肾炎 18 例报告. 中华泌尿外科杂志,2003,24:248-249.

25. Kuligowskaa E,Newman B,White SJ,et al. Interventronal ultrasound in detection and treatnent of renal inflammation diease. Radiology,1983,147:521-523.

26. 刘利权,王彬. 急性局灶性细菌性肾炎 8 例临床分析. 中国热带医学,2005,5(3): 505-506.

27. Huang JJ,Sung JM,Chen KW,et al. Acute bacterial nephritis:a clinicoradiologic correlation based on computed tomography. Am J Med,1992,93(3):289-298.

28. Uehling DT,Hahnfeld LE,Scanlan KA. Urinary tract abnormalities in children with acute focal bacterial nephritis. BJU Int,2000,85(7):885-888.

29. Frosch M,Ganser G,Schmidt H,et al. Acute focal bacterial nephritis in childhood. Bulla Monatsschr Kinderheilkd,1987,135(12):842-846.

30. Nosher JL,Tamminen JL,Amorosa LK,et al. Acute focal

bacterial nephritis. Amer J Kid Dise,1988,11(1):36-42.

31. Thomalla JV,Gleason P,Leapman SB,et al. Acute lobar nepronia of renal transplant allograft. Urology,1993;41 (3):283-286.

32. 杨仁杰,罗月峰,罗永祯,等.黄色肉芽肿肾盂肾炎的影像学诊断(附五例报告).中华放射学杂志,1988, 22:220.

33. Kenney PJ. Imaging of chronic renal infections. AJR, 1990,155:485.

34. Kumar PD,Brown LA. Focal bacterial nephritis (lobar nephronia) presenting as renal mass. Am J Med Sci, 2000,320(3):209-211.

第 60 章

糖尿病与口腔疾病

口腔是人体的一个器官,诊治口腔疾病应从机体的整体出发。口腔疾病与全身疾病是相互关联的,一些口腔疾病可以由全身疾病引起,也可是全身疾病在口腔中的表现。糖尿病是与遗传因素和环境因素有关的一种影响全身许多器官的慢性代谢性疾病。人群中糖尿病的患病率较高,近些年来随人口老龄化,人们生活水平的提高,饮食结构的改变,其发病率逐年上升。糖尿病患者常潜在发病,长期血糖升高,机体代谢紊乱,导致全身微循环障碍,可使包括口腔在内的全身其他器官发生并发症。临床上,一些糖尿病患者是以口腔表征为首发症状,会先到口腔科就诊,在口腔疾病治疗过程中被口腔医师发现。因此,每一位口腔医师都必须掌握糖尿病方面的知识,在口腔感染治疗效果不佳时,口腔科医师应考虑到是否患有糖尿病,进行血糖检测,这有助于早期诊断和治疗糖尿病及其所引起的口腔疾病。口腔中的各种感染也会使糖尿病加重,糖尿病的恶化又进一步加重口腔感染,二者相互影响;所以,内分泌科医师在治疗糖尿病的同时应注意糖尿病患者的口腔表现。

糖尿病与一些口腔疾病紧密相关,如口腔颌面部感染、牙周炎、口腔念珠菌病及腮腺良性肥大等口腔疾病。

一、糖尿病患者的口腔表现

1. 牙龋病患病率增加　糖尿病患者分泌唾液量减少,唾液中葡萄糖增加,口腔微生态改变,口内龋齿患病率高且牙龋病进展速度快。糖尿病患者牙髓和根尖周组织血管系统改变,使得牙髓炎症发展速度加快,牙髓组织感染、坏死,并可迅速扩散到根尖周围组织而形成急性根尖周炎。

2. 牙龈炎和牙周炎　糖尿病不会引起牙周病,主要影响牙周病的严重程度和预后。糖尿病患者唾液中钙含量增加,牙菌斑生物膜的生态学改变,易形成牙石。糖尿病患者的高血糖症导致牙周组织代谢异常,致使牙周组织对局部牙石和

牙菌斑刺激的抵御能力降低,形成不同程度的牙周炎症反应:牙龈炎、牙周炎和牙周脓肿,支持牙齿稳固的牙槽骨吸收,牙齿松动,松动严重时造成牙齿脱落。

3. 口腔干燥和口腔黏膜病变　糖尿病患者常会有口干的症状,常伴有口渴。糖尿病患者由于体液丧失,唾液分泌量减少和质黏稠,口腔黏膜干燥,失去透明度,有烧灼感及轻微疼痛,唇红部可见龟裂。糖尿病患者口腔黏膜抵抗力降低,易受到细菌及真菌感染,容易发生感染性口炎,如口腔白色念球菌病、球菌性口炎和坏死性龈口炎等。

4. 舌的改变　舌体肿大,丝状乳头萎缩,菌状乳头充血,舌体颜色深红,味觉异常。舌缘可见齿痕,舌体可发生沟纹或光滑舌。

5. 无痛性唾液腺良性肥大　多见腮腺良性肥大,唾液的分泌量和成分改变,唾液的葡萄糖及钙的含量增加。

6. 颌面部化脓性炎症　糖尿病患者的口腔感染,易并发颌面部间隙感染、颌骨骨髓炎等。

二、糖尿病患者合并口腔疾病的治疗原则

1. 糖尿病合并有口腔疾病时,治疗口腔疾病的同时应控制糖尿病。做复杂的口腔治疗时,应先将血糖控制在正常或安全范围内。术后常规使用抗生素。

2. 对糖尿病患者施行口腔治疗以上午为宜,且候诊及治疗时间不宜过长。避免一次进行过多及复杂的治疗。

3. 口腔治疗所使用的器械应严格消毒,避免感染。

4. 糖尿病患者实施大手术时,术前应请内分泌科医师会诊,给予口服药物或胰岛素控制血糖,血糖应控制在 8.88mmol/L 以下,术中、术后监测血糖。因感染可使血糖升高,加重糖尿病病情。所以,术前、术后应使用抗生素,防止感染。糖尿病患

者多合并血管病变,组织供血发生障碍,组织的含氧量也减少,有利于厌氧菌生长、繁殖;因此,给予广谱抗生素加甲硝唑或替硝唑联用抗厌氧菌感染。

5. 为减少患者应激反应、缓解紧张或恐惧情绪,可适当使用镇静剂,避免血糖升高。

6. 为防止糖尿病患者出现低血糖反应,口腔诊室应备有葡萄糖或其他糖类食品,以防急需。对于手术后禁食的患者,应该静脉输注葡萄糖液体以保证热量的供应,并密切注意低血糖的发生。

7. 口腔科常用的局麻药,为增加麻醉效果常加有肾上腺素。此时应注意肾上腺素有使血糖升高及收缩心脑血管的副作用,故谨慎使用。

8. 慎用肾上腺皮质激素或促肾上腺皮质激素类药物,避免促使糖原的异生作用增强,导致糖尿病病情加重。

9. 对糖尿病患者进行口腔卫生宣教,指导其保持口腔卫生,应定期做口腔检查和口腔洁治,至少半年检查一次,必要时每3个月一次。做到口腔疾病早发现、早治疗,减少口腔感染病灶,以免延误病情。

三、糖尿病与口腔颌面部感染

感染是微生物对宿主异常侵袭所致的微生物与宿主之间的相互作用,引起机体产生防御为主的一系列全身及局部组织反应的疾患。口腔颌面部感染是口腔颌面部的一种常见病和多发病。颌面部感染包括:智齿冠周炎、面颈部淋巴结炎、颜面部疖痈、颌面部间隙感染和颌骨骨髓炎等。由于感染是糖尿病的一个重要并发症,如同全身其他部位的感染,口腔颌面部感染也与糖尿病之间相互影响:糖尿病患者代谢紊乱,白细胞功能受损,抵抗力下降;高浓度的葡萄糖环境有利于细菌繁殖生长以及糖尿病容易发生血管病变,引起血液循环障碍,易发生口腔颌面部感染;口腔颌面部感染又促使糖尿病加重,引起血糖升高,病情不易控制,重者导致发生酮症,促使病情恶化。

(一)颌面部感染病因

颌面部感染来源包括:①牙源性,龋齿、牙周病、智齿冠周炎都是口腔科的常见病。致病菌存在于龋洞、牙周袋和冠周盲袋内,引起牙髓炎、根尖周炎、牙周炎及冠周炎,再进一步向根尖、牙槽骨、颌骨及颌面部蜂窝组织间隙扩散引起广泛的面部炎症;②腺源性,颌面部及颈部淋巴结炎、扁桃腺炎及唾液腺炎等炎症扩散引起;③损伤性,颌

面部皮肤黏膜损伤破溃,致病菌或异物嵌入深部组织引起感染;④血源性,身体其他部位的感染,如败血症或菌血症等通过血液循环引起颌面部感染;⑤继发性,颌面部的囊肿、肿瘤及血肿等引起颌面部感染;⑥医源性,颌面部的局麻注射、穿刺、手术等操作未按无菌原则执行。

(二)口腔颌面部感染的临床表现

局部有红、肿、热、痛及功能障碍;全身发冷、发热及白细胞计数增加等。

1. 局部表现

(1) 发红:感染后局部组织充血,早期为动脉性的充血,色鲜红;后期为静脉性的淤血,色暗红。

(2) 肿胀:炎性渗出引起组织肿胀,早期无波动,后期形成脓肿时可有压痛和波动感,指压时脓肿表面出现可凹性水肿,并可伴有周围淋巴结肿大。

(3) 发热:局部的动脉充血,血流量增加,代谢增高,皮温升高。

(4) 疼痛:炎性肿胀压迫神经末梢,引起疼痛,压迫时疼痛增加,周围肿大的淋巴结也伴疼痛或压痛。

(5) 功能障碍:炎性病灶内的细胞变性、坏死、肿胀、疼痛和引起功能受限。咬肌群受累,出现开闭口困难。咽部受累,出现吞咽困难。口底受累,出现呼吸困难。

2. 全身反应 致病菌种类及毒力可影响全身反应,轻者反应不明显,重者可发热、发冷、头痛、心跳加快、食欲减退、恶心呕吐,严重时可出现水电解质和酸碱平衡代谢紊乱,可以发生败血症,甚至发生感染性休克。

3. 颜面部"危险三角区"的感染 由于颜面部解剖生理特点,面部静脉系统与颅内硬脑膜静脉窦相通,面部上唇、鼻周所谓"危险三角区"的疖、痈可导致海绵窦化脓性血栓性静脉炎,常伴有败血症,并引起肺脓肿,短时间发生中毒性休克。

(三)辅助检查

①血常规检查中有白细胞总数升高,白细胞分类中性粒细胞比例增加。②糖尿病患者,血糖明显增加。③感染部位的穿刺液及细菌学检查对诊断及治疗有较重要的作用,可根据细菌学检查结果选择有效的抗菌药物;④尿常规检查中可见红、白细胞及脓细胞,尿糖明显增加;⑤怀疑病灶牙齿的X线检查,可查出病源牙,查找感染源,如颌骨囊肿和肿瘤。

(四) 颌面部感染诊断要点

口腔颌面部感染多位于体表,只要仔细询问病史,根据临床症状、体征及各项检查,炎症的诊断一般是不困难的。要诊断正确,治疗得当可缩短病程和防止感染扩散。注意判断感染的来源、病原菌的种类、感染的解剖部位和范围。判断炎症发展阶段,尤其是要判断脓肿是否形成,波动感是脓肿的重要体征,深部脓肿不易查到波动感,可用穿插法帮助诊断,必要时,可行 B 超或 CT 等辅助检查,确定脓肿的大小和部位。明确有无并发症,如怀疑有菌血症时,可抽血细菌培养并做细菌药敏试验。对糖尿病患者要监测血糖,这些直接影响治疗效果。

鉴别诊断:对于颌骨内或颞下间隙和翼下颌间隙等深在部位的感染及皮肤黏膜上慢性炎症和溃烂,应与恶性肿瘤、血管瘤及囊肿等继发感染相鉴别,必要时可做病理学检查以明确诊断。

(五) 颌面部感染临床治疗

诊断明确后应立即治疗,治疗包括局部治疗和全身治疗。其原则是:增强机体的抵抗力,控制细菌的生长和炎症扩散,减轻症状和恢复功能。

1. 局部治疗　颌面部感染局部治疗包括:热敷、理疗、外敷药物、脓肿切开引流和清除病灶。颜面部"危险三角"区疖、痈的局部病灶的处理,若处理不当如搔抓、挤压等可引起感染扩散。因此,颜面部疖、痈严禁挤压,防止感染扩散。

脓肿切开引流:感染病灶形成脓肿时,或脓肿破溃脓液引流不畅时,应做脓肿切开引流或扩大脓肿引流术。

清除病灶:牙源性的颌面感染,应尽早去除病灶牙,可缩短疗程,并预防再感染。颌骨骨髓炎急性期好转后,尽早清除死骨。

2. 全身治疗　如颌面部感染合并发热、白细胞计数明显升高,在局部治疗的同时,全身给予支持疗法和对症治疗。维持水电解质平衡,减轻中毒症状,可应用广谱抗生素加甲硝唑或替硝唑联用抗厌氧菌感染,糖尿病患者应监测和有效控制血糖。

四、糖尿病与牙周炎

牙周炎(periodontitis)是侵犯牙龈和牙齿支持组织的慢性炎症性破坏性疾病,其主要特征是牙周袋形成和袋壁的炎症,牙槽骨吸收和牙齿逐渐松动,是导致成年人牙齿丧失的主要原因。多数病例是由牙龈炎发展而来,牙周炎造成的骨质破坏是不可逆的,造成牙槽骨的吸收,牙周袋形成,牙齿松动,最终导致牙齿缺失。由于病程较长,早期无明显症状,患者不及时就医,牙齿支持组织发生不可逆性破坏。咀嚼功能降低,并影响消化系统的功能。牙龈红肿、出血、牙周袋溢脓,口臭,细菌和毒素可作为病灶引起远隔器官的病变,如:细菌性心内膜炎、肾炎、关节炎和眼病等疾患。牙周炎晚期,常有牙周脓肿形成,造成疼痛和全身不适。

许多研究证明,糖尿病和牙周炎的患病率均较高,都是多基因疾病,并存在免疫调节异常,糖尿病患者牙周炎发病率更高且病情严重,因为唾液中糖分的增加有利于细菌生长繁殖,钙含量增加易形成牙结石,增加局部刺激;以及巨噬细胞功能抑制,细菌易于导致感染;另外,糖尿病血管病变,组织代谢及结构改变也易于导致牙周炎,加重牙周炎的临床症状,加快病理进展,影响治疗效果。牙周炎的感染病灶不断向其周围小血管输送细菌、细菌的毒性产物和被激活的宿主细胞,产生炎症细胞因子和炎症介质,影响免疫系统,从而影响内分泌代谢,影响血糖控制。

(一) 病因及发病机制

1. 牙菌斑生物膜是主要的病因。牙菌斑的堆积,由龈上向龈下延伸,龈下菌斑滋生大量毒力较强的致病菌,导致牙周袋形成和牙槽骨吸收。

2. 牙石、创伤、食物嵌塞、不良修复体及遗传因素也不应忽视。

3. 在牙菌斑及牙龈炎普遍存在的条件下,机体反应对牙周炎的发生和发展起重要作用,如内分泌失调、营养不良、血液病等与牙周炎有一定关系。

4. 多数青少年牙周炎患者的中性多形性白细胞的趋化功能降低。一些中性粒细胞功能低下的患者,往往伴有严重的牙周炎和牙槽骨吸收。

5. 糖尿病产生血管并发症的血管基本组织病理变化,如血管壁增厚、管腔狭窄、牙周支持组织缺血。

6. 控制不良的糖尿病患者长期处于高血糖环境下,促使糖化血红蛋白增高,与氧不易分离,造成细胞缺氧,营养障碍,牙周组织代谢更新变缓,抵抗力下降;炎症反应加重、中性粒细胞趋化、吞噬功能降低、龈下微生物群改变、龈沟液成分改变、细菌繁殖增加,营养障碍,抵抗力下降,牙周支持组织胶原纤维合成障碍,分解、代谢加速。创伤的牙周支持组织愈合差。

7. 唾液中糖增加有利于细菌生长,钙含量增加,易形成牙石,形成局部刺激而导致牙周炎。

（二）牙周炎临床表现

本病多同时侵犯多个牙齿,牙龈炎症,牙龈红肿和刷牙出血。龈缘圆顿并与牙面分离、牙间乳头的唇舌连续性消失,牙周袋形成、牙周附着丧失、牙周袋溢脓或出血,可有口臭,牙槽骨吸收,牙齿松动、移位、牙间隙变宽及咬合创伤。一般无症状,个别有局部发胀,咀嚼时隐痛,牙周袋引流不畅时可发生急性牙周脓肿,局部胀痛明显。存在较深牙周袋的患牙可引起逆行性牙髓炎,出现自发痛、夜间痛和冷热刺激疼痛加重。牙周炎使牙槽骨破坏、吸收速度超过骨形成速度,可造成牙槽骨缺损,X线片可见牙槽骨吸收。牙槽骨破坏到一定程度时,牙齿松动。

（三）牙周炎诊断要点

牙龈指数和龈沟出血指数可判定牙龈炎症的程度,牙菌斑牙石检查确定局部刺激因素,牙周袋深度检查确定牙周炎程度,其他如根分歧病变检查、X线片检查、牙齿松动度及功能检查均辅助明确诊断。

牙周炎应与牙龈炎相鉴别。牙龈炎是假性牙周袋,无附着丧失,无牙槽骨吸收,经治疗疾病可痊愈,牙龈恢复正常。

（四）牙周炎临床治疗

糖尿病影响牙周炎的严重程度,血糖控制不良的患者,其牙龈红肿增生明显,牙槽骨破坏速度快,易发生牙周脓肿,牙周炎症不易控制,牙周治疗后易复发。糖尿病患者行牙周治疗前,通过测血糖、糖化血红蛋白了解血糖控制情况,血糖控制正常或在安全范围内,进行牙周治疗。若血糖控制差,又必须进行治疗,口服药物或胰岛素控制血糖,并给予抗生素,预防感染加重或扩散。糖尿病患者的牙周炎临床治疗包括局部治疗和全身治疗。

1. 局部治疗

（1）控制牙菌斑:牙菌斑钙化形成牙石,牙石表面沉积牙菌斑,反复沉积钙化不断形成牙石。对患者进行口腔卫生宣教和口腔卫生指导,使用设计合理的牙刷并采用正确的刷牙方法,同时使用牙线或牙间隙刷,有效清除并控制牙齿各个面的菌斑。

（2）清洁牙石、平整根面:用洁治器行洁治术清除龈上牙石,用刮治器行龈下刮治术清除龈下牙石。并根面平整使菌斑不易形成。

（3）牙周袋及牙根面的药物处理:对一些炎症重、肉芽增生的深牙周袋,刮治后药物处理袋壁起收敛作用,牙周袋内局部放置抗菌药物使袋内微生物消失或明显减少。

（4）牙周手术:经上述治疗若仍存在较深的牙周袋,或根面牙石清除不干净,炎症得不到控制,则应进行牙周手术治疗。彻底清除根面牙石和不健康的肉芽组织,必要时可修整牙槽骨,或截除患根并做软组织外形矫形。

（5）固定松动牙:将患牙与较健康邻牙连接固定在一起,分散咬合力、减少侧向力及扭转力对牙周组织的损害。

（6）调整咬合:去除咬合干扰,减少对牙周支持组织的破坏。

（7）拔牙:拔除不能保留的牙周炎患牙,保存牙槽骨,利于缺失牙的修复。

2. 全身治疗 糖尿病患者行局部牙周治疗的同时应积极控制血糖。急性牙周脓肿形成时,给予广谱抗生素加以甲硝唑或替硝唑抗厌氧菌感染。

五、糖尿病与口腔念珠菌病

口腔常驻微生物处于生态平衡状态,一般不引起感染,当多种原因如糖尿病和免疫系统疾患等引起机体抵抗力下降时,容易发生感染,如口腔念珠菌病。

口腔念珠菌病（oral candiasis）是由念珠菌感染引起的真菌病。现已知念珠菌属有200余种,其中有7种可致口腔病,白念珠菌致病性最强,临床最常见。念珠菌是条件致病菌,随广谱抗生素、免疫抑制剂及皮质激素的广泛应用,糖尿病发病率增加且糖尿病的病情未得到控制。口腔念珠菌病的发病率增加。

（一）口腔念珠菌病病因及发病机制

白念珠菌是单细胞酵母样真菌,革兰氏阳性染色。是主要念珠菌病致病菌,多数的正常人口腔带菌,其菌以芽生孢子型存在的酵母型念珠菌,不致病。但当致病因素存在时,白念珠菌孢子可繁殖长成菌丝型即可致病。致病诱因包括:①因患慢性及恶性疾病而抵抗力低下;②大量应用免疫抑制剂,造成白细胞吞噬功能下降;③大量应用广谱抗生素,造成菌群失调;④免疫功能缺陷,如艾滋病;⑤缺铁性贫血;⑥糖尿病患者血液、组织及口腔唾液中的葡萄糖含量增高及口腔干燥;⑦口腔卫生不良的戴义齿者及过量吸烟者。

原发性口腔念珠菌病是指无任何全身疾病和口腔黏膜病,仅因局部诱因发病,如义齿、口腔内矫治器及吸烟等诱因致病。继发性口腔念珠菌病是指全身疾病或其他口腔黏膜病的基础上患念珠菌病。

(二) 口腔念珠菌病临床表现

口腔念珠菌病按发病部位可分为念珠菌口炎、念珠菌口角炎、念珠菌唇炎及慢性皮肤黏膜念珠菌病。口腔念珠菌病患者自觉症状有口干、味觉异常、烧灼感及轻微疼痛。

念珠菌口炎临床分为如下四型。

1. 急性假膜型念珠菌病(acute pseudomembranous candiasis) 俗称"鹅口疮",多见于婴儿,可因分娩过程中感染引起,成人中久病体弱者偶见。病损可发生于口腔黏膜的任何部位,以颊、舌、软腭及唇黏膜为主;严重患者可见累及扁桃体、咽部、食管及气管。白念珠菌菌丝和坏死脱落上皮形成乳白色绒状膜。轻者病变周围的黏膜正常,重者四周黏膜充血呈红色,绒状膜附着不够强,稍微用力可剥离,暴露出红色糜烂面,可发生渗血,不久会形成新的绒状膜。

2. 急性萎缩型念珠菌病(acute atrophic candiasis) 又称抗生素性口炎,多见于成年人。因大量或长期应用广谱抗生素、免疫抑制剂及皮质激素的患者,常患有消耗性疾病,如血液病、糖尿病及肿瘤化疗后。黏膜呈弥散型红斑,舌黏膜常见,且呈鲜红色,两颊、上腭及口角也可发生红斑。

3. 慢性萎缩型念珠菌病(chronic atrophic candiasis) 又称义齿性口炎,多发生于戴义齿的患者。女性发病率高于男性。患者与义齿接触的黏膜呈亮红色水肿,常伴有黄白色条索状或斑点状假膜,绝大多数伴有口角炎。

4. 慢性增殖型念珠菌病(chronic hyperplastic candiasis) 常见颊黏膜呈白斑样增生,或舌背部及上腭呈肉芽样增生。菌丝侵入黏膜,黏膜上的假膜附着紧密,不容易脱落。病理学检查可见上皮轻度或中度不典型增生,恶变可能性大于4%,老年患者应尽早活检确诊。

(三) 口腔念珠菌病诊断要点

1. 询问抗生素及激素用药史,免疫性疾病和糖尿病病史。

2. 根据各型念珠菌病的临床表现。

3. 口腔黏膜病损处或义齿组织面做涂片染色,镜检念珠菌菌丝和孢子。

4. 培养法:接种培养后镜检。

5. 免疫法:检测血清和唾液抗念珠菌荧光抗体滴度。

6. 慢性增殖型念珠菌病应活检。

鉴别诊断:急性球菌性口炎是由金黄色葡萄球菌、溶血性链球菌、肺炎双球菌等球菌引起,可发生于口腔任何部位的黏膜,充血水肿明显,大量纤维蛋白原从血管渗出,形成灰色假膜,涂片镜检或细菌培养确定病原菌。

(四) 口腔念珠菌病临床治疗

局部治疗为主,严重病例辅以全身治疗。

1. 改善口腔中的内环境,使 pH 值偏碱性,用弱碱性3%~5%的碳酸氢钠水溶液漱口。用2%硼酸或2%氯己定液清洁口腔,抑制真菌的生长。

2. 对义齿灭菌,用3%~5%的碳酸氢钠水或制酶菌素液浸泡义齿。

3. 病情严重者应用抗真菌药物,制霉菌素或氟康唑。治疗慢性增殖型念珠菌病,如疗效不显著应手术切除。

4. 针对诱因进行治疗,如糖尿病患者应控制血糖,免疫缺陷患者应综合治疗提高机体免疫力。

六、糖尿病与唾液腺良性肥大

唾液腺良性肥大(sialadenosis),是一种退行性、非肿瘤、非炎症、无痛性肥大的唾液腺疾病。

唾液腺良性肥大的确切病因尚不十分清楚,糖尿病患者可伴唾液腺良性肥大,唾液分泌量及其成分均有改变,唾液中糖分及钙的含量增加;有的患者血糖尿糖均正常,仅糖耐量曲线异常,即可表现腮腺良性肥大。

(一) 唾液腺良性肥大病因

主要病因可能为:①内分泌失调,多见于糖尿病、肥胖症,也可见于青春期、停经期、卵巢摘除术后及甲状腺功能低下者;②营养不良:维生素和蛋白质缺乏、酒精性肝硬化等。③自主神经功能紊乱及药物:抗高血压药物、精神病药物等。

组织病理学表现为唾液腺腺泡增大、细胞变大、细胞核位于基底、胞浆有 PAS 阳性的酶原颗粒。

(二) 唾液腺良性肥大临床表现

患者多为中老年人。好于发腮腺,颌下腺偶见。多见双侧,偶见单侧。腮腺无痛性逐渐增大,肿大反复发作。腺体可时大时小,但肿大不会完全消除,以耳垂为中心面部肿大、质地柔软、无包块、无压痛。腮腺导管口不红,分泌物清亮,分泌量可减少。

（三）唾液腺良性肥大诊断要点

1. 全身系统疾病的存在,如糖尿病。

2. 症状和体征　腮腺无痛性肿大,柔软、无压痛。腮腺导管口分泌无异常。

3. 影像学诊断

（1）腮腺造影:表现为体积增大、外形正常。排空功能减缓,分支导管分离较远,这与腺泡增大及间质水肿有关。

（2）B 超检查:超声声像图表现为腮腺弥漫性肿大,回声增强,但无局部回声异常。

鉴别诊断:唾液腺良性肥大应与腮腺肿瘤和舍格伦综合征相鉴别。①腮腺肿瘤:单侧唾液腺增大,质硬、肿物局限,造影及超声检查提示占位病变。②舍格伦综合征:自身免疫性疾病,伴有自身免疫性病症,如风湿性关节炎等,外分泌腺进行性破坏导致口干,唾液腺造影显示末梢导管扩张。抗 SSA 或 SSB 自身抗体阳性。

（四）唾液腺良性肥大临床治疗

腮腺良性肥大无特殊治疗方法,应积极治疗原发病,常随原发病的好转和加重而消长,但糖尿病的血糖控制良好者,多数肿大的腮腺可变小。患者因腺体组织被脂肪组织替代,肿大的腮腺不变。

局部治疗:患者自行按摩腺体,促进腺体排空。咀嚼口香糖,促进腺体分泌。

（姜　毅）

参 考 文 献

1. Grossi RG, GencoS RG. Periodontal disease and diabetes mellitus:A two-wey reationship. Ann of Periodontol,1998,3:51.

2. Soskolne WA, Klinger A. The relationship between of periodontal disease and diabetes:an overview. Ann of Periodontol,2001,6:91.

3. 郑麟蕃. 实用口腔科学. 北京:人民卫生出版社,1993:759.

4. 张炜真. 糖尿病大鼠牙槽骨骨密度的变化. 中华口腔医学杂志,1997,1:49.

5. 藤元荣辅. 糖尿病患者各种口腔外科手术的研究. 日本口腔学会杂志,1990,39(1):1.

6. 迟家敏. 实用糖尿病学. 第 3 版. 北京:人民卫生出版社,2009.

7. 张惠芬. 实用糖尿病学. 第 2 版. 北京:人民卫生出版社,2001.

8. 李秉琦. 口腔粘膜病学. 北京:人民卫生出版社,2004:27-33.

9. 王嘉德. 牙体牙髓病学. 北京:北京大学医学出版社,2006:139-171.

10. Verma S,Bhat KM. Diabetes mellitus-a modifier of periodontal disease expression. J Int Acad Periodontal,2004,6:13.

11. 曹采芳. 临床牙周病学. 北京:北京大学医学出版社,2009:193-194.

12. 张震康. 口腔颌面外科学. 北京:北京大学医学出版社,2007:379-380.

13. 于世风. 口腔组织学与病理学. 北京:北京大学医学出版社,2005:194-215.

14. 张震康. 实用口腔科学. 北京:人民卫生出版社,2009.

15. 邱蔚六. 口腔颌面外科学. 北京:人民卫生出版社,2010.

第 61 章

糖尿病与耳聋

糖尿病(diabetes mellitus,DM)已成为危害人民健康的重大疾病,它将是新世纪的流行病之一。同时,糖尿病慢性并发症亦逐年增多,糖尿病心血管等疾病已经引起人们的广泛重视和深入研究。糖尿病患者的听力损害亦引起临床医师的重视。糖尿病是内分泌系统的常见病,是由多种病因引起以慢性高血糖为特征的代谢异常,其基本病理为胰岛素分泌相对或绝对不足引起的糖、蛋白质、脂肪代谢紊乱,糖尿病患者极易发生动脉粥样硬化和微血管病变(毛细血管基底膜增厚),上述变化在视网膜的血管易于看到,也可累及内耳血管。糖尿病对听觉系统的影响研究已进行了一个多世纪。早在 1857 年 Jordao 报道了第一例由糖尿病引起听力下降的患者;对糖尿病患者进行听力测定则始于 20 世纪 50 年代。随着对糖尿病的广泛重视和深入研究,有关糖尿病合并听力下降的报道逐年增多,糖尿病患者中约 30% ~50% 合并听力损失,由于选择对象和检测方法等不同,各家报道结果差异很大,目前多认为糖尿病确实可以引起内耳病变,但由于检测方法不够敏感,使一些患者在出现明显的听力下降前,已存在于听觉系统的亚临床异常表现不能及早发现。

一、发 病 机 制

1. 糖尿病常导致的慢性并发症为微血管病变和神经病变 近年来的研究表明这可能是导致糖尿病患者听力下降的原因。内耳动脉进入内耳道后分成三支,分别为前庭动脉、前庭耳蜗动脉及耳蜗动脉。耳蜗动脉分成若干小支,穿过蜗轴形成小动脉网,供应骨螺旋板基底膜及血管纹各处。由于内耳动脉支皆为终末支,动脉之间无侧支循环,因此当糖尿病并发症导致某一支动脉发生阻塞时,不能由其他动脉的血液给予补偿,从而影响内耳的血液循环,使听力下降。糖尿病患者血糖增高,可导致多元醇通路激活,竞争性消耗了还原型辅酶Ⅱ(NADPH),NADPH 是一氧化氮(NO)的

辅酶,NADPH 减少使 NO 合成减少,影响血管的舒张功能;其次,NADPH 可以维持谷胱甘肽处于还原状态,继而保护一些含巯基的酶或蛋白质免受氧化剂特别是过氧化物的损伤。Chung 等糖尿病动物实验提示,多元醇途径活跃引起的氧化应激是糖尿病神经病变发生的主要原因。近年来发现,在高血糖状态下,细胞内一些其他的有害通路也同时被激活,脂代谢紊乱、炎症反应和氧化应激都可使 NO 生物活性下降,损伤血管内皮细胞。葡萄糖是一种醛糖,作为氧化反应的催化剂,在反应过程中伴有大量自由基产生,同时非酶糖分解造成的自由氧化基合成增多及对内耳毒性影响可能是尚未发生微血管或神经并发症的糖尿病患者早期听力损失的原因。高血糖状态可引起半衰期长的蛋白质普遍糖基化,神经髓鞘蛋白和微管蛋白糖基化显著增加,从而破坏了髓鞘的完整性,同时细胞内基质非酶促糖基化使其对周围神经纤维的营养作用受到损害。因此,目前认为非酶促糖基化作用与糖尿病神经病变关系密切。

2. 遗传因素在糖尿病听力损害中的作用 糖尿病是一种遗传代谢性内分泌疾病。在糖尿病早期就有微血管病变,引起第 Ⅲ、Ⅴ、Ⅵ、Ⅶ、Ⅷ、Ⅺ、Ⅻ脑神经损害。Wolfram 综合征(WS)1938 年由 Wagener 报道。该综合征常见表现为尿崩症、1型糖尿病、双侧进行性视神经萎缩、双侧感音神经性听力下降,为常染色体隐性遗传。Antoni 等报道两个 WS 家系,人染色体 4P16 区存在线粒体 DNA(mtDNA)缺失,该缺失有核性及线粒体基因组的参与。该综合征有些病例为半显性遗传模式,线粒体多个部位缺失,致表型不完全,患者常有耳聋及糖尿病,线粒体 DNA 为母系遗传,编码氧化磷酸化复合体的 13 个亚单位,而耳蜗稳态依赖于氧化磷酸化,因此它对维持正常听力很重要。Antoni 指出:典型的 Wolfram 综合征,患者 4 ~8岁以前首发糖尿病,听力则呈渐进性双侧感音神经性下降,至 24 岁时达中、重度听力障碍。尚有

其他母系遗传的糖尿病-耳聋综合征,但发病较迟(20～30 岁),它与线粒体 tRNA 基因 A→G 突变有关,可能有 1% ～3% 的 2 型糖尿病患者属于此类综合征。此外,Ballinger 等于 1992 年报道由线粒体 DNA10.4kb 缺失引发的家族性伴有耳聋的糖尿病患者群。Vander Ourweland 等报道一伴有耳聋的母系遗传的 NIDDM 家系,线粒体 tRNA3 243 位碱基 A→G 突变。Kishimoto 等筛选 214 例日本 NIDDM 患者,6 例患者有线粒体 tRNA3 243 位碱基 A→G 突变。Wathalie Cionnet 对 357 例法国家系筛查,发现 5 名 2 型糖尿病患者有突变,其 12 名亲属(携带者)有不同程度的临床特征:糖耐量正常、依赖胰岛素、年龄 30～51 岁,但听力下降比糖尿病患者早。

3. 血液流变学异常　血管内皮细胞的改变及血液中代谢产物的改变导致血液流变学异常,是引起神经损害的重要因素之一。正常红细胞变形能力是维持微循环有效灌注的必要条件,糖尿病时血小板黏附和聚集能力增强,红细胞变形能力下降,血液中凝血物质增多,组织纤溶酶激活物减少及组织纤溶酶原抑制物(PAI-I)增多等导致血液呈高凝状态,易于形成血栓,导致神经组织缺血、缺氧。同时,高血糖环境使神经组织对缺血、缺氧的敏感性增加。组织病理学研究显示,糖尿病微血管病变表现为毛细血管基底膜增厚,血管内皮细胞增生,透明变性,糖蛋白沉积,管腔狭窄,神经外膜血管硬化,滋养神经的微血管受累,可引起单神经病变或多发性神经病变。以上原因可导致供应第Ⅶ、Ⅷ脑神经的血管壁出现增厚,管腔狭窄,神经退行性变。

4. 免疫反应　糖尿病部分是由于自身免疫反应造成的。患者的体内会分泌一些自身抗体,如胰岛细胞自身抗体(ICA)、胰岛素自身抗体(IAA)、谷氨酸脱羧酶自身抗体(GAD_{65})。由于有胰岛自身抗体的存在,使胰岛功能通过自身免疫作用破坏而衰竭,胰岛素合成分泌随病情的发展逐渐减少,导致糖尿病代谢紊乱逐渐加重而引起内耳微循环障碍的日益严重致听力下降。

5. 晚期糖基化终末产物与糖尿病听力损害　大量的实验研究已经证实,晚期糖基化终产物(advanced glycation endproducts,AGEs)直接参与了糖尿病耳聋的微血管病变、神经病变等病理过程。

(1) AGEs 的病理机制:现已证实,AGEs 在动脉粥样硬化、糖尿病肾病、糖尿病视网膜病变、早老性痴呆(Alzheimer 病)和老化性病变的发生中起重要作用。AGEs 导致糖尿病并发症的机制可能包括:①AGEs 在细胞外基质的蓄积,引起异常的蛋白交联,使血管的弹性减低、血管壁增厚、血管腔狭窄;②AGEs 和许多细胞表面的 AGEs 受体结合,影响多种信号转导途径,可引起多种蛋白质基因表达水平的改变;③AGEs 在细胞内的蓄积抑制一氧化氮(NO)的生物活性。

(2) AGEs 和微血管病变:糖尿病微血管病变可能是导致听觉系统损伤最直接的原因,因毛细血管壁增厚,血管通路中血液运行不畅,耳蜗血流灌注不足,引起第Ⅷ脑神经退化,导致听力下降,糖尿病患者的颞骨尸检观察到耳蜗毛细血管和小血管基底膜因糖蛋白的积累而加厚,同时还发现内耳动脉纤维化引起管壁增厚,导致管腔狭窄,而且有希夫阳性物质沉积在动脉、微血管和血管纹毛细血管的管壁上。大量的研究发现,在糖尿病合并微血管病变患者细胞外基质、基底膜等组织上可见高水平的 AGEs 蓄积。AGEs 在细胞外基质蛋白上积聚并捕获局部的其他大分子形成交联,再通过该交联或是 AGEs 分子间共价键的形成改变大分子如基质蛋白胶原、玻璃黏连蛋白、层黏连蛋白等的性质。AGEs 在胶原蛋白和弹力蛋白上形成的交联造成血管弹性减退和血管壁增厚,同时糖化作用也使得细胞外基质中的Ⅲ、Ⅳ、Ⅴ、Ⅵ型胶原、层黏连蛋白以及纤维结合蛋白的合成增加。糖化终产物的沉着物会出现在许多细胞结构和各种组织当中,高血糖的变化以及对蛋白激酶 C(PKC)的激活可以使糖化终产物变为胶原,包括Ⅳ型胶原。Tsuprun 等发现在周围听觉器官有Ⅳ型胶原的出现,如盖膜、基底膜、血管纹、听神经纤维、螺旋韧带、螺旋隆起、螺旋板骨缘及蜗管。糖化终产物进入胶原后导致异常蛋白质修饰包括增加的蛋白质交联形成溶解性下降,不易被酶消化,从而使血管基底膜增厚,组织硬度增加。所以,我们可以推测耳蜗覆膜 AGEs 的沉着物可以变得更加纤维化而缺乏柔韧性,导致与外毛细胞无连接及减少声音的转导。

(3) AGEs 和神经病变:糖尿病神经病变是糖尿病最常见的慢性并发症之一,糖尿病听力下降患者常伴有糖尿病神经病变。虽然糖尿病神经病变的具体机制并没有完全阐明,但是已经有证据证明 AGEs 参与了糖尿病神经病变发生的病理过程。糖尿病患者的尸检结果常常显示第Ⅶ、Ⅷ脑神经存在退行性变、脑干中各级听神经元和大脑听区退行性变、前庭神经纤维发生变性等。近年来，微血管病变在听神经中所起的作用进一步获得了组织病理学的验证，糖尿病引起的早期周围神经病变主要病理表现为施万细胞变薄、神经轴突局灶性衰变。在糖尿病大鼠成模 3 个月后，毛细胞数和螺旋神经节细胞数目有所减少。糖尿病大鼠耳蜗毛细胞、螺旋神经节细胞、血管纹内皮细胞均出现凋亡。

6. 其他　糖尿病是一种代谢病，造成听力下降的发病机制及临床表现尚未有统一的结论。不同的学者有不同的观点。Kazmierczak 等认为在糖尿病患者糖代谢紊乱可引起内耳疾病，如眩晕、耳鸣、听力下降。发生内耳疾病的几率是正常人的两倍多。Callejo 等认为糖尿病是感音神经性突聋的一个危险因素，糖尿病患者在突聋时的红细胞黏滞性比听力正常时要高很多。Kakarlapudi 等认为糖尿病患者突发感音神经性聋（SNHL）较非糖尿病患者发生率高。听力损失的程度与血清肌氨酸酐和血糖的含量成正比，可能与内耳微血管病变有关。Tomisawa 比较血管纹的外径、萎缩性、基底膜厚度，认为糖尿病患者基底膜增厚，管腔变窄，造成血管纹缺血萎缩，血管纹萎缩率和空腹血糖、糖化血红蛋白呈正相关，萎缩范围与听力损失程度呈正相关，进而造成听力下降。

二、糖尿病颞骨组织病理改变与听力损害的关系

已有很多学者对糖尿病颞骨组织病理进行研究。Jorgensen 是第一位（1963 年）报道 13 例糖尿病颞骨组织病理改变的学者，他发现患者血管纹毛细血管壁 PAS 染色明显增厚，比正常血管粗10~20 倍；1971 年 Makashima 及 Tanaka 证实这一点，并同时发现柯替器毛细胞丢失，螺旋神经节萎缩，Ⅷ脑神经脱髓鞘。1973 年 Kovar 报道血管纹及螺旋韧带血管壁增厚，蜗轴、内淋巴、外淋巴出血。1986 年 Wacky 对比糖尿病患者与正常人的颞骨标本，发现糖尿病患者耳蜗基底膜及内淋巴囊微血管病变，提出：内淋巴囊周围血管壁增厚可能引起内淋巴囊内毒性废物聚集，继而引起毛细胞功能异常。另外，1974 年 Schukneck 报道 11例糖尿病患者颞骨神经变性，毛细血管及微小动脉 PAS 沉积，但血管改变与糖尿病不一致。根据

各家尸检报告，糖尿病对听觉系统的影响可在内耳、Ⅷ脑神经凹、脑干和大脑皮质听区的不同平面见到。血管基底膜增厚是糖尿病微血管病变的病理特征，可影响耳蜗血管纹，使 PAS 沉积在血管纹毛细血管壁基膜上，毛细血管管壁较正常增厚10~20 倍，血管纹不能再向毛细胞提供必需的代谢和营养物质，内淋巴离子浓度改变；这种微血管病变也可使内淋巴囊血管上皮间紧密连接的孔变狭窄或消失，内淋巴纵流受阻，影响内淋巴的重吸收，巨噬细胞和淋巴细胞进出内淋巴囊受限，造成大分子产物及废物在内淋巴内积蓄，毒害毛细胞。有人发现毛细胞出现散在缺失，特别是耳蜗底转第三排外毛细胞，内、外毛细胞有退行性变和被支持细胞取代。此外还发现螺旋神经节明显萎缩，神经纤维数量减少，Ⅷ脑神经胶质呈散在性或完全脱髓鞘，神经纤维松散，外观呈串珠样，神经轴索部分分裂为碎片，粗细不均。还可见到前庭上神经部分变性改变，前庭神经节细胞数减少，仅为正常人45%。脑干的各级神经元和大脑皮质听区可发生不同程度退变。因此，糖尿病导致听力损伤，最大可能是由于糖尿病血管病变造成局部缺血、缺氧，局部正常内环境失衡，继之神经病变，听力下降。糖尿病本身糖代谢异常，可使淋巴中葡萄糖水平改变，从而影响了内耳主动转运系统得维持，使内淋巴的直流电位改变，内耳正常生理功能受到影响。

三、糖尿病听力损害与临床相关因素

许多研究表明糖尿病会引起缓慢的、渐进性的双侧对称性的感音神经性聋，2 型糖尿病占糖尿病的 3/4，血管病变、外周神经病变为其主要并发症。糖尿病患者听力改变与性别、年龄、并发症（视网膜病、肾病病变及外周神经病变），病程是否有关？糖尿病是否有中枢病变？其定位在哪里？很多学者观点不一致。

1. 糖尿病患者年龄、性别与听力损害的关系Cullen 等将糖尿病组与正常组比较，前者听力损害更明显，主要为左耳，男性患者听力更易受损，与正常组比较，男性糖尿病组高、低频区听力均下降，而女性糖尿病组仅有高频区听力下降。而Taylor（1976 年）报道女性糖尿病组听力更易受损，Axellsen（1978 年）则报道糖尿病性聋不存在性别差异。1961 年 Jorgensen 和 Buch 发现糖尿病

肾病患者,小于 40 岁者比大于 40 岁者更易发生听力损害。Davis(1981 年)发现,在小于 25 岁的糖尿病患者中,微血管病变的严重程度与听力程度不相关,而在大于 25 岁的患者则相关。Tay 等报道糖尿病患者的年龄、性别与听力损害无关。

2. 糖尿病并发症及病程与听力损害的关系 1961 年 Jorgensen 与 Buch 发现严重增生性视网膜病变的糖尿病患者与无视网膜病变的糖尿病患者相比,听力更差,认为系血管病变引发的神经变性所致。

四、临床表现

1. 症状 糖尿病患者的听力损失多为双侧对称性感音神经性聋,可以是缓慢进行性的,也可以以突聋的形式出现,患者可伴有眩晕。糖尿病患者的听力减退常常表现为听阈与增龄密切相关,多为双侧渐进性,以高频受损的感音性聋为多见,随年龄增高而听力损失者比正常增多,有人称之为听力早老现象。临床观察还发现,1 型糖尿病能引起听力损失,与年龄和病程相关;与糖尿病病情控制情况有关,血糖控制差听力损失率高;糖尿病有并发症者,听力损失发生率高于无并发症者。

除听力受损伤外,糖尿病患者常伴发急性发作性眩晕、耳鸣、耳闷、耳胀、以至恶心、呕吐的症状,头动时症状加重,发作过后还可留有平衡失调,需持续一段时间方可缓解。这可能是内耳前庭部分或前庭神经核受损害有关。

2. 检查

(1)耳科检查:糖尿病患者的耵聍腺分泌比较旺盛,易形成耵聍栓塞,尤其是老年人外耳道变窄,耳毛又长,耵聍栓塞明显,会引起传导性听力损失,将耵聍取出后听力可明显恢复。

(2)听力学检查表现

1)纯音测听和声导抗检查:糖尿病患者的听力损害表现为双耳对称性感音神经性听力下降,可为耳蜗性聋、或蜗后性聋或二者兼而有之,以高频听力下降为主,部分病例低频听力损失较重。

2)听性脑干反应(ABR)检查:结果多为Ⅰ、Ⅲ、Ⅴ波各波潜伏期延长,Ⅰ~Ⅴ波间期延长。

针对有听力损害或者其纯音测试听力阈值正常的糖尿病患者,使用 ABR 检查可以发现听神经以及脑干是否有异常。现有的研究表明,在患有 1 型糖尿病的患者中 ABR 检查结果异常的发生率随着病程的延长而增加,其异常程度随着其他

部位糖尿病慢性并发症的出现而加重。临床表现为波Ⅰ、Ⅲ、Ⅴ绝对潜伏期延长;波间期的变化在各研究中不尽相同,有些研究报道Ⅰ~Ⅲ、Ⅰ~Ⅴ、Ⅲ~Ⅴ波间期均延长,尤其是Ⅰ~Ⅲ和(或)Ⅰ~Ⅴ波间期,有的研究则发现Ⅰ~Ⅲ、Ⅰ~Ⅴ波间期缩短,而Ⅲ~Ⅴ波间期延长,这与耳蜗以及听神经通路在不同的研究组中病变程度不同有关;波幅减小,尤其是波Ⅴ;定量、定性分析显示糖尿病患者的 ABR 波形异常出现率较对照组明显增加。

3)耳声发射检查:耳声发射依赖于耳蜗整体功能的完整,并与耳蜗外毛细胞的功能密切相关。有些糖尿病患者可能出现了早期耳蜗损害,但听力阈值仍然正常,在这种情况下,运用耳声发射(OAE)快速较准确地获得具有定位性质的外毛细胞功能状态的客观信息。目前主要使用声刺激诱发的 TEOAE 和 DPOAE,与 TEOAE 相比,DPOAE 能更准确的在早期检测到 1 型糖尿病长期高血糖状态所引起的耳蜗损害,表现为外毛细胞在高频区域的损害,即损害从基底向蜗顶发展,并缓慢、双侧渐进影响听力。同时,研究进一步发现糖尿病患者耳蜗的外毛细胞的损害比周围神经要早。不同的糖尿病患者在不同的病变时期,其 DPOAE 的幅值在 1~8kHz 范围内,更严格地说在 1.5~6kHz 范围内,有不同程度的下降。Ottaviani 等在 TEOAE 检测中,发现 1 型糖尿病患者在 1~4kHz 范围内重复性和反应强度均有所降低,部分患者单耳或双耳引不出 TEOAE,同时,单耳引不出 TEOAE 的糖尿病患者对侧耳的 TEOAE 反应强度明显低于双耳均引出 TEOAE 的患者。TEOAE 和 DPOAE 之间有一定的相关性,但其反应参数和 ABR 各波的绝对潜伏期以及Ⅰ~Ⅲ、Ⅰ~Ⅴ、Ⅲ~Ⅴ波间潜伏期无相关性。在 TEOAE 对侧声抑制效应检测中,Namyslowski 等发现儿童糖尿病患者的抑制效应变差,这和内侧橄榄耳蜗传出有髓神经纤维存在糖尿病性损害有关,耳声发射可在纯音听阈改变之前,较早发现耳蜗外毛细胞的损伤,因此可以作为早期监测听力损失的手段。

4)前庭功能检查:在眩晕症状明显时可见到自发性眼震,冷热试验反应低下,眼震电图或其他平衡功能检查,可反映前庭外周性及中枢性损害同时存在。

5)研究发现线粒体基因突变:该病为母系遗传的家族性非胰岛素依赖性糖尿病听力损失,

与 mtDNA+RNA 基因第 3243 位点 A-G 的点突变直接相关,该突变使 mtDNA 新出现一个 Apal 酶切位点。听力损失在糖尿病数年后出现,多为双侧对称性感音神经性听力损失,起病可早可晚,多小于 40 岁,听力随年龄增长而逐渐恶化;患者多不肥胖;家族内有些患者可伴神经、肌肉等多系统表现。对疑有线粒体糖尿病基因的患者,可抽取外周血进行筛查,有人估计在母系遗传糖尿病的糖尿病群体中 3243 点突变发生率占 1% ~2%。

五、糖尿病致听力损失及眩晕的治疗与预后

糖尿病听力损失均为感音神经性聋,治疗比较困难,如表现为突发性聋,治疗同一般患者,但比一般突发性听力损失患者预后要差。眩晕患者以对症治疗为主,用甲磺酸倍他司汀(敏使朗)等药物;严重眩晕时要卧床休息。糖尿病内耳病的治疗关键是治疗原发病,控制血糖,在专科医生指导下,正确选用治疗糖尿病的药物,合理控制饮食,注意低糖、低脂、戒烟,情绪要乐观、稳定、避免紧张、焦躁,使糖尿病本身得以稳定,适当参加锻炼和体力活动。根据自己的情况,定期测试听力,平时可配合用维生素、微量元素硒、六味地黄丸等。听力下降明显并影响生活质量者,可到耳科或专业机构配戴助听器。

(孟曦曦)

参 考 文 献

1. Chung SS, Ho EC, Lam KS, et al. Contribution of polyol pathway to diabetes-induced oxidative stress. J Am Soc Nephrol,2003,14(8 Suppl 3):S233-236.
2. Cosentino F,Eto M,De Paolis P,et al. High glucose causes up regulation of cyclooxygenase-2 and alters prostanoid profile in human endothelial cells: role of protein kinase C and reactive oxygespecies. Circulation, 2003, 107 (7): 1017-1023.
3. Cosentino F, EtoM, De Paolis P, et al. High glucoses up regulation of cyclooxygenase-2 and alters prostanoid profile in human endothelial cells:role of protein kinase C and reactive oxygen species. Circulation, 2003, 107(7):1017-1023.
4. Zochodne DW. Diabetic neuropathies: features and mechanisms. J Brain Pathol,1999,9(2):369-391.
5. Weiswasser JM,Arora S,Shuman C,et al. Diabetic neuropathy. J Semin Vasc Surg,2003,16(1):27-35.
6. Antoni B,Victor V. A nuclear defect in the 4p16 region predisposes to multiple mitochondrial DNA deletions in families with wolfram syndrome. Clin Invest, 1996, 97: 1570.
7. Ballinger S W,Shoffner JM,Hedaya EV,et al. Maternally transmitted diabetes and deafness associated with a 10.4 kb mitochondrial DNA deletion. Nature Genet, 1992, 1: 11.
8. Vanden ourweland JMW,Lemkesh HPJ,Ruitenbeek W,et al. Mutation in mitochondrial tRNA(Leu-UUR) gene in a large pedigree with maternally transmitted type 2 diabetes mellitus and deafness. Nature Genet,1992,,1:368.
9. Kishimoto M,Hashiramoto M,Lawson TS,et al. Diabetologia,1995,38:193.
10. Yagihashi S. Pathology of diabetic neuropathy:a review from the updated literature of the last 10 years. Nippon Rinsho,2002,60(Suppl 10):204-208.
11. Kazm ie rczak H,Doroszewska G. Metabolic disorders in vertigo,tinnitus,and hearing loss. Int J Tinnitus,2001,7(1):54-58.
12. Garcia Callejo FJ,Orts Alborch MH,Morant Ventura A, et al. Neurosensory sudden deafness,blood hyperviscosity syndrome, and diabetes mellitus. Acta Otorhinolaringol Esp,2002,53(3):221-224.
13. Kakarlapudi V,Sawyer R,Staecker H. The effect of diabetes on sensorineural hearing loss. Otol Neurotol,2003, 24(3):382-386.
14. Tomisawa H. Diabetic changes in the stria vascularis in humans,a study of PAS-stained temporal bone sections. Nippon Jibiinkoka Gakkai kaiho,2000,103(11):1227-1237.
15. Bayazit Y,Yima M,Kepekci Y,et al. Use of the auditory brainstem response testing in the clinical evaluation of the patients with diabetes mellitus. J NeurolSci,2000, 181:29.
16. Di Nardo W,Ghirlanda G,Paludetti G,et al. Distortion-product otoacoustic emissions and selective sensorineural loss in IDDM. Diabetes care,1998,21:1317.
17. Ottaviani F,Dozio N,Neglia C,et al. Absence of otoacoustic emissions in insulin-dependent diabetic patients. Is there evidence for diabetic cochleopathy? Diabetes Complications,2002,16:338.
18. Namyslowski G,Morawski K,Kossowska I et al. Contralateral suppression of TEOAE in diabetic children:effects of 1.0kHz and 2.0kHz pure tone stimulation-preliminary study. Scand Audiol,2001,30(Suppl 52):126.
19. 刘鋋. 内耳病. 北京:人民卫生出版社,2006:578-580.
20. Maia CA, Campos CA. Diabetes mellitus as etiological

factor of hearing loss. Braz J Otorhinolaryngol,2005,71
(2):208.

21. Bayazit YA,Goksu N. Tinnitus and neurovascular com-
pression. ORL J Otorhinolaryngol Relat Spec,2008,70
(3):209.

22. Makino H,Shikata K,Kushiro M,et al. Roles of advanced
glycation end-products in the progression of diabetic ne-
phropathy. Nephrol Dial Transplant,2006,11(Suppl 5):
76-80.

23. Striker LJ,Striker GE. Administration of AGEs in vivo in-
duces extracellular matrix gene expression. Nephrol Dial
Transplant,2006,11(Suppl 5):62-65.

24. Throckmorton DC,Brogden AP,Min B,et al. PDGF and
TGF mediate collagen production by mesangial cells ex-
posed to advanced glycosylation end products. Kidney
Int,2005,48:111-117.

25. Kushiro M,Shikata K,Sugimoto H,et al. Accumulation of
N-(carboxy-methyl)lysine and changes in glomerular ex-
tracellular matrix components in Otsuka Long-Evans To-
kushima fatty rat: a model of spontaneous NIDDM. Neph-
ron,2008,79:458-468.

26. Tsuprun V. Sami P. Proteoglycan arrays in the cochlear
basement membrane. Hear Res,2001:157:65-76.

第 62 章

糖尿病与肺结核

结核是一种古老的疾病,以往由于无特效治疗手段,病死率很高。随着特效抗结核药物的运用,计划免疫工作的普及,结核疫情逐步得到控制。但近年来,随着免疫缺陷患者的增加、各种免疫抑制剂的使用患者导致细胞免疫功能低下、人口老龄化问题日益突出等多种原因,结核病仍然影响着世界上约 1/3 的人口,每年有 880 万人发病,结核感染者中,每年约有 160 万人死亡。尤其是低到中等收入国家,正经历着糖尿病的快速增长,同时又背负着世界上最重的结核病负担,糖尿病与结核病的合并流行的趋势已经引起巨大担忧。肺结核仍属于全球性的重要公共卫生问题和社会问题。

一、糖尿病与肺结核病并发情况

临床医生很早就已经认识到结核病与糖尿病之间存在某种联系,很多研究已表明,糖尿病患者中肺结核的患病率高。Jeon CY 等对从 PubMed 及 EMBASE 筛选出的 13 篇文献资料进行 meta 分析显示,所纳入的研究都来自亚洲,不论研究设计方法、种族、地域及当地的结核病流行情况如何,糖尿病患者结核病发病率较非糖尿病人群增加了 3 倍左右,而在结核高发区、年轻糖尿病患者及非北美国家糖尿病患者同时患有结核的风险更高。美国的研究表明糖尿病是肺结核独立的危险因素,不同的种族,相对危险度不同,在中年西班牙裔美国人中尤为明显。我国是结核病高负担国家之一,结核病的流行趋势不容乐观。上海市并发糖尿病肺结核患者新登记率从 1992 年的 0.70/10 万上升至 1997 年的 2.10/10 万,年递增率达到 24.57%,并发糖尿病肺结核患者占患者总数的构成比从 1.64% 上升至 4.86%。常州市 1995 年到 2000 年 6 年间肺结核患者平均年新登记率为 44.23/10 万,年新登记率基本持平或略有下降,其中肺结核合并糖尿病占肺结核患者的比例从 1995 年的 2.48% 上升到 2000 年的 5.22%,合并

症的年新登记率 1.24/10 万上升至 2.38/10 万,年平均递增 11.48%。

不同类型糖尿病在两病并发的情况并不一致。合并肺结核在 1 型糖尿病中比 2 型糖尿病中更多见。1 型糖尿病合并肺结核的相对危险度是人群的 26 倍,而 2 型糖尿病合并肺结核的相对危险度是人群的 7 倍。Chukanova 等的研究中,肺结核患者中 1 型糖尿病占 1.7%,2 型糖尿病 1.68%。肺结核患者患 1 型糖尿病的危险性比一般人群高 3.6%,而肺结核患者患 2 型糖尿病的危险性与一般人群相同。

二、糖尿病并发结核病的机制

糖尿病与艾滋病、尘肺共同列为结核病高发的三大危险因素。糖尿病易于并发结核病的机制较为复杂,可能与以下因素有关:

1. 糖代谢紊乱　糖尿病直接损害固患者有免疫和适应性免疫反应,导致患者易患结核病。动物实验已经证实,与血糖正常鼠相比,糖尿病鼠感染结核分枝杆菌后,体内细菌负荷更高,体内 IFN-γ、IL-12、结核分枝杆菌抗原反应性 T 细胞下降,导致在抗结核感染中起关键作用的 Th1 适应性免疫减弱。人类细胞在高胰岛素环境中,Th1/Th2、IFN-γ/IL-4 比例下降,导致 Th1 免疫减弱。糖尿病患者非特异性 IFN-γ 产生减少,体内 IFN-γ 水平与 HbA1C 水平负相关。与糖尿病微血管并发症、肾脏并发症一样,慢性血糖升高导致的免疫反应延迟,提高了机体对结核的易感性。长期高血糖可影响白细胞的吞噬能力,刺激白细胞的胞吐作用。电镜下显示糖尿病患者的白细胞形态规则,少突起及吞噬现象,胞浆内细胞器稀少,溶酶体反应低下,尤其是血糖控制不好的患者白细胞化学趋化性、杀菌活性均下降。此外,组织内含糖量高不仅有利于普通细菌繁殖,对结核菌的生长可能也是重要的碳源,实验室研究证明,在一定浓度范围内,结核分枝杆菌的生长速度与葡萄糖浓

度呈正相关。

2. 脂肪代谢紊乱　糖尿病患者常伴有高甘油三酯血症,甘油三酯的代谢产物之一甘油,不仅是结核分枝杆菌繁殖生长的重要能量来源,而且影响结核分枝杆菌菌体成分中的类脂质的构成和比例,影响毒力株的特征。糖尿病患者亦常伴有高胆固醇血症,曾有实验表明在培养基内加入适量胆固醇可刺激结核分枝杆菌生长。糖尿病患者血浆丙酮酸水平升高,丙酮酸有促进结核分枝杆菌生长的作用,是陈旧性结核病灶重新活动及结核感染的重要条件。

3. 蛋白质代谢紊乱　蛋白质代谢紊乱可引起低蛋白血症、营养不良而降低机体防御功能。长期高血糖可促进体内多种蛋白质非酶性糖基化(non-enzymatic glycosylation,NEG)而形成高级糖基化终末产物(advanced glycosylation end products,AGEP),导致免疫球蛋白生物活性下降,巨噬细胞功能降低,组织局部防御功能下降。结核分枝杆菌是单核-吞噬细胞内专性寄生菌,这些病理生理变化最终有利于结核病的发病。

4. 其他　糖尿病患者多伴有肝功能损害,使体内胡萝卜素转化为维生素 A 受阻,造成维生素 A 缺乏,使呼吸道黏膜上皮完整性受损,为结核菌感染创造了条件。另外,不少研究发现糖尿病患者肺泡上皮细胞增厚,肺毛细血管基底膜增厚从而导致肺容量下降,肺弥散功能低下、肺顺应性降低。红细胞 2,3-二磷酸甘油酸合成减少、糖化血红蛋白增加,导致血红蛋白氧离曲线左移,不利于氧的释放,加重组织缺氧。糖尿病性自主神经病变可导致气道反应性下降、支气管舒张性下降,从而易于发生肺炎、肺结核病、肺真菌感染等。

三、结核病与糖尿病的相互影响

(一) 并发糖尿病时肺结核病的临床特点

肺结核病常起病隐匿、呈慢性经过,尤其是老年患者。糖尿病控制不良者,可起病较急、较重,呈亚急性临床经过而易被误诊为社区获得性肺炎。有研究报道结核病合并糖尿病者症状更多,墨西哥-美国边界地区进行的调查发现合并糖尿病的结核患者发热、咯血的比例更高,多个研究报告合并糖尿病的结核病患者 PPD 试验阳性率明显降低,血沉亦可能因血黏度增高而并不增快。土耳其、马来西亚、沙特阿拉伯进行的研究未发现

两组患者临床表现间的重要差别。

肺结核病的胸部影像学表现主要与病程及机体免疫状态有关。关于并发糖尿病时肺结核病的胸部影像学表现还是有一些争议。但多数多研究结果提示并发糖尿病时肺结核病的胸部影像学表现不典型,以斑片影为多见,于短期内出现渗出、浸润,并易于形成干酪样坏死、多发空洞及支气管播散,可能与高糖环境促进结核菌生长有关;更值得注意的是,肺部结核病变部位亦不典型,常不发生于继发性肺结核的好发部位,而是病变范围广泛,多叶受累、下叶受累常见。例如,Perez-Guzman 等对比分析了 192 例糖尿病并发肺结核与 130 例单纯肺结核病患者的 X 线表现特点,结果显示,两病并发组上肺野病变显著低于单纯肺结核组(17% vs 56%),而下肺野病变与上、下肺野病变显著高于单纯肺结核组,分别为 19% vs 7% 与 64% vs 36%;空洞发生频率分别为 82% vs 59%,下肺野空洞及多发空洞发生频率分别为 29% vs 3% 与 25% vs 2%。老年糖尿病患者,下肺病变更为多见。这些特点具有重要的临床意义,一方面下叶受累的肺结核临床上应注意与社区获得性肺炎、肺癌等鉴别,另一方面没有上叶受累时,痰涂片找抗酸杆菌的阳性率偏低,可能造成诊断的延误。国内研究结果则发现,与一般患者比较,并发糖尿病患者的痰菌阳性率高达 48%,Ⅲ型患者比例高达 86%,而且Ⅲ和Ⅳ型患者中有空洞的比例也高达 33%,糖尿病肺结核影像学的干酪性病变特征主要为血糖控制水平较差引起。

糖尿病合并肺结核患者肺结核的病情发展与高血糖症的程度明显相关。糖尿病增加了活动性结核、培养证实的结核、肺结核(伴或不伴有肺外结核)的危险性,RR 分别为 1.77 (95%CI:1.41,2.24)、1.91(95%CI:1.45,2.52)、1.89(95%CI:1.48,2.42),但不增加肺外结核(伴或不伴肺结核)的风险,入选时 HbA1c<7% 者风险并不增加。在糖尿病患者中,基线 HbA1c>7% 与活动性结核、培养证实结核、肺结核相关,RR 分别为 3.11 (95%CI:1.63,5.92)、3.08(95%CI:1.44,6.57)、3.63(95% CI:1.79,7.33)。

接受短程督导抗结核治疗时,肺结核合并糖尿病患者治疗 6 个月后,痰菌转阴率低于非糖尿病患者,治疗失败或死亡的风险高于非糖尿病患者,死亡原因可能为肺结核相关的呼吸衰竭或糖尿病昏迷。另外,肺结核合并糖尿病患者的 2 年内复

发率(20.0%)显著高于单纯肺结核患者(5.3%)。之所以出现这种结果,可能原因为:①耐药性:Bashar M 的研究显示,糖尿病与耐多药肺结核联系密切,其患耐多药肺结核危险是非糖尿病人的 5 倍。②药代动力学研究结果:药代动力学研究显示服用相同剂量利福平后结核病合并糖尿病患者药时曲线下面积低于对照组 2 倍,仅有 6% 糖尿病组患者最高血药浓度均高于 8mg/L,而非糖尿病患者 47% 达到这一浓度。③糖尿病患者合并结核病时,控制血糖与结核病的营养疗法互相矛盾,抗结核药物导致血糖波动与糖尿病的治疗也构成矛盾,这不仅使糖尿病的治疗受到影响,也会相应降低抗结核治疗的疗效。

糖尿病对结核病的临床表现、影像学特点的种种影响,直接导致了结核病的早期发现和诊断困难,延误了患者的治疗,更重要的是增加了结核病的传播风险。

(二) 结核病对糖尿病的可能影响

感染,包括结核可使糖耐量受损者(IGR,包括 IFG 和 IGT)发展为临床糖尿病,临床上出现体重减轻、食欲减退、乏力等。也可使糖尿病患者血糖出现波动,易诱发酮症酸中毒。在尼日利亚、土耳其进行的两项观察还发现感染可以引起患者可逆性糖耐量受损,感染控制后患者的糖耐量试验可恢复正常,但这种损害并非糖尿病所特有。

糖尿病并发结核病时,抗结核药物对糖尿病及其并发症产生的影响也不可忽视。曾有报告,异烟肼(INH)可干扰正常糖代谢,使血糖波动;异烟肼与维生素 B_6 的化学结构相似,两者合用可竞争同一酶系统而促进维生素 B_6 代谢,造成维生素 B_6 缺乏,易产生末梢神经炎,加重糖尿病性周围神经病变;利福平(RFP)为肝酶诱导剂,可加速口服磺脲类降糖药(如 D_{860})的灭活,缩短其半衰期而影响降糖效果;异烟肼(INH)、对氨基水杨酸钠(PAS)在尿中的代谢产物可使班氏试剂中的硫酸铜还原为硫酸亚铜而使尿糖呈假阳性反应;乙胺丁醇(EMB)用于两病并发者,可增加患者球后视神经炎、下肢麻木感;链霉素、阿米卡星、卷曲霉素等对糖尿病肾病有不利影响;喹诺酮类药物也偶有引起氮质血症的报道;治疗结核性脑膜炎、心包炎时,较长期并用糖类皮质激素也可诱发应激性高血糖或出现临床糖尿病。

四、糖尿病合并肺结核病时,糖尿病及肺结核病病情程度判断标准

(一) 两病并发时糖尿病病情评定

轻度:空腹血糖<11.1mmol/L(200mg/dl),多为 40 岁以上成年人,糖尿病症状轻微或不明显,一般不会发生酮症酸中毒,饮食控制或口服抗糖尿病药物即可控制血糖。

中度:空腹血糖 11.1 ~ 16.6mmol/L(200 ~ 300mg/dl),以成年或青年多见,有糖尿病症状,偶有酮症酸中毒,胰岛素用量在 50U/d 左右,口服抗糖尿病药物也可能有效。

重度:空腹血糖>16.6mmol/L(300mg/dl),青年或消瘦中年人为主,糖尿病症状明显,病情不稳定,活动、饮食、情绪波动易使病情变化而易发生酮症酸中毒且病情严重。一般口服抗糖尿病药物无效,需要用胰岛素治疗,其用量一般大于 50U/d,但应注意,本型对胰岛素敏感,易发生低血糖。

(二) 两病并发时肺结核病情评定

肺结核病变严重程度按照病变的范围及有无空洞分为:

轻度:胸片无空洞病变,病灶范围≯两个肺野;

中度:胸片有空洞病变,病灶范围≯两个肺野;

重度:胸片有空洞病变,病灶范围>两个肺野。

五、糖尿病合并肺结核病的治疗

糖尿病与肺结核病并发时,如不能有效控制糖尿病,抗结核治疗难以奏效;结核菌感染加重胰腺负担,使血糖不容易控制到理想水平。因此,要积极、有效的治疗糖尿病,同时予以合理的抗结核治疗,坚持两病并发,两病兼治的原则。积极检测、诊断、治疗糖尿病的努力,都有可能对控制结核病有益。

两病并发时,糖尿病治疗应注意的问题:

1. 坚持糖尿病治疗的五项原则 教育与心理治疗、饮食治疗、药物治疗、体育疗法与糖尿病病情监测。

2. 抗糖尿病药物的临床应用:当血糖≥11.1mmol/L(200mg/dl)并有以下情况之一者应首先使用胰岛素治疗:①肺内病变范围相加超过 2 个肋间,且有空洞;②糖尿病合并肺结核与肺外结核;③糖尿病合并血行播散性肺结核;④儿童糖尿病合并肺结核。当空腹血糖降至 11.1mmol/L(200mg/dl)以下,根据病情可考虑停用胰岛素,

改口服抗糖尿病药物维持治疗。

3. 结核病患者对营养要求较高,糖尿病并发活动性肺结核时,适当增加总热量及蛋白质摄入量,每日主食 300～400g,副食中蛋白质约 50～80g,全日蛋白质总摄入量为 100g 左右,脂肪 60g 左右。运动需量力而行,结核中毒症状明显或咯血者暂不宜进行较强的活动或体育锻炼。

4. 两病并发时糖尿病的控制标准:①理想控制标准为治疗后糖尿病症状消失,空腹血糖<7.2mmol/L（130mg/dl）,餐后 2 小时血糖<10.0mmol/L（180mg/dl）;②较好控制标准为治疗后糖尿病症状基本消失,空腹血糖<8.3mmol/L（150mg/dl）,餐后 2 小时血糖 11.1～13.9mmol/L（200～250mg/dl）;③控制不佳是治疗后糖尿病症状仍存在或部分存在,空腹血糖>8.3mmol/L（150mg/dl）,餐后 2 小时血糖>13.9mmol/L（250mg/dl）左右。

两病并发时,抗结核化疗应选择合计 2 价以上抗结核药物联合化疗,避免结核分枝杆菌产生耐药。化疗方案可选择短程二阶段方案:2HPZE（S）/4（7）HR;亦可选择标准化疗方案:6HPS（E）/12HP（E）,H:异烟肼、R:利福平、Z:吡嗪酰胺、S:链霉素、E:乙胺丁醇、P:对氨基水杨酸钠,小写阿拉伯数字为化疗月数,/前为强化治疗期,/后为巩固治疗期。标准化疗方案疗程为 1 年半至2 年,如果强化期满,患者痰中结核分枝杆菌仍为阳性,则应延长强化期 2 个月,复查痰菌至阴转再进入巩固治疗期。

两病并发时,结核病治疗应注意的问题:

1. 坚持结核病化疗早期、联合、规律、全程、适量的原则。

2. 密切观察抗结核药物可能对糖尿病的各种并发症及与降糖药物相互作用的不良反应,定期复查肝肾功能、血常规、胸部 X 线片或 CT 检查、痰结核菌、眼底等,必要时需酌情调整剂量或治疗方案,老年病例更应个体化治疗。

3. 并发糖尿病患者的抗结核治疗疗程宜适当延长。有报告表明并发糖尿病患者中耐药、耐多药结核病显著高于单纯肺结核患者,当患者结核病反复治疗迁延不愈时,应考虑耐药结核分枝杆菌感染或非结核分枝杆菌感染,痰菌阳性者应做抗结核药药物敏感性实验,选择敏感药物或未曾使用过的二线抗结核药物联合化疗。

六、糖尿病合并肺结核病的预后

在化疗时代前,糖尿病合并肺结核病的病死率达 90%,较单纯肺结核高 8 倍。近 50 年,随着化疗药物的发展,两病并发的病死率下降至10.9%。总之,只要有效控制好糖尿病,合理抗结核化疗,加强支持治疗,两病并发与单纯肺结核的化疗疗效相似。

七、糖尿病合并肺结核病的预防

1. 糖尿病患者应避免直接接触活动性肺结核患者。

2. 对结素阴性的糖尿病患者可接种卡介苗,并每年定期做胸部 X 检查,以便早期发现肺结核病患者。

3. 糖尿病患者出现原因不明的血糖波动或呼吸道症状时,更应及时做胸部 X 检查及痰的结核分枝杆菌检查,以明确糖尿病患者是否并发结核病。

4. 对结核病患者,尤其是抗结核治疗效果不好的患者,应常规做尿糖及血糖检查,可疑糖尿病者及时行糖尿病相关检查以明确诊断,一并治疗。

八、关于非结核分枝杆菌感染

近年来,随着医源性感染机会增多、各种免疫抑制剂的使用导致细胞免疫功能低下、人口老龄问题日益突出、工业化发展使水源、空气污染增加,同时随着细菌学和分子生物学对 NTM（nontuberculous mycobacterium,NTM）鉴定及鉴别技术的进步,临床医生对 NTM 病的认识逐步提高,NTM 病有逐渐增多的趋势。据美国、法国、加拿大的资料,NTM 的患病率均有上升趋势。我国虽没有 NTM 病的流行病学调查结果,但据报道NTM 分离率由 1979 年的 4.3% 升至 2000 年的11.1%。NTM 肺病的临床症状、病理改变、胸部X 线表现均与肺结核十分相似,但多数 NTM 对一线抗结核药物欠敏感乃至高度耐药,故两者疗效差异较大,当患者疗效欠佳,痰菌持续阳性时,除要考虑治疗方案是否合理、患者的依从性、原发或继发耐药等因素外,还需考虑非结核分枝杆菌肺病的可能。

（蒲纯　李淑芬）

参 考 文 献

1. World Health Organization （2007） Tuberculosis Fact

Sheet. Fact Sheet No. 104. Available：http：//www. who. int/mediacentre/factsheets/fs104/en/print. html. Accessed 25 September 2007.

2. Jeon CY，Murray MB. Diabetes mellitus increases the risk of active tuberculosis：a systematic review of 13 observational studies. Plos Medicine，2008，5：1091-1101.

3. Pablos-Méndez A，Blustein J，Knirsch CA. The role of diabetes mellitus in the higher prevalence of tuberculosis among Hispanics. Am J Public Health，1997，87（4）：574-579.

4. 林松柏，沈梅，孙亚玲，等. 上海市肺结核患者并发糖尿病的流病学特征. 中华结核和呼吸杂志，1998，21（8）：504-508.

5. 朱艳琴，张建陶. 常州市肺结核病合并糖尿病的流行病学分析. 中国慢性病预防与控制. 2002，10（1）：10-11.

6. Feleke Y，Abdulkadir J，Aderaye G. Prevalence and clinical features of tuberculosis in Ethiopian diabetic patients. East Afr Med J，1999，76：361-364.

7. Chukanova VP，Sergeev AS，Pospelov LE，et al. Epidemiological and immunogenetic analysis of tuberculosis and diabetes mellitus association. Probl Tuberk，2000，（4）：11-14.

8. 肖和平. 结核病防治新进展. 上海：复旦大学出版社，2004：ll，81-121.

9. Yamashiro S，Kwakami K，Uezu K，et al. Lower expression of Th1-related cytokines and inducible nitric oxide synthase in mice with streptozotocin-induced diabetes mellitus infected with Mycobacteium tuberculosis. Clin Exp Immunol，2005，139：57-64.

10. Martens GW，Arikan MC，Lee J，et al. Tuberculosis susceptibility of diabetic mice. Am J Respir Cell Mol Biol，2007，37：518-524.

11. Viardot A，Grey ST，Mackay F，et al. Potential anti-inflammatory role of insulin via the preferential polarization of effector T cells toward a T helper 2 phenotype. Endocrinology. 2007，148：346-353.

12. Stalenhoef JE，Alisjahbana B，Nelwan EJ，et al. The role of interferon-gamma in the increased tuberculosis risk in type 2 diabetes mellitus. Eur J Clin Microbiol Infect Dis，2008，27：97-103.

13. Tsukaguchi K，Okamura H，Ikuno M，et al. The relation between diabetes mellitus and IFN-gamma，IL-12 and IL-10 productions by CD4t alpha beta T cells and monocytes in patients with pulmonary tuberculosis. Kekkaku，1997，72：617-622.

14. Delamaire M.，Maugendre D，Moreno M，et al. Impaired Leucocyte functions in diabetic patients. Diabet Med，1997，14：29-34.

15. Rayfield EJ，Ault MJ，Keusch GT，et al. Infection and diabetes：The case for glucose control. Am J Med，1982，72：439-450.

16. Sugawara I，Mizuno S. Higher Susceptibility of Type 1 Diabetic Rat s to Mycobacteri um Tuberculosis Infection. Tohoku J Exp Med，2008，216：363-370.

17. 单菊生，那希宽. 丙酮酸钠对结核菌促进生长的研究——基础实验与分离培养. 中华结核和呼吸杂志，1984，1：10-12.

18. Alisjahbana B，Sahiratmadja E，Nelwan EJ，et al. The Effect of Type 2 Diabetes Mellitus on the Presentation and Treatment Response of Pulmonary Tuberculosis. CID，2007，45：428-435.

19. Restrepo BI，Fisher-Hoch SP，Crespo JG，et al. Type 2 diabetes and tuberculosis in a dynamic bi-national border population. Epidemiol Infect，2007，135：483-491.

20. Bacakoglu F，Basoglu OO，Cok G，et al. Pulmonary tuberculosis in patients with diabetes mellitus. Respiration 2001；68：595-600.

21. Nissapatorn V，Kuppusamy I，Jamaiah I，Fong MY，Rohela M，Anuar AK. Tuberculosis in diabetic patients：a clinical perspective. Southeast Asian J Trop Med Public Health，2005，36（Suppl 4）：213-220.

22. Dodd PJ，Millington KA，Ghani AC，et al. Interpreting tuberculin skin tests in a population with a high prevalence of HIV，tuberculosis，and nonspecific tuberculin sensitivity. Am J Epidemiol，2010，171（9）：1037-1045.

23. Singla R，Khan N，Al Sharif N，et al. Influence of diabetes on manifestations and treatment outcome of pulmonary TB patients. Int J Tuberc Lung Dis，2006，10：74-79.

24. Patel AK. Rami KC，Ghanchi FD. Radiological presentation of patients of pulmonary tuberculosis with diabetes mellitus. Lung India，2011，28（1）：70.

25. Pezez-Guzman C，Torres-Cruz A，Villarrel-Valarde H，et al. Atypical radiological imagines of pulmonary tuberculosis in 192 diabetic patients：a comparative study. Int J Tuber Lung Dis，2001，5：455-461.

26. Shaikh MA，Singla R，Khan NB，et al. Does diabetes alter the radiological presentation of pulmonary tuberculosis. Saudi Med J. 2003 Mar；24（3）：278-281.

27. Al-Tawfiq JA，Saadeh BM. Radiographic manifestations of culture-positive pulmonary tuberculosis：cavitary or non-cavitary？ Int J Tuberc Lung Dis，2009，13：367-370.

28. 尹洪云，刘一典，史祥，等. 糖尿病肺结核影像学特点与血糖相关性分析. 中国防痨杂志，2010，32：652-655.

29. Leung CC，Lam TH，Chan WM，et al. Diabetic control and risk of tuberculosis：a cohort study. Am J Epidemiol，

2008,167(12):1486-1494.

30. Mboussa J, Monabeka H, Kombo M, et al. Course of pulmonary tuberculosis in diabetics. Rev Pneumol Clin, 2003,59:39-44.

31. Morsy AM, Zaher HH, Hassan MH, et al. Predictors of treatment failure among tuberculosis patients under DOTS strategy in Egypt. East Mediterr Health J, 2003, 9: 689-701.

32. Zhang Q, Xiao H, Sugawara I. Tuberculosis complicated by diabetes mellitus at shanghai pulmonary hospital, china. Jpn J Infect Dis, 2009, 62(5):390-391.

33. Bashar M, Alcabes P, Rom WN, Condos R. Increased incidence of multidrug-resistant tuberculosis in diabetic patients on the Bellevue Chest Service, 1987 to 1997. Chest, 2001, 120(5):1514-1519.

34. Nijland HM, Ruslami R, Stalenhoef JE, et al. Exposure to rifampicin is strongly reduced in patients with tuberculosis and type 2 diabetes. CID, 2006, 43:848-854.

35. Peloquin CA. Therapeutic drug monitoring in the treatment of tuberculosis. Drugs, 2002, 62:2169-2183.

36. Oluboyo PO, Erasmus RT. The significance of glucose intolerance in pulmonary tuberculosis. Tubercle, 1990, 71: 135-138.

37. Basoglu OK, Bacakoglu F, Cok G, et al. The oral glucose tolerance test in patients with respiratory infections. Monaldi Arch Chest Dis, 1999, 54:307-10.

38. Dailloux M, abalain ML, Laurain C, et al. Respiratory infections with nontuberculous mycobacteria in non-HIV patients. Eur Resir J, 2006, 28:1211-1215.

39. Billinger ME, Olivier KN, Viboud C, et al. Hospitalizations for non-tuberculous mycobacteria-associated lung disease, United States, 1998-2005. Emerg Infect Dis, 2009, 15:1562-1569.

40. Marras TK, Chedore P, Ying AM, et al. Isolation prevalence of pulmonary non-tuberculous mycobacteria in Ontario, 1997-2003. Thorax, 2007, 62:661-666.

41. 全国结核病流行病学抽样调查技术指导组. 第四次全国结核病流行病学抽样调查报告. 中华结核和呼吸杂志, 2002, 25:3-7.

第 63 章

糖尿病与胃肠病

糖尿病并发症是一种常见的慢性并发症,是由糖尿病病变转变而来。由于诊断标准及检测方法不同和世界各地所报告病例的年龄及病情差异,其发生率报道不一。糖尿病患者 40% ~76% 出现食管和胃肠道功能障碍,20% ~40% 有明显的食管和胃肠道症状。

糖尿病消化系统并发症是常见并发症之一,可不同程度地累及食管、胃肠、肝、胆等,产生功能紊乱和(或)病变,临床表现不一,主要包括糖尿病性胃肠病、糖尿病性胆石和胆道感染、糖尿病性肝脏病变等。糖尿病胃肠病变发生率占糖尿病患者的 1/2 左右,有报道其中胃部病变占 10% 左右,腹泻和便秘各约占 20%,因部分患者无临床表现,故临床就诊发病率比实际发病率低。

糖尿病消化系统并发症是由于高血糖所致,高血糖主要引起自主神经系统(ANS)包括交感神经与副交感神经的病变,自主神经轴突脱髓鞘及神经节病变,同时部分患者会发生中枢神经系统(ENS)病变,从而影响胃肠道动力;高血糖同时可引起平滑肌变形、缺血以及神经营养降低。糖尿病患者出现的胃肠道运动异常又进一步影响机体对血糖水平的控制。糖尿病患者胃肠道运动功能提示糖尿病的不同阶段,胃肠功能障碍及其机制可能有所不同。糖尿病胃肠道运动障碍十分常见,多数发生消化不良的症状。最常见的是糖尿病性胃轻瘫(diabetic gastroparesis,DGP),患者早期多无症状;主要表现为消化系统神经支配功能障碍,可引起吞咽不畅、上腹胀、呃逆,严重者顽固性呕吐。肠功能紊乱可引起慢性腹泻,尤于下半夜多见,俗称"五更泻";亦可表现为腹泻、便秘交替出现等。

一、糖尿病合并胃肠病的危险因素及其病理生理

(一)自主神经病变

内脏自主神经包括迷走神经和交感神经两

种,糖尿病患者自主神经病变发生率为 20% ~40%,常与以下几点相关:①迷走神经和交感神经节发生退行性改变,进而引起胃肠蠕动功能障碍和分泌功能下降,导致胃轻瘫、胃潴留、便秘等;同时,因为内脏神经节的病变,导致迷走神经与交感神经电偶联异常,电偶联增强时使肠蠕动增加,产生腹泻;电偶联减弱时,则表现为便秘。②胃肠暴发峰电位减弱,影响胃肠的协调性运动,导致便秘等发生。

目前有多种关于自主神经病变学说:①多元醇通路学说:糖尿病时,多元醇通路活性增加,在醛糖还原酶作用下,产生一系列酶联反应,使神经细胞内山梨醇通路代谢上升,果糖生成增加,易致神经细胞水肿。②山梨醇-肌醇失常学说:糖尿病患者常有肌醇水平降低,代谢产物磷酸肌醇生成减少,致使神经元细胞膜上 K^+-Na^+-ATP 酶活性下降,Na^+ 在细胞内增加,导致神经节去极化减弱,神经传导速度下降或失去。③氧自由基学说:糖尿病患者糖代谢过程中可产生大量的超氧化物和过氧化氢,这些高度活性物质在神经组织中的增加使神经细胞膜磷脂内不饱和磷脂酸发生过氧反应,导致一系列生化反应和结构改变,引起胃肠神经功能异常。④蛋白质非酶糖化学说:由于糖尿病患者过度糖化终末产物(AGEs)生成增加,其参与修饰神经细胞内蛋白质表达,引起神经元细胞功能障碍。

(二)胃肠道内分泌功能失调

1. 促胃液素 促胃液素是一种简明结构的胃-肠-胰(gastro-entero-pancreatic,GEP)激素,为血清中主要的循环激素之一,其生理作用包括促进胃酸分泌和营养胃黏膜并刺激胃黏膜生长、修复。当糖尿病患者伴有自主神经病变,迷走神经对促胃液素分泌调控作用减弱,致使出现高促胃液素血症,诱发胃炎和溃疡等。

2. 胃动素 胃动素系 22 个氨基酸多肽组成,主要由十二指肠及空肠黏膜分泌,结肠和远端

621

小肠也有少量分泌,在消化间期时血中含量最高,以促进胃肠内未消化食物残渣排空。糖尿病患者迷走神经病变时,胃动素分泌下降,导致胃动力障碍发生。

3. 胰高血糖素　胰高血糖素是胰腺 α 细胞分泌的一种 29 氨基酸残基单链多肽,参与抑制胃、小肠、结肠张力及蠕动,抑制胆囊收缩和胰外分泌以及抑制肠道对水、盐的吸收。自主神经病变引起胰高血糖素分泌量改变,容易导致腹泻和便秘等肠道并发症的发生。

4. 胆囊收缩素(cholecystokinin,CCK)　由十二指肠和空肠黏膜中 I 细胞或 CCK 细胞分泌,有刺激胰岛素、胰消化酶合成和分泌、胆囊收缩、Od-di 括约肌舒张等作用,同时 CCK 也参与胃肠道功能调节。糖尿病自主神经病变时,胆囊收缩素分泌障碍,引起和加重相关消化系症状或疾病。

5. 胰多肽　为 36 氨基酸多肽,由胰腺 PP 细胞分泌,是强力胰腺外分泌抑制剂,对胰液外分泌起重要的负调控作用。糖尿病患者常有胃多肽分泌障碍。

6. 生长抑素　其活性成分为小环状 14 肽,主要由神经核分泌合成,少量 D 细胞分泌,参与抑制胃液、胃酸、胰液、肝胆汁、消化酶等分泌,抑制消化道多肽类激素的分泌,抑制胃肠蠕动和对葡萄糖、果糖的吸收,糖尿病患者大多有生长抑素分泌下降。

7. P 物质　是第一个发现的一种脑肠肽,由 11 个氨基酸残基组成,在整个胃肠道均有分布,主要存在于十二指肠和空肠 EC 细胞内,是促进胃肠运动的神经递质,糖尿病胃肠病变患者血浆 P 物质水平低于单纯糖尿病患者。

（三）胃肠道微血管病变和血流变异常及血液理化改变

糖尿病患者微血管病变主要表现为血管基底膜糖蛋白沉积引起血管壁增厚,伴有内皮细胞增生,使血管管腔狭窄,形态扭曲,加上高血糖引起的血黏滞度升高和血小板、红细胞聚集增加,容易引起血流减慢,甚至导致血栓形成或血管闭塞,使胃肠黏膜水肿、糜烂和溃疡。

胃肠微血管病变和血流变异常发生与蛋白激酶 C(PKC)活性增加有关,PKC 活化是糖尿病血管并发症的重要生化机制:①细胞内 PKC 通路参与血管功能调节,包括血管舒缩、通透性、基底膜再生、内皮细胞生长、血管再生、血流动力学和血凝机制等;②参与一氧化碳(NO)生成调节:一方面抑制 NO 合成酶的活性,使 NO 生成减少,另一方面又可抑制 NO 介导的 cGMP 生成,导致微血管动力学改变;③通过调节 V-W 因子的分泌,增加 PAI-1 含量和活性,增强血小板功能,使糖尿病患者血液高凝和高黏滞度。过度糖化终末产物(AGEs)在血管中长期蓄积,以共价键的形式与蛋白质相结合,在微血管和血流异常时,使胶原蛋白质和血浆蛋白之间发生不可逆性交联,导致微血管基底膜增厚,血流变更加异常,甚至于血管腔阻塞,糖尿病血液易产生高凝状态,进一步加重了器官和组织的缺氧,这主要与血液理化改变有关,如高血脂、高血糖、低氧血症、血小板黏附增加等。

（四）幽门螺杆菌感染

有研究表明,糖尿病胃轻瘫患者幽门螺杆菌感染率为 75.56%,远高于糖尿病无胃轻瘫患者的幽门螺杆菌感染率的 43.85%,后者感染率与普通正常人群接近,提示幽门螺杆菌与糖尿病胃轻瘫相关。

（五）胆酸吸收障碍

因糖尿病患者胆汁酸吸收不良,排泄增加,加之其有刺激肠道蠕动作用,故常易导致腹泻。

（六）胰腺外分泌功能障碍

胰腺内分泌激素有促进胰腺腺泡生长的作用,特别是胰岛素,当胰岛素分泌不足时,糖尿病患者常有不同程度的外分泌功能障碍,表现为脂肪吸收不良性腹泻。

（七）酮症酸中毒

酮症酸中毒时,患者常伴有中毒产物增加、低氧血症、水电解质平衡紊乱等,使胃黏膜微循环障碍,产生缺血缺氧,引起胃黏膜广泛充血、水肿、糜烂、出血,甚至产生溃疡。

（八）糖尿病和胃肠道癌症之间的关系

早在 1959 年 Foslin 就指出糖尿病和癌症之间的关系。近十年流行病学研究显示糖尿病和癌症的发生、发展密切相关,糖尿病使胰腺癌、肝癌、结直肠癌发病风险轻度到中度增加。一项对 45 550 名成年男子追踪随访 6.2 年的研究发现:糖尿病患者大肠癌的发生率较非糖尿病患者增高 49%,在调整腰围、体质指数(BMI)、运动量及饮食等可能的混杂因素后,糖尿病仍然是大肠癌发生的危险因素。中华医学会糖尿病学分会调查了我国 15 个省市 1991 年至 2005 年糖尿病住院患者死因,结果发现糖尿病组合并胰腺癌、肝癌、结肠癌多见,与非糖尿病组肿瘤发生类型不同,非糖尿病组合并上消化道肿瘤(胃癌、食管癌)发生率较糖尿病组高。糖尿病合并消化系统肿瘤患者常以非消化系统症状就诊,一经确诊21%～43%患者有转移征象,说明糖尿病合并消化系统肿瘤易于被其他疾病掩盖症状,需要我们在临床上重视肿瘤的筛查工作。糖尿病患者合并消化系统肿瘤预后差,死亡率高。

糖尿病可能的致癌机制不甚清楚,可能原因是:

(1) 糖尿病和肿瘤发病存在很多共同的危险因素,包括年龄、性别、肥胖、运动、饮食和吸烟等。

(2) 糖尿病和肿瘤间可能存在某些生物学联系,如胰岛素抵抗和(或)高胰岛素血症、胰岛素-胰岛素样生长因子1(IGF-1)轴、高血糖和慢性炎症等。

1) 高胰岛素血症:2型糖尿病大多存在胰岛素抵抗导致的内源性高胰岛素血症。胰岛素也是一种弱的促生K因子,生理状态下,胰岛素与其受体结合后,通过磷酸肌醇3激酶(PI3K)信号转导系统介导其代谢调节作用,同时通过丝裂原活化蛋白激酶(MAPK)通路发挥其促有丝分裂作用。二者都属于胰岛素固有的生理作用。当存在胰岛素抵抗和高胰岛素血症时,特别是受体后胰岛素抵抗导致P13K信号通路受阻时,MAPK通路信号有可能被放大和加强,胰岛素的生理性促增殖促有丝分裂作用有可能演变为病理作用,从而有可能促进有缺陷的腺体/细胞的异常增殖和突变;另外,胰岛素样生长因子受体(IGFIR)与胰岛素受体(IR)具有高度同源性及结构上的相似性,在高浓度胰岛素的情况下,胰岛素可与IGFIR结合并使其激活,增强了IGF-1促有丝分裂及抗细胞凋亡活性。

2) 高血糖:Warburg假说和肿瘤能量学说认为,癌组织是一个高糖需求甚至葡萄糖成瘾的组织,依赖糖酵解提供能量。由于糖酵解产生相同量的ATP比糖的氧化磷酸化需要消耗更多的糖,因而未控制的高血糖可能有利于肿瘤生长;此外,高血糖干扰细胞正常的维生素C代谢、降低免疫系统功能和诱发氧化应激也起某种作用。糖尿病的代谢控制不良会导致体内的持久促炎反应和氧化应激,特别是细胞线粒体的氧化应激,将损害对DNA高耗能修复过程的功能;而糖尿病的促炎反应可持续数年至数十年,将降低细胞的抗氧化能力,诱导缺陷细胞的突变。此外,2型糖尿病患者多伴有肥胖。脂肪组织是一个活跃的内分泌器,能够分泌游离脂肪酸、白介素-6、脂连素、瘦素和肿瘤坏死因子。这些因子可能在调节癌肿的转化和进展中起重要作用。

(3) 降糖药物可以通过对胰岛素水平的调节影响肿瘤的发生,增加内源性胰岛素水平的治疗(如磺脲类、胰岛素类)可能增加患癌症的风险,而降低胰岛素水平改善胰岛素抵抗的治疗(如二甲双胍、噻唑烷二酮)则可能减少癌症的发生。临床上对高危患者要注意肿瘤的筛查,在降血糖治疗时应给予综合考虑,选择合适的治疗方法。

二、糖尿病患者合并消化系统并发症

(一) 食管

1. 食管运动紊乱 食管轻微的运动紊乱在糖尿病中十分常见,通常是无症状的。1977年,Hollis等最早对糖尿病患者进行食管动力检查,发现56%的患者食管运动紊乱。有糖尿病性神经病变者更明显。1987—1992年,Huppe和Keshavarzian等将食管传输的闪烁成像法研究与食管压力测定相结合,发现多峰收缩通常与正常食管传输有关,而多元收缩与延迟传输有关。2000年,Jackson等将有胃食管反流性疾病患者根据有无糖尿病进行分组,并比较两组患者的24小时食管pH值、自主神经功能测定和胃电图检查(EGG):①两组的EGG值都有异常。②糖尿病组的24小时食管pH值正常,自主神经功能有异常。③无糖尿病组则相反。④糖尿病组的食管下括约肌压力和舒张一般正常。2008年Kinekawa等对患者进行分析发现随着糖尿病患者随着病程的延长,食管运动功能紊乱呈现进行性加重,同时患者胃食管反流的几率呈进行性增高。

目前糖尿病食管运动紊乱的机制不明。绝大多数患者没有相关的食管症状,罕有胸痛。糖尿病食管神经病变会引起食管异常蠕动(蠕动波幅低,多峰非蠕动收缩)、自发性收缩、食管扩张,以及下食管括约肌节律受损、食物通过缓慢及反流,导致胃灼热和吞咽困难。动力异常与高血糖之间的关系并无定论。其他可能与糖尿病相关导致食管反流的因素有肥胖、高血糖、腮腺重碳酸盐分泌降低、真菌及病毒感染等。

2. 念珠菌性食管炎 念珠菌性食管炎是糖尿病重要并发症之一,与糖尿病相关的免疫受损、食管动力紊乱致食管内容物淤滞具有相关性。

（二）胃

1. 胃运动受损

近端胃："容受性松弛"受迷走神经中的抑制性神经调节，"适应性松弛"通过抑制性神经激素作用调节。糖尿病患者的静息张力相同，通过动力指数测得的基底部的收缩活动减少，被认为是糖尿病抑制性神经丧失所致。

远端胃：糖尿病患者出现慢波和收缩的改变，可能是多因素所致，包括神经支配的改变和代谢异常。血糖浓度的急性改变可显著影响胃肠道运动功能。

幽门：严格的测压研究显示糖尿病患者空腹和餐后幽门的动力活动增加，有发作性"幽门痉挛"，幽门的紧张相活动增强剂持续时间延长。

2. 胃排空受损

这主要是由于迷走神经控制受损。Keshavarzian 等发现糖尿病患者胃的液体排空快，并认为这是由于糖尿病患者胃的容受性松弛减弱造成的。Horowit 等发现糖尿病患者的胃对于固体的排空存在延缓，对于那些难消化的固体可能容易形成胃结石。

3. 糖尿病性胃病

是与糖尿病相关的胃功能、收缩、电生理和感觉异常的一种综合征。主要是由于糖尿病自主神经病变，与高血糖致神经病变、胃电节律紊乱、胃动力减弱和紊乱有关。糖尿病性胃病会使空腹胃潴留量超过 1000ml，胃扩张，胃潴留，甚至出现胃石，以及胃内食糜向肠道运动延缓。

（三）肠道

糖尿病患者可出现腹泻、消瘦，50% 患者具有自主神经病变；另外还常见大便失禁，与肛门括约肌功能失常、感觉阈值降低有关。还有部分患者伴有便秘腹胀，其中 20% 患有神经病变。

1. 小肠的运动与电生理活动变化

Camilleri 和 Malagelada 发现糖尿病患者小肠动力异常：可见移行性复合运动，但 60% 的时相Ⅲ复合运动不起源于胃窦部；28% 十二指肠和空肠收缩的幅度和频率均减低；64% 出现显著周期性时相压力活动，不能传送；50% 不能产生典型的进食后收缩活动。

2. 细菌过度生长与腹泻

糖尿病患者的小肠动力紊乱可能与小肠淤滞和细菌过度生长有关。腹泻患者中：细菌过度生长的发生率在 20% ~ 43%。自主神经病变可通过改变小肠动力，使小肠传输加快而导致糖尿病患者发生腹泻。

3. 与结肠相关的问题

正常结肠运动节律不规则，由慢波的节律决定，右侧结肠以节段性和逆行性收缩为主；左侧结肠，节段性收缩为主，增多则便秘，减少则腹泻；集团运动为巨型蠕动收缩引起结肠内容物快速推移。糖尿病患者的结肠动力和电活动研究不多：Battle 等研究发现，在糖尿病患者进食标准餐后，结肠的肌电波峰活动和动力反应较正常人有不同程度的下降。Wegender 等进一步证实糖尿病患者的整个消化道传输迟缓。

目前发现 2 型糖尿病患者结肠癌的潜在危险性有一定程度的提升。由于高胰岛素水平和胰岛素样生长因子类似物可能影响细胞增殖和凋亡，在肿瘤发生中起到作用。

（四）肛门直肠功能

糖尿病患者常见大便失禁。发病机制：①静息状态下和挤压后肛门的压力减低；②对直肠扩张的感知觉减弱；③引发肛门外括约肌反射的阈值升高；④肛门反射受损。

（五）肝脏

糖尿病患者可出现右上腹痛，肝大，脂肪肝，转氨酶上升等表现。

1. 肝糖原增多

在一些糖尿病患者中出现肝糖原增多，以 1 型糖尿病居多，并导致肝大。原因：间断、过量的胰岛素治疗，使过量的胰岛素刺激肝糖原大量合成。一般不会出现异常的肝功能障碍或症状。

2. 糖尿病与脂肪肝

2 型糖尿病患者多伴有胰岛素抵抗（IR）和不同程度的脂代谢的紊乱，2 型糖尿病脂肪肝的发病率可达 21% ~ 78%。以肝细胞脂肪变性为主的临床病理综合征，是慢性肝病的主要原因。而普通人群中非酒精性脂肪肝病（non-alcoholic fatty liver disease, NAFLD）的患病率为 1% ~ 9%。近年来普遍认为，胰岛素肝性抵抗主要表现为脂肪肝，甚至在脂肪肝形成过程中起重要作用，并将脂肪肝作为代谢综合征的一个临床特点。高胰岛素血症、胰岛素抵抗通过影响脂代谢致高脂血症，可造成过量内脏脂肪沉积；由于血浆胰岛素水平增高，致使血浆中未脂化脂肪酸增高而形成脂肪肝，而脂肪肝作为内脏脂肪沉积的一种表达方式，其产生也预示着胰岛素抵抗。而胰岛素抵抗又是 2 型糖尿病发病的主要病理生理基础。NAFLD 是遗传-环境-代谢应激相关性疾病，包括单纯性脂肪肝以及由其演变的脂肪性肝炎（non-alcoholic steatohepatitis, NASH）和脂肪性肝硬化等，是以肝细胞脂肪变性和脂肪贮积为特征的临床综合征。有 30% ~ 40% 的 NASH 合并进展性肝纤维化,10% ~ 15% 并发肝硬化。因此,近年来,NAFLD 越来越受到人们的重视,而 2 型糖尿病是其最主要的病因之一。

目前对其复杂的病理发生机制主要通过二次打击学说来解释,初次打击主要是胰岛素抵抗,胰岛素抵抗通过促使外周脂解增加和高胰岛素血症引起肝细胞脂肪堆积,使其对内、外源性损害因子的敏感性增高;二次打击主要是反应性氧化代谢产物增多,导致脂质过氧化伴细胞因子、线粒体解偶联蛋白及 Fas 配体被诱导活化,使脂肪变性的肝细胞发生变性、坏死,甚至发生坏死性肝纤维化。目前认为其机制是:胰岛素抵抗是由于脂肪在胰岛素敏感组织如骨骼肌和肝脏部位的蓄积,骨骼肌和外周脂肪组织对胰岛素的敏感性下降,脂肪分解增加,导致进入肝脏的游离脂肪酸升高,肝内甘油三酯形成增多;另外,高水平游离脂肪酸还可抑制毛细血管内皮细胞表面的脂蛋白脂酶活性,使 VLDL 清除率降低,血中甘油三酯水平升高,这些因素的共同作用,促使肝细胞脂肪沉积和脂肪变性。

胰岛素抵抗时,激素敏感性甘油三酯(TG)脂肪酶(HsL)活性上升,脂肪动员增加,血中游离脂肪酸显著增加,大量 FFA 进入肝脏,并活化为脂酰 CoA,由于胰岛素抵抗时肉碱转运系统较活跃,脂酰 CoA 进入线粒体并氧化成乙酰 CoA 和酮体,但是大量输入大大超过肝细胞的氧化能力,大量的脂酰 CoA 与葡萄糖氧化来源的磷酸甘油相结合形成 TG,而肝脏利用 TG 制造 VLDL 并分泌入血的能力是有限的,因此大量的 TG 在肝脏中沉积下来进而形成脂肪肝。胰岛素也可通过抑制游离脂肪酸的氧化,使肝脏内游离脂肪酸利用减少;当肝脏合成的 TG 超过了肝细胞将其氧化利用和合成脂蛋白运输出去的能力时,脂肪在肝脏的沉积引起肝脏脂肪变性,最终形成脂肪肝。肝脏的脂肪蓄积,加重胰岛素抵抗,使胰岛素对内源性葡萄糖生成的抑制作用减弱,而餐后 30 分钟和 2 小时的血糖升高,说明肝脏脂肪蓄积使餐后肝糖原的生成作用下降,肝脏对葡萄糖的摄取下降,因此,在空腹和糖吸收状态下,均可出现肝脏的胰岛素抵抗,这种缺陷在 NASH 患者更为明显,从而揭示出 NAFLD 和糖代谢异常者在空腹血糖和总体糖代谢方面是相似的。

糖尿病胰岛素抵抗患者,肝脏中载脂蛋白合成减少,VLDL 形成能力受到限制,加剧了 TG 在肝脏中的滞留。与此同时,胰岛素抵抗使脂蛋白脂肪酶(LPL)活力下降,高胰岛素和高糖状态抑制富含 TG 的脂蛋白(主要是 VLDL 和乳糜蛋白)的分解代谢,而高 FFA、高血糖状态使肝脏大量合成 VLDL 并分泌入血,因此血中出现高 VLDL 和高 TG 状态。已有研究表明,血清高 TG 水平是胰岛素抵抗的一个独立危险因素。

近年来研究发现脂肪组织可分泌多种脂肪细胞因子参与机体糖脂代谢。如 visfatin 是新近发现的由内脏脂肪组织分泌的一种脂肪因子,能够改善高脂饮食诱导的胰岛素抵抗,在糖脂代谢紊乱性疾病中扮演着重要角色。另一种因子为瘦素,高瘦素水平一方面通过胰岛素抵抗产生与胰岛素相关的肝内脂肪贮积,另一方面又可通过改变胰岛素信号传送,增加肝细胞内脂酸,使之转变成 TG 进而发展成脂肪肝。高瘦素血症可引起机体内脂质代谢紊乱,进一步促进脂肪肝的发生。瘦素在肝脏外通过对胰岛作用调节胰岛素的分泌。正常情况下,脂肪堆积引起瘦素分泌增多,瘦素通过胰岛 D 细胞超极化,抑制胰岛素分泌,减少脂肪合成与储存;在病理状态下,胰岛对瘦素的敏感性下降,D 细胞除极,促进胰岛素分泌,胰岛素轴反馈机制被破坏,导致高胰岛素血症及胰岛素抵抗,进而脂肪堆积。在肝脏中,瘦素除与胰岛素协同作用外,还特异地削弱胰岛素对葡萄糖转运及脂肪分解的作用,影响胰岛素信号系统中胰岛素受体的酪氨酸蛋白激酶活性,抑制胰岛素受体底物 1 的蛋白磷酸化,改变胰岛素信号转导,促进胰岛素抵抗产生。瘦素还参与肝脏内糖及脂肪代谢,它通过调控磷酸烯醇丙酮酸羧激酶(PEP-CK)的基因表达,促进肝脏对乳酸的摄取,刺激肝糖产生。瘦素还参与肝纤维化过程,这可能是脂肪肝纤维化或肝硬化的重要原因之一。

组织学研究表明糖尿病性脂肪肝可产生脂肪微泡状沉积或大泡状沉积。1 型糖尿病发生率低,2 型发生率高(约 21% ~ 78%)。糖尿病和肥胖在脂肪肝发病中有一定作用,目前 NAFLD 和胰岛素抵抗间谁是因谁是果尚未能明确,NAFLD、胰岛素抵抗和糖脂代谢间的相互关系还需进一步研究。糖尿病患者血清和肝脏脂肪酸的升高导致肝脏甘油三酯的合成率超过相对正常的肝脏极低密度脂蛋白(VLDL)分辨率,参与葡萄糖和脂质代谢的重要调节基因——过氧化物酶增殖活化受体

γ(PPARγ)在肝脏中表达也出现增高。

3. 脂肪坏死　糖尿病脂肪肝患者可出现严重的肝脏组织学损害,转变为肝硬化。脂肪坏死在 2 型糖尿病中多见,尤其是肥胖中年妇女。主要表现为门静脉和中央静脉之间桥接纤维化。

4. 原发性肝癌　在瑞典、意大利、美国、日本进行人群研究,显示糖尿病患者发生原发性肝癌和胆管癌的危险性增加,但机制不详。

(六)胆道系统相关问题

糖尿病患者可发生急性胆囊炎和胆道结石,多与其发生神经病变及胆囊功能受损有关。

1. 胆囊的排空　Stone 等用放射性核素造影术,分析胆囊对静脉注射胆囊收缩素八肽的排空反应,发现糖尿病患者的胆囊排空降低,有自主神经病变者排空受损更严重。Dhiman 等用超声成像技术也观察到糖尿病患者的胆囊排空降低。而 Keshavarzian 等进行空腹和餐后胆囊的比较,并未发现有类似异常。目前仍不清楚糖尿病患者的胆囊运动异常的形式。

2. 糖尿病与致结石性胆汁的分泌及胆结石形成　目前发现的导致结石性胆汁分泌的因素:①年龄的增长;②肥胖;③高甘油三酯血症;④胆盐池减少。Habar 等检测糖尿病患者和普通人的胆汁脂质构成,发现没有显著差异。Shoda 进一步证实糖尿病本身不会造成异常胆汁的分泌。对于胆固醇结石症与临床糖尿病之间的关系,不同地区做过大型病例比较,却得到不同结果,经研究表明 2 型糖尿病相关的肥胖和年龄因素是更重要的危险因素。

3. 糖尿病并发胆结石机制探讨

(1)高胰岛素血症:研究表明,胰岛素抵抗是 2 型糖尿病的特征性改变,也是胆结石形成的主要原因。其机制主要表现在两个方面:①胰岛素可刺激肝脏中合成胆固醇的生物限速酶的活性,从而促进乙酰辅酶 A 羧化酶、磷酸甘油酰基转移酶合成增加,最终导致过多的肝脏胆固醇合成并向排向胆汁,使胆汁的胆固醇达到饱和;②胰岛素还可抑制激素敏感性酯酶活性,导致脂肪分解酶活性和数量不足,脂肪分解减少,以使脂肪合成增加,进而使肝脏中低密度脂蛋白含量增加。以上两个方面都可以使胆汁呈现过饱和状态以形成胆结石。

(2)糖、脂代谢异常:首先,因肝脏胰岛素抵抗的存在,2 型糖尿病患者常伴有更为严重的脂

代谢异常。表现为胰岛素通过促使血浆游离脂肪酸浓度升高和抑制脂蛋白脂酶的活性而表现出脂代谢异常,HDL-C 含量降低。HDL-C 作为防石因素之一,可抑制胆固醇合成,并能将周围组织的胆固醇运送至肝脏进行分解代谢。血清胆固醇、甘油三酯含量与胆汁胆固醇饱和指数成正比。糖尿病胆结石患者 TG、apoB/C 水平明显升高,而 Apo、Apo-A2、Apo-A1、Apo-B、HDL-Capo/TG 水平则显著下降。因此糖尿病患者的高血脂很容易诱导形成胆结石。其次,因糖代谢紊乱的存在可促进胰岛素和多肽 ss 的分泌,而 ss 可使胆囊的收缩能力减弱并使胆汁淤积,从而导致胆结石的发生。

(3)胆囊功能障碍:2 型糖尿病常伴有自主神经病变,而这种病变会加重胆囊功能障碍,从而进一步促进胆结石的形成。具体机制:糖尿病患者因交感神经兴奋性增强,从而使胆囊扩张,排空延迟并造成胆汁淤积。此外,内脏神经病变会降低胆囊收缩素含量,但会提高胰多肽含量,这两种物质均会导致胆囊松弛,收缩减弱,从而进一步加剧胆囊功能障碍,促进胆结石形成。

(4)肥胖体质:肥胖者因胆囊肌肉较为松弛,排空延迟并造成胆汁淤积。随着水分吸收的增加,可使胆汁密度变大,过于饱和,从而肥胖者临床表现出胆结石发病率较高。

(5)其他因素:主要包括年龄、性别和细菌感染等。首先,老年患者的合并胆结石发病率更高,可能是因为老年患者更易发生糖、脂代谢的紊乱。其次,研究表明 2 型糖尿病合并胆结石的发病率,女性远高于男性。再次,各种细菌感染,如胆道感染等可增加胆石症的发病率。

(七)胰腺外分泌相关问题

1. 胰腺外分泌　①1 型糖尿病:胰岛呈广泛性萎缩和纤维化,并伴周围外分泌腺组织的萎缩和纤维化。胰岛素和胰多肽对腺泡细胞有促进生长作用,胰高血糖素和生长抑素有抑制作用。可导致外分泌腺功能障碍。②2 型糖尿病:胰岛有不同范围和程度的玻璃性变性,外周腺体出现减小与外分泌腺组织的萎缩和纤维化。自主神经病变的存在可能使分泌活性下降,但作用小。

2. 胰腺炎　46% ~79% 的糖尿病酮症酸中毒患者有高淀粉酶血症。糖尿病本身和胰腺炎没有明确的关系,大量临床研究发现以下情况:伴发肥胖的 2 型糖尿病患者胆结石发生率可能增高,Ⅳ型高脂血症在 2 型糖尿病中多见,可转变为 V

型高脂血症,急性胰腺炎危险性可增高。

3. 胰腺癌 目前各方面研究已达成共识,糖尿病患者胰岛素水平增高可能是各种癌症的危险性增高。10年病程以上患者发生胰腺癌的危险性增加50%。

三、临床表现

(一)食管

大多数患者无食管症状,为亚临床表现。有症状者,与食管动力障碍有关,通常表现为:胸骨后不适、反酸、嗳气,更有甚者发生吞咽困难、吞咽疼痛,尤其是发生反流性食管炎,甚至念珠菌性食管炎时。一般而言,显著的吞咽困难不应归于糖尿病性的食管运动紊乱,而应该进行其他检查。

(二)胃

1. 糖尿病性胃轻瘫 1/3左右的糖尿病患者出现胃轻瘫,老年糖尿病患者发病率更高,可达70%左右,主要表现为胃动力障碍、排空延迟所致的上腹胀、早饱、嗳气或模糊不清的上腹不适感;严重者出现胃潴留、胃扩张,表现为恶心、呕吐等。Jones等研究发现,上腹饱胀感与胃轻瘫明显相关,且胃排空延迟女性患者明显高于男性。

2. 应激性溃疡 在应激状态下(如感染、创伤、手术等),糖尿病患者更易因胃黏膜缺血、血流量下降、胃黏膜黏液分泌下降、上皮更新速度减慢、前列腺素生成减少、胃酸作用可导致上腹痛、呕吐咖啡色液体、黑便并伴有头晕、乏力出汗、口干等失血表现,更有甚者发生失血性休克。

3. 消化性溃疡 在糖尿病患者中,可发生消化性溃疡,主要为胃溃疡,十二指肠发生率低,这可能与低胃酸分泌有关。

(三)肠

1. 糖尿病性腹泻 糖尿病性腹泻主要与糖尿病所致内脏自主神经变性有关,也可因小肠内细菌异常繁殖所致。多表现为间歇性水样泻或脂肪泻,有时腹泻与便秘交替出现,也可表现为顽固性水样泻,往往无明显诱因且以夜间多发。大多数患者伴有周围神经性病变(包括肌张力下降、腱反射减弱、四肢末梢感觉异常等)和自主神经病变(瞳孔对光反射减弱、多汗、尿潴留、大便失禁等),多发生于长期胰岛素依赖型糖尿病患者,且血糖控制不良者。

2. 糖尿病性便秘 糖尿病性便秘是糖尿病患者中常见的消化道症状之一,约2/3的糖尿病患者有便秘史,糖尿病并发广泛神经病变患者便秘发生率约90%,主要因结肠动力障碍所致,有的患者表现为结肠扩张,甚至肠梗阻。

(四)肝脏、胆道及胰腺

一般可发生无症状的肝大,很少出现临床症状,进展为更严重的肝损害的几率不高。可出现恶心、呕吐,甚至黄疸、上腹痛、全腹压痛,更甚出现腹水、移动性浊音,气过水声等胆系感染或胰腺炎的典型临床表现及体征。

四、诊断及鉴别诊断

(一)诊治流程

来自于美国胃肠病学(AGA)的推荐,当遇到类似患者,首先做初步的评估,包括病史,体格检查,全血细胞计数,促甲状腺素测定,代谢检测。如果患者有腹痛症状时需测定血淀粉酶,如必要可行验孕试验。之后需选择胃镜检查或钡餐进行上消化道及小肠造影,以除外机械性梗阻或其他胃肠疾病,如果患者有胆道症状或腹痛表现则需行腹部B超检查。胃肠测压检查技术,主要用于胃肠收缩功能的检测,包括收缩活动发生的时间、收缩强度、收缩频度、收缩的协调性等,可称为胃肠收缩活动测定的金标准。胃排空显像可辅助诊断,患者吞咽锝标记的鸡蛋餐,4小时内通过每15分钟测定一次闪烁扫描值来测量胃排空情况。在最后10分钟时如胃内仍有超过10%的标记食物残留即可诊断为胃轻瘫。

目前确定流程如下:

(1)判断消化道症状是否是糖尿病并发症;

(2)注意有无器质性疾病;

(3)从症状上推断其病理生理基础;

(4)从病理生理推测其可能的病因;

(5)通过生化、影像学或内镜进行检查;

(6)明确诊断并提出治疗方案。

(二)诊断原则

有明确的糖尿病病史,除外胃肠道自身的器质性病变、其他系统疾病和药物反应、精神因素等影响。

(1)食管运动障碍:通过食管测压确诊并需胸部X线或CT、食管吞钡或胃镜检查除外食管本身及其周围占位性病变或者器质性病变,如食管炎、食管癌、纵隔肿瘤等。

(2)胃轻瘫:双核素固体和液体食物排空时间检查被认为是诊断本病的金标准,有报道B超和胃肠电图也可做出诊断,但首先需行上消化道钡餐或胃镜等检查排外消化道器质性病变和其他全身性疾病。

(3)应激性溃疡和消化性溃疡:均须通过胃镜检查确诊。应激性溃疡镜下表现为:胃窦或胃角充血、水肿糜烂、出血,消化性溃疡应注意与胃癌、胃淋巴瘤等相鉴别。

(4)糖尿病性腹泻:因糖尿病性腹泻无特异性,故诊断需除外其他原因所致,如肠源性、胰源性、肝胆源性和其他全身性疾病,必要时小肠镜或胶囊内镜检查除外小肠病变。

(5)糖尿病性便秘:诊断为排除性,钡灌肠、肠镜除外结肠器质性病变如克罗恩病、结肠炎、结肠癌等后方可确诊。

(6)如出现右上腹痛或上腹剧痛,肝大,脂肪肝,转氨酶上升等肝脏、胆道或胰腺病变表现,需通过影像学(如腹部B超、CT或磁共振检查)、生化、淀粉酶检查等进行病因鉴别。

(三)糖尿病性腹痛的病因学鉴别

1. 急性腹痛 可出现代谢紊乱,易伴恶心、呕吐。可能原因如下:①糖尿病酮症;②糖尿病性急性胰腺炎;③急性胆囊炎;④肝脓肿;⑤肠缺血;⑥急性阑尾炎;⑦憩室炎;⑧脂肪肝的肝包膜受牵拉。

2. 慢性腹痛 高血糖致周围神经功能不可逆失调。

(四)辅助检查

1. 胃肠道造影 可见胃扩张、蠕动减弱或消失,排空延迟,十二指肠球部无张力,饭后12小时可能仍有食物在胃内滞留。

2. 胃排空检查 可见胃固体排空迟缓,液体排空可正常。

常用方法包括超声、核素显像、呼气试验等。超声检测是在进食试验餐后,用超声仪检测胃形态、体积变化,依据一定计算方法确定胃排空速率,多用于液体排空检查。核素显像检测是临床评价胃动力的金标准,其方法是将放射性标记物与食物混合制成试验餐,受检者服用后,每隔一段时间对胃内示踪剂进行扫描,可形成完整的胃的形态、食物的分布、胃的收缩像,依此判断胃排空功能情况。核素显像准确可靠,重复性强,非侵袭性,符合生理情况,适用于各类食物的检测。放射性核素呼气试验是将^{13}C或^{14}C与中链甘油三酯(辛酸)结合后作为标记物与食物混合制成试验

餐,^{13}C在十二指肠被吸收,在肝脏代谢,氧化后形成CO_2,最后被呼出体外。从进食^{13}C到呼气样本出现$^{13}CO_2$的全部过程中,吸收、氧化、转运、代谢基本恒定,而胃排空是限速步骤,收集受检者呼出气体样本,通过核素比值质谱仪或激光红外线光谱仪检测样本中CO_2含量,依此推算胃排空时间。此外还有药物吸收试验,磁共振等方法。

3. 胃窦十二指肠动力测试 可见胃窦收缩幅度下降,收缩频率及推进性蠕动减少,MMC Ⅲ减少或消失,出现孤立性幽门收缩波。

五、治 疗

(一)治疗原则

由于糖尿病消化系统病变的发生与血糖控制不良、微循环病变、自主神经变性等密切相关,故治疗上需考虑积极控制血糖,改善微循环,控制和改善内脏神经病变。

具体可参考以下治疗原则:

(1)早期及时控制血糖。

(2)纠正动力紊乱。

(3)纠正电解质异常。

(4)抗反流、抗感染、抗酸。

(5)恢复正常生理环境。

(6)注意整体和心理治疗。

(7)必要时可结合中药进行活血化瘀治疗。

(二)一般治疗

1. 控制高血糖 积极采取综合措施(如控制饮食、适当运动、合理用药)使血糖达到或接近正常,是防止和治疗糖尿病神经病变的基础措施。由于神经组织的生长、修复远较其他组织为慢,因此,糖尿病神经病变的预防比治疗更为重要。虽然血糖的控制并非必然带来临床症状的平行好转,但血糖控制较差的患者,其神经病变发展的速度往往更快。通常,神经病变病程在6个月以下,若血糖控制良好,加上其他治疗措施则有可能治愈;若神经病变病程超过6个月,则疗效较差。

2. 营养神经药物 可选用甲钴胺制剂和维生素 B_1、B_{12} 等,肌内注射或口服。

3. 血管扩张剂 可选用山莨菪碱、尼莫地平、前列腺素 E 等制剂改善神经血液供应。

4. 对症处理 对周围神经病变引起的疼痛,可选用镇痛抗炎药如阿司匹林、吲哚美辛、抗惊厥药如卡马西平,也可选用非甾体的抗炎药。自主神经病变引起的胃轻瘫,可用多潘立酮、甲氧氯普

胺、红霉素等,严重腹泻可用洛呱丁胺。

5. 细致的护理　神经病变可导致肢体感觉减退和皮肤营养障碍,容易造成损伤,继而感染、溃疡、坏死。因此,必须细致护理,不但要从生活中的每一件小事上做好预防工作,还应该在出现各种问题时及时向医生咨询,切勿自行处理。另外,建议每年系统检查一次,以便及早发现并发症并采取相应治疗措施。

(三) 各系统并发症的治疗

1. 食管　针对食管运动障碍需积极控制血糖,采用低脂低糖高纤维素饮食,对有上腹烧灼感者,可加用抗酸剂(H_2受体抑制剂或质子泵抑制剂);上腹饱胀感者,可加用胃动力药(如多潘立酮、莫沙必利或伊托必利等),若并发有真菌感染需加用抗真菌药等。

2. 胃轻瘫

(1) 胃轻瘫的治疗主要目的是消除诱因,评估功能紊乱的严重程度,纠正营养缺乏,减轻症状。应避免接触可能加重消化道动力异常的药物或食物。可延缓胃排空的药物包括抗酸剂(如氢氧化铝)、抗胆碱能药、抗 β-肾上腺素受体激动剂、钙通道阻断剂、苯海拉明、组胺 H_2-拮抗剂、α-干扰素、左旋多巴、阿片类止痛剂、质子泵抑制剂、硫糖铝、三环抗抑郁药。促进胃排空的药物有:抗 β-肾上腺素受体拮抗剂、促动力药。

(2) 治疗原发病:血糖水平的高低与胃排空的关系十分密切。应积极使糖尿病患者血糖控制在理想水平,这样可部分改善糖尿病胃轻瘫的胃排空延迟。高血糖可引起胃节律异常及延缓胃排空,因而控制血糖水平至关重要。

(3) 饮食治疗:进食以少量多餐为好,低脂饮食能减轻患者胃轻瘫的症状。应避免进食不消化蔬菜,以预防形成植物胃石。由于患有固体食物延缓排空的胃轻瘫患者的液体排空经常仍存在,因此增加患者饮食中的液体含量是有益的。为减少餐后饱胀感,推荐少食多餐。停止使用烟草制品。纤维素供给、含有不可溶的纤维素的食物或者是高脂肪含量的食物以及酒精都会损害胃排空,应减少每次食物的摄取量。

(4) 药物治疗:对于轻症患者,饮食调整和小剂量止吐药或一种动力促进剂有助于缓解症状。使用胃动力药物必须定时,应在餐前半小时左右服药,使其血药浓度在进食时已达高峰。药物常用的有以下几种:甲氧氯普胺、多潘立酮、莫沙必利、伊

托必利、胃动素、红霉素、替加色罗、止吐药。

1) 甲氧氯普胺:具有中枢止吐作用,对于改善餐后胀满和恶心有益处;同时可提高下食管括约肌压力,改善胃窦-十二指肠的协调性。服用甲氧氯普胺的患者约有 20% ~30% 发生副作用,包括一些神经系统不良反应(如困倦,易怒,锥体外系不良反应及张力障碍等),主要因为其可通过血-脑屏障。也可发生迟发型运动障碍,这是一种以面部和舌头的非自主运动为特征的、罕见的、剂量依赖的不可逆不良反应。

2) 红霉素:红霉素是一种胃动素激动剂,通过直接作用于胃动素受体、平滑肌及肠神经刺激胃窦收缩和促进胃排空达到强有力的促进动力作用。尽管关于红霉素治疗胃轻瘫的研究主要基于病例报道和开放性标记试验(小样本),大部分研究发现红霉素可轻度改善症状,考虑与试验设计造成偏差有关,仍然认为红霉素是安全、合理的治疗胃轻瘫的药物。

3) 替加色罗(仅限于美国使用):具有一定的促动力效果。在健康人群中研究显示可促进胃排空,但临床研究缺乏,同时由于高额的费用和潜在的不良反应,目前不常规推荐使用替加色罗。

卡巴胆碱可增加胃肠道收缩幅度,但缺乏单独应用或联合其他药物共同治疗胃轻瘫的临床使用证据。

4) 止吐药:例如异丙嗪和昂丹司琼可用于缓解持续性呕吐的症状。

(5) 胃电刺激已证实可用于治疗难治性胃轻瘫,但临床试验显示复杂结果,有些显示有效。但并发症,如胃糜烂或感染,发生率占 5% ~10%。一项长期、无限制、开放标记的 156 位患者的追踪研究显示植入刺激电极可有效减轻药物无效的胃轻瘫的症状。

(6) 如对药物和电刺激皆不敏感,可考虑全胃肠外营养支持治疗、胃造瘘术或空肠造瘘术管饲、幽门口注射肉毒素 A 或手术,然而临床研究资料缺乏。

(7) 呕吐剧烈伴有脱水患者,应积极纠正水电解质平衡。

(8) 幽门螺杆菌根除治疗:一般采用质子泵抑制剂加甲硝唑、阿莫西林和克拉霉素等 3 种抗生素中的任意 2 种组成三联疗法或加用铋制剂等组成四联用药方案。

(9) 手术:Watkins 等发现胃切除术能明显

缓解糖尿病胃轻瘫所致的难治性呕吐且无反弹。

3. 应急性溃疡　积极去除诱因,治疗以抑酸、保护胃黏膜为主,可用抗酸类药物(H_2受体抑制剂或质子泵抑制剂),病情严重者,应禁食、胃肠减压,补液对症支持治疗。有饱胀者,加用胃动力药(如多潘立酮),幽门螺杆菌阳性者,需根除治疗。

4. 糖尿病性腹泻　除积极控制血糖、营养神经、饮食治疗外,并发感染者需加用抗生素,一般选用抗革兰氏阴性菌和厌氧菌类药物,如青霉素、甲硝唑等。其他药物治疗包括:①可应用蒙脱石散起肠道黏膜保护及收敛作用;②胰酶肠溶(得每通)胶囊促进消化;③考来烯胺及生长抑素等改善肠道环境及肠液分泌。

5. 糖尿病性便秘　可给予高纤维素饮食配合促全胃肠动力药(如莫沙必利、伊托必利、红霉素等)以及改善大便性状类药物(聚乙二醇 4000 散剂等)进行治疗,效果欠佳和顽固性便秘者可结合直肠电生理反馈治疗。

六、预　防

糖尿病胃肠病变患者应积极进行二级和三级预防,在积极控制血糖的情况下,尽量避免诱发因素,如感染、外伤等,同时患者应在医生的指导下合理饮食、用药、控制体质量等,以有效控制疾病进展。积极控制血糖外,更应通过合理饮食、运动疗法以减肥、药物干预防止高胰岛素血症,减轻胰岛素抵抗,维持正常的脂质代谢,以预防和减少脂肪肝的发生。

(王薇　罗庆峰)

参 考 文 献

1. Vinik A, Mitchell B. Clinical aspects of diabetic neuropathies. Diabetes Metab Rev, 1988, 4: 223-253.

2. 刘剑锋. 糖尿病性胃肠病变的胃肠动力学改变. 国外医学内分泌学分册, 1995, 15: 195-196.

3. 萧树东, 江绍基. 胃肠病学. 上海科学技术出版社, 2001: 55-60.

4. 孔维, 孙侃. 胃肠激素与糖尿病结肠功能紊乱. 世界华人消化杂志, 2006, 14: 519-521.

5. 张春芳, 赵文. 2 型糖尿病患者与幽门螺杆菌感染. 医师进修杂志, 2002, 25: 26-27.

6. Jones KL, Russo A, Stevens JE, et al. Predictors of delayed gastric emptying in diabetes. Diabetes Care, 2001, 24: 1264-1269.

7. Tosetti C, Stanghellini V, Tucci A, et al. Gastric emptying and dyspeptic symptoms in patients with nonautoimmune fundic atrophic gastritis. Dig Dis Sci, 2000, 45: 252-257.

8. 邝贺龄. 内科疾病鉴别诊断学. 第 3 版. 北京人民卫生出版社, 1999: 321-323.

9. Watkins PJ, Buxton-Thomas MS, Howard ER. Long-term outcome after gastrectomy for intractable diabetic gastroparesis. Diabet Med, 2003, 20: 58-63.

10. Vineri P, Frasca F, Sciacca L, et al. Diabetes and cancer. Endocr Relat Cancer, 2009, 16: 1103-1123.

11. Larsson SC, Giovannucci E. Wolk A. Diabetes and colorectal Cancer incidence in the cohort of Swedish men. Diabetes Care, 2005, 28: 1805-1807.

12. 张化冰, 向红丁, 杨玉芝, 等. 十五省市 1991—2005 年住院糖尿病患者死因调查. 中华糖尿病杂志, 2009, 17: 6-8.

13. Hotto N. Nakamura J, Iwamoto Y, et al. Causes of death in Japanese diabetes: A questionnaire survey of 18385 diabetes over a 10 year period. _J Diabetes Invest, 2010, 1: 66-76.

14. Barone BB. Yeh HC, Snyder CF, et al. Long-term all cause mortality in cancer patients with pre-existing diabetes mellitus: a systematic review and meta-analysis. JAMA, 2008, 300: 2754-2764.

15. Cormifield KE, Gilids RA, Wastson A, et al. Binding and hiological effects of insulin analogues and insulin-like growth factors in rat aortic smooth muscle cell. Comparison of maximal growth promoting activities. Dialectologies, 1991, 34: 307-313.

16. Giovarmucci E, Harlon DM, Archer MC, et al. Diabetes and Cancer: A consensus report. Diabetes Care, 2010, 33: 1674-1685.

17. Shakil A, Church RJ, Rao SS. Gastrointestinal complications of diabetes. Am Fam Physician, 2008, 77 (12): 1697-1702.

18. Kinekawa F, Kubo F, Matsuda K, et al. Esophageal function worsens with long duration of diabetes. J Gastroenterol, 2008, 43(5): 338-344.

19. Rana SV, Bhardwaj SB. Small intestinal bacterial overgrowth. Scand J Gastroenterol, 2008, 43(9): 1030-1037.

20. Boelsterli UA, Bedoucha M. Toxicological consequences of altered peroxosome proliferators-activated receptor gamma(PPAR gamma) expression in the liver: insights from models of obesity and type2 diabetes. Biochem Pharmacol, 2012, 63(1): 1-10.

21. Fujino Y, Mizoue T, Tokui N, et al. Prospective study of diabetes mellitus and liver cancer in Japan. Diabetes Metab Res Rev, 2001, 17: 374-379.

第 64 章

糖尿病与勃起功能障碍

勃起功能障碍(erectile dysfuction,ED)又称为阳痿(impotence),是男性性功能障碍中最常见的一种疾病。ED的发生与糖尿病(DM)的关系很是密切,DM伴发ED为糖尿病性勃起功能障碍(diabetic erectile dysfuction,DMED或DED),男性DMED是DM患者最常见的慢性并发症之一。本章将阐述DM与ED相关问题。

一、勃起功能障碍的定义与患病率

勃起功能障碍是指男性患者有性欲要求或在性刺激条件下,阴茎不能勃起或勃起不坚挺,或不能持续地勃起而不能进行正常完满的性生活。美国国立卫生研究院(NIH)曾给ED下了明确的定义:阴茎勃起硬度不足以插入阴道或持续时间不足以圆满完成性交,且发生的频率超过50%时,可诊断为ED。

据报道,1995年全世界ED患者1.52亿,到2025年可达3.2亿。我国ED的患病率为26.1%,其中40岁以上年龄段为40.2%。ED的患病率与年龄相关,并随增龄而增加。Sato等人报告20~70岁3490例,ED的患病率为:20~44岁<2.5%,45~59岁10%,60~64岁23%,65~69岁30.4%。Wang等人报告年龄大于40岁1582例中,ED的患病率分别为40~49岁32.8%,50~59岁36.4%,60~69岁74.2%,≥70岁86.3%。ED可轻可重,轻者表现为偶发ED,重者可表现为频发或甚至为完全性ED,而许多人的ED表现介于两者之间。

二、ED的分类与病因

ED通常分为两种:①心理性或称心因性、精神性ED;②器质性ED。也有人如Young-Chan Kim等将ED分为三类:器质性ED、心理性ED与混合性ED。

心理性(psychogenic)ED是指有选择性的和暂时性的出现在某些情况下,如长期手淫或纵欲过度、精神紧张、焦虑、忧郁、惊恐、疑惧、精神心理

创伤、社会或家庭压力等强烈的情绪心理波动者可造成性兴奋减弱,而表现为心理性ED。此种ED患者无器质疾病存在,一般经心理行为治疗和(或)药物等手段治疗常可康复。器质性(organic)ED是持久的、不变的,不论给予任何性质的性刺激,阴茎仍不能勃起。此种ED多由疾病如DM、心血管疾病、泌尿生殖道局部病变、内分泌不足和神经病变以及手术、外伤与药物等原因引起。近来也有报道,末期肾病、血液透析和肾移植手术患者也可发生ED。应用某些药物如麻醉药、酒精、单胺氧化酶抑制药、降血压药(如利血平、胍乙啶、甲基多巴等)、抗胆碱药(如阿托品等)、抗焦虑药(如氯氮䓬或苯二氮䓬类)、抗精神病药(如氯丙嗪、氯普噻吨、舒必利、氟哌啶醇等)、利尿剂(噻嗪类、螺内酯等)、α受体拮抗药(如哌唑嗪等)、β受体拮抗药(如阿替洛尔、普萘洛尔、噻吗洛尔等)、α/β受体拮抗药(如拉贝洛尔等)、H_2受体拮抗药(如西咪替丁、雷米替丁等)、止吐药(如甲氧氯普胺等)、抗抑郁药(如丙米嗪、阿莫沙平、马普替林等)、降血脂药(如氯贝丁酯、双贝特等)、强心药(如地高辛等)、抗心律失常药(如丙吡胺等)等,这些药物均可引起医源性ED。可能是暂时性的,及时停药后勃起功能可恢复。

三、糖尿病性勃起功能障碍的性质与特点

糖尿病性勃起功能障碍(DMED)是男性DM患者最常见的慢性并发症之一,在漫长的病程中应时刻注意到患者是否有ED的存在,一旦发现伴有ED时,就应该判断ED的性质。

首先,应查明和判断男性DM患者是否患有ED。对每位男性DM患者要详细询问病史,特别是询问性生活史,包括发生ED的时间和情况,从中寻找发生心理性ED的线索。要仔细地进行查体,重视与ED有关的疾病如高血压、冠心病、脑血管疾病,特别应注意患者有无潜在性血管疾病,

探索引起 ED 的器质性原因。同时也要注意药物史、外伤史和手术史以及肥胖、吸烟、饮酒情况。值得注意的是不能因为几次性交失败而过早地下 ED 诊断,应有 3 个月以上的病史者才能考虑有 ED。

其次,有 ED 的 DM 患者应鉴别 ED 的性质,是心理性还是器质性 ED。DM 是器质性 ED 中最常见的原因。DM 患者的 ED 大约有 60% ~ 80% 是器质性的,20% ~ 40% 是心理性的。斑秀芬等人总结出 DMED 的 5 个特点:①发病率高,占男性 DM 患者的 50% ~ 85%;②随病程及年龄的增大而升高;③具有隐秘性,多数患者不愿意述说或没有认识到 ED 为 DM 的并发症;④多数患者性欲存在,心理压力大,故精神因素较为重要;⑤与血糖控制情况极为密切,长期高血糖是引起 ED 的重要原因。

有人指出,ED 患者有无夜间或凌晨阴茎勃起是器质性 ED 与心理性 ED 一个重要的鉴别点。Martin 指出起病隐袭或在任何情况下阴茎都不能勃起,特别是性欲存在提示器质性 ED。如突然发病或软而无力的不完全勃起,常有手淫史者则为心理性 ED。Hosking 提出鉴别器质性或心理性 ED 的三个方面:①心理性 ED 呈急性发作,多与婚姻或亲人死亡等精神刺激有关,而器质性 ED 一般缓起,但也可随 DM 发展或控制不好而急性发病;②心理性 ED 为选择性及间歇发生,受特定环境和配偶改变的影响,而器质性 ED 呈持续进行性,不受外来环境或配偶改变的影响;③心理性 ED 有晨间勃起,夜间遗精,对性欲刺激有反应能力,而器质性 ED 晨间勃起及夜遗缺如,性欲减退或消失。Scott 用夜间阴茎膨胀(noctural penile tumescence,NPT)监测技术发现许多诊断为心理性 ED 的病例都有器质性病因,用此试验可以鉴别器质性或心理性 ED。如无 NPT 反应或非常微弱为器质性 ED,NPT 正常者则为心理性 ED。Jefferson 等人提出根据明尼苏达多项人格普查表(MMPI)来鉴别男性 DM 患者的心理性或器质性 ED。Ellinberg 用膀胱压力描记图检查,发现 82% 的 DMED 患者不正常,而这些异常的患者,膀胱容量和膨胀度是增加的。有的患者无周围神经病变,而有自主神经功能障碍导致膀胱功能异常。患有心理性 ED 的患者,未发现伴有影响膀胱功能的自主神经病变。一些患者以 ED 为仅有的主诉,但常伴有其他的自主神经症状,或自主神经功能试验(如 Valsalva 动作的心率反应、持续握力试验、体位改变引起的血压下降、睾丸感觉试验等)不正常,此类患者应考虑是器质性 ED。如仅有 ED 存在,而无其他自主神经病变,则应多考虑为心理性 ED。正像 Ewing 指出那样,虽然 ED 作为自主神经病变的诊断指标不够可靠,但在一些患者可能是自主神经损害最早的指标。对 DMED 患者进行球海绵体反射潜伏时间(BCR)、尿道-肛门反射潜伏时间(VAR)、阴部诱发电位(PEP)和膀胱内压测定(cystometry),正常者为心理性 ED,而异常者为器质性 ED。

此外,用阴茎动脉与肱动脉血压指数(PBI)、阴茎血流指数(PEI)、罂粟碱试验、阴茎动脉脉搏波测量、选择性阴部内动脉造影、阴茎海绵体灌流图测定和海绵体造影等检查,对评估阴茎血管和血流状况,鉴别有无血管性 ED 有一定的价值。1989 年 Lue 介绍一种阴茎动力学测试(peniskinetic test)方法,即向阴茎海绵体注射血管活性物质,观察阴茎勃起状态来判断 ED 的性质。注射后阴茎迅速勃起,缓慢消退为正常反应;快速勃起,快速消退为静脉源性 ED(静脉关闭不全);缓慢勃起,缓慢消退为动脉源性 ED;缓慢勃起,快速消退则为动静脉混合性或阴茎平滑肌性 ED。

综合国内外文献报道,现将心理性 ED 和器质性 ED 的鉴别点归纳如表 64-1。

表 64-1　心理性 ED 和器质性 ED 的鉴别点

鉴别点	心理性 ED	器质性 ED
起病	突然的	缓慢的
病程	间歇的或有较大的波动性	渐进的
影响因素	与情绪、心理创伤、恐惧、焦虑、抑郁等有关,受社会、家庭环境和配偶的影响	与 DM 控制不良有关,不受环境与配偶的影响
勃起丧失的特点	选择性,阵发性,对手淫等性刺激有反应	完全不能勃起,即使在手淫或给予任何性刺激仍不能勃起

续表

鉴别点	心理性 ED	器质性 ED
夜间或晨起阴茎勃起	存在	缺如
夜间遗精	存在	缺如
性欲	存在	较低,早期性欲存在,久之渐丧失
睾丸的敏感性	正常	减低或缺如
伴随其他自主神经病变	常缺如	常伴有心血管、胃肠道、泌尿道等系统自主神经病变
NPT 监测反应	正常	无或非常微弱
球海绵体反射潜伏时间(BCR)	正常	异常
尿道-肛门反射潜伏时间(UAR)	正常	异常
阴部诱发电位(PEP)	正常	异常
膀胱内压测定	正常	异常
阴茎动脉与肱动脉血压指数(PBI)	正常	异常
阴茎血流指数(PEI)	正常	异常
罂粟碱等血管活性药物试验	正常	异常
心理或行为方法治疗	显效	无效

四、DMED 的患病率

DM 患者合并自主神经病变较为常见,患病率为50%,有的报道为62%~88%。据 Mumenthaler 统计其患病率为32%,国内郑白蒂等人报告占73.86%。

早在 1877 年 Claude Bernard 首先发现 DM 与自主神经系统的关系,曾描述 1 例 DM 患者有肢体出汗异常,伴随有体位性低血压。1906 年 Naunyn 首先描述 ED 是 DM 患者最常见的症状之一。

DMED 较为常见,其患病率国外报道约为19.0%~86.3%,是非 DM 患者的 2~5 倍,多数学者认为高于 3 倍,且随年龄增长而进一步升高。Yong-Chan Kim 等人报告亚洲 DMED 的患病率为35%~75%。我国报道 DMED 的患病率为40%~59%,为非 DM 患者的 4~5 倍。20~30 岁 DM 患者 ED 的患病率为25%~30%,50 岁以上患者可达50%~70%。1958 年 Rubin 等人报告198 例 DM 患者,发现 ED 的患病率随增龄而增高,从 30~34 岁组的25%,增加到64~67 岁组的75%。1977 年 Bonar 报告 DM 患者 ED 的患病率为59%。1980 年 Martin 报告为80%。Ewing 报告约 1/3 DM 患者有 ED。国内报告与 Ewing 相似,邝安堃等人报告 23 例 DM 患者中 7 例有 ED,占30.8%。郑白蒂等人报告 79 例 DM 患者有 25

例 ED,占31.6%。上海医科大学华山医院报告为21.7%。2002 年赵明等回顾性调查分析 32 例 T2DM 患者 ED 的患病率为39.4%,年龄大于 65 岁患者患病率为63.2%。Giutiano 等报告 DMED 的患病率为67%,张庆江等报告为56%。2007 年 Burke 等对 2115 例年龄 40~79 岁白人男性 DM 患者调查发现约 50% DM 患者伴发 ED。2010 年 Ziaei-Rad 等报告伊朗 200 例 DM 患者的调查发现 DMED 的患病率达77%。意大利多中心合作对 1010 例男性 DM 患者进行为期 2.8 年观察发现 DMED 的患病率为19.0%,而 ED 的自然发病率为6.8%。Bacon 等在美国一个人群问卷调查显示,DMED 的患病率为45.8%,而非 DM 人群为24.1%。Fedele 等研究表明 T1DM 的 ED 患病率为26%,T2DM 为37%,说明 T2DM 患者 ED 的患病率高于 T1DM 患者。Fedele 等在意大利的一项研究表明,<45 岁 DMED 的患病率为 13%(T1DM)和 16%(T2DM),而>66 岁的患病率则为66%(T1DM)和 49%(T2DM),两个年龄段的患病率有统计学意义。吴国梁等将 45 例男性 T2DM 患者性功能减退分为 4 级:①"O"完全正常,仅 5 例(占11.1%);②"+"性交次数减少,要求减少而无 ED 者 10 例(占22.22%);③"++"性交次数明显减少,有时有 ED 者 12 例(占26.67%);④"+++"无性要求或极少,高度 ED 者高达 18 例

（占 40%）。可见 DM 患者 ED 的患病率较高。

五、DMED 患病率与患 DM 时间的关系

男性 DM 患者发生 ED 的时间要比非 DM 患者早 10～15 年，大多数 DM 患者是在 DM 发病后数年才出现 ED。Rubin 等人报告，患 DM 1 年以内者，ED 的患病率为 70%，患 DM1～5 年为 43%，5 年以上 DM 患者 ED 的患病率为 45%，患病时间更长，ED 的患病率并不增加。患 DM1 年以内者 ED 患病率高的原因可能是由于刚发现有 DM，而未能得到很好控制所致。ED 患病率较高的人（主要发生在 50～60 岁或大于 60 岁）大多数是老年组患者，因此年龄段正是 DM 的高发阶段。Rubin 等人统计，患 DM1 年以下者，发生 ED 的平均年龄为 50.7 岁，1～5 年为 57.8 岁，5 年以上者为 52.1 岁。赵明等发现 DMED 的患病率随病程延长呈进行性增高，>20 年组 DMED 的患病率为 77.3%，既往未诊断为 DM 的 ED 患者行 OGTT 试验，有 12% 达到 DM 诊断标准。

ED 发生的时间与 DM 出现的时间也不一致。据吴国梁等人报告，ED 与 DM 症状同时出现者占 10%，先于 DM 症者占 20%。DM 症状出现后再发生 ED 等性功能减退者占 70%。傅德元观察 63 例 DMED 患者，ED 先于 DM 发生的约占 30.2%，后于 DM 出现的约占 60.3%，与 DM 同时出现的约占 9.5%。也有人报道，ED 偶尔是男性 DM 患者的首发症状。

六、DMED 与性欲的关系

DMED 患者起病缓慢，阴茎常不能勃起，但尚有性欲存在。有人统计，DMED 患者尽管有 ED，大约有 50% 的患者性欲依然存在。一般来讲，DM 患者 ED 早期是阴茎勃起硬度下降，持续时间缩短。从部分 ED 到完全 ED 者发展过程约历时 6～24 个月。DMED 患者最初有性欲减退而后出现 ED，有的患者出现 ED 后性欲可多年不减。大多数男性 DMED 患者早期性欲尚存在，久之则逐渐丧失。

七、DMED 的患病率与 DM 的严重程度和并发症的关系

Rubin、Bonar 等人认为 ED 的患病率与 DM 的严重程度之间并无明显的关系，而在 DM 控制不好时，有酸中毒或低血糖症状发生时，可有暂时性 ED。DM 慢性并发症如周围血管疾病、神经病变、视网膜病变或肾、心血管疾病，在有 DMED 患者比无 ED 患者并不多见。

八、DMED 与其他自主神经病变的关系

在 DM 患者，特别是有神经性膀胱异常时，观察到 ED 和神经病变之间有明显的关系。此外，实际上所有患 DM 性自主神经病变（肠病变、神经病变性溃疡、神经病变性关节病）的人都有 ED。DM 自主神经病变多数在 DM 发病后数年出现，有时可见于 DM 的早期，甚至在 DM 确诊之前。自主神经症状可单独存在，也可并发其他类型的 DM 性神经病变。Ellenberg 观察 200 例男性 DM 患者 ED 的患病率为 59%，而其中 82% 的患者伴有其他各种神经病变。Hosking 报告 12 例 ED 伴有膀胱功能失常者，同时有周围神经病变者 11 例，视网膜病变者 7 例。也有人提出睾丸感觉的检查可作为自主神经受损的客观试验方法，如睾丸感觉完好存在，提示 ED 不像是自主神经病变的后果。

九、ED 与性激素的关系

Spark 等人提出对患有 ED 的 DM 患者应常规进行血清睾酮测定过筛，对确定有无丘脑-垂体-性腺功能不足是有用的。目前，许多学者一致认为患有 ED 的 DM 患者血睾酮、尿 17-酮类固醇、促性腺激素的水平是正常，认为 DMED 不是内分泌功能不足引起的。ED 的发生与使用胰岛素和口服降血糖药物无关。

Fushimi 等人证明在未控制好并有合并症状的 DMED 患者血中，游离的睾酮水平要比控制好无合并症的此类患者低，提示 DM 患者有性腺功能障碍。陈名道等报道在一组 84 例 T2DM 患者中，主诉性功能减退者 12 例，测定雌二醇（E_2）及雌二醇与睾酮（T）比值（E_2/T）较无主诉的 T2DM 患者显著增高。此结果与 Phillips 的发现是一致的。1985 年 Rosenthal 等报告，应用非常严格的饮食控制和配合体力运动疗法可使血清 E_2 浓度降低。吴国梁等认为随性功能减退的加重，DM 患者血睾酮浓度有下降趋势，E_2 浓度则有上升趋势。DM 的病程越长，睾酮水平趋于下降，而 E_2 趋于上升。E_2/T 比值增高说明了男性的性激素内环境

发生变化,即朝向男性化相反的方向转变,无疑加重了性功能减退的症状。

有文献报道,DM患者长期高血糖状态可影响下丘脑-垂体-性腺轴功能,引起促性腺激素和垂体卵泡刺激素分泌减少,导致睾丸间质细胞数量减少和形态改变,进而引起雄激素合成能力下降,阴茎勃起功能受到影响。对51例T1DM患者进行的研究发现DMED患者体内脱氢表雄酮、睾酮、雄烯二酮水平均较对照组降低。刘惠鹏等对53例(T1DM 2例、T2DM 51例)进行性激素水平测定,结果发现DMED患者睾酮(T)激素水平明显低于DM非ED患者($P<0.01$)。

十、DMED的病因与发病机制

阴茎勃起是在自主神经控制下的血流动力学过程。在反射性勃起时,由心理刺激引起的神经活动的协调作用发生在下丘脑,包括骶副交感神经中枢的多突触协调作用。正常的阴茎勃起功能需要心理、激素、神经、血管和阴茎海绵体各种因素的协调作用,任何一种因素的改变都可以引起ED的发生。

DMED的病因和发病机制至今尚未阐明,目前国内外研究热点主要集中在血管病变、内皮细胞损伤、神经病变、内分泌激素改变、社会与心理因素等几个方面。

(一)血管病变、内皮细胞功能损伤

DM患者的血管病变主要有大血管、小血管至微血管病变。DM所致的糖代谢、脂代谢紊乱可使患者全身大动脉发生粥样硬化,而髂内动脉、海绵体螺旋动脉粥样硬化,降低其动脉压和动脉血液向海绵窦灌注,增加达到最大勃起时间,降低了阴茎勃起的硬度。小血管与微血管病变则导致海绵体缺氧、缺血,与大血管病变共同作用的结果,加重阴茎血管病变,最终导致DMED的发生。

1989年Lue应用多普勒超声观察DM患者,发现血管病变发病率明显增高,而Ruzbarsky证实DMED患者阴茎血管病变进展比同龄正常人明显加快。DM患者易发生阴部大的动脉血管病变,导致动脉硬化而影响阴茎的血流供应,累及阴茎海绵体的小血管网时,就可引起ED。用doppler血流检查,大约1/2 DM患者有阴茎血压异常。阴茎海绵体血管造影可显示海绵体动脉分布有明显硬化的终末血管,阴茎海绵体动脉的doppler双重血流测定,60% DM患者常伴有闭塞性小血管病变。

阴茎白膜在勃起过程和维持阴茎勃起中起着重要的作用。Lu等在扫描电镜下观察发现DM大鼠阴茎海绵体白膜纤维减少,胶原波浪样结构消失,排列不规则,提出阴茎白膜超微结构受损,进而部分损害静脉功能,导致DMED的发生。

血管内皮细胞既保证血管功能正常,又可合成、释放神经介质而诱发勃起。阴茎海绵窦内细胞可产生两种神经介质即一氧化氮(NO)和内皮素(ET),并直接作用于平滑肌细胞。两者局部含量的改变会影响海绵体平滑肌的舒张性和收缩性,从而控制海绵体的张力。DM时内皮细胞功能紊乱,损害左旋精氨酸——一氧化氮—环鸟苷酸(L-Arg-NO-cGMP)通路,导致阴茎正常勃起最重要的神经介质NO生成减少,组织中的cGMP水平降低,阴茎海绵体动脉血流量降低。ET是一种强烈缩血管物质,ET-1是NO的生理拮抗剂。DM引起血管内皮细胞损伤,使ET生成增多,ET与阴茎海绵体平滑肌细胞上特异受体结合,引起阴茎海绵体平滑肌持久收缩而不能充分舒张,阴茎血管内血流减少,出现DMED。Saenz等人认为阴茎海绵体平滑肌松弛对勃起非常必要的。他们对21例DMED患者和42例非DMED患者的阴茎海绵体组织进行检查,发现DMED患者的阴茎海绵体平滑肌受损与ED有关。

(二)神经病变

阴茎勃起是在神经控制下的血管变化过程,勃起受中枢神经和周围神经的调控。正常勃起反射弧的传入神经为阴茎背神经和阴部神经,传出神经为骶副交感神经(2、3、4骶节)。DM神经病变可引起反射弧的传入神经和(或)传出神经异常,而导致DMED的发生。目前已证实,DMED患者阴茎背神经传导速度明显下降。DM自主神经病变可以导致静脉瘘的形成,导致阴茎血液回流过快,降低阴茎勃起的硬度,缩短勃起的持续时间。周围神经病变使神经传导障碍,支持阴茎的舒血管肠肽、胆碱酯、肾上腺素能神经受损,并引起阴茎勃起相关的神经递质浓度改变,舒血管递质NO、血管活性肠肽等减少,而缩血管递质ET增加,肾素-血管紧张系统(RAS)激活等,最终导致ED的发生。

NO浓度的改变是DMED发生的中心环节,NO可使平滑肌松弛,增加动脉血流和海绵体静脉血流。阴茎-氧化氮合成酶(NOS)存在于非肾上

腺素能非胆碱能神经末梢（神经型,nNOS）和内皮细胞中（内皮型,eNOS）,许多实验证明,DM时NOS活性降低可引起阴茎海绵体局部NO水平降低,导致ED。此外,晚期糖基化终末产物可使局部NO灭活增加,而降低阴茎中的NO浓度。

Nafzinger等人推测DMED的病因是继发于血管和神经系统异常所致。用快速眼球移动（REM）测量作为自主神经功能障碍的指标,对10例DMED、9例心理性ED和10例继发于骨盆外伤引起的ED者进行比较,发现DMED患者REM频度较低,结果提示中枢神经功能障碍是男性DM患者ED的原因。DM患者中枢神经系统代谢紊乱可改变睡眠和自主神经活动,用来解释DM患者的睡眠和自主神经功能障碍。DM患者常有副交感神经活动消失或损害的神经病变,可阻止阴茎海绵体膨胀的发生。ED患者常于骶髓节段及其传入、传出神经连接部位发生病变。几乎1/4的青年DM患者和大约1/2的50岁左右的DM患者发生DMED是由于DM性多发性神经炎的结果。

多数学者认为DMED是由于控制阴茎勃起的骶副交感神经（2、3、4骶节）病变所致,而自主神经病变的发生机制还不清楚。一般认为神经病变的可能机制是神经纤维上多元醇沉积引起神经纤维的节段性脱髓和髓质合成障碍。DM患者常有代谢和病理方面的异常,如山梨醇、果糖、葡萄糖在神经细胞内积聚,因渗透压作用使神经细胞发生肿胀变性;酶的缺陷使神经髓鞘的成分发生变化;Sohwann细胞功能异常;节段性脱髓鞘样和轴索变性;微血管病变包括神经内血管进行性硬化以及供应神经营养的血管闭塞所致循环障碍等。上述代谢和病理的变化,使DM患者的神经易受损伤,因而对缺氧、高血糖尤为敏感,加之应激促发因素及感染、创伤等继发性有害因素,使DM患者易罹患神经病变。

胡新云等对18例T2DM患者进行运动神经传导速度（MNCV）检测周围神经功能,15例MNCV异常,3例MNCV正常。而DM不合并ED的14例中,MNCV正常11例,异常3例。说明两者之间有显著性差异,也证实了DM神经病变是发生ED的主要原因,并提出MNCV在DM神经病变和DM自主神经病变检测中的敏感性很高,检测的阳性率分别为96.6%和90.0%。

Forsherg等调查37例DM患者,其中ED者

15例（占40.5%）,勃起困难者22例。发现每例患者平均有两种明显的异常,按其患病率排列有以下原因:①神经病变和精神因素的结合;②神经病变和血管疾病联合;③仅有周围神经病变;④内分泌紊乱和精神因素的联合;⑤三种或更多缺陷的结合;⑥仅有阴茎血管疾病或精神问题,或内分泌紊乱和周围神经病变的结合。从以上病因来看,神经病变和血管病变者居多。Hirshkowitz等人用多形睡眠描记图（polysomnography）评价100例DMED患者睡眠与ED的关系,试验资料表DM患者ED的发生机制包括神经和血管因素。

（三）内分泌激素改变

内分泌激素改变是DMED发生的促进因素,DM可影响雄激素的合成与分泌。雄激素在维持性欲上有重要作用,而DM引起的雄激素水平下降,可以通过影响性欲而导致DMED的发生。

有文献报道,长期高血糖状态可使DM患者伴有垂体-性腺轴的功能紊乱,多为睾丸Leydig细胞功能障碍的结果。DM患者中高催乳素（PRL）血症患病率较一般人群高,伴PRL增多的ED患者有男子女性乳房、ED和性欲丧失。有的男性DM患者可伴有睾丸功能不全,睾丸间质细胞减少,生精小管减小,Sertoli细胞变性,Leydig细胞数目减少,引起雄性激素合成能力下降。Fushimi等人证明未控制好并有并发症状的DMED患者血游离睾酮水平比控制好无并发症者低,提示DM患者有性功能障碍。睾酮在ED中所起的作用还不清楚,血清睾酮降低和性激素结合蛋白的增加,可造成性欲丧失和勃起次数减少,而用药恢复正常睾酮浓度并不能提高性功能。

阴茎组织中雄激素依赖区占60%~70%,雄激素主要通过调节NOS活性来影响依赖区。Zhang等通过动物实验研究发现,睾酮低于正常水平会导致ED发生,而给予规范化雄激素替代治疗能增加神经型NOS的表达,恢复对弛缓剂刺激的敏感性和对NO类药物的应答性。

（四）社会心理因素

对于DM患者发生ED,心理因素的作用也不可忽视,尤其是心理性ED者,心理因素在发病上起着重要作用。心理因素主要来自本人、家庭和社会三个方面。患者性欲存在,而出现渐进性ED,使正常的性生活无法进行,造成夫妻双方精神上非常痛苦。配偶为女势强人,地位、工资较高或有洁癖习惯时,均是引发ED发生诱因。同时,

DM 长期的病程,昂贵的医疗费用,也不断地增加心理负担,会造成情绪波动、心理创伤、恐惧、焦虑、抑郁。T2DM 患者常伴有抑郁症,国外 Filipeic 报道其患病率为 32.2%。国内研究显示抑郁症的发生率为 32.5%,抑郁症常可诱发导致 ED 的发生。家庭、社会环境的压力,就业、工作、生活等因素,常是发生心理性 ED 的重要病因。恐惧和焦虑等因素引起心理性 ED 的机制可能与其降低大脑对睾酮的反应有关。因此,心理性 ED 的发病包括三个方面,即诱发因素(如压抑、抑郁、忧虑、缺乏性知识、不良生活方式、家庭关系不和睦、过去的失败经历等);加重因素(如器质性疾病、年龄、失去配偶等);持续因素(如害怕心理、与配偶的关系、性知识贫乏等)。

目前国内外学者注意到氧化应激在 DMED 发病机制中的作用。氧化应激是指体内自由基产生增多或清除减少而导致组织损伤。DM 状态下,自由基增多引发氧化应激损伤,影响到 DMED 发生、发展过程中的多个环节(如造成神经损伤、血管病变、影响 RhoA/Rho 激酶通路等)。氧化应激在 DMED 的发生与发展中起着重要作用,是对 DMED 发病机制的一个重要补充,而抗氧化治疗有望成为防治 DMED 的一个新途径。

(五) 中医机制

中医将 DM 与 ED 归属于消渴与阳痿范畴,DMED 的病因与病机主要包括肾虚、肝郁与血瘀等几个方面。

1. 肾虚　肾为先天之本,藏精,内寄阴阳,为水火之宅,主水,主纳气。中医认为消渴病引起阳痿其病源责之于肾虚,消渴日久,肾精亏虚,阴阳不足,阴络失荣,阳事不举,也就是"精盛则阳强,精衰则阳痿"。

2. 肝郁　肝藏血,主疏泄,与气机的升降,脾胃的健运密切相关。消渴日久,肝郁气滞,气机不利,肝失疏泄,脾失健运,化生不足,肾精亏虚,阴筋失荣,阳事不举。

3. 血瘀　中医有"久病多虚,久病多瘀"之说,消渴病时阴津受损,燥热内结,营阴被灼,阴阳耗气,气不行血,肝郁气滞,气不帅血,导致淤血,可阻阴筋,阳事失调。

据中医文献报道,多数中医家认为肾虚、血瘀是 DMED 最主要最基本的病机,治疗上当以补肾活血为首要。

综上所述,可见产生 DMED 的病因和发病机制是复合性因素。

十一、DMED 的诊断

DMED 的诊断主要集中在两点,一是具有诊断 DM 的重要依据;二是伴有不同程度的 ED。

(一) DM 病史

1. 根据病史以及 FPG、2hPPG、HbA1c 或血清胰岛素定量水平,诊断为 DM(1 型或 2 型)。

2. 患有 DM 的病程以及所采用的治疗手段(膳食、运动与药物疗法等),根据 PG 与 HbA1c 水平评估 DM 的控制程度(理想水平,较好水平或较差水平)。

3. 有否 DM 并发症,最常见的并发症为心血管疾病(如冠心病、高血压等)。Feldman 等调查表明,排除年龄相关因素,有 39% 心脏病患者和 15% 高血压患者可发生完全性 ED。

(二) ED 病史

1. 判断有无 ED　1991 年 Fineman 和 Rettinger 设计 ED 问卷,1995 年 O'Leary 设计男性性功能问卷和 1997 年 Rosen 设计的国际勃起功能评分(intenatinal index of erectile function, IIEF),根据评分来判断有无 ED。1998 年 Rosen 按 ED 定义,将 IIEF 的 15 个问题简化成只有 5 个问题:①对阴茎勃起及维持勃起有多少信心;②受到性刺激后,有多少次阴茎能坚挺地进入阴道;③性交时,有多少次能在进入阴道后维持阴茎勃起;④性交时,保持勃起至性交完毕有多大困难;⑤尝试性交时是否感到满足。IIEF-5 每项设置 0～5 分 6 个等级评分标准。根据过去 6 个月内情况进行评分,如>21 分诊断为无 ED,≤21 分则诊断为 ED,其敏感度为 98%,特异性为 88%。

2. 判断 ED 的程度　根据国际勃起功能评分问卷(IIEF-5)可初步评估其 ED 的程度。轻度 ED 是指既往 3～6 个月间性生活中仅有少数几次发生 ED,IIEF-5 评分在 12～21。中度 ED 是指既往 3～6 个月间性生活中有一半时间发生 ED,IIEF-5 评分在 8～11。重度 ED 是指多数性生活时不能勃起或不能维持勃起(称为完全性 ED),IIEF-5 评分为 5～7 分。

3. 判断 ED 性质　主要是判断 ED 是心理性或器质性 ED(详见表 64-1)。

(1) 根据发生 ED 的病史特点判断:心理性 ED 的特点为起病突然,往往在特定情景及场合下发生,而在另外情景与场合下却能正常勃起(如手淫等）。有明显夫妻关系、情绪和社会等精神心理诱发因素,患者仍保持良好的晨间和夜间勃起。器质性 ED 的特点是 ED 是在不知不觉中发生,且逐渐加重,或在手术、外伤或服用某种药物后发生,在任何情景与场合下均不能达到满意勃起和维持足够的时间,无晨间或夜间勃起,但性欲正常,也无明确社会等精神心理致病因素。

（2）夜间阴茎涨大试验（NPT）：临床上可帮助区分心理性 ED,还是器质性 ED。前者仍有正常夜间勃起,而血管性、神经性和内分泌性 ED 患者夜间勃起次数减少,硬度也明显减弱。目前常用的硬度测试仪（rigiscan）为国际上公认唯一可测定阴茎夜间膨胀度,同时又能反映阴茎硬度的无创检查。正常夜间勃起频率为 3～6 次,每次勃起时间持续 10～15 分钟,硬度超过 70%,膨胀大于 2～3cm。

4. 判断 ED 的病因　DMED 的病因主要是神经（自主神经与外围神经）病变、血管病变（动脉粥样硬化、微血管病变）以及内皮细胞与平滑肌功能障碍,为进一步明确病变,可作一些相关检查。

（1）用于鉴别是否为血管性病因,可采用以下试验：①阴茎动脉与肱动脉血压指数（penile brachial index,PBI）,PBI＝阴茎动脉血压/肱动脉血压。PBI>0.75,表明阴茎动脉血流正常,若 PBI<0.6,提示阴茎动脉血流异常。②阴茎海绵体注射血管活性药物试验（intracavemous injection,ICI）,采用单剂（papaverine 10～30mg,prostaglandin E_1 5～40μg）或两联、三联混合制剂（papaverine 30mg/ml,phentolamine 0.5mg/ml 或 PGE_1 10μg/ml）0.25～1ml,注入阴茎海绵体内。根据注射前后阴茎长度、周径以及站立位阴茎与大腿的夹角（勃起角）进行判断。勃起角>90°,收缩盆底肌肉有阴茎运动者,说明硬度好,无血管病变。60°以下时提示有血管性 ED,60°～90°可疑为血管病变。③彩色二维超声检查（colour duplex ultrasonography,CDU）,用动脉收缩期最大血流率（PSV）、舒张末期血流率（EDV）、阻力指数（RI）来评价阴茎内血管功能。④阴茎海绵体测压（cavemosometry,CM）是诊断静脉性 ED 的有效方法。另外,还有阴茎海绵体造影（cavemosography）与选择性阴茎动脉造影对了解阴茎血管状态均有帮助。

（2）用于检测神经病变,如检测自主神经病变可用心率控制试验、心血管的反射性检测试验

（cardiovascular reflex tests,CVR）、交感的皮肤试验（sympathetic skin responses,SSR）、海绵体肌电图（corpus cavemosum electromyogram,cc-EMG）、温度域值检测（thermal threshold testing,TTT）、尿路-肛门反射（urethro-anal reflex,UAR）等。

（3）阴茎海绵体活检,可直接评价海绵体功能,海绵体肌纤维含量多少与手术效果之间有相关性。阴茎平滑肌含量>29%,则手术效果较好。

（4）性刺激反应血管指征（vascular indication of sexual excitation response,VISER）是一种对 ED 诊断的临床及研究工具,通过可视性性兴奋刺激（VSS）或夜间阴茎勃起的检测（NPT）来客观评估阴茎勃起功能,并能提出动脉性、静脉性和肌性等病因学诊断,得出器质性或心理性的诊断结果。

（三）寻找与 ED 相关的心理因素

1. 具有明显心理因素或人际关系因素,包括人际关系紧张,对性生活担忧以及配偶交流不和谐（如夫妻日常关系不协调）,可导致性生活不正常。配偶之间不亲密,不交流,不忠贞,甚至相互厌恶,必然导致性生活障碍。一方或双方都不密切配合,而是性生活的完整性被破坏,男方可能由于女方不合作或厌恶而得不到应有的性刺激,也可能因不能满足女方对性行为不合理或过高的期望,造成勃起失败。

2. 性刺激不适当或不良的性经历。

3. 学习、工作、社会与家庭环境带来巨大的压力。

4. 有焦虑或抑郁状态存在。

（四）询问手术、外伤与服药的医源性因素

脊髓损伤、骨盆骨折、会阴部损伤均可引起不同程度的 ED。盆腔、会阴部手术（如前列腺切除术等）、后尿道成形术、阴茎海绵体硬结切除术、肾移植术等均可引起 ED。有报道,许多药物可引起 ED,大约有 25% ED 的发生与服用某些药物有关,故对 ED 患者应详细询问有关疾病及用药情况。

（五）是否有吸烟、酗酒或吸毒的不良生活方式

流行病学研究提示吸烟是动脉性 ED 的独立危险因素,酒精能提高性欲望,而降低性能力,吸烟、酗酒均可引起 ED。长期吸毒发生 ED 的可能性很高（如吸海洛因者 ED 的患病率为 32.2%）。

十二、DMED 的治疗

DMED 的早期诊断和治疗甚为重要。以往有

些学者对 DM 性神经病变的治疗持消极观点,认为即使严格地控制 DM 也不能防止神经病变的发生,也不能保证神经病变的恢复。近年来有些学者认为早期神经病变是可逆性的。

DMED 的治疗,由于 DM 本身与神经、血管病变的病因和发病机制尚不明确,至今缺乏特异性病因疗法。目前国内外对 DMED 主要采取以严格控制 DM 为基本原则,同时进行心理、药物和外科手术等治疗手段。

(一) 严格控制 DM,纠正代谢紊乱

DMED 患者应采用饮食控制、合理运动、应用降糖药物、血糖监测和 DM 自我管理教育等综合性治疗措施,将血糖控制在理想的水平或较好水平。理想水平为 FPG 4.4 ~ 6.1mmol/L,2hPPG < 8.0mmol/L,HbA1c < 6.5%。较好控制水平为 FPG≤7.0mmol/L,2hPPG≤10.0mmol/L,HbA1c < 7%,同时将体重、血压、血脂等指标控制到达标水平。BMI < 24kg/m^2;BP < 130/80mmHg;TC < 4.5mmol/L,TG<1.5mmol/L,LDL-C<2.5mmol/L,HDL-C>1.0mmol/L。有资料证实,部分 DMED 患者在血糖控制在理想水平后,可改善性生活的满意度。此外,DMED 患者应忌烟酒,加强锻炼,建立良好的生活方式,有利于性功能的改善。

(二) 心理治疗

对 DM 心理性 ED 患者适用于性心理咨询,进行性功能障碍的心理治疗。器质性 ED 患者,也应采用心理治疗与药物治疗相结合的方法,以改善阴茎的勃起功能,协调夫妻性生活。性心理治疗一般采用心理和行为治疗相结合的方法,应夫妻双方共同进行。医生与患者夫妇通过交谈,讲解性与性生活解剖生理知识,进行性心理教育,分析性功能障碍的原因,制定具体的治疗方案。

心理治疗可采用 Master 和 Jiheson 推荐的"性感集中训练法",达到恢复正常的性交能力。通常分为 3 个阶段进行:第 1 阶段为非生殖器官性感集中训练,只进行非生殖器官的身体接触,以消除紧张的心理状态,消除对性行为的心理压力,达到在无压力的情况下双方感情的交流。第 2 阶段进行生殖器官性感集中训练,即进行非交媾性生殖器官接触,消除恐惧感,唤起性反应,建立起勃起的信心。第 3 阶段在有勃起后,要控制勃起时间,配合 Squeeze 手法逐渐延长勃起时间,而后可进行阴道内容纳与活动,在阴茎能够充分勃起后进行正常的性交。经过 3 ~ 4 周训练,心理治疗其

有效率可达 60% ~ 70%。

性心理治疗可作为其他治疗方法(如口服药物等)的辅助疗法,此种治疗可帮助澄清与药物治疗有关的心理忧虑,帮助配偶双方在长期无性生活后重新建立性生活。

(三) 口服药物治疗

1. 5-磷酸二酯酶抑制剂(phosphodiestrase-5 inhibitor,PDE-5I) 其作用机制在于有选择性地抑制能特异降解环鸟苷酸(cGMP)5 型磷酸二酯酶(PDE$_5$),因而可使 cGMP 水平增高,以致阴茎海绵体平滑肌和阴茎小动脉平滑肌松弛,血流注入阴茎海绵窦而使阴茎勃起。目前国内外应用主要有 4 种口服 PDE-5 抑制剂,即西地那非、伐地那非、他达拉非和优地那非。

(1) 枸橼酸西地那非(sildenafil citrate),商品名万艾可(viagra)、伟哥:西地那非是首先推出的一种新型口服治疗 ED 药物,1998 年 3 月经美国 FDA 批准,辉瑞制药公司生产。经过 6 年临床试验,18 ~ 87 岁不同年龄组受试者共 4250 例,总的有效率为 60% ~ 80%。西地那非可用于各种原因引起的 ED(包括心理性、DM 动脉粥样硬化、前列腺根治术后、肾移植术后和脊髓损伤等),都是一种安全有效的药物。总的有效率为 40% ~ 80%,对心理性 ED 的有效率为 80%,对 DMED 的有效率为 40% ~ 70%。还有报道,西地那非治疗器质性原因不明的勃起功能障碍者,其有效率大约为 90%,DMED 的有效率为 50%。

西地那非口服后血液浓度峰值为 10 ~ 120 分钟,作用开始时间为 14 分钟,有效作用维持时间为 12 小时。药物的半衰期为 3 ~ 5 小时。如进食后服用可使血浓度峰值推迟 29%。主要以代谢产物形式从粪便中排泄(约为口服剂量的 80%),少部分从尿中排泄(约为口服剂量的 13%)。

西地那非为蓝色圆菱形片剂,每片 25mg、50mg 和 100mg。每次口服 1 片,一般剂量为 50mg,在性活动前约 1 小时(或 0.5 ~ 4 小时)服用,基于药效和耐受性,剂量可增至 100mg(最大推荐剂量)或降至 25mg,每日最多服用 1 次。西地那非的药物耐受性良好,该药与阿司匹林、乙醇、钙离子拮抗剂等药物无相互作用。西地那非的主要不良反应有头痛(6%)、颜面潮红(10%)、视觉异常(1% ~ 11%),为轻度和一过性的,主要表现为视物色淡、光感增强或视物模糊、消化不良(7%)、泌尿道感染(3%)、腹泻(3%)、眩晕

(2%)、皮疹(2%)等。

服用西地那非的注意事项主要有:①对西地那非过敏者禁用;②服用任何剂型硝酸酯类药物(规律或间断服用)的患者均为禁忌证;③有心血管危险因素存在患者,用药后性活动有发生非致命性或致命性心脏事件的危险。在性活动开始时,如出现心绞痛、头晕、恶心等症状时,应停止性活动;④大剂量时可导致卧位血压下降(平均最大幅度8.4/5.5mmHg),服药后1~2小时血压下降最明显,而此时其血药浓度正处于峰值,性活动可能诱发心脏事件;⑤有阴茎解剖畸形(如阴茎偏曲、海绵体纤维化等)、易引起阴茎异常勃起疾病(如镰状细胞性贫血等)的患者应慎用;⑥有少数用药者出现勃起时间延长(超过4小时)和异常勃起(痛性勃起超过6小时)的报道,应立即就诊和处理;⑦年龄≥65岁的老年人对西地那非的清除率降低,血浓度比青年人约高40%,尤其重度肾损害和肝功能不全者其清除率也降低,此类患者的起始剂量以25mg为宜;⑧HIV蛋白酶抑制剂利托那非,可使西地那非血药水平显著升高,服用此药患者再用西地那非时,48小时内剂量不超过25mg;⑨服用红霉素、酮康唑、伊曲康唑、西咪替丁与西地那非合用时,可导致西地那非血浆水平升高。

(2)盐酸伐他那非(vardenafil hydrochloride),商品名艾力达(leritra):伐他那非于2003年由德国拜耳医药公司生产上市,与同类药物相比,伐他那非的分子结构与体内的cGMP最为接近,也是目前起效更快的PDE-5抑制剂。口服后0.7~0.9小时达到血药浓度峰值,高脂肪餐时可推迟到1小时。伐他那非最快10分钟起效,绝大多数男性在25分钟内起效,药效可维持12小时。伐他那非的疗效不受食物与酒精的影响。

伐他那非为片剂,每片10mg、20mg。伐他那非的推荐剂量为10mg,最大推荐剂量为每日20mg,在性交前25~60分钟服用。使用频度为每日1次,剂量可增加到20mg或减少到5mg。需要性刺激作为本能反应进行治疗。多次服用伐他那非可使男性勃起功能恢复到ED前水平。伐他那非10mg连续服用2年,插入成功率仍然可达92%。据报道,伐他那非治疗DMED 10mg的有效率为49%,20mg为54%。REPEAT一项前瞻性、多中心、开放性、观察性研究中,纳入7430例≥18岁的ED患者,服用5~20mg伐他那非,并在3、6、

9个月时进行随访。调查问卷结果显示,90%以上患者对伐他那非治疗效果(起效时间、持续时间、勃起硬度、容易插入、勃起维持等)都非常满意或满意。同时患者对伐他那非耐受性好,不良反应的发生率低(4.63%)。

伐他那非的不良反应有头痛(15%)、颜面潮红(10%~30%);消化不良、恶心、眩晕、鼻炎(1%~10%)。

服用伐他那非注意事项主要有:①有轻度肝损害患者不需调整剂量,中度肝损害者建议起始剂量为5mg;②对本药物的任何成分(活性或非活性成分)有过敏症状者禁用;③PDE-5抑制剂均可增加硝酸盐类药物的降压作用,因此服用亚硝酸酯类(如硝酸甘油、硝酸异山梨酯等)药物或一氧化氮供体治疗的患者避免同时使用伐他那非;④心脏病患者不推荐使用伐他那非;⑤与α受体拮抗药或红霉素伴随使用时,伐他那非的剂量不应超过5mg;⑥服用抗真菌药(如酮康唑、伊曲康唑)时,伐他那非最大剂量不超过5mg。当上述药物剂量超过200mg时,不能服用伐他那非。

伐他那非非常符合伴侣之间性行为的特点,且能够满足自发性反应的需要,显著地改善伴侣双方性交的满意度、性高潮和总体满意度,而耐受性良好,性欲无明显改变。

(3)他达拉非(tadalafil),商品名希爱力(Cialis):他达拉非于2003年由美国礼来医药公司生产上市。口服后2小时达到血药浓度峰值,高脂肪餐时可推迟到3小时。药物半衰期为17.5小时,老年人可达22.5小时。

他达拉非口服后30分钟即发挥疗效,疗效可持续36小时。总有效率超过82%,国外研究报道(1050例),有效率为84%,国内研究报道(105例)有效率为82%。治疗DMED时,10mg有效率为49%,20mg有效率为58%。国内5个研究中心(北大医院、北大人民医院、北医三院、上海华山医院、上海仁济医院)对258例ED患者服用他达拉非20mg的疗效观察:>30分钟而<4小时,性交成功率为73%;>4小时而<12小时,性交成功率为80%;>12小时而<24小时,性交成功率为80%;>24小时而<36小时,性交成功率为79%。另报道,服用20mg他达拉非后,16分钟内成功勃起占32%,30分钟内成功勃起占52%。对75%ED患者勃起功能得到改善。

20mg是兼顾疗效与安全的最佳剂量,他达拉

非为杏仁状浅黄色片剂,仅一侧标有 C20,每片剂量为 20mg。他达拉非的疗效不受高脂肪饮食与适度酒精(饮酒量低于 0.6g/kg)的影响,具有良好的安全性与耐受性,可自由选择服药与性生活的时间。

他达拉非的不良反应有头痛(占 11%)、消化不良(7%)、背痛(4%)、鼻塞(4%)、肌肉酸痛(4%)、面部潮红(4%)、头晕(2%),常为中轻度,停药率为 2.1%,与安慰剂相比无明显差异性。他达拉非禁忌与硝酸酯类药物同服。

Sommer(2003 年)对伐他那非、西地那非与他达拉非的一项多中心随机对照研究指出:与安慰剂相比,100mg 西地那非、20mg 他达拉非和 20mg 伐他那非均能明显改善勃起功能,保持勃起完成性交。关于患者偏向哪种药物的调查中,最大剂量试验时,偏向他达拉非占 39.5%,偏向西地那非占 17.4%,偏爱伐他那非占 43%。最大半剂量试验时,偏爱他达拉非占 19.1%,偏爱西地那非占 34%,偏爱伐他那非占 46.8%。研究指出与西地那非和他达拉非相比,患者更偏爱伐他那非,因为它能使 ED 患者勃起更快,勃起更坚挺。

(4) 优地那非(udenafil),商品名载地那(zy-dena)、DA-8195。

优地那非是由韩国 Dong-A 制药公司生产的一种新的 PDE-5 抑制剂,经韩国食品和药品管理局(KFDA)批准,已于 2005 年 12 月在韩国上市,而后在英国(2005 年)、俄罗斯(2008 年)先后上市,不久将在我国上市。

优地那非是一种选择抑制 cGMP 的特异性、高效性的 PDE-5 抑制剂。Ⅰ期临床试验表明优地那非有独特的药代动力学特征,Tmax 为 1.0 ~ 1.5 小时,半衰期为 11 ~ 13 小时。各种Ⅱ、Ⅲ期临床试验显示在药物治疗 12 周后能高度明显地改善 ED 患者的勃起功能,插入阴道的成功率高达 92%(安慰剂组为 53%),性交成功率可达 76%(安慰组为 15%)。高剂量组用药 12 周后,有 48% 的 ED 患者恢复正常性功能,而安慰剂组仅为 4%。按照标准的总体评价问卷(GAQ)衡量患者满意度,高剂量组为 89%,而安慰组为 26%。

优地那非起效快,口服后 14 ~ 30 分钟发挥作用,可维持 24 小时。进餐后服用此药,其作用可延迟 30 分钟。优地那非的推荐剂量为 100mg/d,在医生指导下最大剂量可增加至 200mg。优地那非为一种淡黄色片剂,每片 100mg。片剂表面刻有英文字母"Z"和"Y"标记,其包装为 1 片或 4 片。

优地那非不推荐有心血管病、高血压病患者使用,优地那非的主要不良反应为头痛、面部潮红。此外还有鼻塞、眩晕、眼痛、泪水增多,偶有心悸或勃起时间延长至 4 ~ 6 小时。在研究中也证明,优地那非与西地那非有相似的选择性特征,而与他达拉非不同,优地那非不能明显抑制 PDE-11 同工酶,而不会产生明显的肌痛,Ⅲ期临床试验中未发现有肌痛的不良反应。

在 100 例男性以确证作用时间的独立研究中,有 55% 的 ED 患者在口服药物 8 ~ 12 小时后仍有效。

此外,目前正在研发的 PDE-5 抑制剂还有阿伐那非(avanafil)、米罗那非(mirodenafil)、贝米那非(beminafil)、SLX-2101、T-1032 等,不久将上市成为治疗 DMED 新的有效药物。

2. α_2 受体拮抗药 育亨宾(yohimbine),商品名痿必治。该药选择性阻断神经节突触前的 α_2 肾上腺素受体,使血管平滑肌扩张,增加外周副交感神经张力,因而扩张阴茎动脉,减少阴茎静脉回流,增加海绵窦血液量而使阴茎勃起。此外,通过阻断中枢 α_2 肾上腺素受体,使去甲肾上腺素分泌增加及脑去甲肾上腺素能核中的细胞兴奋,血浆中游离的 3-甲基-4 羟-苯乙二醇增加,使中枢性交感神经兴奋,刺激阴茎勃起,并可增加性欲。可用于治疗心理性 ED,有效率为 46%,而对器质性 ED 无效。口服,1 次 5 ~ 15mg,每日 3 次。也可皮下注射,1 次 10 ~ 20mg,每日 2 ~ 3 次,20 次为一疗程。用计算参数 NNT(number needed to treat)来评价疗效。NNT 的计算方法为:NNT=1÷(对活性药物治疗有效比例−对安慰剂有效反应的比例),即药物治疗有效比例数与安慰剂治疗有效比例数差的倒数。通常有效治疗范围为 2 ~ 4。一组研究治疗 100 例器质性 ED,用育亨宾 6mg,每日 3 次或安慰剂治疗 10 周,NNT 为 12.3,说明治疗器质性 ED 无效。另一组 48 例心理性 ED,育亨宾使用同样剂量,NNT 为 3.9,说明育亨宾治疗心理性 ED 有效。主要不良反应有恶心、呕吐、皮肤潮红、尿频、焦虑、偶有心悸、眩晕和失眠。育亨宾的不良反应率与剂量相关。

3. 5-羟色胺受体拮抗药 曲唑酮(trazodone)为三唑吡啶类抗抑郁药,主要是选择拮抗 5-HT$_2$ 受体和阻止突触前 5-HT 的再吸收,具有抗抑郁作用,还有中枢镇静作用和轻微肌肉松弛作用。治疗 ED 的机制是刺激使阴茎勃起的几种因素,导致阴茎勃起,治疗非器质性 ED 的有效率为 65%,安慰剂组仅 13.6%(Kurt,1994)。常用剂量为 50～100mg/d,一组研究报告 45 例非器质性 ED,用曲唑酮每次 50mg,每日 3 次,治疗 30 天。NNT 值为 1.94。其中药物治疗 23 例,有效 15 例,有效率为 65.2%。也可用曲唑酮 50mg 与育亨宾 15mg 联合治疗心理性 ED,一组 55 例心理性 ED 患者,用曲唑酮 50mg/d,育亨宾 15mg/d,治疗 8 周,NNT 值为 2.57。其中药物治疗 28 例,有效 14 例,有效率为 50%。主要不良反应是阴茎异常勃起和镇静作用。

4. 一氧化碳信号效应剂(nitric oxide cascade effertors) 此种药物包括一氧化氮合酶(NOS)、NO 的供体林沙多明(linsidomine)、NO 合成的前体左旋精氨酸(L-argining)及含 cGMP 的药物等。左旋精氨酸可作为口服药物治疗 ED。Toda 的研究结果发现,合用左旋精氨酸(1.75g/d)和碧萝芷(pyeongenol)40mg/d 可增加 NO 量并改善性功能。另,目前已研发出亚硝基化的肾上腺素能受体拮抗剂 NMI-187、NMI-221,两者极有希望成为治疗 ED 的有效药物。

此外,还有人推荐使用醛糖还原酶抑制剂索比尼(sobinil),β 受体激动药异舒普森(isoxsuprine),血管紧张素 Ⅱ 受体拮抗剂(ARB)缬沙坦,Rho 激酶抑制剂 Y-27632 治疗 DMED 也有一定的疗效。

(四) 经尿道药物治疗

用 MUSE(medicated urethra system for erection)传送系统,经尿道应用前列地尔(alprostadil)治疗 ED。也就是用前列地尔糖丸直接放入尿道黏膜,为治疗 ED 首选一线治疗方法。用 MUSE 供体(MUSE applicator,中空腔长 3.2cm,直径 3.5mm)将半固体状的前列地尔糖丸(长 3～6mm,直径 1.4mm)放入尿道中。糖丸剂量有 4 种:125μg、250μg、500μg 与 1000μg。用 125μg 占 12.3%～19.7%,用 250μg 占 16.6%～30.3%,用 500μg 占 26.7%～39.6%,用 1000μg 占 31.7%～48.8%。在家中治疗中,有 37% 选择 500μg,有 34% 选择 1000μg。用药后 15 分钟内阴茎勃起,可维持 30～60 分钟,使阴茎勃起达到足够可以性交的患者大于 40%。一项研究指出,前列地尔作用开始时间为 7 分钟,最大作用时间为 21～24 分钟,维持有效时间为 67～69 分钟。在家治疗中,成功勃起时

间为 12 分钟±10 分钟(8～45 分钟)。评估疗效用 EAS(erection assessment scale,勃起功能评估等级),分为 5 级:Ⅰ级:无效;Ⅱ级:阴茎部分增大;Ⅲ级:阴茎充分增大;Ⅳ级:性交时能够勃起;Ⅴ级:完全坚挺。二组临床研究用前列地尔后,阴茎勃起可达 4 级或 5 级,剂量大于 500μg,完成性生活占 58.4%～88.4%。1977 年 Padman-Nathan 等报告 1511 例 ED(血管性占 28.7%,DM 性占 20.6%,手术或损伤性占 29.6%,其他 21%)用此方法治疗的有效率为 65.9%,1988 年 Williams 等治疗 249 例,有效率为 64%。主要不良反应有阴茎疼痛(占 9.1%～41%)、尿道轻微损伤(1%～5.1%)、低血压(4%～6%)、眩晕(1.9%～14%)。

(五) 注射疗法

1. 阴茎海绵体注射疗法 阴茎海绵体内自我注射疗法(cavernous autoinjection therapy,CAT)于 1977 年后开始应用,主要是向海绵体内注射血管活性物质诱发阴茎勃起。常用的血管活性物质有罂粟碱、酚妥拉明和前列腺素 E_1,适用于心理和血管性 ED。目前常用的主要有:

(1) 罂粟碱(papaverine)注射液:是非特异性磷酸二酯酶抑制剂,阻止 cGMP 和 cAMP 的分解,使胞浆内钙离子浓度下降及平滑肌松弛。常用剂量心理性 ED 为 15mg,血管性 ED 为 30mg,神经性 ED 起始剂量为 7.5mg,最大剂量不超过 90～120mg。1982 年开始应用,1986 年 Brindley 治疗 ED34 例,剂量为 16～20mg,延长勃起有效率为 35.3%。1988 年 Pettirossi 和 Serenllin 治疗 144 例,剂量为 15mg 或 60mg,有效率为 17%,副作用为勃起时间延长(5.3%)和海绵体纤维化(5.4%)。

(2) 复方罂粟碱注射液:酚妥拉明(phentolamine)是 α 受体拮抗药,阻断张力性交感神经轴突活性,使平滑肌松弛。同时作用于小动脉平滑肌,使动脉血流量增加。1985 年 Zorgniotti 开始使用此种制剂,用罂粟碱 30～60mg,酚妥拉明 0.5～1mg 配成混合液,每毫升含罂粟碱 15mg,酚妥拉明 0.5mg。每次 0.1～0.2ml,阴茎根部两侧交替注射,可使阴茎勃起维持 30～60 分钟。1992 年上海报道 1650 例,经注射完成性交率为 86%。长期反复应用可引起阴茎异常勃起、疼痛、感染、海绵体硬结(2%)及纤维化(5.4%)。目前已在应用快速作用型的酚妥拉明,可放于颊部,有效率达 30%～40%。

（3）前列腺素 E_1（PGE_1）：海绵体内自我注射 PGE_1 是目前最常用的治疗方法，PGE_1 是一种强有力的平滑肌松弛剂，可能通过 2 种途径起作用。PGE_1 与阴茎平滑肌的 PGE_1 受体结合，可活化腺苷酸环化酶，使 ATP 转化为 cAMP，使平滑肌细胞内 cAMP 增多，导致平滑肌松弛；PGE_1 直接与血管上皮受体结合，抑制交感神经末梢释放的去甲肾上腺素活性而扩张血管，降低海绵体阻力及增加动脉血流量使阴茎勃起。PGE_1 的起始剂量，心理性 ED 为 $5\mu g$，血管性 ED 为 $10\mu g$，神经性 ED 为 $2.5\mu g$。此种治疗有效率高，大约有 80% 的 ED 患者有效。上海报道用 PGE_1 治疗 150 例 ED 患者，完成性交率可达 84%。Stackl 报道 550 例 ED 患者注射 PGE_1 $20\mu g$，385 例（70%）达到勃起效果。此种治疗较为安全，仅有少数患者出现阴茎异常勃起和无痛性阴茎纤维损害（两年后发生率为 8%~9%）。1989 年首次在临床上应用前列地尔（一种等同于 PGE_1 的合成化合物），阴茎海绵体自我注射，前列地尔自我注射 90% 的剂量为 $20\mu g$ 或更低。有人统计 112 例 ED，用 $5\mu g$（2%）、$10\mu g$（16%）、$15\mu g$（24%）、$20\mu g$（50%）。1989 年有人用前列地尔 $20\mu g$ 治疗 ED（血管性、神经性、DM 性及心理性）135 例，有效率为 86%。1998 年 Ishii 等人报告有效率为 86%，Schramak 等人报告有效率为 79%，Stack 等人报告有效率为 90%。主要不良反应为疼痛，其发生率为 16%~40%。很少发生阴茎海绵体纤维化。

（4）罂粟碱、酚妥拉明与前列地尔联合治疗：1991 年开始应用，3 种药物的配方为罂粟碱（30mg/ml）2.5ml，酚妥拉明（5mg/ml）0.5ml，前列地尔（500μg/ml）0.05ml，生理盐水（0.9%）1.2ml，总计 4.25ml，116 例 ED 用 3 种药物（罂粟碱 4.4mg，酚妥拉明 0.15mg，前列地尔 $1.5\mu g$）0.25ml 进行阴茎海绵体自我注射，有效率为 89%。有 74% ED 患者每月注射 3 次（每次 0.25ml），仅有 2 例（1.9%）出现勃起延长 6 小时，阴茎疼痛 2 例。

有人综合 518 篇文章报告 25 000 例，240 000 次注射，罂粟碱有效率为 45%；罂粟碱+酚妥拉明有效率为 70%，PGE_1 有效率为 75%；这 3 种药物联合应用有效率为 80%。PGE_1 为首选药物。

总之，阴茎海绵体自我注射疗法治疗 ED 是安全有效，尤其是对口服药物或 MUSE 治疗失败者，或伴有中度或严重心血管疾病者较为适宜，前列地尔应为治疗 ED 的首选药物。

（5）血管活性肽（vasoactive peptides）：研究最多的是血管活性肠多肽（vasoactive intestinal polypeptide，VIP），VIP 的作用由 G 蛋白偶连，激活腺苷酸环化酶（AC），并使细胞内 cAMP 浓度增加，后者活化 cAMP 依赖性蛋白激酶，使海绵体平滑肌舒张。单独使用 VIP 不能达到足够硬度。Sandhu 等用 VIP 25mg 和酚妥拉明 1.0mg 或 2.0mg 合用作海绵体内注射，能使心理性 ED 患者产生勃起反应。Roy 等应用具有血管作用的肠肽进行阴茎海绵体内注射，治疗 24 例因神经和心理病因引起的 DMED 患者，观察到治疗组患者阴茎的长度、直径和坚硬度都有明显的增加，其治疗的效果与治疗的剂量、时间和连续性有关。

此外，近年来研究认为内皮衍生松弛因子，代表药物为林息多敏（linsidome）可使阴茎海绵体平滑肌松弛和血管扩张。NO 是具有 EDRF 活性物质，用 NO 制剂 NO-Donor SIN-1 注射 1mg，治疗 40 例 ED 患者，有 33 例达到几乎完全勃起的效果。百里胺（moxisytyte）作用于神经突触后 α 受体，松弛海绵体平滑肌，有报道阴茎勃起率达 92%。降钙素基因相关肽（caleiton gene related peptide，CRP）采用 CRP+PGE_1 联合注射可导致阴茎勃起，而效果优于采用 PGE_1。

目前，CAT 不仅常规药物改进，新药物开发，而注射技术也求简化，如凯威捷注射盒（caverject）内有药物注射器、针头和消毒棉。男性笔（andropen）是一种特制的笔状注射器，由注射针、贮药室、调控剂量键与注射按钮等组成，只需将男性笔注射针的一侧贴于皮肤上，按动注射扭，药物即顺利进入阴茎海绵体内。

2. 多巴胺受体激动剂　阿扑吗啡（apomorphine）是作用于大脑活动中枢的多巴胺（D1/D2）受体激动剂，目前认为阿扑吗啡诱导勃起是通过骶副交感神经丛扩张阴茎海绵体动脉引起。皮下注射，1 次 2~5mg，对心理性 ED 治疗的有效率为 60%。最常见的不良反应是恶心、呕吐、出汗、嗜睡与眩晕，常与剂量相关。近来采用舌下含服缓释片剂给药的方法，而减少了药物的副作用。起效时间为 25~30 分钟，常见的不良反应为恶心（5%~10%）。

最近 Maclennan 在英国做的一项 RCT 研究（11 185 例 54~68 岁）表明阿扑吗啡治疗 ED 有效率低，认为广泛使用于 ED 治疗作用有限，不宜单独使用。

3. 雄激素替代疗法　雄激素替代治疗可改善性腺功能低下患者的性功能，还能改善初次对PDE-5 抑制剂无反应患者的勃起功能，可使睾酮水平低下老年男性的心境、体力和性功能得到改善。仅有少数（3% ~6%）患者需用雄激素替代疗法。睾酮水平低下的性功能减退 ED 患者，可用睾酮替代疗法以改善勃起功能。常用长效睾酮制剂如庚酸睾酮（testosterone enanthate）或环戊丙酸睾酮（testosterone cypinate），400mg，肌注，每 4 周 1 次，2 ~3 个月复查血睾酮，如恢复至正常范围时，可改为每 2 周肌注 200mg 作为维持量。也可口服十一酸睾酮（安雄，andriol），每次 40mg，每日 3 次。Hwang 等研究 32 例对单独使用西地那非无反应的性腺功能低下患者，口服十一酸睾酮 2 个月，其中 11 人（34.3%）单独用睾酮治疗获得满意勃起，联用西地那非治疗的 12 人（37.5%）获得满意的性交。单用或联合用睾酮后，总睾酮（TT）和游离睾酮（FT）水平和 IIEF 评分等均有明显提高。近来试用睾酮和双氢睾酮经皮肤给药的新方法，疗效与口服一样，而没有肝毒性，其贴片主要缺点是皮肤刺激。睾酮替代疗法的不良反应有水肿、血细胞比容增高、头痛、肝损害等。50 岁以上患者接受治疗时，必须定期检测前列腺大小及 PSA 水平的动态变化。

4. 钾通道调节剂（potassium channel modulator）　Vick 等研究了一种有效的 KATP 通道开放剂 PNU-83757，研究选取 66 名血管源性 ED 患者，采用不同剂量进行治疗。结果接受 PNU-83757 剂量为 60 ~140mg 海绵体内注射，25 例中有 24 例获得完全或部分勃起，此药耐受性好，不良反应少，优于前列地尔。

此外，促黑素（melanocortin）受体激动剂，如 PT-141 有望弥补西地那非等药物的一些不足，成为一种安全有效的新型治疗 ED 的药物。

（六）真空负压装置

真空环缩装置（vacuum constriction device，VCD）或称真空阴茎套（vacuum entrapment，VE device），或真空勃起仪，这是一种最简单、最便宜、无创、效果较好的一线治疗方法。20 世纪 80 年代末期和 90 年代初期 VCD 得到推广使用，VCD 就是利用真空负压，将血吸入到阴茎，使其膨大勃起。VCD 必须包括 3 个基本组成部分：①用塑料做成的透明圆柱筒；②手动或电动操作泵；③缩窄环。圆柱筒及缩窄环有不同尺码，可根据个人情况选择。具体方法是将圆柱筒套在阴茎上，并紧抵耻骨，使用一些滑润剂，达到密封程度（如阴毛妨碍密封时，应剔除）。用手动（或电动）泵将圆筒中空气吸净，创造真空使阴茎勃起达到所需要的硬度，再将缩窄环从圆筒表面拉下，放至勃起阴茎的根部，阻止静脉回流，维持勃起状态，这时可解除真空撤走圆柱筒。勃起维持时间不应超过 30 分钟，以免阴茎缺血。VCD 的优点是对所有 ED 患者均有效，为非侵入性，并发症很低，无使用频度限制，缺点是无锐角勃起，阴茎疼痛、感觉麻木、射精延迟。总之，此种治疗效果可靠，约 85%（从 66% ~100%）DMED 患者有效。副作用有阴茎不适感、疼痛和射精困难，老年人经常接受此种治疗。大约有 70% 患者长期使用。

（七）手术治疗

1. 阴茎起勃器植入术或称阴茎假体植入术　第一、二线治疗效果不佳或出现不可忍受的不良反应时，阴茎起勃器植入术是最佳选择。阴茎假体（penile prosthesis）是需要外科手术植入一个装置，能够维持阴茎的硬度。1973 年后各种假体问世，目前各国广泛应用的主要有两种起勃器：

（1）单件套可屈性起勃器或称半硬的可弯曲性假体（semirigid penile prostheses）为单根或双根硅胶棒内含金属芯，如 Small-Carrion 假体、Finney-Flexinrod 假体、Jonas 假体、AMS600、AMS650、Mentor Acuform 韧性假体等。

（2）可膨胀性起勃器或称可充胀式假体（hydraulic penile prostheses）主要由阴茎柱体、泵和储水囊三个部分组成。分为两件套和三件套假体。二件套如 MarkⅡ、Ambicor，三件套如 AMS（American Medical System）700 系列产品：700Ultrex、700Ultrex plus、700CX、TOOCXM。两件套起勃器的注水泵和储水囊放在阴囊内，用来使阴茎内的筒状起勃器膨胀处于勃起位置，按压泵的底部，可以将液体压回储水囊，起勃器恢复原状。常用的三件套可膨胀性起勃器包括阴茎圆柱体、泵和储水囊。泵植入阴囊，储水囊植入膀胱前间隙，圆柱体植入两侧海绵体内。3 个部分用细导管相连接，其性能和隐蔽性方面都得到显著改善。

阴茎起勃器主要用于其他治疗失败时的器质性 ED 者，手术成功率可达 93% ~98%，术后 6 周可进行性交，夫妻满意率达 80% ~90%。单件套起勃器结构简单、耐用，性交时容易，植入手术简单,但其隐蔽性较差。三件套起勃器隐蔽性好,更符合生理,更加美观,效果也更好,起勃器治疗总体上安全有效,有效率可达 95%,但价格昂贵,其机械故障已降至 10% 以下,DMED 患者接受起勃器治疗的感染率为 2% ~ 10%。

2. 血管外科手术　患者选择的标准包括:①年龄<60 岁;②有正常性功能史;③无内分泌和神经异常;④无血管疾病危险因素;⑤对有血管作用的药物进行阴茎海绵体注射反应延迟或缺乏;⑥阴茎二维超声波检查证明阴茎海绵体血液流速<25cm/s(在头 5 分钟);⑦阴部血管造影证明阴茎海绵体动脉无功能或缺如;⑧很少或无有静脉闭塞性功能障碍。

血管外科手术就是用手术的方法以恢复阴茎的血流量。动脉灌注不全者可进行动脉重建手术。首例 ED 阴茎动脉搭桥术始于 1973 年,而在 1980 年用背深静脉作为动脉化静脉的供体进行移植治疗男性 ED 患者。而后外科技术不断发展,外科血管手术包括动脉-动脉、动脉-静脉或血管吻合术组合。

血管外科手术主要有腹壁下动脉与阴茎背动脉、阴茎深动脉与海绵体、腹壁下动脉与阴茎背深静脉、股动脉与阴茎背动脉或阴茎深动脉与大隐静脉搭桥术。静脉手术,广泛结扎阴茎海绵体的引流静脉,可用于静脉闭合不全的患者,主要手术有阴茎背深静脉结扎术、阴茎脚折叠术、双侧髂内静脉结扎术等。血管手术近期成功率可达 50% ~ 70%,仅有 30% 的患者报告有长期改善。外科手术对由血管因素引起的器质性 ED 有效率可达 60% ~ 80%。

总之,DMED 治疗的原则应该是简便、有效、无创和经济。经 FDA 批准的一线疗法包括口服 PDE-5 抑制剂等促勃起药物,真空环缩装置及性心理治疗,可单独使用,也可以与其他方法联合使用。对效果不佳或因不良反应而造成一线疗法治疗失败者可采用二线疗法,包括海绵体内血管活性药物自我注射和尿道内使用前列腺素 E_1。二线疗法虽被广泛使用,但其有效性差异很大,患者中断治疗率与副作用都较高,而且费用也较昂贵。三线疗法包括阴茎起搏器植入术、血管外科手术。此种疗法创伤大,不可逆性和有潜在的并发症,仅适合于严重的、各种治疗效果不佳的顽固性 ED 患者。概括起来,心理性 ED 应采用一线疗法,必要时加用二线疗法。器质性 ED 中,血管性病因

者应采用药物、真空负压装置、阴茎起勃器,有适应证者可进行血管外科手术;内分泌性采用雄激素替代疗法;神经性采用药物药物、真空负压装置、阴茎海绵体药物注射或阴茎起勃器治疗。

(八) 中医药治疗

中医药治疗 DMED 要用辨证论治方法。首先要辨证,张惠新将 DMED 分为虚实 2 类 6 证,虚证分为:①气阴两虚型,治则为益气养阴,阴中求阳;②阴阳两虚型,应补肾温阳;③心脾亏虚型,应益气养血,补益心脾。实证分为:①肝气郁结型,宜疏肝解郁;②肺胃燥热型,应清肃肺胃,养阴生津;③脉络淤阻型,宜活血化瘀。

朴元林将 DMED 分为 5 型:①肝经湿热证,宜龙胆泻肝汤加减;②气滞血郁证,宜血府逐瘀汤加减;③心脾两虚证,宜归脾汤加减;④肾阳不足证,宜右归丸加减;⑤肾阴亏损证,宜左归丸加减。

其次,要论治。以脏腑及病因进行论治,中医学者从肾、肝、脾胃、心与淤血论治,而从肾论治者居多。

1. 从肾论治　主要从 3 个方面入手:①温补肾阳,是治疗 DMED 的重要治法;②肾阴亏损,补肾阴;③补肾益精。王健用雄起栓(淫羊藿、蜈蚣等)温肾壮阳兼祛瘀治疗 DMED 30 例,疗程 2 个月。治愈 9 例,有效 16 例,无效 5 例,有效率 83.3%。梁开发用益肾活血方药(枸杞子、菟丝子、蛇床子、何首乌、熟地黄、五味子、淫羊藿、牛膝、丹参),疗程 2 ~ 6 个月,治疗 31 例,有效率为 80.65%。任惠雅等用活血壮骨胶囊(丹参、赤芍药、路路通、牛膝、蛤蚧、黄狗肾、韭菜子、淫羊藿)治疗 60 例,疗程 3 个月,有效率 93%。王廷彬用六味地黄汤加味,治疗 13 例,有效率为 69.23%。隋强用温肾活血汤剂(淫羊藿、菟丝子等)治疗 63 例,有效率为 66%。范世平等用起阳汤(淫羊藿、仙茅、蛇床子、熟地、山茱萸等)治疗 62 例,疗程 2 个月,治愈 20 例,显效 21 例,有效 13 例,无效 5 例,有效率为 92%。赵越使用大补阴丸加味治疗 12 例,6 例治愈,4 例有效,2 例无效,有效率为 83.3%。宋林英等采用滋补肝肾、助阳起痿的方剂(熟地、山药、牛膝、枸杞、山萸肉、茯苓、杜仲、远志、五味子、褚实子、小茴香、巴戟天、肉苁蓉、石菖蒲、鹿角胶),15 天为 1 疗程,连服 2 ~ 3 个疗程,有效率达 97.3%。李瑛等用降糖起痿灵治疗 DMED 有效率达 53.3%。罗茂林对 43 例 DMED 患者用杨氏还少丹加减治疗 12 周,治疗后 IIEF-5

评分明显增加。李团生用复方玄驹胶囊治疗DMED 患者 50 例，在治疗前，3 个月和 6 个月进行IIEF-5 评分。3 个月时，治疗组和对照组有效率分别为 45% 和 42%，无统计学差异，而停药 3 个月后，两者的有效率分别为 43% 和 18%，2 组有差异性（$P<0.05$），提示复方玄驹治疗 DMED 具有远期疗效。

2. 从肝论治　采用疏肝解郁，疏肝活血、滋补肝肾。郭英等用四逆散加减（柴胡、枳壳、赤芍、白芍、当归、生地黄、桃仁、红花、蜈蚣等）治疗56 例，治愈 36 例，有效 12 例，无效 6 例，有效率85.7%。杨建军等用疏肝解郁，化痰通窍方剂（柴胡、川牛膝、炒枳壳、川芎、白芍、红花等），水煎送服水蛭粉、蜈蚣粉。治疗 32 例，有效率 51.2%。

3. 从脾胃论治　"治痿独取阳明"，增补后天以养先天。王怀彬等用玉女衍宗饮（玉女煎、五子衍宗丸）清胃治疗 96 例，经治疗 1~3 个疗程，显效 6 例，有效 81 例，无效 3 例，有效率 96.7%。贾遇文用补阳还五汤治疗 30 例，治愈 18 例，有效8 例，无效 4 例，有效率 86.6%。李金水等用双补四物汤（黄芪、山药、苍术、陈皮、熟地、枸杞子、巴戟天、当归、丹参、川芎、赤芍）治疗 25 例，治愈 5例，显效 8 例，有效 9 例，无效 3 例，有效率 88%。

4. 从心论治　精神紧张、胆怯易惊、心悸失眠、每临房事而痿者可采用安神定志丸合桂枝加龙骨牡蛎汤以安神定志。如举而不坚，梦遗滑精，面色萎黄，腰酸神疲者可选用人参养荣汤合酸枣仁汤以养心安神。

5. 从淤血论治　张亚大等用降糖起痿合剂（生熟地、怀山药、山萸肉、当归、丹参、水蛭、蜈蚣、肉桂、仙灵脾、阳起石、川牛膝、葛根）治疗 26例，治愈 11 例，有效 9 例，无效 6 例，有效率76.9%。黄晨昕用益肾通络方剂（菟丝子、枸杞子、制何首乌、黄精、山药、山萸肉、五味子、熟地、丹参、当归尾、川芎、蜈蚣、牛膝），治疗 48 例，用IIEF-5 评分疗效，治愈 13 例，有效 12 例，无效 5例，有效率 89.6%。

总之，中医药治疗 DMED 主要用于心理性ED 和器质性 ED 的辅助治疗。治疗方法众多，具有一定的临床疗效，不良反应较少。不足之处是目前许多资料都集中在临床疗效观察和经验总结，而对 DMED 的病机探讨等基础研究缺乏。中医对 DMED 辨证分型不统一，治则较多，方剂差别较大，难以进行重复研究。缺乏科学设计和大样本

的临床观察，难以判断疗效的可靠性和优越性。

（九）基因治疗

基因治疗是利用基因工程技术治疗疾病。目前对 DMED 的治疗在动物实验中取得理想效果，并在人体临床试验中取得初步尝试。DMDE 的基因治疗主要是影响整个勃起过程的相关基因进行改造设计，并传染入患者体内进行基因表达，在无药物治疗下有生理性勃起。

近年来，国内外学者对 DMED 的基因治疗进行了大量的动物实验研究，Yamanaka 等首次报道向海绵体内注射血管内皮生长因子（VEGF），可通过抑制 DM 兔阴茎内皮细胞凋亡，保护勃起功能。Bivalacqua 等实验表明，将 eNOS 基因通过腺病毒传染到 DMED 大鼠的阴茎海绵体内，结果发现转基因大鼠阴茎内压恢复正常，阴茎组织中eNOS 的表达水平升高。Bivalacqua 等应用腺病毒载体将 CGRP（是一种由 37 个氨基酸组成的生物活性多肽）基因导入大鼠阴茎海绵体内，使神经刺激诱导 ICP 增高 50%，CGRP 和 cAMP 水平升高。DMED 的基因治疗处于起步阶段，需要进一步对基因筛选、基因作用靶筛选、载体的选择和修饰进一步研究，使基因治疗 DMED 达到安全、高效和长效。

（十）干细胞移植治疗

干细胞是一种具有自我更新并能向多种组织细胞分化的一种细胞。目前可供干细胞移植治疗DMED 的干细胞有神经胚胎干细胞（NESC）、神经脊干细胞（NCSC）、肌源性干细胞（MDSC）和骨髓间充质干细胞（BM-MSC）等。

BM-MSC 是一种存在于骨髓内的成体干细胞，可能通过细胞分化、桥接作用和基因治疗载体等机制，能促进阴茎海绵体内皮细胞的生长，改善组织结构，促进勃起功能恢复。目前国内外研究已为 BM-MSC 治疗 DMED 提供了丰富的理论基础，也展示了巨大的前景。BM-MSC 有可能成为治疗 DMED 的新疗法。

十三、DMED 的预防

（一）控制 DM

采用膳食疗法、运动疗法与药物疗法相结合，将 DM（FPG、2hPPG 与 HbA1c）控制到理想水平或较好水平（详见 DM 治疗章节），可预防或减少DM 血管病变、神经（尤其是自主神经）病变的发生，从而避免或减少 DMED 发生的几率，是贯彻

"防优于治"的关键性措施。

（二）治疗好与 DM 相关的疾病

1. DM 伴有体重超重（BMI≥24kg/m²）或肥胖者（BMI≥28kg/m²），应进行积极地减重治疗。采用膳食疗法与运动疗法相结合，必要时辅佐减肥药物，使 BMI 控制到正常范围上限（23.9kg/m²）以下、男性腰围<90cm、女性腰围<85cm。有条件时，将体重控制到理想水平（BMI=22kg/m²）。

2. DM 合并冠心病时，要积极地进行治疗。应用血管扩张药物，改善冠状动脉供血，避免或减少心绞痛的发作，预防冠脉急性事件的发生。

3. DM 合并高血压者，应采用非药物疗法（包括合理膳食、运动锻炼、心态平衡、控制体重、戒烟少酒、限盐补钾）与药物疗法相结合，将血压控制到理想水平（<130/80mmHg）。

4. DM 伴有高脂血症者，应采用低脂、低胆固醇膳食，加强运动锻炼，必要时用降脂药物，将血脂控制到较好水平：TC<4.5mmol/L，TG<1.5mmol/L，LDL-C<2.5mmol/L，HDL-C>1.0mmol/L。

DM 患者如将体重、血压、血脂等指标控制到正常或达标水平，无冠心病或有冠心病已得到良好的控制，对预防 DM 血管病变、神经病变等慢性并发症的发生非常有益，并可避免或减少 DMED 发生的几率。

（三）保持心态平衡

要讲究并做好个人的心理卫生，保持乐观、豁达大度的精神面貌，处理好工作、学习、社会与家庭环境的人际关系，广交朋友，多参加社会的有益活动，经常进行交流、沟通，学会自我减轻来自各方面的压力，有助于避免或减少心理性 ED 发生的几率。

（四）适度和谐的性生活

配偶双方应互尊互爱、互助自信，保持好正常的性生活节奏。一般来讲，晚上八、九点与清晨时性交的成功率较高。如性生活不协调时，应及时查找原因，进行咨询，尽快消除，以保持良好的性生活状态，对预防心理性 ED 的发生将是非常重要。

（五）加强运动锻炼

增加户外活动与锻炼，增强体质，保持良好的体力，身体各主要器官形态与功能正常，并可增强性生活的能力，有助于保持良好的性生活状态。

（六）治病用药要谨慎

随增龄，罹患各种疾病的机会增加，随之用药的品种与数量也在不断地增多。应尽量避免使用可能导致 ED 产生的某些药物，如病情需要而必须使用时，应在医生指导下，选择适宜而又对性功能影响小的药物，剂量要小，用药时间不要过长，以免发生药物性 ED。

（七）建立良好的生活方式

要戒烟、少饮酒（可饮少量红酒或啤酒，不饮白酒），不吸毒。有手淫者，要及时改掉手淫不良恶习，平时要按生物钟规律运转，要劳逸结合，安排好学习、工作、锻炼、旅游等各项事宜，养成早睡早起的良好生活习惯，在快乐的生活节奏中自我享受乐趣，以减少 ED 发生的诱因。

（八）适度用补肾壮阳的食物与药物

许多食物如荞麦、黑大豆、葫芦巴、韭菜子、石榴皮、龙眼肉、冬虫夏草、蜂王浆、燕窝、牛鞭、鹿鞭等都具有一定的补肾壮阳功效，在调配膳食中可适当选用。

中药中许多植物药如附子、肉桂、锁阳、仙茅、淫羊藿、菟丝子、巴戟天、肉苁蓉、黄精、枸杞子；动物药如鹿鞭、鹿茸、海狗肾等；中成药如金匮肾气丸、五子衍宗丸、左归丸、右归丸、龟龄集等都具有补肾壮阳之功效。可根据身体状况、性生活状态，辨证论治适当选用，对提高与保持良好性功能状态将有一定的帮助。另，药膳粥如人参粥、肉苁蓉粥、枸杞子粥与麻雀粥等经常食用，对提高性功能也有一定的功效。

（董长城）

参 考 文 献

1. Rubin A. Impotence and diabetes mellitus. JAMA, 1958, 168:498.

2. Hosking DJ, Bennett T, Hampton JR, et al. Diabetic autonomic neuropathy. Diabetes, 1978, 27:1043.

3. Martin LM. Erectile impotence-it can be highly treatable. Geriatrics, 1980, 35:79.

4. Ewing DJ, Campbell IM, Clarke BF. The natural history of diabetic autonomic neuropathy. Q J Med, 1980, 49:95.

5. 郑白蒂, 胡国贤, 朱禧星, 等. 糖尿病神经病变的诊断. 中华内科杂志, 1982, 3:157.

6. 陈名道, 邝安堃, 丁霆, 等. 男性糖尿病患者血浆性激素的变化及其临床意义的初步探讨. 中华内科杂志, 1982, 2:67.

7. Phillips GB. Evidence for hyperestrogenemia as the line between diabetes mellitus and myocardial infarction. Am J Med, 1984, 76:1071.

8. Rosenthal MB, Barnard RJ, Rose DP, et al. Effects of a

high-comples-carbohydrate, low fat, low cholesterol diet on levels of serum lipids and estrarial. Am J Med, 1985, 78: 23.

9. 吴国梁. 男性糖尿病患者性激素变化与性功能关系的探讨. 中华内分泌代谢杂志, 1987, 3: 148.

10. Jefferson TW, Glaros A, Spevack M, et al. An evaluation of the Minnesota Multiphasic Personality Inventory as a discriminator of primary organic and primary psychogenic impotence in diabetic males. Arch Sex Behav, 1989, 18: 117-126.

11. Fushimi H, Horic H, Inoue T, et al, Low testosterone levels in diabetic men and animals, a possible rule in testicular impotence. Diabetes Res Clin Pract, 1989, 6: 297-301.

12. Forsherg L, Hojerback T, Olsson AM, et al. Etiologic aspects of impotence in diabetes. Scand J Urol Nephrol, 1989, 23: 173-175.

13. Saenz DTI, Goldstein I, Azadzio K. Impaired neurogenic and endothelium-mediated relaxation of penile smooth muscle from diabetic men with impotence. N Engl J Med, 1989, 126: 1025-1030.

14. Hirshkowitz M, Karacan I, Rando KC, et al. Diabetes, erectile dysfunction and sleep-related erections. Sleep, 1990, 13: 53-68.

15. Kirby RS. Impotence: diagnosis and management of male erectile dysfunction. BMJ, 1994, 308: 957-961.

16. Wagner G, Lacy S, Lewis R. Buccal phentolamine. A pilot trial for male erectile dysfunction at three separate clinics. Int J Impot Ros, 1994, 6(Suppl): 78.

17. Gingell G, Jardin A, Giuliano FA, et al. The efficacy of sildenafil(Viagra), a new oral treatment for erectile dysfunction, demonstrated by four different methods in a double-blind placebo-controlled, multinational clinical trial. Eur Urol, 1996, 30(suppl 2): 353.

18. Eardley L, Morgan R, Dinsmore W, et al. Evaluation of the efficacy of sildenafil(Pfizer UK-92, 480), a new oral treatment for men erectile dysfunction(MED) in a double-blind, placebo controlled study. Eur Urol, 1996, 30 (Suppl 2): 355.

19. Boolell M, Pearson J, Gingell JC, et al. Sildenafil(Viagra) is an efficacious oral therapy in diabetic patients with erectile dysfunction. Int J Impot Res, 1996, 8: 186.

20. Buvat JS, Gingell CT, Jardin A, et al. Sildenafil(Viagra) an oral treatment for erectile dysfunction: a 1-year open-label, extension study. J Urol, 1997, 157(Suppl): 204.

21. Lue TF. Sidenafil Study Group. A study of sildenafil(Viagra), a new oral agent for the treatment of men erectile dysfunction. J Urol, 1997, 157(Suppl): 181.

22. Padma-Nathan H, Hellstrom WJ, Kaiser FE, et al. Treatment of men with erectile dysfunction with transurethral aprostadil. Medicated urethral system for erection (MUSE) study group. N Engl J Med, 1997, 336: 1-7.

23. Wang YX, Leng J, Chen B, et al. The prevalence of erectile dysfunction in elder adults in Shanghai: an analysis of 1582 cases. Int J Impot Res, 1997, 9(suppl 1): 45.

24. Padma-Nathan H, Hellstrom WJ, KaiserFE, et al. Treatment of men with erectile dysfunction with transurethral alprostadil. Medicated Urethral System for Erection (MUSE) Study Group. N Engl J Med, 1997, 336: 1-7.

25. Williams G, Abbou CC, Amar ET, et al. Efficacy and safety of transurethral alprostadil therapy in men with erectile dysfunction. MRSE Study Group. Br J Urol, 1998, 81: 889-894.

26. Morales A, Gingell C, Collins H, et al. Clinical safety of oral sildenafil citrate(Viagra) in the treatment of erectile dysfunction. Int J Impot Res, 1998, 10: 69-74.

27. Young-Chan Kim, Hui-Meng Tan. APSIR(The Asia-Pacific Society for impotence Research) BOOK on Erectile Dysfunction. Malaysia: Pacific Cosmos Sdn Bhd, 1999: 118-157.

28. 梁开发. 益肾活血起痿法综合治疗糖尿病性阳痿 32 例. 四川中医, 2000, 19: 35-36.

29. 王健. 雄起栓治疗糖尿病阳痿 30 例临床分析. 实用中医, 2000, 16: 5-8.

30. 赵越. 滋阴降火法为主治疗糖尿病阳痿 12 例. 浙江中医学院学报, 2001, 25: 44.

31. 黄亚大, 卢子杰. 降糖起痿合剂治疗糖尿病阳痿 26 例临床观察. 长春中医学院报, 2001, 17: 26-27.

32. Brock G, McMahon C, Point P, et al. Efficacy and safety of tadalafil in men with erectile integrated analysis of registration trials. J Urol, 2002, 167(Suppl 4): 178.

33. Andrew R. Achieving treatment optimization with sildenafil citrate(Viagra) in patients with erectile dysfunction. Urology, 2002, 50: 26-28.

34. Godfishcher E, Eardley I, Segerson T. Vardenafil improves erectile function in men. J Urol, 2002, 167 (Suppl 4): 178.

35. 李瑛, 王倩嵘, 陈静, 等. 综合治疗糖尿病性阳痿 30 例临床观察. 河南中医, 2002. 22: 38-39.

36. 王怀彬, 杨集群. 玉女衍宗饮治疗糖尿病性阳痿 90 例疗效观察. 吉林中医药, 2002, 1: 36-37.

37. 张惠新. 糖尿病阳痿病因病机和临床实践的探讨. 中国康复理论与实践, 2002, 8: 630-632.

38. 范世平, 刘敏. 起阳汤治疗糖尿病阳痿 62 例. 中医杂志, 2002, 43: 823-826.

39. 任惠雅, 米会平, 李广波, 等. 活血壮肾胶囊治疗糖尿病性阳痿60例临床观察.中国乡村医药杂志,2002,9:35-36.

40. Stief C. Sustained efficacy and tolerability with vardenafil over 2 years of treatment in men with erectile dysfunction. Pro Urol,2003,13(Suppl 2):100.

41. Strojek K, Dame J, Fonseca V et al. Tadanafil improves erectile function in men with erectile dysfunction and diabetes mellitus. Int J Impot Ros,2003,15(Suppl 6):5-7.

42. Carson CC, Rajer J, Eardley S, et al. The efficacy and safety of tadanafil:an update. Brit J Urol,2004,93:1276～1281.

43. 隋强.中药温肾活血法治疗糖尿病阳痿.现代中西医结合杂志,2004,13:2289.

44. 王廷彬.六味地黄汤加味治疗糖尿病性阳痿体会,中国民族民间中医药杂志,2004,67:87-88.

45. 杨建军,李必旭.疏肝解郁、化痰通窍法治疗糖尿病性勃起功能障碍32例.新疆中医药,2004,22:26-27.

46. 胡新云,毕会民.2型糖尿病患者运动神经传导速度的改变及其临床意义.咸宁学院学报(医学版),2005,19:203-204.

47. Moore RA, Derry S, McQuary HJ. Indirect comparison of interventions using published trials:systematic review of PDE-5 inhibitors for erectile dysfunction. BMC Urol,2005,5:18.

48. Hellstrom WJ. Vardenafil in patients with erectile dysfunction:achieving treatment optimization. J Androl,2005,26:604-609.

49. 宋桂英,祁锡玉,刘雅群,等.中西医结合治疗糖尿病性阳痿80例.湖南中医杂志,2005,21:43-44.

50. 李金水,杨文炎.自拟双补四物汤治疗糖尿病性阳痿25例.国医论坛,2005,20:32-33.

51. Gorkin L, Hvidsten K, Sobel RE, et al. Sildenafil citrate use and incidence of nonarteritic anterior ischemic optic neuropathy. Int J Clin Pract,2006,60:500-503.

52. 黄孝昕,夏于芳.益肾通络法治疗2型糖尿病性勃起功能障碍疗效观察.中医药学刊,2006,24:2152-2153.

53. 朴元林.糖尿病勃起功能障碍与消渴兼证"阳痿"及其中医治疗.中国临床医生,2006,34:15-17.

54. Choi SM, Kim JE, Kang KK. Chronic treatment DA-8159,a new phosphodiesterase type V inhibitor, attenuates endothelial dysfunction in stroke-prone spontaneously hypertensive rat. Life Sci,2006,78:1211-1216.

55. Zhang XH, Filippi S, Morelli A, et al. Testosterone restores diabetes-induced dysfunction and sildenafil responsiveness in two distinct animal models of chemical diabetes. J Sex Med,2006,3:253-264.

56. 班秀芬,周志.糖尿病性勃起功能障碍的研究进展.内蒙古中医药,2007,19:57-58.

57. 李双雷,冯晓桃.糖尿病性勃起功能障碍的中医研究进展.广西中医药,2007,34:4-6.

58. 郭英,张国亭.四逆散加减治疗糖尿病性阳痿56例疗效观察.中医杂志,2007,48:492-493.

59. 周卸来.糖尿病性勃起功能障碍的基因治疗.杭州师范学院学报(医学版),2007,27:321-325.

60. 杨荣.糖尿病性勃起功能障碍的血管因素.中华男科学杂志,2007,13:255-259.

61. 刘世洲.阴茎勃起功能障碍的药物治疗进展.中国男科学杂志,2007,21:60-63.

62. 朱亚军.神经病变与糖尿病性勃起功能障碍.国际内科学杂志,2008,15:597-661.

63. Yun C, Yutian D, Run W. Treatment strategies for diabetic patients suffering from erectile dysfunction. Exp Opin Pharmacotherapy,2008,9:257-266.

64. Roberto B, Emanuela AG, Marcello P, et al. Redefining the role of long-acting phosphodiesterase inhibitor tadalafil in the treatment of diabetic erectile dysfunction. Curr diabetes Rev,2008,4:24-30.

65. Amaral S, Oliveira PJ, Ramalho-Santos J. Diabetes and the impairment of reproductive function,possible role of mitochondria and reactive oxygen. Curr Diabetes Rev,2008,4:46-54.

66. Liu L, Ding WI. Oxidative stress and diabetic erectile dysfunction. N J Androl,2008,14:550-554.

67. Ping JB, Chen LC, Chung LH, et al. Patterns and their correlates of seeking treatment for erectile dysfunction in type 2 diabetic patients. J Sex Med,2009,6:2008-2016.

68. 罗茂林.杨氏还少丹治疗糖尿病勃起功能障碍临床观察.四川中医,2009,27:65-66.

69. 颜彬,张孝旭,曹彦.糖尿病性勃起功能障碍发病机制的中医认识.辽宁中医杂志,2009,36:1494-1495.

70. 朱亚军,王瑞英,张松筠.血管病变、内皮细胞损伤与糖尿病性勃起功能障碍.新医学,2009,40:412-414.

71. 李小鑫.氧化应激与糖尿病性勃起功能障碍.中华男科学杂志,2009,15:1128-1132.

72. 白文俊.他达那非治疗勃起功能障碍:良好的安全性和耐受性.中华男科学杂志,2009,15:92-95.

73. 颜永立.糖尿病性勃起功能障碍发病机制的研究进展.重庆医学,2009,38:2742-2744.

74. Ahn GJ, Chung HK, Lee CH, et al. Increased expression of the nitric oxide synthase gene and protein in corpus cavernosum by repeated dosing of udenafil in a rat model of chemical diabetogenesis. Asia J Androl,2009,11:435-442.

75. Arthur LB, Travis DS, Bruce JT, et al. Serum biomarker measurements of endothelial function and oxidative stress after daily dosing of sildenafil in type 2 diabetic men with

electile dysfunction. J Urol,2009,181:245-251.

76. Fargad BH,Hisham YA. Assessment of erectile dysfunction in diabetic patients. Int J Androl,2009,22:176-185.

77. Xin LX,Yun C,Tian DY. Oxidative stress and diabetic erectile dysfunction. N J Androl,2009,15:1128-1132.

78. Ziaei-Red M,Vahdaninia M,Montazeri A. Sexual dysfunction in patients with diabetes:a study from Iron. Rep Biol Endoc,2010,8:50-58.

79. Adeniyi AF,Adeleye JO,Adeniyi CY. Diabetes,sexual dysfunction and therapeutic exercise:a 20 years review. Curr Diabetes Rev,2010,6:201-206.

80. Jun PH,Ki CH,Young AT,et al. Efficacy and safety of oral mirodenafil in the treatment of erectile dysfunction in diabetic men in Korea a multicenter,randomized,double-blind,placebo-controlled clinical trial. J Sex Med,2010,7:2842-2850.

81. Asenov KZ. Comparison of the first intake of vardenafil and tadalafil in patients with diabetic neuropathy and diabetic erectile dysfunction. J Sex Med,2010,8:851-864.

82. 李团生.复方玄驹胶囊用于治疗糖尿病性阴茎勃起功能障碍的效果观察.中国计划生育学杂志,2010,6:367-368.

83. 江学荣,王毅.糖尿病性勃起功能障碍研究进展.国际内分泌代谢杂志,2011,31:196-199.

84. 邱雪峰.骨髓间充质干细胞治疗糖尿病性勃起功能障碍的前景.医学研究生学报,2011.24:318-322.

85. 刘涛,李维仁.糖尿病性勃起功能障碍的发病机制及其治疗.中国糖尿病杂志,2011,19:311-313.

86. Sharron HF,Jackie DC. PDE-5 inhibitors:targeting erectile dysfunction in diabetics. Curr Opin Pharmacol. 2011,11:683-388.

87. Oren H,Yonathan S,Arie S,et al. Erectile dysfunction is associated with severe retinopathy in diabetic men. Urology,2011,77:1133-1136.

88. Mallidis C,Agbaje I,Meclare M,et al. The influence of diabetes mellitus on male reproductive function:a poorly investigated aspect of male infertility. J Urol,2011,50:33-37.

89. Sharron HF,Jackie DC. PDE-5 inhibitors targeting erectile dysfunction in diabetics. Curr Opin Pharmacol,2011,11:683-688.

90. 戴宁,吴宗传.中医药治疗糖尿病性勃起功能障碍研究进展.中医药临床杂志,2011,24:114-117.

91. Li WJ,Park K,Paick JS,et al. Chronic treatment with an oral Rho-kinase inhibitor restores erectile function by suppressing corporal apoptosis in diabetic rats. J Sex Med,2011,173:318-323.

92. Kim JJ,Han DH,Lim SR. Effects of ginkge biloba extracts with mirodenafil on the relaxation of corpus cavernosal smooth muscle and the potassium channel activity of corporal smooth muscle cells. Asia J Androl,2011,13:742-746.

93. Allen DS. Re:addition of metformin to sildenafil treatment for erectile dysfunction in eugonadal non-diabetic men with insulin resistance. A prospective,randomized,double pilot blind study. J Urol,2012,187:1787-1788.

第 65 章

糖尿病与皮肤病

糖尿病是糖代谢异常性疾病,但是它的病理表现不仅仅是胰岛功能障碍,还可引起小血管损害、神经系统损害,并由此引发全身多系统损害。皮肤是血管丰富、神经分布广泛、新陈代谢活跃的器官,Mahajan S 等发现糖尿病患者合并皮肤病比率是正常人的三倍。糖尿病可并发多种皮肤疾病。包括各种感染,微血管病变和神经病变造成的继发损害。其皮肤损害表现各异,有的损害是多种原因造成,导致严重并发症,甚至危及生命。

一、瘙 痒 症

瘙痒曾经被认为是糖尿病的典型症状。糖尿病的神经病变可以引起皮肤失去神经营养而表现干燥,从而可发生全身皮肤瘙痒症。这种瘙痒在北方冬季更明显,外用润肤剂可以减轻瘙痒。糖尿病的局部瘙痒多见于外阴和皱褶部位,这些部位由于潮湿,可以合并真菌感染如念珠菌和皮肤癣菌,皮损真菌镜检可见真菌,治疗可以外用抗真菌药膏,严重患者可口服抗真菌药。

二、皮 肤 感 染

皮肤感染占糖尿病皮肤病的 50% 以上,对糖尿病合并感染的住院患者采用多因素 Logistic 回归模型分析发现,感染的发生和患者年龄、性别、糖尿病的病程、血糖控制情况、并发症存在与否,以及侵袭性医疗操作等密切相关。其可能机制为高血糖和尿糖为微生物的生长、繁殖提供了有利条件。外周神经病变使皮肤感觉下降,容易受伤,继发感染,同时由于患者缺少来自血小板的生长因子(PDGF),导致延期愈合。血糖和高血浆渗透压使中性粒细胞和单核细胞功能受损,高血糖引起免疫球蛋白和补体发生糖基化,从而使其功能下降,在明显的高血糖和酮中毒情况下更易发生感染。此外,糖尿病皮肤局部菌群失调,造成致病的革兰氏阳性球菌和真菌增长繁殖,因此可引起多重感染,条件致病菌感染,真菌和细菌的混合感染。

1. 细菌感染　糖尿病感染以细菌性感染发生率最高,主要表现为金黄色葡萄球菌引起的多发性疖肿、痈、脓疱疮和睑板腺炎等。微细棒状杆菌在阴股部、腋窝、趾间引起红癣。严重的有梭形芽孢杆菌引起气性坏疽、恶性外耳道炎、坏死性肌膜炎等。下肢血液循环障碍和足部真菌感染可以引起丹毒。由于有免疫功能下降,糖尿病患者的感染必须及时使用抗生素,否则感染难于控制。

2. 真菌感染　由皮肤癣菌、霉菌、白念珠菌引起的手足癣、甲癣、体股癣,马拉色糠枇孢子菌引起的花斑癣较为常见。年长的肥胖妇女在糖尿病未得到很好控制时易发生外阴阴道炎,主要由白念珠菌引起的间擦部位的皮肤感染如外阴和肛门周围暗红斑和丘疹,炎症可延伸到尿道和膀胱导致尿道炎。男性糖尿病患者,可发生念珠菌性包皮龟头炎,甚至可造成包茎的发生。糖尿病合并真菌感染往往比一般人群严重,需口服抗真菌药物,首选伊曲康唑。伊曲康唑为广谱抗真菌药,对马拉色糠枇孢子菌和白念珠菌亦有效,而特比萘芬口服制剂对上述两种真菌无效。

3. 病毒感染　主要为单纯疱疹、带状疱疹和尖锐湿疣。治疗单纯疱疹和带状疱疹可以选择口服泛昔洛韦。糖尿病合并尖锐湿疣可选冷冻、二氧化碳激光、咪喹莫特外用和光动力治疗。治疗时应注意预防合并细菌感染。

三、糖尿病性皮病

此病 1964 年由 Melin 提出和糖尿病有关。糖尿病性皮病可作为诊断糖尿病的线索而受到重视。皮损主要发生于胫前,开始为平顶、圆或椭圆形暗红色丘疹,直径 1cm 或略小,成疏散或群集分布。皮损经 1~2 年可自然消退,留下萎缩和色素沉着瘢痕。组织病理可见血管病变,血管内可见 PAS 阳性物质沉积使管壁增厚,真皮和皮下可见轻度胶原病变。还可见红细胞外渗和含铁血黄素沉积。

四、糖尿病性局部缺血

糖尿病者常发生动脉粥样硬化,且发病年龄早,从而使血管狭窄。常在下肢表现为局部缺血症状,如足部烧灼痛,晚上及遇热加重,伴间歇性跛行。股动脉以下脉搏减弱或消失,足部皮肤光滑发亮、发冷、毳毛脱落。甲床缺血,甲生长缓慢或停止,出现横行凹陷(Beau 线),久之甲板增厚或脱落,甲表面凹凸不平,变黑色,甚至出现内翻性甲翼状胬肉。1 个或多个脚趾坏疽。对局部缺血治疗常不满意,血管扩张剂和交感神经截除术可解除疼痛,足趾坏疽可手术截除。如果下肢 B 超发现血栓,可手术取栓,从而保留足趾。

五、糖尿病足

糖尿病足部病变是糖尿病患者面临的严重问题,其中约 5% ~ 10% 的患者需要截肢。在美国,每年有 6% 的糖尿病患者因足部溃疡而住院治疗。流行病学资料表现,大多数糖尿病足的发病与年龄和糖尿病的病程有关,大多年龄在 40 岁以上,并随年龄增大而增高。男性多于女性,截肢常见于黑人和男性。

糖尿病足的发病机制由血管并发症和运动、感觉、自主神经病变所引起的。自主神经病变使皮肤柔韧性减少,再加上皮肤干燥、痛觉减退,皮肤易开裂和外伤发生蜂窝织炎或深部组织感染。运动神经病变导致足内骨间肌萎缩和反馈调节丧失,不能保持正常足的体位和弹性。导致足部结构破坏,畸形如锤状趾、爪样趾、足弓塌陷等,体重着力点转移到趾骨头,是导致足趾头和第一跖骨头下形成胼胝、溃疡和感染的主要因素。

足部钝痛或痛觉消失可引起神经病性溃疡。常发生于姆趾或足部其他受压部位,形成一个无痛的缓慢发展的溃疡,溃疡边缘呈穿凿样,且常伴有胼胝。再加上痛温觉和踝部反射消失,可确诊为神经病性足溃疡。

糖尿病患者动脉粥样硬化发生早,进展快,病变部位常为胫前、胫后和腓动脉分支以下,在动脉粥样硬化的基础上形成血栓,导致糖尿病足趾坏疽。因此在糖尿病患者要慎用血管收缩药,即使休克时使用,也要每天观察足部。

糖尿病足的临床表现为皮肤干燥,瘙痒,无汗,毳毛少,颜色变黑,感觉迟钝或消失,出现脚踩棉絮感,间歇跛行,休息痛。趾骨头下陷,跖趾关节弯曲,形成弓形足,锤状趾,肢端动脉搏动减弱或消失,肢端溃疡或坏疽。坏疽的性质可分为湿性坏疽,干性坏疽,混合坏疽。湿性坏疽可合并皮肤感染,红肿热痛和全身毒血症状,菌血症。干性坏疽由于血栓形成,血液逐渐和突然中断,但静脉血回流仍通畅,组织液减少,局部缺血性坏死。湿性和干性坏疽同时出现在同一下肢的不同部位为混合性坏疽。

六、糖尿病性类脂质渐进性坏死

糖尿病性类脂质渐进性坏死与糖尿病的病程、严重程度和治疗情况无关,通常在糖尿病发生数年后出现。糖尿病性小血管炎是其发病基础,除血管壁有糖蛋白沉积外,直接免疫荧光可见 IgM、IgA、补体 C3 和纤维蛋白原沉积。并在表皮真皮交界处见纤维蛋白原呈线状沉积,表明本病的发生机制是免疫复合物性血管炎。女性多见,皮损主要位于胫前。初起为圆形、坚硬、暗红色丘疹或斑块,一个或数个,发展缓慢,可扩大或相互融合成卵圆形或不规则的坚硬斑块,边缘明显。常呈棕红色或紫色,中央扁平或凹陷,多由真皮萎缩造成。有的中央为浅黄色,边缘为浅红色,表面呈玻璃状,或有少许鳞屑,并有明显的毛细血管扩张和纤维化,外观如硬皮病样,其周围皮肤正常。皮损还可见于股、上肢及躯干等处,1/3 病例发生穿凿性溃疡。易与梅毒样树胶肿和脂膜炎相混。组织病理病变在真皮,在渐进性坏死灶和纤维化区周围组织细胞呈栅状排列,可见多核巨细胞,混以淋巴细胞而形成的肉芽肿性损害,坏死区小血管内膜增厚、纤维化,表皮和附属器破坏,溃疡形成。皮损处外用补骨脂加紫外线(PUVA)有效,可调染料激光照射有效,局部皮质激素封包或损害内注射有效。患者皮损如果长期不治疗,可继发鳞状细胞癌。

七、糖尿病性硬肿病

糖尿病性硬肿病易发生在较肥胖的 2 型糖尿病患者。开始为颈后及颈侧的皮肤肿胀发硬,而这种无痛性的肿胀渐发展至面部、肩部、颈前及躯干上部,最后发展至腹部,四肢较少累及。受累的皮肤变硬,且为非凹陷性水肿,与正常的皮肤分界清楚。组织病理发现真皮内有粗厚的胶原束及主要为透明质酸的氨基酸聚糖的沉积。病变可存在数年无变化,于糖尿病的微血管病变有关,静脉大剂量青霉素,系统应用皮质激素,紫外线照射有一定疗效。

八、环状肉芽肿

环状肉芽肿与糖尿病之间的关系,文献报道意见不一,但又报告泛发性环状肉芽肿有不正常的糖耐量试验,因而认为此病可能是潜在糖尿病的一种皮肤表现。皮损通常发于四肢,一个或数个局限性斑块,初起时局部有浸润性,逐渐扩大,成为隆起的扁平结节,直径0.5~5cm,较正常皮肤坚韧,淡红或黄白色,以后中央消退而凹陷,常有轻度萎缩,成为环形或半圆形,外侧境界清晰,而内侧缘渐渐向凹陷的中心部分倾斜,损害不会破溃,也无任何自觉症状,经过数月或数年后,终于渐渐消失而不遗留任何痕迹。

九、糖尿病性大疱病

自Rocca等报告糖尿病患者可发生大疱性皮肤损害以来,其后不断有新的病例报告糖尿病性大疱病多发生于严重糖尿病患者,手足背和四肢是好发部位,常突然发生,可自数毫米至3~5cm,疱液澄清,可在3~4周内自愈而不留瘢痕,但常复发,大疱的发生不一定有周围神经病变,表明大疱与碳水化合物代谢有关。组织病理上,大疱在表皮内,无棘层松解现象,真皮血管周围少量淋巴细胞浸润,血管周围有PAS阳性物质沉着。大疱的发生可能与糖尿病的皮肤神经营养障碍有关,也有作者认为与糖尿病的皮肤微血管病变有关。Bernstein认为大疱的产生是由于糖尿病的肾病变引起钙离子的平衡紊乱从而使皮肤结构减弱,在紫外线等物理因素作用下引起的,而糖尿病的微血管病变是发病的基础。糖尿病大疱应早期处理,严格消毒皮肤后,用无菌针头抽取疱液,将疱顶皮肤贴敷疱底,外用抗生素软膏,保持干燥。糖尿病大疱如果没处理好,可继发感染,引起败血症或坏疽,后果严重。

十、胡萝卜素沉着症

胡萝卜素沉着症又称为黄皮肤、黄变病。一般认为由于糖尿病饮食中多含有丰富的胡萝卜素,或由于肝脏对其代谢能力降低,胡萝卜素不能充分转变为维生素A,过剩的胡萝卜素从皮脂中分泌出来为角质层所吸收,沉着于皮脂较多的部位如面部,或角质层较厚的部位如掌跖,使其皮肤

呈橘黄色,类似于黄疸,但巩膜无黄染。

十一、黄　瘤　病

糖尿病患者血中甘油三酯升高可发生发疹性黄色瘤,其特点为多发的群集0.5cm直径大小的橘黄或黄色丘疹结节,皮损周围有红晕。人体任何部位均可发生,但是以臀部、四肢伸面、腹股沟、腋窝和口腔黏膜多见。皮疹可以成群,或有严重的瘙痒,部分病例无瘙痒症状。皮疹不需要治疗,只需控制血糖和血脂即可。

十二、糖尿病性皮肤发红

有长期糖尿病病史的患者易发生。是糖尿病微血管病变的一种临床表现,由于血管基底膜玻璃样黏多糖聚积,使血管弹性下降可能是发红的原因。临床表现为面部呈红玫瑰色,有时手足也可发生境界清楚的红斑,不伴发热及血沉增快或白细胞增多。对诊断糖尿病有帮助,糖尿病得到控制后可恢复正常。

(张春玲　金祖余)

参 考 文 献

1. Mahajan S,Koranne RV,Sharma SK. Cutaneous manifestation of diabetic mellitus. Indian J Dermatal Venerol Leprol,2003,69(2):105-108.
2. 赵辩. 临床皮肤病学. 第3版. 南京:江苏科学技术出版社,2001:1013-1016.
3. 陈灏珠. 实用内科学. 第12版. 北京:人民卫生出版社,2006:1034-1036.
4. 侯玉芬,林宁,宋岳梅,等. 糖尿病足危险因素研究进展. 中国中西医结合外科杂志,2004,10(1):56-57.
5. 宋相明. 糖尿病足的危险因素及预防. 中国误诊学杂志,2007,7(6):1196-1197.
6. Narbutt J,Torzecka JD,Sysa-Jedizejowska A,et al. Long-term of topical PUVA in necrobiosis lipoidica. Clin Exp Dermal,2006,31(1):65-67.
7. Moreno-Arias GA,Camps-Fresneda A. Necrobiosis lipoidica diabeticorum treated with the pulsed dye laser. J Cosmet Laser Ther,2001,3(3):143-146.
8. McIntosh BC,Lahinjani S,Narayan D. Necrobiosis lipoidica resulting in squamous cell carcinoma. Conn Med,2005,69(7):401-403.
9. Lipozencic J,Marosovic D,Barisic-Drusko V. Buschke's scleredema and concomitant disease:report of five cases and literature review. Acta Dermatovenerol Croat,2005,13(3):147-152.

第 66 章

糖尿病与骨质疏松症

随着我国人口老龄化的加速,生活方式的改变,城市化速度的加快以及代谢性疾病的影响,糖尿病(diabetes mellitus,DM)与骨质疏松症(osteoporosis,OP)的患病率逐年增加。糖尿病合并骨质疏松症是指糖尿病并发单位体积内骨量减少、骨组织微结构改变、骨强度减低、脆性增加等易发生骨折的一种全身性、代谢性骨病。糖尿病合并骨质疏松症是糖尿病在骨骼系统中出现的严重慢性并发症之一,并成为长期严重疼痛和功能障碍的主要原因,也是致残率最高的疾病,近年来日益受到相关医学界的重视。

一、流 行 病 学

1 型糖尿病(T1DM)患者可引起骨量减少、骨密度(BMD)下降,导致骨质疏松症的发生,这一认识已达成共识。流行病学调查资料显示,与普通人群相比,T1DM 患者骨质疏松的发病率和骨质疏松性骨折的危险性均明显增加。T1DM 患者骨量减少和骨质疏松的患病率高达48% ~72%,T1DM 患者女性骨折的患病率是非糖尿病妇女的12.25 倍。一项糖尿病髋部骨折的研究,对挪威35 444 例年龄 50 岁以上受试者随访 9 年,在这期间,1643 例新发髋部骨折,T1DM 妇女髋部骨折相对风险是 6.9%,且髋部骨折与糖尿病病程有关。几项大型前瞻性临床研究提示,1 型糖尿病病史与髋部骨折危险性增加和上肢骨折危险性增加有关,所报道的相对危险系数从 5.81 ~12.25 不等。T1DM 已被列为造成骨折危险性增加排名前 10 位的影响因素。

2 型糖尿病(T2DM)对骨量及骨密度的影响目前尚缺乏一致的结论,不同的临床观察及流行病学研究发现其骨量可表现为减少、正常或不变。Schwartz 等研究显示,T2DM 患者骨质疏松的患病率约为 20% ~60%,T2DM 的老年女性比非糖尿病女性和男性骨质丢失更快,骨折发病率也明显增加。Rotterdam 等的研究显示,通过分析了 792 例老年 T2DM 患者的 BMD 和骨折数据,结果发现 T2DM 患者尽管股骨颈和腰椎 BMD 增加,但骨折风险却在增加(HR = 1.33)。还有研究证实,T2DM 患者的骨转化率是下降的,在 T2DM 中尽管骨形成减少,但同时骨吸收也减低了,这种低骨转化率的结果是使骨丢失减少而造成 BMD 升高,但骨转化的减少会影响对骨微损伤的修复,造成骨质量下减,骨的脆性增加,从而使骨折的发生率升高。最近的观点认为 T2DM,特别是老年患者某些部位的骨折风险增加,可能与糖尿病慢性并发症如神经病变、血管病变有关;此外,糖尿病患者常有视力障碍、偏瘫、体力下降、智力障碍等,容易引起摔跤从而诱发骨折的发生。

有关糖尿病合并骨质疏松症患病率的报告差异较大的原因,主要与研究对象的年龄、性别,地区,糖尿病病程、类型及其并发症等影响因素有关。T2DM 患者由于发病年龄和病程差异较大,各组并发症的发生率不同,另外在与健康组比较时年龄、性别、体重指数、地区、营养状况等因素也影响结果。在校正各种影响因素后,多数研究结果均显示,糖尿病合并骨质疏松症患病率高于非糖尿病人群组。

二、发 病 机 制

(一)糖尿病影响骨代谢和骨量的不利因素

糖尿病对骨代谢的影响主要是成骨细胞功能降低,骨形成减少与缓慢,而骨吸收则可有正常、增加或降低三种报道,后者较为少见。多数学者认为,糖尿病患者存在骨转换降低,导致骨量减少和骨质疏松症的发生,引起骨质疏松症的机制非常复杂,总结起来主要包括以下几点。

1. 胰岛素缺乏 T1DM 和晚期 T2DM 患者存在胰岛素分泌绝对减少或明显分泌不足的情况,胰岛素作用不足,可通过多种途径影响骨代谢,导致骨质疏松症的发生。已知成骨细胞表面存在胰岛素(INS)受体,INS 能直接刺激成骨细胞,促进其合成核酸,分泌骨基质。INS 刺激胶原生成,INS 作用不足可使 I 型胶原合成减少,成骨细胞数目减少和作用减弱,致骨基质成熟和转换下降,骨基质分解,骨矿物质丢失。INS 可兴奋 25-羟化酶,协同甲状旁腺激素(PTH)调节 1-α 羟化酶活性,刺激肾近曲小管合成 $1,25(OH)_2D_3$。INS 不足时会引起 $1,25(OH)_2D_3$ 减少,肠道对钙、磷吸收减少,尿钙排出增加,骨钙动员。环磷酸腺苷(cAMP)刺激骨吸收,可使骨氨基酸减少,骨盐沉积减少,INS 可抑制腺苷酸环化酶和 cAMP 合成,当 INS 不足时,cAMP 合成增多,骨吸收增多。INS 缺乏时,抑制成骨细胞合成骨钙素(BGP),后者可保持骨正常矿化。总之,INS 不足可通过多种途径影响骨基质的形成及其矿化,或促进骨吸收而引起骨质疏松。

2. 胰岛素样生长因子(IGF)减少 骨组织可产生生长因子-1(IGF-1)和生长因子-2(IGF-2),与成骨细胞和破骨细胞的功能及其成骨、破骨偶联有着密切的关系。IGF-1 是长骨生长的必需因子,作用于骨原细胞,刺激 DNA 合成,促进成骨细胞的分化,增加成骨细胞的数目。同时,IGF-1 也可以调节骨吸收,抑制骨胶原降解,对于骨量的维持有重要作用。它在骨的干骺端刺激软骨细胞增殖和分化,IGF-1 能刺激细胞摄取氨基酸及合成胶原。IGF-1 可使葡萄糖转运载体-1 下调,从而促进骨矿化。T1DM 患者胰岛素样生长因子结合蛋白-1(IGFBP-1)降低与 BMD 负相关,T2DM 患者前胰岛素原与髋部 BMD、IGF-1 和 IGFBP-3 呈正相关。IGF-2 的生理作用尚不明确,但研究显示,在骨质疏松患者中,随着 BMD 的降低,IGF-2 逐渐下降,说明 IGF-2 与骨质疏松症的发生有关。

3. 高血糖状态 糖尿病患者血糖控制不良时,高血糖通过不同方式引起骨代谢紊乱。高血糖导致渗透性利尿,使尿钙、磷排出增加,血钙降低诱发甲状旁腺功能亢进,骨吸收增强。高尿糖又阻碍肾小管对钙、磷、镁的重吸收,加重骨盐丢失。体外研究证实,葡萄糖可以剂量依赖性地增加破骨细胞活性,长期高血糖导致糖基化终末产物(AGEs)在骨胶原的浓度增高,可通过直接改变胶原的物理特性,在胶原中抑制成骨细胞表型的表达,增加骨吸收等导致骨强度降低。在糖尿病鼠的动物模型研究中发现,糖基化诱导的非酶促交联物在骨骼中的含量随糖尿病病情进展而增加。AGEs 还可促进单核-吞噬细胞产生白介素-1

(IL-1)、白介素-6(IL-6)等细胞因子,提高其破骨细胞活性,加速骨吸收。

4. 糖尿病慢性并发症的影响 许多研究显示,长期的血糖控制欠佳导致的微血管和大血管病变是引起骨丢失和骨脆性增加的重要原因,其中包括视网膜病变、周围神经病变、肾脏病变和外周血管病变。糖尿病并发微血管病变时可影响骨的血管分布,造成骨组织供血不足和缺氧,引起骨代谢异常。糖尿病患者在糖尿病肾病早期阶段,骨重建指标中的血 BGP、$1,25(OH)_2D_3$ 即出现变化,且随着尿白蛋白排泄率增加 $1,25(OH)_2D_3$ 水平降低,BGP 升高。当糖尿病患者出现肾功能受损时,1-α 羟化酶活性降低,$1,25(OH)_2D_3$ 生成减少,致肠钙吸收减少,血钙降低,刺激 PTH 分泌,致骨吸收亢进,骨量减少加重。慢性酸中毒时,氢离子潴留,部分由骨中的矿物质缓冲,致骨皮质的钙及碳酸盐显著减少,其程度和尿毒症的程度及病程长短直接相关,还与蛋白质摄取量、运动、透析治疗等诸因素有关。视力下降、神经控制能力减退都是骨折发生的危险因素。一项前瞻性研究报告,下肢血流量减少可能与髋部及跟骨骨丢失有关。

5. 性激素的影响 糖尿病患者性激素水平与健康同龄人对比呈现低水平趋势,其原因与糖尿病合并神经、血管病变造成性腺血供障碍和糖基化产物对性腺的影响有关。男女性腺功能的过早衰退使性激素水平降低,T1DM 由于发病年龄早,糖代谢紊乱严重,对性腺影响较大。

女性糖尿病患者骨密度的下降与雌激素水平降低及衰老有关。雌激素受体广泛存在于软骨细胞和骨细胞等细胞及组织中。雌激素对骨代谢的作用主要是抑制骨吸收,雌激素缺乏时骨吸收增强,可导致快速骨丢失。研究发现,绝经后 T2DM 患者与对照组比较,雌二醇、降钙素水平及骨矿含量显著降低,血 PTH 显著升高;同时,雌二醇能直接刺激成骨细胞进行骨重建和增加骨组织对 PTH 敏感性。

An ZM 等测定男性 2 糖尿病患者骨密度及各种骨代谢生化指标,发现 T2DM 组患者血 BGP 及睾酮水平较对照组低,认为睾酮的降低有可能是男性糖尿病患者发生骨质疏松的一个重要原因。研究证明,提高男性的睾酮水平,可降低血糖和胰岛素水平。而当胰岛素敏感性降低时,胰岛素代偿性分泌增加,可使肝脏的性激素结合球蛋白合成减少,睾酮浓度下降,影响骨代谢。男性 T2DM 患者骨量丢失与垂体一性激素轴功能失衡有关,性激素水平的变化是导致骨质疏松的重要原因。雄激素可能通过增加成骨细胞分化而调节骨代谢。多种研究也认为老年男性雄激素缺乏综合征是骨质疏松发生的重要原因,若伴有糖尿病将加重骨质疏松的程度。

6. 药物的影响　有报道认为糖尿病患者骨量的丢失,还见于口服降糖药患者。例如口服磺脲类降糖药,可以通过增加 cAMP 干扰磷酸酯酶催化剂的降解,竞争性抑制酶的活性,继而增加了骨钙盐丢失,导致骨质疏松症的发生。噻唑烷二酮类药物对骨的影响是目前研究的热点,许多研究报道,PPARγ 被激活后能够作用于骨髓促进多能干细胞向脂肪细胞分化增生,而抑制成骨细胞的分化导致骨量减少或骨质疏松。Schwartz 等对 666 例服用噻唑烷二酮类的 2 型糖尿病患者进行 4 年的随访发现,每年复查骨密度的老年女性患者各部位骨密度均下降明显,而老年男性患者骨密度变化不明显。

7. 饮食和运动的影响　饮食治疗是糖尿病的基础治疗措施,然而由于很多糖尿病患者缺乏必要的糖尿病教育,饮食结构不合理或过分严格地控制饮食,致使钙磷摄入量严重不足,从而引起糖尿病患者骨强度下降。运动对于骨的生长和重建是一种机械性刺激,运动可以增加骨量,维持合理的骨转换水平,保证适度的骨骼矿化,修复骨骼的微损伤,改善骨骼结构;而糖尿病周围神经病变或脑血管病变导致患者行动不便等,都会影响糖尿病患者的运动量,严重者可引起失用性骨质疏松。

(二) 糖尿病患者对骨代谢和骨量保护作用的因素

1. 胰岛素抵抗和肥胖　在 T2DM 患者中,有部分表现为 BMD 增加,其中主要原因肥胖者促使胰岛素抵抗而导致高胰岛素血症。Dennison 等的研究发现,新诊断的 T2DM 患者前臂及股骨颈骨密度增高,且骨密度增高与胰岛素抵抗呈正相关。胰岛素对骨形成有促进作用,可通过与成骨细胞表面的 IGF-1 受体结合刺激骨细胞增殖,促进骨形成;另外,高胰岛素血症还可诱导卵巢雄激素的过量产生。肥胖的糖尿病患者外周组织中的芳香化酶活性较高,导致睾酮向雌二醇转化较多,通过雌激素抑制骨吸收。此外,肥胖本身增加骨负荷,

通过生物应力作用刺激骨形成。高胰岛素血症和高体重指数常伴有性激素结合蛋白水平下降,使游离雌激素和睾酮水平升高,有助于防止骨丢失,从而维持或升高骨密度。

2. 脂肪因子对骨代谢的影响　脂肪细胞释放的脂肪因子在许多疾病中起了重要的作用,对于骨代谢的影响具有不同的效应。瘦素可通过中枢和外周机制影响骨代谢。成骨细胞上有瘦素及其受体表达,过去曾认为瘦素是一种有效的骨形成抑制因子。但最近的体外实验证实,瘦素作为一种由成骨细胞表达的自分泌因子,能导致成骨细胞的增殖和分化,使骨矿化更有效。而瘦素与成骨细胞功能及骨量有关,T2DM 患者体内瘦素浓度较高,表现为瘦素抵抗,与肥胖有密切关系。国外有报道,肥胖的 T2DM 患者 24 小时血清瘦素水平明显高于对照组,其较高的骨量可能与瘦素抵抗有关。瘦素的外周作用表现在促进骨髓基质细胞向成骨细胞分化,抑制其向破骨细胞和脂肪细胞的分化,从而促进骨形成。骨保护素具有调节破骨细胞功能的作用,T2DM 妇女的骨保护素水平比非糖尿病患者高 30%,虽然没有得出骨保护素与骨密度有关的结果,但它在糖尿病合并骨质疏松中的影响作用正引起人们的兴趣。

3. 常用药物对骨代谢的影响　由于胰岛素对成骨细胞有直接刺激作用,胰岛素缺乏或作用缺陷时,成骨细胞生成的 BGP 减少,加速骨胶原组织的代谢,使骨吸收大于骨形成从而引起骨量下降。有动物研究证实,胰岛素能提高成骨细胞数及 BGP 水平,改善骨矿化。Gopalakrishnan V 等研究显示,胰岛素能够促进骨胶原合成、矿物质沉积,减轻高血糖对成骨细胞的抑制作用,同时胰岛素还可以促进肾小管对钙、磷重吸收。二甲双胍是临床使用最广泛的口服抗糖尿病药物之一,有研究显示,使用二甲双胍 24 小时后发现二甲双胍呈剂量依赖式诱导成骨细胞分化,I 型胶原产物增加,培养 3 周时矿化骨小节明显增加;同时,二甲双胍以短暂的形式诱导细胞外信号调节激酶磷酸化的激活和重分布,并以剂量依赖式刺激内皮/可诱导的氮氧合酶表达,说明二甲双胍对骨代谢存在正面调节。Nakashima 等发现,他汀类调脂药物能预防 2 型糖尿病患者的骨丢失,可能的机制与这类药物具有提高成骨细胞活性增加骨量的作用相关。

三、临床表现

糖尿病合并骨质疏松症时,除糖尿病症状外同时有多发性骨痛,在血糖控制不良时由于尿钙排泄增加可出现四肢抽搐现象。骨质疏松程度严重者易发生骨折,如发生脊椎明显的压缩性骨折,会出现驼背、身高变矮、肋缘和髂嵴的距离缩小。继发性甲状旁腺功能亢进症使骨钙溶出增加,钙盐可异位沉积于主动脉弓、冠状动脉,可加速动脉粥样硬化疾病发生的风险。

四、诊断和鉴别诊断

在糖尿病诊断后多长时间出现骨质疏松症,其报道不一,个体差异性很大,与遗传、环境、糖尿病病情、病程、并发症等有关。双能 X 线检查仍然是目前诊断骨质疏松症的主要手段,由于老年糖尿病患者并发及合并骨质疏松症及几率增大,建议对老年糖尿病患者常规进行骨密度检查。骨质疏松症诊断参考 2010 年 WHO 的诊断标准。鉴于糖尿病是骨质疏松性骨折的高危人群,对糖尿病患者应认真询问家族史及骨折史,评估糖尿病性视网膜病变、神经病变、肾脏病变和血管病变等慢性并发症的有无及其严重程度,评估患者的跌倒风险(包括年龄、平衡功能、心脑血管病、神经病变程度及认知功能等)。

老年糖尿病患者多数合并有椎体退行性病变,包括骨质增生、椎管狭窄、椎间盘突出等,同时糖尿病患骨性关节炎的几率增加,可出现僵手综合征、关节活动受限,在诊断上应注意鉴别。

五、预防和治疗

糖尿病合并骨质疏松症的防治是糖尿病患者治疗中的一项重要内容,主要分为两个方面。其一,主要针对糖尿病无骨质疏松的患者,以预防为主。首先要注意合理饮食,在糖尿病饮食调节的基础上,增加钙、磷、维生素的摄入;规律的运动对糖尿病患者不仅能获得血糖、体重控制的益处,对健康的骨重建,保持平衡和肌肉协调性,避免跌倒也是有益的;此外,要避免吸烟、饮酒等不良生活习惯。预防跌倒的措施包括增加肌肉强度和平衡的再训练、家庭危险因素的评估(如灯光的使用、卫生间设备的安全性、居室地板的光滑度等),避免低血糖及严重低血糖的发生、停用抗精神类药物,检测视力、进行白内障手术,使用髋部保护器

等。糖尿病患者严格的血糖控制有助于骨质疏松的预防,特别要注意降糖药物本身对骨代谢的影响,在使用时要对危险因素进行综合评估,定期检查骨密度,予以生活方式的指导。其二,主要针对糖尿病伴骨质疏松的患者,需给予治疗骨质疏松症的药物。首先注意钙剂的补充,适时增加活性维生素 D,促进钙的有效吸收。双膦酸盐类药物不仅对成骨细胞和破骨细胞发挥作用,还有调节血脂的作用,对控制糖尿病本身的代谢紊乱起着积极的作用;其次,降钙素同样可以抑制破骨细胞的活性和增强成骨细胞的活性。研究显示,糖尿病患者血降钙素水平下调。因此,应用降钙素治疗可以减轻糖尿病患者过高的骨吸收和骨代谢的负平衡现象,减轻骨痛症状。此外,绝经后女性患者还可以适当补充雌激素以及选择性雌激素受体调节剂。老年男性糖尿病患者睾酮水平下降时可以考虑使用雄激素治疗,但应定期监测药物副作用。

(潘　琦)

参 考 文 献

1. Liu EY, Wactawski WJ, Donahue RP, et al. Does low bone miner-al density start in post-teenage years in women with type 1 diabetes？Diabetes Care, 2003, 26（8）: 2365-2369.

2. Forsen L, Meyer HE, Midthjell K, et al. Diabetes mellitus and the incidence of hip fracture: results from the Nord Trondelag Healthy Survey. Diabetoloia, 1999, 42（8）: 920.

3. Meyer HE, Tverdal A, Falch JA. Risk factors for hip fracture. Middle-aged Norwegian women and men. Am J Epidemiol, 1993, 137（11）: 1203-1211.

4. Schwartz AV, Hillier TA, Sellmeyer DE, et al. Older women with diabetes have a higher risk of falls. Diabetes Care, 2002, 25（10）: 1749-1754.

5. de liefde II, van der Klift M, de laet CE, et al. Bone mineral density and fracture risk in type-2 diabetes ellitus: The Rotterdam Study. Osteoporos Int, 2005, 16: 1713-1720.

6. Vesterguard P. Discrepancies in bone mineral density and fracture risk in patients with type 1 and type 2 diabetes-a meta-analysis. Ostoeporos Int, 2007, 18: 427-444.

7. 孙雯雯, 王立. 2 型糖尿病患者骨密度与胰岛素水平的相关性研究. 中国全科医学, 2009, 12（12）: 2119.

8. Isidro ML, Ruano B. Bone disease in diabetes. Curr Diabetes Rev, 2010, 6（3）: 144-155.

9. Angela M, Inzerillo E, Solomon E. Osteoporosis and diabetes mellitus. Rev Endocr Metab Dis, 2004, 5（2）: 261-

268.

10. 李子玲,石福彦,杜群,等. 2 型糖尿病合并骨质疏松患者 IGF-Ⅱ水平的变化. 中国骨质疏松杂志,2007,13(1):37-38.

11. Saito M. Role of enzymatic cross-links and non-enzymatic crosslink, advanced glycation end products, as a determinant of bone quality in osteoporosis and diabetes. Nippon Rinsho,2007,65(Suppl 9):209-213.

12. Räkel A, Sheehy O, Rahme E, et al. Osteoporosis among patients with type 1 and type 2 diabetes. Diabetes Metab, 2008,34(3):193-205.

13. An ZM, Huang MJ, Zhang M, et al. Relationship of 25 (OH) VD with bone mass and other indicators in male patients with diabetes mellitus. Sichuan Da Xue Xue Bao Yi Xue Ban,2009,40:52-54.

14. Yeap BB. Testosterone and i11-health in aging men. Nat Clin Pract Endocrinol Metab,2009,5:113-121.

15. Riche DM, Tmvis King S. Bone loss and fracture risk associated with thiazolidinedione therapy. Pharmacotherapy,2010,30(7):716-727.

16. Schwartz AV, Sellmeyer DE, Vittinghoff E, et al. Thiazolidinedioneuse and bone loss in older diabetic adults. J Clin Endocrinol Metab,2006,91(9):3349-3354.

17. Dennison EM, Syddall HE, Aihie SA, et al. Type 2 diabetes mellitus is associated with increased axial bone density in men and women from the Hertfordshire Cohort Study:evidence for an indirect effect of insulin resistance?. Diabetologia,2004,47(11):1963-1968.

18. 陈华琴,尹虹,辛燕,等. 女性 2 型糖尿病患者瘦素性激素与骨密度的关系. 实用糖尿病杂志,2011,2:20-21.

19. Kanabroci E L, Hermida R C, Wright M, et al. Circadian variation of serum leptin in healthy and diabetic men. Chronobiol Int,2001,18(2):273-283.

20. Browner WS, Lui LY, Cummings SR, et al. Associations of serum osteoprotegerin levels with diabetes, stroke, bone density, fractures, and mortality in elderly women. J Clin Endocrinol Metab,2001,86(2):631-637.

21. Gopalakrishnan V, Vignesh RC, Arunakaran J, et al. Effects of glucose and its modulation by insulin and estradiol on BMSC differentiation into osteoblastic lineages. Biochem Cell Biol,2006,84(1):93-101.

22. Cortizo AM, Sedlinsky C, McCarthyAD, et al. Osteogenic actions of the anti-diabetic drug metformin on osteoblasts in culture. Eur J Pharmacol,2006,536(1/2):38-46.

23. Nakashima A, Nakashima R. HMA-COA reductase inhibitors prevent bone loss in patients with type 2 diabetes mellitus. Diabetic Medicine,2004,21(9):1020.

24. 中华医学会骨质疏松和骨矿盐疾病分会. 中华骨质疏松和骨矿盐疾病杂志,2011,4(1):2-17.

25. Chantelau E, Wolf A, Ozdemir S, et al. The effects of zoledronic acid On serum lipids in multiple myeloma patients. Calcif Tissue Int,2008,82:258-262.

第 67 章

痛性糖尿病神经病变

糖尿病神经病变(diabetic neurophy,DN)是糖尿病最常见和最复杂的并发症之一,是引起全身神经病变的首要病因。其临床表现形式复杂多样,主要包括周围神经病变、自主神经病变、脑神经病变、中枢神经系统病变等,其中痛性糖尿病神经病变(painful Diabetic neuropathy,PDN)为最主要的表现形式。

PDN 通常是一个隐匿、渐进的过程,以感觉神经受累较早、肢体疼痛麻木等神经病理性疼痛(neuropathic pain,NP)为突出特点。疼痛多为轻、中度痛感,部分可出现严重的持续性疼痛,给患者造成极大的痛苦。疼痛症状常导致患者抑郁和生活质量下降。如能早期发现 PDN,合理治疗,则可能减慢或停止其病情进展,防止和避免由于 DN 和血管病变加重足部溃疡、坏疽、截肢等严重后果。因此,PDN 的早期诊断和积极合理的治疗是非常重要的。近年,针对 PDN 的典型临床表现、早期诊断和不良后果,PDN 乃是 DN 的诊断和治疗的主要研究方向之一。

一、定　义

痛性糖尿病神经病变(PDN)是指以神经病理性疼痛(NP)为突出表现的糖尿病神经病变(DN),是糖尿病最常见的难治性并发症和主要致残因素之一。

神经病理性疼痛是指由中枢或外周神经系统原发性损伤或功能障碍或暂短性紊乱所导致的疼痛,不是单一的疾病,是由各种不同疾病或损伤所引起或诱发,表现为各种症状和体征的复杂综合征。在大多数情况下被认为是一类与损伤或疾病相关的慢性疼痛性疾病。可发生在神经系统不同的水平,其中主要涉及参与传导疼痛信号的躯体感觉系统。根据神经损伤的病因、性质和程度不同,NP 在临床上分为中枢神经病理疼痛和外周神经损伤所致的周围神经病理性疼痛两大类。中枢神经病理性疼痛为中枢神经系统的疼痛传导通路发生损害或功能障碍而引起的原发性疼痛,常见于脊髓的创伤或脑血管疾病、多发性硬化症和肿瘤等。周围神经病理性疼痛系外伤、缺血、压迫、感染、炎症、代谢等因素损伤外周神经所致,如患肢痛、带状疱疹后神经痛、多发性神经炎、PDN 等。

二、流行病学和社会影响

PDN 发病率由于检查方法、调查对象和诊断标准不同,文献报道差异很大。美国进行的一项流行病学调查显示,糖尿病患者中 PDN 的发生率大概为 30%,且高达 50% 的患者在糖尿病病程中将出现神经病变。2002 年,我国进行的一项针对全国多中心的 24 496 例住院糖尿病患者的回顾性调查显示,DN 的发生率大约为 60.3%,其中有 50% 会出现疼痛。1 型糖尿病患者疼痛出现的较晚,2 型糖尿病患者可能早期会出现疼痛,甚至是儿童期。在英国 DN 的发生率为 30%,1 型和 2 型糖尿病出现下肢疼痛分别为 11.6% 和 32.1%。并且年龄越大,发生 PDN 的风险越大;病程越长,出现 PDN 的几率越高。脂代谢异常,高密度脂蛋白-胆固醇降低,会增加 PDN 发生的机会。因为高密度脂蛋白-胆固醇降低会引起血管病变导致神经损伤。吸烟也会增加 PDN 的发病率。

PDN 的危害是多方面的,调查显示 PDN 可以对健康和生活质量产生许多不利影响,包括对躯体和情感的影响;同时,还因医疗上的费用加重家庭和社会负担。PDN 是致残性比较高的病症。严重的神经病变者是发生跌倒、足部溃疡和远端肢体截肢的高危人群。最近的一项普查更显示,糖尿病是远端截肢的主要原因之一,在美国每年大约有 80 000 例患者因此病而截肢。美国的一项调查显示,65% 的糖尿病神经痛患者反映因疼痛丧失工作,或因疼痛使工作效率降低。另一研究报告显示,52% 的 PDN 患者因为疼痛导致就业机会减少。德国的调查显示,PDN 和带状疱疹后神经痛(PHN)是最常见的 NP 综合征。

在美国,每年 DN 患者的总费用估计为 46 亿~137 亿美元,占用了四分之一的医疗资源,为医疗保健系统带来了沉重的负担。因此,寻找 DN 病因,积极治疗不仅可以解除患者痛苦,还可以最大限度地减少医疗资源。

三、病因和分类

PDN 疼痛的经典分类方法是基于病因或病变的部位。有学者认为,PDN 发生的直接原因与糖尿病,糖耐量异常,家族性、代谢性和营养障碍等有关。总之,PDN 是高血糖、脂代谢紊乱、血管病变等多种因素共同导致细胞结构异常,即发生氧化应激损伤、线粒体功能障碍、DNA 损伤等,最终导致神经细胞凋亡,引发的病变。

四、发生机制

PDN 的发病机制十分复杂,包括从物理损伤到代谢性的复合性神经病变。目前多数认为是血管损害、神经营养因子缺乏、氧化应激和免疫损伤因素等多因素共同作用的结果。Brownlee 又提出了糖尿病并发症的统一机制学说,核心是高血糖引起线粒体中超氧阴离子生成过多,引发组织细胞发生氧化应激,最终导致糖尿病的各种慢性并发症。糖尿病周围神经病变的主要病理变化是无髓鞘神经纤维轴突变性,甚至消失;有髓鞘神经纤维髓鞘节段性或弥散性皱缩或脱髓鞘以及髓鞘再生引起的郎飞结节间长度改变。

(一)代谢因素

糖尿病的代谢紊乱主要为高血糖-山梨醇积聚-肌醇减少和非酶糖基化异常,破坏了神经组织正常的能量代谢,导致其结构和功能发生了不可逆转的改变。

1. 多元醇通路亢进　多元醇通路又称山梨醇通路,由醛糖还原酶(AR)和山梨醇脱氢酶共同构成。Chung 糖尿病动物实验提示,多元醇途径活跃引起的氧化应激是糖尿病神经病变发展过程中的一个重要因素。糖尿病时多元醇代谢通路活性增高,导致神经组织内的葡萄糖大量还原成山梨醇和果糖,同时神经组织对肌醇的摄入减少,最终使 Na^+-K^+-ATP 酶活性下降,以致神经细胞变性、功能降低,传导速度减慢,甚至发生节段性脱髓鞘和轴突消失。另有研究显示,感觉神经损伤先于运动神经。

2. 肌醇减少　由于肌醇与葡萄糖结构非常相似,所以在高血糖状态下,神经组织摄取肌醇受到葡萄糖的竞争性抑制作用;同时,山梨醇通路的活跃亦可导致肌醇合成减少。另外,山梨醇的增加消耗了合成肌醇的原料,同时又非竞争性地抑制了细胞对肌醇的摄取,也竞争性地抑制神经组织对肌醇的摄取。肌醇减少致 Na^+-K^+-ATP 酶活力降低,影响了神经组织动作电位的产生,使有髓纤维发生选择性的传导阻滞,并使一部分复合神经发生可逆性的传导阻滞。而 Na^+-K^+-ATP 酶活力下降可导致细胞内 Na^+ 蓄积,从而引起神经郎飞结可逆性的肿胀,进一步发展为不可逆性的轴索胶质复合物,最终导致神经节段性脱髓鞘及轴索变性。

3. 非酶蛋白糖基化作用　非酶促聚合反应由葡萄糖与蛋白质分子 ε-氨基相互作用发生,形成不可逆的糖基化终产物(AGEs),使神经组织内的蛋白质发生糖基化,干扰神经细胞蛋白质的合成,使蛋白质交联,构型改变,功能障碍。高浓度葡萄糖可导致轴突变性、萎缩,最终引起轴突的逆行转运障碍。外周神经髓鞘蛋白发生糖基化,髓鞘的完整性被破坏,其多层膜结构异常,神经再生和修复过程受损;细胞内基质蛋白的糖基化损害了其对周围神经的营养作用;神经髓鞘蛋白和微管蛋白糖基化影响了与神经分泌及轴索传导相关的微管系统的结构与功能;细胞内 AGEs 的大量蓄积影响了蛋白的转运功能,间接导致神经元损害;过多的 AGEs 也可损害神经内膜的血供,亦可直接改变细胞内基质的成分,破坏神经内膜的微环境。

4. 脂代谢异常　糖尿病患者合并血脂代谢紊乱包括神经细胞内的脂质合成异常、构成髓鞘的脂质比例失调、神经膜细胞内脂质堆积等,可降低许多酶的活性,如抑制 Na^+-K^+-ATP 酶和 Ca^{2+}-ATP 酶的活性,从而导致神经功能受损。

(二)缺血、缺氧学说

1. 微循环障碍　病理学相关研究提示,糖尿病患者易发生微血管壁基底膜增厚,内皮细胞肿胀、增生、变性、糖蛋白沉积,导致管腔变窄,增加了血流阻力,导致神经缺血缺氧,进而发生神经变性和坏死。另有研究发现,参与构成血管神经屏障的神经内膜毛细血管内皮细胞间紧密连接减少或消失,以致血清钠渗透至神经内膜,引起神经受损。同时,神经外膜与神经血管之间可形成短路,造成血液分流,加重神经缺血。此外,因微血管功能有赖于神经调节,自主神经病变亦可直接影响神经内膜的血液供应。

2. 血液流变学异常　糖尿病患者易导致神经内膜血管中的纤维素沉积和血小板聚集,同时红细胞可塑性变差,加上血浆黏稠度增高、血小板功能异常,以致红细胞易于聚集成团,流动减慢,从而阻塞毛细血管,进一步加重神经组织的缺血缺氧。

3. 血管活性因子　有研究显示,神经内膜一氧化氮(NO)和前列腺素(PGI_2)在对糖尿病周围神经病变的发展过程中起着重要的作用。PGI_2可抑制血小板聚集,并增加平滑肌细胞内的 cAMP,从而使局部血管舒张。Zhu 等在临床试验中发现,通过 PGI_2 的治疗,患者的神经系统症状得到了明显改善。

(三) 神经营养因子(NTs)

NTs 可影响特定神经元的生长、分化、成熟和功能。与糖尿病周围神经病变有关的 NTs 包括:神经生长因子(NGF)、胰岛素样生长因子(IG-Fs)、神经营养素(NT)、源于神经胶质细胞系统的神经营养因子(GDNF)等。已有研究证实,NTs 及其相关神经肽、受体等的减少可引起神经病变。

1. 神经生长因子(NGF)　NGF 是 NTs 的原型蛋白,有两种受体,一种为低亲和力的 p75 型神经生长因子受体(NGFR),另一种为高亲和力的 trkA 型 NGFR,是感觉神经元、交感神经元和中枢部分胆碱能神经元生长、发育和功能维持所必需的营养因子。有研究显示,成人施万细胞能产生 NGF,并在神经元的生长发育过程中表达相关受体。糖尿病患者在胰岛素缺乏及高血糖-山梨醇相关的施万细胞受损均可导致 NGF 合成减少,而 NGF 减少则可能通过逆向轴浆运输障碍、NGF 受体表达异常,从而影响基因表达调控,最终导致神经营养、再生障碍。Obrosova 等研究显示,在实验性糖尿病大鼠 6 周龄时,坐骨神经 NGF 减少,NGF 经轴突逆行运输减弱,而顺行运输不变,NGF mRNA 水平增高,可能是神经受损的一种代偿机制。

2. 胰岛素样生长因子(IGF)　IGF 是一种具有胰岛素样作用的生长因子,由神经胞体及轴突上的受体介导,促进神经轴突中神经丝和微管的合成,在神经元的生长和分化中发挥重要作用。有研究显示,在 STZ 糖尿病鼠模型神经组织中 IGF-Ⅱ mRNA 比对照组明显下降;在肥胖 Zuker

鼠模型中坐骨神经、脊髓及脑组织 IGF-Ⅱ m RNA 也明显下降,并且和外周神经、脊髓传导明显减慢相一致。

(四) 其他

有报道认为,PDN 与遗传因素、自身免疫功能及血液流变性改变有关。近年研究证实,在糖尿病患者血清中存在抗神经组织的自身抗体,包括 β-微球蛋白抗体、抗微球蛋白相关蛋白抗体等,导致神经组织发生自身免疫性损伤。Vinik 报道 154 例 DPN 患者中有 12% 呈抗 GMI-神经节抗体阳性,88% 出现抗磷脂抗体(PLAs-ab);并且发现,高浓度 PLAs-ab 的血清可抑制神经细胞的生长与分化。这些都提示自身免疫因素参与了 DPN 的发生和发展。此外,高同型半胱氨酸、黏附因子(cAMs)在 DPN 发生、发展中也起重要作用。

五、临 床 分 类

(一) 全身对称性多发性神经病变

1. 急性感觉性神经病变　急性感觉性神经病变少见,多发生于患者体质质量下降或血糖水平波动较大的糖尿病患者(恶化或改善)时。其临床呈两种表现:①急性痛性 DPN 或称为糖尿病神经病性恶病质。以男性多发,突然发病,肢体疼痛明显,但在疼痛与皮肤过敏区内的感觉减退和神经传导速度异常程度却很轻,常常伴迅速进展的肌无力与肌萎缩。此型对糖代谢控制质量的反应良好,但恢复的时间常较长。②胰岛素性神经病变(insulinneuritis),常发生于胰岛素治疗约 6 周后,起病突然,但不需要由此而停用胰岛素,一般经对症处理,在继续胰岛素治疗过程中症状逐渐减轻或缓解。

2. 慢性感觉运动性 DPN　慢性感觉运动性 DPN 是 DPN 的主要类型,病情隐匿,进展缓慢,表现为对称性肢体麻木、疼痛、感觉异常、蚁走感、灼热感,感觉过敏,呈手套或袜套样感觉,后期可表现为感觉减退甚至消失。少数患者的肢体疼痛剧烈难忍,严重影响工作和休息。下肢多见,夜间加重。体格检查示足部皮肤色泽黯淡,汗毛稀少,皮温较低;痛温觉、振动觉减退或缺失,踝反射正常或仅轻度减弱,运动功能基本完好。

(二) 局灶性单神经病变(focal mononeuropathies)

局灶性单神经病变可累及单侧脑神经或脊神经,主要累及正中神经、尺神经、桡神经以及第Ⅲ、

Ⅳ、Ⅵ、Ⅶ脑神经,糖尿病患者面瘫发生率高于非糖尿病患者。多数在数月后自愈。

(三) 非对称性多发局灶性神经病变

同时累及多个单神经的神经病变称为多灶性单神经病变(或非对称性多神经病变)。起病急,以运动障碍为主,出现肌肉无力、萎缩,踝反射减弱,多数数月后自愈。

(四) 多发性神经根病变

多发性神经根病变最常见于腰段多发神经根病变,主要累及 L2、L3 和 L4 等,高腰段的神经根病变可引起的一系列症状。发病多较急,主要为下肢近端肌群受累。患者通常出现单一患肢近端肌肉疼痛、无力,疼痛为深度的持续性钝痛,夜间加重,可在 2~3 周内出现肌肉萎缩,呈进行性进展,并在 6 个月后达到平台期。

六、临床表现

(一) 疼痛特点

1. 自发痛(spontaneous pain)　自发痛是指不依赖于外周刺激出现的疼痛。持续或间歇出现的跳痛、电击痛、刺痛、尖锐痛、痉挛样疼痛、啮咬样疼痛、烧灼样痛、酸痛、压迫样痛、触痛、撕裂样痛、箍紧样疲乏感,由此患者可产生恶心、恐惧感或残酷的被折磨感等。

2. 痛觉超敏(allodynia)　即痛阈下降,即使是非伤害性刺激也可引起疼痛,如触摸、振动、冷或热均会引起疼痛或疼痛加剧。

3. 痛觉过敏(hyperalgesia)　即痛反应增强,轻微的疼痛刺激可引起剧烈疼痛。

4. 感觉异常(paralgesic)　可伴有感觉异常(paresthesia)、感觉迟钝(dysesthesias)、感觉缺失(anaesthesia)、感觉倒错(dysesthesia)、皮肤瘙痒或其他一些不适的感觉。

(二) 疼痛性质

1. 局部疼痛　系统病变部位的局限性疼痛,如神经根病变的局部神经痛。

2. 放射性疼痛　疼痛可由局部放射到受累感觉神经的支配区。多见于神经干或后跟神经病变,如坐骨神经痛。

3. 扩散性疼痛　某神经分支的疼痛可扩散至另一分布区,如手指远端挫伤,疼痛可扩散至整个上肢。

4. 牵涉痛　当内脏疾病的疼痛冲动经交感神经、脊髓后根至脊髓后角,扩散至该脊髓节段支配的体表而出现疼痛,如胆囊炎引起右肩疼痛,心绞痛引起左肩臂疼痛。

5. 灼性神经痛　为烧灼样剧烈疼痛,常见于含自主神经纤维较多的周围神经不全损伤,如正中神经损伤等。

(三) 体征

1. 感觉障碍

(1) 浅感觉障碍:可产生阳性体征,包括感觉异常和疼痛、感觉过敏和(或)感觉过度)和阴性体征,包括感觉减退(hypesthesia)、感觉迟钝(hypoaesthesia)、感觉缺失(anesthesia)。

(2) 深感觉障碍:可伴有或不伴有深感觉障碍,受累程度不同。对痛性周围神经病而言,浅感觉障碍更为主要和突出。

2. 运动功能障碍　周围神经病的运动功能障碍也分为刺激性症状(包括肌束颤动、痉挛等)和抑制性症状或麻痹症状(主要包括肌肉无力和肌萎缩)。

3. 腱反射异常　周围神经病变会出现腱反射减低或消失。只累及小纤维的痛性周围神经病的痛温觉和自主神经功能明显异常,而腱反射却相对保留。

4. 自主神经功能障碍　无汗和体位性低血压是自主神经功能异常最常见的临床表现。其他自主神经功能异常还包括无反应性瞳孔,汗液、泪液和唾液分泌减少,性功能障碍,直肠膀胱括约肌功能障碍导致大、小便障碍,胃肠道扩张等。

七、PDN 的临床评估和检查方法

PDN 和神经病变症状多是一种主观感觉,不能量化,难以比较。近年来,出现了一些用于量化和评估 PDN 和神经病变症状严重程度的临床评估量表。

(一) 疼痛评分

1. 视觉模拟评分(visual analogue scale,VAS) VAS 为一条 10cm 长的水平线或垂直线,两端分别标有“无疼痛”和“最严重的疼痛”或类似的词,在线上标记出最能代表疼痛强度的点,测量 0 到标出点的距离即为疼痛强度评分值。

2. 数字评定量表(numeric rating scale,NRS) NRS 要求患者从 0~10(或 0~5,0~20,0~100)中选择代表他们疼痛的数字,0 表示无痛,10(或 5,20,100)表示极痛。0~10 NRS 是临床最常用的量表。也有研究证明 21 点 NRS 对疼痛感受变化敏感,适合老年人使用。21 点方框量表(21 point box scale,BS221)是 NRS 的一种类型,是将数字写在方框中。有研究发现不论老年患者精神状态如何(包括轻至中度认知障碍),从心理测量学及效度的角度来说 BS221 是最好的量表。

3. McGill 疼痛问卷(McGill pain question-naire,MPQ) 该问卷是评估疼痛的情感及感觉方面和疼痛的部位、强度、时间特性等。除了疼痛描述语外,问卷还包括评估疼痛空间分布的身体线图以及现存疼痛强度(present pain intensity,PPI)的测量。PPI 也是一种 VDS,从 0 ~ 5 依次使用无痛、轻度、不适、痛苦、恐惧和剧痛的词语来描述疼痛,可用于老年人包括轻至中度认知障碍者。

(二) NP 评分

1. LANSS 评分 是首个疼痛评价工具,包括 5 项症状条目和 2 项临床检查条目。对以下 7 个问题进行"是"或"否"的判断:①疼痛是否为奇特的不适感? 比如针刺、虫爬、麻刺等感觉? ②疼痛区域皮肤的感觉是否和正常皮肤感觉不同? 如更红或肿胀等? ③疼痛区域皮肤是否对触觉更敏感,如痛觉过敏? ④疼痛是否会突然爆发而无外因? 如闪电样? ⑤疼痛处皮温是否有改变? ⑥用非疼痛的刺激,如羽毛触碰疼痛区皮肤,疼痛区是否出现痛觉过敏? ⑦在疼痛区域感受到的针刺觉

是否与非疼痛区域不同? 每回答 1 次"是"则计 5 分,回答"否"则计 0 分。最后将分值相加,总分最高为 35 分,>12 分则考虑为神经病理性疼痛(NP 诊断敏感性 85.5%,特异性 87.5%)。

2. NPS 评分 包括了 10 项疼痛的描述条目(剧烈、尖锐、灼热、钝样、寒冷、敏感、不舒服、瘙痒、深部和体表),是比较精确和有效的疼痛评估工具,同时可用来评价疼痛的程度和疼痛的治疗效果。

3. DN4 量表(Douleur neuropathique 4 ques-tions) 共包含与症状相关的 7 项条目和与临床检查有关的 3 项条目。每个选项回答"是"则得 1 分,反之则得 0 分,然后计算总得分。总分达 4 分及以上者则高度考虑患 NP 的可能性(NP 诊断敏感性 82.9%,特异性 89.9%)。

4. ID Pain 患者自评诊断量表 包括 5 项感觉描述条目和 1 项是否为伤害性疼痛的条目。共提出 6 个问题:①您是否有被针刺般疼痛? ②您出现的疼痛是否如灼烧或如火烧般? ③您出现的疼痛是否有麻刺感? ④您出现的疼痛是否感觉如触电一样? ⑤您的疼痛是否会因触碰衣服或床单而加剧? ⑥您的疼痛是否只出现于关节部位?

总分:最低分=-1,最高分=5。分数越高,患 NP 可能性就越大。具体评分标准见表 67-1。

表 67-1 疼痛患者自评诊断量表

总分	-1	0	1	2	3	4	5
分析	基本排除 NP		不完全 NP	考虑患 NP		高度考虑患 NP	

(三) 神经病变评分

1. 密歇根神经病变筛选表评分(Michigan neuropathy screen in-gnstrument,MNSI):Feldman 等提出,包括 15 个问题,最高分为 13 分,由患者自己完成的症状问卷和一份简单的由医生完成的足部体量表组成,用于糖尿病神经病变的筛查。贺雅毅等提出,MNSI 评分>2 分更适合作为中国人糖尿病神经病变的切点进行筛查。如评分异常则需行更为详尽的神经传导功能检查(NCS)。一个大型多中心的临床研究中验证了 MNSI 评分的有效性及在临床研究中可用于糖尿病神经病变的监测,其缺点是门诊应用太费时间。

2. 糖尿病神经病变症状评分(diabetic neu-ropathy symptom,DNS):Meijer 等提出 DNS 评分,包括 4 个症状(下肢的疼痛、针刺感、麻木及步态

不稳),1 个记 1 分,最高为 4 分,非常简单,适用于门诊 DPN 筛查工作。最近,Meijer 等验证了 NDS 评分可以判定有无 DPN,并发生其与心脏自主功能检查和电生理检查有很强的相关性,证明 DNS 评分在临床工作中诊断 DPN 的作用。

3. 多伦多评分(Toronto clinical scoring sys-tem,TC-SS):2002 年由 Bill 等提出,主要用于 DPN 的筛查及其严重程度评价。最近,通过与电生理检查及腓肠神经形态学检查的比较,验证了 TCSS 评分的有效性,TCSS 评分可以用于 DPN 的发现和监测、病情的严重程度评估。分 3 个部分:①症状包括下肢的疼痛、麻木、针刺感、乏力、走路不平衡及上肢症状,每个症状记 1 分,无症状记 0 分,共 6 分;②深腱反射(双侧膝反射及踝反射)消失记 2 分,减弱记 1 分,存在记 0 分,共 8 分;

③脚趾的感觉,包括针刺觉、温度觉、轻触觉、振动觉、关节位置觉,消失记 1 分,存在记 0 分,共 5 分。总分为 19 分。

其他用于评估神经病变症状的评分量表:如神经残疾评分(neurologi-cal disability score,NDS)、下肢神经损害评分(neuropathy impairment score inthe lower limbs,NISILL)、糖尿病神经病变检查评分(diabetic neuropathy examination,DNE)等,为评估临床神经功能提供了一个可量化的变量值。

(四) 生活质量评分

生活质量评分包括生存质量量表(QOL)、生活质量量表(SF-36)、诺丁汉健康量表(Nottingham health profile,NHP)等。

(五) 检查方法

1. 筛查方法　临床上常用手工或简单的器械测定温度觉、痛觉、轻触觉、振动觉、关节位置觉、踝反射和膝反射等。

(1) 温度觉:应用 TipTherm 测定足部对温度变化感觉的敏感性。TipTherm 是一个棒状的,棒的一端是金属,另一端是塑料。金属给人以冷的感觉,相对来说,塑料是温暖的。棒的两端分别接触足底,问患者:第 1 接触冷些还是第 5 个接触冷些? 如果患者能感觉到不同,那么他没有神经缺失分数。

(2) 压力觉:常用 Semmes-Weinstein 单丝(5 畅 07/10g 单丝)检测。该单丝是由一系列对不同压力敏感的不同直径的尼龙丝组成,用手轻压使其弯曲,产生一定压力,评估表皮压力觉,常用于筛查糖尿病足部保护性感觉的缺失。以双足蹞趾及第一、第五跖骨头的掌面为检查部位(避开胼胝及溃疡部位),将单丝置于检察部位压弯,持续 1~2 秒,患者闭眼,回答是否感觉到单丝的刺激。每个部位各测试 3 次,3 次中 2 次以上回答错误则判为压力觉缺失,3 次中 2 次以上回答正确则判为压力觉存在。

(3) 振动觉:常用 128Hz 音叉进行检查。接触点如下:第一点是足蹞指,第二点是内踝关节,第三点是胫骨(肌肉是不行的)。有两种方法,一是将振动的音叉末端置于接触点各测试 3 次,患者闭眼,询问能否感觉到音叉的振动。3 次中 2 次以上回答错误判为振动觉缺失,3 次中 2 次以上回答正确则判为振动觉存在。另一种标刻度的 Rydel-Seiffer 音叉,评估者来决定剩余振动的强度(分为 0 到 8 级),<30 岁患者,6 级以上是正常

的。≥30 岁患者,5 级以上是正常的。与 10g 单尼龙丝检查相比,更简便易行,操作时间短,敏感性高。

(4) 踝反射:反应锤测定踝反射,根据踝反射情况分为反射亢进、减弱及正常,反映下肢深感觉的功能情况。以上方法虽简单,但精密度和准确度低,解释性和重复性差,近年来开展了基于同样原理的半定量或定量方法,其操作更简单快速,重复性良好。

2. 末梢感觉定量检查(quantitative sensory test,QST)　QST 是一项对感觉功能进行定量检测的新技术,QST 仪器具有多种感觉测量模式,包括定量温度觉检查(quantitative therma ltesting,QTT)和定量振动觉检查(quantitative vibratory testing,QVT)。其中轻触觉及振动觉可评估有髓的粗神经纤维功能,痛温觉可评估薄髓或无髓的小细神经纤维功能。其与 NCV 具有密切相关性,且能弥补 NCV 不能检测小纤维神经功能的不足。缺陷:一是该检查主观性强;二是研究中发现中枢神经疾患 QST 检测结果也可出现异常,进而降低了 QST 作为诊断方法的特异性;三是检测方法和报告没有统一标准,使得不同结果之间无法进行比较分析。目前 QST 应用价值在于区分大、小神经纤维神经病变;早期预测 DPN;为神经传导速度正常的感觉障碍提高客观指标;为深感觉障碍提高客观观测指标;判断疗效。

3. 神经电生理检查以及形态学检查

(1) 神经传导功能检查(nerve con-duction study,NCS):可发现亚临床病变,是测定 PDN 的敏感指标,可提高早期诊断率,但只能反应髓鞘的大神经纤维的功能状态,对鉴别小神经纤维病变及脱髓鞘的神经纤维病变不敏感。通常检测正中神经、尺神经、腓总神经、胫神经及腓肠神经等。神经传动速度(NCV)包括感觉神经传动速度(SCV)和运动神经传导速度(MCV),常规记录的项目除传导速度外,还包括感觉神经动作电位(SNAP)和复合肌肉动作电位(CMAP)。传导速度主要放映髓鞘的功能,而 SNAP 和 CMAP 主要反映轴索功能。糖尿病周围神经损害,感觉神经异常早于运动神经,下肢受累更先更重于上肢,表现为 F 波异常、NCV 减慢、动作电位波幅下降、远端潜伏期延长等;SCV 和 SNAP 较 MCV 和 CMAP 改变出现得早而且改变明显。有研究表明,神经病变的临床体征与传导减慢的程度密切相关。整

个神经的全长均可出现弥漫性传导异常,但越靠远侧程度越重。

（2）形态学检查

皮肤活检:取直径 3mm 的皮肤,观察表皮内神经纤维密度及平均神经分支长度,主要用于评估细神经纤维病变。

神经活检(外踝后方的腓肠神经是常用的活检部分),缺点:不能反映完整的神经反应环的功能。

（3）脊神经根的冠位 MRI:应用于脊髓神经病变。

（4）角膜共聚焦显微镜:一种安全非侵入性技术,通过检测角膜神经的损伤和修复情况,间接反映了外周神经的功能状态,为将来研究神经损伤和修复的检测方向。

八、诊断标准

PDN 的诊断主要是依靠详细的病史(发病原因、疼痛部位、性质、诱发与减轻的因素)、全面细致的体格检查,特别是感觉系统的检查以及必要的辅助检查,有时还要依据患者对于治疗的反应。

2009 年中国医师协会内分泌代谢科医师提出诊断 PDN 标准如下:

1. 明确糖尿病病史。

2. 在诊断糖尿病时或之后出现的神经病变。

3. 临床症状和体征与 PDN 的表现相符。

4. 以下 5 项检查中如果有 2 项或 2 项以上异常则诊断为 PDN:温度觉异常;龙丝检查,足部感觉减退或消失;振动觉异常;踝反射消失;神经传导速度有 2 项或 2 项以上减慢。

排除其他病变如颈腰椎病变(神经根压迫、椎管狭窄、颈腰椎退行性变)、脑梗死、吉兰-巴雷综合征、严重动静脉血管病变(静脉栓塞、淋巴管炎)等。尚需鉴别药物尤其是化疗药物引起的神经毒性作用以及肾功能不全引起的代谢毒物对神经的损伤。

DN 的诊断依据:2 型糖尿病有四肢感觉障碍和疼痛,Michigan 症状评分 ≥4 分或体征评分 ≥2 分任意一项,神经电生理检查神经传导异常,并排除其他原因引起的神经病变。

九、治疗目标是缓解症状及预防 PDN 的进展和恶化

目前,治疗 PDN 的现有方法主要包括病因治疗和对症治疗两方面。病因治疗指针对糖尿病神经病变发病机制的治疗,包括控制高血糖、血脂异常等;而对症治疗主要指控制疼痛、改善自主神经病变、中枢神经病变等症状。

（一）对因治疗

积极控制高血糖、高血压、高血脂是防治 PDN 最根本和最重要的手段,而早期积极有效的进行改善微循环、神经修复也是 PDN 重要的治疗措施。

严格控制血糖始终是治疗 PDN 的首要策略,糖尿病控制与并发症研究(DCCT)及糖尿病预防与并发症的流行病学研究(EDIC)先后证实,严格控制糖尿病患者的高血糖具有预防 PDN 和延缓其病程的作用,启始越早,治疗效果越明显。目前,大多将血糖控制的靶目标推荐为糖化血红蛋白(HbA1c)<7.0%,在确保没有显著的低血糖时对个别患者 HbA1c 目标值应尽可能接近正常,对于有严重低血糖病史、预期寿命有限、年龄较小的儿童或高龄以及伴有其他疾病的个体,其糖代谢控制目标应该适当放宽。同时,积极控制心血管危险因素,如降压、调脂、调节饮食、适时运动、戒烟和避免酗酒等。临床上使用的噻唑烷二酮类(TZD)药物、他汀类药物、血管紧张素 II 受体拮抗剂(ARB)以及血管紧张素转换酶抑制剂(ACEI)均具有一定程度的细胞内抗氧化作用。

（二）神经修复

主要通过增强神经元内核酸、蛋白质以及磷脂的合成,刺激轴突再生、促进神经修复,维持神经结构的完整,改善神经传导。常用药物有甲钴胺。甲钴胺能够通过血-脑脊液屏障,高浓度地存在于脑脊液中并转运进入神经元;促进神经元内蛋白质核酸及磷脂的合成。神经髓鞘再生有助于恢复郎飞氏结间长度,促进轴浆的传递速度以改善神经传递速度。还可增加乙酰胆碱等神经递质的代谢活性,恢复被减少的神经传统物质。

（三）抗氧化应激药物

常用药 α-硫辛酸可抑制脂质过氧化、增加神经营养血管的血流量、改善神经传动速度、增加神经 Na^+-K^+-ATP 酶活性、保护血管内皮功能等作用。Ziegler 等对抗氧化剂 α-硫辛酸治疗 DPN 的大规模临床试验(ALADIN)I、α-硫辛酸期应用的疗效和安全性问题进行的多中心、双盲、随机、安慰剂对照试验即 ALADIN III 研究、系统性糖尿病神经病变试验 SYDNEY 及 α-硫辛酸在神经病变中应用的神经系统功能改善评估等临床试验表明:α-硫辛酸 600mg/d 共 3 周静脉滴注可明显改

善 DPN 的临床症状,增加神经反应性和传导速度,且不增加不良反应事件的发生率。另外,临床上应用的还有依达拉奉、谷胱甘肽。蛋白激酶 C 信号通路,增加内皮细胞一氧化氮的生成,从而抑制高糖介导的中性粒细胞-内皮细胞黏附因子及内皮黏附因子的表达,可治疗 PDN。

(四)其他

如神经营养,包括神经营养因子、C 肽、肌醇、神经节苷脂和亚麻酸等。

1. 对症治疗　2011 年美国神经病学学会《指南》推荐治疗痛性糖尿病神经病变的药物如下:

抗惊厥药普瑞巴林:首剂 50mg 一天 2 次或 3 次,(若肌酐清除率<60ml/min 需降低初始剂量);根据安全性和耐受性可增加至最大剂量 300mg/d。该药属于钙离子通道调节剂,能阻断电压依赖性钙通道,减少神经递质的释放。避免与其他抗惊厥药物联用。疗程结束后,在 1 周内缓慢停药(A 级)。

加巴喷丁:初始剂量是第 1~2 天睡前服用 300mg,第 3~4 天一天 2 次;第 5~6 天一天 3 次;根据安全性和耐受性可增加至最大剂量 3600mg/d(肾功能损害时需减量)。该药属于钙离子通道调节剂,能阻断电压依赖性钙通道,减少神经递质的释放。避免与其他抗惊厥药物联用;突然停药可能加速癫痫发作(B 级)。

卡马西平:初始剂量为 200mg/d;每 12 小时增加 100mg,最大剂量 1200mg/d。本药属于电压依赖性钠通道阻滞剂;禁用于骨髓抑制和急性卟啉病;肝功能损害时慎重使用;监测血象,防止白细胞减少;避免与 MAOI、TCA 及其他抗惊厥药物联用(B 级)。

奥卡西平:初始剂量为 300mg/d;每 12 小时增加 100mg,最大剂量 2400mg/d。本药属于电压依赖性钠通道阻滞剂,使用时需监测血象及电解质。肾功能不全时(肌酐清除率<30ml/min)时需适当减少剂量。避免与单胺氧化酶抑制剂(MAOI)、TCA 及其他抗惊厥药物联用(B 级)。

丙戊酸:初始剂量是 25mg(第一周);以每周 25mg 的剂量增加,最大可达 400mg/d。抑制突触前膜电压依赖性钠通道,减少突触介质的释放。若出现皮疹,立即停药,除非确定皮疹不是由药物引起;突然停药可能加速癫痫发作(B 级)。

抗抑郁药(TCA)阿米替林:初始剂量为 10~25mg 睡前服用;根据安全性和耐受性可以 10~

25mg 的剂量增加至 100~150mg/d。属于阻断单胺再摄取;有心血管疾病时,禁与 MAOI 合用;避免与 SNRI 和曲马多联用(B 级)。

5-羟色胺-去甲肾上腺素重吸收抑制剂(SNRI)度洛西汀:首剂 60mg/d(如果有肾功能不全,起始剂量降低,缓慢增加);为防止出现恶心,第一周初始治疗剂量可调整为 30mg/d。禁与 MAOI 联用,尤其是闭角型青光眼时。终末期肾病或严重肾功能不全(肌酐清除率<30ml/min)、肝功能不全、急性酒精中毒时不宜推荐使用。避免与其他 SNRI、TCA、曲马多联用(B 级)。

文拉法辛:首剂 37.5mg/d,餐食服用,与食物同食,根据有效性和耐受性增至最大剂量 225mg/d(肝肾功能不全时,起始剂量降低)。属于 SNIR,一线药物不敏感或不耐受时使用。禁与 MAOI 联用,尤其是在闭角型青光眼。避免与其他 SNRI、TCA、曲马多联用。逐渐缓慢停药(B 级)。

μ-阿片类受体激动剂羟考酮:10~60mg/12h,基于有效性和耐受性选择剂量;肝肾功能损害(肌酐清除率<60ml/min),降低首剂。整片吞服,禁止碾碎或嚼服(B 级)。

曲马多:首剂 25mg/d;3 天内每日增加 25mg,最后至 100mg/d(即:25mg 一天 4 次);之后的每日增加 50mg 至 200mg/d(即:50mg 一天 4 次);达到剂量后,每 4~6 小时给药 50~100mg,至最大剂量 400mg/d;肝硬化时,50mg/12h;肌酐清除<30ml/min,每 12 小时最大剂量 200mg。本药属于 μ-阿片类受体激动剂和单胺再摄取抑制剂,常见不良反应为便秘、镇静、恶心、眩晕、呕吐。避免与 SNRI、MAOI、TCA 联用(B 级)。

除此之外,还有一些抗氧化剂(α-硫辛酸)、神经营养药物、改善循环制剂、C-肽、醛糖还原酶抑制剂等均可不同程度地缓解周围神经病变,可用于辅助治疗,其中只有抗氧化的 α-硫辛酸有 meta 分析证据支持。

常用的利多卡因、美西律、苯妥英钠、卡马西平等,对疼痛超敏的锐痛、灼痛、触电样痛的治疗有效,对神经源性疼痛的镇痛效果优于阿片类药物。还可联合应用抗抑郁药物,但并不作为首选。

通常采用以下顺序治疗患者的疼痛症状:①甲钴胺和 α-硫辛酸:可作为对症处理的第一阶梯用药。②传统抗惊厥药:主要有丙戊酸钠和卡马西平。③新一代抗惊厥药:主要有普瑞巴林和加巴喷丁。④三环类抗抑郁药:常用阿米替林、丙米嗪和新型抗抑郁药西肽普兰。⑤阿片类止痛药：主要有羟考酮和盐酸曲马多等。

2. PDN 的局部药物治疗　主要用于疼痛部位较为局限者。如硝酸异山梨酯喷雾剂、硝酸甘油贴膜剂可使局部疼痛及烧灼感减轻；辣椒碱可减少疼痛物质的释放；局部应用5%的利多卡因贴片也可缓解疼痛。

辣椒碱：局部用乳膏，涂于痛处，4次/天通过辣椒碱受体修复神经膜；阻断皮肤神经纤维（B级）。

利多卡因：5%利多卡因外用涂于疼痛处。通过阻断周围神经钠通道及异位放电发挥药效（C级）。

硝酸盐硝酸甘油：将硝酸盐硝酸甘油涂于患处或硝酸异山梨酯喷雾剂喷患处，可使损伤的神经释放 NO，导致神经过敏，局部的硝酸盐可调节 NO 代谢（B级）。

3. 心理疗法　训练患者认识和感知对战胜疼痛反应的重要性，传授患者控制生理过程的技巧，如肌肉的紧张与放松等。

4. 经皮神经电刺激、针刺治疗和脊盆电刺激等　脊盆电刺激可对某些慢性难治性神经痛行根本性治疗但长期疗效仍需大样本研究证实。

5. 外周神经减压手术　有助于改善嵌压部位的血流，改善疼痛等症状，并可减低肢体溃疡和截肢的发生率，但并非所有的患者均适合手术治疗，四肢远端对称性的周围神经病变或血糖波动引起的急性痛性周围神经病变手术治疗并不能获益。

综上所述，对于确诊为2型糖尿病的患者，应详细进行临床问诊和体格检查，必要时进行神经肌电图检查，以期早期诊断 DPN，并积极给予合理有效的治疗，达到减慢或停止其病情进展甚至逆转，避免发生足部溃疡、坏疽、截肢等严重后，降低医疗负担。

十、PDN 的研究进展

（一）脊髓背角 M 胆碱能和 GABAB 受体在 PDN 形成中的作用机制

脊髓背角作为中枢神经系统痛觉信息整合加工的重要部位，是接受和调控伤害性信息由外周向中枢传递的关键部位。背角浅层含有大量的谷氨酸能、胆碱能、GABA 能及甘氨酸能神经元，这些神经元的轴突末梢及胞体上同时表达丰富的 M

胆碱能受体和 GABAB 受体，激活这些受体可调控兴奋性/抑制性神经递质的释放过程。而在 PDN 的形成过程中，脊髓背角 M 胆碱能和 GAB-AB 受体均发挥了重要作用。

1. 脊髓背角调节伤害性信息的作用　脊髓背角 II 板层作为痛觉传入的初级整合部位，含有大量的谷氨酸能、胆碱能、GABA 能及甘氨酸能神经元，这些神经元的轴突末梢及胞体上同时表达丰富的 M 胆碱能受体和 GABAB 受体，正是这些神经元递质和受体系统相互作用影响了机体内伤害性信息的感受和反应，调节着脊髓内兴奋性谷氨酸神经递质和 GABA/甘氨酸抑制性神经递质的释放过程。在正常生理状态下，兴奋性和抑制性神经递质的释放处于平衡状态。而在 PDN 时，小的 C 神经纤维发生损伤，损伤的神经纤维产生持续不断的异位放电，这种异位电冲动可刺激 C 纤维释放大量的兴奋性谷氨酸递质，使两种递质释放量失衡。初级传入 C 纤维主要终止于脊髓背角，并与 II 板层神经元形成第一级突触联系，其主要功能是传递痛觉信息。脊髓背角 C 纤维诱发电位长时程增强意味着痛觉可在脊髓背角形成记忆，它是痛觉过敏重要的中枢机制之一。脊髓背角神经元的超敏化（hypersensitivity）再加上来自损伤初级纤维末梢的异常电活动更促进了 PDN 的形成。因此，抑制背角神经元的超敏化可能是未来治疗 PDN 的一个重要途径。

2. 脊髓背角 M 胆碱能和 GABAB 受体在 PDN 形成中的作用

（1）M 胆碱能受体的分型及作用：M 胆碱能受体为 G 蛋白耦联受体，共分为5种亚型：M1 ～ M5，其中 M1、M3、M5 受体是与 Gq/11 蛋白耦连的受体，一般发挥抑制兴奋作用；而 M2、M4 受体是与 Gi/o 蛋白耦连受体，通常起抑制作用。研究表明：高浓度的 M 胆碱能受体主要表达在脊髓背角浅层，它们不但存在于胆碱能神经元的胞体和树突，也存在于非胆碱能神经元的胞体和轴突末梢，在同一个神经上既有兴奋性，也有抑制性的 M 受体亚型。但在脊髓中主要有 M2、M4 和 M3 受体亚型参与镇痛作用，其中 M2 亚型在脊髓的镇痛作用受到一致的认可。而 M3 亚型的作用受到关注，M4 亚型作用较较弱。

（2）GABAB 受体的分型及作用：GABA 受体分为 GABAA、GABAB、GABAC 三种受体，GABAA、GABAC 为离子型受体；而 GABAB 受体是与 Gi/o

相耦联的代谢型受体,由于其突触前的抑制作用,其镇痛机制更为复杂。行为学研究表明:在大鼠福尔马林炎性痛模型中,鞘内注射 GABAB 受体激动剂 Bclofen 可产生的明显的镇痛效应,而在 PDN 大鼠中 Baclofen 镇痛剂量的却明显增大,其机制目前仍不十分清楚。研究结果显示:电刺激脊髓背根区域,记录分析脊髓Ⅱ板层单突触神经元的诱发兴奋性突触后电流(eEPSCs)的波幅值和微小兴奋性突触后电流(mEPSCs)的频率值,发现 PDN 大鼠上述变化均明显高于正常大鼠,而 GABAB 受体激动剂 Bclofen 可显著抑制这种变化。从而证明了在 PDN 模型大鼠中,初级传入神经纤维末梢和谷氨酸能神经元的谷氨酸释放增加,而位于初级传入神经纤维末梢上和谷氨酸能神经元上 GABAB 受体功能发生明显的变化,受体功能的敏感性减弱,导致了 NP 的产生。而位于 GABA 能和甘氨酸能神经元上的突触前的 GABAB 受体并未见明显的改变。由于谷氨酸能神经元末梢的 GABAB 受体可以限制脊髓突触谷氨酸递质的释放,所以糖尿病大鼠 GABAB 受体功能活性的降低,就可导致谷氨酸能冲动的增多、背角神经元活性增高及 NP 的形成。从而也部分解释了在 PDN 大鼠中,只有大剂量的 GABAB 受体激动剂 Baclofen 才能产生镇痛作用的原因。这些研究结果对于我们理解 PDN 的突触可塑性和中枢敏化机制具有重要的价值。

(3) 两种受体在脊髓背角的相互作用:研究发现,在 PDN 大鼠痛觉超敏的形成过程中,除了来自辣椒碱敏感的 C 神经纤维的异常冲动,还有来自 Aδ 和 Aβ 初级传入神经的异常冲动也发挥着重要的作用。行为学研究显示:鞘内给予 M 胆碱能受体激动剂或胆碱酯酶抑制剂,可产生镇痛效果,而这种镇痛作用可完全被 M 胆碱能受体拮抗剂阿托品所阻断。尤其对 PDN 大鼠,鞘内注射小剂量的新斯的明可显著的抗痛敏效应,提示其镇痛作用部位在脊髓。然而,目前这种潜在的镇痛增强机制并不清楚。在正常大鼠脊髓背角神经元上,由于在辣椒碱敏感的 C 纤维初级传入末梢上表达丰富的 M2 胆碱受体,乙酰胆碱可通过突触前的 M2 胆碱受体和 GABAB 受体显著抑制谷氨酸递质的释放而发挥镇痛作用。在正常大鼠脊髓Ⅱ板层神经元上:M2 是 GABA 能神经元上,而 M3 是甘氨酸能神经元上起主要兴奋作用的亚型。GABAB 受体在中枢神经系统许多区域发挥抑制

作用,主要分布于脊髓背角浅层,尤其是Ⅱ板层。由于 M 胆碱能受体和 GABAB 受体同属于 G 蛋白耦联的代谢型受体,有着共同的细胞内信号转导通路,均可影响 cAMP 的生成等胞内信号转导系统,并且与一定的离子通道(K^+、Ca^{2+})联系,产生不同的生理效应。激活脊髓背角的 GABAB 受体引起两种效应:①通过激活 K^+ 通道、增加 K^+ 电导,直接抑制背角神经元;②抑制突触前 Ca^{2+} 通道、减少 Ca^{2+} 向突触前终末的内流,抑制突触前终末释放神经递质。由于突触前的 GABAB 受体既可抑制传递伤害性信息的细纤维释放谷氨酸神经递质,又可反馈性调节抑制性神经递质及传递伤害性信息的神经肽在脊髓背角的释放,因此 GABAB 受体被认为参与了脊髓抗伤害作用。

综上所述,作为 G 蛋白偶联受体,M 胆碱能受体和 GABAB 受体的激动剂有望成为一类有前途的非阿片类镇痛药,因此,研究 PDN 大鼠脊髓背角神经元上两种受体的功能、受体间的相互作用,以及对兴奋性和抑制性神经递质释放的调节机制,能够有目的的开发特异性的受体激动剂,为治疗 PDN 提供新的思路。

(二) 神经生长因子(NGF)在 PDN 发生发展中的作用

NGF 通过营养和趋向作用调节中枢和外周神经的生存和生长,不仅在神经发育期间对神经元的生长和凋亡起作用,而且还可促进成熟神经的功能维持、结构完整及损伤后再生。NGF 由于合成减少、逆向轴浆运输障碍、NGF 受体表达异常等影响神经损伤后再生,参与了 PDN 的发生发展过程。因此,NGF 有可能为 PDN 的预防和治疗提供一条新的途径。

1. NGF 的生物学作用　NGF 是由 α2β2γ2 以非共价键结合的多肽类物质,其中 β 亚单位是 NGF 的活性结构域。在外周神经系统,NGF 由交感神经元及其支配的靶器官合成;在中枢神经系统,则由海马和额叶皮质的胆碱能神经的靶区脑组织产生。NGF 受体分为两类,即高亲和力的酪氨酸激酶受体 A(TrkA)和低亲和力的 p75 型神经生长因子受体(p75NTR)。

研究发现 TrkA 在外周和中枢神经系统中均表达。NGF 与 TrkA 受体结合,激活细胞内信号转导通路,从而改变基因表达。缺乏 NGF 或 TrkA 的转基因小鼠存在感觉或交感神经功能缺陷,在出生后不能长期存活。NGF 与神经末梢的 TrkA

结合,以囊泡形式经轴浆逆行运送至胞体,激活第二信使系统,启动细胞内信号转导活化转录因子,参与细胞的增殖与分化。

研究还发现大量感觉神经元表达 TrkA,也表达 p75。除此之外,p75 也在没有表达 TrkA 的小感觉神经纤维中被发现。p75NTR 是一种和 NGF 捆绑的跨膜转运蛋白,在神经系统被广泛表达,并有多种功能。是一种富含酪氨酸的糖蛋白,不具有酪氨酸激酶活性,为阻断性的受体。

NGF 为"多向性"分子,能诱导神经递质的合成、蛋白磷酸化、甲基化以及类似 Ras 蛋白基因表达所需酶的合成,是交感神经元、感觉神经元和中枢部分胆碱能神经元生长、发育、存活、维持功能所必需的营养因子。NGF 对效应神经元的作用主要有:①影响效应神经元的发育、分化过程。NGF 可诱导轴突发芽,决定轴突的伸长方向,维持神经纤维的直径,并刺激胞体发育,在神经发育期间对神经元的生长具有重要作用。②稳定神经结构蛋白微管素的 mRNA,对神经细胞的凋亡有抑制作用,从而维持成熟效应神经元的功能及结构的完整。③具有促进细胞分化及创伤愈合的作用,参与效应神经元损伤后的修复。在神经损伤中,NGF 可选择性地保护其效应神经元,并促进它们的纤维再生,有利于功能代偿和恢复。④神经系统以外的作用。NGF 可影响血管舒张因子一氧化氮(NO)的产生,可刺激血管内皮生长因子(VEGF)的生成。尚发现 NGF 可阻断氧化应激在 PDN 发病中的作用,同时,NGF 亦参与了胰岛的发生和发育。新近的报道显示,NGF 的 p75 受体可影响胰岛素的敏感性,并参与血糖的调节。

2. NGF 在 PDN 中的病理生理改变　DN 的病理生理机制复杂,涉及众多信号转导通路的激活,以及神经生长因子、炎性反应介质、活性氧和 NO 等方面。PDN 最常受累的是感觉神经和交感神经,这与 NGF 作用的组织相吻合。NGF 在 PDN 中的病理生理变化主要表现为:①NGF 含量的下降。研究证实糖尿病神经纤维直径的下降与 NGF 减少有关,躯体感觉神经中的 NGF 减少;但相反的,PDN 时自主神经中 NGF 含量不仅没有减少,反而呈一过性增高,推测为代偿性反应。Kanbayashi 等观察到,与年龄匹配的非糖尿病对照组相比,STZ 诱导的糖尿病大鼠到第 2 个月和 4 个月,腰椎背根神经节(DRG)的 P 物质和 NGF 水平出现下降;而到第 8 个月,腰椎和颈椎 DRG 均出

现下降,提示神经生长因子耗竭和 P 物质水平的下降可能是糖尿病初级感觉神经元发生病变的原因,且这种下降可能与糖尿病病程密切相关。②NGF 逆向轴浆运输障碍。NGF 合成后与支配靶器官的神经元轴突表面的受体特异性结合,并以囊泡形式经轴浆逆行运送至胞体,并在此过程中诱发一系列的生物效应,从而发挥神经营养作用。动物研究发现患糖尿病的大鼠其神经轴索对 NGF 的转运明显降低。亦有研究证实,NGF 产生的减少和(或)NGF 运输的受损可能是一个诱导 PDN 的重要机制。③NGF 基因表达及受体发生变化,表现为靶组织 NGF 的合成及受体亲和力的降低。Pierson 等通过对神经损害的大鼠模型进行研究发现,1 型和 2 型糖尿病对神经损伤后的早期基因反应明显迟于非糖尿病个体。④NGF 是同疼痛相关的一种炎性介质。Indo 报道了一例先天性疼痛不敏感综合征(伴无汗)患者,此病是由于编码 TrkA 的 NTRK1 基因突变导致的一种遗传疾病,患者缺乏无髓鞘的 C 纤维和细小有髓 Aδ 原纤维,致使真皮的汗腺无神经支配,从而不能感知疼痛、痒感,皮肤也无炎性反应或交感反应。PDN 患者出现的多种症状与先天性疼痛不敏感综合征相似。NGF 缺失、合成减少或 TrkA 剔除,都可导致痛觉减退。⑤Cheng 等用 C57BLKS db/db 大鼠建立具有 II 型 DN 特征的模型,这些大鼠在糖尿病早期有短暂的触摸痛,在出现触摸痛症状前或期间,背根神经节内 NGF、P 物质(SP)、降钙素基因相关肽水平上调。随后所做的研究发现,在 C57BLKS db/db 大鼠机械痛的早期,p38 被激活磷酸化;应用抗体治疗后,显著抑制了 p38 磷酸化和机械痛的发展;同时观察到,db+大鼠较正常大鼠有更高的炎性介质水平,包括环氧酶2、诱导型一氧化氮合酶、肿瘤坏死因子 α,应用 NGF 抗体治疗后,炎性介质水平上调被抑制。

3. NGF 在 PDN 的临床应用　目前 DN 的对因治疗主要涉及血糖的控制,醛糖还原酶抑制剂、抗氧化剂、γ-亚油酸、NGF 等的应用,其中 NGF 主要针对于神经损伤的修复治疗,且效果肯定。近年来,国内、外学者开展了大量关于天然 NGF 及基因重组 NGF 的动物、临床和药理学研究,结果显示,NGF 在神经系统损伤后具有促进再生和修复作用。由于周围神经系统和中枢神经系统的结构与功能的差异,NGF 偏向于对 PDN 的作用更好。

目前,国内已有 NGF 用于治疗 PDN 的临床报道,但属于小样本研究。国外早期有进行此项研究的临床试验,但 Ⅱ 期和 Ⅲ 期临床试验结果不一致。在 Ⅱ 期临床试验研究中,研究者纳入 250 例 PDN 患者,随机分为 3 组,分别接受安慰剂和两种不同剂量的重组人神经生长因子(rhNGF)(0.1 或 0.3mg/kg,SC,每周 3 次,共 24 周)治疗。结果初步证明了 rhNGF 治疗 PDN 的疗效。在随后进行的 Ⅲ 期临床试验中,入组了更大样本的 PDN 患者,共有 1019 例患者参加,其中 504 例接受 rhNGF 治疗(0.1mg/k,SC,每周 3 次,共 48 周),515 例使用安慰剂;但这项双盲的,更大样本量和更长干预时间的临床研究却未能证实 rhNGF 治疗 PDN 的有效性。由此提示,NGF 对 PDN 的疗效还有待进一步验证。

NGF 对神经的存活、修复、血管再生、氧化应激、炎性介质水平均有广泛的影响,NGF 治疗 PDN 的临床研究结果各异,目前尚缺乏更长时间治疗 PDN 的随机双盲对照研究,尚无针对 PDN 的特异、有效治疗方法。NGF 与 PDN 的关系还需要更深入地研究。

(三) PDN 与代谢综合征相关性探讨

代谢综合征(metabolic syndrome,MS)是以胰岛素抵抗为中心的一组代谢紊乱疾病,MS 是心血管疾病发生的危险因素。近年的研究显示,其与糖尿病微血管病变以及 PDN 的发生发展也有着密切关系。

MS 作为危险因素与糖尿病的并发症研究报道较少。糖尿病视网膜病变、肾脏病变和 PDN 虽然同是糖尿病的微血管并发症,研究提示一些影响大血管病变的危险因素与这三者的关系并不一致。有研究认为,MS 与糖尿病肾病相关,而与 PDN 及视网膜病变无关。也有研究认为,糖尿病患者中,PDN 的发生也与其他心血管疾患危险因素有关,如高脂血症、肥胖、高血压病和吸烟。Costa 等研究显示,2 型糖尿病患者心血管疾病、糖尿病视网膜病变、糖尿病肾病、PDN 的患病率在合并 MS 组明显升高。但 Agrawal 研究显示,糖尿病视网膜病变和肾脏病变与脂质紊乱等有关,而 2 型糖尿病 PDN 与脂质异常无相关性。宋秀霞等采用 Michigan 神经病变症状评分和体征评分评价 DN,了解糖尿病合并 MS 患者周围神经病变损伤情况及两者相关性,结果显示,MS 组较非 MS 组腓神经、正中神经传导速度减退,Michigan

症状评分、体征评分及周围神经病变患病率增高,差异有统计学意义;多因素 logistic 回归分析提示,糖尿病病程长、腰围大、HbA1c 和 UAER 高及收缩压高是周围神经病变发生的危险因素,但 MS 作为一个整体并不是 PDN 的危险因素,考虑 MS 与 PDN 间的密切关系可能是与其相关的各种原因综合作用造成的。分析上述各研究结果不同可能与纳入研究的人群不同及对周围神经病变诊断目前尚无统一标准有关。目前较公认的是 Michigan 症状及体征积分表,并结合神经传导速度检测来评估周围神经病变。

近年来随着对糖尿病慢性并发症发病机制的研究,越来越多的证据发现,高血糖、氧化应激和糖尿病并发症之间密切相关,MS 患者氧化应激反应较非 MS 患者明显增高。Brownlee 提出了糖尿病并发症的统一机制学说,认为线粒体电子传递链中过氧化物产生过量是诱导血管损伤并导致糖尿病各种并发症的关键。氧化应激是指机体内高活性分子如活性氧类自由基(reactive oxygen species,ROS)和活性氮类自由基产生过多或消除减少,过多的自由基直接引起生物膜脂质过氧化,细胞内蛋白及酶变性,DNA 损害,从而导致细胞死亡或凋亡。糖尿病可引起线粒体中超氧阴离子产生过多,进而使各组织发生氧化应激,导致组织的损伤,其机制为高血糖状态时产生过量的 ROS,大大超过了机体的清除能力,蓄积体内的过多 ROS 能够激活信号转导级联途径及转录因子,引起糖基化终末产物途径、多元醇途径、己糖胺旁路及蛋白激酶 C 途径的激活,导致胞内蛋白、膜脂质、核酸的损害,引起细胞死亡及包括糖尿病神经病变在内的组织血管损伤。MS 患者存在高血糖、高血压、脂质紊乱、肥胖,其中心环节为胰岛素抵抗。已有研究显示 ROS 能激活许多细胞内应激敏感性途径,这些途径的活化与胰岛素抵抗有关。

(四) 高尿酸血症与 PDN 的相关性分析

随着经济发展和人们饮食习惯的改变,高血尿酸症(HUA)患者明显增多。HUA 是血(尿)中嘌呤代谢最终产物尿酸(UA)浓度高出正常范围的一种代谢状态,主要由肾脏排泄,正常情况下血尿酸水平呈动态平衡。大量研究表明 HUA 与痛风、结石、高血压、糖尿病、代谢综合征、动脉粥样硬化、心血管疾病等直接相关,是原发性高血压的独立危险因素,是心血管事件的很强预报因子,也是 2 型糖尿病患者卒中的前兆。HUA 可以加速 2

型糖尿病患者糖尿病肾病的发生和发展。有研究认为 HUA 与 DN 关系密切,HUA 是反映 DN 严重程度的重要指标,血尿酸与 DN 之间可能存在一定联系。还有研究发现 HUA 可加重 2 型糖尿病患者的代谢紊乱,促进 2 型糖尿病患者 DN 的发生,HUA 与 DN 同时存在于同一个体亦不少见。

国内多项研究表明 HUA 与糖尿病大血管病变,和微血管病变的发生发展都直接相关。2 型糖尿病病程越长、血糖越高合并的大中微血管并发症越多则血尿酸水平越高。其中可能参与因素有 hs-CRP 尿微白蛋白、氧化应激、慢性炎症反应、LDL 血黏度异常等。hs-CPR 是人体内非特异性反应最主要最敏感的标志物之一,在正常人体含量甚微,与胰岛素抵抗糖尿病大血管并发症的发生和发展有关。尿微量白蛋白肌酐为目前主要评价早期肾功能损害的指标,在临床中广泛使用。LDL-C、HDL-C 是反映脂质代谢的重要指标,HbA1c 是血红蛋白在高血糖作用下发生的缓慢连续的非酶促糖化作用的产物,是糖尿病筛选诊断的良好指标。由于以上因素同时也参与了 PDN 的发生发展,甚至有人认为 PDN 根本就是微血管病变之一。有研究提示,尿微量白蛋白、炎症反应、血压、脂代谢紊乱可能为 HUA 合并 PDN 的危险因素,对于 HUA 者合并 PDN 者的治疗及并发症的防治中,应该把降低炎症反应与尿酸、尿微量白蛋白水平、血糖作为综合治疗的重要部分。

(五) PDN 的基因治疗

血管内皮生长因子-A(VEGF-A)可提高血管通透性,并促进内皮细胞的增殖、迁移和存活,继而导致血管生成。VEGF-A mRNA 可通过选择性剪接而表达出 3 种重要的 VEGF-A 亚型,即 VEGF-A189、-A165 和 A121,这些亚型与蛋白酪氨酸激酶受体 VEGFR-1 和-2 以及非酪氨酸激酶受体 NRP-1 和-2 均具有高亲和性,且在支持血管生长发育过程中需协同作用。VEGF-A 在神经系统生长发育过程中也发挥着重要作用,除了能促进血管生成,对神经元还具有保护作用,能提供营养,促进再生-刺激轴突生长。而大脑中 VEGF 缺损则会导致神经组织发育迟缓甚至出现进行性损害。可见,VEGF-A 对神经系统病变具有潜在治疗作用。VEGF-A 的潜在治疗性给予方式包括:①对神经元组织直接给予 VEGF-A;②给予相关基因,以诱导 VEGF-A 的表达;③刺激内源性 VEGF-A 基因的表达。

美国 Sangamo 生物科技公司开发的 SB-509 即采用了第 2 种 VEGF-A 给予方式,为一种可编码锌指 DNA 结合蛋白转录因子(ZFP. TF,可与基因组特异位点相互作用而调节基因表达)的重组质粒,其结构类似于能结合于内源性 VEGF-A 启动子并激活其转录的 Cys2-His2 锌指类物质。SB-509 激活的转录体可通过自然剪接,产生上述 3 种 VEGF-A 亚型。本品的最大潜在优势在于,其在神经组织局部给药后,可滞留在注射部位,实现局部刺激而诱导 VEGF-A 产生,极少全身分布。由于 VEGF-A 可作用于微血管系统,若全身性非靶向释放 VEGF-A,则可导致广泛的血管生成,从而诱导癌症的发生、发展或促进糖尿病视网膜病变。

1. 药理作用 实验显示,给链脲霉素诱导的糖尿病大鼠模型肌注 SB-509,可预防该模型大鼠因 DN 所致的运动和感觉神经传导速率下降,并致其感觉神经节中 VEGF-A 水平上调。

2. 安全性 虽然,SB-509 所致 VEGF-A 水平的升高理论上可能刺激癌细胞产生及视网膜新血管生成。但到目前为止的一系列临床试验尚未发现上述安全性问题,受试者接受本品肌注后,血清中 VEGF-A 水平未见上调,亦未收到肿瘤病例报告,粪便隐血试验、乳房 X 线照射及前列腺特异性抗原等项检查均未发现常见肿瘤相关的异常变化,眼底照片和荧光素血管造影也未见临床视网膜病变。本品常见不良事件主要为短暂性注射部位反应。

3. 临床研究 鉴于临床前糖尿病神经病变动物模型实验中 SB-509 显现良好活性,本品最初的 I 期临床研究便针对中至重度糖尿病神经病变患者展开。结果,经单剂量本品注射治疗后 180 天,受试者的感觉和运动神经传导速率趋于提高,尤其高剂量组受试者的 NIS-LL 和震感阈得到具有临床意义的显著改善。

基于 I 期临床研究的阳性结果,本品用于糖尿病神经病变患者的 II 期临床研究随即展开,并增加了一项次级考察指标——表皮神经纤维密度(因为在糖尿病神经病变进程中神经纤维密度会随之降低)。表皮神经纤维为一种 C 和 A.6 型小直径无髓神经纤维,起重要的感觉传导作用,依靠常规检查手段(如神经传导速率、扩增或多种定量感觉试验)却难以准确评估其功能。但随着组织学技术的发展,人们已可采用皮肤活检技术定量检测表皮神经纤维密度,以较为可靠地评价该神经纤维功能。结果,两组受试者治疗后 NIS-LL、神经传导速率和振感等检查数据总体上无差异;然而结合神经纤维密度检查却发现,治疗前神经纤维密度较低的受试者接受本品治疗后 NIS. LL 和神经传导速率较安慰剂组有临床意义的显著改善,且本品组受试者总体上神经纤维密度升高 55% ,而安慰组则降低 16% ;本品组受试者腓肠肌神经传导速率增加值也高于安慰剂组,尤其治疗前振感阈或神经传导严重异常的本品受试者治疗后 NIS-LL 和神经传导速率获得更为明显的改善。

综合以上结果表明,病情较为严重的 PDN 患者使用本品治疗可获得更显著的疗效。

(赵 英)

参 考 文 献

1. 郭玉璞. 周围神经病学. 北京:人民卫生出版社,2010:46.

2. 史玉泉,周孝达. 实用神经病学. 第 3 版. 上海:上海科学技术出版社,2004:1377-1383.

3. 励建安,毕胜,黄晓琳主译. Delisa 物理医学与康复医学理论与实践. 第 5 版. 北京:人民卫生出版社,2013:972-1009.

4. 谢益宽. 慢性痛的发生机理. 科学通报,1999,44(22):2353-2362.

5. 潘瑞福,林智. 应重视糖尿病周围神经病变的早期诊断与治疗. 中国现代神经疾病杂志,2006,6 (6):429-432.

6. 宁光. 糖尿病周围神经病变诊断研究进展. 中国实用内科杂志,2007,27 (7):487-489.

7. 刘风,毛季萍,颜湘,等.多伦多临床评分系统在糖尿病周围神经病变中的应用价值. 中南大学学报(医学版),2008,33:1137-1141.

8. 侯瑞芳,汤正义,张炜,等.糖尿病周围神经病变多种筛查方法诊断效率的比较. 中国糖尿病杂志,2008,16:91-94.

9. 卢薇娜,李红,郑芬萍,等.尿白蛋白正常的 2 型糖尿病患者肾功能下降的影响因素. 中华内科杂志,2010,49:24-27.

10. 李霞,周智广,亓海英,等.用空腹 c 肽代替胰岛素改良 Homa 公式评价胰岛素抵抗和胰岛 B 细胞功能. 中南大学学报(医学版),2004,29:419-423.

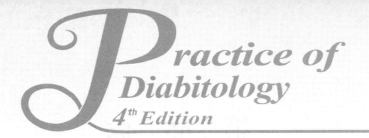

第9部分
糖尿病伴随情况处理

第 68 章

儿童时期糖尿病

糖尿病是严重威胁儿童、青少年健康的慢性全身性疾病，是以高血糖为特征的一种代谢异常的遗传异质性疾病。儿童及青少年糖尿病主要有以下类型：1 型糖尿病，包括免疫介导性（1A 型）和特发性（1B 型）、2 型糖尿病、青少年起病的成年型糖尿病（maturity onset diabetes of the young，MODY）和其他类型糖尿病。儿童时期糖尿病绝大多数是 1 型糖尿病，但近年来儿童、青少年 2 型糖尿病的发病随着儿童肥胖的快速增加呈现相一致的上升趋势，对儿童、青少年 2 型糖尿病的防治已成为重要的临床课题。本章重点介绍儿童、青少年 1A 型糖尿病和 2 型糖尿病。

一、流 行 病 学

（一）1 型糖尿病（免疫介导型，T1DM）

资料显示全世界不同地区的 T1DM 发病率有数十倍差异，最高的是芬兰白人，达 36.0/10 万人年，东南亚地区较低，在 2.0/10 万人年左右。我国首次报告在 1988—1996 年期间 0～14 岁儿童 T1DM 的平均确定发病率为 0.59/10 万人年，校正发病率为 0.57/10 万人年，是世界上已报道的 T1DM 发病率最低的国家。我国台湾为 1.5/10 万人年，香港为 2.0/10 万人年，移居美国的华人高达 4.9/10 万人年。本次调查还显示我国 20 个地区之间 T1DM 的发病率相差近 6 倍，上海最高为 1.21/10 万人年，而长沙最低为 0.22/10 万人年；种族之间也有明显差别，哈萨克族最高达 3.06/10 万人年，而满族最低为 0.25/10 万人年，相差 12 倍。比较北京地区 1997—2000 年期间 T1DM 的发病率波动在 0.76/10 万人年至 1.22/10 万人年之间，平均发病率为 1.01/10 万人年，与 1988—1996 年比较，年发病率的差异无显著性。欧洲一项调查显示：15 年来，儿童 T1DM 发病率持续增加，预计到 2020 年新诊断的 5 岁以下儿童 T1DM 患者将翻番。从世界范围看，T1DM 的发病率正以每年 3%～5% 的速度上升，每年约有 10 万名 15 岁以下儿童发生 T1DM。

（二）2 型糖尿病（T2DM）

T2DM 是一种肆虐全球的慢性疾病，令人担忧的是 T2DM 的发病年龄正趋于年轻化，正在向儿童、青少年蔓延。儿童 T2DM 的发病在国际上不仅已呈现流行趋势，并有超越儿童既往以 T1DM 为主的传统流行模式，而引起各国糖尿病学界的关注。国际糖尿病联盟预测 10 年内某些种族的儿童 T2DM 比例将超过 T1DM。美国的一项研究报告指出，1994 年儿童肥胖的患病率是 1980 年的 2 倍，儿童 T2DM 的发病率随着肥胖的快速增加呈现相一致的上升趋势。北美儿童、青少年 T2DM 的流行病研究也显示 12～19 岁发病率是 4.1/10 万，从 1967—1976 年到 1987—1996 年发病率增长了 6 倍。另据日本的调查资料显示，1981 年后学龄儿童 T2DM 的年发病率达 2.76/10 万，较 1980 年前的 1.73/10 万呈显著上升趋势，T2DM 的发病率比 T1DM 高 6 倍，且 T2DM 的发病率近 20 年内上升了 30 倍。在新诊断出的青少年糖尿病患者中，T2DM 占 80%，这与日本的饮食结构变化和肥胖患者增多密切相关。在我国台湾 6～18 岁人群中 T2DM 的患病率在男性为 9.0/10 万，女性为 15.3/10 万，总体患病率是同年龄 T1DM 患病率的 4 倍。澳大利亚报告，2001—2006 年间，在 10～18 岁人群中，T2DM 登记发病率为每年 2.5/10 万，期间发病率增加 11%。我国局部地区儿童 T2DM 患病率的报告显示，2003—2004 年上海卢湾区调查 11～19 岁学生 T2DM 的患病率为 47.9/10 万，男与女比例为 1.4:1。2004 年北京市儿童 T2DM 的筛查研究中，筛查了 2806 例超重/肥胖中小学生，诊断 T2DM6 例，患病率为 2.14/1000。由此可见，对儿童、青少年 T2DM 的防治已成为儿科内分泌重要的临床课题。

二、病因与发病机制

糖尿病是由多种病因导致的胰岛素分泌缺陷和(或)胰岛素功能缺陷而引起的高血糖代谢异常;糖尿病是一种具有明显遗传倾向的多基因病,其发病机制十分复杂,遗传、环境和免疫因素交互作用,共同促成糖尿病的发生。

(一) T1DM(免疫介导性)

目前 T1DM 被广泛认为是一种在有遗传因素的个体中出现的,由胰岛 β 细胞免疫介导损伤引起的自身免疫性疾病。实际上 Eisenbarth 教授早在 1986 年就已提出:遗传易感、环境诱发、胰岛自身免疫激活、胰岛功能损伤、临床糖尿病和胰岛功能衰竭致胰岛素依赖,是 T1DM 自然病程进展的6 个阶段。为此他获得 2009 年 ADA 的最高科学成就奖——Banting 奖。

研究表明,T1DM 发病具有家族聚集性,遗传缺陷是 T1DM 的发病基础。遗传易感基因包括人类白细胞抗原(HLA)DR 和 DQ 等位基因、MHC复合物 I 相关抗原 A(MIC-A)。另外还包括胰岛素、淋巴酪氨酸磷酸酶 22(PTPN22)和细胞毒性 T淋巴细胞相关抗原-4(CTLA-4)和自体免疫调节子(AIRE)基因等。

临床观察到糖尿病的发生可能与某种环境因素的诱发有关。Eisenbarth 认为是普遍存在而非少见的环境因素诱发了糖尿病。主要环境因素包括病毒感染(如先天性风疹和肠道病毒,尤其是柯萨奇 B 病毒)和饮食(如牛奶、谷物纤维、牛奶中的胰岛素、维生素 D 或不饱和脂肪酸 omega-3缺乏)。动物实验也证实,病毒可以诱发具有遗传易感性的大鼠发生糖尿病,但其主要是通过改变大鼠的免疫状态而并非是由于病毒直接侵入胰岛。另有"卫生环境洁净假说",该假说认为清洁的环境使儿童感染的机会越来越少,从而造成免疫紊乱的机会越来越多,发生糖尿病的机会增大。

环境因素诱发后,进入自身免疫激活阶段。已证实 T1DM 患者体内存在多种针对胰岛细胞自身抗原的自身抗体,成为 T1DM 的免疫诊断标记物。目前已知的主要胰岛自身抗体包括:胰岛细胞抗体(ICA)、胰岛素自身抗体(IAA)、谷氨酸脱羧酶抗体(GADA)、蛋白酪氨酸磷酸酶抗体(IA-2A)、锌转运子 8(ZnT8)抗体。另外还有热休克蛋白-90(Hsp90)抗体、羧肽酶-H(CPH)抗体等。

大量研究显示 T1DM 的发展速度是由致病性

T 细胞和调节性 T 细胞之间的平衡所决定。可能存在初始的针对某一种胰岛自身抗原的自身反应性 T 细胞,随后导致针对多种胰岛自身抗原的自身反应性 T 细胞产生,进而介导并加重胰岛 β 细胞损伤,机体开始逐渐出现代谢异常,在糖尿病发病前期即可出现第一时相胰岛素分泌损害,糖化血红蛋白 A1c(HbA1c)水平在正常范围内缓慢升高。随着自身反应性 T 细胞对胰岛 β 细胞攻击的进展,胰岛功能逐渐丧失,当血糖失代偿后最终出现临床糖尿病。T1DM 患者最终将完全丧失胰岛功能,胰岛的生理结构也会完全消失,胰岛 β 细胞功能衰竭致使患者必须依赖胰岛素生存。

(二) T2DM

儿童和青少年 T2DM 的病因和发病机制尚未完全阐明,通常认为是遗传易感性与环境因素共同作用的结果。我国改革开放以来,国民生活方式西化和饮食结构的改变,高热量的饮食摄入和体力活动减少,热量失衡导致超重和肥胖增加,是公认的 T2DM 患病率急剧上升的基本原因。

对儿童、青少年 T2DM 的调查发现,其发病危险因素包括:种族、糖尿病家族史、肥胖、青春期、低出生体重及妊娠糖尿病母亲所生的后代等。T2DM 有明显的家族、种族聚集性和同卵双生子发病的一致性,其遗传倾向明显高于 T1DM,其一级、二级亲属 T2DM 的发病率高达 74% ~ 100%。高危肥胖儿童的高胰岛素血症和胰岛素抵抗(IR)在糖耐量受损发生之前至少 10 年即已存在,其内脏脂肪含量直接与高胰岛素血症相关,并与胰岛素敏感性呈负相关。因此,BMI 被认为是糖尿病发生的独立危险因素。当儿童、青少年BMI 是正常 BMI 的 1.85 倍时,发生 T2DM 的比率明显上升,BMI 与血糖和血清胰岛素水平呈显著正相关。肥胖还可造成外周靶组织细胞膜胰岛素受体数量减少,对胰岛素的敏感性下降,需要分泌更多的胰岛素以维持血糖在正常水平,最终导致胰岛 β 细胞功能衰竭。

笔者对 73 例中、重度肥胖儿童的研究结果显示,47% 伴有黑棘皮病,其中 16 例发生糖耐量减低(IGT)。肥胖儿童发生 IGT 与黑棘皮病的关系具有统计学意义,是肥胖不伴黑棘皮病者的 5.56倍。因此认为伴有黑棘皮病不仅是肥胖儿童发生IGT 的高危因素,也是一个可靠的 IR 的皮肤信号。黑棘皮病形成的原因可能与肥胖伴高胰岛素血症有关,当过剩的胰岛素存在时,胰岛素与表皮胰岛素样生长因子-1 受体结合,刺激表皮细胞分裂、增殖、角化,促进黑色素颗粒沉着在基底层;此外可能与成纤维细胞生长因子受体-3 基因突变有一定关系。

青春期发育在儿童 T2DM 的发生中起重要作用,青春期发育导致 IR 加重,高胰岛素正常血糖钳夹试验结果显示,与儿童和年轻成人相比青春期发育者葡萄糖处理率平均下降 30%。目前较多学者认为,生长激素分泌增加是导致青春期 IR 的主要原因,而性激素在其中的作用不明显。有学者推断,具有 IR 背景的儿童,在不利环境因素作用下,又遭遇生理性 IR(T2DM 好发年龄多在 10 岁以后,恰好青春发育阶段),或病理性 IR(如肥胖),将导致高胰岛素血症正常糖耐量向胰岛素分泌不足和 IGT 发展,最终发生糖尿病。

儿童胰岛素敏感性有明显的种族差异,有报道美国黑人青少年的胰岛素敏感性较白人青少年低 30%,说明某些种族对 IR 有遗传易感性,在环境因素的作用下罹患 T2DM 的危险性增加。患妊娠糖尿病的母亲所生的小儿易发生肥胖和 T2DM。研究发现,母亲妊娠期间的血糖偏高与小儿出生体重增加及日后糖尿病的发生相关。

低出生体重儿童(SGA)日后发生 T2DM 的几率明显高于正常出生体重的儿童(AGA)。中国台湾的一项研究表明:足月出生的 SGA 儿童患 T2DM 的危险性是 AGA 的 2.91 倍。近年来,对低出生体重与成人疾病的研究认为,T2DM 发生的原因之一是由于胚胎早期生长发育受损害后的"程序化"结果,胎儿期和婴儿早期营养供给不足,使胰岛的发育及功能受到不可逆的损害,成年后机体又暴露于高营养状态,诱发胰岛 β 细胞功能衰竭和 IR,最终导致 IGT,甚至发生 T2DM,使"节俭基因表现型"假说得到证实。

三、临床表现与特点

(一) T1DM

1. 一般起病较急,常因感染、饮食不当等诱因发病,可有家族史。

2. 典型临床表现为"三多一少",即多尿、多饮、多食、消瘦。

3. 常有不典型的隐匿起病表现,如夜尿增多或已经能够控制夜间排尿的儿童又出现遗尿;多食症状常不明显,部分患儿食欲正常或减低;假如合并呼吸道、肠道、皮肤等感染时,原发糖尿病的

诊断易被忽略,而贻误治疗。

4. 约 20% ~40% 的患儿以糖尿病酮症酸中毒(DKA)急症就诊。

5. 体格检查除消瘦外,一般无阳性体征。DKA 临床表现另述。

(二) T2DM 的临床特点

1. 肥胖是 T2DM 的重要标志,85% 儿童 T2DM 诊断时超重或肥胖,需注意既往肥胖病史,因有时在诊断前数月至 1 年体重下降而掩盖了原有的肥胖。

2. 通常有糖尿病家族史,45% ~80% 患者的父亲或母亲一方患 T2DM,74% ~100% 患者的一级或二级亲属有 T2DM,并且连续数代有糖尿病家族史,值得注意的是往往在儿童被确诊为糖尿病后,其父母或亲属的糖尿病才被发现。

3. 常无典型的糖尿病"三多一少"的临床表现,没有或仅有轻度的多饮多尿,轻微的消瘦或体重无变化,往往是偶然发现尿糖或血糖增高。但有 5% ~25% 的儿童青少年 T2DM 患者起病时可发生 DKA。需警惕这些患者在无应激、感染等情况下也可能发生 DKA。

4. 儿童青少年 T2DM 患者常见与 IR 有关的黑棘皮病、多囊卵巢综合征、脂代谢紊乱和高血压。

5. 一般儿童青少年 T2DM 患者没有胰岛 β 细胞蛋白的自身抗体,但存在 ICA 和 GADA 并不能除外 T2DM。美国一项青少年 T2DM 研究中 ICA 和 GADA 检出率分别为 8.1% 和 30.3%。付勇等报告 75 例青少年 T2DM 患者中 ICA 和 GADA 阳性率分别是 8.1% 和 19.4%。

6. 儿童青少年 T2DM 患者的空腹 C 肽水平明显高于 T1DM 患者,其空腹 C 肽平均 2.8ng/ml(T1DM 患者仅 0.5ng/ml),根据 ROS 曲线,计算 AUC 为 0.902,切点值为 1.0ng/ml,其敏感性为 85.7%,特异性为 78.6%。

四、诊断与鉴别诊断

(一) 诊断

1. 糖尿病诊断标准 与成人相同,以静脉血浆葡萄糖(mmol/L)为标准(使用葡萄糖氧化酶法测定),当患儿有"三多一少"症状、尿糖阳性时,空腹血糖 ≥7.0mmol/L(≥126mg/dl),或随机血糖/OGTT2h 血糖 ≥11.1mmol/L(≥200mg/dl)者即可诊断为糖尿病。对可疑者应做口服葡萄糖耐

量试验（OGTT）。

2. DKA 诊断标准　任意血糖>11.1mmol/L（200mg/dl）；血气分析 pH<7.3 和（或）HCO₃⁻<15mmol/L；阴离子间隙（AG）增高（正常值：8～16），计算公式：$AG = [K^+ + Na^+] - [Cl^- + HCO_3^-]$；血酮体和尿酮体及尿糖阳性。

根据酸中毒的严重程度将 DKA 分为：轻度 pH 7.2～7.3，HCO₃⁻<15mmol/L；中度 pH 7.1～7.2，HCO₃⁻<10mmol/L；重度 pH<7.1，HCO₃⁻<5mmol/L。

3. Dean 提出儿童 T2DM 基本确诊条件，凡符合以下三条或以上者可基本确诊：年龄>6 岁；向心性肥胖（体重>120% 标准体重或 BMI>30kg/m²）；无明显体重减轻；无典型高血糖的急性症状（三多一少）；有 T2DM 家族史，尤其母亲患糖尿病者；合并胰岛素抵抗的其他疾病（如黑棘皮病、多囊卵巢综合征等）；常并发高血压和血脂异常。发生 DKA 并不能排除 T2DM。T2DM 初步诊断步骤见图 68-1。

北京儿童医院一组（54 例）儿童、青少年 T2DM 资料显示：男 30 例，女 24 例；发病年龄 9.3～17.6 岁，平均（13.2±2.1）岁。糖尿病家族史阳性者 35 例，占 64.8%，其中一级亲属 19 例，二级亲属 16 例。BMI 为（27.0±4.33）kg/m²，腰臀围比值为 0.93±0.10；伴黑棘皮病者 30 例，占 55.6%；合并脂肪肝者 45 例，占 83.3%；发生 DKA 者 6 例，占 11.1%；与上述诊断条件基本吻合。

4. 儿童、青少年糖尿病的分类与特征见表 68-1。

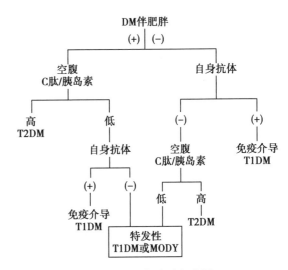

图 68-1　T2DM 初步诊断步骤

表 68-1　儿童、青少年糖尿病的分类与特征

	T1DM	T2DM	特殊类型 DM
遗传性	多基因性	多基因性	单基因
发病年龄	6 个月～儿童、青少年	青春期或更晚	常在青春期后或新生儿
起病情况	多见急、严重	差异大，从缓慢（常呈隐袭性）至严重	差异大
自身免疫性	有	无	无
酮症酸中毒	常见（40%）	可见（10%～25%）	在新生儿糖尿病常见其他型罕见
血糖水平	高	差异大（轻～重）	差异大
肥胖	有/无	常有	有/无
	与普通人群相同		与普通人群相同
黑棘皮病	无	有	无
占儿童糖尿病比例（%）	约90%	多数国家<10% 日本 60%～80%	1%～2%
糖尿病家族史	2%～4%	80%	90%

5. 实验室检查

（1）常规测定血电解质、血糖、血气分析、尿糖、尿酮体等。

（2）葡萄糖耐量试验（OGTT）：在测血糖的同时检测胰岛素、C 肽的分泌情况有助于鉴别 T1DM 和 T2DM。本实验还可用于评价胰岛素抵抗情况，在患者伴有肥胖、黑棘皮病和具有胰岛素抵抗家族史等情况时应用。

试验方法：试验前 3 天，每天碳水化合物摄入量不少于150g，试验前禁食8～10 小时；口服无水葡萄糖（<2 岁 2.25g/kg，>2 岁 1.75g/kg，最大量 75g，如用 1 分子水葡萄糖则为 82.5g），每克葡萄糖加水 4ml,最多 300ml,在 5 分钟内服完;从服糖第一口开始计时,于服糖前和服糖后 120 分钟分别取血 3ml(根据需要可于 0、30、60、120 及 180 分钟分别取血),测定血糖、胰岛素、C 肽浓度;已明确糖尿病诊断的患者可采用馒头餐试验(100g 面粉制作的馒头相当 75g 葡萄糖)。

结果判断:①正常人服糖后 30 分钟血糖开始升高,60 分钟达高峰,120 分钟左右血糖恢复至空腹水平。正常人血糖高峰一般不会超过 8.9mmol/L,在 120 分钟时应低于 6.1mmol/L。服糖后 30～60 分钟,胰岛素分泌达高峰可为空腹的 5 倍以上,在 120～180 分钟基本恢复空腹水平。②空腹血糖(FPG)≥7.0mmol/L(126mg/dl)或 OGTT 2h 血糖≥11.1mmol/L(200mg/dl)即可诊断为糖尿病。③空腹血糖≥6.1mmol/L(110mg/dl),且<126mg/dl,OGTT 2h 血糖<7.8mmol/L(140mg/dl)时,为空腹血糖受损(IFG)。④OGTT 2h 血糖≥7.8mmol/L 但<11.1mmol/L,空腹血糖<6.1mmol/L 时,为糖耐量低减(IGT)。⑤T1DM 患者胰岛素、C 肽释放曲线明显低于正常人。⑥T2DM 早期患者的空腹胰岛素水平正常或高于正常,服糖后胰岛素的增加量可与正常人相近或增高,其主要异常为胰岛素分泌的第一时相消失和高峰延迟。随病程的延长会逐渐出现胰岛素分泌减低的情况。⑦在胰岛素抵抗的患者空腹胰岛素水平明显增高,服糖后 30～60 分钟,胰岛素分泌高峰可明显高于正常人群,在 120～180 分钟仍不能恢复至空腹水平,呈现持续高胰岛素分泌状态。

(3) 血清胰岛细胞自身抗体测定:胰岛细胞抗体(ICA)、胰岛素自身抗体(IAA)、谷氨酸脱羧酶抗体(GADA)、蛋白酪氨酸磷酸酶抗体(IA-2A)等对 T1DM 的预测、诊断及与 T2DM 的鉴别有一定意义。

(二) 鉴别诊断

1. 糖尿　一过性糖尿、肾性糖尿及非葡萄糖的糖尿,如半乳糖血症、果糖不耐受症。但其血糖水平正常,后者还可有低血糖表现。

2. 多饮多尿　需与尿崩症相鉴别,其尿比重低且尿糖阴性。

3. 多食、消瘦需与甲亢相鉴别,根据其典型临床表现及甲状腺功能异常鉴别不困难。

4. 儿童、青少年 T2DM 主要应与自身免疫介导的 T1DM 鉴别　特别是在鉴别肥胖的 T1DM 患者与以酮症起病的 T2DM 患者时,单凭临床表现

诊断有一定困难,此时可借助联合检测胰岛细胞自身抗体、胰岛功能检查等协助诊断。Siraj 等以基础 C 肽值≥0.2nmol/L 且 6 分钟胰高血糖素刺激后 C 肽值≥0.32nmol/L 为区分 T1DM 与 T2DM 的标准。对 T1DM 与 T2DM 暂不能鉴别时,可先按 T1DM 治疗,需进行定期临床随访,并于每 1～2 年进行实验室重新评价,以便及时修正诊断和治疗方案。

五、治　疗

目的:降低血糖、消除症状,预防并延缓各种急、慢性并发症的发生,提高生活质量,使糖尿病儿童能像正常儿童一样生活、健康成长。

(一) 药物治疗

1. 胰岛素治疗　是儿童糖尿病治疗的最主要手段。

(1) 常用胰岛素类型和作用时间见表 68-2。

(2) 胰岛素治疗的适应证。

T1DM:一经确诊需终生依赖外源性胰岛素替代治疗,在糖尿病计划饮食的基础上合理应用。由于患儿胰岛残余 β 细胞的功能不同,要注意胰岛素治疗的个体化。同时进行适当的体育锻炼,心理治疗及糖尿病教育与监测,需家长与患儿积极参与配合,以使糖尿病的综合治疗达到预期目的。

T2DM:Weir 等提出 T2DM 自然病程中胰岛 β 细胞功能分为 5 期:即正常代偿期、稳定代偿期、轻度失代偿期、中度失代偿期及严重失代偿期。根据不同病程及胰岛 β 细胞功能状况可分别采取短期胰岛素强化治疗、胰岛素补充治疗及胰岛素替代治疗。国内外研究证实,针对新诊断 T2DM 患者采用早期胰岛素强化治疗,不但可以显著缓解高糖毒性对胰岛 β 细胞功能的损害,还能延缓胰岛 β 细胞功能衰竭的时间。强化治疗使胰岛素分泌第一时相功能得以恢复,使患者获得较长时间不需要药物治疗的血糖稳定期。有作者观察 22 例新诊断的 T2DM 患者,接受胰岛素治疗 2 周,治疗前后静脉 OGTT 结果比较,患者 β 细胞的第一时相胰岛素分泌明显改善,多数患者仅靠饮食控制和运动,维持良好血糖水平至少 1 年以上。临床实践证实,基础胰岛素是 T2DM 个体化治疗的基石,根据病情早期加用长效基础胰岛素不仅使空腹血糖正常化,也有利于餐后血糖的控制,进而促进全面血糖达标。

表 68-2　常用胰岛素类型和作用时间

胰岛素类型	起效时间（h）	达峰值时间（h）	持续时间（h）
速效胰岛素类似物	0.15 ~ 0.35	1 ~ 3	3 ~ 5
门冬胰岛素			
赖脯胰岛素			
谷赖胰岛素			
短效胰岛素（RI）	0.5	1.5 ~ 3.5	7 ~ 8
中效胰岛素锌混淆液	1 ~ 2	4 ~ 10	8 ~ 16
中性鱼精蛋白锌胰岛素（NPH）	2 ~ 4	4 ~ 12	约 24
预混胰岛素			
30/50R0.5	2 ~ 8	12 ~ 24	
基础长效胰岛素类似物			
地特胰岛素	2 ~ 3	相对无峰	24
甘精胰岛素	2 ~ 4	无	24
长效胰岛素			
特慢胰岛素	4 ~ 8	12 ~ 24	20 ~ 30

（3）胰岛素的治疗方案：目前还没有一种胰岛素注射方案能满意地模仿正常生理状况。理想的胰岛素治疗方案应能最大限度地模拟人体生理状态下的胰岛素分泌，即提供充足的胰岛素，覆盖 24 小时的基础需要，并给予较大剂量胰岛素以尽量与进餐后引起的血糖变化相匹配。总之，正确的胰岛素剂量就是维持个体最佳血糖控制所需要的剂量。

胰岛素剂量：初始剂量一般按 0.5 ~ 1.0IU/（kg·d）给予。年龄小用量偏小，0.25 ~ 0.5IU/（kg·d），处于青春发育前期患者用量偏大 0.6 ~ 1.0IU（kg·d），青春期常 > 1.0IU/（kg·d）。T1DM 部分缓解期（蜜月期）适当应用胰岛素有助于保护胰岛 β 细胞功能，此时胰岛素用量常 < 0.5IU/（kg·d），甚至可能仅为 2 ~ 4IU/d，但一般不主张完全停药。

剂量分配：若用常规胰岛素（RI），可将全天总量分 3 次于餐前 20 ~ 30 分钟皮下注射。根据患儿病情，剂量分配可按如下三种方案选择即：三餐前剂量相等；早餐前用量偏大，午餐及晚餐前用量相等；早餐前 > 晚餐前 > 午餐前；必要时睡前可增加一次，其剂量最小。

若用短、中效胰岛素混合治疗：一日 2 次：短、中效的比例一般为 1:2 或 1:3 分两次于早餐及晚餐前注射，早餐前 2/3 量，晚餐前 1/3 量。一日 3 次：早餐前短、中效胰岛素混合应用，晚餐前用短效胰岛素，睡前用中效胰岛素。一日 4 次：每餐前注射短效胰岛素，睡前应用中效胰岛素。短效胰岛素也可用速效胰岛素类似物替代，但应在餐前或餐后立即注射，如能在餐前 15 分钟注射效果更好。

基础-餐时方案：一般胰岛素总量的 40% ~ 60% 由基础胰岛素提供，余量分次餐前给予速效胰岛素类似物或短效胰岛素。基础长效胰岛素/类似物一般于睡前或分 2 次早晚注射。目前认为此种强化治疗方案是最符合胰岛素生理性分泌模式的治疗方案。

（4）胰岛素剂量的调整：根据三餐前、餐后 2 小时和夜间血糖指标进行调整。早餐前高血糖：增加晚餐前或睡前中效胰岛素或长效胰岛素类似物；早餐后高血糖：增加早餐前短效或速效胰岛素；晚餐前高血糖：增加早餐前中效胰岛素或午餐前短效或速效胰岛素；晚餐后高血糖：增加晚餐前短效或速效胰岛素。

（5）胰岛素泵（持续皮下胰岛素输注，CSII）的应用：1993 年美国 DCCT 报告指出 CSII 治疗是 T1DM 强化治疗措施之一。具体方法是：将胰岛素全天总量的 40% ~ 60% 作为基础量，余量分 3

次于餐前大剂量注射;将24小时分为两个时段即:日间(6AM～10PM);夜间(10PM～0AM, 0AM～6AM);日夜间基础量可按2:1比例分配。需根据血糖监测结果酌情调整基础时段及餐前剂量,例如三餐前血糖水平升高,应增加基础胰岛素剂量;餐后血糖高则应增加餐前大剂量。

尽管CSII治疗是目前模拟生理性胰岛素分泌方式的最好选择,短期CSII治疗可以使血糖控制得到改善,在降低HbA1c、减少低血糖的发生率、改善生活质量等方面显示了一定的优势。但近期一些研究显示,长期使用CSII治疗的患者与采用常规胰岛素注射的患者,其疗效差异不大。因此,要强调的是CSII只是胰岛素治疗的一种实施工具,并不是糖尿病的根治手段。采用CSII治疗的患者仍然需要经常而严格的血糖监测、定期复查、良好的依从性及严格的饮食管理。

2. 二甲双胍 最新的T2DM治疗方案是T2DM一经确诊,即在生活方式干预的同时接受二甲双胍治疗。要以改善患者生活方式和整个家庭的行为为目标,生活方式干预,包括饮食指导及运动治疗。

美国ADA已批准二甲双胍用于10岁以上儿童T2DM患者。二甲双胍可以改善机体对胰岛素的敏感性;使细胞胰岛素受体数目增加并增加受体酪氨酸激酶活性;增加基础状态下糖的无氧酵解,抑制肠道内葡萄糖的吸收,减少肝糖输出;促进葡萄糖转运子向细胞膜转位,增加肌肉和脂肪组织对葡萄糖的吸收;不增加体重,不刺激胰岛素分泌,少有低血糖危险,并使TG、LDL-C下降。

一组随机、双盲、多国、多中心试验,入选82例,年龄10～17岁,随机分为二甲双胍治疗组(42例)和安慰剂组(40例),两组年龄、男女比例及BMI相当,治疗8周。结果显示,二甲双胍组空腹血糖下降至9.2mmol/L,HbA1c为8.3%;安慰剂组空腹血糖为11.0mmol/L,HbA1c 9.0%。两组差别有显著性,说明二甲双胍治疗儿童、青少年T2DM是安全有效的。

儿童T2DM的初始治疗需根据患者高血糖的严重程度、有无酮症或酮症酸中毒来决定。如果病情稳定,首选二甲双胍,开始剂量250mg,每天1次,3～4天后如果患者能够耐受,增加至250mg,每天2次,在随后的3～4周逐步增加剂量,最大量1000mg,每天2次。如病情严重,需要采用胰岛素强化治疗1～2周后加用二甲双胍,在血糖进

入稳定状态2～6周后可以逐渐转成完全用二甲双胍治疗。在胰岛素的减量过程中,如血糖明显上升,减量的速度应放慢。部分患者可能需要二甲双胍与每日1次长效胰岛素联合应用。有肝、肾功能异常或心肺功能不全者禁用;常见不良反应为胃肠功能紊乱,一般数周后症状自然缓解。

(二)医学营养治疗(medical nutrition therapy,MNT)

MNT的目标是供给营养充足的平衡膳食,保证糖尿病儿童的正常生长和青春期发育的需要,能与同龄儿童一样参加各种活动;维持血糖和HbA1c达到或接近正常水平,防止酮症酸中毒和低血糖的发生,防止和延缓并发症的发生和发展;实现理想的血脂和脂蛋白水平,维持正常血压;合理安排一日三餐,调配多样化饮食。

1. T1DM

(1)总热量:根据患者年龄及具体情况灵活掌握,做到计划饮食个体化。0～12岁每天总热卡供给为1000+年龄×(70～100);决定70～100系数与下列因素有关:年龄小热量偏高;胖瘦程度,体重瘦小的患儿热量偏高,肥胖儿童给予较低热量;活动量大小,活动量大者应适当增加热量摄入;并应参考患儿平日的饮食习惯及食量大小。也可参考以下系数安排每日热量需求:3岁以下为×95～100,4～6岁为×85～90,7～10岁为×80～85,10岁以上为×70～80。12～15岁女性1500～2000kcal,12岁以后每年增加100kcal;男性2000～2500kcal,12岁以后每年增加200kcal。15～20岁女性29～33kcal/kg理想体重;男性33～40kcal/kg理想体重。

(2)热量分配:全天热量分为3餐3点心;一般三餐分配比例分别为1/5,2/5,2/5或1/3,1/3,1/3。每餐预留15～20g左右的食品,作为餐后点心。应用胰岛素治疗时需注意,定时定量进餐,进正餐和加餐的时间要与胰岛素注射时间及作用时间相配合。

(3)营养素的供给与分配:碳水化合物占全天总热量的55%～60%,应选择血糖生成指数低的食品。脂肪占25%～30%,2岁以上儿童、青少年每日脂肪入量不能超过全日总热量的30%,以不饱和脂肪酸为主,减少饱和脂肪酸和反式脂肪酸的摄入,每日胆固醇入量不超过300mg。蛋白质为10%～15%,随年龄增长而减少,婴儿2g/(kg·d);10岁1g/(kg·d);青春晚期0.8～

0.9g/(kg·d)。注意选择、保证优质蛋白的摄入,如出现微量蛋白尿和肾病的患儿应减少蛋白质摄入量。

(4) 保证维生素、微量元素和膳食纤维的摄入:水果、蔬菜多样化,如黄瓜、西红柿、芹菜等所含热量很少,基本上可以不限制数量;>2 岁膳食纤维入量可按年龄+5g/d 计算,15 岁以上膳食纤维摄入量应达成人水平为 20 ~ 25g/d。应避免摄入盐过多,建议每日氯化钠摄入量以 3 ~ 6g 为宜。

(5) 不适宜糖尿病患儿食用的食品:第 1 类为高脂肪食品,如:肥肉、油炸食品。第 2 类为高糖食品,如糖果、含糖的饮料、含糖高的水果。第 3 类是纯淀粉食品,如粉丝、粉条、凉粉等。这些食品最好不吃或少吃。正确对待"无糖食品","无糖食品"虽不含糖,但既是食品就有一定的热量,食用后也应减去相应主食。

2. T2DM 儿童 T2DM 患者多伴有肥胖和脂代谢紊乱,其 MNT 的目的是降低体重,减少胰岛素抵抗,延缓胰岛 β 细胞功能的衰竭,维持血糖、血脂及血压在正常水平以减少心血管并发症的危险。

对肥胖的 T2DM 患儿应严格控制热量的摄入,改变生活方式。建议 BMI 在 85 ~ 95th 百分位者应防止体重进一步增加;BMI 在 95th 百分位以上者应当减体重,建议患者减轻体重达到干预前体重的 10%。根据具体情况减少每天饮食摄入热量,超重 10% ~ 20% 者,所需热量是健康同龄儿的 90%,而超重 20% 以上者为 65% ~ 80%。其他医学营养治疗原则与 T1DM 相同。

(三) 运动治疗

运动疗法是治疗糖尿病的重要手段之一。对儿童 T1DM 和 T2DM 患者同样适用,对糖尿病的病情控制有很好的促进作用。特别是对 T2DM 儿童,运动不仅有直接的治疗作用并具有更重要的意义。

1. 运动的益处 运动能提高周围组织对胰岛素的敏感性,降低血糖、血脂和血液黏稠度;增强体质,改善心、肺功能;有氧运动还能明显改变机体的组分,即减少脂肪数量和增加肌肉、骨骼等组织的数量;有利于糖尿病慢性并发症的预防和控制。运动还能给患儿带来自信心、增加生活乐趣。

2. 适应证 儿童 T1DM 患者病情稳定后都可以参加学校的各种体育活动如跑步、跳高、跳远、广播体操、游泳等。糖尿病控制良好的患者应鼓励其参加业余运动队。一般 T2DM 一旦诊断即应开始制定有规律的运动方案。

3. 运动处方 首先要遵循个体化和循序渐进的原则,"持之以恒,量力而行"才能获得良好的效果。运动强度:ADA 建议每天进行至少 30 分钟中等强度的有氧运动(运动时需达到最大心率的 50% ~70%),每日累计运动达到 60 分钟或 90 分钟的有氧运动更好。运动时间和频率:应在餐后 0.5 ~1 小时进行,以防出现低血糖,运动前后应进行 5 ~10 分钟的热身运动。每次运动必须至少持续 20 分钟以上,因 20 分钟是取得健康效应的最短运动时间,30 分钟以上是有利于热量和脂肪消耗的较为理想的运动时间。提倡在午后锻炼,因同样的运动项目和运动强度,下午或晚上锻炼要比上午多消耗 20% 能量。一般每周运动最少 3 天,如每周运动频率达到 5 天或更多,可使降糖疗效及减轻心血管危险因素的作用最大化。运动方式:有氧运动项目包括步行、慢跑、骑车、游泳、登山、爬楼梯、打羽毛球、乒乓球等,总之应用更多的动态活动代替静态活动,对各年龄的糖尿病儿童都非常重要。

4. 注意事项 运动时应注意选择合适的服装和鞋袜,运动后注意清洁卫生。应用胰岛素治疗的糖尿病患者宜将胰岛素改为腹壁皮下注射,以免运动时吸收过快,而易发生低血糖。运动后易出现低血糖者可于运动前有计划加用少量食品,或适当减少胰岛素用量。T1DM 患者更应注意定时定量运动,与定时定量注射胰岛素和定时定量进餐同样重要,坚持"三定"原则,才能收到良好的治疗效果。

(四) 心理治疗

心理治疗是糖尿病患儿综合治疗的一部分。北京儿童医院的一项研究结果:儿童 T1DM 患者情绪障碍表现特点是以焦虑症状为主,焦虑症状的阳性率(35.6%)显著高于抑郁症状的阳性率(15.6%),并显示了随年龄上升的趋势,在 15 ~ 17 岁糖尿病组情绪障碍检出率显著性增高(55.9%)。说明 T1DM 儿童、青少年是发生行为问题的高危人群。

许多研究表明,慢性疾病儿童的家长心理健康状况不良。糖尿病这一特殊的慢性代谢性疾病,在其终身性的漫长的治疗过程中,家长需与患儿共同面对困难,因此构建和谐的亲子关系显得尤为重要。王爱华等研究结果显示,当家长心理健康状况不良时,儿童更易出现情绪障碍。

糖尿病儿童的情绪障碍对治疗依从性乃至对糖尿病代谢控制效果有严重的不良影响。情绪障碍与代谢控制之间存在关联,并可相互影响。焦虑、抑郁等情绪可影响糖代谢的水平,而代谢控制状况不良的患者也更容易出现情绪问题,从而形成一个恶性循环。

但是要想打破这个恶性循环,仅凭药物是远远不够的,还必须与积极、有效的心理干预及社会支持相结合。如加强认知教育—学习有关糖尿病的知识及技能;构建和谐的亲子及医护患关系;鼓励患儿积极参加集体、社会活动;还可采用运动疗法、放松训练、音乐疗法等新颖且有效的心理干预治疗,能有效缓解抑郁情绪,长期坚持对缓解心理压力十分有效,使患儿在最佳心理状态下主动接受治疗,从而改善代谢状况,获得最好的治疗效果,最终使患者的生活质量得到全面提高,使他们能像正常儿童一样健康成长。

(五)糖尿病管理与监测指标

糖尿病的管理与控制是一个复杂的系统工程,需要一个包括专业医生、护士、营养及心理专家在内的团队,进行反复的糖尿病教育,把糖尿病的知识和技能教给糖尿病患儿及其家长,使他们认识到各项监测指标对糖尿病代谢控制的重要性,能够自觉地按要求进行监测。

1. 血糖监测 DCCT试验指出:恰当的血糖控制只能通过频繁和精确的监测才能达到。血糖监测可以准确了解即时血糖和每日血糖控制水平,及时发现低血糖或高血糖,便于及时处理。有利于总体评价药物、进餐、运动对血糖的影响,并具有教育价值。急性期采用微量血糖仪每天监测餐前、餐后2小时及睡前血糖7次,必要时夜间也需监测血糖。病情稳定后每天监测2~4次。

动态血糖监测(CGMS)作为一种新的血糖监测手段已应用于儿科临床,它通过提供全天血糖的动态变化,不仅能更好地评价糖尿病的代谢控制及临床治疗效果,尤其是可监测到无症状的低血糖和高血糖,并可以了解血糖异常波动的持续时间,弥补了指尖血糖监测和HbA1c测定的局限性。同时CGMS结果对患儿及其家长具有教育意义,能够增加他们配合治疗的主动性。CGMS与CSII联合应用被称为"双C"治疗,可根据CGMS的监测结果,调整CSII的具体胰岛素用量方案,可使患者获得更好的血糖控制。

2. 糖基化血红蛋白(HbA1c) 是葡萄糖在血液中与血红蛋白的非酶性结合产物,反应近期2~3个月内血糖的平均水平,是监测糖尿病患者日常病情控制的良好指标,正常值为≤6%。应2~3个月监测1次,一年至少4次。血糖和HbA1c控制目标见表68-3。

表68-3 血糖和HbA1c控制目标

年 龄	餐前血糖 mmol/L(mg/dl)	睡前/夜间血糖 mmol/L(mg/dl)	HbA1c水平%	理 由
学龄前	5.6~10	6.1~11.1	7.5%~8.5%	脆性,易发生
<6岁	(100~180)	(110~200)		低血糖
学龄期	5.0~10.0	5.6~10.0	<8%	低血糖风险相对
(6~12岁)	(90~180)	(100~180)	高,而并发症风险相对低	
青春期	5.0~7.2	5.0~8.3	<7.5%	有严重低血糖
青少年(13~19岁)	(90~130)	(90~150)		风险,如无过多低血糖发生,能<7%更好

3. 糖化血清白蛋白(GA) GA是葡萄糖与血清白蛋白发生非酶糖化反应的产物,因白蛋白在体内的半衰期约为17~19天,故测定GA可反应过去2~3周内的平均血糖水平,可比HbA1c评价更短时期内的血糖控制情况及药物疗效等。另有研究发现,与HbA1c相比,GA与空腹血糖的关系更密切,同时当HbA1c处于临界值时,GA比HbA1c更敏感;GA与T1DM的血糖峰值相关,而与T2DM的平均血糖相关,因此在评价T1DM和T2DM患者血糖偏移时,GA是更好的指标,具有较高的实用价值。

4. 血、尿酮体 微量血酮体(β-羟丁酸)测定对 DKA 的诊断和治疗监测更直接、及时。尿酮体包括 β-羟丁酸（78%）、乙酰乙酸（20%）、丙酮（2%）。但尿酮体只能检测乙酰乙酸和丙酮，反映几小时前的血酮体水平。

5. 其他检查　对病程 5 年以上的 T1DM 患者和青春期患者要常规定期监测血压、血脂。对伴肥胖的 T2DM 患者的血压、血脂监测频率应适当增加。每年检查眼底、尿微量白蛋白及自主神经病变，以早期发现、治疗糖尿病的慢性并发症。每年监测 1 次甲状腺功能，包括 T_3、T_4、TSH 和甲状腺抗体及其他自身免疫抗体的监测。

六、急、慢性并发症

（一）低血糖

1. 低血糖发生原因　如：胰岛素用量过多；影响胰岛素吸收的因素（注射部位、吸收速率的变化等）；注射胰岛素后未能按时按量进餐；运动前未加餐；蜜月期胰岛素减量不及时等。

2. 低血糖临床表现　患儿常表现出焦虑、出汗、颤抖、心悸、饥饿感、头晕等。严重时可发生低血糖昏迷甚至惊厥；低血糖反复发作可发生脑功能障碍、智力倒退或癫痫。特别应警惕无感知性低血糖的发生。无感知性低血糖是指患者感觉低血糖症状的能力下降或缺失。当血糖下降至 2.7mmol/L 以下时，此种患者仍无低血糖症状。但患者很快会从感觉良好变为精神恍惚或意识丧失，需他人帮助才能恢复。无感知性低血糖与"低血糖相关的自主神经功能缺陷"有关。低血糖可导致自主神经对低血糖的应答能力降低，自主神经应答的降低进一步引起无意识性低血糖的发生。患者表现出葡萄糖拮抗调节能力的缺陷，形成永久性反复发作低血糖的恶性循环。通过小心避免低血糖的发生，无意识性低血糖以及肾上腺素应答能力可以恢复，但病程长者只能部分恢复，有时甚至不能恢复。

3. 低血糖严重度分级　1 级：儿童及青少年能感知，可自我处理。2 级：不能对低血糖反应且需要他人帮助，但口服治疗即可成功。3 级：处于半昏迷或昏迷状态，有或无惊厥，可能需要胃肠道外治疗。

4. 治疗　1 或 2 级：即刻口服快速吸收的单糖类、碳水化合物。如：5 ～ 15g 葡萄糖或蔗糖块；100ml 甜饮料；必要时可重复。3 级：注射胰高糖素 0.1 ～ 0.2mg/kg，最多 1mg；或 <12 岁 0.5mg、

>12 岁 1.0mg；必要时缓慢输注 10% 葡萄糖 2 ～ 5ml/kg。

（二）糖尿病酮症酸中毒（DKA）

1. DKA 发生诱因　儿童 T1DM 和 T2DM 往往因延误诊断、急性感染、过量进食或中断胰岛素治疗时均可发生酮症酸中毒。约有 40% 的 T1DM 患儿以糖尿病酮症酸中毒为首发症状，若不及时救治，将危及患儿的生命。

2. DKA 的临床表现　患者常先有口渴、多尿，伴恶心、呕吐，有时以腹痛为突出症状而被误诊为急腹症。严重者精神状态发生改变，烦躁、嗜睡、不同程度的意识障碍甚至昏迷。DKA 患者常呈现慢而深的呼吸模式，即 Kussmanl 呼吸，呼出的气体有酮味（烂苹果味）。常伴中重度脱水，表现为口唇干裂，皮肤干燥，短期内体重下降，严重时血压下降。因感染诱发 DKA 时，表现为感染性休克，易忽略糖尿病的诊断。

对存在如下情况患者应提高警惕：不明原因的昏迷患者；顽固性脱水酸中毒难以纠正；呕吐、腹痛伴有明显呼吸深长，呼出气有烂苹果味；已能控制排尿的小儿反复出现遗尿；食欲下降、乏力原因不明；反复皮肤、尿路感染而不能用其他原因解释者。此时应及时查血糖，尿糖及酮体。当尿糖，尿酮体增高同时血糖升高，无论既往有无糖尿病病史均应考虑 DKA 的诊断。

3. DKA 治疗

（1）目的：迅速纠正水和电解质的紊乱；用胰岛素纠正糖和脂肪代谢的紊乱，逆转酮血症和酮中毒；去除引起 DKA 的诱因。

（2）补液：DKA 诊断一经确定，应立即开放静脉通道，以期迅速恢复循环血容量，保证重要器官心、脑、肾的灌注，并逐渐补足总体和细胞内液体的丢失及纠正电解质紊乱。补液治疗应该在开始胰岛素治疗之前给予。目前国际上推荐采用 48 小时均衡补液法，目的是将纠正脱水的速度放缓，即可避免脑水肿的发生，血糖也会随之有所下降。

1）48 小时补液总量：包括累积丢失量+生理维持量×2 天，累积丢失一般按中度脱水估计，即按体重的 5% ～7% 计算；生理维持量按 1200 ～ 1500ml/（m^2·d）计算。液体总张力约 1/2 张 ～ 2/3 张。

第 1 日补液量为总液量的 1/2，首批输注生理盐水 20ml/kg，于 30 ～60 分钟内输入；膀胱有尿

后,即可输入不含糖的半张含钾液,其中钾的浓度为40mmol/L,余量在其后匀速输入。第2日补液量24小时匀速输入。此方案一般不需要考虑继续丢失。

2)补钾:发生DKA时,由于机体组织大量破坏,体内钾离子随大量尿液而丢失,造成总体缺钾。由于酸中毒时钾离子由细胞内移至细胞外,可造成血钾正常的假象。随着酸中毒的纠正,特别是应用胰岛素后,血钾迅速转入细胞内,致使血钾下降,因此需及时补钾。第1个24小时内可按3～6mmol/kg给予,浓度为40mmol/L。能进食后,改为每日口服氯化钾1～3g/d,持续5～7天。

3)含糖液的应用:补充外源性胰岛素后,在足量葡萄糖的环境中有利于胰岛素发挥作用,由于胰岛素降血糖作用快速,而酮体的代谢较缓慢,如不注意糖的补充,可出现低血糖和酮血症并存。当血糖下降至10mmol/L左右时,应给予含糖液,其浓度为2.5%～5%,葡萄糖与胰岛素的比例一般按3～4g葡萄糖:1U胰岛素,也应注意治疗的个体化。以维持血糖在8～12mmol/L左右为宜。

(3)"小剂量胰岛素静脉持续滴注法":具有方法简便易行,疗效可靠,无迟发低血糖和低血钾反应等优点。注意需在补液治疗开始1～2小时,休克基本纠正后才可应用。

1)剂量:开始为常规胰岛素(RI)0.1U/(kg·h),以0.9%NS稀释,利用输液泵控制输液速度为每分钟1ml。每1小时监测血糖1次,根据血糖下降情况,逐渐调整减慢输液速度。血糖下降速度一般在2～5mmol/L/h,以血糖维持在8～12mmol/L为宜。此外有研究显示,可采用CSII治疗DKA有效。

2)停用指征:当血糖降至11.2mmol/L(200mg/dl)以下时,如酮症消失,可停止持续静脉滴注胰岛素,在停止滴注前半小时,需皮下注射RI 0.25U/kg,以防止血糖过快回升。开始进餐后,逐步转为常规治疗。

(4)碱性液的应用:DKA使用碱性液的原则与一般脱水酸中毒不同,需慎重、严格掌握应用指征。碱性液的不恰当应用可加重中枢神经系统酸中毒和组织缺氧,加重低钾血症和改变钙离子浓度而发生危险。一般经过输液和胰岛素治疗后,体内过多的酮体可转化为内源性HCO_3^-,使酸中毒得以纠正。只有经适当治疗后,血pH仍<6.9,病情严重者才考虑使用碱性液。所需应该按5%

$NaHCO_3 = $体重(kg)$×$(15$-$所测$HCO_3^-$)$×0.6$,先给半量,以蒸馏水稀释成等张液(1.4%)才能使用。酸中毒越严重,血pH越低,纠正酸中毒的速度越不宜过快(需>60分钟),避免引起脑水肿。

(5)磷的补充:DKA时渗透性利尿可造成低磷血症,导致红细胞内2,3-二磷酸甘油酸合成不足,使组织得不到充足的氧,增加乳酸在组织中的堆积。因此在治疗中要监测血磷。严重者可给予口服磷酸盐合剂治疗,但需注意低血钙问题。

(6)消除诱因:选择有效的抗生素,积极控制感染。

(7)脑水肿:是DKA最为常见的严重并发症,文献报道大约0.4%～3.1%的DKA儿童发生脑水肿,国内熊丰等报告高达8.4%,其死亡率可达21%～24%。DKA并发脑水肿少数可发生在治疗之前,最常发生在补液治疗的第1个24小时之内,特别是在治疗后4～12小时,血糖下降、脱水酸中毒等一般状况改善时发生。

DKA并发脑水肿的病因不十分清楚,其可能的机制为:脱水酸中毒时脑血管收缩,脑血流减少,导致脑缺氧引起脑细胞毒性水肿和血管性水肿;机体长时间处于高渗状态、抗利尿激素不适当的释放及脑细胞对钠渗透性异常增加等均是导致脑水肿进一步加重的原因。有证据表明,DKA并发脑水肿的潜在危险因素是:治疗过程中过早应用胰岛素、血糖浓度下降过快或出现低钠血症;重度酸中毒或低碳酸血症;血清尿素氮升高、不适当的补液及碳酸氢钠治疗。

脑水肿的诊断标准主要指标包括:意识障碍/意识水平不稳定;脑神经麻痹(特别是Ⅲ、Ⅳ、Ⅵ);异常的神经性呼吸模式(如呼吸急促、潮式呼吸);持续心率下降>20次/分(除外了血容量的改善和睡眠状态所致);与年龄不一致的尿便失禁。次要指标包括:呕吐、头痛;嗜睡难于唤醒;舒张压升高>90mmHg;年龄<5岁。凡符合2项主要指标或1项主要指标加2项次要指标者可临床诊断脑水肿,此对早期识别脑水肿具有92%的敏感性和96%的特异性。

脑水肿的治疗:首先减慢输液速度,采用边脱边补、快脱慢补的输液原则,补液速度降低1/3或减半直到症状缓解。需抬高患者头部、立即给予20%甘露醇2.5～5ml/kg,大于20分钟输入,每2～4小时一次,或以小量维持,防止颅高压反跳。甘露醇无效伴低钠血症者可给予3%氯化钠5～

10ml/kg,30 分钟输入。必要时给予呼吸支持,转入 ICU 病房。当病情经上述处理仍无明显好转时,头颅 CT 检查可能是需要的,以除外其他引起神经损伤的颅内因素。

在 DKA 的整个治疗过程中,必须守护患者,严密观察,应每小时用血糖仪监测血糖 1 次,每 2~4 小时复查 1 次血电解质、血酮体及血气分析,直至酸中毒恢复。掌握治疗方案的具体实施情况,做到心中有数,随时依病情变化修正治疗计划,避免因处理不当而加重病情。

(三)慢性并发症

儿童、青少年糖尿病同样存在发生微血管并发症和大血管并发症的危险。北京儿童医院 2003 年调查资料显示:病程 5 年以上的 T1DM 患者 76 例,平均年龄(17.2±3.9)岁,平均病程(9.0±3.4)年,糖尿病肾病发生率 9.2%;糖尿病视网膜病变发生率为 23.7%。文献报道发生微血管并发症的危险因素包括:幼年起病、长病程、血糖控制不良、血压增高、糖尿病并发症家族史等;大血管并发症与血脂异常、高血压关系密切;而吸烟及肥胖程度,特别是腹部脂肪的堆积与两者的发生均有关。其发病机制、临床表现及治疗已在有关章节论述,不在此赘述。下面主要就儿童 T1DM 合并其他自身免疫性疾病情况作一简述。

多数 T1DM 儿童可以检测出其他器官特异性自身抗体,如抗甲状腺抗体、抗肾上腺抗体和抗麦胶蛋白抗体等,其检出率高于一般人群,发生其他自身免疫性疾病的危险性增高。据报告,甲状腺自身抗体,特别是甲状腺过氧化物酶抗体(TPO-Ab),在糖尿病儿童中的检出率在 30% 以上;抗肾上腺自身抗体的检出率为 2%~4%。一项历时 18 年有关 T1DM 患者甲状腺功能异常发生率的系列研究发现,TPO-Ab 阳性患者发展为甲状腺功能减退的可能性是 TPO-Ab 阴性患者的 17.91 倍,且女性高于男性。另一项研究提示携带 GAD-Ab、尤其是高滴度 GAD-Ab 的 T1DM 患者更易合并甲状腺自身免疫紊乱。研究者认为有必要在所有 T1DM 患者,特别是 GAD-Ab 阳性患者中定期检测甲状腺抗体,并对抗体阳性的患者随访甲状腺功能,以早期预防并发症的发生。

北京儿童医院曾报告:儿童 T1DM 合并自身免疫性甲状腺疾病(AITD)12 例(男 3 例,女 9 例),平均年龄 10 岁 7 个月),其中合并桥本甲状腺炎(HT)8 例,Graves 病(GD)4 例。T1DM 和 AITD 的发病间隔为 0~10 年。其 AITD 的临床表现常不典型,易被糖尿病的代谢紊乱征候群所掩盖。因此,在发现糖尿病儿童甲状腺轻度肿大、生长速度下降、低血糖发生频率增多或出现某些 GD 的症状及有高滴度甲状腺自身抗体时,需检查甲状腺功能,以便及时给予恰当的治疗。HT 者加用甲状腺激素,GD 者应用抗甲状腺药物,同时根据血糖监测情况调整胰岛素用量。我院还曾报告一例 T1DM 患儿合并系统性红斑狼疮活动期患者,其治疗原则以积极控制狼疮病情为主,以免病情进展造成更多脏器受损。本例给予甲泼尼龙、丙种球蛋白冲击治疗及其他免疫抑制剂治疗,使狼疮病情尽快得到控制。对于糖尿病的处理,以维持血糖在 11.1mmol/L 左右为宜。每日多次监测血糖,采取持续小剂量胰岛素静脉注射,短期内胰岛素剂量可能会大大超出常规剂量[大于 2U/(kg·d)]。有条件也可应用持续皮下胰岛素输注(CSII)治疗,需适当加大基础胰岛素的剂量。积极控制血糖以保证控制狼疮的治疗方案得以实施,随着狼疮病情的控制,胰岛素剂量会逐渐减少至常规剂量。此类患者一定要加强随访,根据病情变化随时调整治疗方案。

七、预 防

T1DM 的预防见本书第 81 章,下面简述儿童、青少年 T2DM 的筛查与预防。

(一)儿童、青少年 T2DM 的筛查

随着儿童 T2DM 患病率的不断增加,对其进行早期干预的重要性已得到广泛共识。在儿童期进行 T2DM 的筛查具有早发现、早治疗、早预防的重要意义。

ADA 推荐儿童青少年 T2DM 筛查方案是:在年龄≥10 岁、BMI>同年龄第 85 百分位同时具有以下危险因素中至少 2 项的儿童青少年中进行 T2DM 筛查,每隔 2 年进行 1 次。危险因素包括:T2DM 家族史;高危种族(美洲印第安人、非洲裔、拉丁美洲人、亚裔、太平洋岛民);胰岛素抵抗征象如黑棘皮病、高血压、血脂异常、多囊卵巢综合征;母亲有妊娠糖尿病病史。

ADA 专家组建议糖尿病筛查试验阳性的标准是:HbA1c>6.0%(敏感性 63%~67%,特异性 97%~98%),血糖达 IFG 水平;随机血糖 130~199mmol/L。对筛查阳性者应作进一步检查及加强随访。

巩纯秀等提出:在≥8 岁的儿童,对其中超重/肥胖并具有 1 个以上危险因素者中进行 T2DM 筛查,并建议先用空腹末梢血糖筛查,对血糖≥5.6mmol/L 者再作 OGTT 进行诊断。共诊断 T2DM 6 例,IFG 10 例,IGT 2 例。认为此种筛查方法简便易行,可操作性强,是值得推荐的一种筛查儿童青少年 T2DM 的方法。

马亚红等提出:在血压偏高的儿童青少年中进行血糖筛查的必要性,共调查血压偏高伴或不伴超重/肥胖的中小学生 1630 例,确诊 T2DM 1 例,IFG 31 例,IFG 确诊率 30.3/1000。若不筛查单纯血压偏高的儿童青少年,将有 41.9% 的 IFG 被漏诊。

(二) 儿童、青少年 T2DM 的预防策略

2010 年 11 月 14 日是第 4 个"联合国糖尿病日",主题是"糖尿病教育与预防",口号是"控制糖尿病,刻不容缓",可见教育与预防的重要性。

儿童青少年 T2DM 的预防可遵循成人 T2DM 的预防范例。鉴于儿童 T2DM 与儿童肥胖病的关系密切,可以说儿童肥胖是产生儿童 T2DM 的土壤,因此对儿童肥胖病的防治是预防儿童 T2DM 的根本,且更为重要。成年人循证医学的结果一再证明,改变不良的生活方式无疑是最基本的治疗与干预措施。但应看到改变生活方式有相当的难度,特别是儿童和青少年的自制能力较差,缺乏刻苦体育锻炼的毅力,而且受家庭和外界环境的影响也不容忽视,比如家庭饮食摄入热量过多,其饮食结构不尽合理,对营养科学知识的宣传、普及滞后等。因此,以家庭为基础的强化行为治疗计划更适合于儿童肥胖的干预治疗,不仅对减轻体重有良好作用,当他们学会掌握了健康的生活方式将终生受益,其效果才可能持久。

对所有 T2DM 的高危儿童均应注重生活方式干预,主要是控制饮食、增加运动和行为方式的调整。最有效的饮食干预是减少脂肪和热卡的摄入。建议每日饮食摄入热量减少 500 ~ 1000kcal,脂肪摄入≤总热量的 30%。逐渐增加体力活动,开始时中等体力活动每次 30 ~ 45 分钟,每周 3 ~ 5 次;最后最好达到每天中等体力活动≥30 分钟。减轻体重达到干预前体重的 10% 或每周体重减少 0.5 ~ 1kg。定期监测体重、BMI 和腰围,如果不断取得进步并接近目标,应给予鼓励;否则需评估减肥失败的原因并加以指导。

儿童青少年 T2DM 的初级预防还应包括针对普通人群的健康教育,给儿童及其家庭提供有关肥胖及糖尿病的知识,鼓励全家健康饮食,进行有规律的体育运动,以有效减少肥胖的发生,"持之以恒"是长期成功预防 T2DM 的关键。

总之,儿童、青少年 T2DM 的防治工作任重而道远。对于儿童肥胖病应给予足够重视,特别是对有 T2DM 家族史、伴有黑棘皮病、高血压、脂代谢异常及 IGT 等致糖尿病危险因素的肥胖儿童更是防治的重点人群。

(朱 逞)

参 考 文 献

1. 中华医学会糖尿病血分会. 中国 2 型糖尿病防治指南. 北京:北京大学医学出版社,2011;5,33-34,50-52,67.
2. 王克安,李天麟,李新华,等. 中国儿童 1 型糖尿病发病率的研究. 中华内分泌代谢杂志,1999,15(1):3-7.
3. 巩纯秀,朱逞,颜纯,等. 1997 ~ 2000 年与 1988 ~ 1996 年北京地区 1 型糖尿病发病率比较. 中华儿科杂志,2004,42(2):183-187.
4. 巩纯秀. 儿童糖尿病诊治进展,药品评价,2010,7(7):4-6.
5. Troiano RP, Flegal KM. Overweight children and adolescents:description, epidemiology, and demographics. Pediatrics,1998,101:497-504.
6. Fagot-Campagna A, Pettitt DJ, Engelgau MM, et al. Type 2 diabetes among North American children and adolescents:An epidemiologic review and a public health perspective. J Pediatr,2000,136(5):664-672.
7. Kitagwa T, Owada M, Urakmi T, et al. Increased incidence of non-insulin dependent diabetes mellitus among Japanese school children corralates with an increased intake of animal protein and fat. Cin Pediatr,1998,37(1):111-115.
8. Wei JN, Sung FC, Lin CC, et al. National surveillance for Type 2 diabetes mellitus in Taiwanese children. JAMA,2003,290 (10):1345-1350.
9. Craig ME, Femia G, Broyda V, et al. Type 2 diabetes in indigenous and nonindigenous children and adolescents in New South Wales. Med J Aust,2007,186 (10):497-499.
10. 张昕,沈水仙,罗飞宏,等. 上海市卢湾区青少年 2 型糖尿病患病率调查. 中国循证儿科杂志,2006,1(3):204-209.
11. 巩纯秀,曹冰燕,程红,等. 北京市儿童 2 型糖尿病筛查方法与美国 Drobac 筛查方案实施情况比较. 中国糖尿病杂志,2007;15(5):266-268.
12. Eisenbarth GS. Type 1 diabetes mellitus:A chronic autoimmune disease. N Engl J Med,1986,314:1360-1368.
13. Maier LM, Wicker LS. Genetic susceptibility to Type 1

diabetes. Curr Opin Immunol,2005,17:601-608.

14. 向宇飞,Hui PENG,周智广.1型糖尿病的未完之旅:从分子发病机制到预防——2009年ADA年会Banting奖介绍.国际内分泌代谢杂志,2009,29(4):221-223.

15. 冯晓燕,郭兰芹,方平,等.1型糖尿病免疫诊断标志物的研究进展,国际内分泌代谢杂志,2009,29(5):321-324.

16. 杨琳,周智广.第11届国际糖尿病免疫学年会报道.中国糖尿病杂志,2011,19(5):390-392.

17. Stene LC,Barriga K,Hoffman M,et al. Normal but increasing hemoglobin A1c levels predict progression from islet autoimmunity to overt Type 1 diabetes:Diabetes Autoimmunity Study in the Young(DAISY).Diabetes,2006,7:247-253.

18. 颜纯,王慕逖.小儿内分泌学.第2版,北京:人民卫生出版社,2006:461-497.

19. Young TK,Dean HJ,Flett B,et al. Childhood obesity in a population at high risk for Type 2 diabetes. J Pediatr,2000,136(3):365-369.

20. 梁学军,朱逞.肥胖伴黑色棘皮病儿童胰岛分泌功能的临床研究.中华儿科杂志,2004,42(6):405-407.

21. 杨文英.关注儿童和青少年中的2型糖尿病.新医学,2006,37(6):354-356.

22. BACHA F,Saad R,Gungor N,et al. Obesity,regional fat distribution,and syndrome X in obese black versus white adolescents:race differential in diabetogenic and atherogenic risk factors. JCEM,2003,88:2534-2540.

23. Franks PW,Looker HC,Kobes S,et al. Gestational glucose tolerance and risk of type 2 diabetes in the young pima Indian offspring. Diabetes,2006,55:460-465.

24. Wei JN,Sung FC,Li CY,et al. Low birth weight and high birth weight infants are both at an increased risk to have tepy 2 diabetes among schoolchildren in Taiwan. Diabetes Care,2003,26(2):343-348.

25. 袁庆新,刘超.胚胎胰腺宫内发育和成年糖尿病.中国糖尿病杂志,2007,15(3):191-192.

26. International society for pediatric and adolescent diabetes. ISPAD Clinical Practice Consensus Guidelines 2009 Compendium Type 2 diabetes in children and adolescents. Pediatric Diabetes,2009,10(Suppl 12):17-32,100-117.

27. 付勇,李玉秀,肖新华,等.青少年1型和2型糖尿病患者临床特点和鉴别诊断分析.中国糖尿病杂志,2010,18(6):416-418.

28. Joseph W,Nicole G,Mark A. Diabetic ketoacidosis in infants,children,and adolescents. Diabetes Care,2006,29(5):1150-1159.

29. Dean H. Diagnostic criteria for non-insulin dependent diabetes in youth(NIDDM-Y).Clin Pediatr,1998,37:67-71.

30. Global IDF/ISPAD Guideline for Diabetes in Childhood and Adolescence,international diabetes federation. 2011,12(22):71-79,83-88.

31. 吴东红,刘岳鸿,柳杰,等. IA-2Ab、GAD-Ab、IAA对1型和2型糖尿病的鉴别价值.中国糖尿病杂志,2007,15(9):522-523.

32. Siraj ES,Reddy SSK,Selerbaum WA,et al. Basal and postglucagon C-peptide levels in Ethiopians with diabetes. Diabetes Care,2002,25(3):453-457.

33. 中华医学会儿科学分会内分泌代谢学组,《中华儿科杂志》编辑委员会.儿童及青少年糖尿病的胰岛素治疗指南(2010版).中华儿科杂志,2010,48(6):431-435.

34. XU WenLI Yan-bing,DENG Wan-ping,et al. Remission of hyperglycemia following intensive insulin therapy in newly diagnosed type 2 diabetic patients:a long-term follow-up study. Clin Med J,2009,122:2554-2559.

35. 吴迪,朱逞.胰岛素泵在儿童糖尿病中的应用.药品评价,2011,8(11):29-33.

36. Amed S,Daneman D,Mahmud FH,et al. Type 2 diabetes in children and adolescents Expert Rev. Cardiovasc Ther,2010,8:393-406.

37. Libman IM,Arslanian SA. Prevention and treatmant of Type 2 diabetes in youth. Horm Res,2007,67:22-34.

38. Pinhas-Hamiel O,Zeitler P. Clinical presentation and treatment of type 2 diabetes in children. Pediatric diabetes,2007,8(Suppl 9):16-27.

39. 陈伟.儿童青少年糖尿病的营养与运动治疗,药品评价,2010,7(7):30-33.

40. Szamosi A,Czinner A,Szamosi T,et al. Effect of deit and physical exercise treatment on insulin resistance syndrome of schoolchildren. J Am Coll Nutr,2008,27(1):177-183.

41. American Diabetes Associations. Standards of medical care in diabetes-2009. Diabetes Care,2009,32(Suppl 1):S13-S61.

42. Marwick TH,Hordern MD,Miller T,et al. Exercise Training for Type 2 Diabetes Mellitus Impact on Cardiovascular Risk. Circulation,2009,119(25):3244-3262.

43. Atlantis E,Barnes EH,Singh MA. Efficacy of exercise for treating overweight in children and adolescents:a systematic review. Int J Obes(Lond),2006,30(7):1027-1040.

44. 王爱华,朱逞,洪宝瑟,等.1型糖尿病儿童情绪障碍的对照研究.中国实用儿科杂志,2008,23(4):281-

283.

45. 王爱华,朱逞,洪宝瑟,等.1 型糖尿病儿童情绪障碍与家长心理健康状况关系的研究.中国健康心理学,2007,15(8):690-692.

46. Hassan K,Loar R,Anderson BJ,et al. The role of socioeconomic status,depression,quality of life,and glycemic control in type 1 diabetes mellitus[J]. The Journal of Pediatrics,2006,149(4):526-531.

47. 王爱华,朱逞,洪宝瑟,等.情绪障碍对儿童 1 型糖尿病代谢控制及治疗依从性的影响.实用儿科临床杂志,2007,22(14):1081-1082.

48. Wasserman LI,Trifonova EA. Diabetes mellitus as a model of psychosomatic and somatopsychic interrelationships. Span J Psychol,2006,9(1):75-85.

49. American Diabetes Association. Standards of medical care in diabetes-2010. Diabetes Care,2010,33 Suppl 1:11-61.

50. 王蕾蕾,郭立新. 糖化血清白蛋白检测与糖尿病及其并发症. 国际内分泌代谢杂志,2010,30(6):374-376.

51. 朱逞. 儿童糖尿病酮症酸中毒诊治. 药品评价,2010,7(19):24-26.

52. 熊丰,曾燕,张文,等. 糖尿病酮症酸中毒并发脑水肿临床分析. 中国实用儿科杂志,2006,21(11):837-839.

53. Glaser N. New perspectives on the pathogenesis of cerebral edema complicating diabetic ketoacidosis in children. Pediatr Endocrinol Rev,2006,3(4):379-386.

54. Rose KL,Pin CL,Wang R,et al. Combined insulin and bicarbonate therapy elicits cerebral edema in a juvenile mouse model of diabetic ketoacidosis. Pediatr Res,2007,61(3):301-306.

55. Muir AB,Quisling RG,Yang MC,et al. Cerebral edema in childhood diabetic ketoacidosis:natural history,radiographic findings,and early identification. Diabetes Care,2004,27(7):1541-1546.

56. Umpierrez GE,Latif KA,Murphy MB,et al. Thyroid dysfunction in patients with type 1 diabetes:a longitudinal study. Diabetes Care,2003,26:1181-1185.

57. 金萍,周智广,莫朝晖,等.谷氨酸脱羧酶抗体阳性的 1 型糖尿病患者易合并甲状腺自身免疫紊乱.中国糖尿病杂志,2007,15(9):519-521.

58. American Diabetes Association. Standards of medical care in diabetes —2008. Diabetes Care,2008,31(1):S12-S54.

59. 潘洁敏译,包玉清,贾伟平审校.糖尿病诊断和筛查的新视点.中华内分泌代谢杂志,2008,24(5):559-562.

60. 马亚红,徐志鑫,杨金奎,等. 血压偏高的儿童青少年进行血糖筛查的重要性. 中国糖尿病杂志,2008:16(11):651-653.

61. 钱荣立,控制糖尿病,刻不容缓——2010 联合国糖尿病日:中国蓝光行动. 中国糖尿病杂志,2010,18(12):881-882.

62. Tuomilehto J,Lindstorm J,Eriksson JG,et al. Prevention of type2 diabetes mellitus by changes in life style among subjects with impaired glucose tolerance. N Engl J Med,2001,344:1343-1350.

第 69 章

糖尿病与妊娠

全世界 1 型、2 型糖尿病和妊娠期糖尿病（gestational diabetes mellitus, GDM）的患病率在过去 20 年间呈进行性升高，在未来的时间中还将继续升高。根据 WHO 估计全球成人 DM 的患病率在 1995 年为 4.0%，预计至 2025 年将上升至 5.4%。

发展中国家 DM 上升的幅度将超过发达国家。其原因主要是由于人类饮食及生活习惯的变化所致。由于 DM 患病率的上升，同时高龄初产妇的比例也在逐渐增加，使得孕前糖尿病的发生率越来越高，这样，在妊娠妇女中合并糖尿病的患病率也将随之增加。

妊娠合并糖尿病是妊娠期最常见的内科并发症之一，包括妊娠前糖尿病（pregestational diabetes mellitus, PGDM）合并妊娠和妊娠期糖尿病（gestational diabetes mellitus, GDM）。其中 GDM 约占 80% 以上。PGDM 指在妊娠前即已被诊断为 DM。GDM 是指妊娠期发生或首次发现的不同程度的葡萄糖耐量异常。无论是 PGDM 还是 GDM，由于妊娠与糖尿病之间均有复杂的相互影响，故妊娠可加重糖代谢紊乱，高血糖、高酮症及酸中毒等又可给母儿造成不利的影响。

第 1 节 妊娠期糖尿病

妊娠期糖尿病（GDM），是指妊娠期发生或首次发现的不同程度的葡萄糖耐量异常，其中包含了一部分妊娠前已患有糖尿病，但孕期首次被诊断的患者，所以发生在妊娠早期的糖代谢异常不排除在妊娠前就已存在糖代谢异常的可能性。

早在 20 世纪初，国外就有了"妊娠期糖尿病"的概念，并认为其可能导致胎儿和新生儿的不良结局。1964 年美国 O'Sullivan 等就应用 OG-TT 进行 GDM 的诊断，首次对该病进行描述。1979 年世界卫生组织将 GDM 列为糖尿病的一个独立类型。2000—2006 年美国国立卫生研究院

为解决 GDM 诊断标准中长期存在的争议，探讨妊娠妇女不同血糖水平对妊娠结局的影响，组织进行了全球多中心、前瞻性关于高血糖与妊娠不良结局关系（Hyperglycemia and Adverse Pregnancy Outcome, HAPO）的研究。2008 年 HAPO 发表了研究结果，为 GDM 新的诊断标准的制定奠定了基础。经过全球多国妊娠合并糖尿病专家的多次分析讨论后，2010 年国际妊娠合并糖尿病研究组织（International Association of Diabetic Pregnancy Study Group, IADPSG）推荐了 GDM 新的诊断标准。我国中华医学会围产医学分会妊娠合并糖尿病协作组于 2007 年提出了妊娠合并糖尿病临床诊断与治疗推荐指南（草案）。2011 年 7 月 1 日我国卫生部又颁布了《妊娠期糖尿病诊断标准》。

GDM 的发病种族间存在明显差异，同时目前各国对 GDM 的诊断方法和采用标准尚未完全统一，故报道的发病率相差很大，1.5% ~ 14%。国外统计白人 GDM 的发生率为 1.6 ~ 5.2%，亚洲女性 GDM 发生率为 7.3% ~ 13.9%，我国 GDM 的发生率为 2.31% ~ 7.61%。

一、妊娠期血糖的变化及糖代谢的特点

（一）妊娠期血糖的变化

妊娠期糖代谢发生明显变化，其变化主要有以下 2 个特点：①妊娠早期空腹血浆血糖（FPG）及两餐间血糖较非妊娠期低，而且随妊娠进展而降低。FPG 下降约 10%，妊娠早期平均空腹血糖为 3.9 ~ 4.4mmol/L（70 ~ 80mg/dl），孕中期血糖水平持续下降至妊娠晚期达最低水平。②口服葡萄糖及进餐后血糖达高峰的时间延迟。非妊娠妇女摄入一定的糖负荷后，大约 30 分钟后血糖达峰值，1 ~ 2 小时后恢复正常，而妊娠期妇女口服葡萄糖或进食后，血糖峰值高于非孕期并延迟到达，恢复正常水平也缓慢，胰岛素分泌也呈类似变化。

孕期 FPG 水平降低的主要原因是：①除孕妇

自身对葡萄糖利用增加外,还需提供胎儿宫内发育所需的能量,因胎儿本身无法直接利用脂肪和蛋白质作为能源,所以孕妇血中的葡萄糖是胎儿生长发育的主要能源,孕妇葡萄糖需不断通过胎盘运送到胎儿体内,为胎儿的发育提供能量,随着孕周增加,胎儿对葡萄糖的需求量会逐渐增加,妊娠晚期达高峰。母体葡萄糖通过胎盘依靠绒毛细胞膜上载体,以异化扩散的方式进入胎儿体内。②妊娠期母体肾血流量及肾小球滤过率增加,肾糖阈降低,肾小管对糖的再吸收不能相应增加,致使孕妇尿中葡萄糖排出量增加。以上两个因素造成孕期血糖水平降低,尤其是 FPG 水平降低更为明显。所以,妊娠期孕妇长时间空腹极易发生低血糖,出现酮症。

造成妊娠期妇女糖负荷后或进食后血糖升高延迟的原因为:孕妇胃肠平滑肌松弛,食物排空延迟所致。

(二) 妊娠期糖代谢的特点

妊娠期广泛存在胰岛素抵抗。妊娠期空腹及餐后胰岛素分泌量均大大增加,到妊娠晚期,24小时胰岛素平均水平较妊娠前可增加 1 倍,随着孕周增加胰岛素敏感性可较正常非孕妇女降低40% ~80% 。正常妊娠时在妊娠早期外周组织对胰岛素敏感性正常,在妊娠中晚期胰岛素敏感性下降尤为明显。造成妊娠期胰岛素抵抗的确切机制不详,目前多数学者认为与妊娠期某些激素的增加有关。随着孕周增加胎盘分泌的多种激素,包括胎盘生乳素(HPL)、催乳素、糖皮质激素、雌激素、孕激素等水平均逐渐增加,体内体外试验均证明上述激素在外周组织中均有较强的拮抗胰岛素功能。

妊娠晚期,母体皮质醇浓度大约是非孕时的2.5 倍,可抑制外周组织对葡萄糖和氨基酸的摄取,促进糖原异生,使血糖升高。HPL 是一种由胎盘合体滋养层细胞合成释放的不含糖分子的单链多肽激素,由 191 个氨基酸组成,在妊娠 3 ~4 周开始分泌,随妊娠进展其分泌量持续增加,至妊娠34 ~35 周达高峰,可增加近 4 倍,分娩后 24 小时之内消失。HPL 能够促进蛋白质的合成和脂肪分解氧化,血中游离脂肪酸增加,加速肝脏对三磷酸甘油酯和脂肪酸的利用,促进糖原异生,并可抑制胰岛素在外周组织中的作用,使外周组织利用葡萄糖减少,增高血糖。人体在妊娠时孕酮有两个来源,为妊娠黄体和胎盘滋养层,在妊娠早期孕酮

主要来自于黄体,随妊娠进行其孕酮分泌量逐渐下降,在妊娠 8 ~10 周后孕酮主要来自胎盘合体滋养细胞,所分泌的孕酮量,随孕周增长而增加,至妊娠末期可达 180 ~300nmol/L。Brelje 等报道孕激素能降低兔脂肪细胞的葡萄糖转运率及胰岛素结合率,使葡萄糖/胰岛素比值下降。雌激素具有糖原异生作用,对抗胰岛素作用较弱。这些激素拮抗胰岛素作用由强至弱依次为皮质醇、HPL、孕酮、催乳素及雌激素。

除以上激素外,还有其他因素如肿瘤坏死因子-α(TNF-α)、瘦素等也被认为参与了胰岛素抵抗的形成。

受上述因素影响,导致胰岛素敏感性降低。为了维持妊娠期正常糖代谢状态,孕妇胰岛的细胞增生、肥大,胰岛素分泌增加,与非孕期比较,胰岛素分泌增加 2 ~3 倍,餐后胰岛素代偿性分泌增加更为明显。这些变化开始出现在妊娠 24 ~28周,妊娠 32 ~34 周达高峰。如该阶段孕妇胰岛细胞不能代偿性分泌增多,就会导致糖代谢紊乱,出现 GDM。

二、妊娠期糖尿病发病原因

GDM 的病因不明。最经典的观点认为:随着孕周的增加,HPL、催乳素(PRL)、糖皮质激素及孕激素等拮抗胰岛素激素水平的升高及其造成的胰岛素抵抗状态是 GDM 发病的主要原因。近年研究发现 GDM 常发生在有 2 型糖尿病家族史的妇女,2 型糖尿病高发种族,GDM 发病率亦明显升高,且其产后发展为 2 型糖尿病的几率明显高于无 GDM 病史妊娠妇女,推测其与 2 型糖尿病发病机制有相似之处。同时发现,还可能与一些炎症因子、脂肪因子有关。

(一) 胰岛素抵抗

胰岛素抵抗是指正常浓度胰岛素的生理效应低于正常,为了调节血糖在正常水平,机体代偿性分泌过多胰岛素,出现高胰岛素血症,当胰岛 β细胞功能无力维持高胰岛素状态时,即出现血糖升高,发生糖尿病。Burt 于 1956 年第一次提出了妊娠期存在胰岛素抵抗的观点,国内外多项研究表明孕期胰岛素分泌增加而糖耐量下降,从早孕期至晚孕期胰岛素介导的葡萄糖代谢减少40% ~60% ,说明孕期存在胰岛素抵抗。这种抵抗作用于孕 24 ~28 周快速增强,至孕 32 ~34 周达到高峰,妊娠生理性情况下的胰岛素抵抗,有助

于胎儿的正常发育,分娩后会逐渐消失。胰岛素抵抗的发生机制与各种胎盘激素及胰岛素信号的受体后缺陷有关。

（二）遗传

通过对 GDM 孕妇参与代谢的基因表达的研究,推测一些重要基因突变与 GDM 发病有关。如国内外一些学者通过对 HLA-Ⅱ类基因与 GDM 的相关性研究,发现 GDM 与 1 型及 2 型糖尿病一样存在遗传异质性,HLA-Ⅱ类基因可能使患者易感性增加,但不是决定遗传特性的首要因素;GDM、2 型糖尿病与 HLA-Ⅱ类基因相关性可能提示 GDM 在远期发展为 2 型糖尿病。芬兰学者在研究中发现 GDM 及 2 型糖尿病患者的磺脲类受体 1(SUR1)基因结合核苷酸折叠区均有改变。

（三）炎症因子

近年有研究显示炎症因子 C 反应蛋白(CRP)、TNF-α 及白介素-6(IL-6)、IL-8 与 GDM 的发生及预后可能有关。

血浆 CRP 水平是慢性炎症的敏感指标,也是心血管疾病及胰岛素抵抗综合征的预测因子,与胰岛素敏感性及代谢障碍有独立的相关性。Qiu 等研究发现,血浆 CRP 水平≥5.3mg/L 的妊娠妇女与≤2.1mg/L 的妊娠妇女比较,前者发生 GDM 的危险升高 3.5 倍,提示 CRP 水平与 GDM 有着紧密的联系。但也有研究认为 CRP 与 GDM 之间并无明显相关性。故二者关系有待进一步研究。

近年研究发现动物或人的脂肪及肌肉组织可分泌 TNF-α,而且在肥胖症和糖尿病患者的组织中含量很高。在妊娠过程中,人类子宫内膜和胎盘组织中存在大量的巨噬细胞,这种巨噬细胞在接受同种异型的胎儿抗原刺激后可分泌 TNF-α,其中胎盘是 TNF-α 的重要来源。TNF-α 与细胞表面的相应抗体结合后,影响胰岛素受体磷酸化和激酶活性水平,干扰胰岛素受体后信号转导;抑制脂肪细胞摄取葡萄糖;使血糖和血脂代谢异常。Melczer 等研究了正常妊娠各孕期血清中 TNF-α 的变化,发现 TNF-α 在孕中期及孕晚期显著升高,与 IR 的程度及体重指数(BMI)相关,而且与腰臀围及大腿围相关。因而认为 TNF-α 参与了妊娠期 IR,同时调节孕期体重增长。Coughlan 等认为,来源于羊水、人蜕膜及胎盘组织的 TNF-α 可能是另一种特有的妊娠致糖尿病的因素。妊娠组织来源的 TNF-α 可能在 GDM 的胰岛素抵抗发生中起到重要的作用。

IL-6、IL-8 是在胎盘、脂肪组织及骨骼肌中合成和释放的,可能是胰岛素抵抗、2 型糖尿病、异常肥胖及脂代谢异常的发病机制之一。

（四）脂肪细胞因子

近年研究还发现,脂肪细胞分泌的一些因子在 GDM 患者血浆中有明显的变化。如脂联素在 GDM 组的血浆浓度显著降低;糖尿病孕妇基础瘦素释放比正常孕妇高,其瘦素浓度与基础血清葡萄糖浓度、胰岛素、胰岛素原及体重指数均有关。糖尿病母亲胎盘瘦素表达水平高于正常对照组。显示出脂肪细胞所分泌的一些因子参与了胰岛素抵抗的形成,与 GDM 的发生有关。

三、妊娠对糖尿病的影响

由于在妊娠期广泛的存在胰岛素抵抗,所以妊娠本身具有促进糖尿病形成的作用,妊娠可使孕前即患有糖尿病的孕妇病情加重,也可使一些无糖尿病的孕妇发生妊娠期糖尿病,产后糖代谢又可逐渐恢复正常,所以妊娠本身具有促进糖尿病形成的作用。而且在不同的孕期其影响亦有不同。

1. **妊娠早期**　在孕早期大部分孕妇会出现早孕反应,恶心、呕吐及进食差,使孕妇血糖过低,严重者可产生饥饿性酮症、酸中毒、低血糖性昏迷。故在妊娠早期对应用胰岛素的孕妇如不及时调整胰岛素用量,可导致低血糖。

2. **妊娠中晚期**　随妊娠进展,对胰岛素的需求量不断增加,同时机体对外源性胰岛素敏感性下降,胰岛素的用量随之增加,当孕足月时,对胰岛素的需求量增加一倍之多。

3. **分娩期**　此时产妇由于宫缩及用力消耗大量糖原,同时进食不足,如不及时调整胰岛素用量,易发生低血糖和酮症酸中毒。孕妇临产后的剧烈疼痛及精神紧张还可使血糖发生较大波动,胰岛素用量不易掌握。

4. **产褥期**　分娩后随着胎盘排出,胎盘所产生的各种抗胰岛素激素迅速消失,此时机体对胰岛素的需要量相应减少,如不及时调整用量极易出现低血糖性休克。

四、糖尿病对妊娠的影响

糖尿病对孕妇和胎儿造成的影响与糖尿病类型、病情程度、血糖升高出现的时间以及孕期血糖控制水平密切相关。

（一）GDM 对孕妇的影响

1. 自然流产增加　主要原因孕前或孕早期高血糖或高酮症易导致胎儿畸形，或胎儿发生酸中毒，严重时可导致胎儿停止发育或胎儿畸形，最终造成流产。所以流产主要见于孕前即有糖代谢异常的孕妇。

2. 子痫前期-子痫发生率增加　其发生率较非糖尿病孕妇高 4 ~ 8 倍，子痫、胎盘早剥及脑血管意外的发生率也随之增加。主要因为糖代谢异常与子痫前期存在一个共同的病理基础。糖尿病患者多数存在广泛微血管病变，使毛细血管基底膜增厚，管腔变窄，血管阻力增加，组织供氧不足，促进了子痫前期的发生。

3. 羊水过多发生率较非糖尿病孕妇增加 10 倍　其发生机制尚不清楚，可能为羊水中含糖过高，刺激羊膜分泌增加；胎儿尿量增加也可能是羊水过多的又一原因，母亲高血糖，可引起胎儿高血糖，导致胎儿渗透性利尿；糖尿病胎儿的过度发育和肾小球滤过率的增加，也可导致胎儿尿量增加；还有，羊水过多时应除外胎儿畸形。

4. 感染　糖尿病患者白细胞有多种功能缺陷，趋化性、吞噬及杀菌作用均显著降低，从而导致抗感染能力减弱，使感染不易控制，严重者可发展成败血症。感染通常由细菌或真菌引起，尤其是因尿糖高，有利于致病菌在尿路中的繁衍，极易发生泌尿生殖系统感染，同时无症状菌尿发病率增高。所以最常见的感染为泌尿系感染，以及外阴阴道念珠菌病、细菌性阴道病，还可出现宫腔感染或绒毛膜羊膜炎。

5. 胎膜早破及早产　大量研究表明，胎膜早破及早产与感染有关，当宫颈及阴道发生感染时微生物产生的蛋白水解酶，可水解胎膜细胞外物质，使胶原纤维 Ⅲ 减少，降低了组织的张力强度，胎膜脆性增加；同时多种微生物还可产生大量的磷脂酶 A2，可诱发胎膜上磷脂分解生成花生四烯酸，使前列腺素（PG）产生；此外，绒毛膜羊膜炎还可激活细胞活性因子释放 IL-1、IL-3、IL-6 和 TNF-α。这些细胞活性因子也可刺激羊膜及蜕膜增加 PG 的合成，诱发子宫收缩，导致早产；还有，羊水过多也是引起胎膜早破及早产的原因之一。

6. 难产及产后出血　孕妇因胰岛素缺乏，葡萄糖利用不足，能量不够，易出现宫缩乏力，滞产以及产后出血；还有，孕妇高血糖持续通过胎盘进入胎儿体内，造成胎儿高血糖，出现巨大胎儿，为此可导致难产及软产道损伤，同时，还可使手术产率增加；合并羊水过多时可使子宫过度膨胀，肌纤维过度伸长，易出现子宫收缩乏力，导致产程延长及产后出血。

7. 酮症酸中毒　妊娠期发生复杂的代谢紊乱，加上胰岛素绝对和相对不足，如未能及时加以调节，引起糖、脂肪和蛋白质代谢紊乱，脂肪代谢加速，产生大量酮体，引起酸中毒。还有，在孕早、中期血糖下降，胰岛素未及时减量或孕期饮食限制太严格，可造成饥饿性酮症。

8. 母体围生期死亡率增加　酮症酸中毒或因巨大儿、宫缩乏力造成的难产、产后出血，处理不及时可造成孕产妇死亡。

（二）GDM 对胎儿的影响

主要因为孕妇高血糖持续通过胎盘到达胎儿体内，引起胎儿高血糖，导致胎儿高胰岛素血症。

1. 巨大儿　是 GDM 孕妇最常见的并发症，发生率 15% ~ 45%，高于普通孕妇的 10 倍，与妊娠期高血糖有关。由于孕妇血中葡萄糖可通过胎盘进入胎儿体内，而胰岛素不能通过胎盘，使胎儿长期处于高血糖状态，刺激胰岛的 β 细胞增生，分泌较多的胰岛素，致使胎儿过早产生非生理性成人型胰岛素分泌类型，形成高胰岛素血症，以维持自身正常的血糖。胰岛素能活化氨基酸转移系统，促进糖原、脂肪和蛋白质合成，抑制脂肪分解，使胎儿脂肪堆积，脏器增大，体重增加，造成巨大儿。足月时常常达到 4000 ~ 4500g。GDM 孕妇合并肥胖时巨大儿发生率进一步增加。GDM 引起的巨大儿的类型为非均称型（代谢型），常表现为躯体发育不对称，即腹围大于头围，以肩胛下和腹部皮下脂肪沉积增加为主，为病态性巨大儿，所以，肩难产机会相对增加。

2. 早产　发生率约 10% ~ 25%，造成早产的主要原因是妊娠妇女发生子痫前期-子痫或其他严重并发症或发生胎儿窘迫，需医源性早产；感染及羊水过多也是导致早产的原因之一。

3. 围产儿损伤、窒息及死亡　GDM 所导致的围产儿损伤、窒息及死亡，主要见于体重过大的围产儿，巨大儿易发生难产，手术产率增加，从而增加了在分娩时胎儿损伤、窒息及死亡的风险，随着胎儿体重的增加，肩难产的发生率增加，锁骨骨折和臂丛神经损伤的发生率也在增加；因母体病情严重或需提前终止妊娠，也是新生儿死亡率增加的原因；还有，糖尿病孕妇的新生儿易发生反应性的低血糖和呼吸窘迫综合征,也增加了围产儿的死亡率。

4. 胎儿畸形 糖尿病孕妇血糖升高主要发生在妊娠中、晚期,此时胎儿组织、器官已分化形成,所以 GDM 孕妇胎儿畸形发生率并不增加。

(三) 对新生儿的影响

1. 新生儿呼吸窘迫综合征(RDS) 是新生儿期的严重并发症,其发生主要与孕妇血糖控制和终止妊娠的周数密切相关。胎儿高胰岛素血症具有拮抗糖皮质激素的作用,可抑制肺泡 Ⅱ 型细胞合成和释放表面活性物质,因而使胎肺发育迟于正常胎儿,如孕期血糖控制理想,孕 38 周以后终止妊娠的 GDM 者,新生儿极少发生 RDS。

2. 新生儿低血糖 主要见于孕期血糖控制不佳,尤其产程中孕妇血糖高,未进行控制者,新生儿易出现反应性低血糖。严重低血糖时可造成新生儿脑损伤,甚至发生低血糖脑病。

3. 新生儿肥厚性心肌病 主要见于血糖控制不理想孕妇分娩的巨大儿。高胰岛素血症可导致心肌脂肪及糖原沉淀。超声心动检查显示心脏扩大、室间隔增厚、心肌肥厚。仅少部分新生儿表现有呼吸困难,严重者将会发生心力衰竭。多数新生儿的心脏扩大能够在出生后 6 个月内恢复。

4. 高胆红素血症 综合因素所致,巨大儿易造成难产,分娩创伤,使红细胞破坏增多;早产儿与胆红素结合的肝酶量及活性不足等。

5. 低钙血症、低镁血症 其发生程度也与母亲的血糖有关。低钙血症多发生在出生后 24 ~ 72 小时,尤其是早产儿及有窒息缺氧史的新生儿更易发病,与甲状旁腺功能不成熟有关。

6. 红细胞增多症 糖尿病孕妇之新生儿红细胞增多症的发生率是非糖尿病母亲 6 倍。大多数学者认为,糖尿病的微血管病变,使子宫胎盘血流量减少,胎儿宫内缺氧,使红细胞生成素增加,使胎儿红细胞生成速度加快,生成增多。

7. 对子代远期影响 孕妇高血糖对其后代的影响不仅限于妊娠时期,其远期发生糖代谢异常、高血压、肥胖的风险也增加。

五、妊娠期糖尿病的高危因素

1. 孕妇因素 年龄 ≥35 岁、孕前超重或肥胖、糖耐量异常史、多囊卵巢综合征。

2. 家族史 糖尿病家族史。

3. 妊娠分娩史 不明原因的死胎、死产、流产史、巨大儿分娩史、胎儿畸形和羊水过多史、GDM 史。

4. 本次妊娠因素 妊娠时发现胎儿大于孕周、羊水过多;反复外阴阴道假丝酵母菌病者。

六、妊娠期糖尿病的分级及诊断

(一) GDM 分级

1. A_1 级 GDM 只需单纯用饮食治疗即可把血糖控制在正常范围。

2. A_2 级 经饮食控制,妊娠期需加用胰岛素治疗才能把血糖控制在正常范围。A2 级约占 GDM 的 15%。

A_1 级 GDM 者,孕期母儿合并症较低,糖代谢异常在产后能够恢复正常。A_2 级 GDM 孕妇,母儿并发症较高,孕 24 周以前诊断出的 A_2 级 GDM 患者母儿结局与显性糖尿病孕妇相同,故妊娠期应重视 A_2 级孕妇及胎儿的监测,产后进行血糖追访。

(二) GDM 的筛查及诊断

GDM 诊断标准的研究至今已有 40 余年的历史,但长期以来,GDM 的诊断方法和标准国内、外始终未达成一致,为解决 GDM 诊疗标准中长期以来存在的争议,并探讨孕妇不同血糖水平对妊娠结局的影响,2000 年 7 月 NIH 组织的全球多中心前瞻性有关 HAPO 历时近 6 年的研究中对 9 个国家、15 个中心(其中包括亚洲 3 个医学中心)的 25 505 例孕妇在妊娠 24 ~ 32 周进行了 75g OGTT。如空腹血浆血糖(FPG)<5.8mmol/L(105mg/dl),且口服葡萄糖后 2 小时血糖值<200mg/dl(11.1mmol/L),则不告知孕妇其血糖结果,最终有 23 316 例孕妇入组双盲试验。研究中将孕妇按照血糖水平分为 7 组,结果发现,即使血糖水平在正常范围的孕妇,随着血糖水平的升高,大于胎龄儿、剖宫产率、新生儿低血糖、高胰岛素血症等的风险也会增加,但是,该研究未能明确可预示母、儿发病风险增加的血糖界值。2008 年 HAPO 研究结果发表,建议将 OGTT 界值定为空腹 5.1mmol/L,服糖后 1 小时 10.0mmol/L,2 小时 8.5mmol/L。基于 HAPO 研究结果,经过全球多国妊娠合并糖尿病专家的讨论,2010 年国际妊娠合并糖尿病研究组织(IADPSG)推荐的 GDM 诊断标准为:口服 75g 葡萄糖,OGTT 诊断界值:空腹、1 小时、2 小时血糖值分别为 5.1mmol/L、10.0mmol/L、8.5mmol/L(92mg/dl、180mg/dl、

153mg/dl)。

基于国内外的研究结果,我国于2011年制定了《妊娠期糖尿病诊断标准》,并已形成行业标准,同年由卫生部于7月1日颁布,12月1日正式在全国实行。

近年虽然妊娠合并糖尿病母儿预后有了明显改善,但是,如果妊娠期不能及时对糖尿病作出诊断、严格控制孕期血糖,母儿合并症仍较高。所以,孕期及早、正确诊断妊娠合并糖尿病并进行恰当处理十分重要。

1. 病史　有糖尿病家族史,特别是孕妇的母系家族史;有异常孕产史,如原因不明的重复性流产、死胎、巨大儿、畸形儿或新生儿死亡等。

2. 临床表现　多数GDM孕妇无明显自觉症状。出现下列症状或体征者应怀疑是糖尿病:①"三多"症状,即多饮、多食、多尿;②反复发作的外阴阴道念珠菌病;③孕妇体重大于90kg,或超过正常体重20%以上;④本次妊娠伴有羊水过多或巨大儿;⑤两次空腹晨尿尿糖阳性。

3. 实验室检查　由于GDM孕妇空腹血糖大多正常,因此,妊娠期仅依靠空腹血糖检查,容易导致GDM漏诊。临床上GDM诊断需依靠50g葡萄糖负荷试验(glucose challenge test,GCT)筛查及75g OGTT确诊。

目前国际上GDM的诊断步骤有"一步法"及"两步法"。WHO专家组建议:早期进行血糖监测,以及时将孕前漏诊的糖尿病诊断出来;孕期直接进行75g OGTT,不再推荐孕期50g GCT;75g OGTT按照IADPSG推荐的GDM的诊断标准;资源缺乏地区24~28周可行FPG检查。长期以来,我国多数医疗机构进行75g OGTT,但直接借用了1979年美国国家糖尿病数据组推荐的100g OGTT的血糖诊断界值。杨慧霞等2006年对全国18个城市25家医院的16 286名孕妇进行了研究,发现糖筛异常的孕妇75g OGTT异常参考值明显低于NDDG标准,推荐的GDM的诊断标准主要参照了IADPSG推荐的诊断标准。

(1) GDM诊断一步法:不必行50gGCT,而是在妊娠24~28周直接行75g OGTT。此法适用于有GDM高危因素的孕妇或有条件的医疗机构进行。75g OGTT的正常值:空腹、服葡萄糖后1小时、2小时血糖值分别小于5.1mmol/L、10.0mmol/L、8.5mmol/L(92mg/dl、180mg/dl、153mg/dl)。任意一点血糖值异常者应诊断为

GDM。

(2) GDM诊断二步法:第一步:在妊娠24~28周进行空腹血糖检测,FPG≥5.1mmol/L则诊断GDM;如FPG≥4.4mmol/L但<5.1mmol/L者进行第二步75g OGTT,如果OGTT结果异常者则诊断为GDM。或者第一步:在妊娠24~28周进行50g GCT,如血糖≥7.8mmol/L(140mg/dl),视为异常,应进一步行75g OGTT;50g GCT 1小时≥11.1mmol/L(200mg/dl)的孕妇,60%以上患有GDM,且常伴有空腹血糖异常,所以,这部分孕妇应首先检查FPG,FPG≥5.1mmol/L(92mg/dl),即可确诊为GDM,而不必再做OGTT;FPG正常者,应尽早做OGTT。

(3) 50g GCT的方法:随机口服50g葡萄糖(溶于200水中,5分钟内服完),服糖1小时抽取静脉血检查血糖。50g GCT若以7.8mmol/L(140mg/dl)为界值,GDM检出率为80%;若以7.2mmol/L(130mg/dl)为界值,GDM检出率为90%。

(4) 75g OGTT的方法:OGTT前连续3天正常饮食、正常体力活动,每日碳水化合物在不少于150g,晚餐后禁食8~14小时至次日晨(最迟不超过上午9时)。检查期间禁食、静坐、禁烟。检查方法:先测定FPG,然后将75g葡萄糖溶于300ml水中,5分钟服完,从饮糖水第一口开始计算时间,服葡萄糖后1小时、2小时分别抽取静脉血,查血浆葡萄糖值。

七、妊娠期糖尿病的治疗

由于妊娠合并糖尿病对母儿的影响除与糖代谢异常的程度相关外,孕期血糖水平的管理对减少母儿并发症的发生具有十分重要的作用。所以控制孕期血糖至正常,加强母儿监测,将明显改善母儿的预后。

自20世纪70年代末,国外成立了由产科医师、糖尿病(内分泌)专家、营养师等组成的妊娠合并糖尿病管理小组,自妊娠前开始控制显性糖尿病患者的血糖,血糖正常后再妊娠并加强孕期监测,使得围产儿预后有了明显提高。

我国自2002年第一届全国产科热点学术会议上倡议制定了妊娠合并糖尿病的诊疗规范后,2007年1月中华医学会妇产科分会产科学组及中华医学会围产医学分会妊娠合并糖尿病协作组又提出了妊娠合并糖尿病临床诊断与治疗推荐指南草案。

GDM 的治疗原则:由于妊娠期糖代谢发生一定变化,所以,妊娠期血糖控制方法及标准与非孕期糖尿病不完全相同,妊娠合并糖尿病患者的血糖应由糖尿病专家、产科医生及营养科医生共同管理。门诊确诊为 GDM 者,最好收入院检查治疗。

(一)饮食疗法

大多数 GDM 患者,仅需合理限制饮食即能维持血糖在正常范围,但是妊娠期饮食的要求,与非孕期糖尿病的饮食控制不同,主要原因在于:妊娠期胎儿生长发育所需要的能量完全由孕妇提供,所以,糖尿病孕妇的饮食控制不能过分严格,否则易产生饥饿性酮症。

妊娠期间的饮食控制标准:既能满足孕妇及胎儿能量的需求,又能严格限制碳水化合物的摄入,维持血糖在正常范围,而且不发生饥饿性酮症。2011 年美国糖尿病学会(ADA)指南中妊娠期血糖控制目标为:空腹血糖应低于 5.3mmol/L,餐后 1 小时血糖应低于 7.8mmol/L,餐后 2 小时血糖应低于 6.7mmol/L。并且没有发生低血糖或酮症酸中毒。

美国食品与营养委员会关于孕期能量的供给标准为:孕早期同孕前,孕中、晚期在孕前基础上分别增加 1423kJ/d 和 1891kJ/d。中国营养学会的推荐为:孕早期同孕前,孕中、晚期平均需增加 837kJ/d。

对于孕前理想体重的妇女,在妊娠早期的妇女能量需求为 126 ~ 159kJ/(kg·d),每天约 9.2MJ,中、晚孕期可逐渐增加到 151 ~ 159kJ/(kg·d),约 10.5MJ,其中碳水化合物占 50% ~ 55%、蛋白质占 20% ~ 25%、脂肪占 20% ~ 30%,如果孕妇血脂高或肥胖者,应减少脂肪的摄入。ADA(2001)建议,肥胖(BMI>30kg/m^2)者,每日热量为 105kJ/kg,碳水化合物占每日总热量的 35% ~ 40%。

应少量、多餐制,每日分 5 ~ 6 餐,以减少血糖波动。各餐能量的分配一般习惯推荐为:早、中、晚三次正餐分别占总能量的 10% ~ 15%、30%、30%;上午 9 ~ 10 时、下午 3 ~ 4 时及睡前各加餐一次,分别占总热量的 5% ~ 10%。注意多摄入富含纤维素和维生素的食品。饮食控制 3 ~ 5 天后测定 24 小时血糖(血糖轮廓试验):包括 0 时、三餐前半小时及三餐后 2 小时血糖水平和相应尿酮体。如在严格饮食控制后出现尿酮体阳性,应重新调整饮食。应避免能量过渡限制,尤其是碳水化合物摄入不足可能导致酮症的发生。

(二)运动疗法

妊娠妇女进行适当的运动,能增加机体对胰岛素的敏感性,同时促进葡萄糖的利用,对降低血糖有一定帮助,尤其肥胖孕妇更应该餐后进行一定的锻炼。有研究显示,规律的运动不仅可降低 GDM 发生的风险,还可改善 GDM 患者的空腹和餐后血糖,以及改善心肺功能。2011 年 ADA 糖尿病诊疗标准建议,糖尿病患者若无禁忌证,均应每日进行至少 30 分钟中等强度的有氧运动(达到最大心率的 50% ~ 70%),运动时间可自餐后 10 分开始。考虑到孕期母儿的安全,建议运动要循序渐进,量力而行,运动前要对孕妇情况进行评估。

应选择有氧运动,如快步走、游泳、跳舞等,不提倡进行剧烈的运动。先兆早产或者合并其他严重并发症者不适于进行运动。

(三)胰岛素治疗

饮食调整 3 ~ 5 天后,在孕妇不感到饥饿的情况下,测定孕妇 24 小时的血糖,包括夜间 0 点血糖(或者睡觉前血糖)、三餐前及餐后 2 小时血糖及相应尿酮体。根据血糖轮廓结果,结合孕妇个体胰岛素的敏感性,合理应用胰岛素。中华医学会围产医学分会妊娠合并糖尿病协作组于 2007 年在《妊娠合并糖尿病临床诊断与治疗推荐指南(草案)》中提出的孕妇血糖理想水平控制标准见表 69-1。

表 69-1 妊娠期血糖控制标准

时间	血糖(mmol/L)	血糖(mg/dl)
空腹(FBG)	3.3 ~ 5.6	60 ~ 100
餐前 30 分钟	3.3 ~ 5.8	60 ~ 105
餐后 2h	4.4 ~ 6.7	80 ~ 120
夜间	4.4 ~ 6.7	80 ~ 120

ADA 在 2001 年指南中提出的 GDM 血糖控制目标见表 69-2。

表 69-2 ADA 2001 年指南-GDM 血糖控制目标

目标	血浆血糖(mmol/L)
餐前血糖	<5.3
餐后 1 小时血糖	<7.8
餐后 2 小时血糖	<6.7

同时检测尿酮体阴性。如经运动及饮食控制后血糖不达标时应及时加用胰岛素治疗。

胰岛素是大分子蛋白，不通过胎盘，是药物控制 GDM 患者糖代谢紊乱的最佳选择。目前，常用的胰岛素为人工合成的人胰岛素，孕期应用不易产生抗体。

1. 孕期常用的人工合成胰岛素及其类似物制剂

（1）超短效胰岛素类似物：门冬胰岛素（诺和锐），是目前唯一被美国食品和药品监督管理局（FDA）和中国药品和药品监督管理局（SDA）批准用于妊娠妇女的人胰岛素类似物。门冬胰岛素具有以下特点：①起效快，皮下吸收较人胰岛素快3倍，皮下注射后 10~20 分钟即起效，故可在餐前甚至餐后即刻注射，使患者的依从性增强。②达峰快，30~60 分钟达到药效高峰，高峰峰值高且持续时间比人胰岛素短，恰好与餐后血糖高峰时间一致，更符合生理胰岛素的分泌模式，对餐后血糖的控制效果好。③药效持续时间短，最大作用时间为注射后 1~3 小时，降糖作用持续时间为 3~5 小时，与进食后内源性胰岛素的分泌十分相似，更符合生理胰岛素的分泌模式，因起效快，作用时间短，在有效控制餐后血糖的同时又可减少餐后低血糖发生的机会。

（2）短效胰岛素：该类胰岛素未经添加剂处理或结构修饰，不能延长胰岛素的作用时间，属于短效胰岛素。由于皮下注射后的吸收过程较超短效胰岛素类似物慢，故其峰形较宽，和人的正常生理分泌模式有一定的差异，血糖不易控制，需餐前30 分钟给药。目前国内应用的短效胰岛素制剂包括：①人胰岛素，诺和灵 R、优必林 R、甘舒林 R注射液。②动物来源的普通胰岛素和中性胰岛素。前者起效及达高峰时间较后者快，维持时间较短，国外研究显示，妊娠期应用效果优于动物来源的普通胰岛素。

（3）中效胰岛素：该类胰岛素的特点是皮下注射后缓慢平稳释放，使血液中始终保持一定浓度的胰岛素，对基础胰岛素分泌量低的患者的血糖波动的控制较好，并且在控制血糖的同时引起低血糖的危险较短效制剂小。常在睡前给药，以控制零点、空腹及日间的基础血糖。目前临床上常用的中效胰岛素制剂为诺和灵 N、优必林 N、甘舒林 N 等注射液。

（4）预混胰岛素：是由短效胰岛素和中效胰岛素按照不同比例混合的制剂，同时具有短效和长效胰岛素的作用。制剂中短效胰岛素起效快可以较好的控制餐后高血糖，中效胰岛素可持续缓慢释放，可起到替代基础胰岛素分泌的作用。使用方便，可减少患者皮下注射的次数。目前临床上常用的预混胰岛素制剂为诺和灵 R+N、优必林R+N 等注射液，但在孕期不常用。

2. 胰岛素应用方法 应用胰岛素调节血糖应力求模拟正常人生理状态下胰岛素的分泌，于每日三餐前应用短效胰岛素以控制餐后血糖，睡前加用中效胰岛素以提高夜间基础胰岛素的水平，控制夜间及凌晨高血糖，对有些患者需在早餐前加用中效胰岛素，以提高日间基础胰岛素的基础水平。胰岛素用量需遵循个体化的原则，根据血糖结果调整，如夜间、空腹及三餐后血糖均升高，首先加用中效胰岛素降低夜间及空腹状态下高血糖，然后通过餐前使用超短效胰岛素或短效胰岛素调整进餐后引起的血糖升高。由于孕妇对胰岛素的敏感性存在个体差异，所以，孕期胰岛素使用剂量应个体化。血糖正常后，仍需连续监测血糖，根据血糖监测结果及时调整胰岛素的用量。

（1）基础胰岛素治疗：如患者空腹血糖水平高，于睡前 22:00 左右皮下注射中效胰岛素制剂，以补充基础胰岛素分泌，于晚间从 4~6U 开始，逐渐加量，直至空腹血糖降至正常，如晚餐前血糖仍高，可在早晨 8 点注射中效胰岛素 4~6U。中效胰岛素的最大活性是在用药后的 6~8 小时，在睡前 22:00 注射其达峰时间是在早餐前，正好抵消了 4:00~6:00 之间逐渐增高的胰岛素抵抗，可调整空腹血糖，在早晨 8 点注射其达峰时间是在晚餐前，这样可使晚餐前的血糖得到调整。睡前或早晨 8 点注射中效胰岛素能提供基础胰岛素水平，有效减少肝糖的产生和降低空腹血糖，还可使日间餐后血糖易于控制。

（2）餐前短效胰岛素治疗：对于空腹血糖正常，仅仅是餐后血糖升高的妊娠妇女，可采用短效胰岛素三餐前 30 分钟注射的方法，或于餐前或餐后即刻注射超短效胰岛素类似物以分别控制三餐后的血糖水平。

（3）四次胰岛素注射替代治疗方案：对于空腹血糖及餐后血糖升高的妊娠妇女，可采用此种方法控制血糖。三餐前注射短效胰岛素或超短效胰岛素类似物，控制餐后血糖，睡前注射中效胰岛素，可提供夜间及次日清晨基础状态下的胰岛素水平,同时又提供了白天基础胰岛素的血中浓度。

（4）五次胰岛素注射替代治疗方案:是强化治疗模拟生理性胰岛素分泌模式的最理想方案。分别于早晨 8:00 左右及睡前 22:00 左右注射中效胰岛素,可使晚餐前的基础胰岛素缺乏区得到补充,使 24 小时基础胰岛素均可覆盖充分,以控制餐前及夜间血糖;三餐前再分别给与短效胰岛素或超短效胰岛素类似物,以控制餐后血糖。具体方法:①一般中效胰岛素的量约占全日胰岛素替代治疗用量的 30% ～50%,基础胰岛素越缺乏的患者,基础替代量越多。②其余 50% ～70% 胰岛素用量由三餐前的短效胰岛素合理分配,根据三餐前及餐后血糖值予以调节。③胰岛素调整后,应复查血糖,血糖调整到正常后,每周监测血糖变化,出现血糖异常时,需重新调整胰岛素用量。

3. GDM 应用胰岛素治疗的指征

（1）GDM 被确诊后经饮食治疗 3 ～5 天,孕妇空腹血糖≥5.6mmol/L,尤其是控制饮食后出现饥饿性酮症,增加热量摄入血糖又超标者。

（2）GDM 治疗较晚,如孕 32 周,胎龄已大于同龄胎儿者。

4. 妊娠期胰岛素治疗的原则和注意事项

（1）尽早使用胰岛素治疗:经饮食治疗 1 周仍不能使血糖控制满意,或饮食控制后出现饥饿性酮症,增加热量摄入血糖又超标,必须尽早使用胰岛素治疗。

（2）尽可能模拟生理状态:即模拟全天的基础胰岛素分泌及餐后胰岛素峰。

（3）剂量必须个体化:因不同妊娠妇女对胰岛素的需求差别极大,每个人自身胰岛素抵抗程度不同,没有具体公式可供参考,故胰岛素的使用剂量需高度个体化,必须从小剂量开始,留有余地,一般从总量的 1/3 ～2/3 开始应用,试探治疗,以免使患者出现低血糖,低血糖的危害要大于短时间的高血糖。

（4）胰岛素治疗必须在饮食及运动治疗的基础上进行,在此基础上摸索全天血糖波动的规律性,调整胰岛素的剂量,无饥饿感也无尿酮体。

（5）胰岛素剂量的调整不宜太频繁,每次调整后观察 2 ～3 天判断疗效后,再根据血糖监测结果决定是否需调整胰岛素剂量,每次调整的幅度为 10% ～20%,除非特殊情况下,每次增减以 2 ～4U 为宜。距离血糖达标值越近,需调整幅度越

小,有时上下调整仅 1U 即可。

（6）胰岛素剂量分配,应优先调整餐后血糖最高的那一餐前的胰岛素用量,空腹及夜间血糖亦增高者,需在睡前加用中效胰岛素。

（7）在胰岛素治疗过程中,如出现清晨高血糖现象,应区分是由于胰岛素用量不足;还是由于后半夜多种升糖激素（糖皮质激素、生长激素等胰岛素拮抗激素）分泌增加所致的清晨高血糖状态（黎明现象）;还是由于胰岛素过量导致的低血糖后的高血糖反应——Somogyi 现象。

（8）如需将使用的动物胰岛素改为人基因重组胰岛素时,应减少胰岛素用量的 15% ～20%。

（9）胰岛素用量需随妊娠进展调整,妊娠 32～36 周胰岛素用量达高峰,妊娠 36 周胰岛素用量稍下降,特别是夜间,可能与胎儿对血糖利用增加有关,不一定是胎盘功能下降。

（10）妊娠期特殊用药对血糖调节的影响:有些药物如糖皮质激素（如地塞米松）、沙丁胺醇、羟苄羟麻黄碱、噻嗪类利尿剂（如氢氯噻嗪）、袢利尿剂（如呋塞米）等可能会升高血糖。在应用上述药物时,应密切监测血糖,根据监测结果增加胰岛素的用量,停用上述药后,再相应减少胰岛素的用量。β-受体阻滞剂（如普萘洛尔、美托洛尔）因影响糖脂代谢,糖尿病患者服用后会掩盖其低血糖的早期表现,从而可延误对低血糖的及时发现,应限制 β-受体阻滞剂和胰岛素联合应用。

5. 酮症及酮症酸中毒时胰岛素的应用　妊娠合并糖尿病酮症酸中毒（DKA）是一种严重并发症,可危及母亲及胎儿的生命。主要见于未能及时诊断和治疗的 GDM;孕前糖尿病患者在妊娠后没有及时接受胰岛素治疗,或胰岛素用量未及时调整;早孕反应,进食减少,以及饮食控制过于严格而发生饥饿性酮症;临产及手术刺激诱发 DKA;合并感染或应用肾上腺皮质激素、β 受体兴奋剂等。故当尿酮体出现阳性时应立即检查血糖,若血糖过低则考虑饥饿性酮症,应及时增加食物摄入,必要时静脉点滴葡萄糖。若因血糖高,胰岛素不足所并发的高血糖酮症,应进行如下处理:小剂量胰岛素持续静脉点滴。如血糖大于 13.9mmol/L（250mg/dl）,应将普通胰岛素加入生理盐水中,以 4 ～6U/h 的速度持续静脉点滴,每 1 ～2 小时检查一次血糖及酮体,如每小时下降小

于30%,胰岛素应加量;如血糖小于13.9mmol/L(250mg/dl),可将普通胰岛素加入5%葡萄糖或生理盐水中(葡萄糖与胰岛素比例为2~3g:1U),持续静脉点滴,直至酮体阴性。然后继续皮下注射胰岛素,调整血糖。同时注意监测血钾,及时补充钾。对严重酮症患者,应进行血气检查,了解有无酮症酸中毒。

6. 分娩期和剖宫产围术期胰岛素应用　阴道分娩时,孕妇肌肉活动增加,体力消耗大,同时进食少,容易引起低血糖;还有,由于产时疼痛、精神紧张、焦虑,使升糖激素分泌增多,外周组织胰岛素抵抗增加,胰岛素分泌减少,肝糖生成增多,胰岛素介导的葡萄糖摄取及利用减少,脂肪和蛋白分解增加,从而具有升糖和致酮症作用。此时需密切监测血糖及酮体变化,每1~2小时监测一次血糖,维持血糖在5.6mmol/L(100mg/dl),临产后停用所有皮下注射胰岛素,根据血糖水平,维持小剂量胰岛素静脉点滴,胰岛素具体用量见表69-3。

表69-3　产程或手术中胰岛素用量

血糖(mmol/L)	血糖(mg/dl)	胰岛素(1U/h)	液体(125ml/h)
<5.6	<100	0	5%葡萄糖乳酸林格液
5.6~7.8	100~140	1.0	5%葡萄糖乳酸林格液
7.8~10.0	141~180	1.5	生理盐水
10.0~12.2	181~220	2.0	生理盐水
>12.2	>220	2.5	生理盐水

单纯饮食控制的糖尿病患者在分娩时,若产程时间不长,能量消耗不大,不需要静脉补充葡萄糖,则不需使用胰岛素,只在即将临产和分娩时监测血糖水平即可。

产前需胰岛素控制血糖者,在引产或手术前一日睡前中效胰岛素正常使用。手术当日停用短效胰岛素。产前或手术前必须测定血糖、尿酮体、尿糖、电解质及肾功能,必要时查血气。剖宫产手术应安排手术技巧娴熟的医生进行。

2005年3月美国妇产科医生学会(ACOG)发表的妇产科临床实践指南建议,引产过程中,母体血糖采用静脉内滴注正规胰岛素的方法来维持血糖水平不超过6.1mmol/L(110mg/dl)。正式临产后可能不再需要使用胰岛素,部分原因是能量消耗的结果,另一部分原因是母体空腹状态。使用胰岛素泵的患者在产程中继续使用基础胰岛素输注治疗。具体建议如下:①产前需胰岛素控制血糖者计划分娩时,引产前一日睡前中效胰岛素正常使用。②引产当日停用早餐前胰岛素。③给予静脉内滴注普通生理盐水。④一旦正式临产或血糖水平减低至3.9mmol/L以下时,静脉滴注从生理盐水改为5%葡萄糖液,并以100~150ml/h[2.5ml/(kg·min)]的速度给予,以维持血糖水平大约在5.6mmol/L左右。⑤若血糖水平超过5.6mmol/L,则采用正规胰岛素(或短效胰岛素)按1.25U/h的速度静脉滴注。⑥血糖水平采用快速血液仪每小时监测1次,来调整胰岛素或葡萄糖输注速度。

7. 产后胰岛素应用　分娩后随着胎盘的娩出,体内拮抗胰岛素的激素迅速下降,大部分GDM患者在产后不需要再用胰岛素。

(1) GDM A₂者,产后复查FPG,$FPG \geqslant$ 7.0mmol/L(126mg/dl)时检查餐后血糖,根据血糖结果决定胰岛素用量。完全禁食补液期间,GDM A₂者或孕前糖尿病患者产后输液可按每3~4g葡萄糖加1U胰岛素的比例,输液过程中需动态监测血糖水平。术后应尽早恢复饮食,患者进食后应及时监测血糖水平,同时根据进食情况及餐后血糖水平,决定是否在餐前应用短效胰岛素及剂量。

(2) 哺乳能够减少产后胰岛素的用量,所以提倡糖尿病患者母乳喂养,并将血糖控制在正常范围内,因产妇高血糖可升高乳汁中葡萄糖的浓度。母亲在哺乳期间不能使用口服降糖药物,因口服降糖药可通过乳汁排泄,可引起婴儿低血糖。

(3) 剖宫产术后禁食期间可以使用葡萄糖液,按5:1(5g葡萄糖用1U胰岛素)比例加用胰岛素。恢复正常饮食后依据监测结果改用皮下注射胰岛素。

(4) 产后应用抗生素预防感染。

（四）口服降糖药在 GDM 的应用

1. 磺脲类药物在妊娠期的应用　20 世纪 80 年代初,国外一些动物实验研究显示,第一代的磺脲类药物具有一定的致畸作用。格列本脲为第二代磺脲类口服降糖药,属于 FDA 妊娠期分类 Cm 类。该类药物与胰腺 β 细胞特异性受体结合,刺激胰岛素分泌。同时也可增加外周组织对胰岛素的敏感性。口服格列本脲 2 小时后,母-胎或胎-母两方向之间药物平均转运率为 0.26%。当母血清中药物浓度为 50～150ng/ml 时,胎儿脐带血中未检测到药物。由于 99% 的格列本脲以蛋白结合形式存在,因此,即使增加格列本脲浓度至治疗浓度的 100 倍时,胎盘转运率也未发生明显变化,这是因为格列本脲既不代谢亦不被胎盘分解。另外,还存在格列本脲从胎盘负转运现象。

Elliott 等对 4 种磺脲类口服降糖药物:氯磺苯脲、甲苯磺丁脲、格列吡嗪、格列本脲在孕期的应用进行比较,发现格列本脲的胎盘透过性最低。2000 年美国 Langer 等随机对照研究,自孕 11～33 周,口服格列本脲控制孕期血糖,与胰岛素治疗组相比,两组间巨大儿、胎儿肺成熟障碍、新生儿低血糖、新生儿转入 ICU、胎儿异常等发生率差异均无统计学意义,口服格列本脲组 96% 的孕期血糖控制满意。两组脐带血中胰岛素浓度也相同,并且,对应用了格列本脲组中的脐带血中药物浓度进行了监测,结果未检测出该药物。研究表明:孕期应用格列本脲治疗糖尿病是安全、有效的。因而,孕期使用格列本脲对胎儿较为安全。

妊娠期用法:开始每日服 2.5mg,然后根据血糖情况逐渐增加,每日最大量不超过 15～20mg,出现疗效后逐渐减至维持量。如每日用量大于 10mg 时,需分早晚两次服用。该药较易引发低血糖反应,故应从小剂量开始使用。1 型糖尿病患者,糖尿病酮症酸中毒、昏迷、感染以及白细胞减少患者禁用。该药有时引起腹胀、腹痛、厌食、恶心、呕吐等,如出现以上症状可改饭后服用。

2. 二甲双胍在妊娠期的应用　二甲双胍属于 FDA 妊娠期分类 Bm 类。为第二代双胍类降糖药物,在血浆中不与血浆蛋白结合,该药可透过胎盘。

近年来研究显示,二甲双胍在孕前和孕早期应用不增加胎儿畸形的发生,也可用于 GDM。由于二甲双胍不增加内源性胰岛素分泌,因而,孕期应用时母亲发生低血糖现象较少,胎儿也不会发生高胰岛素血症,极少发生乳酸中毒(发生率约为 0.03‰),但有肾功能不良者乳酸中毒明显增多。由于二甲双胍可自由通过胎盘,使用后短期内胎儿血、脐血及羊水中药物浓度与母血中类似,在成人二甲双胍主要经肾小管分泌排出体外,在胎儿是如何代谢目前尚不清楚,推测可能也是通过同样方式,这样就会有部分药物进入羊水中再次循环,因而用药后较长的时间胎儿体内血药浓度甚至较成人还高。尽管使用二甲双胍后胎儿血药浓度较高,但目前没有发现对胎儿有何副作用,包括致畸、胎儿酸碱平衡紊乱、新生儿缺氧等。至于是否有远期影响仍需要进一步随访。

哺乳期妇女服用该药时,进入乳汁的小剂量二甲双胍对婴儿无害。服用二甲双胍的哺乳期妇女(500mg,一天 2 次),其平均乳汁与血清二甲双胍浓度比值为 0.63(0.36～1.00)。乳儿摄入的二甲双胍量为母体的 0.11%～1.08%。而且乳汁中的二甲双胍浓度在服用期间期是平稳的。婴儿从乳汁中摄入二甲双胍的量少于母亲服药剂量的 0.4%,远远低于哺乳期禁止应用药物的 10% 的界线,提示哺乳期应用是安全的。

当糖尿病妇女哺乳期拒绝应用胰岛素治疗或存在明显的胰岛素抵抗时,在获得母亲的知情同意后,可以用于哺乳期血糖控制。虽然目前认为进入乳汁的二甲双胍量很低,但尚无确实证据证明二甲双胍对新生儿的远期安全性。应用二甲双胍治疗的哺乳期糖尿病妇女,最好在服药前哺乳并且避免服药后 2～3 小时内哺乳,这样可以最大限度地减少婴儿摄入的二甲双胍量。

3. α-葡萄糖苷酶抑制剂　属于 FDA 妊娠期分类 Bm,目前常用药物有阿卡波糖。小样本研究报道阿卡波糖治疗 GDM,除有胃肠道不适外,没有发生任何妊娠并发症,新生儿也没有异常情况发生。

4. 噻唑烷二酮类　吡格列酮、罗格列酮属于 FDA 妊娠期分类 Cm,曲吡格列酮属于 FDA 妊娠期分类 Bm 类。Cataldo 用罗格列酮治疗 PCOS,受孕前用药 5 个月,妊娠 4 周停药,新生儿未发现异常。目前未见此类药物治疗 GDM 的效果及不良反应的报道。这类药物必须在胰岛素存在基础上发挥作用,故需体内具备一定的胰腺 β 细胞功能。其最大的不良反应是肝毒性,故使用期间需监测肝功能变化,有肝病者禁用。目前常用药物为吡格列酮、罗格列酮,肝毒性较小。

5. 非磺酰类胰岛素促分泌剂　该类药物作用靶器官为胰腺。与磺酰脲类类似，药物发挥作用也要求患者具备一定的胰腺 β 细胞功能。药物起效快于磺酰脲类。目前常用药物有瑞格列奈等。目前缺乏孕期使用资料。

综上所述，虽然目前对妊娠期口服降糖药的研究很多，也有很多研究结果显示其安全性及有效性，但由于缺少大样本临床研究的证实，故建议只能对适合的特例患者在临床观察和监测下使用。口服降糖药的适应证及对胎儿的远期影响也有待进一步研究。

（五）GDM 的产科处理

1. 孕妇的监测

（1）动态血糖监测：采用简易血糖仪测定毛细血管血糖，该方法简单、痛苦性小，孕妇能在家自行监测血糖。

（2）尿酮体测定：及时发现酮症或酮症酸中毒。

（3）糖化血红蛋白（HbA1C）：GDM A_2 者，每月检查一次。

（4）血脂检查 GDM 在确诊时查血脂，血脂异常者定期复查。

2. 胎儿的监测

（1）无应激试验（NST）检查：GDM A_2 者，孕 32 周起，每周一次 NST，孕 36 周后每周 2 次 NST。GDM A_1 者孕 36 周起做 NST。NST 异常者进行超声检查，了解羊水指数。

（2）超声检查：妊娠 20 ~ 22 周常规超声检查，注意检查胎儿心血管和神经管系统，除外胎儿严重畸形。妊娠 28 周后，每 4 ~ 6 周复查一次超声，监测胎儿发育和羊水量及胎儿血流等。妊娠 26 ~ 28 周进行胎儿超声心动检查，除外胎儿先天性心脏病或肥厚性心肌病。

（3）胎儿肺成熟的评价：GDM 确诊晚，或血糖控制不满意，以及其他原因需提前终止妊娠者应在计划终止妊娠前 48 小时，行羊膜腔穿刺术，以了解胎儿肺成熟情况，同时羊膜腔内注射地塞米松 10mg，以促进胎儿肺成熟。国外许多学者认为，在严密监测血糖的条件下，可以肌内注射倍他米松，每次 6mg，12 小时一次，共 4 次；或者肌内注射倍他米松，每次 12mg，24 小时 1 次，共 2 次，以便促进胎儿肺成熟。用药后，监测血糖的变化，必要时增加胰岛素的用量。

3. 分娩时机及方式

（1）分娩时机：①无妊娠并发症的 GDM A_1 级，胎儿监测无异常的情况下，孕 39 周左右收入院，严密监测下，等到预产期终止妊娠。②GDM A_2 级者如血糖控制良好，孕 37 ~ 38 周收入院，妊娠 38 周后，检查宫颈成熟度，孕 38 ~ 39 周终止妊娠。③有死胎、死产史，或并发子痫前期、羊水过多、胎盘功能不全者确定胎儿肺成熟后及时终止妊娠。④糖尿病伴微血管病变者，孕 36 周后入院，促胎儿肺成熟后及时终止妊娠。

（2）分娩方式：糖尿病本身不是剖宫产的手术指征，决定阴道分娩者，应制定产程中分娩计划，在产程中密切监测孕妇血糖、宫缩、胎心变化，避免产程过长。

选择剖宫产的指征：糖尿病伴微血管病变、合并重度子痫前期或胎儿生长受限（FGR）、胎儿窘迫、胎位异常、剖宫产史、既往死胎、死产史及骨盆异常或软产道异常。孕期血糖控制不好，胎儿偏大者，尤其是胎儿腹围偏大，应放宽剖宫产指征。ACOG 关于 GDM 处理指南指出，如果估计胎儿体重大于 4500g，选择剖宫产可以降低臂丛神经损伤的发生。

4. 新生儿处理

（1）新生儿出生后易出现低血糖，出生后 30 分钟内进行末梢血糖测定。

（2）新生儿均按高危儿处理，注意保暖和吸氧等。

（3）提早喂糖水、开奶，动态监测血糖变化，以便及时发现低血糖，必要时 10% 葡萄糖缓慢静点。

（4）常规检查血红蛋白、血细胞比容、血钾、血钙、血镁、胆红素。

（5）密切注意新生儿呼吸窘迫综合征的发生。

5. GDM 产后随访　GDM 不仅增加妊娠风险，在产后及将来仍存在血糖及血脂代谢的异常。孙伟杰等研究提示，GDM 患者产后 6 ~ 12 周糖、脂代谢异常的发生率仍较高，而且孕期 OGTT 2 小时血糖水平与产后转归相关。还有研究显示 GDM 与将来 2 型糖尿病的发病有极强的相关性，GDM 孕妇与血糖正常的孕妇比较，将来 2 型糖尿病的发病风险升高 7 倍以上，并且随着随访时间的延长，GDM 发展成 2 型糖尿病的风险明显增加。产后 5 ~ 16 年，大约有 17% ~ 63% 将发展为 2 型糖尿病；再次妊娠时 GDM 的复发率高达

52% ~69% ,而且多发生于妊娠 24 周以前。

GDM 且波及数代,其后代肥胖和成年早期发生糖尿病的风险也明显增加。如何通过产后随访、适当干预,降低 GDM 患者及其后代远期发展为 2 型糖尿病的风险十分重要。国外研究提示,生后早期营养对成年疾病的发生具有重要影响。通过干预出生后早期营养可以缓解宫内环境对后代的不良影响,糖尿病的后代在出生后过多喂养可加重宫内不利因素的影响。

2011 年 ADA 在"糖尿病诊疗指南"中指出,有 GDM 病史的女性应在产后 6 ~ 12 周进一步进行血糖检查,除外孕前存在的糖尿病;有 GDM 病史的女性应至少每 3 年筛查 1 次,以明确是否进展为糖尿病或糖尿病前期。所有的 GDM 孕妇在产后应检查 FBG,FBG 正常的 GDM 者,产后 6 ~ 12 周应行 75g OGTT(空腹以及服糖后 2 小时血糖),其试验方法和标准应与非孕期相同。OGTT 异常者可能为产前漏诊的糖尿病妇女。OGTT 正常者每三年至少检查一次血糖,产后 IFG 或 IGT 者应该每年检查血糖,以便及时发现糖尿病。

另外,注意饮食结构合理,增加体育锻炼,保持体重在正常范围以减少或推迟 2 型糖尿病的发生。但目前尚缺乏 GDM 患者产后预防 2 型糖尿病发生的饮食与运动指南。ADA 建议所有患糖尿病或有糖尿病风险的超重和肥胖人群,都应当控制体重。GDM 产后饮食控制的目标是减少总热量摄入,同时保证足够的营养供应。对于有 GDM 史的女性应注意生活方式的改变,以延迟或预防 2 型糖尿病的发病,这优于药物治疗。通过长期生活习惯的改变而减轻体重,应作为预防 GDM 发展为 2 型糖尿病的一线治疗方案,不建议常规使用药物治疗代替生活方式改变的作用。

第 2 节　糖尿病合并妊娠

糖尿病合并妊娠是指在原有糖尿病的基础上合并妊娠,又称孕前糖尿病(pregestational diabetes mellitus,PGDM)。因部分 PGDM 在妊娠前即已确诊,故一部分 PGDM 的孕妇在诊断方面较容易。但有部分糖尿病合并妊娠的孕妇,在孕前并不知自己已患有糖尿病,在妊娠后由于胰岛素抵抗加重,同时由于妊娠后的早孕反应

及过度营养,往往使病情突然加重,给母儿造成严重的后果。

与 GDM 不同,显性糖尿病的妇女妊娠后对母儿的影响明显增大,尤其是未经良好控制、母体合并有微血管及肾脏疾病的糖尿病对母儿危害更大。自胰岛素应用临床之后,通过严格控制孕期血糖,加强孕期监测,妊娠合并糖尿病母儿预后有了明显改善,围生儿死亡率由 65% ,降到 2% ~ 5% 。

一、糖尿病合并妊娠对孕妇、胎儿及新生儿影响

妊娠前患有糖尿病者,糖尿病病程较长,病情程度较重,如果孕前及孕期血糖控制不满意者,母儿并发症将明显增加。

(一)糖尿病合并妊娠对孕妇影响

胎盘激素的作用,妊娠可使原有糖尿病加重,并可使母体妊娠期并发症的发病率增加,致病情复杂,诊断及处理的难度增加。

1. 子痫前期　发生率为 20% 。妊娠糖尿病和先兆子痫的发病机制尚未阐明,可能与胰岛素抵抗和高胰岛素血症有关。高胰岛素血症导致高血压升高的机制包括:①胰岛素促进远端肾小管对 Na^+ 重吸收,抗利尿及抗排泄作用增强,使细胞外容量增加;②增加交感神经系统的活性,刺激肾上腺能系统,使循环中儿茶酚胺浓度增加,使血管收缩,血压升高;③降低 Na^+-K^+-ATP 酶的活性,使 Na^+-K^+ 转运及交换异常,影响血管平滑肌对血管活性物质刺激的敏感性。血流动力学的改变也是影响因素之一。另外,还与孕妇患糖尿病的病程、程度及血糖控制是否满意有关,糖尿病病程长、伴微血管病变以及孕期血糖控制不佳者,子痫前期发生率明显增加,糖尿病合并肾病时,子痫前期发生率高达 54% 。糖尿病孕妇一旦合并子痫前期,围生儿预后差。

2. 酮症酸中毒　血液中酮体水平>100mg/L 称为酮血症。孕早期因早孕反应而导致进食减少或呕吐,易发生饥饿性酮症,严重时出现酮症酸中毒;妊娠中晚期由于胰岛素抵抗逐渐增加,如未能及时诊断、治疗,使胰岛素相对或绝对不足,胰高血糖素、生长激素、皮质醇及儿茶酚胺的增加,加剧高血糖,脂肪分解及肝脏酮体生成旺盛,而出现酮症。孕期促使糖尿病孕妇发生酮症酸中毒的因素包括:感染、急性疾病、内分泌异常(甲亢、嗜铬

细胞瘤)药物因素(类固醇激素、肾上腺素能激动剂)、治疗不当及吸烟等。虽然发生率低,但对母儿造成的危害严重。

3. 感染 孕期常见感染为念珠菌阴道炎、尿路感染、产褥期盆腔炎及呼吸道感染。

4. 羊水过多 其发病机制除胎儿畸形是其原因之一外,可能与血糖升高有关。正常孕妇中羊水过多的发生率为 0.6%~0.9%,而妊娠合并糖尿病孕妇羊水过多的发生率明显增加,Cousins 发现,B、C 级、D、R 级、F 级糖尿病孕妇发生羊水过多的发生率分别为 17.6%、18.6% 及 29%~31%。羊水过多会造成孕妇产时宫缩乏力、产后出血、胎盘早剥及休克等并发症。

(二) 糖尿病合并妊娠对胎儿影响

1. 自然流产 妊娠前及妊娠早期高血糖,将会影响胚胎的正常发育,导致胎儿畸形严重者,胚胎停止发育,发生流产。

2. 胎儿畸形 发生率明显增加,主要与妊娠早期孕妇血糖水平密切相关,如在孕前将血糖控制到正常水平,并将妊娠早期血糖维持在正常范围内,胎儿畸形将明显减少。胎儿畸形是目前构成糖尿病孕妇围生儿死亡的主要原因。

3. 胎儿宫内发育受限 主要见于糖尿病伴有微血管病变的孕妇。妊娠早期高血糖具有抑制胚胎发育的作用,另外,糖尿病合并微血管病变者,胎盘血管也常伴发异常,导致胎儿宫内血流供应减少,影响胎儿发育。

4. 巨大儿 主要见于不伴有微血管病变的显性糖尿病孕妇,如果孕期血糖控制不满意,巨大儿的发生率将增加。糖尿病性巨大儿是妊娠合并糖代谢异常最常见的并发症。巨大儿的产生原因主要是妊娠合并糖尿病的母亲给胎儿提供过多的葡萄糖,刺激胎儿胰岛 β 细胞的增生,而产生过多的胰岛素,致使胎儿过早产生非生理性成人型胰岛素分泌类型,以维持自身正常血糖。胰岛素能够促进胎儿组织脂肪及蛋白质的合成,抑制脂肪的分解,使胎儿全身脂肪聚集,妊娠晚期胎儿胰岛素的量与胎儿体积呈正相关。

糖尿病性巨大儿由于胎儿体重过大,特别是肩背部皮下的脂肪堆积,使肩周/头围、胸围/头围比值增加,胎头顺利娩出之后,而肩部坎顿于产道中发生肩难产。随着胎儿体重的增加,肩难产发生率的增加,胎儿锁骨骨折及臂丛神经损伤的发生率也在增加。

5. 早产 主要原因为医源性原因以及羊水过多、胎膜早破及感染等。

6. 胎儿死亡 孕期漏诊以及未接受治疗的糖尿病患者,妊娠晚期易并发胎儿窘迫,严重者出现胎死宫内。胎儿死亡原因可能为孕妇红细胞释放氧量下降,高血糖可降低胎盘供氧量,糖尿病性巨大儿的高胰岛素血症可致胎儿耗氧量增加,而使胎儿出现慢性缺氧,导致胎儿因缺氧死亡。妊娠中、晚期并发酮症酸中毒,将加重胎儿缺氧的程度,严重者导致胎死宫内,孕妇合并酮症酸中毒时,胎死宫内发生率高达 50%。同时也影响胎儿神经系统的发育。胎儿畸形亦是糖尿病孕妇围生儿死亡的主要原因。还有,孕妇合并羊水过多时,易发生胎膜早破,大量羊水流出时,可导致脐带脱垂,导致胎儿窘迫或胎死宫内。

(三) 糖尿病合并妊娠对新生儿影响

PGDM 对新生儿的影响主要为:①新生儿呼吸窘迫综合征(RDS);②新生儿低血糖;③新生儿肥厚性心肌病;④高胆红素血症;⑤新生儿低钙血症;⑥红细胞增多症;⑦新生儿低镁血症。其发生原因见妊娠期糖尿病。但其发生率高于 GDM 孕妇的新生儿,其发生率与孕妇是否合并微血管病变,孕期血糖水平是否控制满意,是否出现孕期并发症等有关。

二、糖尿病合并妊娠诊断及分类

(一) 糖尿病合并妊娠诊断

妊娠前已确诊的糖尿病患者,孕期诊断较容易。对未确诊糖尿病但具有糖尿病高危因素的孕妇,需在确诊妊娠后的第一次孕期保健时进行糖尿病的筛查。符合下列条件之一者诊断为糖尿病:①GHbA1c≥6.5%(采用 NGSP/DCCT 标化的方法);②FPG≥7.0mmol/L(126mg/dl);③OGTT 2 小时血糖≥11.1mmol/L(200mg/dl);④伴有典型的高血糖或高血糖危象症状,同时任意血糖≥11.1mmol/L(200mg/dl)。如果没有明确的高血糖症状,只有前三项的任意一项异常,需在另一天进行复测核实后方可确诊。

(二) 糖尿病分级

可按 White 分级法分级。White 认为影响母婴安全的因素有糖尿病的病程,发病年龄,有无血管并发症等。根据这些因素进行分级以估计预后,国际通用的 White 分级见表 69-4。

表 69-4　糖尿病分级

级别	诊断标准
B	发病年龄≥20 岁,病程<10 年
C	发病 10~19 岁,或病程 10~19 年
D	发病<10 岁,病程≥20 年,或眼底背景性视网膜病变或伴非妊娠期高血压疾病性高血压
E	发病<10 岁,或病程≥20 年,伴盆腔动脉硬化
F	糖尿病性肾病(蛋白尿≥500mg/d)
R	眼底增生性视网膜病变,或玻璃体积血
RF	R 及 F 指标同时存在
H	临床粥样硬化性心脏病
T	肾移植史

（三）糖尿病的高危因素

1. 肥胖(尤其是重度肥胖)。
2. 一级亲属患 2 型糖尿病。
3. GDM 史或大于胎龄儿分娩史。
4. 反复尿糖阳性。

三、糖尿病合并妊娠处理

（一）糖尿病患者计划妊娠前的咨询与管理

1. 糖尿病患者在妊娠前应进行全面身体检查,包括血压、肝肾功能、24 小时尿蛋白定量、眼底、心电图,血糖以及糖化血红蛋白(HbA1c)明确糖尿病的分级,建立多科合作,决定能否妊娠。

2. 糖尿病患者已并发严重心血管病变、肾功能减退或眼底有增生性视网膜病变(Class R)者应避孕,若已妊娠,应尽早终止妊娠。

3. 糖尿病肾病者,如果孕前尿蛋白<1g/24h,肾功能正常者;糖尿病合并背景性视网膜病变(Class D)者或糖尿病伴增生性视网膜病变在妊娠前已接受激光治疗者可以妊娠。

4. 为防止妊娠早期流产和胎儿畸形,准备妊娠的糖尿病患者,妊娠前应将血糖调整到正常水平。糖化血红蛋白降至 6.5% 以下。口服降糖药的糖尿病患者妊娠前应停用降糖药物,改用胰岛素控制血糖达到或接近正常后再妊娠。

5. 加强孕前糖尿病的教育,使之了解如何严格控制血糖。

（二）糖尿病合并妊娠孕期管理

1. HbA1c 检查　每 1~2 月测定 1 次。
2. 糖尿病伴有微血管病变合并妊娠者,应在早、中、晚 3 个阶段进行肾功能、眼底检查和血脂测定。严重糖尿病患者,尤其并发有微血管病变者,需每周监测尿蛋白,并定期进行肾功能、血脂、心电图及眼底等检查。

3. 控制血糖　ADA 在 2011 年指南中提出孕前 1 型糖尿病或 2 型糖尿病妊娠患者其血糖控制目标见表 69-5。

表 69-5　ADA 2011 年 DM 孕期血糖控制目标

目　　标	血浆血糖（mmol/L）
餐前、睡前及夜间血糖	3.3~5.4
餐后血糖峰值	5.4~7.1
糖化血红蛋白(HbA1c)	<6%

4. 无应激试验(NST)检查　孕 32 周起,每周 1 次 NST,孕 36 后每周 2 次 NST。

5. 超声检查　妊娠 20~24 周常规超声检查,监测胎儿发育、羊水量,并筛查胎儿是否有畸形。妊娠 28 周后每 4~6 周复查 1 次。妊娠 26~28 周进行胎儿超声心动检查,除外胎儿先天性心脏病或肥厚性心肌病。

6. 分娩时间　目前缺乏高质量研究。2003 年 ADA 指出妊娠超过 38 周的分娩增加了巨大儿发生率,建议依据母儿状况,孕 38 周左右终止妊娠。2007 年中华医学会 GDM 临床诊断及治疗推荐指南(草案)中提出:应用胰岛素治疗的糖尿病及 GDM A₂ 型,血糖控制良好,孕 37 周~38 周收入院,妊娠 38 周后检查检查宫颈成熟度,孕 38 周~39 周终止妊娠;有死胎、死产史,或并发子痫前期、羊水过多、胎盘功能不全者确定胎儿肺成熟后及时终止妊娠;糖尿病伴微血管病变者,孕 36 周后入院,促胎儿肺成熟后终止妊娠。

7. 分娩方式　可阴道分娩。如糖尿病伴微血管病变、合并重度子痫前期或胎儿生长受限(FGR)、胎儿窘迫、胎位异常、剖宫产史、既往死胎、死产史可考虑剖宫产。孕期血糖控制不满意,胎儿偏大者,应放宽剖宫产指征。阴道分娩者,产程中严密监测孕妇血糖、宫缩、胎心变化,避免产程过长。

（三）糖尿病合并妊娠产后管理

1. 产后胰岛素应用　根据产后血糖水平调整胰岛素用量,通常减低到产前用量的 1/2~1/3。

2. 为减少产后胰岛素的用量,提倡糖尿病患者母乳喂养。

3. 内分泌科管理,控制血糖,减少及控制糖尿病慢性并发症及合并症的发生。

(罗立华　魏凤华)

参 考 文 献

1. 丰有吉,沈铿. 妇产科学,第2版. 北京:人民卫生出版社,2011:140-143.

2. 中华医学会妇产科学分会产科学组,中华医学会围产医学分会妊娠合并糖尿病协作组. 妊娠合并糖尿病临床诊断与治疗推荐指南(草案). 中华妇产科杂志,2007,42:426-428.

3. 王晨虹,袁荣. 妊娠期胰岛素的应用. 中国实用妇产科与产科杂志,2007,23:410-415.

4. 杨慧霞,徐先明,孙伟杰. 妊娠合并糖尿病——临床实践指南. 北京:人民卫生出版社,2008:35-37.

5. O'Sullivan JB,Mahan CM,Boston AB. Criteria for the oral glucose tolerance test in pregnancy. Diabetes,1964,13:278-285.

6. Bellamy L,Casas JP,Hingorani AD,et al. Type 2 diabetes mellitus after gestational diabetes:a systematic review and meta-analysis. Lancet,2009,373:1773-1779.

7. HAPO Study Cooperative Research Group,Metzger BE,Lowe LP,et al. Hyperglycemia and adverse pregnancy outcomes. N Engl J Med,2008,358:1991-2002.

8. HAPO Study Cooperative Research Group. The Hyperglycemia and Adverse Pregnancy Outcome(HAPO)Study. Int J Gynaecol Obstet,2002,78:69-77.

9. Hadar E,Oats J,Hod M. Towards new diagnostic criteria for diagnosing GDM-the HAPO study. J Perinat Med,2009,37:447-449.

10. Lesser KB,Carpenter MW. Metabolic changes associated with normal pregnancy and pregnancy complicated by diabetes mellitus. Semin Perinatol,1994,18:399-406.

11. Buchanan TZ,Metzer BE,Frienkel N,et al. Insulin sensitivity and β cell responsiveness to glucose during late pregnancy in lean and moderately obese women with normal glucose tolerance or mild gestational diabetes. Am J Obstet Gynecol,1990,162:1008-1014.

12. 赵曼林,冯玉昆. HLA-Ⅱ类基因与妊娠期糖尿病相关

性的研究. 国外医学妇幼保健分册,2005,3:150-152.

13. 魏玉梅,杨慧霞,高雪莲. 全国部分城市妊娠期糖尿病发病情况的调查及适宜诊断标准的探讨. 中华妇产科杂志,2008,43(9):647-650.

14. 魏玉梅,杨慧霞,高雪莲,等. 妊娠期口服葡萄糖负荷试验合理血糖界值的探讨. 中华围产医学杂志,2009,12(3):182-185.

15. International Association of Diabetes and Pregnancy Study Groups Consensus Panel. International association of diabetes and pregnancy study groups recommendations on the diagnosis and classification of hyperglycemia in pregnancy. Diabetes Care,2010,33:676-682.

16. 魏玉梅,杨慧霞,高雪莲,等. 妊娠期口服葡萄糖负荷试验合理血糖界值的探讨. 中华围产医学杂志,2009,12:182-185.

17. American Diabetes Association. Diabetes Care,2011,34(suppl 1):s11-s61.

18. Rasmusen KM,Yaktine AL. Weight gain during pregnancy:reexamining the guidelines. Washington:National Academies Press,2009:1-12.

19. 中国营养学会. 中国居民膳食指南(2007). 拉萨:西藏人民出版社,2009:19,201-205.

20. 杨慧霞. 妊娠合并糖尿病的药物治疗. 药品评价,2010,7(5):2-7.

21. ACOG Practice Pregestational diabetes. Clinical management guidelines for obstetrician-gynecologists. Obstet Gynecol,2005,105(3):675-685.

22. Elliott BD,Schenker S,Langer O,et al. Comparative placental transport of oral hypoglycemic agents in humans:a model of human placental drug transfer. Am J Obstet Gynecol,1994,9:653-660.

23. Langer O,Conway Dl,Berkus M,et al. A comparison of glyburide and insulin in women with gestational diabetes mellitus. N Engl J Med,2000,343(16):1134-1138.

24. American Diabetes Association. Standards of medical care in diabetes-2011. Diabetes care,2011,34:S13-S60.

25. 段涛,丰有吉,狄文译. 威廉姆斯产科学. 第21版. 济南:山东科学技术出版社,2006:1216-1231.

26. American Diabetes Association. Gestation Diabetes Mellitus. Diabetes Care,2003,26(suppl 1):s103-105.

27. 迟家敏,汪耀,周迎生. 实用糖尿病学. 第3版. 北京:人民卫生出版社,2009:599-609.

第 70 章

老年糖尿病

老年糖尿病是老年人内分泌代谢性疾病中最常见的终生性疾病。老年糖尿病包括60岁以后确诊或60岁以前诊断为糖尿病而延续至60岁以后的老年患者。老年和非老年糖尿病有许多共同点,但老年糖尿病还有一些特殊性。

一、老年糖尿病的流行病学

糖尿病患病率随着年龄增长而增加,由于老年人口的增加、人群寿命的延长及生活模式改变等因素影响,老年人糖尿病患病率逐年增加,老年糖尿病患者明显多于非老年糖尿病患者。美国1999—2000年NHANES Ⅲ调查发现,60岁以上人口中2型糖尿病患病率高达20%。我国1980年对全国14个省、市、自治区的30万人口糖尿病(兰州糖尿病标准)抽样调查结果,糖尿病患病率0.67%,而60岁以上患病率为4.30%,老年糖尿病7倍于非老年糖尿病。1989年在山西、北京和辽宁地区4万余人口抽样调查发现,按照世界卫生组织(WHO)1985年糖尿病的诊断标准,糖尿病患病率2.02%,其中60~69岁组5.91%,老年人高近3倍于非老年人。1995—1997年在全国11个省、市对20~74岁的42 751人糖尿病抽样调查结果显示,≥60岁人群糖尿病(按照1985年WHO标准)患病率为11.34%。1997—1998年在我国12个地区对年龄40~99岁的常住居民29 558人进行糖尿病抽样调查结果显示,糖尿病(1985年WHO诊断标准)标化患病率为5.89%,40~44岁组为2.0%,45~64岁组为5.4%,65~79岁组为10.9%,80~99岁组达11.6%;从40岁以后,年龄每增长5~10岁,糖尿病患病率增加1~2倍,上升趋势在80~99岁年龄段趋于缓慢,但仍表现出高龄群体高患病率的特点;60岁以上糖尿病和糖耐量减低(IGT)患病率分别为19.24%和17.92%。2002年中国居民营养与健康状况调查结果显示,≥18岁人群糖尿病(按照1999年WHO诊断标准)患病率2.6%,患病人数

约为2300万人,其中18~44岁为1.27%,45~59岁为4.29%,60岁以上为6.77%;空腹血糖受损(IFG)患病率为1.9%,其中18~44岁为1.25%,45~59岁为2.6%,60岁以上为3.42%。2007—2008年在全国14个省市年龄≥20岁的46 239名成年人进行糖代谢异常调查,通过加权分析,考虑性别、年龄、城乡分布和地区差异的因素后,糖尿病患病率为9.7%,估计该人群糖尿病人数约有9240万人,这可能是全世界上糖尿病患病人数最多的国家;其中20~39岁糖尿病患病率为3.2%,40~59岁为11.5%,≥60岁为20.4%(比20~30岁年龄组高10倍)。从20世纪80年代在全国性或局部地区进行的糖尿病流行病学抽样调查发现,随着改革开放不断推进,人口的城市化及老年化,人们生活方式改变及其生活水平逐步改善,糖尿病尤其是2型糖尿病患病率逐年增加,老年糖尿病明显高于非老年人群;在调整其他因素后,年龄每增加10岁糖尿病患病率增加68%。

美国调查资料显示:糖尿病是心、脑血管疾病和癌症之后的第3位威胁人类健康和生命的非传染性疾病,糖尿病是65岁以上老年人肾衰和透析的主要原因。在糖尿病人群中,由于大血管病变并发症的死亡率占75%。微血管并发症对老年糖尿病群体也是一个严重的威胁,在美国糖尿病视网膜病变是老年视力减退的主要原因,即使没有失明,也与致残和抑郁有关。老年人群特别容易发生外周神经病变和外周血管病变,除截肢率随增龄而增加外,还可造成平衡障碍、运动能力受损以及与糖尿病神经病变相关的慢性疼痛。老年糖尿病体力受限的发生率是非糖尿病患者的2~3倍,日常生活能力的丧失前者为后者的1.5倍。生活能力丧失是糖尿病并发症产生的直接后果,如眼病、脑卒中、心血管病、神经病变及外周血管病变,其患病率在60岁以上者可达10%~15%,80岁以上者高达25%,在美国的Pima印第安人

中增加的更加明显。

目前我国大于60岁的老年人已超过总人口的10%。如果老年人糖尿病患病率达到10%,则全国就有老年糖尿病患者一千二百万左右。故对老年糖尿病及并发症的防治,已成为摆在我国医药、卫生、保健工作者面前的重要任务。

二、老年糖尿病的诱发因素

老年糖尿病约95%左右为2型糖尿病,极少数为1型糖尿病。2型糖尿病系多基因遗传性疾病,遗传的多个基因的微效累积作用,加上后天诱发因素,即可发生2型糖尿病(图70-1)。2型糖尿病发病机制包括胰岛素抵抗和胰岛β细胞功能缺陷两方面。

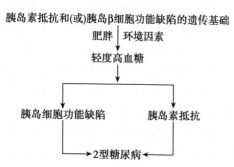

图70-1　2型糖尿病产生的示意图

诱发老年2型糖尿病的环境因素大致有以下几方面:

(一) 胰岛素抵抗常见

胰岛素抵抗在老年人中较为常见。产生胰岛素抵抗的原因有以下几方面。

1. 体力活动减少　随增龄而活动减少,导致胰岛素敏感性下降;肌肉的失用性萎缩,又会导致其摄取葡萄糖的能力降低。

2. 饮食结构不合理　食物中饱和脂肪酸增多、膳食纤维摄入不足及某些微量元素缺乏,将导致胰岛素敏感性下降,并降低葡萄糖耐量。

3. 肥胖　有肥胖倾向或肥胖尤其是中心型肥胖患者,体内脂肪绝对量增多,即使尚未达肥胖程度,但在组织成分的构成上脂肪比例也明显增加,如25岁时脂肪量约占机体总组织成分的20%,75岁时可增至36%。中心型肥胖系指网膜及肠系膜等内脏脂肪细胞增大、门脉中游离脂肪酸(FFA)浓度增高,导致VLDL及LDL生成增多、肝糖输出增多、肝细胞膜上胰岛素受体数目减少及活性减低,受体的酪氨酸激酶活性也降低,可

能还有受体后缺陷,再加上周围组织的同样变化而产生胰岛素抵抗。此时由于胰岛素的生物效应降低,即出现代偿性高胰岛素血症;长期下去导致胰岛β细胞功能减退。由此可见,FFA能在肝脏和肌肉组织中抑制胰岛素介导的葡萄糖摄取和利用,促进肝糖异生,还可引起胰岛β细胞中脂质堆积,而影响胰岛素的分泌,最终导致糖代谢异常,使血糖升高。

4. 炎症因子　细胞炎症因子对胰岛素抵抗产生一定的影响。除了血液循环中FFA导致胰岛素抵抗外,脂肪细胞产生的炎症因子,如瘦素(leptin)、胰淀素(amylin)、脂源性肿瘤坏死因子α(TNF-α)等,均对胰岛素抵抗的产生起重要作用。瘦素可促进脂肪分解,产生大量FFA,并能强而特异地削弱胰岛素的代谢作用。胰淀素能抑制胰岛素分泌,与糖负荷后血糖下降的延迟有关。TNF-α能诱导胰岛素受体底物-1(IRS-1)的丝氨酸磷酸化,并使之成为胰岛素受体酪氨酸激酶的抑制剂,抑制胰岛素受体活化;对脂肪细胞中葡萄糖运载体-4(GLUT-4)有下调作用,抑制胰岛素依赖性葡萄糖转运;另外,TNF-α可促进脂肪分解释放FFA,并能升高循环中多种升糖激素(如胰高血糖素、儿茶酚胺、皮质醇等)。胰岛素抵抗可能是肥胖型老年糖尿病的主要致病因素。

5. 内分泌激素　如类固醇激素水平与老年糖尿病发病相关,特别是睾酮水平高的妇女和水平低的男性可促使老年糖尿病发病的风险增加。

6. 胰岛素受体　老年人的胰岛素受体、葡萄糖感受器和胰岛素的反馈调节机制均发生变化,导致血糖升高。

(二) 胰岛β细胞代偿功能缺陷

胰岛素抵抗并不一定都进展为2型糖尿病,老年糖尿病的发生还与胰岛β细胞功能缺陷有关。

血中胰岛素原水平及其胰岛素原/胰岛素比值的升高是胰岛β细胞功能衰竭的早期标志,此时胰岛素的早期和迟发分泌相均有降低。在糖尿病前期老年患者胰岛素原不适当分泌增多,在饮食或葡萄糖负荷后老年人胰岛素原比青年人增多。人胰岛素原抑制肝糖产生和释放作用只有胰岛素的1/10。

胰岛淀粉样蛋白沉积导致胰岛β细胞功能减退。血糖正常的老年人胰岛淀粉样变仅占10%左右,而老年2型糖尿病患者胰岛组织可有

80%以上产生淀粉样变,重度2型糖尿病患者可有90%的胰岛空间被淀粉样沉积物所占据,对胰岛β细胞造成损害并取而代之,促使胰岛β细胞明显减少导致功能减退,而α细胞相对增多而产生过多的胰高血糖素,使血糖进一步升高。从胰岛淀粉样沉积物中,已分离纯化出具有37个氨基酸的胰岛淀粉样蛋白多肽(islet amyloid polypetide,IAPP),也称胰淀素(amylin)。已明确胰淀素是胰岛β细胞激素,在葡萄糖和其他促泌因素作用下和胰岛素一同释放。血液循环中胰淀素达到一定水平时可抑制胰岛素释放,从而使糖耐量减低。

老年2型糖尿病患者导致胰岛β细胞功能失代偿的原因总结为:①随着增龄体内核酸物质损害增加而修复功能降低,导致胰岛β细胞凋亡增加;②慢性高血糖对胰岛β细胞的毒性作用诱发功能减退;③胰腺组织中胰淀素含量升高,损害胰岛β细胞的胰岛素分泌功能。胰岛β细胞功能不全在老年糖尿病发病过程中起到决定性的驱动作用。

(三)不健康的生活方式

不健康的生活方式对老年糖代谢的影响不容忽视。生活无规律,高糖、高热量饮食(高脂肪及酒精摄入增多)和体力活动减少导致超重和肥胖,长期处于应激状态等是使老年人易患糖尿病的重要原因。

吸烟使老年糖尿病发病的风险增加。一项25个前瞻性多中心研究包括120万参与者的荟萃分析显示,吸烟增加2型糖尿病发病风险,吸烟者比不吸烟人群患2型糖尿病的相对危险度为1.44;大量吸烟者(≥20支/天,RR=1.61)风险高于少量吸烟者(RR=1.29),目前仍吸烟者(RR=1.44)风险高于已戒烟者(RR=1.23)。在日本进行的一项6250名无糖尿病、糖耐量异常和高血压的男性调查发现,在60 804人·年随访中,确定2型糖尿病450例,校正年龄、BMI、饮酒量、体力活动、糖尿病家族史、空腹血糖、TC、TG、HDL-C和ESR等多种共变量后,和不吸烟者相比,吸烟者的2型糖尿病相对危险性是1.47(95% CI:1.14~1.92);与不吸烟者相比,每天吸烟超过30支,其多因素的相对危险性是1.73(95% CI:1.20~2.48)。每天的吸烟量和盒数-年值与2型糖尿病的发生呈剂量依赖性的正相关(趋势的P值分别为0.026和0.001),由此可见吸烟是2型糖尿病

的独立危险因素。

此外,老年人因体力逐渐衰退、经济来源减少、生活质量下降而产生的心理压力,长期处于抑郁、焦虑状态等在老年2型糖尿病发病中也起到重要作用。

(四)药物的影响

老年人因多种慢性疾病共存(平均3.1种疾病/老年人),用药种类繁多(平均用药4.5种/老年人),可能损害机体糖的内环境稳态而诱发糖尿病。

引起高血糖的常见药物包括以下几类:①某些β-受体阻滞剂:通过抑制胰岛素分泌与释放,抑制肝脏和外周组织对葡萄糖的摄取,增加肌肉组织糖原分解而升高血糖。各种β-受体阻滞剂对胰岛素敏感性的影响是有差异的:阿替洛尔和美托洛尔对胰岛素敏感性和糖耐量影响可能是负面的;卡维地洛可能是有益的。②噻嗪类利尿药:通过减少体内钾含量引起胰岛素分泌减少,其作用具有剂量依赖性;对胰岛β细胞直接毒性作用促使胰岛素分泌减少及其敏感性下降;肝糖产生增加及对胰岛α细胞刺激作用等。③糖皮质激素:促使肝糖产生增加、抑制葡萄糖摄取、胰高糖素增加、促进脂肪和蛋白分解并拮抗胰岛素的降糖作用。④蛋白酶抑制药(protease inhibitors,PI):在接受高效抗反转录病毒药物治疗的患者中有3%~17%发生糖尿病或糖耐量异常,原因是蛋白酶抑制剂的直接毒性作用,也可能是HIV导致人体代谢防御系统障碍。一项5年的随访观察发现,发生高血糖占5%,其中1/3为糖尿病,并可升高TC、TG水平。⑤非典型抗精神病药:主要有氯氮平和奥氮平,其次是喹硫平和氯丙嗪等。促使血糖升高的机制包括体重增加,拮抗下丘脑多巴胺受体抑制对血糖的调节,阻断毒蕈碱 M_3 受体活性抑制胆碱能神经诱导的胰岛素分泌。⑥烟酸:烟酸主要是速效型和缓释型,通过增加胰岛素抵抗或肝损害使已有糖代谢异常患者的血糖升高。其他还有苯妥英、钙通道阻断剂、β受体激动剂、性激素与口服避孕药、干扰素-α、免疫抑制剂、甲状腺激素、锂剂、左旋多巴、茶碱、喷啶、异烟肼、利福平、喹诺酮类抗生素、吗啡、喷他脒、吲哚美辛、氯氮草、二氮嗪、胺碘酮、奥曲肽等均可通过不同途径对血糖造成影响。

(五)睡眠障碍

睡眠障碍是指由于各种心理与社会原因引起

的非器质性睡眠与觉醒障碍。研究发现,睡眠时间过长或过短均会增加2型糖尿病发病风险,两者之间呈"U"关系。由于部分老年人长期睡眠障碍促使交感神经兴奋性增强,使机体长期处于应激状态而导致皮质醇、肾上腺素等拮抗激素升高,引起中心型肥胖及其胰岛素抵抗,最终引发2型糖尿病。大约有40%以上的阻塞性睡眠呼吸暂停综合征患者其2型糖尿病发病风险增加;另一份研究显示,睡眠障碍发生2型糖尿病的风险较正常人群增加2倍左右。

睡眠障碍导致老年糖尿病的机制包括:①交感神经兴奋促使生长激素、皮质醇、去甲肾上腺素等升高,导致胰岛素抵抗及其敏感性下降;②睡眠障碍可激活NF-κB促发低度炎症反应,从而增强了胰岛素抵抗而诱发糖尿病;③睡眠障碍诱发瘦素水平下降及促生长激素升高而影响食欲饥饿感的调节,促使热量摄入增加导致肥胖;④血脂代谢异常加重胰岛素抵抗和胰岛β细胞功能缺陷;⑤睡眠节律紊乱使日间活动减少,易发生肥胖而增强了胰岛素抵抗,而且生物钟紊乱引起胰岛素分泌节律也紊乱;⑥睡眠障碍伴发的抑郁、焦虑等精神长期处于应激状态易产生糖代谢异常。

总之,老年人糖尿病大多是在多基因遗传基础上,各种后天环境因素共同作用累积的结果。在糖尿病前期,老年人胰岛素分泌方式和水平已经存在明显异常,β细胞出现了形态和功能变化,而机体胰岛素抵抗又加重了β细胞的负担;随着年龄的增加,机体对于糖、脂毒性的敏感性不断增加,而β细胞对于胰岛素抵抗的代偿能力逐渐下降,这些因素都是老年人糖尿病高发的病理基础。老年人2型糖尿病发生机制及程序可概括如下:具有胰岛素抵抗及(或)胰岛β细胞功能缺陷的遗传基础上,随着年龄增长,相对过食、缺乏活动所致肥胖(特别是向心型肥胖)或体内脂肪相对增多等后天环境多因素的累积作用,就会引发葡萄糖轻度升高;而慢性持续性高血糖的毒性作用,进一步引发并加重胰岛素抵抗及(或)胰岛β细胞功能缺陷,遂引起2型糖尿病及各种并发症。一般来说,中心型肥胖的老年人,腹内脂肪增多,以胰岛素抵抗为主(空腹及糖负荷后胰岛素和C-肽分泌增加),也存在胰岛β细胞功能缺陷;而非肥胖者则主要为胰岛β细胞功能缺陷,当然也存在胰岛素抵抗。

三、老年糖尿病的病理生理特点

(一)老年人胰岛β细胞功能变化特点

1. 老年人胰岛β细胞的胰岛素合成能力逐渐下降,而这种功能下降可以独立于胰岛素抵抗而存在。老年人胰岛功能以第Ⅱ时相胰岛素分泌下降为特点,该时相分泌水平是由胰岛素合成能力和膜转变融合速率决定,胰岛素第Ⅱ分泌时相的衰退间接反映了胰岛素合成能力的减退。动物实验也证实随增龄胰岛β细胞内胰岛素合成和mRNA表达减少。

2. 老年糖尿病患者胰岛β细胞第Ⅰ时相胰岛素分泌无明显减退,但第Ⅱ时相胰岛素分泌的反应性和分泌水平明显下降,呈延迟型胰岛素分泌状态,精氨酸刺激后胰岛素分泌能力较年轻人下降大约48%。

3. 血清胰岛素原/真胰岛素比值(PI/I)增加,胰岛β细胞可将胰岛素原转化为具有生物活性的胰岛素和C-肽,测定PI/I可作为评估胰岛β细胞功能的依据。PI/I比值升高是胰岛β细胞分泌功能减退的早期指标,可预测糖尿病的发生。

4. 脉冲式胰岛素分泌节律受损。健康成年人基础胰岛素的分泌呈脉冲式、有序、快速和小量地分泌,每8~15分钟小幅脉冲分泌1次,60~140分钟大幅脉冲分泌1次。老年糖尿病患者的基础胰岛素分泌节律紊乱,频率减少,脉冲幅度变小。

5. 由于老年人常合并肾脏病变,促使胰岛素清除能力下降而导致其半衰期延长,老年糖尿病患者又易发生低血糖的风险。

6. 胰岛β细胞内电活动异常导致胰岛β细胞功能下降。随增龄β细胞膜上敏感的K_{ATP}通道敏感性下降,降低了胰岛β细胞内电活动,影响胰岛素分泌。增加了老年人糖尿病的发病率。

(二)高血糖所致蛋白质糖基化、氧化及其干预药物的应用

1. 晶体蛋白糖化 随增龄人晶体蛋白的amadori产物也随之累积增加。无论有无糖尿病在白内障形成过程中,晶体蛋白的非酶糖化都起到重要作用,而持续性高血糖可促使晶体蛋白糖基化而加剧白内障的形成过程。

2. 胶原蛋白糖化 胶原蛋白是广泛存在于人体结缔组织、大小血管及全部基底膜的蛋白质。在人体老化过程中,在持续性高血糖影响下,胶原

蛋白量有所减少,但胶原蛋白的非酶糖化则不断增加,使心血管壁弹性减低,肺弹性降低,器官的生理功能下降。毛细血管基底膜在持续性高血糖作用下不断增厚,甚至发生管腔阻塞,造成糖尿病性视网膜病变及肾病变。

3. 蛋白质糖基化的干预药物 实验表明阿司匹林对蛋白质的糖基化和氧化有抑制作用,其机制可能与葡萄糖竞争同一个赖氨酸的 e 氨基,形成稳定的乙酰化合物,阻止糖化反应的继续进行。其他药物还有布洛芬、谷胱甘肽、氨基胍等。如果有能阻止蛋白质非酶糖化而无副作用的药物,则大有益于预防糖尿病慢性并发症的发生。

近些年来发现在蛋白质及脂质被糖化的同时也被氧化。在动物模型研究中有报告认为,在高血糖引起鼠尾肌腱胶原蛋白的糖化氧化及交联研究中发现螯合物、硫氢基或疏基化合物、抗氧化剂及氨基胍等具有因葡萄糖引起的胶原蛋白糖化、氧化及交联的抑制作用。

(三) 醛糖还原酶及其抑制剂

醛糖还原酶使葡萄糖转化为山梨醇,持续性高血糖使细胞的多元醇通道活性增加。醛糖还原酶存在于晶体、视网膜、角膜、肾脏及神经髓鞘和其他组织内,而山梨醇累积在这些组织就形成白内障、视网膜病变、肾脏病变及神经病变等。近年来,已有一些醛糖还原酶抑制剂应用于临床,治疗2型糖尿病患者周围神经病变,具有改善其功能的作用。

在2型糖尿病慢性并发症起主导作用的是蛋白质的非酶糖基化或氧化,还是山梨醇的聚积还不是十分清楚。由于葡萄糖并非醛糖还原酶敏感的酶作用底物,因此,只有在高血糖条件下使己糖激酶饱和,才能使醛糖还原酶活化从而使葡萄糖转化为山梨醇。如果能很好地控制高血糖,也就可能控制下一步变化。循证医学证据(DCCT 及 EDIC,UKPDS 及其后续研究)显示,严格控制高血糖可对糖尿病性视网膜病变、肾脏病变及神经病变以及大血管病变均起到很好的防治作用。由此可见,对于老年2型糖尿病患者强化血糖控制,也是相当重要的。

(四) 血脂异常

2型糖尿病患者合并血脂异常的特点是血清甘油三酯(TG)和极低密度脂蛋白(VLDL)升高,总胆固醇(TC)和低密度-脂蛋白(LDL-C)也可升高,小而密的 LDL(sLDL)升高,高密度脂蛋白-胆固醇(HDL-C)降低。TG 及 VLDL 脂解为游离脂肪酸(FFA)与胰岛素抵抗呈正相关,同时 FFA 增多为肝脏提供原料使其合成 LDL、TG、VLDL 就越多。当 TG 和 VLDL 增多时,VLDL 通过胆固醇酯转运蛋白(CETP)的作用与正常颗粒的 LDL 进行 TG 与胆固醇酯(CE)脂质交换,使 LDL 内含有更多的 TG,富含 TG 大的 LDL 在脂蛋白酯酶(LPL)或肝脂酶(HL)作用下进行脂解而导致 LDL 颗粒由大变小,形成了小而密的 LDL(sLDL),但 HDL 却减少。此时血清中 TG、sLDL 含量增多而 HDL 减少,是导致糖尿病大血管病变的脂类危险因素;再加上高血糖促使脂蛋白非酶糖化及氧化更可加速动脉粥样硬化的发生及进展,对于易发生动脉粥样硬化性疾病的老年糖尿病患者更为重要。

(五) 血液流变学改变

由于血脂、血糖升高以及相关凝血因子异常等的共同作用下,老年2型糖尿病患者血浆黏稠度和全血黏度均明显升高。结合高胰岛素血症、高血糖、高血压等共同促进糖尿病大血管病变即动脉粥样硬化性疾病的发生,如冠心病、脑血管病、肢体血管病变等,重者可发生脑梗死、心肌梗死或下肢阻塞性血管病变,严重者也可危及到生命。

四、老年糖尿病临床表现的特点

(一) 老年2型糖尿病患者"三多一少"的典型症状较少见

在糖尿病前期[包括空腹血糖受损(IFG)和糖耐量减低(IGT)]可无典型的"三多一少"症状。由于老年人肾动脉硬化等促使肾糖阈值升高,老年糖尿病患者典型糖尿病症状在临床上较少见,仅占 1/5 ~ 2/5;但非特异性症状较多见,常有疲乏尤其在饭后明显,餐前低血糖反应,轻度口渴,尿频特别是夜尿次数增多,多汗,皮肤瘙痒,易发生呼吸道、泌尿道、消化道或皮肤等部位感染,阳痿等非特异性症状之一项或几项,这些症状应视为老年糖尿病的表现之一,临床上若出现二项以上,即提示患糖尿病的可能;部分患者也可有不同程度的体重减轻,易被误认为慢性消耗性疾病或恶性肿瘤而延误诊断。老年糖尿病缺乏典型症状的原因包括:①老年人肾糖阈值(12 ~ 13mmol/L)比非老年人(8.9 ~ 10mmol/L)高,当血糖轻度升高没有超过肾糖阈值时不会出现多尿症状,也就不会产生多饮、多食及消瘦的表现;②老年人口渴中枢的敏感性降低,不易出现烦渴、多饮等症状。由于老年糖尿病无症状或症状不典型,多数患者是在健康检查或其他疾病就诊时被发现的。因此,老年 2 型糖尿病的诊断常被延误,致使患者常在诊断糖尿病之时就已出现了多种并发症或合并症。

（二）老年 2 型糖尿病患者常以餐后血糖升高为主

老年 2 型糖尿病患者常以餐后血糖升高为主,而空腹血糖往往正常。部分患者是在健康体检时发现尿糖阳性(因尿常规是在餐后检查的)而空腹血糖在正常范围内,再通过进一步检查而确诊糖尿病。首先是检查餐后 2 小时血糖,若仍在允许范围内,应该进行 OGTT 以肯定或除外糖尿病。

（三）急性并发症的死亡率高

老年糖尿病患者常见的急性并发症有以下几种。

1. 低血糖症　低血糖症是老年糖尿病患者常见的急性并发症之一。糖尿病患者血糖 <3.9mmol/L(70mg/dl)称为低血糖症。低血糖症诊断标准仍沿用 Whipple 三联症:①出现低血糖症状;②静脉血浆血糖<2.9mmol/L(非糖尿病患者);③给予碳水化合物后症状可缓解。老年糖尿病患者出现低血糖症需鉴别三种情况:低血糖症即有低血糖症状+血糖<3.9mmol/L;低血糖反应即出现低血糖症状,但血糖未达到低血糖症的标准;低血糖即血糖达到低血糖症的标准,但未出现低血糖症的相关症状。老年糖尿病患者发生低血糖症可见于糖尿病早期的餐前,由于胰岛素分泌与血糖高峰不同步所致;应用胰岛素过量或口服促胰岛素分泌剂的老年 2 型糖尿病患者,口服降糖药物尤其是长效磺脲类(如格列本脲)有时可导致严重的低血糖症发生且持续时间更长。老年糖尿病患者比年轻患者易发生低血糖而且严重,但症状往往不典型,其原因是由于老年人发生低血糖时引起儿茶酚胺等胰岛素拮抗激素的分泌较少,然而缺乏心悸、出汗等交感神经兴奋表现,常常突出表现为乏力、手抖、头晕、饥饿、烦躁、焦虑等精神症状,严重者可发生低血糖症昏迷。老年人对低血糖的耐受性更差,应尽量避免发生。

使用控制基础血糖的抗糖尿病药物的老年糖尿病患者,易发生低血糖昏迷,其原因主要是因为老年人肾功能受损,药物排泄减慢致使其在体内半衰期延长,尤其是使用长效降糖药物导致老年人低血糖昏迷者屡见不鲜,且由于症状不典型而未被及时发现及早处理而出现昏迷。低血糖昏迷 6 小时以上即可能造成不可恢复的脑组织损坏,即使抢救成功也可能再发生病情恶性甚至于死亡;同时,低血糖引起儿茶酚胺分泌使血管收缩,对于有心、脑血管病的老年人,可诱发心肌梗死或脑梗死。由此可见,老年糖尿病患者发生低血糖的危险比高血糖更大。在治疗过程中千万要注意,因为经过抢救,患者神志清醒后还会再度出现昏迷,所以应该在经过抢救使清醒后继续静脉滴注葡萄糖,保持血糖在 11.1mmol/L(200mg/dl)左右,再观察 1~3 天,方可酌情恢复原治疗方案,或根据病情重新制定新的治疗措施,才可放行患者。

2. 糖尿病性高血糖高渗透压综合征　此综合征主要见于老年 2 型糖尿病患者,平均发病年龄在 60 岁左右。发病原因是老年人常伴口渴感减退或消失,认知能力下降,高血糖未控制又未充分补液等原因易引起脱水,在诱发因素(如严重感染、应激状态、急性疾病时等)作用下,加重高血糖和血浆处于高渗状态而导致昏迷。高血糖高渗透压综合征的死亡率极高,未及时抢救的死亡率可达 40%~60%。

高血糖高渗透压综合征诊断依据是:血糖≥33.3mmol/L(600mg/dl),血浆有效渗透压≥320mOsm/L,血清 Na^+≥150mmol/L,动脉血 pH≤7.30,血清 BUN、Cr 升高,尿糖强阳性,尿酮体阴性或弱阳性。凡中年以上无明显诱因有下列情况之一者,无论有无糖尿病病史,均应警惕高血糖高渗透压综合征的发生:①出现进行性意识障碍和明显脱水表现患者;②出现中枢神经系统异常表现,如癫痫样抽搐;③应激情况时出现多尿者;④大量摄入糖类或某些能引起血糖升高的药物,如糖类皮质激素、苯妥英钠、普萘洛尔等出现多尿或有意识改变者;⑤有水摄入量不足或失水过多等病史者。

高血糖高渗透压综合征的处理原则是及早确诊,及时治疗。老年糖尿病患者发生高血糖高渗透压综合征的抢救原则与非老年患者相同,但在处理过程中应该注意输液量要适中,既不要过快,也不宜过多,要根据心脏功能调节输注液体的速度及质和量;在处理过程中,还要考虑和照顾到患者整体功能情况,如心、肺、肝、肾等脏器的功能状况,全面制定抢救方案,才能提高抢救的成功率。

3. 糖尿病酮症酸中毒　老年 2 型糖尿病患者发生酮症酸中毒并不多见,在所有糖尿病酮症酸中毒的患者中大约占 24%。但一旦发生则病情重,预后差,死亡率高可达 52%。老年糖尿病酮症酸中毒常在感染等应激情况下诱发。

老年糖尿病患者发生酮症酸中毒的处理与非老年患者相似,也是要注意各个脏器的功能状态。

4. 糖尿病性乳酸性酸中毒　老年糖尿病患者常伴有心、肺功能不全及肝、肾功能减退,在服用双胍类药物尤其是苯乙双胍时,由于组织缺氧,乳酸产生增多、排泄减缓,容易发生乳酸产生增多而导致乳酸性酸中毒。乳酸性酸中毒患病率低,但治疗难度大,死亡率高。

糖尿病性乳酸性酸中毒的诱发因素包括:①不适当的使用双胍类药物,尤其是苯乙双胍或含双胍类成分的保健品;②糖尿病病情控制不良;③肝脏及肾脏疾病影响乳酸的代谢、转化和排泄,进而导致乳酸性酸中毒;④糖尿病患者发生急性并发症时,可造成乳酸堆积,诱发酸中毒;⑤糖尿病患者存在慢性并发症时,造成组织器官缺氧,引起乳酸生成增加;⑥其他如酗酒、一氧化碳中毒、水杨酸盐类、儿茶酚胺、乳糖摄入过量等均可诱发乳酸增加。

乳酸性酸中毒的处理原则是:①首先明确乳酸性酸中毒的诱发因素,并尽快加以清除;②适当补液以恢复血容量;③补充碱性液体,以等渗(1.3%)碳酸氢钠 100 ~ 150ml 静脉滴注,总量大约在 500 ~ 1500ml/14h,pH ≥ 7.25 时可暂时停止补充碱性药物;也可使用二氯醋酸(35 ~ 50mg/kg,≤ 4g/d)或亚甲蓝制剂(1 ~ 5mg/kg);④需要时小剂量胰岛素的应用;⑤必要时做血液透析疗法;⑥处理发生的合并疾病。

(四)慢性并发症多且病情较严重

随着年龄增长老年人易患多种疾病,加上老年糖尿病患者因病程长、诊断和治疗延误等原因,常伴有多种慢性并发症或合并症且发生率可高达 40%,而且并发症病情较严重,致残率和致死率较高,如心血管疾病的发生率及其相关的死亡率是非糖尿病老年人的 2 倍,其中心、脑血管并发症是老年糖尿病患者的主要致死原因。

1. 老年糖尿病与心脏疾病　老年糖尿病患者合并冠心病患病率高,在 IGT 阶段即可见冠心病比正常糖耐量者增多。该类患者的临床症状往往不典型,无痛性心肌梗死较多见。冠状动脉管腔狭窄严重,受累血管多,病变较弥漫,预后较差,预期寿命为同龄人的 2/3。糖尿病患者发生心肌梗死后心力衰竭的发生率较非糖尿病患者高 2 倍,心肌梗死死亡率比无糖尿病患者增加 6 倍,CABG 和(或)PTCA 的 5 年死亡率较非糖尿病人群增加(分别为 19% 和 35%)。

老年糖尿病患者较易发生心肌病变。Ruble 等于 1972 年首先提出糖尿病心肌病变的概念,我国学者也做了大量的临床和基础研究工作;朱禧星等曾报告链脲佐菌素糖尿病大鼠心肌病变的试验研究;胡旭东等报告了 3 例老年 2 型糖尿病患者(60 ~ 71 岁)具有心绞痛及不同程度的左心功能不全,经冠状动脉造影及心内膜心肌活检证实为糖尿病心肌病;王瑞萍等总结 1984—1993 年有尸检资料的老年 2 型糖尿病患者 51 例,其中有一例 83 岁 2 型糖尿病 32 年的患者,69 岁时开始有持久性心房纤颤、心衰,死后尸检病理诊断为糖尿病心肌病。卫生部北京医院病理科总结了经病理证实的 40 例老年糖尿病心肌病变的病理组织学特点:①微小心肌细胞坏死广泛分布于全层心肌,但以心内膜下心肌较多见;②全层心肌微小心肌间纤维瘢痕灶形成;③心肌间微小血管壁明显增厚,可见到纤维化及玻璃样变性,血管腔狭窄,血管壁厚度与血管直径比例增高。

老年糖尿病患者发生心肌病变的机制还不是十分清楚,可能通过以下几方面的途径:①长期高血糖引起心肌组织和浆膜 GLUT-1 和 GLUT-4 的 mRNA 表达下调,导致心肌代谢减低以及心肌的糖基化,能量供应减少而损伤心肌产生病变;②糖尿病合并血脂代谢异常对心肌细胞的脂毒性损害;③微循环障碍导致心肌缺血、缺氧;④炎症反应,炎性介质数量增加对心肌细胞损害;⑤自主神经病变产生心肌营养障碍;⑥心肌纤维肥大;⑦心肌间微小动脉瘤形成。老年糖尿病心肌病变的诊断目前尚无确切的统一临床诊断标准,当患者出现类似冠心病的症状,又未发现冠状动脉病变的相关证据,冠状动脉造影未见异常时,可考虑做心肌活检加以证实。糖尿病性心肌病变需要与高血压病心肌病变及心肌梗死的病理学加以鉴别诊断。

2. 老年糖尿病与肾脏病变　老年人易患肾动脉硬化症,加上糖尿病长期高血糖、排尿不畅及其导致的泌尿道感染等对肾脏的损害等因素,可导致肾小球滤过率下降及其肾糖阈值升高。故在诊断和治疗过程中，不应完全依靠尿糖的监测而诊断和了解病情控制如何，应以测定空腹或（和）餐后 2 小时血糖、HbA1c 或动态血糖监测等作为代谢控制良好与否的依据。

老年糖尿病患者由于尿路不畅、尿潴留、高血糖等原因，易发生泌尿系感染，应重视其防治，以免长期得不到及时治疗而影响肾脏功能。

姬平、牟善初等总结了老年 2 型糖尿病患者肾病特点：①病程越长者肾病患病率越高；②血糖越高者糖尿病肾病发病率越高；③老年 2 型糖尿病伴高血压者其肾脏损伤出现更早，故控制高血糖的同时控制高血压是防治糖尿病肾病的重要环节。糖尿病肾脏病变尤其是早期病变治疗的首选药物是血管紧张素转换酶抑制剂（ACEI）或血管紧张素受体拮抗剂（ARB），该类药物除了降低高血压外，尚有延缓早期糖尿病肾病的进展过程。

3. 老年糖尿病与眼病　老年糖尿病患者易并发眼睛的视网膜病变、黄斑病变及眼肌麻痹等并发症。糖尿病性视网膜病变与血糖控制程度呈正相关。DCCT 对 1 型糖尿病患者及 Kumamoto 和 UKPDS 对 2 型糖尿病患者进行研究的结果显示，HbA1c 分别下降 2%、2% 和 1%，发生视网膜病变的风险分别降低 63%、69% 和 17% ~ 21%。张尧贞等总结了 100 例老年 2 型糖尿病患者视网膜病变与血糖的关系，结果显示：若在 60 岁以后确诊糖尿病并且代谢控制良好者，则出现的视网膜病变病情较轻；若在 60 岁以前确诊的糖尿病并且长期使用胰岛素治疗患者，仍有因增殖性视网膜病变而导致失明者。

老年糖尿病患者易发生眼底黄斑病变。英、美等国家的文献报道，认为 2 型糖尿病发生眼底黄斑病变多于增殖性视网膜病变。韩素义等对 60 例以上老年 2 型糖尿病眼底进行了荧光血管造影检查，发现糖尿病性黄斑病变是影响老年 2 型糖尿病患者视力的常见原因。

眼肌麻痹在老年 2 型糖尿病患者中并不罕见，多累及动眼神经及展神经。微血管病变、神经病变及血液流变学改变等是眼肌麻痹共同的促发危险因素，而针对高血糖、血脂异常、高血凝状态等的治疗，有望在 2 个月左右使眼肌麻痹得以恢复。

4. 糖尿病足　糖尿病足是老年糖尿病患者严重的慢性并发症。当糖尿病患者合并下肢大、小血管病变导致血液供应及其营养障碍，神经病变产生感觉减退，再有任何皮肤感染即可导致下肢感染性病变且难以治愈，以至于感染病灶不断扩大，形成糖尿病足。糖尿病足的预后较差，有的患者甚至于需要截肢的惨剧发生。

因此，老年糖尿病患者必须很好地保护自己的双脚，经常检查脚部的皮肤是否有破溃、感染；每天洗脚后用柔软的布将皮肤搓洗干净，必要时涂上一些油膏以保护皮肤；平日穿柔软的鞋袜等措施以预防足部感染。若足部皮肤发生任何异常，要及时看医生。

5. 呼吸道感染、肺炎、肺结核　老年 2 型糖尿病患者在代谢控制不佳时，免疫功能特别是细胞免疫功能下降，易于发生呼吸道感染，如发展成肺炎应视为重症。老年人应用抗生素不当者，真菌性肺炎不可忽视。老年 2 型糖尿病患者如果患肺结核，则以结核的炎症型表现为主，在治疗结核病的同时，将血糖控制良好非常重要，否则结核病也难以得到治愈。

6. 胃肠动力学改变　老年 2 型糖尿病患者尤其在病程较长及病情控制不良的情况下，可能由于自主神经病变而出现胃排空缓慢，小肠、大肠蠕动缓慢，便秘，重症者可有腹泻。胆囊及胆道收缩能力下降，患胆结石症的几率较高，肝脂肪浸润也很常见。胃肠道动力学的这些变化，将影响到患者的食欲、血糖控制，最后可产生精神上的抑郁、多虑等症状。

7. 精神或心理方面表现　若老年糖尿病患者表现出忧虑、抑郁、消沉、悲观、失望等精神症状时，可能与胰岛素缺乏有关。在对症治疗无效时，给予小剂量胰岛素治疗，一些患者上述症状可有所改善。如果是这样，则此项治疗应继续下去，以期巩固。当然，患者还应进行自我心理情绪的调节，胸怀要开阔，情绪要稳定，遇事不急躁，正确处理各种烦心的事物。

（五）特殊表现

在临床上，老年糖尿病患者也可出现一些特殊表现，主要包括：①肩关节疼痛，10% 老年患者可有肩周关节疼痛伴中、重度关节活动受限；②糖尿病性肌病，包括不对称的肌无力、疼痛和骨盆肌、下腹肌萎缩；③精神心理改变，表现为精神委靡、抑郁、焦虑、悲观，记忆力减退等；④足部皮肤大疱，类似于 II 度烫伤水泡，常在 1 周内逐渐消失；⑤发生肾乳头坏死的老年糖尿病患者，往往无腰痛和发热的表现;⑥糖尿病性神经病性恶病质也是老年糖尿病常见一种特殊并发症,表现为抑郁、体重明显下降、周围神经病变伴剧痛,可在持续 1～2 年后自然缓解;⑦恶性外耳炎为假单胞菌引起的一种坏死性感染,好发于老年糖尿病患者。

五、老年糖尿病的诊断

老年糖尿病按 1999 年 WHO 糖尿病诊断标准进行诊断。

在诊断老年糖尿病时应注意以下几点。

1. 老年糖尿病往往以餐后血糖升高确诊者居多。因此,当患者主诉有糖尿病相关症状(尽管不典型)或体检出现餐后尿糖阳性时,尽管空腹血糖在允许范围内或升高但未达到糖尿病诊断标准,首先应测定餐后 2 小时血糖;若餐后血糖仍未达到糖尿病诊断标准,应做 75g 无水葡萄糖 OGTT 检查,以肯定或否定糖尿病的诊断。即使 OGTT 诊断 IGT,对老年人早期干预也是有益的。张蕙芬等总结了 100 例 62～102 岁老年 2 型糖尿病确诊时,其中 1/4 是由 OGTT 先诊断为 IGT,以后经随访 OGTT 而最后确诊为 2 型糖尿病。由此可见,餐后血糖对确诊老年 2 型糖尿病非常重要的一项指标。

2. 确诊糖尿病的血糖指标需除外干扰因素。由于老年人的血糖升高易受多种因素影响,如与体力活动减少、脂肪组织增多、多种药物相互作用及病毒感染等诸多因素有关。在诊断糖尿病时应除外这些干扰因素对血糖升高的影响。

3. 在确诊老年糖尿病的同时,应对糖尿病有关的慢性并发症或合并症相关指标进行检查以早期发现已存在的并发症,也可较全面的评估整个病情,便于制订合理的治疗措施。

4. 怀疑是 1 型或成人隐匿性免疫性糖尿病(LADA)的糖尿病老年人,应及时监测血清胰岛素、C-肽、及相关抗体(如 ICA、GAD、IAA 等),早期区分 1 型糖尿病及 2 型糖尿病,为制订治疗措施提供依据。

六、老年糖尿病的治疗

老年糖尿病治疗的目标是既要控制高血糖,又要防止低血糖;全面控制糖尿病相关急、慢性并发症或合并症的危险因素,避免、减少或/和延缓慢性并发症及其合并症的发生和进展,提高患者的生活质量和生存质量。

在制订老年糖尿病治疗方案前对患者状况应进行评估,主要包括:①患者的预期寿命;②心理状态;③是否已有糖尿病慢性并发症与合并症及其程度;④急、慢性同存病及其程度;⑤目前使用的药物及其对血糖的影响;⑥对治疗方案的接受能力和顺应性;⑦与家庭成员的关系;⑧家庭及个人的经济收入状况;⑨医疗费用如何开支及其承受能力等。

老年糖尿病患者血糖控制标准的宽严程度颇不一致,《中国 2 型糖尿病防治指南》(2010 年版)对 2 型糖尿病各项代谢控制目标适用于无严重并发症的老年糖尿病患者,但对于糖尿病病程较长、预期寿命较短、并发症较多、年龄较大、血糖水平较高且难以控制、依从性较差、脏器功能较差、易发生低血糖等患者就不能完全按照此指南的控制目标要求达标,因为过度强化降糖治疗产生的副作用可能要超出了其益处。美国老年学会认为在无并发症及其他合并疾病的成年人,HbA1c<7.0%;机体状况较差或预期寿命<5 年的患者,HbA1c 控制在 8.0% 左右。美国退伍军人事务部规定预期寿命>15 年(无重要疾病)者,控制 HbA1c<7.0%;若预期寿命在 5～15 年(机体状况一般),要求 HbA1c 在 8.0% 左右;若预期寿命<5 年(患有多种疾病)患者,控制 HbA1c 在 9.0% 左右。目前临床上也有几个有关老年糖尿病代谢控制目标的版本供参考。其一是为了防止低血糖,可参照《中国 2 型糖尿病防治指南》(2010 年版)标准略加放宽,即空腹血糖低于 8.3mmol/L(150mg/dl),餐后 2 小时血糖在 11.1mmol/L(200mg/dl)或再放宽至 13.9mmol/L(250mg/dl),控制 HbA1c 在 8.1% 左右;TG<2.0mmol/L(177mg/dl),TC<5.5mmol/L(213mg/dl);血压和体重逐渐趋于正常。其二是在 2 型糖尿病控制标准的基础上,血糖允许提高 1mmol/L;生活能自理的患者,空腹血糖 6.7～7.8mmol/L(120mg/dl～140mg/dl),餐后 2 小时血糖 9～11mmol/L(162～199mg/dl),HbA1c 在 7%～8% 左右;其他代谢指标与非老年人相似。加拿大糖尿病调查委员会提出的控制标准:空腹血糖低于 8mmol/L(144mg/dl),餐后 2 小时血糖低于 12.0mmol/L(216mg/dl),HbA1c 不超过正常上限的 1% 为达标。

老年 2 型糖尿病的治疗原则仍是"五驾马车",即对患者的心理治疗及宣传教育、饮食调节、适当活动或运动、必要的抗糖尿病药物应用及病情监测等。

老年2型糖尿病患者在治疗过程中执行五驾马车应注意事项如下：

1. 健全的心理有利于糖尿病及其并发症防治。向患者宣传有关糖尿病知识，发挥患者的主观能动性，使自己成为自己的保健医生。重点让患者了解低血糖的先兆及其简单处理措施；了解及预防慢性并发症及合并症的危险因素，治疗顺应性的重要性，自我血糖测定的准确操作方法，测定血压的时间、正确测定方法等内容。另外，对患者进行心理疏导非常重要。

2. 饮食治疗　饮食调节是糖尿病患者治疗的基础。老年糖尿病患者制订饮食方案应注意事项是照顾到老年人原来的饮食结构，纠正不利于控制血糖的饮食习惯，根据患者标准体重及活动情况计算全天总热量的摄入［（基本热量约为20～105kJ/（kg·d）］，选择高碳水化合物（占总热量的55%～60%）、低脂（占总热量20%～25%）、低盐（<6g/d）、免糖、适量蛋白质（占总热量的10%～20%）的饮食结构较为合理，适当增加膳食纤维（30～40g/d）的食谱，膳食中适当补充含微量元素的食品，选择易消化、清淡、含优质蛋白的食物。

3. 体育活动或运动治疗　老年糖尿病患者过度的体力活动，超过心、肺及肾脏负荷者，可使冠心病及糖尿病肾病加重。适度的有氧运动或体力活动，如步行、太极拳、慢跑等，有利于控制高血糖、调节异常血脂及其有关并发症好转。

运动遵循的原则是循序渐进，持之以恒，因人而异，注意安全。运动前进行全面查体以评估身体的状况，便于向医生咨询适宜的运动量；穿舒适的鞋、袜；选择平整、安全的运动场地进行活动；患有严重心脏病、心绞痛、高血压控制不良者等，不宜进行较大的运动量。

4. 选择抗糖尿病药物的注意事项　①安全性第一，避免严重低血糖的发生，避免和减少药物相关副作用，注意药物对脏器功能的影响，如噻唑烷二酮类对心功能的影响；②有效性，提倡从小剂量开始，使用非老年人药物剂量的半治疗量开始，逐渐增加剂量，必要时2～3种小剂量药物联合应用；③使用磺脲类降糖药物过程中，应选择半衰期短、排泄较快的药物，如格列吡嗪、格列喹酮等，或促胰岛素分泌剂，如那格列奈或瑞格列奈，以免发生低血糖反应；④注意多种药物的相互影响；⑤注

意药物对患者的个体差异性；⑥选择服用次数少、不受进餐时间影响的药物，以提高治疗顺应性，如格列齐特缓释片、格列吡嗪控释片、格列美脲、胰高血糖素样肽-1（GLP-1）类似物（艾塞那肽、利拉鲁肽）、二肽酰肽酶-IV（DPP-IV）抑制剂（西格列汀、维达列汀、沙格列汀）等；⑦严格掌握药物的适应证和禁忌证及联合治疗的原则。

5. 老年糖尿病应用胰岛素的适应证　①老年1型糖尿病患者；②对口服抗糖尿病药物原发或继发性失效者；③用口服降糖药后血糖仍高的患者；④分型困难患者，或拟诊LADA的患者；⑤消瘦的老年糖尿病患者；⑥出现严重应激情况；⑦产生各种急性并发症或某些慢性并发症，如肾病、严重神经病变、心脑血管疾病、严重肝病等；⑧某些继发性糖尿病；⑨精神忧郁的老年糖尿病患者。

6. 全面治疗糖尿病慢性并发症的危险因素如控制高血糖及高血压，调节异常血脂，减少血液高凝状态，减少氧化应激的发生等。

七、老年糖尿病和长寿

我国有几项关于90岁以上和100岁以上长寿老人疾病的调查结果显示：高龄老年人糖尿病患病率分别可达3.1%至6.7%，且患糖尿病而仍达高寿者也有不少病例报告。卫生部北京医院王瑞萍等就曾诊治过3例分别为99岁、102岁和103岁的长寿老年糖尿病患者，并与张蕙芬等总结了1例老年糖尿病仍长寿患者。该患者系于56岁时经OGTT确诊为2型糖尿病。从此开始了认真、严格、持久的饮食治疗。98岁时复查OGTT、餐后2小时血糖和HbA1c再次证实为2型糖尿病。102岁时经血糖及HbA1c进一步证实为2型糖尿病无疑。患者虽然也曾患有其他老年病，但其血糖、血脂等一直处于良好的基本稳定状态。虽身逾百岁而仍能保持清醒的头脑和一定的生活和工作能力，如口述回忆录等。除亲属和医务人员的努力外，患者以下几点主要经验值得借鉴：

1. 患者具有逾越艰难、战胜疾病的坚强意志，不老的精神、美好的心境、规律的生活和健康的习惯，如生长在酒乡而不饮酒，65岁后未再抽烟。

2. 能接受并长期坚持糖尿病饮食治疗原则，长期坚持低脂肪、中等量蛋白质、适当的碳水化合物和丰富的膳食纤维饮食结构。患者生长在江南

米乡,但自从患糖尿病后毅然放弃精白米而选用含碳水化合物较低的和含膳食纤维丰富的主食及大量蔬菜。食品称重计量,食不求饱,决不过食,决不贪美食。

3. 长期进行适量、有度、有益的轻体力活动,如太极拳、太极剑、步行活动等,百岁高龄后,仍作室内散步。

4. 自病初减肥后,数10年注意维持标准体重,一直保持体重指数在22kg/m²左右。

5. 患者和医务人员能很好协作并注意勤学糖尿病新知识,用以防病治病。

由此可见,老年糖尿病患者只要经过长期艰苦而愉快的努力,一定能将糖尿病病情控制良好,预防、减少或延缓危害患者健康的慢性并发症和合并症的发生与进展,像健康老年人一样安度晚年。

(孙美珍　王瑞萍)

参 考 文 献

1. 全国糖尿病研究协作组调查研究组. 全国14省市30万人口中糖尿病调查报告. 中华内科杂志,1981,20:678-683.

2. 全国糖尿病防治协作组. 1994年中国糖尿病患病率及其危险因素. 中华内科杂志,1997,36:384-389.

3. 王克安,李天麟,向红丁,等. 糖尿病和糖耐量减低患病率调查. 中华流行病学杂志,1998,19:282-285.

4. 李立明,饶克勤,孔灵芝,等. 中国居民2002年营养与健康状况调查. 中华流行病学杂志,2005,26:478-484.

5. Yang WY,Lu JM,Weng JP,et al. Prevalence of Diabetes among Men and Women in China. N Engl J Med,2010,362:1090-1101.

6. 迟家敏. 老年糖尿病//普林. 老年流行病学. 北京:中国医药科技出版社,2000.

7. 胡发明. 药物诱发的血糖升高. 世界医学杂志,2003,24(5):306-307.

8. Citrome LL,Holt RIG,Zachry WM,et al. Risk of treatment-emergent diabetes mellitus in patients receiving antipsychotics. Ann Pharmacother,2007,41:1593-1603.

9. Ramaswamy K,Masand PS,Nasrallah HA. Do certain atypical antipsychotics increase the risk of diabetes? A critical review of 17 pharmacoepidemiologic study. Annal Clin Psychiatry,2006,18:183-194.

10. Willi C,Bodenmann P,Ghali WA,et al. Active smoking and the of type 2 diabetes:A systematic review and meta-analysis. JAMA,2007,298:2654-2664.

11. Buxton OM,Marcelli E. Short and long sleep are positive-ly associated with obesity,diabetes,hypertension and cardiovascular disease among adults in the United States. Soc Sci Med,2012,33:1027-1036.

12. Shaw liE,Punjabi NM,Wilding JP,et al. Sleep-disordered breathing and type 2 diabetes:a report from the International Diabetes Federation Taskforce on Epidemiology and Prevention. Diabetes Res Clin Pract,2008,81:2-12.

13. Knutson KL,Spiegel K,Penev P,et al. The metabolic consequences of sleep deprivation. Sleep Med Rev,2007,11:163-178.

14. Irwin MR,Wang M,Ribeiro D,et al. Sleep loss activates cellular inflammatory signaling. Biol Psychiatry,2008,64:538-540.

15. Taheri S,Lin L,Austin D,et al. Short sleep duration is associated with reduced leptin,elevated ghrelin,and increased body mass index. PLoS Med,2004,1:e62.

16. Chasens ER,Sereika SM,Burke LE. Daytime sleepiness and functional outcomes in older adults with diabetes. Diabetes Educ,2009,35:455-464.

17. Marcheva B,Ramsey KM,Buhr ED,et al. Disruption of the clock components CLOCK and BMALI leads to hypoinsulinaemia and diabetes. Nature,2010,466:627-631.

18. Barone MT,Menna-Barreto I. Diabetes and sleep:a complex cause-and-effect relationship. Diabetes Res Clin Pract,2011,91:129-137.

19. 杨静,黎明,吴丛愿,等. 老年人真胰岛素、胰岛素原水平及β细胞功能的变化. 中华老年医学杂志,2003,22:140-142.

20. DCCT Research Group. The effect of intensive treatment of diabetes on the development and progression of long-term complications in IDDM. N End J Med,1993,329:977-982.

21. DCCT/EDIC Rearch Group. Effects of intensive therapy on the microvascular complications of type 1 diabetes mellitus,JAMA 2002;287:2563-2569.

22. UK Prospective Diabetes Study(UKPDS)Group. Intensive blood-glucose control with sulphonylureas or insulin compared with conventional treatment and risk of complications in patients with type 2 diabetes(UKPDS 33);Lancet,1998,352:837-853.

23. Holman RR,Paul SK,Bethel MA,et al. 10-year follow-up of intensive glucose control in type 2 diabetes,N Engl J Med,2008,359:1577-1589.

24. 袁申元,杨光燃. 低血糖症. 国外医学内分泌分册,2005,25:70-72.

25. 郭行瑞,刘君海,张德良,等. 重度糖尿病酮症酸中毒救治体会. 新医学,2011,43:178-180.

26. 金玉华,叶平安. 以抽搐为主要症状的糖尿病高渗透性非酮症性综合征一例. 中华老年医学杂志,2003,22:3.

27. 杨翼萌,李东晓. 含降糖灵成分的中成药致乳酸性酸中毒一例. 中华老年医学杂志,2002,21(3):205.

28. 沈悌. 21 世纪我国老年医学发展方向. 中国实用内科杂志,2011,31:6-7.

29. 王瑞萍,钱贻简,陈曼丽. 老年人糖尿病心脏病的临床及病理改变. 中华内科杂志,1998,37:677-679.

30. 朱禧星,周晓朋,何德华,等. 链脲佐菌素糖尿病大鼠的心肌病变. 中华内分泌代谢杂志,1992,8:222.

31. 徐嵘,钟一红,陈波,等. 上海市郊区 2 型糖尿病患者肾病及其危险因素研究. 中华内科杂志,2012,51:18-23.

32. 邓泽强,陈玉兰,吴荣辉,等. 肺结核合并糖尿病患者的临床治疗探讨. 新医学,2012,43:492-494.

33. 黄日新. 甲钴胺联合枸橼酸莫沙必利治疗糖尿病胃轻瘫疗效观察. 中国医刊,2012,47:60-61.

34. 中华医学会糖尿病性分会. 中国 2 型糖尿病防治指南. 北京:北京大学医学出版社,2011.

第 71 章

糖尿病与肝脏疾病

第1节　肝源性糖尿病

肝脏是调节体内糖代谢激素(如胰岛素和胰高血糖素)的主要靶器官,对调节糖代谢起着重要的作用,各种肝病导致肝实质损害,诱发糖代谢紊乱,临床表现以高血糖、葡萄糖耐量减低为特征,这种继发于慢性肝实质损害发生的糖尿病称肝源性糖尿病(hepatogenic diabetes,HD),其病因尚未完全阐明。慢性肝病继发糖代谢异常者多发生于肝硬化患者,肝硬化合并糖尿病的发生率是正常人的 2~4 倍,慢性肝病患者约 50%~80%存在糖耐量减退,其中 20%~30%最终会发展为糖尿病。由于该病缺少糖尿病典型的多饮、多食、多尿、消瘦等"三多一少"症状,故常为临床医师所忽视。

一、发病机制和病理生理

肝脏在糖代谢过程中起着关键的作用,对于机体内糖的贮存、分解和血糖调节等方面均至关重要。肝源性糖尿病病因目前尚未完全阐明,临床上属于 2 型糖尿病,但有其自身的特点。慢性肝病患者糖耐量减低与肝细胞功能受损,靶组织胰岛素受体或受体后缺陷(胰岛素抵抗),胰岛 β 细胞分泌功能异常,循环中存在胰岛素拮抗剂,肝病时参与糖酵解和三羧酸循环的多种酶活性降低,以及门脉高压侧支循环建立等因素有关。以上多种因素相互影响,形成恶性循环,在上述多种因素中,胰岛素抵抗起决定性作用。

1. 肝细胞功能缺陷和多种酶活性降低　肝功能损伤对糖的代谢有明显影响,肝脏是维持血糖平衡的重要器官。正常情况下血糖增高,肝脏可通过促进糖原合成,抑制糖异生等作用稳定血糖。肝功能明显异常,葡萄糖激酶和糖原合成酶的活性降低,影响葡萄糖的磷酸化和糖原合成;三羧酸循环酶的活性也低下,影响葡萄糖利用和转化,肝对高浓度葡萄糖利用受限,使肝糖原合成减少,周围组织摄取和氧化糖的能力降低,调节糖代谢的功能减弱。

2. 外周组织胰岛素受体数目减少,亲和力降低及受体后缺陷　国外 Macaron 等学者报告在肝硬化合并糖耐量减低的患者中,肝细胞、脂肪细胞、单核细胞、肌细胞膜胰岛素受体的数量和亲和力降低,致使胰岛素生理效应减弱从而引发糖尿病。上述靶细胞的受体缺陷(敏感性降低)和(或)受体后缺陷(结合后反应性降低)可影响靶细胞与胰岛素的结合而发挥应有的生理效应,主要表现为靶细胞摄取葡萄糖减少,非氧化代谢增加,糖原合成减少等,最终导致外周组织对葡萄糖的利用减少,血糖增高。另外,脂联素、瘦素、抵抗素及肿瘤坏死因子与肝病胰岛素抵抗有关。

3. 胰岛素拮抗物增多　在肝硬化患者中,体内拮抗胰岛素物质如胰高血糖素,生长激素等水平增高,胰岛 β 细胞出现代偿性增生,分泌胰岛素增加,产生胰岛素抵抗,随着病情的发展,胰岛细胞功能逐渐出现衰竭,进而发展为糖尿病。其中,胰高血糖素升高较为明显。正常人血糖过高时,胰高血糖素分泌受到抑制,但糖尿病患者不受抑制,导致血糖逐渐升高。胰高血糖素的增高可能和肝对胰高血糖素敏感性降低,反馈性地引起 α 细胞分泌胰高血糖素增多;血中支链氨基酸/芳香族氨基酸比率降低刺激胰岛 α 细胞过度分泌胰高血糖素,抑胃肽释放增加促进胰岛 α 细胞分泌胰高血糖素等因素有关。

4. 其他　肝病患者可以合并有胰腺疾病,肝炎病毒和酒精等有肝毒性的物质同时也能损伤胰腺;肝硬化患者合并有门脉高压及侧支循环建立,口服糖类物质可直接通过侧支循环进入体循环,肝对葡萄糖摄取率降低,引起血糖增高;饮食与药物的诱发:肝病患者长期进食糖类或输入葡萄糖,受损的肝细胞不能将过量的葡萄糖转化,同时增加胰腺的负荷,导致胰岛功能衰竭。

上述各种因素相互作用,使肝硬化和慢性肝病患者胰岛 β 细胞不能增加足够的胰岛素分泌速率来补偿胰岛素抵抗,胰岛素抵抗引起的高血糖症长期刺激胰岛 β 细胞,导致其负荷增加,胰腺内分泌功能逐渐减退直至衰竭,最终导致糖尿病。有研究显示,胰腺病变存在 β 细胞代偿性过度反应期:胰岛肥大、α、β 细胞增多;随后出现胰岛透明性变和纤维化,胰岛缩小,胰岛细胞数目减少,最终发展至胰岛细胞功能衰竭。

二、临床表现

肝源性糖尿病以男性较多见,发病率随年龄的增长而增加,与肝病病程的长短关系不大。多发于肝硬化患者,有文献报道,肝硬化患者和非肝硬化患者发生肝源性糖尿病的比率大约为 4:1。多数患者先有肝病症状,继而出现糖尿病症状,一般无糖尿病家族史;多数患者有营养不良的病史和(或)表现,而体重超重和腹型肥胖少见。伴随肝病治疗的好转,糖尿病情况亦有所改善。

1. 肝病症状及体征 不同肝病表现各异,多有乏力、食欲减退、厌油、腹胀、肝区不适或疼痛、恶心呕吐等消化道症状,可伴有黄疸及腹水。查体可发现,多有慢性肝病、肝硬化的体征,如肝掌、蜘蛛痣、肝大或缩小、脾大、移动性浊音阳性等。

2. 糖尿病症状及体征 多数患者缺乏糖尿病的特征性表现,多饮、多食、多尿等典型糖尿病表现仅占 1/5 的患者,且表现轻微,极少有糖尿病酮症酸中毒、周围血管病变或糖尿病性神经病变等并发症,可仅表现为血糖增高,尿糖阳性等。由于肝病患者食欲减退,故多食的糖尿病症状常被掩盖。若糖尿病症状表现明显,伴有明确的糖尿病急、慢性并发症的出现,则需追查是否为原发的糖尿病所致。

3. 实验室检查 可有肝病的相关发现,如肝硬化并发脾功能亢进患者的血象可表现为三系减少,并发上消化道出血者可表现为贫血和粪便隐血试验阳性;尿常规可见尿胆原和尿胆红素阳性;肝功能多项指标可表现为异常,如 ALT、AST 增高,血胆红素水平增加,血清前白蛋白降低,白蛋白降低,球蛋白增加,白/球蛋白比率倒置;凝血功能的异常,如 PT 延长、PTA 降低等。糖耐量异常和糖尿病的表现:如空腹及餐后血糖增高,尿糖阳性等,糖耐量曲线呈高反应型,如血浆胰岛素增高,胰高血糖素增高等。

三、诊 断

目前尚无肝源性糖尿病诊断标准,诊断依据如下:有明确的肝脏疾病表现,如肝硬化失代偿期,酒精性肝病等;肝脏疾病在糖尿病之前或同时发生;肝功能的变化和血糖、尿糖的变化相一致;糖尿病症状轻或无,多无原发性糖尿病的常见并发症。结合下列实验室检查结果:①空腹血糖轻度增高或正常,餐后血糖>11.1mmol/L;口服葡萄糖耐量试验(OGTT)的特点:餐前血糖正常或轻度增高,餐后 2 小时血糖>11.1mmol/L,可确诊为糖尿病,若餐后 2 小时血糖 > 7.8mmol/L 而 < 11.1mmol/L 则诊断为糖耐量减低。对不能做 OGTT 的患者,应经常测定空腹血糖及餐后 2 小时的血糖值,以求早期明确糖尿病的诊断。②胰岛素释放试验提示,空腹血浆胰岛素水平偏高,餐后胰岛素反应不良或反应延迟,且血清 C-肽水平一般正常或下降,C-肽与胰岛素的比值下降等。同时,还需要进一步排除 2 型糖尿病,无垂体、肾上腺、甲状腺疾病所继发的高血糖,排除利尿剂、糖皮质激素、避孕药等药物所致的糖代谢紊乱。

四、鉴别诊断

主要和原发性糖尿病相鉴别。鉴别要点如下:

1. 肝源性糖尿病继发于肝硬化等慢性肝病,2 型糖尿病目前病因仍未十分明确,和遗传及肥胖等环境因素有一定关系。

2. 病理生理上肝源性糖尿病患者胰岛素分泌增多,能抗酮体的生成,酮症酸中毒等急性并发症少见,2 型糖尿病患者后期胰岛素分泌不足,未能限制胰高血糖素及对抗肝糖及酮体的过量产生,因此酮症酸中毒并发症的发生率远高于肝源性糖尿病。

3. 肝源性糖尿病患者胰岛细胞抗体相对少见,2 型糖尿病则较多见。

4. 糖尿病的急性和慢性并发症方面,2 型糖尿病者较多见,肝源性糖尿病则较少见。

5. 在治疗上,肝源性糖尿病患者以控制肝病为主,很少需要胰岛素的补充,2 型糖尿病患者则需要口服抗糖尿病药物和(或)胰岛素治疗控制血糖。

五、治 疗

治疗目的:改善和保护肝功能,降低高血糖,缓解症状;纠正脂代谢紊乱及其他代谢紊乱;防治肝病及糖尿病各种急、慢性并发症的发生和发展,降低死亡率;通过教育,使患者掌握自我监测,自我保健的能力,确保治疗达标。肝源性糖尿病降糖治疗的达标标准:空腹血糖 6.7~9.0mmol/L;餐后 2 小时血糖 6.7~12.0mmol/L;糖化血红蛋白 7.0%~9.0%。

由于肝源性糖尿病和肝病有密切关系,继发于肝病后出现,故原发肝病的治疗显得尤为重要。轻症患者常可随肝病的好转而恢复,重症患者则需要考虑胰岛素治疗控制血糖。

（一）一般治疗

1. 健康宣教　肝源性糖尿病是一种全身疾病,坚持合理治疗是一项长期、细致和艰苦的过程,需医生、患者及家属配合,教育的目的是让患者对肝源性糖尿病的基础知识、特点以及饮食、药物治疗、自我监测和护理等有初步认识,意识到治疗的终身性和长期性,使其积极配合达到最佳的治疗效果。

2. 休息　重症患者需要卧床休息,平卧位可增加肝脏血流有助肝病的恢复,轻症患者则需要注意劳逸结合,过度劳累常可使原有的肝病恶化。

3. 饮食　合理的饮食调整是本病的治疗基础。肝源性糖尿病的饮食治疗原则和原发性糖尿病相似,只是注意兼顾肝病及糖尿病两方面,如有食管静脉曲张的肝硬化患者,注意选用适宜的高纤维膳食的摄入,有肝性脑病,则限制蛋白质的摄入等。

和一般肝病治疗不同的是,高碳水化合物、高蛋白、高维生素和低脂饮食的"三高一低"疗法不适合该病的治疗,需要随着病情的变化做适当的调整,饮食调整的重点主要是碳水化合物和蛋白质摄入的调节上。

（1）碳水化合物:碳水化合物为人体主要的能量来源。由于该病患者葡萄糖耐量减低,血糖增高,摄入过多的碳水化合物将加重胰岛 β 细胞的负荷,最终引起胰岛 β 细胞功能衰竭。因此,要适当限制此类患者碳水化合物的摄入量,但过度限制不利于肝脏解毒和代谢功能的发挥,不利于肝病的恢复,原则上碳水化合物的摄入量可略高于普通健康人,同时可考虑早期应用胰岛素,增加肝糖原的合成,促进肝功能的恢复。

（2）蛋白质:肝源性糖尿病患者由于碳水化

合物供给受到一定限制,高蛋白饮食显得较为重要。每日每千克体重供应蛋白质 1.5~2.0g,以优质蛋白为主(如牛奶、蛋类等);但是合并有肝性脑病的患者则需要限制蛋白的摄入,减少血氨的来源,以植物蛋白质摄入为宜。

（3）维生素:肝病患者胆汁合成和分泌减少,脂溶性维生素吸收障碍,维生素利用率低,同时高糖饮食可导致水溶性维生素需要量增加。因此,肝源性糖尿病患者需要增加维生素的摄入量,应多食新鲜蔬菜和适量水果。

（4）脂肪:摄入过多脂肪患者不易耐受,亦容易形成脂肪肝;摄入过少则可影响食欲,且不利脂溶性维生素的吸收。原则上脂肪摄入可参考正常需要量的低值,以每日每千克体重 0.6~0.8g即可。

（二）积极合理治疗肝脏疾病

通过修复肝细胞,改善肝脏功能,恢复肝细胞膜受体的数目及受体结合的能力。具体治疗措施可根据不同病因进行相应的处理,如酒精性肝病的患者需要忌酒,病毒型肝炎如慢性乙肝或丙肝患者如有抗病毒治疗的指征时需要考虑抗病毒治疗,可延缓肝硬化的发生和发展。轻症患者在基础肝病控制后血糖即可逐渐恢复正常而不需要降糖治疗。可根据病情酌情选用一种或两种保肝药物,不可滥用。

（三）降糖治疗

胰岛素是肝源性糖尿病降糖治疗的首选。超短效胰岛素能有效控制餐后高血糖,不易发生低血糖,注射时间灵活,使用方便,应作为首选。使用胰岛素时尽量选择短效型,遵循剂量个体化,根据监测血糖的结果进行胰岛素用量的调整。需要注意的是,口服抗糖尿病药物尤其磺脲类、双胍类大多有肝功能损害的副作用,不宜口服上述药物控制血糖。因此,肝源性糖尿病降糖治疗,原则禁用口服降糖药,尽量早用胰岛素,不但有效降低血糖,还可有利肝细胞修复、肝功能的恢复。

（四）注意药物间的相互作用

肝硬化患者多有合并腹水,在使用利尿剂时可加重糖耐量的异常;门脉高压的患者使用普萘洛尔降低门静脉压力,但糖酵解作用受到抑制,同时由于低血糖所致的交感神经兴奋症状可被掩盖,临床上容易忽略低血糖的发生;使用氨基酸制剂时精氨酸可刺激胰岛素和胰高血糖素的增高;

糖皮质激素可导致血糖升高,应严格控制糖皮质激素的应用,尽量避免医源性糖皮质激素增多症。故临床上在使用上述药物治疗肝病的同时需注意其不良反应的发生。

(五)肝移植

肝移植可使肝源性糖尿病患者的血糖和胰岛素敏感性逐渐恢复正常,推测与肝脏清除胰岛素和外周糖的利用改善有关,后者可能继发于慢性高胰岛素血症的纠正。对于肝移植前已发生胰岛 β 细胞功能衰竭者,最好进行肝、胰岛联合移植。对糖尿病的患者肝移植后的存活期较无糖尿病患者短,这一不良结果在酒精性肝病的患者尤其明显。

六、预后和预防

肝源性糖尿病多呈轻型,糖尿病的急性和慢性并发症少见,预后相对良好。但肝源性糖尿病可进一步加重肝脏糖代谢紊乱,血糖过高影响肝细胞修复,加重肝病,造成恶性循环。有日本学者报道肝硬化并发糖尿病者 5 年生存率30%,而不伴有糖尿病者63%,故临床医生应加强对肝源性糖尿病的认识,积极控制和处理原发肝脏疾病,在临床诊疗过程中注意监测血糖的变化,及时做出诊断和相应的处理。

(张澍田)

参 考 文 献

1. 姚光弼.临床肝脏病学.上海:上海科学技术出版社,2004:740-742.
2. Edvardsson U,von Lowenhielm HB,Panfilov O,et al. Hepatic protein expression of lean mice and obese diabetic mice treated with peroxisome proliferator-activated receptor activators. Proteomics,2003,3:468-478.
3. Sibley SD,Palmer JP,Hirsch IB,et al. Visceral obesity, hepatic lipase activity,and dyslipidemia in type 1 diabetes. J Clin Endocrinol Metab,2003,88:3379-3384.
4. 王宝恩,张定凤.现代肝脏病学.北京:科学出版社,2003: 826-827.
5. Kufiyama S,Miwa Y,Fukushima H,et al. Prevalence of diabetes and incidence of angiopathy in patients with chronic viral liver disease. J Clin Biochem Nutr,2007,40:116-122.
6. John PR,Thuluvath PJ. Outcome of liver tansplantation in patients with diabetes mellitus:a case-control study. Hepatology,2001,34:889-895.
7. 唐华,王旭霞,赵曙光,赵保民,等.瘦素与肝源性糖尿病患者胰岛素抵抗的相关性研究.西南国防医药,2009,19:186-188.
8. Diego García-Compean;Joel Omar Jaquez-Quintana; Héctor Maldonado-Garza. Hepatogenous diabetes. Current views of an ancient problem. Annals of Hepatology,2009, 8:13-20.

第2节 糖尿病所致肝脏疾病

一、糖尿病所致肝损害的发生机制

2 型糖尿病的重要病理基础为胰岛素抵抗以及由此导致的脂代谢紊乱,而脂代谢紊乱是脂肪肝的重要发病机制之一。糖尿病导致的肝损害主要是脂肪肝,这主要与糖尿病时出现的脂代谢紊乱有关。1 型糖尿病存在胰岛素缺乏,而胰岛素缺乏时,出现脂代谢紊乱,脂肪分解代谢增强,血脂升高,加速脂肪酸在肝内氧化,肝脏脂肪负荷加重;2 型糖尿病常存在胰岛素抵抗和高胰岛素血症,它们是糖尿病所致脂肪性肝病的始动因素,该型糖尿病患者常同时伴有肥胖、高甘油三酯血症,这与脂肪肝也存在一定关系。非酒精性脂肪性肝病(NAFLD)是糖尿病引起的最常见的肝脏病变,包括单纯性脂肪肝、脂肪性肝炎、脂肪性肝纤维化、脂肪性肝硬化。相关资料显示,1 型糖尿病患者中脂肪肝发生率为 4.5%,而 2 型糖尿病中脂肪肝发生率达到 25% ~ 75%。糖尿病患者导致肝损害的发病机制尚不明确,可能的机制包括:胰岛素抵抗及脂肪代谢异常,高血糖,营养不良,肝星状细胞(HSC)激活,氧化应激反应等。

二、糖尿病所致肝损害病理特点

组织学表现主要是肝细胞脂肪变性,其脂肪沉积首先发生于小叶中央区即肝腺泡的 3 区,以后逐渐呈弥漫分布;化学染色提示主要为中性脂肪沉积。部分患者肝组织呈现局灶萎缩,重者肝细胞出现坏死,并有单核细胞浸润。小叶周边带肝细胞糖原丰富,中央区肝细胞糖原减少。

三、糖尿病所致肝损害临床表现

糖尿病所致肝损害多为隐匿性起病,因此缺乏特异的临床表现,常在体检或高血压、胆石症、冠心病等其他疾病就诊时发现。大多数患者无自觉症状，少数患者会感到腹部不适、右上腹隐痛、乏力、尿黄等，体检时可有肝脏轻微肿大，质韧，可有叩击痛，约有 4% 的患者有脾大，8% 的患者有蜘蛛痣及门静脉高压的体征。脂肪肝的临床表现与肝脏脂肪浸润的程度成正比。肝功能检查可以出现 ALT 升高。出现脂肪肝时，B 型超声波检查提示肝脏回声增强。

四、糖尿病所致肝损害的诊断

在糖尿病基础上出现肝病相关症状，肝脏肿大或肝功能异常，但其肝功能多正常或仅轻度升高，血清总胆固醇、甘油三酯升高显著。多缺乏肝病面容、黄疸、肝掌、蜘蛛痣、腹水等肝病阳性体征。应用胰岛素强化治疗短期内肝功能可恢复正常和（或）肝脏明显缩小。影像学检查发现有肝脏脂肪的浸润证据。但最终诊断要点是排除病毒性肝炎、药物性肝损害、酒精性肝炎及全胃肠外营养等可以导致脂肪肝的其他肝脏疾病以及肝活检发现胞核内糖原空洞特征性病理改变。

五、糖尿病所致肝损害的治疗

治疗上主要针对糖尿病本身，要对患者进行糖尿病教育，高纤维素、低糖、低脂合理饮食，控制体重，控制血糖，合理使用降糖药物。对于肝功能异常者可合理选用保肝药物。糖尿病的肝组织学及功能异常可因糖尿病控制而好转，故首要治疗是控制糖尿病的糖代谢异常。

（一）针对糖尿病的治疗

1. 抗糖尿病药物的临床应用　口服噻唑烷二酮类和二甲双胍类药物可改善胰岛素抵抗。但临床上须特别值得注意的是口服降血糖药治疗也是引起肝脏病变的原因之一，尤其在已存在肝功能异常或肝病的患者中发生肝功能衰竭及死亡的几率明显升高。对有明显肝功能异常的患者应慎用。应用口服降糖药物，要注意密切监测肝酶，如患者转氨酶高于正常上限 3 倍或出现显著异常，需及时停药并应换用胰岛素治疗。对于糖尿病肝病合并高脂血症和胰岛素抵抗者，是否应用降脂药尚存在争议。

2. 胰岛素治疗　胰岛素制剂分短效、中效及长效 3 类，正规胰岛素是溶解于悬液中的结晶锌胰岛素，是唯一可用作静脉注射的胰岛素制剂赖脯胰岛素。赖脯胰岛素是将正规人胰岛素 B 链

28 位脯氨酸与 29 位的赖氨酸对换，仅有一个氨基酸残基的差别，但较正规胰岛素吸收快，1 小时达峰，代谢也较快，可在用餐时皮下注射。长效人胰岛素类似物有甘精胰岛素，是将人胰岛素 A21 门冬酰胺换成甘氨酸、B30 位加上 2 个精氨酸，从而改变了胰岛素的等电点使其在中性环境中沉淀，酸性环境中溶解，从而延缓吸收。中效胰岛素有中性精蛋白锌胰岛素（猪或牛），诺和灵 N（人），优泌林-中效（人）。长效胰岛素有鱼精蛋白锌胰岛素（猪），特慢胰岛素锌悬液（猪或牛），诺和灵 UL（人），优泌林 L（人）。预混胰岛素有诺和灵 30R，优泌林 70/30，其中短效胰岛素占 30%；诺和灵 50R，其中中效和短效胰岛素各占 50%。皮下注射胰岛素的吸收速度按注射部位而异，腹壁注射起效最快，其次为上臂、大腿和臀部。胰岛素制剂不能冰冻，2~8℃下可保存 2 年，25℃室温可以保存 1 个月左右。

常规胰岛素治疗：中效或长效胰岛素于早餐前或晚餐前，皮下注射一次，多数患者餐后血糖控制不佳，该方案已较少使用；早、晚餐前各注射一次混合胰岛素，早餐前胰岛素用量约占总量 2/3，部分患者可达到全天血糖控制良好。

强化胰岛素治疗：三餐前短效胰岛素注射加睡前中效胰岛素注射或三餐前短效胰岛素注射加晚餐前长效胰岛素。连续皮下胰岛素输注泵，可以模拟持续胰岛素基础分泌和进餐后脉冲分泌。腹腔内植入型胰岛素输注泵，较前者更具生理性。

胰岛素强化治疗糖尿病肝病时，在给予糖尿病饮食的基础上，以小剂量胰岛素持续静脉滴注，要求空腹血糖控制在 6mmol/L 以下，餐后 2 小时血糖水平在 8mmol/L 以下，全天血糖控制在 10mmol/L 以下，可使肝功能好转，优于常规的皮下注射胰岛素治疗效果。

（二）糖尿病所致脂肪肝治疗

糖尿病所致脂肪肝治疗可先通过控制血糖和饮食治疗，疗效不佳时可以给予药物配合治疗。目前临床上尚无满意的治疗脂肪肝的药物。因此，药物治疗只是一种辅助疗法。保肝药物如多烯磷脂酰胆碱、水飞蓟素、维生素 E 及熊去氧胆酸等辅助治疗，但不宜同时选用 2 种以上药物。

六、糖尿病合并肝脏疾病

糖尿病尚可合并肝脏疾病，就是存在有两个独立疾病：糖尿病和其他肝脏疾病，譬如糖尿病合

并肝炎（病毒性、酒精性、药物性等）、脂肪肝、肝硬化等。两者可互相影响，形成恶性循环，严重影响预后。临床上患者存在糖尿病的同时有患有其他肝病的可能，要注意排除。在治疗上应遵循两种疾病治疗原则，并建议首选胰岛素治疗。

（张澍田）

参 考 文 献

1. American Diabetes Association Committee Report. Report of the expert committee on the diagnosis and classification mellitus. Diabetes Care,2003,26:S5-S16.

2. Iozzo P,Hallsten K,Oikonen V,et al. Insulin-mediated hepatic glucose uptake is impaired in type 2 diabetes：evidence for a relationship with glycemic control. J Clin Endocrinol Metab,2003,88:2055-2060.

3. Iozzo P,Hallsten K,Oikonen V,et al. Effects of metformin and rosiglitazone monotherapy on insulin-mediated hepatic glucose uptake and their relation to visceral fat in type 2 Diabetes. Diabetes Care,2003,26:2069-2074.

4. 徐有青,冀杨. 糖尿病与肝病. 中国实用内科杂志,2011,9(31)：674-675.

5. 唐小平,陈庄,陈丽丽等. 糖尿病相关肝纤维化研究进展. 重庆医学,2011,22(40):2270-2203.

6. Fmenkel E,Lazur ov a I,Feher J. Role o f lipid peroxidation in non-alcoholic steato-hepatitis. Orv Hetil,2004,145(12)：611-618.

7. Jacqueminet S,Lebr ay P,Morra R,et al. Screening for liver fibrosis by using a noninvasive biomarker in patients with diabetes. Clin Gastroenterol Hepatol, 2008, 6（7）：828-831.

第 72 章

糖尿病与外科

目前全球约有 2 亿人患有糖尿病,且呈逐年增加趋势。外科病患中并存糖尿病也越来越常见,据估计约 50% 的糖尿病患者一生中需接受 1 次以上的手术治疗。不仅糖尿病可对外科手术造成不利影响,麻醉和手术创伤亦可使糖尿病患者病情发生变化,并影响预后。因此,如何使糖尿病患者安全的接收手术治疗并顺利度过围手术期,是临床医生必须高度关注的问题。

一、糖尿病与外科疾病的相互影响

糖尿病是以血糖升高为特征,常伴有心血管、肾脏及中枢神经系统等重要组织器官器质性病理改变、功能下降的代谢性疾病。糖、脂肪、蛋白质等代谢障碍使细胞、体液免疫功能降低,从而导致患者对外科手术、麻醉的耐受能力下降,组织愈合、修复能力差,抵抗微生物侵袭的能力明显下降,易引起各种并发症,造成手术失败,甚至危及生命。而外科疾病、麻醉及手术创伤等应激状态又可诱发或加重糖尿病患者的血糖升高,导致高血糖高渗状态或昏迷及酮症酸中毒,水、电解质及酸碱失衡,组织、器官功能障碍,并逐渐形成器质性病理改变,修复困难。上述病理、生理改变相辅相成,互相促进,如不及时纠正,可引起不可逆转的系统性组织、器官功能障碍。

外科疾病引起的呕吐和不能进食常导致水分摄入不足;血容量下降导致心排出量和肾血流量减少、组织供血不足、细胞脱水;高血糖的溶质性利尿作用加重水分丢失,血液浓缩进一步使血糖升高,可使隐性糖代谢异常的患者转化为临床糖尿病,或加重糖尿病导致高渗状态、昏迷、酮症酸中毒,或血栓形成等。中、小手术可使血糖升高约 1.5mmol/L(27mg/dl),大手术可使血糖升高约 3.8mmol/L(70mg/dl)。精神紧张、麻醉、手术激惹、术后不适和禁食等均可使患者处于高度的应激状态,促使大量应激性激素(如儿茶酚胺、皮质激素、胰高血糖素、生长激素等)分泌增加。儿茶酚胺拮抗胰岛素外周作用并抑制其释放;皮质激素增加蛋白质分解促进糖异生;胰高血糖素使酮体生成,糖异生及糖原分解增强;生长激素抑制组织对葡萄糖的摄取,增加脂肪酸和酮体作为替代能源。高血糖和蛋白质、脂肪分解增加可致酮症酸中毒,K^+、Na^+ 等阳离子随酸性物质排出体外,引起电解质紊乱。

高位硬膜外麻醉时,胰岛 β 细胞对高血糖的刺激不敏感,使 2 型糖尿病患者胰岛素分泌不足;心肺转流手术体外循环的低温麻醉使葡萄糖利用受到抑制,致血糖水平升高。

由于糖尿病患者常存在自主神经病变,血管舒缩调节能力差,出血、血容量丧失、椎管内麻醉等更易引起低血压及休克。心脏自主神经病变可以引起体位性低血压及心律失常,甚至心跳骤停。胃肠自主神经病变可引起胃肠功能障碍,术后易发生恶心、呕吐。神经源性膀胱可以引起术后尿潴留,易诱发泌尿系统感染。

高血糖有利于细菌生长繁殖、抑制白细胞和吞噬细胞的吞噬功能及趋化性,降低免疫功能,易导致各种感染性并发症。血糖大于 11.1mmol/L(200mg/dl)时,由于代谢紊乱及成纤维细胞功能低下等原因,组织修复能力减弱,手术切口及内脏创面愈合能力下降,结缔组织强度降低,切口愈合延迟,术后应警惕发生内脏吻合口(或缝合)瘘及手术切口裂开。围术期蛋白质合成功能下降,导致细胞和体液免疫功能下降,是切口不易愈合与继发感染的主要原因。糖尿病患者术后如伴发感染,预后很差。

糖尿病伴发冠心病、脑血管疾病是糖尿病手术患者死亡的主要原因。2 型糖尿病患者常伴有脂类代谢障碍,病程超过 10 年者,动脉粥样硬化的发生率为非糖尿病患者的 11 倍,即使术前无心血管疾病症状,手术应激反应也可诱发心肌梗死及脑血管意外。病程超过 10 年亦常并发糖尿病肾病,麻醉、药物、失血、体液丢失等因素可进一步损害肾功能。糖尿病肾病可改变胰岛素的药物动力学,需要考虑胰岛素的延迟效应,同时可发生低蛋白血症和电解质紊乱。Mackenzie 报道 282 例糖尿病患者术后肾衰竭发生率为 7%,心功能衰竭为 6%,严重感染为 6%,脑血管意外为 4%。Gelloway 报道一组糖尿病患者围术期死亡原因中 29% 为心血管病变。

总之,外科患者并存糖尿病有以下特点:①2 型糖尿病多见。患者一般症状轻、病史隐匿、病程长、慢性病变较重,同时由于胰岛素受体功能下降、胰岛素抵抗,导致患者对胰岛素的敏感性不同,胰岛素用量波动较大。②病情隐匿,容易漏诊,尤其是急诊患者或危重昏迷的患者。因此,详细了解病史,注意监测血糖格外重要。③常合并高血压、冠心病、脑血管等慢性疾病,进一步降低手术耐受性,增加了手术危险性及并发症发生率。

二、围术期处理

将血糖控制在一定安全范围是围术期处理的重要环节。择期手术应将血糖控制在"理想范围",即 6.7 ~ 10.0mmol/L(120 ~ 180mg/dl),尿糖(±) ~ (+)。如手术不大,手术时间不长,不影响患者的正常饮食,可以继续以前的口服降糖药物或长效胰岛素治疗,但在围术期要经常监测血糖变化。在围术期不能正常进食的情况下,应该停用口服降糖药物及长效胰岛素治疗,改用常规短效胰岛素控制血糖在允许范围。

围术期胰岛素皮下注射吸收不稳定;静脉推注胰岛素的半衰期只有几分钟,使血糖波动较大;持续静脉输注胰岛素途径具有安全、有效、容易调整剂量的优点。因此,静脉输注胰岛素是临床上控制血糖的重要方法。1 型糖尿病患者的起始剂量为 0.5 ~ 1U/h,2 型糖尿病患者的起始剂量通常更高一些,为 2 ~ 3U/h 或更高。胰岛素输注的速度根据每小时测定的血糖值逐步调整。表 72-1 是静脉输注胰岛素的范例。当然,还有很多具体的输注胰岛素的方法,可根据具体情况来选择使用。一般将 100U 短效胰岛素混入 100ml 生理盐水(1ml = 1U)。胰岛素开始剂量为 0.5 ~ 1U/h(0.5 ~ 1ml/h);同时另外输注 5% 葡萄糖溶液 100 ~ 150ml/h。每 1h 监测血糖一次(稳定后每 2 小时监测一次),根据血糖值调整胰岛素输注速度。

表 72-1 静脉输注胰岛素的调整

血糖值 mmol/L(mg/dl)	调整措施
低于 3.8(70)	停止胰岛素输注,30 分钟后检测血糖,如果仍低于 3.8mmol/L(70mg/dl),给予 10g 葡萄糖,每 30 分钟检测血糖,直到血糖高于 5.6mmol/L(100mg/dl),重新开始输注胰岛素,每小时减少 1U
3.8 ~ 6.7(70 ~ 120)	每小时减少 1U
6.7 ~ 10.0(120 ~ 180)	继续以这一速度输注
10.0 ~ 13.9(180 ~ 250)	每小时增加 2U
13.9 ~ 16.7(250 ~ 300)	每小时增加 3U
16.7 ~ 19.4(300 ~ 350)	每小时增加 4U
19.4 ~ 22.2(350 ~ 400)	每小时增加 5U
高于 22.2(400)	每小时增加 6U

葡萄糖-胰岛素-钾(G-I-K)混合液静脉滴注方法是根据 1988 年 Alberti 提出并经过反复实践证实有效的控制血糖的方法,其配方是:5% 葡萄糖液 500ml 加胰岛素再加 10mmol(0.75g)氯化钾,每 1 小时滴入 100ml 以保持血容量,加入胰岛素量根据空腹血糖(手术当日或前一天所测值)适量加入。空腹血糖低于 7.8mmol/L(140mg/dl)者,每 500ml 液体中加胰岛素 4U;空腹血糖为 7.8 ~ 11.1mmol/L(140 ~ 200mg/dl)者,每 500ml 液体中加胰岛素 8U;空腹血糖大于 11.1mmol/L(200mg/dl)者,每 500ml 液体中加胰岛素 12U。再根据心脏的耐受情况,调节输液速度;监测血糖及肝肾功能等情况,调整葡萄糖量及胰岛素剂量。

1. 术前处理 首先要明确诊断,不要把内科并发症误作急腹症进行手术。糖尿病患者的自主神经病变使胃肠蠕动减少,张力降低,上腹部饱胀或疼痛,可能呕吐隔夜食物,容易误诊为胃扩张或幽门狭窄。酮症酸中毒早期常有上腹不适、恶心、呕吐,可能伴有上腹部腹肌紧张。血糖升高、血液浓缩会使白细胞计数增高,容易误诊为阑尾炎或胃穿孔。低钾血症的肠麻痹也常见于糖尿病患者,需要与机械性肠梗阻相鉴别。另一方面,糖尿病患者患急性胆囊炎或急性阑尾炎等急腹症时,又可以没有严重的腹痛或腹肌紧张等体征,容易漏诊。糖代谢紊乱尚不明显的患者,因外科性疾病会加重糖代谢异常,转化为临床糖尿病,甚至出现酮症酸中毒,但外科疾病往往会掩盖"三多一少"的糖尿病典型症状。因此,凡是患多发性皮肤疖肿、痈、慢性下肢溃疡或坏疽的患者,以及需进行大中型手术的患者,都应了解其有无糖尿病病史及其控制情况,常规应该做血糖(包括空腹血糖、餐后2h血糖及HbA1c等)和尿糖检验。

约有50%左右的糖尿病患者在术前已明确患有糖尿病,但还有相当一部分患者术前未明确诊断,因此对所有行外科手术的患者均需要常规检测血糖、尿糖及糖化血红蛋白等,对疑有糖耐量异常的患者还需要做口服糖耐量试验。如空腹血糖超过7.0mmol/L(126mg/dl),和(或)餐后2小时血糖超过11.1mmol/L(200mg/dl)即应考虑诊断为糖尿病,需要回顾既往的血、尿糖及糖化血红蛋白的记录。餐后2小时血糖波动在7.8~11.1mmol/L(140~200mg/dl)为糖耐量减低,术中及术后应警惕血糖变化。

拟行大、中型手术的患者术前还应检查尿酮体、血pH值、血电解质、血尿素氮、血肌酐、肝功能、血常规、糖化血红蛋白、眼底、心电图、胸片等,对糖尿病患者的病情进行全面评估。通过术前的检查,需要确定有无糖尿病肾病、糖尿病眼病、糖尿病神经病变和并发症,有无冠心病、高血压、脑血管疾病、皮肤及深部的感染等伴发症;需要确定是否有肥胖、吸烟、饮酒史,是否有滥用药物的习惯及药物的相互作用,是否有水电解质紊乱等。术前全面的检查为术中及术后的处理,提供了重要的依据。

确定糖尿病类型也是很重要的,因为1型糖尿病患者为胰岛素绝对分泌不足,需要调整胰岛素剂量;而2型糖尿病患者为胰岛素抵抗或胰岛素相对分泌不足,需调整口服降糖药或胰岛素,必要时开始使用胰岛素治疗。1型糖尿病原使用长效胰岛素的患者应改用短效或超短效胰岛素,采用一天多次的注射方法,手术当日早晨皮下注射的胰岛素剂量减为原来全天量的1/3~1/2。2型糖尿病患者出现下列情况可采用与1型糖尿病同样的治疗措施:①使用胰岛素治疗的2型糖尿病患者;②需要进行较大手术治疗的、采用任何糖尿病治疗模式的2型糖尿病患者;③血糖控制不良的2型糖尿病患者;④需急诊手术的2型糖尿病患者。对于手术较小、血糖控制良好的2型糖尿病患者可以继续使用口服降糖药。原使用长效口服降糖药物(如格列本脲、格列美脲、格列吡嗪控

释片、格列齐特缓释片等)治疗的患者,在术前3~7天最好改用短效的口服降糖药物(如格列吡嗪、格列喹酮、那格列奈、瑞格列奈等),以降低在空腹期间发生低血糖的危险。术前双胍类降糖药应暂时停用,因手术可导致肾功能不全,将有可能引发乳酸性酸中毒发生的风险增加。

术前治疗是为了避免术中低血糖及术后高血糖;供给足量葡萄糖以满足基础代谢需要和应激状态下的能量消耗;供给胰岛素以利于葡萄糖的利用,阻止酮症酸中毒的发生;并需保持适当的血容量和电解质代谢平衡。为使患者安全度过围术期,术前1周内每天至少摄入糖类物质200~300g,一般不使用高渗糖,葡萄糖与胰岛素比例为3~4g:1U,以使其有充分的肝糖原储备,有利于减少术后氨基酸损失。

另外,术前须积极寻找和控制可能的感染灶,必要时预防性应用抗生素,对于糖尿病肾病患者应避免使用影响或损伤肾功能的抗生素。

对伴高血糖高渗状态或糖尿病酮症酸中毒的急诊手术患者,则使用胰岛素20U加入20ml生理盐水中持续静脉泵入,用量1~2U/h,使血糖控制在10.0~12.2mmol/L(180~220mg/dl)以下,血糖降至13.9mmol/L(250mg/dl)以下后改为G-I-K混合液静脉滴注,防止血糖下降幅度过大及速度过快。另外,还需纠正脱水,恢复血容量,纠正酸中毒,适当补充电解质。可用晶体液如生理盐水或胶体液如血浆或代血浆恢复血容量,改善微循环,根据脱水程度调节输液速度。血糖大于16.7mmol/L(300mg/dl)者,胰岛素加入生理盐水中输注,每小时滴入胰岛素0.1U/kg,如果1~2小时后血糖下降不明显,应该加大胰岛素剂量,同时加用5%碳酸氢钠矫正酸中毒;补充氯化钾每小时不应超过1.5g。在血糖稳定(13.9mmol/L(250g/dl)以下)、酸中毒和低血容量矫正、血压良好的情况下,进行手术比较安全。没有酮症酸中毒的急诊手术患者,可给予G-I-K混合液或胰岛素加氯化钾、生理盐水混合液静脉滴注治疗法,使血糖稳定在13.9mmol/L(250mg/dl)以下后就可以进行手术。

2. 术中处理　麻醉、药物和手术刺激可升高血糖。合理选择麻醉方法、麻醉诱导和维持药物、维持麻醉适当深度对于保持术中血糖平稳十分重要。目前术中血糖监测多采用便携式血糖仪,许多血气分析仪也有血糖分析功能,快速而准确。

对糖尿病患者术中应严密监测血糖,如每 2 小时监测一次血糖,定时做血气分析和渗透压监测。术中检测血钾、血气变化,适当补钾、碱性药物,防止低血钾及酸中毒的发生。如术中血糖过高,超过 12.2mmol/L(220mg/dl)时,可适当使用胰岛素,但必须防止血糖过低。

小型手术指半小时至 1 小时左右完成,术后进食不受影响的手术。如果用口服降糖药达到术前准备指标的患者,半衰期长的格列齐特等在术前一日晚饭前停服,半衰期较短的格列吡嗪等在手术当天晨停服。如果是已经用胰岛素的患者,则手术当日早晨,皮下注射剂量减少 1/3 至 2/3,术后进食后恢复原剂量。但因手术或麻醉反应导致术后不能进食,或术后血糖波动范围较大的患者,虽然是小手术,也可以在术中及术后按大、中型手术方法,用 G-I-K 混合液静脉滴注或者持续静脉输注胰岛素,直到饮食恢复后,逐步恢复以前的糖尿病治疗方案。

大、中型手术指持续时间在 1~2 小时以上,影响进食和糖代谢的手术。例如胸、腹腔内的手术,开颅手术,截肢,骨折内固定手术等。主张用 G-I-K 混合液静脉滴注或者持续静脉输注胰岛素的方法。主要有以下几点原因:①术中和术后身体消耗的能量如果不能用葡萄糖代谢提供,就会使体内脂肪和蛋白质加快分解供能,其结果是血中游离脂肪酸增加,这一方面会导致酮症酸中毒,另一方面增加心肌耗氧量,是心律失常的一个危险因素。儿童糖尿病患者,手术中更容易发生症状不明显的低血糖,因此推荐手术中每 1 小时滴注葡萄糖 10g,这样可以抑制脂肪分解,防止低血糖和酮症酸中毒。②胰岛素皮下注射吸收不稳定;静脉推注胰岛素的半衰期只有几分钟,使血糖波动大;持续静脉滴注胰岛素具有安全、有效、容易调整剂量等优点。术中每 1~2 小时用血糖仪检测手指末梢血糖以调整胰岛素剂量。一般情况下 1 小时静脉滴入 1g 葡萄糖需要胰岛素 0.3~0.5U/(g·h),有肝功能不全者需要胰岛素 0.5~0.6U/(g·h);肥胖患者需要胰岛素 0.4~0.6U/(g·h);使用糖皮质激素治疗的患者需要胰岛素 0.5~0.8U/(g·h);感染严重者需要胰岛素 0.6~0.8U/(g·h);低温麻醉者需要胰岛素 0.8~1.2U/(g·h);肾功能不全者应减少胰岛素的需要量,按每 1g 葡萄糖供胰岛素 0.1~0.2U/(g·h)即可。总之,静脉输入 G-I-K 液的配比为

3~5g 葡萄糖配胰岛素 1U,结合患者个体情况进行调整量。③钾的补充是由于输入葡萄糖被利用时,细胞外钾向细胞内移动,会引起低钾血症,成为术中心律失常及心脏停搏的原因之一。输注葡萄糖要求手术前已达到空腹血糖 10.0mmol/L(180mg/dl)以下,如果手术日空腹血糖有所升高,超过 13.9mmol/L(250mg/dl),则先用生理盐水与胰岛素和氯化钾输注,血糖控制到此水平以下后再改用 G-I-K 混合液配方。

目前认为术中血糖应该维持在 6.7~10.0mmol/L(120~180mg/dl)之间。术中血糖高于 11.1mmol/L(200mg/dl)即应进行处理,原则一般是静脉输注胰岛素,在用药的同时应考虑术前用药情况。短效胰岛素可用于最初的降血糖,而且应该静脉注射,皮下注射胰岛素可能会因一些术中的突发因素,变得吸收不稳定。单次静脉注射胰岛素 0.3U/kg 后持续输注胰岛素 0.15U/(kg·h),但也有报道认为单次注射胰岛素不可取。在输注胰岛素过程中应每 1 小时测一次血糖,根据情况调整用量。

术中低血糖的主要原因有术前口服长效降糖药物或胰岛素的延迟作用以及术前禁食,也可因肾功能不全导致术前应用胰岛素和口服降糖药物在体内蓄积而引起。糖尿病患者在手术期间,最大的威胁是低血糖,老年人尤应重视。但低血糖在术中往往易被忽略,而严重的低血糖则会危及生命。低血糖的严重危害有神经症状和肾上腺素症状,前者包括意识模糊、易怒、疲劳、头痛、轻度嗜睡,进而发展成癫痫,甚至周围神经功能丧失、昏迷乃至死亡;后者主要表现为焦虑不安、大汗、心动过速、高血压、心律不齐、咽痛,主要原因是低血糖导致肾上腺素释放。全麻患者术中表现隐匿,尤其出现肾上腺素症状时,可能被误认为是麻醉深度不够引起。如果糖尿病患者术中出现不明原因的大汗、血压下降,应首先考虑低血糖。当糖尿病患者出现昏迷,如不能即刻判断出是高渗性还是低血糖性时,应先给予静注 50% 或 25% 的葡萄糖液 20~40ml,若为低血糖性昏迷,则可在 1 分钟内使症状缓解,然后再根据测得的血糖值进行治疗。诊断低血糖后,成人最初治疗为 50% 的葡萄糖液 50ml 静脉注射,对严重低血糖患者应再次输注 50% 葡萄糖液或 5%~10% 葡萄糖液,以防止进展性低血糖。在输注葡萄糖液的过程中应反复监测血糖,并尽快找出低血糖的原因并加以

纠正。

术中和术后尽可能不用吗啡、可待因、普萘洛尔、肾上腺素、乳酸钠和抗风湿药等药物。尿蛋白阳性者不能用有肾毒性的氨基糖苷类抗生素。

3. 术后处理　手术结束患者回病房后，应继续密切监测血糖变化，控制血糖大幅度波动。每4小时测指尖末梢血糖，每日抽血查血糖1次，以便对照；进食后改为三餐前血糖检测。禁食期间主要经静脉补充胰岛素，葡萄糖与胰岛素比例2～4g∶1U，仍控制血糖在10.0mmol/L（180mg/dl）以下且不低于6.1mmol/L（110mg/dl）为宜。

大、中型手术的术后禁食阶段是一个重要时期。这一时期肝脏、肌肉等主要利用储存糖的器官功能差，胰岛素分泌少，应激激素分泌亢进，糖原异生增加，同时禁水更易引起血液浓缩。因此术后容易发生高血糖高渗性脱水或昏迷，或酮症酸中毒；另一方面，葡萄糖入量不足又会发生低血糖，产生饥饿性酮症。电解质缺乏导致的低钠血症，也会引起食欲缺乏、全身无力，甚至意识模糊；低钾血症可引起心律失常。故术后更应密切观察血糖和尿糖、血压、心律、心率和血电解质及pH值等。在经口进食之前，继续用G-I-K混合液治疗，每日提供葡萄糖150～200g（相当于2510～3350kJ热量），葡萄糖与胰岛素的比例是3～5g∶1U，使血糖不超过11.1mmol/L（200mg/dl）。如果禁食期超过48小时，要补充维生素、钠盐、蛋白质或氨基酸。乳化脂肪虽可提供高能量，但血脂代谢障碍的糖尿病患者中易出现酮症，应慎用。禁食解除后可逐渐停用G-I-K混合液，逐步改用每日3次餐前皮下注射胰岛素，剂量参考静脉注射时的日总量。手术前不需要胰岛素治疗的患者，也不应骤停胰岛素，而应根据血糖值逐渐减量，直到每日所需胰岛素低于20U，血糖水平仍维持很好时，可恢复原来的非胰岛素治疗方案。

对于较大的手术，除了术前和术中预防使用抗生素外，术后也应该给予抗生素，维持血中有效的抗生素浓度，以预防感染。术后严密注意感染的发生，观察体温、白细胞的变化，手术局部的症状和体征，及时发现感染的迹象，随时加以处理。糖尿病患者术后出现心血管并发症及肾脏并发症机会较大，应着重观察心、肾功能的变化，预防发生多器官功能衰竭。

糖尿病患者术后应补充足够的热量及营养，胃肠道手术患者因胃肠道病变及术前肠道准备和术后禁食，往往导致营养摄取及吸收发生障碍，出现不同程度的营养不良。如误认为糖尿病患者应控制糖量摄入，连正常的生理需要量都未补足，则会致患者抵抗力下降，容易发生感染和切口愈合困难。因此术后给予适当的代谢支持对患者的恢复非常重要。然而不当的营养支持，不但达不到营养支持的目的，反而会引起更多的代谢紊乱。

三、外科糖尿病患者的营养支持治疗

糖尿病患者存在葡萄糖、脂质及蛋白质代谢异常。在外伤、手术、感染等创伤应激状态下，机体分解代谢明显，重者可发生酮症酸中毒、高渗性昏迷等严重并发症，所以这类患者常有不同程度的营养不良；并对外科治疗过程中许多环节造成不利影响，进而可能降低患者生活质量，增加治疗风险，甚至影响预后。因此，积极纠正营养不良状态，安全、合理、有效地给予营养支持治疗，对营养不良的外科糖尿病患者的治疗具有极其重要的意义。2002年ESPEN大会推出用于成年住院患者的营养风险筛查（Nutritional Risk Screening，NRS2002）的评分系统，目前已逐渐应用于临床，可用于进行营养评定，决定是否进行营养支持。外科糖尿病患者营养支持的基本途径包括肠内营养和肠外营养。

糖尿病患者的营养支持原则与非糖尿病患者无区别，但应考虑患者特有的代谢特点和床旁血糖监测问题。疾病或创伤所致的应激反应是引起高血糖和胰岛素抵抗的原因。急性疾病时，通常非胰岛素依赖的2型糖尿病患者可能需要胰岛素治疗，而胰岛素依赖的1型糖尿病患者可能需要比平时更多的胰岛素。糖尿病患者的营养治疗应该实施个体化方案，同时要考虑患者的饮食习惯、疾病代谢状况、预期治疗目标、代谢指标的相关检测（包括血糖、血脂、糖化血红蛋白、血压、体重和肾功能等），对于个体化方案的制订以及帮助患者改善预后有指导意义。

（一）肠内营养

与肠外营养相比，肠内营养较少引起高血糖反应。绝大部分糖尿病患者仍具有完整或部分消化道功能，因此，营养支持途径应首选肠内营养。糖尿病患者应用普通肠内营养制剂，可出现血糖水平增高。但配合胰岛素治疗和调整营养液给予方式（持续缓慢输注），通常能够达到有效控制血糖的目的。对于糖尿病适用型肠内营养制剂的作用,有系统评价研究(共纳入研究23个,样本量784例)发现"糖尿病适用型"肠内营养配方有利于血糖控制。

1. 常用肠内营养制剂配方　对不能经口摄取自然膳食而胃肠道功能又允许的糖尿病患者,往往需要营养配方进行肠内营养治疗。在实施肠内营养治疗时,需选择正确的配方、输注方式并进行必要的血糖监测。根据所含成分特点可将肠内营养制剂分为以下几类:

(1) 标准配方:一般碳水化合物占总热量55%~60%,脂肪约占30%~40%,适用于普通的需要肠内营养支持患者。由于其中含有大量可被快速吸收的单糖,如输入速度过快,对血糖影响较大,使糖尿病患者的血糖很难控制在理想水平,还可能影响脂蛋白代谢,出现高脂血症,增加大血管并发症的危险性。

(2) 含纤维配方:含纤维配方是在标准配方的基础上加入一定量的混合膳食纤维,对血糖、血脂有一定的控制作用。添加膳食纤维还能有效降低管饲时腹泻的发生率。

(3) 高单不饱和脂肪酸(MUFA)配方:高单不饱和脂肪酸配方的特点是低碳水化合物、高MUFA。碳水化合物产热量占总热量的35%左右,脂肪占50%左右,其中MUFA产生的热量约占总脂肪热量的70%,饱和脂肪酸(SFA)和多不饱和脂肪酸(PUFA)均小于10%。这种配方与传统的高碳水化合物配方相比,可获得更好的总体代谢控制,改善血脂水平和血糖应答反应,降低胰岛素需要量,从而减少了患大血管疾病的危险性,同时也减轻了蛋白分解。

(4) 含果糖配方:果糖的血糖指数低于葡萄糖、麦芽糖和糊精,它在小肠的吸收速度低于后三者,而肝脏对果糖的摄取与代谢在很大程度上不依赖于胰岛素。据报道,用果糖取代部分葡萄糖的含果糖EN配方可改善餐后血糖。果糖的水溶解度很高,适于管饲。但进食浓度过高可因小肠吸收不完全而引起腹痛、腹泻,长期大量摄入果糖还可能使血清甘油三酯升高,对胰岛素敏感性下降,故应注意其不良反应。

(5) 富含缓释淀粉的肠内营养制剂:短期临床研究结果表明,在维持原糖尿病治疗方案的前提下,该配方对降低空腹和餐后血糖水平,增加周围组织胰岛素的敏感性有一定的益处。

2. 糖尿病患者营养素推荐量　美国糖尿病学会(ADA)和欧洲糖尿病研究会(EASD)分别于1994~1995年提出糖尿病营养推荐量标准。

蛋白质:建议仍采用健康成人每日膳食供给量(adult recommended dietary allowance,RDA)标准,即1.0g/(kg·d),能量比为10%~20%,ADA与EASD的标准一致。一旦肾小球滤过率降低或确诊糖尿病肾病,则需限制蛋白质入量为0.6g/(kg·d)。有临床研究表明,该蛋白质摄入量可延缓肾小球滤过率的降低。

脂肪和糖类:若蛋白质供能比为10%~20%,则80%~90%的热量来自脂肪和糖类。SFA和PUFA供能比均应小于10%,其余60%~70%的热量来自MUFA和糖类。ADA对蔗糖和果糖的每日摄入量并未做出明确推荐标准,而EASD限制每日蔗糖摄入量小于10g,果糖摄入量不超过每日50g。

膳食纤维:虽有研究表明摄入足够量的经选择的可溶性膳食纤维可抑制小肠黏膜对葡萄糖的吸收,但尚无证据表明从多种自然膳食中摄取同等量的混合型膳食纤维(包括可溶性和不溶性膳食纤维)具有降低血糖的临床意义。故糖尿病患者的膳食纤维摄入量与普通住院患者似无不同。ADA推荐量为每日25~30g,EASD并未提出具体数值,但推荐富含膳食纤维的膳食或肠内营养制剂。

对血压及肾功能正常的糖尿病患者,每日钠量应小于2.4g;伴高血压者为1~2g;伴高血压和肾病者,应小于1g。对于能充分摄取平衡膳食的糖尿病患者不需要额外补充矿物质和维生素。

3. 肠内营养支持原则　对于胃肠道功能正常的糖尿病患者,肠内营养是首选的营养支持手段。肠内营养支持因人而异,选择可将血糖和血脂控制在较佳状态的营养配方、输注方法和剂量。一般从小剂量、低浓度、低速度、低频度开始,逐渐增加剂量,直至达到目标热能供应量。有条件者选择糖尿病特殊配方,有利于血糖控制,对于有营养支持指征的患者,经由肠内途径无法满足能量需要(小于60%的热量需要)时,可考虑联合应用肠外营养。所有接受EN支持的糖尿病患者均需常规、定期进行血糖监测,及早发现高血糖或低血糖,指导EN处方及降糖药的调整。同时还应该经常评估患者的体液和电解质状态。

（二）肠外营养

在接受肠外营养支持的患者中有30%存在不同类型和不同程度的血糖增高。这类患者有的本身就存在糖尿病，但大部分是在手术、创伤、感染等应激状态下，由于体内激素变化和特殊细胞因子的相互作用引起胰岛素抵抗及应激所致的高血糖。在应激状态下，糖尿病患者代谢紊乱明显加重，体内能量物质被过度消耗，蛋白质分解明显增加，常导致或加重糖尿病患者的营养不良。通常情况下，肠外营养需要静脉输注大量葡萄糖，势必对糖尿病患者的血糖控制造成不利影响；同时，外源输入的脂肪乳剂也可能对糖尿病患者脂代谢造成干扰。因此，如何在肠外营养治疗中既达到纠正营养不良的目的，又保证糖尿病患者的糖、脂代谢平衡少受影响是营养支持治疗的一大难点。

1. 肠外营养素 糖尿病患者的糖代谢紊乱，基础血糖水平较高，在严重感染、手术、创伤和烧伤等应激状态下这种代谢紊乱会急剧加重，表现为糖氧化利用率下降、胰岛素抵抗和糖异生作用增强，结果导致血糖升高。在进行肠外营养支持治疗时，为尽量减少因葡萄糖摄入所致的代谢不良反应，势必倾向增加脂肪所占热量比例。但在严重应激状态下，由于脂肪分解作用增强，机体往往存在高游离脂肪酸血症。此时如再提供过量的外源性脂肪，必然会进一步加重高游离脂肪酸血症，进一步加重已经存在的代谢紊乱。因此，目前大多数学者认为，糖尿病患者肠外营养支持的配方应与非糖尿病患者相似。在重症感染、大手术、严重创伤和大面积烧伤等应激状态下，如果按传统的剂量提供能量，机体往往无法有效地利用过多的营养底物而出现高血糖等代谢并发症，加重机体的本已存在的代谢紊乱，不利于预后。因此，高分解代谢状态下的糖尿病患者短期营养支持的目的并非是盲目地寻求能量平衡，而应提倡低热量摄入，采用"允许性摄入不足"（permissive underfeeding）的原则，允许这些患者在一定时间内摄入热量低于其能量消耗量。在创伤、感染等应激的最初几天内，平均热量摄入为20~25kcal（92~104.6kJ）/（kg·d）。葡萄糖为4~5g/（kg·d），脂肪约为1~1.5g/（kg·d）。

糖尿病患者围术期肠外营养支持应用的原则为：①患者无高渗性昏迷或酮症酸中毒。②降低总热量供给，一般为20kcal（83.68kJ）/（kg·d），维持机体高分解代谢状态下最基本的热量供给，避免热量过多所致的代谢紊乱。③葡萄糖和脂肪乳剂提供非蛋白质热量，糖120~150g/d，供给依赖糖供能的红细胞、中枢神经细胞等，减少糖异生和糖原消耗，防止血糖过高，减少脂肪、蛋白质分解；脂肪乳剂0.6~1.0g/（kg·d），减少葡萄糖用量，既避免高糖引起的各种代谢并发症，又不至于出现脂代谢紊乱和酮血症。④减少氮供给，氮0.15~0.20g/（kg·d）以促进蛋白质合成，减轻代谢负荷。⑤依据血、尿糖的情况，及时调整胰岛素用量，血糖调控在接近正常范围，尿糖阴性~（+），防止酮症酸中毒的发生。

此外，肠外营养新营养底物的应用，也是近年来备受关注的问题。中链脂肪酸甘油三酯较长链脂肪酸甘油三酯能更好地维持血清中甘油三酯水平，这对伴有高甘油三酯血症的2型糖尿病患者有利。需长期肠外营养支持的糖尿病患者，含n-3 PUFA的脂肪乳剂具有明显优越作用。含奇数碳原子的脂肪乳剂具有节省糖作用，这在胰岛素抵抗的应激状态下十分有用。然而迄今为止，尚缺乏显示这些新的营养底物对糖尿病患者预后的研究报道。同时值得注意的是，在肠外营养支持中，应补充适量维生素、微量元素、血容量，纠正水、电解质及酸碱失衡，防治各种并发症；由于长时间肠外营养支持既使肠道屏障功能受损，增加肠道细菌移位、感染的风险，又不利于血糖的调控，因此，尽快恢复饮食，也是不容忽视的问题。只要肠道能利用，就应使用肠内营养。

2. 肠外营养支持中的血糖控制 糖尿病患者在肠外营养支持时所引起的高血糖仍需胰岛素治疗，胰岛素治疗的重要性不仅在于控制血糖水平，而且可减少蛋白质分解，促进蛋白质合成。因为蛋白质分解产物游离氨基酸的增加，可作为肝糖异生作用的前体物质，增加葡萄糖的产生。严重应激状态的危重患者输注葡萄糖时，摄入外源性胰岛素可有效地抑制葡萄糖过度产生及恢复外周葡萄糖的清除和利用，但胰岛素的用量却是正常需要量的5倍。危重患者即使既往无糖尿病病史，也常常出现高血糖和胰岛素抵抗。有研究表明，强化胰岛素治疗（将空腹血糖严格控制在4.4~6.1mmol/L）有助于减少并发症和改善临床结局。然而严格的血糖控制易引起低血糖发生，而低血糖与患者死亡率增高相关，尤其是疾病糖尿病患者更为重要。因此，在应用强化血糖控制时，应密切监测血糖变化。目前美国许多大医院仍然推荐将血糖维持于传统的 7.8 ~ 10mmol/L（140 ~ 180mg/dl）。

四、糖尿病患者围术期严重并发症的处理

（一）感染

感染是糖尿病严重并发症之一。糖尿病患者的局部感染很容易播散，造成严重感染及感染性休克。除了常见致病菌外，真菌、支原体及机会致病菌感染在糖尿病患者也容易出现。控制血糖是控制糖尿病患者感染的重要一环。Pomposelli 等报道围术期血糖平均水平在 11.1mmol/L（200mg/dl）以下者，其院内感染发生率明显低于 11.1mmol/L（200mg/dl）以上者。随着血糖水平的增高，手术并发症及病死率均逐渐上升。因此，控制好血糖对围术期控制感染十分重要。

此外，术前必须积极寻找和处理呼吸道、泌尿系等处的感染灶，术前、术中及术后合理地预防性应用抗生素，也是防止糖尿病患者围术期感染的重要步骤。

（二）心肌梗死、脑血管意外及肾功能不全

心肌梗死、脑血管意外及肾功能不全是糖尿病患者围术期的主要死因，其发生率与糖尿病病程长短及血糖升高程度密切相关。术前除详细询问病史、了解治疗过程和控制血糖状况外，还应测定血脂、电解质、尿素氮、肌酸、HCO_3^-、酮体，进行尿分析以及心电图和眼底检查，全面判断心血管、肾脏功能及代谢状况。凡收缩压>150mmHg，舒张压>100mmHg，心电图提示心肌缺血，以及术前存在心绞痛症状者，均应通过内科治疗使病情改善后方能手术。术中及术后要加强监护，收缩压过高、心动过速、低血压、低氧等可使心肌耗氧增加、供氧减少，是诱发心肌梗死的重要原因，应该积极预防并避免。心肌梗死容易发生于术后一周内，在此期间切勿放松警惕。尿常规显示尿蛋白阳性者，已不是糖尿病肾病的早期，此时任何有损肾功能的因素均会导致氮质血症或诱发肾功能不全或衰竭。尿白蛋白排泄率放免测定，有助于糖尿病肾病早期发现。

（三）酮症酸中毒

酮症酸中毒易发生于 1 型糖尿病患者。术前糖尿病漏诊，手术刺激或并发感染引起血糖迅速升高是其主要诱因。高血糖所引起的渗透性利尿，使水与 K^+、Na^+ 丢失，血容量下降；由于脂肪分解加速、酮体产生增多，导致高酮血症及酸中毒。凡术后原因不明的脱水、酸中毒、休克及意识改变者，应考虑糖尿病酮症酸中毒的可能性，如果尿糖、尿酮均阳性，并且血糖增高，无论有无糖尿病病史均应该考虑酮症酸中毒的诊断。

引起酮症酸中毒的主要原因有感染、应激、创伤、心肌梗死、用胰岛素治疗无效的严重高血糖症。酮症酸中毒主要表现为以下特点：①高血糖、高渗透压、脱水、过度产生酮体导致阴离子间隙增加，从而产生代谢性酸中毒。由于高血糖引起渗透性利尿、经口摄入水分减少、呕吐、过度通气，可以导致血容量不足，产生肾前性氮质血症、急性肾小管坏死、休克。临床上表现为严重脱水、精神症状、库斯毛（Kussmaul）呼吸（主要表现为呼吸深快，造成代偿性呼吸性碱中毒）、丙酮增高引起的水果味呼吸、恶心、呕吐、腹泻、重度消化道出血、全身衰竭、低温（由于末梢血管扩张）。②体内环境和电解质紊乱是酮症酸中毒患者的主要特征之一，也是患者围术期体质恶化的主要原因。酮症酸中毒患者通常存在酸中毒和高血钾。最初机体还可能存在低血钠，但这只是一种假象，血糖高于 5.6mmol/L（100mg/dl）时，血清钠矫正值可用每 5.6mmol/L 葡萄糖实测钠值+1.6mmol/L 进行矫正；甘油三酯浓度增加也加重低血钠的假象。酮症酸中毒患者的磷酸盐浓度和镁离子浓度均降低，应该注意补充。③酮症酸中毒可以发生在任何高血糖和代谢性酸中毒的患者，但大约 20% 酮症酸中毒患者是以往没有被诊断为糖尿病的患者。

酮症酸中毒的治疗主要是对症处理，液体补充可以降低血糖、减少因血糖变化造成的应激激素增加、纠正酮症和酸中毒。诊断或怀疑酮症酸中毒时的治疗包括：①应该尽快进行血流动力学监测，建立静脉通路。②立刻进行静脉液体输注：快速注射 0.9% 的生理盐水 10 ~ 20ml/kg 以纠正低血压休克；第 1 小时内输入 1000 ~ 2000ml 0.9% 生理盐水，然后在随后的数小时内以 250 ~ 500ml/h 速度继续补液；一旦症状缓解，酮体消失，酸中毒缓解，血糖正常，即应减慢维持量的静脉输注液体。③应用短效胰岛素 0.3U/（kg·h）单次注射，随后输注胰岛素从 0.1U/（kg·h）开始，血糖达到 13.9mmol/L（250mg/dl）时，即应输注 5% 葡萄糖溶液以防止低血糖，同时继续输注胰岛素直至酮体消失、酸碱平衡正常。④尿量达

到 0.5ml/(kg·h)后,即开始用 KCl 和 K_2PO_4 补充钾、磷,还要及时补充镁,经常监测血糖、电解质、阴离子间隙(AG)、渗透压和酮体。⑤如果 pH <7.0 时,可用静脉滴注碳酸氢钠治疗。除非 pH> 7.0,不应给予碳酸氢钠,以免加重细胞内酸中毒、逆行性脑脊液酸中毒、低钾、氧解离曲线左移和由于过度纠正酸中毒而导致高渗状态的加重以及全身碱中毒。⑥如果出现脑水肿迹象,可考虑给予甘露醇、过度通气、减慢静脉输液速度,并及时查明原因并进行治疗。

最近的报道证明,酮症酸中毒的病死率可达 5% ~10%,大多数的死亡原因是晚期并发症,如心肌梗死、脑卒中等,而不是酮症酸中毒本身。

(四)高血糖高渗状态

高血糖高渗状态多见于轻至中度老年 2 型糖尿病患者。由于血糖高于 33.3mmol/L(600mg/dl),引起渗透性利尿及大量失水,导致血液浓缩、高血钠、高血浆渗透压及细胞内脱水,脑细胞脱水导致意识障碍或昏迷,但一般不伴有酮症酸中毒。

诱发因素包括感染和其他疾病,术后也可以因为应用透析、胃肠外静脉营养和药物(如利尿药)而加重。其神经症状更加突出,主要表现为意识模糊、癫痫、昏迷和局部神经功能不全,如偏瘫。严重的高血糖高渗状态或昏迷患者(血浆渗透压>340 ~ 350mOsm/L)可出现意识模糊或昏迷,乳酸性酸中毒可继发于严重脱水和组织低灌注,但无库斯毛呼吸、水果味呼吸以及像酮症酸中毒患者一样的恶心、呕吐。与酮症酸中毒患者不同,高血糖高渗状态患者常常伴有低热,部分原因是没有酮症酸中毒引起的血管扩张。高血糖高渗状态患者的低血钾、低血钠及低血磷情况没有酮症酸中毒严重,因为这些离子不需要用于中和肾脏分泌的酮体。但高血糖高渗状态患者因高渗和脱水,约有2% ~6%的患者发生血栓。

治疗上与酮症酸中毒患者相同,应治疗基础疾病,液体补充非常重要。高血糖高渗状态的治疗中胰岛素的应用有不同的观点,一些人主张应用与酮症酸中毒相同剂量的胰岛素,而另一些人发现高血糖高渗状态的患者对胰岛家非常敏感,建议用半量。在治疗过程中,高血糖高渗状态患者与酮症酸中毒患者相比,更容易发生脑水肿,因此建议严重的高糖和高渗状态应逐步进行矫正(12 ~ 24 小时),在第一个 24 小时内,血糖不应该低于 13.9mmol/L(250mg/dl),这样可以避免在治疗中出现脑水肿。

以往的高血糖高渗状态患者的死亡率> 50%,但由于早期诊断和 ICU 治疗措施的改进,目前死亡率已降至 10% ~15%。

(常志刚 奚桓 陈剑)

参 考 文 献

1. 岳桂英,余云. 糖尿病病人围手术期的处理. 中国实用外科杂志,1999,19(3):133-135.
2. 徐葆元. 糖尿病的病理生理. 中国实用外科杂志,1999,19(3):132-133.
3. 裴凌,王俊科. 糖尿病患者围手术期的处理. 中华麻醉学杂志,2003,23(6):476-478.
4. Kondrup J,Allison SP,Elia M,et al. ESPEN guidelines for nutrition screening 2002. Clin Nutr,2003;22(4):415-421.
5. Levey AS,Adler S,Caggiula AW,et al. Effects of dietary protein restriction on the progression of advanced renal disease in the Modification of Diet in Renal Disease Study. Am J Kidney Dis,1996,27(5):652-663.
6. Post RE,Mainous AG 3rd,King DE,et al. Dietary fiber for the treatment of type 2 diabetes mellitus:a meta-analysis. J Am Board Fam Med,2012,25(1):16-23.
7. Behall KM,Scholfield DJ,Canary J. Effect of starch structure on glucose and insulin responses in adults. Am J Clin Nutr,1988,47(3):428-432.
8. Koivisto VA,Yki-Järvinen H. Fructose and insulin sensitivity in patients with type 2 diabetes. J Intern Med,1993,233(2):145-153.
9. Elia M,Ceriello A,Laube H,et al. Enteral nutritional support and use of diabetes-specific formulas for patients with diabetes:a systematic review and meta-analysis. Diabetes Care,2005,28(9):2267-2279.
10. 毛一雷,卢欣,桑新亭,等. 外科手术患者允许性摄入不足的前瞻、随机、对照临床研究. 中华外科杂志,2005,20(10):612-615.
11. van den Berghe G,Wouters P,Weekers F,et al. Intensive insulin therapy in critically ill patients. N Engl J Med,2001,345(19):1359-1367.
12. NICE-SUGAR Study Investigators,Finfer S,Liu B,et al. Hypoglycemia and risk of death in critically ill patients. N Engl J Med,2012,367(12):1108-1118.
13. Moghissi ES,Korytkowski MT,DiNardo M,et al. American Association of Clinical Endocrinologists and American Diabetes Association consensus statement on inpatient glycemic control. Diabetes Care,2009,32(6):1119-1131.
14. Wright J. Total parenteral nutrition and enteral nutrition

in diabetes. Curr Opin Clin Nutr Metab Care，2000，3（1）：5-10.

15. 中华医学会. 临床诊疗指南·肠外肠内营养学分册（2008 版）. 北京：人民卫生出版社，2008.

16. American Society for Parenteral and Enteral Nutrition（A. S. P. E. N.）Board of Directors. Clinical Guidelines for the Use of Parenteral and Enteral Nutrition in Adult and Pediatric Patients，2009. JPEN，2009，33（3）：255-259.

17. Weimann A，Braga M，Harsanyi L，et al. ESPEN Guidelines on Enteral Nutrition：Surgery including organ transplantation. Clin Nutr，2006，25（2）：224-244.

18. 房献平，王先明. 围术期并存病的处理与对策. 中国实用外科杂志，1993，13：620.

19. Rayfied RJ，Ault MJ，Keusch GJ. Infection and diabetes：the case for glucose control. AM J Med，1982，72：439.

20. Axelrod DA，Upchurch GR Jr，DeMonner S，et al. Perioperative cardiovascular risk stratification of patients with diabetes who undergo elective major vascular surgery. J Vasc Surg，2002，35：894-901.

21. 沈雅舟. 重症外科疾病时糖尿病内科处理. 中国实用外科杂志，1999，19：141.

22. Eldridge AJ，Sear JW. Perioperative management of diabetic patients，Any changes for the better since1985. Anaesthesia，1996，51：45-51.

23. Scott J，Jacober DO，James R，et al. An update on perioperative management of diabetes. Arch Intern Med，1999，159：2405-2411.

24. Mark JB. Perioperative management of diabetes. Am Fam Physician，2003，67：93-100.

25. 邓小戈. 围手术期糖尿病患者内分泌专科处理原则. 中国现代手术学杂志，2004，8：327-330.

26. Rehman HU，Mohammed K. Perioperative management of diabetic patients. Curr Surg，2003，60：607-611.

27. McAnulty GR，Robertshaw HJ，Hall GM. Anaesthetic management of patients with diabetes mellitus. Br J Anaesth，2000；85：80-90.

28. Coursin DB，Connery LE，Ketzler JT. Perioperative diabetic and hyperglycemic management issues. Crit Care Med，2004，32：S116-125.

29. Guvener M，Pasaoglu I，Demircin M，et al. Perioperative hyperglycemia is a strong corrate of postoperative infection in type II diabetic patients after coronary artery bypass grafing. Endocrine J，2002，49：531-537.

30. Smiley DD，Umpierrez GE. Perioperative glucose control in the diabetic or nondiabetic patient. South Med J，2006，99：580-589.

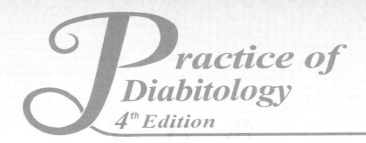

第10部分
继发于其他疾病的糖尿病

第 73 章

胰腺疾病与糖尿病

与糖代谢异常相关的胰腺疾病主要包括:急性或慢性胰腺炎;各种原因引起的胰腺部分或全部切除;胰腺囊性纤维病;胰腺恶性肿瘤等。在这些疾病中,体内血糖的调节主要依赖于残存的胰岛 β 细胞的数量,当胰岛细胞丢失达到一定程度时,就会出现临床糖尿病。是否伴有酮症酸中毒也主要依赖于胰岛细胞丢失的程度。在对糖代谢的调节中,一些其他如 α 细胞,肠道分泌的肽类物质也起到了一定作用。

一、胰　腺　炎

(一) 急性胰腺炎

急性胰腺炎(acute pancreatitis, AP)与糖尿病之间的关联早在 70 多年前就被发现。

AP 通常导致一过性高血糖。尽管约有 50% 的患者在急性炎症期会有一些糖耐量异常的证据,但是很少患者需要短期或者长期的胰岛素治疗。在急性胰腺炎中观察到的糖代谢异常通常是由于多种原因造成的,包括胰岛素分泌的变化,胰高糖素及与过度应激有关激素释放的增加,以及肝脏和外周组织对葡萄糖利用的下降等。高血糖通常会在 AP 发生后的 3 到 6 周内消退,较少发生永久性的临床糖尿病。成人中 AP 发生糖尿病或糖耐量异常的几率在 3% ~ 9.2% 之间。少数患者在急性炎症期可以发生糖尿病酮症酸中毒。实验室检查血中胰岛素浓度低于非应激状态的正常人,也低于相应应激状态的其他患者。胰岛素和 C 肽对不同的促分泌刺激物质,包括口服和静脉注射葡萄糖、使用磺脲类药物、胰高糖素、和氨基酸等的反应都减弱,这些异常与胰腺外分泌功能失调的程度有关。胰高糖素水平在急性胰腺炎期,不论是在基础状态还是在精氨酸刺激后均明显升高,并维持于高水平至少一周。这种增加可能是由于短暂频繁出现的高血糖的刺激所致。当炎症改善后胰岛素的释放反应也随之恢复。胰腺炎过程中糖代谢紊乱的严重性和持续时间与胰腺

损伤的程度有关,因此血糖升高预示患者的预后不佳。动物研究显示,胰腺炎时发生的糖尿病不仅反映了胰腺炎的严重程度,还可以加重炎症反应,并抑制外分泌组织的再生。

随着肥胖和 2 型糖尿病的流行,糖尿病与 AP 发生的关系也日益受到重视。近年来,有几项大的流行病学调查数据显示,在糖尿病患者中 AP 的发病率显著高于非糖尿病患者。其中,肥胖、既往胰腺炎病史、胆囊疾病、吸烟和饮酒都是 AP 的独立危险因素。调整了年龄、性别和合并症等因素后,糖尿病发生 AP 的风险仍较非糖尿病患者高约 50%。而在年龄小于 45 岁的糖尿病患者中,其 AP 的发病率也显著高于 45 以上的非糖尿病患者。儿童中 AP 的发生也有增加。一项回顾性分析显示,25% 的 AP 儿童发展为高血糖,其中,超重(BMI ≥ 第 85 百分位数)、使用抗癫痫药物治疗、糖尿病家族史和重症胰腺炎是糖尿病发生的危险因素。与成人多在慢性胰腺炎后发生糖尿病不同,儿童在一次急性胰腺炎后就可以发展为糖尿病。

糖尿病常合并肥胖、高甘油三酯血症和高血压等临床问题,常需要多种药物的联合治疗。文献显示,许多相关药物治疗与 AP 的发生有关。其中抗高血压药 ACEI、他汀类调脂药,甚至二甲双胍都有导致 AP 的报道。他汀类药物导致 AP 的原因尚不清楚,ACEI 可能与其作用于激肽释放酶激肽系统引起胰腺导管水肿,或与药物作用于 RAS 系统导致胰腺微循环和导管阴离子分泌失衡有关。二甲双胍是糖尿病患者的常用药,相关报道均与此药物的过量使用导致代谢性酸中毒或急性肾衰竭产生的药物相关酸中毒有关。

近来,肠促胰岛素相关产品如胰高糖素样肽-1(GLP-1)受体激动剂和二肽基肽酶-4(DPP-4)抑制剂在治疗糖尿病患者中发生胰腺炎的案例时有报道,但是 2012 年一篇涵盖 25 项研究的荟萃分析结果显示,艾塞那肽和利拉鲁肽都与 AP 发生

的增加无关。西格列汀也不能导致 AP 的发生增加。因此,基于肠促胰岛素相关药物引起胰腺炎的结论并不肯定,尚需要进一步的研究去证实。

急性期出现的严重糖代谢异常通常需要用胰岛素治疗,同时须结合胰腺炎的其他治疗方案。而使用胰岛素治疗的糖尿病患者发生 AP 的风险降低。

(二)慢性胰腺炎

慢性胰腺炎是一种不可逆的进展性胰腺炎性损害和纤维化,导致显著的腺体外分泌萎缩以及内分泌功能下降,并进一步导致 β 细胞损伤引起继发性糖尿病。持续性的胰腺损害包括了结构和功能上的变化。

流行病学:在持续的慢性无痛性胰腺炎中,长期随访后发现糖尿病患病率少于 5%。在慢性反复发作的胰腺炎中,糖尿病的发生会随着时间的延长而增加,在 20 年后会达到 40%～50%,另外有 25%～30% 的人有糖耐量减低。在伴有纤维钙化胰腺炎的患者中,高达 80%～90% 的人有明显的糖尿病或糖耐量减低,其中一半的患者患胰岛素依赖型糖尿病。继发于胰腺炎的糖尿病在美国和其他西方国家不到 1%。然而,在世界的许多地区,特别是热带经济落后的国家,患病比例要高得多。

病因及发病机制:慢性胰腺炎导致的胰岛细胞数量减少与糖尿病的发生有直接的关系。随着对慢性胰腺炎的发病机制的研究,发现在反复的急性恶性胰腺炎症后继发的胰腺纤维化的发展过程中,胰腺星状细胞是纤维化产生的关键。在疾病的早期阶段,变化的内环境和由炎症带来的生理改变及细胞因子的释放导致了信号转导通路的混乱和胰岛功能的失调。直接由胰腺炎相关的毒性因子(如乙醇及其代谢或氧化应激产物)及基因突变也在慢性胰腺炎的进展过程中备受关注。

慢性胰腺炎均可导致胰腺的内、外分泌功能不正常。胰岛 β 细胞在分泌胰岛素减少的同时对葡萄糖的反应也降低。同时,α 细胞功能也减弱,主要以刺激后胰高糖素的减低为特征,同时生长抑素水平也增高。在慢性胰腺炎,基础的胰高糖素水平正常或升高,但是对氨基酸的反应或对胰岛素诱导的低血糖反应通常迟钝。在少部分慢性胰腺炎患者,肝源性的胰岛素抵抗在胰多肽缺乏的情况下存在,此现象可以在注入胰多肽后恢复。

除了在胰腺炎患者中易出现糖代谢障碍外,在 1 型或 2 型糖尿病患者中有时也可见到胰腺外分泌功能的轻微异常。一项发现提示胰岛细胞营养效果差与腺泡功能的丢失有关。这些异常的原因与慢性、无痛性的胰腺炎难以区别,需要借助其他的诊断手段加以明确。

临床特点和诊断:除原发病的临床特征外,患者的血糖波动范围较大。低血糖的发生率较 1 型糖尿病患者高,这主要与胰高糖素分泌的减少和酒精毒害引起的营养不良和肝功能下降有关。继发于慢性胰腺炎的糖尿病患者低血糖恢复明显迟缓,与胰腺切除的患者表现类似。这些患者中低血糖的发生频率和程度都受一些其他因素的影响,如酒精的摄入,营养状态和吸收不良等。寿命长者可以伴有糖尿病微血管并发症,但是大血管并发症较少见。

C 肽浓度、基础血糖及 L-精氨酸或葡萄糖刺激后血糖的测定对诊断有帮助。但在内分泌有缺陷的初始阶段测定基础血糖及 C 肽浓度意义不大。

治疗:由于本病血糖极不稳定,治疗过程中应注意防止严重低血糖的发生。同时也要控制高血糖,避免血糖大幅度波动。还应予以胰消化酶替代治疗,避免脂肪痢,纠正吸收不良综合征,维持足够的能量摄入,改善患者的营养状况等。急性胰腺炎合并高血糖者应予胰岛素治疗,并注意防治糖尿病酮症酸中毒。除非饮食控制有效,否则继发于慢性胰腺炎的糖尿病患者只能用胰岛素替代治疗。胰岛素使用剂量通常小于 1 型糖尿病患者,且多采用普通胰岛素餐前注射治疗,较少采用长效类制剂,血糖宜控制在稍高于正常的水平。在依从性好的患者应进行强化的胰岛素治疗。对胰腺功能丧失者实行胰腺移植治疗可能有较好的应用前景。

(三)热带慢性胰腺炎

热带慢性胰腺炎(tropical chronic pancreatitis, TCP)是慢性钙化的非酒精性胰腺炎的早期形式,几乎仅见于热带的发展中国家。典型的 TCP 三联症包括腹痛,消化不良引起的脂肪痢和糖尿病。当糖尿病发生时,就称为纤维钙化胰腺性糖尿病(fibrocalculous pancreatic diabetes, FCPD),是 TCP 的晚期阶段。TCP 通常被描述为"儿童期腹痛、青春期糖尿病、壮年期死亡"的一种疾病。

TCP 的典型特征是年轻发病,大范围的导管内钙化,进展性发病,容易发生胰腺癌。组织学改变包括不规则的纤维化,腺泡细胞丢失,胰岛细胞丢失,炎症细胞浸润,胰管的扭曲和阻塞。胰腺钙化是诊断 TCP 的标志,在无钙化的患者 ERCP 检查则可以看到导管扩张,CT 和超声检查有助于诊断。糖尿病通常比较严重,需要胰岛素治疗,但是很少发生酮症。微血管并发症与 2 型糖尿病中的发生率一样,但是大血管并发症不常见。胰酶的补充用于减轻腹痛和减少脂肪痢相关的症状。早期诊断和良好控制内分泌和外分泌功能失调有助于提高生存率,并改进 TCP 患者的生活质量和预后。

1. 流行病学　1937 年印度的 Kini 报道了第一例胰腺钙化。1959 年,Zuidema 首次报道了在发展中国家出现的一系列的胰腺钙化和以营养不良为临床特征的病例。此后来自世界一些热带地区,包括尼日利亚、乌干达、非洲的其他地区、巴西、泰国、孟加拉国和斯里兰卡的相关报道证实了 TCP 的存在。日本报道此病的发病率为 45.4/100 000 人,较西方一些国家报道的 10 ~ 15/100 000 人,每年 3.5 ~ 4/100 000 人的发病率高。而在印度的喀拉拉帮,此病的发病率为 125/100 000 人。

2. 病因及发病机制　确切的原始发病机制不清,可能与下述原因有关:

营养不良:此学说最初源于该病主要影响了发展中国家的贫困人群。但是目前的研究显示,营养不良可能是结果,而不是疾病的原因。

木薯毒性:木薯在世界上某些贫困地区的人群中作为主食食用。木薯含有一种可以产生氰化物的苷类,如亚麻苦苷和百脉根苷。氰化物在体内正常情况下可以在硫黄存在时被解毒为硫氰酸。在营养不良的人中,由于缺乏含硫黄的氨基酸如甲硫氨酸和胱氨酸,当进食木薯时,就容易发展为 TCP。但是近期的研究对此观点也存在争议。木薯学说缺乏实验证据。

家族聚集:8% 的 TCP 患者有家族聚集性。有些是垂直传播,有些是水平传播。家族聚集性仅提示 TCP 的病因学可能有遗传背景,但是并不能证实此观点,因为他们同时还有共同的生活环境。

遗传学因素:某些研究提示 FCPD 可能与 1 型和 2 型糖尿病分享共同的易感基因。胰岛再生基因与热带胰腺炎的发病也可能有关系。SPINK1 是一个有力的蛋白酶抑制子,通过抑制 20% 的酪氨酸活性来防止胰酶的不恰当激活。研究显示 SPINK 基因与多种慢性胰腺炎,包括 TCP 有关。

微量营养素缺乏和氧化应激:白人中的慢性胰腺炎与肝脏和(或)胰腺中由细胞色素 P450 诱导的高氧化应激解毒反应有关。茶碱清除在 TCP 个体中增快,提示氧化应激是 TCP 的原因之一。同时,TCP 患者中的抗氧化物质维生素 C 和 β 胡萝卜素水平低。营养不良使得机体的清除自由基的能力下降,增加组织损伤的易感性。有人提示酒精性慢性胰腺炎和 TCP 的患者中存在自由基损伤。但是此假说未被证实,需要进一步研究。

3. 临床表现　患者通常存在营养不良,身体极度瘦弱。发病年龄较轻,90% 的患者在 40 岁前发病。典型的 TCP 临床表现包括:

腹痛:最为常见,在 30% ~ 90% 的患者有不同程度的表现。疼痛常很严重,位于上腹部,放射至后背,向前弯曲身体或俯卧位时疼痛可以缓解。随着疾病的发展,疼痛的程度会减轻,并且发生频率下降,在发生外分泌功能缺失和(或)糖尿病时疼痛会消失。

胰石:超过 90% 的 TCP 患者可以检测到胰石,特别是在疾病的后期。结石位于胰管内,腹部平片检查在第一、二腰椎的右侧可以看到。可以单发或者多发,或是充满型。与酒精性慢性胰腺炎较小的、有斑点的结石不同,这种结石较大,更致密,边界清,圆形。

消化不良/脂肪痢:有严重外分泌缺陷的患者通常会排出大量的,有泡沫的,或者明显的油性大便。明显的脂肪痢只在 20% 的患者中存在。降低饮食中脂肪的摄入可以减少脂肪痢发生。研究显示,当饮食中脂肪的摄入从 27g/d 增加到超过 100g/d 时,76% 的患者会发生脂肪痢。

糖尿病:糖尿病的发生是 TCP 的一个发展阶段,通常会在首次疼痛后 10 年到 20 年出现。TCP 中的糖尿病被称为胰腺纤维钙化性糖尿病(FCPD),现在已经被 ADA 和 WHO 划分为其他类型糖尿病中。

糖尿病通常在消瘦和营养不良的个体中较为严重,表现为多尿和烦渴。在营养状态稍好的患者中,症状相对隐匿。糖尿病的症状通常很严重,空腹血糖在 11.1 ~ 22.2mmol/L,并经常需要胰岛素的控制。一些临床研究中每日的胰岛素用量在(40±12)U/d,特别是当与促分泌剂共同使用时。然而,有一些 FCPD 仅需要饮食控制或口服药物治疗,其他一些仅在酮症时才需要胰岛素治疗。FCPD的患者需要用胰岛素控制病情,但是停用胰岛素后很少发生酮症。这可能与以下因素有关:尚存在部分β细胞功能;胰高糖素储存下降;由于皮下脂肪组织的丢失,非酯化脂肪酸供应下降,导致产生酮体的原料减少;抵抗肾上腺素引起的皮下脂肪分解;肉碱缺乏,影响非酯化脂肪酸的跨线粒体膜的转移。

4. 诊断 FCPD的诊断通常在对腹部疼痛的检查中发现。免疫组织化学方面的资料匮乏。研究显示有胰岛细胞量的下降,有些患者伴有胰岛母细胞增生症。胰岛素和胰高糖素细胞明显下降。胰岛内胰岛素的下降与血清C肽水平相关,并与糖尿病的病程相反。TCP的诊断如前所述。如果腹平片见到胰腺结石,很容易做出诊断。然而,结石通常在腹痛几年后出现,约有10%的患者没有结石,因此需要其他的诊断手段。目前还没有敏感的和特异的血液或尿液的检查来帮助做出早期诊断。即使在发达的西方国家,成人或儿童的慢性胰腺炎的诊断也不容易,只有在胰管改变或结石发生后才能做出诊断。和其他慢性胰腺炎一样,TCP的诊断很少在早期明确。此病容易被延误诊断或漏诊(表73-1)。

表73-1 纤维钙化性慢性胰腺炎和酒精性慢性胰腺炎的区别

	TCP	酒精性胰腺炎
性别比(M/F)	70/30	几乎均为男性
发病年龄	20~30岁	40~50岁
社会经济条件	贫穷,也可发生在其他条件中	所有阶层都平等发生
糖尿病病程	进展性逐渐加重	缓慢发生
糖尿病	90%以上患者发生	50%患者发生
胰腺结石	90%以上患者发生	50~60%患者发生
胰腺结石表现	大而密,分散边界清	小、斑点状,边界不清
管腔扩张	明显	轻微
腺体纤维化	明显	不严重
酒精中毒	缺乏明确定义	严重滥用酒精
胰腺癌的发生	很高	比普通人群高

没有胰腺结石的疑似病例可作进一步检查来明确诊断。腹部超声常用来评价胰腺的大小,确定结石在胰腺的位置和纤维化程度。CT对小结石和假性囊泡的诊断更好。ERCP在那些由非钙化原因所致的TCP中可以帮助确定胰管扩张的程度。主要判断管道的扭曲和扩张、硬化、梗阻、囊泡形成,以及主胰管、主分支和小分支中钙化的存在。内镜超声是诊断慢性胰腺炎早期阶段的新工具,与组织学检查相比,内镜超声的敏感性和特异性分别为85%和67%。

胰腺功能的检查包括了胰腺外分泌功能和内分泌功能的检测。

外分泌功能:主要为血清免疫反应性胰蛋白酶检测。在疾病的终末阶段,胰蛋白酶的水平有明显的下降,而在早期阶段可以亚正常甚至由于急性胰腺炎而高于正常。在脂肪餐实验中,93%的钙化的TCP胰蛋白酶活性降低,非钙化的患者只有27%降低。胰泌素试验中,存在胰腺分泌的碳酸氢钠、胰蛋白酶、脂肪酶的量下降。粪便中的糜蛋白酶的检测可以作为评价TCP患者中胰腺外分泌功能的筛查实验。在FCPD和1型,2型3组糖尿病患者中,粪便中糜蛋白酶水平的降低分别为87.5%、23.5%、4.5%。此方法具有较高的特异性,但敏感性差。

内分泌功能:C肽检测显示FCPD患者与1型糖尿病相比尚有部分胰岛细胞功能。在正常或轻度糖耐量异常的患者C肽分泌的水平正常。在糖尿病患者,C肽水平很分散,在还有胰岛细胞时他们的水平可以严重下降。在FCPD中血浆胰高糖素的反应有缺陷,在糖负荷下,血浆胰高糖素水平在原发性糖尿病中明显升高,而在FCPD中此反应缺失。

糖尿病相关的并发症:既往认为FCPD不会发展出现糖尿病并发症。这主要是因为我们假设继发性糖尿病患者不会长期生存而导致相关的并发症。研究证实在FCPD中确实会发生糖尿病的微血管和大血管并发症。FCPD中会发生严重的视网膜病变。8.9%的FCPD患者有肾脏病变。在FCPD中也会出现外周神经病变和自主神经病变。大血管病变在FCPD中甚少见,患者发病年龄轻,体瘦和血脂水平低是主要原因。但是缺血性心脏病、脑血管病变和外周血管病变的发生也有报道。

5. 自然病程 腹痛通常是第一表现。从几个月到几十年,通过常规的腹平片可以发现胰腺结石。至此,内分泌和外分泌功能都是正常的。几个月到几年后,可以出现糖耐量减低或外分泌功能异常。多数学者认为 FCPD 是 TCP 的逻辑终点,TCP 是 FCPD 的前期糖尿病阶段。

认为 FCPD 是 TCP 的晚期糖尿病阶段基于以下原因:①TCP 患者比 FCPD 年轻;②TCP 同样见于糖耐量减低阶段,被认为是糖尿病前期;③SPINK 1 突变在 TCP 和 FCPD 中都存在,提示有同样的遗传背景;④50% 的基线状态时没有糖尿病的 TCP 患者在 7 年后发展为糖尿病。糖尿病的发生率为 6.6/100/年。

20 世纪六、七十年代,TCP 患者一般在儿童期出现腹痛,青少年出现糖尿病,成年早期死于糖尿病的并发症。现在 TCP 患者的寿命明显延长,这可能与营养改善或者糖尿病的良好控制有关。在首次疼痛后,80% 的患者存活超过 35 年。在诊断糖尿病后,平均存活时间是 25 年。在主要的死因中,糖尿病肾脏病变占了 40%。严重感染,胰腺癌和胰腺炎相关的原因也是 FCPD 的主要致死原因。与以前相比,患者的预后明显改善了。

6. 治疗

(1)腹痛:可以选择镇痛药。首选非麻醉性镇痛药。吗啡只可以在严重顽固的疼痛难以用非麻醉药物缓解时考虑应用。胰酶主要可以抑制胰腺的分泌减轻胰管的压力。通常使用大量的蛋白酶(每片超过 25 000 单位),每天 4 次,每次 4~8片。也可以使用抗氧化剂来减轻疼痛。

(2)脂肪痢:建议低脂饮食,对吸收不良导致的脂肪痢有效。胰酶的补充也可以帮助减轻脂肪痢,并改善生活质量。

(3)糖尿病:处理原则与其他类型的糖尿病类似,治疗中要考虑由于改善低营养和消瘦而补充的大量的热卡和蛋白。对轻度的糖尿病和疾病的早期阶段,口服降糖药有效。大部分患者需要胰岛素控制糖尿病来改善他们的生活质量。

(4)外科处理:只针对顽固性腹部疼痛和处理困难的患者。药物治疗没有反应时,应该考虑外科手术,对减轻疼痛有效,但有些患者会再发。有报道显示,手术后每日胰岛素用量会减少。但这种变化通常短暂,糖尿病状态不会被手术改变。对于那些严重的疼痛者可以明显改善生活质量。

(四)自身免疫性胰腺炎

自身免疫性胰腺炎(autoimmune pancreatitis,

AIP)是一种继发于自身免疫损伤的慢性胰腺炎症。最早在 1961 年出现个案报道,1995 年由日本学者吉田给予专有名词。证据显示 AIP 的临床特点包括:①轻微腹部症状,通常没有 AP 表现;②偶发梗阻性黄疸;③血清 γ 球蛋白、IgG 或 IgG4 增加;④存在自身抗体;⑤弥漫性胰腺肿大;⑥不规则的弥漫性胰管狭窄(硬化性胰腺炎)伴有胰内胆管硬化或与胰胆管损伤共存,表现与原发性硬化性胆管炎的 ERCP 表现类似;⑦淋巴细胞和 IgG4 阳性浆细胞浸润的纤维化改变,和闭塞性血栓静脉炎;⑧偶尔与其他系统性损伤,如唾液腺炎,腹膜后纤维化,肾小管间质失常等有关;⑨类固醇治疗有效。除了胰腺和胰外损伤外,糖尿病也对类固醇治疗有反应。

1. 流行病学　AIP 是一种少见的异常疾病。老年男性多见,特别是高龄老年人,与所有男性相比,其发病率为 2:1。日本研究显示在 521 例慢性胰腺炎患者中有 30 例(6%)明确诊断为 AIP,与欧洲多中心研究类似。我国的一项研究显示,在 510 例胰腺炎患者中,有 25 例(4.9%)诊为 AIP。其中主要症状包括进展性黄疸(72%),腹痛(44%),和体重减轻(10%),3 例没有症状。该病的平均诊断年龄超过了 55 岁。糖尿病在约一半的 AIP 中存在(43%~68%),主要表现为 2 型糖尿病。部分患者在类固醇治疗后病情好转,可能与类固醇下调了 T 细胞和巨噬细胞对胰岛 B 细胞的抑制作用有关。

2. 病理生理　AuP 患者可以分为两种临床病理类型。一类较为常见,见于大于 60 岁的老年男性,与 Sjogren 综合征和胆管狭窄有关。组织学表现为淋巴质浆细胞硬化型 AuP。另一种形式见于年轻些的患者,主要为 40 岁左右,男女比例相当,常见于炎性肠病的患者中。组织学表现为嗜中性粒细胞胆管炎。除了硬化和胆管改变外,还有静脉变化,但是闭塞性动脉炎很少发生。体液免疫和靶抗原:偶与其他自身免疫性疾病共存。胰腺与其他外分泌器官,如唾液腺、胆道、肾小管等存在共同的抗原物质,因此在 AIP 患者中可以检测到多种自身抗体如抗核蛋白抗体(ANA)、抗乳血清抗体(ALF)、抗羰基脱水酶抗体(ACA-Ⅱ)、和类风湿因子(RF),这些自身抗体并不是 AIP 特异性的。尽管大多数 AIP 相关的糖尿病患者表现为 2 型糖尿病,少数 AIP 合并 1A 型糖尿病者抗 GAD,抗 β 细胞抗体,或抗酪氨酸磷酸化蛋白抗体阳性。血清 IgG4 水平、免疫复合物和 IgG4 亚型也在 AIP 中升高。

细胞免疫和效应细胞:尽管我们对 AIP 的效应细胞了解很少,T 细胞 CD4$^+$ 和 CD8$^+$ 的激活在 AIP 患者的外周血淋巴细胞和胰腺中增加。CD3$^+$T 细胞比 B 细胞更容易浸入胰腺,HLA-DR 抗原在胰腺导管中与 CD4$^+$ 细胞一样表达,提示在炎症的发生中有共同的机制。CD4$^+$ T 细胞在细胞因子的产生下进一步分化为 T 辅助细胞 1 和 2。T 辅助细胞 1 在 AIP 的诱导期和保持期是必需的,T 辅助细胞 2 则与疾病的进展有关。

3. 相关疾病

(1) 胆管损伤:AIP 患者经常表现为胆管狭窄,主要是在胰内区域,导致上段胆道扩张。胰外胆道的硬化改变与原发硬化性胆管炎类似,但是类固醇的治疗仅对 AIP 的胆管损伤有益。

(2) 糖尿病:在约一半的 AIP 中存在,主要为 2 型或其他特殊类型的糖尿病。与 AIP 相关的糖尿病患者在类固醇治疗后病情改善。可能与类固醇下调了 T 细胞和巨噬细胞因子抑制胰岛 β 细胞功能有关。

(3) 腹膜后纤维变性:在腹膜后纤维变性合并硬化性胆管炎和胰腺炎的患者中,皮质醇的治疗有戏剧性的好转,尽管病理生理不清。

4. 临床表现　不同于其他的急性或严重胰腺炎,AIP 通常没有或仅有轻微的上腹部或后背部不适,而超过一半以上的患者表现为无痛性梗阻性黄疸,继发于自身免疫性硬化性胆管炎。与 2 型糖尿病的关系主要源于 T 细胞调节的机制涉及胰岛 β 细胞和胰胆管细胞。胰内胆总管的硬化导致的梗阻型黄疸是 AIP 的特点,在其他类型胰腺炎中少见。临床和实验室证据都显示类固醇对于胆管和胰管狭窄的治疗有效。

5. 实验室数据　AIP 患者通常显示血清胰酶水平增加,高 γ 球蛋白血症,IgG,IgG4 和多种自身抗体如 ANA、ALF、ACA-Ⅱ、RF 阳性。抗 α 胞衬蛋白与渗出性多形红斑有关,也见于 AIP 患者中。在日本的 AIP 患者中,血清 IgG4 升高的比率达 68% ~ 90%,提示在 AIP 患者中,虽没有特异性抗体,但是 IgG4 的升高仍具有特征性。在胆总管硬化的患者中,血清胆红素和肝胆酶显示异常。类固醇治疗后,许多异常的实验室指标都可以逆转。

6. 胰腺和胆囊造影　CT、MRI 或超声检查可以看到增大的胰腺,被称为"香肠样改变"。CT 可以看到外周有胶囊样的边缘;在 MRI T2 像上显示为低密度影,动态 MRI 显示有延迟增强。胰腺钙化或假性囊肿少见。PET 显示的聚集信号与胰腺癌类似。AIP 患者的 ERCP 显示阶段性的或弥漫性的胰管狭窄。尽管 MR 胰胆管造影术很少显示有胰管狭窄,但是可以清楚显示胰内区域胆管的狭窄,导致上段胆管扩张。胰外胆管部分的硬化性改变与原发硬化性胆管炎类似。类固醇的治疗对于胆管和胰管的改变通常都是有效的。

7. 组织病理学　胰管及周围组织由于淋巴细胞和浆细胞的浸润有纤维样改变。HLA-DR 抗原通常在胰管或腺泡细胞上表达。尽管在导管周围浸润的主要 CD4$^+$ 和 CD8$^+$ 的 HLA-DR$^+$T 细胞,在很多病例中也可以看到浆细胞和淋巴滤泡的形成。硬化性胰腺炎的组织学特点与淋巴质浆细胞硬化性胆管炎(LPSP)的胰腺改变类似。主要的浸润细胞为淋巴质浆细胞,提示主要为 B 细胞谱系。这些发现提示浸润的淋巴细胞主要表型和胰腺纤维化的严重程度在不同疾病阶段是不同的。

8. AIP 的诊断和鉴别诊断　尽管组织学检查提示 AIP 为免疫介导的炎症,但是很困难从胰腺中取得标本。因此,结合临床、实验室发现和影像学研究中显示的胰腺弥漫增大和造影片上的胰管狭窄对诊断非常重要。增高的血清 γ 球蛋白、IgG,特别是 IgG4,免疫复合物中 IgG4 的亚型,或者自身抗体如 ANF、ALF、ACA-Ⅱ 和 RF 对 AIP 的诊断很有帮助。弥漫性胰腺增大的鉴别诊断包括恶性淋巴瘤、浆细胞瘤、转移癌和弥漫性浸润性胰腺癌。尽管多数的 AIP 可以通过放射影像学和自身免疫标志物与其他疾病相鉴别。但是,仍有一些病例很难区别于胰腺或胆管的癌症。

9. 治疗和预后　对 AIP 没有必要进行强化治疗。对于有黄疸的患者,特别是对伴发细菌感染的患者,可行经皮经肝或内镜胆管引流术。类固醇治疗对于胰外损伤如胆道和胰管狭窄通常有效。有一些患者会自动改善。一些与 2 型糖尿病或其他类型糖尿病有关的 AIP 患者在类固醇治疗后病情会有改善。对于对类固醇治疗没有反应的胆总管硬化的患者,外科手术不仅可以缓解症状,还可以鉴别恶性疾病。

AIP 长期的预后目前尚不清楚。一项小样本(12 例)的长期随访(随访时间为 13 ~ 133 个月,中位随访时间为 41 个月)观察发现,类固醇激素治疗下胰腺的增大和胰管不规则的扩张均改善至接近正常状态。有 4 例患者发生了胰腺萎缩，但是没有胰腺钙化的发生。胆管结构也有不同程度的改善，但是在 4 例下段胆管病变的患者中病变仍然存在，1 例患者的胆管病变有反复。所有患者的胰腺外分泌功能都没有恶化。在类固醇治疗过程中，2 例患者诊为恶性肿瘤，1 例为早期胃癌，1 例为直肠癌。大多数患者的临床和实验室发现在类固醇治疗后可以恢复。AIP 的预后主要依赖于其他并发症的严重程度，如其他自身免疫性疾病或糖尿病。

（五）遗传性慢性胰腺炎

遗传性慢性胰腺炎（hereditary chronic pancreatitis，HCP）是一种罕见的青少年发病的慢性胰腺炎。HCP 是一种常染色体显性遗传疾病，有将近 80% 的外显率。目前诊断标准并不一致，EUROPAC 研究将其定义为在两代以上的 2 个一级亲属或至少 3 个二级亲属中存在无其他原因解释的慢性胰腺炎。HCP 的基因定位于 7 号染色体，同时许多其他基因也有报道与 HCP 有关。迄今为止，没有导致 HCP 的单一遗传改变。

在近期的一项研究中认为，81% 的 HCP 患者存在编码胰蛋白酶阳离子的 PRSSI 基因的突变。PRSSI 基因突变增加胰蛋白酶原的自身向胰蛋白酶的转化，因此可能引起过早的，胰内蛋白酶原的激活并搅乱胰内蛋白酶和抑制子的平衡。其他基因，如阴离子胰蛋白酶原（PRSS2）、丝氨酸蛋白酶抑制剂、1 型 Kazal 和囊泡纤维跨膜传递调节子（CFTR）都发现与慢性胰腺炎（自发性的和遗传性的）有关。基因检测如 DNA 测序只建议在仔细选择的患者中进行，不鼓励产前诊断。

HCP 患者发展为胰腺外分泌和内分泌不足的风险较高，同时，罹患胰腺癌的风险较普通人群增加 50 倍。除了诊断时年龄小，进展缓慢以外，HCP 的病程、形态学特征和实验室检查与酒精性慢性胰腺炎没有区别。同时，诊断标准和治疗与其他原因的慢性胰腺类似。

临床表现高度变异，包括反复发生的急性上腹痛，通常与恶心、呕吐和腹部紧张有关，以及消化不良、糖尿病、假性囊肿、胆管和十二指肠梗阻。多数患者病情轻微。胰腺炎发生显示为双峰发作，初发峰年龄为 6 岁，第二个高峰出现在 18 ~ 24 岁。HCP 症状发生的平均年为 12 岁。

治疗主要关注于胰酶和营养物质的补充，疼痛的处理，胰腺性糖尿病，以及局部器官并发症如假性囊泡病、胆管或十二指肠梗阻。病程和患者的预后很难预测。胰腺癌的危险增高。患者应强烈避免环境危险因素如饮酒等。对于糖尿病的治疗可根据普通糖尿病的治疗指南。

二、胰 腺 切 除

（一）流行病学

在 28 名接受了 50% 的胰腺切除的健康志愿者中，有 7 人（25%）发展为糖耐量异常，并在 8 ~ 15 个月后出现了胰岛素分泌的恶化。但是在此期间没有个体发展为临床糖尿病。切除 80% ~ 90% 胰腺者糖尿病的发生机会超过 60%，切除 40% ~ 80% 胰腺者约有 40% 发生糖尿病。

（二）病理生理

由胰腺切除导致的糖尿病，从机制上说是属于原发的胰岛素缺乏继发糖尿病。胰腺切除包括部分切除、次全切除和全胰腺切除。切除多少胰腺可以发展为空腹高血糖，目前尚存在争论。部分性胰腺切除者血浆胰岛素、C-肽、胰高血糖素的改变类似于慢性胰腺炎。在部分胰腺切除的人类发生了糖尿病依赖于多种因素，如胰岛细胞的再生能力，体重下降营养状态的再调节和并发的外分泌功能的不足，以及 α 细胞丢失后导致的胰高糖素缺乏等。胰腺次全或全部切除理论上提供了一个纯胰岛素缺乏的模型，因为胰高糖素同样由于 α 细胞的丢失而缺乏。全胰切除者胰岛素完全缺如，血浆 C-肽水平降至 0，但免疫反应性胰高血糖素基础值可能仍然正常，甚至还可能增高。此时血中的胰高血糖素可能来源于胃肠道的 α 细胞。这种大分子量的物质没有生理活性，对各种刺激如精氨酸的调解或抑制因素无应答反应，提示具有胰源性的胰高血糖素仍是完全缺如的。

（三）临床表现及诊断

部分切除术后糖尿病发生率与切除量密切相关。随着时间推移，糖尿病的发生逐渐增多。继发于胰腺切除患者的糖尿病患者血糖波动幅度大，易发生反复的低血糖。难于纠正的体重减轻、吸收不良综合征、脂肪痢、极少发生酮症等也是本病的特征。根据病史、上述表现及血糖、胰岛素、C-肽的测定结果容易作出诊断。

全胰切除术后通常立即导致临床糖尿病的发生，表现类似 1 型糖尿病，但在以下几个方面有所不同：

1. 由于同时伴有胰腺外分泌缺陷的存在,胰腺切除的个体表现出营养不良的问题。他们通常比 1 型糖尿病更为消瘦,并且在补充了胰酶后仍有不同程度的吸收不良。这些患者治疗时胰岛素需要量要少于同等体重的 1 型糖尿病患者。

2. 胰腺切除的患者更容易出现低血糖,并且低血糖的恢复变得更为缓慢和延迟。这些差别产生的主要原因是由于葡萄糖的转换和糖异生都相对减少,糖异生物质的前体(丙氨酸、乳酸、丙酮)由于胰高糖素的缺乏都明显升高;这些改变用生理性的胰高糖素替代都可以逆转。而且,在低血糖出现后反应性的肾上腺素的释放也明显延迟,可能与反复的低血糖发生有关。在这样的患者中由于胰高糖素和肾上腺素共同的缺陷成为低血糖恢复延长和迟缓的原因。

3. 在胰腺切除的患者中,尽管脂肪的分解相对增加,成为刺激酮症产生的因素之一,但是酮血症和酮症酸中毒的严重程度仍然较轻。研究显示全胰腺切除和 1 型糖尿病患者相比,停止胰岛素治疗 12 小时后,前者的高血糖和高血酮的幅度较后者低 50%。FFA 和丙三醇的水平没有明显差异。在胰腺全切的患者使用胰岛素前后都检测不到胰高糖素。这些研究强烈支持胰高糖素在促进酮体生成过程中的重要作用,削弱了胰高糖素在诱导糖尿病酮症酸中毒过程中的基本作用。

4. 关于胰腺切除后胰岛素的敏感性和外周血糖的利用仍有争论。尽管一些研究者报道细胞内胰岛素结合的增加,增加肝脏的和肝外的胰岛素敏感性,其他人也观察到外周胰岛素抵抗可以进一步被胰高糖素替代治疗减弱的作用。

（四）治疗

与慢性胰腺炎继发糖尿病的治疗相同,必须予胰岛素治疗,所需剂量较 1 型糖尿病小,在成人大约为 40U/d。

三、胰腺囊性纤维病

胰腺囊性纤维病(cystic fibrosis, CF)是白种人中最常见的致死性常染色体隐性遗传性疾病。存活新生儿中发病率在 1～2500 到 1～4000。病变基因位于 7 号染色体长臂(7q31.2)。囊性纤维病相关的糖尿病(cystic fibrosis related diabetes, CFRD)是囊性纤维病的肺外主要并发症,在 1997 年 ADA 的共识中被定义为其他类型糖尿病。

β 细胞团的减少导致的胰岛素缺乏是 CFRD 主要的发病机制,胰岛素抵抗也是原因之一。CFRD 表现为 1 型和 2 型糖尿病的特征,但通常无明显症状。因此在 2008 年以后,对大于 10 岁,有不能解释的体重下降、生长发育迟缓、青春期延迟和无法解释的肺功能下降,或糖尿病症状的患者应每年行 OGTT 检查。

（一）流行病学

随着 CF 患者预期寿命的增加,CFRD 的发病率也增加了。在美国明尼苏达大学 CF 中心对 5 岁以上患者进行的每年 OGTT 检查中,5～10 岁的患者发病率为 9%,发病高峰在 20～30 岁,而在 40 岁左右的患者中,CFRD 的发生率高达 45%～50%。在丹麦,30 岁左右的 CF 患者中患病率达 50%。欧洲注册的 CF 中,糖尿病在 10～14 岁发病率为 5%,15～19 岁发病率为 13%。

研究证实 CFRD 的流行与纯合子的 △F508 基因突变有关。而在欧洲和美国,这个突变存在于高达 70%～90% 的患者中,造成了 CFRD 在这些区域的流行。

（二）病理生理

由于 CF 患者中氯离子通道的功能异常导致黏液分泌,引起伴随进展性纤维性损伤和脂肪浸润所致的胰腺外分泌阻塞,导致胰岛的破坏,包括 β 细胞、α 细胞和 PP 细胞的毁坏。另外,胰岛淀粉样变在 CFRD 患者中也非常常见。OGTT 试验也显示 C-肽的释放曲线与 2 型糖尿病患者类似。葡萄糖耐量的程度也依赖于其他的一些因素,如营养不良、感染、肝功能异常等。

除了胰岛素缺陷外,胰岛素抵抗是另一发病机制。胰岛素抵抗与多种机制有关,包括呼吸系统感染(慢性或反复发作的),皮质激素的治疗,亚临床肝脏纤维化,血清对抗调节因子水平的增加,细胞因子的增加和葡萄糖毒性等。GLUT4 向细胞表面移位异常导致胰岛素抵抗的发生。

（三）临床表现

CFRD 平均发病年龄 18～21 岁,影响 15%～30% 的成年 CF。哺乳期的婴儿少数也有此并发症。与 CFRD 发展有关的主要危险因子是寿命延长,女性,外分泌缺陷,△F508 突变的纯合子,肺部感染,皮质激素治疗,需要肠内营养或营养素和妊娠等。

1 型和 2 型糖尿病的特点在 CFRD 中都有体现,临床表现较为隐匿。初期以餐后高血糖为主,后期可引起空腹高血糖,有时高血糖仅在应激状态下发生,酮症酸中毒不常见。除了多尿,烦渴,不明原因的体重下降外,非特异性表现如生长率下降,延迟的青春期发展和未解释的肺功能下降都提示该疾病。糖尿病偶尔也可以是 CF 的首发症状。体重丢失、BMI 下降和肺功能下降可以在糖尿病诊断前 4.5 年出现。延迟治疗会增加死亡率。

（四）分类及诊断

在 2009 年北美 CF 共识讨论会上,CFRD 新增加了"不确定型"(IDNET)。此型包括那些没有糖尿病症状,0 点和 120 分钟的血糖正常,但中间某些点高于 200mg/dl,或动态血糖监测中餐后血糖升高的患者(表 73-2)。成人中 CF 异常的分布为糖耐量低减占 35%;糖尿病无空腹高血糖者占 25%;有空腹高血糖者占 15%。

表 73-2　北美 CF 共识对 CF 患者口服
葡萄糖耐量结果的分类

分类	空腹血糖（mg/dl）	2 小时血糖（mg/dl）
NGT	<126(7.0)	<140(7.8)
IDNT	<126(7.0)	140～199(7.8～11.1)
OGI	<126(7.0)	140～199(7.8～11.1)
CFRD 无空腹高血糖	<126(7.0)	≥200(11.1)
CFRD 有空腹高血糖	≥126(7.0)	不需要 OGTT

CFRD 的诊断要根据患者当时所处环境进行。对于健康的门诊患者来说,可以进行 OGTT 检测,并以统一标准诊断。对进行持续液体喂养的患者,可根据喂养中或喂养后即刻的血糖,如果 ≥200mg/dl,应在隔夜后重复检测;如果是通过 SMBG 测量的,需要化验室检查确定。对于急性疾病,使用类固醇激素治疗的患者,高血糖持续存在 48 小时即可以诊断,包括:空腹血糖≥126mg/dl,餐后 2 小时血糖≥200mg/dl。如果数据来自 SMBG,需要化验室检查确定。对妊娠妇女,75g 空腹葡萄糖耐量试验中符合以下任何一条也可诊断:空腹血糖≥92mg/dl,1 小时血糖≥180mg/dl,2 小时血糖≥153mg/dl。由于 CF 患者中糖化血红蛋白与糖耐量的程度关联性不强,因此不作为 CF 患者常规的诊断检测。

（五）治疗

1. 营养支持　对 CFRD 患者不需要进行热量限制。保持足够的能量平衡来维持 BMI 对 CF 患者的健康和生存都非常重要。对于 2～20 岁的患者,BMI 应保持在第 50 百分位以上。对于成年女性和男性,BMI 应分别在 22kg/m² 和 23kg/m² 以上。

2. 胰岛素治疗　目前,针对 CFRD 只推荐胰岛素治疗。胰岛素的使用根据 CF 患者的具体类型需求(如胰岛素缺乏的程度,肠内营养的利用,肺功能的减弱,相关治疗的应用等)。通常使用短效或超短效胰岛素控制餐后血糖,对于多数胰岛素缺乏的患者使用每日多次餐时加基础注射的方法,或使用胰岛素泵持续注射治疗。研究显示,胰岛素治疗可以改善患者的营养状态,稳定肺功能。

3. 口服药物治疗　不推荐对 CFRD 患者使用口服降糖药,但有些相关的研究数据。瑞格列奈控制餐后血糖效果差于短效胰岛素。磺脲类药物阻断和抑制氯离子通道,可以引起低血糖。增加胰岛素敏感性的药物单独使用无明显效果,其中二甲双胍在多数患者中都表现为无法耐受的副作用,包括恶心、腹泻和腹部不适。噻唑烷二酮类药物与骨质疏松有关。

（六）预后

CF 无糖尿病患者的 30 岁生存率是 60%,而 CFRD 仅为 25%,其死亡的危险是没有糖尿病患者的 6 倍。CFRD 的营养状态更差,肺部疾病更严重,死亡率更高。胰岛素缺乏和高血糖都可以使 CF 的肺部疾病加重。而营养状态和肺功能常在 CFRD 确诊之前数年即出现恶化。在疾病发展过程中,血糖逐渐升高与肺功能逐渐恶化互为促进,伴以营养不良的进展,最终导致了疾病预后不佳。

CFRD 没有死于动脉粥样硬化性血管疾病的记载。这些患者中,尽管食物中饱和脂肪酸摄入充足,但是由于吸收障碍,血胆固醇水平较低。在病程超过 10 年的患者中,主要以微血管为主。

近年来,随着诊断和治疗条件的改进,CF 患者的生存率迅速增加。随着寿命的延长,此前了解不多或少见的与疾病相关的并发症也变得明显。其中,CFRD 是最常见,也是最严重并影响患者预后的并发症。由于该疾病发生隐匿,对一些症状的提示如:肺功能恶化,严重的体重下降,整

体健康状态下降等都非常重要。目前,对大于 10
岁的 CF 患者,建议每年行 OGTT 筛查。一旦确
诊,应尽快进行胰岛素治疗来改善临床状况和患
者的生存。对于这种疾病,除了内分泌医生外,应
进行包括呼吸、理疗、心理治疗和营养在内的综合
治疗。

四、胰　腺　癌

胰腺癌早期的症状,如腹痛、体重下降、疲劳、
黄疸和恶心等都是非特异性的。而胰腺癌通常在
进展阶段得到诊断,此时肿瘤通常已经转移。胰
腺癌对化学和放射治疗不敏感,在外科手术治愈
后容易复发。所有这些因素都与疾病不良的预后
有关。

糖尿病与多种肿瘤风险增加有关,如肝癌、胰
腺癌、子宫内膜癌、结肠直肠癌、乳腺癌和膀胱癌
等。糖尿病可以是胰腺癌的早期表现,也是胰腺
癌的预测因子。约 50% ~ 80% 的胰腺癌患者有
糖耐量减低或糖尿病,而超过 85% 罹患胰腺癌的
糖尿病患者其诊断都是在癌症诊断前两年或在癌
症诊断后明确。流行病学调查显示,长期 2 型糖
尿病患者胰腺癌发生的风险会增加 1.5 ~ 2.0 倍,
而通常来说,糖尿病相关胰腺癌的发生在短病程
糖尿病患者中风险较长病程者高。原因之一,是
近期发展的糖耐量减低或糖尿病可能是胰腺癌的
结果,也可能是胰腺癌的早期表现。原因之二,长
病程糖尿病患者罹患胰腺癌风险低可能与患者改
变生活方式,或应用一定的抗糖尿病药物有关。
除此之外,糖尿病患者体内部分生物标志物也有
预示胰腺癌的作用。其中,血清胰岛素、C-肽和血
糖水平的升高与胰腺癌的发生有关。

已知与糖尿病和胰腺癌发病相关的机制中包
括代谢的、激素的和免疫的改变影响肿瘤生长。
胰岛素抵抗和代偿的高胰岛素血症以及循环中胰
岛素样生长因子(IGFs)水平的升高是最有可能
影响两病之间关系的因素。几项研究证实胰腺癌
的糖尿病患者中存在外周胰岛素抵抗。胰岛素抵
抗尽管程度较轻,但也存在于非糖尿病或糖耐量
减低的胰腺癌患者中。在经历了癌症切除术后的
胰腺癌患者中,胰岛素敏感性和整体糖尿病状态
在手术后 3 个月其胰岛素抵抗状态明显改善。这
些资料提示胰腺肿瘤在胰腺癌患者中与胰岛素抵
抗和糖尿病的发生存在关联。胰岛素是具有促有
丝分裂作用的促生长激素,可以促进细胞增殖,增

加血糖的利用,两者对肿瘤的发生和发展有重要
作用。同时,胰岛素可以通过降低肝脏 IGF 结合
蛋白生成而上调 IFGs 的生物利用度。IGF-1 的促
有丝分裂和抗细胞凋亡的作用比胰岛素更强,并
在表达胰岛素和 IGF-1 受体(IGF1R)的细胞中刺
激生长。IGF-1 和 IGF1R 在胰腺癌细胞中高表
达,IGF-1 调节的信号转导增加增殖、侵袭,以及
血管生成因子的表达,降低胰腺癌细胞的凋亡。
除此之外,细胞因子和炎症因子也在疾病的发生
过程中起到相应作用。

胰岛功能失调是胰腺癌相关糖尿病的另一个
病原学组成。由于肿瘤对胰岛的破坏只占胰岛团
块的一小部分,胰岛功能失调似乎不是整体胰岛
量下降的结果。事实上,胰腺内分泌功能即使在
大量胰岛丢失时仍能保有一定功能。胰腺癌患者
胰岛素释放的下降见于传统刺激下,当用人类胰
腺癌细胞系培养鼠胰岛时,胰岛素的释放也下降。
对于人类中由化学因素诱导的胰腺癌的研究发
现,体内存在葡萄糖刺激下的胰岛素释放减弱。
胰腺癌患者胰岛素相关的前胰岛素增加,提示前
胰岛素的成熟同样受肿瘤的影响。

胰腺癌患者循环中的胰岛激素改变,提示胰
腺癌对胰岛不同细胞都有损坏。循环中胰岛激素
浓度的改变也见于诱导发生的胰腺癌的仓鼠中,
在癌症部分毗邻的胰岛显示出形态学的异常。许
多研究显示,胰腺癌患者中胰岛胰淀粉样多肽
(IAPP)升高。IAPP 有潜在的致糖尿病作用。

近年来有研究证实,在 2 型糖尿病患者中与
使用胰岛素和促泌剂相比,二甲双胍可以降低肿
瘤,特别是胰腺癌的发生风险。可能与二甲双胍
改善胰岛素敏感性,间接降低胰岛素和 IGF-1 的
作用有关。

胰腺癌并发糖尿病的治疗与慢性胰腺炎导致
的糖尿病类似。建议以胰岛素治疗为主,同时避
免低血糖的发生。

(孙明晓)

参 考 文 献

1. 张蕙芬,迟家敏,王瑞萍. 实用糖尿病学. 第 2 版. 北京:
人民卫生出版社,2001:12.

2. Kahn CR,Weir GC,King GL,et al. Joslin's Diabetes Mel-
litus. 14th ed. Boston: Williares & Wilkins,2005.

3. Barman KK, Premalatha G, Mohan V. Tropical chronic
pancreatitis. Postgrad Med J,2003,79: 606-615.

4. Okazaki K, Chiba T. Autoimmune related pancreatitis. Gut,2002,51: 1-4.

5. Rosendahl J,Bodeker H,Mossner J,et al. Hereditary chronic pancreatitis. Orphanet J Rare Diseases,2007,2: 1-10.

6. Crésio de Aragão Dantas Alves,Renata Arruti Aguiar,Ana Cláudia S Alves,Maria Angélica Santana. Diabetes mellitus in patients with cystic fibrosis. J Bras Pneumol,2007, 33: 213-221.

7. Wang F,Herrington M,Larsson J,et al. The relationship between diabetes and pancreatic cancer. Molecular Cancer, 2003,2:4.

8. Michaud DS. Epidemiology of pancreatic cancer. Minerva Ch,2004,59: 99-111.

9. Stevens RJ,Roddam AW,Beral V. Pancreatic cancer in type 1 and young-onset diabetes: systematic review and meta-analysis. British J Cancer,2007,96: 507-509.

10. 迟家敏,周迎生. 糖尿病实用诊疗手册. 北京:中国计量出版社,2002:7.

第 74 章

血色病与糖尿病

血色病(hemochromatosis)又称含铁血黄素沉着症或血色素沉着症,按病因不同分为原发性和继发性两大类。原发性血色病也称遗传性血色病,属于常染色体隐性遗传铁代谢异常性疾病;继发性血色病是由于其他疾病或治疗导致铁过载,不同的病因最终均表现为人体内铁的吸收、储存量过多,铁过负荷对人体是有害的,导致组织和细胞的损伤、坏死、纤维化等,最终脏器功能衰竭。过多的铁主要沉积在肝脏、胰腺、心脏、神经、肾脏、脾脏、皮肤等实质性器官和组织上,临床表现复杂多样,约60% ~80%血色病患者可能合并继发性糖尿病,部分患者以糖尿病为首发症状就诊,进而确诊血色病。有研究发现,携带遗传性血色病基因的人群2型糖尿病患病率高于普通人群,而2型糖尿病患者中遗传性血色病较普通人群更常见,但是缺少大样本的研究。

原发性血色病的发病遍及全球,但是发病率有种族差异,在北欧及高加索地区的白人中血色病比较常见,估计每1000人中有2~4人患病,患病基因携带情况更高。我国对原发性血色病发病率尚无确切的统计研究,国内文献多为个例报道。

一、血色病的致病因素

原发性血色病属遗传性疾病,有明显的家族集聚性,只有少数纯合子的个体可以发展为临床血色病,杂合子可以有实验室检查异常,如果没有其他促进铁吸收、储存的病因或饮食生活习惯不合理存在,一般不出现血色病的临床症状。

血色病相关基因(hemochromatosis,HFE)定位于6号染色体短臂,基因突变可发生在多个位点上,目前报道的突变类型有几十种之多,仍有新的基因和突变位点被发现,白人遗传性血色病约90%与C282Y、H63D突变相关,目前将C282Y突变认定为遗传性血色病的标志性基因突变。HFE基因突变导致小肠上皮细胞功能缺陷,小肠黏膜细胞铁吸收异常增加,即使体内铁储备量超负荷,

小肠黏膜细胞仍然不减少铁吸收,体内铁逐渐累积。在国内血色病患者中,有TFR2、HJV C321X、HFE H63D基因突变的报道。部分遗传性血色病患者没有发现HFE基因突变,说明遗传性血色病还有其他的致病原因,近年研究铁调素(hepcidin)、转铁蛋白受体2(transferrin receptor 2,TfR2)、铁调素调节蛋白(hemojuvelin,HJV)等基因突变引起血色病,HJV基因突变是青少年血色病的重要原因。

血色病是遗传异质性疾病,据统计C282Y纯合子遗传特质表现频率并不高,患者基因类型与临床表型之间可能并不完全一致,临床表型除取决于基因缺陷的类型和严重程度外,还取决于许多环境因素,如性别、年龄、是否饮酒、饮食中矿物质含量、是否同时患有其他相关疾病及药物治疗等,以及是否有生理性或病理性失血等,其他参与铁代谢蛋白的遗传多态性也是重要的因素。

继发性血色病是因其他疾病或治疗导致异常性铁超负荷,常见的病因分为无效红细胞造血、胃肠外铁超负荷、肝脏疾病及混合型等,如反复溶血性疾病、长期大量输血、食用或医用过量铁剂、长期酗酒、慢性肝脏疾病导致铁代谢异常等。再生障碍性贫血则由于铁的利用减少导致铁在组织中蓄积。

二、血色病的临床表现

(一)原发性血色病

原发性血色病是铁代谢异常性全身性疾病,起病隐匿,进展缓慢,多见于40~60岁,理论上患病没有性别差异,但是临床所见男性患者多于女性患者,患病的男女比例约2:1。育龄妇女由于月经失血、分娩失血等生理因素,血色病相关症状延迟出现,并且症状较轻。

典型的血色病表现为进行性加重的肝硬化、全身皮肤色素沉着、继发性糖尿病三联症。遗传性血色病临床表现复杂多样,携带致病基因者可

能尚未出现铁沉积改变,有铁沉积的患者早期没有临床症状。血色病患者早期缺乏特异性症状,患者仅有乏力、体重减轻、皮肤色素沉着、腹痛、关节疼痛、性功能减退等,所以血色病延期诊断的病例时有报道。未经治疗的血色病患者晚期出现肝硬化、肝癌、心脏扩大、心律失常、心功能衰竭、继发性糖尿病、睾丸萎缩、肿瘤等多种并发症,终末期血色病出现多器官功能衰竭。

皮肤色素沉着:超过 90% 的血色病患者可以出现全身皮肤色素沉着,其中以暴露部位、外生殖器、瘢痕处的皮肤色素沉着最为明显,被描述为古铜色、青灰色、金属色、石板样灰色等,少数患者出现眼结膜色素沉着及口腔黏膜色素沉着。

肝脏损害:肝脏是血色病最早累及、最经常累及、也是受损最严重的器官,95% 血色病患者肝脏肿大,早期可以无明显症状,肝功能正常,随着病变进行性加重出现右上腹疼痛、无力、脱发、体重减轻、肝脏肿大、黄疸、肝转氨酶升高等,重症患者可有肝功能衰竭、肝硬化、肝癌、肝性脑病等。肝损害使得铁蛋白和转铁蛋白的生成障碍,进一步增加游离铁含量加重血色病。典型的肝硬化症状不如其他肝硬化常见,门静脉高压及腹水、消化道出血等较其他肝硬化少见,肝硬化、肝脏功能衰竭、肝癌是血色病的主要死因。

继发性糖尿病:见后述。

心脏疾病:部分血色病患者可以合并心肌病变、心脏扩大、心律失常、心力衰竭,临床表现酷似心肌病,是导致血色病患者死亡的主要原因。青少年血色病心脏损害更多见,症状出现早,症状多比较重。

内分泌系统:血色病可以累及垂体、甲状腺、性腺、肾上腺等多个内分泌腺体,表现为性功能减退或消失,第二性征消失,甲状腺功能减低等,男性患者睾丸萎缩,女性患者月经紊乱。

骨关节病变:血色病患者可以有骨和关节损害,第 2、3 掌指关节最先累及,其他关节也可累及,表现为关节疼痛、畸形、囊性变、软骨钙化等。

其他:肺癌、消化道肿瘤、胰腺炎、痛风、骨质疏松症、皮肤多形性红斑、非胰高糖素性游走性红斑等,由于游离铁升高有利于细菌的生长繁殖,血色病患者易合并感染性疾病。发病比较早的青少年血色病可以有生长发育障碍。

(二) 继发性血色病

继发性血色病的临床表现与原发性血色病相似,但是原发病的症状明确,血色病的症状容易被忽略。单纯因输血过多导致的血色病临床症状不明显。继发性血色病导致的糖尿病对胰岛素反应不如 1 型糖尿病敏感,如果血糖控制不好,较早出现糖尿病的各种并发症。

三、血色病辅助检查

血清生化检查:①血清铁浓度升高,多数血色病患者血清铁浓度升高,但是单一血清铁浓度升高缺少诊断特异性。总铁结合力正常或降低。②血清铁蛋白浓度显著升高,血清铁蛋白浓度间接反映铁沉积,是诊断铁过载的主要生化指标,对已经确诊血色病的患者,血清铁蛋白浓度 >1000ng/ml 提示血色病肝硬化可能,并与血色病继发糖尿病的眼底视网膜病变、糖尿病肾病等并发症相关。③空腹转铁蛋白饱和度显著升高,空腹转铁蛋白饱和度女性>50%,男性>60% 有诊断价值,一般>45% 应该考虑血色病。④其他:脏器功能损伤时可出现肝转氨酶升高,胆红素升高,血糖升高,胰岛功能受损,血红蛋白升高等。

骨髓穿刺检查:骨髓铁染色显示含铁血黄素颗粒增多。

活体肝穿刺活检病理检查:肝活检病理可见肝脏过多铁沉积,并且可以明确肝纤维化程度、排除其他肝脏病因以及评估预后,活体肝穿刺检查是临床诊断血色病重要方法。

皮肤活检:皮肤活检病理可见真皮层细胞内和血管周围含铁血黄素增多,基底层黑色素增多,铁染色阳性。对肝穿刺活检禁忌证的患者,皮肤活检不失为一种简便、安全、有效的诊断方法,但是否可以替代肝穿刺诊断血色病有待进一步研究。

黏膜活检:胃镜行胃黏膜活检可见遗传性血色病患者胃体腺上皮细胞内含铁血黄素增多。

去铁胺试验:肌注去铁胺 10mg/kg 体重,检测尿铁排出>10mg/24h。

腹部 CT 或 MRI 检查:血色病患者肝脏中铁沉积达到中等量时,CT 或 MRI 检查可以出现特异表现。腹部 CT 检查可见肝、脾肿大,肝脏密度均匀性增高,CT 值 86Hu 甚至更高,胰腺及肾上腺密度也增高。由于铁具有磁感应性,血色病患者的腹部 MRI 较具特征性。对疑诊血色病,而活体肝穿刺有禁忌证的患者,CT 或 MRI 检查有助诊断,并可以明确肝硬化、肝癌的诊断。随着医学成像学的进展,无创性诊断越来越得到临床重视。

原发性血色病相关基因检测:近年来欧美国家通过血色病相关基因检查,早期诊断血色病的病例明显增加,有条件的医院开展原发性血色病相关基因的检测是有必要的。但是,国内报告的血色病研究常与国外报道的基因突变位点有区别,新的基因突变类型不断报道,原发性血色病的诊断不能仅依靠发现异常的基因,更重要的是有体内铁吸收和储存过多的临床证据。

四、血色病引起糖尿病的机制

铁是人体内不可缺少的必需元素,也是人体内含量最丰富的微量元素,人体铁主要来源于摄取含铁食物及对衰老红细胞的再利用,人体经过对铁的吸收、转运、利用、储存和排泄等复杂环节维持铁稳态。正常人体内铁的储备量并不很高,约 $2.5 \sim 4g$,主要储存于肝脏和单核-吞噬细胞系统,骨髓造血是铁利用的重要场所,血红蛋白中铁含量最高,约占体内铁含量的 $60\% \sim 70\%$。血色病患者体内铁含量可达到正常人的 $50 \sim 100$ 倍甚至更高,当体内铁的沉积量超过 $15g$ 时,可出现血色病的临床症状。

人体内铁具有重要生理功能,参与构成血红蛋白、肌红蛋白、细胞色素、一些蛋白及酶,如铁蛋白、转铁蛋白、铜蓝蛋白、细胞色素酶、核苷酸还原酶、过氧化氢酶等。铁还参与核酸合成、电子传递、细胞呼吸和细胞增殖等过程,以及维持体温、增加机体抵抗力等。铁是自由基氧化应激的催化剂,病理性增多的铁促自由基形成,促脂质过氧化,刺激胶原合成,损伤细胞膜、细胞器膜,继而损伤溶酶体、线粒体、蛋白质和核酸,导致实质细胞坏死,组织广泛纤维化,脏器功能衰竭,诱发肿瘤等,其中铁代谢异常导致继发糖尿病是临床上较常见的一种继发性糖尿病。

$60\% \sim 80\%$ 血色病患者出现继发性糖尿病,血色病患者常常以糖尿病症状就诊,超过半数患者在确诊血色病时已患有糖尿病,血色病患者罹患糖尿病的几率高于普通人群数倍,糖尿病患者中确诊血色病者也高于普通人群,患者出现多饮、多尿、多食、体重下降、乏力等症状。有研究提示,早期过量的铁沉积于肝脏、肌肉、胰腺等器官、组织,产生胰岛素抵抗而导致糖代谢异常。血色病患者的血浆胰岛素水平并不降低,临床多表现为2型糖尿病,随着血色病病情的进展,胰岛 β 细胞进一步损害,胰岛素功能衰退,临床表现与 1 型糖尿病相似,但是,谷氨酸脱羧酶抗体(GAD)、胰岛细胞抗体(ICA)、胰岛素抗体(IAA)等自身免疫学抗体检测阴性。由于糖尿病的病因并不十分明确,不能除外铁毒性仅仅是糖尿病多种危险因素之一,血色病促进了糖尿病的发生和病情进展。血色病导致的糖尿病酮症并不多见,胰岛素治疗效果好,长期血糖控制不良的患者可以出现糖尿病的各种并发症。近年研究发现,糖尿病也加重血色病肝硬化的进展。

原发性血色病引起继发性糖尿病的机制很复杂,研究认为,继发性糖尿病主要源于铁毒性,既有胰岛素抵抗,也有胰岛素分泌不足。近年也有研究发现,血色病相关基因可能是糖尿病的高危因素。铁毒性主要通过损害肝脏、胰腺、肌肉等组织、器官引起糖尿病。原发性血色病患者都有不同程度肝大、肝硬化,肝损害导致肝糖代谢障碍,胰岛素抵抗,肝功能损害导致蛋白合成障碍,游离铁增加,加重铁毒性。临床观察发现,血色病继发糖尿病与肝硬化的进展同步或者是有某些促进作用,可能存在一些共同的因素或者是两病之间相互影响。过多铁沉积在胰腺引起胰腺肿大甚至纤维化,胰腺的滤泡内以及胰岛细胞内沉积大量含铁血黄素颗粒,铁毒性增加脂质过氧化及炎症反应,并启动一系列生化反应,一方面,胰岛 β 细胞受损,胰岛素的合成、分泌功能障碍,铁毒性还通过复杂通路影响胰岛素的生物学效应。另一方面,由于增加外周组织胰岛素抵抗,减少骨骼肌对葡萄糖的摄取、利用,铁毒性导致继发性糖尿病。也有研究认为,长期的高血糖,加重铁代谢紊乱,血色病与糖尿病相互促进。部分血色病患者同时存在肥胖、非酒精性脂肪肝、饮酒、吸烟等糖尿病危险因素,不除外具有糖尿病倾向。

五、血色病的诊断及鉴别诊断

2013 年美国肝病协会(AASLD)发表血色病诊治指南,对于有铁过负荷症状和体征的患者,如果血清铁升高,血清铁蛋白及转铁蛋白饱和度升高,除外其他导致铁蛋白升高的疾病,可以诊断血色病,肝活检有助于明确诊断及预后评估。指南中均推荐通过基因突变分析有助于血色病的诊断。

对于有肝硬化、皮肤色素沉着、继发性糖尿病等典型症状的患者,实验室检查血清铁浓度升高、血清铁蛋白升高、转铁蛋白饱和度升高,这样典型的病例诊断血色病并不难。但是血色病患者早期症状不典型,出现脏器功能衰竭时才就诊,使血色病的早期诊断存在难度。部分血色病患者因为缺少典型的临床表现,甚至依据不同的症状分别就诊于各个科室,被专科医生分别诊断为某一受累器官的独立疾病,由于这些诊断只反映了患者的部分病情,自然得不到血色病的诊断,也就不可能有针对性的治疗。血色病在我国属于少见病,除因该病本身发病率低外,亦与临床认识不足有关,国内血色病多为个例报道,多为血色病晚期病例,从出现临床症状到明确诊断经过数年,不除外有漏诊的病例。

血色病提倡早期诊断,在脏器功能衰竭前明确诊断及治疗,可以预防患者多脏器功能衰竭,延缓并减轻继发性糖尿病症状及相关并发症,避免肝硬化、肝癌的发生,显著提高患者生存率和生存质量。在血色病病程的不同阶段确诊的血色病,患者生存率和生存质量有明显差别,因此,早期诊断对于预后是关键。

要做到早期诊断血色病,提高对血色病的警惕性很重要,对可疑铁过负荷症状和体征患者,或铁代谢异常的患者,肝脏损害病因不明的患者,血色病患者的家族成员等高危人群,即使没有出现临床症状,也需要检测血清铁标记物及铁代谢的生化指标,以评估血色病的可能,活体肝脏穿刺可能发现血色病患者。目前国内多数医院还没有将血清铁、铁蛋白和转铁蛋白饱和度作为常规检查项目,认真分析病史、家族史、查体就很重要,糖尿病患者存在血清铁代谢异常的证据,应查找体内铁沉积的临床表现。血色病是常染色体隐性遗传性疾病,对于首例确诊病例的家族史调查,现有家族成员体格检查及血清铁、铁蛋白、转铁蛋白饱和度的追踪检查,有条件的医院基因筛查可以发现早期血色病患者。

血色病是少见病,鉴别诊断很重要,血色病及其并发症要除外一些常见病、多发病。血色病肝损害要与病毒性肝炎、酒精性肝损害、脂肪肝、肝硬化、肝癌、肝功能衰竭等鉴别。血色病并发症要与糖尿病、皮肤色素沉着症、心脏疾病、性功能减退、关节病变、垂体和甲状腺疾病等鉴别。活体肝穿刺是确诊血色病的重要手段,同时可以鉴别常见的常染色体隐性遗传性代谢性肝病。如:肝豆状核变性(Wilson's disease),糖原累积症(glycogenstorage),先天性肝纤维化(congenital hepatic fi-brosis),α1-抗胰蛋白酶缺乏症(α1-antitrypsin deficiency),遗传性脂类代谢性肝病(disorders of lipoprotein and lipid metabolism)及一些少见综合征。

对于反复溶血、长期大量输血、过量使用铁剂或长期大量食用含铁高的食物、长期酗酒等患者,应警惕继发性血色病的可能。

六、治 疗

血色病提倡尽早治疗、综合治疗、支持治疗,并积极治疗并发症。避免摄入含铁高的食物及药物,避免酗酒,去除体内过多的铁负荷,预防肝硬化、继发性糖尿病等并发症,预防肿瘤,保护脏器功能。继发性血色病的患者病因治疗是必要的,停止服用铁剂及输血。

放血治疗:对于诊断明确的遗传性血色病患者,并有体内铁过度负荷的证据,静脉放血治疗是目前治疗血色病最有效的方法,放血治疗明显缓解症状,改善肝脏损害和糖尿病,提高患者生存率,血色病晚期即使放血治疗也很难避免肝癌发生。静脉放血可以有效去除体内过多的铁,根据患者耐受程度,一般每 1~2 周放血一次,每次400~500ml,可以减少铁 200~250mg,持续治疗1~2 年的患者血清铁和血清铁蛋白可以下降至正常水平。放血治疗前要对患者的全身状况进行评估,治疗期间监测患者体内铁负荷量、脏器功能及患者对放血治疗的耐受程度。

近年有用红细胞血浆分离置换(erythrocytaphersis)减少体内铁负荷,同时加用基因重组人促红细胞生成素,成功治疗血色病。

药物去铁治疗:对于继发性血色病、贫血、心功能衰竭、体弱、放血后心绞痛或放血治疗有困难的患者可以使用铁螯合剂。铁螯合剂可以与体内的铁离子结合成无毒的复合物排出体外,减低体内铁负荷,延缓症状和脏器损害,延长生命。

去铁胺(deferoxamine),选择性结合铁蛋白和含铁血黄素中的铁,形成铁胺复合物,从尿和粪便排出体外。20~60mg/(kg·d),肌内注射,也可以静脉或皮下给药,排出尿铁 10~20mg/24h。应用去铁胺同时服用维生素 C,可以增加铁排出,但是要注意维生素 C 也可能增加铁吸收。长期注射去铁胺,注射部位疼痛、红肿、皮疹,大剂量可导致听力减退、视力下降、肾功能损害,骨骼生长障碍、下肢肌肉震颤等副作用,停药后和对症治疗副作用逐渐好转。用药期间检测患者尿铁排出,血清铁蛋白水平,检查听力和视力。

去铁酮(deferiprone),可以清除细胞内铁和转铁蛋白中的铁,与铁离子结合成复合物经尿液排出体外,50~100mg/(kg·d),分三次口服。主要副作用有胃肠道反应,关节疼痛或关节炎,偶见一过性肝脏转氨酶升高及粒细胞减少。从小剂量开始用药,用药期间注意监测血常规、肝功能,停药后和对症治疗副作用可以好转。

地拉罗司(deferasirox),与铁离子结合成复合物从粪便排出体外,20~30mg/(kg·d),一次口服。铁排出量呈剂量依赖性,副作用较轻,可以用于2岁以上儿童和老年患者,主要有胃肠道反应、皮疹等,停止用药后症状可以好转,用药期间监测肾脏功能,检测体内铁负荷,为调整药量提供依据。部分患者特别是老年患者可能出现肾脏功能损害、血肌酐轻度升高、消化道出血、骨髓增生异常综合征等,对于继发性血色病,特别是恶性血液疾病的老年患者,是否从地拉罗司治疗中获益还要进行评估。

去铁治疗的患者每年行磁共振检查,以评估心脏、肝脏等脏器的铁沉积量。部分患者可以交替使用不同的铁螯合剂,或者联合使用铁螯合剂,以增加铁排出量,减少副作用。当用药期间出现药物副作用,应停药观察治疗,是否再次使用铁螯合剂,要重新评估药物祛铁的必要性和患者的耐受程度。

在遗传性血色病患者治疗之前,应该评估血色病患者是否同时患有其他相关疾病,如肝硬化、肝癌、糖尿病、心脏病、关节炎、内分泌腺功能异常、骨质疏松症等,无论这些疾病是否是血色病的并发症,都应予以相应治疗。有研究证实,血色病肝脏损害的患者易合并病毒性肝炎,所以对肝炎病毒抗体阴性的血色病患者可以考虑接种肝炎疫苗。

血色病并发糖尿病的治疗,除了部分病例通过放血疗法可减轻症状外,其他措施还是通过饮食控制、适当活动、减肥等生活方式干预,必要时选择口服降糖药物和(或)用胰岛素等综合治疗可取得疗效,但有时疗效较差;绝大多数血色病诱发的糖尿病患者需要胰岛素治疗。

(王滟)

参 考 文 献

1. 陈灏珠.实用内科学.第12版.北京:人民卫生出版社:1039-1040.
2. 钱忠明,柯亚.铁代谢与相关疾病.北京:科学出版社:165-172.
3. Roetto A,Camaschella C. New insights into iron homeostasis through the study of non-HFE hereditary haemochromato-sis1 Best Pract Res Clin Haematol,2005,18(2):235-250.
4. 廖二元,超楚生.内分泌学.北京:人民卫生出版社.
5. Huang JY,Jones D,Luo B,et al. Iron overload and diabetes risk:a shift from glucoseto fatty acid oxidation and increased hepatic glucose production in a mouse model of hereditary hemochromatosis. Diabetes,2011,60:80-86.
6. 管宇,安鹏,张晓峰.一例血色病患者及其家系铁代谢调节基因的突变分析,检验医学,2014,29(6):679-683.
7. 王强,陈蕾,吴杰,等.以多形红斑为首发症状的遗传性血色病二例.中华皮肤科杂志,2005,38(3):187-188.
8. 王麒辉,郭晓丽,郭鹏翔,等.一例新基因突变导致的1型遗传性血色病报道.检验医学与临床,2010,7(6):481-483.
9. 马达,薛军,李淑锋,等.一中国遗传性血色病家系的HFE基因突变分析.临床检验杂志,2009,27(6):448-449.
10. 王滟,迟家敏,周迎生,等.临床表现复杂多样的血色病1例.中国实验诊断学,1997,1(1):11-13.
11. 范振平,石红霞,张文瑾,等.1991~2010年国内血色病荟萃分析.临床荟萃,2011,26(24):2132-2136.
12. Barton JC,Barton JC,Acton RT. Diabetes in first-degree family members:A predictor of type 2 diabetes in 159 nonscreening alabama hemochromatosis probands with HFE C282Y homozygosity. Diabetes Care,2014,37:259-266.
13. Wood MJ,Powell LW,Dixon JL,et al. Clinical cofactors and hepatic fibrosis in hereditary hemochromatosis:the role of diabetes mellitus. Hepatology,2012,56:904-911.
14. 徐朴,周佑德,李艳,等.原发性血色病患者放血疗法疗效观察,临床血液学杂志,2008,21(12):640-641.
15. Dimitrijevic J,Bojanic N,Skaroilic A,et al. Morpho logic characteristics of HBV markers and products of iron metabolism in liver tissue in patients with hepatitis B virus. Vojnosanit Pregl,2002,49(5):477-483.

第 75 章

内分泌疾病与糖尿病

第1节 肢端肥大症

一、肢端肥大症的概念

肢端肥大症(acromegaly)和巨人症(gigantism)是由于生长激素(growth hormone,GH)持久过度分泌引起的内分泌代谢疾病,主要由垂体GH瘤或垂体GH细胞增生引起,发生在青春期后,骨骺已闭合者表现为肢端肥大症,发生在青春期前,骨骺未闭合者表现为巨人症,其中巨人症较少见,本节不做介绍。肢端肥大症人群总发病率小于等于70/100万,每年新发病约3~4/100万。肢端肥大症也可以是多发性内分泌腺肿瘤(MEN)1型或Albright综合征的表现之一,或与其他散发性内分泌肿瘤伴随发生。

GH的分泌受下丘脑激素的双重调节,生长激素释放激素(GHRH)刺激GH分泌,生长抑素(SS)抑制其分泌,另外,循环血中的胰岛素样生长因子-1(insulin-like growth factor-1,IGF-1)和GH也对垂体GH分泌和下丘脑GHRH/SS分泌有反馈调节作用,糖皮质激素可以抑制GH的分泌,而甲状腺激素及性激素可以增加GH的分泌。GH分泌呈脉冲式,正常人基础状态下血清GH水平很低(<3μg/L),在低水平基础上有自发、间断的高峰,这种高峰不受进食、血糖、其他激素及应激的影响,入睡后45~90分钟血清GH出现明显升高,这种升高不被高血糖或药物抑制,另外,运动、应激也可引起GH的升高,急性低血糖是GH分泌的强烈刺激,但缓慢的血糖下降不会出现GH的升高。IGF-1是垂体GH分泌的主要负反馈抑制因子,能抑制GH基因的转录和GH的分泌,对下丘脑GHRH分泌也有作用。

垂体GH瘤或垂体GH细胞增生的发病机制目前仍不明确,但很多证据支持几乎所有的垂体腺瘤细胞均为单克隆来源,研究发现垂体生长激素腺瘤与体细胞的G蛋白功能变异有关,约40%患者存在编码Gsa基因的突变,最常见的突变位点是G蛋白的Arg201和Glu227位点,肿瘤生长因子的表达、下丘脑GHRH瘤及异位GHRH瘤可能刺激垂体肿瘤细胞的生长,但启动垂体生长细胞异常增殖的分子机制仍未明了。

肢端肥大症起病缓慢,因身体的变化逐渐产生而得不到及时发现,就诊率低,常常在出现严重的重要脏器损害或代谢异常时才被确诊,影响了患者的健康和生存质量,缩短寿命。肢端肥大症的临床症状涉及全身各个脏器,以骨骼、内脏及软组织的增生肥大为主要特征,发病年龄20~29岁多见,男女无差别,患者有典型性外貌:面容丑陋、鼻大唇厚、手足增大、皮肤增厚、多汗和皮脂腺分泌过多,晚期更有头形变长、眉弓突出、前额斜长、下鄂前突、有齿疏和反咬合。枕骨粗隆增大后突、前额和头皮多皱褶、桶状胸和驼背等。其他临床表现还有:①垂体腺瘤压迫、侵犯周围组织引起的头痛、视觉功能障碍,颅内压增高、腺垂体功能减退和垂体卒中;②胰岛素抵抗、糖耐量减低、糖尿病及其慢性并发症;③心脑血管系统受累:高血压、心肌肥厚、心脏扩大、心律不齐、心功能减退、动脉粥样硬化、冠心病、脑血栓形成和脑出血等;④呼吸系统:舌肥大、语音低沉、通气障碍、喘鸣、打鼾和睡眠呼吸暂停、呼吸道感染;⑤骨关节受累:滑膜组织和关节软骨增生、肥大性骨关节病、髋和膝关节功能受损,出现腕管综合征、背痛和周围关节痛;⑥泌乳素分泌过多时女性闭经、泌乳、不育,男性性功能障碍;⑦结肠癌、甲状腺癌、肺癌等发病率增加。本节着重讨论肢端肥大症与糖代谢异常之间的关系。

二、肢端肥大症与糖代谢异常

肢端肥大症患者常常伴有糖代谢异常。继发性糖尿病的发生率为9%~23%,糖耐量减退(IGT)的发生率可达35%~50%。目前对GH对糖代谢的影响了解尚不深入,主要是认为 GH 有对抗胰岛素的作用,与其竞争同一受体,使胰岛素分泌增加而葡萄糖的转运和利用受阻。胰岛素抵抗也是主要原因,产生胰岛素抵抗的机制可能与外周组织摄取葡萄糖受损、对葡萄糖的代谢缺陷及肝糖输出增加有关。另外有报道,胰岛素受体及受体后缺陷也是糖代谢异常的原因之一。高 GH 血症促使胰岛 β 细胞功能亢进,代偿性分泌胰岛素,当 GH 的升血糖作用与胰岛素的降血糖作用平衡时,糖耐量正常,前者作用大于后者时出现 IGT,当长期持续的高 GH 血症引起的高胰岛素血症、胰岛素抵抗导致胰岛 β 细胞功能衰竭,失代偿时,出现糖尿病。胰岛 β 细胞功能决定了肢端肥大症患者的糖耐量状态,也是决定患者是否并发糖代谢紊乱的原因之一。肢端肥大症患者糖代谢的异常不但与年龄和 IGF-1 的水平有关,还与高 GH 血症的持续时间、胰岛素抵抗的程度及胰岛 β 细胞功能衰竭的程度有关,因此,早期诊断、合理治疗肢端肥大症可以降低继发性糖尿病的发生。

肢端肥大症患者的糖尿病临床表现无特异性,与 2 型糖尿病相似,病情多为轻到中度,酮症酸中毒和高渗性昏迷极为罕见,仅有个案报道。GH 本身具有促进脂肪分解,加强脂肪酸氧化作用生成酮体的倾向,但单独的高 GH 血症不足以引起糖尿病酮症酸中毒,还需要同时存在胰岛素的不足,这种不足可以是类似 1 型糖尿病的绝对不足,也可以是相对不足,胰岛素的不足才是引起酮症酸中毒的主要原因。目前认为,肢端肥大症致高血糖的独立危险因素有:葡萄糖抑制试验后血 GH 谷值、发病年龄和病程,而肿瘤是否侵袭以及 GH 基础值水平与空腹血糖的高低无关。

肢端肥大症患者的糖尿病极少引起糖尿病慢性并发症,当高 GH 血症得到积极治疗后,糖代谢异常也多能恢复,生长激素是否降至正常水平与糖尿病的转归显著相关。但是 GH 和 IGF-1 在糖尿病视网膜病变,尤其是增值型视网膜病变中起了重要的作用,有视网膜病变的糖尿病患者血清 GH 和 IGF-1 浓度明显高于无视网膜病变者,有报道 IGF-1 可刺激视网膜血管的生长,形成微血管瘤和新生血管。

肢端肥大症也可与 2 型糖尿病合并存在,尤其是手术切除垂体腺瘤后或药物控制肢端肥大症后,血糖仍高于正常的患者,要警惕这一可能。

肢端肥大症导致的继发性糖尿病的特点是:①糖尿病的病情多为轻度或中度,血、尿糖极度增高者少见,病情受进食量、体重、电解质、体力活动等影响而变化;②糖尿病酮症酸中毒及糖尿病高渗性昏迷偶见;③远期糖尿病并发症,包括视网膜、肾及神经病变不多见;④患者死亡的主要原因是肢端肥大症而不是糖代谢异常;⑤成功治疗 GH 瘤可使继发性糖代谢紊乱明显改善或消失。

典型的肢端肥大症导致继发性糖尿病的诊断并不困难,但由于某些肢端肥大症患者的外观改变常常是缓慢的,容易被忽视,对于那些有明显胰岛素抵抗,药物治疗难以控制血糖的 2 型糖尿病患者,要警惕肢端肥大症继发糖尿病的可能,应检测血清 GH 和 IGF-1 水平。1 天内多次血清 GH 水平≤0.05nmol/L 时可判断为 GH 水平正常;如果>0.05nmol/L,须行葡萄糖负荷试验来明确诊断,糖尿病患者也可用进餐代替葡萄糖。如果血糖峰值超过空腹值50%,且 GH 水平≤0.05nmol/L,判断为被抑制,只要血糖峰值未达到要求,需重复试验。对于明确诊断为肢端肥大症的患者均应常规进行糖尿病的相关检查。

肢端肥大症患者糖尿病的治疗主要在于积极治疗原发病,中国肢端肥大症诊治规范(初稿)将肢端肥大症的治疗目标定为:①将血 GH 水平控制到随机 GH 水平<2.5μg/L,口服葡萄糖负荷后血 GH 水平≤1μg/L;②使血清 IGF-1 水平下降至与年龄性别相匹配的正常范围内;③消除或者缩小垂体肿瘤并防止其复发;④消除或减轻临床症状及并发症,特别是心脑血管、呼吸系统和代谢紊乱;⑤尽可能保留垂体的内分泌功能,已有垂体功能减退的患者应作相应靶腺激素的替代治疗。方法有手术治疗、药物治疗和放射治疗,但要使患者达到全面的治疗目标,并保全患者的垂体功能。目前的三种治疗方法均再有利弊,手术治疗仍是大部分生长激素腺瘤的首选治疗方案。随着原发病的控制,血清 GH 和 IGF-1 水平的下降,大部分患者的糖代谢异常可以得到纠正和改善,降糖药物剂量逐渐减少至停用,但这一过程一般较缓慢,约需 1~2 年。肢端肥大症继发糖尿病是胰岛素治疗的适应证,但由于胰岛素抵抗的存在,患者所需胰岛素用量较 2 型糖尿病明显增加,可合并口服药物,随着肢端肥大症的好转,逐渐调整糖尿病治疗药物。

(蒋 蕾)

参 考 文 献

1. 廖二元,超楚生.内分泌学.北京:人民卫生出版社,2006.

2. Ben-Shlomo A,Melmed S. Acromegaly. Endocrinol Metab Clin North Am,2008,37(1):101-122,viii.

3. Kasayama S,Otsuki M,Takagi M,et al. Impaired b-cell function in the presence of reduced insulin sensitivity determines glucose tolerance status in acromegalic patients. Clin Endocrinol,2000,52(5):549-555.

4. 丁奇龙.肢端肥大症继发糖尿病酮症酸中毒临床分析.内科急危重症杂志.2005,11(4):180-181.

5. 上官军发,马文斌,王任直,等.肢端肥大症合并糖尿病或糖耐量减退经蝶窦手术的疗效.中国微侵袭神经外科杂志,2005,10(1):7-9.

6. Arosio M. New therapeutic options for acromegaly. Minerva Endocriol,2004,29:225-239.

7. Merza Z. Modern treatment of acromegaly. Postgrad Med J,2003,79:189-194.

8. 王志勇,雷霆.肢端肥大症的综合治疗.实用医学杂志.2006,22(12):1467-1468.

9. Caron PH,Beckers A,Cullen DR,et al. J Clin Endocrinol Metab,2002,87(1):99-104.

第2节　皮质醇增多症

皮质醇增多症不管是由于肾上腺皮质增生或腺瘤,还是由于异位促肾上腺皮质激素(ACTH)肿瘤或应激状态,均可促使肾上腺皮质分泌过量糖皮质激素(主要是皮质醇),从而导致体内多种代谢异常。主要表现满月脸、多血质外貌、向心性肥胖、痤疮、紫纹、高血压、继发性糖尿病和骨质疏松等。

一、概　　述

皮质醇激素主要由肾上腺皮质束状带分泌的类固醇激素,分子结构为21碳甾体。皮质醇每日分泌量为15～25mg,其合成和分泌主要受垂体ACTH的调节,反过来又对ACTH的分泌产生负反馈调节。激素合成后分泌入血液循环,与血浆中蛋白质结合,仅约5%以游离形式存在而发挥生理作用。

皮质醇分泌呈脉冲分泌,且有明显的昼夜节律。上午8时左右达到高峰,下午4时降至上午8时的50%以下,最低值在午夜前后。同时它是一种应激激素,各种应激,如手术、外伤、感染、寒冷、低血压、低血糖以及精神刺激均能刺激皮质醇的分泌。

皮质醇激素是维持机体生命所必需的激素,除对糖代谢有重要影响外,它在调节脂肪、蛋白质和水盐代谢,维持各组织器官的正常生理功能,减轻过度的应激反应上也发挥着重要的生物学作用。

二、皮质醇增多症患者糖耐量减低和糖尿病的患病率及其危害

在皮质醇增多症患者中,糖代谢紊乱是常见的,约60%～90%的患者糖耐量减低,10%～30%伴糖尿病。

Biering等报道131例Cushing病患者中,32%患者有明显的糖尿病,30.6%患者糖耐量减低,糖尿病的发生与年龄增大有关。劳丹华等对94例皮质醇增多症患者的研究中发现,43.6%的患者糖耐量异常,其中糖尿病占33.0%,糖耐量减低有10.6%。Krassowski等报道,100例肾上腺皮质功能亢进症(79例Cushing病和21例Cushing综合征)中,糖尿病达40%,糖耐量减低占23%。

异位ACTH综合征是指垂体以外的肿瘤组织大量分泌ACTH或类似物,刺激肾上腺皮质增生所引起的一系列症状,约占全部皮质醇增多症的15%。Winquist等报道,15例异位ACTH综合征患者中,10例患者有新发现或糖尿病进展,糖尿病发生率达66.6%,显示异位ACTH综合征中糖尿病发生率较高,这可能是与这些患者年龄较大有关。

肾上腺意外瘤(adrenal incidentaloma)指无皮质醇增多症的临床症状和体征,影像学检查偶然发现的肾上腺肿瘤,5%～20%的肾上腺意外瘤分泌糖皮质激素,可诊断亚临床Cushing综合征。Angeli等发现887名肾上腺意外瘤患者中,10%患糖尿病。Terzolo等对41例肾上腺意外瘤研究中显示,36%达到IGT诊断标准,糖尿病占5%。

医源性Cushing综合征是指使用外源性糖皮质激素产生的Cushing综合征。国内外大多数研究多为小规模的临床研究,因研究对象的年龄、原发疾病、激素用量及方法、研究随访时间长短不同等原因,报道的发病率均不一致。Meger等报道,长期糖皮质激素治疗的患者中,几乎50%发生糖代谢的紊乱,而且尽管糖皮质激素减量或甚至停

药,仍有50%患者糖代谢紊乱持续。邢小燕等分析132例重症急性呼吸综合征患者的临床资料显示,既往无糖尿病病史的病例在糖皮质激素治疗期间约36.3%发生了糖尿病,发生糖尿病的平均天数为17.5天,最短为7.7天。甲泼尼龙日最大剂量组(>160mg/d)发生糖尿病的几率为最小剂量组(≤80mg/d)的5倍(64.7%比13%),疗程>3周组为≤3周组的3.6倍(61.9%比17.4%),糖皮质激素剂量过大和疗程过长都是发生糖尿病的危险因素,但日剂量过大似乎更重要。

糖皮质激素干扰糖代谢,诱发糖尿病易感患者发病,使已存在的糖尿病的病情加重,表现在:一方面血糖控制更加困难,加速糖尿病的慢性并发症的发生;另一方面大剂量激素的使用还可能诱发糖尿病酮症酸中毒、高渗性昏迷;同时糖皮质激素还可以引起血脂代谢紊乱、血压升高、向心性肥胖、胰岛素抵抗,较其他类型糖尿病有更多致动脉粥样硬化及冠心病的危险因素。

三、皮质醇增多症合并糖代谢异常的发病机制

糖皮质激素增多导致血糖升高的机制主要是:①促进糖异生。包括提高肝糖原异生关键酶——葡萄糖-6-磷酸酶和磷酸烯醇式丙酮酸羧激酶(PEPCK)的活性,促进肌肉蛋白质分解释放氨基酸及脂肪分解释放游离脂肪酸,从而增加肝糖原异生的底物等。②抑制脂肪、肌肉、皮肤、结缔组织等对葡萄糖的摄取和利用。实验研究发现高浓度糖皮质激素不仅能抑制胰岛素与其受体结合,还能损伤外周组织胰岛素受体后葡萄糖转运系统的作用。③增加肝糖原合成。糖皮质激素的这一作用是通过提高肝糖原合成酶的活性来实现的。④降低胰岛素的作用,糖皮质激素可通过蛋白激酶C使胰岛素受体的丝氨酸和苏氨酸磷酸化,从而降低受体酪氨酸激酶的活性。⑤但也有报道血皮质醇水平与胰岛素水平呈负相关,可能是由于过量的皮质醇激素对胰岛β细胞有直接或间接的毒性作用。⑥对胰升糖素、肾上腺素及生长激素的升糖效应有"允许"和"协同"作用。

四、皮质醇增多症合并糖代谢异常的临床特点

类固醇糖尿病从发病方式、临床表现与2型糖尿病相类似,但类固醇性糖尿病还具有一些自身的临床特点:①起病较快:发现DM多发生在皮质醇增多症之后1~4年,可伴有或不伴有糖尿病家族史。健康志愿者口服泼尼松龙30mg/d,6天后即可产生空腹胰岛素脉冲分泌节律受损和第一时相胰岛素高分泌。另有研究利用高胰岛素-葡萄糖钳技术发现,4例健康志愿者口服地塞米松4mg/d,4天后空腹及口服葡萄糖耐量试验血浆胰岛素水平与基础值相比分别升高了2.3倍和4.4倍,葡萄糖清除率下降,同时血浆游离脂肪酸、瘦素水平明显升高。②发病隐匿,病情较轻,多饮、多尿症状不明显,而是经血糖筛查才得以发现,常被皮质醇增多症的临床表现掩盖而被忽视,因此对皮质醇增多症患者宜加强血糖检测,最好常规行葡萄糖耐量试验,以尽早发现糖尿病或糖耐量减低。③肾脏排糖阈值降低,血糖值和尿糖值不成比例。④并发酮症酸中毒的比例低,皮质醇增多症患者血浆胰岛素水平较高,且皮质醇致脂肪分解作用较弱,故当合并糖尿病时不易发生酮症。⑤皮质醇增多症伴糖尿病的并发症有高渗性非酮症性昏迷,微血管并发症则少见,确定的病变仅有增生性视网膜病变。⑥停用糖皮质激素后,许多患者的高血糖能够逐渐缓解,但也有部分患者无法恢复正常,这往往提示病情不可逆转。

医源性Cushing综合征的血糖特点与使用糖皮质激素制剂的时间和种类有关,如甲泼尼龙作用最强的阶段是在用药后4~8小时,短效和长效类糖皮质激素制剂作用时间有所差别。在每日上午一次给药的模式下,患者的血糖水平是以餐后升高为主,空腹血糖多为正常或轻微升高,因此早期诊断要注意查餐后血糖。较大剂量糖皮质激素治疗的患者约在10~14天其内源性皮质醇分泌完全被抑制,患者体内从4AM~10AM既无内源性也无外源性皮质激素的作用,在此期间由于无皮质激素的糖异生作用而可能发生低血糖。因此,在治疗较大剂量、长疗程糖皮质激素导致的糖尿病时,应注意清晨和上午易发生低血糖,而下午多为高血糖这一特点。

五、皮质醇增多症合并糖代谢异常的处理原则

皮质醇增多症合并糖尿病的治疗原则同2型糖尿病一样,包括合理的饮食调节、适当的运动治疗,合理使用降糖药物,必要时用胰岛素替代或强化治疗。胰岛素可拮抗糖皮质激素的作用,并能

增加免疫功能,防止感染,纠正代谢紊乱,所以胰岛素成为治疗类固醇糖尿病的首选药物。使用胰岛素的种类及模式,应根据患者血糖特点选择。全面了解血糖变化特点,做到适时调整剂量。加强餐后血糖控制,防止血糖过度波动。减少夜间用药剂量,防止低血糖发生。如果为医源性因素,应根据糖皮质激素剂量的增减,及时调整胰岛素的剂量。

另外需要强调改善胰岛素抵抗可能是针对病理生理学的治疗,更为科学合理。目前临床上常用的改善胰岛素抵抗的药物:噻唑烷二酮类和二甲双胍。Ambrosi 等报道,对 14 例 Cushing 病患者用罗格列酮(8mg/d)治疗,治疗前及治疗后每月查血浆 ACTH、血皮质醇、尿游离皮质醇;发现 6 名患者服用罗格列酮 30～60 天后尿游离皮质醇正常,血 ACTH、皮质醇降低,治疗前后有显著差异,其中 2 名患者随访 7 个月,临床表现有轻度改善,表明在一些 Cushing 病患者用罗格列酮似乎能使皮质醇的分泌正常,至少短期如此,但需要更多进一步的随机对照研究。Willi 研究发现,噻唑烷二酮类治疗类固醇糖尿病 5～8 周后,可以明显降低果糖胺及糖化血红蛋白,减少糖耐量试验葡萄糖曲线下面积,增加胰岛素曲线下面积,减少空腹状态下瘦素水平,降低总胆固醇及低密度脂蛋白胆固醇的含量,改善了类固醇糖尿病胰岛素抵抗相关指数,更有效的解决了胰岛素所带来的代谢紊乱。二甲双胍根据其药理机制可以增加外周组织糖的利用,减少肝糖输出,改善胰岛素抵抗,理应是很好的选择,但二甲双胍通过无氧酵解增加乳酸的产生,要避免用于有慢性缺氧和乳酸代谢排泄减慢的疾病如呼吸系统疾病、肝肾功能不全等。

对于医源性 Cushing 综合征治疗的总原则是继续治疗原发病及伴发病,在病情允许的情况下尽量减少激素剂量致最低有效剂量甚至停用。尽量固定服用糖皮质激素的时间,以利于发现血糖变化的规律。固定用药的模式也有助于减少血糖的波动。如需要较长时间使用激素,对于 IGR 及具备糖尿病高危因素的人群,应尽早使用胰岛素的治疗。

有关预后方面,皮质醇增多症经手术治疗后,糖皮质激素水平得到纠正,大部分合并的糖尿病可治愈,但部分糖尿病患者可以独立于皮质醇增多症而持续存在,故皮质醇增多症继发糖尿病根本治疗在于治疗原发病。同时合并糖尿病、高血压也应积极处理,既是为手术治疗作准备,亦有助于改善预后。冯凯等的研究发现术前 77 例糖耐量减退及糖尿病患者中,51 例(66.2%)行饮食控制血糖,13 例(16.9%)用口服药物治疗,13 例(16.9%)用胰岛素治疗。术后,两例患者行 OGTT 检查,结果正常,63 例(占 90%)单纯饮食控制,6 例(8.6%)用口服药治疗,1 例(1.4%)用胰岛素治疗。

(潘　琦)

参 考 文 献

1. Biering H,Knappe G,Gerl H,et al. Prevalence of diabetes in acromegaly and Cushing's syndrome. Acta Med Austriaca,2000,27(1):27-30.

2. D onihi AC,Raval D,Saul M. Prevalence and predictors of corticosteroid related hyperglycemia in hospitalized patients. Endocr Pract,2006,12(4):358-362.

3. 劳丹华,郭清华,陆菊明.库欣综合征合并糖代谢异常 41 例临床分析.临床内科杂志,2006,23(3):170-172.

4. Terzolo M,Pia A,Ali A,et al. Adrenal incidentaloma:a new cause of the metabolic syndrome? J Clin Endocrinol Metab,2002,87(3):998-1003.

5. Uzu THT. Glucocorticoid-induced diabetes mellitus:prevalence and risk factors in primary renal diseases. Nephron Clin Pract,2007,105(2):54-57.

6. Meyer G,Badenhoop K. Glucocorticoid-induced insulin resistance and diabetes mellitus. Receptor postreceptor mechanisms,local action,and new aspects of antidiabetic therapy. Med kiln,2003,98(5):266-270.

7. 邢小燕,李光伟.类固醇糖尿病的临床研究.国外医学内分泌学分册,2003,23(6):361-363.

8. Vondra K HR. Glucocorticoids and diabetes mellitus. Vnitr Lek,2006,52(5):493-497.

9. Shibli-Rahhal A,Van Beek M,Schlechte JA. Cushing's syndrome. Clin Dermatol,2006,24(4):260-265.

10. Ambrosi B,Dall'Asta C,Cannavo S,et al. Effects of chronic administration of PPAR-gamma ligand rosiglitazone in Cushing's disease. Eur J Endocrinol,2004,151(2):173-178.

11. Sindelka G,Widimsky J,Haas T,et al. Insulin action in primary aldosteronism before and after surgical or pharmacological treatment. Exp Clin Endocrinol Diabetes,2000,108:21-25.

12. 冯凯,李江源,臧美孚.162 例库欣综合征糖代谢异常的临床资料分析.中国医学科学院学报,2000,22(3):266-268.

13. Kennedy A BB, Wallace P. Effective use of thiazolidinedi-ones for the treatment of glucocorticoid-induced diabe-tes. Diabetes Res Clin Pract,2002,58（2）:87-96.

14. 王中京,赵湜,邓艾平,等.糖皮质激素治疗特发性血小板减少性紫癜患者血糖变化特点及对策.中国药房,2011,22（14）:1304-1305.

第3节 嗜铬细胞瘤与糖尿病

一、概　　述

嗜铬细胞瘤(pheochromocytoma,Pheo)是起源于肾上腺髓质、交感神经节、旁交感神经节或其他部位嗜铬细胞的肿瘤,瘤组织可阵发性或持续性分泌多量去甲肾上腺素和肾上腺素,以及微量的多巴胺,从而引起一系列症状。嗜铬细胞瘤是一种少见疾病,有报道在高血压患者中仅占不到1%,按年发病率计算大约为0.8/10万,国内报道嗜铬细胞瘤患者约占高血压患者的1%左右。但随着生化技术和影像学检查的发展和提高,国外有报道其患病率在高血压患者中已经达1.9%。在一项尸检的荟萃分析中发现有一半的嗜铬细胞瘤患者是在尸检时发现的,这表明它引起的一系列症状常被临床医生忽略。嗜铬细胞瘤可以在任何年龄发病,高峰为20～50岁,儿童嗜铬细胞瘤约占10%,男女性没有明显差别,发病率为(0.3～1)/100 000。80%～90%的嗜铬细胞瘤是良性的。约10%有家族性,可以是单纯的家族性嗜铬细胞瘤,也可以表现为多发内分泌腺瘤病2型(MEN2型)、Von Hippel-Lindall病、神经纤维瘤病1型等的一部分。

位于肾上腺内的嗜铬细胞瘤多数是单侧受累,光镜下肿瘤细胞呈多角形,排列成细胞巢或索,胞浆丰富,电镜下可见典型的有致密核心的嗜铬颗粒。瘤体大小一般小于直径10cm,直径3～5cm者多见。约10%～15%是恶性肿瘤,但在组织学上与良性肿瘤不易鉴别,肿瘤细胞局部浸润生长、有大片坏死、血管内有瘤栓形成等表现常提示恶性可能,发现转移灶对诊断恶性肿瘤具有意义。另外双侧肾上腺发病者占10%左右。肾上腺外嗜铬细胞瘤约占15%～20%,瘤体较肾上腺内者小,肾上腺外嗜铬细胞瘤20%是多发的,且恶性倾向高于肾上腺内肿瘤。

在嗜铬细胞瘤中70%～80%的患者合并糖代谢紊乱,一般空腹血糖高于正常的占60%左右,急性发作期血糖更高,25%～30%有糖耐量异常,仅10%～20%的患者可发生真性糖尿病。但血浆儿茶酚胺水平升高可加重原有糖尿病的代谢紊乱,甚至诱发急性并发症,如酮症酸中毒及高渗性昏迷,临床上应引起警惕。恶性嗜铬细胞瘤患者儿茶酚胺持续大量分泌也可致糖尿病酮症酸中毒。

二、嗜铬细胞瘤引起血糖升高的病理生理机制

胰岛有丰富的含有去甲肾上腺素的交感神经支配。循环中儿茶酚胺来自于肾上腺髓质(主要为肾上腺素)或交感神经末梢,其他部位产生的儿茶酚胺也可以通过分布在胰岛中的血管,而到达胰岛细胞。α受体介导的去甲肾上腺素及肾上腺素的作用占优势时去甲肾上腺素和肾上腺素通过激活在胰岛β细胞上的α_2肾上腺素能受体,降低胰岛细胞内cAMP活性和细胞浆中钙离子浓度,从而抑制胰岛素的分泌。由于嗜铬细胞瘤分泌大量儿茶酚胺,通过上述抑制胰岛素分泌的作用引起糖代谢功能障碍。此外,其α_2受体还能通过引起外周组织对胰岛素反应性下降而对抗内源性或外源性胰岛素降血糖的作用,而使血糖升高。这种致胰岛素抵抗的作用机制尚未完全明了,可能因其在胰岛素敏感组织直接降低了胰岛素受体酪氨酸激酶的活性。

肾上腺素能够通过直接作用(即独立于其他激素和物质之外)促进糖原分解和糖异生,在人类主要是通过β_2-肾上腺素能机制介导的,虽然α肾上腺素能直接刺激肝糖生成的微弱作用也已经有过报道。肾上腺素也动员糖异生前体(如乳酸盐、丙氨酸、甘油等),像胰高血糖素一样在几分钟内产生瞬间葡萄糖生成的增加,并维持基础的葡萄糖生成率。但是与胰高血糖素对比,肾上腺素也能通过胰岛素敏感组织如骨骼肌来限制葡萄糖的利用,这主要是通过直接的β_2-肾上腺素能机制发挥作用的;甚至于通过脂肪组织中的β_1～β_3受体作用来限制葡萄糖的利用。由于在限制葡萄糖利用方面持续的作用,嗜铬细胞瘤患者持续的高肾上腺素血症会导致持续的高血糖症。此外,儿茶酚胺还能促使腺垂体分泌促肾上腺皮质激素、促甲状腺激素,从而导致肾上腺皮质激素、甲状腺素分泌增多,肾上腺皮质激素主要通过增加

糖异生和减少组织对葡萄糖的利用引起血糖升高,甲状腺素则通过增加胃肠道葡萄糖的吸收及糖原的分解来升高血糖。

嗜铬细胞瘤除释放儿茶酚胺外还产生许多活性肽,包括生长抑素,也可以间接引起血糖升高;儿茶酚胺还可以通过 β 受体增加胰高血糖素、甲状腺激素的分泌,协同促使肝糖原分解,引起血糖升高,但这种作用通常是短暂的,一般不引起慢性的血糖升高。

另有研究表明,肾上腺素与 β 细胞的亲和力较去甲肾上腺素更高,因此以分泌肾上腺素为主的嗜铬细胞瘤患者通常较分泌去甲肾上腺素为主的患者更易发生血糖代谢异常。而多数嗜铬细胞瘤,尤其是体积较大的嗜铬细胞瘤和副神经节瘤大部分还是以分泌去甲肾上腺素为主的。在 La Batide-Alanore 等的一项病例对照研究中也显示年龄、肾上腺素水平、高血压病程与嗜铬细胞瘤患者中发生的糖尿病独立相关,而去甲肾上腺素浓度、BMI 则无明显影响。

三、临床表现

由于嗜铬细胞瘤可以阵发性或持续性地分泌大量去甲肾上腺素和肾上腺素,以及微量多巴胺,临床上常呈阵发性或持续性高血压、头痛、多汗、心悸以及代谢紊乱综合征。其中发作性头痛、心悸、多汗被称为三联症,对嗜铬细胞瘤的诊断有重要的意义,其特异性可达 90%;同时有 90% 的患者均会出现三联症中的两项。肿瘤组织产生过量的儿茶酚胺可使体内耗氧量增加,基础代谢率上升可达 30% ~ 100%;体重减轻多见,系糖原分解,胰岛素分泌受抑,血糖升高,脂肪过度分解所致。由于游离脂肪酸、血糖升高等代谢紊乱,患者容易诱发动脉粥样硬化。由于嗜铬细胞瘤还可以产生多种肽类激素,其中一部分可能引起嗜铬细胞瘤中一些不典型症状,如面部潮红、便秘、腹泻、面色苍白、血管收缩、及低血压或休克等。

由于嗜铬细胞瘤患者大多数消瘦,若再合并糖尿病的多饮多尿症状,有时常误诊为原发性糖尿病伴高血压。本病所致的糖尿病通常较轻(恶性嗜铬细胞瘤除外),血糖轻到中度增高,很少发生酮症,糖尿病微血管病变也较少见;但也有需用大剂量胰岛素控制血糖仍不能达到理想水平,而术后血糖迅速恢复正常的个例报道。糖尿病患者发生嗜铬细胞瘤时,控制较好的糖尿病出现代谢紊乱变得难以控制,用胰岛素的患者,胰岛素需要量增加。

1 型糖尿病患者临床表现常常为发病年轻、消瘦、酮症倾向及 C-肽水平低平。临床上发现这样的年轻患者,尤其是没有表现出明显的高血压症状时,临床医生常常仅想到 1 型糖尿病。国内外均有长期诊断为 1 型糖尿病并酮症,一直使用胰岛素治疗,而最终诊断为嗜铬细胞瘤的病例报道。确诊并手术切除嗜铬细胞瘤后停止使用胰岛素,血糖均恢复正常。但国外也有报道一例最终诊断嗜铬细胞瘤合并慢性进展性 1 型糖尿病及慢性甲状腺炎的特殊病例,在行手术治疗后虽然胰岛素用量减少,仍需胰岛素控制血糖。

四、诊断及鉴别诊断

由于嗜铬细胞瘤的发病率较低,当临床医生发现以下征象时应该想到该病的可能:①有典型的发作性高血压,尤其是出现头痛、心悸、出汗三联症;②难治性高血压;③血压变动很大(如高血压低血压交替);④在麻醉、手术或造影时发生缩血管反应;⑤在麻醉、手术或造影时出现难以解释的低血压;⑥有嗜铬细胞瘤家族史或家族性多内分泌疾病如 MEN-2、Von Hippel-Lindall 病、神经纤维瘤病等;⑦意外发现肾上腺肿块;⑧不明原因的扩张性心肌病;⑨高血压伴糖耐量异常或糖尿病(尤其体重偏瘦的患者)。若疑诊嗜铬细胞瘤,就应该同时进行定性及定位诊断。定性诊断主要是行发作时血、24 小时尿儿茶酚胺或其代谢物测定,测定结果往往有较大程度的升高,但是单次结果阴性并不能完全否定诊断,需要重复测定。由于嗜铬细胞瘤往往较大,定位诊断可以选择 B 超、CT 或 MRI 检查,对于肾上腺内的嗜铬细胞瘤敏感性较高;另外,核素 I^{131} 标记的 MIBG(间碘苄胍)扫描对于嗜铬细胞瘤的敏感性接近 90%,而特异性可以达到 100%,尤其是对于肾上腺外的肿瘤和恶性嗜铬细胞瘤及其转移灶,可以在全身范围进行定位,有较高的诊断价值。对于肾上腺髓质内直径<2cm 的或肾上腺髓质外直径较小的嗜铬细胞瘤,特别是 MIBG 显像假阴性的患者,^{18}F-DOPA-PET(^{18}F-多巴-正电子发射断层扫描)显像效果好,灵敏性和特异性均很高,恶性比良性的检出率高,但价格昂贵。

由于糖尿病和高血压均是常见病、多发病,二者合并发生的患者也不在少数,而嗜铬细胞瘤伴有糖耐量异常及糖尿病的比例也较高,因此临床误诊为2型糖尿病并发高血压的比例较高。许多误诊都是因为患者先期出现"三多一少"症状和高血糖,而头痛、多汗、心悸三联症不典型。有时嗜铬细胞瘤瘤体巨大,而血压波动的症状并不明显,其糖尿病的症状表现反而突出。但是和糖尿病合并原发性高血压的患者相比,嗜铬细胞瘤合并高血压的患者更年轻,体重指数较低,女性发病比例较高,因此年轻的高血压患者,尤其是体重指数正常或偏低的患者一旦出现糖尿病一定要想到嗜铬细胞瘤的可能。应尽早行腹部B超或CT等检查进行排查。但嗜铬细胞瘤可分布于肾上腺以外部位,尤其在颈、胸部,若高血压发作不典型,不易为一般检查所发现,常规肾上腺影像检查阴性,可长期误诊为糖尿病。若临床高度怀疑此病,需行核素I^{131}标记的MIBG(间碘苄胍)扫描。另外1型糖尿病患者临床表现常常为发病年轻、消瘦、酮症倾向及C-肽水平低平,但年轻患者少有同时合并高血压者,因此临床上一旦发现有上述症状合并高血压的患者应该高度怀疑本病,需尽快行上述定性定位检查。

另外,发现肾上腺占位同时合并高血压、糖尿病的患者还应该想到肾上腺皮质醛固酮腺瘤及分泌皮质醇的肾上腺皮质肿瘤。肾上腺皮质醛固酮腺瘤多数伴有低血钾、高尿钾及相关症状,单纯的补钾治疗效果不好,高血压为缓慢的良性高血压过程,中等程度升高,影像学显示的肾上腺占位一般较小,直径多数在2cm以下,确诊需要行卧立位试验测定醛固酮、肾素活性,低肾素、高醛固酮的实验室检查结果为本病提供了最重要的诊断信息。分泌皮质醇的肾上腺皮质肿瘤大多数具有向心性肥胖的特征性临床表现,肾上腺皮质腺癌这一表现可以不明显,由于皮质醇的保钠排钾作用,常会出现下肢轻度水肿、低血钾、高尿钾等表现,临床上比较容易鉴别,影像学显示肾上腺占位的直径多在2~4cm,腺癌的直径要大得多;高皮质醇血症及大剂量地塞米松抑制试验不能被抑制的特征性实验室检查结果是确诊肾上腺皮质肿瘤的关键。

五、治 疗

本病一经诊断应及早手术治疗,否则可因致命的高血压危象发作而危及生命。术前要给予常规药物治疗,控制血压和临床症状,以保证手术成功。术前常需用胰岛素皮下注射控制高血糖,大多数患者口服降糖药效果不佳,但一旦得到确诊,使用α受体阻滞剂也可以部分改善患者的血糖。在术中及术后须密切监测血糖,及时调整胰岛素剂量,必要时静脉滴注葡萄糖液,以防发生低血糖症。手术切除瘤体后多数患者高血糖能逆转,部分患者可发生低血糖。但亦有部分患者手术后,高血糖仍持续4周或更长时间才能逐步缓解。肿瘤切除后大部分患者血糖可恢复正常,或在一定程度上改善葡萄糖耐量,如仍保持高血糖状态,则考虑合并有原发性糖尿病。

非恶性嗜铬细胞瘤手术5年存活率为95%以上,复发率低于10%;恶性嗜铬细胞瘤患者5年存活率小于50%,因此所有患者术后都应定期复查,特别是儿童、青年及有嗜铬细胞瘤家族史的患者。

(邱　蕾)

参 考 文 献

1. Dluhy RG, Lawrence JE, Williams GH, et al. Williams Textbook of Endocrinology. 10th ed. Philadephia:Elsevier Saunders,2003:656-662.

2. 廖二元,袁凌清∥胰岛素. 廖二元,莫朝辉. 内分泌学. 北京:人民卫生出版社,2007:1317-1328.

3. 吴万龄. 内分泌疾病相关性糖尿病∥许曼音. 糖尿病学. 上海:上海科学技术出版社,2003:32-41.

4. 翟锐. 表现为严重糖尿病的嗜铬细胞瘤1例报告. 临床军医杂志,2003,31(4):128-129.

5. La Batide-Alanore, Agnes a,Chatellier, et al.. Diabetes as a marker of pheochromocytoma in hypertensive patients. J Hypertens,2003,21(9):1703-1707.

6. 蔡玮. 长期误诊为1型糖尿病的嗜铬细胞瘤一例. 中国全科医学,2004,7(24):1839.

7. S Nair, S Hossain, P Winocour, et al. Pheochromocytoma presenting as type-I diabetes mellitus. Endocrine Abstracts,2006,12:59.

8. 王坚. 继发性糖尿病∥胡绍文,郭瑞林,童光焕. 实用糖尿病学. 北京:人民军医出版社,2003:120-127.

9. 曾正陪. 嗜铬细胞瘤∥陈家伦. 临床内分泌学. 上海:上海科学技术出版社,2011:637-644.

10. Murao K,Imachi H,Sato M,et al. A case of pheochromocytoma complicated with slowly progressive type 1 diabetes mellitus and chronic thyroiditis. Endocrine,2008,32(3):350-353.

11. Adlan MA,Bondugulapati LN,Premawardhana LD,et al. Glucose Intolerance and Diabetes Mellitus in Endocrine

Disorders-Two Case Reports and a Review. Curr Diabetes Rev,2010,6:266-273.

第 4 节　醛固酮增多症

醛固酮增多症是由于醛固酮分泌增多引起临床以高血压和低血钾为主要表现的综合征。临床上分为原发性和继发性醛固酮增多症,前者原发于肾上腺皮质的病理改变如增生、腺瘤或腺癌,后者因肾素-血管紧张素系统(RAS)活性增强引起。其中原发性醛固酮增多症目前认为是最常见的内分泌性高血压的原因。近期许多研究显示原醛症患者代谢综合征的发病率增高,进一步研究证实,血醛固酮水平增多可导致胰岛素抵抗与糖代谢异常或糖尿病以及心血管疾病的发病风险升高,且独立于高血压因素之外。本节主要介绍原发性醛固酮增多症。

一、原发性醛固酮增多症

原发性醛固酮增多症是 1954 年由 Conn 首次报道的以高血压、低血钾、高醛固酮水平和低肾素活性为主要特征的临床综合征,又称 Conn 综合征。

(一) 病因分型

目前认为原醛症的病因主要有以下几种:

1. 肾上腺皮质醛固酮分泌腺瘤(aldosterone-producing adenoma,APA) 为主要病因,约占原醛症的 70% ~80%,女性多见,左侧较右侧多见,大多数为单个腺瘤,仅 1% 为双侧或单侧两个腺瘤。

2. 肾上腺皮质球状带增生 又称特发性醛固酮增多症(idiopathic hyperaldosteronism,IHA):为原醛症的另一常见病因,约占 20% ~30%,随着筛查技术的普及,该病有增多趋势。

3. 糖皮质激素可抑制性醛固酮增多症(glucocorticoid-suppressible hyperaldosteronism,GSH)或 ACTH 依赖性醛固酮增多症 较罕见,约占 1%,有显著的家族发病倾向,可能为常染色体显性遗传,确切的机制不清。

4. 肾上腺皮质醛固酮分泌腺癌(aldosterone-producing adrenal carcinoma) 很少见,约占 1%。肿瘤除分泌醛固酮外,还可分泌其他皮质类固醇如糖皮质激素或性激素等。

5. 异位醛固酮分泌腺瘤或癌 很罕见,可发生在肾脏或卵巢等处。

(二) 病理生理

醛固酮是肾上腺皮质球状带产生的盐皮质激素,主要生理作用是潴钠排钾,醛固酮作用于肾远曲小管促进钠与钾、氢的交换,使钠离子的重吸收增加,同时产生高尿钾、低血钾及代谢性碱中毒。醛固酮分泌由肾素-血管紧张素系统(RAS)调节,较少受 ACTH 调节。

(三) 主要临床表现

1. 高血压 大多数患者表现为缓慢发展的良性高血压过程,随着病情进展,血压逐渐增高,多数为中等程度高血压,少数表现为恶性高血压。病程长者可出现心、脑、肾的损害,但其眼底改变常与高血压程度不平行,用一般降压药常无明显疗效。

2. 高尿钾、低血钾 约80% ~90%的原醛症患者有自发性低血钾(2.0 ~3.5mmol/L),有报道约7% ~38%的原醛症及大多数糖皮质激素可抑制性醛固酮增多症(GSH)患者血钾正常,高钠饮食或服用排钾利尿剂可诱发低血钾。临床上表现为肌无力、软瘫、周期性瘫痪、心律失常等;长期低血钾可致肾小管空泡变性,尿浓缩功能下降,可有多尿伴口渴,尿比重偏低,夜尿量大于日尿量,常继发泌尿系感染,严重者出现肾功能损害。

(四) 诊断

包括定性诊断和定位诊断。

1. 定性诊断 对高血压伴有低血钾或临床上高度怀疑为原醛症的患者,应进行立卧位血浆肾素活性-血管紧张素-醛固酮测定以确定原醛症的诊断。

1969 年 Conn 提出原醛症的诊断标准:

(1) 高醛固酮:醛固酮分泌增多且不被高钠负荷所抑制。

(2) 低肾素:肾素分泌受抑制且不因立位及低钠刺激而分泌增加。

(3) 正常皮质醇:除外皮质醇增多引起的高血压和(或)低血钾。

目前大多数学者提出用立位醛固酮(ng/dl)与肾素活性[(ng/ml・h)]的比值来鉴别原醛症,若比值>25,高度提示原醛症的可能;若比值≥50,可确诊原醛症。若同时运用下述标准:醛固酮-肾素活性>30,醛固酮>20ng/dl,其诊断原醛症的灵敏性为90%,特异性为91%。应注意醛固酮的分泌可有波动,某些降压药、利尿剂、米诺地尔等可增加醛固酮分泌,而血管紧张素转化酶抑制剂和β肾上腺能阻断剂可减少醛固酮分泌,低血钾本身也可明显减少醛固酮分泌,因此,为了获得可靠的测定结果利于临床评价,除需多次测定外,抗高血压药物应停用2～4周。如病情严重不能停用时,应综合分析测定结果。

2. 定位诊断 明确原醛症诊断后,应进一步明确病因诊断,即肿瘤或增生,因两者的治疗完全不同,前者需手术治疗,后者需药物治疗。目前临床常用以下定位诊断方法:

(1) 肾上腺CT扫描:为首选无创的方法。尤其连续薄层及增强扫描,大大提高了诊断的阳性率。

(2) 肾上腺MRI:诊断不优于CT扫描,故不作为首选。

(3) 肾上腺静脉血浆醛固酮水平测定:采用双侧肾上腺静脉取血,腺瘤侧血浆醛固酮浓度明显高于对侧,诊断符合率高达95%～100%。但该方法操作复杂,难度较大,且为有创性检查有并发肾上腺出血的危险,故临床少用,仅用于其他检查不能定位者。

(五) 鉴别诊断

1. 原发性高血压 对于服用排钾利尿剂的高血压患者,可停用利尿剂2～4周,如复查血钾正常,可认为利尿剂所致。必要时测定肾素-血管紧张素-醛固酮或肾上腺CT扫描明确。

2. 继发性醛固酮增多症 是由于肾上腺外的刺激因素使醛固酮分泌增多,常见的疾病有缺血性高血压疾病如肾动脉狭窄或动脉粥样硬化引起的肾血管性高血压、恶性高血压、肾素分泌瘤、妊娠、水肿(如心力衰竭、肝硬化腹水、肾病综合征)及Bartter综合征。详细收集病史、体格检查及肾功能检查、肾素活性和血浆醛固酮水平测定不难鉴别。

3. Liddle综合征 为常染色体显性遗传性疾病。因肾小管离子转运异常所致。表现为高血压、低血钾、高尿钾、碱中毒,但醛固酮分泌正常,口服醛固酮拮抗剂螺内酯不能纠正低血钾,仅肾小管钠离子转运抑制剂-氨苯蝶啶才能纠正高血压和低血钾。故可用上述两种药物治疗效果进行鉴别。

4. 皮质醇增多症 本病也可表现为高血压和低血钾,但该病常有典型的向心性肥胖、皮肤紫纹等体征,且血皮质醇水平增高可以鉴别。

5. 异位ACTH综合征 常见于支气管肺癌、胸腺癌等恶性肿瘤,由于肿瘤组织分泌ACTH样物质,引起肾上腺皮质增生,产生高血压和低血钾。依据病史及体征不难鉴别。

6. 先天性肾上腺皮质增生 由于肾上腺类固醇激素合成过程中某种酶的缺乏,如17α或11β羟化酶缺乏,醛固酮合成减少,而去氧皮质酮、皮质酮、18羟皮质酮等肾上腺盐皮质激素生成增多,出现高血压和低血钾症状,但该病同时存在性激素合成障碍,表现为性腺发育异常,可以鉴别。

(六) 治疗

包括手术治疗和药物治疗。

1. 手术治疗 醛固酮瘤的患者应首选手术治疗。特发性醛固酮增多症则倾向于首选药物治疗。手术前应口服醛固酮拮抗剂-螺内酯至少4～6周,除降低血压、升高血钾外,可使腺瘤对侧肾上腺皮质球状带受抑制状态得以恢复及预计血压对手术治疗的反应效果。

2. 药物治疗 适用于特发性醛固酮增多症以及不能手术治疗者。常用螺内酯用量为200～300mg/d,分3～4次口服,血压下降,血钾正常后可减量为60～120mg/d,并维持治疗。有时可联合其他降压药如钙通道阻断剂、血管紧张素转化酶抑制剂等治疗那些单用螺内酯血压控制不良者。若长期应用螺内酯出现不良反应时,可改用氨苯蝶啶或阿米洛利。

二、原醛症与代谢综合征

如前述,醛固酮作为水盐代谢的主要调节剂,主要作用于肾脏远曲小管潴钠排钾。最新的体内、外研究资料显示,醛固酮还可作用于其他组织和器官,如血管、脑、心脏等。

(一) 原醛症与胰岛素抵抗及糖代谢异常

目前发现醛固酮作为一个潜在的糖代谢调节因子正日益引起重视,研究发现在原醛症患者中糖耐量异常或糖尿病及胰岛素抵抗的发病率较高(10%～50%)。但原醛症患者中2型糖尿病的患病率各家报道不一,约为7%～59%。最新研究提示血醛固酮水平与代谢综合征相关。原醛也被认为是血糖代谢异常的原因之一。大量事实说明,醛固酮水平增高对糖代谢呈负面影响。有学者采用葡萄糖钳夹技术进行了原醛患者胰岛素敏感性的研究,47例醛固酮瘤或特发性醛固酮增多症、247 例原发性高血压患者、102 例正常血压作为对照研究,结果发现,在醛固酮瘤和特发性醛固酮增多症患者中均存在胰岛素抵抗,但抵抗程度低于高血压病组;手术治疗和醛固酮拮抗剂治疗均能恢复胰岛素敏感性。其中经手术治疗或醛固酮拮抗剂治疗后,原醛患者血压下降明显,最初 6 个月的随访观察,胰岛素敏感参数恢复到正常水平,糖代谢指标在肾上腺切除治疗和螺内酯治疗组间无明显差异。在小鼠的胰岛细胞研究中发现,醛固酮可直接抑制了由葡萄糖介导的胰岛素分泌。动物模型研究还发现,醛固酮可通过刺激肝脏糖异生酶(葡萄糖 6 磷酸酶和 1,6 果糖二磷酸酶等)的基因表达而升高血糖水平。几项研究证实:应用血管紧张素 II 受体拮抗剂(ARB)治疗高血压明显减少新发糖尿病的产生,说明 ARB 治疗阻断了 RAS,降低了血醛固酮水平,从而改善了胰岛素敏感性。

有报道在原醛症患者皮下脂肪组织中发现胰岛素受体的数目和亲和力均降低。几年前,人们从鼠的脂肪细胞分离出盐皮质激素受体,最近在鼠的脂肪细胞中研究发现,醛固酮能降低脂肪细胞对葡萄糖的摄取和利用。但在人类脂肪细胞中是否存在醛固酮受体尚缺乏证据。另有研究发现醛固酮水平升高与肥胖的发生相关。

醛固酮导致胰岛素抵抗的机制可能以下几个方面:醛固酮增多引起低血钾可减少胰岛素的分泌;醛固酮直接作用于胰岛素受体,抑制了胰岛素受体基因的转录;醛固酮可导致胶原合成增多或纤维化形成,导致胰岛素敏感组织的损伤,使胰岛素释放和敏感性发生改变。确切机制有待于进一步研究证实。

(二)原醛症与心血管疾病

原醛症在高血压人群的患病率过去一直认为在 1% 左右,近期许多研究显示远不止这个数字,随着临床广泛筛查醛固酮和肾素的比值,目前认为约为 10% ~ 14%。尽管原醛症被认为是一种可治愈的内分泌性高血压,但在临床发现,大多数病例通过手术切除腺瘤或口服抗醛固酮药物(螺内酯)治疗后,高血压仍持续存在。

高血压患者常常伴有其他多种代谢异常如腹型肥胖、血脂异常及高血糖等,这些异常因素与心血管事件增加密切相关;临床上曾沿用多种术语(或一种疾病)来描述这些异常如 X 综合征、胰岛素抵抗综合征、代谢综合征,这些定义最初源于高

胰岛素血症和胰岛素抵抗(被认为是这些异常发生的共同的病理生理基础)。临床及实验研究表明,醛固酮是一种潜在的心血管疾病危险因子,醛固酮增多可导致心血管损伤,其机制独立于升压作用以外的因素。一项最新调查显示,原醛患者患心血管事件的发生率高于原发性高血压患者。

长期以来,人们认为原醛症是一种良性过程,它引起靶器官损伤的发生率远低于原发性高血压,原因可能是醛固酮增多引起钠水潴留,抑制了肾素-血管紧张素-醛固酮轴。然而近期实验研究显示,长期的高醛固酮血症可能导致心血管和肾脏的结构损伤且不依赖于血压水平。有学者对原醛症患者心血管替代终点事件研究结果发现,在原醛症患者中发现许多心血管替代终点事件的发生,如内皮功能异常、结构变化、左室肥厚及舒张功能受损等,并且发现了与醛固酮相关损害的间接证据,即应用醛固酮拮抗剂治疗心衰大大降低了患者的病死率。血浆醛固酮水平升高与心血管疾病高风险及靶器官损害相关,而高血糖对醛固酮的细胞效应具有潜在的影响,可能加重醛固酮对心血管的损伤作用。

(三)原醛症与脂类代谢

目前尚无直接证据用来评价醛固酮与血脂的关系。但有一项在高血压、肥胖患者研究中发现醛固酮水平与高密度脂蛋白胆固醇(HDL-C)水平呈负相关。

(李东晓)

参 考 文 献

1. 史轶蘩. 协和内分泌和代谢学. 北京:科学出版社,1999.

2. Gilberta Giacchetti, Vanessa Ronconi, Federica Turchi, et al. Aldosterone as a key mediator of the cardiometablic sydrome in primary aldosteronism: an observational study. J Hypertens,2007,25:177-186.

3. Arvo Haenni, Richard Reneland, Lars Lind, et al. Serum aldosterone changes during hyperinsulinemia are correlated to body mass index and insulin sensitivity in patients with essential hypertension. J Hypertens,2001,19:107-112.

4. Cristiana Catena, Roberta Lapenna, Sara Baroselli, et al. Insulin sensitivity in patients with primary aldosteronism: a follow-up study. J Clin Endocrinol Metab, 2006, 91:3457-3463.

5. Francesco Fallo, Franco Veglio, Chiara Bertello, et al. Prevalence and characteristics of the metabolicsyndrome in

primary aldosteronism. J Clin Endocrinol Metab,2006,91：454-459.

6. Francesco Fallo,Giovanni Federspil,Franco Veglio,et al. The metabolic syndrome in primary aldosteronism. Curr Hypertens Rep,2007,9：106-111.

7. Sameer Stas,Lama Appesh,Jams Sowers. Metabolic safety of antihypertensive drugs：myth versus reality. Curr Hypertens Rep.2006,8：403-408.

8. Kambiz Kalantarinia,Mark D. Okusa. Therennin-angiotensin system and its blockade in diabetic renal and cardiovascular disease. Curr Diabetes Rep,2006,6：8-16.

9. Giacchetti G,Sechi LA,Rilli S,et al. Therennin-angiotensin-aldosterone system,glucose metabolism and diabetes. Trends Endocrinol Metab,2005,16：120-125.

10. Mosso L,Carvajal C,Gonzalez A,et al. Primary aldosteronism and hypertensive disease. Hypertension,2003,42：161-165.

第5节 甲状腺功能亢进症

甲状腺功能亢进症（简称甲亢）是以甲状腺激素分泌过多而引起的一种临床综合征。研究表明甲亢与糖代谢紊乱之间的关系密切,甲亢患者常伴有糖耐量减低,甚至发展成糖尿病。近年来有报道提示甲亢病例中葡萄糖耐量异常或糖尿病的发生率明显升高（1.7%~65%）,甲亢亲属中糖尿病的发生率也很高。泰国的一项研究显示在甲亢患者中糖耐量异常的患者占到39.4%,其中IGT患者为31.5%,糖尿病患者为7.9%。同样糖尿病患者中甲状腺功能异常者的比例也高达30%,其中甲状腺功能亢进的患病率为5.1%。

一、甲状腺功能亢进症导致糖代谢异常的发病机制

目前甲亢引起糖代谢紊乱的机制尚未完全明了,可能涉及以下几个方面。

（一）甲状腺激素升高引起的糖代谢紊乱

1. 肠道葡萄糖吸收增多 高代谢率使甲亢患者食欲增加,摄入增多。而且患者肠道的己糖激酶和磷酸激酶活性增加,致使肠道葡萄糖吸收增加而使血糖水平升高。

2. 糖异生和糖原分解增加 甲亢时基础代谢率增高,致使体内蛋白质、脂肪氧化增加,糖原异生增加,内生葡萄糖和非氧化葡萄糖周转增加,血糖升高。研究发现甲亢患者空腹和进餐末期脂肪氧化增加,甲状腺激素水平和空腹游离脂肪酸、脂肪氧化呈密切正相关。此外糖原分解酶活性增加,胰岛素刺激糖原合成的敏感性下降,糖原分解大于合成而导致血糖水平升高。

3. 肝葡萄糖输出量增加 甲亢时肝糖原分解增加,合成受到抑制,因此生理条件下对葡萄糖输出的正常抑制受到干扰。Lavill M 等人发现未使用甲状腺激素前肝糖原的输出完全被胰岛素抑制,给予甲状腺激素后肝糖原的输出增加同时伴有血糖的升高。甲状腺激素可以通过上调肝内重要的葡萄糖转运体-2（GLUT-2）mRNA 表达,使GLUT-2 蛋白增多,促进葡萄糖更多的从肝细胞释放的血液,影响糖代谢。

4. 葡萄糖利用障碍 葡萄糖在体内的代谢需要进入细胞,这有赖于葡萄糖转运体（GLUT）的实现。已发现有 5 种转运蛋白,其中 GLUT-4存在于骨骼肌和脂肪细胞的胞浆中,促进葡萄糖进入上述组织。Voldstedlund 等发现在甲亢动物模型中,甲亢鼠平均脂肪组织减少18%,每个单位面积的胞浆质膜上的 GLUT-4 数量及 α2 型Na^+-K^+-ATP 酶分别下降 19% 和 15%,外周利用葡萄糖减少,血糖水平升高。

5. 与其他调节血糖激素共同调控 甲状腺激素对糖代谢的作用依赖于其他激素或与其他激素共同调控,尤其是儿茶酚胺和胰岛素。当存在胰岛素时小剂量 T_4 可以促进肝糖原合成而大剂量时则使肝糖原分解加速。TH 促进胰岛素降解,并加强儿茶酚胺对胰岛素分泌的抑制作用。

（二）胰岛 β 细胞功能损伤

胰岛素原（PI）可作为评价胰岛 β 细胞功能的指标,PI 水平升高被认为是 β 细胞功能损害的早期标志。国外许多研究显示甲状腺功能亢进患者中存在高 PI 血症,而且血糖越高,PI 水平越高,提示甲状腺患者存在胰岛 β 细胞功能的失调。其原因可能有以下几种情况：高甲状腺激素水平可能导致胰岛素的合成和加工过程失调,使没有成熟的胰岛素颗粒从胰岛细胞中释放出来;有报道认为甲状腺功能亢进患者血清瘦素水平升高,对胰岛的基因表达及功能可造成不利影响,使 PI 水平升高。此外,有研究发现甲亢患者 PI 水平与 FT_4 正相关,与 TSH 负相关,表明高水平的甲状腺激素水平是胰岛 β 细胞功能受损的主要原因。

（三）胰岛素抵抗

1. 受体前抵抗　胰岛素样生长因子-1（IGF-1）促进肌肉细胞摄取葡萄糖和氨基酸，促进糖原、蛋白质和脂肪合成，抑制肝糖原输出，上调胰岛素受体敏感性，降低血糖，改善胰岛素抵抗。甲亢时 IGFBP-1 水平较高，IGF-1 与 IGFBP-1 结合后抑制 IGF-1 与受体结合，并抑制受体的磷酸化，故游离的 IGF-1 显著减少，进而抑制 IGF-1 降低血糖，上调胰岛素敏感性，改善胰岛素抵抗的作用，致血糖升高；胰岛素拮抗激素生长激素（GH）分泌增加：GH 对糖代谢有重要影响，能抑制肌细胞葡萄糖磷酸化，使细胞对葡萄糖的摄取减少，减少外周组织对葡萄糖的利用，加强葡萄糖异生，使血糖升高。此外 IGF 的生物活性显著降低，对 GH/IGF 轴负反馈减弱，使 GH 分泌增多进一步加重胰岛素抵抗。

2. 受体水平胰岛素抵抗　胰岛素受体（INSR）的异常可以导致胰岛素不能与受体正常结合或结合后信号传递不能正常进行，从而导致受体水平的胰岛素抵抗。甲亢患者红细胞上的胰岛素受体数量减少，并可随着甲状腺功能恢复正常后也恢复正常。这可能是由于过高的甲状腺激素是红细胞膜上胆固醇和磷脂/蛋白质克分子比增加，导致细胞膜的流动性增加所致。甲亢时脂肪分解大于合成，脂肪细胞大量减少，使脂肪细胞上总的胰岛素抗体数目相对减少。

3. 受体后水平抵抗　甲亢患者体内的外周胰岛素活性明显降低，即胰岛素刺激作用下外周葡萄糖的利用减低。有研究显示甲状腺素可抑制大鼠肝细胞中过氧化物酶增殖体受体 γ 的表达，降低了肝脏等对胰岛素的应答敏感性。

二、临床表现和诊断

甲亢和糖尿病的临床表现有相同之处，两种疾病并存时常常互相影响。若患者以某一疾病的症状为主诉，则较容易遭成误诊或漏诊。甲亢引起的糖尿病多以甲亢的症状为主，可有多饮、多尿、皮肤瘙痒等症状，有时不易区分。对甲亢患者经正规治疗后，消瘦、乏力、食欲亢进等临床症状无好转甚至加重时，则要及时检查血糖，对空腹血糖正常或轻度升高者要进行口服葡萄糖耐量试验（OGTT）以协助诊断糖尿病，甲亢患者的高峰多在 30～60 分钟。

三、治　疗

两病同时治疗。糖尿病的具体治疗方案见相应章节。需要注意的是控制甲亢对治疗糖尿病非常重要，甲亢控制后糖代谢紊乱可趋于正常，降糖药的需要量会相应减少。两病均属于消耗性疾病，应补充高蛋白和各种维生素，在治疗糖尿病控制摄入的情况下，也应适当增加总热量，病情控制后则应严格控制饮食。普萘洛尔可掩盖低血糖症状，使用时应严密监测血糖情况。

由于糖尿病反过来可使甲亢加重，甚至诱发甲状腺危象，两者互相影响，故当血糖不易控制时应尽早使用胰岛素治疗。甲亢时存在胰岛素抵抗，胰岛素的用量可能会加大，甲亢控制后应及时减量，避免低血糖的发生。使用胰岛素增敏剂可能会加重突眼和胫前黏液水肿，应慎用。在甲亢控制前，双胍类药物慎用。

（李　慧）

参 考 文 献

1. Diez JJ, Sanchez P, Iglesias P. Prevalence of Thyroid Dysfunction in Patients with Type 2 Diabetes. Exp Clin Endocrinol Diabetes, 2011;119: 201-207.

2. Gendre D, Verite F, Guillhem I, et al. Antir-pancreatic autoimmunity and Graves' disease: study of a cohort of 600 Caucasian patients. Eur J Endocrinol, 1997, 137:503-510.

3. Aka I, Nagasaka S, Fujibayashi K, et al. Immunologically related or incidental coexistence of diabetes mellitus and Graves' disease: Disscrimination-by anti-GAD antibody measurement. J Endocrine, 1999, 46:747-754.

4. Oubsanthisuk W, Watanakejorn P, Tunlakit M, et al. Hyperthyroidism induces glucose intolerance by lowering buth insulin secretion and peripheral insulin sensitivity. J Med Assoc Thai, 2006, 89(suppl5): s133-140.

5. hattachaiyya A, Wiles PG. Diabetic Ketocidosis precitated by thyrotoxicosis. Postgrad Med J, 1999, 75:291-292.

6. Bech K, Damsbo P, Eldrup E, et al. Beta-cell function and glucose and lipid oxidation in Graves' disease. Clinical Endocrinol(Oxf), 1996, 44:59-66.

7. Avill M, Riou JP, Bougneres PF, et al. Glucose metabolism in experimental hyperthyroidism: intact in vivo sensitivity to insulin abnormal binding and increased glucose turnover. J Clin Endocrinol Metab, 1984, 58:960-965.

8. okuno T, Uchimura K, Hayashi R, et al. Glucose transporter 2 concentrations in hyper-and hypothyroid rat livers. J Endocrinol, 1999, 160:285-289.

9. oldstedlund M, Tranum-Jensen J, Handberg A, et al. Quantity of Na/K-ATPase and glucose transporters in the plasma membrane of rat adipocytes is reduced by in vivo triiodothyronine. Eur J Endocrinol, 1995, 133: 626-634.

10. Shen DC, Davidson MB, Kuo SW, et al. Peripheral and hepatic insulin antagonism in hyperthyroidism. J Clin Endocrinol Metab, 1988, 8, 66: 565-569.

第6节 胰高糖素瘤

胰高糖素瘤是起源于胰岛 α 细胞的肿瘤,在常见的神经内分泌肿瘤中排在第三位,发病率每年 1/2000 万。1974 年 Mallinson 把分泌胰高血糖素的胰岛肿瘤的特异性症状和体征命名为胰升糖素瘤综合征,该综合征有时是多发性内分泌腺瘤综合征 I 的一部分。该病几乎全为恶性肿瘤,少数为腺瘤。发病年龄 20 ~ 73 岁,中年以上女性多见。大部分患者通常会出现糖耐量异常和糖尿病。

一、病理和病理生理

胰高糖素瘤通常较大,肿瘤最大直径可达 6cm,多发生在体尾,约占一半以上(47% ~ 75%),胰腺外罕见。肿瘤一般为单发,70% 为恶性,50% ~ 80% 于诊断时已有转移。胰高血糖素瘤患者体内血浆胰高糖素基础水平明显升高。高胰高血糖素可引起高血糖、血浆胰岛素升高和血中氨基酸降低。镜下可见分化良好的胰岛细胞瘤,电镜下可见不典型的 α 分泌颗粒。用间接荧光法可证实瘤细胞内含有胰高糖素,肿瘤内或肿瘤周围有含胰多肽的细胞存在。

二、发病机制

胰高糖素是由胰岛 α 细胞和肠道内源性嗜铬细胞产生的单链多肽。正常个体中有大胰高糖素、前胰高糖素、真胰高糖素和小胰高糖素,其中只有真胰高糖素有生物活性。

胰高血糖素通过糖原分解和糖异生来调控内生血糖的生成速度。动物研究提示大约 2/3 肝糖的输出依赖于胰高血糖素的基础浓度。在人体中,75% 的内生血糖有赖于胰高血糖素的基础分泌。胰高血糖素是决定吸收状态下血糖水平的主要因素。过夜空腹状态下,血糖水平是胰高血糖素糖原分解的结果,而当禁食 60 小时甚至更长时间时,肝脏储存的糖原消耗殆尽,此时胰高血糖素通过刺激糖异生来维持 70% 的内脏血糖输出。当胰岛素浓度不变时,胰高血糖素的轻度升高即可引起血糖的明显升高。胰高血糖素通过肝糖原分解来维持血糖浓度的作用大概可持续 1 ~ 2 小时,之后肝糖的生成会逐渐减少或回到基础水平,这种状况并不是依赖胰岛素调节的,肝糖原分解会持续存在,但只维持低速率。相反胰高血糖素诱导的糖异生则不随着时间的变化而减弱。这就解释了为什么胰高血糖素血症可以导致持续的血糖升高。胰岛素与胰高血糖素的比值决定着体内血糖的水平。当胰高血糖素水平升高,肝糖输出增加,如果同时胰岛素分泌相应增加,促进外周对血糖的利用,则血浆血糖水平会维持在正常范围之内;如果胰岛素水平不能相应升高,则血糖水平就会有不同程度的升高。在 1 型糖尿病中胰岛功能的缺陷和胰岛 α 细胞的功能不受调节导致了代谢异常,在这种状态下,胰岛素水平不足以对抗胰高血糖素促进肝糖生成和酮体生成的作用。在 2 型糖尿病中,由于并不绝对缺乏胰岛素,则当胰高血糖素被抑制时,基础的肝糖输出可降低 58%。此外胰高血糖素还可以降低胰岛素介导的外周葡萄糖利用。

胰高血糖素瘤时虽然外周循环中胰高血糖素水平是显著升高的,但是糖耐量异常的程度只是轻到中度,这主要取决于胰岛素的储备情况。如果肿瘤侵犯到正常的胰岛组织,胰岛素的储备减少,血糖水平会显著升高;如果肿瘤并没有占据优势,由于高血糖和胰高血糖素的刺激,血中胰岛素水平会维持正常甚至偏高水平。因此很少发生酮症。

低蛋白血症和低氨基酸血症是胰高血糖素瘤的两个特征。在患者中某些氨基酸水平,包括苏氨酸、精氨酸、脯氨酸和丙氨酸,可降至正常的 10%,而当成功切除瘤体后,氨基酸水平可恢复到正常。

胰高糖素抑制小肠活动和胃酸分泌可导致便秘和萎缩性胃炎。体重减轻和恶液质是胰高血糖素分解代谢的结果。胰高血糖素抑制骨髓红细胞生成,造成正细胞正色素性贫血。此外胰高糖素可增加表皮细胞中花生四烯酸的浓度,可能对溶解性移行性红斑起着一定作用。

三、临床表现

1. 坏死性和游走性红斑 本病的最早和最

常见的特征病变,发生率 64% ~ 90%。常发生在本病诊断前数年。开始为区域性红斑,多见于摩擦部位,后向四周移行扩散,病变从出现到愈合一般为 1 ~ 2 周。由于新旧病变不断交替,使正常皮肤、红斑、大疱、剥脱、结痂、色素沉着并存。

2. 糖尿病　胰高糖素瘤患者糖尿病的发生率约占 80% ~ 90%,常早于诊断 5 年以上,患者的血浆胰岛素可正常或升高,与胰高血糖素水平并不相关。一般症状较轻,无并发症和酮症发生。

3. 其他　贫血发生率 44% ~ 85%,低氨基酸血症、便秘、体重减轻、血栓栓塞、口角炎、舌炎等。

四、诊　　断

特征性皮炎是本病诊断的重要线索,确诊有赖于血浆胰高血糖素的测定,目前认为胰高糖素高于 1000pg/ml 便可诊断。由于肿瘤多为恶性,定位诊断很重要,可选择 CT 或腹部 B 超。糖尿病的诊断有赖于血糖的测定。

五、治　　疗

包括手术切除、化疗、肿瘤栓塞及应用生长激素、营养支持治疗等。其中手术指疗是本病最理想的根治方法。本病中糖尿病的程度较轻,无酮症的发生,一般应用口服降糖药即可控制,个别严重者可使用胰岛素治疗。

（李　慧）

参 考 文 献

1. Cherrington AD, Lacy WW, Chiasson JL. Effect of glucagons on glucose production during insulin deficiency in the dog. J Clin Invest,1978,62:664-677.

2. iljenquist JE, Mueller GL, Cherrington AD, et al. Hyperglycemia per se (insulin and glucagons withdrawn) can inhibit hepatic glucose production in man. J Clin Endocrinol Metab,1979,48:171-175.

3. elig P, Wahren J, Hendler R. Influence of physiologic hyperglucagonemia on basal and insulin inhibited splanchnic glucose output in normal man. J Clin Invest,1976,58:761-765.

4. Fanelli CG, Porcellati F, Rossetti P, et al. Glucagon: the effects of its excess and deficiency on insulin action. Nutr Metab Cardiovasc Dis,2006,16:528-534.

5. Baron AD, Schaeffer L, Shragg P, et al. Role of hyperglucagonemia in maintenance of increased rates of hepatic glucose output in type Ⅱ diabetes. Diabetes,1987,36:274-

283.

第 7 节　生长抑素瘤

一、概　　述

生长抑素瘤(somatostationoma)是起源于分泌生长抑素的胰腺或胃肠道 D 细胞的肿瘤,因释放大量的生长抑素,引起糖尿病、胆结石、消化不良、脂肪泻、贫血等临床表现为特征的一组综合征。患者年龄为 30 ~ 84 岁,多见于 50 岁以上,胰腺生长抑素瘤女性发病略多于男性,而胰腺外生长抑素瘤则男性稍多。

生长抑素瘤是比较罕见的神经内分泌肿瘤,占胃肠道、胰腺内分泌肿瘤的 1%,每年的新发病率约四千万分之一,多发生于胰腺和十二指肠,位于胰腺的可占到 68%,且多数位于胰头部位,其余少见部位还有空肠、胆囊管、支气管等。胰生长抑素瘤最早于 1977 年由 Ganda 等和 Larsson 等分别报道,这两例患者均是在胆囊手术时偶然发现的。生长抑素瘤多数独立发生,也可能是多发性内分泌腺瘤病 1 型的一部分,此外,十二指肠或空肠部位的生长抑素瘤常与神经纤维瘤病 1 型(也称为 von Recklinghausen 病)有关。但由于生长抑素瘤发病率极低,其患病危险因素尚不清楚。国内生长抑素瘤报道很少,可能反映了对其功能性标记的工作开展不足。

生长抑素瘤发现时通常较大,多为 1.0 ~ 10cm 直径,大多为恶性占 60% ~ 70%,约 3/4 的患者确诊时已有转移,转移部位多在肝及局部淋巴结。在电镜下看其细胞形态,因为 δ 细胞中代表的生长激素的分泌颗粒,其大小及形态有别于产生胰高血糖素的 α 细胞和产生胰岛素的 β 细胞,故有助于鉴别诊断。免疫组织化学染色除有神经内分泌肿瘤的共同标记外,生长抑素免疫反应为强阳性;此外还有大约 10% 的患者可能分泌其他激素,比如胰岛素、胰高糖素、促胃液素、降钙素、促肾上腺皮质激素释放激素、舒血管肠肽等。

生长抑素瘤大致可以分为两类:一类是以糖尿病、腹泻、脂肪泻、胆囊疾病、低胃酸和消瘦为主要表现,大多数肿瘤位于胰腺。另一类较少有上述症状或症状较轻,临床表现与发生部位有关,如黄疸、胰腺炎和消化道出血,这类肿瘤主要发生在十二指肠或空肠。临床发现多数生长抑素瘤的患者有糖耐量减低或糖尿病,病程从轻度血糖升高至明显的酮症酸中毒。但由于生长抑素瘤的发病率极低,目前尚没有文献统计其合并糖耐量异常或糖尿病的具体比例。

二、生长抑素瘤引起血糖升高的病理生理机制

生长抑素的生物学作用是生长抑素瘤临床表现的病理生理基础。

在胰岛中,从 δ 细胞中释放出来的生长抑素被认为是对相邻的 β 和 α 细胞中的胰岛素及胰高血糖素分泌有效的、重要的局部抑制因素。生长抑素因引起胰岛 β 细胞内 cAMP 形成的降低,将 G 蛋白介导的作用串联到离子通道上,导致细胞膜的超极化,引起细胞浆中的钙离子浓度下降,从而抑制胰岛素分泌。生长抑素还可能干扰胰岛 β 细胞后期的细胞排泌作用。因此患者的胰岛素水平往往较正常低,这有别于糖耐量减低及早期的 2 型糖尿病患者。虽然生长抑素抑制胰岛素的同时对胰高血糖素也有抑制作用,但其对胰岛素的抑制作用强于对胰高血糖素,因此可最终导致轻度糖尿病。也由于生长抑素上述的双重作用,很少出现严重的高血糖和酮症酸中毒。生长抑素瘤除抑制胰岛素的分泌外,常因肿瘤破坏了正常的胰腺组织使胰岛素的合成和分泌进一步减少,从而导致糖尿病。

生长抑素存在于神经末梢及许多组织中,其中包括胰岛的内分泌细胞和胃肠道中的内分泌细胞。前生长抑素原被加工成为生长抑素原,随后通过两个不同的途径分别形成不同的生物活性形式,即 14 或 28 肽的生长抑素,14 肽的生长抑素分布在中枢神经系统、胰腺、上消化道神经元,它比 28 肽生长抑素更有选择性的抑制胰高血糖素、胃酸、内脏血流、肠蠕动;另一方面 28 肽生长抑素分布在中枢神经系统、胃肠道黏膜,它比 14 肽生长抑素更有选择性地抑制胰岛素、生长激素、甲状腺激素。由于 28 肽生长抑素抑制胰岛素更有选择性,而对胰高血糖素的抑制有限,因此在 28 肽生长抑素优先分泌的情况下发生酮症酸中毒是有可能的。

生长抑素的过度释放除了能够抑制胰岛素的释放外,有人发现它还能够通过产生胰岛素抵抗来引发糖耐量的异常。在 Kimura 报道的一例十二指肠生长抑素瘤的患者有严重的糖耐量异常并

达到糖尿病的诊断标准,患者血液中的生长抑素水平明显升高,而血液中的 C-肽水平却没有受抑反而轻度升高,术后患者糖耐量恢复正常,C-肽水平亦降至正常,这表明患者术前存在胰岛素抵抗。原因是一些因素可能导致胰岛素抵抗,例如肿瘤可能产生肿瘤坏死因子(TNF-α)等。

三、临　床　表　现

1. 糖代谢紊乱的表现　由于上述生长抑素抑制胰岛素合成和释放的作用,生长抑素瘤患者可能出现糖尿病或糖耐量减低,但又因它同时抑制胰高血糖素的释放,其净效应是升高血糖,但作用并不强,故罕有严重的高血糖及酮症酸中毒,血糖往往为轻到中度增高,对饮食控制的反应良好,一般用口服降糖药或小剂量胰岛素即能控制。血糖升高是各部位生长抑素瘤最常见的临床表现,发生率可以高达95%,但由于生长激素有较明确的升高血糖的作用,生长抑素会因为抑制生长激素的释放使得生长抑素瘤患者对胰岛素的需要量减少,一旦使用胰岛素可能在一般剂量时出现低血糖表现,因此患者使用的胰岛素水平往往较正常低,肿瘤切除后,大部分糖尿病可以治愈。某些生长抑素瘤除糖尿病外,可无其他任何表现。另外,患者糖耐量低减的程度可能也与胰岛素和其对抗激素的平衡有关。临床发现糖耐量异常在十二指肠生长抑素瘤比胰腺生长抑素瘤更为常见。

在一例肺脏伴有肝转移的生长抑素瘤患者发现有血清胰岛素和 C-肽水平的明显受抑,但血清胰高血糖素并没有被抑制到正常水平以下。在血清生长抑素水平轻度升高的患者也可能出现酮症酸中毒,其原因可能是肿瘤严重出血坏死从而突然释放大量生长抑素所致;大量 28 肽生长抑素多肽大分子在循环中较低的清除率也是可能产生酮症酸中毒的原因。此外,呼吸道感染和严重的脱水也是酮症酸中毒进展和加重的促进因素。

2. 胃肠道和消化器官的表现　由于生长抑素可抑制肽类激素的释放,故生长抑素瘤又称为抑制综合征(inhibitory syndrome)。生长抑素抑制胆囊收缩素的释放,致胆囊收缩能力下降,胆汁在胆囊中淤积,易发生胆结石,或致胆囊扩张;生长抑素抑制胰腺外分泌腺的分泌,使消化酶分泌减少,又因五肽促胃液素、组胺及饮食对刺激盐酸的分泌受抑,出现消化不良和脂肪泻。临床上常把糖尿病、胆囊结石和脂肪泻称之为生长抑素瘤的

三联症,但该三联症也只出现于约 18% ~ 25% 的胰腺生长抑素瘤,而有报道在十二指肠生长抑素瘤患者中的发生率仅有 2.5%。此外,还常因抑制了糖、氨基酸、脂肪的吸收改变了肠的运动亦可引起嗳气、腹胀等消化不良的症状;抑制唾液腺分泌引起口干。本病患者胃酸减低,多数显著消瘦,部分患者因生长抑素抑制肾脏的红细胞生成素的释放出现轻至中度贫血(正细胞正色素性)。

生长在十二指肠的生长抑素瘤,主要发生于乳头部位或乳头周围,常仅有消化不良、食欲缺乏等胃肠道症状或完全无症状,这可能是肿瘤产生的激素量少、生物活性不高或者是肿瘤尚未长大到能产生足够多的激素之前已经被切除的缘故。发生于十二指肠降部壶腹部的生长抑素瘤可因压迫或造成壶腹或胆总管阻塞而出现黄疸和(或)胰腺炎,或因肿瘤出现溃疡导致出血。这些症状可使医生或患者警觉而发现肿瘤。胰腺和十二指肠生长抑素瘤的临床表现有一定差别,例如,胰腺生长抑素瘤较大,临床表现较突出,女性多见,预后较差。十二指肠生长抑素瘤有较高的转移率,转移率高的原因很难用肿瘤恶性程度高来解释,可能是由于十二指肠降部的解剖学特征决定的,十二指肠降部基本属于腹膜外器官,故该段发生的肿瘤因肠管缺少浆膜层的屏障而较易扩散或转移。

四、诊断和鉴别诊断

生长抑素瘤的症状一般较轻,特别是胰外肿瘤没有典型的生长抑素瘤综合征,所以术前根据症状诊断的病例很少,大多数在手术时偶然发现,或因其他主诉如腹痛或腹泻而作胃肠道影像时发现。因而早期发现主要依靠对本病的认识和警惕。生长抑素瘤早期大多隐匿,临床上凡遇无胰腺炎的患者出现胆石症、脂肪痢等消化道症状及糖尿病,尤其是血糖控制后仍有乏力、消瘦等上消化道症状,应疑及生长抑素瘤或异位生长抑素综合征。

确诊生长抑素瘤主要依据检测血浆生长抑素瘤水平或肿瘤组织的生长抑素免疫组织化学染色。正常人空腹血浆生长抑素水平一般低于 100pg/ml,生长抑素瘤患者可高达 160 ~ 107ng/ml。但亦有少数患者生长抑素水平正常,且血生长抑素水平与肿瘤大小无关,肿瘤很小者的生长抑素水平可显著(100 倍以上)升高。胰泌素试验

示胰液分泌量、重碳酸盐及消化酶均下降。免疫组织化学检查可显示肿瘤组织中有强的生长抑素免疫反应性。胰生长抑素瘤定位诊断常用腹部 B 超、CT、MRI,因为瘤体往往较大,血管造影对瘤体较小的肿瘤和其他部位生长抑素瘤帮助更大。另外生长抑素受体闪烁扫描法可以帮助肿瘤及转移灶的定位,特别是淋巴结、肺和骨,其敏感性 67%,特异性达到 100%。[111]In-DTPA-Octreotide 的半衰期长,已应用于临床。超声内镜对位于十二指肠瘤体的检出更为合适,近几年超声内镜下细针穿刺抽吸法取得病理成为手术前诊断胰岛细胞瘤的可靠方法。

生长抑素瘤患者的发病年龄较大,均超过 30 岁,50 岁以上常见,若有明显的糖代谢异常,尤其消化道症状不突出时,容易误诊为单纯的初发 2 型糖尿病。但是 2 型糖尿病患者多数为超重或肥胖,而生长抑素瘤发病时由于胃酸减低、脂肪痢等原因出现显著消瘦,大多数血糖仅轻、中度升高,如未同时合并典型糖尿病的"三多"症状,则应想到本病的可能。需详细询问患者的消化道症状,常规行腹部 B 超检查看是否有无症状的胆囊结石,若为胰腺生长抑素瘤,同时会发现胰腺占位。但胰腺占位同时伴有血糖升高及体重减低的疾病还有胰高血糖素瘤,应该加以鉴别。胰高血糖素瘤好发于 50 岁以上女性,它引起的血糖升高较生长抑素瘤更为显著,有时需用胰岛素治疗控制血糖,而且本病常伴有特殊的坏死性游走性红斑样皮疹及正色素正细胞性贫血、口炎等特征性皮肤表现,可以初步进行鉴别。明确诊断还需要血浆生长抑素及胰高血糖素水平的测定,对于极少数上述血液化验检查均正常及无检测条件的情况下,手术切除行免疫组织化学检查是确诊的根本。

五、治疗和预后

与其他胰岛细胞瘤一样,手术是治疗生长抑素瘤的最佳方法。50% ~ 80% 的患者确诊时已经发生转移,应尽可能手术切除原发灶和转移灶,以延长生存期和生活质量,对不能切除的肝脏多发转移可行肝动脉碘油栓塞术。术后多数患者的血糖可恢复正常,但原发于胰腺并行胰腺切除的患者则可能因胰腺切除的范围不同而出现不同程度糖尿病加重的情况。如果手术无法切除肿瘤,可以采用链佐星、5-氟尿嘧啶、阿霉毒等细胞抑制剂和干扰素治疗。定向[131]I-MIBG 放射性核素用于

治疗转移性生长抑素瘤,可有效地缓解症状。药物治疗还可以考虑采用生长抑素受体抑制剂奥曲肽,可以使血浆生长抑素水平明显下降,从而改善腹泻和糖尿病等症状。另外,对症和支持治疗也很重要,如治疗胆囊疾病、补充缺乏的胰腺外分泌以及纠正营养不良等,合并高血糖的患者一般用口服降糖药和小剂量胰岛素即可控制。

因本病起病缓慢,病程早期往往症状不显著,故早期诊断率不高,因而预后欠佳。加之生长抑素的测定尚不普遍,到手术时往往已有肝脏的转移。但是由于肿瘤具有神经内分泌肿瘤的特点即自然生长期较慢,即使已有远处转移的患者联合其他治疗的,手术后 5 年存活率仍可达到 50% 以上,而手术中未发现转移的 5 年存活率达 100% ,其预后好于各类胰腺癌及胆管癌患者。

（邱　蕾）

参 考 文 献

1. House MG,Yeo CJ,Schulick RD,et al. Periampullary pancreatic somatostatinoma. Ann Surg Oncol,2002,9:869-874.

2. Economopoulos P,Christopoulos C. Somatostatinoma syndrome. Ann Gastroenterol,2001,14(4):252-260.

3. Dol Mi Kim,Chul Woo Ahn,Kyung Rae Kim,et al. J Clin Endocrinol Metab,2005,90(11):6310-6315.

4. 潘国宗,孙刚. 生长抑素瘤//史轶蘩. 协和内分泌代谢学. 北京:科学出版社,1999:1414-1415.

5. 龙潞,王平芳. 生长抑素瘤//廖二元. 楚超生. 内分泌学. 北京:人民卫生出版社,2007:1237-1239.

6. Patel VG,Henderson VJ,Fairweather DA,et al. Malignant duodenal somatostatinoma presenting in association with von Recklinghausen disease. Am Surg,2003,69(12):1077-1082.

7. Guo M,Lemos LB,Bigler S,et al. Duodenal somatostatinoma of the ampulla of Vater diagnosed by endoscopic fine needle aspiration:a case report. Acta Cytol,2001;45:622-626.

8. Ryosuke K,Yoshinari H,Toyo T,et al. Large Duodenal Somatostatinoma in the Third Portion Associated with Severe Glucose Intolerance. Intern Med,2004,43:704-707.

9. 王辅林,祝庆孚,李向红,等. 十二指肠生长抑素瘤伴肝转移 1 例并文献复习. 临床与实验病理学杂志,2005,21(6):692-696.

10. Adlan MA,Bondugulapati LN,Premawardhana LD,et al. Glucose intolerance and diabetes mellitus in endocrine disorders-two case reports and a review. Curr Diabetes Rev,2010,6:266-273.

第 76 章

应激性高血糖

机体遭受感染、创伤、大出血、大手术等打击后出现的非特异性全身反应称为应激。应激状态的神经系统反应表现为一系列内分泌激素的释放，细胞内信号系统转导和相关基因的激活，最终导致机体发生一系列生理或病理性改变。应激性高血糖(stress hyperglycemia)指严重创伤、感染等应激状况下，机体能量和物质代谢异常，表现为以高血糖为特征的糖代谢紊乱。早期认为应激性高血糖是机体为了度过危急期，调动各系统的应激反应而表现出的一种短期高血糖状态，是自我保护机制的表现，故在 20 世纪 90 年代之前，并未引起医学界的重视。但随着研究深入逐渐发现这种急性一过性高血糖可产生许多有害的病理生理效应，如加重原有疾病的病理生理进程，影响或延缓康复，诱发多种并发症如严重感染、多神经病变、多器官功能衰竭乃至死亡等。

一、流行病学特征

目前对应激性高血糖没有一个明确的限定，目前临床普遍认可的标准为：在应激情况下，随机测定两次以上静脉血糖，空腹血糖≥7.0mmol/L(126mg/dl)或随机血糖≥11.1mmol/L(200mg/dl)者，即可诊断为应激性高血糖。危重患者常伴血糖升高，据文献报道，应激性高血糖的发生率约 43% ~50%，这种应激性高血糖是继发的、一过性的，一般不会引起持久性高血糖，除非患者存在隐性糖尿病或糖耐量减低。不同地区、不同疾病状态和不同级别医院的患者血糖紊乱的状况也不尽相同。在 van den Berghe 的研究中，12% 的危重症患者的基础血糖浓度在 11.1mmol/L 以上，74.5% 的患者基础血糖浓度在 6.1mmol/L 以上，有 97.5% 的患者在 ICU 住院期间的血糖浓度曾经超过 6.1mmol/L。在一项非糖尿病的脓毒症患者的研究中，发现其平均血糖浓度为(10.8±3.7)mmol/L，高血糖的发生率约 50%。欧洲心脏病患者血糖调节异常患病率调查发现，在因冠心病急诊住院患者中，有 80% 存在不同程度的血糖调节紊乱，其中 58% 是经 75g 口服葡萄糖耐量试验(OGTT)诊断的，36% 是糖尿病前期，22% 达到糖尿病诊断标准。中国心脏病调查也发现因冠心病住院患者中，87.4% 存在不同程度的血糖调节紊乱，经 OGTT 检查后 27.8% 为新诊断糖尿病，39% 为糖尿病前期。国内有学者报道外科手术后患者中 92% 空腹血糖在 7.0mmol/L 以上。在无糖尿病病史的脑卒中患者中，有 7% ~36% 入院时存在高血糖。可见高血糖状态在危重患者中是十分常见的。

血糖反映检测时患者糖代谢状况，环境影响因素多，不能准确鉴别高血糖是糖尿病或是应激导致。常用于糖尿病诊断的口服葡萄糖耐量试验需要准备，检测、确诊过程时间较长，不利早期干预治疗。糖化血红蛋白(HbA1c)是血红蛋白在高血糖的作用下发生缓慢非酶促糖化反应的产物，长期血糖增高的糖尿病患者 HbA1c 增高。糖化血清蛋白(GSP)是血液中葡萄糖还原端的醛基与蛋白质(主要是白蛋白)的氨酸残基经非酶促反应所形成的酮胺结构，对血糖变化的反应敏感。HbA1c 和 GSP 在健康人血液中维持稳定的较低水平，二者生成量与血糖浓度及高血糖持续时间有直接关系。血糖、HbA1c、GSP 这三项指标均可反映血糖控制水平，只是反映时间有所不同，根据它们的特点及其临床意义，同时检测可起互补作用，对应激情况下高血糖的鉴别诊断有重要的意义：①血糖、GSP 及 HbA1c 升高幅度相同时，提示既往有糖尿病，2 ~3 个月内血糖控制欠佳。②HbA1c 升高大于 GSP 升高幅度，说明近 2~3 个月内血糖控制不佳，但近半个月内血糖控制较好。③血糖升高，而且 GSP 升高大于 HbA1c 幅度，说明 2~3 周血糖水平较高，如既往无糖尿病史，应警惕是否为糖尿病早期情况。④HbA1c 和 GSP 正常，但血糖明显升高，多为机体应激状态或输注葡萄糖。由于糖尿病与 IGT 患者均有部分 HbA1c

在正常值内,故对于 HbA1c 正常的 IGT 及应激性高血糖的患者尚需待应激结束后 2~4 周做口服葡萄糖耐量实验以进一步明确诊断。

二、应激性高血糖的病因和发生机制

应激性高血糖的发生机制十分复杂,概括起来与升糖激素、细胞因子的大量释放及外周组织胰岛素抵抗密切相关。

1. 儿茶酚胺类激素　在创伤应激早期,肾上腺髓质大量释放儿茶酚胺(CA),儿茶酚胺能升高血糖和促进糖原分解,高浓度肾上腺素可明显抑制胰岛素合成,从而导致游离氨基酸和脂肪酸浓度升高。CA 类物质释放是创伤应激后早期血糖升高的主要因素。

2. 糖皮质激素　创伤后机体糖皮质激素水平明显升高。主要通过以下机制引起糖代谢异常:①抑制胰岛 β 细胞分泌胰岛素;②拮抗胰岛素对肝脏葡萄糖产生及输出的下调作用,促进肝脏糖异生;③通过抑制骨骼肌胰岛素介导的葡萄糖转运体(GLUT-4)移位而抑制胰岛素介导的葡萄糖摄取及处理;④促进脂肪分解,增加游离脂肪酸,在线粒体竞争性抑制丙酮酸氧化。

3. 胰岛素　胰腺在创伤早期由于受缺血、缺氧及高 CA 血症的影响,胰岛素分泌受到抑制。应激性血糖升高和胰高血糖素升高的正反馈刺激,胰岛素分泌逐渐恢复甚至高于正常,此时胰岛素水平虽高,但组织对其反应性和敏感性降低,出现胰岛素抵抗。

4. 胰高血糖素　创伤后血中氨基酸升高与交感神经兴奋可通过 β 受体兴奋,促进胰岛 α 细胞分泌胰高血糖素。

5. 生长激素(growth hormone,GH)　创伤修复刺激机体内 GH 的分泌和释放。GH 的升高使得机体的能量来源由糖代谢向脂肪代谢转移,促进组织修复。GH 可激活脂肪酶,促进脂肪分解、增强脂肪酸的氧化而提供能量。

6. 瘦素　瘦素可能与糖皮质激素之间通过相互拮抗等,间接影响血糖变化。

7. 细胞因子　创伤后机体内细胞因子(IL-1、IL-6、TNF-α 等)水平升高,对应激性高血糖的产生起着十分重要作用。细胞因子导致高血糖可以从两个方面来探讨:其一,细胞因子直接引起 IRS-1 及其下游信号分子发生变化,从而引起胰岛素

抵抗;其二,细胞因子引起一些蛋白的表达,从而抑制胰岛素受体信号的传导。研究发现,TNF-α 能使人类的脂肪细胞、成纤维细胞、肝肿瘤细胞以及骨髓 3-D 细胞发生胰岛素抵抗。此外,TNF-α 能抑制胰岛素介导的胰岛素受体的自身磷酸化,通过抑制胰岛素受体底物(IRS-1)的磷酸化,从而抑制胰岛素受体的自激酶和外激酶。TNF-α 引起 IRS-1 磷酸化的具体机制还不明确,蛋白激酶 C(PKC)也许在其中起了重要作用。在正常血糖的高胰岛素血症条件下给大鼠输注 TNF-α 能增加葡萄糖的产生,导致肝脏和外周胰岛素抵抗和高血糖。IL-6 的主要作用是抑制 IRS-1 的酪氨酸磷酸化,减弱生理浓度胰岛素引起的 PI3K 的 p85 亚基 IRS-1 的连接。此外 IL-6 还能抑制胰岛素介导的下游代谢反应。

8. 胰岛素抵抗　胰岛素抵抗在应激时非常普遍,是机体对胰岛素生理功能反应受损的表现。应激状况下胰岛素抵抗的发生机制十分复杂,概括起来可从受体前、受体和受体后 3 个部分来进行探讨。

(1) 受体前机制:应激状态下,机体通过神经传导、分解激素及细胞因子释放,对物质代谢产生影响,从而引起胰岛素抵抗。研究发现创伤早期胰岛素分泌仅被短暂抑制,这种抑制与创伤后皮质激素、IL-6 的升高有关,也与胰腺血流减少、交感兴奋有关。后期胰岛素水平可恢复正常或升高,但相对于血糖水平来说是不够的,且组织细胞对其敏感性下降。创伤后高胰岛素血症并不少见,机体往往通过加强 GLUT-4 的降解来代偿,但在胰岛素抵抗时这一代偿机制被损坏。此外,高血糖可通过氨基己糖生物合成途径、蛋白激酶 C 的激活、非酶催化的糖基化增多、醛糖还原酶激活等途径导致胰岛素抵抗。

(2) 受体和受体后机制:胰岛素与受体结合后,受体自身磷酸化,IRS-1 磷酸化及其下游信号转导障碍与创伤后胰岛素抵抗有关。此外应激时胰岛素抵抗还与葡萄糖转运系统障碍有关,Strommer 等发现手术创伤后肌肉细胞的 IR 与葡萄糖转运下降有关,这与以前报道的各种应激状态(烧伤、脓毒症、意外创伤和手术创伤等)下发生胰岛素抵抗、葡萄糖转运下降是一致的。胰岛素受体的激活引起 GLUT-4 胞外分泌增加,内吞减少。研究发现,手术创伤后外周胰岛素抵抗立即发生,这与胰岛素介导的 GLUT-4 移位和糖非

氧化处理(尤其在糖原合成水平)障碍有关。此外 G 蛋白信号通路和 Ras 信号通路异常在创伤后胰岛素抵抗的发生中也具有重要的意义。

三、常见影响胰岛素调控血糖水平的因素

在危重患者中,应激性高血糖是非常普遍的,激素调节异常和细胞因子的大量分泌是产生应激性高血糖的主要原因,而医源性因素又可进一步加重高血糖状态。

1. 疾病本身及胰腺手术对血糖的影响　不同疾病甚至同一疾病的不同病程阶段,机体对胰岛素敏感性是不同的。如急性重症胰腺炎在急性反应期及感染期,由于胰岛素抵抗等原因而使外源性胰岛素所需剂量较大。当感染控制,病情平稳后,胰岛功能逐渐恢复,机体对胰岛素敏感性会有所提高,此时应减少胰岛素用量。而胰腺部分切除的大手术后出现高血糖,既有应激因素同时也有因手术直接导致胰腺内分泌功能受损的因素存在,术后即测的血糖几乎均显著升高,但患者度过术后急性应激期后,胰腺手术对其内分泌功能的影响多可逐渐消失,减量至停用胰岛素后血糖也逐渐恢复正常。全胰切除术的患者需长期应用胰岛素,且由于丧失了胰高血糖素的拮抗,应用胰岛素时更易出现低血糖,应加强监测。

2. 营养支持对糖代谢的影响　危重患者离不开营养支持,但在严重应激状态下的不恰当的营养支持又常常是导致高血糖的重要因素。在创伤等应激初期,机体糖异生作用增强、葡萄糖氧化利用下降以及存在胰岛素抵抗,过高热量和营养底物尤其是过多葡萄糖摄入可引起机体静息能量消耗增加,出现高血糖及高渗状态、二氧化碳产生过多、呼吸肌负荷加重、肝功能损害、应激激素释放增加,并加重应激和蛋白分解。

3. 药物对糖代谢的影响　不能忽视一些常见药物对糖代谢的影响。如加拿大一项对约 140 万大于 66 岁的患者进行的使用抗菌药品与血糖相关的健康调查表明,加替沙星可增加潜在危及生命的糖代谢紊乱风险。在美国,也因有用加替沙星可能显著地改变血糖水平的报告,而四次修改了该药的说明书。同样,大量使用利尿剂可抑制胰岛素分泌和降低胰岛素敏感性,引起血糖增高。某些抗结核药物、甲状腺激素、生长激素、糖皮质激素、甘露醇等均可导致血糖升高。因此,当在危重患者出现血糖水平难以调控时,应考虑到药物因素的影响。

4. 应激原的影响　当某一个或几个强烈应激原持续存在,如腹腔持续出血、消化道吻合口漏、腹腔感染致腹膜炎及严重的心肺功能不全等,患者血糖水平常难以调控。此时积极通过病因治疗或再次手术止血或充分引流后解除应激原比较应用外源性胰岛素而言更为重要。反之,当患者整体病情及血糖水平均处于相对平稳期时,突然出现的血糖波动常预示患者病情可能发生变化。

5. 其他影响糖代谢的因素　长期卧床可使得骨骼肌胰岛素的敏感性下降,年龄也与应激性高血糖的发生率有关,在应激胰岛素抵抗状态下,老年人胰岛素反应不足在应激性高血糖的发生中起到非常重要的作用。在一组创伤患者的研究中,60 岁以上的老年人同年轻人相比其高血糖发生率分别为 38% 比 0。与危重疾病应激性高血糖有关的危险因素见表 76-1。

表 76-1　危重疾病应激性高血糖的危险因素

病因	高血糖的主要机制
已知的糖尿病	相对性或绝对性胰岛素不足,胰岛素抵抗或肝糖异生增强胰岛素抵抗
外源性给予儿茶酚胺,特别是肾上腺素和去甲肾上腺素	抑制胰岛素的释放
老年患者	胰岛素缺乏
肥胖	胰岛素抵抗
危重疾病	胰岛素拮抗激素分泌增加
食入或输入大量的碳水化合物	糖的摄取不完全
急性或慢性胰腺炎	胰岛素缺乏
严重炎症或感染	胰岛素抵抗
低温	胰岛素缺乏
尿毒症	胰岛素抵抗
肝硬化	胰岛素抵抗
低氧血症	胰岛素缺乏

四、应激性高血糖对预后的影响

因危重内、外科疾病住院的患者出现高血糖并不完全属于生理或良性状况。研究发现,应激

性高血糖不仅导致机体分解代谢增加、负氮平衡、瘦组织群减少、创口愈合不良及感染率升高，还严重影响机体多个器官系统的功能状态，进而影响疾病预后，增加病死率。内科患者入院高血糖者比正常血糖者住院病死率高18.3倍，更多新诊断的糖尿病患者需要转入ICU治疗且住院时间较长。

对心血管系统疾病患者，急性高血糖可损害患者的心肌缺血保护机制，即缺血预适应能力，诱导心肌细胞凋亡，增强缺血再灌注损伤，增大心肌梗死面积，损伤血管内皮细胞、降低一氧化氮水平，致异常血管反应及器官灌注等。此外，高血糖患者心肌缺血及非缺血区组织的葡萄糖氧化受损，而心肌梗死时交感神经过度兴奋导致游离脂肪酸增加，后者的代谢增加加重了氧耗量，进一步增加心律失常的危险性并使心肌收缩力降低。Capes等的分析表明，有或无糖尿病病史的心肌梗死患者的高血糖发生率分别为84%和71%，后者血糖若高于正常水平时，死亡风险提高3.9倍。目前认为应激性高血糖症是急性心肌梗死患者近期预后不良的危险因素，它的变化是观察急性心肌梗死病情发展和预后较为敏感、简便的参考指标之一。

急性卒中患者高血糖发生率在40%左右。有学者报道高血糖不仅是卒中后神经损害的应激性反应，也是急性卒中后预后不良的独立因素，对卒中后第一个月生存率的影响最明显。Baird等研究显示缺血性卒中发生72小时内血糖均值≥7mmol/L与患者梗死面积增大及功能恢复不良相关。2007年美国成年缺血性卒中早期治疗指南指出，卒中后最初24小时内持续高血糖（>7.8mmol/l）提示预后不良。高血糖影响脑卒中预后机制归纳如下：①高血糖时脑内大量葡萄糖在缺血、缺氧、ATP供应不足状态下无氧酵解加速，局部乳酸浓度升高，进一步抑制线粒体能量产生，加重神经元和胶质细胞的损伤；②高血糖通过兴奋性氨基酸介导的毒性作用加重脑组织损伤，其中最主要的是谷氨酸，它激活突触后膜谷氨酸受体，使钙离子过量内流损伤线粒体，导致细胞死亡；③破坏血管内皮细胞及血-脑屏障，引起广泛梗死，血液成分包括血细胞漏出血管，神经元丢失，血管周围小胶质细胞异常，加重脑损伤；④高血糖可促使酶的引物生成，增加NO的生物利用度，使超氧化合物产生增多，进而使酪氨酸发生

亚硝化残留，对神经细胞造成损害。一些α分子糖蛋白也被认为在高血糖加重脑缺血损伤的过程中发挥了作用。

高血糖亦可降低机体免疫能力，提高对感染的易感性，影响胶原合成致伤口愈合延迟。高血糖可使白细胞趋化和吞噬作用减弱，中性粒细胞及巨噬细胞功能受损，免疫球蛋白产生减少、功能降低和补体结合作用减弱，还可直接抑制白细胞氧化暴发。高血糖可通过促使线粒体氧自由基过度生成增强氧化应激、提高脂肪乳剂过氧化作用，致线粒体等组织损伤，可致体液平衡紊乱，促血栓形成等。葡萄糖还具显著促炎症反应作用，可致TNF-α、IL-6、IL-8等细胞因子产生增加或过度激活，可提高细胞内核因子κB（NF-κB）水平，而NF-κB可激活150多种炎症相关基因。与创伤并存的高血糖或创伤后高血糖明显增加患者的住院时间和并发各种感染的机会，住院病死率也较高。Yendamuri等对738例创伤患者的研究显示，血糖轻度（>7.5mmol/L）或中度（>11.1mmol/L）升高患者的住院时间及死亡率均增长，呼吸、泌尿系统感染显著增加。对于危重患者，即使中度的血糖升高（6.1～11.1mmoL/L）也可直接或间接损害机体重要器官功能。Umpierrez等对2030例普通内外科患者的回顾性分析显示，新发高血糖组、有糖尿病病史组、血糖正常组死亡率分别为16%、3%、1.7%。

五、应激性高血糖的防治对策

（一）应激性高血糖的治疗原则

应激性高血糖治疗原则包括积极治疗原发病、严格控制外源性葡萄糖输入、补液纠正高渗状态、必要时应用外源性胰岛素。

1. 控制原发病　应激性高血糖的处理首先要控制原发疾病如创伤、感染、心肺功能不全等。原发疾病的控制能减轻机体的应激程度，减少应激激素如儿茶酚胺、胰高血糖素、皮质醇的释放，从而降低血糖水平。对于感染病灶的清除可减少前列腺素、白三烯、TNF-α、IL-6等的释放，也有助于降低血糖。疼痛也可引起一系列应激激素的释放，并可以引起胰岛素抵抗，良好的镇痛可减低应激程度和胰岛素抵抗，提高葡萄糖的利用率，有利于降低创伤后血糖水平。

2. 正确的营养支持　高血糖是营养支持的主要障碍，因为高血糖本身可引起胰岛素抵抗和

β 细胞功能损害。另一方面,肠外营养(PN)又是高血糖的一个危险因素。有研究发现,在一组按照 30kcal/(kg·d) 提供热量,葡萄糖输注速度>5mg/(kg·d) 的 PN 患者中,有 50% 患者血糖值>11.1mmol/L。基于近年来提出的"允许性低能量负荷"的概念,认为对于危重患者特别在其炎症反应期,相对减少补充的营养底物和热量有助于避免应激性高血糖和减少相关的并发症,改善患者预后。在一组非创伤危重患者的研究中,应用 PN 提供至少 1000kcal/d 的热量和 1g/(kg·d) 的蛋白质,但不超过静息能量消耗和 1.5g/(kg·d) 的蛋白质,结果未发生明显营养不良,且血糖升高亦不明显。

实际上,对于严重应激状态下危重患者,其营养支持目标不是追求过高的热量和氮平衡,而是提供适当的热量和蛋白质以维持现有的机体细胞总体,尽量减少机体蛋白质的丢失。在创伤等应激后初期,有肠内营养禁忌时,推荐葡萄糖和脂肪乳剂同时输入的"全合一"TPN 营养支持,这样更符合生理状态下的能量摄入方式,且可避免葡萄糖液的过快输注。以单纯补充液体、电解质及 100～200g 葡萄糖为佳,葡萄糖输注速度应<4mg/(kg·min),非蛋白热量摄入量 20kcal/(kg·d),其中 50% 的热量由脂肪乳剂提供,然后逐渐增加至 25kcal/(kg·d)。同时应用胰岛素并根据血糖监测相应调节胰岛素用量,使血糖维持在正常或接近正常水平,这样将有助于改善患者预后。

3. 血糖监测　客观、准确地监测血糖,真实地反映高血糖的程度及持续时间非常重要。值得一提且容易被忽视的影响血糖控制和预后的是末梢血糖测定。危重患者尤其是循环衰竭的患者的末梢血糖明显高于静脉血糖,末梢血糖值与静脉血糖相差可达 3.3～4.3mmol/L(正常人相差 0.8mmol/L),这时即便把血糖低限设定在 4.4mmol/L,有时也难以发现无症状性低血糖。其次是危重患者常伴随严重贫血,这时末梢血糖比静脉血糖高 5%～15%,少数情况可能出现血液浓缩,这时末梢血糖和静脉血糖相差可达 -10%～30%。因此,对危重患者采用末梢血糖测定是相对不准确的。但是由于生化实验室检测时间较长,静脉血糖检测不利于指导胰岛素剂量的调整。对有条件的科室如 ICU,推荐采用血气血测定血糖。对血液循环不良者,在静脉胰岛素输注过程中做到每小时测定 1 次血气血样或静脉

血样,进行床边血糖检测。由于动脉血糖检测难以全面推广,对血液循环良好者,末梢血糖测定也可满足临床需要。通常血糖监测指标有:入院时血糖、早晨空腹血糖、最高血糖、平均血糖或"七点"血糖等。当胰岛素输注速度和血糖稳定后可逐渐延长随机血糖的测定次数。度过疾病危险期及病情平稳后,改用皮下胰岛素注射,血糖监测改成每日 8 次或 5 次血糖测定,直至每日 1 次或 2 次。

4. 胰岛素强化治疗

(1) 强化胰岛素治疗对伴高血糖的危重患者临床效益:在相关的一系列研究中,最有代表性的是比利时的 Van den Berghe 等进行的 Leuven 研究(表 76-2),该项研究被视为现代危重病里程碑式的研究。研究入选了 1548 例外科术后患者,其中 60% 以上为心脏手术后患者,显示强化胰岛素治疗(intensive insulin therapy, IIT)组(目标血糖 4.4～6.1mmol/L)较对照组(目标血糖 10.0～11.1mmol/L)的 ICU 病死率降低(对所有患者相对和绝对病死率下降 43.0% 和 3.4%,对住 ICU>5 天的患者相对和绝对病死率降低 48.0% 和 9.6%),同时其他并发症,如脓毒血症、急性肾衰、贫血等发生率也下降。研究认为:将血糖控制在正常值以内有重要的临床价值。随后一些研究继续证实了 Leuven 研究的结论。一项纳入 2554 例冠脉搭桥手术的糖尿病患者强化胰岛素治疗显著降低病死率(5.3% 对 2.5%)。对伴高血糖的创伤患者强化血糖控制可使住院感染率从 29% 下降到 21%、呼吸机治疗时间、ICU 住院时间、非 ICU 住院时间及病死率减少。2004 年一项荟萃分析更是得出全部重症患者(糖尿病与非糖尿病)推行强化胰岛素治疗的结论,使强化胰岛素治疗深入人心。

然而,是血糖浓度降低还是胰岛素的治疗性显著影响患者预后仍未有定论。文献报道胰岛素具显著抗炎作用,可降低 C-反应蛋白、血浆纤溶酶原激活物抑制剂-1(plasminogen activator inhibitor type-1, PAI-1) 水平,降低 TNF-α、IL-6、NF-κB 浓度,降低细胞间黏附分子数量及促进抗炎因子 IL-4、IL-10 合成等。胰岛素亦可降低血栓烷 A2 产生,快速调节血管舒缩、心肌收缩力,抑制心肌细胞凋亡。有报道显示胰岛素可降低高血糖诱导的氧化应激水平并可抗血栓形成,保护危重患者外周及中枢神经系统,降低危重患者多发性神经肌肉病发生,降低脑损伤患者颅内压及远期康复

等。此外,胰岛素可促肌肉蛋白质合成,其对呼吸肌的直接作用及防止多发性神经肌肉病发生作用可减少患者机械通气维持天数。胰岛素也可抑制脂肪分解及糖异生关键酶——磷酸烯醇式丙酮酸羧基酶促进糖原合成等。亦有研究显示,胰岛素提高血浆高密度及低密度脂蛋白水平,降低甘油三酯水平,部分逆转血浆脂质成分异常,调节外周组织葡萄糖摄取使血糖趋于正常,可能改善危重患者预后。有学者认为可能是以胰岛素水平提高为主、血糖降低为辅或二者协同作用对免疫、血流动力、代谢功能产生有益影响。

危重患者血糖超过何种水平就应该进行给予胰岛素治疗目前尚无一致的标准,van den Berghe等的研究提示血糖一旦超过正常水平就应给予胰岛素治疗,表76-2 显示了 van Den Berghe 的胰岛素强化治疗方案。近年来,随着控制正常血糖的益处被越来越多的研究所证实,胰岛素强化治疗已被临床广泛采用。目前认为,创伤早期应激反应较强时,如果血糖连续两次高于 11.1mmol/L,

或血糖波动较大,可选择胰岛素持续静脉滴注。与皮下注射胰岛素相比,胰岛素持续静脉滴注能显著降低接受冠脉搭桥术糖尿病患者的病死率及并发症发生率。静脉输入胰岛素的初始剂量与患者的病情和血糖水平有关,一般情况下,应 < 0.1U/(kg·h),很少需要超过 4~6U/h,待血糖达到理想水平时,多数患者胰岛素的维持用量为 1~2U/h。在使用胰岛素降糖治疗过程中,若静脉输入含葡萄糖的溶液,可按 3~6g 糖加 1U 胰岛素以控制血糖。血糖降低过程要平稳,不能太快,也不能降得太低,要尽量减少低血糖的发生。随着机体逐渐恢复,创伤应激逐渐减小,血糖也逐渐易于控制,此时可根据血糖水平改为皮下注射胰岛素,如果患者有糖尿病病史,此时也可加用口服降糖药。在一项多变量回归分析研究中,发现每天胰岛素用量和血糖水平都是危重患者病死率的独立正性预测因子,即每天胰岛素用量越高、血糖水平越高,病死率就越高,因为胰岛素用量越多提示胰岛素抵抗程度越重,意味着预后差。

表76-2 van Den Berghe 胰岛素强化治疗方案

监测	血糖(BG)浓度	胰岛素剂量调整
进入 ICU 测定 BG	>11.1mmol/L	以 2~4U/h 开始输注
	11.1~6.1mmol/L	以 1~2U/h 开始输注
每1~2 小时测定一次直到正常范围	<6.1mmol/L	每4h 测定一次 BG
	>7.8mmol/L	增加 1~2U/h
	6.1~7.8mmol/L	增加 0.5~1U/h
	接近正常范围?	调整到 0.1~0.5U/h
每4 小时测定一次 BG	接近正常范围?	调整到 0.1~0.5U/h
	正常?	不改变
	快速降低	剂量减少一半和增加监测
	3.3~4.4mmol/L	减少剂量和每1 小时测定一次 BG
	2.2~3.3mmol/L	停止输注,检查基础糖摄取和每1 小时测定一次 BG
	<2.2mmol/L	停止输注,检查基础糖摄取和静脉注射葡萄糖10g 并每1 小时测定一次 BG

(2)强化胰岛素治疗存在的争议:Leuven 研究之后,一些医疗机构纷纷效仿,引发了新的问题-研究难以复制前期的优势结果,同时低血糖发生率增加,甚至被迫提前终止研究,包括 LeuvenⅡ研究、Preiser 等、VISEP 研究等一系列大规模研究。2008 年发表在 JAMA 的一项荟萃分析也得出了不同的结论,即对于危重患者,强化控制血糖

与住院死亡率降低无关,且可增加低血糖症的发生风险,但能降低败血症的发生风险,这些结论引起人们对强化胰岛素治疗的质疑。2009 年《新英格兰医学杂志》发表了一项大规模的研究——NICE-SUGAR 研究,结果出人意料:这项试验共入选了 6104 例内外科综合性危重患者,强化胰岛素治疗组与常规治疗组相比,90 天后病死率反而增

加（27.5% 对 24.9%，$P=0.02$），同时低血糖发生率也显著增加（6.8% 对 0.5%，$P<0.001$）。此结果对 ICU 危重患者血糖控制策略具有重大影响，可能会否定危重患者严格控制血糖的临床策略。

上述不同的试验结果同时也提出了其他一些相关问题，比如胰岛素的交感神经激活、水钠潴留、促有丝分裂等作用对这类危重患者是否有直接的损害作用，异常是否都需要治疗等。要回答这些问题需要进一步分析相应的研究结果，如低血糖发生情况、平均胰岛素剂量、住 ICU 病房时间等，这可能有助于揭示不同危重患者降糖目标与预后的关系。

5. 其他治疗进展

（1）C-肽：如今对 C-肽生物效应的研究发现其可能与加强胰岛素信号系统功能等有关，C-肽也有被应用于治疗创伤应激后高血糖的可能。

（2）促肾上腺皮质激素释放因子（corticotrop in releasing factor，CRF）受体拮抗剂：Hager 等以行小肠部分切除手术的大鼠作为急性创伤模型，给实验组大鼠一种 CRF 受体-1 拮抗剂，以减轻大鼠受创伤后出现的高血糖症状，实验组大鼠血糖下降与对照组比较差异具有统计学意义，其中机制尚不十分清楚。

（3）脂联素（adiponectin）：脂联素是由脂肪细胞分泌，有治疗价值的激素。Kamon 等动物实验发现脂肪细胞激素在肥胖与胰岛素抵抗之间具有极其重要的关联，可使小鼠的高血糖和高胰岛素血症症状得以改善；此外，其与瘦素分泌相关，在处理高血糖和糖尿病时可能存在协同作用。

（4）二磷酸果糖（fructorse-1，6-diphosphate，FDP）：FDP 经静脉给药，不透过细胞膜，主要作用于细胞膜，激活磷酸果糖激酶，增加细胞内高能磷酸化合物的含量，促使葡萄糖代谢，为创伤后的组织细胞修复提供能量，提高血中葡萄糖的利用率。FDP 还可通过增加红细胞超氧化物歧化酶（SOD）活力，抑制血糖升高。

（二）危重患者血糖控制标准

在 2001 年以前，危重患者血糖控制的合适范围并无统一标准。以 2001 年 van den Berghe 等对于应激性高血糖的研究结果为主要依据，2004 年在美国内分泌学会（ACE）等多组织参与的会议上，ACE 提议关于院内患者的血糖控制目标：ICU 患者应低于 6.1mmol/L，普通患者餐前血糖低于 6.1mmol/L，餐后血糖峰值不超过 10mmol/L。

2007 版中国 2 型糖尿病防治指南也指出，术后需要重症监护或机械通气的高血糖患者（> 6.1mmol/L），通过持续静脉输注胰岛素而尽可能使血糖控制在 4.5~6.0mmol/L 范围内可改善预后；但也提到较为保守的血糖目标（6.0~ 10.0mmol/L）在某些情况下更为合适。由内分泌学家、营养学家、护理人员等参与研制的胰岛素输注方案对于实现目标血糖控制水平、防止低血糖发生尤为适用，如耶鲁大学内科 ICU 现用方案血糖控制目标为 5.6~7.7mmol/L，推荐应用于血糖超过 11.1mmol/L 的患者。

NICE-SUGAR 研究结果发表后，相关专家对危重患者的血糖控制极为关注，基本一致的观点是不能将血糖控制太严格。美国内分泌医师协会和美国糖尿病学会（AACE/ADA）联合发表了住院患者的血糖控制共识，其要点如下：

（1）危重患者的血糖控制：①ICU 危重患者血糖持续 >10mmol/L 时，应启动胰岛素治疗；②如果进行胰岛素治疗，对大多数患者来说血糖应维持在 7.8~10.0mmol/L；③胰岛素静脉输注是控制和维持危重患者血糖的理想治疗方案；④推荐采用行之有效和安全的胰岛素输注方案，以降低低血糖的发生率；⑤必须密切监测血糖，以达到最佳的血糖控制效果并避免发生低血糖。

（2）非危重患者的血糖控制：目前尚无有关住院非危重患者血糖控制的前瞻性、随机对照试验的报道。建议如下：①推荐接受胰岛素治疗的非危重患者，在能安全达标的前提下餐前血糖应尽可能 <7.8mmol/L 且随机血糖 <10.0mmol/L；②对入院前已进行严格血糖控制且血糖稳定的患者，严格控制血糖是合适的；③对临终患者，或患多种严重疾病者的血糖不应控制太严格；④推荐皮下注射胰岛素，并结合基础血糖水平、进食和其他因素，来达到和维持血糖的控制目标；⑤不鼓励使用可调量性胰岛素持续输注装置（sliding scale insulin）作为住院期间的单一胰岛素治疗方案；⑥对需要治疗高血糖的大多数住院患者不适宜用非胰岛素制剂进行降糖治疗。

（三）平稳控制危重患者的异常血糖

伴低血糖的危重患者或强化胰岛素治疗所致低血糖均增加患者的病死率。危重症患者糖代谢紊乱并非都表现为高血糖，血糖是否升高除取决于病情轻重和应激的强弱外，还与患者营养状况及疾病进程有关。重度营养不良及极度衰竭的临终患者,血糖有时甚至可明显降低。由于缺乏对病情的充分了解和全面掌握,机械地根据血糖水平调整胰岛素用量或未根据输入液体种类及时调整胰岛素泵入速度,血糖监测间隔时间较长从而导致医源性胰岛素摄入过多常是患者发生低血糖的主要原因。另外,在经过一段时间肠外营养治疗后的患者,体内胰岛素分泌会增加,以适应外源性高浓度葡萄糖诱发的血糖变化,此时若突然终止营养液的输入,也极易发生低血糖。治疗中发生低血糖对患者的危害比高血糖更严重。神经性低血糖症状和肾上腺能神经反应是低血糖的两个主要表现。前者初表现为意识错乱等,进而可发展为抽搐,甚至出现局灶性神经功能缺损表现、昏迷乃至死亡。后者是由于低血糖导致儿茶酚胺释放所引起的,其症状和体征包括出汗、心动过速、高血压、心律失常等。但对于昏迷患者或麻醉后尚未苏醒及应用了镇静药物的患者而言,上述症状常常被掩盖而不宜及时发现。成人低血糖的早期治疗多选用50%葡萄糖(D50)50ml 推注,严重低血糖患者需要追加单次量的 D50 或以 5% ~ 10%葡萄糖静脉维持以防止低血糖复发。另外有研究显示,血糖波动较大的危重患者短期死亡危险程度大于平均血糖的差异所造成的损害。Egi 等从 7049 例危重患者中收集的回顾性的数据,发现幸存者经历的血糖波动均较小。合并有糖尿病的患者,血糖的变异系数较血糖的绝对值更能预见 ICU 患者的死亡率,即使血糖浓度较高时,较低的血糖变异度也具有保护作用。故建议治疗危重患者的高血糖时应每天进行评估和调整,以保证血糖的平稳性。

除了以上措施,还应成立危重患者医疗护理专业团队、制定可行会诊制度、撰写出可行的操作规程和避免应激高血糖和低血糖的标准化方案流程,是实现血糖达标和保持平稳的关键。应加强非糖尿病专科医生对糖尿病防治知识及对危重疾病状态下高血糖识别与处理的培训。

(潘 琦)

参 考 文 献

1. Marik PE,Raghavan M. Stress-hyperglycemia,insulin and immunomodulation in sepsis. Intensive Care Med,2006,2(2):239-247.

2. 吴标良,覃晓洁,王民登,等.危重症患者发生应激性高血糖症的影响因素.内科急危重症杂志,2011,17(1):19-20.

3. McCowen KC,MalhotraA,Bistrian BR. Stress-induced hyperglycemia. Crit Care Clin,2001,17(1):107-124.

4. Van den Berghe G,Wouters P,Weeders F,et al. Intensive insulin therapy in critically ill patients. N Engl J M ed,2001,345:1359-1367.

5. THE ACE /ADA TASK FORCE ON I N PATIENT DIABETES. American College of Endocrinology and American Diabetes Association Consensus statement on inpatient diabetes and glycemic control:a call to action. Diabetes Care,2006,29:1955-1962.

6. 沈秀金.同时测定血糖,糖化血清蛋白与糖化血红蛋白对糖尿病监测的重要性.实用医技杂志,2008,15(26):3633-3635.

7. American Diabetes Association Standards of medical care in diabetes-2009. Diabetes Care,2009,32(Suppl 1):S13.

8. Bartnik M,Rydén L,Ferrari R. The prevalence of abnormal glucose regulation in patients with coronary artery disease across Europe. The Euro Heart Survey on diabetes and the heart. Eur Heart J,2004,25:1880-1890.

9. Hu DY,Pan CY,Yu JM. The relationship between coronary artery disease and abnormal glucose regulation in China:the China Heart Survey. Eur Heart J, 2006, 27:2573-2579.

10. 孙昀,耿小平. SICU 病人术后应激性高血糖的调控.肝胆外科杂志,2007,15(2):154-156.

11. Ripley RL,Steel RT,Macciocchi SN,et al. The impact of diabetes mellitus on stroke acute rehabilitation outcomes. Am J Phys Med Rehabil,2007,86:754-761.

12. Verbruggen SCAT,Joosten KFM,Castillo L,et al. Insulin therapy in the pediatric care unit. Clin Nutr,2007,26:677-690.

13. Wiener RS,Wiener DC,Larson RJ. Benefits and risks of tight glucose control in critically ill adults:a meta-analysis. JAMA,2008,300(8):933.

14. Pittas AG. Insulin therapy for critically ill hospitalized patients:a meta-analysis of randomized controlled trials. Arch Internal Medicine,2004,164(8):2005-2011.

15. 石岩,刘大为.外科重症病人应激性高血糖的控制与争议.中国实用外科杂志,2010,30(11):926-929.

16. Kitabchi AE, Freire AX, Umpierrez GE. Evidence for strict inpatient blood glucose control:time to revise goals in hospitalized patients. Metabol Exp,2008,57:116-120.

17. Preiser JC,Devos P,Ruiz SS,et al. A prospective randomised multi-centre controlled trial on tight glucose control by intensive insulin therapy in adult intensive care units:the Glucontrol study. Intensive Care Med,2010,36(1):173-174.

18. Finfer S, Chittock DR, Su SY, et al. Intensive versus conventional glucose control in critically ill patients. N Engl J Med, 2009, 360(13): 1283-1297.

19. Van den Berghe G, Wilmer A, Milants I, et al. I ntensive insulin therapy in mixed /surgical intensive care units: benefit versus harm. Diabetes, 2006, 55: 3151-3159.

20. Egi M, Bellomo R, Stachosski E, et al. Variability of blood glucose concentrati on and short term mortality in critically ill patients. Anesthesiology, 2006, 105: 244-252.

21. Dungan K, Chapman J, Braithaite SS, et al. Glucose measurement: confounding issues in setting targets for inpatient management. Diabetes Care, 2007, 30: 403-409.

22. Moghissi ES, K orytkowski MT, DiNardo M, et al. American Association of Clinical Endocrinologists and American Diabetes Association consensus statement on inpatient glycemic control. Diabetes Care, 2009, 32 (6): 1119.

第 77 章

药源性高血糖

许多慢性疾病都强调长期用药的重要性和必要性，一些药物在长期服用的过程中会导致血糖升高，称为药源性高血糖。最常见的药物包括：β受体阻滞剂和噻嗪类利尿剂、抗反转录病毒药物、糖皮质激素、二代精神抑制药、免疫抑制剂等，具体见表77-1。

表 77-1　升高血糖的药物种类

抗生素类	抗精神病药物	β-受体阻滞剂	糖皮质激素	免疫抑制剂	蛋白酶抑制剂	噻嗪类利尿剂
喹诺酮类	高危险性	阿替洛尔		环孢素	阿扎那韦	氯噻酮
加替沙星	氯氮平	美托洛尔		雷帕霉素/西罗莫司	地瑞纳韦	二氮嗪
左氧氟沙星	奥氮平	普萘洛尔		他克莫司 FK506	茚地那韦	氢氯噻嗪
	中危险性				奈非那韦	吲达帕胺
	帕潘立酮				利托那韦	甲氯噻嗪
	喹硫平				沙奎那韦	美托拉宗
	利培酮					
	低危险性					
	安立复					
	齐拉西酮					
	危险性不详					
	伊潘立酮					

一、常见引起血糖升高的药物特点和可能机制

（一）喹诺酮类抗生素

喹诺酮类是抗生素中唯一会引起血糖紊乱的药物，其中最明显的是加替沙星。加替沙星是第三代喹诺酮类抗生素。临床应用发现，加替沙星可致血糖紊乱，包括低血糖和高血糖。国内文献已有加替沙星和左氧氟沙星、莫西沙星、环丙沙星等致低血糖的报告，但致高血糖的报告只涉及加替沙星。

Aspinall 等对 2000 年 10 月 1 日至 2005 年 9 月 30 日退伍军人医疗保障系统门诊者进行回顾性队列研究表明，每 1000 例患者严重低血糖和严重高血糖的粗略发生比例：加替沙星为 0.35 和 0.45，左氧氟沙星 0.19 和 0.18，环丙沙星 0.1 和 0.12，阿奇霉素 0.07 和 0.1。与阿奇霉素比较，加

替沙星、左氧氟沙星和环丙沙星致高血糖比值比为 0.45（95% 可信限 3.0～6.9）、1.8（1.2～2.7）和 1.0（0.6～1.8）。

国内王冬梅等报告 2006 年 11 月至 2007 年 11 月加替沙星治疗的 467 例患者（用药时间 2～12 天），5 例出现血糖异常（发生率 1.07%）。其中 1 例低血糖（发生率 0.21%），4 例高血糖（发生率 0.86%）。郭蔚等对 113 例使用加替沙星的患者进行监测发现，49 例出现血糖异常，其中 46 例为高血糖。田慧等对 1 年中住院应用加替沙星治疗的 732 例患者进行的回顾性分析发现，本品致血糖异常的发生率为 4.78%，其中高血糖发生率为 3.69%（27 例），低血糖发生率 1.09%（8 例）。

Park-Wyllie 等报道，2002 年 4 月至 2004 年 3 月曾对老年门诊患者进行两个以人群为基础的加替沙星巢式-病例对照研究，与大环内酯类

抗生素相比较,加替沙星具有明显升高血糖的风险(调整后的 OR 16.7,95% CI 10.4~26.8)(表77-2)。

2000 年 1 月 1 日至 2005 年 6 月 30 日,美国国家药品与食品监督管理局(FDA)统计了 4 种抗菌药品致血糖紊乱的发生率并进行比较(表77-3)。

表 77-2　住院患者应用 6 种抗菌药品致血糖紊乱的比较

药品名称	低血糖调整后的相对危险性(95%CI)			高血糖调整后的相对危险性(95%CI)		
	所有患者	糖尿病患者	非糖尿病患者	所有患者	糖尿病患者	非糖尿病患者
加替沙星	4.3(2.8~6.3)	4.2(2.8~6.3)	9.0(1.3~63.4)	16.7(10.4~26.8)	23.6(12.4~44.6)	12.8(5.9~27.8)
左氧氟沙星	1.5(1.2~2.0)	1.5(1.2~2.0)	2.1(0.7~6.0)	1.3(0.9~1.9)	1.6(1.0~2.5)	1.0(0.5~1.8)
莫西沙星	0.8(0.5~1.3)	0.8(1.5~1.3)	1.7(0.2~11.8)	1.7(1.0~3.0)	1.7(0.8~3.9)	1.6(0.7~3.9)
环丙沙星	0.9(0.8~1.1)	0.9(0.7~1.1)	1.2(0.5~2.9)	1.1(0.9~1.5)	1.3(0.9~1.8)	0.9(0.6~1.6)
头孢菌素类	0.9(0.6~1.2)	0.8(0.6~1.1)	2.3(0.8~6.7)	1.2(0.8~1.7)	1.0(0.6~1.7)	1.5(0.8~2.7)
大环内酯类	1.0	1.0	1.0	1.0	1.0	1.0

表 77-3　4 种抗菌药物致血糖紊乱发生率的比较

药品品种	上市时间(年)	总处方数(n)	总血糖紊乱例数(n)	血糖紊乱发生率*	高血糖例数(n)	高血糖发生率	低血糖发生例数(n)	低血糖发生率	血糖紊乱致死例数(n)	血糖紊乱致死率
加替沙星	1999	12 139 627	388	32	132	10.9	256	21.1	20	1.6
左氧氟沙星	1996	7 238 746	41	0.6	41	0.1	8	0.5	4	0.1
莫西沙星	1999	11 856 655	35	3	13	1.1	22	1.9	1	0.1
阿奇霉素	1996	205 388 036	41	0.2	13	0.1	28	0.1	0	0

注:* 表示每 10 万患者中的发生率

加替沙星诱发糖代谢紊乱的机制尚未完全阐明,可能是通过阻止胰岛 β 细胞 ATP 敏感的钾通道,促进胰岛素释放,降低血糖;也可激发胰岛 β 细胞的空泡形成,导致胰岛素水平下降,诱导高血糖。但加替沙星诱发糖代谢紊乱与患者有无糖尿病病史无关,加替沙星诱发的高血糖通常发生在开始使用的 5 天内。基于以上原因,有指南建议糖尿病患者应该避免使用加替沙星。

(二)降压药物

Elliott 等针对降压药长期治疗与发生糖代谢异常之间的相关程度进行评估与分析。参与实验的患者达 143 153 例,荟萃分析结果显示,β-受体拮抗剂和利尿剂对血糖影响最大,其次为钙通道拮抗剂(CCB),ARB 和 ACEI 类降压药对血糖影响最小。

1. β-受体阻滞剂　β-受体阻滞剂治疗心血管疾病已经有数十年的历史。最近的循证医学证据观察到传统的 β-受体阻滞剂,如普萘洛尔、美托洛尔、阿替洛尔会升高糖尿病患者的血糖水平,诱发新发糖尿病的发生。传统 β-受体阻滞剂对于新发糖尿病的风险是多变的,取决于药物剂量、治疗持续时间以及患者年龄。最近一项由 Bangalore 等发起的涉及 12 个临床试验,94 492 例高血压患者的荟萃分析指出,传统的 β-受体阻滞剂,例如普萘洛尔、阿替洛尔与安慰剂相比,新发糖尿病的风险增加 44%。与噻嗪类利尿剂相比,普萘洛尔、美托洛尔、阿替洛尔新发糖尿病的风险下降 26%,与 CCB 和 ACEI 或 ARB 相比,以 β-受体阻滞剂为基础的治疗(阿替洛尔、美托洛尔以及任何 β-受体阻滞剂和利尿剂的联合)分别增加新发糖尿病风险 21% 和 23%。但与此相反,具有血管扩张作用的 β-受体阻滞剂,如卡维地洛和奈必洛尔,在糖尿病合并高血压患者的代谢参数上显示中性或者有益的结果。卡维地洛-美托洛尔在高血压患者的配对研究(GEMINI 试验)中,卡维地洛对糖化血红蛋白无不良影响;而在另一组亚组分析中,奈必洛尔可使空腹血糖和糖化血红蛋白从基线水平显著下降。

基础和临床研究确认了非选择性的 β-受体阻滞剂可抑制胰岛素分泌，降低机体对胰岛素的敏感性，从而使糖耐量受损。阿替洛尔、普萘洛尔等传统 β-受体阻滞剂对糖代谢的不良反应可能严重削减了它的降压效益。英国国家卫生研究所/英国高血压学会（NICE/BHS）公布的2006年版英国《成人高血压管理指南》主要依据了 AS-COT 研究及对 β-受体阻滞剂的分析结果，将 β 受体阻滞剂从临床常用降压药物中撤出。此修改表明传统 β-受体阻滞剂不应作为糖代谢异常合并高血压患者的首选用药。

2007年欧洲新指南有关 β 受体阻滞剂的主要观点如下："β-受体阻滞剂对于伴有心绞痛、心衰和近期发生的心肌梗死、高血压相关的重大并发症的患者已证明是有益的。β-受体阻滞剂仍是高血压治疗方案中初始治疗和维持治疗的一个选项。因 β 受体阻滞剂有增加体重倾向，在脂质代谢方面也可能有不良反应，与其他降压药比较有增加新发糖尿病危险。在高血压合并多个代谢危险因素，包括代谢综合征和其主要表现，如腹型肥胖，正常血糖高限或空腹血糖受损和糖耐量异常以及易发糖尿病高危人群，β-受体阻滞剂不应作为首选"，有血管扩张作用的 β-受体阻滞剂，例如卡维地洛和奈必洛尔极少或没有导致代谢紊乱的作用，与传统的 β-受体阻滞剂相比还有减少新发糖尿病发生的风险。

2. 噻嗪类利尿剂　噻嗪类利尿剂损伤糖耐量已经得到多项循证医学试验的证实。降压和降脂治疗控制心脏病发作试验（ALLHAT）明确了长期的噻嗪类利尿剂治疗与空腹血糖升高有关。该研究入选了42 418例患者，分为3组：氯噻酮（12.5～25mg/d）组，氨氯地平组，赖诺普利组。结果表明：治疗2年后氯噻酮组的平均空腹血糖比基线升高0.47mmol/L，氨氯地平组升高0.31mmol/L，而赖诺普利组仅升高0.19mmol/L；4年后氯噻酮组新发糖尿病的发生率高于氨氯地平组和赖诺普利组（分别为11.6%对9.8%和8.1%，$P<0.05$）。

2005年欧洲心脏病学会年会（ESC）公布了高血压治疗研究 ASCOT-BPLA 结果，表明阿替洛尔联合苄氟噻嗪组的新发糖尿病病例明显高于氨氯地平联合培哚普利组。虽然该研究缺乏苄氟噻嗪的单药治疗组，但因合用苄氟噻嗪者的比例高达91%，再次提示噻嗪类利尿剂很可能是新发糖

尿病发生率升高的因素之一。

Zillich 等收集1996—2004年间包括 ALLHAT 在内的有关噻嗪类治疗高血压的临床研究报道。入选标准如下：单一的噻嗪类利尿剂治疗高血压时间至少8周，噻嗪类降压药作为一线治疗或基础的一线治疗药物；提供了血糖和血钾的数据；研究的患者不少于10例。在收集到的780项研究中，有59项符合以上条件，其中安慰剂对照研究20项，活性药物对照研究39项。荟萃分析结果表明，即使氢氯噻嗪每日用量小于50mg 也能引起糖耐量异常；研究还显示补钾可以逆转血糖的浓度。Shargorodsky 等用不同剂量的氢氯噻嗪治疗高血压的研究也支持这一观点。最近，Elliott 等对2006年9月以前22个临床试验的48个有关抗高血压治疗中新发糖尿病直接或间接比较的临床试验进行网络荟萃分析，得出以下结论：血管紧张素转化酶抑制剂（ACEI）和血管紧张素受体拮抗剂（ARB）组的新发糖尿病发病率最小，随后是钙离子拮抗剂（CCB）和安慰剂、β-受体阻滞剂和噻嗪类利尿剂。

噻嗪类降压药物（如氢氯噻嗪片）和噻嗪样药物（如美托拉宗）诱发新发糖尿病的发生的确切机制还不明了，可能与噻嗪类降压药加重胰岛素抵抗、抑制葡萄糖摄取和减少胰岛素分泌有关。另外，噻嗪类利尿剂通过下调 PPAR-γ 的表达减少胰岛素释放，激活 RAAS 系统使醛固酮分泌增加，从而升高血糖。另一个假设的机制是通过诱导低血钾导致血糖升高，但是并非所有噻嗪类利尿剂引起高血糖的患者都存在低血钾。有报道氢氯噻嗪最快在使用9～18周即诱发新发糖尿病的发生。因此，在高危患者中，使用噻嗪类降压药应该密切监测糖代谢指标的变化。

3. 钙离子拮抗剂　CCB 类主要通过抑制细胞外钙使细胞内钙水平降低而影响心肌和平滑肌细胞的收缩，心肌收缩降低，外周血管扩张，阻力降低导致血压下降。临床常用的 CCB 类降压药包括氨氯地平、硝苯地平和维拉帕米等，CCB 可减轻胰岛素抵抗以及改善血管内皮功能从而改善胰岛素敏感性，但其增加交感神经兴奋性作用可能会抵消其益处，故对糖代谢的影响保持中性作用。

（三）他汀类降脂药

目前研究发现长期使用他汀类降脂药物可能会引起血糖代谢异常，Sattar N 等对5种他汀类

（包括阿托伐他汀、辛伐他汀、瑞舒伐他汀、氟伐他汀和洛伐他汀等）13 项研究，共纳入 97 208 例患者的荟萃分析显示：与对照组比较，使用他汀类调脂治疗患者的糖尿病发生风险明显增加。但目前尚缺乏大型循证医学证据的支持。

由此，2012 年 11 月 20 日，中国国家食品与药品监督管理局（SFDA）在网上发布公告，提醒及警惕他汀类药物引发血糖异常不良反应。公告指出，他汀类药物可引起患者血糖异常、新发糖尿病、糖尿病患者血糖控制恶化等。世界卫生组织（WHO）药品不良反应数据库信息至 2012 年 4 月 6 日，共收到我国上市的 8 种他汀类（洛伐他汀、辛伐他汀、普伐他汀、氟伐他汀、阿托伐他汀、罗苏伐他汀、匹伐他汀及已被淘汰的西立伐他汀等）引起血糖异常不良反应 2540 例次；其中，阿托伐他汀、瑞舒伐他汀的血糖异常报告比例较高。因此 SFDA 建议，在应用他汀类调脂药物前询问患者既往病史和联合用药情况，密切监测用药糖尿病患者的血糖状况，如出现血糖紊乱的有关症状，应立即向医生咨询。

不同他汀药物之间对血糖的影响可能存在明显异质性。

Tsochiang Ma 对 2004 年到 2009 年间中国台湾地区 65 岁以上合并高血压和血脂异常、服用不同种类的他汀类降脂药物的老年人进行回顾性的队列研究分析结果发现，在 15 637 名入选人群中共有 2735 例新发糖尿病，其中阿托伐他汀（平均剂量 12.8mg/d±8.1mg/d）和瑞舒伐他汀（平均剂量 8.4mg/d±1.5mg/d）减少糖尿病的发生率，危险比分别为 0.77（95% CI 0.71 ~ 0.83）和 0.65（95% CI 0.51 ~ 0.82）。洛伐他汀（平均剂量 37.6mg/d± 8.9mg/d）和辛伐他汀（平均剂量 48.6mg/d±20.6mg/d）增加糖尿病的发病率，危险比分别为 1.38（95% CI 1.26 ~ 1.50）和 1.30（95% CI 1.14 ~ 1.48）；而普伐他汀（平均剂量 39.3mg/d± 18.2mg/d）和氟伐他汀（平均剂量 52.2mg/d±21.4mg/d）与糖尿病发生无关，危险比分别为 1.08（95% CI 0.94 ~ 1.23）和 1.00（95% CI 0.86 ~ 1.15）。

关于普伐他汀对新发糖尿病的影响，各研究报道结果不一。在 WOSCOPS 研究中，入选患者的年龄在 45 ~ 67 岁之间，结果发现普伐他汀能减少新发糖尿病的发生率，危险比为 0.70（95% CI 0.50 ~ 0.99）。而在 LIPID 的研究中，入组患者的平均年龄为 62 岁，结果发现普伐他汀与糖尿病的发生率无关，危险比为 0.95（95% CI 0.77 ~ 1.16）。

关于氟伐他汀对血糖影响的研究很少。有报道氟伐他汀能够独立改善胰岛素抵抗状态；在 Tsochiang Ma 的研究中，也发现氟伐他汀与 65 岁以上老年人新发糖尿病无关。

有关洛伐他汀对血糖影响的报道也不同。多项研究都报道洛伐他汀与新发糖尿病无关。但是在 Tsochiang Ma 的研究中，发现洛伐他汀增加了糖尿病的发生率。研究结果的差异可能与入组患者的年龄和使用药物剂量有关。在空军冠状动脉粥样硬化预防研究中，入组平均年龄为 58 岁，平均药物剂量是 10 ~ 20mg/d。而在 Tsochiang Ma 的研究中，入组平均年龄为 75 岁，平均药物剂量在 20 ~ 80mg/d 之间。

在 HPS 研究中，服用辛伐他汀预防心血管疾病，结果发现辛伐他汀与新发糖尿病风险的增加呈正相关，新发糖尿病风险增加了 1.14 倍（95% CI 0.98 ~ 1.33）。同样，入选了 4444 名冠心病合并高脂血症的患者的 4S 研究发现，辛伐他汀轻微增加新发糖尿病的发生率，危险比为 1.03（95% CI 0.84 ~ 1.28）。

在 ASCOT-LLA 研究中，高血压患者服用阿托伐他汀与安慰剂相比，发生糖尿病的风险增加了 1.15 倍（95% CI 0.91 ~ 1.44）。另外，也有多项研究报道同样的结果。但在 Tsochiang Ma 的研究中，发现阿托伐他汀与新发糖尿病的发生无关。报道结果的不同可能与入选年龄以及入组人群并存疾病不同有关。

有关瑞舒伐他汀对于血糖的影响，报道结果也是不同的。在 CORONA 研究和 JUPITER 研究中，瑞舒伐他汀显著增加新发糖尿病的发生率，在 CORONA 研究中，瑞舒伐他汀与安慰剂相比，新发糖尿病发生率增加了 1.13 倍（95% CI 0.86 ~ 1.50），在 JUPITER 研究中，瑞舒伐他汀同样使新发糖尿病发生率增加了 1.25 倍（95% CI 1.05 ~ 1.49）。而在 Tsochiang Ma 等的研究报道中，瑞舒伐他汀明显减少糖尿病的发生。结果的差异与入选人群合并疾病有关，在 CORONA 研究，心衰患者比例较高；而在 JUPITER 研究中，冠心病患者比例较高。另外有人提出，他汀类药物降脂过快可能会影响胰岛素分泌，与新发糖尿病增加存在相关性，在 JUPITER 研究中报道 LDL-C 下降了

50%以上。故有学者建议对于心血管疾病高危患者，LDL-C不应低于70mg/dl，而对于轻至中危患者，LDL-C不低于100mg/dl为宜。

他汀类调脂药物引起糖代谢异常的机制尚未明确，但Ishihara Y等认为，他汀类药物可能通过抑制3T3-L1细胞中葡萄糖转运体4（SLC2A4）的表达，从而减少脂肪细胞对葡萄糖的摄取所致糖代谢异常。其中阿托伐他汀和辛伐他汀的SLC2A4表达明显低于匹伐他汀，前者可能对糖代谢的影响更大。

（四）二代抗精神病药物（SGA）

抗精神病药物是治疗精神分裂症的主要临床用药，也用于双相障碍、焦虑障碍等其他精神疾病的治疗。但因其明显的代谢紊乱不良反应而严重影响其依从性及疗效。早在1956年Hiles B首次报告了第一代抗精神病药氯丙嗪可引起高血糖，但因其突出的锥体外系综合征等神经系统不良反应，使其代谢异常的副作用没有得到充分关注。直到20世纪90年代，随着神经系统不良反应轻微的第二代抗精神病药物（SGA）的广泛应用，其引起的体重增加、糖耐量异常、2型糖尿病、血脂异常以及心血管疾病等代谢异常，才受到高度关注。大量报道指出服用SGA后，新发糖尿病明显增加。大约1/3的新发糖尿病与服用奥氮平、利培酮及喹硫平有关。不同SGA引起体重增加、血糖、血脂异常的风险不同，以疗效较好的氯氮平、奥氮平最为严重，阿立哌唑、齐拉西酮的影响最弱。与未接受抗精神病药物治疗的精神病对照组相比较，接受氯氮平治疗后第一年发生糖尿病的风险比为7.44（95% CI 1.603~34.751），接受奥氮平治疗后风险比为3.10（95% CI 1.620~5.934）。而利培酮使用一年内发生糖尿病的危险比是0.88（95% CI 0.372~2.070）。

抗精神病药物诱发高血糖和新发糖尿病的确切机制尚不明了，推测与这类药物通过某些复杂机制诱发体重增加有关；另外，可能通过改变瘦素水平、影响细胞内葡萄糖转运诱发胰岛素抵抗、激活交感神经活性等途径而发挥作用。

（五）糖皮质激素

类固醇性糖尿病是特殊类型的糖代谢紊乱综合征，其发病率目前尚缺乏大规模的调查研究，国外一些小规模临床研究中，由于研究对象的年龄、原发疾病、激素用量及用法、随访时间不同等原因，报道的发病率也不尽一致，但普遍较高，约在8.8%~40%左右。Blackbum D等通过大规模的队列研究发现，3年的累计新发糖尿病的发病率为23%。Hoogwerf等汇总的器官移植后运用糖皮质激素治疗的患者的资料显示，原来没有糖耐量异常的患者，服用糖皮质激素几年后约10%~20%的患者发生糖尿病。

发生类固醇性糖尿病的独立危险因素较多也比较复杂，其中包括高龄、基础体重指数、糖尿病家族史、糖皮质激素的累积剂量和治疗疗程。一般认为，剂量越大、疗程越长则新发糖尿病的发病率越高。每日服用类固醇激素剂量在50mg以上时，类固醇性糖尿病就比较常见，但也有每日泼尼松20mg就发病的报道；周雪红回顾分析了40例类固醇糖尿病发现，泼尼松每日用量在40mg/d以上的，较短时间就出现糖尿病，最短者1周左右发病，多在3~5.5个月发病；用量15~30mg/d，类固醇性糖尿病多数在半年后发病。在一项大样本病例对照研究中发现，氢化可的松每日40mg、80mg、120mg和>120mg，发生糖尿病的危险分别增加1.77倍、3.02倍、5.82倍、10.34倍。说明激素剂量和疗程与类固醇性糖尿病发生相关，日剂量影响更大。另外，不同种类的糖皮质激素制剂对血糖亦存在不同影响，在合成的类固醇制剂中，泼尼松和泼尼松龙对糖代谢的影响比氢化可的松增加4倍。曲安西龙在大鼠中减少糖原沉积的作用比氢化可的松增加10~40倍。

激素的给药方法和途径不同对血糖的影响亦不同。激素吸入主要在局部发挥作用，较少引起糖代谢紊乱，而大剂量冲击治疗及隔日间断给药都会引起血糖大幅度波动。临床研究表明，大剂量甲泼尼龙治疗是移植后发生糖尿病的独立危险因素，每进行一次大剂量甲泼尼龙冲击治疗，新发糖尿病的风险就增加9%。李光伟等研究报道2003年非典期间95例SARS患者接受大剂量糖类激素冲击治疗，33人发生类固醇性糖尿病。

糖皮质激素对糖代谢的作用主要是拮抗胰岛素降糖效应。可能通过以下途径参与：①协同胰高血糖素、生长激素、肾上腺素促进肌肉蛋白质分解，增加肌糖原、肝糖原分解，加速糖异生；②诱发胰岛素抵抗，通过抑制胰岛素与其受体结合，损伤外周组织胰岛素受体后葡萄糖转运系统，抑制外周组织对葡萄糖的利用，从而拮抗胰岛素，诱发胰岛素抵抗，升高血糖；③在使用糖皮质激素之前，因肥胖、高龄、基础疾病等原因已存在不同程度的

胰岛素抵抗及胰岛 β 细胞功能减退等糖尿病危险因素,糖皮质激素进一步加重胰岛素抵抗、损伤胰岛细胞功能而导致其进行性减退直至衰竭,诱发 2 型糖尿病;④损伤胰岛细胞功能。近年来的研究进一步揭示大量的糖皮质激素可以抑制葡萄糖刺激后的胰岛素释放。Ranta 等发现大剂量激素可以通过活化钙调磷酸酶和皮质类固醇受体来诱导胰岛 β 细胞凋亡,从而减少胰岛素的分泌。

类固醇性糖尿病有一些自身特点:①起病较快,研究报道外源给予糖皮质激素诱导糖尿病发生的平均时间是 6 周,也可发生在治疗中的任何时候,且与使用剂量相关。②病情较轻,很多患者并没有明显症状,或症状不典型,而是经血糖筛查才得以发现,并发酮症酸中毒的比例低。③肾脏排糖阈值降低,血糖值和尿糖值不成比例。④对胰岛素治疗反应不一,部分患者有拮抗现象,需要较大剂量的胰岛素方可有效控制血糖。⑤停用糖皮质激素后,许多患者的高血糖能够逐渐缓解,但也有部分患者无法恢复正常,这提示病情不可逆转。Boots 等发现患者停用 10mg 泼尼松后胰岛素抵抗出现好转(空腹 C 肽由 0.99nmol/L 降至 0.77nmol/L,$P<0.01$;空腹胰岛素由 9.5mU/L 降至 8.1mU/L, $P = 0.09$;胰岛素/血糖 比值由 1.85mU/mmol 降至 1.45mU/mmol,$P=0.10$)。但这种改善至泼尼松减量至 5mg 以下时不再明显。⑥空腹血糖大多正常,以下午至睡前血糖升高为主。⑦容易出现低血糖:研究发现,接受较大剂量糖皮质激素治疗后大约 10 ~ 14 天后患者内源性糖皮质激素分泌完全被抑制,4AM ~ 10AM,患者体内既无内源性也无外源性糖皮质激素的作用,在此期间无糖皮质激素的糖原异生作用,而口服降糖药物和胰岛素的作用时间持续到超越激素产生的胰岛素抵抗的时限,因此容易出现低血糖。应该及时减少药物剂量。

(六) 钙调素抑制剂

钙调神经磷酸酶是一种激活免疫系统 T 细胞的蛋白磷酸酶。钙调神经磷酸酶抑制剂(CNI)主要是指环孢素、他克莫司(FK506),常用于移植患者抑制免疫排斥。由于其良好的免疫抑制效果,大大降低了移植术后早期的排斥反应发生率,提高了移植术后患者的生存率和移植物的存活率。

实践证明移植后糖尿病(PTDM)已经成为免疫抑制药的主要不良事件。PTDM 的发生率在移植后 36 个月大概是 24%。Valderhaug 等报道该中心在 1995—1996 年期间,使用泼尼松联合硫唑嘌呤、环孢素或他克莫司,PTDM 的发病率为 20%。

免疫抑制剂的方案在 PTDM 的发病过程中起主要作用,Montori 等进行的一项涉及 19 个研究 3611 例移植受者的荟萃分析,结果显示,各研究间 12 个月 PTDM 累计发生率差异的 74% 与免疫抑制剂方案的类型有关。国外多项研究均显示服用他克莫司者较服用环孢素者更易患 PTDM。Gnatta 等单中心观察中发现,他克莫司治疗组的 PTDM 发病率为 26.4%,环孢素治疗组的 PTDM 发病率为 17.2%(HR=1.6,$P=0.04$)。法国的一项大型、多中心的临床观察研究结果表明,他克莫司治疗组较环孢素治疗组发生 PTDM 的相对危险度高 3 倍。

目前已有一些新的免疫抑制剂被批准于移植后长期应用,典型代表有吗替麦考酚酯、西罗莫司,这两种药物的致糖代谢异常作用较 CNI 弱,可减少术后糖代谢异常的发生率。但是它们的免疫抑制效能不够强,无法取代 CNI 用于移植后早期免疫诱导治疗,一般在移植稳定期与低剂量 CNI 合用,少数患者可单独使用。

CNI 诱发糖尿病的机制可能是抑制了胰岛 β 细胞的延展性,该特性由钙调神经磷酸酶激活。移植排斥反应主要由 T 细胞介导,而 T 细胞抗原激活是一个钙离子介导的过程。移植术后使用 CNI 可通过阻断钙离子介导的通路,从而抑制 T 淋巴细胞的激活。胰岛 β 细胞胰岛素基因表达的调控也是通过钙离子介导的信号转导通路实现的。Redom 等通过对 HIT 细胞在他克莫司存在的条件下进行培养,证实他克莫司是通过对胰岛素基因转录可逆的直接抑制效应导致胰岛素合成的降低,最终导致胰岛素分泌的减少。在环孢素的动物实验中也发现胰岛素分泌的减少。

(七) 蛋白酶抑制剂

蛋白酶抑制剂是 HIV 感染和 AIDS 患者抗反转录治疗的必不可少的成分。蛋白酶抑制剂可以诱发新发糖尿病或者非糖尿病患者出现高血糖,可以发生在治疗早期或者强化治疗后延长治疗期间,发生率大概是 3% ~ 17%。

其可能的机制为蛋白酶抑制剂可诱导稳态应激反应,促进胰岛素抵抗相关的高血糖。有研究报道 Ritonavir 利托那韦能直接抑制体内葡萄糖转运子 4 的活性,从而引起血糖升高。

二、药源性高血糖的预防与处理

临床医生在临床实践中应该尽量遵循如下原则,以减少药物源性糖代谢异常的发生。

1. 提高对各种药物不良反应的认识,尤其是药物对血糖代谢影响的了解。

2. 尽量避免给糖尿病高危患者或者确诊糖尿病的患者处方易升高血糖的药物。

3. 使用可疑药物时,应该密切监测血糖,及时发现血糖升高,及时处理。由于患者对药物的反应各异,因此药物影响血糖的时间是不同的。糖皮质激素在开始使用后不久血糖就会有变化,而小剂量的氢氯噻嗪(12.5~25mg/d)在使用几周以后血糖才会发生变化或者根本无明显变化。

当血清葡萄糖高于 10mmol/L(180mg/dl)持续超过 2 小时以上即可成为高血糖状态。药源性糖尿病的诊断标准仍采用目前 WHO 糖尿病的诊断标准。若血糖进一步升高未得到及时治疗,容易发展为各种急性并发症。当出现以下情况时应该住院治疗:①出现糖尿病酮症酸中毒或高血糖高渗状态的患者;②高血糖导致大量体液丢失;③难治性高血糖导致代谢状态恶化;④空腹血糖反复高于 16.7mmol/L(300mg/dl),门诊治疗难以纠正的患者。

(一)预防降压药物诱发的糖尿病

1. 低剂量使用噻嗪类利尿剂或者 β-受体阻滞剂。

2. 联合使用降压药物 目前有多项研究认为,噻嗪类利尿剂联合使用其他降血压药物既能有效降低血压又能减少新发糖尿病的发病率。Burke 等对 98 629 例用药高血压患者跟踪研究发现:有 ACEI 组的新发糖尿病发病率小于无 ACEI 组;ACEI+噻嗪类利尿剂组的新发糖尿病发病率最小。这可能与 ACEI 直接改善 β 细胞功能,增加胰岛素/胰岛素原的比值,提高胰岛素的利用率有关。噻嗪类利尿剂与 ARB 联合治疗能够比单药治疗有更好的降压作用,也能减少新发糖尿病的发病率。这可能与 ARB 诱导脂联素的分泌,从而增加胰岛素的敏感性有关。另外,ACEI 和 ARB 都能扩张肾小球出球小动脉,减少肾小球内压,降低肾小球滤过率,减少钾的排泄;防止 β 细胞的功能损害和胰岛素原向胰岛素转化受阻而达到预防新发糖尿病的目的。

2007 欧洲高血压指南支持噻嗪类利尿剂+CCB 的联合使用。但是,噻嗪类利尿剂+CCB 组和噻嗪类利尿剂+β-受体阻滞剂组新发糖尿病的发病率的风险高于 ACEI/ARB+噻嗪类利尿剂组。ASCOT-BPLA 试验结果提示,噻嗪类利尿剂+β-受体阻滞剂与 ACEI/ARB+CCB 相比增加更多的新发糖尿病。2007 欧洲高血压指南也指出,噻嗪类利尿剂与 β-受体阻滞剂联合应用应当谨慎,尤其是对已有糖代谢异常的人群,不适宜用于代谢综合征或糖尿病高危患者。

3. 补钾或者配合保钾利尿剂,定期检测血钾水平,避免低血钾的发生。

(二)二代抗精神病药物诱导高血糖的处理

对于服用抗精神病药物的患者,美国 ADA 联合其他医学组织建议对于无糖尿病的患者开始接受抗精神病药物治疗后的 12 周内密切监测空腹血糖水平,此后每年监测空腹血糖。但是也有开始服用抗精神病药物后数周即出现高血糖危象的报道。因此,指南推荐服用某一种抗精神病药物影响血糖的患者,建议更换另一种对血糖影响较小的抗精神病药物(比如阿立哌唑、齐拉西酮等)。对于需要使用抗精神病药物的糖尿病患者,目前无特殊的治疗指南,但是有人建议对于这部分患者,应该非常频繁的监测血糖并且及时调整用药。

(三)类固醇性糖尿病的防治

1. 对于高龄、肥胖及有糖尿病家族史的患者使用糖皮质激素前应密切监测血糖,以便于及早发现糖代谢异常和积极处理,并防治急、慢性并发症,减少感染的机会;同时应注意规范激素使用的方法及疗程。

2. 继续治疗原发病及伴发病,尽量减少激素剂量致最低有效剂量甚至停用。

3. 生活方式干预是基础,包括饮食控制、适量运动,控制体重增长。

4. 合理使用降糖药物,包括二甲双胍和噻唑烷二酮类药物。二甲双胍可以增加外周组织糖的利用,减少肝糖输出,改善胰岛素抵抗,是治疗类固醇性糖尿病很好的选择,但二甲双胍通过无氧酵解增加乳酸的产生,要避免用于有慢性缺氧和乳酸排泄减慢的疾病如呼吸系统疾病、肝、肾功能不全等的患者。噻唑烷二酮类药物通过激活过氧化物酶体增殖物激活受体,调控葡萄糖转运子 GLUT-4 基因和有关脂肪代谢基因表达,增强胰岛素受体后信号传递,从而提高胰岛素敏感性,有效地降低血糖。

5. 必要时用胰岛素替代或强化治疗,胰岛素可拮抗糖皮质激素的作用,并能增加免疫功能,防止感染,纠正代谢紊乱。所以胰岛素成为治疗类固醇性糖尿病的首选药物。Clore 与 Thurby-Hay 等推荐中效胰岛素治疗类固醇糖尿病时,以体重为基础调整剂量。该指南建议当激素水平在 ≥ 40mg/d 时中效胰岛素的剂量为 0.4U/kg,皮质激素剂量每减少 10mg/d,中效胰岛素剂量减少 0.1U/kg。

6. 避免低血糖发生,及时调整药物剂量。

(四)移植后糖尿病

对于移植后糖尿病高血糖的处理遵循现在的指南。血糖波动较大的可以考虑调整免疫抑制剂的用药方案,包括减少或者分次服用糖皮质激素、减少 CNI 的剂量或者更换 CNI 的种类,或者采用激素节约型免疫抑制治疗。

移植后糖尿病的处理包括以下措施:

1. 密切监测血糖,及早发现,及时治疗。

2. 减少糖皮质激素用量。

3. 用环孢素替换他克莫司。Bouchta 等研究 34 例 PTDM 患者,用环孢素替换他克莫司,第 3 个月 PTDM 患者空腹血糖从(8.1±3.6)mmol/L 下降为(6.2±1.4)mmol/L,第 12 个月降为(5.8±1.2)mmol/L($P<0.001$)。HbAlc 从(6.8±0.8)% 下降为(6.0±0.6)%($P=0.001$)。3/11 停用胰岛素,7/11 胰岛素用量减少,1 例患者胰岛素剂量不变。12 个月后胰岛素的平均使用剂量从(31±17)U 下降至(13±12)U($P<0.05$)。1 年后 44% 的 PTDM 不需任何药物治疗且空腹血糖小于 7.0mmol/l,且移植物的功能、患者血压及血脂水平保持稳定。其他研究也得到类似的结果。

4. 使用免疫耐受方案。

5. 生活方式干预。体重控制、运动、合理饮食。

6. 合理使用口服降糖药和胰岛素。

(何清华 周迎生)

参 考 文 献

1. Aspinall SL, Good CB, Jiang R, et al. Severe dysglycemia with the fluoroquinolones: a class effect? Clin Infect Dis, 2009, 49(3):402.

2. 王冬梅,张强. 加替沙星引起血糖异常 5 例报告. 山东医药,2008,48(4):60.

3. 郭蔚,任浩洋,李雪梅,等. 注射用甲磺酸加替沙星致血糖异常 49 例临床病例调查分析. 中国药物应用与监测,2007,5(1):44.

4. 田慧,郭代红,陈超,等. 加替沙星相关血糖异常临床病例分析. 药物不良反应杂志,2006,8(5):339.

5. Park-Wyllien LY, Juurlink DN, Kopp A, et al. Out patient gatifloxacin therapy and dysglycemia in older adults. N Engl J Med,2006,354(13):1352-1361.

6. Elliott WJ, Mever PM. Incident diabetes in clinical Trials of antihypertensive drugs: a network meta-analysis. Lancet 2007,269(9557):201-207.

7. Bangalore S, Parker S, Grossman E, et al. A meta-analysis of 94 492 patients with hypertension treated with beta blockers to determine the risk of new-onset diabetes mellitus. Am J Cardiol,2007,100(8):1254-1262.

8. Sever PS, PouRer NR, Elliott WJ, et al. Blood pressure reduction is not the only determinant of outcome. Circulation,2006,113:2754-2772.

9. Lindholm LH, Carlberg B, Samuelsson O. Should beta blockers remain first choice in the treatment of primary hypertension? A meta-analysis. Lancet,2005,366(9496):1545-1553.

10. NICE/BHS. Hypertension: management of hypertension in adults in primary care [EB/OL 2006-07-28 [2008-05-07] www.nice.org.uk/CG034.

11. Maneia G, Grassi G, Zanchetti A. New onset diabetes and antihypertensive drugs. J Hypertens,2006,24:3-10.

12. Kjeldsen SE, Julius S, Mancia G, et al. VALUE Trial Investigators, Effects of valsartan compared to amlodipine on preventing type 2 diabetes in high risk hypertensive patients: the VALUE trial. J Hypertens,2006,24:1405-1412.

13. ALLHAT Officers and Coordinators for the ALLHAT Collaborative Research Group. Major outcomes in high-risk hypertensive patients randomized to angiotensin-converting enzyme inhibitor or caldium channel blocker VS diuretic. The Antihypertensive and Lipid Lowering Treatment to Prevent Heart Attack Trial(ALLHAT). JAMA,2002,288,(23):2981-2997.

14. Dahlof B, Sever PS, Pouher NR, et al. Prevention of cardiovascular events with an antihypertensive regimen of amlodipine adding perindopril as required versus atenolol adding bendroflumethiazide as required, in the Anglo-Scandinavian Cardiac Outcomes Trial-Blood Pressure Lowering Arm(ASCOT-BPLA): a multicentre randomized controlled trial. Lancet,2005,366(9489):895-906.

15. Zillich AJ, Garge L, Basu S, et al. Thiazide diuretics, potassium, and the development of diabetes. Hypertension,

2006,48(2):219-224.

16. Shargorodsky M,Boaz M,Davidovitz I,et al. Treatment of hypertension with thiazides: benefit or damage-effect of low-and high dose thiazide diuretics on arterial elasticity and metabolic parameters in hypertensive patients with and without glucose intolerance. Cardiometab Syndr, 2007,2(1):16-23.

17. Ma T,Chang MH,Tien L et al. The long-term effect of statins on the risk of new-onset diabetes mellitus in elderly Taiwanese patients with hypertension and dyslipidaemia: a retrospective longitudinal cohort study. Aging,2012,29(1):45-51.

18. Freeman DJ,Norrie J,Sattar N,et al. Pravastatin and the development of diabetes mellitus: evidence for a protective treatment effect in the West of Scotland Coronary Prevention Study. Circulation,2001,103:357-362.

19. Keech A,Colquhoun D,Best J,et al. Secondary prevention of cardiovascular events with long-term pravastatin in patients with diabetes or impaired fasting glucose: results from the LIPID trial. Diabetes Care, 2003, 26: 2713-2721.

20. Sonmez A,Baykal Y,Kilic M,et al. Fluvastatin improves insulin resistance in nondiabetic dyslipidemic patients. Endocrine,2003,22:151-154.

21. Sattar D,Preiss D,Murray HM,et al. Statins and risk of incident diabetes: a collaborative: meta-analysis of randomized statin trials. Lancet,2010,375:735-742.

22. Sasaki J,IwashitaM,Kono S. Statins: beneficial or adverse for glucose metabolism. J Atheroscler Thromb,2006,13:123-129.

23. Sever PS,Dahlof B,Poulter NR,et al. Prevention of coronary and stroke events with atorvastatin in hypertensive patients who have average or lower-than-average cholesterol concentrations, in the Anglo-Scandinavian Cardiac Outcomes Trial-Lipid Lowering Arm (ASCOT-LLA): a multicentre randomised controlled trial. Lancet, 2003, 361:1149-1158.

24. Xia F,Xie L,Mihic A,et al. Inhibition of cholesterol biosynthesis impairs insulin secretion and voltage-gated calcium channel function in pancreatic beta-cells. Endocrinology,2008,149:5136-5145.

25. Mascitelli L,Pezzetta F,Goldstein MR. Does intensive cholesterol lowering increase the risk of diabetes? Int J Clin Pract,2009,63:1808-1809.

26. Lambert BL,Cuningham FE,Miller DR,et al. Diabetes risk associated with use of olanzapine,quetiapine and risperidone inverans health administration patients with schizophrenia. AM J Epidemiol,2006,164(7):672-681.

27. Haddad PM,Sharma SG,Adverse effects of atypical antipsychotics. CNS Drugs,2007,21(11):911-936.

28. Haupt DW,Differntial. Metabolic effects of antipsychotic treatments. Eur Neuro-psychopharmacol,2006,16(Suppl 3):149-155.

29. Xiao JZ,LGM. Glucoconicoid-induced diabetes in severe acute respiratory syndrome: the impact of high dose and duration of methylprednisone therapy. Zhonghua Nei Ke za Zhi,2004,43(3):179-182.

30. Ranta F,Avram D,Berchtold s. et al. Dexamethasone induces cell death in insulin-secreting cells, an effect reversed by exendin-4. Diabetes,2006,55:1380-1390.

31. Boots JM, van Duijnhoven EM, Christiaans MH, et al. Glucose metabolism in renal transplant recipients on tacrolimus: The effect of steroid withdrawal and tacrolimus trough level reduction. J AmSec Nephrol,2002,13:221-227.

32. Midtvedt K,Hjelmesaeth J,Hamnann A,et al. Insulin resistance after renal transplantation: The effect of steroid dose reduction and withdrawal. J Am soc Nephrol,2004, 15:3233-3239.

33. Gnatta D,Keitel E,Heineck I,et al. Use of tacrolimus and the development of posttransplant diabetes mellitus: A Brazilian single-center. observational study. Transplant Proc,2010,42:475-478.

34. Kamar N,Mariat C,Delahousse M,et al. Diabetes mellitus after kidney transplantation: French multicentre observational study. Nephml Dial Transplant. 2007,22:1986-1993.

35. Johnson JD,Ao Z,Ao P,et al. Different effects of FKS06, rapamycin, and mycophenolate mofetil on glucose-stimulated insulin release and apoptosis in human islets. Cell Transplant,2009,18:833-845.

36. Redom JB,Olson IX,Armstrong MB,et al. Effects of tacrolimus (FKS06) on human insulin gene expression, insulin mRNA levels, and insulin secretion in HIT-T15 cells. J Clin Invest,1996,98:2786-2793.

37. Burke TA,Sturkenboom MC,Ohman-Strickland PA,et al. The effect of antihypertensive drugs and drug combinations on the incidence of new-onset type 2 diabetes mellitus. Pharmacoepidemiol Drug Saf,2007,16(9):979-987.

38. Nash DT. Rationale for combination therapy in hypertension management: focus on angiotensin receptor blockers and thiazide diuretics. South Med J,2007,100(4):386-392.

39. Clasen R,Schupp M,Foryst-Ludwig A,et al. PPAR gamma activating angiotensin type-I receptor blockers induce

adiponectin. Hypertension,2005,46(1):137-143.

40. Manda G,De Backer G,Domimczak A,et al. 2007 Guidelines for the Management of Arterial Hypertension:The Task Force for the Management of Arterial Hypertension of the European Society of Hypertension(ESH) and of the European Society of Cardiology(ESC). J Hypertens, 2007,25(6):1105-1187.

41. Reungjui S,Roncal CA,Mu W,et al. Thiazide diuretics exacerbate fructose-induced metabolic syndrome. Am SOc Nephrol,2007,18(10):2724-2731.

42. Teutonieo A,Schena PF,Di Paolo s,et al. Glucose metabolism in renal transplant recipients:effect of calcineurin inhibitor withdrawal and conversion to sirolimus. J Am Soe Nephrol,2005,16:3128-3135.

43. Clore JN,Thurby-Hay L. Glucocorticoid induced hyperglycemia. Endocr Pract,2009,6:469-474.

44. Bouehta NB,Ghisdal L,Abramowicz D,et al. Conversion from tacrolimus to cyclosporine is associated with a significant improvement of glucose metabolism in patients with new-onset diabetes mellitus after renal transplantation. Transplant Proc,2005,37:1857-1860.

45. Oberholzev J,Thielke J,Hatipoglu B,et al. Immediate conversion from tacrolimus to cyclosporine in the treatment of posttransplantation diabetes mellitus. Transplant Proc,2005,37:999-1000.

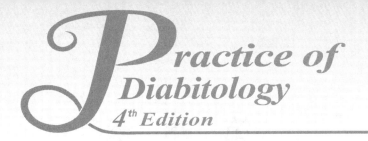

第11部分
糖尿病基层管理

第 78 章

糖尿病社区管理

一、糖尿病患者进行社区管理的意义

糖尿病是全球患病率最高的慢性非传染性疾病之一，已成为世界各国公共卫生服务体系的沉重负担。我国于2007—2008年完成的全国14个省市，年龄≥20岁46 239名人群糖代谢异常的流行病学调查显示，成年人中糖尿病的发病率为9.7%，糖尿病前期[包括空腹血糖受损和(或)糖耐量减低]发病率为15.5%。据此推算，目前我国已有9240万成年糖尿病患者，糖尿病前期达1.482亿人，已成为全球糖尿病患者最多的国家。我国2007年对糖尿病及其并发症的医疗支出高达260亿美元，约占全部医疗支出的16.0%。虽然新诊断的糖尿病患者大多数都能接受正规治疗，但接受治疗的患者中仅有一半左右治疗达标，并且新诊断的患者中已经有相当多的患者合并有各种慢性并发症，尤以大血管和微血管病变最为常见，不仅使患者精神和心理上遭受极大的痛苦，也给个人和社会带来沉重的经济负担。因此，对糖尿病患者的早期管理非常有必要，做好糖尿病管理的关键在于早预防，早发现，综合规范治疗，并要治疗达标，提高患者的生活质量。而解决这一问题需要医护人员善于针对不同对象进行适当的健康教育，此项工作不能仅依靠大医院，更适于在社区进行。社区医院可通过对糖尿病患者实施有效、综合的管理，依附于综合医院，运用健康教育、行为干预、个体化药物治疗的方案，并进行有效的心理疏导等，切实做好糖尿病的管理。

糖尿病社区综合防治以社区为依托，以社区医生为主导，以社区人群为主体，以糖尿病患者为主要服务对象，通过医患互动，对糖尿病患者提供血糖监测、治疗、健康教育、健康促进，从而使糖尿病患者生活方式优化，血糖控制方面取得较好效果。早在1997年美国Bower NK等就利用初级卫生保健团队对土著美国人、西班牙裔和非洲裔美国人等由于糖尿病而致失明的高比例人群进行确定优

先次序，选择准则，执行和监测试点项目，以预防糖尿病患者的眼部并发症，取得了一定效果。Hiss RG等在研究中指出，利用护理模式与以社区为基础的初级保健医生合作，能提高2型糖尿病患者的护理水平，并能作为在社区一级慢性病管理的一种基本模式。中国社区卫生服务的雏形可以追溯到1981年中美两国专家在上海市上海县进行的卫生服务调查。但直到1988年，Dr. Rajakumar建议中国开展全科医学后，我国的社区卫生服务工作才有了实质性的进展。1997年全国卫生工作会议作出的《中共中央、国务院关于卫生改革与发展的决定》正式提出在全国实施社区卫生服务。2000年初，卫生部又对社区卫生服务的有关政策进行了规定，从而形成了社区卫生服务的全新局面。近年我国的多项研究也证实，通过社区医疗服务机构适时、系统地对糖尿病患者进行健康教育、饮食疗法、运动疗法、量化管理、合理用药等综合干预，是治疗糖尿病及控制其慢性并发症的有效方法。对于这一点，目前学术界均已达成共识。

国外社区糖尿病管理模式发展时间较长，已形成完善的模式，它具有以下特点：①有系统和规范的社区管理机构，这些机构具有严格的管理制度和措施，逐步形成了"医院-社区-家庭"的网络系统。②具有完善的社区全科医生培训体系和严格的认证制度，医护人员具有较高的专业技术水平。③多元化服务模式，社区服务形式和项目丰富。④全民积极参与，几乎每个居民都注册有自己的全科医生。⑤政府机构在政策上倾斜和财力上给予支持。⑥医疗保险机构、社会团体支持。而我国由于起步较晚，目前虽已建立起了城市以职工基本医疗保险和城镇居民医疗保障为主，农村以合作医疗为保障的三大医疗保障制度，但是这种多层次医疗保障体系还处于较低水平，保障程度低、城乡差别大。我国的糖尿病社区管理还存在许多不足，包括：①社区规范化管理糖尿病的

模式还不够完善,存在社区机构不健全,管理体制不完善。②社区从业人员短缺,学历、综合素质偏低;存在社区服务程度低,范围局限等问题。③各地区的社区医疗网卫生条件和全科医生的水平发展不均衡。④广大民众对糖尿病的认知程度与糖尿病的流行趋势不相符合,需广泛深入持久地进行糖尿病宣传教育工作,提高全民糖尿病防治的知识和技能。⑤政府资金投入不足。这些都是制约基层糖尿病防治的重要原因。社区糖尿病管理模式的建立仍需要政府机构和广大医护人员及其糖尿病患者的共同努力。

二、糖尿病社区管理的内容

糖尿病社区管理包括对社区医务人员和社区长居人群管理两个方面。

社区医生是糖尿病项目管理中发挥主要作用的重要组成人员,他们能改变人们的健康知识和行为。对社区基层医务人员的管理主要是通过定期培训,提高他们对糖尿病的认知和管理治疗技能,在社区筑起糖尿病防治的第一道防线,对糖尿病患者早预防、早发现、早干预,同时社区医生是建立完善社区医院与上级医院双向转诊制度与转诊标准的桥梁和执行者,使糖尿病患者能够得到及时确诊、规范治疗,使合并严重并发症的糖尿病患者及时治疗以减少致残、致死。对社区医生的培训内容主要包括:①如何培养社区人群健康的生活方式;②如何识别糖尿病高危人群,早期发现及时诊断糖尿病;③如何对糖尿病患者的规范化治疗及其综合治疗达标标准;④糖尿病并发症的治疗及严重患者转诊标准;⑤低血糖的危害性及其紧急处理措施;⑥掌握糖尿病患者教育的主要内容;⑦血糖监测的准确方法;⑧如何进行糖尿病患者的心理疏导。⑨糖尿病相关最新研究进展知识的简单了解。

对社区长期居住人群的管理是糖尿病社区管理的重点对象,对社区人群的管理对象包括健康人群、有发生糖尿病潜在危险因素的人群(包括有高血压、肥胖、心脑血管疾病、血脂异常等家族史;年龄>45 岁;久坐不活动的人员,如伏案工作、电脑操作、看电视等;不良的生活习惯;不合理的饮食结构;高甘油三酯血症个体;生活或工作压力大等人群或个人等)、糖尿病高危人群(包括有糖尿病家族史,空腹血糖受损或葡萄糖耐量减低者,体型肥胖者尤其腹型肥胖的

人,以往拟诊妊娠糖尿病或生育体重 4kg 以上巨大儿或出生时体重低或婴儿期体重比一般小孩轻的人;年龄≥45 岁者;吸烟、体力活动少、生活压力大和精神持续紧张者;长期使用一些影响糖代谢药物者,如糖皮质激素、利尿剂等)等。此外,对于一些特殊糖尿病人群也应加强进行管理,如老年糖尿病、儿童糖尿病及糖尿病合并妊娠和妊娠糖尿病等。

糖尿病社区管理方式主要是进行健康教育、建立健康档案、计算机分级管理和随访。

对社区人群经典的健康教育模式是授课、利用宣传栏和(或)板报宣传糖尿病有关知识及发放宣传资料等。利用专家讲座、大型义诊等各种大型场合进行糖尿病的集体健康教育是最基本的糖尿病健康教育方法,参与人群较多,能快速、大范围传播疾病预防保健知识;其次是利用社区板报、社区宣传栏、中心宣传栏、免费发放宣传册等方式,引导患者自觉学习糖尿病相关知识;也可在社区卫生服务站设立健康咨询热线,以便于糖尿病患者及家属咨询,做到双向沟通与交流;另外,对糖尿病患者需要针对不同个体、不同时期、不同健康状况的个体化指导,需要社区医生利用患者到社区卫生中心就诊、取药的时机,近距离掌握患者对疾病认知及健康教育需求,进行有的放矢的健康教育,帮助患者提高自我管理的技能。随着我国社区管理及设施的不断完善,越来越多工作人员也在不断探讨新的多样化的教育模式,如以家庭为中心的健康教育、糖尿病患者之间定期或随时举办交流活动、利用临床路径表使健康教育工作具体化等,均取得了良好的效果。

糖尿病健康教育的内容因人而异,重点不同。对于健康人群,主要是如何养成健康的生活方式,生活规律,戒烟、限酒,均衡饮食,保障睡眠,乐观上进。对于有潜在危险因素的人群及糖尿病高危人群则主要进行糖尿病的一、二级预防教育。对于糖尿病患者的健康教育是重中之重,内容也最为繁多,主要包括合理饮食和适当运动治疗,必要时药物治疗、心理疏导及自我病情监测等。

国内外诸多的研究均已证实合理饮食是糖尿病治疗的基石,控制每日总热量的摄入是糖尿病的基础治疗,合理的饮食不仅可以使血糖

得到有效控制,还可以降低发生心血管疾病的风险,应鼓励患者养成良好的饮食习惯,低糖、低脂饮食,多食蔬菜及富含膳食纤维相对多的食品,适量进食水果。由于国内众多社区发展水平参差不齐,饮食指导内容也从简单、笼统地给予患者低盐、低脂、低糖饮食,戒烟酒,养成良好的生活习惯到计算每天摄入的总能量,三餐饮食结构均衡合理,介绍食品交换份法及制定每日食谱各有不同。

合理正确的运动疗法可以改善机体的生理指标,提高患者的生活质量。有规律的运动可以使体重减轻、血糖降低、血压下降、血脂改善,使部分 IGT 患者血糖恢复正常。应告知患者运动疗法的适应证和禁忌证,提醒患者运动前进行适当准备。运动前最好进行心、肺功能的检测,以确保运动的安全性。教育患者在发生糖尿病酮症酸中毒、急性感染或严重糖尿病慢性并发症时应暂时停止或减少运动。糖尿病患者的运动应以强度低、有节奏、不中断、持续时间较长的有氧代谢运动为主,鼓励在有氧运动中适当加入肌肉力量训练,如举重可增加肌肉重量,减少体脂量,改善胰岛素的敏感性。常见形式是慢跑、快步行走、骑单车、游泳等。运动时间以餐后 30 分钟以后较为合适,每次不少于 30 分钟为宜,循序渐进,持之以恒。运动频率为每周 4~5/次,如运动频率过低,运动效果不蓄积,且易产生肌肉痛和疲劳感。

对糖尿病病情的自我监测是对社区患者进行教育的另一项重要内容,教会患者自觉监测血糖,熟悉低血糖的症状、预防措施及出现低血糖症状时自我急救的方法。

由于糖尿病是慢性疾病,治疗时间长、所需医疗费用较高、影响生活质量,患者精神所受创伤较大、容易出现烦躁、焦虑不安,甚至悲观厌世等心态,抑郁或焦虑等心理障碍可以影响下丘脑释放某些神经递质,使胰岛 β 细胞分泌胰岛素减少,升糖激素分泌增加,导致血糖水平升高。因此,社区医生还应承担起对患者进行心理疏导的工作。通过日常的接触,树立患者战胜疾病的信心,调整心态,配合医生的治疗,完全可以像正常人一样工作、生活。还可以请血糖控制较好、病情稳定的患者现身说法,交流心得体会,增加患者战胜疾病的信心和勇气。注意动员家庭成员的参与配合,起到事半功倍的效果。同时要教育患者及家人,要崇尚科学,不要偏听偏信广告,有病应去正规医院就诊等。

三、建立各类管理人群的相关健康档案

糖尿病社区管理的第二个主要方式是建立健康人群及糖尿病患者的健康档案。由社区医师及护士对社区的居民建立健康档案,从中筛查出糖尿病患者。

为糖尿病患者建立健康档案,内容包括:①一般资料:姓名、性别、住址、单位、联系电话、生活习惯、吸烟及饮酒史等;②采集现病史,家族疾病史;③进行体格体检:身高、体重并计算体重指数(BMI),腰围、臀围并计算腰/臀比值,监测血压、视力,定期检查眼底等;④进行必要的血液学生化指标检查,包括肝肾功能、血糖、血脂各项指标、糖化血红蛋白等;⑤检测糖尿病相关慢性并发症的指标,包括尿常规、尿微量白蛋白、眼底、颈动脉超声、心电图等。全面掌握每例患者的病情变化情况及问题,为制定有针对性的治疗及健康教育计划提供依据。全部资料输入计算机,实行计算机管理。

根据初步检查结果,制订个体化治疗目标和方案,提供给患者具体的饮食指导和运动干预措施,制定药物治疗方案。

糖尿病社区管理应实施随访管理。随访形式可采用门诊随访、家庭随访和集体随访等多种形式。门诊随访指门诊医生利用患者到医院就诊机会开展糖尿病患者管理,家庭随访指有条件的社区,医生通过上门服务开展患者管理,集体随访指社区医生在社区设点定期开展讲座等多种形式的糖尿病健康教育活动时开展患者管理。门诊随访一般一个月随访一次,每次随访均应查看糖尿病患者的病情监测记录本,根据所记录内容与患者讨论日常生活习惯中存在的问题,提出在非药物治疗中需要改进的措施,评价药物治疗的效果及其疗效欠佳的原因分析,了解高血压、血脂异常、高血糖、高凝状态的控制状况,与患者探讨是否需要改变治疗方案,指导患者用药。

还要制订社区医院与上级医院互相转诊的标准。其中社区医生向上级医院转诊患者的条件:①初诊的糖尿病患者转上级医院确诊及分型;②经治疗后,在 3 个月内血糖仍未达标的患者;③急性并发症或严重慢性并发症治疗困难者。上级医院

经处理后可转回社区继续治疗的患者标准:①对疾病的诊断已明确,基本上在目前条件下分型无困难;②血糖控制基本达标;③因严重并发症或并发症经在上级医院住院治疗后,病情稳定并处于好转的患者;④经综合各科会诊,确定了治疗方案后可在社区继续治疗的患者。以上内容应该记录在患者的健康档案中。

四、糖尿病社区管理应该定期考核和评估

定期对糖尿病社区管理的效果进行考核和评价,可以发扬优点,克服缺点,不断改进工作,继续进步。考核的内容可通过向居民和患者发放调查问卷,了解对糖尿病相关知识的掌握程度是否提高,不良生活习惯是否改变,血糖、血压、血脂达标率是否提高,糖尿病患者生活质量、心理是否改善,糖尿病并发症的筛查是否及时,筛查出的慢性并发症是否得到有效控制等。

对社区医生也应进行定期考核,以便于继承优点,克服缺点,改进工作,继续前进。鼓励社区医生参加各种培训和业务学习,必要时社区间的医生可进行业务和(或)工作经验交流,不断提高社区医生的业务水平。

糖尿病的社区管理是一项极其复杂的系统工程,涉及多个部门,需要政府、医院、医护人员与糖尿病患者共同努力,最大限度地提高糖尿病患者的生活质量,降低糖尿病的管理费用。

(蒋 蕾)

参 考 文 献

1. Yang W,Lu J,Wang J,et al. Prevalence of diabetes among men and women in China. N Engl J Med,2010,362(12):1090-1101.

2. Wang W,McGreevey WP,Fu C,et al. Type 2 diabetes mellitus in China:a preventable economic burden. Am J Manag Care,2009,15(9):593-601.

3. 许樟荣. 糖尿病患者的教育和管理. 中国医药指南,2007,7(4):69.

4. Giaimo,Susan. Market and medicine:the politics of health care refornl in Britain Germany and the United States. Chicago:University of Michigan Press,2002.

5. Bowyer NK. A primary care team approach to the prevemion of ocular complications of diabetes:a program review. J Am Optom Assoc,1997,68(4):233-242.

6. Hiss RG,Armbruster BA,Gillard ML,et al. Nurse care manager collaboration with community—based physicians providing diabetes care:a randomized controlled trial. Diabetes Educ,2007,33(3):493-502.

7. 韩晓光,陈永祥. 糖尿病社区防治的几个要点. 安徽预防医学杂志,2008,14(1):54.

8. 梁亚琼,殷晓梅,洪忻,等. 居民高血压及糖尿病社区综合干预效果评价. 中国公共卫生,2009,1(25):5-7.

9. 李晓娟,韩小玲,徐文红. 糖尿病患者社区管理模式的探讨. 甘肃中医,2010,23(6):55-56.

第 79 章

农村社区糖尿病防治对策

一、我国农村糖尿病发病现状及其进展趋势

随着经济的发展，人们饮食结构和生活方式的改变及老龄化的加速，我国糖尿病患病率呈现了快速上升趋势。2007—2008 年，在中国进行的糖尿病抽样调查，包括全国 14 个省市，年龄 ≥20 岁的 46 239 名成年人。此次调查结果显示，年龄标化糖尿病患病率为 9.7%（男性 10.6%，女性 8.8%），糖尿病前期患病率为 15.5%（男性 16.1%，女性 14.9%）。据此推算，目前在中国有 9240 万成人糖尿病患者（其中男性 5020 万，女性 4220 万），占全人类糖尿病患者人数的 26.4%，已经超过印度，成为世界上糖尿病患者数最多的国家。

此次调查中，还发现城市比农村糖尿病患病率高（11.0% vs 8.2%，$P<0.001$）；男性高于女性，城、乡男、女糖尿病患病率分别为：男性 12.8% 和 8.9%，女性分为 10.1% 和 7.7%。糖尿病前期患病率，城市却低于农村（两者分别为 14.9% vs 16.0%，$P=0.06$）；农村男性糖尿病前期患病率为 16.6%（城市 15.5%），女性为 15.6%（城市 14.3%）。由此可见，我国糖尿病发病的"城乡差别"在逐渐减小，糖尿病的流行高峰正在向农村蔓延，这是值得重视的发展趋势。正像 1998 年 WHO 在"世界糖尿病日"声明中指出，中国城市糖尿病患病率上升了 53%，农村上升了 128%。据 2011 年 4 月 28 日发布的《2010 年第六次全国人口普查主要数据公报（第 1 号）》显示，全国总人口共计 1 370 536 875 人，其中农村人口多于城市，城镇人口为 665 575 306 人，占 49.68%，乡村人口为 674 149 546 人，占 50.32%（人口漏登率为 0.12%）。面临我国农村庞大的人口群体，随着农民进城务工潮流的增加，城乡差别在逐渐缩小，生活水平的不断提高及其生活方式的改变，且农村人群糖尿病前期（2 型糖尿病的

后备军）人数已超过城市，糖尿病未诊断率高达 70% 等，不久我国将面对汹涌而至的大量糖尿病群体的出现。广大医务工作者尤其是从事农村工作的医务人员要做好充分的思想准备，迎接新的挑战。

二、农村社区糖尿病防治存在的问题及其对策

（一）患者因素

1. 农村糖尿病患者对疾病认知度低　首先，农村患者防病意识弱，农村患者一般只有身体出现明显不适时才到医院就诊，平时很少有人做健康体检，卫生院慢性病工作人员主动上门体检时，部分人还认为自己身体很好，不愿意甚至拒绝检查，这是农村糖尿病患者不能早期做出诊断的主要原因之一。其次，已经诊断明确的糖尿病患者对自身疾病认识不足，思想重视不够，对治疗措施不理解，加之糖尿病需长期治疗，治疗依从性差，从而影响治疗效果。很多农村患者对糖尿病的认识一知半解，其对糖尿病的了解多是通过收音机或电视广告，掌握的通常是片面甚至错误的知识。面对疾病往往表现两个极端——恐惧或无所谓。在糖尿病人群中，有些患者是紧张、焦虑，甚至谈病色变；而有些人则相反，对自己病情毫不在乎。

对糖尿病认识可分为三个阶段：先是紧张、恐惧，然后是放松警惕，最终是后悔、开始治疗。糖尿病诊断后半年内患者常处于紧张甚至恐惧状态，认为糖尿病很可怕，是终身性疾病，不死的癌症。随着时间的推移，渐渐发现，得了糖尿病没什么明显不舒服感觉，于是得出结论：糖尿病没啥可怕的，从此放松了警惕，直至出现了并发症，开始后悔错过了糖尿病治疗的最佳阶段。相当一部分患者疏于治疗，并非因为经济状况，而是健康意识不强所致。典型现象就是，在国家富民政策下先富起来的那部分人，其糖尿病发病率远远高于普通人群，随着财富的积累，糖尿病也悄然而至。在

推杯换盏之中,身体慢慢受到侵蚀,这一类人既有条件看病,也知道糖尿病的危害,但往往只注重眼前享乐,不管今后如何,他们是知而不为,直到出现严重慢性并发症才一掷千金去治疗,但最终难逃致残或致死的命运。由于对疾病认识不够,我国农村糖尿病患者普遍存在就诊晚(往往是以并发症就诊)、血糖控制欠佳、并发症多且严重的特点。

对策:糖尿病防治,教育要先行。糖尿病教育是一项意义深远的健康保健事业,通过加强对农村高危人群进行健康教育,让更多的人懂得如何去预防糖尿病,可以降低患病人数。通过对患者进行糖尿病教育,使他们了解糖尿病的本质,认识坚持长期治疗的必要性,了解综合治疗的意义及要求,熟悉并掌握各种相关治疗技术,懂得如何自觉去控制和治疗糖尿病,从而有效防止并发症的发生。但是,由于我国整体的糖尿病教育工作起步时间较晚,尤其是广大农村,健康教育工作仍较薄弱,基层医院几乎没有从事糖尿病教育人员,基层医生重视药物治疗,对糖尿病教育的重要性认识不足,很少能给患者健康指导。近两年,随着我国公共卫生工作的深入开展,基层医院深入农村对高危人群进行糖尿病筛查,提高了糖尿病检出率及早期诊断率,已使许多糖尿病患者受益,如果能对已经诊断的糖尿病患者再进行系统教育及健康指导,农村糖尿病防治工作将会有一个质的飞跃。糖尿病教育管理工作要取得更大成效,必须将关口前移、重心下沉,向基层卫生机构和农村地区推进。农村糖尿病教育可采取多种形式,一是患者就诊时医生面对面的个体化教育,对首诊的糖尿病患者,基层医生除给予患者药物治疗,还要针对患者病情进行必要的讲解,如糖尿病发病原因,血糖控制标准,如何合理的控制饮食,如何适当运动,糖尿病急、慢性并发症的危害等。二是基层医院糖尿病教育人员定期下乡,以村为单位,每2~3个月组织患者进行一次集中教育,这种教育应是循环、系统的教育。三是由乡医每月一次对本村糖尿病患者逐一随访、教育、指导。由于多数农村糖尿病患者知识水平较低,部分患者在对疾病防治上还持有不同程度的错误观点,增加了教育难度。对农村患者进行教育应使用通俗的、患者乐意接受的方式,每次讲解内容不宜过多,可多展示些图片、幻灯,结合其周边实例,让患者对糖尿病有更直观的印象,使糖尿病教育更贴近患者,

通过不断循环强化其防病意识,并鼓励患者将知识转化为行动,才能有效遏制农村糖尿病迅猛的发展趋势。鉴于基层医院糖尿病专科医生、专业教育人员匮乏,乡医水平参差不齐,培养一支专业队伍,是基层医院当务之急。可喜的是,目前我国内分泌领域一些有识之士已经着手为基层医院培养糖尿病专科人才的工作了。

2. 就诊拖延现象普遍　农村糖尿病患者往往就诊不及时,一是因为家庭贫困,二是部分老年人不愿给儿女增加负担,三是农忙季节无暇就诊,四是在外打工农民怕频繁就诊耽误工资收入。

对策:首先要加强教育,让患者了解糖尿病延误治疗或中断治疗的后果极其严重,提高治疗的依从性。其次,对收入低,家庭困难的农村糖尿病患者,当地政府或新农合部门可采取提高看病报销比例,或免费投放部分药品以保证患者治疗的连续性。政府用于控制疾病的投入会远小于将来为患者治疗并发症的费用。国家卫生计生委发布的《2012年新农合进展情况及2013年工作重点》的报告指出,2013年新农合工作重点,一是进一步提高新农合筹资标准和保障水平,参合率继续保持在95%以上,二是完善重大疾病医疗保障机制,三是深入推进新农合支付方式改革,四是加快推进商业保险机构参与新农合经办服务和大病保险工作,五是继续加强新农合精细化管理,进一步提高参合农民满意度。相信通过国家各项有关医疗政策的不断发布及其完善,农民看病难的问题一定会逐步得到解决。

3. 药物治疗不规范

(1) 部分农村糖尿病患者得病后为了方便或省钱不愿去医院看病,而自行到药店买药,服用一种降糖药物血糖控制不好,就自行加药,一种不行,加到两种,血糖还高,就三四种口服降糖药物一起服用,以期达到一个"累加效应"。殊不知,这种盲目的乱用药,往往是不但血糖控制不理想,药物的不良反应反而明显增加了。降糖药物的选择、联合应用、服药时间、药物剂量等都需要专科医生的指导才能达到科学合理的用药目的。

(2) 有些患者错误认为,自己血糖虽然偏高,但没有什么不舒服的感觉,吃得下、睡得着,而一旦吃了降糖药就会上瘾,天天要吃药,顿顿不离药。因而迟迟不肯服用降糖药。

(3) 部分患者相信虚假广告、祖传秘方、某些保健药物等,认为西药伤肝、伤肾,中药无副作

用,放弃医生的处方,服用掺有大量西药的小诊所自制胶囊、广告药、网购药等。服用此类药物的患者往往有一定区域性,一村或几个村的患者服用一种药物,患者之间互相介绍,盲目从众。农村糖尿病患者因服用假药而出现严重低血糖症或血糖控制不好引起严重并发症而危及生命者时有发生。

(4) 部分需胰岛素治疗的患者,对胰岛素认识不足,认为胰岛素治疗是糖尿病最后别无选择的治疗手段,一旦注射即可"成瘾",因而不愿接受。

对策:教育患者降糖药不同于其他药(如感冒药等)可以按说明服用。降糖药选择需要专科医生对患者病情进行综合评估,根据病情制订方案,然后选择药物,并在后续的治疗过程中根据血糖情况进行调整。每类药物作用机制不同,有些药可以联合应用,有些则不能联合使用。不先弄清楚药物的具体种类及相互作用,就盲目地增加口服药,有可能不但达不到增加药效的作用,反而会使药物的"不良反应"加重。盲目服药轻则血糖控制不稳,重则产生严重低血糖症而危及生命;吃得下、睡得着,并不是衡量健康的标准,有许多疾病就是在吃吃喝喝中产生的,糖尿病就是其中之一,而且越吃得下,血糖就越高;长期高血糖不予治疗,最终会引起慢性并发症的发生;至于有些患者因缺少医学知识而相信广告药,医生要帮助患者揭穿假药的谎言,警告患者,中药对人体也有副作用,有些中药甚至对肝、肾可产生严重的损害;其次,中药降糖作用有限,几粒胶囊可使血糖明显下降,甚至出现低血糖反应,绝不是中药的作用,肯定掺有作用较强的西药,如格列本脲、苯乙双胍等。第三,糖尿病慢性并发症一旦形成,中药也无回天之力,所谓中药能治愈并发症是谎言。第四,中医治病是要辨证的,不同人、不同体质、不同阶段用药都是不同的,显然,一种药治疗所有患者也是有违中医治疗原则的;对于胰岛素的应用,使用前要积极与患者沟通,让患者明白:胰岛素是人体自身产生的一种激素,使用胰岛素不存在"成瘾",适时使用胰岛素是在保护残存的胰岛 β 细胞功能,至于将来能否停用,主要取决于自身胰岛功能状况。要让患者认识到胰岛素对于糖尿病的重要性,克服胰岛素"成瘾感"及抵触心理,帮助患者度过心理危机。

4. 血糖监测不到位 血糖监测是指导血糖控制达标的重要措施,也是减少低血糖风险的重要手段。然而,农村糖尿病患者多数人没有血糖仪,只有部分患者会定期去测量血糖,大多不重视血糖监测,往往在不舒服时才想到监测血糖,因而血糖监测的频率、时间点都低于指南要求。影响血糖监测的主要原因是农村糖尿病患者血糖监测知识欠缺,认为凭自我感觉就能判断血糖的高低,不知血糖监测的重要性。

对策:知识缺乏是影响农村糖尿病患者血糖监测的重要因素,关键是要加强教育,开展血糖相关知识培训。提倡配备便携式血糖仪进行血糖监测,规范血糖监测频率与时间,发放详细具体的记录表,规范血糖监测的方法,详细讲解,示范操作,提高血糖监测的准确性。

5. 缺乏良好行为生活习惯 农村糖尿病患者相对来说服药依从性较高,而饮食和运动多不理想,主要与其所处的环境和所接受的健康教育程度有关。随着生活水平的提高,农村老年糖尿病患者认为年轻时吃苦受累,到了老年就该好好享受生活,没吃过的食物都要吃个遍、吃个够。这就造成老年糖尿病患者食物热量摄入严重超标,饮食结构极不合理。同时,这些老年患者已经很少有重的体力劳动,运动量明显减少,造成摄入与消耗的热量不平衡。另外的原因是家人的支持力度不够,子女疼爱老人,为表孝心,经常给老人准备丰盛食物,不想反而害了老人。农村年轻糖尿病患者,由于生活负担重,或者工作环境影响,作息不规律,饮食无度,劳累一天之后回家大吃大喝,倒头便睡,用忙时劳动代替闲时运动。

对策:糖尿病患者没有良好的生活习惯,糖代谢紊乱就很难纠正。首先,还是普及糖尿病健康知识,让患者与其家人都能够认识到糖尿病的危害及良好的生活习惯在糖尿病治疗中的重要性。糖尿病的任何治疗都是在饮食运动基础上进行的,其次,针对每一例糖尿病患者医生要给予个性化指导,制定出适合患者,并且患者愿意接受的个性化的合理饮食、运动方案,以提高患者在生活方式干预的依从性。

6. 糖尿病患者的经济负担过重 2007 年山东大学医学院焉然等报告了对农村糖尿病患者疾病经济负担及影响因素的研究结果,农村地区每例糖尿病患者最近一年经济负担为 7385 元(均数)/5716 元(中位数),其中直接经济负担 4686 元(均数)/3376 元(中位数),占总负担的

63.46%,间接经济负担为 2698 元(均数)/2080元(中位数),占总经济负担的 36.54%。影响患者经济负担的主要因素包括:①并发症、残疾与否和就诊机构的选择是主要因素;②是否有家人照顾是影响糖尿病患者直接非治疗费用和间接经济负担的原因;③饮食控制的程度影响农村糖尿病患者的年住院费用;④农村地区不同性别糖尿病患者的疾病经济负担存在显著差异,男性患者的经济负担明显高于女性;⑤低收入和社会保障缺失,加重农村糖尿病患者经济负担;⑥农村患者在医生处方之外自购"保健"药物的现象严重,当然要增加患者的经济负担,从一个侧面反映出我国农村地区药品市场不规范。

对策:控制和减轻农村糖尿病患者经济负担的卫生政策建议和措施为:①以社区为基本单位开展农村地区糖尿病的防治工作,减轻农村患者的经济负担。②普及健康教育、宣传健康知识、引导农村地区患者科学治疗,规范其就医行为和科学的生活方式以减少并发症的危害。③建立科学的转诊机制,提高农村医疗卫生资源的配置效率,引导农村地区糖尿病患者正确选择医疗机构,提高医疗服务的利用率。④整顿农村地区药品市场的混乱秩序,规范农村地区药品市场。⑤提高农村居民的经济收入水平和建立农村居民的医疗保障体系。

(二) 医务工作者因素

1. 基层医生糖尿病知识和综合防治能力处于较低水平 目前,我国基层医院医务人员总体来说对糖尿病知识的认识水平还不够,诊治水平亟待提高,很多乡镇医疗机构的医生还不懂得如何处置糖尿病。有一项对 125 名乡镇社区医生的有关糖尿病知识水平及糖尿病患者管理等情况进行问卷调查的结果显示,125 名被调查医生中,对 2 型糖尿病诊断标准的知晓率为 25.6%,其中有87.2% 的医生不能完全正确地回答各种降糖药物的适应证和禁忌证;有 50% 以上的基层医生对糖尿病患者饮食、运动管理方面重视不够;有61.6% 的基层医生希望能得到更多的糖尿病相关知识培训,医务人员尚且如此,如何去指导患者呢。

对策:基层医疗机构是糖尿病防治的主战场,基层医生是糖尿病防治的主力军。因此,提高基层医生医疗技术水平是搞好农村糖尿病防治工作的前提,卫生行政部门可通过开展讲座、举办短期学习班、病例讨论、门诊示范和教学查房等多种方式,对基层医务人员进行有效、适宜和系统的糖尿病知识培训,迅速提高基层医生糖尿病防治水平。

可喜的是,2011 年 5 月 6 日,"蒲公英行动——中国糖尿病基层医生培训项目"在北京已启动。据介绍,中国糖尿病基层医生培训项目将侧重糖尿病药物治疗基础知识和患者管理技巧的培训,后续项目还将对基层医务人员进行为期 3个月的分组培训。至 2014 年,该项目将利用 3 年时间,在全国 26 个省(区、市)建立糖尿病基层医生培训基地,并对上述地区的 3000 名地、县级医院内分泌科或内科医生进行糖尿病治疗临床基础知识的系统培训。从而提高基层医务人员对糖尿病的防治水平。

2. 基层医务人员职能及服务观念有待转变 基层医生根深蒂固的观念是赚钱自养,对疾病重医轻防,从事公共卫生慢性病防治工作的大多是妇幼、防疫、财务、司机等科室兼职人员,公共卫生工作无近期效益,从事慢性病的工作人员付出不能得到相应的回报,直接影响其工作的积极性和主动性。其次,为了增加收入,部分卫生院或乡村医生会尽力笼住患者,不让患者转入专科医院或上级医院,致使患者出现了并发症也不能及时接受规范治疗。

对策:政府须加大对慢性病防治的投入,建立常态的补偿机制与慢性病管理绩效评价机制。基层医务工作者是糖尿病等慢性病防治的一线"守门人",改善对慢性病工作人员待遇,使基层医生愿意并主动从事糖尿病防治工作,才能有效降低农村糖尿病发病率,并减少并发症的发生。

(三) 社会及政策因素

1. 上下级医院用药差异影响患者治疗方案的执行 国家基本药物制度实施后,限制了基层医院药物使用,如基因重组人胰岛素,糖尿病肾病患者服用的降糖药格列喹酮、格列奈类药物,用于控制餐后血糖的糖苷酶抑制剂等,基层卫生院均不能使用,给部分农村糖尿病患者就诊带来了不便。在二级医院治疗的患者,经上级医师制订的方案调整一段时间后,血糖等各项指标趋于正常,患者回基层继续治疗,但往往因上、下级医院用药规定不同,患者和基层医生不得不改变本已调整好的治疗方案,使患者血糖出现较大的波动,双向转诊制度也形同虚设。

对策:随着国家基本药品目录的扩展,有望改善这种状况。

2. 医疗秩序混乱,虚假广告满天飞　农村糖尿病患者辨别真假能力弱,治病吃药跟着广告走现象比较严重。"治糖不用限制饮食";"能使胰岛再造、器官再造";"能改变染色体、改变基因";"可以不打胰岛素,可以停用降糖药"等——这些收音机、电视机中大众媒体上的广告,不知欺骗了多少糖尿病患者。这些虚假广告主要集中在医疗、药品、医疗器械和保健食品上。它们的共同之处是:不负责任地夸大、神化产品功能和疗效,对那些"病急乱投医"的患者来说有很大的诱惑。许多患者就是抱着试一试的心里上当受骗的,许多患者不但蒙受了经济损失,还会因延误时间而丧失最佳的治疗时机。

对策:强化农村糖尿病患者健康教育;希望媒体对糖尿病防治知识多做正面宣传,提高广大农村患者健康意识;同时,也要加强行业自律,杜绝虚假广告;相关行政部门应加大监管力度,对广告刊登严格审查,对假医假药坚决治理,充分保障人民群众的用药安全。

总之,糖尿病是一个复杂的疾病,防治糖尿病及其并发症也是一个长期的系统工程,农村糖尿病防治首先是加强基层医生培训,医务人员只有牢固掌握了糖尿病防治知识,并不断提高防治水平、更新知识和技能,才能更好地服务患者。其次,对患者的教育和管理,通过教育提高患者的健康保健意识和长期坚持规范化治疗的依从性,合理饮食、适当运动、密切监测血糖,控制代谢紊乱,达到理想目标,从而有效防止并发症发生。农村糖尿病防治工作任重道远,但通过卫生行政部门、广大基层医务工作者、糖尿病患者家属及其本人的共同努力,改善农村糖尿病状况是完全可以实现的。

(周广岳)

参 考 文 献

1. 朱禧星. 现代糖尿病学. 上海:上海医科大学出版社,2000:380-382.
2. 全国糖尿病研究协作组调查研究组. 全国 14 省市 30 万人口中糖尿病调查报告. 中华内科杂志,1981,20(11):678-683.
3. Yang WY,Lu JM,Weng JP,et al. Prevalence of Diabetes among Men and Women in China. New Engl J Med,2010,363(25):1090-1101.
4. Xu Y,Wang L,He J,Bi Y. Prevalence and control of diabetes in Chinese adults. JAMA,2013,310(9):948-959.
5. 龚祖琴. 农村糖尿病患者治疗效果差的原因及对策. 当代护士(中旬刊),2013,02:116-118.
6. 陈志伟. 农村糖尿病的防治现状及对策. 实用糖尿病杂志,2012,1:35-36.
7. 何亦红. 农村糖尿病患者血糖监测存在的问题与对策. 护理学报,2011,3:63-64.
8. 诸葛福媛,朱麒钱,尤巧英,等. 绍兴地区基层医生糖尿病防治知识水平及糖尿病患者管理现状调查. 中国初级卫生保健,2013,1:85-87.

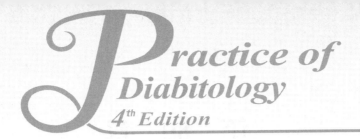

第12部分
糖尿病的预防

第 80 章

2型糖尿病的预防

随着社会经济的发展,人们生活方式的改变及人口老龄化,2型糖尿病已经成为全球性的公共卫生问题。糖尿病患者的逐年增加,不但降低了人群的生活质量,也给社会和家庭带来沉重的经济负担,美国每年花费1000亿美元治疗糖尿病,我国糖尿病患者要想达到血糖、血压、血脂的良好控制,每月也需花费近千元人民币。因此,糖尿病的预防不仅可以提高全民身体素质和生活质量,还能为国家、社会及个人节省庞大的医疗费用开支。早在1996年,原卫生部就制定了"九五"国家糖尿病防治规划,提出以预防为主,国家重视与全民参与相结合,积极开展糖尿病的三级预防。

我国糖尿病患者数位居世界首位,由于卫生资源分布的极不均一,边远地区的大多数人对糖尿病知识了解甚少,得病后不能进行有效的治疗和监测,所以我国糖尿病患者与发达国家相比,发现较晚,并发症较多。同时,我国从事内分泌专业的医师人数较少,多数市级以下医院没有专科医师,使糖尿病治疗难以规范,患者治疗达标率低。目前,受经济利益驱使,某些药物夸大疗效,以不切实际的广告招揽患者,延误了患者的有效治疗时间。所以加强糖尿病教育,开展糖尿病的预防,使患者早发现、早治疗,预防糖尿病的发生,延缓并发症的出现日益受到重视。

2型糖尿病的病理生理基础是胰岛素分泌的绝对或相对不足,胰岛素抵抗,周围组织对葡萄糖的摄取、利用减少,从而引起以高血糖为特征的伴有胰岛β细胞功能慢性进行性减退的临床综合征,临床经历糖耐量正常(NGT)、糖调节受损(IGR)直至糖尿病。近年来,随着糖尿病发病机制及病理生理研究基础与临床的不断深入,使糖尿病的预防成为可能。

2型糖尿病的发病过程大致可分为3个阶段。第一阶段是糖尿病的高危人群发展到糖耐量减低(IGT),在此阶段胰岛素抵抗起主要作用。第二阶段是由IGT发展到临床糖尿病,在此阶段

胰岛素抵抗和胰岛素分泌功能损害都起重要作用。第三阶段是由临床糖尿病到糖尿病并发症,器官功能衰竭。针对这3个阶段,糖尿病预防也是分阶段的,即"三级预防"。

一、一级预防

2型糖尿病的一级预防即预防健康人群发生糖尿病前期——糖耐量受损(IGT)或空腹血糖受损(IFG),是针对非糖尿病患者群,即对糖尿病易感人群和已有糖尿病潜在表现的人群,通过有针对性地改变不良生活方式及行为,预防或延缓糖尿病的发生。

2型糖尿病具有明显的遗传倾向,目前多数专家认为糖尿病属于多基因-多因子遗传性疾病,糖尿病家族史作为遗传因素的重要标准之一已被公认为2型糖尿病的一个重要的危险因素。近年来分子流行病学调查显示,胰岛素受体(INSR)、己糖激酶Ⅱ(HK2)、葡萄糖激酶(GCK)、葡萄糖转运蛋白2(GLUT2)、胰高血糖素受体(GCG-R)、磺脲类药物受体(CUR)、肿瘤坏死因子α(TNFα)、原癌基因(C-Myc)、胰淀素基因(amylin)、解偶联蛋白2(UCP2)等的编码基因突变与2型糖尿病的发病密切相关,这种关联在不同种族及地区人群中存在差异。其次,随着生活水平的提高,工作节奏的加快,高热量、高脂肪、高饱和脂肪酸、低膳食纤维饮食日益成为人们的日常饮食,这种不合理的饮食结构极易导致肥胖,引起胰岛素抵抗,而胰岛素抵抗正是IGT和2型糖尿病的特征。体力活动的减少,尤其是不参加体育锻炼,不仅增加了肥胖的危险,而且因为肌肉组织对胰岛素的抵抗增加,直接导致了糖耐量的减低。工作压力的增加也导致人们承受的心理及社会压力增大,精神因素的改变可能通过各种激素的作用于胰岛素的分泌和葡萄糖的代谢,从而诱导和产生IGT或糖尿病。大量流行病学及临床资料显示,肥胖、2型糖尿病、高脂血症、高血压和冠心病

存在共同的病理生理机制,即胰岛素抵抗,是一组相互密切关联的综合征,长期、大剂量应用某些降压药物如噻嗪类利尿剂可导致电解质紊乱,对糖代谢、脂代谢和胰岛素抵抗有不利影响,一些非选择性β-受体阻滞剂也可引起胰岛素抵抗、甘油三酯水平升高、高密度脂蛋白降低、儿茶酚胺水平升高,导致肝脏合成胆固醇增加,从而促进2型糖尿病的发生。妊娠期糖尿病或IGT引起胎儿发育异常,其本人及后代的糖尿病发病率明显增高已得到共识,而低体重儿在生命早期对营养不良产生的适应也可被永久编码,这些基因可能就是对糖尿病或其他一些代谢性疾病的易感基因,从而导致成年后糖尿病的危险性升高。有些研究结果还提示,雌激素水平过低及雄激素水平过高可能是绝经后妇女2型糖尿病的危险因素,妊娠次数多、病毒感染史与2型糖尿病明显相关;吸烟与饮酒量的增加、时间的延长,2型糖尿病的发病率也明显增加。

早期关注糖尿病的高危人群,开展一级预防具有更高的经济效益比。目的是纠正可控制的糖尿病危险因素,降低糖尿病患病率;提高糖尿病的检出率,尽早发现和及时处理糖尿病。糖尿病的高危人群包括:①糖尿病患者的一级亲属;②女性有妊娠糖尿病病史或巨大儿分娩史;③肥胖,特别是中心性肥胖;④低出生体重者;⑤静坐的工作方式或体力活动极少;⑥年龄>40岁;⑦高血压病或心血管病史;⑧血脂异常,尤其是高甘油三酯血症;⑨高尿酸血症。

糖尿病的高危人群的筛查,一般通过医疗保险机构对参保人员的定期体检、单位对职工的常规体检、因其他疾病到医院就医的化验、社区人群的评估及流行病学的调查获得,医院应对这部分人群进行健康教育,告诫他们虽然遗传因素决定了糖尿病的易感性,但多种外界因素的影响才是糖尿病发病的主要原因,必须改变不良的生活方式,做到合理膳食,适量运动,生活规律,定期体检。对肥胖及超重人群,帮助他们制定可行的减肥方案,长期坚持。对某些特殊的病态肥胖者,瑞典肥胖者(Swedish Obese Subjecte,SOS)研究证实,外科手术干预可显著改善代谢状态,预防糖尿病的发生,但手术并发症应引起足够重视,主要为出血、栓塞或血栓形成、伤口并发症、深部感染及肺部并发症等。人体承受的心理和社会压力可能通过激素作用于胰岛素分泌和葡萄糖代谢,从而诱发和产生糖耐量异常,提示保持平和的心态,加强自身心理素质、性格行为的修养也是减少2型糖尿病的措施之一。生活方式干预的目标是:体重指数(BMI)达到或接近24kg/m^{2}或至少减少5%~7%;至少减少每日总热量17~21kJ(400~500cal);饱和脂肪酸占总脂肪酸摄入30%以下;体力活动增至250~300min/d。

医院发现并干预的糖尿病高危人群毕竟是有限的,因此需要加强社区的健康教育,通过有组织、有计划、系统的社区活动,采用群众喜闻乐见的方式,寓教于乐,让人们自觉采纳有益于健康的行为和生活方式,预防疾病,促进健康,提高生活质量。同时发挥媒体作用,通过报纸、广播、电视、网络等普及糖尿病防治知识,提高人群对糖尿病防治的理论水平。

对已进入IGT阶段的患者的预防,使他们不进入或少进入临床糖尿病阶段是糖尿病一级预防的另一关键方面。2型糖尿病明确诊断时除有胰岛素抵抗外,β细胞功能也有减退,大约丧失50%左右,确诊后10余年,β细胞功能几乎完全丧失,由此推测,在糖尿病确诊前10~20年,β细胞功能完好,以后随着胰岛素抵抗,β细胞功能逐渐失代偿,患者由糖代谢正常逐渐变为糖尿病。目前介于糖尿病与正常人之间的血糖水平的状态称为糖调节受损(IGR),包括:空腹血糖受损(IFG),即空腹血糖(FPG)介于5.6~7.0mmol/L;糖耐量受损(IGT),即口服75g葡萄糖负荷后2小时血糖介于7.8~11.0mmol/L;或IGT与IFG并存的状态。IGR是正常人发展成糖尿病的过渡阶段,也是预防糖尿病发生的最后关口,但对IFG的干预研究较少,本文主要讨论对IGT阶段的患者的预防。

IGT的高危人群与2型糖尿病的高危人群相似,尤其是心脑血管疾病者,在这一人群中进行筛查首先推荐应用口服糖耐量试验(OGTT),进行OGTT有困难的情况可仅监测空腹血糖,但单纯检测空腹血糖会漏诊IGT及许多糖尿病患者,毛细血管血糖只能作为筛查糖尿病预检手段。

IGT在不同种族、不同地区的发病率不同,转归也存在差异。一般认为,每5~10年,约有1/3的IGT转变为糖尿病,1/3转变为正常,1/3仍维持原状,我国大庆地区对IGT 6年的随访观察,不加干预组累计转变为2型糖尿病者高达67.7%,每年有7.7%的IGT患者转变为2型糖尿病。在

IGT 阶段,糖尿病的并发症已经开始形成,尤其是大血管病变的发病率明显高于血糖正常人(NGT)群,在大庆地区 10 万人的调查中,IGT 患者心电图诊断为冠心病者是 NGT 者的 9.5 倍。美国大学组糖尿病课题研究(UGDP)和英国前瞻性糖尿病研究(UKPDS)也提示,对糖尿病患者控制血糖以降低心脑血管的危险的作用有限,说明从 NGT 发展为 IGT 阶段,心血管疾病的风险已经升高,可能达到平台,但胰岛素抵抗和胰岛素缺乏较轻,还没有出现肝脏内生葡萄糖输出异常,糖代谢紊乱有望转为正常,而一旦发展为糖尿病,糖代谢的调控机制将出现永久性损害,因此,在这一阶段进行干预对糖尿病的并发症有非常重大的意义。

生活方式的干预是 2 型糖尿病预防的基础,我国是世界上最早以生活方式干预预防糖尿病的国家,1986 年潘孝仁等对大庆市 110 600 人进行普查,发现 577 人为 IGT 患者,按医疗单位随机分为 4 组,一组为对照组,不加干预,一组单纯饮食控制,一组单纯运动锻炼,一组饮食控制加运动,6 年后对照组 67.7% 发生糖尿病,单纯饮食控制组 43.8%,单纯运动组 41.1%,饮食控制加运动组 46.6%。其后几年,国外相继组织了芬兰糖尿病预防研究(DPS)及美国糖尿病预防研究(DPP),这两个影响极大的研究进一步证实了生活方式干预在高危人群中能有效预防糖尿病的发生这一结论。DPS 研究规定了生活方式改变的 5 个指标:体重下降>5%、脂肪占总热量比例<30%、饱和脂肪总热量比例<10%、膳食纤维摄入≥15g/4184kJ 和运动>每周 4 小时,结果提示干预组比对照组糖尿病发病率低 58%,5 项目标达标数越多,糖尿病发病率越低,男性和女性效果相似;DPP 研究显示强化生活方式改变预防 2 型糖尿病的效果优于二甲双胍。

饮食营养教育是生活方式干预的重要一环,总的原则是合理控制总热量,调整饮食结构与餐次,减慢进食速度,食用富含膳食纤维的食物。可以通过科普和糖尿病教育活动,包括宣传材料发放,个别辅导,营养餐示范,食物模型展示等,引导患者掌握饮食控制的基本技能和方法,学会计算标准体重、每日总热量、每日主食量、副食量、按照食物交换份灵活搭配饮食,合理分配餐次。

糖尿病患者应根据个人自身情况,选择有一定耐力的持续缓慢消耗的运动,循序渐进,持之以恒,而不宜参加激烈的比赛和剧烈的运动,因为剧烈的运动可以使体内升血糖激素水平升高,使血糖升高,同时可使脂肪分解产生酮体,在胰岛素分泌不足时,产生酮症酸中毒。运动强度以个人能够耐受,长期坚持为准,但应尽量靠近中等强度的有氧运动,有适度出汗,肌肉有略微酸胀的感觉。运动种类可选择快走、慢跑、跳绳、跳舞、游泳、骑车、登山以及各种球类运动,也可进行家务劳动、步行购物、做广播操、打太极拳等活动量较轻的运动。可以用运动时的脉率来判断是否达到运动量,即运动时脉率(次/分)= 170 - 年龄。达到运动量后应坚持运动 30 分钟。根据每次的运动量和运动后的感觉来决定运动次数,以每周至少 3 ~ 5 次为宜,如间隔时间过长,运动的蓄积作用将减弱,难以产生效果。应选择饭后半小时至 1 小时后开始运动,随身携带糖果及糖尿病卡,以免发生低血糖危及生命。

虽然生活方式的改变对预防 2 型糖尿病有肯定的效果,但 IGT 患者不良生活方式的形成并非一朝一夕,很难在短期内得到纠正,紧张的生活节奏和工作压力也对饮食和运动方案的长期坚持不利,因此药物干预逐渐受到大家的重视。人们希望用于 IGT 干预治疗的药物能够不增加体重、改善胰岛素抵抗、降低血糖同时又不发生低血糖、能改善血脂异常、安全无明显不良反应。目前已有多种药物完成或正在进行大规模临床试验,药物涉及阿卡波糖、二甲双胍、曲格列酮、罗格列酮、奥利司他等,其中阿卡波糖预防 2 型糖尿病研究(STOP-NIDDM)是一项由欧洲、澳洲及加拿大 9 个国家 40 个研究中心参与的,随机、双盲、安慰剂对照的临床研究,结果显示平均随访 3.3 年,阿卡波糖组糖尿病累计发生 32.7%,安慰剂组 41.8%,阿卡波糖治疗后绝对危险降低 9.1%,相对危险降低 35.8%,IGT 逆转为 NGT 增加 29.5%,未发现严重不良事件。阿卡波糖可在肠道黏膜上皮细胞刷状缘,直接抑制多糖、寡糖、双糖的消化酶活性,减慢葡萄糖的吸收,减低餐后高血糖和高胰岛素血症,只有在进食热量 50% 或以上由碳水化合物提供时才能发挥最大疗效,因此推断阿卡波糖更适合中国人群。杨文英等对 321 例 IGT 患者进行了 3 年的观察,对照组每年糖尿病发生率为 11.6%,阿卡波糖组为 2%,二甲双胍组为 4.1%,2 组糖尿病发病危险分别下降 87.8% 和 76.8%,证实了这一推断。美国糖尿病预防研究(DPP)入选了 3234 例超重的 IGT 患者,由于结果明确,提前 1 年结束,不但证实生活方式的改变可以有效预防 2 型糖尿病,同时提示这种作用在年轻人中效果更好,老年人中则二甲双胍预防效果较好。但二甲双胍胃肠道反应较多见,并需警惕血乳酸的升高。曲格列酮预防糖尿病研究(TRIPOD)证实曲格列酮减轻胰岛素抵抗后能有效维持糖尿病高危人群的 β 细胞功能从而预防糖尿病的发生,这种作用在停药 8 个月后依然存在,但曲格列酮由于严重的肝脏损害而退出市场。在罗格列酮相关的 DREAM 研究中,结果显示,与安慰剂组相比,罗格列酮组糖尿病发病率减少 62% ,50% 受试者的葡萄糖不耐受恢复正常,而安慰剂组仅为 30% 。但围绕罗格列酮潜在心脏安全性性的争论、增加体重、增加女性骨折风险等,降低了其在预防糖尿病中应用的可能性。对于超重及肥胖的 IGT 患者,减肥药也是一种选择,2004 年发表的在瑞士进行的奥利司他(赛尼可)+生活方式干预肥胖者发生 2 型糖尿病(XENical in the prevention of Diabetes Obese Subjects, XENDOS)的临床试验提示赛尼可治疗 4 年累计 2 型糖尿病发病率较对照组下降 37% ,不良反应轻微。另外,有报道认为阿司匹林、血管紧张素转换酶抑制剂、血管紧张素 Ⅱ 受体拮抗剂也有类似作用。但是,药物干预仍有一些问题没有明确回答,例如什么人群需要进行药物干预、什么时候开始进行药物干预是最佳时机、应用何种药物干预最好、干预要进行多久抑或终生、干预的成本-效益比等,仍需我们做进一步的研究。

糖尿病的二级预防主要是在综合性医院糖尿病专科指导下,使糖尿病患者得到更好的管理、教育、护理保健与治疗。

二、二 级 预 防

2 型糖尿病的二级预防即对已明确糖尿病诊断的患者进行适当的治疗,减少和延缓糖尿病慢性并发症的发生和发展。

糖尿病并发症与控制试验(DCCT)和英国前瞻性糖尿病研究(UKPDS)均已证实,严格地控制好血糖和血压可以降低糖尿病患者的死亡率和残疾率,通过有效的治疗,慢性并发症的发展在早期是可能终止或逆转的。必须强调糖尿病治疗要全面达标,即除了血糖控制满意外,还要求血脂、血压正常或接近正常,体重保持在正常范围,并有良好的精神状态,血压的控制和血脂紊乱的纠正以

及戒烟等至关重要。DCCT 及 UKPDS 在 1 型和 2 型糖尿病患者中均证实,GHbA1c 降低至接近正常水平,可以减少各种微血管及大血管并发症,GHbA1c 每下降 1% ,可减低视网膜病变 39% ,心肌梗死 14% ,但血糖并不是降得越低越好,由于人体大脑主要靠血糖直接提供能量,持续严重的低血糖是极其有害的,甚至是致命的。英国学者研究认为,严格的血压控制可使任何与糖尿病相关病变下降 25% ,与糖尿病相关死亡下降 32% ,微血管病下降 37% ,眼底病变恶化下降 34% 。不少学者建议对于糖尿病合并高血压的患者在其治疗方案中均应含有 ARB 或 ACEI 类药物,因为此类药物除了降压作用外,还具有改善心功能、减轻或延缓糖尿病肾病及视网膜病变发展、改善神经内膜缺血等作用。

中华医学会糖尿病分会(CDS)提出的控制目标是:空腹血糖(FBG) ≤ 6.1mmol/L,餐后血糖(PPG) ≤ 7.8mmol/L,GHbA1c ≤ 7.0% ,血压 ≤ 130/80mmHg(1mmHg = 0.133kPa),总胆固醇(TC) < 4.68mmol/L(180mg/dl),甘油三酯(TG) < 1.70mmol/L(150mg/dl),低密度脂蛋白胆固醇(LDL-C) < 2.60mmol/L(100mg/dl)。血糖的控制应根据患者的具体情况,因人而异,使患者能够长期坚持,任何程度的血糖降低对糖尿病患者均是有益的。糖尿病的治疗饮食和运动仍是基础,同时要重视药物选择,单药治疗大多仅能降低 GHbA1c 在 1% 左右,因此早期联合用药至关重要,不仅能提高降糖效果,还能减少不良反应的发生,对于空腹血糖超过 10mmol/L 的患者,胰岛素的治疗是必要的。在药物的选择上,要注意患者的肝肾功能、合并症及依从性,选择合理、有效、患者能够耐受并坚持长期使用的方案,在整个治疗过程中,应不断加强糖尿病相关教育,将知识和技能教给患者,使他们能够更好地配合医生,监测病情,保障身心健康。

三、三 级 预 防

2 型糖尿病的三级预防是减少糖尿病并发症患者的残疾率和死亡率。

糖尿病慢性并发症是导致糖尿病患者致残、致死的主要原因,严重影响患者的生活质量。早期干预糖调节受损并促使其逆转是糖尿病慢性并发症预防的关键之一。对于新发现的糖尿病患者,尤其是 2 型糖尿病患者,应尽可能早地进行并

发症筛查,以尽早发现和处理是另一关键。并发症的筛查包括:眼:检查视力、扩瞳查眼底;心脏:标准 12 导联心电图、卧位和立位血压;肾脏:尿常规、镜检、24 小时尿白蛋白定量或尿白蛋白与肌酐比值、血肌酐和尿素氮;神经:四肢腱反射、立卧位血压、音叉振动觉或尼龙丝触觉;足:足背动脉、胫后动脉搏动情况和缺血表现;皮肤:色泽、有否破溃、溃疡、霉菌感染、胼胝、毳毛脱落等,同时常规行血液生化检查,包括血脂(胆固醇、甘油三酯、LDL-胆固醇和 HDL-胆固醇)、尿酸、电解质、心肌酶。必要时作进一步检查,对于眼底病变可疑者或有增殖前期、增殖期视网膜病变者,应进一步作眼底荧光造影;有下肢缺血者,行多普勒超声检查、血流测定、肱动脉与足背动脉血压比值测定;疑有心脏病变者,行心脏超声、24 小时动态心电图和血压监测;有肾脏病变者,查肌酐清除率或肾图;怀疑有神经病变者,行神经传导速度测定、痛觉阈值测定等。对于青少年发病的和怀疑有 1 型糖尿病可能的患者,查胰岛细胞抗体、胰岛素抗体和谷氨酸脱酸酶抗体以及血胰岛素或 C 肽水平;对于有胰岛素抵抗表现的患者,测定空腹血胰岛素和 C-肽。完成并发症筛查后,决定患者随访时间及下一步处理,对于无并发症的患者,原则上,2 型糖尿病患者应每年筛查一次,1 型糖尿病患者如首次筛查正常,3～5 年后应每年筛查一次。尽可能地利用计算机建立糖尿病资料库,以便于随访和开展临床研究定期地进行眼底并发症的筛查。对于已出现糖尿病慢性并发症的患者,在控制好血糖的基础上,应积极治疗相关疾病。对于有指征的视网膜病变 3～4 期患者,及时行激光治疗,视网膜剥离和糖尿病性青光眼可以进行手术治疗而避免患者失明,糖尿病合并的白内障可以通过手术治疗而使患者重见光明。适当地限制蛋白质摄入尤其是植物蛋白的摄入,能明显地延缓糖尿病肾病的发生与发展,首选的降压药为血管紧张素转化酶抑制剂或其受体的拮抗剂。严重的糖尿病足病变可以导致患者截肢,教会糖尿病患者如何进行血糖控制和足的保护、早期的血管重建均可使截肢率明显下降。

三级防治需要多学科的共同努力,社区医疗单位的关心、督促与随访帮助,需要综合防治与专科医疗相结合,确保患者得到合理经济的有效治疗。

四、微量元素与糖尿病

关于微量元素与糖尿病的关系也有相关报道,结论较为一致的是三价铬、锌、硒这三种微量元素在糖尿病患者中含量明显降低,适当补充后,可降低高血糖和胰岛素抵抗,改善血脂代谢,减少总胆固醇、甘油三酯、低密度脂蛋白胆固醇的产生,增加高密度脂蛋白胆固醇的含量。铬、锌、硒是人体必需的微量元素,是许多重要代谢酶的组成部分,参与机体的糖、脂肪的代谢,铬作为葡萄糖代谢中心的活性因子,促进细胞对葡萄糖的摄取,促进葡萄糖的氧化磷酸化,促进糖原合成,抑制糖原异生,并可以加速脂肪氧化,预防动脉硬化的发生和发展。锌主要分布在胰岛 β 细胞的分泌颗粒中,促进胰岛素的结晶化,并通过激活羟化酶促进胰岛素原转化为胰岛素,提高胰岛素的稳定性。硒是构成谷胱甘肽过氧化物酶(GSH-Px)的重要成分,参与人体自由基的清除,在糖尿病发生的各阶段均存在抗氧化缺陷。因此,在糖尿病的三级预防中,各阶段均提倡多进食富含铬、锌、硒的食物,如海生植物、动物肝肾、肉类、海产品(鱼、虾)、菌类、酵母、糙米等,但目前尚无具体摄入标准,有待进一步研究。传统中医药在糖尿病的治疗中发挥了积极的作用,但在糖尿病预防中尚缺乏大规模临床试验的依据。

糖尿病的预防在世界各地日益受到重视,生活方式改变及药物干预是主要手段,个别患者需要手术治疗,如何切实有效地施行,参加 2005 北京糖尿病预防高层论坛的世界卫生组织和美国国家疾病控制中心的官员和专家提出:预防要从临床试验走向全面的社区人群防治,优先推广生活方式干预减少肥胖人群,重视政府在糖尿病预防中的作用,干预要从儿童期抓起。

(蒋　蕾)

参 考 文 献

1. 李秀钧. 糖尿病研究进展-第 16 届国际糖尿病联盟大会纪要. 中国内分泌杂志,1998,14(2):34.

2. 张吉凯,王声湧,胡毅玲,等. 国内非胰岛素依赖型糖尿病分子流行病学研究. 预防医学文献信息,2001,7(3):305.

3. 张景兰. 2 型糖尿病危险因素的流行病学研究. 实用医学杂志,2003,5(5):386-388.

4. Sjostrom L, Lindroos AK, Peltonen M, et al. Lifestyle, diabetes and cardiovascular risk factors 10 year after bariatric

surgery. N Engl J Med,2004,351:2683-2693.

5. Pan XR,LI GW,et al. Effects of diet and exercise in preventing NIDDM in people with impaired glucose tolerance The Da Qing IGT and Diabetes Study. Diabetes Care,1997,20:537-544.

6. Tuomilehto J, Lindstrom J, Eniksson JG, et al. Prevention of type 2 diabetes mellitus by change in lifestyle among subject with impaired glucose tolerance. N Engl J Med,2001,344:1343-1350.

7. Knowlez WC, Barrett-Connor E, Fowter SE, et al. Reduction in the incidence of type 2 diabetes with lifestyle intervention or metformin. N Engl J Med,2002,346:393-403.

8. 侯梅萍,肖筑蓉,许萍,等. 营养教育在2型糖尿病一级预防中的作用. 社区医学杂志,2006,4(5):12-14.

9. Chiasson JL,JosseRG,Gormis R,et al. Acarbose for prevention of type 2 diabetes mellitus:the STOP-NIDDM randomized trial. Lancet,2002,359:2072-2077.

10. Buchanan TA,Xiang AH,Peters RK,et al. Prevenation of pancreatic β-cell function and prevention of type 2 diabetes by pharmacological treatment of insulin resistance in high-risk. Hispanic Women Diabetes, 2002, 51:2796-2803.

11. Torgerson JS,Hauptman MN,et al. XENical in the Prevention of Diabetes Obese Subjects(XENDOS)study. Diadetes Care,2004,27:155-161.

12. 陈名道. 2型糖尿病的一级预防. 中华内分泌代谢杂志. 2006,22(1s):5-8.

13. 李卫绢,周丽丽,胡小炜,等. 铬、锌、硒微量元素与糖尿病的三级预防. 海峡预防医学杂志,2006,12(1):22-23.

14. Mita T, Otsuka A, Azuma K, et al. Swings in blood glucose levels accelerate atherogenesis in apolipoprotein E-deficient mice. Biochem Biophys Res Commun,2007,358(3):579-685.

15. Ahmad LA, Camdan JP. Type 2 diabetes prevention:A Review. Clinical Diabetes,2010,28:53-59.

第 81 章

1型糖尿病的预防

1 型糖尿病是一种在遗传基础上由环境因素触发的慢性自身免疫性疾病。机体对胰岛多种抗原成分失去耐受后，主要组织相容性复合物（MHC）-Ⅱ类分子与其处理的 B 细胞抗原共同激活辅助性 T 淋巴细胞中的 Th1 细胞，抑制 Th2 细胞，造成白介素-2（IL-2）、γ-干扰素（IFN-γ）、肿瘤坏死因子-β（TNF-β）等分泌增多，IL-4、IL-10 等减少，导致细胞因子不平衡；进而激活细胞毒性 T 细胞、巨噬细胞、自然杀伤细胞，从而产生氧自由基、一氧化氮、细胞因子（IL-1、TNFα/β、IFN-γ）等，对胰岛 β 细胞产生直接毒性。

1 型糖尿病主要发生于青少年，一旦患病，需要终身依赖胰岛素治疗以维持生命，对个人、家庭和社会造成了沉重的经济负担。1 型糖尿病的发病率目前每 20 年翻一番，而且起病年龄越来越小，原因不明。1 型糖尿病可以造成多种并发症，严重影响着患儿的生活质量，甚至会威胁患儿的生命。因此，对 1 型糖尿病理想的方法是采取有效的预防措施，以防止、减少或延缓疾病的发生。

1 型糖尿病临床发病之前有一个较长的糖尿病前期阶段，在此阶段应用免疫耐受及免疫干预治疗等措施，以期阻止胰岛 β 细胞的免疫破坏过程，可以达到预防或减轻 1 型糖尿病的作用。随着科技手段的进步，将使在人群中大规模进行抗体检测和进行特定遗传标记物检测成为可能，从而有助于筛查出可能发展为 1 型糖尿病的高危个体，为 1 型糖尿病的预防提供一定的先决条件。

近年来，随着 1 型糖尿病遗传免疫发病机制研究的逐步深入，1 型糖尿病的预防研究领域也取得了较快进展。目前对 T1DM 的认识已取得显著进展，包括：①现在可在一定程度上预测 T1DM 的发生；②发现胰岛素可能是首要的自身抗原；③施行免疫调节和免疫抑制治疗可延缓胰岛 β 细胞功能的减退；④抗原特异性治疗已证实在人体有效；⑤多靶标联合治疗目前已进入临床试验 3 期。

目前一系列采用免疫干预等策略防止临床糖尿病发生的课题研究也正在进行之中。根据干预时机的不同，可分为一级、二级和三级预防。一级预防在遗传易感期实施，主要针对具有 T1DM 易感基因的人群，目的是阻止特异性胰岛自身免疫（islet autoimmunity，IA）的发生；二级预防针对 IA 已经启动、胰岛自身抗体阳性的个体，旨在阻止 IA 进展为临床 T1DM；三级预防主要阻止或延缓新诊 T1DM 患者残存 β 细胞进一步凋亡。一级预防和二级预防被称为初级干预，三级预防则被称为次级干预。以表达特定抗原蛋白的核酸作为疫苗来预防疾病已成为国内外学者研究与关注的热点。晚近，人们已将它应用于 T1DM 的预防研究。其主要思路是将编码 T1DM 相关自身抗原（或肽）、CD 分子或 Th2 型细胞因子的核酸序列插入质粒病毒载体构建成相应的疫苗，再通过各种免疫途径将该疫苗接种非肥胖糖尿病（NOD）幼鼠，诱导免疫耐受与免疫调节，从而达到延缓或阻止糖尿病发生的目的。

根据作用机制和环节的不同，1 型糖尿病预防研究的策略主要包括诱导免疫耐受、免疫抑制、免疫调节、细胞因子及自由基免疫干预、中药免疫干预等几个方面，具体分述如下。

一、诱导免疫耐受

（一）自身抗原疫苗（self-antigen vaccine）

研究发现，如果在自身免疫反应前期给予一定数量的可溶性 β 细胞的自身抗原则可以预防 1 型糖尿病的发生，甚至在胰岛炎发生之后，给予抗原治疗也可延缓，甚至阻止病情的发展。其预防糖尿病的机制主要是运用自身抗原诱导自身抗原特异性调节性 T 细胞增殖，下调自身反应性 T 细胞对自身抗原的免疫反应，产生自身免疫耐受。给予模型动物口服或注射谷氨酸脱羧酶（GAD）、胰岛素抗原、热休克蛋白（HSP60）等防治糖尿病的研究已取得一定进展，大规模人群实验研究正在进行中。

1. 胰岛素　对胰岛素的自身反应与T1DM发病过程密切相关。研究表明,在人类及NOD鼠胰岛素链中有与T1DM相关联的主要抗原表位。这个主要表位位于β链的氨基酸9位与23位之间,仅仅是胰岛素原中的这个寡肽才能预防糖尿病。在浸润胰岛的T细胞中,90%是对β9-23肽段起反应。NOD鼠研究资料显示,胰岛素作为一种自身抗原,无论采用口服或注射给药,均可用于T1DM的免疫耐受治疗。Pliox等以自身免疫性DM NOD鼠作为T细胞供体,实验组给予0.8mg人胰岛素饲养,对照组则给予0.8mg鸡卵白蛋白。30天后将实验鼠细胞与致DM的T细胞结合,注射给经照射失去自身免疫的雄性裸鼠。结果发现DM细胞转移30天后,接受饲以胰岛素鼠T细胞的裸鼠发病率为零,该鼠胰岛细胞中含有高水平的IL-4,而IFN-γ为阴性;IL-4 mRNA表达增加,IL-10 mRNA和转化生长因子-β(TGF-β)检测不到。而对照组DM发病率为83%,该组鼠胰腺中IFN-γ为阳性。提示口服胰岛素诱导机体Th2细胞的免疫效果加强,可使胰腺细胞分泌大量的IL-4,抑制Th1自身免疫性T细胞克隆活性,产生对自身免疫性糖尿病的保护作用。

近年有学者将编码胰岛素β链肽9-23(SHLVEALYLVCGERG)基因开放阅读框中插入质粒载体并置于人巨细胞病毒(CMV)启动子下游构建成胰岛素β链核酸疫苗(pInsB),以此疫苗100μg肌注免疫1周龄NOD雌鼠(4、8周龄再行增强免疫),结果能延缓糖尿病发病进程及降低发病率。然而以同样方案免疫IL-4-/-NOD小鼠却无保护效应,表明pInsB必须在IL-4存在时才能起到预防糖尿病的作用。Lee等研究发现,将含有单链胰岛素类似物基因的重组腺病毒表达载体,转染给糖尿病鼠(STZ诱导后)及NOD鼠,可以延缓和抑制其糖尿病的发生和发展。

胰岛素β链氨基酸9-23肽段是自身免疫反应识别的配体,对其进行修饰后得到NBI-6024,在Ⅱ期临床试验中NBI-6024未显示出积极的治疗作用。以胰岛素原或胰岛素β链为特异性抗原诱导免疫耐受的治疗目前正处于临床研究初级阶段,研究人员发现用胰岛素β链加不完全弗氏佐剂制成疫苗不仅安全而且能诱导T1DM相关自身抗原特异性的调节性T细胞增殖,显示出理想的安全性及耐受性,为进行下Ⅰ期临床评价试验

提供了充分的依据。一项小样本人体研究显示,皮下胰岛素给药可以预防或者延缓T1DM的发生。由于胰岛素相对安全且不是免疫抑制剂,它使得大规模人类试验成为可能。

2. 谷氨酸脱羧酶(GAD)　GAD是胰岛细胞的主要自身抗原,部分学者甚至认为GAD就是T1DM的始动抗原。Karge等将鼠GAD核酸疫苗(pGAD,rVV-GAD65)免疫4周龄NOD雌、雄鼠,结果32周龄时糖尿病的累积发病率分别为36%和12.5%。因此认为,早期接种pGAD能提供一定的糖尿病保护效应。深入的研究则发现GAD核酸疫苗的保护效应与接种时间及疫苗剂量相关。Ogino等检测出NOD小鼠T细胞GAD65表位的3种氨基酸序列(P247～266,P509～528,P524～543),并用重组的GAD65肽链疫苗免疫幼龄NOD小鼠,结果证实其可以防止NOD小鼠胰岛炎及糖尿病的发生。还有学者研究发现,给予NOD鼠腹腔注射GAD,可恢复Ts(CD8+)细胞的功能,保护β细胞的超微结构,减轻胰岛炎症程度,延缓糖尿病发生。GAD可促进NOD鼠的T细胞克隆分泌IL-4、IL-10和TGF-β,抑制IL-2和IFN-γ的分泌,从而诱导GAD65特异性免疫调节性T细胞分化为以Th2细胞为主,Th1细胞处于不应答状态,最终抑制糖尿病的发展。

大量临床前期试验证实:GAD65免疫干预治疗可有效缓解或延迟T1DM的发展。2005年瑞典研究人员对重组人GAD疫苗——GAD-alum(GAD为基础的明矾混悬药物Diamyd@)进行人体药物安全性及耐受剂量的临床评估,发现20μgGAD疫苗治疗24周后,空腹C肽水平(FC-P)和餐后2小时C肽水平(2h C-P)均较基线增加;同时无明显不良反应发生。2008年公布了后续研究结果,在第1次给药30个月后,虽然所有受试者FC-P和2h C-P水平均较基线有所降低,但试验组显著高于对照组。但是,若受试者临床T1DM病程超过6个月,则两组间的C肽水平差异无统计学意义。这些数据表明,GAD-alum干预治疗可延缓残存β细胞功能的丧失。然而,最近TrialNet的GAD研究小组却公布了不同的研究结果:应用GAD-alum治疗1年,2h C-P、HbA1c、胰岛素用量无明显改善。为了再次验证其有效性,GAD-alum Ⅲ期临床试验正在欧洲及美国进行。

3. 热休克蛋白(HSP60)　Fanciso等研究发现,给予NOD小鼠注射HSP60的一个肽链P277,

能明显抑制或延缓胰岛炎和糖尿病的进展,增加脾脏 T 细胞 IL-4 和 IL-10 的分泌,而 Th1 细胞对 HSP60 及另两种自身抗原——胰岛素和 GAD 的自身免疫减弱,提示 HSP60-P277 能促使 T 细胞分化,使免疫反应以 Th2 细胞为主。Quintana 等以编码人 hsp60、分枝杆菌 hsp65 的 DNA 序列为靶基因插入质粒 pcDNA3 构建成核酸疫苗 phsp60、pshp65,对 NOD 鼠进行相关研究发现:phsp60 处理组的糖尿病发病率显著降低,胰岛炎的发生率和严重程度显著低于或轻于其他处理组;phsp60 处理组 IFN-γ 明显降低,而白介素 IL-5、IL-10 显著增高。提示 phsp60 的保护效应与 Th 细胞亚型转换相关。

DiaPep277 是 HSP60 分子中一段长约 24 个氨基酸的肽链,可作为抗原诱导 IA 的产生。Ⅱ期临床研究发现:皮下注射 DiaPep277 可使新诊成年 T1DM 患者残存 β 细胞功能衰竭延缓 12 ~ 18 个月,在此基础上 DiaPep277 顺利进入Ⅲ期临床试验。

(二)MHC-Ⅱ类分子

对 BB 鼠及 NOD 鼠的研究发现,巨噬细胞和(或)树突状细胞在 MHC-Ⅱ类分子的协助下,将 β 细胞特异性自身抗原呈递给 CD4[+]T 细胞,是引发 T1DM 的启动步骤。因此,在自身免疫应答中起重要作用的 MHC-Ⅱ类分子用于免疫耐受是近年 T1DM 诱导免疫耐受的热点。有学者设计了一种来源于 NOD 鼠 MHC-Ⅱ类 I-Ag7 分子 β 链第三高变区的环状肽 Diavax 作为自身抗原,并将该自身抗原接种于 5 ~ 9 周龄的 NOD 鼠,结果发现,对照组 87% 发生 T1DM,而 Diavax 组仅 28% 发生 T1DM。进一步的研究发现,Diavax 不产生全身性免疫抑制,但可诱导肽特异性抗体及记忆性 T 细胞,通过免疫调节,发挥预防 T1DM 的作用,而且这一作用与其构型相关。晚近有学者采用鼠 MHC-Ⅱ类 I-Ag7β 链的第 54 ~ 76 位氨基酸的肽免疫 NOD 鼠,发现该肽可通过诱导 T 细胞增殖及 Th2 型细胞因子的产生,并产生肽特异性 IgG1 抗体,对自发性及环磷酰胺诱发的 NOD 具有预防作用。

(三)其他可用于口服诱导免疫耐受的抗原

包括:大肠埃希菌脂多糖、克雷伯杆菌脂蛋白、乳酸杆菌酪蛋白、霍乱毒素分子 B 亚单位。上述方法已被动物实验所证实。

二、免 疫 抑 制

环孢素与他克莫司通过抑制钙神经素减少 IL-2 的分泌,如果在不同细胞增殖中 IL-2 是必需的话,那么这两种药则有免疫抑制效应。研究证实,给予平均年龄 15.4 岁的 1 型糖尿病患者环孢素 A 干预,45% 患者 1 年内病情缓解,不需要胰岛素干预,糖化血红蛋白和 C-肽水平恢复正常;而停药数周后,病情全部复发。提示用 T 细胞功能抑制剂可以抑制 T 细胞或巨噬细胞及其他抗原递呈细胞的功能,预防糖尿病的发生。目前这些药物的研究只有一些临时性结果,而且由于此种非特异性免疫抑制对肾脏、肝脏及神经系统有严重毒性作用,患者大多不能耐受,目前已不再应用。

糖皮质激素已经广泛地应用于免疫抑制治疗,其抗炎症效应在不同的方法中起作用,但其主要作用是抑制粒细胞和淋巴细胞。不幸的是长期使用会出现多个严重的不良反应,包括体重增加,血脂异常甚至类固醇诱导的糖尿病。

糖皮质激素在多个临床试验中已经用到,与硫唑嘌呤联合应用,半数新发 T1DM 患者的 β 细胞功能有改善,但由于有明显的副作用,T1DM 的干预方案中类固醇已不再应用。

三、免 疫 调 节

根据作用机制的不同,免疫调节剂可以分为 3 类:第一类,促进 T 细胞分化,使免疫反应以 Th2 细胞为主,包括弗氏佐剂、卡介苗、双羟维生素、胰岛素样生长因子-1、抗白介素-12 抗体、磷酸二酯酶抑制剂等;第二类,主要抑制 T 细胞对抗原的识别及其引发的免疫失衡,包括抗 CD3 抗体、抗 CD4 抗体等 T 细胞单克隆抗体;第三类,主要抑制胰岛细胞凋亡,包括烟酰胺、FasL、低剂量 γ-射线辐照等。

1. 完全弗氏佐剂(CFA)和不完全弗氏佐剂(IFA)　研究表明,给予 NOD 小鼠注射 CFA 能延缓或抑制糖尿病的发生,减轻胰岛炎的程度,增高 T 细胞 IL-4 的产生,减弱 GAD67 的增殖反应。Liddi 等研究发现,NOD 小鼠注射 IFA 后,糖尿病发生率降低,IL-4 浓度增高,IFN-γ 浓度降低。提示 IFA 对糖尿病的保护作用是通过促进 Th2 细胞的免疫效果,抑制 Th1 细胞克隆的活性而实现的。

2. 卡介苗(BCG)　BCG 作为一种生物反应调节剂,作用持久、有效。有研究发现,在 NOD 鼠中接种 BCG 可预防 T1DM 的发生,此作用可能是由于对自身免疫的非特异性抑制实现的。深入的研究发现,BCG 接种可以增加 NOD 鼠血清及脾细胞培养上清液中 IL-4 的含量,改变其中 IL-4/IFN-γ 的比例,增加脾 $CD4^+CD45RB$ T 细胞。提示 BCG 能促进 Th2 细胞的免疫效果,在易感个体糖尿病前期接种 BCG 可有效预防 T1DM 的发生。

3. $1,25(OH)_2D_3$　$1,25(OH)_2D_3$ 是维生素 D 在体内的生理活性形式。不仅具有钙磷代谢调节作用,而且还具有其他十分广泛的生物学效应。尤其是其独特的免疫调节作用近年来越来越受到重视,并在多种自身免疫性疾病的动物模型中得到了证实。

研究表明,人体内存在特异性维生素 D 受体(SVDR),$1,25(OH)_2D_3$ 就是与其结合后而发挥生物学效应的。免疫细胞如单核细胞/巨噬细胞及活化的 T 淋巴细胞表面存在特异性维生素 D 受体,胰岛 β 细胞也存在此受体。

近年的研究还发现,$1,25(OH)_2D_3$ 能明显减轻 NOD 鼠胰岛素炎严重程度,阻止 NOD 小鼠自发性糖尿病的发生。进一步的研究表明,$1,25(OH)_2D_3$ 预防 NOD 鼠发生糖尿病的机制之一可能是与 $CD8^+T$ 细胞亚群增加,使机体内免疫抑制作用增强,从而纠正免疫失衡状态,使 $CD4^+$ Th1 介导的胰岛炎和 β 细胞损伤过程中断有关。同时,由于 Th1 细胞因子 IFN-γ 降低,Th2 细胞因子 IL-4 增加,Th2 细胞因子可抑制 Th1 细胞及其细胞因子的产生,还可促进 Th2 细胞的生成和发育。推测 $1,25(OH)_2D_3$ 对糖尿病的保护作用可能不止是降低损害性的 CD4+Th1 细胞,更重要的是促进了 CD4+T 细胞亚群由 Th1 向 Th2 亚群转化,增加了具有保护作用的 $CD4^+Th2$ 细胞。

4. 磷酸二酯酶抑制剂(PTX)　文献报道,给予 NOD 小鼠口服 PTX 可减低胰岛炎严重程度,预防糖尿病的发生。选择性磷酸二酯酶Ⅳ抑制剂(咯利普兰,rolipram)的效果较 PTX 强 100 倍。它们的预防机制可能与阻断包括 IL-12、INF-γ、TNF-α 在内的炎性因子的产生有关。

5. IL-12 抗体(anti-IL-12)　Fujihira 等研究发现,给予 anti-IL-12 干预,可抑制 NOD 小鼠胰岛炎和糖尿病的发生发展,提高血清和脾脏的 IL-4 和 IL-10 浓度,降低 IL-2 和 IFN-γ 的浓度。由此证明 anti-IL-12 可有效抑制 Th1 型细胞因子的分泌,使免疫反应以 Th2 型细胞因子为优势,从而抑制糖尿病的发生和发展。

6. 抗 CD3 和 CD4 抗体(anti-CD3,anti-CD4)　文献报道,给 NOD 小鼠注射 anti-CD3,可明显缓解其糖尿病的发生,而且它的缓解是长期的。20 世纪 90 年代初期,动物模型试验证实抗 CD3 单克隆抗体可以长期缓解 NOD 小鼠 IA,然而其丝裂原活性引起的不良反应大大限制了其在人体的使用,改良后的人源化 CD3 单克隆抗体无丝裂原活性,主要包括 hOKT3γ1(AlaAla)和 ChAgly CD3 两种。早期的临床研究发现静脉注射 hOKT3γ1 可显著保存或改善新诊 T1DM 患者残存胰岛 β 细胞功能至少 12 个月,且无严重的不良反应。而 ChAgly CD3 可保存新诊 T1DM 患者残存胰岛 β 功能至少 48 个月,但试验相关不良反应的发生频率比 hOKT33γ1 高,可能与 ChAglyCD3 累积剂量较高有关。于是进行了低剂量 ChAry CD3(之前剂量的 1/16)Ⅲ期临床试验——Defend-1 研究。然而,结果表明低剂量的 ChAgly-CD3 对新诊 T1DM 患者并无保存残存胰岛 β 功能的作用。hOKT3γ1 的Ⅲ期临床试验名为 Progete,以降低新诊 T1DM 患者的 HbA1c 和减少胰岛素依赖剂量为复合终点。虽然该试验并未达到上述终点,但后期分析发现,如用 C 肽水平作比较,治疗组胰岛 β 细胞功能的保存或改善明显优于对照组,目前关于 anti-CD3 二级预防的临床试验也已启动。

Phillips 等研究发现,特异性 anti-CD4 YTS177 能有效抑制 CD4Th1 细胞活性,减少 IFN-γ 分泌和 mRNA 表达,阻断巨噬细胞等对胰岛细胞的直接损害,同时降低的 IFN-γ 水平可以下调胰腺组织 NHC-Ⅱ 的表达,延缓糖尿病的发生。

7. 抗 CD20 单克隆抗体(anti-CD20)　近年来 Anti-CD20 利妥昔单抗(rituximab)已成为治疗 T1DM 的新措施。一项针对 rituximab 的临床研究给予年龄 8~40 岁的新诊 T1DM 患者注射 rituximab 或安慰剂,第 1 次给药后 12 个月时与基线相比,治疗组混合餐后 2h C-P 释放曲线下面积下降率明显低于对照组,同时 HbA1c 及胰岛素治疗剂量均低于对照组,说明短期 rituximab 部分保存了 β 细胞的功能。

8. 烟酰胺(NA)　凋亡在胰岛 β 细胞损伤坏死的过程中起着重要作用,是各种免疫细胞、损伤因子作用于 β 细胞的共同转归。NOD 鼠通常在 3~7 个月时发生 T1DM,注射环磷酰胺(CY)可加速 T1DM 的发病。既往研究发现用 CY 处理后的 NOD 鼠给予烟酸可阻止或延缓其 T1DM 的发病。有学者以用 CY 处理的 NOD 雄性鼠为研究对象，在 CY 处理前 15 分钟及处理后每天给予烟酸，观察胰岛 β 细胞凋亡。结果发现用烟酸可以显著减少 12 周龄雄性 NOD 鼠在 CY 处理第 7 天的胰岛 β 细胞凋亡，从而延缓 T1DM 的发生。其机制可能是通过抑制多聚二磷酸腺苷核糖合成酶（PADPRS）的活性，防止烟酰胺腺嘌呤（NAD）的缺失，从而阻断凋亡，抑制和延缓糖尿病的发生。

9. Fas 和 FasL　有文献报道，Fas/FasL 系统参与 β 细胞的凋亡。Kim 等发现，FasL 能促进表达 Fas 的 CD4 细胞凋亡，从而抑制或延缓 NOD 小鼠胰岛炎和糖尿病的发生和发展。

10. 放射干预　Takahashi 等研究发现，给予 NOD 小鼠低剂量 γ 射线辐照干预，可以提高 SOD 活性，抑制细胞凋亡，从而抑制 NOD 小鼠糖尿病的进展。

四、细胞因子及自由基免疫干预

在 T1DM 的自身免疫过程中，Th1 亚群及其细胞因子产物 IL-2、IFN-γ、TNF-β 等占据主导，其作用强于 Th2 亚群及其细胞因子-IL-4 和 IL-10。Th1 型细胞因子可引发胰岛炎中免疫/炎症过程的级联反应，通过激活细胞毒性 T 细胞，产生氧、氮自由基等，对胰岛 β 细胞产生毒性作用。因此，预防 β 细胞损伤及 T1DM 的发生应着眼于激活 2 型细胞因子的产生或作用，抑制 1 型细胞因子及氧、氮自由基的产生或作用。近年来，有些研究直接用 Th2 型（IL-4、IL-10）或 Th3 型（TGF-β）细胞因子预防 1 型糖尿病的发生，并取得了一定效果。

上述细胞因子可以阻滞免疫反应的一些步骤，包括抗原递呈细胞的抗原递呈，Th1 细胞的活化和分化，以及一些炎症因子和一氧化氮（NO）的产生，或是一些效应细胞（细胞毒性 T 淋巴细胞、巨噬 NK）的活化，从而促进 Th2 细胞分化，因此具有显著的抗炎性和免疫调节效应。

1. IFN-γ　IFN-γ 参与了 T1DM 的免疫病理过程，有研究表明，对 NOD 鼠给予 IFN-γ 单克隆抗体（IFN-γmAb），可预防 T1DM 的发病。有学者曾设计了一种非免疫源性可溶性 IFN-γ 受体（Sifn-γR），能与 IFN-γ 结合，其亲和力高于 IFN-γmAb，结果发现在 NOD 鼠中，Sifn-γR 能使 IL-2

水平下降，IL-6 水平增高，从而预防了 T1DM 的发生。Prudhomme 等构建了重组 IFN-γ 受体基因表达质粒，肌注糖尿病鼠后，因抑制 IFN-γ 的作用而延缓了糖尿病的发展。Kanagawa 等发现，将一种 129 鼠种带有破坏的 IFN-γ 受体基因的染色体片段转染给 NOD 鼠，可以抑制其自身免疫性糖尿病的发生。这种保护作用是由 IFN-γ 受体基因综合位点上的糖尿病保护基因诱导产生的。

2. TNF-α　TNF-α 也是自身免疫研究的热点之一。Grewal 等建立了在胰岛素 II 启动子（RIP）调控下表达 TNF-α 的转基因 NOD 鼠模型，发现在此转基因鼠中，胰岛中 TNF-α 的表达可预防 T1DM 的发病。进一步的研究发现，胰岛中 TNF-α 的表达可通过降调节脾细胞对自身抗原的应答，调节自身反应性 T 细胞的分化，从而预防 NOD 鼠发生 T1DM。

3. IL-4　在胰腺炎的初期，NOD 鼠表现为胸腺细胞及外周 T 细胞低增殖反应，这与 IL-4 分泌减少有关。对 2 周龄的鼠每周 3 次腹腔注射 IL-4，治疗 10 周可预防胰腺炎及 T1DM 的发病。其机制是通过调节自身反应性细胞向炎症部位的趋化及稳定胸腺、脾及胰岛中保护性 Th2 细胞实现的，因此提示 IL-4 治疗可有利于 CD4+Th2 的增殖，从而预防 T1DM。有学者用反转录病毒为载体构建 IL-4 核酸疫苗并体外转染糖尿病前期 BB 大鼠脾淋巴细胞，随后再将这些淋巴细胞注入 3~4 周龄 BB 大鼠的腹腔内，结果半数的大鼠未进展为糖尿病。Pauza 等构建了一种转基因鼠模型，其 T 淋巴细胞可以持续表达 IL-4 特异性转录因子 c-Maf。转基因鼠和糖尿病鼠的杂交后代，其糖尿病和胰岛炎的发生率明显降低。

4. 一氧化氮（NO）　部分体外实验研究认为 NO 可能是细胞因子诱导的 β 细胞损伤的介质，在细胞因子作用下可诱导 NO 合成酶的表达。阻断 NO 合成酶的作用在一些动物模型中可预防 T1DM 的发生。

Hisafumi 等将含有 IL-12 P40 基因的重组腺病毒表达载体转染给胰岛 β 细胞，并将其移植到糖尿病小鼠的肾被膜下，结果发现，胰岛炎和糖尿病发生延缓，IL-γ 的产生减少。同样，用腺病毒为载体构建的 IL-10 核酸疫苗也可有效防止 NOD 小鼠发生糖尿病。此外，有研究对 NOD 小鼠肌内注射转化生长因子（TGF）-β1 核酸疫苗，结果使 IL-12 和 IFN-γmRNA 的表达受抑，IFN-γ/IL-

4mRNA 的比率下降,也达到了减轻胰岛炎及降低糖尿病发病的目的。

五、中药免疫干预

近年来,植物降血糖成分的研究进展较快。目前发现的降血糖成分有多糖和糖苷类、生物碱、黄酮及其苷、皂苷和萜类等多种化学结构类型。其中多糖类有 24 种结构的 86 种化合物,是所有降糖成分中比重最大的一类。Kobayashi 等发现人参提取物可降低 NOD 鼠的 IFN-γ 含量,增高 IL-4 含量从而预防糖尿病的发生发展。

近年文献报道,黄芪多糖(APS)对免疫系统具有调节作用。有研究发现,预先用 APS 免疫 NOD 鼠,其 1 型糖尿病的患病率相对于对照组小鼠的患病率明显降低;用 APS 预免疫后,NOD 小鼠的 1 型糖尿病的发病时间(约 26 周),与对照组小鼠(22 周)相比明显延缓;同时可以明显提高 NOD 小鼠 C-P 水平。胰岛病理学观察结果显示,APS 预免疫小鼠的胰岛数目保存良好,炎症出现率较低,胰岛炎症程度较轻。另外实验结果表明,在 NS 对照组 NOD 小鼠的外周淋巴器官脾脏中及胰岛炎症细胞中,均存在 CD4⁺T 细胞比例增多反应,及 CD4/CD8 T 细胞比值增高,这与以前报道的 NOD 小鼠、1 型糖尿病小鼠发病为 CD8⁺ 的 Ts 细胞亚群缺陷一致。用 APS 预免疫的雌性 NOD 小鼠脾组织中淋巴细胞则以 CD8⁺T 细胞亚群为主,CD4/CD8 亚群比例下降甚至倒转,其胰腺组织中的 CD4⁺T 细胞浸润明显减少,且被限制在胰小岛外周。提示早期应用 APS 预免疫可以纠正 NOD 小鼠 Ts 细胞的缺陷,恢复其细胞功能,使免疫作用加强,纠正免疫失控状态,使 T 细胞介导的自身免疫性 β 细胞损伤过程中断,保护了胰岛 β 细胞,防止胰岛细胞的胰岛炎等其他自身免疫现象,从而预防或延缓 NOD 小鼠糖尿病的发病。

还有文献表明,APS 有调节细胞因子活性作用,APS 可能通过抑制和清除活性氧自由基,从而保护胰岛 β 细胞不再受免疫性损害。其具体机制尚有待进一步研究。

综上所述,目前对 1 型糖尿病进行免疫干预的研究,已经取得了显著的进展,主要措施包括免疫耐受、免疫抑制、免疫诱导和免疫干预等。在所有预防与干预研究中,最有希望的研究是根据糖尿病特异性自身抗原重建免疫耐受。始动自身抗原的识别仍然在争论当中,不过越来越多的资料表明人类糖尿病始动自身抗原是胰岛素或胰岛素原。可以想象可能需要采用联合治疗两管齐下来扭转自身免疫。一种联合可能是使用免疫抑制以减少自身攻击性的 T 细胞群,接着通过抗原为基础的治疗增强抗原特异性调节性 T 细胞群。同时胰岛素给药的仪器一直在更新发展,很有可能在不久的将来一种智能化的胰腺将应用于临床,它将产生一种最优的糖尿病治疗方法,但本身不能治愈糖尿病。因此完全彻底弄清 T1DM 精确的发病机制及预防和治疗仍然是终极挑战。

T1DM 有待解决的问题仍很多:①首要的问题是目标抗原是单一的还是有多种的;②T 细胞受体的序列尚不清楚;③各种预防治疗措施是否针对根本病因。这些归根结底需要揭示 T1DM 致病的基本机制。

糖尿病专家 Eisenbarth 指出了今后 1 型糖尿病的研究热点:①寻找环境中普遍存在的可能影响 1 型糖尿病发病的物质和因素。②分离人的 T 细胞确定人类糖尿病致病的三联体的序列和功能。③选择目前已成功的治疗方案并联合治疗,以保护胰岛功能。④放眼长远,仍需研究清楚针对致病三联体的特异性治疗方法。所有这些工作需要许多临床和科研工作者的奉献,同时应把这些可能的临床预防试验的信息和机会提供给新发的 1 型糖尿病患者及其亲属。

由于人类的遗传背景的复杂性,以及人类与 NOD 鼠的糖尿病尚有差别,因此,各种预防策略应用到临床尚有很长的一段路要走。各种免疫干预及免疫耐受治疗药物在用药时机,剂量及其作用机制等方面均尚待进一步研究。相信随着对 1 型糖尿病发病机制的深入研究,通过调节细胞克隆活性或自身反应性来预防人类由 T 细胞介导的自身免疫性糖尿病终将成为可能。

(桑艳梅　朱逞)

参 考 文 献

1. 欧尔班等. 应用新疫苗预防 1 型糖尿病. 糖尿病天地, 2011,5(6):283-287.

2. Coon B, An LL, Whitton JL, et al. DNA immunization to prevent autoimmune diabetes. J Clin Invest, 1999, 104: 189.

3. Bot A, Smith D, Bot S, et al. Plasmid vaccination with insulin B chain prevents autoimmune diabetes in nonobese diabetic mice. J Immunol, 2001, 167:2950.

4. Karges W, Pechhold K, Al Dahouk S, et al. Induction of

autoimmune diabetes through insulin（but not GAD65）DNA vaccination in nonobese diabetic and in RIP-B7. 1 mice. Diabetes,2002,51:3237.

5. Agardh CD,Cilia CM,Lelhagen A,el al. Clinical evidence for the safety of CAD65 immunomodulation in adult—onset antoimmune diabetes. J Diabetes Complications,2005,19:238-246.

6. Ludvigsson J,Faresjo M,Hiorth M,et al. GAD treatment and insulin secretion in recent-onset type l diabetes. N Engl J Med,2008,359:1909-1920.

7. Fanciso J,Quintana P,Boros DI,et al. Vaccination with empty plasmid DNA or CpG oligonucleotide inhibits diabetes in NOD mice:modulation of spontaneous 60-kDa heat shock protein autoimmunity. J Immunol,2000,165(11):6148.

8. Quintana F J,Carmi P,Cohen IR. DNA vaccination with heat shock protein 60 inhibits cyclophosphamide-accelerated diabetes. J Immunol,2002,169:6030.

9. Chaturvedi P,Agrawal B,Zechel M,et al. A self MHC class beta-chain peptide prevents diabetes in nonobese diabetic mice. J Immunol,2000,164(12):6610.

10. Liddi R,Shebeb AL. Incomplete Freund's Adjuvant reduces diabetes in the non-obese diabetic mouse. Horm Metab Res,2000,32:201.

11. Hiltunen M,Lonnrot M,Hyoty H,et al. Immuniazation and type 1 diabetes mellitus:is there a link? Drug Saf,1999,20(3):201.

12. 陶洁,赵文波,张志利,等. 1,25(OH)$_2$D$_3$对 NOD 小鼠 1 型糖尿病的免疫干预及其机制研究. 山西医药杂志,2006,35(12):1058.

13. Fujihira K,Baker AJ,Soto H,et al. Suppression and ac-celeration of autoimmune diabetes by neutralization of endogenous Ⅱ-2 in NOD mice. Diabetes,2000,49:1998.

14. Keymeulen B,Walter M,Matbian C,et al. Four-year metabolic outcome of a randomised controlled CD3. antibody trial in recent onset type 1 diabetic patients depends on their age and baseline residual beta cell mass. Diabetologia,2010,53:614-623.

15. Keymeulen B,Candon S,Fail-Kremer S,et al. Transient Epstein-Barr virus reactivation in CD3 monoclonal antibody-treated patients. Blood,2010,115:1145-1155.

16. Kim S,Kim KA. Inhibition of autoimmune diabetes by Fas Ligand:the paradox is solved. J Immunol,2000,164:2931.

17. Lan RY,Ansari AA,Lian ZX,et al. Regulatory T cells:development,function and role in autoimmunity. Autoimmun Rev,2005,4:351.

18. Zipris D,Karnieli E. Single treatment with IL-4 via retrovirally transduced lymphocytes partially protects against diabetes in biobreeding（BB）rats. J Pancreas,2002,3:76.

19. Pauza ME,Nguyen A. Variable effects of transgenic c-Maf on autoimmune diabetes. Diabetes,2001,50:39.

20. Thomas HE,Darwiche R,Corbett JA,et al. Interleukin-1 plus γ-interferon-induced pancreatic β-cell dysfunction is mediated by β cell nitric oxide production. Diabetes,2002,51:311.

21. 陈蔚,刘芳,俞茂华,等. 黄芪多糖对 NOD 小鼠 1 型糖尿病的预防作用. 复旦学报（医学科学版）,2001,28(1):57.

22. 朱剑,刘煜. 核酸疫苗预防 1 型糖尿病的研究进展. 国外医学内分泌分册,2004,24(1):30.

索　引

Y

Z

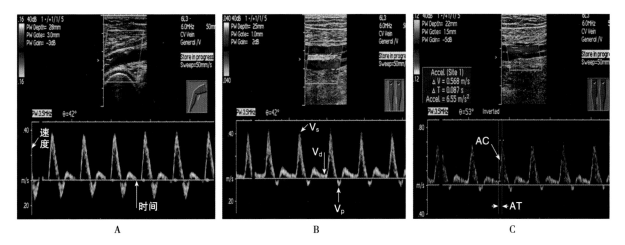

图 21-3　肢体动脉 PW
A. 动脉"流速-时间"曲线图；B. Vs、Vd、Vp 测量图；C. AC、AT 测量图

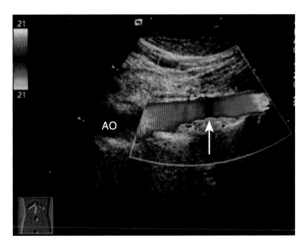

图 21-4　腹主动脉（AO）CDFI
图中红色血流信号示血流方向朝向探头；蓝色血流信号示血流方向背离探头；箭头示血流方向垂直探头，无血流信号显示；血流信号颜色的明暗度示平均血流速度大小

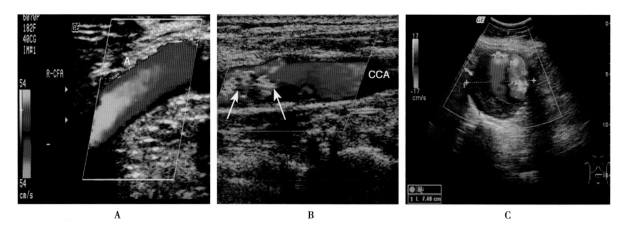

图 21-5 动脉血管 CDFI

A. 正常股动脉层流血流；B. 颈动脉狭窄后"五彩镶嵌"（箭头）湍流血流；C. 腹主动脉瘤涡流血流
（同一段血管内同时显示红色和蓝色血流信号）

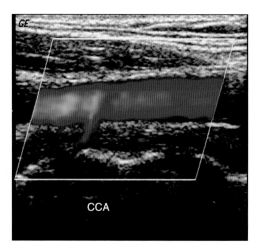

图 21-7 颈总动脉 CDFI

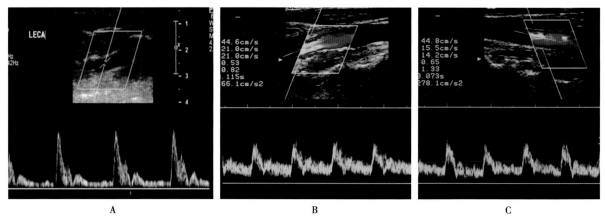

图 21-8 正常颈外动脉（A）、颈内动脉（B）、颈总动脉（C）PW

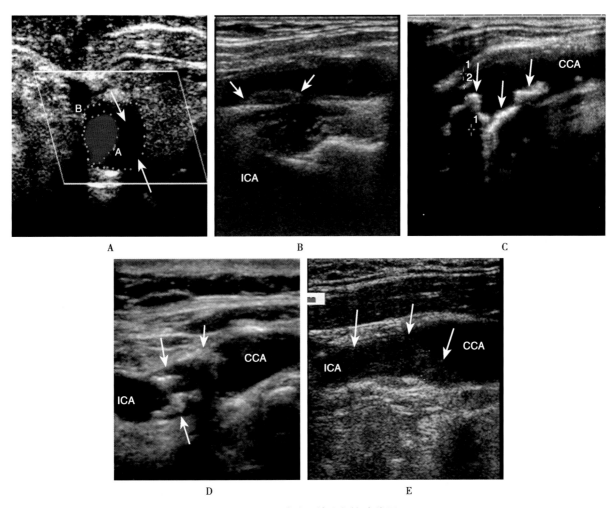

图 21-9 颈动脉斑块和闭塞声像图

A. 颈总动脉横切面示低回声软斑(箭头);B. 颈内动脉纵切面示等回声软斑(箭头);C. 颈总动脉纵切面示多发强回声硬斑(箭头),部分硬斑后方伴声影;D. 颈总动脉和颈内动脉交界处示混合回声斑块(箭头);E. 颈总动脉膨大处和颈内动脉近段充满较均质等回声示颈内动脉近段闭塞(箭头)

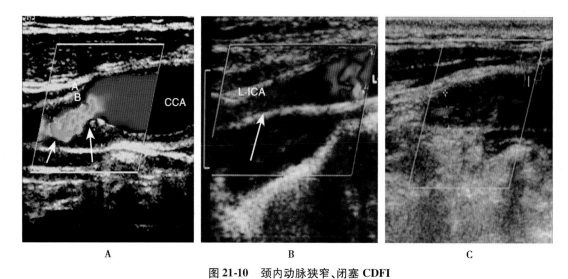

图 21-10　颈内动脉狭窄、闭塞 CDFI

A. 斑块致颈内动脉近端狭窄,狭窄出口处示"五彩镶嵌"血流信号(箭头);B. 颈内动脉近段闭塞,血管内无明显彩
色血流信号显示(箭头);C. 颈内动脉近段闭塞后部分再通,血管内示细小、断续彩色血流信号

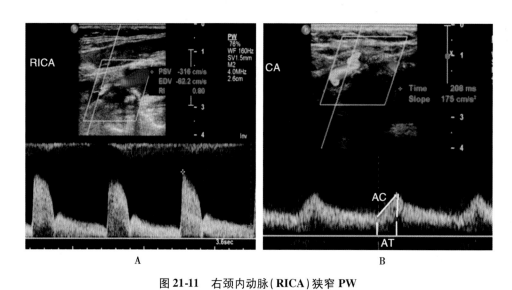

图 21-11　右颈内动脉(RICA)狭窄 PW

A. RICA 狭窄出口处动脉峰值流速明显增高,Vs 达 316cm/s;B. RICA 狭窄远端动脉收缩早期加速度
减低 AC 为 175cm/s²,加速时间延长 AT 为 0.208s

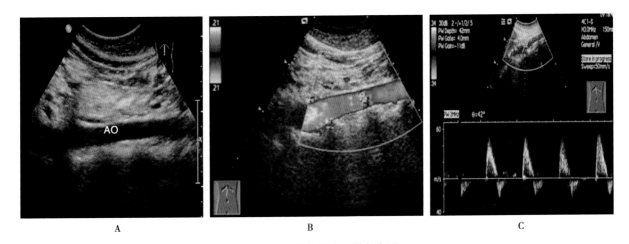

图 21-12　腹主动脉正常声像图

A. 腹主动脉 2D 显示血管壁光滑,血管腔为无回声;B. 腹主动脉 CDFI 显示血管内层流血流(红、蓝颜色分别表示血流朝向和背离探头);C. 腹主动脉 PW 显示血流频谱形态为"双相高阻"型

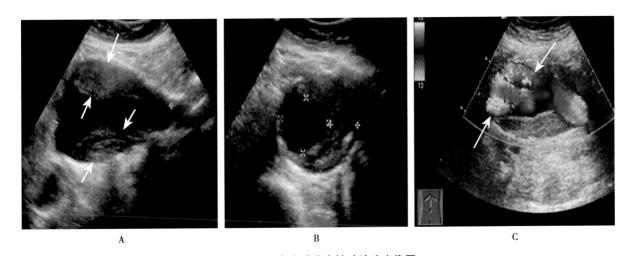

图 21-13　腹主动脉真性动脉瘤声像图

A. 2D 纵断面显示腹主动脉真性动脉瘤伴前、后壁附壁血栓(箭头);B. 2D 横断面显示腹主动脉真性动脉瘤伴前后壁、左侧壁附壁血栓;C. CDFI 纵断面显示腹主动脉真性动脉瘤内红、蓝相间涡流血流信号(箭头)

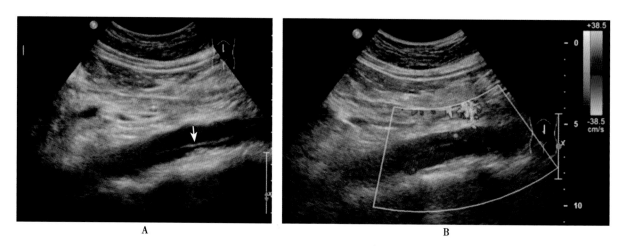

图 21-14　腹主动脉夹层动脉瘤
A. 2D 箭头示真、假腔之间条索状隔膜;B. CDFI 红色示真腔血流信号,假腔无血流信号

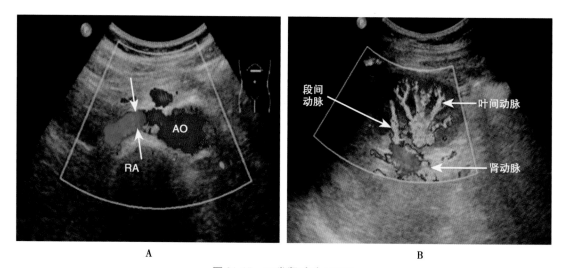

图 21-15　正常肾动脉 CDFI
A. 右肾动脉(RA)从腹主动脉(AO)分出后近段层流血流信号(箭头);B. 各级肾动、静脉呈"树枝状"分布的彩色血流信号图

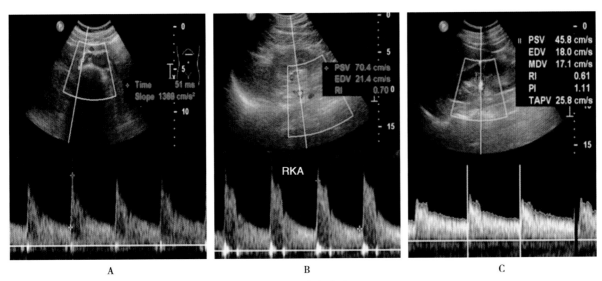

图 21-16　正常肾动脉 PW

A. 肾外近段肾动脉 PW 显示 AC 为 1369cm/s², AT 为 0.05s; B. 肾门处肾动脉 PW 显示 Vs 为 70.4cm/s, RI
为 0.70; C. 段间肾动脉 PW 显示 Vs 为 45.8cm/s, RI 为 0.61

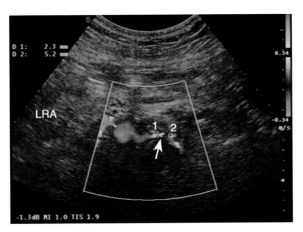

图 21-17　左肾动脉狭窄 CDFI 显示狭窄出口
"五彩镶嵌"血流信号(箭头)

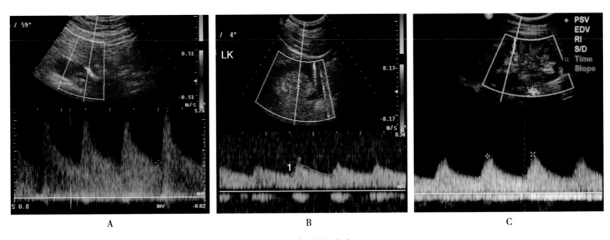

图 21-18　肾动脉狭窄 PW

A. 肾外近段主肾动脉狭窄 PW 显示 Vs 为 573cm/s, Vd 为 273cm/s; B. 段间肾动脉 PW 显示 AC 为 l05.4cm/s²,
AT 为 0.13s; C. 叶间肾动脉 PW 显示 AC 为 98.1cm/s², AT 为 0.18s

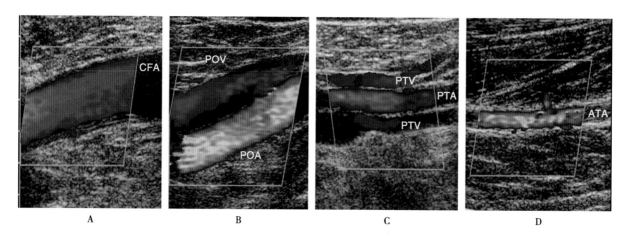

图 21-20　正常下肢动脉 CDFI 显示层流血流信号
A. 股总动脉(CFA);B. 腘动、静脉(POA、POV);C. 胫后动、静脉(PTA、PTV);D. 胫前动脉(ATA)

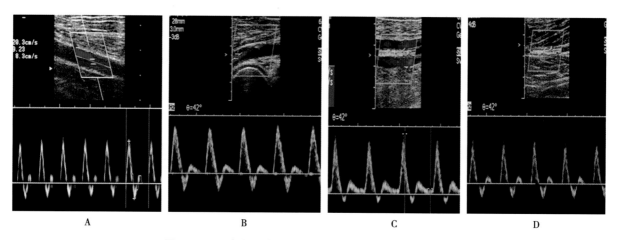

图 21-21　正常人下肢动脉 PW 显示"三相高阻"血流频谱
A. 股浅动脉 PW;B. 腘动脉 PW;C. 胫后动脉 PW;D. 胫前动脉 PW

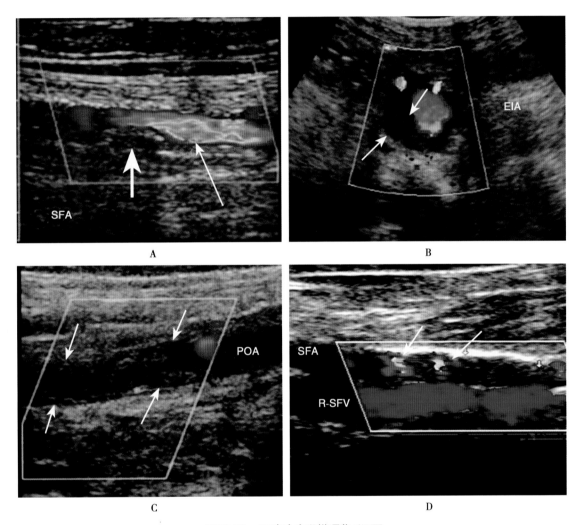

图 21-23　下肢动脉粥样硬化 CDFI

A. 股浅动脉(SFA)等回声斑块(短粗箭头)致狭窄处血流束变细,狭窄出口处呈"五彩镶嵌"血流信号(长细箭头);B. 髂外动脉(EIA)内侧壁低回声斑块(箭头)致血流信号(蓝色)偏心;C. 腘动脉(POA)上段闭塞致血管腔内无明显血流信号显示(箭头);D. 股浅动脉(SFA)中段血管闭塞后部分再通,血管内显示不规则、断续血流信号(箭头),其后方右股浅静脉(R-SFV)血流信号显示良好

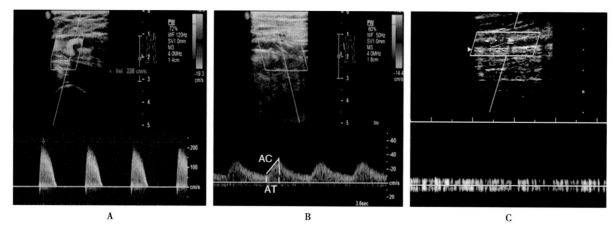

A   B   C

图 21-24　下肢动脉粥样硬化性狭窄或闭塞 PW

A. 股动脉狭窄开口处显示"单相"高速(Vs 为 228cm/s)湍流血流频谱,频窗小,频带宽;B. 股动脉狭窄远端显示"单相低速"血流频谱,频窗小,频带宽,AC 减小,AT 延长;C. 胫前动脉近段闭塞,其远端显示"静脉样"血流频谱

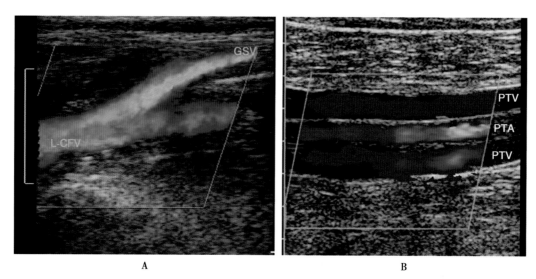

A   B

图 21-26　正常下肢静脉 CDFI 显示层流血流信号

A. 左股总静脉(L-CFV)和大隐静脉(GSV);B. 胫后静脉(PTV)和胫后动脉(PTA)

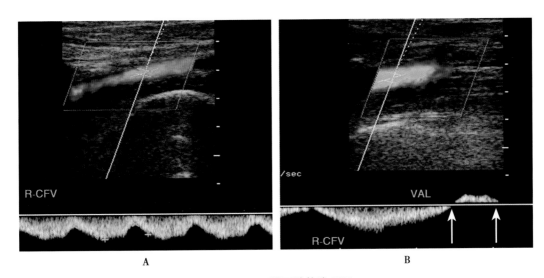

图 21-27　正常下肢静脉 PW

A. 右股总静脉(R-CFV)随呼吸而变化的周期性血流频谱;B. 右股总静脉(R-CFV)Valsalva 试验时,
显示短暂反流血流频谱(箭头)

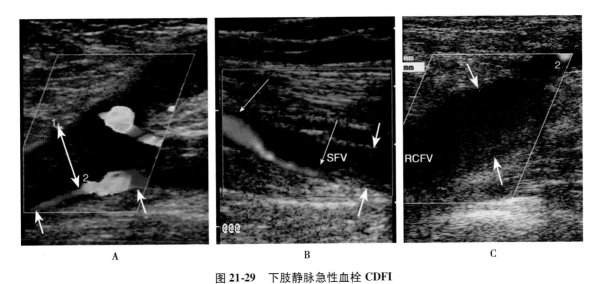

图 21-29　下肢静脉急性血栓 CDFI

A. 股总静脉急性血栓部分阻塞(双向箭头),显示彩色血流束变细(单向箭头);B. 股浅静脉急性血栓部分阻塞
伴彩色血流束变细(长细箭头)和完全阻塞(短粗箭头)伴无明显血流信号显示;C. 股总静脉急性血栓完全阻塞,
显示血管明显增宽伴无明显血流信号显示(箭头)

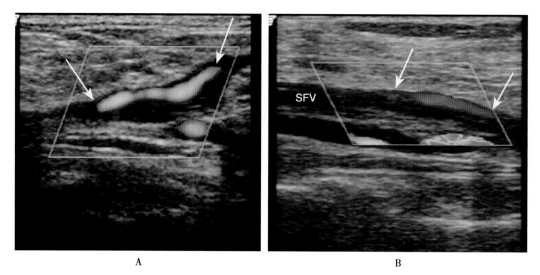

图 21-31　股静脉慢性血栓部分再通
彩色多普勒超声显示股静脉内变细、不规则的血流信号（箭头）

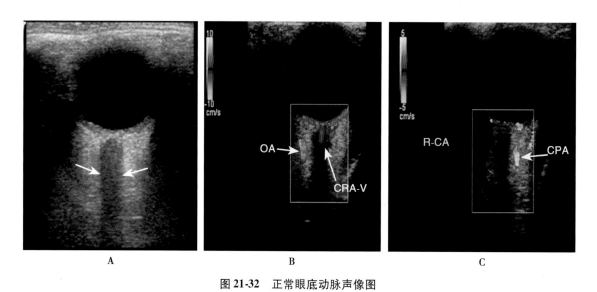

图 21-32　正常眼底动脉声像图
A. 眼底 2D 显示球后视神经暗区（箭头）；B. 眼底 CDFI 显示眼动脉（OA，箭头）和视网膜中央动、静脉（CRA-V，
箭头）；C. 眼底 CDFI 显示睫状后短动脉（CPA，箭头）

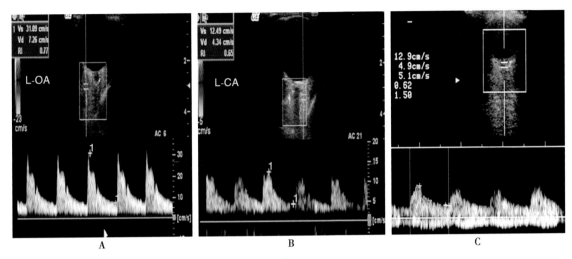

图 21-33　正常眼底动脉 PW

A. 眼动脉；B. 睫状后短动脉；C. 视网膜中央动脉（基线以上）、静脉（基线以下）

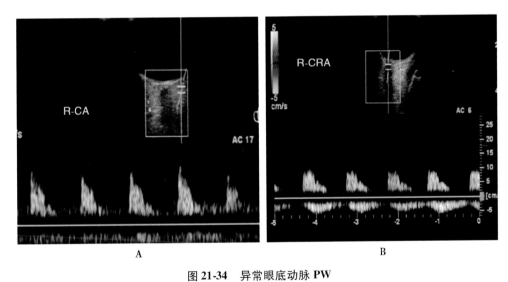

图 21-34　异常眼底动脉 PW

A. PW 显示睫状后短动脉峰值流速减低，阻力指数增高；B. PW 显示视网膜中央动脉峰值流速减低，
阻力指数增高

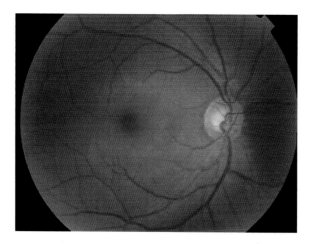

图 58-1　正常眼底像

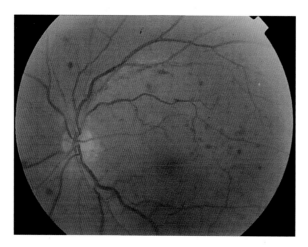

图 58-2　非增生性糖尿病性视网膜病变 I 期,视
网膜静脉充盈,散在点状出血和微血管瘤

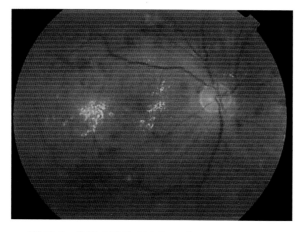

图 58-3　非增生性糖尿病视网膜病变,散在视网
膜出血,后极部有黄白色硬性渗出。硬性渗出范
围 1DD 以上,与黄斑中心凹的距离在 500μm 以
内,为临床显著性黄斑水肿

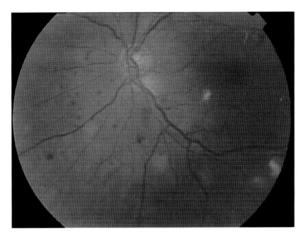

图 58-4　非增生性糖尿病视网膜病变Ⅲ期,微血管瘤,
点片状出血和棉絮状斑

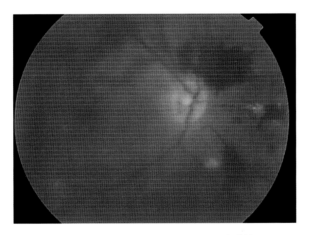

图 58-5　增生性糖尿病视网膜病变Ⅳ期,玻璃体积血,眼
底朦胧,可见视网膜出血及硬性渗出

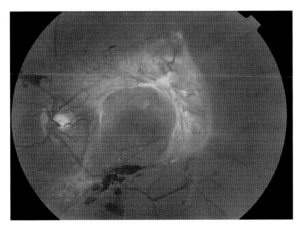

图 58-6　增生性糖尿病视网膜病变Ⅴ期,图中大片
纤维增殖膜,片状视网膜出血

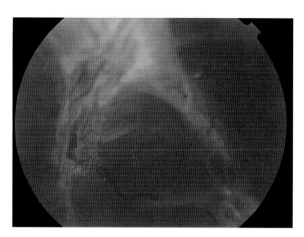

图 58-7　增生性糖尿病视网膜病变Ⅵ期,图中显示视乳头前机化牵拉性视网膜脱离

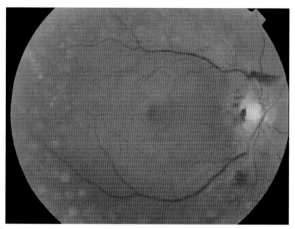

图 58-8　增生性糖尿病视网膜病变全视网膜光凝治疗后。视乳头上方和周围视网膜小片出血,视乳头上方小片视网膜前出血

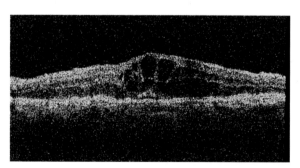

图 58-9　光学相干断层扫描(OCT)显示糖尿病性黄斑水肿,神经上皮层间多个囊腔,为囊样黄斑水肿

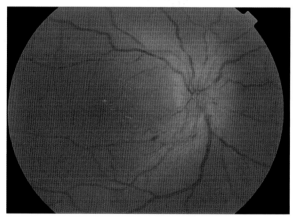

图 58-10　糖尿病性视神经缺血性视神经病变,视乳头边界不清,由下方明显,视网膜动脉反光带增宽,视乳头边缘可见线状出血。黄斑部少许硬渗